Ambulatório de
Clínica Médica
Experiência do Hospital Universitário
Clementino Fraga Filho - UFRJ

Thieme Revinter

Ambulatório de
Clínica Médica
Experiência do Hospital Universitário
Clementino Fraga Filho - UFRJ

Segunda Edição

Aline de Hollanda Cavalcanti
Médica do Serviço de Clínica Médica do Hospital Universitário Clementino Fraga Filho da Universidade Federal do Rio de Janeiro (HUCFF/UFRJ)
Coordenadora do Setor de Medicina do Sono do HUCFF/UFRJ
Especialista em Pneumologia pelo Instituto de Doenças do Tórax (IDT/UFRJ)
Mestrado em Saúde Coletiva pelo Instituto de Estudos de Saúde Coletiva da UFRJ
Pós-Graduação em Medicina do Sono no Instituto do Sono associado à Universidade Federal de São Paulo (Unifesp)
Doutoranda em Clínica Médica na Faculdade de Medicina da UFRJ

Elizabeth Silaid Muxfeldt
Médica do Serviço de Clínica Médica do Hospital Universitário Clementino Fraga Filho da Universidade Federal do Rio de Janeiro (HUCFF/UFRJ)
Mestrado em Cardiologia pela Faculdade de Medicina da UFRJ
Doutorado em Clínica Médica pela Faculdade de Medicina da UFRJ
Professora do Programa de Pós-Graduação em Clínica Médica da Faculdade de Medicina da UFRJ
Coordenadora do Programa de Hipertensão Arterial – ProHArt do HUCFF/UFRJ
Professora Titular do Curso de Medicina, *Campus* Arcos da Lapa, da Universidade Estácio de Sá – Rio de Janeiro, RJ
Coordenadora do Estudo LapARC – Curso de Medicina, *Campus* Arcos da Lapa, da Universidade Estácio de Sá – Rio de Janeiro, RJ

Ana Luisa Rocha Mallet
Mestrado e Doutorado em Cardiologia pela Faculdade de Medicina da Universidade Federal do Rio de Janeiro (UFRJ)
Cardiologista da UFRJ e do Hospital Federal de Bonsucesso – Rio de Janeiro, RJ
Professora da Universidade Estácio de Sá – Rio de Janeiro, RJ
Graduação em Letras pela Universidade do Estado do Rio de Janeiro (UERJ)

Thieme
Rio de Janeiro • Stuttgart • New York • Delhi

Dados Internacionais de Catalogação na Publicação (CIP)

C376a

Cavalcanti, Aline de Hollanda
   Ambulatório de Clínica Médica: Experiência do Hospital Universitário Clementino Fraga Filho – UFRJ / Aline de Hollanda Cavalcanti, Elizabeth Silaid Muxfeldt & Ana Luisa Rocha Mallet – 2. Ed. – Rio de Janeiro – RJ: Thieme Revinter Publicações, 2018.
   1008 p.: il; 15,8 x 23 cm.
   Inclui Índice Remissivo e Referências
   ISBN 978-85-5465-021-6

   1. Hospitais – Serviços de Ambulatório. 2. Clínica Médica. I Muxfeldt, Elizabeth Silaid. II. Mallet, Ana Luisa Rocha. III. Título.

CDD: 616.075
CDU: 616-07

Contato com os autores:
bethmux@globo.com

Nota: O conhecimento médico está em constante evolução. À medida que a pesquisa e a experiência clínica ampliam o nosso saber, pode ser necessário alterar os métodos de tratamento e medicação. Os autores e editores deste material consultaram fontes tidas como confiáveis, a fim de fornecer informações completas e de acordo com os padrões aceitos no momento da publicação. No entanto, em vista da possibilidade de erro humano por parte dos autores, dos editores ou da casa editorial que traz à luz este trabalho, ou ainda de alterações no conhecimento médico, nem os autores, nem os editores, nem a casa editorial, nem qualquer outra parte que se tenha envolvido na elaboração deste material garantem que as informações aqui contidas sejam totalmente precisas ou completas; tampouco se responsabilizam por quaisquer erros ou omissões ou pelos resultados obtidos em consequência do uso de tais informações. É aconselhável que os leitores confirmem em outras fontes as informações aqui contidas. Sugere-se, por exemplo, que verifiquem a bula de cada medicamento que pretendam administrar, a fim de certificar-se de que as informações contidas nesta publicação são precisas e de que não houve mudanças na dose recomendada ou nas contraindicações. Esta recomendação é especialmente importante no caso de medicamentos novos ou pouco utilizados. Alguns dos nomes de produtos, patentes e *design* a que nos referimos neste livro são, na verdade, marcas registradas ou nomes protegidos pela legislação referente à propriedade intelectual, ainda que nem sempre o texto faça menção específica a esse fato. Portanto, a ocorrência de um nome sem a designação de sua propriedade não deve ser interpretada como uma indicação, por parte da editora, de que ele se encontra em domínio público.

© 2018 Thieme Revinter Publicações Ltda.
Rua do Matoso, 170, Tijuca
20270-135, Rio de Janeiro – RJ, Brasil
http://www.ThiemeRevinter.com.br

Thieme Medical Publishers
http://www.thieme.com
Capa: Thieme Revinter Publicações

Impresso no Brasil por Zit Editora e Gráfica Ltda.
5 4 3 2 1
ISBN 978-85-5465-021-6

Todos os direitos reservados. Nenhuma parte desta publicação poderá ser reproduzida ou transmitida por nenhum meio, impresso, eletrônico ou mecânico, incluindo fotocópia, gravação ou qualquer outro tipo de sistema de armazenamento e transmissão de informação, sem prévia autorização por escrito.

Dedicatória

Este livro é dedicado a todos os pacientes que nos deram, dão e darão a honra de tanto nos ensinarem.

Agradecimentos

Agradecemos a todos que participaram deste projeto: alunos, médicos-residentes, médicos dos diversos serviços do hospital, professores e a Thieme Revinter, mais uma vez parceira em todo o processo.

Apresentação

O Hospital Universitário Clementino Fraga Filho, da Universidade Federal do Rio de Janeiro (HUCFF/UFRJ), tem como seus fundamentos o ensino, a pesquisa, a extensão e a assistência, sendo um dos principais hospitais terciários do Sistema Único de Saúde no Rio de Janeiro.

Em 2011, foi lançada a primeira edição deste trabalho, a partir do esforço coletivo de médicos-residentes, médicos e professores dos diversos serviços do hospital, especialmente do Serviço de Clínica Médica. A aceitação foi muito boa e, há dois anos, as coordenadoras deste trabalho foram procuradas por novos residentes, interessados em lançar nova versão do livro, atualizada e ampliada. Foi com muita disposição que se iniciou o intenso trabalho de reunir novos autores e novos orientadores para esta nova edição.

Apesar das enormes dificuldades que vêm passando os sistemas públicos de saúde e educação em nosso país, o desejo de todos continua o mesmo: prestar atendimento técnico atualizado e humanizado, ensinando aos que chegam a boa prática médica.

Neste livro, serão abordados muitos temas que fazem parte do dia a dia de milhares de médicos que trabalham em ambulatórios, sejam eles públicos ou privados.

O livro foi elaborado pelo Serviço de Clínica Médica do HUCFF, mas, sem a colaboração de médicos-residentes, médicos do *staff* e professores de tantos outros serviços, o resultado não seria tão bom.

Nesta 2ª edição, procuramos revisar de forma sistemática os temas abordados na edição anterior, além de incluir novos tópicos relevantes e atuais para um melhor atendimento.

Desejamos que o material apresentado neste livro possa tornar a prática clínica mais embasada cientificamente ao mesmo tempo que mais profundamente comprometida com a individualidade dos pacientes.

Prefácio

Avanços tecnológicos no diagnóstico e tratamento das diversas doenças surgem todos os dias, gerando alterações em diretrizes de acordo com a aquisição do conhecimento. Em muitos capítulos deste livro foram citados graus de recomendação usualmente utilizados pelas sociedades médicas para a indicação de exames ou de tratamentos: grau I de recomendação – medidas benéficas e que devem ser realizadas; grau II – medidas benéficas e que devem ser consideradas; grau III – medidas maléficas e que não devem ser realizadas. Esse grau de recomendação vem acompanhado dos níveis de evidências dos estudos que a suportam. A - ensaios clínicos randomizados ou meta-análises, B – um único ensaio clínico randomizado ou grandes estudos não randomizados; C - opinião dos especialistas e estudos retrospectivos.

A experiência no atendimento ambulatorial do Hospital Universitário foi sistematizada neste livro, porém lembramos que rotinas, fluxogramas e diretrizes são excelentes bases para direcionarmos a abordagem diagnóstica e terapêutica com mais segurança, mas têm pouco valor se não formos capazes de olhar com empatia para o indivíduo que adoeceu. No afã de curar, esquecemos que uma relação médico-paciente mais humana tem tanto poder de cura como os mais modernos métodos diagnósticos e terapias sofisticadas.

Aliar a competência técnica com a sensibilidade para o atendimento individualizado diante de cada situação na prática clínica é o desafio diário da Medicina. Entender que cada condição clínica pode se manifestar de formas diferentes em cada paciente e principalmente reconhecer que podem ter impactos diversos em suas vidas é a verdadeira arte de curar.

> *"A doença é o lado sombrio da vida, uma espécie de cidadania mais onerosa. A todos, ao nascer, nos outorgam uma dupla cidadania: uma no reino da saúde e outra no reino da doença. E apesar de preferirmos usar somente o passaporte bom, mais cedo ou mais tarde cada um de nós se vê obrigado a identificar-se, pelo menos por um tempo, como cidadão do outro país"*
>
> *Susan Sontag, em "A doença como metáfora"*

Colaboradores

Alberto José de Araújo
Pneumologista e Sanitarista
Mestrado e Doutorado em Ciências pelo
Instituto Alberto Luiz Coimbra de
Pós-Graduação e Pesquisa de Engenharia da
Universidade Federal do Rio de Janeiro
(COPPE/UFRJ)
Coordenador do Núcleo de Estudos e
Tratamento do Tabagismo no Instituto de
Doenças do Tórax (IDT/UFRJ)
Membro da Comissão de Tabagismo da
Associação Médica Brasileira (AMB) e da
Sociedade Brasileira de Pneumologia e
Tisiologia (SBPT)

Aline Saraiva da Silva Correia
Membro da Comissão Científica da Sociedade
Brasileira de Geriatria e Gerontologia (SBGG)
Supervisora do Programa de Residência
Médica em Clínica Médica do Hospital Federal
Cardoso Fontes – Rio de Janeiro, RJ
Médica do Serviço de Geriatra do Hospital
Universitário Clementino Fraga Filho da
Universidade Federal do Rio de Janeiro
(HUCFF/UFRJ)

Alvimar Delgado
Especialista em Nefrologia pela Universidade
de Paris Descartes (Paris V) – Paris, França
Mestrado em Nefrologia pela Faculdade de
Medicina da Universidade Federal do Rio de
Janeiro (UFRJ)
Doutorado em Clínica Médica/Nefrologia pela
Faculdade de Medicina da UFRJ
Professor Adjunto de Nefrologia do
Departamento de Medicina Interna da
Faculdade de Medicina da UFRJ
Coordenador de Ensino do Serviço e da
Disciplina de Nefrologia da UFRJ

Alycia Coelho Cezar da Fonseca
Médica do Serviço de Clínica Médica do
Hospital Universitário Clementino Fraga Filho
da Universidade Federal do Rio de Janeiro
(HUCFF/UFRJ)
Médica do Programa de Colagenoses do
Serviço de Clínica Médica do HUCFF/UFRJ
Mestrado em Clínica Médica pela Faculdade
de Medicina da UFRJ

Amanda de Moura Germano da Silva
Médica-Residente do Serviço de Geriatria do
Hospital Universitário Clementino Fraga Filho
da Universidade Federal do Rio de Janeiro
(HUCFF/UFRJ)

Ana Carolina Felippe Pacheco
Médica-Residente do Serviço de Clínica
Médica do Hospital Universitário Clementino
Fraga Filho da Universidade Federal do Rio de
Janeiro (HUCFF/UFRJ)

Ana Carolina Sartori Miquelito
Médica-Residente do Serviço de Clínica
Médica do Hospital Universitário Clementino
Fraga Filho da Universidade Federal do Rio de
Janeiro (HUCFF/UFRJ)

Ana Paula Santos
Residência Médica em Pneumologia pelo
Instituto de Doenças do Tórax (IDT/UFRJ)
Mestrado em Clínica Médica (Área de
Concentração em Ciências Pneumológicas)
pela Faculdade de Medicina da Universidade
Federal do Rio de Janeiro (UFRJ)
Título de Especialista em Terapia Intensiva
pela Associação de Medicina Intensiva
Brasileira (AMIB)
Médica do Serviço de Pneumologia do
Hospital Universitário Pedro Ernesto
(HUPE/UERJ) e do Hospital Universitário
Clementino Fraga Filho (HUCFF/UFRJ)

André Leonardo Marcelino de Oliveira
Médico-Residente do Serviço de Clínica Médica do Hospital Universitário Clementino Fraga Filho da Universidade Federal do Rio de Janeiro (HUCFF/UFRJ)

Antônio Leandro Nascimento
Mestrado em Psiquiatria pelo Instituto de Psiquiatria da Universidade Federal do Rio de Janeiro (IPUB/UFRJ)
Médico do IPUB/UFRJ
Coordenador do Programa de Residência Médica do Serviço de Psiquiatria e Psicologia Médica do Hospital Universitário Clementino Fraga Filho (HUCFF/UFRJ)

Beatriz de Oliveira Sinclair Haynes
Médica-Residente do Serviço de Neurologia do Hospital Universitário Clementino Fraga Filho da Universidade Federal do Rio de Janeiro (HUCFF/UFRJ)

Bernardo Velloso Bambirra
Médico-Residente do Serviço de Clínica Médica do Hospital Universitário Clementino Fraga Filho da Universidade Federal do Rio de Janeiro (HUCFF/UFRJ)

Bernardo Chedier
Título de Especialista em Clínica Médica pela Universidade do Estado do Rio de Janeiro (UERJ)
Preceptor da Enfermaria do Serviço de Clínica Médica (R3) do Hospital Universitário Clementino Fraga Filho da Universidade Federal do Rio de Janeiro (HUCFF/UFRJ)
Mestrando em Clínica Médica pela Faculdade de Medicina da UFRJ

Bibiana Almeida da Silva
Médica-Residente do Serviço de Clínica Médica do Hospital Universitário Clementino Fraga Filho da Universidade Federal do Rio de Janeiro (HUCFF/UFRJ)

Breno Valdetaro Bianchi
Residência Médica em Clínica Médica pela Universidade do Oeste Paulista (Unoeste)
Residência Médica no Serviço de Reumatologia do Hospital Universitário Clementino Fraga Filho da Universidade Federal do Rio de Janeiro (HUCFF/UFRJ)
Título de Especialista pela Sociedade Brasileira de Reumatologia (SBR)

Bruna de Lacerda Bouzon
Residência Médica no Serviço de Clínica Médica do Hospital Universitário Clementino Fraga Filho da Universidade Federal do Rio de Janeiro (HUCFF/UFRJ)
Médica-Residente em Endocrinologia e Metabologia no Instituto Estadual de Diabetes e Endocrinologia Luís Capriglione (IEDE) – Rio de Janeiro, RJ

Bruno Segantine Fernandes
Médico-Residente do Serviço de Clínica Médica do Hospital Universitário Clementino Fraga Filho da Universidade Federal do Rio de Janeiro (HUCFF/UFRJ)

Bruno Tedeschi
Médico-Residente em Cardiologia do Hospital Universitário Clementino Fraga Filho da Universidade Federal do Rio de Janeiro (HUCFF/UFRJ)
Residência Médica em Clínica Médica no HUCFF/UFRJ

Camila Andrade Marinho Farias
Médica do Serviço de Gastroenterologia do Hospital Universitário Clementino Fraga Filho da Universidade Federal do Rio de Janeiro (HUCFF/UFRJ)
Membro Titular da Sociedade Brasileira de Endoscopia Digestiva (Sobed)

Camila de Andrade Alves do Nascimento
Residência Médica no Serviço de Clínica Médica do Hospital Universitário Clementino Fraga Filho da Universidade Federal do Rio de Janeiro (HUCFF/UFRJ)

Camilo Tubino
Residência Médica no Serviço de Reumatologia do Hospital Universitário Clementino Fraga Filho da Universidade Federal do Rio de Janeiro (HUCFF/UFRJ)
Ex-Professor Substituto de Reumatologia da Faculdade de Medicina da UFRJ
Título de Especialista pela Sociedade Brasileira de Reumatologia (SBR)

Carlos Perez Gomes
Médico do Serviço de Nefrologia do Hospital Universitário Clementino Fraga Filho da Universidade Federal do Rio de Janeiro (HUCFF/UFRJ)
Responsável pelo Laboratório de Fisiopatologia Renal – Nefrologia da UFRJ
Professor Adjunto de Nefrologia da Escola de Medicina e Cirurgia da Universidade Federal do Estado do Rio de Janeiro (UNIRIO)
Mestrado em Nefrologia pela Faculdade de Ciências Médicas da Universidade do Estado do Rio de Janeiro (UERJ)
Doutorado em Ciências (Fisiologia) pelo Instituto de Biofísica Carlos Chagas Filho da UFRJ

Carolina Alves Ribeiro
Médica-Residente do Serviço de Clínica Médica do Hospital Universitário Clementino Fraga Filho da Universidade Federal do Rio de Janeiro (HUCFF/UFRJ)

Carolina Dias Gonçalves
Médica-Residente do Serviço de Gastroenterologia do Hospital Universitário Clementino Fraga Filho da Universidade Federal do Rio de Janeiro (HUCFF/UFRJ)

Caroline dos Santos Silva
Graduanda em Medicina na Faculdade de Medicina da Universidade Federal do Rio de Janeiro (UFRJ)

Celso Tavares Sodré
Professor-Assistente do Departamento de Clínica Médica do Serviço de Dermatologia do Hospital Universitário Clementino Fraga Filho da Universidade Federal do Rio de Janeiro (HUCFF/UFRJ)

Christian Nejm Rojerdan
Médico do Serviço de Clínica Médica do Hospital Universitário Clementino Fraga Filho da Universidade Federal do Rio de Janeiro (HUCFF/UFRJ)
Mestrado em Clínica Médica pela Faculdade de Medicina da UFRJ
Coordenador Médico do CTI (4º andar) do Hospital São Lucas Copacabana – Rio de Janeiro, RJ
Doutorando em Clínica Médica na Faculdade de Medicina da UFRJ

Claudia de Abreu Costa
Médica do Serviço de Geriatria do Hospital Universitário Clementino Fraga Filho da Universidade Federal do Rio de Janeiro (HUCFF/UFRJ)
Mestrado em Clínica Médica pela Faculdade de Medicina da UFRJ

Claudio Maurício Gallo
Médico-Residente em Cardiologia no Instituto Nacional de Cardiologia (INC) – Rio de Janeiro, RJ
Residência Médica no Serviço de Clínica Médica do Hospital Universitário Clementino Fraga Filho da Universidade Federal do Rio de Janeiro (HUCFF/UFRJ)

Claudio Querido Fortes
Professor Adjunto no Departamento de Doenças Infectoparasitárias da Faculdade de Medicina da Universidade Federal do Rio de Janeiro (UFRJ)
Professor Titular da Faculdade de Medicina da Universidade Estácio de Sá – Rio de Janeiro, RJ

Cleide Eiko Ishida
Professora-Assistente do Departamento de Clínica Médica da Faculdade de Medicina da Universidade Federal do Rio de Janeiro (UFRJ)
Mestrado em Medicina (Dermatologia) pela Faculdade de Medicina da UFRJ

Cristiane Alves Villela Nogueira
Professora Associada do Departamento de Clínica Médica da Faculdade de Medicina da Universidade Federal do Rio de Janeiro (UFRJ)
Mestrado em Clínica Médica pela Faculdade de Medicina da UFRJ
Doutorado em Doenças Infectoparasitárias pela Faculdade de Medicina da UFRJ
Pós-Doutorado no Liver Center do Beth Israel Deaconess Medical Center, EUA

Daniel Lima Azevedo
Médico Especialista em Geriatria com Área de Atuação em Cuidados Paliativos pela Sociedade Brasileira de Geriatria e Gerontologia (SBGG)
Coordenador da Residência Médica em Geriatria da Casa Gerontológica da Aeronáutica Eduardo Gomes (CGABEG) – Rio de Janeiro, RJ

Daniel Mazza Levin
Residência Médica no Serviço de Psiquiatria e Psicologia Médica do Hospital Universitário Clementino Fraga Filho da Universidade Federal do Rio de Janeiro (HUCFF/UFRJ)
Médico Voluntário do Serviço de Psiquiatria e Psicologia Médica do HUCFF/UFRJ

Daniel Sant'Anna da Silva
Médico-Residente do Serviço de Clínica Médica do Hospital Universitário Clementino Fraga Filho da Universidade Federal do Rio de Janeiro (HUCFF/UFRJ)

Daniel Waetge
Professor Auxiliar da Disciplina de Pneumologia no Departamento de Clínica Médica da Faculdade de Medicina da Universidade Federal do Rio de Janeiro (UFRJ)
Médico do Instituto de Doenças do Tórax (IDT/UFRJ)

Denise Ferreira Vigo Potsch
Professora Adjunta no Departamento de Medicina Preventiva da Faculdade de Medicina da Universidade Federal do Rio de Janeiro (UFRJ)
Infectologista do Serviço de Doenças Infecciosas e Parasitárias do Hospital Universitário Clementino Fraga Filho (HUCFF/UFRJ)
Mestrado em Doenças Infecciosas e Parasitárias pela Faculdade de Medicina da UFRJ

Édio Cavallaro Magalhães Júnior
Residência Médica no Serviço de Otorrinolaringologia do Hospital Universitário Clementino Fraga Filho da Universidade Federal do Rio de Janeiro (HUCFF/UFRJ)
Membro Titular da Associação Brasileira de Otorrinolaringologia e Cirurgia Cérvico-Facial (ABORL-CCF)
Médico do Serviço de Otorrinolaringologia e Endoscopia Peroral do Hospital Municipal Souza Aguiar – Rio de Janeiro, RJ
Chefe do Serviço de Otorrinolaringologia do Hospital São Lucas – Rio de Janeiro, RJ

Eduardo Florim Terra
Médico-Residente do Serviço de Clínica Médica do Hospital Universitário Clementino Fraga Filho da Universidade Federal do Rio de Janeiro (HUCFF/UFRJ)

Eduardo Vasconcellos Belga
Graduando em Medicina na Faculdade de Medicina da Universidade Federal do Rio de Janeiro (UFRJ)

Elicivaldo Lima Juvêncio
Médico-Residente do Serviço de Clínica Médica do Hospital Universitário Clementino Fraga Filho da Universidade Federal do Rio de Janeiro (HUCFF/UFRJ)

Emanuela Mello Ribeiro Cavalari
Residência Médica no Serviço de Clínica Médica do Hospital Geral Universitário de Cuiabá (HGU), MT
Residência Médica no Serviço de Endocrinologia do Hospital Geral de Bonsucesso – Rio de Janeiro, RJ
Mestrado em Endocrinologia pela Faculdade de Medicina da Universidade Federal do Rio de Janeiro (UFRJ)
Membro da Sociedade Brasileira de Endocrinologia e Metabologia (SBEM) e da Endocrine Society, EUA

Fabrício Guimarães Bino
Médico do Serviço de Nefrologia do Hospital Universitário Clementino Fraga Filho da Universidade Federal do Rio de Janeiro (HUCFF/UFRJ)
Mestrado em Nefrologia pela Faculdade de Ciências Médicas da Universidade do Estado do Rio de Janeiro (UERJ)
Professor de Nefrologia da Universidade do Grande Rio (Unigranrio)

Felippe Felix
Mestrado em Otorrinolaringologia pela Faculdade de Medicina da Universidade Federal do Rio de Janeiro (UFRJ)
Médico do Serviço de Otorrinolaringologia do Hospital Universitário Clementino Fraga Filho (HUCFF/UFRJ)

Fernanda Miranda Rezende
Médica-Residente do Serviço de Psiquiatria e Psicologia Médica do Hospital Universitário Clementino Fraga Filho da Universidade Federal do Rio de Janeiro (HUCFF/UFRJ)

Fernando Krebs Rodrigues
Médico-Residente do Serviço de Otorrinolaringologia do Hospital Universitário Clementino Fraga Filho da Universidade Federal do Rio de Janeiro (HUCFF/UFRJ)

Fernando Salles
Médico do Hospital Universitário Gaffrée e Guinle da Universidade Federal do Estado do Rio de Janeiro (HUGG/Unirio)
Ex-Médico do Hospital Universitário Pedro Ernesto da Universidade do Estado do Rio de Janeiro (HUPE/UERJ)
Ex-Professor Substituto do Departamento de Clínica Médica da Faculdade de Medicina da Universidade Federal do Rio de Janeiro (UFRJ)
Residência Médica no Serviço de Clínica Médica do Hospital Universitário Clementino Fraga Filho (HUCFF/UFRJ)
Especialista em Clínica Médica pela Sociedade Brasileira de Clínica Médica (SBCM)

Flávia Almeida
Médica-Residente do Serviço de Dermatologia do Hospital Universitário Clementino Fraga Filho da Universidade Federal do Rio de Janeiro (HUCFF/UFRJ)

Flávia Lucia Conceição
Professora Adjunta de Endocrinologia da Faculdade de Medicina da Universidade Federal do Rio de Janeiro (UFRJ)
Mestrado em Endocrinologia pela Faculdade de Medicina da UFRJ
Doutorado em Endocrinologia pela UFRJ em Conjunto com a Universidade de Aarhus, Dinamarca

Flávio Mileo Bacelar Guerreiro
Médico-Residente do Serviço de Dermatologia do Hospital Universitário Clementino Fraga Filho da Universidade Federal do Rio de Janeiro (HUCFF/UFRJ)

Flavio Victor Signorelli
Médico do Serviço de Clínica Médica do Hospital Universitário Clementino Fraga Filho da Universidade Federal do Rio de Janeiro (HUCFF/UFRJ)
Médico do Serviço de Clínica Médica do Hospital Universitário Pedro Ernesto da Universidade do Estado do Rio de Janeiro (HUPE/UERJ)
Mestrado em Clínica Médica pela Faculdade de Medicina da UFRJ
Doutorado em Reumatologia pela Faculdade de Medicina da UFRJ

Gabriel Pesce de Castro da Silva
Médico-Residente do Serviço de Clínica Médica do Hospital Universitário Clementino Fraga Filho da Universidade Federal do Rio de Janeiro (HUCFF/UFRJ)

Gabriel Salim Saud de Oliveira
Médico-Residente do Serviço de Clínica Médica do Hospital Universitário Clementino Fraga Filho da Universidade Federal do Rio de Janeiro (HUCFF/UFRJ)

Gabriella Mazzarone Gomes de Sá
Médica-Residente do Serviço de Dermatologia do Hospital Universitário Clementino Fraga Filho da Universidade Federal do Rio de Janeiro (HUCFF/UFRJ)

Giovanna Massaud Ribeiro
Médica-Residente do Serviço de Endocrinologia do Hospital Universitário Clementino Fraga Filho da Universidade Federal do Rio de Janeiro (HUCFF/UFRJ)
Residência Médica no Serviço de Clínica Médica do HUCFF/UFRJ

Guilherme Soares Crespo
Residência Médica no Serviço de Otorrinolaringologia do Hospital Universitário Clementino Fraga Filho da Universidade Federal do Rio de Janeiro (HUCFF/UFRJ)
Pós-Graduação em Medicina do Sono no Instituto do Sono associado à Universidade Federal de São Paulo (Unifesp)

Gustavo Bairral Bragança
Médico-Residente do Serviço de Clínica Médica do Hospital Universitário Clementino Fraga Filho da Universidade Federal do Rio de Janeiro (HUCFF/UFRJ)

Gustavo Gonçalves de Moura
Especialista em Cirurgia Geral e Trauma pelo Hospital Municipal Lourenço Jorge – Rio de Janeiro, RJ
Médico-Residente do Serviço de Urologia do Hospital Universitário Clementino Fraga Filho da Universidade Federal do Rio de Janeiro (HUCFF/UFRJ)

Haim César Maleh
Mestrado em Clínica Médica pela Faculdade de Medicina da Universidade Federal do Rio de Janeiro (UFRJ)
Professor-Assistente de Reumatologia do Hospital Universitário Antônio Pedro da Universidade Federal Fluminense (HUAP/UFF)
Título de Especialista pela Sociedade Brasileira de Reumatologia (SBR)

Heitor Siffert Pereira de Souza
Professor-Associado do Departamento de Clínica Médica da Faculdade de Medicina da Universidade Federal do Rio de Janeiro (UFRJ)
Mestrado em Gastroenterologia pela Faculdade de Medicina da UFRJ
Doutorado em Clínica Médica pela Faculdade de Medicina da UFRJ
Médico do Serviço de Gastroenterologia do Hospital Universitário Clementino Fraga Filho da Universidade Federal do Rio de Janeiro (HUCFF/UFRJ)
Médico Pesquisador do Laboratório Multidisciplinar de Pesquisa do HUCFF/UFRJ

Helena de Almeida Tupinambá
Residência Médica no Serviço de Clínica Médica do Hospital Universitário Clementino Fraga Filho da Universidade Federal do Rio de Janeiro (HUCFF/UFRJ)
Médica-Residente do Serviço de Reumatologia do Hospital Universitário Pedro Ernesto da Universidade do Estado do Rio de Janeiro (HUPE/UERJ)

Henrique Celi de Oliveira Gonçalves
Médico-Residente do Serviço de Clínica Médica do Hospital Universitário Clementino Fraga Filho da Universidade Federal do Rio de Janeiro (HUCFF/UFRJ)

Henrique Madeira Miranda
Médico-Residente do Serviço de Clínica Médica do Hospital Universitário Clementino Fraga Filho da Universidade Federal do Rio de Janeiro (HUCFF/UFRJ)

Isabela Brito da Costa Shinagawa
Residência Médica no Serviço de Clínica Médica do Hospital Universitário Clementino Fraga Filho da Universidade Federal do Rio de Janeiro (HUCFF/UFRJ)
Médica-Residente do Serviço de Cardiologia do HUCFF/UFRJ

Isabela Varginha
Residência Médica no Serviço de Otorrinolaringologia do Hospital Universitário Clementino Fraga Filho da Universidade Federal do Rio de Janeiro (HUCFF/UFRJ)

Isabela Volschan
Médica do Serviço de Cardiologia do Hospital Universitário Clementino Fraga Filho da Universidade Federal do Rio de Janeiro (HUCFF/UFRJ)
Mestrado em Cardiologia pela Faculdade de Medicina da UFRJ

Isabella Miranda
Médica-Residente do Serviço de Gastroenterologia do Hospital Universitário Clementino Fraga Filho da Universidade Federal do Rio de Janeiro (HUCFF/UFRJ)
Residência Médica no Serviço de Clínica Médica do HUCFF/UFRJ

Isabella Sued Leão
Médica-Residente do Serviço de Clínica Médica do Hospital Universitário Clementino Fraga Filho da Universidade Federal do Rio de Janeiro (HUCFF/UFRJ)

Ísis da Capela Pinheiro
Médica-Residente do Serviço de Clínica Médica do Hospital Universitário Clementino Fraga Filho da Universidade Federal do Rio de Janeiro (HUCFF/UFRJ)

Colaboradores

Jacob Atié
Professor Adjunto do Departamento de Clínica Médica da Faculdade de Medicina da Universidade Federal do Rio de Janeiro (UFRJ)
Chefe do Setor de Arritmias Cardíacas do Serviço de Cardiologia do Hospital Universitário Clementino Fraga Filho (HUCFF/UFRJ) e da Clínica São Vicente – Rio de Janeiro, RJ
PhD em Eletrofisiologia Cardíaca pela Universidade de Maastricht, Holanda

Jéssica Oliveira Barcelos
Médica-Residente do Serviço de Clínica Médica do Hospital Universitário Clementino Fraga Filho da Universidade Federal do Rio de Janeiro (HUCFF/UFRJ)

Joana Lins Carioni Rodrigues
Médica-Residente do Serviço de Clínica Médica do Hospital Universitário Clementino Fraga Filho da Universidade Federal do Rio de Janeiro (HUCFF/UFRJ)

Joana Rodrigues Dantas Vezzani
Mestre em Clínica Médica (área de atuação Nutrologia) pela Faculdade de Medicina da Universidade Federal do Rio de Janeiro (UFRJ)
Especialista em Endocrinologia e Metabologia pela Sociedade Brasileira de Endocrinologia e Metabologia (SBEM)
Membro da Diretoria da Sociedade Brasileira de Diabetes – Rio de Janeiro, Biênio 2017-2018
Médica do Serviço de Nutrologia e Diabetes do Hospital Universitário Clementino Fraga Filho da Universidade Federal do Rio de Janeiro (HUCFF/UFRJ)

Joana Sardenberg Trovão
Residência Médica no Serviço de Cirurgia Vascular do Hospital Universitário Clementino Fraga Filho da Universidade Federal do Rio de Janeiro (HUCFF/UFRJ)
Médica-Residente de Cirurgia Endovascular e Angiorradiologia do HUCFF/UFRJ

João Marcello de Araújo Neto
Professor de Clínica Médica e Hepatologia do Hospital Universitário Clementino Fraga Filho da Universidade Federal do Rio de Janeiro (HUCFF/UFRJ)
Médico do Instituto Nacional do Câncer (INCA/RJ) - Rio de Janeiro, RJ

João Gouveia Lacerda Marinho
Médico-Residente do Serviço de Clínica Médica do Hospital Universitário Clementino Fraga Filho da Universidade Federal do Rio de Janeiro (HUCFF/UFRJ)

Juliana Santos de Paula
Residência Médica no Serviço de Clínica Médica do Hospital Universitário Clementino Fraga Filho da Universidade Federal do Rio de Janeiro (HUCFF/UFRJ)
Residência Médica em Endocrinologia e Metabologia no Instituto Estadual de Diabetes e Endocrinologia Luís Capriglione (IEDE) – Rio de Janeiro, RJ
Mestrado em Endocrinologia pela Faculdade de Medicina da UFRJ
Título de Especialista em Endocrinologia e Metabologia pela Sociedade Brasileira de Endocrinologia e Metabologia (SBEM)

Juliana Suprani Aguiar
Médica-Residente do Serviço de Clínica Médica do Hospital Universitário Clementino Fraga Filho da Universidade Federal do Rio de Janeiro (HUCFF/UFRJ)

Juliana Toledo Buarque
Médica-Residente do Serviço de Psiquiatria e Psicologia Médica do Hospital Universitário Clementino Fraga Filho da Universidade Federal do Rio de Janeiro (HUCFF/UFRJ)

Lara de Moura Leite
Médica-Residente no Serviço de Cardiologia do Hospital Universitário Clementino Fraga Filho da Universidade Federal do Rio de Janeiro (HUCFF/UFRJ)
Residência Médica no Serviço de Clínica Médica do HUCFF/UFRJ

Larry Alaluna Barradas
Médico-Residente do Serviço de Clínica Médica do Hospital Universitário Clementino Fraga Filho da Universidade Federal do Rio de Janeiro (HUCFF/UFRJ)

Laura Maria Carvalho de Mendonça
Coordenadora do Núcleo de Doenças Osteometabólicas do Serviço de Reumatologia do Hospital Universitário Clementino Fraga Filho da Universidade Federal do Rio de Janeiro (HUCFF/UFRJ)
Diretora Científica da Sociedade Brasileira de Densitometria Clínica (SBDens)
Full Faculty do International Society of Clinical Densitometry, EUA
Coordenadora da Residência Médica em Reumatologia do HUCFF/UFRJ
Subchefe do Serviço de Reumatologia do HUCFF/UFRJ
Vice-Presidente da Sociedade de Reumatologia do Rio de Janeiro (SRRJ)

Lenita Zajdenverg
Professora Adjunta da Faculdade de Medicina da Universidade Federal do Rio de Janeiro (UFRJ)
Doutorado em Clínica Médica pela Faculdade de Medicina da UFRJ

Leonam da Costa Martins
Médico do Serviço de Clínica Médica do Hospital Universitário Clementino Fraga Filho da Universidade Federal do Rio de Janeiro (HUCFF/UFRJ)
Especialista em Clínica Médica pelo HUCFF/UFRJ
Especialista em Geriatria e Gerontologia pela Sociedade Brasileira de Geriatria e Gerontologia (SBGG)
Mestrado em Clínica Médica pela Faculdade de Medicina da UFRJ

Leonardo Santos Varella
Residência Médica no Serviço de Clínica Médica do Hospital Universitário Clementino Fraga Filho da Universidade Federal do Rio de Janeiro (HUCFF/UFRJ)

Livia de Almeida Afonso
Médica-Residente do Serviço de Neurologia do Hospital Universitário Clementino Fraga Filho da Universidade Federal do Rio de Janeiro (HUCFF/UFRJ)

Lívia Itajahy
Médica-Residente do Serviço de Clínica Médica do Hospital Universitário Clementino Fraga Filho da Universidade Federal do Rio de Janeiro (HUCFF/UFRJ)

Lorena Brandão Pavan
Médica-Residente do Serviço de Dermatologia do Hospital Universitário Clementino Fraga Filho da Universidade Federal do Rio de Janeiro (HUCFF/UFRJ)

Luana Soares Cazzola
Residência Médica no Serviço de Clínica Médica do Hospital Universitário Clementino Fraga Filho da Universidade Federal do Rio de Janeiro (HUCFF/UFRJ)

Lucas Gonçalves Correia
Médico-Residente do Serviço de Clínica Médica do Hospital Universitário Clementino Fraga Filho da Universidade Federal do Rio de Janeiro (HUCFF/UFRJ)

Lucas Rangel de Souza Azevedo
Médico-Residente do Serviço de Clínica Médica do Hospital Universitário Clementino Fraga Filho da Universidade Federal do Rio de Janeiro (HUCFF/UFRJ)

Luciana Moreira Amaral
Médica-Residente do Serviço de Cardiologia do Hospital Universitário Clementino Fraga Filho da Universidade Federal do Rio de Janeiro (HUCFF/UFRJ)
Residência Médica no Serviço de Clínica Médica do HUCFF/UFRJ

Luciana Moura Farjoun da Silva
Médica do Serviço de Cirurgia Vascular do Hospital Universitário Clementino Fraga Filho da Universidade Federal do Rio de Janeiro (HUCFF/UFRJ)
Coordenadora da Residência Médica em Cirurgia Vascular do HUCFF/UFRJ

Luiz Carlos Duarte de Miranda
Mestrado e Doutorado em Cirurgia pela Faculdade de Medicina da UFRJ
Professor Associado do Departamento de Cirurgia da Faculdade de Medicina da UFRJ
Médico do Serviço de Urologia do Hospital Universitário Clementino Fraga Filho
Membro Titular da Sociedade Brasileira de Urologia
Membro Efetivo do Colégio Brasileiro de Cirurgiões e da American Urology Association

Luiz Eugênio Bustamante Prota Filho
Médico-Residente em Cardiologia do Instituto Dante Pazzanese de Cardiologia (IDPC), SP
Residência Médica no Serviço de Clínica Médica do Hospital Universitário Clementino Fraga Filho da Universidade Federal do Rio de Janeiro (HUCFF/UFRJ)

Luiz Gustavo Pignataro
Médico do Serviço de Clínica Médica do Hospital Universitário Clementino Fraga Filho da Universidade Federal do Rio de Janeiro (HUCFF/UFRJ)
Médico do Serviço de Clínica Médica do Instituto Fernandes Figueira da FIOCRUZ
Mestrado em Cardiologia pela Faculdade de Medicina da Universidade Federal do Rio de Janeiro (UFRJ)

Luiz João Abrahão Junior
Professor Adjunto do Departamento de Clínica Médica da Universidade Federal do Rio de Janeiro (UFRJ)
Doutorado em Gastroenterologia pela University of California San Diego, EUA
Membro Titular da Sociedade Brasileira de Endoscopia Digestiva (Sobed) e da Federação Brasileira de Gastroenterologia (FBG)
Membro Internacional do American Society for Gastrointestinal Endoscopy, EUA

Luiz Paulo Pinheiro Loivos
Mestre em Pneumologia pela Faculdade de Medicina da Universidade Federal do Rio de Janeiro (UFRJ)
Médico do Serviço de Pneumologia do Instituto de Doenças do Tórax (IDT/UFRJ)
Chefe do Serviço de Pneumologia do Instituto de Doenças do Tórax (IDT/UFRJ)
Coordenador do Serviço de Pneumologia do Hospital Quinta D'Or – Rio de Janeiro, RJ

Luiza Macedo Travalloni
Médica-Residente do Serviço de Clínica Médica do Hospital Universitário Clementino Fraga Filho da Universidade Federal do Rio de Janeiro (HUCFF/UFRJ)

Marcelo Brollo
Residência Médica no Serviço de Dermatologia do Hospital Universitário Clementino Fraga Filho da Universidade Federal do Rio de Janeiro (HUCFF/UFRJ)
Pós-Graduação no Serviço de Dermatologia do HUCFF/UFRJ
Membro da Sociedade Brasileira de Dermatologia (SBD)
Membro da Sociedade Brasileira de Cirurgia Dermatológica (SBCD)

Márcio de Carvalho Costa
Médico do Serviço de Gastroenterologia do Hospital Universitário Clementino Fraga Filho da Universidade Federal do Rio de Janeiro (HUCFF/UFRJ)
Mestrando do Serviço de Gastroenterologia do HUCFF/UFRJ

Márcio Garrison Dytz
Doutorado em Endocrinologia pela Faculdade de Medicina da Universidade Federal do Rio de Janeiro (UFRJ)
Professor da Faculdade de Medicina do Centro Universitário de Brasília (UniCEUB)
Coordenador do Serviço de Endocrinologia do Hospital Regional de Sobradinho (HRS) – Brasília, DF

Marco Antonio Alves Brasil
Professor Adjunto da Faculdade de Medicina da Universidade Federal do Rio de Janeiro (UFRJ)
Mestrado e Doutorado em Psiquiatria e Saúde Mental pela Faculdade de Medicina da UFRJ
Chefe do Serviço de Psiquiatria e Psicologia Médica do Hospital Universitário Clementino Fraga Filho da Universidade Federal do Rio de Janeiro (HUCFF/UFRJ)
Ex-Presidente da Associação Brasileira de Psiquiatria (ABP) – Gestão: 2001-2004

Marco Antonio Sales Dantas de Lima
Professor Adjunto da Faculdade de Medicina da Universidade Federal do Rio de Janeiro (UFRJ)

Marcos Benchimol
Professor Adjunto de Clínica Médica da Universidade Federal do Estado do Rio de Janeiro (UNIRIO)
Médico do Serviço de Clínica Médica do Hospital Universitário Clementino Fraga Filho da Universidade Federal do Rio de Janeiro (HUCFF/UFRJ)

Marcos Eduardo Machado Paschoal
Mestrado em Pneumologia pelo Instituto de Tisiologia e Pneumologia da Universidade Federal do Rio de Janeiro (UFRJ)
Doutorado em Ciências pelo Instituto de Biofísica Carlos Chagas Filho da UFRJ
Professor Colaborador da Faculdade de Medicina da UFRJ
Diretor de Saúde do Instituto de Doenças do Tórax (IDT/UFRJ)

Marcus Vinícius Silva
Médico-Residente do Serviço de Dermatologia do Hospital Universitário Clementino Fraga Filho da Universidade Federal do Rio de Janeiro (HUCFF/UFRJ)

Maria Armanda Monteiro da Silva Vieira
Médica do Programa de Controle da Tuberculose Hospitalar do Hospital Universitário Clementino Fraga Filho da Universidade Federal do Rio de Janeiro (HUCFF/UFRJ)
Mestrado em Medicina (Área: Tisiologia e Pneumologia) pela Faculdade de Medicina da UFRJ
Doutorado em Clínica Médica pela Faculdade de Medicina da UFRJ

Maria Clara Borges de Andrade
Médica-Residente em Oncologia no Instituto Nacional do Câncer (INCA) – Rio de Janeiro, RJ
Residência Médica em Clínica Médica no Hospital Universitário Clementino Fraga Filho da Universidade Federal do Rio de Janeiro (HUCFF/UFRJ)

Maria Gabriela Otero Belerique
Médica-Residente do Serviço de Dermatologia do Hospital Universitário Clementino Fraga Filho da Universidade Federal do Rio de Janeiro (HUCFF/UFRJ)

Maria Isabel Dutra Souto
Professora Adjunta do Departamento de Clínica Médica da Faculdade de Medicina da Universidade Federal do Rio de Janeiro (UFRJ)
Médica do Serviço de Clínica Médica do Hospital Universitário Clementino Fraga Filho (HUCFF/UFRJ)
Médica do Programa de Colagenoses no Serviço de Clínica Médica do HUCFF/UFRJ
Doutorado em Clínica Médica pela Faculdade de Medicina da UFRJ

Maria Leide Wand Del Rey de Oliveira
Professora Adjunta da Faculdade de Medicina do Hospital Universitário Clementino Fraga Filho da Universidade Federal do Rio de Janeiro (HUCFF/UFRJ)

Mariana Arruda
Residência Médica no Serviço de Clínica Médica do Hospital Universitário Clementino Fraga Filho da Universidade Federal do Rio de Janeiro (HUCFF/UFRJ)
Residência Médica em Endocrinologia e Metabologia no Instituto Estadual de Diabetes e Endocrinologia Luís Capriglione (IEDE), RJ
Mestrado em Endocrinologia pela Faculdade de Medicina da UFRJ

Mariana Cerqueira de Salles Soares
Médica-Residente do Serviço de Clínica Médica do Hospital Universitário Clementino Fraga Filho da Universidade Federal do Rio de Janeiro (HUCFF/UFRJ)

Mariana Couto Monteiro
Médica-Residente do Serviço de Clínica Médica do Hospital Universitário Clementino Fraga Filho da Universidade Federal do Rio de Janeiro (HUCFF/UFRJ)

Mateus Gonçalves Lopes Rocha
Médico-Residente do Serviço de Clínica Médica do Hospital Universitário Clementino Fraga Filho da Universidade Federal do Rio de Janeiro (HUCFF/UFRJ)

Colaboradores

Matheus Vieira Gonçalves
Residência Médica no Serviço de Clínica Médica do Hospital Universitário Clementino Fraga Filho da Universidade Federal do Rio de Janeiro (HUCFF/UFRJ)
Médico-Residente do Serviço de Reumatologia do Hospital Universitário Pedro Ernesto da Universidade do Estado do Rio de janeiro (HUPE/UERJ)

Maurice Borges Vincent
Professor Adjunto do Departamento de Clínica Médica da Faculdade de Medicina da Universidade Federal do Rio de Janeiro (UFRJ)
Doutorado em Cefaleias (Neurologia) pela Universidade de Trondheim, Noruega
Assistente em Neurociência no Athinoula A. Martinos Center do Biomedical Imaging do Massachusetts General Hospital, Harvard Medical School, EUA

Mauro Castagnaro
Médico do Serviço de Clínica Médica do Hospital Universitário Clementino Fraga Filho da Universidade Federal do Rio de Janeiro (HUCFF/UFRJ)

Mayumi Tatagiba Kuwabara
Residência Médica no Serviço de Clínica Médica do Hospital Universitário Clementino Fraga Filho da Universidade Federal do Rio de Janeiro (HUCFF/UFRJ)

Melina Almeida Dias
Médica-Residente do Serviço de Clínica Médica do Hospital Universitário Clementino Fraga Filho da Universidade Federal do Rio de Janeiro (HUCFF/UFRJ)

Moisés Dias da Silva
Residência Médica no Serviço de Nefrologia do Hospital Universitário Pedro Ernesto da Universidade do Estado do Rio de Janeiro (HUPE/UERJ)
Médico do Serviço de Nefrologia do Hospital Universitário Clementino Fraga Filho da Universidade Federal do Rio de Janeiro (HUCFF/UFRJ)
Médico do Programa Estadual de Transplantes da Secretaria de Estado de Saúde do Rio de Janeiro (SES/RJ)

Monica Machado Baptista
Residência Médica no Serviço de Otorrinolaringologia do Hospital Universitário Clementino Fraga Filho da Universidade Federal do Rio de Janeiro (HUCFF/UFRJ)
Médica Voluntária do Serviço de Otorrinolaringologia do HUCFF/UFRJ

Nancy Toledo Coelho
Residência Médica no Serviço de Clínica Médica do Hospital Universitário Clementino Fraga Filho da Universidade Federal do Rio de Janeiro (HUCFF/UFRJ)

Natália Coelho Lavrado
Residência Médica em Clínica Médica no Hospital Universitário Clementino Fraga Filho da Universidade Federal do Rio de Janeiro (HUCFF/UFRJ)
Residência Médica em Gastroenterologia no Hospital Universitário Antônio Pedro da Universidade Federal Fluminense (HUAP/UFF)

Natália Treistman Frota Leitão
Residência Médica no Serviço de Clínica Médica do Hospital Universitário Clementino Fraga Filho da Universidade Federal do Rio de Janeiro (HUCFF/UFRJ)
Residência Médica no Serviço de Endocrinologia e Metabologia do HUCFF/UFRJ

Nathalie Carvalho Leite
Médica do Serviço de Clínica Médica do Hospital Universitário Clementino Fraga Filho da Universidade Federal do Rio de Janeiro (HUCFF/UFRJ)
Médica do Serviço de Assistência Clínica à Cirurgia do HUCFF/UFRJ
Mestrado e Doutorado em Clínica Médica pela Faculdade de Medicina da UFRJ

Neio Boéchat
Professor-Associado do Departamento de Clínica Médica da Universidade Federal do Rio de Janeiro (UFRJ)
Especialista em Pneumologia pelo Instituto de Doenças do Tórax (IDT/UFRJ)
Mestrado em Pneumologia pelo IDT/UFRJ
Doutorado em Fisiopatologia da Infecção pelo Instituto Pasteur e pela Universidade Paris VII – Paris, França

Nina Visconti
Residência Médica no Serviço de Clínica Médica do Hospital Universitário Clementino Fraga Filho da Universidade Federal do Rio de Janeiro (HUCFF/UFRJ)
Médica-Residente do Instituto de Doenças do Tórax (IDT/UFRJ)

Olivia Jorge de Faria
Residência Médica no Serviço de Clínica Médica do Hospital Universitário Clementino Fraga Filho da Universidade Federal do Rio de Janeiro (HUCFF/UFRJ)
Residência em Endocrinologia e Metabologia no Instituto Estadual de Diabetes e Endocrinologia Luiz Capriglione (IEDE/RJ)

Paolo Blanco Villela
Mestrado e Doutorado em Cardiologia pela Faculdade de Medicina da Universidade Federal do Rio de Janeiro (UFRJ)
Médico do Serviço de Cardiologia do Hospital Universitário Clementino Fraga Filho (HUCFF/UFRJ)

Patrícia de Fátima dos Santos Teixeira
Doutorado em Endocrinologia pela Universidade Federal do Rio de Janeiro (UFRJ)
Mestrado em Endocrinologia pela UFRJ
Professora da Pós-Graduação de Endocrinologia na UFRJ

Paula da Cunha Panaro
Médica-Residente do Serviço de Endocrinologia do Hospital Universitário Clementino Fraga Filho da Universidade Federal do Rio de Janeiro (HUCFF/UFRJ)
Residência Médica no Serviço de Clínica Médica do HUCFF/UFRJ

Paula Meneghel Guglielmi
Médica-Residente do Serviço de Dermatologia do Hospital Universitário Clementino Fraga Filho da Universidade Federal do Rio de Janeiro (HUCFF/UFRJ)

Pedro Cunha Tzirulnik
Médico-Residente do Serviço de Clínica Médica do Hospital Universitário Clementino Fraga Filho da Universidade Federal do Rio de Janeiro (HUCFF/UFRJ)

Pedro Henrique Rodrigues Casimiro
Médico-Residente do Serviço de Geriatria do Hospital Universitário Clementino Fraga Filho da Universidade Federal do Rio de Janeiro (HUCFF/UFRJ)
Residência Médica no Serviço de Clínica Médica no HUCFF/UFRJ

Péricles de Andrade Maranhão-Filho
Professor Adjunto do Departamento de Neurologia da Faculdade de Medicina da Universidade Federal do Rio de Janeiro (UFRJ)
Membro da American Academy of Neurology (AAN), EUA
Membro da Bárány Society, Suécia

Plínio Resende do Carmo Júnior
Mestrado em Cardiologia pela Faculdade de Medicina da Universidade Federal do Rio de Janeiro (UFRJ)
Especialista em Cardiologia pela Sociedade Brasileira de Cardiologia (SBC)
Especialista em Terapia Intensiva pela Associação de Medicina Intensiva Brasileira (AMIB)
Médico do Serviço de Cardiologia do Hospital Universitário Clementino Fraga Filho da Universidade Federal do Rio de Janeiro (HUCFF/UFRJ)
Diretor Médico do Hospital Barra D'Or – Rio de Janeiro, RJ

Priscila Novaes Ferraiolo
Residência Médica no Serviço de Otorrinolaringologia do Hospital Universitário Clementino Fraga Filho da Universidade Federal do Rio de Janeiro (HUCFF/UFRJ)
Médica do Serviço de Otorrinolaringologia do HUCFF/UFRJ

Rafael Esteves Carriço
Residência Médica no Serviço de Clínica Médica do Hospital Universitário Clementino Fraga Filho da Universidade Federal do Rio de Janeiro (HUCFF/UFRJ)
Pós-Graduando em Imunologia Clínica no HUCFF/UFRJ

Rafael Nigri
Médico-Residente do Serviço de Clínica Médica do Hospital Universitário Clementino Fraga Filho da Universidade Federal do Rio de Janeiro (HUCFF/UFRJ)

Raquel Oliveira Santos
Residência Médica no Serviço de Geriatria do Hospital Universitário Clementino Fraga Filho da Universidade Federal do Rio de Janeiro (HUCFF/UFRJ)
Geriatra do Hospital Vitória-Samaritano – Rio de Janeiro, RJ

Renan Amaral Coutinho
Médico-Residente do Serviço de Neurologia do Hospital Universitário Clementino Fraga Filho da Universidade Federal do Rio de Janeiro (HUCFF/UFRJ)

Renan Gonçalves Bessa
Médico-Residente do Serviço de Otorrinolaringologia do Hospital Universitário Clementino Fraga Filho da Universidade Federal do Rio de Janeiro (HUCFF/UFRJ)

Renan Vallier
Médico-Residente do Serviço de Neurologia do Hospital Universitário Clementino Fraga Filho da Universidade Federal do Rio de Janeiro (HUCFF/UFRJ)

Renata de Mello Perez
Professora-Associada do Departamento de Clínica Médica do Serviço de Hepatologia da Universidade Federal do Rio de Janeiro (UFRJ)
Médica da Disciplina de Gastroenterologia da Universidade do Estado do Rio de Janeiro (UERJ)

René Murilo de Oliveira
Mestrado e Doutorado em Urologia pela Faculdade de Medicina da Universidade Federal do Rio de Janeiro (UFRJ)
Médico do Serviço de Urologia do Hospital Clementino Fraga Filho (HUCFF/UFRJ)
Membro Titular da Sociedade Brasileira de Urologia (SBU)

Ricardo Angelo Jeczmionski
Especialista em Urologia pela Universidade Federal do Rio de Janeiro (UFRJ)
Fellow em Uro-Oncologia e Videolaparoscopia do Instituto do Câncer (INCA) – Rio de Janeiro, RJ
Membro Titular da Sociedade Brasileira de Urologia (SBU)

Ricardo Joaquim da Cunha Júnior
Médico Coordenador da Clínica da Dor e Cuidados Paliativos do Hospital Universitário Clementino Fraga Filho da Universidade Federal do Rio de Janeiro (HUCFF/UFRJ)
Mestrado em Anestesiologia pela Faculdade de Medicina da UFRJ

Roberta Laurindo
Residência Médica no Serviço de Otorrinolaringologia do Hospital Universitário Clementino Fraga Filho da Universidade Federal do Rio de Janeiro (HUCFF/UFRJ)

Roberta Santos Azevedo
Título de Especialista em Clínica Médica pelo Hospital Universitário Pedro Ernesto da Universidade do Estado do Rio de Janeiro (HUPE/UERJ)
Preceptora da Enfermaria do Serviço de Clínica Médica (R3) do Hospital Universitário Clementino Fraga Filho da Universidade Federal do Rio de Janeiro (HUCFF/UFRJ)

Roberto Calmon
Médico do Serviço de Oncologia do Hospital Universitário Clementino Fraga Filho da Universidade Federal do Rio de Janeiro (HUCFF/UFRJ)
Membro Efetivo da Sociedade Brasileira de Oncologia (SBOC)
Membro da Sociedade Americana de Oncologia Clínica (ASCO)

Rodrigo Sá
Residência Médica no Serviço de Clínica Médica do Hospital Universitário Clementino Fraga Filho da Universidade Federal do Rio de Janeiro (HUCFF/UFRJ)
Especialista em Arritmias Cardíacas pela UFRJ
Especialista em Cardiologia e Eletrofisiologia pela Sociedade Brasileira de Cardiologia (SBC)
Médico do Serviço de Arritmia do Hospital Universitário Pedro Ernesto da Universidade do Estado do Rio de Janeiro (HUPE/UERJ)

Sarah Galvão Pereira
Médica-Residente do Serviço de Endocrinologia do Hospital Universitário Clementino Fraga Filho da Universidade Federal do Rio de Janeiro (HUCFF/UFRJ)
Residência Médica no Serviço de Clínica Médica do HUCFF/UFRJ

Sérgio Salles Xavier
Médico do Serviço de Cardiologia do Hospital Universitário Clementino Fraga Filho da Universidade Federal do Rio de Janeiro (HUCFF/UFRJ)
Médico da Fundação Oswaldo Cruz, RJ
Mestrado e Doutorado em Cardiologia pela Faculdade de Medicina da UFRJ
Professor do Programa de Pós-Graduação em Cardiologia e Radiologia da Faculdade de Medicina da UFRJ

Shiro Tomita
Professor Titular de Otorrinolaringologia da Faculdade de Medicina da Universidade Federal do Rio de Janeiro (UFRJ)
Chefe do Serviço de Otorrinolaringologia do Hospital Clementino Fraga Filho (HUCFF/UFRJ)

Silas Escobar Araújo
Residência Médica no Serviço de Clínica Médica do Hospital Universitário Clementino Fraga Filho da Universidade Federal do Rio de Janeiro (HUCFF/UFRJ)
Médico-Residente do Serviço de Cardiologia do Hospital Universitário Pedro Ernesto da Universidade do Estado do Rio de Janeiro (HUPE/UERJ)

Sylvia Dalcolmo Moreira Ribeiro
Médica-Residente do Serviço de Hematologia e Hemoterapia do Hospital Universitário Clementino Fraga Filho da Universidade Federal do Rio de Janeiro (HUCFF/UFRJ)
Residência Médica no Serviço de Clínica Médica do HUCFF/UFRJ

Tarcísio Sandes Ronacher
Médico-Residente do Serviço de Urologia do Hospital Universitário Clementino Fraga Filho da Universidade Federal do Rio de Janeiro (HUCFF/UFRJ)

Thaís Lopes Bastos
Residência-Médica em Clínica Médica no Hospital Universitário Clementino Fraga Filho da Universidade Federal do Rio de Janeiro (HUCFF/UFRJ)
Médica Residente em Clínica Médica - Ano Adicional no Hospital das Clínicas da Faculdade de Medicina da Universidade de São Paulo (HC/FMUSP)

Thales Azevedo
Dermatologista do Serviço de Dermatologia do Hospital Universitário Clementino Fraga Filho da Universidade Federal do Rio de Janeiro (HUCFF/UFRJ)

Thales Bittencourt de Amorim Nepomuceno de Oliveira
Médico-Residente do Serviço de Clínica Médica do Hospital Universitário Clementino Fraga Filho da Universidade Federal do Rio de Janeiro (HUCFF/UFRJ)

Thiago Derminio Cavalcanti de Albuquerque
Médico-Residente do Serviço de Clínica Médica do Hospital Universitário Clementino Fraga Filho da Universidade Federal do Rio de Janeiro (HUCFF/UFRJ)

Thiago Bezerra Moraes Teixeira
Médico-Residente do Serviço de Neurologia do Hospital Universitário Clementino Fraga Filho da Universidade Federal do Rio de Janeiro (HUCFF/UFRJ)

Victor da Silva Margallo
Mestrado em Clínica Médica (Área de Hipertensão Arterial) pela Faculdade de Medicina da Universidade Federal do Rio de Janeiro (UFRJ)
Médico da Seção Médica da Universidade Federal Fluminense (CASQ/UFF)

Victor José Gonçalves de Moura
Médico do Serviço de Urologia do Hospital Universitário Clementino Fraga Filho da Universidade Federal do Rio de Janeiro (HUCFF/UFRJ)
Mestrado em Ciências Cirúrgicas pela Faculdade de Medicina da UFRJ
Membro Titular da Sociedade Brasileira de Urologia (SBU)

Vinicius Jara Casco de Carvalho
Médico-Residente do Serviço de Geriatria do Hospital Universitário Clementino Fraga Filho da Universidade Federal do Rio de Janeiro (HUCFF/UFRJ)

Walmick Mendes Bezerra de Menezes
Especialista em Clínica Médica pela Faculdade de Medicina da Universidade Federal do Rio de Janeiro (UFRJ)
Mestrado em Clínica Médica pela Faculdade de Medicina da UFRJ
Coordenador de Clínica Médica do Complexo Hospitalar de Niterói, RJ

Yasmin de Macedo Mallon Couto
Médica-Residente do Serviço de Clínica Médica do Hospital Universitário Clementino Fraga Filho da Universidade Federal do Rio de Janeiro (HUCFF/UFRJ)

Yuri de Albuquerque Pessoa dos Santos
Médico-Residente do Serviço de Clínica Médica do Hospital Universitário Clementino Fraga Filho da Universidade Federal do Rio de Janeiro (HUCFF/UFRJ)

Sumário

Prancha em Cores xxix

Parte I
INTRODUÇÃO

1 Atendimento Clínico Ambulatorial 3
  Ana Luisa Rocha Mallet ■ Aline de Hollanda Cavalcanti ■ Elizabeth Silaid Muxfeldt

Parte II
PROBLEMAS COMUNS NA ASSISTÊNCIA AMBULATORIAL

2 Febre... 9
  Elicivaldo Lima Juvêncio ■ Pedro Cunha Tzirulnik ■ Roberta Santos Azevedo

3 Perda Ponderal Involuntária 17
  Silas Escobar Araújo ■ Christian Nejm Rojerdan

4 Analgesia – Dores Agudas e Crônicas 24
  Mariana Cerqueira de Salles Soares ■ Ricardo Joaquim da Cunha Júnior

5 Vacinação em Adultos e Idosos............................. 41
  Pedro Henrique Rodrigues Casimiro ■ Denise Ferreira Vigo Potsch

6 Prevenção de Neoplasias...................................... 62
  Bibiana Almeida da Silva ■ Mateus Gonçalves Lopes Rocha ■ Walmick Mendes Bezerra de Menezes

7 Abordagem Inicial do Paciente Idoso 75
  Pedro Henrique Rodrigues Casimiro ■ Raquel Oliveira Santos
  Leonam da Costa Martins ■ Claudia de Abreu Costa

8 Risco Cirúrgico.. 95
  Claudio Maurício Gallo ■ Lara de Moura Leite ■ Marcos Benchimol ■ Mauro Castagnaro

9 Cuidados Paliativos 106
  Raquel Oliveira Santos ■ Maria Clara Borges de Andrade

Parte III
DOENÇAS CARDIOVASCULARES

10 Hipertensão Arterial Sistêmica 119
  Gabriel Salim Saud de Oliveira ■ Rafael Nigri ■ Victor da Silva Margallo

11 Doença Coronariana Estável 131
  Bruno Tedeschi ■ Paolo Blanco Villela

12 Insuficiência Cardíaca 149
  Luiz Eugênio Bustamante Prota Filho ■ Sérgio Salles Xavier

13 Fibrilação Atrial 165
Luana Soares Cazzola ▪ Rodrigo Sá ▪ Jacob Atié

14 Síncope. 178
Ana Carolina Sartori Miquelito ▪ Rodrigo Sá

15 Doenças Orovalvares 193
Ísis da Capela Pinheiro ▪ Juliana Suprani Aguiar ▪ Plínio Resende do Carmo Júnior

16 Vasculopatias Periféricas 216
Joana Sardenberg Trovão ▪ Luciana Moura Farjoun da Silva

17 Trombose Venosa Profunda 234
Gabriel Pesce de Castro da Silva ▪ Isabella Sued Leão ▪ Nathalie Carvalho Leite

18 Anticoagulação Oral 246
Nancy Toledo Coelho ▪ Isabela Volschan ▪ Leonam da Costa Martins

19 Uso de AAS na Prática Clínica 263
Luiza Macedo Travalloni ▪ Yuri de Albuquerque Pessoa dos Santos ▪ Bernardo Chedier

Parte IV
NUTROLOGIA E ENDOCRINOLOGIA

20 Diabetes Melito 271
Giovanna Massaud Ribeiro ▪ Lenita Zajdenverg

21 Dislipidemias: Diagnóstico e Tratamento 302
Paula da Cunha Panaro ▪ Joana Rodrigues Dantas Vezzani

22 Doenças da Tireoide com Alteração de Função 319
Natália Treistman Frota Leitão ▪ Flávia Lucia Conceição

23 Nódulos Tireoidianos 337
Sarah Galvão Pereira ▪ Márcio Garrison Dytz ▪ Patricia de Fátima dos Santos Teixeira

24 Obesidade 345
Bruna de Lacerda Bouzon ▪ Juliana Santos de Paula

25 Insuficiência Adrenal 360
Juliana Suprani Aguiar ▪ Mariana Couto Monteiro ▪ Emanuela Mello Ribeiro Cavalari

26 Incidentalomas 367
Olivia Jorge de Faria ▪ Mariana Arruda

Parte V
DOENÇAS DAS VIAS AÉREAS

27 Faringotonsilites 377
Monica Machado Baptista ▪ Felippe Felix

28 Otites 382
Isabela Varginha ▪ Felippe Felix ▪ Roberta Laurindo ▪ Shiro Tomita

29 Rinossinusites Agudas 386
Monica Machado Baptista ▪ Priscila Novaes Ferraiolo

30 Vertigem 389
Beatriz de Oliveira Sinclair Haynes ▪ Péricles de Andrade Maranhão-Filho

31 Zumbido. 395
Fernando Krebs Rodrigues ▪ Édio Cavallaro Magalhães Júnior

32 Tosse 399
    Isabela Brito da Costa Shinagawa ▪ Neio Boéchat

33 Asma Brônquica..408
    André Leonardo Marcelino de Oliveira ▪ Yasmin de Macedo Mallon Couto
    Luiz Paulo Pinheiro Loivos

34 Doença Pulmonar Obstrutiva Crônica 421
    Thiago Derminio Cavalcanti de Albuquerque ▪ Luiz Paulo Pinheiro Loivos

35 Pneumonia Adquirida na Comunidade..435
    Ísis da Capela Pinheiro ▪ Ana Paula Santos

36 Tuberculose 452
    Eduardo Florim Terra ▪ Maria Armanda Monteiro da Silva Vieira

37 Nódulo Pulmonar Solitário 471
    Lucas Rangel de Souza Azevedo ▪ Lucas Gonçalves Correia ▪ Marcos Eduardo Machado Paschoal

38 Hipertensão Arterial Pulmonar 478
    Lívia Itajahy ▪ Daniel Waetge

39 Abordagem do Paciente Tabagista na Prática Clínica 488
    Rafael Nigri ▪ Jéssica Oliveira Barcelos ▪ Eduardo Vasconcellos Belga ▪ Caroline dos Santos Silva
    Ana Luisa Rocha Mallet ▪ Alberto José de Araújo

40 Doenças do Sono..507
    Guilherme Soares Crespo ▪ Renan Gonçalves Bessa ▪ Aline de Hollanda Cavalcanti

Parte VI
DOENÇAS GASTROINTESTINAIS

41 Dor Abdominal..517
    Isabella Miranda ▪ Camila Andrade Marinho Farias

42 Dispepsia e Doença do Refluxo Gastroesofágico 527
    Carolina Dias Gonçalves ▪ Márcio de Carvalho Costa ▪ Luiz João Abrahão Junior

43 Diarreia 540
    Mayumi Tatagiba Kuwabara ▪ Heitor Siffert Pereira de Souza

44 Constipação Intestinal 554
    Gustavo Bairral Bragança ▪ Heitor Siffert Pereira de Souza

45 Parasitoses Intestinais 561
    Thales Bittencourt de Amorim Nepomuceno de Oliveira
    Larry Alaluna Barradas ▪ Denise Ferreira Vigo Potsch

46 Câncer do Aparelho Digestório 572
    Henrique Celi de Oliveira Gonçalves ▪ Roberto Calmon

47 Hepatites Virais 578
    Natália Coelho Lavrado ▪ Cristiane Alves Villela Nogueira ▪ Renata de Mello Perez

48 Cirrose Hepática e suas Complicações 597
    Melina Almeida Dias ▪ João Marcello de Araújo Neto

49 Doença Hepática Gordurosa Não Alcoólica 614
    Camila de Andrade Alves do Nascimento ▪ Leonardo Santos Varella
    Cristiane Alves Villela Nogueira ▪ Nathalie Carvalho Leite

Parte VII
DOENÇAS DO TRATO URINÁRIO E GENITAL

50 Obstrução do Trato Urinário Inferior 627
   Ricardo Angelo Jeczmionski ▪ René Murilo de Oliveira

51 Hematúria e Proteinúria 636
   Joana Lins Carioni Rodrigues ▪ João Gouveia Lacerda Marinho ▪ Fabrício Guimarães Bino

52 Infecção do Trato Urinário 647
   Bruno Segantine Fernandes ▪ Daniel Sant'Anna da Silva ▪ Moisés Dias da Silva

53 Nefrolitíase 659
   Mariana Cerqueira de Salles Soares ▪ Carlos Perez Gomes

54 Doença Renal Crônica 670
   Nina Visconti ▪ Alvimar Delgado

55 Incontinência Urinária 695
   Gustavo Gonçalves de Moura ▪ Victor José Gonçalves de Moura

56 Disfunção Erétil 699
   Tarcísio Sandes Ronacher ▪ Luiz Carlos Duarte de Miranda

Parte VIII
ALTERAÇÕES HEMATOLÓGICAS

57 Anemias 713
   Sylvia Dalcolmo Moreira Ribeiro ▪ Luiz Gustavo Pignataro

58 Outras Citopenias: Trombocitopenia e Leucopenia 724
   Luciana Moreira Amaral ▪ Luiz Gustavo Pignataro

59 Linfadenopatia e Esplenomegalia 734
   Thaís Lopes Bastos ▪ Fernando Salles

Parte IX
DOENÇAS REUMATOLÓGICAS

60 Lombalgia 747
   Eduardo Florim Terra ▪ Haim César Maleh

61 Osteoartrite 758
   Helena de Almeida Tupinambá ▪ Laura Maria Carvalho de Mendonça

62 Gota e Hiperuricemia 767
   Isabella Sued Leão ▪ Camilo Tubino

63 Fibromialgia 776
   Bernardo Velloso Bambirra ▪ Breno Valdetaro Bianchi

64 Osteoporose 782
   Rafael Esteves Carriço ▪ Laura Maria Carvalho de Mendonça

65 Artrite Reumatoide 792
Helena de Almeida Tupinambá ▪ Alycia Coelho Cezar da Fonseca

66 Lúpus Eritematoso Sistêmico 803
Matheus Vieira Gonçalves ▪ Maria Isabel Dutra Souto

67 Síndrome Antifosfolipídica 815
Matheus Vieira Gonçalves ▪ Flavio Victor Signorelli

68 Vasculites 819
Ana Carolina Felippe Pacheco ▪ Flavio Victor Signorelli

Parte X
ALTERAÇÕES NEUROLÓGICAS E PSIQUIÁTRICAS

69 Cefaleias e o Clínico Geral 835
Renan Vallier ▪ Livia de Almeida Afonso ▪ Maurice Borges Vincent

70 Acidente Vascular Encefálico 855
Thiago Bezerra Moraes Teixeira ▪ Renan Amaral Coutinho ▪ Marco Antonio Sales Dantas de Lima

71 Depressão 868
Fernanda Miranda Rezende ▪ Henrique Madeira Miranda
Juliana Toledo Buarque ▪ Marco Antonio Alves Brasil

72 Ansiedade 882
Daniel Mazza Levin ▪ Antônio Leandro Nascimento

73 Demências 894
Amanda de Moura Germano da Silva ▪ Aline Saraiva da Silva Correia
Vinicius Jara Casco de Carvalho ▪ Daniel Lima Azevedo

Parte XI
ALTERAÇÕES DERMATOLÓGICAS

74 Semiologia Dermatológica 907
Flávia Almeida ▪ Maria Gabriela Otero Belerique
Marcus Vinícius Silva ▪ Thales Azevedo ▪ Celso Tavares Sodré

75 Piodermites 914
Marcelo Brollo ▪ Carolina Alves Ribeiro

76 Infecção de Pele e Partes Moles 921
Marcelo Brollo ▪ Claudio Querido Fortes

77 Hanseníase 930
Flávio Mileo Bacelar Guerreiro ▪ Lorena Brandão Pavan
Paula Meneghel Guglielmi ▪ Maria Leide Wand Del Rey de Oliveira

78 Tumores Malignos da Pele 943
Gabriella Mazzarone Gomes de Sá ▪ Juliana Suprani Aguiar
Mariana Couto Monteiro ▪ Cleide Eiko Ishida

Índice Remissivo 959

Prancha em Cores

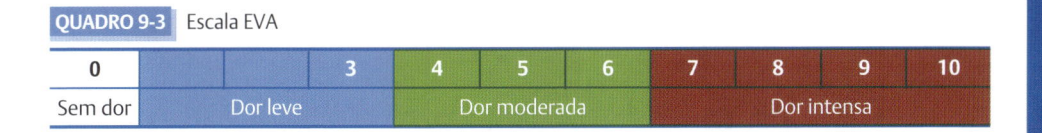

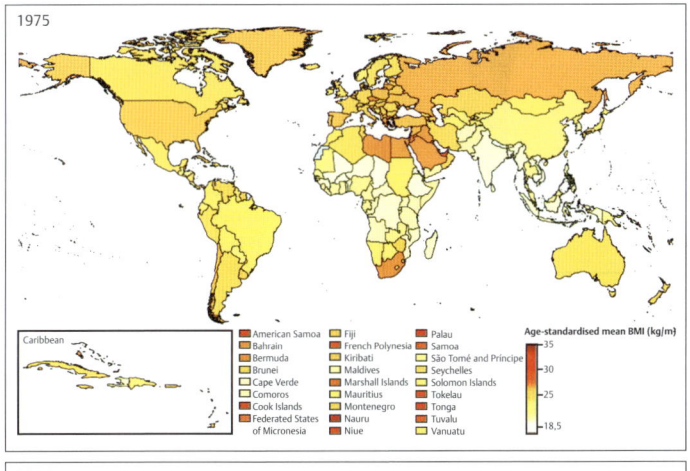

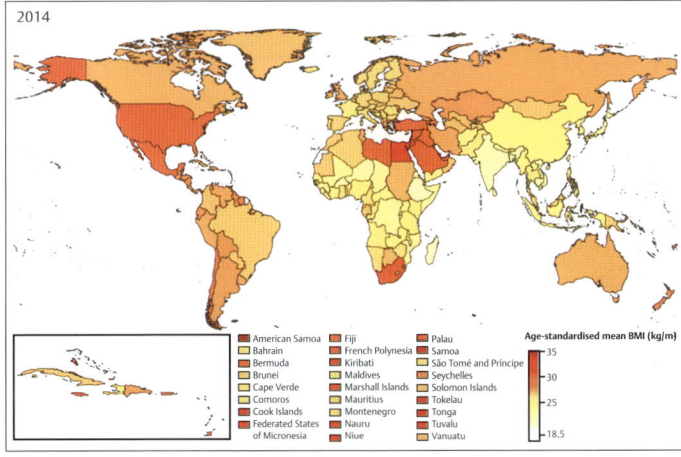

QUADRO 9-3	Escala EVA									
0			3	4	5	6	7	8	9	10
Sem dor	Dor leve			Dor moderada			Dor intensa			

Fig. 24-1. Média de IMC Global, padronizado por idade em 1975 e em 2014. Adaptada de Ezzati, M. Trends in adult body-mass index in 200 countries from 1975 to 2014: a pooled analysis of 1698 population-based measurement studies with 19·2 million participants. *Lancet* 2016;387:1377-96.

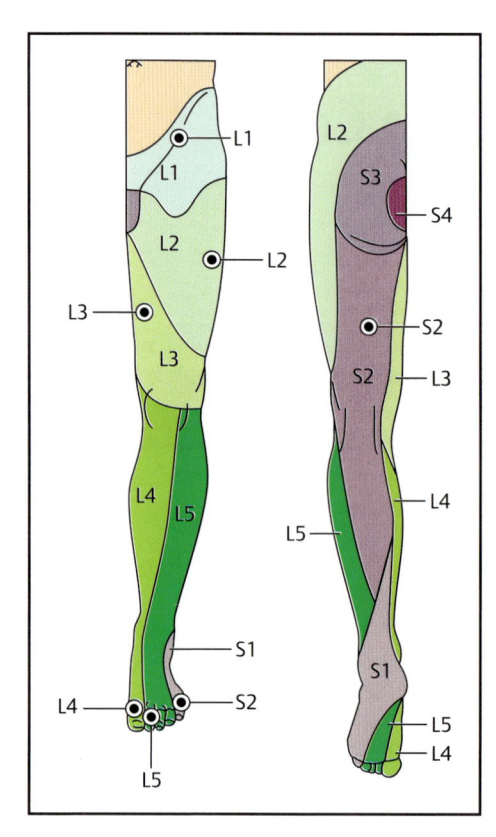

Fig. 60-1. Mapa dos dermátomos referentes às raízes nervosas da região lombar e sacra.

QUADRO 77-1 Espectro da Hanseníase de Acordo com as Classificações, Segundo Aspectos Clínicos, Baciloscópicos e Imunológicos

Polar	Polo T	Grupo Intermediário (D)	Pólo V	Formas D e V
Ridley e Jopling	TT, Ts	BT; BB; BV	Vs, V	Formas BV e V
Operacional (MS)	PB ≤ 5 lesões	MB > 5 lesões		MB
Aspectos Clínicos Cutâneos				
Descrições Clínicas	**Paucibacilar (HI/T)** (1) Mácula hipocrômica com leve diminuição da sensibilidade (2) Placa hipocrômica, bordas com discreta elevação e eritema; hipoestésica	**Multibacilar (Dimorfo Borderline)** (3) Lesões difusas em placas, apresentando limites internos nítidos e limites externos mal delimitados (aspecto foveolar). Diminuição da sudorese (4) Lesão em placa na face e nervo auricular direito espessado	**Multibacilar polar (HV)** Infiltração discreta de face e pavilhões auriculares (a paciente apresentava ulcerações nos MIIs, emagrecimento, adenomagalias e obstrução nasal). Pela história a sua doença evoluiu cerca de 10 anos sem diagnóstico	**Multibacilar (reação tipo 2)** Lesões eritêmato-nodulares dolorosas, em geral acompanhadas de quadro sindrômico de resposta inflamatória aguda simulando colagenoses. Pode ocorrer no diagnóstico, durante e após o tratamento das formas multibacilares (BV/VV)
Presença de BAAR (Zhiel-Nielsen)	(1) Negativo: PB Positivo: MB (evolução) (2) Negativo	Positivo	Positivo	Positivo

Parte I Introdução

1 Atendimento Clínico Ambulatorial

Ana Luisa Rocha Mallet ▪ *Aline de Hollanda Cavalcanti*
Elizabeth Silaid Muxfeldt

Exercer a Medicina nunca foi tarefa fácil. No mundo atual, a complexidade da profissão é ainda mais evidente. Diante de tantos avanços tecnológicos, às vezes nos esquecemos de que muitos desses avanços não são permitidos a todos perante a desigualdade de acesso à saúde. Muitas vezes nos encontramos diante de pacientes que faltam às consultas por não terem condições financeiras de chegarem à instituição de saúde nem seguirem a prescrição médica, seja pelas falhas frequentes na distribuição de medicação pelos órgãos públicos, seja pela impossibilidade econômica de comprá-los. Isso dificulta e até mesmo impede que o tratamento adequado seja realizado. Por outro lado, a riqueza tecnológica, quando disponível, muitas vezes pode contribuir para um afastamento afetivo entre o médico e o paciente, fato com consequências quase sempre negativas.

Este novo momento da Medicina foi muito bem apresentado pelo neurocirurgião e escritor português João Lobo Antunes, falecido em 2016, no livro "A Nova Medicina", onde, de forma simples, colocou suas dúvidas sobre o momento atual:

> "Não sei o que nos espera, mas sei o que me preocupa: é que a medicina, empolgada pela ciência, seduzida pela tecnologia e atordoada pela burocracia, apague a sua face humana e ignore a individualidade única de cada pessoa que sofre. Não se descobriu ainda a forma de aliviar o sofrimento sem empatia ou compaixão".

Esta situação pode ter suas dificuldades ampliadas pelo contexto em que exercemos nossa profissão: em alguns momentos podemos correr o risco de solicitação excessiva de exames que não oferecem mudança no acompanhamento dos pacientes, que não alteram seu tratamento e/ou prognóstico. Ou pior, em alguns momentos, exames solicitados de forma indiscriminada nos levam a novos exames, frequentemente até exames invasivos desnecessários que podem ser prejudiciais ao paciente. Devemos sempre ter em mente que exames complementares não substituem uma anamnese bem-feita e um exame físico cuidadoso. Quando necessários, eles apenas complementam os dados obtidos na avaliação clínica, por isso são denominados "exames complementares". Porém, em outros momentos estamos na situação inversa, onde nos faltam condições de realizar a investigação mínima necessária para o cuidar adequado ao paciente.

Esta prática da Medicina complexa, em um mundo complexo e acelerado, muitas vezes nos faz esquecer o privilégio que é exercer a Medicina. O privilégio de termos contato com um número infinito de experiências de vida, com um número incalculável de diferentes pessoas com diferentes valores. Talvez esta possibilidade de convívio com tantas experiências explique o fato de a Medicina ser uma profissão na qual encontramos um número expressivo de escritores. Só para ficar entre os mais famosos: Anton Tchekhov, Conan Doyle, Guimarães Rosa, Moacyr Scliar, Pedro Nava, os irmãos António e João Lobo Antunes.

Nos livros de medicina encontramos a descrição das células, dos órgãos, das doenças e como é feito o diagnóstico, que drogas e outros tratamentos utilizar. Na literatura encontramos os pacientes vistos como seres humanos. Será pouco provável que encontremos em livros médicos uma descrição do sofrimento de um paciente diante da morte como em "A morte de Ivan Ilitch", de Tolstoi:

> *"O que mais atormentava Ivan Ilitch era o fingimento, a mentira, que por alguma razão eles todos mantinham, de que ele estava apenas doente e não morrendo e que bastava que ficasse quieto e seguisse as ordens médicas que ocorreria uma grande mudança para melhor. Mas ele sabia que nada do que eles fizessem teria outro resultado que não mais agonia, mais sofrimento e a morte. E a farsa desgostava-o profundamente: atormentava-o o fato de que se recusassem a admitir o que eles e ele próprio bem sabiam, mas insistiam em ignorar e forçavam-no a participar da mentira. Esse fingimento que se estabeleceu em torno dele até a véspera de sua morte, essa mentira que só fazia colocar no mesmo nível o solene ato de sua morte, suas visitas, suas cortinas, seu caviar para o jantar... eram-lhe terrivelmente dolorosos."*

A atividade ambulatorial, independentemente do local em que ela está sendo exercida, seja em uma clínica de família, em postos de saúde, em policlínicas, em hospitais terciários ou em consultórios particulares, é, seguramente, a que mais oferece a possibilidade de estabelecermos uma relação de confiança com o paciente. Uma relação, em que nos colocamos como representantes de nossos pacientes e na qual podemos reconhecer não só os aspectos fisiopatológicos da doença, mas a biografia de cada um. Que possamos ir além da doença e tentemos apreender o processo de adoecimento. Que utilizemos toda a ciência possível, mas que não nos esqueçamos da vivência do nosso paciente. Que o paciente seja o verdadeiro protagonista e nós, médicos, importantes coadjuvantes. Que cada um de nós seja capaz de permitir ao paciente a construção de sua narrativa de adoecimento.

> *"É que a narrativa da doença – e é importante no meu ofício saber ouvi-la –, só é bem entendida quando já se escutaram outras vozes, na ficção, na filosofia ou na poesia, que ajudam a apreender o seu sentido mais profundo, oculto tantas vezes nos interstícios de um discurso que tanto pretende revelar, como ocultar." (João Lobo Antunes)*

Estimular uma anamnese que vá além dos aspectos meramente técnicos da investigação diagnóstica não significa, de forma nenhuma, negligenciar a obtenção da uma história clínica detalhada dos principais sintomas apresentados. Esse cuidado na escuta ativa do paciente será complementado pelo exame físico cuidadoso e completo. O paciente que é examinado de forma respeitosa e adequada certamente se sentirá muito mais seguro em relação ao examinador. Este primeiro contato é fundamental não só para a formulação e elucidação das nossas principais hipóteses diagnósticas como para iniciar uma relação de confiança com o paciente, permitindo a parceria que vai contribuir na busca diagnóstica e nas possibilidades de tratamento proposto pelo médico e que serão decididas em conjunto. Ao confiarmos excessivamente em exames complementares, esquecemos, muitas vezes, que anamnese e exame físico direcionam corretamente mais de 80% dos diagnósticos. Não são poucas as vezes que, após a realização de exames complementares, voltamos à história clínica do paciente e vemos que a resposta já estava lá.

Podemos terminar com as palavras de Arthur Kleinman, psiquiatra americano, para nos lembrar que nosso principal objetivo ao exercer a medicina, e em especial a atividade ambulatorial, deve ser *"cultivar e desenvolver uma sensibilidade mais receptiva e profunda, crítica, alerta e moralmente responsável diante das exigências emocionais e vivenciais a que a profissão nos expõe"*. E, talvez, possamos (re)descobrir muitas das nossas razões iniciais para exercer a profissão médica e aproveitar muito mais a oportunidade e o privilégio que temos de estar junto de tantas pessoas e suas histórias.

BIBLIOGRAFIA
Antunes JL. *Ouvir com outros olhos*. Portugal: Gradiva; 2015.
Antunes JL. *A nova medicina*. Portugal: FFMS; 2016.
Charon R. *Narrative medicine: honoring the stories of illness*. New York: Oxford University Press; 2006.
Kleinman A. *The illnes narratives. Suffering, healing & the human condition*. USA: Basic Books; 1989.
Scliar M. *Território da emoção*. São Paulo: Companhia das Letras; 2013.
Tolstoi L. *A morte de Ivan Ilitch*. Porto Alegre: L&PM; 2002.

Parte II   Problemas Comuns na Assistência Ambulatorial

2 Febre

Elicivaldo Lima Juvêncio ▪ *Pedro Cunha Tzirulnik*
Roberta Santos Azevedo

INTRODUÇÃO

Queixa comum nos ambulatórios de clínica médica, a febre, quando presente, é um dos sintomas que mais assusta os pacientes. A síndrome febril, definida quando há associação entre o aumento da temperatura corporal e sintomas gerais e constitucionais, como fadiga, mialgia, astenia e cefaleia, além de acarretar prejuízo à capacidade laborativa e de realização das atividades diárias, carrega, no inconsciente coletivo, uma morbimortalidade histórica, já evidenciada em textos de Hipócrates: "[...] Morrem aqueles de quem a febre não sai [...]", e até mesmo na concepção de um deus durante o Império Romano, Febris, protetor contra a moléstia.

A temperatura corporal é controlada pelo hipotálamo e permanece quase constante, com pequenas variações ao longo do dia, em torno de 0,5°C. Os valores são mais baixos no período da manhã e mais elevados ao final da tarde.

DEFINIÇÃO

Os valores da temperatura corporal apresentam variações dependendo do local de aferição, sendo os locais mais utilizados: o oco axilar, a cavidade oral e a ampola retal. Por definição, uma temperatura oral superior a 37,2°C pela manhã e superior a 37,7°C à tarde configura febre. De maneira geral, a medida de temperatura axilar é, em média, 0,5°C menor que a oral; enquanto a temperatura retal é 0,4°C maior.

Em nosso meio, a temperatura axilar é a mais utilizada e os pontos de corte variam conforme a literatura, mas podemos assumir que:

- *Temperatura normal:* 35,5-37°C.
- *Febre leve ou febrícula:* 37,1-37,5°C.
- *Febre moderada:* 37,6-38,5°C.
- *Febre alta ou elevada:* maior ou igual a 38,6°C.

Além dos valores, é importante atentar para os diferentes padrões de elevação da temperatura, já que o comportamento da febre pode ser uma pista para um diagnóstico específico:

- *Contínua:* temperatura elevada com variações de até 1°C sem períodos de apirexia. Presente na pneumonia, endocardite infecciosa, tuberculose, lúpus eritematoso sistêmico (LES), tromboflebite, arterite temporal, sarcoidose, lesões cerebrais, viroses.
- *Irregular:* picos elevados de temperatura intercalados com períodos de apirexia durante o dia. Como exemplo, na sepse.
- *Remitente:* temperatura elevada com variações superiores a 1°C sem períodos de apirexia. Presente na sepse, pneumonia, tuberculose, abscesso pulmonar, abscesso hepático.

- *Intermitente:* períodos de febre intercalados com temperatura normal, de maneira cíclica. Um exemplo clássico é a malária (febre *terçã* e febre *quartã*).
- *Recorrente:* dias de febre intercalados por dias ou semanas de apirexia, em geral, sem grandes oscilações no período febril. Pode estar presente em linfomas (febre de Pel-Ebstein, doença de Hodgkin, com 3-10 dias de febre e 3-10 dias de apirexia).

Torna-se, então, importante ressaltar que no contexto de propedêuticas diferentes, como na febre de origem indeterminada (FOI) ou na neutropenia febril, são estabelecidos valores de corte específicos e grande parte da literatura internacional não utiliza a temperatura axilar como padrão, devendo-se analisar os pontos de corte de maneira criteriosa.

PATOGÊNESE

Quando ocorre uma desregulação do centro termorregulador do hipotálamo, com elevação do *set point* hipotalâmico para uma temperatura corporal mais elevada, a febre se instala. Algumas substâncias, denominadas pirógenos, estão envolvidas nesse processo. Tanto pirógenos exógenos, como exemplo, os componentes dos microrganismos, quanto citocinas pirogênicas (IL-1, IL-6, TNF, entre outras) são implicadas.

Lesões no sistema nervoso central (atingindo o centro termorregulador), apesar de normalmente gerarem hipotermia, podem causar **hiperpirexia**, atingindo temperaturas acima de 41,5°C (raramente encontrada também em infecções muito graves), assim como funcionamento inadequado do termostato, comum em idosos, pode elevar pouco, ou mesmo não elevar a temperatura em vigência de infecções graves.

Uma diferenciação nem sempre fácil deve ser feita entre **febre** e **hipertermia**, já que a última representa uma situação onde o excesso de calor externo ou gerado internamente pelo metabolismo supera a capacidade de dissipação do corpo; entretanto, não ocorre alteração do termostato hipotalâmico.

ETIOLOGIA

A etiologia da maioria dos quadros de febre é de fácil identificação, sendo a principal causa infecções autolimitadas, protótipo do mecanismo patogênico, com produção de citocinas, liberação de prostaglandinas em tecidos periféricos e centrais, resolução e retorno aos níveis basais de temperatura.

No entanto, quando a febre se torna uma queixa no ambulatório, em geral, essa não é a apresentação mais comum, o que exige uma propedêutica diagnóstica direcionada. Uma história clínica meticulosa se impõe, com atenção na cronologia dos fatos, presença de *rash* cutâneo, relação com medicações, contato com animais e pessoas doentes, atividade sexual, viagens, trauma e presença de próteses.

O exame físico deve ser completo, com especial atenção aos achados direcionados na anamnese. Um importante dado é a frequência cardíaca, geralmente aumentada no contexto de febre. Entretanto, em algumas situações, pode-se constatar o sinal de Faget (dissociação pulso-temperatura ou bradicardia relativa), às vezes presente na febre tifoide, brucelose e leptospirose. Cabe ressaltar que a febre factícia também é diagnóstico de importante consideração na ausência de taquicardia, o que pode evitar prejuízos desnecessários com investigações dispendiosas.

Quando a causa da febre não é prontamente identificada, algumas etiologias devem ser lembradas, sejam elas infecciosas, neoplásicas ou autoimunes. Dentre as causas não abrangidas por esses grupos, convém destacar a febre induzida por medicamento, que vem aumentando sua incidência com a disseminação do uso de psicotrópicos (antidepressivos tricíclicos e IMAOs), além do uso de drogas ilícitas (cocaína); outras causas que devem ser lembradas são a trombose venosa profunda, a sarcoidose e a dissecção aórtica, com diversas séries de casos publicados recentemente.

No Quadro 2-1 estão exemplificadas as principais causas de febre.

QUADRO 2-1 Exemplo de Causas de Febre por Diferentes Mecanismos Etiopatogênicos

Causas infecciosas

- Gripe, faringite, amigdalite, otite, sinusite, pneumonia
- Piodermites
- Infecção do trato urinário
- Gastroenterite aguda e outras infecções intra-abdominais
- Osteomielite e artrite infecciosa
- Meningite e encefalite
- Endocardite infecciosa
- Síndromes ictéricas febris: malária, leptospirose etc.
- Arboviroses
- Síndrome de mononucleose (EBV e mono-*like*, incluindo HIV)
- Abscesso (em diferentes localizações)
- Tuberculose e outras micobacterioses
- Micoses sistêmicas

Causas inflamatórias não infecciosas

- Doenças do colágeno, como lúpus eritematoso sistêmico
- Artrite reumatoide
- Doença de Still do adulto
- Febre reumática
- Gota e outras artropatias por cristais
- Artrite reativa
- Vasculites, como arterite de células gigantes
- Doença inflamatória intestinal
- Sarcoidose
- Síndromes autoinflamatórias, como febre familiar do Mediterrâneo

Causas neoplásicas

- Neoplasias hematológicas, como linfoma Hodgkin e não Hodgkin, leucemia linfoide aguda
- Neoplasias sólidas, como câncer de mama, cólon, pulmão, pâncreas, rim, carcinoma hepatocelular

Medicamentosa e tóxica

- Alopurinol
- Anticonvulsivantes, como fenitoína, carbamazepina, lamotrigina
- Antibióticos como betalactâmicos, sulfa, vancomicina, isoniazida
- Cocaína, anfetamina

Outras causas

- Eventos vasculares, como acidente vascular cerebral, infarto agudo do miocárdio, tromboembolismo venoso, isquemia intestinal
- Doenças endócrinas: hipertireoidismo, feocromocitoma
- Síndrome de abstinência, *delirium tremens*
- Reação transfusional, reação a contraste
- Pneumonite aspirativa

ABORDAGEM AO PACIENTE FEBRIL

Diante de um paciente com suspeita de febre, é de suma importância realizar a aferição da temperatura corporal. Se possível, deve-se utilizar o mesmo local de medição da temperatura para o acompanhamento.

Na abordagem inicial desse paciente, a valorização de quaisquer sinais e sintomas associados ao quadro contribui para o processo de formulação de hipóteses, tendo em vista que muitos desses sintomas acabam por apontar para o sistema orgânico envolvido. Por exemplo, sintomas respiratórios para uma afecção pulmonar, déficits neurológicos para um acometimento importante do sistema nervoso central ou sintomas geniturinários para uma infecção do trato urinário.

A variabilidade de apresentação clínica do paciente com febre é imensa, ressaltando a importância de priorizar aqueles em que os sinais de gravidade estão mais proeminentes e a tomada de decisão deve ser imediata, como na presença de hipotensão, alteração do nível de consciência, taquicardia, desconforto respiratório ou cianose de extremidades. Atentar-se para a peculiaridade que alguns indivíduos possuem de não cursarem com febre em vigência de processo infeccioso latente, como é o caso dos idosos, neonatos, hepatopatas crônicos, doentes renais crônicos e aqueles em terapia com glicocorticoides ou imunossupressores.

Em grande parte dos casos, o diagnóstico recai sobre uma condição simples, isto é, sem muita gravidade, por vezes de evolução autolimitada que em alguns casos, o paciente nem procura o ambulatório clínico para a devida avaliação. Contudo, é necessária, cada vez mais, a exigência de largo conhecimento, por parte do médico, quanto aos aspectos epidemiológicos e etiopatogênicos em razão da infinidade de diagnósticos diferenciais existentes.

Para tanto, a anamnese detalhada e o exame físico completo são cruciais para levantar hipóteses diagnósticas plausíveis que guiem, conforme a necessidade, a solicitação de exames complementares dirigidos, evitando exames de pouco ou nenhum valor diagnóstico.

Febre de Origem Indeterminada

A febre de origem indeterminada (FOI) é caracterizada como uma doença febril que permanece sem um diagnóstico etiológico definido apesar de uma avaliação clínica completa. Quando excluídos os pacientes imunossuprimidos, a FOI é definida pelos seguintes critérios:

- Febre > 38,3°C (temperatura oral) observada em pelo menos duas ocasiões.
- Duração mínima de 3 semanas.
- Ausência de diagnóstico etiológico após uma investigação padrão, que consiste na realização de: hemograma, marcadores inflamatórios (PCR e VHS), hepatograma, creatinina, eletrólitos, proteína total, LDH, CPK, ferritina, eletroforese de proteínas, FAN e FR, hemoculturas (três amostras), urinocultura, radiografia de tórax, ultrassonografia abdominal e PPD.

Essa nova classificação difere, em alguns aspectos, da definição clássica de Petersdorf e Beeson, já que, atualmente, o critério de investigação hospitalar por uma semana não é mais considerado.

Entre as etiologias mais implicadas na FOI, a infecção é a mais comum, com especial destaque para a tuberculose. Em seguida estão as causas neoplásicas e inflamatórias. A febre medicamentosa deve ser excluída, assim como a febre factícia. O Quadro 2-1 possui exemplos de etiologias de FOI.

É importante lembrar que é mais comum a FOI ser uma manifestação atípica de uma doença comum do que uma manifestação de uma doença rara (como as doenças autoinflamatórias).

Como descrito na abordagem diagnóstica da febre, o principal passo na abordagem do paciente com FOI é a anamnese e o exame físico, para tentar identificar algum sinal ou sintoma que direcione para acometimento de um sistema específico. Na anamnese devem constar dados da história patológica pregressa, história familiar, medicamentosa, sexual, viagens e contato com indivíduos doentes e animais. Os dados da história devem ser continuamente buscados e repetidos na tentativa de encontrar um dado que ajude na investigação.

Quando se suspeita de febre medicamentosa, o fármaco implicado deve ser interrompido e, em geral, a febre remite em até 72 horas; quando persiste além desse tempo, esse diagnóstico é menos provável.

Os testes realizados inicialmente são os incluídos na avaliação padrão dos critérios diagnósticos, devendo-se atentar para a sensibilidade e especificidade de cada método. Por exemplo, um resultado de PPD negativo não exclui tuberculose, principalmente quando se suspeita de acometimento miliar. Além disso, quando a história do paciente levanta a suspeita de determinada etiologia, exames complementares direcionados devem ser realizados, como ecocardiograma no paciente com suspeita de endocardite infecciosa. Na abordagem do paciente deve-se estar atento para o momento em que os testes diagnósticos foram realizados, porque o uso de antibióticos e glicocorticoides pode falsear os resultados esperados.

Atualmente, a cintilografia com leucócitos marcados é um exame complementar de grande valor na abordagem dos pacientes com FOI que permanecem sem diagnóstico após uma avaliação completa, principalmente no contexto de marcadores inflamatórios elevados. Como vantagem, permite a avaliação do corpo inteiro e detecta os sítios com aumento da atividade inflamatória. Outro exame que pode auxiliar na abordagem desses pacientes é a tomografia por emissão de pósitrons (PET) com glicose, capaz de detectar tecidos com alta taxa metabólica, porém, a principal desvantagem é a pouca disponibilidade do método.

Outros exames, como tomografia computadorizada e ressonância magnética, e métodos invasivos, como biópsias, devem ser voltados para buscar um dado que se suspeita clinicamente.

Febre no Idoso

Fragilizados pela idade, por vezes institucionalizados ou em casas de apoio, os idosos acometidos por infecções apresentam uma morbimortalidade mais elevada que a população em geral. Soma-se a isso o uso frequente de múltiplos medicamentos (polifarmácia) que não só podem causar febre induzida por drogas (representando um viés diagnóstico), como também são capazes de comprometer as defesas naturais do indivíduo (sedativos, por exemplo, aumentam o risco de broncoaspiração).

Como já mencionado anteriormente, a elevação da temperatura não é um bom parâmetro para a suspeição de infecção nessa faixa etária, que deve ser investigada diante de qualquer evidência de *delirium*. A IDSA (*Infectious Disease Society of America*) recomenda, por exemplo, considerar um processo infeccioso subjacente sempre que houver redução da funcionalidade, definida na presença de confusão mental, incontinência, queda, diminuição da mobilidade, redução na ingesta de alimentos ou falha na cooperação com a equipe de apoio. Deve-se atentar na anamnese para a avaliação cognitiva (mesmo que pareça intacta) e mudanças clínicas recentes (muitos consideram "parte do envelhecimento").

Infecção é a principal causa de febre na população em geral. Contudo, no indivíduo com mais de 65 anos, algumas séries de FOI demonstraram maior incidência de doença multissistêmica ou de doenças inflamatórias não infecciosas, ficando as infecções em segundo lugar. Nesse contexto, a arterite de células gigantes e a polimialgia reumática apresentam-se como causas importantes e, frequentemente, estão associadas.

Vale ressaltar que, em épocas de epidemia de *influenza*, esse diagnóstico sempre deve ser considerado (juntamente a outros vírus respiratórios) na presença de febre e sintomas respiratórios, visto que a prevalência do aumento de temperatura (acima de 37,2°C) chegou a 90% em algumas séries e os idosos podem ter complicações relacionadas com tal doença.

Uma história medicamentosa é essencial, com muito cuidado de se distinguir os remédios prescritos dos que efetivamente são tomados, além das substâncias que são utilizadas, mas não prescritas (como suplementos, vitaminas, álcool, tratamentos para disfunção erétil). Exposição a pessoas e animais doentes, além de atividade sexual, não podem ser negligenciadas. Informações sobre infecções passadas e recentes e presença de próteses também são essenciais.

De forma organizada, deve-se seguir uma sequência lógica para investigação de febre em pacientes de idade avançada para não realizar exames desnecessários, mas, ao mesmo tempo, não deixar escapar um possível diagnóstico.

Febre no Imunossuprimido

A ausência de função esplênica, hepatopatia crônica, infecção pelo HIV, neoplasias, transplante de órgão e quimioterapia são condições em que o surgimento de febre está comumente relacionado com a causa infecciosa. Em virtude da redução dos mecanismos de defesa, esse grupo populacional torna-se predisposto ao maior risco de infecções oportunistas, sejam elas causadas por fungos, bactérias ou vírus.

Além de uma anamnese dirigida é importante um exame físico mais minucioso e atento, inclusive, em alterações na coloração de pele e mucosas ou situações que cursem com ruptura dessas barreiras cutâneas e neurológicas, como mudanças no padrão recente do nível de consciência, rigidez de nuca, déficits neurológicos focais. Entretanto, esse grupo de pacientes pode não apresentar sintomas que direcionem o local de infecção.

Em decorrência da gravidade desse perfil de paciente, geralmente o manejo se dá num ambiente de maior recurso, como uma emergência requerendo quase sempre continuidade de assistência médica sob regime de internação hospitalar. Face ao exposto, o seguimento investigativo é acompanhado, habitualmente, por suporte clínico, devendo-se começar com coleta de hemoculturas e culturas de sítios suspeitos, reposição de cristaloides para controle da estabilidade hemodinâmica e início de terapia antimicrobiana de amplo espectro. Na medida em que a investigação avança, novos dados clínicos podem surgir, requerendo enfoque dirigido, como outros estudos complementares, exames radiológicos/nucleares e biópsias.

Na consulta ambulatorial, cabe sempre ressaltar ao paciente a importância de estar atento a pequenas mudanças que possam vir a surgir, tendo em vista a fragilidade em que seu organismo se encontra. É dever do profissional de saúde orientar sobre a gravidade dos principais sinais e sintomas, das principais medidas a serem tomadas ainda em domicílio, como aferição da temperatura, bem como do incentivo à procura por uma unidade de pronto-atendimento para avaliação médica.

Dentre as principais causas de febre no imunossuprimido, destacam-se a neutropenia febril e as associadas ao HIV. As neutropenias agudas que resultam de terapia imunossupressora para o câncer ou do controle de doenças autoimunes são mais propensas a aumentarem o risco de infecções oportunistas quando comparadas à neutropenia de longa duração. Regularmente, essa condição pode ser observada até 6 a 14 dias após exposição ao agente citotóxico. A neutropenia febril refere-se à febre com temperatura oral ≥ 38,3ºC ou ≥ 38ºC por um período superior a uma hora e contagem absoluta de neutrófilos < 500 células/mL ou < 1.000 células/mL, com estimativa de queda a < 500 células/mL em dois dias consecutivos.

Com o aumento da prevalência de portadores do HIV é cada vez mais comum o atendimento desses pacientes no ambulatório de Clínica Médica para o tratamento das principais comorbidades (hipertensão, diabetes, obesidade, dislipidemias, hipotireoidismo etc.) que acometem a população em geral. Portanto, também é indispensável ao clínico a adequada condução e investigação de síndrome febril nesses pacientes, considerando os principais agentes etiológicos envolvidos e sua fisiopatogenia e tratamento. Quase sempre sinais e sintomas característicos de um sistema associado ao evento da febre estão presentes, facilitando a construção de hipóteses diagnósticas e seu adequado tratamento. As etiologias variarão na dependência do grau de imunossupressão do paciente.

TRATAMENTO

Muitos são os benefícios da utilização de antipiréticos num contexto de febre, pois além de reduzir sintomas associados, reduzem o consumo metabólico de oxigênio. Entretanto, o antitérmico pode mascarar o padrão da febre, que é um dado que auxilia no diagnóstico de determinadas afecções (p. ex., febre intermitente na Malária – febre *terçã* e *quartã*); e existem evidências de que o aumento da temperatura se correlaciona com a diminuição da proliferação microbiana e viral, bem como com o estímulo da atividade imunológica.

Na prática médica brasileira, é muito comum a utilização de dipirona e paracetamol para o controle da febre. Evitada quando há histórico de reação de hipersensibilidade, a dipirona é segura, de fácil acesso, baixo custo e posologia simples, podendo ser administrada por via oral ou parenteral. O paracetamol ocasiona, ainda, menores efeitos adversos, seguro quando administrado em doses adequadas e potencialmente grave nas superdosagens por causa da intoxicação hepática.

Outras opções são o ácido acetilsalicílico e os AINEs, utilizados menos frequentemente, em razão das associações a reações de hipersensibilidades, plaquetopenias, distúrbios do trato gastrointestinal, associação à síndrome de Reye, sendo contraindicados nas suspeitas de dengue.

O mais importante é que, independente do contexto em que a febre está inserida, o fundamental é identificar e tratar a causa de base.

BIBLIOGRAFIA

Costa CH. Infecções pulmonares na AIDS. *Rev Hosp Universit Pedro Ernesto* 2010; 9(2):54-60.
Dinarello CA, Porat R. Harrison's Principles of Internal Medicine, 19th ed. Section 2 – Alterations in Body Temperature. Mc GrawHill Education; c. 23. p. 123-6.
Falsey AR, Baran A, Walsh EE. Should clinical case definitions of influenza in hospitalized older adults include fever? *Influenza Other Respir Viruses* 2015;9(Suppl. S1):23-9.
High KP, Bradley SF, Gravenstein S et al. Clinical practice guideline for the evaluation of fever and infection in older adult residents of long-term care facilities: 2008 update by the Infectious Diseases Society of America. *Clin Infect Dis* 2009;48(2):149-71.
Hippocrates AF. The genuine works of Hippocrates. New York W Hood and company; 1886. [acesso em 12 dez 2017]. Disponível em:
https://archive.org/details/genuineworkship02hippgoog

Horowitz HW. Fever of unknown origin or fever of too many origins? *N Engl J Med* 2013;368(3):197-9.

Norman DC, Wong MB, Yoshikawa TT. Fever of unknown origin in older persons. *Infect Dis Clin North Am* 2007;21(4):937-45.

Roth AR, Basello GM. Approach to the adult patient with fever of unknown origin. *Am Fam Physician* 2003; 68(11):2223-8.

Rumans LW, Vosti KL. Factitious and fraudulent fever. *Am J Med* 1978; 65(5):745-55.

Sajadi MM, Bonabi R, Sajadi MR, Mackowiak PA. Akhawayni and the first fever curve. *Clin Infect Dis* 2012; 55(7):976-80.

Tal S, Guller V, Gurevich A. Fever of unknown origin in older adults. *Clin in Geriatr Med* 2007; 23(3):649-68.

Unger M, Karanikas G, Kerschbaumer A *et al.* Fever of unknown origin (FUO) revised. *Wien Klin Wochenschr* 2016;128:796-801.

Widmer K, Zhu Y, Williams JV *et al.* Rates of hospitalizations for respiratory syncytial virus, human metapneumovirus, and influenza virus in older adults. *J Infect Dis* 2012; 206(1):56-62.

Wunderlich CA. On the temperature in diseases. London, United Kingdom: New Sydenham Society; 1871. [acesso em 12 dez 2017]. Disponível: https://archive.org/details/ontemperatureind00wunduoft.

Yuan SM. Fever of unknown origin in aortic dissection. *Z Rheumatol* 2017;76(4):364-71.

3 Perda Ponderal Involuntária

Silas Escobar Araújo ■ *Christian Nejm Rojerdan*

INTRODUÇÃO

A partir da terceira década de vida há uma redução em torno de 0,3 kg por ano no peso magro corporal, aumentando a taxa de perda a partir dos 60 anos nos homens e 65 anos nas mulheres. Esta perda de peso de massa livre de gordura é compensada pelo aumento do tecido gorduroso.

Entre as pessoas saudáveis, o peso total corporal atinge seu auge entre a quinta e sexta décadas de vida e normalmente se mantém estável até a sétima década, a partir da qual vai havendo uma redução gradual. A partir desta idade a perda de tecidos gorduroso e musculoesquelético passa a ocorrer em paralelo. A redução, no entanto, é lenta (cerca de 0,1 a 0,2 kg ao ano), e, portanto, alterações substanciais no peso corporal não devem ser atribuídas unicamente à "anorexia do envelhecimento".

Este declínio fisiológico de peso corporal com a idade é multifatorial, orquestrado por diversas mudanças na fisiologia, desde alterações celulares, hormonais e metabólicas até mudanças na ingesta de calorias, mudanças nos hábitos alimentares, apetite, atividade física, redução sensorial (paladar e olfato) bem como de eficiência mastigatória e esvaziamento gástrico.

A perda ponderal anormal é, frequentemente insidiosa, podendo ser o prenúncio de uma doença mais séria. A perda ponderal clinicamente significativa é definida como a perda de pelo menos 4,5 kg ou mais de 5% do peso habitual em um período de 6 a 12 meses.

A ingesta calórica, a absorção, a utilização e a perda são os componentes-chave que determinam o peso de um indivíduo. Qualquer desequilíbrio neste ciclo pode afetar a capacidade do sujeito em manter seu peso. As doenças que normalmente levam à perda de peso não voluntária podem afetar uma ou mais destas etapas.

A perda ponderal involuntária acomete cerca de 8-13% dos adultos, podendo chegar a 13% em idosos, em pacientes ambulatoriais. A incidência pode ser ainda maior em idosos frágeis acima dos 65 anos (27%), e até 50-65% em pacientes institucionalizados ou em *home care*.

Quanto mais significativo for a perda de peso, maior a mortalidade associada, variando entre 9-38% dentro de 1 a 2,5 anos se não for adequadamente diagnosticada e tratada.

A perda ponderal, especialmente em idosos, está associada a uma série de eventos que aumentam a morbidade, entre eles fratura do quadril, úlceras por pressão, redução da imunidade, piora do estado funcional, maior mortalidade.

Pessoas sem causa conhecida de perda ponderal, mesmo após ampla investigação, geralmente apresentam melhor prognóstico do que aqueles com etiologia identificada.

ETIOLOGIA

A perda ponderal é apenas um achado inespecífico com enorme possibilidade de diagnósticos (Quadro 3-1). Desta forma, poderíamos dividir as causas de perda de peso involuntária

QUADRO 3-1 Causas de Perda de Peso Involuntária

- Neoplasia[a]
  - Trato gastrointestinal
  - Hepatobiliar
  - Hematológica
  - Pulmonar
  - Mama
  - Trato geniturinário
  - Ovariana
  - Próstata
- Distúrbios gastrointestinais[b]
  - Doença péptica
  - Doença inflamatória intestinal
  - Dismotilidades (esôfago, gastroparesia)
  - Pancreatite crônica
  - Colelitíase
  - Doença celíaca
  - Gastrite atrófica
- Endocrinometabólicas[c]
  - Diabetes melito
  - Hipertireoidismo
  - Hipotireoidismo
  - Outras menos comuns (feocromocitoma, pan-hipopituitarismo, insuficiência adrenal, hiperparatireoidismo)
- Cardiovasculares
  - Insuficiência cardíaca congestiva
  - Isquemia mesentérica (na sua forma crônica – angina mesentérica)
- Respiratórias
  - Doença pulmonar obstrutiva crônica grave
  - As doenças respiratórias crônicas graves levam a aumento da demanda metabólica secundária ao esforço ventilatório, além de dispneia, aerofagia e eventos adversos de medicações poderem levar à anorexia, saciedade precoce, dispepsia
- Insuficiência renal
  - Uremia (leva à anorexia, náuseas e vômitos)
  - Doenças glomerulares (perda urinária de proteínas)
  - Efeitos colaterais da hemodiálise
- Doenças do tecido conjuntivo
  - Agudas ou crônicas (levam a aumento da demanda metabólica e anorexia)
  - Acometimento do trato gastrointestinal (esclerodermia)
- Infecciosas[d]
  - Tuberculose
  - HIV/AIDS
  - Doenças fúngicas
  - Parasitas
  - Endocardite subaguda
- Doenças da cavidade oral
  - Dentição incompleta
  - Próteses mal-adaptadas
  - Doença periodontal
  - Dor
  - Xerostomia
- Neurológicas
  - Qualquer enfermidade que possa contribuir para disfunção visceral (disfagia, dismotilidade intestinal, gastroparesia, paladar ou olfato, por exemplo) ou para aumento da demanda calórica ou, ainda, redução do interesse pela ingestão alimentar
- Psiquiátricas, comportamentais e sociais
  - Depressão
  - Síndromes demenciais
  - Ansiedade
  - Alcoolismo
  - Isolamento social
  - Baixo nível econômico e social
- Idiopáticas

[a]Em torno de ¼ dos casos.
[b]Causa mais comum orgânica não neoplásica.
[c]Atenção para a forma apática de hipertireoidismo em idosos.
[d]Em geral, as infecções de evolução mais crônica.

em quatro grupos: doenças neoplásicas, doenças infecciosas ou inflamatórias crônicas, distúrbios metabólicos e doenças psiquiátricas e sociais.

Não infrequentemente, mais de uma causa ou fator são responsáveis pela perda ponderal, em especial em idosos (acúmulo de comorbidades e uso de vários medicamentos).

Na maioria dos estudos, um quarto dos pacientes apresenta neoplasias, um terço doenças orgânicas e o restante doenças psiquiátricas e efeito colateral de medicamentos (Quadro 3-2) etc. Se dividirmos entre doenças neoplásicas e não neoplásicas, estas ainda são as mais

QUADRO 3-2	Medicações e Seus Efeitos Colaterais que Podem Contribuir para Perda Ponderal
Efeito colateral	**Medicação ou suplemento**
Anorexia	Amantadina, anfetamina, antibióticos, anticonvulsivantes, benzodiazepínicos, descongestionantes, digoxina, levodopa, metformina, neurolépticos, nicotina, opioides, inibidores seletivos da receptação da serotonina, teofilina
Boca seca	Anticolinérgicos, anti-histamínicos, clonidina, diuréticos de alça
Disgeusia e/ou disosmia	Acetazolamida, alopurinol, anfetaminas, inibidores da ECA, antibióticos (p. ex., ciprofloxacino, claritromicina, doxiciclina, etambutol, metronidazol, ofloxacino, pentamidina), anticolinérgicos, anti-histamínicos, bloqueadores dos canais de cálcio, carbamazepina, agentes quimioterápicos, hidralazina, hidroclorotiazida, ferro, levodopa, lítio, metimazol, metformina, vasoconstritores nasais, nitroglicerina, opioides, fenitoína, propranolol, selegilina, cromoglicato de sódio, espironolactona, estatinas, terbinafina, tricíclicos. Considerar também o uso de álcool, cocaína e produtos do tabaco.
Disfagia	Alendronato, antibióticos (p. ex., doxiciclina), anticolinérgicos, bifosfonados
Náuseas e/ou vômitos	Amantadina, antibióticos, bifosfonados, digoxina, agonistas dopaminérgicos, terapia de reposição hormonal, ferro, levodopa, metformina, metronidazol, nitroglicerina, opioides, fenitoína, potássio, inibidores seletivos da receptação da serotonina, estatinas, teofilina, tricíclicos

prevalentes. Em cerca de um quarto dos pacientes, a despeito de extensa investigação, nenhuma causa é identificada.

Entre as doenças malignas, as mais comumente encontradas são oriundas do trato gastrointestinal, hepatobiliar, hematológicas, pulmonares, mama, trato geniturinário, ovários e próstata. A maior incidência de perda ponderal é observada entre os pacientes com tumores sólidos. As neoplasias que se manifestam inicialmente através da perda ponderal geralmente têm pior prognóstico.

As doenças do trato gastrointestinal são as causas não malignas mais comuns no contexto de perda ponderal involuntária.

DIAGNÓSTICO

A epidemia mundial de obesidade pode tornar o diagnóstico da perda ponderal involuntária mais complexo, pois pode mascarar o desenvolvimento da sarcopenia e retardar a percepção da caquexia.

Durante o processo de investigação, é importante tentar documentar a perda ponderal o mais precisamente possível. Caso contrário, considerar pistas indiretas como perda de roupas e cintos, percepção de familiares e amigos próximos etc. Cerca da metade dos pacientes que se queixam de perda ponderal não têm evidência documental desta perda.

Além da história minuciosa sobre a percepção da perda ponderal, é importante dirigir a anamnese para sintomas que possam indicar a presença de malignidade, infecção, medicações em uso (inclusive as administradas sem prescrição médica ou as ditas "naturais") e analisar a história psicossocial (Quadro 3-2). Muitas vezes, principalmente em idosos, a história deve ser colhida também com familiares ou cuidadores que tenham convívio diário com o paciente.

Da mesma forma, o exame físico deve ser detalhado em busca de qualquer sinal de doença sistêmica ou das consequências do emagrecimento involuntário (desnutrição, hipo-

QUADRO 3-3	Avaliação da Perda Ponderal Não Voluntária

- Anamnese e exame clínico completos (incluindo revisão das medicações em uso, avaliação da cavidade oral e dentição, observação do ato alimentar, avaliação das atividades diárias)
    - Mini-Mental State Examination[a]
    - Mini-Nutritional Assessment[a]
    - Nutritional Screening Initiative[a]
    - Simplified Nutritional Assessment Questionnaire[a]
- Laboratorial
    - Hemograma
    - Avaliação metabólica (função renal e hepática)
    - Avaliação da função tireoidiana
    - Velocidade de hemossedimentação
    - Proteína C-reativa
    - Anti-HIV
- Radiologia
    - Radiografia de tórax
    - Ultrassonografia abdominal

[a]Especialmente em idosos.

vitaminoses etc.). A avaliação antropométrica do índice de massa corporal (IMC) deve ser realizada. Um IMC abaixo de 17 é consistente com desnutrição e tem correlação com maior mortalidade.

Na maioria das vezes a etiologia pode ser identificada através de uma história bem colhida e exame físico detalhado (Quadro 3-3).

As maiores manifestações da perda ponderal involuntária são:

- Anorexia ou perda do apetite.
- Sarcopenia ou perda da massa muscular.
- Caquexia, uma síndrome que combina perda de peso, perda de tecido muscular e adiposo, anorexia e fraqueza.
- Desidratação.

Os exames laboratoriais iniciais a serem solicitados são: hemograma, hepatograma, proteína C-reativa, VHS, função renal (com eletrólitos), função tireoidiana, radiografia do tórax e ultrassonografia do abdome.

Quase todos os pacientes com neoplasia e mais de 90% daqueles com doenças orgânicas têm pelo menos uma anormalidade laboratorial. Desta forma, em pacientes com substancial perda de peso cujos exames preliminares acima sejam normais, a possibilidade do diagnóstico de malignidade ou doença orgânica sistêmica torna-se mais improvável.

Exames mais dirigidos para, por exemplo, doenças neoplásicas, gastrointestinais não malignas ou AIDS devem ser considerados de acordo com os sinais e sintomas apresentados, resultados dos exames preliminares, idade do paciente, sexo e fatores de risco identificados.

Todo idoso com relato de perda ponderal deve ser avaliado para presença de depressão (p. ex., *Geriatric Depression Scale*) ou demência (p. ex., *Mini-Mental State Examination* ou o *Mini-Cog*).

O *Mini Nutritional Assessment* e o *Nutrition Screening Initiative* estão disponíveis para avaliação nutricional em pacientes idosos.

Mesmo após minuciosa investigação, cerca de 25% dos pacientes seguem em acompanhamento sem etiologia definida, embora seja improvável a presença de doença grave ou maligna.

TRATAMENTO

A prioridade, uma vez identificada a causa de base, é tratá-la. Normalmente isto pode ser o suficiente para reverter a perda ponderal de modo gradual.

Entretanto, para aqueles pacientes onde a perda de peso não foi explicada, ou ainda naqueles onde a causa foi definida, mas que a análise nutricional identificou risco de desnutrição, pode ser necessária a suplementação nutricional. Recomenda-se que esta suplementação seja adequada às necessidades nutricionais individuais, paladar e preferências de cada paciente e, idealmente, oferecidas entre as refeições. A via enteral, mais precisamente a oral, é a preferida quando possível.

As deficiências de vitaminas e micronutrientes, quando presentes, também devem ser corrigidas. Atenção apenas para as situações onde a absorção esteja comprometida e outra via que não a oral deve ser utilizada.

Em algumas doenças preexistentes onde haja restrição alimentar, esta restrição deve ser reconsiderada.

O uso de medicações orexígenas (Dronabinol, Megestrol, Ciproeptadina), anabólicas (Oxandrolona, Hormônio do Crescimento Recombinante) e agentes anticitocinas está sendo investigado. Em alguns grupos, em particular pacientes oncológicos e com AIDS, estas drogas mostram melhorar apetite e ganho de peso embora não haja interferência na mortalidade e, muitas vezes, os efeitos colaterais não sejam tolerados ou sejam nocivos.

Pacientes com alterações da deglutição podem-se beneficiar com fonoterapia, alimentos processados ou uso de espessantes para líquidos.

Outras medidas não farmacológicas, como tratamento odontológico promovendo a saúde oral, ou uso de temperos para realçar o sabor do alimento podem ser adotadas. Há também a possibilidade de maximizar a oferta calórica naquela refeição tida como mais importante pelo paciente, encorajar quando for farmacologicamente possível a ingestão dos medicamentos habituais com as refeições (reduz anorexia, náuseas ou outro efeito indesejado que possa prejudicar a alimentação). Evitar beber durante as refeições, em especial líquidos com gás, evitando assim a saciedade precoce. Qualquer medida que possa melhorar a ingesta deve ser encorajada.

Programas de exercícios e reabilitação motora devem ser instituídos assim que o paciente tolerar, visando melhora do seu estado funcional, aumento do apetite e da sensação de bem-estar.

Quando identificada depressão associada, o antidepressivo que tem sido mais utilizado é a mirtazapina. Seu uso está associado ao ganho de peso, aumento do tecido adiposo e das concentrações de leptina.

A Figura 3-1 apresenta um passo a passo na abordagem e manejo da perda ponderal não voluntária.

```
┌─────────────────────────────────────────────┐
│        Perda Ponderal Documentada           │
│      (4,5 kg ou > 5% em ≤ 12 meses)         │
└─────────────────────────────────────────────┘
```

História Clínica Detalhada
Queixa principal
Revisão dos sistemas
História pregressa
Cirurgias prévias
Tabagismo/etilismo
Medicações em uso
Dieta habitual
Fatores sociais
Estado mental (transtornos do humor e cognitivos)

Exames Clínicos Minuciosos
Estado geral/aparência
Humor/afeto
Pele/linfáticos
Musculoesquelético
Mama/próstata
Cardiovascular
Pulmonar
Abdome/reto
Genital/pélvico
Neurológico (minimental)
Estado nutricional/IMC

Exames Complementares Preliminares*
Hemograma
VHS e PCR
Função renal e eletrólitos
Perfil hepático
Perfil tireoidiano
RX de tórax
USG abdominal
EAS

Etiologia definida?

SIM
Tratar causa específica e corrigir consequências da perda ponderal**

NÃO
Tratar consequências da perda ponderal

Ganho de peso esperado?

Exames Complementares Dirigidos*
De acordo com as queixas e achados no exame físico

SIM
Siga tratamento até atingir peso-alvo
Acompanhar posteriormente (3-6 meses) se nova perda

Sem Etiologia*
Siga tratando sintomas e consequências da perda ponderal
Reavaliar em 3-6 meses

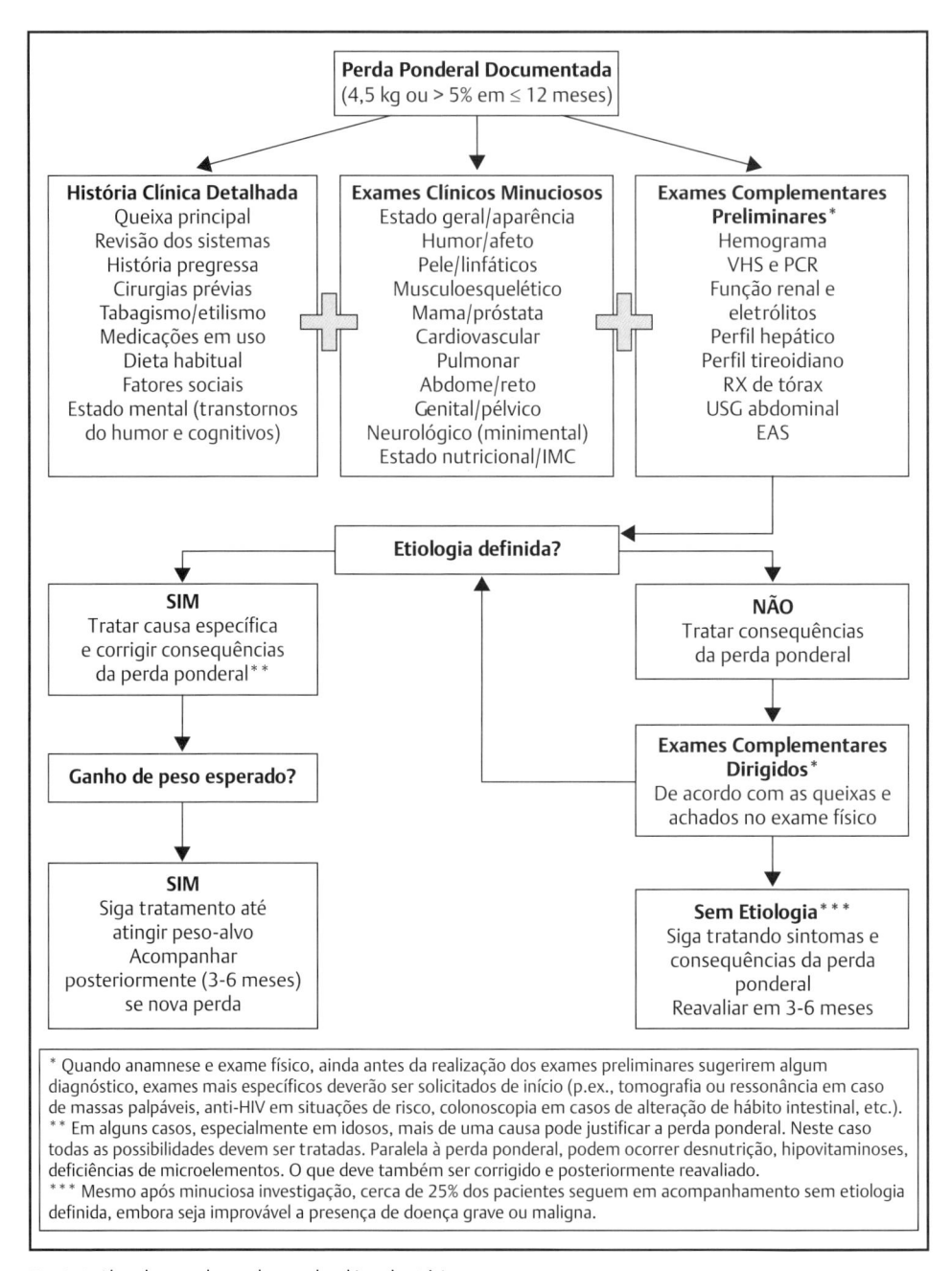

* Quando anamnese e exame físico, ainda antes da realização dos exames preliminares sugerirem algum diagnóstico, exames mais específicos deverão ser solicitados de início (p.ex., tomografia ou ressonância em caso de massas palpáveis, anti-HIV em situações de risco, colonoscopia em casos de alteração de hábito intestinal, etc.).
** Em alguns casos, especialmente em idosos, mais de uma causa pode justificar a perda ponderal. Neste caso todas as possibilidades devem ser tratadas. Paralela à perda ponderal, podem ocorrer desnutrição, hipovitaminoses, deficiências de microelementos. O que deve também ser corrigido e posteriormente reavaliado.
*** Mesmo após minuciosa investigação, cerca de 25% dos pacientes seguem em acompanhamento sem etiologia definida, embora seja improvável a presença de doença grave ou maligna.

Fig. 3-1. Abordagem da perda ponderal involuntária.

BIBLIOGRAFIA

Alibhai SM, Greennwood C, Payette H. An approach to the management of unintentional weight loss in elderly people. *CMAJ* 2005;172(6):773-80.

Bouras EP, Lange SM, Scolapio JS. Rational approach to patients with unintentional weight loss. *Mayo Clin Proc* 2001;76(9):923-9.

Gaddey HL, Holder K. Unintentional weight loss in older adults. *Am Fam Physician* 2014;89(9):718-22.

Geriatric depression scale. (Acesso em 2017 Jul 5). Disponível em: http://www.aaf.org/afp/2011/1115/p1149.html.

Huffman GB. Evaluating and treating unintentional weight loss in the elderly. *Am Fam Physician* 2002;65(4):640-50.

Mini nutritional assessment. (Acesso em 2017 Jul 5). Disponível em: http://www.mna-elderly.com.

Mini-Cog. (Acesso em 2017 Jul 18). Disponível em: http://www.aafp.org/afp/2009/0315/p497.html.

Nutrition Screening initiative. (Acesso em 2017 Jul 18). Disponível em http://www.ncbi.nlm.nih.gov/pmc/articles/PMC1694757/.

Stajkovic S, Aitken EM, Holroyd-Leduc J. Unintentional weight loss in older adults. *CMAJ* 2011;183(4):443-9.

4 Analgesia – Dores Agudas e Crônicas

Mariana Cerqueira de Salles Soares ▪ *Ricardo Joaquim da Cunha Júnior*

INTRODUÇÃO

A dor é uma das queixas clínicas mais comuns e debilitantes, afetando não só o paciente fisicamente, mas também sua esfera emocional e psicológica, bem como suas atividades laborativas. A dor é comumente definida como uma experiência sensorial e emocional desagradável associada a dano tecidual real ou potencial.

De acordo com a Organização Mundial da Saúde, cerca de 30% da população sofre com algum tipo de dor crônica. No Brasil, e em outros países, 10 a 50% dos indivíduos procuram clínicas gerais por causa da dor. A maioria dos pacientes que se queixam de dor classifica seus sintomas como moderados a graves.

Essas estatísticas enfatizam a importância da busca de elementos que permitam melhor abordagem da dor aguda e crônica. A dor persistente geralmente causa prejuízo funcional, estresse psicológico (ansiedade, depressão) e privação de sono. Cerca de 80% dos pacientes com dor crônica relatam que a dor perturba suas atividades de vida diárias e dois terços indicam que a dor tem um impacto negativo em suas relações pessoais.

Dor é a principal causa de incapacidade a longo prazo, com dias de trabalho perdidos nos Estados Unidos estimados em mais de 50 milhões de dias por ano. O custo anual de dores não tratadas ou subtratadas foi calculado em mais de 100 bilhões por ano, em custos diretos e indiretos. O uso e o abuso de opioides para o manejo da dor crônica é um tema preocupante, visto seus múltiplos efeitos colaterais, incluindo dependência, e o subtratamento pelo medo de abuso de narcóticos. A dor crônica é, portanto, um grande problema médico e social.

CLASSIFICAÇÃO DA DOR

A dor aguda é vital, serve de alerta para o organismo de que algo não está bem, é um mecanismo protetor que nos permite sobreviver a um meio ambiente com perigos. Ela é, portanto, um sintoma, uma reação a uma lesão tecidual. Geralmente dura menos de 3 meses, não é contínua ou regular e surge de repente. Como é o indicador de diversas doenças, não há tratamento único; é preciso curar a enfermidade que causa a dor (Quadro 4-1).

A Sociedade Internacional para o Estudo da Dor (IASP) define a dor crônica como a dor sem valor biológico aparente que persiste além do tempo de cicatrização tecidual (usualmente cerca de 3 meses) e afeta adversamente o bem-estar do indivíduo. Pode ser sintoma de doenças existentes ou não ter qualquer causa demonstrável em exames, sendo, portanto, a própria doença. É mais duradoura, pode ser contínua, ter períodos regulares ou crises intermitentes, com duração superior a 3 meses (Quadro 4-1).

É importante classificar a dor, também, quanto às seguintes subdivisões: localização, duração (aguda, subaguda e crônica), origem (nociceptiva ou neuropática), diagnóstico (dor relacionada com câncer), sistema do corpo (miofascial, reumatológico e vascular), gravidade (leve, moderada e grave), mecanismo da dor (sensibilização periférica, desinibição e sensibilização central) e responsividade ao tratamento.

QUADRO 4-1 Classificação de Dor

Dor aguda	Dor crônica
▪ Súbita ▪ Sintoma ▪ Causa ansiedade, medo, irritação ▪ Alerta para risco de lesão ▪ Provoca alterações neurovegetativas: sudorese, dilatação de pupila ▪ Aumenta a frequência cardíaca e respiratória	▪ Persistente, longa duração ▪ Doença ▪ Não tem funções biológicas ▪ Causa alterações fisiológicas ▪ Causa alterações psicológicas: depressão, ansiedade, falta de prazer e letargia ▪ Causa distúrbio do sono, tem alívio inadequado, acarreta perda social e incapacitação

Quanto à origem da dor, vale a pena esmiuçar alguns detalhes. A dor é caracterizada por sua origem como sendo nociceptiva ou neuropática. A distinção primária entre dor neuropática e nociceptiva tem implicância na evolução e na decisão terapêutica.

Dor Nociceptiva

Um nociceptor é uma fibra nervosa preferencialmente sensitiva a estímulos nocivos ou a estímulos que se tornam nocivos, se prolongados. Dor nociceptiva é a percepção do estímulo nociceptivo, geralmente causado por lesão tecidual (p. ex., dor pós-operatória). A dor nociceptiva pode ser, posteriormente, dividida entre somática e visceral. Dor somática surge de um dano a tecidos corporais. Ela é bem localizada, mas varia na descrição e caracterização. Dor visceral surge de uma víscera, mediada por receptores que percebem estiramento tecidual. É mal localizada, profunda, surda e em cólica (p. ex., dor associada à apendicite, colecistite).

Um sistema de classificação subdivide a dor nociceptiva em dor musculoesquelética, inflamatória (p. ex.; artropatias, pós-operatória, infecção) ou mecânica/compressiva (p. ex., lombalgia, cervicalgia, dor visceral por expansão de massa tumoral).

Dor Neuropática

A dor neuropática surge de uma atividade neuronal anormal secundária à doença, lesão ou disfunção do sistema nervoso. Ela comumente persiste sem haver doença ativa (p. ex.; neuropatia diabética, neuralgia do trigêmio). Pode ser caracterizada como pontada, choque ou queimação. Pode ser contínua ou apresentar paroxismos. Posteriomente é dividida em:

- *Neuropática periférica:* dor decorrente à lesão de nervo periférico sem mudanças autonômicas (p. ex., neuralgia pós-herpética, dor de membro fantasma).
- *Neuropática central:* dor que surge como decorrência de lesão do SNC (p. ex.; dor de lesão de medula espinal, dor pós-AVE, da esclerose múltipla).

Chama-se mononeuropatia se apenas um nervo é afetado, mononeuropatia múltipla se vários nervos de diversas áreas são afetados, ou polineuropatia se os sintomas são difusos e bilaterais.

AVALIAÇÃO DA DOR CRÔNICA

Uma história clínica completa deve ser realizada para avaliação de um paciente com dor crônica. Algumas dimensões da dor devem ser questionadas e avaliadas como: características da dor; natureza da dor – descritores como pontada, peso, aperto, latejante, cólica etc.; localização da dor, irradiação, intensidade, características/qualidade, duração, início, constância *vs.* intermitência, fatores agravantes/atenuantes.

Deve-se questionar também acerca dos possíveis sintomas associados. Presença de restrição da amplitude de movimentos, rigidez, edema, dores musculares, cãibras ou espasmos, mudanças de temperatura, mudanças na pele, força muscular, presença de disestesia ou parestesias.

Outro aspecto importante a ser indagado ao paciente é sobre o impacto da dor em suas funções (sociais e físicas), qualidade do sono, humor, exercícios, trabalho, relacionamentos, bem como sua qualidade de vida geral. Impacto da dor nas atividades básicas de vida diária, como tomar banho, vestir-se, alimentar-se sem ajuda e impacto nas atividades instrumentais de vida diária como habilidade de fazer compras, usar transporte, preparar refeições, fazer trabalho doméstico e manejo de finanças.

Deve-se tentar adquirir o histórico da dor do paciente, com informações sobre o uso de medicamentos e tratamentos prévios. A história pessoal e social deve ser explorada como parte de avaliação comportamental. É importante indagar sobre o suporte social do paciente. Pacientes devem ser questionados sobre a possibilidade de comportamentos mal-adaptativos que podem influenciar o curso da reabilitação.

Deve-se questionar sobre desordens psicológicas (p. ex,: depressão, ansiedade) ou história de abuso de substâncias, incluindo drogas prescritas, visto que uma porção significativa dos pacientes com dor crônica também tem história de distúrbios psiquiátricos primários ou secundários, podendo ser um fator complicador para o manejo terapêutico. Distúrbios do sono, perda de apetite, fadiga e diminuição da atividade física contribuem para um estado debilitado e amplificam os sintomas dolorosos do paciente. Uma série de instrumentos ou testes psicológicos é amplamente empregada para triagem do perfil psicológico dos pacientes com dor crônica. Inventário de depressão de Beck e Minessota são alguns exemplos.

É importante indagar sobre as expectativas do paciente acerca do tratamento e aconselhá-los a respeito do quão realistas seus objetivos são. Uma discrepância entre expectativa e realidade levará à frustração para ambos, paciente e médico.

Um exame físico completo, incluindo avaliação neurológica, deve ser realizado. Uma avaliação de base permitirá progressivas reavaliações acerca do progresso do paciente em termos de capacidade funcional, amplitude de movimentos, resistência, força e outras manifestações relacionadas com a dor. Avaliação específica para cada tipo de dor deve ser realizada, por exemplo: lombalgias, dor torácica, dor pélvica, dor poliarticular etc.

ESCALAS DE INTENSIDADE DE DOR

As escalas de dor somente podem ser determinadas pela avaliação do paciente e servem para comparar a intensidade da dor de um mesmo paciente em momentos diferentes, ajudando tanto médicos como pacientes para julgar se a intensidade da dor tem diminuído ou aumentado com o tempo e o tratamento instituído.

Existem diversas escalas para avaliação da intensidade da dor, não havendo superioridade em nenhuma delas.

A maioria das escalas de uso habitual é unidimensional. Alguns pacientes têm maior facilidade com escalas numéricas ou com escala analógica visual. A numeração de 0 a 10 talvez seja a ferramenta para avaliar intensidade de dor mais utilizada (Fig. 4-1).

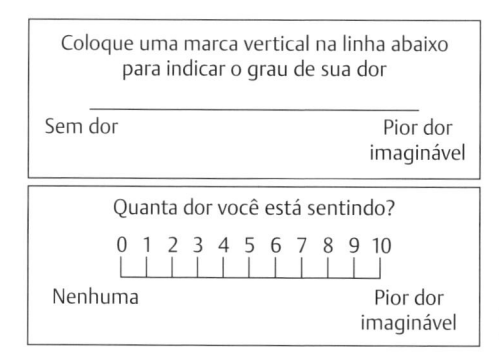

```
┌─────────────────────────────────────────┐
│   Coloque uma marca vertical na linha abaixo │
│       para indicar o grau de sua dor         │
│       ───────────────────────────            │
│   Sem dor                      Pior dor      │
│                                imaginável    │
└─────────────────────────────────────────┘

┌─────────────────────────────────────────┐
│       Quanta dor você está sentindo?         │
│         0 1 2 3 4 5 6 7 8 9 10               │
│         └─┴─┴─┴─┴─┴─┴─┴─┴─┴─┘                │
│   Nenhuma                      Pior dor      │
│                                imaginável    │
└─────────────────────────────────────────┘
```

Fig. 4-1. Escalas analógicas visuais de dor.

Instrumentos multidimensionais fornecem maior informação que escalas unidimensionais, mas demoram mais tempo para serem aplicadas. Como a dor crônica afeta toda a vida de uma pessoa, alguns especialistas afirmam que é essencial uma avaliação por meio de instrumentos multidimensionais.

Testes Diagnósticos

A dor é uma queixa subjetiva e não pode ser avaliada por estudos laboratoriais. Contudo, exames laboratoriais apropriados, exames de imagens e outros testes podem ser úteis para avaliar e acompanhar certas condições dolorosas. Deve-se ter em mente, contudo, que achar uma anormalidade em um teste diagnóstico não confirma que essa é a fonte da dor do paciente.

Estudos laboratoriais de rotina não são indicados, mas testes diretos devem ser realizados quando causas específicas (p. ex.; reumatológicas, infecciosas, oncológicas) são sugeridas pelo histórico ou avaliação física do paciente. Marcadores sorológicos de inflamação como VHS e PCR devem ser normais em causas neuropáticas ou degenerativas de dor, porém, podem estar elevadas em paciente com polimialgia, artrite reumatoide ou processos infecciosos.

É provável que pacientes com dor crônica já tenham realizado exames de imagem como parte da avaliação e eles devem ser revistos, se possível, para evitar exposição à radiação desnecessária. Indicações de exame de imagem ou outros estudos dependem da localização da dor do paciente.

Testes neuropsicológicos, principalmente estudos de condução nervosa e eletroneuromiografia são frequentemente empregados quando se suspeita de desordens do sistema nervoso periférico. Infelizmente, esses estudos podem ser normais em pacientes com polineuropatia ou lesões nervosas focais.

TRATAMENTO DA DOR CRÔNICA

Opções terapêuticas para o tratamento da dor crônica geralmente se subdividem em seis categorias: farmacológica, medicina física, medicina comportamental, neuromodulação, intervencional e abordagem cirúrgica. O tratamento otimizado do paciente geralmente resulta de uma abordagem multidisciplinar. Tratamento medicamentoso não deve ser o único foco de tratamento, mas pode ser usado, quando necessário, em conjunto com outras modalidades de tratamento. Atualmente, as modalidades terapêuticas disponíveis diminuem a dor em aproximadamente 30% dos casos. Porém, mesmo uma resposta modesta, pode ser clinicamente significativa e melhorar a qualidade de vida do paciente.

ABORDAGEM FARMACOLÓGICA

Abordagem farmacológica é a modalidade terapêutica mais empregada para alívio da dor crônica. As principais categorias de fármacos incluem os analgésicos não opioides, opioides e os adjuvantes (usados para tratar os efeitos colaterais associados aos medicamentos para a dor ou para potencializar a analgesia).

Para muitos pacientes, a abordagem utilizando uma combinação de drogas que tenham como alvo diferentes vias metabólicas pode resultar em melhora da analgesia e poucos efeitos colaterais porque doses mais baixas de cada droga são utilizadas. A resposta ao tratamento varia entre indivíduos e não existe uma única abordagem que seja apropriada a todos os pacientes. Comorbidades devem ser avaliadas e tratadas. Em particular, depressão maior e dor crônica frequentemente coexistem, e ambas as condições devem ser abordadas para maximizar a resposta ao tratamento de cada condição. Muito do que é realizado para o controle da dor crônica vem da experiência com o tratamento da dor relacionada com o câncer.

A "escada de analgesia" da OMS aborda o manejo da dor relacionada com o câncer e foi originalmente publicada na década de 1980 e propõe um controle da dor baseado na gravidade da intensidade da mesma (Fig. 4-2).

ESCOLHA DA ANALGESIA COM BASE NO TIPO DE DOR

A escolha da terapêutica inicial é dependente de uma avaliação acurada da causa da dor. Em particular, deve-se diferenciar a dor crônica neuropática da nociceptiva. Dor neuropática, resultante de dano ou doença associada ao sistema nervoso central ou periférico. Causas de dor neuropática são múltiplas e incluem diabetes melito, neuralgia pós-herpética e AVE. Dor nociceptiva, em contraste, é causada pelo estímulo que ameaça ou provoca dano tecidual. Dor nociceptiva geralmente é provocada por condições musculoesqueléticas, inflamatórias ou mecânicas/compressivas, como já comentado antes.

Dor Neuropática

O manejo inicial da dor neuropática envolve o estabelecimento do diagnóstico específico. Assim, se um nervo tem sua função comprometida por compressão ou drogas, aliviar a compressão ou suspender o agente causal pode ser necessário para o controle da dor. Quando o

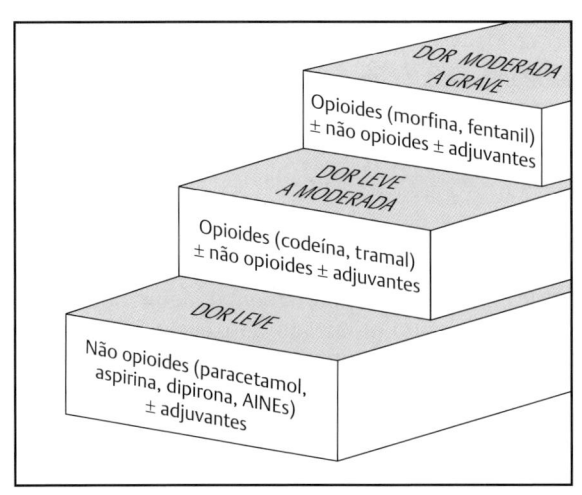

Fig. 4-2. "Escada de analgesia" adaptada da OMS.

manejo farmacológico é necessário, a escolha de um agente inicial será guiada pelos fatores individuais do paciente, incluindo a fisiopatologia da dor, outros sintomas e comorbidades, outras medicações em uso, reserva orgânica, interação farmacológica e probabilidade de efeitos colaterais.

Para a maioria dos pacientes, o tratamento inicial envolve tanto antidepressivos (tricíclicos ou receptores duplos de recaptação de serotonina e de noradrenalina) quanto ligantes de canais de cálcio alfa-2-delta (gabapentina ou pregabalina), com terapia tópica adjuvante (p. ex.; lidocaína tópica) quando a dor é localizada.

Opioides precisam ser considerados tratamento de segunda linha. Devem ser utilizados precocemente no tratamento de pacientes selecionados, como aqueles com dor intratável, exacerbações episódicas de dores graves ou dor neuropática relacionada com o câncer. Terapia combinada geralmente é necessária, porque menos de 50% dos pacientes com dor neuropática respondem somente a um agente.

Certos medicamentos podem ser indicados para causas específicas de dor neuropática. Por exemplo, a medicação de primeira linha no tratamento da neuralgia do trigêmeo é a carbamazepina ou a oxcarbazepina.

Existem diversos *guidelines* internacionais para o manejo da dor neuropática. Há uma concordância geral sobre as classes de drogas que se mostraram eficazes e devem ser consideradas terapias de primeira linha ou terapia subsequente. Há consenso entre os *guidelines* que os agentes de primeira linha incluem tanto os ligantes de canal de cálcio alfa-2-delta (gabapentina e pregabalina) quanto os antidepressivos tricíclicos. Inibidores de recaptação de noreprinefrina são identificados tanto em agentes de primeira linha quanto de segunda linha, embora eles sejam preferíveis aos tricíclicos pelo perfil de efeitos colaterais (Fig. 4-3).

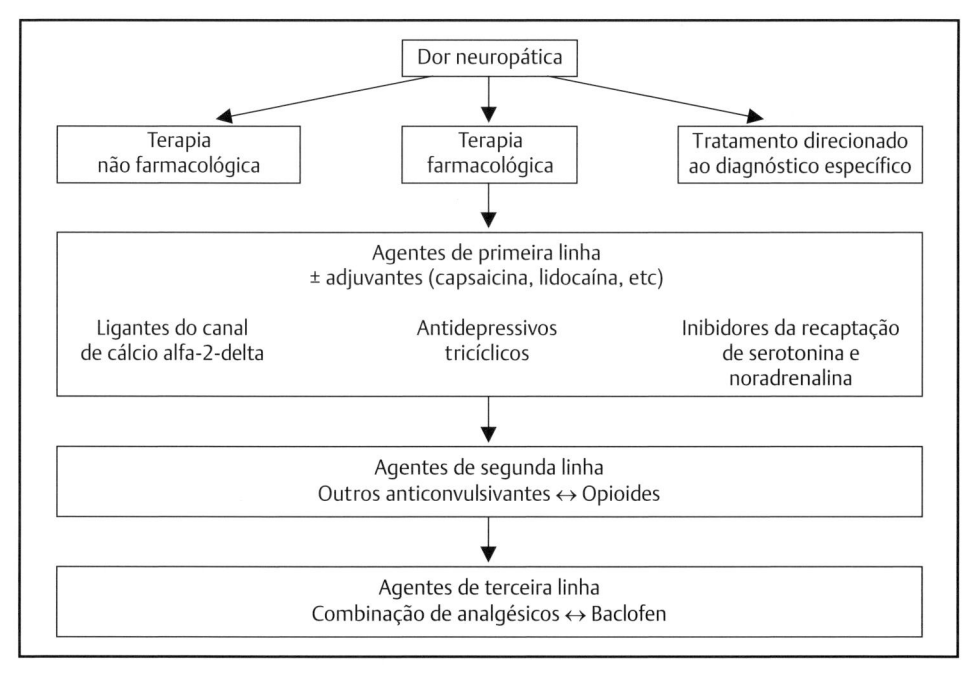

Fig. 4-3. Fluxograma para tratamento de dor neuropática.

Classes de Drogas

Anticonvulsivantes

Medicações anticonvulsivantes são utilizadas para controle da dor desde a década de 1960. As três drogas (gabapentina, pregabalina e carbamazepina) estão entre as 5 drogas aprovadas pelo FDA para o tratamento da dor neuropática.

Gabapentina e Pregabalina

Ambas se ligam à subunidade alfa-2-delta do canal de cálcio dependente de voltagem e inibem a liberação de neurotransmissores. Elas se mostraram mais eficazes que o placebo em diversas condições de dor neuropática. Entre suas indicações destacam-se neuralgias do trigêmeo, dor pós-AVE, neurite actínica, neuropatia associada a tumor, dor do membro fantasma, fibromialgia e enxaqueca.

A gabapentina foi primeiramente estudada e mostrou-se efetiva para o tratamento da neuralgia pós-herpética e neuropatia diabética dolorosa. Deve ser iniciada numa dose baixa e gradualmente aumentada até alívio da dor, numa dose máxima de 3.600 mg por dia, dividida em três tomadas.

A pregabalina foi desenhada como um análogo do GABA para facilitar a difusão através da barreira hematoencefálica. Ela promove analgesia mais rapidamente que a gabapentina, tanto em decorrência da baixa dose inicial necessária (150 mg/dia) quanto pela maior rapidez de titulação de dose. A dose máxima diária é de 600 mg/dia.

Uma revisão sistemática da pregabalina em pacientes com neuralgia pós-herpética, neuropatia diabética, dor neuropática central e fibromialgia na dose de 300-600 mg/dia encontrou mais efetividade que o placebo, numa taxa inferior para as duas últimas condições. Os principais efeitos colaterais são sonolência, tontura e euforia.

Outros Anticonvulsivantes

Carbamazepina e seu derivado, oxcarbazepina, são indicados como terapia de primeira linha para neuralgia do trigêmeo e são eficazes também para outros tipos de dor neuropática. A carbamazepina, que é farmacologicamente relacionada com os antidepressivos tricíclicos, previne descargas repetidas dos neurônios, uma ação que é consistente com sua habilidade de aliviar dores lancinantes.

Dose: 100 mg por dia. Aumenta-se 100 mg a cada 3 dias até atingir a dose de 1.200 mg por dia. Efeitos colaterais: náuseas, sonolência, vertigem, toxicidade hematológica, hepatotoxicidade, reações de hipersensibilidade, dentre outros.

Antidepressivos

Grupo heterogêneo de medicações aprovadas para o tratamento de depressão maior. Tanto os agentes tricíclicos quanto os inibidores de recaptação de serotonina e norepinefrina possuem qualidades analgésicas. A evidência para a efetividade de inibidores de recaptação de serotonina é fraca.

Múltiplos estudos concluíram que os antidepressivos promovem efeito atenuante da dor neuropática com um NNT (*number needed to treat*) de 2 a 3. Antidepressivos também têm um papel efetivo em outras condições dolorosas (p. ex.; duloxetina para fibromialgia e lombalgia crônica). Os antidepressivos podem promover analgesia independentemente do seu efeito antidepressivo, uma vez que os efeitos analgésicos ocorrem mais precocemente e em doses menores que os efeitos antidepressivos (Quadro 4-2).

QUADRO 4-2	Antidepressivos – Principais Agentes, Posologia e Nomes Comerciais	
Fármaco	**Nome comercial**	**Dose (mg)**
Tricíclicos		
Amitriptilina	Triptanol, Amytril	12,5 a 100
Nortriptlina	Pamelor	25 a 100
Imipramina	Tofranil, Imipra	25 a 100
Inibidores de recaptação de serotonina e noradrenalina		
Venlafaxina	Efexor, Venlafaxin	75 a 225
Duloxetina	Cymbalta	40 a 120

Antidepressivos Tricíclicos

Eles permanecem como arsenal farmacológico no manejo de diversas condições dolorosas crônicas, com ou sem depressão coexistente.

A amitriptilina tem sido o tricíclico mais amplamente estudado na dor crônica, embora numerosos outros, incluindo doxepina, imipramina, desipramina e nortriptilina também sejam usados com sucesso. Acredita-se que tem efeitos analgésicos independentes, bem como uma habilidade para aliviar sintomas depressivos associados à dor crônica. O mecanismo de sua ação analgésica é desconhecido; acredita-se que esteja associado à sua ação na inibição de recaptação de serotonina e noradrenalina. Há evidências de que os tricíclicos potencializem o sistema opioide endógeno.

Tricíclicos prescritos para dor crônica geralmente são dados em doses mais baixas que as usadas para depressão, embora doses mais altas tenham mostrado maior efeito analgésico em alguns estudos. Podem ser iniciados em doses baixas (p. ex.; 10 mg/dia) e titulados lentamente para dose analgésica. Pode demorar 6 a 8 semanas para mostrar um controle adequado da dor, embora o início da analgesia possa surgir uma semana após o começo do tratamento e geralmente ocorra em doses menores que as utilizadas para controle da depressão.

Embora tricíclicos tenham razoáveis efeitos analgésicos, eles também estão associados a múltiplos efeitos adversos indesejáveis que variam dependendo do agente utilizado, como por exemplo: efeitos anticolinérgicos (boca seca, hipotensão ortostática, constipação, retenção urinária, sedação), disfunção sexual, náuseas, efeitos cardíacos arritmogênicos (diminuição da condução intraventricular, prolongamento do intervalo QT, condução prolongada pelo nodo atrioventricular).

Entre os tricíclicos, a amitriptilina possui maior efeito anticolinérgico. O efeito sedativo pode ser benéfico uma vez que distúrbios do sono muitas vezes estão relacionados com a dor crônica; a indução do sono ocorre de 1 a 3 horas após a administração do medicamento.

Inibidores de Recaptação de Serotonina e Noradrenalina

Venlafaxina e desvenlafaxina, duloxetina e milnacipram são os mais utilizados. Venlafaxina e duloxetina foram estudadas para dor neuropática periférica, enquanto o milnacipran foi estudado somente para fibromialgia.

A venlafaxina pode ser utilizada para o tratamento da dor neuropática diabética, em doses maiores quando sua propriedade de recaptação de noradrenalina aumenta. Venlafaxina deve ser prescrita com cuidado em pacientes com doenças cardíacas.

A duloxetina se mostrou efetiva no tratamento de dor neuropática diabética, fibromialgia, lombalgia crônica e osteoartrite.

Efeitos colaterais: náuseas, boca seca, insônia, constipação, fadiga e tontura.

A analgesia com inibidores de recaptação de serotonina pode estar associada ao alívio primário de depressão, especialmente em pacientes com expressão somática. Em muitos desses pacientes, o tratamento efetivo da depressão pode melhorar ou mesmo resolver a queixa da dor crônica.

Dor Nociceptiva

Em contraste com a dor neuropática, a abordagem farmacológica da dor nociceptiva primariamente envolve analgesia com opioides e analgésicos não narcóticos. A medicação é utilizada em conjunto com terapias não farmacológicas para acabar com a fonte da dor. Quando farmacoterapia é necessária, o acetaminofeno ou a dipirona são geralmente recomendados como agentes de primeira linha (Fig. 4-4).

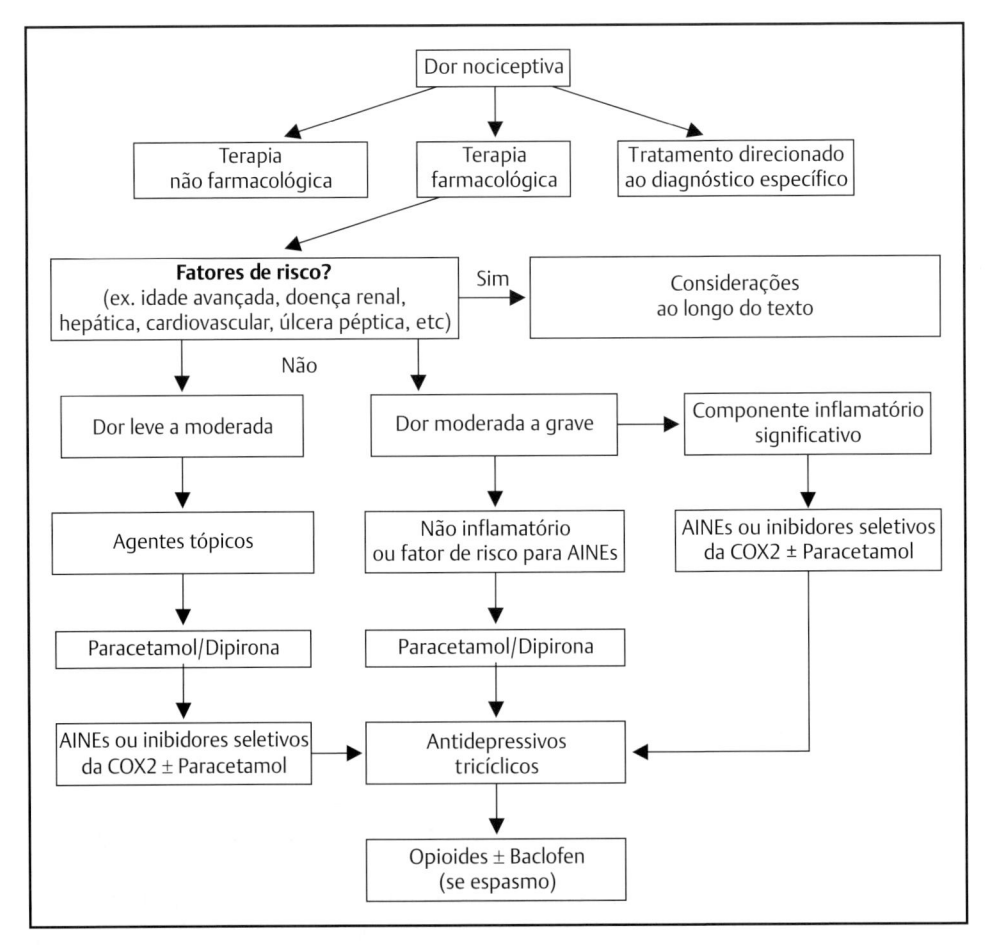

Fig. 4-4. Fluxograma para tratamento de dor nociceptiva.

Como alternativa para tratamento de primeira linha há os AINEs, que são efetivos para dores leves a moderadas. Medicamentos opioides devem ser usados de modo crônico somente em pacientes com baixo risco de abuso de substâncias e que apresentam dor persistente apesar da tentativa do uso de agentes não opioides e antidepressivos.

Classes de Drogas
Analgésicos Não Opioides
Analgésicos não opioides incluem acetaminofeno, dipirona, anti-inflamatórios não esteroidais e inibidores de ciclo-oxigenase 2 (Quadro 4-3).

Dipirona
É o analgésico e antipirético mais utilizado no Brasil. É comumente usado para alívio de cefaleias, dores osteoarticulares, dentre outras. Seu mecanismo de ação ainda não está bem elucidado; parece estar relacionado com ação neurológica central e também com a inibição da síntese de prostaglandinas por ação de seus metabólitos ativos nas enzimas ciclo-oxigenases.

No geral, é um fármaco seguro, tendo perfil de efeito colateral mais favorável que AINEs e opioides. Principais efeitos colaterais são: náuseas, vômitos, diarreia, reação hipotensiva isolada, potencial efeito hepatotóxico e agranulocitose (raro).

No Brasil este fármaco está disponível nas formas farmacêuticas oral (gotas e comprimidos) e injetável. Geralmente a dose máxima diária permitida é de 4-8 g, dividida em quatro tomadas diárias.

QUADRO 4-3 Principais Analgésicos Não Opioides, Doses e Intervalos de Administração

Fármaco	Nome comercial	Dose (mg)	Intervalo (h)
Ácido acetilsalicílico	AAS	500-1.000	4
Paracetamol	Tylenol	325-650	4 a 6
Dipirona	Novalgina	500 a 1.000	4 a 6
Ibuprofeno	Advil	200 a 600	6
Diclofenaco	Cataflam, Voltarem	50-75	8
Naproxeno	Flanax, Naprosyn	500	6 a 8
Cetoprofeno	Profenid	50 a 100	8
Indometacina	Indocid	25 a 50	8 a 12
Ácido mefenâmico	Ponstam	250 a 500	6
Piroxicam	Cicladol	20 a 40	24
Tenoxicam	Tilatil	20 a 40	24
Meloxicam	Movatec	7,5 a 15	2 a 24
Nimesulida	Nisulid	50 a 100	12
Celecoxibe	Celebra	100 a 200	24
Etoricoxibe	Arcoxia	60 a 120	24
Lumiracoxibe	Prexige	100 a 400	24
Cetoloraco	Toradol	10 a 30	4 a 6

Acetaminofeno (Paracetamol)
É o analgésico oral mais utilizado nos EUA. Seu mecanismo analgésico é incerto. Tem efeito anti-inflamatório mínimo. É recomendado para analgesia em múltiplas *guidelines* para o manejo de dor no quadril e osteoartrite; não é substituto para tratamento de condições inflamatórias. Pode ser combinado com opioides para reduzir a dose total necessária de opioides.

Efeitos colaterais: hepatotoxicidade, uso restrito em portadores de doença renal crônica, hipertensos e úlcera péptica.

Dose máxima: O FDA recomenda uma dose máxima de até 4 g por dia. Algumas outras fontes reduziram a dose máxima recomendada para 3 a 3,25 g por dia. Doença hepática ou uso de álcool devem ser considerados contraindicações relativas ao uso da droga e a dose máxima segura é de 2 g por dia nesse grupo.

Anti-inflamatórios Não Esteroidais
São primariamente indicados para dores leves a moderada, particularmente de origem somática, embora um número de novos fármacos possa ser usado em dores graves. Eles são frequentemente usados para lesões de partes moles, luxações, entorses, cefaleias e artrites. Também possuem sinergia com opioides, produzindo menor necessidade destes últimos. Os efeitos analgésicos dos AINEs derivam, principalmente, de sua ação periférica ao inibir a enzima ciclo-oxigenase, que tem papel fundamental nas condições inflamatórias. Possuem diversas vias de administração, com boa absorção oral, intramuscular ou retal. A via oral deve ser preconizada sempre que possível.

Efeitos colaterais: dor abdominal, náuseas, úlceras gástricas, hemorragia gastrointestinal, piora de insuficiência renal, cefaleia, sangramentos, reações de hipersensibilidade, entre outras.

Inibidores Seletivos de COX2
Uma revisão sistemática de inibidores da ciclo-oxigenase tipo 2 mostrou que estes têm a mesma eficácia que os AINEs não seletivos para tratar pacientes com lesões de partes moles, porém, apresentam muito menos efeitos colaterais gastrointestinais. Celecoxibe é uma opção para pacientes que requerem tratamento crônico com AINEs e que estejam sob risco de gastropatia. Possuem como principal efeito colateral potencial o aumento de risco cardiovascular.

MEDICAMENTOS ADJUVANTES
A utilidade de associar agentes adjuvantes com medicamentos para a dor é bem conhecida por especialistas. Alguns adjuvantes são usados para tratar os efeitos colaterais associados a medicamentos para dor enquanto outros potencializam a analgesia. O objetivo do tratamento é maximizar a analgesia e aliviar o estresse emocional.

Agentes Tópicos
Os agentes tópicos para o tratamento da dor têm, potencialmente, muitas vantagens quando comparados aos agentes sistêmicos: distribuição ampla no local do insulto, baixas taxas de absorção sistêmica, portanto, poucos efeitos colaterais sistêmicos.

- *Lidocaína tópica:* o adesivo de lidocaína a 5% mostrou-se eficaz e com excelente tolerabilidade em ensaios clínicos com pacientes portadores de neuralgia pós-herpética e alodinia por diversas causas de neuropatia periférica. É mais apropriado para pacientes com dor localizada. Embora possa ser usado como monoterapia, geralmente, é adjuvante à terapia sistêmica.

- *Creme de capsaicina:* capsaicina é um alcaloide derivado de pimentas vermelhas; em aplicações repetidas é tida como depletora da substância P dos neurônios aferentes primários. Está disponível em creme (0,025 ou 0,075%) e em adesivos de maior concentração (8%). Uma revisão sistemática revelou que a capsaicina tem eficácia moderada a leve para alívio de dor crônica neuropática ou musculoesquelética, mas pode ser útil quando associada a outros medicamentos ou quando o paciente for não responsivo a outros tratamentos. Creme de capsaicina deve ser aplicado 2 vezes sobre toda a área dolorosa por 6 a 8 semanas até que a otimização da analgesia seja atingida. Efeitos colaterais tópicos: queimaduras, eritema, formigamento no local da aplicação.
- *AINEs tópicos:* são encontrados na forma de gel, *spray* ou creme. Promovem alívio moderado para dores musculoesqueléticas. Evidências de eficácia para lombalgia crônica, dor musculoesquelética difusa e dor neuropática periférica são mais fracas do que para o tratamento da dor aguda.

Relaxantes Musculares

Uma variedade de condições dolorosas, tanto crônica quanto aguda, pode ser acompanhada de espasmos musculares. Os relaxantes musculares são utilizados em lombalgias, cervicalgias, fibromialgia, dores miofasciais e neuropáticas. Podem ser úteis no tratamento desse aspecto do sintoma do paciente, mas sua ação pode ser mais resultado do efeito sedativo que do efeito de relaxamento muscular propriamente dito. Essas medicações também podem causar depressão de SNC e devem ser usadas com cuidado quando combinadas com outros medicamentos depressores de SNC (Quadro 4-4).

Benzodiazepínicos

Os benzodiazepínicos podem ser utilizados em pacientes com dor crônica que se beneficiam de ansiolíticos e de indutores do sono. A desvantagem dessa classe de drogas se deve ao seu potencial de adicção, bem como potencialização de efeitos sedativos e depressão respiratória em paciente com uso concomitante de opioides.

Corticoides

Os corticosteroides podem ser usados em determinados casos (metástases ósseas, infiltração de partes moles, dentre outras) como medicamento adjuvante na analgesia. Seu mecanismo de ação consiste na inibição de produção de prostaglandinas com a redução da inflamação e edema. As doses devem ser individualizadas e não há consenso na literatura quanto à melhor droga e dose.

QUADRO 4-4 Principais Relaxantes Musculares, Nomes Comerciais, Doses e Intervalo de Administração

Fármacos	Nomes comerciais	Dose (mg)	Intervalo (h)
Ciclobenzaprina	Miosan	5 a 30	6 a 8
Baclofeno	Lioresal	5 a 50	6 a 8
Carisoprodol	Dorilax, Beserol	125 a 250	4 a 6

USO DE OPIOIDES A LONGO PRAZO

O papel da terapia com opioides nas formas mais graves de dor aguda e na dor relacionada com câncer é bem estabelecido, mas a administração de opioides nas dores crônicas não relacionadas com o câncer permanece controversa. Faltam evidências de benefício de tratamento a longo prazo para a dor crônica não associada ao câncer. A prescrição de opioides para o manejo da dor não relacionada com o câncer cresceu nos últimos 10 a 20 anos, e opioides são a classe farmacológica mais prescrita nos Estados Unidos.

Indicações

Para pacientes com dor crônica não relacionada com o câncer, a decisão de iniciar uma terapia a longo prazo por opioides deve ser cuidadosamente avaliada. Esses devem ser reservados a pacientes com dor moderada a grave que estejam apresentando um impacto adverso na funcionalidade ou na qualidade de vida. Avaliação antes de se iniciar tratamento a longo prazo com opioides deve ser feita considerando-se possíveis riscos como o abuso de substâncias.

O uso de opioides nessas situações não exclui o uso de outras modalidades terapêuticas. Pacientes que nunca tomaram esse tipo de medicamento devem iniciar em doses baixas. É preferível iniciar o tratamento com opioides de curta duração (liberação imediata) e titular de acordo com o efeito, com vigilância de efeitos colaterais.

A quantidade de droga usada em um período de 24 horas é depois convertida para um medicamento de liberação prolongada administrado 2 a 3 vezes ao dia. Se o paciente mantiver dor, doses de resgate de preparações de liberação imediata devem ser prescritas conforme necessário.

É importante para o médico entender a diferença entre termos como dependência física, tolerância e adicção quando prescreverem opioides. Dependência física significa que a descontinuação rápida de opioides que se segue ao uso prolongado, geralmente um mês ou mais, resultará em sintomas de abstinência como disforia, ansiedade, instabilidade do humor, bem como achados no exame físico como hipertensão, taquicardia e sudorese.

Tolerância está presente quando doses cada vez maiores de opioides são necessárias para produzir o mesmo nível de eficácia analgésica. Adicção é uma forma de dependência psicológica e refere-se a padrões de comportamento extremos que estão associados à procura e ao consumo da droga. Nenhum, algum ou todos esses fatores podem estar presentes em paciente que usam opioides por períodos prolongados.

Mecanismo de Ação

Opioides exercem seu efeito analgésico por três grupos de receptores e, provavelmente, outras subpopulações também. A distribuição desses receptores pelo corpo é variável em numerosos sistemas orgânicos, o que explica os efeitos globais e variantes das drogas. Os efeitos analgésicos mais profundos são mediados pelos receptores *mu*. Dentro do sistema nervoso central, receptores *mu* são encontrados em grande número na substância cinza periaquedutal e na substância gelatinosa do corno dorsal da medula espinal, onde provoca intensa analgesia e um número de outros efeitos como bradicardia, euforia, sedação, dependência física e depressão respiratória.

Preparações

Opioides estão disponíveis em diversas preparações. Além das preparações comuns: oral e parenteral, eles podem ser administrados via transdérmica (*patch* de fentanil), via transmu-

QUADRO 4-5 Principais Opioides, Doses, Intervalos e Vias de Administração

Opioide	Dose (mg)	Via	Intervalo (h)
Codeína	30 a 60	VO	4 a 6
Tramadol	50 a 100	SC, VO e EV	4 a 6
Morfina	10 a 60 5 a 10 2 a 5	VO SC e EV Peridural	4 a 6 4 a 6 8 a 24
Morfina de LC	30 a 60	VO	12
Oxicodona de LC	10 a 40	VO	12
Metadona	5 a 10	VO	8 a 12
Fentanil	50 a 100 mcg 25 a 100 mcg	Peridural EV	4 a 6
Nalbufina	10 a 160	SC e EV	3 a 6
Buprenorfina	0,3 0,4 a 0,8	EV SL	6 6

VO = Via oral; SC = subcutâneo; EV = endovenosa; SL = sublingual; LC = liberação por cronograma.

cosa (fentanil oral, hidromorfona supositório), ou via intraespinal. Essas últimas preparações são utilizadas, principalmente, para dor oncológica (Quadro 4-5).

No manejo da dor, dose equianalgésica refere-se à dose de um opioide que produz o mesmo grau de analgesia quando comparado com o medicamento padrão, o sulfato de morfina. Em pacientes que necessitem de opioides mais potentes, fentanil transdérmico pode ser preferível à morfina oral (Quadro 4-6).

Efeitos Colaterais

Os efeitos colaterais dos opioides são mediados em múltiplos locais. Náuseas e vômitos resultam da ativação de quimiorreceptores na medula e do sistema vestibular. No sistema gastrointestinal, os opioides retardam o esvaziamento gástrico e causam constipação através de um efeito no nervo vago e no plexo mesentérico no intestino.

QUADRO 4-6 Opioides, Potências Analgésicas e Nomes Comerciais

Opioide Via Oral	Potência analgésica	Nome comercial
Morfina	1	Dimorf
Codeína	1/6 a 1/10	Codein, Tylex
Tramadol	1/6 a 1/10	Tramal
Oxicodona	1 a 2	Oxycodin
Metadona	1 a 2	Mythedon
Buprenorfina	30	Temgesic
Nalbufina	1	Nubain

Os efeitos cardiovasculares dos opioides são mediados centralmente no núcleo do nervo vago e, no caso da morfina, diretamente no nodo sinoatrial. Muito da instabilidade da pressão arterial que ocorre com morfina acontece em razão da liberação de histamina; há também um efeito direto na vasculatura venosa e arterial. No geral, opioides administrados em pacientes que não estão hipovolêmicos mantêm a estabilidade cardíaca e deprimem a contratilidade miocárdica muito discretamente.

A terapia com opioides pode causar sonolência ou obnubilação. Os sintomas geralmente diminuem ao longo de dias a semanas, mas são persistentes em alguns pacientes.

Terapia Intratecal

Para pacientes que necessitem de doses altas de opioides, os efeitos sistêmicos podem-se tornar intoleráveis. Esses pacientes podem ser candidatos a um sistema espinhal implantável que permite administração intratecal de opioides. Terapia analgésica intratecal deve ser reservada para paciente com dor grave intratável com significativo impacto na qualidade de vida e que é refratária a todos os outros tratamentos apropriados.

A vantagem dessa via de administração é a habilidade de levar opioides diretamente aos receptores na medula espinal, com isso reduzindo a concentração sistêmica e minimizando os efeitos colaterais. Pacientes podem continuar a usar analgésicos orais de modo SOS. É um tipo de terapia utilizada, principalmente, em dor oncológica.

Nos EUA, morfina e ziconotide são medicações aprovadas para administração intratecal. Ziconotide é um analgésico não opioide que se liga a canais de cálcio neurais. Outros agentes, incluindo não opioides, também podem ser usados para terapia intratecal.

TERAPIAS NÃO FARMACOLÓGICAS

Terapias não farmacológicas envolvem ampla gama de tratamentos que podem ser agrupados em intervenções físicas (incluindo fisioterapia, acupuntura, manipulação quiroprática, massagem e outros) e intervenções psicoeducacionais, como terapia cognitivo-comportamental, terapia familiar, psicoterapia e educação ao paciente.

Dor crônica é uma soma de desarranjos físicos e psicológicos. Assim, seu manejo bem-sucedido requer a abordagem de todos esses aspectos. Isso começa com a educação do paciente sobre o que está disponível terapeuticamente explicando que vantagens cada terapia oferece. Há evidências de que terapias combinadas são mais efetivas que uma abordagem única para manter analgesia a longo prazo.

Uma metanálise considerando o papel de terapias adjuvantes no manejo da dor crônica, não maligna, concluiu que a combinação de educação e abordagem psicoeducacional pode levar a uma redução significativa da dor e melhora do *status* funcional de uma série de condições musculoesqueléticas crônicas.

No contexto de intervenções multimodais, intervenções outras que não farmacológicas sistêmicas para a dor crônica incluem: terapia cognitiva comportamental, *biofeedback*, terapia de relaxamento, psicoterapia individual ou de grupo, exercícios aeróbicos, acupuntura, terapia física ou ocupacional, quiropraxia ou manipulação osteopática, estimulação ultrassônica, neuromodulação elétrica, estimulação nervosa elétrica transcutânea, estimulação da medula espinal, aplicação de calor/frio, abordagem intervencionista (técnicas ablativas, injeção de toxina botulínica, bloqueios nervosos, injeção em pontos de disparo, injeções de esteroides epidurais), abordagem cirúrgica (técnicas minimamente invasivas).

Terapia Cognitiva Comportamental

É o método comportamental mais comumente utilizado nos pacientes com dor crônica. Ela foca, simultaneamente, no meio ambiente, no comportamento e na cognição. Os pacientes aprendem como os seus pensamentos contribuem para os seus sintomas e como modificá-los. Por meio de exercícios, o paciente pode aprender a identificar emoções negativas relacionadas com a dor e com eventos estressantes e reconhecer pensamentos disfuncionais e vieses cognitivos associados a elas. Com exercícios ele pode ganhar melhor controle sobre os processos simbólicos relacionados com a experiência e o manejo da dor.

Os efeitos incapacitantes da dor crônica devem diminuir quando o paciente começa a ver a dor menos como uma catástrofe sobre qual ele não tem controle e mais como uma condição até certo ponto controlável.

Abordagem da Medicina Física

Um regime de exercícios especificamente desenhados para o paciente é o centro do programa de terapia de reabilitação. Alongamento é um componente-chave para restaurar o alcance normal dos movimentos. Os exercícios variam de passivos (nos quais não há contração muscular e com aplicação de força externa) a ativo-assistido (no qual há contração parcial e aplicação de força externa). Quando a amplitude do movimento é restaurada, condicionamento muscular é feito para melhorar a estabilidade, funcionalidade e dor. O condicionamento muscular foca em três grandes áreas: força, resistência e reeducação muscular.

Abordagem Intervencionista

Os procedimentos intervencionistas mais comuns são: injeção percutânea ou por via peridural de agentes farmacológicos, que ficam em depósito, geralmente glicocorticoides e/ou anestésico local. Procedimentos intervencionistas para dor de origem não neoplásica incluem aplicações em articulações selecionadas, bloqueio nervoso intercostal, injeções espinhais (injeção epidural de esteroides, injeção em raízes nervosas específicas) e muitas outras injeções em nervos periféricos. Elas promovem analgesia a curto prazo para pacientes selecionados, facilitando a terapia. Contudo, faltam evidências de melhoras a longo prazo.

Referência a Especialista em Dor

Enquanto muitos pacientes com dor crônica podem ser manejados sem a referência a um especialista, pacientes podem necessitar de tratamento especializado por uma das diversas razões: sintomas que são debilitantes, sintomas localizados em diversos lugares, sintomas que não respondem à terapia inicial, necessidade crescente de medicamentos para dor, surgimento de incapacidade ou perda funcional ou quando surgem comportamentos mal-adaptativos. Alguns especialistas julgam que a referência é frequentemente feita muito tarde no curso da dor. Isso é especialmente verdade para dores neuropáticas e dores relacionadas com o câncer.

BIBLIOGRAFIA

Alford DP, Liebschutz J, Chen IA et al. Update in pain medicine. *J Gen Intern Med* 2010; 25(11):1222-6.

Allegrante JP. The role of adjunctive therapy in the management of chronic nonmalignant pain. *Am J Med* 1996;101:33S-39S.

Annagür BB, Uguz F, Apiliogullari S et al. Psychiatric disorders and association with quality of sleep and quality of life in patients with chronic pain: a SCID-based study. *Pain Med* 2014;15(5):772-81.

Classification of chronic pain. Descriptions of chronic pain syndromes and definitions of pain terms. Prepared by the International Association for the Study of Pain, Subcommittee on Taxonomy. *Pain Suppl* 1986;3:S1-226.

Coda BA, Bonica JJ. General considerations of acute pain. In: Loeser JD, Butler SH, Chapman CR (eds.). Bonica's management of pain, 3rd ed. Baltimore: Lippincott Williams & Wilkins; 2001. p. 222.

Dworkin RH, O'Connor AB, Backonja M *et al*. Pharmacologic management of neuropathic pain: evidence based recommendations. *Pain* 2007;132(3):237-51.

Katz JA, Swerdloff MA, Brass SD *et al*. Opioids for chronic noncancer pain: a position paper of the American Academy of Neurology. *Neurology* 2015; 84(14):1503-4.

Gilron I, Baron R, Jensen T. Neuropathic pain: principles of diagnosis and treatment. *Mayo Clin Proc* 2015;90(4):532-45.

Haroutiunian S, Drennan DA, Lipman AG. Topical NSAID therapy for musculo skeletal pain. *Pain Med* 2010;11(4):535-49.

ICSI. Institute for Clinical Systems Improvement. Health care guideline: Assessment and management of chronic pain, 4th ed. (Accessed on 2010 Dec 9). Disponível em: htttp://www.icsi.org/pain__chronic__assessment_and_management_of_14399/pain__chronic__assessment_and_management_of__guideline_.html.

Jones P, Lamdin R. Oral cyclooxygenase 2 inhibitors versus other oral analgesics for acute soft tissue injury: systematic review and metaanalysis. *Clin Drug Investig* 2010;30(7):419-37.

Kamper SJ, Apeldoorn AT, Chiarotto A *et al*. Multidisciplinary biopsychosocial rehabilitation for chronic low back pain: Cochrane systematic review and meta-analysis. *BMJ* 2015; 350:h444.

McCormack K. Nonsteroidal anti-inflammatory drugs and spinal nociceptive processing. *Pain* 1994;59(1):9-43.

Merskey H, Bogduk N. Classification of chronic pain, 2nd ed. Seattle: IASP Press; 1994.

Moore RA, Straube S, Wiffen PJ *et al*. Pregabalin for acute and chronic pain in adults. *Cochrane Database Syst Rev* 2009 July 8;(3):CD007076.

O'Connor AB, Dworkin RH. Treatment of neuropathic pain: an overview of recent guidelines. Am J Med 2009;122(10 Suppl):S22-S32.

Sindrup SH, Otto M, Finnerup NB, Jensen TS. Antidepressants in the treatment of neuropathic pain. Basic Clin Pharmacol Toxicol 2005;96(6):399-409.

Smith HS, Pappagalo M. Pain taxonomy. In: The neurologic basis for pain. NewYork: McGraw-Hill; 2005. p. 289.

World Health Organization. Cancer pain releif. Geneva: World Health Organization; 1990. http://apps.who.int/iris/bitstream/10665/39524/1/WHO_TRS_804.pdf

5 Vacinação em Adultos e Idosos

Pedro Henrique Rodrigues Casimiro ▪ *Denise Ferreira Vigo Potsch*

INTRODUÇÃO

A vacinação é uma medida utilizada na prevenção de várias doenças infecciosas e recomendada para toda a população. Por esse motivo, deve ser oferecida aos indivíduos no primeiro contato com o serviço de saúde, prioritariamente nos postos de saúde ou nas clínicas da família. No entanto, muitas vezes os usuários chegam à atenção secundária, terciária ou mesmo quaternária, como é o caso do nosso hospital (Hospital Universitário Clementino Fraga Filho – HUCFF/UFRJ), sem que tenham conhecimento sobre a necessidade de vacinação ou tenham sido adequadamente vacinados, principalmente no caso de adultos e idosos. Considerando essa lacuna, é muito importante para o médico assistente ter conhecimento sobre as vacinas recomendadas e disponíveis no SUS, ou em clínicas de imunização privada, principalmente aquelas vacinas indicadas para os indivíduos portadores das diversas doenças crônicas, atendidos nos ambulatórios do HUCFF.

As vacinas já são utilizadas no Brasil desde o início do século 19 como medida de controle de doenças, contando-se, a partir de 1973, com o Programa Nacional de Imunizações (PNI), responsável por organizar a política de vacinação da população brasileira com o objetivo de controlar, erradicar e eliminar as doenças imunopreveníveis. Inicialmente o alvo principal desse programa foi a população infantil; posteriormente, com a necessidade de estender tal proteção a outros grupos etários (adolescentes, adultos e idosos), houve a necessidade de expansão do programa de modo a estimular em idosos e adultos o desenvolvimento ou a manutenção da imunidade contra doenças infecciosas imunopreveníveis. Atualmente, o PNI define calendários de vacinação com orientações específicas para crianças, adolescentes, adultos, gestantes, idosos e os povos indígenas.

Os calendários vacinais são periodicamente avaliados para fins de atualização e dependem das variações na epidemiologia das doenças imunopreveníveis, do desenvolvimento e da disponibilidade de novas vacinas, da alocação de recursos para implantação e da manutenção de vacinas nos calendários.

A existência de calendários diferenciados para adultos e idosos procede, pois alguns adultos/idosos nunca foram vacinados. Além disso, o desenvolvimento de novas vacinas, as mudanças nas indicações de vacinas já adotadas, a queda (com o passar do tempo) na imunidade desenvolvida por determinadas vacinas e a maior predisposição a doenças provocadas por determinados agentes infecciosos (em função da idade ou do surgimento de condições clínicas de risco) reforçam a necessidade de um calendário vacinal diferenciado para essa população.

Entretanto, a cobertura vacinal em adultos continua a ser inferior à desejada. Isso se deve à falta de informação da população em geral e dos médicos sobre os benefícios da vacinação, à ideia de que as vacinas aplicadas na infância protegem por toda a vida e ao receio dos adultos quanto à aplicação de vacinas através de injeção e a seus paraefeitos.

IMUNIDADE E VACINAÇÃO

A proteção proporcionada por uma doença infecciosa ou imunobiológicos é chamada imunidade. A imunidade provocada por doença se dá de forma natural, pela infecção por patógenos adquiridos na comunidade (doença clínica ou subclínica), e a imunidade proporcionada por imunobiológicos se dá de forma artificial, por meio da administração de vacinas, soros ou imunoglobulinas. Quando se desenvolve pela administração de imunobiológicos, essa proteção pode ocorrer de acordo com dois mecanismos: ativo ou passivo.

Imunidade passiva é a proteção obtida por meio da transferência de anticorpos produzidos por outro ser vivo (animal ou humano) para um indivíduo. Sua principal vantagem é a de fornecer proteção imediata e eficaz, embora temporária, por semanas ou meses, dependendo do tempo em que aquele componente se mantém circulante no organismo do receptor. Não há estímulo ao sistema imune, tampouco há produção de memória imunológica. É a imunidade transferida. Ocorre por meio da administração de soros (heterólogos/homólogos), imunoglobulinas humanas (padrão ou específicas) e, mais recentemente, anticorpos monoclonais (p. ex., palivizumabe), ou mesmo de modo natural, pela passagem de anticorpos da mãe para o filho, por via transplacentária ou pelo leite materno.

Imunidade ativa é a proteção produzida pela própria pessoa pelo estímulo ao seu sistema imune. A resposta imune do hospedeiro a um antígeno ocorre de duas formas: a resposta imune inespecífica ou imunidade inata, que é mais rápida, não necessita de estímulo prévio, configurando a linha de frente da resposta imune; e a resposta imune adquirida ou imunidade específica, adquirida ou adaptativa, que é aquela que desejamos estimular com a vacinação, de modo que fique cada vez mais rápida e eficaz.

A **resposta imune inata** se dá por meio das barreiras físicas (pele, mucosas) e fisiológicas (secreções de glândulas ácidas ou contendo enzimas), fagocitose, ativação do sistema complemento e produção de interferon.

Estimulada pela vacinação, a **resposta imune adquirida** surge algumas semanas após a aplicação de uma vacina e se mostra mais duradoura, permanecendo, às vezes, por toda a vida. A vacina interage com o sistema imune, e o que se deseja é uma resposta semelhante àquela que ocorre quando há contato com o agente infeccioso selvagem, com o benefício de não produzir no vacinado nem a doença nem suas complicações. Essa resposta imune envolve a produção de moléculas de proteínas chamadas anticorpos (imunidade humoral) e de células específicas chamadas linfócitos (imunidade celular), que atuam tanto inativando/destruindo o antígeno como mantendo a memória imunológica contra esse determinado antígeno. Assim, a partir de uma segunda exposição ao mesmo agente infeccioso, ele será eliminado mais rapidamente sem vir a causar doença.

Há vários fatores que influenciam a resposta imune, exacerbando-a ou reduzindo sua eficácia, dentre eles: idade, presença de imunodeficiências congênitas ou adquiridas, tipo de vacina e presença ou não de adjuvantes.

A resposta imune a vacinas atenuadas, ou seja, de antígenos vivos, é mais intensa quando comparada à das vacinas inativadas. Por esse motivo, de modo geral, as últimas necessitam de mais doses, além da associação com adjuvantes, para potencializar sua capacidade imunogênica. Por outro lado, os pacientes com imunodeficiências, sejam elas adquiridas (uso de corticoides em doses elevadas, desnutrição, HIV/AIDS) ou congênitas, possuem uma resposta imune reduzida à vacina atenuada.

Tipos de Vacinas

Existem dois tipos principais de vacinas utilizadas para proteção contra doenças infecciosas (Quadro 5-1).

1. **Vacina por microrganismo vivo e atenuado:** é constituída por agentes infecciosos que perderam parte de sua patogenicidade (atenuados). Induz resposta imune de forma bastante semelhante à da transmissão natural pelo vírus selvagem, gerando assim proteção mais completa e duradoura com menor número de doses. Como ocorre multiplicação do agente no organismo, a vacina pode provocar doença em indivíduos imunodeficientes, bem como infecção do feto em gestantes.
2. **Vacina por microrganismo inativado:** é constituída por agentes infecciosos inativados e, portanto, incapazes de gerar doença. A proteção é menos duradoura, sendo necessário maior número de doses e reforços regulares para manter a imunidade. Não ocorre multiplicação do agente no organismo, não havendo perigo para gestantes ou imunodeficientes.

PRINCÍPIOS GERAIS DO USO DAS VACINAS

Para cada vacina existe um **esquema de administração** padrão recomendado, que deve ser seguido sempre que possível (forma de aplicação e número de doses). Caso haja necessidade de modificações nesse esquema, como **aumento do intervalo entre as doses**, em função de perdas de doses ou intercorrências médicas (clínicas ou cirúrgicas), o esquema deverá ser

QUADRO 5-1 Tipos de Vacinas – Principais Características

Vacina	Atenuada	Inativada
Produção	Seleção de microrganismos de baixa virulência: o patógeno é cultivado sob condições adversas em meios de cultura para atenuação	Os patógenos virulentos são inativados por tratamento químico ou físico ou por manipulação genética; ou utilizam-se componentes imunogênicos deles extraídos (toxinas, proteínas etc.)
Tipo de imunidade induzida	Humoral e celular	Principalmente humoral
Estabilidade da vacina	Menos estável	Mais estável
Necessidade de reforços	A imunidade é de longa duração, a repetição das doses visa cobrir falhas da vacinação anterior	Vários reforços necessários para induzir boa imunidade
Riscos para imunodeficientes	Sim	Não
Principais representantes	Vacina contra tuberculose (BCG), vacina contra poliomielite (oral – VOP), sarampo, caxumba, rubéola (SRC), varicela e febre amarela	Vacina contra poliomielite (injetável – VIP), coqueluche (dTP), tétano, difteria (dT), gripe, hepatite B, hepatite A, pneumocócicas, *Haemophilus influenzae* b, meningocócicas e HPV
Tendência de reversão à virulência	Pode reverter	Não reverte

Fonte: Adaptado de Manual dos Centros de Referência de Imunobiológicos Especiais (CRIE), Ministério da Saúde, 2014.

completado assim que possível, sem necessidade de repetição das doses anteriores ou reinício. Por outro lado, é importante ressaltar que também se deve respeitar o intervalo mínimo entre as doses, que geralmente corresponde ao período de queda dos anticorpos produzidos pela dose anterior, de modo a garantir que a dose subsequente constitua um novo estímulo efetivo ao sistema imune. Assim, caso se administre alguma **dose subsequente de uma vacina em intervalo menor** que o recomendado, essa dose deverá ser repetida.

Para cada vacina há uma **via de administração** recomendada, que deve ser obedecida rigorosamente. Caso isso não ocorra, pode haver menor proteção imunológica ou maior frequência de eventos adversos. A maioria das vacinas em adultos é aplicada por via intramuscular ou subcutânea. Em geral as vacinas atenuadas são administradas por via subcutânea e as inativadas por via intramuscular. Na população adulta as vacinas para administração intramuscular devem ser aplicadas, preferencialmente, no músculo deltoide, ou no vasto lateral como opção. Deve-se evitar a região glútea pela possibilidade de aplicação em tecido gorduroso, produzindo-se menor proteção contra a doença, bem como maior risco de reações locais.

A **aplicação simultânea de vacinas** em um mesmo atendimento é conveniente do ponto de vista econômico, pois reduz o número de visitas ao serviço de saúde e facilita a conclusão do esquema vacinal. É importante ressaltar que de modo geral a aplicação de mais de uma vacina no mesmo músculo não reduz seu poder imunogênico nem aumenta o risco de complicações. Com base nesses preceitos é que existem as **vacinas combinadas**, constituídas por diferentes antígenos numa mesma composição farmacológica, por exemplo, a tríplice bacteriana ou viral, ou a tetraviral, que são capazes de gerar resposta imune a todos os componentes da vacina.

Nos casos de aplicação não simultânea de vacinas, os intervalos na aplicação dependerão dos tipos de vacinas indicados. Em geral não há interferência da resposta vacinal entre vacinas atenuadas e inativadas, ou inativadas com outra inativada. Deve-se adotar precaução quanto ao intervalo de aplicação das vacinas virais atenuadas (febre amarela/varicela/tríplice viral), que devem ser aplicadas simultaneamente ou com intervalo mínimo de 30 dias entre elas. Essa medida deve ser respeitada, pois com intervalo menor há risco de menor produção de anticorpos gerada pela segunda vacina e, consequentemente, redução da sua eficácia.

Também há interferência na eficácia das vacinas atenuadas caso o paciente receba hemoderivados ou imunoglobulinas em período próximo ao da vacinação, tanto antes quanto depois. No caso da administração de vacina viral atenuada após a administração de uma imunoglobulina, deve-se aguardar entre 3 e 5 meses, sendo 3 meses após imunoglobulina antitetânica, 4 meses após imunoglobulina anti-hepatite B e 5 meses após imunoglobulina humana antivaricela. Em se tratando de hemoderivados, o período que se deve aguardar para aplicação de uma vacina viral atenuada após a administração do hemoderivado é ainda maior, sendo de 5 meses após concentrado de hemácias, 7 meses após plasma ou plaquetas e 11 meses após imunoglobulina humana em dose terapêutica. Por outro lado, no caso das vacinas inativadas, a preocupação com intervalos entre a aplicação e a administração de imunoglobulinas e/ou vacinas ou vice-versa não existe, podendo ser utilizado qualquer intervalo.

Caso um paciente que tenha sido vacinado com vacina viral atenuada necessite usar imunoglobulina/hemoderivado nas 2 semanas seguintes, a vacina deverá ser reaplicada depois de passado o tempo estimado de inibição citado no parágrafo anterior.

Após a aplicação da vacina podem ocorrer **eventos adversos**, em geral leves e sem gravidade. A maioria desses eventos são reações que ocorrem no local da aplicação, como eritema, edema e enduração.

As reações sistêmicas são menos frequentes do que as locais e podem incluir febre, cansaço, mialgias e cefaleia. Podem surgir algumas horas ou dias após a vacinação.

As reações de natureza alérgica (anafilaxia), como urticária, rinite, broncospasmo e choque anafilático, são raras e podem estar associadas a qualquer componente da vacina. Tais reações são mais comuns quando se administram soros (antitetânico, antirrábico), principalmente quando estes já foram utilizados previamente pelo paciente, ocorrendo mais frequentemente nos primeiros 30 minutos a 2 horas após a administração, período em que o paciente deve ser mantido em observação na unidade de saúde.

É importante ressaltar que qualquer reação adversa grave que seja atribuída a uma vacina (mesmo que apenas suspeita) ou óbito pós-vacinação configura agravo de **notificação compulsória imediata**.

CONTRAINDICAÇÕES À VACINAÇÃO

Algumas vezes perde-se a oportunidade de iniciar ou atualizar o calendário vacinal de um paciente em decorrência de falsas contraindicações à vacinação (Quadro 5-2). Essas contraindicações são apoiadas em conceitos desatualizados, gerando prejuízo à cobertura vacinal. No Quadro 5-3 apresentamos uma listagem de contraindicações verdadeiras, acompanhadas da respectiva providência a ser adotada em cada caso.

Cabe ressaltar, dentre as contraindicações verdadeiras às vacinas atenuadas, o uso de corticoides em dose imunossupressora ou outras medicações imunossupressoras quaisquer, visto sua prevalência elevada nos indivíduos atendidos nos ambulatórios do HUCFF. No caso dos corticoides, deve-se postergar a aplicação de vacinas vivas atenuadas para 90 dias após a suspensão da droga. Da mesma forma, após suspensão de imussupressores antiproliferativos (azatioprina, ciclofosfamida) e inibidores de calcineurinas (ciclosporina, sirolimus e tacrolimus) também se deve postergar a aplicação de vacinas vivas atenuadas para 90 dias após a suspensão destes medicamentos. Nos pacientes em uso de leflunomida, sulfassalazina, metotrexato e antimaláricos, as vacinas atenuadas podem ser aplicadas assim que suspensa a droga. Por último, no caso dos imunobiológicos utilizados por muitos pacientes do HUCFF, cada um demanda um intervalo de tempo diferente desde a sua suspensão até a aplicação das vacinas atenuadas, intervalos esses que variam de 25 dias após suspensão do etanercept até 6 meses após o rituximabe.

QUADRO 5-2 Falsas Contraindicações à Vacinação

- Febre acima de 38,5°C após administração de dose prévia de uma vacina
- Doença aguda benigna sem febre
- Doença neurológica estável ou pregressa com sequela presente
- Antecedente familiar de convulsão ou morte súbita
- História familiar de evento adverso à vacinação (p. ex., convulsão)
- Uso de antibiótico, profilático ou terapêutico e antiviral
- Uso de corticoides inalatórios ou tópicos ou com dose de manutenção fisiológica
- Convivência domiciliar do usuário com gestante, uma vez que os vacinados não transmitem os vírus vacinais do sarampo, da caxumba ou da rubéola
- Mulheres amamentando – não há contraindicação a lactantes para vacinas atenuadas; no entanto, a vacina da febre amarela não está indicada para lactantes com filhos menores de 6 meses, devendo a vacina ser adiada. Em situações cujo risco seja muito elevado, pode-se vacinar a lactante, devendo suspender a amamentação por 28 dias, preferencialmente (mínimo de 15 dias)

Fonte: Manual de Normas e Procedimentos para Vacinação, Ministério da Saúde, 2014.

QUADRO 5-3 Contraindicações Gerais Verdadeiras à Administração de Vacinas e Providências a Serem Adotadas

Contraindicação	Providência
Doença febril grave	Recomendado postergar a vacinação até resolução do quadro para evitar que sinais/sintomas sejam confundidos com efeitos adversos da vacina
Reação anafilática prévia à vacina específica	Evitar revacinação com a vacina específica em razão do risco de recorrência
Reação anafilática prévia a um constituinte da vacina (p. ex.; neomicina)	Evitar aplicação de vacinas que contenham esse constituinte específico, pelo risco de recorrência (p. ex.; MMR contém traços de neomicina)
Em adultos, imunodeficiência por doença ou tratamento*	Evitar as vacinas com microrganismos vivos, em risco aumentado de replicação do agente vacinal, podendo gerar doença ativa
Convivência domiciliar do paciente com imunodeficientes	Evitar vacina contra poliomielite oral (vírus vivo atenuado); pois, caso haja indução de doença, esta pode ser transmitida ao imunodeficiente
Gravidez	Evitar vacinas de microrganismos vivos, pelo potencial risco de infecção do feto; em mulheres não gestantes, evitar engravidar nos 30 dias seguintes à vacinação com microrganismos vivos

*A imunodeficiência pode ser congênita ou adquirida ou existir em indivíduos portadores de neoplasia maligna, em tratamento com corticoides em dose imunossupressora (equivalente a > 1 mg/kg/dia de prednisona ou dose > 20 mg/dia de prednisona) e em outras terapêuticas imunossupressoras (quimioterapia, radioterapia, azatioprina, ciclofosfamida, imunobiológicos etc.). Pacientes HIV positivos devem ser individualizados conforme seu *status* imunológico e nível de CD4.
Fonte: Manual de Normas e Procedimentos para Vacinação, Ministério da Saúde, 2014.

CALENDÁRIO VACINAL

No Brasil, as vacinas incluídas no Calendário Nacional de Vacinação do adulto/idoso estão disponíveis gratuitamente nos postos de vacinação dos Centros Municipais de Saúde ou em clínicas da família (Quadro 5-4). Algumas vacinas não incluídas no calendário vacinal básico, mas recomendadas em situações especiais (indivíduos imunodeficientes, grupos com condições clínicas associadas a maior risco de adoecimento por determinados agentes infecciosos, imunocompetentes susceptíveis, contactantes de imunodeficientes, entre outros), estão disponíveis nos Centros de Referência em Imunobiológicos Especiais (CRIEs).

Outras vacinas que não são fornecidas pela rede pública podem ser encontradas em clínicas de imunização privadas, algumas delas recomendadas pela Sociedade Brasileira de Imunizações (SBIM), assim como sociedades de especialidades médicas como de pediatria e geriatria.

QUADRO 5-4 Calendário Nacional de Vacinação – MS 2016

Grupo-alvo	Idade	Hepatite B	Febre amarela	Tríplice viral	Dupla adulto (dT)	dTpa*
Adulto	20 a 59 anos	3 doses (a depender da situação vacinal)	Uma dose e um reforço, a depender da situação vacinal	1 dose (até 49 anos)	Reforço (a cada 10 anos)	
Idoso	60 anos ou mais	3 doses (a depender da situação vacinal)	Em situação de risco de contrair a doença, avaliar o benefício/risco da vacinação		Reforço (a cada 10 anos)	
Gestante		3 doses (a depender da situação vacinal)	Em situação de risco de contrair a doença, avaliar o benefício/risco da vacinação		3 doses (a depender da situação vacinal)	1 dose a cada gestação entre a 27ª e a 36ª semana

*A vacina dTpa também será oferecida para profissionais de saúde que atuam em maternidade e em unidade de internação neonatal (UTI/UCI convencional e UCI canguru) atendendo recém-nascidos e crianças com menos de 1 ano.
Fonte: http://portalarquivos.saude.gov.br/campanhas/pni/. Acesso em 2016 Abr 26.

CALENDÁRIO DE VACINAÇÃO DO ADULTO/IDOSO

Este capítulo visa à apresentação das vacinas recomendadas aos adultos e idosos, disponíveis ou não na rede pública, como forma de garantir a proteção contra doenças imunopreveníveis nesse grupo populacional, até há pouco tempo não valorizado pela saúde pública no programa de imunização.

O Quadro 5-5 demonstra as vacinas para adultos/idosos e sua utilização conforme o Programa Nacional de Imunizações (PNI), a Sociedade Brasileira de Imunização (SBIM) e o *Centers for Disease Control and Prevention* (CDC), entidade americana mundialmente reconhecida.

Cabe ressaltar que os calendários vacinais indicados para os diversos grupos são atualizados periodicamente e disponibilizados de forma gratuita na forma do aplicativo para celular, *Vacinação em dia*, do Ministério da Saúde (disponível em http://www.aplicativos.gov.br/aplicativos/vacinacao-em-dia-1), assim como o calendário americano preconizado pelo CDC (disponível em http://www.cdc.gov/vaccines/schedules/hcp/schedule-app.html), sendo que o último tem a vantagem de mostrar vacinas indicadas em situações especiais conforme são selecionadas no aplicativo, como doença hepática crônica e insuficiência renal dialítica.

Ainda considerando as indicações de vacinas para grupos especiais, a SBIM disponibiliza calendários específicos ocupacionais, contemplando vacinas indicadas para determinadas profissões, considerando os riscos específicos de cada uma delas, por exemplo, profissionais de saúde, profissionais do ramo de alimentos, veterinários, profissionais do sexo, dentre outros (disponível em http://sbim.org.br/images/files/calend-sbim-ocupacional-2015-16-150902-spread.pdf).

QUADRO 5-5 Indicação das Vacinas para Adultos/Idosos segundo cada Instituição em 2016

Vacina	PNI	SBIM	CDC
Hepatite B	Todos os indivíduos		Só para grupos de risco
Febre amarela	Adulto, se houver exposição à área de risco		Não é citada no calendário CDC
SCR (sarampo, caxumba, rubéola) ou MMR		10-29 anos: 2 doses 30-49 anos: 1 dose	
dT (difteria e tétano)	Todos, reforço de 10/10 anos	Todos com inclusão da dTpa	
dTpa (difteria, tétano e *pertussis* acelular)	1 dose a cada gestação entre 27ª-36ª semana	Todos com 1 dose 10/10 anos (mesmo se já tiver tido coqueluche)	1 dose no mínimo (ou no esquema inicial ou nos reforços)
HPV tetravalente (6, 11, 16 e 18)	Meninas de 9-14 anos Meninos de 11-14 anos	**Homens:** 9-26 anos **Mulheres:** 9-45 anos (mesmo que previamente infectadas)	**Mulheres:** 11-26 anos **Homens:** todos de 11-21 anos e 21-26 se HIV/homossexual/imunodeprimido
HPV bivalente (16, 18)	Não é disponibilizada	**Mulheres:** 9-26 anos	**Mulheres:** 11-26 anos
HPV 9 valente	Indisponível no Brasil	**Ambos os sexos:** 11-26 anos	
Influenza	Idosos (≥ 60 anos) e grupos de risco (CRIE e campanha)	Todos os indivíduos	
Hepatite A	CRIE casos específicos	Todos não imunizados. Não é prioritária para > 60 anos	Só grupos de risco
Varicela	CRIE casos específicos	Todos susceptíveis	
Herpes-Zóster	Indisponível	Idosos (≥ 60 anos). Mesmo que já tenha tido zóster	
Meningo C	CRIE casos específicos	Não preconizam, recomendam ACWY conforme fator de risco/situação epidemiológica	
Meningo ACWY	Indisponível	Conforme situação epidemiológica	
Meningo B	Indisponível	Conforme situação epidemiológica	
Pneumo 13	Indisponível	Idosos (≥ 50 anos) e grupos de risco (é a primeira do esquema de vacinação pneumocócica)	
Pneumo 23	CRIE casos específicos	Complemento o esquema de vacinação pneumocócica	
Hib	Transplante de células-tronco (CRIE)	Grupos de risco (se não vacinados antes)	Transplante de células-tronco, asplenia
Febre tifoide	Indisponível	Só casos específicos	Não cita
Raiva	Pós-exposição e pré-exposição em certas situações	Não cita	
Cólera	Indisponível	Viagens para áreas de risco	Não cita

VACINAS DO CALENDÁRIO DO ADULTO E DO IDOSO – MINISTÉRIO DA SAÚDE – BRASIL

Difteria e Tétano (dT – Dupla Tipo Adulto)
- *Composição:* toxoides diftérico e tetânico, além do hidróxido ou do fosfato de alumínio, como adjuvante, e o timerosal como conservante.
- *Indicação:* adultos e idosos nunca vacinados, sem esquema completo ou reforço.
- *Esquema de administração:* não vacinados previamente são 3 doses intramusculares em esquema 0, 2 e 4 meses. Esquema alternativo pode ser empregado com 0, 1 e 6 a 12 meses. Para esquema incompleto aplicar número de doses até 3 doses.
- *Reforço:* 1 dose a cada 10 anos.
- *Gestante:* mesmo esquema de 3 doses, sendo a última dose do esquema sempre com dTpa, após a 20ª semana de gestação, preferencialmente entre 27-32ª semana de gestação.
- *Eventos adversos:* comumente dor, eritema e enduração no local de aplicação da vacina. Eventualmente febre e, raramente, reações alérgicas graves.
- *Contraindicação:* hipersensibilidade aos componentes da vacina.
- *Disponibilidade:* Centros Municipais de Saúde.

Difteria, Tétano e *Pertussis* Acelular do Adulto – (dTpa)
- *Composição:* componentes da vacina dT e componentes purificados dos antígenos de *Bordetella pertussis* (do tipo acelular).
- *Indicação:* pelo PNI em 3 situações: 1) no mínimo 1 dose da dTpa no esquema de dT ou como reforço na gestante; 2) adultos com doenças imunossupressoras ou que precisem de corticoterapia, quimioterapia, radioterapia ou receptores de transplantes de órgãos sólidos ou medula óssea; 3) profissionais de saúde que atuam em maternidade e em unidade de internação neonatal (UTI/UCI convencional e UCI canguru) atendendo recém-nascidos e crianças com menos de 1 ano.
Pela SBIM, para todos os adultos.
- *Esquema de administração:* 1 dose da dTpa substituindo 1 dentre as 3 doses do esquema de dT.
- *Reforço:* 1 dose a cada 10 anos. Considerar antecipar reforço com dTpa para 5 anos após a última dose de vacina contendo o componente *pertussis* em adultos contactantes de lactentes e gestantes. Para as gestantes que perderam a oportunidade de serem vacinadas durante a gestação, administrar uma dose no puerpério, o mais precocemente possível.
- *Eventos adversos:* os mesmos da dT.
- *Contraindicação:* hipersensibilidade aos componentes da vacina.
- *Disponibilidade:* CRIE para as gestantes e grupos indicados pelo PNI. Para os demais grupos somente em clínicas privadas de imunização.

Febre Amarela
- *Composição:* vírus vivo atenuado. Excipientes: sacarose, glutamato de sódio, sorbitol, eritromicina e kanamicina.
- *Indicação:* a partir dos 9 meses de idade, para moradores de áreas de risco de transmissão da doença (endêmicas ou de transição) e viajantes para essas localidades.
- *Áreas de risco:* em decorrência da expansão da área de circulação do vírus amarílico, registrada a partir de 2016, o Ministério da Saúde ampliou as áreas com recomendação de vacinação para os residentes ou viajantes, de nove meses a 59 anos de idade, com vistas a reduzir a incidência da doença.

As áreas de risco são basicamente todos os estados não litorâneos, todos os estados das regiões Norte e Centro-Oeste, parte da região Nordeste (Maranhão, Piauí e Bahia), acrescidas dos estados de Minas Gerais, São Paulo, Rio de Janeiro, Paraná, Santa Catarina, Rio Grande do Sul e Espírito Santo. As novas áreas com recomendação para vacinação podem ser consultadas pelo link: http://portalms.saude.gov.br/saude-de-a-z/febre-amarela-sintomas-transmissao-e-prevencao.

- *Esquema de administração:* Uma dose padrão subcutânea (deve ser administrada no mínimo 10 dias antes da viagem para área de risco).
Com a circulação do vírus da febre amarela atingindo áreas não previstas e a necessidade de medidas emergências para controle de possíveis surtos da doença, foi adotada pelo Ministério da Saúde, em determinados estados (Bahia, São Paulo e Rio de Janeiro) a dose fracionada (1/10) da dose padrão da vacina. Estudos prévios mostram que essa dose pode ser adotada em situações onde o fornecimento da vacina é limitado, sendo segura e eficaz, conferindo proteção por até 8 anos. Não há estudos suficientes com a dose fracionada em crianças menores de 2 anos, gestantes e idosos, razão pela qual esses grupos deverão ser vacinados com a dose padrão.
- *Reforço:* o Brasil adota o esquema vacinal de apenas uma dose durante toda a vida, medida que está de acordo com as recomendações da Organização Mundial de Saúde (OMS).
- Esquema de administração: uma dose subcutânea (deve ser administrada no mínimo 10 dias antes da viagem para área de risco).
- *Reforço:* um reforço após 10 anos, caso mantido risco.
Segundo a OMS, a dose de reforço da vacina não é necessária, uma dose seria suficiente para proteção por toda a vida do indivíduo.
- *Eventos adversos:* eventualmente cefaleia, mialgia e febre alta 5 a 10 dias após a aplicação. Eventualmente, eritema e dor no local da aplicação. Raramente hepatoxicidade e encefalite.
- *Contraindicações:* alergia a ovo ou proteína do ovo; gestantes; imunodeficientes ou portadores de doenças autoimunes.
- *Precauções:* não está indicada para indivíduos com doenças autoimunes ou doença neurológica ou com 60 anos ou mais que serão vacinados pela primeira vez. No entanto, em situação de risco de se contrair a doença deve-se avaliar o benefício da vacinação. Não administrar simultaneamente a SCR ou tetraviral (SCR + varicela).
- *Disponibilidade:* Centros Municipais de Saúde.

Hepatite B
- *Composição:* antígeno recombinante de superfície do vírus da hepatite B purificado (HBsAg).
- *Indicação:* desde 2015, recomendada para toda a população, independentemente de idade ou condição de vulnerabilidade.
- *Contraindicação:* hipersensibilidade aos componentes da vacina.
- *Esquema de administração:* 3 doses intramusculares (1 mL em 0, 1 e 6 meses). Pode ser usada via subcutânea em pacientes com discrasia sanguínea. Um esquema modificado é indicado para indivíduos que possuam condições clínicas predisponentes à baixa resposta vacinal (renais crônicos, politransfundidos, hemofílicos, imunodeficientes, entre outros), pois neles ocorre menor produção de anticorpos. Nesses casos o esquema mais indicado é o de 4 doses com o dobro do antígeno por dose (2 mL em 0, 1, 2 e 6-12 meses).
- *Reforço:* sem indicação de reforço de rotina em indivíduos imunocompetentes, inclusive profissionais de saúde. Doses de reforço podem ser necessárias para indivíduos com dis-

função imune, como pacientes com insuficiência renal em esquema de diálise que requerem monitorização regular do nível de anti-HBs.
- *Eventos adversos:* eventualmente, dor no local da aplicação, febre e irritabilidade.
- *Disponibilidade:* Centros Municipais de Saúde. Em caso de indicação de doses modificadas, o paciente deve ser encaminhado com receita médica indicando justificativa ao posto de saúde.

Tríplice Viral – SCR (Sarampo, Caxumba e Rubéola)
Também conhecida pela sigla em inglês **MMR** (*Measles, Mumps and Rubeolla*).
- *Composição:* vírus vivos atenuados.
- *Indicação:* adultos nunca vacinados e que não tiveram a doença.
- *Esquema de administração:* Para indivíduos até 29 anos - 2 doses (com 1 mês de intervalo). Para indivíduos de 30 a 49 anos – dose única subcutânea
- *Esquema de administração:* dose única subcutânea para indivíduos > 20 anos. Para adolescentes são 2 doses (com 1 mês de intervalo).
- *Reforço:* sem indicação de reforço de rotina.
- *Eventos adversos:* febre, exantema, artralgia e linfadenopatia são os mais comuns. Raramente encefalite (relacionada com o sarampo), radiculoneurite braquial e lombossacral (relacionadas com a rubéola) e tumefação de parótidas (relacionada com a caxumba).
- *Contraindicações:* história de anafilaxia com neomicina, ovo ou proteína do ovo; gestantes ou imunodeficientes.
- *Precauções:* não administrar concomitante à vacina da febre amarela, aguardar 30 dias. Recomenda-se que as mulheres que tenham sido vacinadas evitem engravidar nos 30 dias subsequentes.
- *Disponibilidade:* Centros Municipais de Saúde.

OUTRAS VACINAS INDICADAS PARA ADULTOS/IDOSOS DE ACORDO COM SITUAÇÕES ESPECIAIS

Influenza (Gripe)
- *Composição:* cepas de vírus inativado fracionado ou de subunidades. Contém traços de neomicina ou polimixina ou gentamicina e timerosal como conservantes. A composição e

QUADRO 5-6 Condições Clínicas que Justificam Vacinação dos Pacientes ou de Seus Contactantes para *Influenza* em Qualquer Idade nos CRIE

1. HIV/AIDS	10. Asplenia anatômica ou funcional e doenças relacionadas
2. Transplantados de órgãos sólidos e medula óssea	11. Diabetes melito
3. Doadores de órgãos sólidos e medula óssea	12. Fibrose cística
4. Imunodeficiências congênitas	13. Trissomias
5. Imunodepressão causada por câncer ou imunossupressão terapêutica	14. Implante de cóclea
	15. Doenças neurológicas crônicas incapacitantes
6. Comunicantes domiciliares de imunodeprimidos	16. Usuários crônicos de ácido acetilsalicílico
	17. Nefropatia crônica/síndrome nefrótica
7. Profissionais de saúde	18. Asma
8. Cardiopatias crônicas	19. Hepatopatias crônicas
9. Pneumopatias crônicas	

Fonte: Manual dos Centros de Referência de Imunobiológicos Especiais (CRIE), 4.ed, 2014.

a concentração de antígenos de hemaglutinina (HA) são definidas a cada ano em função dos dados epidemiológicos, que apontam o tipo e a cepa do vírus *influenza* que está circulando de forma predominante nos hemisférios Norte e Sul.

- *Indicação:* segundo PNI: 1) indivíduos acima de 60 anos; 2) indivíduos em qualquer idade que possuam condições clínicas predisponentes a maior risco de complicação da gripe (Quadro 5-6), bem como seus contactantes; 3) toda a população indígena com mais de 6 meses de idade. Segundo SBIM e CDC: todos os indivíduos.
- *Esquema de administração:* uma dose intramuscular. Nos indivíduos com discrasia/uso de anticoagulantes orais pode ser aplicada subcutânea. A via intramuscular é a preferida por causar menos reação local.
- *Reforço:* anualmente, antes do inverno (início da campanha entre abril e maio).
- *Eventos adversos:* reações locais, como dor, eritema e enduração dentro de 48 horas após a vacinação, são comuns. Menos frequentemente febre, mal-estar e mialgia, habitualmente relacionados com indivíduos sem exposição prévia ao antígeno viral. Reação anafilática rara.
- *Contraindicações:* menores de 6 meses, história de anafilaxia a ovo ou proteína do ovo em dose anterior.
- *Precaução:* nas pessoas com história pregressa de síndrome de Guillain-Barré em até 6 semanas após dose anterior, a avaliação criteriosa deve considerar o risco-benefício de nova dose.
- *Disponibilidade:* Centros Municipais de Saúde durante a campanha anual do idoso e nos CRIEs durante todo o ano.

Pneumocócicas (*Streptococcus pneumoniae*)

No Brasil estão disponíveis as seguintes vacinas contra o pneumococo: vacina pneumocócica polissacarídica 23-valente – Pneumo 23 (VPP-23), vacina pneumocócica conjugada 13-valente – Pneumo 13 (VPC-13) e vacina pneumocócica conjugada 10-valente – Pneumo 10, esta última indicada para crianças com menos de 2 anos para evitar infecções invasivas, não sendo abordada neste capítulo.

QUADRO 5-7 Condições Clínicas que Justificam Vacinação Pneumo 23 (VPP23) em Qualquer Idade nos CRIE

1. HIV/AIDS	10. Nefropatia crônica/síndrome nefrótica/hemodiálise
2. Transplantados de órgãos sólidos e medula óssea	11. Fibrose cística (mucoviscidose)
3. Imunodeficiência causada por câncer ou uso de imunossupressor	12. Diabetes melito
4. Imunodeficiências congênitas	13. Asplenia anatômica* ou funcional e doenças relacionadas (anemia falciforme ou hemoglobinopatias etc.)
5. Hepatopatias crônicas	
6. Pneumopatias crônicas, exceto asma intermitente ou persistente leve	14. Implante de cóclea
7. Asma persistente moderada ou grave	15. Fístula liquórica
8. Cardiopatias crônicas	16. Doenças de depósito
9. Doenças neurológicas crônicas incapacitantes	17. Trissomias

*Em caso de esplenectomia eletiva/início eletivo de quimioterapia/implante de cóclea, a vacina deve ser aplicada pelo menos 15 dias antes.
Fonte: Manual dos Centros de Referência de Imunobiológicos Especiais (CRIEs), 4.ed, 2014.

Pneumo 23 – VPP-23
- *Composição:* polissacarídeo capsular não conjugado polivalente (antígenos polissacarídicos purificados com 23 sorotipos). O tempo de duração da imunidade conferida por essa vacina é de apenas 3 a 5 anos.
- *Indicação:* segundo PNI: 1) qualquer idade com condições clínicas que predisponham a maior risco de infecção pneumocócica (Quadro 5-7); 2) população indígena; e 3) indivíduos acima de 60 anos que vivem acamados ou institucionalizados (casas geriátricas ou de repouso, asilos, hospitais). A SBIM estende a indicação a todos os idosos, ou seja, todos os indivíduos acima de 60 anos, e o CDC a indica a todos os indivíduos acima de 65 anos.
- *Esquema de administração:* dose única intramuscular. Pode ser subcutânea nos indivíduos discrásicos ou em uso de anticoagulantes orais.
- *Reforço:* uma dose 5 anos após a dose inicial. Caso a dose de reforço tenha sido aplicada antes dos 65 anos, a SBIM recomenda um segundo reforço após os 65 anos com intervalo de 5 anos após o primeiro reforço.
- *Eventos adversos:* dor, eritema e enduração no local da vacina (geralmente leves nas primeiras 48 horas). Febre baixa, cefaleia e mialgia, mais frequentes com a dose de reforço.
- *Contraindicações:* hipersensibilidade aos componentes da vacina.
- *Precauções:* respeitar intervalo entre a VPC-13 e a VPP-23, sendo de 1 ano para aplicar a VPC-13 após aplicação de uma dose da VPP-23, e de 6-12 meses (geralmente 12 meses) para aplicar a VPP-23 após uma dose da VPC-13.
- *Disponibilidade:* Centros Municipais de Saúde durante a campanha anual do idoso e durante todo o ano nos CRIEs.

Pneumo 13 (VPC-13)
- *Composição:* polissacarídeos capsulares de 13 sorotipos conjugados.
- *Indicação:* pode ser administrada a partir dos 50 anos. Segundo a SBIM, nas mesmas situações que a Pneumo 23.
- *Esquema de administração:* dose única da VPC-13, idealmente sendo a primeira vacina antipneumocócica do indivíduo. Caso seja aplicada após VPP-23, deve-se respeitar intervalo de 1 ano entre elas.
- *Reforço:* não é realizado reforço com nova dose da VPC-13, sendo o esquema da vacinação antipneumocócica completado com a VPP-23.
- *Eventos adversos:* os mesmos da VPP-23.
- *Contraindicações:* menores de 50 anos. Hipersensibilidade aos componentes da vacina.
- *Precauções:* respeitar intervalo entre a VPC-13 e a VPP-23, sendo de 1 ano para aplicar a VPC-13 após aplicação de uma dose da VPP-23 e de 6-12 meses (geralmente 12 meses) para aplicar a VPP-23 após uma dose da VPC-13 (Quadro 5-8).
- *Disponibilidade:* não é disponibilizada pelo SUS. Disponível em clínicas de imunização privadas.

Resumindo, o esquema completo da vacinação antipneumocócica para adultos/idosos conforme a SBIM (Quadro 5-8).

Hepatite A
- *Composição:* vírus da hepatite A inativado, hidróxido de alumínio e formaldeído.
- *Indicações:* segundo PNI, portadores de hepatopatias crônicas de qualquer etiologia; portadores dos vírus das hepatites B ou C; imunodeficientes em geral; HIV/AIDS; doadores de

QUADRO 5-8 Esquemas de vacinação pneumocócica pela SBIM

Início do esquema	Intervalo	2ª dose	Intervalo	3ª dose
VPC-13 após os 50 anos*	5 anos	VPP-23	5 anos	VPP-23
VPP-23	1 ano	VPC-13 (se > 50 anos)	6-12 meses	VPP-23
VPP-23	5 anos	VPP-23	1 ano	VPC-13 (se > 50 anos)

*Esquema preferencial preconizado.
Observação: segundo a SBIM, se a segunda dose de VPP23 foi aplicada antes dos 65 anos, recomenda-se uma terceira dose depois dessa idade, com intervalo mínimo de 5 anos da última dose.
VPC13 = Vacina polissacarídica conjugada 13 valente; VPP-23 = vacina polissacarídica não conjugada 23 valente
Fonte: Calendário de vacinação da Sociedade Brasileira de Imunizações 2015-2016

órgãos; candidatos a transplante ou transplantados; fibrose cística; hemoglobinopatias; coagulopatias; trissomias; doenças de depósito.
Segundo a SBIM: todos os não imunizados, não sendo prioritária para maiores de 60 anos.

- *Esquema de administração:* duas doses intramusculares com intervalo de 6 meses entre elas.
- *Reforço:* sem indicação de reforço.
- *Eventos adversos:* eventualmente dor no local da aplicação, febre baixa e cefaleia leve.
- *Contraindicação:* hipersensibilidade aos componentes da vacina. Não é recomendada durante a gestação.
- *Disponibilidade:* nos CRIEs mediante sorologia negativa para hepatite A e nas clínicas de imunização privadas.

Meningocócicas

Meningocócica C Conjugada (Neisseria meningitidis do Sorogrupo C)

- *Composição* polissacarídeo capsular do meningococo C conjugado.
- *Indicação:* pelo PNI: 1) para adolescentes de 11 a 14 anos; 2) para grupos de risco para doença invasiva pelo meningococo (indivíduos com asplenia funcional ou anatômica; portadores de imunodeficiências congênitas e adquiridas; HIV/AIDS; implante de cóclea; fístula liquórica e derivação ventriculoperitoneal; trissomias; doença neurológica crônica e incapacitante; doença de depósito; 3) dependendo da situação epidemiológica, a vacina conjugada contra meningococo C poderá ser administrada a outros pacientes em situações especiais.
Pela SBIM a vacina conjugada contra meningococo C só é indicada conforme a situação epidemiológica, em caso de indisponibilidade da Menigocócica ACWY, indicada nas mesmas situações citadas no item a seguir.
- *Esquema de administração:* uma dose intramuscular.
- *Reforço:* sem indicação de reforço de rotina.
- *Eventos adversos:* dor, eritema e enduração no local da vacina. Raramente febre, astenia e cefaleia.
- *Contraindicação:* hipersensibilidade aos componentes da vacina
- *Disponibilidade:* somente nos CRIEs e nas clínicas de imunização privadas.

Meningocócica Quadrivalente Conjugada (Neisseria meningitidis dos Sorogrupos A, C, W e Y)
- *Composição:* polissacarídeo capsular do meningococo dos sorogrupos A, C, W e Y conjugada.
- *Indicação:* segundo a SBIM, a ser considerada em qualquer idade com situação de risco aumentado para doença meningocócica, sendo: 1) situações de surtos; 2) viagens para áreas de risco, principalmente na África subsaariana (local denominado cinturão da meningite); 3) profissionais de laboratório que trabalham com *Neisseria meningitidis* de um dos sorogrupos da vacina; 4) os mesmos grupos de risco para doença invasiva pelo meningococo citados no item anterior.
- *Esquema de administração:* dose única.
- *Reforço:* a cada 5 anos, dependendo da situação epidemiológica.
- *Eventos adversos:* dor, eritema e enduração no local da vacina. Raramente febre, astenia e cefaleia. *Rash* e náusea são comuns. Reações graves são raras.
- *Contraindicação:* hipersensibilidade aos componentes da vacina. Anafilaxia após dose de qualquer vacina meningocócica.
- *Disponibilidade:* clínicas privadas de imunização.

Meningocócica B (Neisseria meningitidis do Sorogrupo B)
- *Composição:* proteínas recombinantes de antígenos não capsulares do meningococo B, adsorvidas em hidróxido de alumínio, podendo conter traços de kanamicina.
- *Indicação:* segundo a SBIM, somente para adultos conforme a situação epidemiológica de risco, sendo recomendada para: 1) profissionais de saúde; 2) pessoas com risco aumentado por viverem em aglomerados (militares, policiais, bombeiros, voluntários em situações de catástrofe ou que atuem em campos de refugiados); 3) profissionais que viajam muito; e 4) atletas profissionais.
Segundo o CDC, recomendada para todos com risco de exposição e para indivíduos com risco aumentado de doença meningocócica invasiva, sendo eles: 1) asplênicos (anatômicos ou funcionais); 2) indivíduos com deficiência do sistema complemento ou uso de eculizumab (anticorpo monoclonal anti-C5 do sistema complemento); 3) HIV-positivos independentes do CD4 e 4) indivíduos transplantados de células-tronco hematopoiéticas.
- *Esquema de administração:* duas doses (intervalo de 1 a 2 meses entre elas).
- *Reforço:* sem indicação de reforço.
- *Eventos adversos:* febre, cefaleia, dor, eritema e enduração no local da vacina.
- *Contraindicação:* hipersensibilidade aos componentes da vacina.
- *Disponibilidade:* somente em clínicas de imunização privadas.

Outras

Vacina contra Varicela
- *Composição:* vírus vivo atenuado (cepa Oka). Pode conter gelatina e traços de neomicina, kanamicina e eritromicina.
- *Indicações:* pode ser usada em dois contextos, na pré-exposição e na pós-exposição.
Pelo PNI, na situação **pré-exposição** já vem sendo aplicada como parte do calendário básico da criança, como tetraviral (sarampo, rubéola, caxumba e varicela), aos 15 meses e reforço entre 4 a 6 anos. No entanto, como essa mudança ocorreu em 2015, ainda há muitos adultos susceptíveis. Assim, a vacina é indicada em algumas condições especiais nos adultos/idosos

susceptíveis, sendo elas: profissionais de saúde, cuidadores e familiares de imunossuprimidos; candidatos a transplante de órgãos desde que 3 semanas antes do procedimento; nefropatia crônica ou síndrome nefrótica; doadores de órgãos ou células-tronco; infectados pelo HIV com CD4 > 200 podem ser considerados, pacientes com deficiência isolada de imunidade humoral com imunidade celular preservada; doenças dermatológicas graves; uso crônico de AAS (suspender uso por 6 semanas após vacinação); asplenia anatômica e funcional; e trissomias.

Usuários crônicos de corticoides podem ser imunizados desde que estejam recebendo baixas doses (menos que 1 mg/kg de peso/dia de prednisona até um máximo de 20 mg/dia ou equivalente) ou o corticoide tenha sido suspenso há pelo menos 90 dias.

Na situação **pós-exposição**: é aplicada até 5 dias após exposição nos indivíduos susceptíveis com mais de 9 meses de idade para controle de surto em ambiente hospitalar e nos comunicantes susceptíveis.

Segundo SBIM e o CDC para todos os susceptíveis.
- *Esquema de administração:* duas doses subcutâneas (0, 4 a 8 semanas).
- *Reforço:* sem indicação de reforço.
- *Eventos adversos:* pouco comuns, como febre e lesões cutâneas (algumas pápulas e raramente vesículas, principalmente entre o 8º e o 19º dia). Raramente encefalite, ataxia, eritema polimorfo e anafilaxia, assim como plaquetopenia. Em alérgicos, a anafilaxia é rara.
- *Contraindicação:* hipersensibilidade aos componentes da vacina, gestantes, mulheres que pretendem engravidar nos 30 dias subsequentes e imunossuprimidos ainda sem o intervalo mínimo de suspensão do imunossupressor (citado previamente no texto), administração recente de hemoderivados (nos últimos 3 meses).
- *Disponibilidade:* somente nos CRIEs e nas clínicas de imunização privadas.

Vacina contra Herpes-zóster
- *Composição:* vírus vivo atenuado. A diferença entre a vacina contra a varicela e contra o zóster é somente a concentração do antígeno. O título viral, muito maior na última, é necessário para induzir resposta imune celular suficiente em adultos com idade avançada.
- *Indicação:* pela SBIM e CDC: indivíduos acima de 60 anos, mesmo que já tenham apresentado quadro de herpes-zóster.
- *Esquema de administração:* uma dose subcutânea. Esperar 1 ano após quadro de herpes-zóster, caso já tenha tido.
- *Reforço:* sem indicação de reforço.
- *Eventos adversos:* pouco comuns, como febre e lesões cutâneas (algumas pápulas e raramente vesículas, principalmente entre o 5º e o 12º dias da vacinação).
- *Contraindicações:* hipersensibilidade aos componentes da vacina, imunodeficientes, gestantes.
- *Disponibilidade:* somente nas clínicas de imunização privadas.

Haemophilus influenzae tipo b – Hib conjugada
- *Composição:* polissacarídeo capsular conjugado à proteína.
- *Indicações:* em determinadas situações nas quais exista aumentado risco de doença invasiva pelo Hib, se não foram vacinados na infância. São elas: 1) transplantados de células-tronco hematopoiéticas e 2) menores de 19 anos, não previamente vacinados, nas seguintes condições: HIV/AIDS; imunodeficiência congênita ou adquirida (terapêutica, câncer); asplenia funcional ou anatômica; diabetes melito; nefropatia crônica/hemodiáli-

se/síndrome nefrótica; trissomias; cardiopatia crônica; pneumopatia crônica; asma persistente moderada a grave; fibrose cística; fístula liquórica; doenças de depósito; transplantados de órgão sólido ou medula óssea; doença neurológica incapacitante; e implante de cóclea.

- *Esquema de administração:* intramuscular. Só 1 dose se imunocompetente ou 2 doses (0, 1 a 2 meses) se imunodeficiente.
- *Reforço:* sem indicação de reforço.
- *Eventos adversos:* dor, eritema e enduração no local da aplicação. Raramente febre (nas primeiras 48 horas). Anafilaxia é rara.
- *Contraindicação:* hipersensibilidade aos componentes da vacina.
- *Disponibilidade:* nos CRIEs e em clínicas de imunização privadas.

HPV (Vacina Papilomavírus Humano)
- *Composição:* vacina inativada recombinante contendo proteínas VLPs (*virus like particle*) do HPV 6, 11, 16 e 18 (quadrivalente) ou somente 16, 18 (bivalente).
- *Indicação:* idealmente deve ser aplicada o mais precocemente possível, preferencialmente antes do início da atividade sexual.
Pelo PNI: meninas de 9 a 14 anos e meninos de 11 a 14 anos.
Sua recomendação pela SBIM é estendida a mulheres de 9 a 45 anos e homens de 9 a 26 anos.
No caso da bivalente: mulheres a partir de 9 anos, pela SBIM.
- *Esquema de administração:* intramuscular. Número de doses e intervalos variáveis.

Vacina Quadrivalente
- *PNI:* Meninas de 9 a 14 anos e Meninos de 11 a 14 anos. Esquema: 2 doses com intervalo de 6 meses.
- *No CRIE:* homens e mulheres de 9 a 26 anos, infectadas pelo HIV, transplantados de órgãos sólidos, de medula óssea ou oncológicos. Esquema de 3 doses (0, 2 e 6 meses).

Vacina Bivalente: Meninas acima de 9 anos: 3 Doses (0, 1 e 6 Meses)
- *Reforço:* sem indicação de reforço.
- *Eventos adversos:* dor, eritema e enduração no local da aplicação.
- *Contraindicação:* hipersensibilidade aos componentes da vacina, gestantes.
- *Precauções:* uma vez iniciado o esquema com a bivalente ou a quadrivalente, ele deve ser concluído com a mesma vacina. Deve-se evitar a gravidez durante o esquema de vacinação e, se ocorrer o esquema é interrompido. Depois de completado o esquema com a bivalente, não são revacinados os pacientes com a quadrivalente.
- *Disponibilidade:* a quadrivalente encontra-se disponível nos centros municipais de saúde e nas clínicas de imunização privadas, já a bivalente só em clínicas privadas.

Situações Especiais
Algumas situações merecem atenção especial. Por isso existem recomendações específicas para certas condições apresentadas pelo paciente, como é exemplificado no aplicativo do CDC mencionado anteriormente. A SBIM também tem calendários específicos para portadores de certas condições.

Gestantes
Uso restrito quando o benefício da vacinação é comprovadamente eficaz.

São recomendadas pelo Ministério da Saúde: 1) **hepatite B**, caso não tenha sido vacinada previamente; 2) dT/dTpa e; 3) *Influenza*.

No caso das **vacinas dT e dTpa**, é importante observar:

- Se esquema de vacinação básico incompleto: fazer as doses necessárias para completar 3 doses no esquema, com última dose feita com dTpa no mínimo 20 dias antes do parto.
- Se esquema de vacinação básico completo, fazer reforço com dTpa, podendo ser feita em qualquer momento da gestação, desde que no mínimo 20 dias antes do parto, sendo preferencialmente aplicada entre 27-32ª semana.
- Reforço com dTpa a cada 10 anos ou a cada gestação.
- Fazer dTpa no puerpério, se não vacinada durante a gestação e completar esquema contra o tétano com dT.

A *influenza* é recomendada nos meses de sazonalidade do vírus, mesmo que seja no 1º trimestre da gestação.

A SBIM também recomenda a **vacina contra hepatite A** nas susceptíveis.

Cabe ressaltar que, pelo risco de desenvolver doença e de transmissão ao feto, todas as vacinas vivas atenuadas são contraindicadas para as grávidas, além da vacina para HPV, que não apresenta evidências de segurança. A **vacina contra febre amarela** não é indicada nem para grávidas nem para lactantes, idealmente deve ser adiada até a criança completar 6 meses de idade e, na impossibilidade de adiar, deve-se ponderar o risco-benefício para paciente/feto caso a exposição da gestante à área de risco seja inevitável. Caso a lactante receba a vacina, a amamentação deverá ser suspensa por no mínimo 15 dias, idealmente 28 dias.

Profissionais de Saúde
A vacinação é amplamente recomendada em razão do potencial de exposição ocupacional, resultando em benefício direto individual e indireto para os pacientes atendidos por esses profissionais. A análise do histórico vacinal e das doenças prévias deve ser efetuada individualmente antes do início das atividades profissionais. As vacinas a serem aplicadas são as mesmas recomendadas para os adultos/idosos, com destaque para algumas pelo risco ocupacional.

Pelo PNI: dT (sendo dTpa se o profissional tiver contato com recém-nascidos ou gestantes), **hepatite B**, **tríplice viral (SCR)**, **varicela** para os susceptíveis, *influenza* e febre amarela (indivíduos que residam em área de risco ou se desloquem para elas).

Pela SBIM, recomenda-se pelo menos uma dose da dTpa e reforço com dTpa a cada 10 anos no contexto do esquema da dT.

A **vacinação para meningite** é recomendada conforme o risco, já citado acima nos itens referentes a cada vacina, mas cabe ressaltar a recomendação ao profissional que atua em setor de emergência para as vacinas meningocócica ACWY e B.

Pelo risco ocupacional de infecção pelo vírus da hepatite B (frequente exposição a sangue e fluidos corpóreos), esse grupo deve ser submetido ao teste sorológico pós-vacinal (anti-HBs com titulação), idealmente 4 a 8 semanas após a última dose. Caso não haja resposta vacinal adequada (anti-HBs > 10 mUI/mL), indica-se a revacinação com mais três doses. Aqueles que permanecerem anti-HBs negativos após dois esquemas completos de três doses devem ser considerados não respondedores e susceptíveis ao HBV. Caso tenha realizado a sorologia pós-vacinal após o prazo estabelecido e se apresente com sorologia negativa, o profissional deverá receber uma dose da vacina e repetir a sorologia no prazo recomendado de 4 a 8 semanas. Se esta permanecer negativa, deverá completar nova série, com mais duas doses. Não há necessidade de monitoramento do anti-HBs nem de reforços regulares para profissionais de saúde.

Doenças Crônicas

As condições clínicas mais frequentes nos indivíduos atendidos no ambulatório de clínica médica do HUCFF são doença pulmonar obstrutiva crônica, cardiopatias crônicas, hepatopatia crônica e nefropatia crônica. Pela condição clínica, existe maior risco de complicações quando expostos a doenças infecciosas. Além das vacinas do calendário vacinal para a idade, são indicadas, rotineiramente, para esses grupos, as vacinas antipneumocócica e anti-influenza. A vacina de hepatite A está indicada para os indivíduos com hepatopatia crônica. No caso dos usuários crônicos de ácido acetilsalicílico são indicadas a de *influenza* e a de varicela-zóster, sendo que na hipótese de adoção da última o AAS deverá ser suspenso para aplicação da vacina, sendo retornado apenas 6 semanas depois.

Imunodeficiências

As imunodeficiências podem ser adquiridas ou congênitas. As adquiridas são causadas, principalmente, por doenças (infecção pelo HIV, leucemias, linfomas e neoplasias malignas), por fármacos (quimioterapia e corticoterapia sistêmica – doses acima de 20 mg/dia de prednisona por mais de 2 semanas) e por agentes externos (radiação, inclusive radioterapia e braquiterapia). Em razão do grande risco de infecção pelas vacinas atenuadas ou pelo potencial de baixa resposta imune a vacinas inativadas, a vacinação deve ser adiada sempre que possível em portadores de imunodeficiências transitórias. Em pacientes com imunodeficiências progressivas, deve-se realizá-la o mais precocemente possível ou aguardar um grau satisfatório de reconstituição imune.

Vacinas atenuadas geralmente são contraindicadas para pacientes com imunodeficiências. Por outro lado, as vacinas inativadas podem ser administradas e, se aplicadas durante o período de imunossupressão, para garantir melhor resposta imune, devem-se repetir as doses aplicadas nesse período. Além das vacinas do calendário vacinal para a idade, são indicadas no contexto das imunodeficiências as de hepatite A e B, *influenza*, pneumocócica e meningocócica.

Um ponto importante e comumente esquecido é o de que, no caso de haver perspectiva de iniciar terapia imunossupressora, sempre que possível o paciente deve ter seu esquema vacinal atualizado incluindo as vacinas vivas, até 14 dias antes do início da terapia imunossupressora. Nesses casos, além das vacinas citadas no parágrafo anterior, devem ser aplicadas também a SCR, a de febre amarela e a de varicela-zóster, se indicadas. Do mesmo modo, em caso de suspensão da terapia imunossupressora, a aplicação das vacinas vivas deverá respeitar um tempo mínimo após o término da administração da droga.

Os portadores de infecção pelo HIV são objeto de recomendações específicas do Ministério da Saúde para vacinação, sendo indicadas rotineiramente as vacinas contra dT, hepatite A, hepatite B, *influenza* e antipneumocócica. As vacinas SCR, a varicela e a da febre amarela, ou seja, as atenuadas, devem ser avaliadas individualmente levando-se em consideração o risco-benefício. De modo geral, com CD4 inferior a 200 ou 15% elas não são recomendadas; por outro lado, podem ser aplicadas se CD4 for superior a 350 ou 20%. Na faixa intermediária, devem ser avaliados caso a caso os parâmetros clínicos e o risco-benefício.

Pessoas que Convivem com Indivíduos Imunodeficientes

Os contactantes de pacientes imunodeficientes, familiares ou profissionais de saúde podem ser fonte de infecção potencialmente grave para esses pacientes. Por essa razão, devem receber determinadas vacinas para minimizar o risco de transmissão de doenças: 1) vacina anti-influenza; 2) vacina contra varicela nos susceptíveis; 3) substituição da vacina poliomielite atenuada (VOP) pela vacina poliomielite inativada (VIP) em crianças que estejam completando seu esquema vacinal; 4) vacina contra sarampo, caxumba, rubéola (SCR), se não vacinados anteriormente.

Hipoesplenismo/Asplenia

Os pacientes portadores de asplenia funcional ou anatômica e hipoesplenismo (esplenectomia cirúrgica, anemia falciforme, talassemia major, doença celíaca, doença inflamatória intestinal, linfoma de Hodgkin e mieloma múltiplo – principalmente a forma POEMS) apresentam maior risco de desenvolvimento de doenças invasivas por microrganismos encapsulados. Assim, além das vacinas do calendário vacinal para a idade, são rotineiramente recomendadas as vacinas contra hepatite A, *influenza*, pneumococo, meningococo C e *H. influenzae* B, a última para menores de 19 anos. Dependendo da sua condição, também é recomendada a vacina contra varicela. Em caso de esplenectomias eletivas, a melhor resposta vacinal é conseguida com imunização no intervalo mínimo de 2 semanas antes da cirurgia, porém, em procedimentos de urgência ou diagnóstico tardio de disfunção esplênica, a vacinação deve ser feita o mais cedo possível.

Distúrbios da Hemostasia

Os pacientes portadores de alterações da coagulação sanguínea, sejam essas alterações causadas por doença (p. ex., doença de Von Willebrand, insuficiência hepática e hemofilias) ou medicamentosa (p. ex., uso de cumarínicos e heparina de baixo peso molecular), não devem receber vacinas por via intramuscular em razão do aumento do risco de formação de hematomas e complicações locais, como infecções secundárias. Quando possível, deve-se corrigir o distúrbio da coagulação antes ou administrar a vacina por via subcutânea.

Para os pacientes com doenças que predispõem a hemorragias estão indicadas as vacinas de hepatite A e B.

CENTROS DE REFERÊNCIA DE IMUNOBIOLÓGICOS ESPECIAIS (CRIES)

Algumas vacinas e imunobiológicos, pelo fato de não serem recomendados de modo universal à população, encontram-se disponíveis apenas em locais específicos, denominados Centros de Referência de Imunobiológicos Especiais (CRIEs).

Como proceder para encaminhar seu paciente ao CRIE?

Caso seu paciente apresente alguma condição clínica que justifique a necessidade de vacinas especiais, assim como soros ou imunoglobulinas disponíveis gratuitamente nos CRIEs, o encaminhamento deve ser feito:

1. No próprio receituário – relatar a doença ou condição especial (inclusive contactante de imunodeficiente) que justifique tal imunobiológico (conforme normas do PNI no Manual dos CRIEs) e breve história, além de indicar qual vacina (ou imunobiológico, se for o caso) deseja solicitar. Lembre-se de citar nível de CD4 no caso de paciente com HIV.
2. Fornecer ao seu paciente esse relatório, o endereço e telefone do CRIE mais próximo (Quadro 5-9).

QUADRO 5-9 Centros de Referência de Imunobiológicos Especiais (CRIEs) do Estado do Rio de Janeiro*

Cidade do Rio de Janeiro		Cidade de Itaperuna
Hospital Rocha Maia Rua General Severiano, 91, Botafogo. 22290-040 (21) 2275-6531 ou 2295-2095 Ramal 203 ou 204 criesmsdc@gmail.com	Instituto de Pesquisa Clínica Evandro Chagas (IPEC/Fiocruz) Avenida Brasil, 4.365, Manguinhos. 21040-360 (21) 3865-9124 ou 3865-9125 crie.agenda@ipec.fiocruz.br	Posto de Saúde Raul Travassos Rua 10 de Maio, 893, Centro 28300-000 (22) 3822-1950 ou 3822-0192 (24 horas) sms@itaperuna.rj.gov.br

*Para lista completa com todos os CRIEs do Brasil, veja Anexo E o Manual dos Centros de Referência de Imunobiológicos Especiais (CRIEs), 4.ed., 2014.

BIBLIOGRAFIA

Australia. Australian Government. Department of Health. *The Australian Immunization Handbook,* 10th ed. Updated 2015 June. 575 p.
Brasil. Ministério da Saúde. (Acesso em 2018 Fev 15). Disponível em: http://portalms.saude-de-a-a-z/febre-amarela-sintomas-transmissao-e-prevencao
Brasil. Ministério da Saúde. (Acesso em 2018 Fev 15). Disponível em: http://www.bio.fiocruz.br
Brasil. Ministério da Saúde. (Acesso em 2018 Fev 15). Disponível em: http://portalarquivos.saude.gov.br/images/pdf/2017/marco/03/Novo-Calendario-vacinal-de-2017.pdf
Brasil. Ministério da Saúde. *Calendário Nacional de Vacinação.* (Acesso em 2016 Abr 4). Disponível em: http://portalarquivos.saude.gov.br/campanhas/pni/.
Brasil. Ministério da Saúde. Secretaria de Vigilância em Saúde. Departamento de Vigilância Epidemiológica. *Programa Nacional de Imunizações (PNI): 40 anos.* Brasília; 2013. 236 p.
Brasil. Ministério da Saúde. Secretaria de Vigilância em Saúde. Departamento de Vigilância das Doenças Transmissíveis. *Manual de Normas e Procedimentos para Vacinação.* Brasília; 2014. 176 p.
Brasil. Ministério da Saúde. Secretaria de Vigilância em Saúde. Departamento de Vigilância das Doenças Transmissíveis. *Nota Informativa nº 149, de 2015/CGPNI/DEVIT/SVS/MS.* Brasília; 2015. 5 p.
Brasil. Ministério da Saúde. Secretaria de Vigilância em Saúde. Departamento de Vigilância das Doenças Transmissíveis. *Manual dos Centros de Referência para Imunobiológicos Especiais,* 4.ed. Brasília; 2014. 160 p.
Brasil. Ministério da Saúde. Secretaria de Vigilância em Saúde. Departamento de Vigilância das Doenças Transmissíveis. Portaria nº 204 de 17 de Fevereiro de 2016: *Lista Nacional de Notificação Compulsória.* Brasília; 2016.
Sociedade Brasileira de Imunizações – SBIM. (Acesso em 2017 Fev 10). *Calendários de vacinação.* Disponível em: http://sbim.org.br/calendarios-de-vacinacao.
USA. U. S Department of Health & Human Services. (Access in 2016 Apr 26). *Adult Immunization Schedule.* Available in: http://www.cdc.gov/vaccines/schedules/hcp/adult.html.
World Health Organization – WHO. (Access in 2016 Sep 7). *Vaccine-preventable diseases and vaccines.* Chapter 6 Available in: www.who.int/ith/ITH_chapter_6.pdf.

6 Prevenção de Neoplasias

Bibiana Almeida da Silva ▪ *Mateus Gonçalves Lopes Rocha*
Walmick Mendes Bezerra de Menezes

INTRODUÇÃO

O câncer é um conhecido problema de saúde pública, de incontestável magnitude, que vem crescendo e tomando proporções cada vez maiores com o passar do tempo, tornando-se mais e mais presente no dia a dia dos médicos, tanto em hospitais quanto em consultórios. Trata-se de uma doença de alta incidência e mortalidade, sendo também uma das principais causas de anos potenciais de vida perdidos. A transformação dos hábitos diários nas últimas décadas, aliada ao aumento da expectativa de vida, dobrarão o número de neoplasias malignas diagnosticadas anualmente até 2050. A Organização Mundial da Saúde (OMS) estima que, no ano de 2010, o gasto anual total no mundo com esta doença foi de aproximadamente U$ 1,16 trilhões.

Atualmente, o câncer é a segunda causa de morte mais comum no mundo e no Brasil, ficando somente atrás das doenças cardiovasculares. Isso se deve a diversos fatores já conhecidos, como o envelhecimento populacional, o controle de doenças infectocontagiosas (antes uma das principais causas de mortalidade), a mudança de hábitos de vida, a exposição a fatores de risco e o avanço da medicina, possibilitando maior sobrevida de pacientes com doenças crônicas.

Estimativas do projeto Globocan 2012, da OMS, apontam que, em 2015, houve cerca de 15,2 milhões de novos casos de câncer e 8,8 milhões de mortes relacionadas com o câncer no mundo, representando, aproximadamente, 1 em cada 6 (ou 16%) de todas as causas de óbito naquele ano. Destes, 57% dos novos casos e 65% do total de mortes por câncer ocorreram nas regiões menos desenvolvidas. Com base no documento *World Cancer Report* 2014, da Agência Internacional de Pesquisa em Câncer (*International Agency for Research on Cancer*), também da OMS, pode-se observar o impacto desta doença, especialmente entre os países em desenvolvimento, onde se espera que a incidência nesta parcela da população corresponda a 80% dos mais de 20 milhões de casos novos estimados para 2025 no mundo. Segundo o Instituto Nacional de Câncer (INCA), estima-se que tenham ocorrido no Brasil 420 mil novos casos de câncer no biênio 2016-2017, ao se excluir os casos de câncer de pele não melanoma.

Com tais informações em vista, entende-se o atual e crescente interesse de governos e organizações mundiais nesta doença e a importância de se criar estratégias e programas de saúde que auxiliem a população na prevenção e detecção precoce do câncer.

EPIDEMIOLOGIA DO CÂNCER

No mundo, o câncer de pulmão foi o tipo de maior relevância estatística, sendo o principal em incidência (1,8 milhão de novos casos) e mortalidade (1,6 milhão de mortes). Quanto à incidência, foi seguido por câncer de mama (1,7 milhão), colorretal (1,4 milhão), próstata

(1,1 milhão) e estômago (951 mil), contabilizando cerca de 50% dos novos casos de câncer no mundo no ano de 2012. Nos homens, os mais frequentes foram pulmão (16,7%), próstata (15,0%), colorretal (10,0%), estômago (8,5%) e fígado (7,5%), enquanto em mulheres os mais frequentes foram mama (25,2%), colorretal (9,2%), pulmão (8,7%), colo do útero (7,9%) e estômago (4,8%). Já quanto à mortalidade, seguiu-se ao câncer de pulmão, o câncer de fígado (745 mil mortes), estômago (723 mil), colorretal (694 mil), mama (522 mil) e esôfago (400 mil).

No Brasil, de acordo com o INCA, estima-se que o câncer de próstata tenha sido o de maior incidência em homens, com 61 mil novos casos, enquanto a mama, o principal sítio em mulheres (58 mil novos casos) para o ano de 2016. No âmbito geral, excetuando-se o câncer de pele não melanoma, espera-se que os tipos de câncer mais frequentes em homens serão próstata (28,6%), pulmão (8,1%), colorretal (7,8%), estômago (6,0%) e cavidade oral (5,2%). Já nas mulheres, os tipos principais serão o câncer de mama (28,1%), seguido de colorretal (8,6%), colo de útero (7,9%), pulmão (5,3%) e estômago (3,7%). No Brasil, o câncer de pulmão é o que apresenta maior mortalidade entre homens, seguido do câncer de próstata, estômago, colorretal, esôfago e fígado. Já entre as mulheres, a mortalidade por câncer de mama é a maior, vindo a seguir pulmão, colorretal, colo uterino, estômago e pâncreas.

No mundo, a incidência e mortalidade variam com a região e nível de desenvolvimento do país, principalmente em razão da dificuldade de acesso ao sistema de saúde público e à falta de implementação de estratégias e programas para estímulo a hábitos de vida mais saudáveis e detecção precoce de neoplasias em regiões mais pobres. Isso pode ser observado não só em países distintos, mas também dentro de um mesmo país, como é o caso do Brasil.

Em países mais desenvolvidos, no homem, o câncer de próstata é o tipo mais incidente (759 mil novos casos), seguido pelo câncer de pulmão (490 mil). No entanto, em países menos desenvolvidos, o câncer de pulmão representa o tipo de maior incidência (751 mil novos casos) e mortalidade (682 mil mortes), vindo em seguida o câncer de fígado (462 mil novos casos e 441 mil mortes) e estômago (456 mil novos casos e 362 mil mortes). Estes três representam 40% da incidência e 48% da mortalidade por câncer. Já nas mulheres, o câncer de mama se apresenta como o mais incidente tanto em países desenvolvidos (794 mil) quanto em menos desenvolvidos (883 mil), enquanto o câncer de colo uterino, um câncer com grande potencial de prevenção, é o segundo de maior incidência em países menos desenvolvidos (445 mil novos casos), porém, apenas o 11º nos mais desenvolvidos (83 mil).

Estes dados sugerem a discrepância na acessibilidade e qualidade dos serviços de saúde e programas de prevenção ofertados em diferentes regiões do mundo.

DEFINIÇÕES

De acordo com a classificação das estratégias de prevenção cunhada por Leavell e Clark, prevenção primária é o termo aplicado a medidas de promoção de saúde e proteção específica. Elas visam detectar um estágio pré-patológico da doença (o câncer neste caso), impedindo ou reduzindo a chance de a doença acontecer. A este caso, aplica-se a modificação de hábitos de vida não saudáveis, como a cessação do tabagismo e programas de imunização. Já o termo prevenção secundária se aplica ao diagnóstico precoce de uma condição, o tratamento imediato do mesmo e a prevenção de sequelas. Neste contexto, aplicam-se os exames de rastreamento das neoplasias malignas, também conhecidos como *screening*.

FATORES DE RISCO

De acordo com o *National Cancer Institute*, o risco de se desenvolver câncer ao longo da vida é de 40%, o que significa que uma a cada duas ou três pessoas, provavelmente, apresentará a doença. É uma doença mais comum em idosos, embora possa ocorrer em indivíduos de qualquer idade e, com o envelhecimento populacional, a sua incidência vem se elevando anualmente. Este aumento no número de diagnósticos se deve, também, à maior oferta e aprimoramento das estratégias de rastreamento e detecção precoces das neoplasias.

Atualmente, diversos fatores de risco para o desenvolvimento do câncer são conhecidos, podendo ser divididos em fatores intrínsecos e extrínsecos. Os primeiros, até o momento, são fatores não modificáveis, pois se relacionam com herança genética (como a mutação do gene BRCA 1 e 2) e predisposição familiar, enquanto os últimos se relacionam com a exposição ambiental, comportamental e hábitos de vida, configurando-se, portanto, como fatores de risco modificáveis. É de vital importância reconhecer tais fatores, a fim de poder identificar as populações de risco.

Existe mais de uma centena de carcinógenos identificados pela Agência Internacional de Pesquisa em Câncer (IARC), porém nem todos serão abordados neste capítulo, visando uma abordagem mais objetiva ao tema e ao paciente. Em um estudo publicado na Lancet em 2005, foram estudados nove fatores de risco modificáveis, (comportamentais e ambientais), sendo estes associados a 35% das mortes por câncer no mundo: tabagismo (o mais importante, atualmente ligado a 22% das mortes), uso de álcool, sobrepeso, sedentarismo, dieta pobre em frutas e vegetais, sexo sem proteção, poluição do ar urbano, uso de combustíveis sólidos e contaminações biológicas no ambiente de cuidados à saúde.

PREVENÇÃO PRIMÁRIA

De acordo com estimativas da OMS, entre 30 e 50% dos novos casos de câncer estão relacionados com causas que podem ser prevenidas e modificadas. Percebe-se, portanto, que cerca da metade das ocorrências de câncer pode ser prevenida aplicando-se o conhecimento que possuímos hoje. Tabagismo, obesidade e sedentarismo são as causas modificáveis que geram a maior parte das doenças.

A incidência de câncer pode ser alterada por modificações tanto no comportamento individual quanto no populacional, e por ações do sistema de saúde público, desde que sejam guiadas por conhecimento científico comprovado. Algumas medidas são mais eficientes quando iniciadas precocemente, como a prática de atividades físicas, programas de imunização e a redução da exposição ao sol. Estima-se, por exemplo, que os programas de imunização contra o papilomavírus humano (HPV) e o vírus da hepatite B, juntos, poderiam prevenir cerca de 1 milhão de novos casos de câncer anualmente.

Um estudo publicado recentemente no *Journal of Clinical Oncology* observou a incidência de câncer em cada braço analisado pelo estudo Framingham – neste estudo foram aplicados, a uma determinada população, os critérios de elegibilidade para uso de estatinas de acordo com os protocolos da ACC/AHA (idade, sexo, colesterol, pressão arterial, diabetes e tabagismo). Durante um acompanhamento de aproximadamente 10 anos, observou-se uma diferença significativa na incidência de câncer quando comparado dois grupos: 15% dos pacientes no grupo elegível para uso de estatinas desenvolveram câncer, enquanto no grupo não elegível a incidência foi de apenas 8,8%. A partir destas informações, pode-se sugerir que o perfil traçado para estimar o risco cardiovascular a partir do escore de risco ASCVD (*Atherosclerotic Cardiovascular Disease*) possa ser usado também para promover uma redução da incidência de câncer na população agindo na prevenção de conhecidos fatores de risco cardiovasculares.

Tabagismo

Tabagismo é o maior fator de risco evitável de adoecimento e morte do mundo. Atualmente, é o responsável por cerca de 6 milhões de mortes ao ano se também contabilizados os óbitos causados por doenças cardiovasculares e respiratórias. Como já comentado anteriormente, estima-se que o tabagismo, isoladamente, seja responsável por 22% das mortes por câncer. Em países de alta renda, esta taxa é ainda maior, sendo associada a 29% das mortes, enquanto nos de menor renda ela contabiliza apenas 18%. Este risco está diretamente relacionado com o tempo de tabagismo e com a quantidade de cigarros inalados.

A principal associação conhecida é com o câncer de pulmão, porém, o tabagismo se relaciona com vários tipos de câncer, como cavidade oral, laringe, faringe, esôfago, estômago, pâncreas, fígado, rim, bexiga, colo do útero e leucemias. Fumantes chegam a ter 20 vezes mais chances de desenvolver câncer de pulmão do que não fumantes, 10 vezes mais chances de ter câncer de laringe e de 2 a 5 vezes mais chances de desenvolver câncer de esôfago. Pacientes que tiveram algum câncer associado ao tabaco apresentam, ainda, risco aumentado de desenvolver uma segunda neoplasia associada a este fator de risco.

Não se conhece uma quantidade segura de consumo do tabaco e outras formas de apresentação, como charutos, gomas de nicotina, *narguilé* e cigarros de palha. Logo, não fumar e viver em ambientes livres de tabaco, evitando o tabagismo passivo, provavelmente são as medidas de prevenção mais importantes. Dessa forma, **a cessação do tabagismo deve ser sempre encorajada pelo médico em cada consulta.**

A interrupção do hábito de fumar comprovadamente reduz o risco de desenvolver câncer, sendo esta redução associada ao tempo. Após a cessação, o aumento do risco deixa de existir quase imediatamente, porém há ainda um acúmulo de efeitos carcinogênicos presentes no organismo. Este efeito tempo-dependente foi comprovado por um grande estudo caso-controle britânico que demonstrou a relação do risco cumulativo de desenvolver câncer de pulmão aos 75 anos. Nele, viu-se que homens tabagistas que paravam de fumar aos 60, 50, 40 e 30 anos de idade apresentavam um risco de 10, 6, 3 e 2%, respectivamente. No estudo, concluiu-se que a cessação do tabagismo antes da meia-idade levaria a uma redução de 90% do risco relacionado com o tabaco de se desenvolver câncer de pulmão.

Destaca-se, portanto, a importância da prevenção e, quando já existente, da cessação deste hábito o mais precocemente possível. No Brasil, diversas medidas governamentais existem visando a redução do tabagismo, como o aumento de impostos do cigarro, proibição de propagandas e patrocínios de empresas de tabaco, campanhas educativas e controle no ponto de vendas. **Durante a consulta de rotina, o médico sempre deve fazer uma busca ativa sobre o tabagismo.** O aconselhamento médico durante a consulta é outro fator de vital importância nesta luta, havendo diversas estratégias a serem tomadas e que serão abordadas no capítulo próprio de cessação ao tabagismo.

Dieta, Peso Corporal e Atividade Física

Com base em relatórios do Fundo Mundial para Pesquisa contra o Câncer (WCRF) e do Instituto Americano de Pesquisa em Câncer (AICR), a alimentação e a nutrição inadequadas podem ser classificadas como a segunda causa de câncer que pode ser prevenida. Nos países em desenvolvimento, são responsabilizadas por até 20% dos novos casos e por aproximadamente 35% das mortes por câncer. Se a população adotasse uma alimentação saudável e a prática regular de atividade física, ajudando a manter o peso corporal adequado, aproximadamente um em cada três casos dos tipos de câncer mais comuns poderiam ser evitados.

Uma alimentação rica em frutas e legumes, verduras, cereais integrais, feijões e outras leguminosas, e pobre em alimentos ultraprocessados preveniriam de 3 a 4 milhões de casos novos de câncer no mundo anualmente. Deve-se limitar, também, o consumo de carne processada e carne vermelha, já que estas se associaram a maior risco de câncer colorretal. Já a suplementação de vitaminas não demonstrou eficácia na prevenção do câncer.

O peso corporal e a gordura armazenada no corpo influenciam a saúde e o bem-estar ao longo da vida. O excesso de gordura corporal provoca alterações hormonais e um estado inflamatório crônico que estimulam a proliferação celular e inibem a apoptose, provocando ou acelerando o surgimento do câncer. Uma alimentação saudável combinada com atividade física regular ajuda a controlar o peso corporal. Manter o peso corporal adequado é uma das principais formas de prevenir o câncer.

O sobrepeso e o ganho de peso na fase adulta estão associados ao desenvolvimento de diversos tipos de câncer, como de esôfago, estômago, pâncreas, vesícula biliar, fígado, cólon e reto, rins, mama (em mulheres pós-menopausa e em homens), ovário, endométrio, meningioma, tireoide, mieloma múltiplo e possivelmente próstata e linfoma difuso de grandes células B.

A atividade física previne o câncer independentemente do emagrecimento. Além de auxiliar na manutenção do peso corporal adequado, a atividade física regular promove o equilíbrio dos níveis hormonais, reduzindo a resistência à insulina e os níveis de estrogênio, reduz o tempo de trânsito gastrointestinal e estimula o sistema imune.

Durante a consulta de rotina, deve-se orientar e estimular o paciente a praticar pelo menos 30 minutos de atividade física diariamente ou 150 minutos por semana. Embora não seja uma constante, algumas Unidades de Saúde de Família possuem programas de estímulo à prática de atividades. Aos que não têm condições de manter-se ativos, seja por falta de tempo ou por dificuldade financeira, caminhar ou ir de bicicleta para o trabalho, trocar o elevador pelas escadas, levar o cachorro para passear, cuidar da casa ou do jardim, descer do ônibus um ponto antes de chegar em casa ou dançar são algumas opções para praticar atividades físicas.

De modo geral, uma dieta balanceada aliada à prática de exercícios físicos regularmente ajudam na manutenção de um peso corporal adequado, tendo benefícios não só na redução da incidência de câncer como no risco das doenças cardiovasculares.

Álcool

O consumo em excesso de bebidas alcóolicas configura outro grave problema de saúde pública, não se limitando apenas ao âmbito das neoplasias malignas. Estima-se que o abuso do álcool seja atribuído a mais de 3 milhões de mortes anualmente e que 3,6% dos cânceres do mundo estejam relacionados com o álcool. Ademais, o álcool pode agir em sinergismo com o tabaco, potencializando seu potencial carcinogênico.

O uso de álcool apresenta maior associação ao risco de desenvolver câncer de cavidade oral, faringe, esôfago e mama feminina. No entanto, não se pode esquecer também da importantíssima relação com o desenvolvimento de cirrose hepática, uma condição precursora do carcinoma hepatocelular. A ingestão de bebidas alcoólicas durante a adolescência aumenta significativamente o risco de doenças benignas da mama, sendo estas lesões conhecidas precursoras do câncer.

É importante destacar que, assim como ocorre com o tabaco, há uma evidente relação dose-resposta entre o consumo de bebidas alcoólicas e o risco de desenvolver câncer. Ou seja, quanto maior a dose ingerida e o tempo de exposição, maior será o risco de desenvolver os tipos de cânceres já citados. **Medidas preventivas se limitam à abolição do consumo de álcool ou, pelo menos, ao uso moderado do mesmo.** No entanto, já foi demonstrada a associação entre o consumo de baixas doses de álcool e o aumento do risco de desenvolver câncer.

Doenças Infectocontagiosas

Estima-se que, no mundo, 18% da incidência de câncer esteja associada a agentes biológicos. Nos países em desenvolvimento, esta estimativa sobe para assustadores 25% dos novos casos, enquanto nos países desenvolvidos esta causa contabilizaria apenas cerca de 5%.

Os principais agentes causadores de câncer relacionados com infecção são os vírus. Dentre eles, destacam-se o papilomavírus humano (HPV) e os vírus das hepatites B e C, e a associação em especial, mas não se limitando, a câncer de colo uterino e carcinoma hepatocelular, respectivamente. Existem, ainda, outros destaques: vírus Epstein-Barr, associado a carcinoma de nasofaringe e linfoma de Burkitt; herpes-vírus humano tipo 8 (HHV-8) e sarcoma de Kaposi; HTLV-1 e leucemia de células T do adulto; e o vírus da imunodeficiência humana (HIV), associado a aumento substancial do risco de neoplasias malignas. Em nosso meio, também merece destaque o *Helicobacter pylori* e sua associação ao adenocarcinoma e linfoma gástricos.

A principal estratégia de prevenção primária, neste caso, é a tomada de medidas que impeçam a transmissão desses agentes biológicos, como a realização de programas de imunização e o estímulo à realização de sexo protegido, com propagandas e programas educativos, além da distribuição de métodos de barreira. Sabe-se que a vacinação contra o vírus da hepatite B e o *screening* com triagem clínica e sorológica em bancos de sangue já vêm contribuindo com uma redução importante do risco de câncer associado a doenças infectocontagiosas.

Mais recentemente, foram desenvolvidas algumas vacinas contra subtipos do HPV, sendo comprovadamente eficazes contra a infecção destes subtipos. São elas a vacina bivalente (contra os subtipos 16 e 18, os mais carcinogênicos), eficaz em mulheres de 15 a 25 anos na prevenção da infecção, e a vacina quadrivalente (proteção adicional contra os subtipos 6 e 11), eficaz na prevenção de lesões de alto grau (neoplasia cervical intraepitelial grau 2 ou 3, adenocarcinoma *in situ* ou câncer de colo uterino) em mulheres de 15 a 26 anos.

O Ministério da Saúde, em 2014, iniciou a implementação no Sistema Único de Saúde (SUS) da vacinação gratuita contra o HPV em meninas de 9 a 13 anos de idade, com a vacina quadrivalente. Esta faixa etária foi escolhida por ser a que apresenta maior benefício pela grande produção de anticorpos e por ter sido menos exposta ao vírus por meio de relações sexuais. Em 2017, as meninas de 14 anos também foram incluídas e o esquema vacinal foi ampliado para meninos de 11 a 15 anos. O esquema vacinal consta de duas doses com intervalo de 6 meses entre elas.

Exposição Solar

A exposição solar excessiva, em especial a exposição à radiação ultravioleta, é o principal fator de risco para o câncer de pele. No Brasil, o câncer de pele não melanoma é o tumor mais frequente em ambos os sexos. As neoplasias malignas de pele se dividem em dois grupos: o câncer de pele não melanoma, de alta incidência, porém pouco agressivo, e o melanoma, de menor incidência, mas considerado um dos tumores mais agressivos entre as neoplasias sólidas. O câncer de pele do tipo não melanoma se relaciona com a exposição solar crônica, enquanto o melanoma se relaciona com a exposição intermitente, intensa, por curtos períodos.

A exposição ao sol de forma prolongada e frequente é um conhecido fator de risco para o desenvolvimento do câncer de pele, principalmente em pessoas de pele, cabelo e olhos claros. No Brasil, o clima tropical, a grande quantidade de praias, o ideal de beleza associada ao bronzeamento e o trabalho ao ar livre favorecem a exposição excessiva à radiação solar.

Considerando-se que os danos provocados pelo abuso de exposição solar são cumulativos, é importante que cuidados especiais sejam tomados desde a primeira infância. Anualmente, crianças se expõem ao sol três vezes mais que adultos. A exposição cumulativa e excessiva durante os primeiros 10 a 20 anos de vida faz com que a infância seja uma fase mais vulnerável a estes efeitos nocivos, aumentando muito o risco de câncer de pele na fase adulta ou velhice.

Como medidas de prevenção do câncer de pele e outras lesões provocadas pela radiação ultravioleta, é recomendado evitar a exposição solar sempre que for possível, preferencialmente nos horários mais intensos, entre 10 e 16h. Outra recomendação importante é o estímulo pela procura de proteção física, como sombras de árvores ou prédios, as quais reduzem pela metade a radiação ultravioleta. Quando a exposição for inevitável, deve-se incentivar o uso de chapéus, camisas de mangas longas, óculos escuros, guarda-sóis e filtros solares durante as atividades ao ar livre. O uso do filtro solar não objetiva aumentar o tempo de exposição ao sol nem estimular o bronzeamento. Os filtros usados devem ter um fator de proteção solar (FPS) de 15 ou mais e devem também proteger contra os raios UVA. O real fator de proteção varia com a espessura da camada de creme aplicada, a frequência da aplicação, a transpiração e a exposição à água, devendo ser aplicado 30 minutos antes da exposição ao sol e reaplicado a cada duas horas, ou sempre após se molhar, suar ou se secar com toalhas.

Poluição Ambiental

A poluição do ar, mais comum em grandes cidades e países industrializados, é outro carcinógeno que tem seu efeito nocivo bem documentado. Estima-se que, em 2012, houve 3,2 milhões de mortes prematuras secundárias à poluição, sendo 200 mil destes casos causados por câncer de pulmão. Outra causa conhecida de aumento do risco da incidência de câncer de pulmão é a exposição em ambientes fechados, à fumaça de combustíveis sólidos, como carvão e lenha, responsável pela morte de 4 milhões, sendo 6% destas ocasionadas por câncer de pulmão.

Exposição Ocupacional

Existe uma grande lista de agentes químicos e físicos existentes em ambiente de trabalho que estão diretamente relacionados com o aumento do risco de se desenvolver alguns tipos de câncer, os carcinógenos ocupacionais. Assim como ocorre com outros fatores de risco, o tempo e a quantidade de exposição a estes carcinógenos, bem como a herança genética, influenciam neste risco.

O câncer provocado por exposições ocupacionais tende a se desenvolver em órgãos que estão em contato com a substância, normalmente na fase de absorção, como a pele e o pulmão, ou de excreção, como a bexiga. São alguns exemplos destes agentes e conhecidos sítios primários: o asbesto e mesotelioma, benzeno e leucemia, aminas aromáticas e bexiga, e radiação solar e pele.

Dessa forma, torna-se importante conhecer a existência destes agentes a fim de evitar a exposição aos mesmos e instituir medidas de proteção adequadas. No entanto, as medidas mais específicas para a prevenção do câncer associado à exposição ocupacional não serão abordadas neste capítulo, devendo-se consultar as Diretrizes para a Vigilância do Câncer Relacionado com o Trabalho, publicadas pelo Ministério da Saúde, caso se deseje aprofundar nestes conceitos envolvendo a medicina do trabalho.

PREVENÇÃO SECUNDÁRIA

A mortalidade por câncer pode ser efetivamente reduzida se os novos casos forem detectados e tratados precocemente. Os métodos de detecção precoce das neoplasias malignas dividem-se em dois grupos: diagnóstico precoce e rastreamento. As estratégias de prevenção secundária correspondem, basicamente, aos métodos de rastreamento das neoplasias malignas.

O diagnóstico precoce tem como objetivo detectar pacientes pouco sintomáticos ainda em fases iniciais do câncer, reduzindo a proporção de diagnósticos já em estágios avançados da doença. O atraso no diagnóstico eleva a morbidade do tratamento e os custos dos cuidados dispensados ao paciente, além de resultar em uma menor chance de sobrevivência, levando, por fim, a um aumento do número de mortes evitáveis por câncer. Percebe-se, portanto, que o diagnóstico precoce é uma importante estratégia de saúde pública ao melhorar o resultado final no tratamento da doença.

Já os métodos de rastreamento, também conhecidos como *screening*, são aplicados em populações saudáveis a fim de se identificar indivíduos portadores de doença, mas ainda assintomáticos, e referenciá-los prontamente para confirmação diagnóstica e tratamento. A mamografia e o exame citopatológico de Papanicolaou são dois exemplos desta estratégia de prevenção.

Câncer de Mama

O rastreio do câncer de mama segue ainda alvo de muitos estudos e controvérsias, tendo-se a mamografia como exame de escolha até o momento. Outros, como o exame clínico das mamas, a ultrassonografia e a ressonância magnética, seguem com indicações específicas, dependendo da literatura consultada. Esta última, embora mais sensível, não é recomendada para a população geral, já que, além da falta de evidências científicas, é um exame de custo elevado e maiores riscos inerentes. Cabe ressaltar que o autoexame não deve ser recomendado como método de rastreamento.

A *US Preventive Services Task Force* (USPSTF) recomenda a realização do rastreamento do câncer de mama para mulheres entre 50 e 74 anos com mamografia bienal. Já para a população de mulheres entre 40 e 49 anos, a recomendação é da não realização desse exame, embora a decisão possa ser individualizada.

No Brasil é recomendado o exame clínico das mamas anualmente a partir dos 40 anos e a mamografia bienal para mulheres entre 50 e 69 anos. Já para mulheres consideradas de alto risco para o desenvolvimento de câncer de mama é recomendado o exame clínico da mama e mamografia anual a partir dos 35 anos. São classificadas como de risco elevado para desenvolvimento de câncer de mama mulheres com história familiar de pelo menos um parente de 1° grau com diagnóstico de câncer de mama antes dos 50 anos de idade; história familiar de pelo menos um parente de 1° grau com diagnóstico de câncer de mama bilateral ou de câncer de ovário em qualquer faixa etária; história familiar de câncer de mama masculino; diagnóstico histopatológico de lesão mamária proliferativa com atipia ou neoplasia lobar *in situ*.

Câncer de Colo de Útero

Como já citado anteriormente, o câncer de colo de útero apresenta alta prevalência, em especial nos países em desenvolvimento. No entanto, **com medidas preventivas simples e de baixo custo, é possível alcançar uma redução significativa da incidência e da mortalidade, podendo-se prevenir a ocorrência de 75% ou mais de novos casos. O rastreamento por citologia oncótica ou Papanicolaou é o exame de escolha,** possibilitando o diagnóstico em estágios iniciais da doença ou ainda em forma de lesões precursoras. Existem ainda outras técnicas descritas, como o exame de captura híbrida para HPV e a técnica de inspeção visual do colo uterino com ácido acético a 4%. O primeiro, quando associado à citologia oncótica, aumenta a sensibilidade da detecção de anormalidades cervicais, enquanto o último trata-se de um exame mais simples, podendo ser utilizado em países com baixo nível socioeconômico.

A USPSTF recomenda o rastreio com o exame de Papanicolaou dos 21 aos 65 anos, sendo repetido a cada 3 anos. Para mulheres que optem por realizar o exame em intervalos maiores, o rastreio pode ser iniciado aos 30 anos, combinando a pesquisa de HPV ao exame de citologia oncótica a cada 5 anos.

No Brasil, o rastreio é iniciado a partir dos 25 anos desde que a mulher já tenha iniciado a vida sexual. O intervalo deve ser a cada 3 anos, após dois exames negativos com um intervalo anual, devendo-se seguir até os 64 anos. Pode-se interromper o rastreio após esta idade desde que haja dois exames negativos consecutivos nos últimos 5 anos. Para mulheres com mais de 64 anos que nunca tenham realizado o rastreio, deve-se realizá-lo em duas ocasiões com o intervalo de 1 a 3 anos, podendo-se dispensar a necessidade de exames adicionais caso ambos sejam negativos.

Câncer Colorretal

O câncer colorretal é um dos mais incidentes em nosso meio, sendo o terceiro câncer mais frequente entre homens e o segundo entre as mulheres. Diversas estratégias utilizadas no rastreamento deste câncer são conhecidas e comprovadamente eficazes, o que reforça a necessidade de maior atenção aos métodos de prevenção secundária.

A pesquisa anual de sangue oculto nas fezes mostrou-se eficaz em diversos estudos na redução da mortalidade do câncer colorretal, porém, é uma técnica que, comparativamente, apresenta baixa sensibilidade. Já as técnicas de pesquisa de sangue oculto nas fezes por imuno-histoquímica e pesquisa de DNA fecal apresentam sensibilidade mais elevada, mantendo a vantagem de não serem invasivas.

O uso do enema opaco com duplo contraste como rastreamento, embora tenha eficácia e seja ainda recomendado a cada 5 anos a partir dos 50 anos, caiu em desuso atualmente.

A colonoscopia virtual, obtida a partir da tomografia computadorizada, surgiu como uma alternativa à colonoscopia convencional, exigindo ainda o preparo intestinal, porém sem a necessidade de sedação para o procedimento e sem risco de perfuração. Em estudos que comparam os dois exames, a taxa de detecção de neoplasias avançadas foi semelhante, porém com menor número de polipectomias e complicações.

A retossigmoidoscopia flexível, ao contrário da colonoscopia convencional, não necessita de sedação para o procedimento. Trata-se de um exame capaz de reduzir a incidência e mortalidade de câncer colorretal, já que aproximadamente dois em cada três dos adenomas e carcinomas invasivos surgem no reto e sigmoide. No entanto, pelas suas limitações, não modifica a incidência nem mortalidade das neoplasias malignas no cólon direito.

Dentre todos os métodos conhecidos, a colonoscopia se apresenta como o de maior acurácia no rastreamento do câncer colorretal. Além de visualizar o cólon proximal, permite a realização de polipectomia, removendo lesões precursoras e contribuindo com a redução da mortalidade pelo câncer.

A USPSTF recomenda o rastreio do câncer colorretal dos 50 aos 75 anos para todos os homens e mulheres. O rastreamento pode ser feito com colonoscopia a cada 10 anos (considerando-se que o exame tenha sido de boa qualidade e normal), pesquisa de sangue oculto nas fezes, anualmente, ou retossigmoidoscopia a cada 5 anos associada à pesquisa de sangue oculto anual. Não há evidência científica suficiente para a recomendação de colonoscopia virtual ou teste de DNA fecal.

No Brasil, não há programa de rastreamento para o câncer colorretal, pois não é considerada uma medida viável e custo-efetiva.

Câncer de Próstata

É um tema que gera grande polêmica. Apesar de o PSA e o toque retal serem realizados rotineiramente, não há estudos que comprovem a eficácia do rastreamento, e embora seja possível a detecção precoce de neoplasias malignas em indivíduos assintomáticos a partir desses exames, cerca de um terço destas são clinicamente insignificantes. Deve-se levar em conta também os possíveis efeitos adversos do tratamento do câncer de próstata, como a disfunção erétil e incontinência urinária.

Conclui-se que o benefício no rastreio é controverso e, provavelmente, pouco significativo. **Há de se considerar tais resultados e avaliar o risco individualmente durante a consulta.** Como descrito previamente, trata-se de um câncer de alta incidência e mortalidade. **No entanto, a maioria das sociedades e organizações não recomenda o rastreio do câncer de próstata, incluindo a USPSTF e o Ministério da Saúde.**

Câncer de Pulmão

Por se tratar da neoplasia maligna de maior incidência e mortalidade (excluindo-se o câncer de pele não melanoma), tem-se estudado um método de rastreio para esta doença. Porém, até o momento, não existe recomendação para o rastreamento de câncer de pulmão na população geral.

A USPSTF recomenda o rastreio por tomografia computadorizada de tórax em adultos entre 55 e 80 anos com histórico de tabagismo de 30 maços-ano ou mais, que atualmente fumam ou pararam há 15 anos. Já no Brasil, não há recomendações para rastreamento desta neoplasia.

O Quadro 6-1 apresenta um resumo das principais indicações para rastreio de neoplasias, visando prevenção secundária.

QUADRO 6-1 Indicações para Prevenção Secundária

Câncer de mama	
A partir dos 40 anos	Exame clínico anual das mamas
De 50 a 69 anos	Mamografia bienal
Alto risco para câncer de mama*	Exame clínico e mamografia anual a partir dos 35 anos
Câncer de colo uterino	
A partir dos 25 anos com vida sexual ativa	Exame Papanicolaou anual
	Após 2 exames negativos: repetir a cada 3 anos
A partir dos 64 anos	Dois exames negativos consecutivos nos últimos 5 anos: interromper os exames
Após 64 anos sem exames prévios	Dois exames no intervalo de 1 a 3 anos Ambos negativos: interromper os exames
Câncer colorretal#	
De 50 a 75 anos	Colonoscopia a cada 10 anos
Câncer de próstata	
Após os 50 anos	Avaliação urológica individualizada
Câncer de pulmão#	
De 55 a 80 anos com carga tabágica ≥ 30 maços-ano, fumante atual ou que tenha parado há menos de 15 anos	TC de tórax

*Alto risco está definido no texto.
#No Brasil não há recomendação para rastreio desta neoplasia.

CONCLUSÕES

O câncer é uma doença de grandiosa magnitude. **Atualmente, é a segunda causa de morte no mundo e estima-se que sua incidência e prevalência sigam aumentando,** onerando cada vez mais o sistema de saúde público. Em um país onde se observa o envelhecimento progressivo da população e a grande prevalência de tipos de câncer evitáveis com medidas preventivas simples, como o câncer de colo uterino, é de vital importância que este tema ganhe maior visibilidade na área médica e dentro da gestão pública. Não é incomum nos depararmos com casos de câncer avançado que poderiam ter sido evitados se o sistema de saúde não tivesse falhado. **Vivemos na era das inovações e cada vez mais somos apresentados a novas drogas e novas promessas quanto a tratamentos futuros. No entanto, acabamos deixando de lado o básico, que seria aplicar os conceitos de prevenção primária já conhecidos e estimular hábitos de vida mais saudáveis, sobretudo a abolição do tabagismo, prática regular de atividade física e alimentação saudável.** As estratégias de prevenção ainda são muito defasadas, com poucas medidas e programas voltados para a promoção do bem-estar e da conscientização da população quanto a estes fatores de risco.

BIBLIOGRAFIA

Andrioli GL, Crawford PD, Grubb RL 3rd et al. Prostate cancer screening in the randomized prostate, lung, colorrectal and ovarian cancer screening trial:mortality results after 13 years of follow-up. *J Natl Cancer Inst* 2012;104(2):125-32.

Bagnardi V, Rota M, Botteri E et al. Light alcohol drinking and cancer: a meta-analysis. *Ann Oncol* 2013;24(2):301-8.

Brasil. Ministério da Saúde. DATASUS. Informações de Saúde (TABNET). Estatísticas Vitais. (Acesso 10 Jul 2017). Disponível em: http://www2.datasus.gov.br/DATASUS/index.php?area=0205.

Brasil. Ministério da Saúde. Instituto Nacional do Câncer [INCA]. Estimativa 2016. Incidência de Câncer no Brasil. (Acesso 10 Jul 2017). Disponível em: http://www.who.int/ith/ITH-Chapter6.pdf?ua=1

Brasil. Ministério da Saúde. Instituto Nacional do Câncer [INCA]. Atlas on-line demortalidade. (Acesso 10 Jul 2017). Disponível em: https://mortalidade.inca.gov.br/MortalidadeWeb.

Brasil. Ministério da Saúde. Instituto Nacional do Câncer [INCA]. ((Acesso 10 Jul 2017). Disponível em: http://www2.inca.gov.br.

Brasil. Ministério da Saúde. Rastreamento. Brasília; 2010. (Acesso 10 Jul 2017). Disponível em: http://189.28.128.100/dab/docs/publicacoes/cadernos_ab/abcad29.pdf.

Brasil. Ministério da Saúde. Secretaria Nacional de Saúde. Instituto Nacional de Câncer [INCA]. Controle do Câncer de Mama: Documento do Consenso. Rio de Janeiro; 2004.

Brasil. Ministério da Saúde. Secretaria Nacional de Saúde. Instituto Nacional de Câncer [INCA]. Coordenação Geral de Ações Estratégicas. Divisão de Apoio à Rede de Atenção Oncológica. Diretrizes brasileiras para o rastreamento do câncer do colo do útero/Instituto Nacional de Câncer. Coordenação Geral de Ações Estratégicas. Divisão de Apoio à Rede de Atenção Oncológica. Rio de Janeiro; 2011.

Cogliano VJ, Baan R, Straif K et al. Preventable exposures associated with human cancers. *J Natl Cancer Inst* 2011;103(24):1827-39.

Colditz GA, Wolin KY, Gehlert S. Applying what we know to accelerate cancer prevention. *Sci Transl Med* 2012;4(127):127rv4.

Danaei G, Vander Hoorn S, Lopez AD et al. Comparative risk assessment collaborating group (Cancers). Causes of cancer in the world: comparative risk assessment of nine behavioural and environmental risk factors. *Lancet* 2005;366(9499):1784-93.

Drolet M, Bénard É, Boily MC et al. Population-level impact and herd effect following human papillomavirus vaccination programmes: a systematic review and meta-analysis. Lancet Infect Dis 2015;15(5):565-80.

Ferlay J, Soerjomataram I, Dikshit R et al. Cancer incidence and mortality worldwide: sources, methods and major patterns in GLOBOCAN 2012. Int J Cancer 2015;136(5):E359-86.

Harper DM, Franco EL, Wheeler C et al. GlaxoSmithKline HPV Vaccine Study Group. Efficacy of a bivalent L1 virus-like particle vaccine in prevention of infection with human papillomavirus types 16 and 18 in young women: a randomized control trial. Lancet 2004; 364(9447):1757-65.

Holly EA, Aston DA, Cress RD et al. Cutaneous melanoma in women. I. Exposure to sunlight, ability to tan, and other risk factors related to ultravioleta light. Am J Epidemiol 1995; 141(10):923-33.

Holme O, Loberg M, Kalager M et al. Effect of flexible sigmoidoscopy screening on colorrectal câncer incidence and mortality: a randomized clinical trial. JAMA 2014; 312(6):606-15.

Howlander N, Noone AM, KrapchoMet al. SEER Cancer Statistics Review, 1975-2012, National Cancer Institute. (Acesso em 2017 Jul 18). Disponível em: http://seer.cancer.gov/csr/1975_2014.

Imperiale TF, Ransohoff DF, Itzkowitz SH et al. Multitarget stool DNA testing for colorrectal-cancer screening. N Engl J Med. 2014; 370(14):1287-97.

Moyer VA. Screening for cervical cancer: U.S. Preventive Services Task Force recommendation statement. Ann Intern Med 2012;156(12):880-91.

Moyer VA. Screening for lung cancer: U.S. Preventive Services Task Force recommendation statement. Ann Intern Med 2014;160(5):330-8.

Moyer VA. Screening for prostate cancer: U.S. Preventive Services Task Force recommendation statement. Ann InternMed. 2012;157(2):120-34.

Pan A, Sun Q, Bernstein AM et al. Red meat consumption and mortality: results from 2 perspective cohort studies. Arch Intern Med 2012; 172(7);555-63.

Parkin DM. The global health burden of infection-associated cancers in the year 2002. Int J Cancer 2006;118(12):3030-44.

Parra-Blanco A, Gimeno-Garcia AZ, Quintero E et al. Diagnostic accuracy of immunochemical versus guaiac faecal occult blood test for colorectal cancer screening. J Gastroenterol 2010;45:703-12.

Pursnani A, Massaro JM, D'Agostino RB Sr et al. Guideline-Based Statin Eligibility, Cancer Events, and Noncardiovascular Mortality in the Framingham Heart Study. J Clin Oncology 2017;35(25):2927-33.

Ribeiro FSN (Org.). Diretrizes para vigilância do câncer relacionado ao trabalho/Instituto Nacional de Câncer José Alencar Gomes da Silva, Coordenação Geral de Ações Estratégicas, Coordenação de Prevenção e Vigilância, Área de Vigilância do Câncer Relacionado ao Trabalho e ao Ambiente. Rio de Janeiro: INCA; 2012. (Acesso em 18 Jul 2017) Disponível em http://bvsms.saude.gov.br/bvs/publicacoes/inca/diretrizes_vigilancia_cancer_trabalho.pdf

Schalka S, Steiner D, Ravelli FN et al. Brazilian consensus on photoprotection. An Bras Dermatol 2014;89(6 Suppl 1):1-74.

Schoen RE, Pinsky PF, Weissfeld JL et al. Colorectal-cancer incidence and mortality with screening flexible sigmoidoscopy. N Engl J Med 2012;366(25):2345-57.

US Preventive Services Task Force. Screening for breast cancer: US Preventive Services Task Force recommendation statement. Ann InternMed 2009;151(10):716-26.

World Health Organization (WHO). (Acesso em 2017 Jul 11). Disponível em: http://www.who.int/en.

Zauber AG, Winawer SJ, O'Brien MJ et al. Colonoscopic polypectomy and long-term prevention of colorectal-cancer deaths. N Engl J Med 2012;366(8):687-96.

7 Abordagem Inicial do Paciente Idoso

Pedro Henrique Rodrigues Casimiro ▪ *Raquel Oliveira Santos*
Leonam da Costa Martins ▪ *Claudia de Abreu Costa*

INTRODUÇÃO

Os principais objetivos deste capítulo são:

1. Apresentar os principais desafios e particularidades no atendimento ao paciente idoso, dentre eles a coexistência de múltiplas enfermidades, a sutileza e a atipia de suas manifestações clínicas, a fragilização orgânica, a polifarmácia e os declínios funcional e cognitivo, dentre outros.
2. Enfatizar a avaliação funcional e a preservação da autonomia e da independência como os pilares fundamentais do cuidado geriátrico.
3. Apresentar de forma simplificada os principais instrumentos de avaliação geriátrica utilizados na prática ambulatorial.
4. Propor rotinas básicas de atenção ao idoso no tocante à solicitação de exames, ao rastreio de doenças e aos cuidados de prevenção.
5. Identificar os idosos que mais se beneficiam do cuidado geriátrico especializado e que, portanto, devem ser referenciados ao especialista.

A Organização Mundial da Saúde define como idoso o indivíduo que atinge a idade de 65 anos, quando se trata de países desenvolvidos, e de 60 anos no caso de países em desenvolvimento. Seguindo este entendimento, o Estatuto Brasileiro do Idoso e o Ministério da Saúde conceituam a pessoa idosa como aquela com idade a partir de 60 anos.

O envelhecimento populacional é um fenômeno mundial, mas tem especial importância nos países em desenvolvimento, como o Brasil, em que este processo é mais recente, ocorre de forma acelerada e não foi acompanhado por mudanças proporcionais nos serviços oferecidos pela sociedade – em especial pelo seu sistema de saúde – no sentido de prepará-los para lidar com as demandas deste novo cenário.

Segundo o Departamento de Informática do Sistema Único de Saúde (DATASUS), no intervalo de apenas 22 anos, de 1991 a 2012, o número absoluto de idosos no Brasil dobrou, passando de 10 para 20 milhões de indivíduos, fato também acompanhado pelo aumento proporcional dos idosos na população, que saiu de 7,3 para 10,8%.

Considerando a desproporção entre esta taxa de envelhecimento populacional e a disponibilidade de médicos especialistas em Geriatria, fica clara a necessidade de capacitação básica em assistência ao idoso para profissionais de outras áreas, como clínicos, médicos de família, neurologistas e cardiologistas, por exemplo. Da mesma forma, fica clara a necessidade de formulação e divulgação de diretrizes para que os idosos com maior necessidade sejam encaminhados para atenção geriátrica especializada com equipe multiprofissional.

DESAFIOS NO ATENDIMENTO AO IDOSO

Ao atender o paciente idoso, o médico deve saber de antemão que há maior probabilidade de encontrar múltiplas comorbidades, de precisar gerenciar a prescrição de múltiplos fármacos e de necessitar trabalhar em conjunto com outros profissionais, entre médicos e não médicos. O problema clínico apresentado frequentemente é só "a ponta de um *iceberg*" e encobre outros mais graves, não apresentados espontaneamente.

Idosos têm maior propensão a apresentar **manifestações atípicas de doenças**. Não é incomum que idosos apresentem quadros graves com sintomatologia frustra, como por exemplo, a de um idoso que, mesmo com uma pneumonia grave não apresenta febre ou leucocitose. É importante ressaltar que quanto mais incapacitado e frágil o idoso for, maior é o risco de manifestações não usuais de doenças.

Da mesma forma, a presença de **comorbidades múltiplas** pode dificultar o diagnóstico de outras afecções. Um exemplo é o caso do idoso com demência que passa a apresentar piora funcional e retraimento social, queixas que podem ser consequência da própria demência, mas que podem ser devidas ao surgimento de depressão associada. Por este motivo, devemos estar atentos a situações como esta e investigar as possibilidades sem nos precipitarmos em atalhos.

Ainda no que tange à concomitância de doenças crônicas, isso faz com que alguns idosos tenham múltiplas queixas, sendo importante focar o tratamento nas condições que geram maior incapacidade, seja do ponto de vista físico ou mental, visando sempre preservar a independência* e a autonomia**, aspectos centrais do cuidado geriátrico. A avaliação geriátrica procura identificar as condições passíveis de tratamento e elege como prioritárias as intervenções com potencial de recuperar função. Além disso, procura buscar e intervir nas causas, evitando o tratamento puramente reativo a sintomas. Como exemplo, em um paciente com insônia e dor crônica, o reconhecimento e o tratamento adequado da segunda pode também ser o tratamento para a primeira.

Deve-se ter conhecimento das **alterações fisiológicas comuns do envelhecimento** para não se considerar patológico o que é normal (Quadro 7-1), assim como não atribuir manifestações clínicas precoces de doenças ao envelhecimento normal.

A senescência afeta nossas capacidades de renovação e reparação teciduais. Os órgãos internos apresentam mudanças em sua fisiologia e em sua constituição tecidual. Por exemplo, idosos são mais susceptíveis à desidratação, pois se soma à diminuição da percepção de sede a redução na capacidade renal de concentração urinária pelo aumento da resistência renal ao ADH. Há prejuízo na motilidade intestinal, o que faz com que ¼ dos idosos sofram de constipação. O fígado exibe também redução de sua massa e da atividade do importante aparato enzimático ligado ao cromossoma P_{450}, responsável pela metabolização de muitos fármacos, o que faz com que muitos medicamentos tenham seu efeito mais prolongado ou mais acentuado em idosos.

---

*Independência: capacidade de o indivíduo realizar tarefas sem ajuda de terceiros, como por exemplo, manter seu autocuidado.

**Autonomia: capacidade de o indivíduo tomar decisões, gerir e administrar as situações da vida.

QUADRO 7-1 Alterações Fisiológicas no Envelhecimento

Sistema/órgão	Modificação ocorrida
Composição corporal	- ↓ massa muscular e na quantidade de água - ↑ tecido adiposo
Vasos sanguíneos	- Enrijecimento da parede
Coração	- Perda de células musculares - Hipertrofia das fibras remanescentes resultando em ↓ capacidade de distensão ventricular, que produz a disfunção diastólica
Pulmões	- ↓ da capacidade vital, CVF e VEF1* - ↑ do volume residual e do espaço morto - Não há diferença no volume corrente
Rins	- ↓ progressiva da quantidade de néfrons - ↑ da creatinina (↓TFG em 10 mL/min a cada 10 anos após 50 anos) - Perda da capacidade de concentrar urina (↑ resistência ao ADH)
Sistema digestório	- ↓ no metabolismo hepático de medicamentos - Prejuízo na motilidade intestinal, aumentando risco de constipação

*CVF = Capacidade vital forçada; VEF1 = volume expiratório forçado no 1º segundo.

CONCEITO DE SÍNDROME GERIÁTRICA

Síndromes geriátricas são grupos de sinais e sintomas que ocorrem com maior frequência na população idosa decorrendo de déficits cumulativos e múltiplos, que produzem declínio funcional e dependência. Têm como características: a possibilidade de coexistência de síndromes, a multiplicidade de suas etiologias e o fato de resultarem no comprometimento da função e da qualidade de vida do idoso.

Entre as síndromes geriátricas, cinco merecem destaque, pois ficaram historicamente conhecidas como "5 Is", considerados os gigantes da geriatria:

- Instabilidade.
- Incontinência: sendo mais frequente a incontinência urinária*.
- Insuficiência cerebral: representada pelos transtornos cognitivos, desde os leves até as demências.
- Iatrogenia: como, por exemplo, a prescrição inapropriada de fármacos.
- Imobilidade: síndrome de imobilidade, também conhecida como síndrome do desuso, configura um complexo de sinais/sintomas decorrentes da imobilização, devendo o idoso ser abordado para evitar esta evolução.

Um conceito mais recente das últimas duas décadas é a síndrome de fragilidade, que abordaremos com mais detalhe à frente.

Neste capítulo vamos abordar apenas alguns conceitos mais importantes para o conhecimento de não especialistas que lidam com este tipo de paciente. Além da vigilância diante do surgimento destas síndromes e de sua abordagem precoce, faz parte da consulta a adoção de medidas de promoção à saúde e prevenção de doenças.

---

* Para um aprofundamento do tema incontinência urinária, ver o capítulo específico deste livro.

SÍNDROME DE FRAGILIDADE E O IDOSO FRÁGIL

Entende-se o conceito de fragilidade como uma síndrome de baixa reserva e resistência a diferentes agentes estressores como, por exemplo, exercícios, doenças agudas, que resultaria de um declínio cumulativo no funcionamento dos sistemas biológicos e, consequentemente, na maior propensão a desfechos adversos como quedas, internações hospitalares e morte. Podemos compreender o processo de fragilização como um somatório dos processos intrínsecos à senescência (fragilidade primária) ou como resultante da carga de doenças do indivíduo (fragilidade secundária), que se exibe em proporções variáveis em cada indivíduo.

De forma geral, podemos dizer que o organismo que envelhece vai se tornando menos capaz de promover a sua homeostase, isto é, menos capaz de resistir às agressões do que na idade adulta. Sempre que sofremos um insulto, seja ele um trauma, uma infecção ou uma intoxicação, por exemplo, contamos com nossas reservas fisiológicas, que nos dão mais condições para reagirmos a esse insulto, repararmos os danos por ele provocados e recuperarmos nossas funções plenas. O idoso dispõe menos desta reserva, pois já faz uso dela cronicamente como mecanismo compensatório para as alterações primárias do envelhecimento. Podemos dizer, então, que o organismo do idoso vive mais próximo do seu limite. E ele se torna, portanto, mais vulnerável ao adoecimento: insultos menores podem gerar consequências maiores.

Não há um critério único e universal para a definição de fragilidade. Dentre os critérios mais utilizados, o mais difundido é o proposto por Fried, que contempla cinco características, sendo necessárias três delas para caracterizar um idoso como frágil. São elas: perda de peso (sarcopenia), fraqueza, velocidade de marcha reduzida, sensação de exaustão e baixo nível de atividade (gasto energético), avaliadas conforme demonstrado no Quadro 7-2.

Fried demonstrou que há correlação entre estes marcadores e diversos desfechos adversos, como mortalidade, hospitalizações, perda de independência para as atividades de vida diária, quedas e piora da mobilidade.

Apesar da escala de Fried ser a mais aceita, existem algumas dificuldades na sua adoção na prática clínica: o aparelho utilizado para avaliação de força de preensão palmar ainda é pouco disponível e há dificuldade na avaliação de gasto energético. Desta forma, a fragilidade é comumente diagnosticada a partir de uma avaliação subjetiva do médico, englobando as características do fenótipo de paciente delineado por Fried como frágil, ou seja, um idoso com perda de peso não intencional, fadiga relatada, redução da força por avaliação subjetiva, redução da velocidade de caminhada e baixo nível de atividade física. A fragilização configura uma das indicações de encaminhamento deste paciente idoso a um geriatra.

QUADRO 7-2 Critérios de Fragilidade de Fried

Parâmetro	Critério
Força de preensão palmar	< percentil 20 da população corrigida por gênero e IMC
Velocidade de marcha em teste de caminhada de 4,6 metros	< percentil 20 da população corrigida por gênero e estatura
Perda de peso não intencional	> 4,5 kg ou > 5% se medido no último ano
Sensação de exaustão	Autorreferida
Baixa atividade física	< percentil 20 da população em kcal/semana (Escala *Minnesota Leisure Time Activity Questionaire*, versão curta)
≥ 3 critérios = Idoso frágil; 1-2 critérios = pré-frágil	

Fonte: Ferrioli *et al*. O idoso frágil. In: *Tratado de Geriatria e Gerontologia*, 3.ed. 2016. p. 1014-8.

É importante a identificação da fragilidade secundária, decorrente de doenças latentes e não tratadas que podem gerar um estado catabólico. Doenças como, por exemplo, a insuficiência cardíaca, hipertireoidismo, diabetes, infecções crônicas, câncer, doença pulmonar obstrutiva crônica (DPOC), doenças neuropsiquiátricas (depressão) e condições inflamatórias ou neoplásicas, sendo muitas delas passíveis de intervenções. No caso da fragilidade primária, devem ser instituídas precocemente medidas para prevenir perda da massa muscular, da força e energia, com prescrição de atividade física e adição de suplementação nutricional por vezes, além do monitoramento e cuidado contínuo.

Quedas

Quedas acarretam um importante aumento de morbimortalidade nos idosos. Sua abordagem envolve a obtenção dos seguintes dados na anamnese (Quadro 7-3): frequência e circunstância das quedas, comorbidades e a avaliação da marcha e do equilíbrio. Os pacientes com maior risco de novo evento são os que caem mais de duas vezes ao ano. As circunstâncias das quedas também devem ser sempre minuciosamente descritas na anamnese (é útil procurar obter este dado com um informante que tenha presenciado a queda).

A avaliação da marcha e do equilíbrio no ambulatório demonstrou ser eficaz em identificar indivíduos com risco maior de quedas. Um teste rápido chamado **Get up and Go** pode ser utilizado com esta finalidade. Neste, o paciente é orientado a sentar-se numa cadeira

QUADRO 7-3 Fatores de Risco, Prevenção e Abordagem das Quedas em Idosos

Fatores de risco	Prevenção de quedas	Abordagem das quedas

▪ Queda prévia
▪ Idade avançada (principalmente > 80 anos)
▪ Demência
▪ Deficiência visual
▪ Qualquer dificuldade na execução das ABVDs e AIVDs
▪ Distúrbios do equilíbrio e da marcha (Parkinsonismo, sequela de AVE, gonartrose, necessidade de órteses...)
▪ Fatores ambientais (tapetes, superfícies úmidas, calçados inadequados)
▪ Medicações que aumentam risco de quedas (sedativos/hipnóticos, benzodiazepínicos, inibidores de colinesterase)
	▪ Investigar causa de queda prévia do paciente e corrigir
	▪ **Programa de exercícios físicos específicos**
	▪ **Vitamina D** (1.000 UI/dia) em pacientes com deficiência de vitamina D
	▪ Correção de déficit visual
	▪ **Avaliação do domicílio por terapeuta ocupacional** – identificar riscos ambientais a serem corrigidos
	▪ Medicações:
	A) Evitar uso de ≥ 3 psicotrópicos concomitantemente
	B) Evitar certas medicações: antipsicóticos, sedativos e benzodiazepínicos, hipnóticos indutores do sono (Zolpidem, Zopiclone), antidepressivos tricíclicos e ISRS, opioides
		▪ Identificar e tratar lesões secundárias à queda
		▪ Tentar definir causa/contribuinte da queda (multifatorial)
		  • Anamnese: tonteira, palpitação, relação com uso de medicação, questões do ambiente (iluminação ruim, desnível etc.)
		  • **SEMPRE:** avaliar se houve perda da consciência, tentar distinguir crise convulsiva e síncopes
		  • Exame físico: avaliar hipotensão postural, exame neurológico (marcha, força, reflexos, alterações sensoriais), exame osteoarticular, modo como está usando a órtese
		▪ Enfatizar medidas de prevenção já que o maior preditor de novas quedas é a história de queda prévia

Em **negrito**, intervenções com benefício comprovado em revisões sistemáticas.
ABVDs = Atividades básicas de vida diária; AIVDs = atividades instrumentais de vida diária, citadas à frente neste capítulo;
AVE = acidente vascular encefálico; ISRS = inibidores seletivos da recaptação de serotonina.

sem espaldar, levantar, andar três metros e depois retornar, sentando-se novamente. Tem-se como objetivo a avaliação da velocidade da marcha, do equilíbrio dinâmico do paciente sentado e andando e como ele realiza a transferência. Um tempo de realização superior a 20 segundos configura risco cinco vezes aumentado de quedas e forte preditor de dependência funcional. Importante ressaltar que o melhor preditor de queda futura ainda é história de queda no último ano.

Demência

A demência é o mais comum dos diagnósticos neurológicos associados ao envelhecimento e sua prevalência em indivíduos com 65 anos ou mais é de aproximadamente 7% com uma incidência anual de 13,8 por 1.000 pessoas/ano. Frequentemente, pacientes com demência podem não apresentar queixas de perda de memória e é o informante que fornece o relato de déficit de memória ou dificuldades em outras habilidades cognitivas como, por exemplo, uma senhora que trabalhou como cozinheira a vida toda e passa a ter dificuldades nessa atividade, queimando a comida com frequência ou piorando a qualidade da comida.

Testes simplificados de rastreio na população susceptível podem ser úteis na identificação desses déficits, em especial nos idosos com mais de 70 anos. O mais conhecido é o Miniexame do estado mental (*Mini-Mental*), capaz de identificar a existência de mudanças na memória de evocação, na orientação, na linguagem, nas habilidades de construção visuoespacial e na capacidade de desempenhar atividades de vida diária, muitas das quais passariam despercebidas numa consulta mais rápida.

Existem ferramentas mais rápidas que, por sua simplicidade e tempo reduzido de aplicação, tornam-se opções interessantes no ambulatório de clínica médica. São elas: o AD-8 (Quadro 7-4) e o Mini-Cog (Fig. 7-1). O Mini-Cog é um teste aplicado diretamente ao pacien-

QUADRO 7-4 AD-8 Brasil

Lembre-se: "Sim" indica que você acha que houve mudança nos últimos anos causada por problemas cognitivos (de pensamento e de memória)	Sim	Não	Não sei
1. Problemas de julgamento (p. ex.; cair em trapaças, tomar decisões financeiras ruins, comprar presentes inadequados para os presenteados)			
2. Interesses reduzidos por atividades gerais e de lazer			
3. Fica repetindo perguntas, histórias ou frases			
4. Dificuldade em aprender a usar uma ferramenta, eletrodoméstico ou aparelho (computador, micro-ondas, controle remoto,...)			
5. Esquece o mês ou ano correto			
6. Dificuldade em lidar com questões financeiras complicadas (p. ex.; controlar talões de cheques, imposto de renda, pagamento de contas...)			
7. Dificuldades em lembrar compromissos			
8. Problemas frequentes de pensamento e memória			
Escore final no AD-8 (total de "Sim")			
0-2: Cognição normal / ≥ 3: declínio cognitivo provavelmente presente			
Sensibilidade 83,1% e especificidade 68,7%			

Fonte: Correia CC *et al.* AD8-Brazil: cross-cultural validation of the ascertaining dementia interview in Portuguese. *J Alzheimers Dis* 2011.

1º Peça ao paciente para ouvir atentamente e repetir as 3 palavras abaixo*

MAÇÃ - RELÓGIO - CENTAVO

2º Peça ao paciente para desenhar um relógio com os ponteiro marcando 10:45

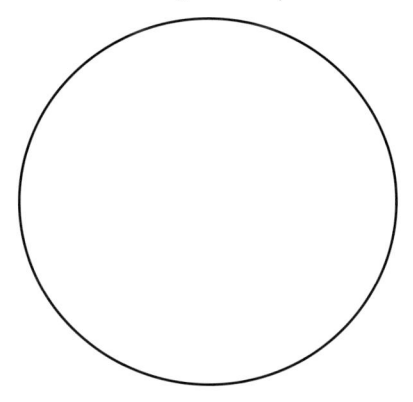

3º Peça ao paciente para repetir as 3 palavras dadas anteriormente

_____   _____   _____

Pontuação

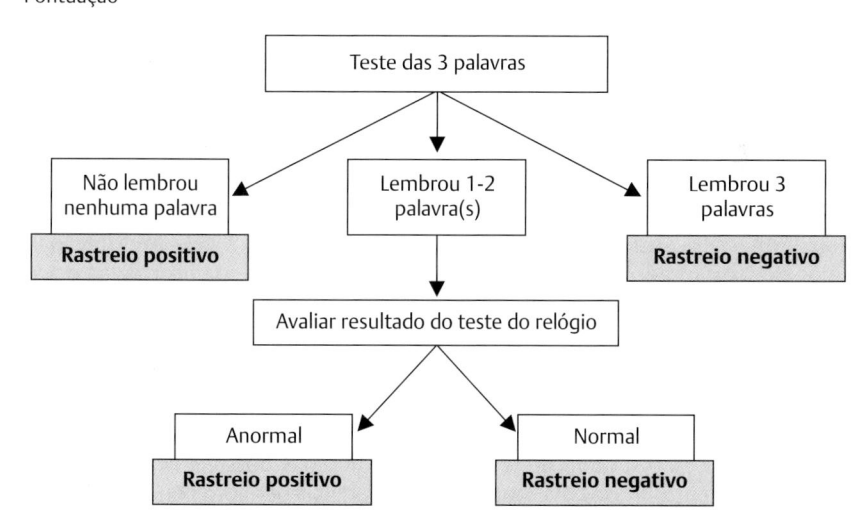

```
                    Teste das 3 palavras
           ┌──────────────┼──────────────┐
   Não lembrou       Lembrou 1-2       Lembrou 3
  nenhuma palavra    palavra(s)        palavras
  Rastreio positivo                    Rastreio negativo
                           │
              Avaliar resultado do teste do relógio
                     ┌─────┴─────┐
                  Anormal       Normal
            Rastreio positivo   Rastreio negativo
```

* Tradução das três palavras da escala em inglês: *apple, clock, penny*

Fonte: Borson S. The Mini-Cog: a cognitive "vitals sings" measure for dementia screening in multi-lingual elderly. *Int J Geriatr Psychiatry* 2000; 15(11):1021.

Fig. 7-1. Aplicação do Mini-Cog como ferramenta de rastreio para demência.

te, comparando o desempenho do paciente com o da população como um todo, enquanto o AD-8 é aplicado preferencialmente a um informante próximo (familiar, cônjuge etc.) e tem por finalidade comparar o desempenho atual do paciente ao seu desempenho no passado, tendo a vantagem de identificar mais precocemente o declínio cognitivo em indivíduos altamente funcionais. Após a identificação de indivíduos com estes testes alterados, deve-se prosseguir a investigação de demência por meio de avaliações mais detalhadas como o Minimental e o MoCA*, o último com grande valor em indivíduos com mais de 8 anos de escolaridade.

Uma etapa importante da avaliação inicial do paciente com declínio cognitivo é a pesquisa de causas secundárias de demência passíveis de tratamento, ressaltando-se as mais importantes: deficiência de vitamina B12, deficiência de ácido fólico, hipotireoidismo, infecções (neurossífilis, HIV), hematoma subdural crônico ou hidrocefalia de pressão normal. Ressalta-se também a importância de avaliar um possível quadro depressivo, que pode estar associado ou ser o responsável pelo mau desempenho nos testes de avaliação cognitiva.

Polifarmácia e Medicações Inapropriadas para Idosos

A polifarmácia** é um fenômeno comum em idosos, que dificulta a adesão e aumenta a ocorrência de efeitos adversos, em especial aqueles resultantes de interações medicamentosas. Uma medida simples para diminuir este problema é a revisão da indicação de cada um dos medicamentos usados pelo paciente a cada consulta, considerando o benefício e o objetivo de cada tratamento, sempre considerando o prognóstico do tratamento de cada doença e a expectativa de vida do paciente.

Uma boa avaliação clínica nos permite evitar a prescrição em cascata para paliação de sintomas. Ela, antes, procura diagnosticar a causa dos sintomas e intervir nela. Por exemplo, um idoso que faz uso crônico de uma medicação antivertiginosa em razão da queixa de tonteira, que evolui com parkinsonismo secundário, pode ter como consequência a prescrição de levodopa. Um estudo populacional brasileiro observou que 37% dos casos de parkinsonismo eram na verdade induzido por medicamentos.

A polifarmácia ocorre, principalmente, pela complexidade e pela multiplicidade dos problemas clínicos apresentados pelos idosos. Contribui para a sua ocorrência o acompanhamento simultâneo por vários especialistas, principalmente se entre eles não houver boa comunicação. O geriatra, assim como o clínico, pode ter um papel importante no gerenciamento da prescrição final, seja apontando inconformidades (doses, inadequações de horário, interações medicamentosas etc.), seja identificando falhas de entendimento ou de adesão por parte do paciente ou de seu familiar.

Existem esforços no sentido de identificar medicações possivelmente inapropriadas para uso pelos pacientes idosos. Por outro lado, há medicações com benefício reconhecido nessa faixa etária, mas que são subutilizadas. Resultam desses esforços os Critérios de Beers e os critérios STOPP/START.

---

* MoCA (do inglês, Montreal Cognitive Assesment test): teste de rastreio assim como o Mini-mental, com tempo de realização parecido, cerca de 10 minutos. Versão brasileira disponível em: <neurologia-hu.ufsc.br/files/2012/09/MoCA-Test-Portuguese_Brazil.pdf>. Acesso em 05 de maio de 2017

** Polifarmácia: utilização de cinco ou mais medicamentos pelo paciente continuamente (Carlson, 1996), sendo este limite o mais aceito, mas há autores que consideram o limite como quatro ou mesmo somente se houver medicações utilizados sem indicação adequada ou doses exageradas.

Os Critérios de Beers* foram atualizados em 2015 e enumeram diversas medicações consideradas inapropriadas para idosos.

Os critérios STOPP/START** têm um intuito semelhante, também com atualização recente (em 2014) com uma metodologia mais embasada em evidências científicas, porém diferenciando-se dos critérios de Beers por ressaltar erros de prescrição por omissão de medicamentos benéficos para idosos.

Observação: em pacientes com déficit cognitivo, deve-se evitar uso de medicações com efeito anticolinérgico/antimuscarínico de modo a impedir piora do quadro cognitivo e reduzir risco de *delirium*. Dentre eles, podemos citar: hidroxizine, ciclobenzaprina, orfenadrina, amitriptilina/nortriptilina, oxibutinina, tolterodina, escopolamina.

Ressaltamos as medicações no Quadro 7-5, por serem comumente prescritas para idosos no ambulatório de Clínica Médica do HUCFF, sendo consideradas inadequadas em razão dos respectivos motivos explicitados. Como uma opção dependendo do contexto clínico, sugere-se sua troca pelo medicamento menos prejudicial aos idosos ou mesmo pela priorização de tratamento não farmacológico.

QUADRO 7-5 Medicações Consideradas Inapropriadas e Geralmente Prescritas para Idosos

Medicamento	Motivo/considerações
Anti-histamínicos de 1ª geração	
Dexclorfeniramina, dimenidrinato, hidroxizine, meclizina	↑ efeito anticolinérgico, *clearance* reduzida com idade avançada, risco de confusão, constipação
	Não se recomenda uso crônico de medicações anticolinérgicas em idosos com declínio cognitivo
	Pode-se usar difenidramina em situações como tratamento agudo de reações alérgicas severas
Antiespasmódicos	
Escopolamina	Altamente anticolinérgico e de efetividade incerta
Antimicrobianos	
Nitrofurantoína	Potencial para toxicidade pulmonar/hepática e neuropatia periférica, principalmente com uso a longo prazo. Alternativas mais seguras disponíveis
Cardiovascular	
Furosemida	Evitar na incontinência urinária, pois pode piorar sintoma
Aspirina (> 160 mg/dia)	Risco ↑ de sangramento, sem evidência de benefício
	Se história de doença ulcerosa péptica, usar somente com protetor gástrico
Clonidina	Alto risco de efeitos adversos SNC, pode causar bradicardia e hipotensão ortostática. Não recomendado para tratamento de rotina de hipertensão

---

*Artigo original com a lista completa disponível gratuitamente em http://onlinelibrary.wiley.com/doi/10.1111/jgs.13702/pdf. Acesso em 2017 Maio 09.

**Lista completa nos apêndices 3 e 4 do suplemento do artigo original, disponível em http://ageing.oxfordjournals.org/content/44/2/213/suppl/DC1. Acesso em 2017 Maio 09.

QUADRO 7-5 Medicações Consideradas Inapropriadas e Geralmente Prescritas para Idosos *(Continuação)*

Medicamento	Motivo/considerações
Digoxina (> 0,125 mg/dia)	**Uso em FA:** não usar para controle de FC como primeira linha. Opções melhores disponíveis e pode estar associado a ↑ mortalidade
	Uso em IC diastólica: não justificado, pois sem evidência de benefício
	Uso em IC sistólica: efeito questionável sobre internações hospitalares e pode estar associada a ↑ mortalidade. Doses maiores não se associam a maior benefício e podem gerar maior toxicidade
Amiodarona	Se possível, avaliar antiarrítmicos mais seguros. Uso justificado com IC sistólica concomitante ou HVE significativa quando controle de ritmo é preferido frente controle de FC na fibrilação atrial
Antidepressivos	
Amitriptilina, nortriptilina	↑ anticolinérgico, sedativo e causa hipotensão postural
Antipsicóticos de 1ª e 2ª geração	
1ª: Haloperidol; 2ª: quetiapina, risperidona, olanzapina	↑ risco de AVE isquêmico e ↑ taxa de declínio cognitivo e mortalidade nos pacientes com demência. Tentar controle de distúrbios comportamentais/*delirium*, inicialmente, com **tratamento não farmacológico** e iniciar farmacológico se comportamento gerar ameaça ao próprio paciente/outros
Benzodiazepínicos	
Ação curta e intermediária: Alprazolam e lorazepam **Ação longa:** Clonazepam; diazepam	Todos os benzodiazepínicos ↑ risco de declínio cognitivo, quedas, fraturas e acidentes com veículos automotivos. Podem ser apropriados para desmame de benzodiazepínicos, distúrbios do sono e transtorno de ansiedade generalizada
Indutores do sono	
Zolpidem, zopiclone	Mesmos efeitos dos benzodiazepínicos com melhora mínima na latência e duração do sono
Trato gastrointestinal	
Metoclopramida	Risco ↑ de síndrome extrapiramidal em idosos frágeis. Evitar para náuseas/vômitos não associados à gastroparesia
Inibidores de bomba de prótons	Risco ↑ de perda óssea e fraturas, assim como infecções por *Clostridium difficile*
Analgésicos	
AINEs: Diclofenaco, ibuprofeno, cetoprofeno, naproxeno, indometacina	Risco ↑ de hemorragia digestiva, principalmente, em > 75 anos ou uso concomitante de corticoide/anticoagulantes/antiplaquetários. Uso de inibidor de bomba de próton reduz, mas não elimina risco
Relaxantes musculares: carisoprodol, ciclobenzaprina	Maioria mal tolerado por idosos por efeito ↑ anticolinérgico de sedação, risco de queda e fraturas. Efeito questionável nas doses geralmente toleradas por idosos

SNC = Sistema nervoso central; FA = fibrilação atrial; FC = frequência cardíaca; IC = insuficiência cardíaca; HVE = hipertrofia do ventrículo esquerdo; AVE = acidente vascular encefálico.

Depressão no Idoso

Sintomas depressivos são comuns na população idosa, sendo observados entre 8-16% dos idosos da comunidade. A depressão maior varia desde cerca de 5% dos idosos na atenção primária a 37% deles após alta de uma hospitalização com necessidade de terapia intensiva. Comparando com adultos, os idosos com depressão de início tardio têm maior prevalência de alterações neurológicas, de anormalidades em testes neuropsicológicos e neuroimagem, e maior risco de evoluir com demência.

Quando comparamos com os pacientes mais jovens, o diagnóstico de depressão no idoso pode trazer uma maior dificuldade para os clínicos. Geralmente os jovens chegam para atendimento queixando-se diretamente dos sintomas de depressão e informam o quanto há de prejuízo na qualidade de vida. Ao contrário, idosos muitas vezes não trazem a queixa de forma específica. Os sintomas de depressão nesta população são menos evidentes e podem tomar a forma de queixas de déficit de memória, fadiga e perda de peso. Por isso, devemos perguntar insistentemente na anamnese sobre sintomas de humor triste e anedonia, e mesmo obter estas informações junto a familiares e cuidadores para que o diagnóstico de depressão não deixe de ser estabelecido. Existem escalas próprias em geriatria, como a escala de depressão geriátrica de Yesavage (versão modificada utilizada no serviço de geriatria do HUCFF - EDG-15) (Quadro 7-6), o PHQ-9 (*Patient Health Questionnaire* 9), inventário

QUADRO 7-6 EDG 15 – Escala de Depressão Geriátrica de Yesavage

Instruções: inicie dizendo: "Vou lhe fazer algumas perguntas para saber como o(a) senhor(a) vem se sentindo na última semana. Por favor me responda apenas **sim** ou **não**"		
Perguntas (resposta = 1 ponto)	Sim	Não
1. O(a) sr(a) está basicamente satisfeito com a sua vida? (não)	S	**N**
2. O(a) sr(a) deixou muito dos seus interesses e atividades? (sim)	**S**	N
3. O(a) sr(a) sente que sua vida está vazia? (sim)	**S**	N
4. O(a) sr(a) se aborrece com frequência? (sim)	**S**	N
5. O(a) sr(a) se sente de bom humor a maior parte do tempo? (não)	S	**N**
6. O(a) sr(a) tem medo que algum mal vá lhe acontecer? (sim)	**S**	N
7. O(a) sr(a) se sente feliz a maior parte do tempo? (não)	S	**N**
8. O(a) sr(a) sente que sua situação não tem saída? (sim)	**S**	N
9. O(a) sr(a) prefere ficar em casa a sair e fazer coisas novas? (sim)	**S**	N
10. O(a) sr(a) se sente com mais problemas de memória do que a maioria? (sim)	**S**	N
11. O(a) sr(a) acha maravilhoso estar vivo? (não)	S	**N**
12. O(a) sr(a) se sente um(a) inútil nas atuais circunstâncias? (sim)	**S**	N
13. O(a) sr(a) se sente cheio de energia? (não)	S	**N**
14. O(a) sr(a) acha que sua situação é sem esperança? (sim)	**S**	N
15. O(a) sr(a) sente que a maioria das pessoas está melhor que o(a) senhor(a)? (sim)	**S**	N
TOTAL (soma dos itens em negrito)		

A soma total de pontos superior a 5 é sugestiva de depressão.
Fonte: Adaptado de Almeida *et al*. *Arq Neuropsiquiatr* 1999;57(2B):424.

de depressão de Beck, dentre outros. Tais instrumentos têm seu valor no rastreio de quadros depressivos, podendo auxiliar na identificação da doença, facilitar o diagnóstico e o acompanhamento dos pacientes.

Em decorrência da prevalência, da repercussão na qualidade de vida e da possibilidade de intervenção efetiva após esse diagnóstico, recomenda-se o rastreio da depressão no mínimo uma vez ao ano, e sua abordagem sempre que se suspeitar deste diagnóstico.

Avaliação Funcional

A presença de múltiplas queixas, típica de muitos idosos, faz com que o médico em geral busque diagnósticos específicos para todas elas. Entretanto, o olhar geriátrico procura identificar não apenas doenças, mas perdas de função, isto é, qual foi a perda de capacidade experimentada pelo paciente em consequência de sua(s) doença(s). O que o paciente fazia e o que deixou de fazer. Quando houve a mudança e que adaptações foram feitas. A maneira tradicionalmente empregada nos serviços de geriatria é a realização de escalas de avaliação funcional.

As principais causas de incapacidade funcional do idoso são as doenças cardiovasculares e respiratórias crônicas, as sequelas de acidente vascular cerebral, as doenças osteoarticulares (aqui incluídas as fraturas) e as doenças neurodegenerativas (como Alzheimer e Parkinson).

Há diversas escalas de avaliação funcional. As mais utilizadas em nosso serviço são a de Lawton, que avalia as Atividades Instrumentais de Vida Diária (AIVDs) e a de Katz, que avalia as Atividades Básicas de Vida Diária (ABVDs).

As AIVDs têm a ver com a forma como nos relacionamos com o mundo, avaliando nossa capacidade de fazer contato com outras pessoas, de realizar serviços domésticos, de fazer compras, de tomar remédios e de gerenciar o dinheiro, por exemplo.

A Escala de Lawton é pontuada de 9 (mínima capacidade) a 27 (máxima capacidade), facilitando o acompanhamento evolutivo dos pacientes frente às intervenções realizadas (Quadro 7-7). Há que se ter em mente que a incapacidade que nos interessa é aquela adquirida em função de doença ou perda de função orgânica. Assim, se um paciente nunca fez determinada tarefa, como por exemplo, se nunca soube cozinhar, a pontuação baixa neste item deve ser contextualizada pelo examinador. Nos quadros demenciais, as AIVDs são afetadas mais precocemente do que as ABVDs.

As ABVDs dizem respeito ao autocuidado (tomar banho, se vestir, manter a higiene, se alimentar, ter continência e se locomover). A escala de Katz, utilizada em nosso serviço, fornece um escore numérico do grau de dependência do idoso (Quadro 7-8).

Pela avaliação do grau de dependência de um idoso, podem ser consideradas recomendações ao idoso e seus familiares, como por exemplo, a necessidade de um acompanhante continuamente para o idoso muito dependente.

A avaliação funcional por meio de escalas é feita no atendimento inicial do idoso no ambulatório de geriatria, constituindo parte da avaliação geriátrica ampla, e pode ser repetida a critério do médico conforme a necessidade. No contexto do ambulatório de clínica médica, tal avaliação pode ser necessária na suspeita de uma perda funcional do idoso, que justificaria seu encaminhamento para acompanhamento geriátrico especializado.

Avaliação Neurossensorial

Perdas neurossensoriais frequentemente contribuem para a incapacitação do idoso. As principais são a diminuição das acuidades visual e auditiva, e as alterações proprioceptivas. Assim, a correção da hipoacusia ou do déficit visual com a utilização de órteses ou próteses

QUADRO 7-7 Escala de Avaliação de Atividades Instrumentais de Vida Diária Lawton

Itens/opções	Paciente	Acomp.
1. Telefone		
▪ Capaz de ver os números, discar, fazer e receber ligações sem ajuda	(3)	(3)
▪ Capaz de responder o telefone, mas necessita de um telefone especial ou de ajuda para encontrar os números ou para discar	(2)	(2)
▪ Completamente incapaz no uso do telefone	(1)	(1)
2. Viagens		
▪ Capaz de dirigir seu próprio carro ou viajar sozinho de ônibus ou táxi	(3)	(3)
▪ Capaz de viajar exclusivamente acompanhado	(2)	(2)
▪ Completamente incapaz de viajar	(1)	(1)
3. Compras		
▪ Capaz de fazer compras, se fornecido o transporte	(3)	(3)
▪ Capaz de fazer compras, exclusivamente acompanhado	(2)	(2)
▪ Completamente incapaz de fazer compras	(1)	(1)
4. Preparo de refeições		
▪ Capaz de planejar e cozinhar refeições completas	(3)	(3)
▪ Capaz de preparar pequenas refeições, mas incapaz de cozinhar refeições completas sozinho	(2)	(2)
▪ Completamente incapaz de preparar qualquer refeição	(1)	(1)
5. Trabalho doméstico		
▪ Capaz de realizar trabalho doméstico pesado (como esfregar o chão)	(3)	(3)
▪ Capaz de realizar trabalho doméstico leve, mas necessita de ajuda nas tarefas pesadas	(2)	(2)
▪ Completamente incapaz de realizar qualquer trabalho doméstico	(1)	(1)
6. Medicações		
▪ Capaz de tomar os remédios na dose certa e na hora certa	(3)	(3)
▪ Capaz de tomar os remédios, mas necessita de um lembrete ou alguém que os prepare	(2)	(2)
▪ Completamente incapaz de tomar os remédios sozinho	(1)	(1)
7. Dinheiro		
▪ Capaz de administrar as necessidades de compra, preencher cheques e pagar contas	(3)	(3)
▪ Capaz de administrar necessidade de compra diária, mas necessita de ajuda com cheques e no pagamento de contas	(2)	(2)
▪ Completamente incapaz de administrar dinheiro	(1)	(1)
Total		
Pontuação: ≥ 21 pontos = independente / ≤ 7 pontos = dependente		

QUADRO 7-8 Escala de Avaliação de Atividades Básicas de Vida Diária – KATZ

Itens/opções	Paciente	Acomp.
1. Tomar banho (leito, banheiro ou chuveiro)		
( ) Não recebe ajuda (entra e sai da banheira sozinho, se este for o modo habitual de tomar banho)	(I)	(I)
( ) Recebe ajuda apenas para lavar uma parte do corpo (como, por exemplo, as costas ou uma perna)	(I)	(I)
( ) Recebe ajuda para lavar mais de uma parte do corpo, ou não toma banho sozinho	(D)	(D)
2. Vestir-se		
( ) Pega as roupas e veste-se, completamente, sem ajuda	(I)	(I)
( ) Pega as roupas e veste-se sem ajuda, exceto para amarrar os sapatos	(I)	(I)
( ) Recebe ajuda para pegar as roupas	(D)	(D)
3. Uso do vaso sanitário (ida ao banheiro ou local equivalente para evacuar e urinar; higiene íntima e arrumação das roupas)		
( ) Vai ao banheiro ou lugar equivalente, limpa-se ou ajeita as roupas sem ajuda (pode usar objeto para apoio como bengala, andador ou cadeira de rodas e pode usar comadre ou urinol à noite, esvaziando-o de manhã)	(I)	(I)
( ) Recebe ajuda para ir ao banheiro ou local equivalente, ou para limpar-se ou para ajeitar as roupas após a evacuação ou micção, ou para usar a comadre ou urinol à noite	(D)	(D)
( ) Não vai ao banheiro ou equivalente para eliminação fisiológica	(D)	(D)
4. Transferências		
( ) Deita-se e sai da cama, senta-se e levanta-se da cadeira sem ajuda (pode estar usando objeto para apoio como bengala, andador)	(I)	(I)
( ) Deita-se e sai da cama e/ou senta-se e levanta-se da cadeira com ajuda	(D)	(D)
( ) Não sai da cama	(D)	(D)
5. Continência		
( ) Controla inteiramente micção e evacuação	(I)	(I)
( ) Tem "acidentes" ocasionais	(D)	(D)
( ) Necessita de ajuda para manter o controle da micção e evacuação; usa cateter ou é incontinente	(D)	(D)
6. Alimentação		
( ) Alimenta-se sem ajuda	(I)	(I)
( ) Alimenta-se sozinho, mas recebe ajuda para cortar carne ou passar manteiga no pão	(I)	(I)
( ) Recebe ajuda para alimentar-se, ou é alimentado parcial ou completamente pelo uso de cateteres ou fluidos intravenosos	(D)	(D)
Total		

0 = Independente em todas as 6 funções; **1** = Independente em 5 funções e dependente em 1 função; **2** = Independente em 4 funções e dependente em 2 funções; **3** = Independente em 3 funções e dependente em 3 funções; **4** = Independente em 2 funções e dependente em 4 funções; **5** = Independente em 1 função e dependente em 5 funções; **6** = dependente em todas as 6 funções.

pode devolver uma função perdida, prevenindo quedas e estados de confusão mental, melhorando a vida social e o humor. De forma prática, os clínicos podem fazer uma triagem no ambulatório e avaliar déficits sensoriais. Podemos usar a escala de Snellen (ou Jaeger) para avaliar a acuidade visual e o teste do sussurro ao pé do ouvido para identificar déficits auditivos que interfiram com a vida social.

No **teste do sussurro**, o examinador posiciona-se cerca de 60 centímetros atrás do paciente (para evitar a leitura labial), oclui o ouvido não avaliado e sussurra 3 números ou letras quaisquer. O idoso normal deve repetir o que foi falado. Caso não tenha bom desempenho, pode ter outra tentativa e caso não totalize 3 acertos de 6 deve ser encaminhado para avaliação otorrinolaringológica. O mesmo é realizado com o ouvido contralateral.

Prevenção Primária

Adotar um estilo de vida saudável é recomendado a todos pacientes de todas as faixas etárias. As medidas de prevenção primária são aquelas medidas instituídas com o objetivo de minimizar o risco de o indivíduo vir a apresentar uma determinada doença futuramente.

A **prática de exercícios físicos regulares** é uma recomendação ampla a todas as faixas etárias de pacientes visando à prevenção de doenças cardiovasculares, no caso dos idosos apresentando benefícios também no sentido de prevenir quedas. Existem diversas formas de se praticar atividades físicas, sendo caminhada e corrida atividades de acesso universal e baixo custo, sendo por este motivo amplamente recomendadas. Adaptações podem e devem ser feitas no sentido de favorecer a adesão. Por exemplo, é mais fácil um idoso com gonartrose fazer hidroginástica ou natação do que caminhar, pois essas atividades geram menor impacto na articulação do joelho.

Adotar uma **dieta saudável**, também com o intuito de prevenir doenças cardiovasculares é recomendação estendida a todos adultos, inclusive os idosos. No caso dos idosos especificamente, em decorrência do maior número de comorbidades associadas, como por exemplo, diabetes, insuficiência renal crônica, hipertensão arterial, tende-se a recomendar dietas cada vez mais restritivas. No entanto, deve-se atentar para evitar que tais restrições perpetuem ou exacerbem um quadro de sarcopenia ou desnutrição comuns a idosos, que por sua vez pioram o prognóstico desse paciente. Sendo assim a avaliação de cada idoso deve ser individualizada visando enfatizar o problema que pode gerar mais morbidade a este paciente.

Dentre outras medidas visando um estilo de vida saudável, temos, por exemplo, a **cessação do tabagismo**. A interrupção do tabagismo apresenta benefícios tanto a curto como médio/longo prazos, não sendo, portanto razoável a argumentação que o idoso fumou a vida inteira e não adiantaria cessar o hábito neste momento da vida. Cessar o tabagismo reduz o risco de câncer, inclusive, nas idades mais avançadas. É benéfico para a função pulmonar dos fumantes, atenuando o declínio da curva de volume expiratório forçado, sendo este benefício observado mesmo naqueles com doença pulmonar obstrutiva crônica grave.

Acompanhamento Ambulatorial do Idoso

O acompanhamento ambulatorial do idoso no ambulatório de geriatria se inicia pela Avaliação Geriátrica Ampla, uma avaliação extensa e multidisciplinar, englobando vários aspectos da saúde do idoso, inclusive tudo que foi citado previamente neste capítulo. Com o intuito de facilitar a avaliação do idoso no ambulatório de clínica médica, optamos por sugerir um *checklist* mais simplificado (Quadro 7-9), que pode nortear o aprofundamento de cada um dos aspectos citados acima no atendimento do idoso.

Como exames básicos a serem considerados durante o acompanhamento de idosos, temos o Quadro 7-10. Câncer configura a segunda causa de morte em indivíduos acima de 60 anos segundo DATASUS em 2011, além de causa importante de morbidade e perda de qualidade de vida. Por estes motivos, dentre os exames abordados no Quadro 7-10 incluem-se métodos de rastreio de neoplasias visando sua identificação precoce aumentando as possibilidades de uma intervenção curativa.

Assim como o câncer, as doenças cardiovasculares (infarto agudo do miocárdio e acidente vascular cerebral) configuram causas importantes de morbimortalidade na população. Para avaliação do risco cardiovascular existem ferramentas, que se utilizam de parâmetros clínicos e laboratoriais como, por exemplo, o escore de Framingham amplamente disponível em aplicativos de celular de fácil utilização, que considera fatores como sexo, idade, colesterol total e HDL, pressão sistólica, tabagismo e uso de medicações para hipertensão (disponível em http://cvdrisk.nhlbi.nih.gov/). Também existem outros escores que podem ser utilizados, como *Atherosclerotic Cardiovascular Disease risk estimator* (ASCVD risk estimator), também disponível em aplicativos, considerando além dos fatores citados acima, a presença de diabetes e etnia (disponível em http://tools.acc.org/ASCVD-Risk-Estimator/).

A partir deste risco cardiovascular, assim como da expectativa de vida de cada idoso, deve-se questionar qual ganho do uso de estatinas e/ou AAS pela população idosa no contexto da profilaxia primária, reavaliando-se com frequência seu uso, visto que há poucas evidências de seu benefício na prevenção primária nos idosos, principalmente nos mais longevos. Cabe ressaltar que estatinas não são medicações isentas de efeitos adversos, como miopatia, assim como o AAS associado à dispepsia e menos comumente hemorragia digestiva alta.

Comumente é necessário considerar o encaminhamento do idoso para algum especialista, conforme a necessidade: fisiatra, oftalmologista, otorrinolaringologista, dermatologista etc.

QUANDO ENCAMINHAR AO GERIATRA?

Conforme comentado no início do capítulo, com o aumento da população de idosos é inevitável que o clínico atenda este tipo de paciente. Desta forma, faz-se necessário que ele seja

QUADRO 7-9 *Checklist* para Consulta do Idoso

Em todas as consultas	Esporadicamente
Medicações em uso	
Reavaliar medicações/evitar polifarmácia/troca de medicamentos inadequados para idosos	
Anamnese dirigida	
▪ Funcionalidade (avaliação subjetiva) ▪ Humor ▪ Sono ▪ Incontinência urinária/fecal ▪ Quedas/alterações de marcha e equilíbrio ▪ Atividade física ▪ Dieta adequada/perda de peso (desnutrição) ▪ Cessação de tabagismo, se houver	▪ Atualização de calendário vacinal* – mínimo 1x/ano ▪ Rastreio de demência e depressão ▪ Avaliar déficits sensoriais ▪ Avaliar marcha

*Para maiores detalhes, ver capítulo específico deste livro.

Capítulo 7 ♦ Abordagem Inicial do Paciente Idoso | 91

QUADRO 7-10 Exames para Acompanhamento do Paciente Idoso

Exames	Comentários
Exames de rotina (em todos os pacientes, frequência a ser definida pelo médico)	
Hemograma	Quaisquer alterações devem ser investigadas. Envelhecimento não é causa de anemia e deve ser investigada, pois pode representar manifestação inicial de um câncer de trato gastrointestinal
Ureia/Creatinina	Creatinina é uma proteína muscular e, portanto, um valor normal num idoso desnutrido ou com baixo peso pode subestimar uma disfunção renal. Além disso, a função renal declina progressivamente com a idade, podendo haver, portanto, aumento de escórias simplesmente pela idade, sendo lento e progressivo, recomendando-se sempre excluir outros possíveis fatores associados, como uso de AINEs por dor crônica, obstrução por hiperplasia prostática etc.
TSH	Geralmente em idosos os níveis de TSH encontram-se normais a altos, tolerando-se limites mais elevados conforme a idade mais avançada
Lipidograma, glicemia de jejum	Distúrbios metabólicos são mais frequentes nos idosos e seu tratamento deve ser ponderado de acordo com risco cardiovascular imposto ao paciente e expectativa de vida
Exames específicos	
Dosagem de 25-OH vitamina D	Recomendado rastreio, principalmente em pacientes com fatores de risco para osteoporose/fraturas ou em uso de anticonvulsivantes
Dosagem de Vitamina B12	Recomendada para todos em uso de metformina, inibidores de bomba de prótons ou colchicina, transtorno cognitivo. Níveis ideais devem ser acima de 300
Densitometria óssea	Recomendada para todas as mulheres acima de 65 anos, segundo USPSTF ou para mulheres após a menopausa com fator de risco ou homens com fatores de risco, por exemplo, fumo, etilismo, corticoterapia prolongada, artrite reumatoide, hiperparatireoidismo, hipertireoidismo, hipogonadismo (inclusive terapia hormonal para câncer de próstata)
Ultrassonografia de abdome	Rastreio de aneurisma de aorta abdominal em homens 65-75 anos tabagistas ou ex-tabagistas
Avaliação risco cardiovascular	
Eletrocardiograma	Anualmente se apresenta hipertensão, diabetes, doença coronariana ou fator de risco cardiovascular conhecido. Importante ressaltar que idosos podem ter alterações no ECG basal, tipo alterações na amplitude do QRS, na repolarização ventricular, ondas Q patológicas e prolongamento intervalo QT

QUADRO 7-10 Exames para Acompanhamento do Paciente Idoso *(Continuação)*

Exames	Comentários
Rastreio de neoplasias	
Em ambos os sexos	
Colonoscopia para rastreamento de **câncer de cólon**	Considerar para indivíduos a partir de 50 anos ou 10 anos antes da idade do diagnóstico do familiar se história de câncer de cólon na família. Manter rastreamento enquanto a expectativa de vida ultrapassar 10 anos, geralmente até os 75 anos. Para quem nunca fez o exame, considerar a indicação de fazer uma única vez até os 83 anos Repetições a cada 10 anos ou em intervalo menor conforme achados Observação: como idosos são mais propensos à desidratação, há risco aumentado no preparo de pacientes idosos em regime ambulatorial, por vezes sendo necessária internação hospitalar para preparo
TC de tórax de baixa radiação para rastreamento de **câncer de pulmão**	Indicada para: 1) tabagistas e 2) ex-tabagistas que cessaram nos últimos 15 anos, em ambos os casos com carga tabágica maior ou igual a 30 maços-ano e com idade de 55 até 80 anos. Repetir anualmente Ainda é uma recomendação recente, com dificuldade de o sistema de saúde suprir esta demanda
Nas mulheres	
Mamografia para rastreamento de **câncer de mama**	Indicado para mulheres idosas a cada 1 a 2 anos enquanto a expectativa de vida for superior a 10 anos, devendo-se discutir a interrupção do rastreamento, em geral, por volta dos 75 anos
Colpocitológico para rastreamento de **câncer de colo de útero**	Indicado a cada 3 anos até os 64 anos. A partir dos 65, considerar manter rastreamento individualmente, em mulheres com boa expectativa de vida e fatores de risco como doença prévia relacionada com papilomavírus, exposição prévia ou atual ao tabaco, exames prévios anormais e novos parceiros sexuais
Nos homens	
PSA (associado ao toque retal) para rastreamento de **câncer de próstata**	Controverso, tendo em vista que não há evidência de melhora na sobrevida, apesar do diagnóstico mais precoce Segundo a *American Cancer Society*, deve-se compartilhar a decisão do rastreio com o paciente, sendo indicado para todos os homens: 1) a partir de 40 anos se história de parente de 1º grau com câncer de próstata jovem; 2) a partir de 45 anos nos afrodescendentes e com história familiar de câncer de próstata; e 3) a partir de 50 anos. Deve-se rastrear apenas aqueles com expectativa de vida superior a 10 anos

capaz de identificar aqueles que se beneficiam de atendimento geriátrico especializado. No Quadro 7-11 seguem as indicações de acompanhamento dos pacientes encaminhados ao ambulatório de geriatria do HUCFF.

Resumindo, diante de idoso com múltiplas doenças crônicas devemos:

- Preservar as funções que o mantenham independente, dando-se ênfase às condições que lhe causem incapacidades.

QUADRO 7-11 Critérios de Absorção no Ambulatório de Geriatria do HUCFF (em 2016)

Idade superior a 65 anos e pelos menos 1 (UMA) das queixas listadas abaixo
- Suspeita de demência
  - Esquecimento interferindo nas atividades diárias
  - Tristeza, apatia, isolamento social, desinibição, euforia, mudanças no apetite
  - Alterações psicóticas de início recente: delírios, alucinações visuais ou auditivas, comportamento repetitivo ou estereotipado
  - *Delirium* – flutuação da atenção ou nível de consciência de início abrupto
  - Alterações da fala: perda da fluência verbal, do significado das palavras
  - Dificuldade progressiva na realização de tarefas antes realizadas
- Alterações de marcha
  - Quedas recorrentes no último ano
  - Sensação de fraqueza ou exaustão em membros inferiores ao caminhar
  - Sensação de desequilíbrio, tonteiras ou vertigem recorrentes
  - Dificuldades na marcha
- Alterações esfincterianas – urinária, fecal ou mista
- Perda de peso sem causa aparente – igual ou superior a 5% ou 4,5 kg nos últimos 6 meses
- Síncopes ou desmaios

- Identificar as condições reversíveis das doenças crônicas tais como as exacerbações agudas de DPOC e de insuficiência cardíaca.
- Atentar para as manifestações clínicas atípicas, sobretudo as nos sistemas nervoso central e cardiovascular, mais vulneráveis com o envelhecimento.
- Evitar o uso de múltiplas drogas desnecessariamente.
- Atentar para o prognóstico das doenças de base.
- Individualizar o tratamento de cada idoso.

BIBLIOGRAFIA

Almeida OP, Almeida SA. Reliability of the Brazilian version of the ++abbreviated from of Geriatric Depression Scale (GDS). *Arq Neuropsiquiatr* 1999;57(2B):424-6.

American Geriatrics Society 2015 Beers Criteria Update Expert Panel. American Geriatrics Society 2015 Updated Beers Criteria for Potentially Inappropriate Medication Use in Older Adults. *J Am Geriatr Soc* 2015;63(11):2227-46.

Araújo AJD, Menezes AMB, Dórea, AJPS et al. Diretrizes para cessação do tabagismo. *Jornal Brasileiro de Pneumologia* 2004;30(suppl.2):S1-S76.

Borson S, Scanlan JM, Chen P, Ganguli M. The Mini-Cog as a screen for dementia: validation in a population-based sample. *J Am Geriatr Soc* 2003;51(10):1451-4.

Borson S. The Mini-Cog: a cognitive "vitals signs" measure for dementia screening in multilingual elderly. *Int J Geriatr Psychiatry* 2000;15(11):1021-7.

Brasil. Ministério da Saúde. DATASUS - Departamento de Informática do SUS. (Acesso 13 Mar 2016). Disponível em: http://www2.datasus.gov.br/DATASUS/index.php?area =0206.

Brasil. Ministério da Saúde. Secretaria de Atenção à Saúde. Departamento de Ações Programáticas e Estratégicas. Atenção à saúde da pessoa idosa e envelhecimento. Brasília; 2010. 44 p.

Correia CC, Lima F, Junqueira F et al. AD8-Brazil: cross-cultural validation of the ascertaining dementia interview in Portuguese. *J Alzheimers Dis* 2011;27(1):177-85.

Ferriolli E, Moriguti JC, Formighieri PF. *O idoso frágil*. In: Freitas EV, Py L. Tratado de Geriatria e Gerontologia, 4ª. ed. Rio de Janeiro: Guanabara Koogan;2016.p.997-1001.

Fried LP, Tangen CM, Walston J et al. Frailty in older adults: evidence for a phenotype. *J Gerontol A Biol Sci Med Sci* 2001;56(3):M146-56.

Galvin JE, Roe CM, Powlishta KK et al. The AD8: a brief informant interview to detect dementia. *Neurology* 2005;65(4):559-64.

Kwan E, Straus SE. Assessment and management of falls in older people. CMAJ: *Canadian Medical Association Journal* 2014;186:E610-21.

O'Mahony D, O'Sullivan D, Byrne S et al. STOPP/START criteria for potentially inappropriate prescribing in older people: version 2. *Age Ageing* 2015;44(2):213-8.

Paradela EM, Lourenço RA, Veras R. Validation of geriatric depression scale in a general outpatient clinic. *Rev Saude Publica* 2005;39(6):918-23.

Taffet GE. Normal aging. (Acesso 02 Jun 2016). Disponível em: http://www.uptodate.com/contents/normal-aging

Taylor WD. Clinical practice. Depression in the elderly. *N Engl J Med* 2014;371(13):1228-36.

U.S. Preventive Services Task Force (USPSTF) A and B Recommendations. (Acesso 10 Fev 2016). Disponível em: http://www.uspreventiveservicestaskforce.org/Page/Name/uspstf-a-and-b-recommendations.

van Hees F, Habbema JD, Meester RG et al. Should colorectal cancer screening be considered in elderly without prior screening? A cost-effectiveness analysis. *Annals of Internal Medicine* 2014;160(11):750-9.

8 Risco Cirúrgico

Claudio Maurício Gallo ▪ *Lara de Moura Leite*
Marcos Benchimol ▪ *Mauro Castagnaro*

INTRODUÇÃO

Este capítulo visa orientar o médico clínico sobre os principais aspectos que devem ser observados em um paciente que será submetido a um procedimento cirúrgico e anestésico.

Primeiramente, é importante ressaltar que a avaliação pré-operatória deve ser encarada, antes de mais nada, como uma oportunidade de promoção à saúde. Neste sentido, toda a história clínica, anamnese global e específica, história patológica pregressa, histórias social e familiar devem ser colhidas e valorizadas. O exame físico também deve ser minucioso e atento. Todas estas informações serão úteis para a avaliação do risco operatório individual do paciente, norteando a tomada de decisões.

Deve-se também avaliar e mensurar o risco do ato operatório em si (tipo de cirurgia, tempo cirúrgico, risco de sangramento em sala, uso de próteses/órteses, avaliação quanto à contaminação bacteriana) e o risco do ato anestésico (tipo de anestesia empregada – geral, local, bloqueio ou combinada – e história de reações adversas à anestesia).

O somatório dessas avaliações ajudará na estimativa do risco do procedimento, na orientação da manutenção ou suspensão de medicações de uso prévio, bem como na introdução de novas drogas para minimizar o risco operatório, suporte nutricional, risco de tromboembolismo, dentre outros.

Um aspecto importante a ser ressaltado é o de que não há uma rotina fixa ou padronizada de solicitação de exames. Os exames serão solicitados, caso sejam necessários, de forma individualizada em cada caso.

Neste capítulo iremos abordar de forma simples os principais pontos da avaliação pré-operatória a ser realizada pelo clínico.

Etapas da avaliação perioperatória:

1. Verificar condições clínicas do paciente.
2. Avaliar a capacidade funcional.
3. Estabelecer o risco intrínseco associado ao procedimento.
4. Decidir sobre a necessidade de testes complementares.
5. Adequar tratamento.
6. Efetuar acompanhamento perioperatório.
7. Planejar terapêutica a longo prazo.
8. Orientação de profilaxias.

AVALIAÇÃO CLÍNICA

A avaliação clínica deve ser voltada para a busca de comorbidades não diagnosticadas previamente e para a mensuração da gravidade de doenças clínicas previamente conhecidas. O paciente deve ser arguido quanto ao histórico de cirurgias prévias (data, tipo, complicações associadas ao procedimento, tipo de anestesia empregada e possíveis reações), alergias medicamentosas, transfusões sanguíneas, uso de medicamentos e drogas lícitas e ilícitas. Toda a história patológica pregressa deve ser revisada e detalhada.

Neste momento deve-se avaliar a capacidade funcional do paciente. Esta pode ser estimada por meio dos equivalentes metabólicos (MET) que o paciente é capaz de alcançar, descrito com mais detalhes adiante.

Variáveis Clínicas a Serem Consideradas

- *Idade:* a idade avançada é um fator classicamente implicado que vem sendo questionado em trabalhos mais recentes. Na realidade, em idades mais avançadas, costuma-se encontrar maior prevalência de comorbidades, conferindo aumento de risco, já que estas podem influenciar no *status* funcional, nutritivo e cognitivo do paciente.
- *Obesidade:* não aumenta mortalidade em cirurgias não cardíacas, mas a obesidade pode elevar a morbidade perioperatória interferindo na cicatrização, risco de tromboembolismo, arritmias atriais e tempo de internação.
- *Tabagismo:* representa aumento de morbidade geral perioperatória incluindo complicações pulmonares, infecciosas, de cicatrização e necessidade de admissão em unidade de terapia intensiva. Cessar o uso do tabaco antes da cirurgia pode reduzir estas complicações. Nesse sentido, todo paciente deve ser encorajado a iniciar programa voltado à cessação do tabagismo na consulta de pré-operatório.
- *Alcoolismo:* aumenta o risco de complicações infecciosas, de cicatrização e complicações cardiopulmonares.

SOLICITAÇÃO DE EXAMES COMPLEMENTARES

A literatura médica tradicional costumava, até publicações recentes, orientar a solicitação de exames com base na idade do paciente. Neste contexto, pacientes com menos de 45 anos estavam isentos de exames laboratoriais e eletrocardiográficos. Era recomendado que homens entre 45 e 54 anos, tivessem um eletrocardiograma (ECG) solicitado. Os indivíduos entre 55 e 70 anos deveriam ter obrigatoriamente um hemograma e um ECG. Os que estivessem com mais de 70 anos, além do ECG e do hemograma, teriam sua glicemia, avaliação eletrolítica e de função renal verificada. Atualmente, essa orientação está em desuso, sendo a solicitação de exames ajustada ao perfil individual do paciente e da cirurgia em questão.

Cabe bom senso e critério ao médico. Em um paciente jovem e sem comorbidades que será submetido a um procedimento de pequeno porte, a solicitação de exames pode ser desnecessária e inapropriada.

Todavia, é razoável a solicitação de um hemograma de base para um paciente acima de 65 anos que irá ser submetido a um procedimento cirúrgico de médio/grande porte ou para um jovem que realizará cirurgia com perda sanguínea estimada maior que 2L. A plaquetometria é importante para os que serão submetidos à anestesia neuroaxial.

Mulheres em idade reprodutiva devem ter, geralmente, solicitado teste laboratorial para excluir gravidez em curso.

A prevalência de doença renal assintomática apesar de baixa, aumenta com a idade, sendo neste caso, sugerida verificação da creatinina em paciente com mais de 50 anos em pré-operatório de cirurgias de médio ou grande porte. Já a dosagem de eletrólitos, em geral, não é necessária, excetuando pacientes sob risco de anormalidades por uso de diuréticos, antagonistas do receptor de angiotensina ou doença renal crônica.

A avaliação da glicemia sérica e testes de função hepática em geral não devem ser solicitados para pacientes saudáveis, bem como as provas de hemostasia. Estas devem ser pedidas caso o paciente tenha história de diátese hemorrágica ou sangramento inexplicável prévio.

A radiografia de tórax pode ser solicitada em cirurgias do andar superior do abdome e torácicas, principalmente em paciente com 50 anos ou mais. Aqueles com doenças cardiopulmonares também devem ter esse exame realizado.

O eletrocardiograma de 12 derivações, segundo a *American College of Cardiology/American Heart Association* (ACC/AHA) 2014, deve ser realizado em paciente com doença cardíaca conhecida, arritmia sintomática ou grave, doença arterial periférica, doença cerebrovascular ou outra cardiopatia estrutural, exceto para aqueles que serão submetidos à cirurgia de baixo risco. De acordo com a Sociedade Brasileira de Cardiologia, o ECG de 12 derivações deve ser solicitado para:

- Pacientes com história e/ou anormalidades ao exame físico sugestivas de doença cardiovascular (CV).
- Pacientes com episódio recente de dor torácica isquêmica ou considerados de alto risco para doença coronariana.
- Pacientes com diabetes melito.
- Pacientes obesos.
- Todos os pacientes com idade superior a 40 anos.

A solicitação do EAS e urinocultura em pacientes que serão submetidos à manipulação invasiva do trato geniturinário é razoável. Em casos de bacteremia assintomática, nesses casos, indica-se o tratamento antibiótico guiado pelo teste de sensibilidade obtido na urinocultura para esterilização da urina.

Avaliação Quanto ao Tipo de Cirurgia e Exames

- *Cirurgia cardíaca e torácica:* ECG, hemograma, avaliação de função renal e eletrólitos, glicemia, tempo de protrombina (TAP), tempo de tromboplastina parcial (PTT) e radiografia de tórax.
- *Cirurgia vascular:* ECG, hemograma, avaliação de função renal e eletrólitos e glicemia.
- *Cirurgia intraperitoneal:* ECG, hemograma, avaliação de função renal e eletrólitos, glicemia e provas de função hepática (dependendo do procedimento em questão).
- *Cirurgia intracraniana:* ECG, hemograma, avaliação de função renal e eletrólitos, glicemia, tempo de protrombina (TAP), tempo de tromboplastina parcial (PTT) e tempo de sangramento.
- *Ressecção transuretral de próstata ou histerectomia:* hemograma, avaliação de função renal e eletrólitos, tempo de protrombina (TAP) e tempo de tromboplastina parcial (PTT).

AVALIAÇÃO CARDIOVASCULAR

As doenças CV são a maior causa de mortalidade mundial e consequentemente, grandes preditoras de morbimortalidade perioperatória, sendo a principal causa de mortalidade em cirurgias não cardíacas. Dessa forma, a avaliação de risco CV é componente central do risco cirúrgico.

A estratificação de risco visa avaliar o risco de evento CV durante o período perioperatório, sendo a síndrome coronariana aguda o evento mais temido. Tal evento ocorre, principalmente, por déficit entre o balanço da oferta de oxigênio e o consumo provocado pelo estresse cirúrgico, agravados pela taquicardia e/ou hipovolemia.

- *ASA:* a escala da American Society Anesthesiologist é uma das principais formas de classificação de risco pré-operatório por ser um preditor sensível de morbidade e mortalidade intraoperatória, apesar de não ser igualmente eficaz na avaliação de complicações cardiovasculares (Quadro 8-1).

Algumas **variáveis clínicas** indicam maior risco CV, estando elas divididas em preditores de maior risco e marcadores clínicos de risco:

- Preditores maiores:
  - Síndromes coronarianas instáveis (angina instável ou infarto agudo do miocárdio [IAM]).
  - Insuficiência cardíaca (descompensada ou início recente).
  - Arritmias importantes (sintomáticas, de diagnóstico recente).
  - Doença valvar grave.
- Marcadores clínicos:
  - Doença cardíaca isquêmica prévia (angioplastia com *stent* ou IAM devem aguardar 4-6 semanas para a realização de procedimentos eletivos não cardíacos).
  - Doença cerebrovascular prévia.
  - IC (compensada ou descompensada prévia).
  - DM em insulinoterapia.
  - Doença renal (com creatinina pré-operatória > 2 mg/dL).
  - Cirurgia de alto risco.

Além das características clínicas, deve-se avaliar a **capacidade funcional** do paciente, já citada acima, tendo em vista que pacientes com baixo consumo de oxigênio possuem maior risco cardíaco intraoperatório e a longo prazo, principalmente os com menos de 4 METs.

- 1 MET = 3,5 ml O_2/kg/min.
- 1 MET = comer, se vestir, cuidados próprios.
- 4 METs = subir um lance de escadas.
- 4-10 METs = arrastar móveis pesados, esfregar o chão, caminhar em passos acelerados no plano.
- > 10 METs – atividade física extenuante como corrida, pular corda, nadar vigorosamente.

QUADRO 8-1 Classificação de Risco do Pré-operatório da ASA *(American Society of Anesthesiologist)*

ASA 1	Paciente saudável, sem comorbidades
ASA 2	Paciente com doença sistêmica leve, controlada (p. ex.; hipertensão arterial sistêmica (HAS) controlada, DM sem complicações)
ASA 3	Paciente com doença sistêmica grave que resulta em dano funcional, limitando atividade, mas não incapacitando (p. ex.; HAS não controlada, história prévia de infarto agudo do miocárdio (IAM))
ASA 4	Paciente com doença grave, incapacitante, que ameaça constantemente sua vida (insuficiência cardíaca congestiva, angina instável)
ASA 5	Paciente moribundo que se espera que não sobreviva independente da cirurgia (ruptura de aneurisma aórtico)
ASA 6	Paciente em morte cerebral declarada, cujos órgãos estão sendo retirados para transplante
E	Caso seja cirurgia de emergência

Tendo estabelecido o risco CV do paciente após anamnese e exame físico, deve-se avaliar também o **risco intrínseco relacionado com o procedimento**.

- Alto (risco cardíaco ≥ 5%):
  - Cirurgias vasculares de grande porte (aórtica, grandes vasos, vascular periférica).
  - Cirurgias de urgência e emergência.
- Intermediário (risco cardíaco entre 1 e 5%):
  - Endarterectomia de carótida e correção endovascular de aneurisma de aorta abdominal.
  - Cirurgias de cabeça e pescoço.
  - Cirurgias intraperitoneais e intratorácicas.
  - Cirurgias prostáticas.
- Baixo (risco cardíaco < 1%):
  - Cirurgia de catarata.
  - Cirurgia de mama.
  - Cirurgia ambulatorial.
  - Procedimentos superficiais.
  - Procedimentos endoscópicos.

Existem outras escalas e classificações para estratificar o risco CV. Dentre elas, destacamos o índice cardíaco revisado de Lee, a classificação do ACP (*American College of Physicians*) e o estudo brasileiro multicêntrico de avaliação perioperatória para operações não cardíacas (EMAPO).

A) Avaliação pelo algoritmo de Lee:
  - Operação intraperitoneal, intratorácica ou vascular suprainguinal.
  - Doença arterial coronariana (onda Q, sintomas de isquemia, teste terapêutico positivo com uso de nitrato).
  - Insuficiência cardíaca congestiva (clínica, radiografia de tórax com congestão).
  - Doença cerebrovascular.
  - Diabetes com insulinoterapia.
  - Creatinina pré-operatória > 2 mg/dL.
  - ✓ Classes de risco
    - I (nenhuma variável, risco 0,4%).
    - II (uma variável, risco 0,9%).
    - III (duas variáveis, 7%).
    - IV (≥ 3 variáveis, risco 11%).
B) Avaliação pelo algoritmo do *American College of Physicians* (ACP):
  - IAM < 6 meses (10 pts).
  - IAM > 6 meses (5 pts).
  - Ritmo sinusal com extrassístole supraventricular no ECG (5 pts).
  - > 5 extrassístoles ventriculares no ECG (5 pts).
  - Angina classe III (10 pts); angina classe IV (20 pts).
  - Edema agudo de pulmão na última semana (EAP) (10 pts).
  - EAP alguma vez na vida (5 pts).
  - Idade > 70 anos (5 pts); suspeita de estenose aórtica crítica (20 pts).
  - Cirurgia de emergência (10 pts).
  - PO_2 < 60, PCO_2 > 50, K < 3, BUN > 50, Cr > 3 ou restrito ao leito (5 pts).
  - ✓ Classes de risco: ≥ 20 pontos: alto risco (> 15%); se 0-15 pontos, avaliar número de variáveis de Eagle e Vanzetto para discriminar os riscos baixo e intermediário (Quadro 8-2).

| QUADRO 8-2 | Váriáveis de Eagle e Vanzetto |

- Idade > 70 anos
- História de insuficiência cardíaca congestiva (ICC)
- História de angina
- História de IAM
- Diabetes melito
- Alterações isquêmicas de ST
- Ondas Q no ECG
- HAS com hipertrofia ventricular esquerda importante

Se no máximo uma variável: baixo risco: < 3%
Se ≥ 2 variáveis: risco intermediário: entre 3 a 15%

Etapas para estratificação de risco:

- *Etapa I:* excluir condições cardíacas agudas: nos casos de angina instável, IAM, choque cardiogênico, EAP, bradiarritmia ou taquiarritmia grave, o paciente tem risco espontâneo muito elevado e a cirurgia deve, sempre que possível, ser cancelada e reconsiderada somente após estabilização cardíaca.
- *Etapa II:* estratificar o risco conforme o algoritmo de preferência: Lee, ACP, EMAPO (Quadro 8-3).
- *Etapa III:* conduta.

Após estabelecer risco individual, risco intrínseco ao procedimento cirúrgico e capacidade funcional, deve-se indicar **exames a serem solicitados para avaliação do risco cardiovascular** e possíveis **intervenções**.

Neste contexto, conforme resumido na tabela acima, um paciente de baixo risco pode ter seu procedimento liberado sem nenhum exame complementar, enquanto os de médio ou alto risco devem ser estratificados.

Pacientes inferidos como de risco intermediário, podem ser avaliados por exame morfológico (ecodopplercardiograma transtorácico) associado a exame funcional de isquemia esforço induzida como o ecocardiograma com stress farmacológico, caso paciente possua boa janela para avaliação ecocardiográfica, teste ergométrico para os que consigam se locomover sem limitações ou cintilografia com stress farmacológico (dobutamina ou dipiridamol) ou com estresse ergométrico.

QUADRO 8-3	Estratificação de Risco Cardiovascular	
Baixo risco	**Risco intermediário**	**Alto risco**
Lee: Classe I e II/ACP: baixo risco/EMAPO: até 5 pontos	Lee: Classe III e IV (+ ICC ou angina, no máximo CF II) ACP: risco intermediário/EMAPO: 6-10 pontos	Lee: Classe III e IV (+ ICC ou angina classe III ou IV)/ACP: alto risco/EMAPO ≥ 11 pontos
Liberar procedimento	Teste funcional de isquemia provocada: cintilografia miocárdica com estresse farmacológico ou esteira, ecocardiograma com estresse farmacológico ou teste ergométrico	Sempre que possível, adiar cirurgia até estabilizar a condição cardíaca. Se a natureza do risco for isquêmica, cineangiocoronariografia

Adaptado da 3ª Diretriz de Avaliação Cardiovascular Perioperatória da Sociedade Brasileira de Cardiologia. 2017.

Nos pacientes de alto risco, como o valor preditivo positivo pré-teste para doença CV é muito elevado, podemos lançar mão do método de excelência, com a indicação de cineangiocoronariografia.

Caso a estratificação seja positiva, deverá ser implementado tratamento específico anti-isquêmico e avaliada a indicação de revascularização percutânea ou cirúrgica definida em conjunto com a equipe de cardiologia.

MANEJO DE MEDICAÇÕES DE USO PRÉVIO
Medicações que Devem ser Mantidas Inclusive no Dia da Cirurgia
- Anticonvulsivantes.
- Agentes pulmonares inalados, nebulizados ou orais: com exceção da teofilina, que deve ser suspensa na noite anterior do procedimento.
- Antianginosos.
- Levotiroxina e antitireoidianos.
- Antidepressivos e psicotrópicos.
  Obs.:
  - Exceção: inibidores da monoaminoxidase (IMAO) devem ser suspensos com 2 semanas de antecedência.
  - Os inibidores da recaptação da serotonina possuem efeito antiagregante, devendo ter sua manutenção discutida em cirurgias com alto potencial para sangramentos.
- Anti-hipertensivos: betabloqueadores, agonistas alfa 2, antagonistas do canal de cálcio, IECAs (pacientes com risco aumentando de hipotensão em sala, principalmente idosos em uso de enalapril, podem ter seu uso suspenso antes da cirurgia), bloqueadores de receptores de angiotensina.
- Digoxina.
- Insulina: pacientes em uso de insulina devem ter preferencialmente a cirurgia marcada como a primeira da manhã. Nestes casos, a dose da insulina basal da noite anterior pode ser mantida ou reduzida para dois terços da dose habitual e a dose da manhã pode ficar como metade a dois terços da dose habitual. A glicemia capilar deve ser obrigatoriamente aferida, em geral a cada 2 horas a partir do momento de jejum. Correções com insulina regular ou *bolus* de glicose devem ser feitas para evitar a hiper ou hipoglicemia. Deve-se objetivar glicemia pré-prandial alvo entre 90-130 mg/dL e pós-prandial de até 180 mg/dL. Pacientes com DM1, pelo risco de cetose sem insulina, devem preferencialmente ter o ajuste feito por insulina regular em bomba infusora e solução de glicose 5%, também EV quando glicemia capilar < 100 mg/dL.

  O ajuste glicêmico peroperatório é um assunto longo e complexo. Estas orientações não objetivam esgotar o tema, servindo apenas de orientações iniciais gerais.
- Corticoides: a conduta dependerá da dose e do tempo de uso
  A) Qualquer dose iniciada há no máximo 3 semanas ou < 5 mg/dia de prednisona (bem como dose equivalente de outro corticoide): eixo não suprimido → manter dose prévia.
  B) Dose ≥ 20 mg/dia de prednisona (ou dose equivalente de outro corticoide) ou paciente com aspecto cushingoide à ectoscopia: considerar o eixo como suprimido → realizar suplementação com hidrocortisona EV 100 mg na indução e manter dose de 50 mg em duas aplicações 8 em 8 h pós, para procedimento de grande porte. Já para procedimento de porte médio fazer dose de 50 mg EV de hidrocortisona na indução, seguido de 25 mg EV em duas aplicações de 8 em 8 h no pós-procedimento. Procedi-

mentos pequenos (anestesia local, por exemplo) não necessitam de suplementação extra.
C) Pacientes com doses intermediárias por 3 ou mais semanas (entre 5-20 mg/dia de prednisona) → eixo suprimido? → realizar estudo para avaliação de possível supressão.
O estudo pode ser feito pela dosagem do cortisol basal às 8h da manhã. Se este estiver < 5 → eixo suprimido → suplementar corticoide. Se estiver > 10 → eixo não suprimido → não é necessário suplementar. Entre 5-10 → adicionar suplementação empírica ou fazer teste de estimulação com ACTH.

Medicações que Devem ser Suspensas no Dia da Cirurgia
- Hipoglicemiantes orais: exceção para clorpropramida e metformina que devem ser suspensas 48 horas antes.
- Diuréticos.

Medicações que Necessitam de Suspensão Prévia
- *Estrogênios e tamoxifeno:* suspensão 4 a 6 semanas antes da cirurgia em procedimentos de médio ou alto risco de evento embólico.
- *Clopidogrel:* suspensão 5-7 dias antes da cirurgia.
- *Ácido acetilsalicílico:* suspensão 7 dias antes da cirurgia.
Em pacientes de alto risco para eventos CV, como portadores de doença coronariana prévia, a antiagregação pode ser mantida com segurança em baixas doses (75-100 mg/dia) para cirurgias não cardíacas sem aumento significativo do risco de sangramento.
O AAS deve ser obrigatoriamente suspenso nas neurocirurgias e nas ressecções transuretrais de próstata.
- *Dabigatran:* suspensão 2 a 3 dias antes para pacientes com função renal normal ou com *clearance* de creatinina maior que 50 mL/min. Já para aqueles com *clearance* abaixo de 50, suspender entre 3 a 5 dias antes do procedimento dependendo do risco de sangramento do mesmo.
- *Rivaroxaban, apixaban e edoxaban:* suspensão entre 2 e 3 dias antes do procedimento a depender do risco de sangramento inerente ao mesmo.
- *Cumarínicos:* suspensão 5 dias antes do procedimento com dosagem do INR obrigatória pré-operatória (procedimento só autorizado se INR < 1,6).
- *Heparina não fracionada (HNF):* suspensão 6 horas antes do procedimento.
- *Heparina de baixo peso molecular (HBPM):* suspensão 24 h antes do procedimento.

PROFILAXIA DO TROMBOEMBOLISMO
Além do risco cirúrgico propriamente dito, é importante ressaltar algumas orientações perioperatórias com impacto direto na morbimortalidade do ato cirúrgico, tais como a profilaxia de tromboembolismo venoso (TEV) (Quadro 8-4).

Tendo em vista a necessidade de imobilidade parcial ou total (em sua maioria) no ato operatório, com consequente estase venosa, a lesão vascular direta por trauma e a resposta metabólica ao trauma (hipercoagulabilidade), a prevenção de eventos tromboembólicos torna-se fundamental na avaliação perioperatória.

QUADRO 8-4 Tromboprofilaxia de Acordo com o Risco para Evento Tromboembólico

Risco	Risco de evento tromboembólico sem profilaxia (%)	Opções de tromboprofilaxias sugeridas
Risco baixo: pequena cirurgia em paciente que deambula	< 10	▪ Profilaxia não específica ▪ Deambulação precoce e intensa
Risco moderado: maior parte das cirurgias gerais, ginecológicas e urológicas abertas; risco moderado de TEV + alto risco de sangramento	10-40	▪ HBPM, baixa dose de HNF 12/12h ou 8/8h, fondaparinux ▪ Tromboprofilaxia mecânica
Risco alto: artroplastia de joelho ou quadril, cirurgia de fratura de quadril, grandes traumas, lesão de medula espinhal, alto risco de TEV + alto risco de sangramento	40-80	▪ HBPM, fondaparinux ou varfarina (INR 2,0-3,0) ▪ Tromboprofilaxia mecânica

Fatores de risco para trombose venosa profunda (TVP)/TEP em pacientes cirúrgicos:

- Tromboembolismo prévio.
- Obesidade.
- Idade > 40 anos.
- Imobilização/restrição ao leito.
- Neoplasias e quimioterapia.
- Politrauma, fraturas, traumatismo raquimedular.
- Insuficiência cardíaca.
- Varizes em membros inferiores.
- Gestação ou uso de anticoncepcionais orais em altas doses.
- Vasculites, síndrome nefrótica.
- Acidente vascular encefálico.

A tromboprofilaxia mecânica inclui compressão pneumática intermitente e/ou meias elásticas de compressão. Considerar retornar para tromboprofilaxia anticoagulante quando o risco de sangramento diminuir.

Modernamente, novas drogas anticoagulantes foram adicionadas ao arsenal de profilaxia para tromboembolismo venoso. Dentre estas, podemos citar as drogas que agem na inibição direta da trombina, responsável pela conversão de fibrinogênio em fibrina na cascata da coagulação, como a dabigatran. Também estão disponíveis os inibidores seletivos da conversão do fator X em Xa (forma ativada do fator X), que age impedindo a conversão da protrombina em trombina, tendo papel central na cascata de coagulação tanto na via intrínseca, quanto extrínseca. Nesta classe, podemos citar a rivaroxabana, apixabana e edoxabana. O uso destas medicações encontra-se validado como uma opção à heparina de baixo peso molecular na prevenção do tromboembolismo venoso em adultos submetidos a cirurgias de alto risco.

Outra avaliação importante, nos casos de pacientes com anticoagulação plena, deve ser a avaliação do risco de evento tromboembólico *versus* risco de sangramento no pré, intra e pós-operatório.

- *Pacientes de alto risco para evento tromboembólico:* próteses mecânicas (prótese mitral, prótese mecânica aórtica antiga ou com acidente vascular encefálico (AVE) ou ataque isquêmico transitório (AIT) nos últimos 6 meses); fibrilação atrial com $CHADS_2$* > 5, associada à doença valvar ou com AVE ou AIT nos últimos três meses; TEV recente (nos últimos três meses) ou associado à trombofilia severa (deficiência de proteína C, S, antitrombina ou presença de anticorpo antifosfolípide).
- *Pacientes de risco intermediário:* próteses mecânicas aórticas com FA, AVE ou AIT antigos, idade maior que 75 anos, insuficiência cardíaca, HAS ou diabetes; FA com $CHADS_2$* de 3 ou 4; TEV nos últimos 3-12 meses, trombofilias leves (mutações heterozigóticas do fator V de Leiden ou do fator II), TEV recorrente, neoplasia ativa.
- *Pacientes de baixo risco:* próteses mecânicas aórticas sem fatores de risco para AVE; FA com $CHADS_2$* de 0 a 2, sem AVE ou AIT prévios; TEV há mais de 12 meses sem outros fatores de risco.

$CHADS_2$: insuficiência cardíaca = 1 ponto, HAS = 1 ponto, idade ≥ 75 anos = 1 ponto, diabetes = 1 ponto, AVE ou AIT = 2 pontos.

Essa avaliação deve ser individualizada e, de acordo com o risco, opta-se por uma das três abordagens abaixo:

- Interromper anticoagulante oral no pré-operatório (INR < 1,5 para liberação do risco cirúrgico): quando baixo risco emboligênico. Lembrar de iniciar heparina profilática, quando adequado.
- Interromper anticoagulante oral e substituí-lo por heparina em dose anticoagulante (terapia ponte): quando alto risco de embolia.
- Continuar com anticoagulante oral mantendo o INR no limite inferior da faixa terapêutica: procedimentos com baixo risco de sangramento.

Terapia ponte com heparina: iniciar quando INR dosado ficar abaixo do alvo anticoagulação. Opções:

- *Com heparina de baixo peso molecular:* deve ter sua última dose aplicada 20-24 horas antes do procedimento.
- *Com heparina não fracionada em bomba:* deve ser interrompida 6 horas antes do procedimento.

Ambas devem ser retornadas de 12 a 24 horas no pós-operatório após garantia de hemostasia adequada.

ANTIBIOTICOPROFILAXIA

A antibioticoprofilaxia tem como objetivo evitar infecção da ferida operatória, devendo ser direcionada aos patógenos mais encontrados em cada sítio cirúrgico. A cefazolina é o antibiótico (ATB) mais utilizado nesse contexto. É fundamental garantir níveis séricos adequados no momento da agressão tissular e por isso, a aplicação do ATB costuma ser realizada 30 minutos antes do início do procedimento. A repetição da dose deve ser feita de acordo com o tempo de meia-vida do fármaco, duração do ato cirúrgico e perda volêmica em sala. Na maioria dos casos, não há benefício em prolongar a antibioticoprofilaxia além do tempo de cirurgia, com exceção de artroplastias (48 horas), cirurgias de cabeça e pescoço potencialmente contaminadas e procedimentos cuja infecção de sítio operatório pode significar evento catastrófico como, por exemplo, nos casos de cirurgia cardíaca, neurocirurgia, cirurgia vascular ou ortopédica com próteses e cirurgia torácica (Quadro 8-5).

QUADRO 8-5	Tipos de Feridas para Avaliação de Antibioticoprofilaxia
Tipo de ferida	**Características**
Limpa	Não penetra tratos. ATB não é obrigatório P. ex., herniorrafia
Limpa-contaminada	Penetra tratos, mas sem extravasamento significativo. ATB obrigatório P. ex., gastrectomia, colecistectomia eletiva
Contaminada	Penetra tratos com extravasamento importante. ATB obrigatório P. ex., colecistectomia por colecistite aguda, urina, bile infectadas
Suja e infectada	Coleção purulenta, trauma com corpos estranhos ou contaminação fecal. ATB geralmente usado como terapia por tempo prolongado P. ex., perfuração de ceco, fratura exposta há mais de 4 horas

Nas cirurgias limpas, acredita-se que a profilaxia não é necessária. Salvo os casos indicados acima. Por outro lado, nos procedimentos sujos e infectados, o antibiótico é usado como terapia e não como profilaxia.

BIBLIOGRAFIA

American College of Cardiology Foudation/American Heart Association Task Force on Practice Guidelines, American Society of Echocardiography, American Society of Nuclear Cardiology. 2009 ACCF/AHA focused update on perioperative beta blockade incorporated into the ACC/AHA 2007 guidelines on perioperative cardiovascular evaluation and care for noncardiac surgery. *J Am Coll Cardiol* 2009;54(22):e13-e118.

Eagle KA, Berger PB, Calkins H et al. American Heart Association Task Force on Practice Guidelines. ACC/AHA Guideline update for Perioperative Cardiovascular Evaluation for Noncardiac Surgery. *Circulation* 2002;105(10):1257-67.

Fleisher LA, Beckman JA, Brown KA et al. ACC/AHA 2007 Guidelines on Perioperative Cardiovascular Evaluation and Care for Noncardiac Surgery. *Circulation* 2007;116(17):e418-99.

Fleisher LA, Fleischmann KE, Auerbach AD et al. 2014 ACC/AHA Guideline on Perioperative Cardiovascular Evaluation and Management of Patients Undergoing Noncardiac Surgery. *J Nucl Cardiol* 2015;22(1):162-215.

Goldman L, Caldera DL, Nussbaum SR et al. Multifactorial index of cardiac risk in noncardiac surgical procedures. *N Engl J Med* 1977;297(16):845-50.

Gualandro DM, Yu PC, Caramelli B et al. 3ª Diretriz de avaliação cardiovascular perioperatória da Sociedade Brasileira de Cardiologia. *Arq Bras Cardiol* 2017;109 (3 Supl 1): 1-104.

II Diretriz de Avaliação Perioperatória da Sociedade Brasileira de Cardiologia. *Arq Bras Cardiol* 2011;96(3 suppl1):1-68.

Kennedy JM, van Rij AM, Spears GF et al. Polypharmacy in a general surgical unit and consequences of drug withdrawal. *Br J Clin Pharmacol* 2000;49(4):353-62.

Mangano DT, Goldman L. Preoperative assessment of patients with known or suspected coronary disease. *N Engl J Med* 1995;333(26):1750-6.

9 Cuidados Paliativos

Raquel Oliveira Santos ▪ *Maria Clara Borges de Andrade*

A Medicina Paliativa é a especialidade médica que objetiva a prevenção e o alívio do sofrimento tanto físico quanto psicológico promovendo, na definição da OMS, "qualidade de vida a pacientes e familiares que enfrentam doenças ameaçadoras à continuidade da vida". Preconiza a identificação precoce, avaliação e tratamento da dor e outros problemas de natureza física, psicossocial e espiritual que reduzem a qualidade de vida desses pacientes.

Seu conhecimento tem sido cada vez mais necessário para oferecer conforto a pacientes com doenças graves, incluindo câncer e outras doenças crônicas, entre elas síndromes demenciais, sequelas neurológicas graves, cardiopatias e pneumopatias avançadas, cada vez mais prevalentes em razão do aumento da expectativa de vida e maiores recursos terapêuticos.

Os cuidados paliativos devem ser aplicados durante todo o curso da doença – ao contrário do pensamento usual – e não somente no momento final da vida; logo, seus conceitos devem ser utilizados a nível ambulatorial. O clínico, por estar frequentemente envolvido no cuidado aos pacientes com as mais diversas doenças e em todas as suas fases, deve estar preparado para aplicar tais conceitos no seu cotidiano, procurando compreender expectativas e necessidades do paciente e sua família.

ABORDAGEM NO CONSULTÓRIO

Entre os pacientes elegíveis para abordagem ampla com enfoque em cuidados paliativos, em um ambulatório de clínica médica, devemos incluir aqueles com uma doença grave com potencial de limitar a qualidade ou abreviar o tempo de vida, em especial os com histórico de múltiplas internações, grande perda de peso, queda da capacidade funcional ou sintomas de difícil tratamento.

A abordagem médica convencional com anamnese, exame físico e solicitação de exames não parece ser suficiente para compreender os aspectos físicos e psíquicos do adoecimento. A comunicação frequente e aberta com o paciente e sua família são fundamentais para um tratamento paliativo eficaz; frequentemente as informações precisam ser repetidas para adequada compreensão e material como livretos e gráficos podem ajudar. Embora médicos em geral tenham dificuldade em transmitir más notícias, especialmente àquelas sobre prognósticos desfavoráveis, a percepção de que isso reduza a esperança, a expectativa de vida do paciente e cause depressão não se confirmou em trabalhos recentes.

AVALIAÇÃO DA FUNCIONALIDADE

A avaliação do paciente quanto a sua funcionalidade é fundamental para tomada de decisões clínicas e avaliação prognóstica em Cuidados Paliativos. Os serviços de Oncologia costumam fazer uso das escalas de *Performance* Status e Karnofsky, enquanto os serviços de Medicina Paliativa usam uma variante desta última, adaptada às características desse grupo de paci-

QUADRO 9-1 Avaliação de Funcionalidade Segundo a *Palliative Performance Scale*

%	Deambulação	Atividade de doença	Autocuidado	Ingesta	Nível de consciência
100	Completa	Atividade normal; sem evidência de doença	Completo	Normal	Completo
90	Completa	Atividade normal com esforço; alguma evidência de doença	Completo	Normal ou reduzida	Completo
80	Completa	Incapaz para o trabalho; doença significativa	Completo	Normal ou reduzida	Completo
70	Reduzida	Incapaz para o trabalho; doença significativa	Completo	Normal ou reduzida	Completo
60	Reduzida	Incapaz para os *hobbies*/trabalho doméstico; doença significativa	Assistência ocasional	Normal ou reduzida	Completo
50	Maior parte do tempo sentado ou deitado	Incapacitado para qualquer trabalho. Doença extensa	Assistência considerável	Normal ou reduzida	Completo ou períodos de confusão
40	Maior parte do tempo acamado	Incapaz para a maioria das atividades. Doença extensa	Assistência quase completa	Normal ou reduzida	Completo ou sonolência +/− confusão
30	Totalmente acamado	Incapaz para qualquer atividade. Doença extensa	Dependência completa	Normal ou reduzida	Completo ou sonolência +/− confusão
20	Totalmente acamado	Incapaz para qualquer atividade. Doença extensa	Dependência completa	Mínima a pequenos goles	Completo ou sonolência +/− confusão
10	Totalmente acamado	Incapaz para qualquer atividade. Doença extensa	Dependência completa	Cuidados com a boca	Sonolência ou coma +/− confusão

entes de nome *Palliative Performance Scale* (PPS). A pontuação nesta escala facilita algumas decisões, como indicação de internação e alta hospitalar (Quadro 9-1). Também pode auxiliar as orientações aos familiares quanto ao prognóstico.

AVALIAÇÃO DE SINTOMAS

Para auxiliar a avaliação desse grupo de pacientes podemos usar escalas de sintomas, como a de Edmonton (Quadro 9-2). Vale lembrar que a percepção dos sintomas é individual e muitas vezes agravada ou aliviada pelo contexto – ou seja, a autoimagem, a visão do adoecimento, seus desejos, suas crenças espirituais conspiram para tornar o processo de adoecimento único para cada paciente. Nesse sentido, foi introduzido o conceito de "dor total", em que o sofrimento tem origens e manifestações nos âmbitos psíquico, emocional, físico e espiritual.

QUADRO 9-2	Escala de Avaliação de Sintomas de Edmonton	
\multicolumn{3}{c}{O paciente deverá atribuir uma nota de 0 a 10 aos seus sintomas}		
Sem dor	0 1 2 3 4 5 6 7 8 9 10	Pior dor possível
Sem cansaço	0 1 2 3 4 5 6 7 8 9 10	Pior cansaço possível
Sem sonolência	0 1 2 3 4 5 6 7 8 9 10	Pior sonolência possível
Sem náusea	0 1 2 3 4 5 6 7 8 9 10	Pior náusea possível
Com apetite	0 1 2 3 4 5 6 7 8 9 10	Pior falta de apetite possível
Sem falta de ar	0 1 2 3 4 5 6 7 8 9 10	Pior falta de ar possível
Sem depressão	0 1 2 3 4 5 6 7 8 9 10	Pior depressão possível
Sem ansiedade	0 1 2 3 4 5 6 7 8 9 10	Pior ansiedade possível
Com bem-estar	0 1 2 3 4 5 6 7 8 9 10	Pior falta de bem-estar possível
Sem _____ (outro sintoma)	0 1 2 3 4 5 6 7 8 9 10	Pior _____ possível

A avaliação do sofrimento do paciente à luz desse conceito é fundamental para compreensão verdadeira dos sintomas.

A escala de Edmonton visa a abordar a intensidade dos sintomas mais comumente referidos pelos pacientes com doenças ameaçadoras a vida. É importante mostrar-se receptivo, entender as expectativas dos pacientes e desejo de abordagem dos sintomas, visando ao tratamento daqueles que mais incomodam.

ABORDAGEM DOS SINTOMAS

Dor

A dor deve ser bem qualificada em suas características visando a definição de sua etiologia para escolha do tratamento apropriado, com realização de exame físico amplo, incluindo exame neurológico. É importante ressaltar que muitos pacientes, em especial os oncológicos, têm dor de origem multifatorial. Devemos ter em mente que a percepção da dor é subjetiva, sendo afetada por sentimentos de ansiedade, depressão e história de abuso de substâncias. Logo, é sempre importante avaliar o estado psicológico do paciente.

Justamente por sua subjetividade, quantificar a dor pode ser uma tarefa difícil, e para tal foram criados vários instrumentos. Entre eles, o mais utilizado por sua praticidade são as escalas visuais análogas (EVA), em que o doente atribui uma nota à sua dor variando entre 0 (sem dor) e 10 (dor muito intensa) (Quadro 9-3). Nos casos de pacientes geriátricos ou demenciados podemos utilizar escalas específicas. Um diário com registros dos momentos de dor, de suas características – em caso de dores diferentes – e necessidade de doses de resgate também pode ser elucidativo, especialmente nos casos de difícil manejo.

A dor crônica é definida como aquela com duração maior que três meses, não se observando mais os sinais objetivos de hiperatividade autonômica vistos na dor aguda e tem, de forma geral, um grande impacto no estilo de vida e funcionalidade. Frequentemente, os pacientes com dor crônica descrevem vários padrões de dor, incluindo a dor "basal" – mais frequente e com duração superior a 12 horas por dia e a dor "irruptiva" que constitui uma exacerbação transitória, que pode ser espontânea ou incidental, neste último caso desencadeada por um fator específico como posição, troca de curativo etc.

| QUADRO 9-3 | Escala EVA (Ver *Prancha* em *Cores*) |

0	1	2	3	4	5	6	7	8	9	10
Sem dor	Dor leve			Dor moderada			Dor intensa			

A OMS propõe em suas *guidelines* uma abordagem simplificada da dor, eficaz para a maior parte dos casos crônicos, que inclui três níveis de intensidade de dor com sugestão de analgesia com uma ou mais drogas. No primeiro degrau, há aqueles pacientes com dor leve (EVA 1 a 3), que deverão ser tratados com analgésicos simples (dipirona, paracetamol ou anti-inflamatório não esteroide – este último não deve ser usado de modo crônico). No segundo degrau, os pacientes com dor moderada (4-6) deverão ser tratados com opioides fracos (codeína ou tramadol) ou opioides fortes em baixa dose (doses menores que 60 mg/dia de morfina ou equivalente) associados a analgésicos simples. No terceiro degrau (Eva 7-10 ou dor moderada sem resposta às medicações sugeridas no degrau 2), sugere-se associação de analgésicos simples a opioides fortes (morfina em doses superiores a 60 mg/dia ou equivalentes, metadona, oxicodona e fentanil). Em todos os degraus, podemos associar medicações adjuvantes como antidepressivos e anticonvulsionantes, conforme as características clínicas da dor.

De modo geral, o tratamento deve ser sempre individualizado, discutido com familiares e paciente e reavaliado em cada nova consulta. Mesmo durante a investigação de suas causas subjacentes, a redução da dor facilita a realização de exames clínico e complementares. O tratamento farmacológico específico será discutido mais profundamente em capítulo à parte (Capítulo 4).

Náuseas

Náuseas e vômitos são sintomas frequentes, cuja abordagem depende da origem. Entre as causas mais frequentes estão causas metabólicas (principalmente hipercalcemia, hiponatremia, insuficiência hepática, renal ou adrenal), o uso de drogas (como antibióticos, opioides, anti-inflamatórios, quimioterápicos, entre outras), causas obstrutivas (síndromes de obstrução pilórica, intestinal ou biliar), constipação, gastroparesia, doenças inflamatórias abdominais (como pancreatite, colecistite, entre outras), tumores de trato gastrointestinal, doenças vestibulares, doenças do sistema nervoso central, transtornos relacionados com a ansiedade (antecipatória a uma situação de risco de êmese) e radioterapia.

Inicialmente, devemos sempre corrigir as causas metabólicas possivelmente responsáveis pelo quadro. Medidas comportamentais que busquem evitar situações precipitantes (como odores, alimentos específicos ou muito salgados, apimentados ou gordurosos ou ainda em temperatura morna) podem ser benéficas. Alimentos gelados como sorvetes e sucos podem ser mais bem tolerados. Devemos também sempre nos atentar às medicações usadas pelo paciente – os opioides são causadores frequentes de náuseas que, em geral, melhoram após os primeiros dias. Alguns pacientes que mantêm sintomas intoleráveis relatam melhora após troca para outro opiáceo ou da via de administração. Podemos também iniciar antieméticos ou antipsicóticos, com boa resposta.

Pacientes com lesões tumorais cerebrais ou carcinomatose meníngea apresentam com frequência náuseas e vômitos, que podem ter boa resposta ao uso de corticoides. Além disso, pode-se lançar mão nesses casos de drogas antiepilépticas como a carbamazepina.

No controle das náuseas, além de antieméticos e pró-cinéticos, também há benefício do uso de antipsicóticos antagonistas dopaminérgicos (como haloperidol e clorpromazina), benzodiazepínicos e, mais recentemente e ainda não liberados no Brasil, dos derivados sintéticos dos canabinoides. Escopolamina, utilizada pelo efeito anticolinérgico e análogos de somatostatina, como o octreotide, podem reduzir as secreções digestivas e oferecer conforto, especialmente para aqueles pacientes com suboclusão intestinal crônica. Protetores gástricos, como inibidores da bomba de próton e ranitidina podem ser usados, além de corticosteroides como a dexametasona, cujo uso é bem descrito nos casos de náuseas induzidos por quimioterapia.

Constipação

A constipação intestinal inclui dificuldade ou pouca frequência de evacuações, com definições variáveis na literatura. No contexto de cuidados paliativos, deve-se valorizar a percepção do paciente quanto a seu hábito intestinal.

Entre as causas mais frequentes que podem precipitar ou agravar a constipação está o uso de drogas (como opioides, diuréticos, antidepressivos, ferro, quimioterápicos), idade avançada, doenças neurológicas medulares, distúrbios metabólicos, baixa ingesta de fibras e líquidos e pouca atividade física.

A abordagem da constipação intestinal inclui modificações dietéticas (aumento da ingesta de líquidos e fibras) e farmacológicas. Devemos sempre atentar para a possibilidade de obstrução intestinal, lançando mão de exame físico atento e exames de imagem quando necessários. O toque retal fornece informações importantes e pode ser terapêutico com a retirada manual de fezes impactadas. O uso de enemas, inclusive domiciliares, pode ser necessário, além da terapia laxativa e pró-cinética. Em geral, tem-se como objetivo evacuações sem esforço, diárias ou em dias alternados.

Medidas comportamentais para os pacientes com boa mobilidade, como escolher um horário do dia para evacuar e colocar-se em posição adequada, de modo independente do desejo de evacuar podem ajudar. Deve-se aproveitar os reflexos fisiológicos propícios como o ortocólico e o gastrocólico – reflexos evacuatórios após levantar-se de manhã e a seguir das refeições, respectivamente. Para os pacientes de menor estatura, pode ser necessário um apoio para os pés para um posicionamento mais eficiente para as evacuações.

Os laxantes osmóticos estão entre os mais usados, com efeitos colaterais que incluem distensão abdominal e flatulência. Lactulose e sorbitol aumentam o trânsito por atraírem uma maior quantidade de fluido para a luz intestinal. A dose é individual e deve ser ajustada conforme o uso. Em casos graves e refratários, podemos lançar mão de pequenas doses de manitol.

Os lubrificantes como o óleo mineral são bem tolerados por terem poucos efeitos adversos, porém podem gerar pneumonite química se broncoaspirados. Assim, não devem ser prescritos a pacientes com doenças de sistema nervoso central, baixa capacidade cognitiva, disfagia, sonolência ou em casos em que haja risco de broncoaspiração.

Outras drogas como bisacodil, cáscara sagrada e sena também são úteis no tratamento da constipação, gerando aumento da peristalse com redução da absorção intestinal de líquidos e solutos do bolo fecal, com maior ocorrência de dor abdominal e diarreia. Esses efeitos podem ser reduzidos fracionando as doses com uso mais frequente.

O uso de enemas e supositórios glicerinados podem ser úteis, pois oferecem poucos efeitos colaterais e permitem maior controle das evacuações. Embora haja medicações específicas para controle da constipação por opioides, no Brasil elas são caras e pouco disponíveis.

Devemos lembrar que neutropenia e trombocitopenia constituem contraindicações ao uso de enemas e supositórios.

Disfunção de Glândulas Salivares

A xerostomia (sensação de boca seca) é muito comum e pode comprometer o paladar e dificultar a deglutição. A higiene bucal adequada deve ser encorajada a todos os pacientes com uso de escova de dentes macia ou algodão/cotonete embebido em pasta de dente ou solução bicarbonatada, após cada refeição. Além disso, manter bom estado de hidratação, passar hidratante labial, mascar chiclete sem açúcar ou gelo e usar saliva artificial podem ser benéficos. Tratar candidíase quando presente.

Os pacientes com dificuldade de deglutição de saliva ou sialorreia podem se beneficiar do uso de anticolinérgicos como a escopolamina oral e a atropina subcutânea, oral ou tópica. Alternativamente, em pacientes com maior tempo de sobrevida esperada, pode-se indicar o uso de toxina botulínica.

Fadiga

A astenia ou sensação de fraqueza limitante é o sintoma mais prevalente em doenças avançadas. Entre suas causas, podemos encontrar uso de medicações (incluindo quimioterápicos, corticoides, opioides), produção de citocinas inflamatórias por câncer ou infecção, falta de condicionamento físico, distúrbios hidroeletrolíticos, alterações do humor, anemia, disfunções orgânicas significativas (insuficiência renal, cardíaca ou hepática), desnutrição e doenças hormonais (principalmente tireoidianas).

A terapêutica específica é de forma geral pouco resolutiva; além da correção dos distúrbios metabólicos, anemia e ajustes de dose de medicações potencialmente relacionadas, do ponto de vista farmacológico, podemos fazer um teste terapêutico curto com doses antiinflamatórias de prednisona ou dexametasona. Alguns pacientes podem ter benefício com o uso de psicoestimulantes como o metilfenidato. Os pacientes com estado geral menos comprometido devem ser estimulados a fazer atividade física leve para manutenção do trofismo muscular. Há técnicas comportamentais que incluem psicoterapia e organização do tempo de forma a priorizar determinadas atividades que podem ajudar (programando períodos de descanso ou remanejando programas para um horário em que o paciente tenha maior disposição, por exemplo).

Desnutrição

A dificuldade de alimentação e redução da ingesta são queixas frequentes dos pacientes em fim de vida. Devemos sempre monitorizar esses pacientes em relação à capacidade de deglutição e risco de broncoaspiração, especialmente aqueles com queixa de tosse após a deglutição e com pneumonias de repetição. O catabolismo gerado pelo estado inflamatório das doenças crônicas avançadas e do câncer leva com frequência, juntamente com a falta de apetite, a uma perda ponderal significativa. A redução de massa magra ainda pode ser acentuada por tratamentos como uso de corticoides e de supressão hormonal.

Em geral, o emagrecimento e a inapetência geram grande ansiedade ao paciente e a seus familiares já que a hora das refeições é considerada um momento prazeroso e de interação social. No entanto, a caquexia integra o quadro clínico de uma doença grave e não pode ser revertida mesmo com aumento da ingesta calórica. O aumento da ingesta de líquidos, a redução da consistência dos alimentos, a redução da produção de odores durante seu preparo e o fracionamento da dieta com redução dos intervalos entre as refeições podem ajudar a manter o aporte calórico, assim como privilegiar os alimentos preferenciais (exceto durante quimio e radioterapia, que podem levar à aversão destes). Em geral, nota-se predileção pelos alimentos com gostos mais adocicados em detrimento das carnes. Os suplementos alimentares podem ajudar, quando bem indicados.

O tratamento farmacológico parece oferecer pouco benefício; pode-se realizar teste terapêutico curto com corticoide ou uso de antidepressivos orexígenos como a mirtazapina e os tricíclicos. O uso de nutrição parenteral e enteral permanece controverso – já que a desnutrição parece ser a consequência de uma doença grave e não somente da baixa ingesta – e deve ser avaliado caso a caso. Em geral, reservado para pacientes com sobrevida esperada de meses e em alguns casos pode prevenir complicações e melhorar a qualidade de vida, tornando possível a manutenção do tratamento. À medida que a doença avança, reduz-se o enfoque sobre o estado nutricional, visando a preencher as necessidades primeiramente do paciente e, na ausência de sua capacidade de decisão, de sua família, aumentando o conforto e reduzindo a ansiedade.

A realização de gastro (ou, eventualmente, jejunostomia) percutânea por via endoscópica e radiologia intervencionista (com a via cirúrgica sendo de exceção) ou a colocação de cateter nasoentérico de longa permanência (de até quatro a seis semanas) pode possibilitar a administração de medicações e aporte nutricional aos pacientes com disfagia ou risco de broncoaspiração. No caso de obstruções mecânicas do trato digestivo, pode ser indicada colocação de *stent*, como nos tumores esofágicos, cirurgia descompressiva do trato intestinal no caso de obstrução pontual ou radioterapia com intuito paliativo (como nos tumores de cabeça e pescoço e esofágicos). Em geral, no câncer essas medidas são reservadas para pacientes com sobrevida esperada maior que dois meses enquanto nas doenças neurodegenerativas seu uso deve ser definido pelos familiares, embora não seja propriamente recomendado do ponto de vista médico, pelo entendimento de que a incapacidade de alimentação reflete uma doença avançada e irreversível e que os dispositivos de nutrição artificial requerem frequentemente o uso de sedação. Assim, toda intervenção deve ser pesada e reavaliada periodicamente visando à sua melhor indicação e superação dos riscos pelos benefícios. Quando isso não mais acontece estamos autorizados a alterar e/ou suspender a dieta.

Em suma, é fundamental que paciente e familiares entendam os objetivos da terapia em cada momento para minimizar os sentimentos de ansiedade e culpa em relação à baixa ingesta alimentar. Cabe a nós a orientação que esta é esperada no contexto de doença avançada e que uma dieta forçada ou artificial, em geral, não gera um impacto positivo na sobrevida. De qualquer forma, embora possamos ter opinião discordante da família e do paciente, devemos apoiar seus desejos, respeitando crenças individuais sobre a necessidade de vias não naturais de nutrição quando razoáveis.

Dispneia, Tosse e Hipersecreção Respiratória

A avaliação da dispneia no contexto de cuidados paliativos privilegia a percepção do paciente sobre seus indicativos objetivos como hipoxemia e taquipneia. Como fatores causais destacam-se as doenças pleuropulmonares incluindo pneumonia, derrames volumosos e o tromboembolismo pulmonar, as que levam à restrição da caixa torácica e anemia. Além do tratamento específico de cada caso, o uso de cadeira de rodas e de banho e de ventiladores direcionados ao rosto frequentemente reduzem a sintomatologia. A oxigenoterapia domiciliar deverá ser reservada para os pacientes hipoxêmicos. O uso da morfina e dos outros opioides tem benefício comprovado em reduzir o desconforto respiratório.

Os pacientes com tosse crônica de etiologia bem estabelecida com perturbação do sono e das atividades cotidianas podem se beneficiar de codeína, além de terapia broncodilatadora. Eventualmente, podemos tentar cursos breves de corticoterapia com algum benefício.

Nos casos de aumento de secreção respiratória podem ser necessários a aspiração regular das vias aéreas, o bom posicionamento com cabeceira elevada e a diureticoterapia – esta última nos estados hipervolêmicos.

Delirium

Os pacientes com doenças terminais manifestam com frequência uma alteração do nível de consciência de instalação aguda ou subaguda associada à agitação psicomotora (*delirium* hiperativo) ou queda do nível de atividade (versão hipoativa). Por trás do *delirium* estão intercorrências infecciosas e metabólicas (essas sempre devem ser pesquisadas independente da sintomatologia relatada) combinadas com idade avançada, múltiplas comorbidades, controle álgico irregular, constipação intestinal, uso de drogas psicoativas, doenças cerebrais estruturais e restrição das atividades. Seu tratamento inclui a resolução das questões metabólicas, suspensão das drogas potencialmente implicadas e medidas para tornar um novo ambiente mais familiar (uso de óculos, próteses, realização de atividades de lazer habituais). O controle dos sintomas, quando indicado, deverá incluir antipsicóticos em especial o haloperidol, com ajuste de doses conforme necessário.

Insônia

Os distúrbios do sono são comuns, amplificando o estresse físico e psicológico a que estão submetidos os pacientes com doenças terminais. Assim, a melhora da qualidade do sono está relacionada com a mudança positiva na percepção de outros sintomas, com melhora da qualidade de vida. A anamnese elucida possíveis causas como dor mal controlada, *delirium*, relação temporal com introdução de novas drogas ou outros sintomas que prejudiquem o descanso. Como todo ajuste medicamentoso pode trazer malefícios, as drogas hipnóticas são relacionadas com disfunção cognitiva, confusão mental e quedas, devendo ser indicadas com parcimônia. Em geral, devemos evitar os benzodiazepínicos de longa duração e adiantar as doses de corticoides para horários mais cedo. Deve-se evitar os cochilos diurnos, orientando as medidas comportamentais de melhora do sono (como desligar televisão, evitar alimentos e atividades estimulantes à noite).

Depressão e Transtorno de Ajustamento

A depressão é um dos transtornos de saúde mental mais prevalente e torna-se ainda mais comum no contexto de uma doença grave e irreversível, com prejuízo potencialmente crítico da qualidade de vida. Num contexto em que a tristeza e o luto são respostas adequadas, pode ser um desafio diferenciar o transtorno de ajustamento da depressão e para tal devemos valorizar sinais e sintomas que ultrapassem duas semanas de evolução. Devemos atentar em especial à perda de interesse, de esperança, de prazer, a ideação suicida, a culpa excessiva, aos distúrbios do sono, da libido e da alimentação que não sejam explicados por outras causas.

Em virtude da potencial gravidade de um episódio depressivo sem tratamento, pode ser recomendável que mesmo na dúvida diagnóstica e diante da eficácia e segurança do arsenal antidepressivo, inicie-se tratamento. Na Medicina Paliativa, a particularidade da terapêutica fica pela opção do uso de psicoestimulantes associados ou não a antidepressivos em pacientes com curta expectativa de vida por apresentarem início de ação mais rápida (cerca de 48 horas contra as habituais 2 a 4 semanas dos antidepressivos). A psicoterapia e tratamento dos sintomas que mais incomodam – como a dor – também são importantes. A escolha das drogas deve ser guiada pelas particularidades de cada uma (necessidade de tratamento de dor neuropática, contraindicação no caso de disfunções orgânicas, entre outras). Esses aspectos são melhor definidos em capítulo específico.

Sangramento

O sangramento pode constituir evento agudo, potencialmente fatal, dramático para pacientes e familiares. Muitos pacientes em cuidados paliativos podem ter sangramentos crônicos ou intermitentes, que devem ser abordados no consultório. Devemos sempre refletir sobre o contexto clínico e sobrevida esperada do paciente, visando a efetuar medidas terapêuticas adequadas a cada situação.

Entre os fatores causais para hemorragias, destacam-se uso de anticoagulantes e antiagregantes plaquetários, discrasias, trombocitopenia ou disfunção plaquetária, trauma, tumores, insuficiência renal ou hepática avançadas e coagulação intravascular disseminada.

De forma geral, preconizamos transfusão de concentrado de hemácias no caso de anemia importante sintomática e de plaquetas no caso de trombocitopenia ou disfunção plaquetária. Nas coagulopatias, causadas, por exemplo, por insuficiência hepática, pode ser indicado o uso de plasma e vitamina K. O uso de ácido aminocaproico, um inibidor da fibrinólise, pode ser útil, lembrando que pode estar implicado em aumento do risco de eventos trombóticos.

O tratamento dos diferentes sítios de sangramento requer abordagens específicas. Nas hemorragias digestivas, inibidores da bomba de próton, octreotide e suspensão de corticoides e anti-inflamatórios devem ser avaliados. Nos sangramentos vaginais e epistaxe pode ser útil o uso de tampões. Em sangramentos mucosos, a irrigação com soro gelado e até uso tópico de vasoconstrictores podem ser tentados. Nas lesões de cabeça e pescoço, pode ser avaliada ligadura carotídea externa em casos extremos. As lesões tumorais sangrantes devem ser avaliadas para radioterapia anti-hemorrágica. A embolização arterial realizada por radiointervenção também pode ser resolutiva.

PROCEDIMENTOS EM CUIDADOS PALIATIVOS

Cuidado com Feridas

As feridas, especialmente as oncológicas, são altamente prevalentes nos dias que antecedem o final da vida. Estão associadas a morbidade psicológica e complicações clínicas como necrose, odor, sangramento, miíase e infecção local.

A troca de curativo deve ser diária e cuidadosa para evitar sangramento. Na sua ocorrência, pressão local, soro fisiológico gelado e até vasoconstrictores tópicos podem ser aplicados. O odor – decorrente da colonização de bactérias anaeróbias - deve ser combatido com metronidazol sistêmico nos casos graves ou tópico, podendo ser utilizado sob a forma em gel, comprimidos macerados ou ampolas diluídas em soro. Curativos de carvão ativado também são úteis. A extensão da necrose deve ser avaliada para boa indicação do desbridamento, tendo em mente que tais lesões têm alto risco de sangramento. A papaína e o hidrogel são usados para desbridamento enzimático.

Terapia Subcutânea

A via subcutânea vem ganhando popularidade por permitir via parenteral em pacientes com dificuldade de acesso venoso sem indicação de acesso profundo ou dissecção venosa. Além disso, tem baixo risco de complicação, podendo ser aplicada com cateteres amplamente disponíveis e de baixo custo. Seu uso é fácil, facilitando alta hospitalar e permitindo uso de medicações parenterais e hidratação máxima diária de três litros (considerando dois acessos simultâneos). A velocidade de absorção é lenta, com manutenção de níveis séricos estáveis. Entre as dificuldades de uso da via estão a discrasia sanguínea, a desidratação grave ou choque, em que a velocidade de absorção dos fluidos não permite seu uso, a incompatibilidade da via de administração de determinadas drogas ou sua combinação e contraindicação ao uso de soluções hipertônicas e com alta concentração de eletrólitos.

Procedimentos Invasivos

Em virtude da gravidade da doença e baixa expectativa de vida dos pacientes em cuidados paliativos, devemos sempre refletir sobre o grau de intervenção médica benéfica neste momento. Este conceito vale para todas as decisões terapêuticas, desde indicação de transfusão de hemocomponentes, terapias específicas para o câncer e até procedimentos. Quanto a esses últimos, os pacientes devem ser cuidadosamente avaliados quanto ao prognóstico e aos fatores relacionados com maiores complicações pós-operatórias como desnutrição, estado geral ruim, doença neoplásica volumosa especialmente no local da intervenção, irradiação prévia do sítio cirúrgico, para citar alguns. Além disso, a avaliação da intensidade dos sintomas e do benefício esperado do procedimento é fundamental na escolha dos pacientes que irão se beneficiar de intervenção invasiva.

Em Oncologia, fala-se em sobrevida esperada de ao menos oito semanas para que o benefício de uma cirurgia supere seus inconvenientes. Ou seja, considera-se que pacientes oncológicos com expectativa de vida inferior teriam aumento de morbimortalidade, sendo a própria permanência desnecessária em ambiente hospitalar nas últimas semanas incompatível com a proposta de melhora da qualidade de vida.

Em determinadas situações em que um paciente está em bom estado geral, com necessidade iminente de procedimento cirúrgico, podemos indicar o mesmo antecipadamente, objetivando reduzir as complicações relacionadas com uma cirurgia de emergência. Cabe frisar que cada decisão deve ser compartilhada com pacientes e familiares. De forma geral, a radiointervenção tem mostrado resultados melhores que a cirurgia convencional.

Em resumo, o tratamento do paciente com doença ameaçadora à vida – devemos evitar termos como "pacientes terminais", pois insinuam não haver mais opções de tratamento, o que não é verdade – muitas vezes constitui um desafio na prática clínica. Em muitos casos o sofrimento não é somente físico e seu alívio requer mais que ajustes medicamentosos, os exames são muitas vezes desnecessários e não oferecem benefício adicional e as complicações clínicas são numerosas, mas a melhora da qualidade de vida desses pacientes que têm pouco tempo a ser vivido é sempre recompensadora.

BIBLIOGRAFIA

Adult Cancer Pain. NCCN Clinical Practice Guidelines in Oncology (NCCN Guidelines®). (Acesso em 2016 Set). Disponível em: https://www.nccn.org/professionals/physician_gls/pdf/palliative.pdf.

Bruera E, Dev R. Overview of managing common non-pain symptoms in palliative care. (Acesso em 2016 Set). Disponível em: http://www.uptodate.com.

Bruera E, Yennurajalingam S. Palliative care: overview of fatigue, weakness, and asthenia. (Acesso em 2016 Set). Disponível em: http://www.uptodate.com.

Carvalho RT, Parsons HA. Manual de cuidados paliativos ANCP, 2.ed. Associação Nacional de Cuidados Paliativos; 2012.

Chang VT. Approach to symptom assessment in palliative care. (Acesso em 2016 Set). Disponível em: http://www.uptodate.com.

DeVita Jr Jr VT, Lawrence TS, Rosemberg SA (eds.) DeVita, Hellman, and Resemberg's Cancer: Principles & Practice of Oncology, 10th ed. Wolters Kluwer; 2014.

Lisboa CN, Motta FMB, Lucena FA, Cazeiro HG. Cuidados paliativos oncológicos: controle de sintomas. Rio de Janeiro: Instituto Nacional de Câncer; 2001.

Okkon TR. Overview of comprehensive patient assessment in palliative care. (Acesso em 2016 Set). Disponível em: http://www.uptodate.com.

Palliative Care. Knowledge Into Action - Cancer Control. WHO Guide for Effective Programs. World Health Organization; 2007.

Palliative Care. NCCN Clinical Practice Guidelines in Oncology (NCCN Guidelines®). (Acesso em 2016 Set). Disponível em: https://www.nccn.org/professionals/physician_gls/pdf/palliative.pdf.

von Gunten C, Buckholz Z. Palliative care: overview of cough, stridor, and hemoptysis. (Acesso em 2016 Set). Disponível em: http://www.uptodate.com.

Parte III   Doenças Cardiovasculares

10 Hipertensão Arterial Sistêmica

Gabriel Salim Saud de Oliveira ▪ *Rafael Nigri* ▪ *Victor da Silva Margallo*

INTRODUÇÃO

A hipertensão arterial sistêmica (HAS) é uma condição de grande prevalência na população brasileira e mundial. Além da idade, afrodescendência e história familiar de hipertensão e obesidade são importantes fatores relacionados com a doença. Por sua vez a HAS constitui um dos principais fatores de risco para desenvolvimento de acidente vascular encefálico (AVE), infarto agudo do miocárdio (IAM), insuficiência cardíaca (IC), doença renal crônica (DRC), aterosclerose progressiva e demência, condições com grande impacto econômico nos orçamentos de saúde pública e sobre a morbimortalidade da população.

DIAGNÓSTICO

O diagnóstico de HAS baseia-se na medida da pressão arterial (PA) tomada no consultório, de maneira rigorosa. Tradicionalmente o diagnóstico é feito quando o valor médio da PA for ≥ 140 x 90 mmHg em pelo menos duas consultas, com no mínimo duas medidas padronizadas de PA tomadas a cada consulta. As novas diretrizes da American Heart Association (AHA) preconizam valores de PA ≥ 130 × 80 mmHg para o diagnóstico da HAS. Na maioria dos casos, a confirmação pode ser obtida dentro de um período de 1 a 2 meses. Quando uma PA inicial está seriamente elevada, a confirmação deve ser feita em período menor. Recomenda-se que seja feita a medida da PA em ambos os braços (considerando aquele com os maiores valores pressóricos) e nas posições sentada, supina e ortostática em todos os pacientes na primeira consulta. Naqueles pacientes com maior risco de hipotensão postural (idosos, diabéticos, portadores de disautonomia ou que estejam utilizando medicações anti-hipertensivas) deve-se realizar as medidas de PA nas três posições em todas as consultas.

A medida da PA pode ser feita em esfigmomanômetro manual (aneroides) ou automático (oscilométrico).

Técnica correta para medida da PA:

- Repouso de 5 minutos antes da medida da PA, em ambiente calmo.
- Não praticar exercícios 60-90 minutos antes da aferição.
- Não usar álcool, café ou cigarro 30 minutos antes da aferição. Evitar bexiga cheia.
- Posicionar o braço na altura do coração, apoiado, com a palma da mão voltada para cima e o cotovelo levemente fletido.
- **Usar o manguito adequado para a circunferência do braço.**
  A) Esfigmomanômetro manual:
  - Estimar a PA sistólica (PAS) pela palpação do pulso radial.
  - Palpar a artéria braquial e colocar a campânula do estetoscópio sobre este ponto.
  - Inflar rapidamente o manguito até 20-30 mmHg acima da pressão sistólica estimada.
  - Desinsuflar lentamente com velocidade de 2-4 mmHg/segundo.
  - Aguardar 1-2 minutos para novas aferições.

B) Esfigmomanômetro automático:
- Minimiza o erro do observador. É importante que sejam equipamentos validados e que sejam calibrados anualmente.

- Informar verbalmente e por escrito ao paciente os valores da pressão arterial aferida.

Outros Métodos Diagnósticos

Tanto no diagnóstico como no acompanhamento dos hipertensos é importante obter medidas de pressão arterial fora do consultório, que permita aventar a hipótese do fenômeno do jaleco branco: hipertensão do jaleco branco, efeito do jaleco branco ou hipertensão mascarada.

Monitorização Ambulatorial da Pressão Arterial (MAPA)

É o método que permite a aferição da PA nas 24 horas do dia, durante a vigília e sono. A MAPA é um forte preditor de eventos cardiovasculares e fornece informação prognóstica independentemente da medida de PA obtida em consultório. É considerado o padrão-ouro para o diagnóstico de HAS.

Indicações:

- Suspeita de hipertensão do jaleco branco.
- Suspeita de efeito do jaleco branco.
- Suspeita de hipertensão arterial mascarada.
- Suspeita de hipertensão arterial noturna.
- Hipertensão limítrofe.
- Hipertensão arterial resistente.
- Normotensos com lesões de órgãos-alvo.
- Hipertensão na gravidez.

A MAPA é capaz de avaliar o padrão noturno da pressão arterial. Sabemos que valores elevados da pressão arterial noturna estão fortemente implicados em mau prognóstico. Além disso, na MAPA é possível avaliar o descenso noturno (percentual de declínio da PA que ocorre durante o sono). O descenso noturno fisiológico varia de 10 a 20%, sendo classificados como padrão "*dipper*". Indivíduos "*nondippers*" (descenso noturno menor do que 10%) ou "*dipper* reverso" (descenso negativo - elevação da PA durante o sono) apresentam maior risco de desenvolvimento de eventos CV do que os "*dippers*". O caráter "*nondipper*" ou "*dipper* reverso" é mais comum em hipertensos resistentes, hipertensos com doença renal e apneia obstrutiva do sono. O padrão "*dipper*" extremo (descenso noturno > 20%) também parece estar implicado em pior prognóstico.

Critérios tradicionais de normalidade: veja Quadro 10-1.

QUADRO 10-1 Critérios Tradicionais de Normalidade da MAPA

Média da PA	PAS (mmHg)	PAD (mmHg)
Vigília	< 135	< 85
Sono	< 120	< 70
24 horas	< 130	< 80

Monitorização Residencial da Pressão Arterial (MRPA)

Existem inúmeros protocolos para a realização da MRPA, porém o mais utilizado são as medidas residenciais da PA aferidas durante 7 dias (2 medidas pela manhã e 2 à noite) pelo paciente ou pessoa treinada. Deve ser fornecido ao paciente um esfigmomanômetro digital, calibrado e validado, com capacidade de armazenamento das medidas realizadas e com manguito de tamanho adequado. O paciente deve ser adequadamente instruído quanto ao procedimento.

Critério tradicional de normalidade: média das pressões < 135 × 85 mmHg.

Automedida da Pressão Arterial (AMPA)

A medida domiciliar deve ser estimulada, sendo feita com o equipamento que o paciente possua. O protocolo varia de 3 a 7 dias antes da consulta ambulatorial e é aconselhável também sua realização, sempre que possível, durante 2 semanas após a mudança da medicação anti-hipertensiva. Devem ser realizadas 2 medidas pela manhã antes do uso da medicação anti-hipertensiva e 2 medidas à noite. O paciente deverá anotar os resultados obtidos. A automedição de PA proporciona as vantagens adicionais de envolver os pacientes no processo de tratamento (o que muitas vezes melhora a adesão) e auxiliar na avaliação da resposta à terapia.

Critério de normalidade: média das pressões < 135 × 85 mmHg.

De acordo com as novas diretrizes da AHA, a correspondência entre os valores da PA de consultório, MRPA e MAPA devem ser considerados da seguinte forma (Quadro 10-2)

QUADRO 10-2 | Valores correspondentes de PA sistólica e diastólica nos diferentes métodos de aferição

PA consultório	MRPA	MAPA PA vigília	MAPA PA de sono	MAPA PA de 24 horas
120 × 80	120 × 80	120 × 80	110 × 65	115 × 75
130 × 80	130 × 80	130 × 80	110 × 65	125 × 75
140 × 90	135 × 85	135 × 85	120 × 70	130 × 80
160 × 100	145 × 90	145 × 90	140 × 85	145 × 90

Fonte: Whelton PK et al. 2017 High Blood Pressure Clinical Practice Guideline.

CLASSIFICAÇÃO

Diversas sociedades utilizam diferentes classificações da HAS. Apresentamos aqui, além da classificação da Sociedade Brasileira de Cardiologia (SBC), também as preconizadas pela European Society of Hypertension (ESH) e mais recentemente pela AHA. Quando os valores obtidos na PAS e PAD se enquadram em categorias diferentes, utiliza-se a categoria do maior valor de PA (Quadro 10-3).

ABORDAGEM INICIAL

A avaliação inicial dos pacientes com PA elevada tem quatro objetivos principais:

1. Identificar fatores relacionados com o estilo de vida que contribuem para a elevação da PA e para risco aumentado de doença CV.
2. Identificar os fatores de risco CV controláveis associados.

QUADRO 10-3 Classificação de hipertensão arterial de acordo com as diferentes Sociedades Científicas

ESH (2013)		SBC (2016)		AHA (2017)	
Ótima	≤ 120 e ≤ 80	Normal	≤ 120 e ≤ 80	Normal	< 120 e < 80
Normal	120-129 e/ou 80-84	Pré-hipertensão	121-139 e 81-89	Elevada	120-129 e < 80
Normal alta	130-139 e/ou 85-89			Estágio 1	130-139 ou 80-89
Estágio 1	140-159 e/ou 90-99	Estágio 1	140-159 90-99	Estágio 2	≥ 140 ou ≥ 90
Estágio 2	160-179 e/ou 100-109	Estágio 2	160-179 100-109		
Estágio 3	≥ 180 e/ou ≥ 110	Estágio 3	≥ 180 e ≥ 110		
HAS isolada	≥ 140 / < 90				

3. Avaliar o paciente quanto à existência de lesão subclínica em órgão-alvo ou doença CV já estabelecida.
4. Identificar causas secundárias de hipertensão.

O 2º e o 3º objetivos são importantes para a estratificação do risco.

Estratificação de Risco Cardiovascular
Fatores de risco cardiovasculares:
- Sexo masculino.
- Idade > 55 anos (homens) e > 65 anos (mulheres).
- Tabagismo.
- Sedentarismo.
- Dislipidemia.
- Intolerância à glicose.
- História familiar de doença cardiovascular: mulheres com menos de 65 anos/homens com menos de 55 anos.
- Obesidade (IMC > 30 kg/m^2) e obesidade abdominal (homens > 102 cm e mulher > 88 cm).
- Síndrome metabólica (obesidade visceral, intolerância à glicose, redução do HDL colesterol, aumento dos triglicerídeos e elevação da PA).
- Outros fatores de risco associados: prematuridade, baixo peso ao nascer, baixo nível socioeconômico, estresse psicossocial, dieta não saudável, ingesta excessiva de álcool.

   Lesões subclínicas:
- Hipertrofia ventricular esquerda: ECG (Sokolow > 35 mm e Cornell > 24 (homens) e > 20 mm (mulheres)) ou Ecocardiograma (IMVE > 115 g/m^2 [homens] e > 95 g/m^2 [mulheres]).
- Presença de albuminúria moderadamente elevada (30-300 mg/24h).
- DRC estágio 3: taxa de filtração glomerular estimada (TFG) entre 30 e 60 mL/min/1,73 m^2 (cálculo pelo CKD-EPI).
- Espessura mediointimal da carótida > 0,9 mm ou placa carotídea.

- Pressão de pulso ≥ 60 mmHg (em idosos).
- Velocidade de onda de pulso > 10 m/s (rigidez aórtica).
- Índice tornozelo-braquial < 0,9.
- Escore de cálcio coronário > 100 ou > percentil 75 para idade e sexo.

Doença cardiovascular ou renal estabelecidas:

- Doença cerebrovascular: AVE isquêmico ou hemorrágico; ataque isquêmico transitório (AIT).
- Doença cardíaca: IAM, angina, revascularização miocárdica, insuficiência cardíaca (incluindo a IC com fração de ejeção preservada).
- DRC estágio 4 ou 5: TFG < 60 mL/min/1,73 m2 (cálculo pelo CKD-EPI) e/ou proteinúria > 300 mg/24 h.
- Doença arterial periférica sintomática.
- Retinopatia hipertensiva avançada (hemorragia ou exsudatos, papiledema).
- Diabetes melito.

Exame Físico

Os principais pontos a serem avaliados no paciente com diagnóstico de HAS são:

- Peso, altura e cálculo do IMC.
- Medida da circunferência abdominal e cervical.
- Avaliação de sinais sugestivos de causas secundárias de HAS.
- Palpação e ausculta das carótidas.
- Palpação da tireoide.
- Pesquisa de sinais sugestivos de hipertrofia ou dilatação ventricular esquerda (*ictus* de VE, bulhas patológicas).
- Pesquisa de massas e sopros abdominais.
- Palpação dos pulsos dos membros inferiores.
- Fundoscopia.

A prevalência de hipertensão secundária é de 5 a 10% na assistência primária, devendo ser suspeitada sempre que o paciente apresentar uma das características abaixo:

- Idade de início antes dos 30 anos.
- Início de hipertensão diastólica em indivíduos com idade ≥ 65 anos.
- Hipertensão arterial resistente verdadeira.
- Uso de drogas que possam elevar a PA: anticoncepcionais orais, álcool (consumo moderado ou excessivo), simpaticomiméticos, anti-inflamatórios não hormonais, corticosteroides, antidepressivos serotoninérgicos, ciclosporina, eritropoietina.
- Presença de massas ou sopros abdominais.
- Fáscies ou alterações no exame físico que sugiram causa secundária: hipertireoidismo, acromegalia, síndrome de Cushing.
- Assimetria dos pulsos femorais.
- Alterações nos exames laboratoriais: redução da TFG, hipopotassemia espontânea, proteinúria ou hematúria.
- Presença de sintomas sugestivos de apneia obstrutiva do sono (ronco, sonolência diurna, circunferência cervical aumentada, nictúria).
- Desproporção entre LOA e gravidade da hipertensão
- Exacerbação de HAS previamente controlada.

Exames Complementares

Os exames de laboratório são realizados na avaliação inicial do paciente, com objetivo de buscar lesões de órgãos-alvo estabelecidas ou subclínicas. Estes exames também fornecem informações basais que são úteis para o monitoramento de pacientes que subsequentemente serão tratados com fármacos anti-hipertensivos capazes de influenciar os valores laboratoriais (p. ex., diuréticos, betabloqueadores, inibidores de enzima conversora de angiotensina [ECA], bloqueadores do receptor da angiotensina [BRA]). A realização de exames adicionais não é recomendada, a menos que a história, o exame físico ou exames laboratoriais iniciais sejam inconsistentes com a hipertensão essencial ou sugiram uma etiologia secundária específica.

A avaliação complementar que deve ser realizada na consulta inicial em todos os pacientes com diagnóstico de HAS é:

- Glicemia de jejum.
- Perfil lipídico.
- Creatinina sérica – cálculo do TFG pela fórmula do CKD-EPI.
- Potássio sérico.
- Ácido úrico.
- Albuminúria e proteinúria (amostra de urina ou urina de 24 horas).
- Eletrocardiograma (ECG) de repouso.

Alguns exames deverão ser solicitados de acordo com a avaliação inicial e resposta terapêutica.

- *MAPA ou MRPA*: sempre que possível, é importante obter medidas domiciliares visando ao diagnóstico da hipertensão do jaleco branco e da hipertensão mascarada.
- *Ecocardiograma:* é mais sensível do que o ECG para a detecção de hipertrofia ventricular esquerda. Também avalia a função sistólica e diastólica do VE, tamanho de átrio esquerdo bem como alterações da mobilidade das paredes cardíacas, marcadores diretos de doença isquêmica. Avaliação de estenose aórtica.
- *Ultrassonografia de carótidas:* medida da espessura do complexo íntima-média e detecção de placas de ateroma se relacionam com a ocorrência de AVE e IAM.
- *Velocidade de onda de pulso (VOP):* a medida de VOP é o padrão ouro de avaliação da rigidez arterial, que mostrou ter associação com a mortalidade global e a morbidade cardiovascular, porém raramente é utilizada na prática clínica. A rigidez arterial é avaliada clinicamente de forma indireta pelo cálculo da pressão de pulso (diferença entre a PAS e a PAD).
- *Quantificação coronariana de cálcio:* estimado por tomografia computadorizada do coração, sendo também preditor de risco cardiovascular. Seu uso fica bastante limitado em razão do alto custo.

TRATAMENTO

O tratamento anti-hipertensivo é comprovadamente eficaz na diminuição do risco cardiovascular e, portanto, na diminuição da incidência de eventos adversos como IC, AVE e IAM. Desta forma, a decisão terapêutica deve-se basear não somente nos níveis pressóricos mas também no escore de risco CV estimado em 10 anos. (disponível em http://static.heart.org/riskcalc/app/index.html#!/baseline-risk). Se o escore de risco for > 10%, o tratamento deve ser mais intensivo"

Após início da terapia anti-hipertensiva, os pacientes devem ser reavaliados a cada 2 a 4 semanas até que se consiga um controle adequado da PA. Depois de atingido o alvo pressórico, as consultas podem ter intervalo de 3 a 6 meses. Pacientes classificados como pré-hipertensos ou que tenham alto risco cardiovascular devem ser avaliados anualmente pelo risco aumentado de desenvolverem hipertensão arterial sistêmica.

O tratamento da hipertensão arterial sistêmica é composto pelo tratamento não farmacológico (medidas comportamentais) e terapia farmacológica. As medidas comportamentais estão indicadas para todos os pacientes.

Medidas Comportamentais

- Restrição de sal (quantidade menor ou igual a 2,3 g/100 mEq de sódio equivalente a 6 g de sal na dieta). A restrição de sal é mais eficaz em reduzir a PA de indivíduos hipertensos do que normotensos. Indicada principalmente para negros, idosos, diabéticos, indivíduos com síndrome metabólica e DRC.
- Perda de peso (redução de 5 kg do peso corporal), leva à redução de aproximadamente 5 mmHg na PAS e 4 mmHg na PAD. O IMC ideal é bastante discutível.
- Dieta DASH (rica em frutas, vegetais, produtos laticínios desnatados, integrais, peixe, aves, nozes e pobre em bebidas dietéticas e alimentos ricos em gordura saturada como carne vermelha e frituras).
- Exercício físico: aeróbico, moderado a intenso 5 a 7 vezes por semana, com duração de pelo menos 30 minutos (90-150 minutos por semana).
- Redução da ingesta de bebidas alcoólicas: no máximo 20-30 g por dia para homens e 10-20 g por dia para mulheres.
- Interrupção do tabagismo.

Terapia Farmacológica

O tratamento farmacológico é indicado para pacientes nos quais a pressão arterial (PA) medida no consultório for maior do que 140 × 90 mmHg apesar da adoção das medidas não farmacológicas ou quando há lesão de órgão-alvo. Segundo as novas diretrizes da AHA, o alvo terapêutico recomendado para indivíduos com escore de risco CV > 10% deverá ser < 130 x 80 mmHg).

O objetivo terapêutico é reduzir os níveis pressóricos e a morbimortalidade cardiovascular. Desta forma, quatro classes de drogas são consideradas de primeira linha como monoterapia inicial ou terapia combinada em baixas doses: diuréticos tiazídicos, bloqueadores do canal de cálcio (BCCa), principalmente di-hidropiridínicos de ação prolongada, inibidores da enzima conversora de angiotensinogênio (IECA) e bloqueadores do receptor da angiotensina (BRA) (Fig. 10-1).

Ao iniciar-se terapia medicamentosa para o tratamento da HAS deve-se alertar o paciente quanto à ocorrência de efeitos colaterais, possibilidade de troca do esquema anti-hipertensivo e a necessidade do uso da medicação por tempo prolongado.

A escolha do medicamento deve levar em consideração:

- Eficiência por via oral.
- Boa tolerabilidade.
- Menor número de tomadas ao dia – preferência por medicamentos tomados em dose única.

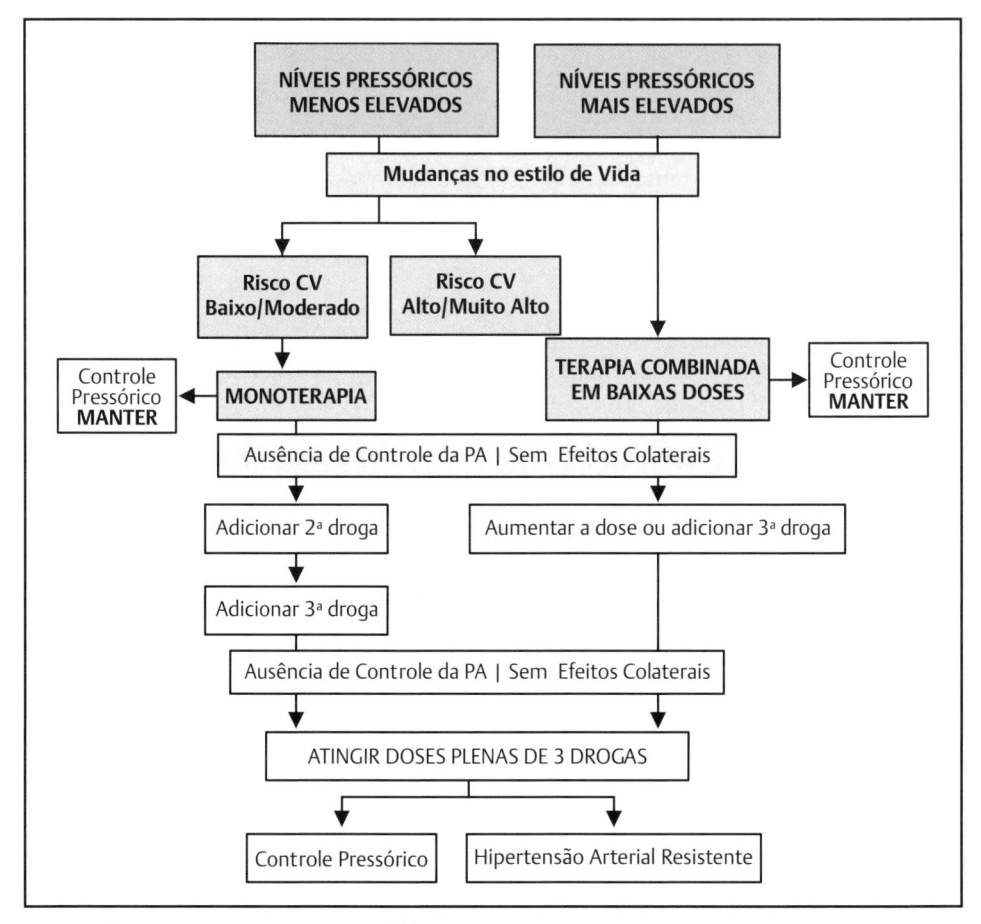

```
┌─────────────────────────────────────────────────────────────────────┐
│           NÍVEIS PRESSÓRICOS           NÍVEIS PRESSÓRICOS           │
│            MENOS ELEVADOS               MAIS ELEVADOS               │
│                    │                         │                      │
│                    └───Mudanças no estilo de Vida───┘               │
│                    │           │             │                      │
│           Risco CV         Risco CV                                 │
│         Baixo/Moderado    Alto/Muito Alto                           │
│              │                  │           │                       │
│  Controle    │             TERAPIA COMBINADA    Controle            │
│  Pressórico─MONOTERAPIA    EM BAIXAS DOSES ─── Pressórico           │
│   MANTER                                        MANTER              │
│              Ausência de Controle da PA | Sem Efeitos Colaterais    │
│                    │                         │                      │
│            Adicionar 2ª droga     Aumentar a dose ou adicionar 3ª droga │
│                    │                                                │
│            Adicionar 3ª droga                                       │
│                    │                                                │
│              Ausência de Controle da PA | Sem Efeitos Colaterais    │
│                    │                                                │
│              ATINGIR DOSES PLENAS DE 3 DROGAS                       │
│                    │                     │                          │
│           Controle Pressórico    Hipertensão Arterial Resistente    │
└─────────────────────────────────────────────────────────────────────┘
```

Fig. 10-1. Fluxograma para tratamento da HAS.

- Iniciar o tratamento com a menor dose efetiva, com aumento progressivo até a dose adequada.
- Esperar um período mínimo de 4 semanas, salvo exceções, para aumento de dose ou mudança do esquema terapêutico.

O tratamento deve ser individualizado. Na terapia combinada os esquemas recomendados estão na Figura 10-2.

Na grande maioria das situações, a terapia combinada em baixas doses inicial é a combinação de IECA (ou BRA) em adição à um BCC. Porém, existem situações específicas em que outras drogas podem ser preferidas conforme o Quadro 10-4.

Observações:

A) Betabloqueadores ainda são recomendados como monoterapia inicial, em pacientes com cardiopatia isquêmica ou insuficiência cardíaca com diminuição da fração de ejeção. Sua efetividade parece ser menor na prevenção de AVE, o que é atribuído à sua menor capacidade de reduzir a PA central e a pressão de pulso.

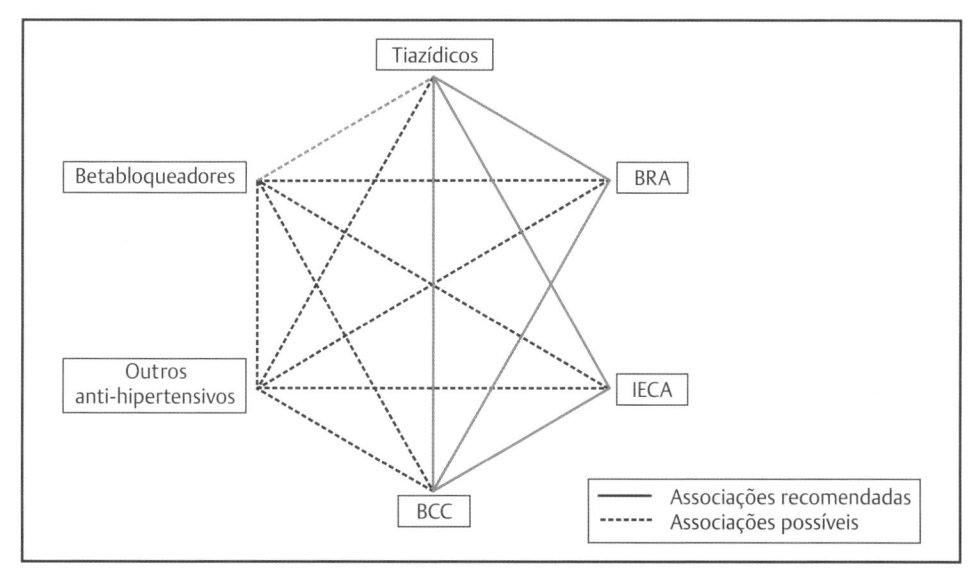

Fig. 10-2. Possíveis associações de classes de anti-hipertensivos. Adaptado de Mancia G et al. J Hypertension 2013;31:1281-357.

QUADRO 10-4 Indicações Específicas dos Diferentes Grupos Farmacológicos de Anti-Hipertensivos

Indicações específicas	Drogas recomendadas					
	Diurético	Betabloqueador	IECA	BRA	BCC	Antagonista aldosterona
Lesões subclínicas: HVE, aterosclerose incipiente			X	X	X	
Lesões subclínicas: albuminúria, DRC estágio 3			X	X		
Idosos	X				X	
Diabetes melito			X	X		
Síndrome metabólica			X	X	X	
AVE prévio[1]	X		X	X	X	
ICC	X	X	X	X		X
Pós-IAM		X	X	X		
Angina estável		X			X	
Doença arterial periférica			X	X	X	
Fibrilação atrial		X			X[2]	
DRC e proteinúria	X		X	X		
Gravidez[3]					X	

[1]Qualquer droga que reduza a PA.
[2]Bloqueador de canal de cálcio não di-hidropiridínico.
[3]Droga de escolha: alfametildopa, bloqueador de canal de cálcio.

Seu uso deve ser cuidadoso em pacientes obesos e/ou com síndrome metabólica em decorrência da maior incidência de diabetes melito nestes indivíduos.

É importante lembrar que as limitações dos betabloqueadores tradicionais (atenolol, metoprolol) não ocorrem com as drogas mais recentes como carvedilol e nebivolol, os quais reduzem a pressão central e a rigidez aórtica e não pioram a intolerância à glicose.

B) A associação de IECA e BRA não deve ser utilizada, já que apesar de reduzir a proteinúria significativamente, as duas drogas associadas pioram significativamente a função renal a médio e longo prazo. Esta associação também não parece ter efeito sinérgico para a redução da pressão arterial.

Hipertensão Arterial Resistente

A hipertensão arterial resistente (HAR) é definida como PA de consultório não controlada, apesar de boa aderência ao esquema terapêutico composto por pelo menos três drogas em doses adequadas, preferencialmente incluindo um diurético. Pacientes em uso de quatro drogas com controle pressórico adequado também são classificados como resistentes. Nesse caso devem ser excluídas causas de pseudorresistência da PA como: medidas inacuradas da PA, má adesão ao esquema terapêutico, terapia não otimizada (subdose ou ausência do diurético no esquema). Em termos fisiopatológicos, a HAR caracteriza-se por hipervolemia, aumento do tônus simpático e *status* de hiperaldosteronismo. Outros fatores que podem contribuir são: uso de drogas (como AINEs ou estimulantes do sistema nervoso simpático), doença renal crônica subjacente e hipertensão secundária (em especial hiperaldosteronismo primário e apneia obstrutiva do sono).

Nestes pacientes a magnitude do efeito do jaleco branco é muito importante, e desta forma a MAPA deve ser utilizada tanto no momento do diagnóstico quanto no acompanhamento terapêutico. A MAPA também é um importante marcador de prognóstico em hipertensos resistentes.

As três drogas iniciais de escolha devem ser diurético tiazídico, IECA ou BRA e BCC tipo di-hidropiridínico. A quarta droga deve ser a espironolactona em doses baixas (25 a 50 mg/dia). O uso da espironolactona implica em acompanhamento periódico dos níveis de potássio e da função renal. Além disso, é importante o uso de pelo menos uma das drogas no período noturno (cronoterapia orientada pela MAPA), já que o padrão não *dipper* predomina nestes indivíduos e a pressão arterial noturna é o principal marcador de prognóstico.

Alvo Terapêutico

O alvo da PA depende da população alvo e no momento temos muitas divergências entre as diferentes diretrizes das sociedades mais importantes no mundo. Além disso, muitos estudos estão em andamento para esta definição. Resumidamente:

A) Hipertensos em geral:
- SBC e ESH: PA < 140 × 90 mmHg
- AHA: PA < 130 × 80 mmHg

B) Idosos:
- Sociedade Europeia de Hipertensão:
  - \> 80 anos ou idoso frágil (entre 60 e 80 anos): PA < 150 × 90 mmHg
- Sociedade Brasileira de Cardiologia:
  - 80 anos: PA < 140 × 90 mmHg, evitando PAD < 65 mmHg
- American Heart Association: PA < 130 × 80 mmHg

C) Diabéticos:
- Sociedade Europeia de Hipertensão: PA < 140 × 85 mmHg
- Sociedade Brasileira de Cardiologia: PA < 130 × 80 mmHg
- American Heart Association: PA < 130 × 80 mmHg

D) DRC ou DCV prévia:
- Sociedade Europeia de Hipertensão: PA < 140 × 90 mmHg
- Sociedade Brasileira de Cardiologia: PA < 130 × 80 mmHg
  - Doença coronariana: PAS entre 120 e 130 mmHg e PAD entre 60 e 70 mmHg
  - DRC: categorizado de acordo com a presença de diabetes e níveis de albuminúria (Quadro 10-5).
  - American Heart Association: PA < 130 × 80 mmHg

QUADRO 10-5 Alvo Terapêutico e Droga de Escolha na Doença Renal Crônica

	Albuminúria < 30 mg/24 h	Albuminúria > 30 mg/24 h
DRC não diabética	< 140 x 90 mmHg	< 130 x 80 mmHg
Droga de escolha	Qualquer	IECA ou BRA
DRC diabética	< 130 x 80 mmHg	< 130 x 80 mmHg
Droga de escolha	Qualquer	IECA ou BRA

Fonte: SBC, 2016.

BIBLIOGRAFIA

Beckett NS, Peters R, Fletcher AE et al. Treatment of hypertension in patients 80 years of age or older. *N Engl J Med* 2008;358:1887-98.

de Souza F, Muxfeldt E, Fiszman R, Salles G. Efficacy of spironolactone therapy in patients with true resistant hypertension. *Hypertension* 2010;55:147-52.

James PA, Oparil S, Carter BL et al. 2014 evidence-based guideline for the management of high blood pressure in adults: report from the panel members appointed to the Eighth Joint National Committee (JNC 8). *JAMA* 2014;311:507-20.

Lewington S, Clarke R, Qizilbash N et al. Age-specific relevance of usual blood pressure to vascular mortality: a meta-analysis of individual data from one million adults in 61 prospective studies. *Lancet* 2002;360:1903-13.

Malachias MVB, Souza WKSB, Plavnik FL et al. 7ª Diretriz Brasileira de Hipertensão Arterial. Sociedade Brasileira de Cardiologia. *Arq Bras Cardiol* 2016;107(Supl.3):1-83.

Mancia G, Fagard R, Narkiewicz K et al. 2013 ESH/ESC guidelines for the management of arterial hypertension. The Task Force for the management of arterial hypertension of the European Society of Hypertension (ESH) and of the European Society of Cardiology (ESC). *J Hypertension* 2013;31:1281-357.

Margolis KL, O'Connor PJ, Morgan TM et al. Outcomes of combined cardiovascular risk factor management strategies in type 2 diabetes: the ACCORD randomized trial. *Diabetes Care* 2014;37:1721-8.

Muxfeldt ES, de Souza F, Salles GF. Resistant hypertension: a practical clinical approach. *J Hum Hypertens* 2013;27:657-62.

Muxfeldt ES, Margallo VS, Guimarães GM, Salles GF. Prevalence and associated factors of obstructive sleep apnea in patients with resistant hypertension. *Am J Hypertens* 2014;27:1069-78.

Parati G, Stergiou G, O'Brien E et al. European Society of Hypertension practice guidelines for ambulatory blood pressure monitoring. *J Hypertension* 2014;32:1359-66.

Richman IB, Fairley M, Jørgensen ME *et al.* Cost-effectiveness of Intensive Blood Pressure Management. *JAMA Cardiol* 2016;1(8):872-9.

SPRINT Research Group, Wright JT Jr, Williamson JD *et al.* A Randomized Trial of Intensive versus Standard Blood-Pressure Control. *N Engl J Med* 2015;373:2103-16.

Whelton PK, Carey RM, Aronow WS, et al. 2017 ACC/AHA/AAPA/ABC/ACPM/AGS/APhA/ASH/ASPC/NMA/PCNA guideline for the prevention, detection, evaluation, and management of high blood pressure in adults: a report of the American College of Cardiology/American Heart Association Task Force on Clinical Practice Guidelines. Hypertension. 2017. (disponível em http://hyper.ahajournals.org/content/early/2017/11/10/HYP.0000000000000065)

Wright JT Jr, Fine LJ, Lackland DT *et al.* Evidence supporting a systolic blood pressure goal of less than 150 mm Hg in patients aged 60 years or older: the minority view. *Ann Intern Med* 2014;160:499-503.

11 Doença Coronariana Estável

Bruno Tedeschi ▪ Paolo Blanco Villela

INTRODUÇÃO

A doença isquêmica do coração é a condição em que há um aporte de sangue arterial inadequado para uma porção de miocárdio, gerando desequilíbrio entre oferta e demanda de oxigênio. Este fenômeno geralmente é causado pela obstrução ou estenose de uma ou mais artérias coronárias epicárdicas, por doença arterial coronariana (DAC), com incapacidade de aumento de fluxo coronariano para a área afetada. Numa artéria coronariana epicárdica com obstrução fixa, pode haver isquemia frente a um aumento de trabalho cardíaco, seja por aumento de frequência cardíaca, pressão arterial sistêmica, ou ambos. A DAC pode gerar isquemia regional miocárdica esforço-induzida ou síndrome coronariana aguda, incluindo o infarto agudo do miocárdio (IAM), quando há instabilidade da placa aterosclerótica, levando em última instância a trombo intracoronariano com oclusão ou suboclusão do vaso e súbita redução do fluxo sanguíneo, independente de aumento de trabalho cardíaco – ou seja, em repouso. Esses fenômenos estão associados a angina, arritmias, remodelamento cardíaco e insuficiência cardíaca em longo prazo; e, em última instância, o óbito.

A DAC é um problema de saúde pública nacional e internacional, com grande impacto em morbimortalidade, qualidade de vida e gastos financeiros. O registro do Ministério da Saúde – DATASUS – aponta que as doenças do aparelho circulatório foram a principal causa de morte em ambos os sexos no Brasil, em 2014. Segundo o Ministério da Saúde, ocorreram 106.131 mortes por doença isquêmica do coração em indivíduos acima de 30 anos, o que representa aproximadamente 10% de todas as causas de morte no Brasil. Em nível internacional, a prevalência é semelhante e nos Estados Unidos, por exemplo, é estimada em 6,2% para adultos maiores de 20 anos. Avalia-se igualmente que a cada 40 segundos um indivíduo norte-americano sofra um IAM.

O espectro clínico desta condição é variável, passando pelo quadro mais comum de dor torácica típica (*angina pectoris*) até a isquemia silenciosa, mais frequente em diabéticos, idosos e mulheres. O prognóstico depende da apresentação, desde a angina estável, com letalidade anual de 1 a 4%, a depender de sua complexidade anatômica, até síndromes coronarianas agudas (SCA), de pior evolução clínica. Existem também causas de angina não causadas por DAC, como a angina microvascular, angina de Prinzmetal – o espasmo coronariano – e ponte miocárdica, que não serão abordadas especificamente nesse capítulo.

Nosso objeto será a apresentação ambulatorial mais frequente – a angina estável – em sua fisiopatologia básica, fatores predisponentes, abordagem diagnóstica e tratamento, de acordo com a estratificação de risco, pedra fundamental no manejo desta condição crônica. As SCAs fogem do escopo da medicina ambulatorial, pertencendo ao campo das urgências e emergências médicas.

FISIOPATOLOGIA E FATORES DE RISCO

As artérias coronarianas epicárdicas são o maior sítio de doença aterosclerótica. A incidência de DAC é maior em homens e aumenta progressivamente com a idade, ocorrendo, geralmente, a partir dos 40 anos. Os fatores de risco para aterosclerose são: níveis plasmáticos elevados de lipoproteína de baixa densidade (LDL), níveis plasmáticos reduzidos de lipoproteína de alta densidade (HDL), tabagismo, sedentarismo, obesidade ou síndrome metabólica, história familiar (parentes de primeiro grau com DAC antes de 55 anos em homens e 65 anos em mulheres), hipertensão arterial sistêmica e diabetes melito. Hipertrigliceridemia, hiperfibrinogenemia, e aumento de proteína C-reativa também contribuem. Os mecanismos que levam à aterogênese não são perfeitamente conhecidos, mas parece haver alteração das funções normais do endotélio vascular, levando à formação de coleções subintimais de gordura, proliferação de células musculares lisas, fibroblastos, matriz intercelular e posteriormente macrófagos que se diferenciam em células espumosas. O acúmulo de células em processo inflamatório define a placa aterosclerótica. Este processo de aterogênese ocorre ao longo de décadas, se iniciando na infância e adolescência, de forma não-linear, alternando quiescência e progressão, inicialmente com as "estrias gordurosas". A placa pode, com o tempo, crescer progressivamente, levando à obstrução luminal, com consequente isquemia de acordo com a demanda no cenário da angina estável; ou sofrer erosão/ruptura levando à exposição de seu conteúdo e formação de trombo luminal com isquemia aguda em cenário de SCA. Do ponto de vista histopatológico há uma diferença fundamental entre a apresentação de angina estável e SCA: na primeira há um centro lipídico pequeno com uma capa fibrosa espessa, sem grande propensão à rotura e no segundo existe um centro lipídico grande por debaixo de uma fina capa inflamada com maior tendência à ruptura.

A isquemia miocárdica, seja ela por aumento da demanda ou redução da oferta de oxigênio, leva a mudanças sequenciais em perfusão subendocárdica, repolarização com repercussão eletrocardiográfica, relaxamento, contração segmentar, e finalmente o surgimento de sintomas, na chamada cascata isquêmica.

O entendimento tradicional de DAC estável é que esta doença gera dor torácica relacionada com estresse ou exercício causado por estenoses coronarianas maiores ou iguais a 50% no tronco da coronária esquerda (TCE) e 70% em uma ou mais artérias coronárias epicárdicas.

QUADRO CLÍNICO

A manifestação clínica clássica da doença isquêmica é a *angina pectoris*, definida pelo desconforto em região torácica ou áreas adjacentes, desencadeada pelo esforço físico ou estresse emocional e aliviada pelo repouso ou, mais rapidamente, pelo uso de nitratos.

Usualmente, angina é descrita como um peso, pressão, aperto, constrição, sufocamento, queimação, estrangulamento e raramente como dor franca. A localização geralmente é retroesternal, podendo irradiar para ambos os membros superiores, especialmente a face ulnar de antebraço e mão esquerdos. Um sinal semiológico característico é o de Levine, em que o paciente ao descrever seu sintoma posiciona o punho cerrado sobre o centro do esterno, indicando a dor em aperto. Pode ocorrer desconforto epigástrico associado ou isolado, irradiação para região dorsal e interescapular, ombros, pescoço, mandíbula e dentes; entretanto é rara a ocorrência abaixo da cicatriz umbilical ou acima da mandíbula. Irradiação para membros inferiores é extremamente rara.

A duração é de minutos, normalmente não ultrapassando 20 minutos, em padrão crescendo-decrescendo. Alguns pacientes podem apresentar "angina de primeiro esforço", em que o limiar de atividade física que desencadeia o sintoma anginoso é superado após um breve repouso, refletindo um possível pré-condicionamento isquêmico. Pode haver um limiar fixo de esforço que acarrete os sintomas ou esse ser variável, de acordo com alguns fatores ambientais como frio, ingesta de cafeína, fumo, refeições copiosas ou até mesmo sem causa aparente, refletindo um possível componente de espasmo coronariano. Deve-se mencionar também que o uso de substâncias ilícitas como a cocaína pode desencadear o episódio anginoso.

As características de dor do tipo pleurítica, ou seja, que piora à inspiração; em pontada, podendo ser localizada pelo paciente com a extremidade de um dedo; a reprodução com a palpação ou movimentação do tórax ou braços; e a duração de horas ou segundos são atípicas e sugerem a ausência de isquemia miocárdica.

Equivalentes anginosos como dispneia, cansaço, tonteira, eructações, náuseas e dispepsia podem ocorrer em associação à angina típica ou isoladamente, particularmente em idosos, diabéticos e mulheres.

É possível classificar a gravidade da angina de acordo com o grau de atividade que desencadeia o quadro. Utiliza-se a classificação da Sociedade Canadense de Cardiologia (CCS), conforme no Quadro 11-1.

Outra classificação é a de estabilidade da angina. É importante caracterizar a angina instável, pois a mesma é relacionada com pior prognóstico no curto prazo, fugindo da abrangência deste livro. Sua definição se dá de três maneiras distintas (Quadro 11-2).

Qualquer uma das três características descritas define a angina instável, devendo seu manejo ser realizado seguindo o algoritmo de SCA, em caráter de urgência. Note que a angina de início recente de classe I da CCS é classificada como angina estável.

QUADRO 11-1 Graduação da Angina de Peito, segundo a CCS

Classe I	Atividade física habitual, como caminhar, subir escadas, não provoca angina. Angina ocorre com esforços físicos prolongados e intensos
Classe II	Discreta limitação para atividades habituais. A angina ocorre ao caminhar ou subir escadas rapidamente, caminhar em aclives, caminhar ou subir escadas após refeições, ou no frio, ou ao vento, ou sob estresse emocional, ou apenas durante poucas horas após o despertar. A angina ocorre após caminhar dois quarteirões planos ou subir mais de um lance de escada em condições normais
Classe III	Limitação com atividades habituais. A angina ocorre ao caminhar um quarteirão plano ou subir um lance de escada
Classe IV	Incapacidade de realizar qualquer atividade habitual sem desconforto - os sintomas anginosos podem estar presentes no repouso

Fonte: Cesar LA, Ferreira JF, Armaganijan D et al. Diretriz de Doença Coronária Estável da Sociedade Brasileira de Cardiologia. *Arq Bras Cardiol* 2014;103(2), supl. 2.

QUADRO 11-2 Angina Instável: Três Principais Apresentações

Angina em repouso	Usualmente com duração maior que 20 minutos, ocorrendo há cerca de 1 semana
Angina de início recente	Com, pelo menos, gravidade CCS II e recente com início há 2 meses
Angina em crescendo	Angina previamente diagnosticada, que se apresenta mais frequente, com episódios de maior duração, ou com limiar menor

Fonte: Cesar LA, Ferreira JF, Armaganijan D et al. Diretriz de Doença Coronária Estável da Sociedade Brasileira de Cardiologia. *Arq Bras Cardiol* 2014;103(2), supl. 2.

AVALIAÇÃO DIAGNÓSTICA E PROGNÓSTICA

A doença coronariana é uma condição clínica que pode ser diagnosticada sem uso de exames complementares, a depender da história, ou necessitar de testes para afastar ou aproximar o diagnóstico.

Sua prevalência é maior em homens do que em mulheres e aumenta com a idade e fatores de risco associados. Dessa forma, estudos analisaram a probabilidade de se ter DAC de acordo com a tipicidade da angina, fatores de risco, idade e sexo.

Em sua classificação, três elementos são utilizados para caracterizar a angina (Quadro 11-3).

O Quadro 11-4 demonstra a probabilidade de se ter DAC de acordo com sexo, idade e tipicidade da dor. Cada valor representa a porcentagem de pacientes com DAC; o primeiro é de pacientes sem fatores de risco e o segundo é de pacientes com diabetes melito, tabagistas e com hipercolesterolemia, ambos os grupos sem alterações no eletrocardiograma (ECG) de repouso. O achado de doença aterosclerótica extracardíaca (como doença arterial periférica) aumenta a probabilidade de existência de DAC.

A probabilidade encontrada é chamada de probabilidade pré-teste, pois representa a probabilidade de existência de DAC antes mesmo da realização de qualquer exame adicional. De acordo com a mesma, o teste empregado a seguir pode ter finalidade diagnóstica ou prognóstica. Quando o objetivo é diagnóstico, se chega a uma probabilidade pós-teste de DAC de acordo com a sensibilidade e especificidade de cada exame complementar.

QUADRO 11-3 Classificação Clínica da Dor Torácica

Angina Típica (definitiva)	
▪ Desconforto ou dor retroesternal ▪ Desencadeada pelo exercício ou estresse emocional ▪ Aliviada com o repouso ou uso de nitroglicerina	
Angina atípica	2 dos fatores acima
Dor torácica não anginosa	Presença de somente 1 ou nenhum dos fatores acima

Fonte: Cesar LA, Ferreira JF, Armaganijan D et al. Diretriz de Doença Coronária Estável da Sociedade Brasileira de Cardiologia. Arq Bras Cardiol 2014;103(2), supl. 2.

QUADRO 11-4 Probabilidade de Doença Aterosclerótica Coronariana Pré-Teste em Pacientes Sintomáticos, de Acordo com Idade e Sexo

Idade (anos)	Dor torácica não anginosa		Angina atípica		Angina típica	
	Homem	Mulher	Homem	Mulher	Homem	Mulher
35	3/35	1/19	8/59	2/39	30/88	10/78
45	9/47	2/22	21/70	5/43	51/92	20/79
55	23/59	4/25	25/79	10/47	80/95	38/82
65	49/69	9/29	71/86	20/51	93/97	56/84

Obs: O primeiro valor é para pacientes sem fatores de risco e o segundo para pacientes com diabetes, hipercolesterolemia e tabagistas, sem ECG de base alterado.
Fonte: Cesar LA, Ferreira JF, Armaganijan D et al. Diretriz de Doença Coronária Estável da Sociedade Brasileira de Cardiologia. Arq Bras Cardiol 2014;103(2), supl. 2.

Havendo alta probabilidade de DAC pré-teste, não é necessário o emprego de exames complementares para o diagnóstico, pois nesses casos, um exame negativo para a presença de DAC provavelmente representaria um falso-negativo. Entretanto, sua utilização para avaliar prognóstico é de extrema importância, podendo modificar a estratégia de tratamento. Da mesma forma, uma probabilidade pré-teste baixa deve afastar este diagnóstico, uma vez que a solicitação de exame complementar não traria benefícios, com maiores chances de se gerar um falso-positivo. Os limiares que definem o que são alta e baixa probabilidades de DAC são variáveis, porém, recomenda-se utilizar exame complementar com intuito diagnóstico em pacientes com probabilidades pré-teste para DAC de 15 a 85%. Por exemplo, um homem de 60 anos hipertenso, diabético e tabagista com dor típica apresenta alta probabilidade pré-teste, podendo o tratamento clínico ser instituído sem a necessidade de exames com intuito diagnóstico, sendo empregados apenas para fins de estratificação de risco – avaliação prognóstica. Em contrapartida, uma mulher de 50 anos com dor típica, sem fatores de risco, apresenta moderada probabilidade pré-teste e, portanto, se beneficia de exame complementar a fim de confirmar ou descartar o diagnóstico.

O exame físico do paciente com DAC é geralmente normal, sendo a anamnese a parte mais importante da avaliação clínica. Entretanto, sinais ligados a fatores de risco e consequências de isquemia podem estar presentes. Por exemplo, xantelasmas e xantomas indicam dislipidemia; alterações na fundoscopia com retinopatia hipertensiva ou diabética são igualmente possíveis; doença arterial periférica é uma associação comum. Durante o episódio isquêmico, pode haver 3ª ou 4ª bulhas e sopro de insuficiência mitral por disfunção do músculo papilar. Havendo disfunção sistólica ventricular, sinais de insuficiência cardíaca podem estar presentes, como edema de membros inferiores e *ictus* globoso.

O eletrocardiograma de repouso é normal em metade dos pacientes com DAC estável, inclusive em pacientes com doença grave, apesar de pouco usual em pacientes com infarto prévio. Em pacientes com DAC conhecida, alterações de ST-T em ECG de repouso se correlacionam com pior prognóstico. As alterações eletrocardiográficas mais comuns são alterações inespecíficas da repolarização ventricular, já as mais específicas seriam a presença do onda T pontiaguda e simétrica, a inversão de onda T e o infradesnivelamento do segmento ST, na ausência de outra condição como distúrbio hidroeletrolítico ou hipertrofia ventricular esquerda, principalmente durante o episódio de angina. Ondas Q patológicas demonstrando a presença de infarto prévio são específicas, porém, pouco sensíveis para diagnóstico de DAC. Bloqueios de ramo, mais comumente bloqueio de ramo esquerdo (BRE) e hemibloqueio anterior esquerdo (HBAE) podem estar presentes e estão associados à piora de função ventricular esquerda, refletindo doença multivascular ou infarto prévio, com pior prognóstico. Extrassístoles ventriculares não são incomuns, porém sua presença não apresenta boa sensibilidade ou especificidade para o diagnóstico. Outro indicador de pior prognóstico é a hipertrofia ventricular esquerda.

Conforme explicitado anteriormente, o diagnóstico de DAC nem sempre é possível de ser realizado apenas com dados de anamnese, exame físico e ECG de repouso, sendo necessário o emprego de exames complementares. Atualmente, pode-se dividir os testes em funcionais, que constituem a maioria dos exames empregados, e anatômicos, como a cineangiocoronariografia, método invasivo considerado o padrão de excelência para detecção de lesões coronarianas.

Os testes não invasivos funcionais se baseiam na pesquisa de sinais de isquemia, de acordo com a cascata isquêmica anteriormente demonstrada na Figura 11-1. Todos os testes são provocadores de isquemia miocárdica, empregando estresse físico ou farmacológico para aumentar o trabalho miocárdico e consumo de O_2 ou induzir heterogeneidade

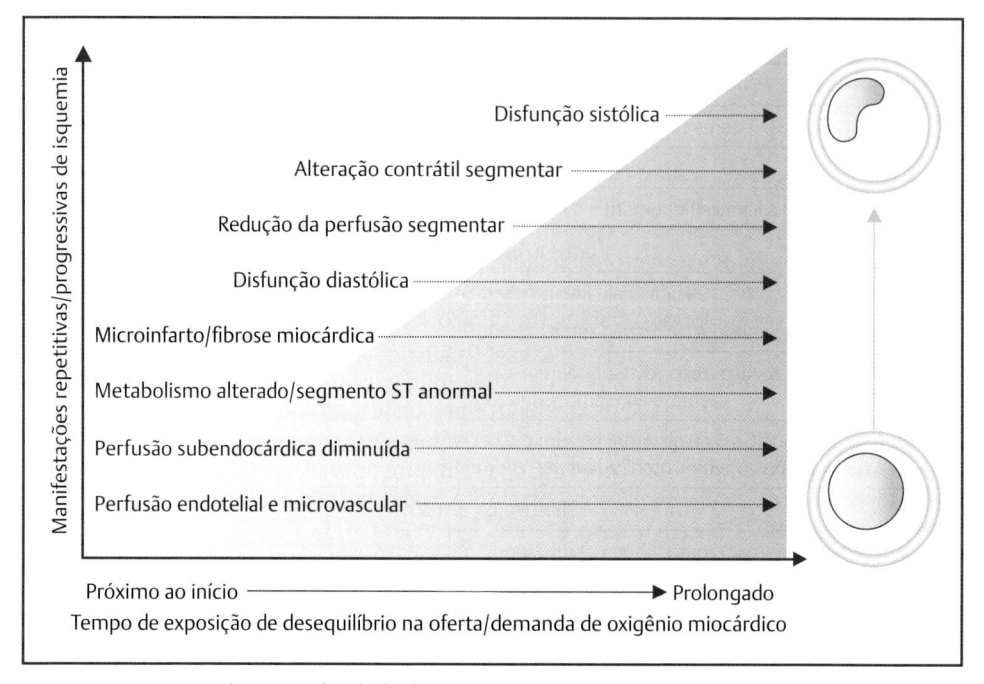

Fig. 11-1. A cascata isquêmica. Traduzida de Shaw LJ, Bugiardini R, Merz CNB. Women and ischemic heart disease: evolving knowledge. *J Am Coll Cardiol* 2009;54:1561-75.

no fluxo coronário ao realizar vasodilatação. Teste ergométrico (TE), que emprega ECG no estresse físico, cintilografia de perfusão miocárdica (CPM), que detecta os defeitos de perfusão locais, ecocardiograma de estresse (ECOe), que visa a identificar alterações de contratilidade parietal regional ventricular causadas por isquemia, e a ressonância magnética de estresse (RMe), que aprecia defeitos perfusionais são os testes funcionais disponíveis atualmente.

Existe ainda como método anatômico não invasivo a angiotomografia computadorizada de artérias coronárias (Angio-TC), exame em expansão, com excelente sensibilidade e moderada especificidade de forma geral, sendo útil na exclusão de doença coronariana nos pacientes com probabilidade pré-teste para DAC baixa ou intermediária. Seu correlato por ressonância magnética, a angiorressonância de artérias coronárias (Angio-RM), ainda é pouco empregado na prática clínica.

Cada teste não invasivo apresenta vantagens e desvantagens em sua indicação, conforme explicitado no Quadro 11-5.

Em relação à acurácia diagnóstica, temos o Quadro 11-6.

O exame de excelência é a cineangiocoronariografia, que tem papel, atualmente, mais limitado como preâmbulo à uma intervenção coronária, seja ela percutânea ou cirúrgica, nos casos de testes não invasivos de alto risco ou quando há angina a despeito do tratamento clínico otimizado. Porém, em casos de dúvida diagnóstica, de alta probabilidade pré-teste, como em sobreviventes de morte súbita abortada, ou na suspeita de cardiomiopatia dilatada isquêmica (insuficiência cardíaca por doença coronariana grave), é possível seu

Capítulo 11 ❖ Doença Coronariana Estável

QUADRO 11-5 Vantagens e Desvantagens de Cada Método Não Invasivo

Técnica	Vantagens	Desvantagens
TE	▪ Baixo custo ▪ Acessível ▪ Dispensa radiação ionizante ▪ Reproduz atividade física – avalia a capacidade funcional ▪ Literatura extensa a respeito	▪ Difícil interpretação na vigência de alterações de repolarização ventricular, principalmente BRE e síndromes de pré-excitação ▪ Paciente deve ser capaz de se exercitar – depende da musculatura periférica ▪ Pior acurácia diagnóstica em relação a exames de imagem ▪ Não consegue localizar espacialmente a isquemia
CPM	▪ Pode ser realizada em pacientes que não se exercitam ▪ Pode ser associada ao TE ▪ Localiza e quantifica isquemia ▪ Extensa literatura	▪ Utiliza radiação ionizante ▪ Menos disponível ▪ Artefatos de imagem em pacientes brevilíneos e com mamas volumosas ▪ Dificuldade de interpretação em pacientes com BRE avançado
ECOe	▪ Pode ser realizado em pacientes que não se exercitam ▪ Pode ser realizado com exercício físico ▪ Dispensa radiação ionizante ▪ Portabilidade – pode ser realizado à beira do leito	▪ Paciente precisa apresentar boa janela ultrassonográfica ▪ Examinador-dependente ▪ Não quantifica área isquêmica, mas demonstra os territórios vasculares acometidos ▪ Dificuldade de interpretação em pacientes com BRE avançado
RMe	▪ Dispensa radiação ionizante ▪ Capacidade de observar fibrose com precisão ▪ Permite diagnóstico diferencial com miopericardite ▪ Boa acurácia diagnóstica	▪ Alto custo ▪ Pouca disponibilidade ▪ Análise prejudicada em arritmias ▪ Contraindicação em marca-passos ou desfibriladores implantáveis ▪ Claustrofobia ▪ Apenas estresse farmacológico ▪ Não quantifica área isquêmica, mas demonstra os territórios vasculares acometidos
Angio-TC	▪ Alto valor preditivo negativo em pacientes com baixa probabilidade pré-teste ▪ Localiza a lesão anatomicamente ▪ Exame rápido	▪ Utiliza radiação ionizante ▪ Menos disponível ▪ Dificuldade de interpretação em calcificação coronária extensa ou implante prévio de *stent* ▪ Análise prejudicada por arritmias ou frequência cardíaca elevada ▪ Uso de contraste iônico ▪ Difícil interpretação de lesões intermediárias
Angio-RM	▪ Ausência de radiação ionizante	▪ Pouco disponível ▪ Alto custo ▪ Contraindicação em marca-passos ou desfibriladores implantáveis ▪ Claustrofobia

TE = Teste ergométrico; CPM = cintilografia de perfusão miocárdica; ECOe = ecocardiograma de estresse; Angio-TC = angiotomografia computadorizada de artérias coronárias; Angio-RM = angiorressonância de artérias coronárias.
Adaptado de Cesar LA, Ferreira JF, Armaganijan D et al. Diretriz de Doença Coronária Estável da Sociedade Brasileira de Cardiologia. *Arq Bras Cardiol* 2014;103(2), supl. 2.

QUADRO 11-6	Sensibilidade e Especificidade de Exames Não Invasivos para Detecção de Doença Coronariana	
Método	Sensibilidade (%)	Especificidade (%)
TE	45-50	85-90
CPM (exercício)	73-92	63-87
CPM (vasodilatador)	90-91	75-84
ECOe (exercício)	80-85	80-88
ECOe (dobutamina)	79-83	82-86
RMe (vasodilatador)	67-94	61-85
Angio-TC	95-99	64-83
Angio-RM	88	72

TE = Teste ergométrico; CPM = cintilografia de perfusão miocárdica; ECOe = ecocardiograma de estresse, Angio-TC = angiotomografia computadorizada de artérias coronárias; Angio-RM = angiorressonância de artérias coronárias. Extraído e adaptado de Cesar LA, Ferreira JF, Armaganijan D et al. Diretriz Europeia do Manejo de Doença Arterial Coronariana Estável, da Sociedade Europeia de Cardiologia. *Eur Heart J* 2013;34:2949-3003.

emprego para fim de diagnóstico apenas. Existem métodos auxiliares como a reserva de fluxo fracionada (FFR), que determina o grau de isquemia de cada lesão coronária, o ultrassom intracoronariano (IVUS) ou a tomografia de coerência óptica (TCO), que podem ser empregados na sala de cateterismo para melhor definir a importância de cada lesão, porém esse assunto é de menor relevância para o clínico geral.

A definição do prognóstico de cada paciente com DAC é essencial para guiar o tratamento. Em suma, tenta-se triar aqueles que se beneficiam de intervenção coronária além do tratamento clínico otimizado, como demonstrado em estudos clínicos randomizados e controlados, por meio de revascularização miocárdica.

Esse grupo de pacientes se resume aos que apresentam disfunção sistólica de ventrículo esquerdo, doença multivascular, alto grau de isquemia em teste provocativo ou FFR, acometimento de tronco de coronária esquerda (TCE) ou equivalente (lesões proximais nas artérias descendente anterior [ACDA] e circunflexa [ACX]) ou acometimento proximal de ACDA.

Quanto maior o número de vasos acometidos e mais proximais forem as lesões, pior o prognóstico, com destaque para lesão de ACDA. Classifica-se os pacientes em uni, bi ou trivasculares de acordo com o número de artérias coronárias acometidas – ACDA, ACX e coronária direita (ACD).

Com auxílio da avaliação clínica e de exames não-invasivos, tenta-se selecionar esse grupo de pacientes com pior prognóstico, de maneira a intervir com revascularização e aumentar sua sobrevida. É de suma importância a análise de função sistólica de ventrículo esquerdo pelo ecocardiograma de repouso e a pesquisa de critérios de mau prognóstico demonstrados por testes não invasivos, mesmo nos pacientes com diagnóstico estabelecido de DAC, de forma a rever a estratégia de tratamento visando a redução da mortalidade.

É considerado de baixo risco o paciente com mortalidade cardíaca anual estimada em < 1%, risco intermediário entre 1 e 3% e alto risco > 3%, avaliado pelos critérios de prognóstico (Quadro 11-7).

QUADRO 11-7	Critérios de Prognóstico de Mortalidade Cardíaca por Angina Estável

Alto risco de eventos (> 3% de morte/infarto ao ano)
▪ Disfunção do ventrículo esquerdo em repouso grave (Fração de ejeção < 0,35)
▪ Escore de risco elevado ao TE (escore de Duke < -11)
▪ Anormalidade de perfusão maior que 10% em repouso em pacientes sem história de IAM
▪ ECG de estresse com mais de 2 mm de infradesnivelamento de ST em baixa carga ou persistindo na recuperação, supradesnivelamento de ST ou taquicardia ventricular/fibrilação ventricular durante teste ergométrico
▪ Disfunção ventricular esquerda grave ao teste de imagem com estresse (fração de ejeção < 0,45 ou queda na FE > 10%)
▪ Defeitos de perfusão englobando > 10% do miocárdio ou evidência de acometimento de múltiplos territórios vasculares
▪ Dilatação do ventrículo esquerdo ou aumento na captação pulmonar durante teste de imagem com estresse
▪ Disfunção segmentar em 2 segmentos induzida em ecocardiograma de estresse
▪ Disfunção segmentar com baixa frequência cardíaca (< 120 bpm) ou com baixa dose de dobutamina (= 10 µg/kg/minuto) durante teste do ecocardiograma com estresse
▪ Doença multivascular (estenoses > 70%) ou lesão de TCE em angiotomografia de coronárias

TRATAMENTO

Os objetivos do tratamento em DAC se dividem em dois grandes grupos: a melhora da qualidade de vida, pela redução de sintomas anginosos e melhora do prognóstico, com redução de eventos cardiovasculares e mortalidade.

Para atingir esses objetivos, são necessárias cinco estratégias fundamentais, complementares e sobrepostas:

1. Educação dos pacientes na compreensão fisiopatológica, prognóstica, etiológica, clínica e das opções de tratamento de DAC, para que esses tenham papel ativo nas tomadas de decisão.
2. Identificação de condições associadas que podem precipitar e piorar a angina.
3. Redução agressiva de fatores de risco de DAC, com terapias farmacológicas e não farmacológicas, incluindo a mudança de estilo de vida.
4. Uso de terapia farmacológica com base em evidências tanto para alívio sintomático como para aumento de sobrevida.
5. Uso de terapias de revascularização – angioplastia coronária com implante de *stent* ou cirurgia de revascularização do miocárdio – quando indicadas, tanto para redução de eventos cardiovasculares como para melhoria de qualidade de vida.

Os pilares de tratamento da DAC são essencialmente clínicos. As intervenções coronarianas são aditivas ao plano de base e não substituem as outras estratégias.

Cada vez mais se enfatiza a educação dos pacientes, definida como o processo de modulação do comportamento dos pacientes pelo aporte de informações e aconselhamento com o objetivo de provocar mudanças em conhecimento, atitude e habilidades necessárias para manter ou melhorar a saúde. A abordagem colaborativa inclui a compreensão de necessidades individuais para cada paciente, levando em conta fatores cognitivos, comportamentais e sociodemográficos. Pacientes envolvidos nas decisões de tratamento têm maior adesão ao plano terapêutico.

A identificação e tratamento das condições associadas que, pelo desbalanço oferta-consumo de O_2 podem precipitar ou agravar angina são fundamentais. Exemplos dessas situações são o hipertireoidismo e as taquiarritmias que aumentam a demanda e a anemia que reduz o fornecimento de oxigênio.

O tratamento dos fatores de risco, com mudanças no estilo de vida e terapia farmacológica, tem como objetivo impedir a progressão da doença aterosclerótica. Dentre as medidas, se destacam:

- Manter a PA controlada (ver Capítulo de Hipertensão Arterial neste livro).
- Cessar o tabagismo com emprego considerado seguro da terapia de reposição de nicotina e bupropiona, por exemplo.
- Controlar os níveis de LDL-colesterol, com mudanças dietéticas e emprego de estatinas.
- Existe certa controvérsia quanto à meta de LDL a ser atingida, uma vez que nenhum trabalho científico titulou doses de estatinas de acordo com alvos de colesterol. As diretrizes europeia e brasileira recomendam alvos de LDL < 70 mg/dL; já o consenso americano estabelece o uso de dose máxima tolerada de estatina de alta potência.
- Controle da glicemia – manter Hb-glicosilada < 7% na maior parte dos pacientes e entre 6,5-6,9% em pacientes selecionados com menor risco de hipoglicemias, como pacientes jovens.
- Redução da obesidade objetivando um índice de massa corporal (IMC) menor que 25. Dieta pobre em gorduras saturadas e transaturadas, substituídas por ácidos graxos poli-insaturados; limitação de sal a 5 g/dia; ingesta de vegetais, frutas e produtos integrais; preferência por peixes pelo menos 2x/semana; limitação de álcool a 20 g/dia para homens (duas doses) e 10 g/dia para mulheres (uma dose). A "dieta do Mediterrâneo", rica em azeite de oliva extravirgem e nozes é preconizada.
- Prática regular de exercício físico aeróbico de moderada intensidade de 30 a 60 minutos, pelo menos 5 dias na semana.
- Vacinação anual contra influenza.

A terapia farmacológica se divide naquela direcionada ao controle sintomático e à prevenção de eventos cardiovasculares.

Para alívio sintomático, existem diversas opções terapêuticas, resumidas na Figura 11-2.

Terapia Farmacológica para Alívio de Sintomas

Nitratos

São antianginosos que atuam primariamente gerando venodilatação, com redução de pré-carga, além de induzir em certo grau vasodilatação coronariana. Podem ser usados no tratamento da angina vasoespástica. Os efeitos colaterais mais frequentes são cefaleia, *flush* facial e hipotensão postural. Deve-se avisar ao paciente para não fazer uso concomitante de inibidores da fosfodiesterase como o sildenafil e vardenafil (24 h) e tadalafil (48 h) pelo risco de hipotensão grave.

Os nitratos se dividem em curta e longa ação.

Os nitratos de curta ação são usados, principalmente, para alívio sintomático nas crises agudas de angina, com início e duração rápidos. Um exemplo dessa categoria seria o dinitrato de isossorbida sublingual na dose de 5 mg, com início de ação em minutos e duração de

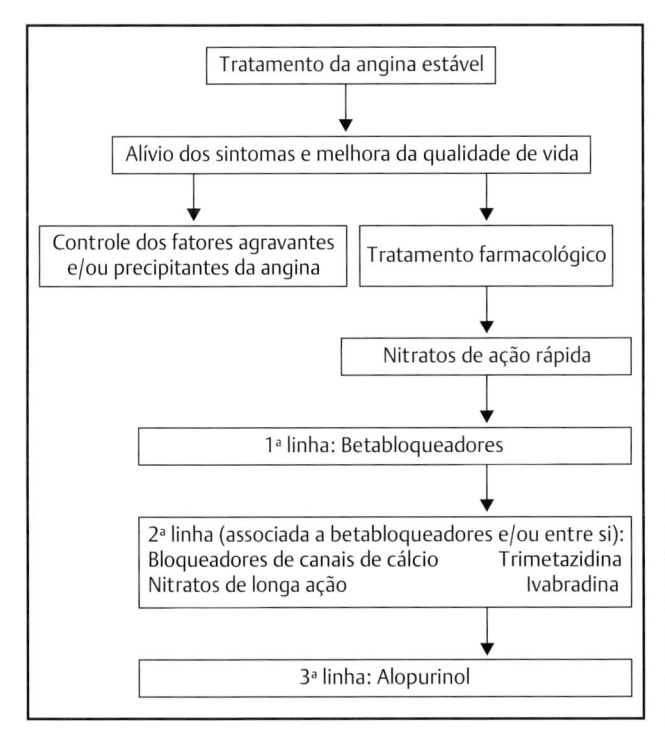

```
┌─────────────────────────────────────────────────────┐
│         Tratamento da angina estável                │
│                      ↓                              │
│   Alívio dos sintomas e melhora da qualidade de vida│
│         ↓                          ↓                │
│  Controle dos fatores agravantes   Tratamento       │
│  e/ou precipitantes da angina      farmacológico    │
│                                    ↓                │
│                        Nitratos de ação rápida      │
│                                    ↓                │
│                   1ª linha: Betabloqueadores        │
│                                    ↓                │
│   2ª linha (associada a betabloqueadores e/ou entre si):│
│   Bloqueadores de canais de cálcio    Trimetazidina │
│   Nitratos de longa ação              Ivabradina    │
│                                    ↓                │
│                     3ª linha: Alopurinol            │
└─────────────────────────────────────────────────────┘
```

Fig. 11-2. Algoritmo de utilização de agentes antianginosos para alívio de sintomas e melhora na qualidade de vida. Adaptada de Cesar LA, Ferreira JF, Armaganijan D et al. Diretriz de Doença Coronária Estável da Sociedade Brasileira de Cardiologia. *Arq Bras Cardiol* 2014;103(2), supl. 2.

aproximadamente 1 hora. Pode-se usar também os de curta ação profilaticamente minutos antes de um esforço que sabidamente desencadeie angina.

Os de longa ação são empregados diariamente, com prescrição assimétrica, ou seja, um intervalo de aproximadamente 12 horas entre a última dose do dia e a primeira dose do dia seguinte, para evitar tolerância. Um exemplo dessa classe é o mononitrato de isossorbida (Quadro 11-8).

Betabloqueadores

Melhoram os sintomas de angina por reduzir o trabalho cardíaco diminuindo frequência cardíaca, contratilidade miocárdica, pressão arterial e atividade ectópica ventricular. Podem ser usados em combinação com nitratos. Existem várias maneiras de se titular os betabloqueadores. Alguns autores citam frequência cardíaca em repouso entre 50 e 60 batimentos por minuto e aumento de até 20 batimentos por minuto ao realizar exercício moderado, como subir 1 lance de escadas.

QUADRO 11-8 Prescrição de Nitratos

Droga e apresentações	Doses e número de tomadas
Mononitrato de isossorbida (10, 20, 40 mg ou 50 mg *retard*)	20 a 40 mg (3 x/dia ou 50 mg 1 x/dia na apresentação *retard*)
Dinitrato de isossorbida 5 mg (sublingual)	SOS – máximo 60 mg (a cada 2 h no máximo)

São contraindicados na angina vasoespástica, pois o bloqueio beta adrenérgico pode favorecer a ativação vasoconstrictora coronária mediada por receptores alfa. Pelo mesmo motivo pode haver piora de claudicação intermitente em pacientes com doença arterial obstrutiva periférica e exacerbação da doença de Raynaud, optando-se por medicamentos com maior afinidade por receptores beta-1(ex., atenolol e bisoprolol). Seu emprego em pacientes com distúrbios obstrutivos reversíveis, como em pacientes asmáticos ou com doença pulmonar obstrutiva crônica, deve ser realizado com cuidado, de maneira a evitar broncoconstrição provocada pelo bloqueio de receptores beta-2 dos brônquios, empregando preferencialmente os betabloqueadores beta-1 seletivos. É necessária cautela em pacientes com bloqueios atrioventriculares, pelo risco de se piorar o distúrbio de condução e nos pacientes diabéticos que usam insulina, pois o bloqueio beta pode mascarar sintomas de hipoglicemia. Outros efeitos colaterais conhecidos são letargia, pesadelos, hipotensão postural e impotência sexual. O início da terapia em pacientes com disfunção sistólica de ventrículo esquerdo deve ser feito paulatinamente, pois existe a possibilidade de piora de sintomas de insuficiência cardíaca nos primeiros dias de uso da medicação (Quadro 11-9).

Bloqueadores do Canal de Cálcio

Se dividem em di-hidropiridínicos e não di-hidropiridínicos. Junto com nitratos, são as drogas de escolha para tratamento de angina vasoespástica (Quadro 11-10).

Os primeiros – nifedipina, anlodipino, entre outros – atuam, exclusivamente, relaxando a musculatura lisa vascular, gerando vasodilatação periférica e coronária, reduzindo pós-carga e aumentando fluxo coronariano. Há igualmente aumento reflexo da frequência

QUADRO 11-9 Prescrição de Betabloqueadores

Droga e apresentações	Doses e número de tomadas
Propranolol (10, 40 e 80 mg)	Inicial: 40 mg. Máx: 320 mg (2-4 x/dia)
Atenolol (25, 50 e 100 mg)	Inicial: 25 mg. Máx: 200 mg (1 x/dia)
Succinato de metoprolol (25, 50, 100, 200 mg)	Inicial: 50 mg. Máx: 400 mg (1 x/dia)
Carvedilol (3,125; 6,25; 12,5; 25 mg)	Inicial: 6,25 mg. Máx: 100 mg (2 x/dia)
Bisoprolol (1,25; 2,5; 5; 10 mg)	Inicial: 1,25 mg. Máx: 10 mg (1 x/dia)

QUADRO 11-10 Prescrição de Bloqueadores de Canal de Cálcio

Droga e apresentações	Doses e número de tomadas
Não di-hidropiridinas	
Verapamil (80 mg comum e 120, 240 mg para liberação prolongada)	Inicial: 120 mg. Máx: 480 mg (2-3 x/dia para comum e 1-2 x/dia para liberação prolongada)
Diltiazem (30, 60 mg comum e 90, 120, 180, 240 e 300 mg para liberação prolongada)	Inicial: 120 mg. Máx: 480 mg (4 x/dia para o comum e 1 a 2 x/dia para liberação prolongada)
Di-hidropiridinas	
Nifedipina (10, 20, 30, 60 mg para liberação prolongada)	Inicial: 20 mg. Máx: 120 mg (1-2 x/dia para liberação prolongada)
Anlodipino (2,5, 5 e 10 mg)	Inicial: 2,5 mg. Máx: 10 mg (1x/dia)

cardíaca. A associação desse grupo a betabloqueadores é benéfica, com bom controle de sintomas anginosos. É possível terapia tripla com a adição de nitratos. É preferível o uso de nifedipina de liberação prolongada ou em associação a betabloqueadores pelo risco deste fármaco induzir taquicardia reflexa que piora a angina, em casos de lesões coronárias graves. Pelos seus efeitos vasodilatadores, a nifedipina é contraindicada em pacientes com estenose aórtica grave. Seus principais efeitos colaterais são cefaleia, edema periférico, *flush* facial, diarreia e palpitações.

O segundo grupo – verapamil e diltiazem – tem mecanismo adicional e principal de cronotropismo e inotropismo negativos, reduzindo frequência e trabalho cardíacos, consequentemente diminuindo o consumo de oxigênio pelo miocárdio. O principal efeito colateral é bradicardia e bloqueios de condução atrioventricular; dessa forma o uso em conjunto com betabloqueadores deve ser evitado. Não se recomenda sua utilização em pacientes com disfunção ventricular pelo risco de descompensação de insuficiência cardíaca.

Ivabradina
É um inibidor do canal If, determinante da velocidade de repolarização do marca-passo sinoatrial. Dessa forma, atua na redução de frequência cardíaca de pacientes em ritmo sinusal. Seu uso é indicado em pacientes com frequência cardíaca não controlada com betabloqueadores em dose máxima tolerada ou com contraindicação ao uso de betabloqueadores. Os efeitos colaterais são cefaleia, bradicardia e distúrbios visuais. A dose usual é de 5 a 15 mg divididos em duas tomadas.

Trimetazidina
É um modulador metabólico anti-isquêmico que não altera a frequência cardíaca ou a pressão arterial. Pode ser utilizado em combinação com outros medicamentos antianginosos. Efeitos colaterais conhecidos são náuseas, distúrbios do movimento e cefaleia. É contraindicado na doença de Parkinson e outras alterações do movimento e em doença renal crônica avançada. A prescrição padrão é 35 mg de manhã e de noite.

Alopurinol
Inibidor da xantina oxidase utilizado no tratamento da gota para reduzir níveis sérios de ácido úrico, tem evidência limitada de melhora de sintomas de angina.

Obs.: Nicorandil e ranolazina são outros antianginosos existentes, porém estes não estão disponíveis no mercado brasileiro até a publicação deste capítulo.

Nicorandil: derivado de nitrato que atua relaxando a musculatura lisa periférica e coronária, reduzindo tanto a pré como a pós-carga.

Ranolazina: inibidor de corrente de sódio tardia com propriedades anti-isquêmicas e metabólicas, sem alteração de pressão arterial ou frequência cardíaca.

Terapia Farmacológica para Prevenção de Eventos
A terapia farmacológica para prevenção de eventos compreende:

Terapia Antiplaquetária
Preferencialmente com aspirina em doses baixas, (75-162 mg) uma vez ao dia, por tempo indeterminado.

O clopidogrel pode substituir a aspirina em caso de contraindicação (alergia, sintomas pépticos ou sangramento digestivo alto).

Estudos estão em curso avaliando antiplaquetários mais potentes (prasugrel, ticagrelor) no cenário de DAC estável em substituição ou acréscimo à aspirina, mas até o momento, a dupla antiagregação plaquetária deve ser reservada para casos de implante de *stent* após SCA.

Terapia Hipolipemiante
Uso de estatinas de alta intensidade (atorvastatina 40-80 mg ou rosuvastatina 20-40 mg) ou moderada intensidade naqueles que não tolerarem (p. ex., atorvastatina 10-20 mg; rosuvastatina 5-10 mg; sinvastatina 20-40 mg).

O objetivo é o controle de LDL, conforme explicitado anteriormente. Em pacientes com DAC estabelecida, o emprego de estatinas reduz IAM e morte.

Betabloqueadores em Pacientes com IAM Prévio ou com Fração de Ejeção de Ventrículo Esquerdo Reduzida
Nesse último caso, apenas o succinato de metoprolol, o bisoprolol e o carvedilol apresentaram benefício documentado por ensaios clínicos, com redução de infarto e mortalidade.

Inibidores da Enzima Conversora de Angiotensina (IECA)
Têm maior evidência para redução de eventos cardiovasculares nos pacientes com IAM prévio ou naqueles com fração de ejeção reduzida. Alguns trabalhos apresentaram redução de eventos em pacientes diabéticos, portadores de doença renal crônica e hipertensos. Exemplos de IECA são o captopril e o enalapril. Já os bloqueadores do receptor de angiotensina (BRA) são recomendados nos pacientes com indicação de IECA, mas que apresentam efeitos colaterais como angioedema ou tosse. Pode-se usar, por exemplo, a losartana ou a candesartana. Ambos os grupos podem apresentar hipercalemia e piora da função renal, sendo contraindicados em pacientes com estenose bilateral de artéria renal ou estenose de artéria renal em paciente portador de rim único (Quadro 11-11).

Revascularização
Assim como o tratamento geral para DAC, a revascularização, seja ela cirúrgica ou percutânea, pode ser dividida de acordo com o objetivo a ser alcançado: aumento de sobrevida e/ou alívio de sintomas. Conforme mencionado anteriormente, a revascularização aumenta

QUADRO 11-11 Prescrição de Antagonistas do Sistema Renina-Angiotensina-Aldosterona

Droga e apresentações	Doses e número de tomadas
IECA	
Captopril (12,5; 25; 50 mg)	Mín: 12,5 mg. Alvo: 150 mg (2-3 x/dia)
Enalapril (2,5; 5; 10; 20 mg)	Mín: 2,5 mg. Alvo: 40 mg (1-2 x/dia)
BRA	
Losartana (12,5; 25; 50; 100 mg)	Mín: 12,5 mg. Alvo: 100 mg (1 x/dia) ou para fração de ejeção reduzida 150 mg (1 x/dia)
Candesartana (8, 16, 32 mg)	Mín: 8 mg. Alvo: 32 mg (1 x/dia)

sobrevida naqueles pacientes identificados como de alto risco em testes não invasivos, ou seja, que possuem anatomia coronariana de pior prognóstico:

- Lesão de tronco de coronária esquerda ou equivalente (lesões em DA e CX proximais).
- Trivasculares.
- Pacientes com estenoses proximais e disfunção sistólica de ventrículo esquerdo ou prova funcional com isquemia de grande extensão.

Em pacientes sem anatomia de alto risco, a revascularização pode ser indicada pela refratariedade da angina ao tratamento clínico otimizado, definido pelo uso de duas classes de medicações antianginosas, como betabloqueador e nitrato de longa ação em doses máximas toleradas.

A escolha do método de revascularização, angioplastia ou cirurgia de revascularização do miocárdio (CRVM), deve ser individualizada de acordo com as características clínicas e angiográficas (anatômicas) de cada paciente. Idealmente, deve-se debater a intervenção no chamado "time cardíaco" (*Heart Team*), que envolve não apenas o paciente, com suas preferências pessoais, mas também o cardiologista clínico, o cirurgião cardiovascular e o cardiologista intervencionista. Sempre se deve tentar realizar a revascularização mais completa possível, pois esta está associada à maior sobrevida.

De forma geral, a preferência é pela cirurgia quando se trata de anatomia complexa, como pacientes trivasculares e com lesão de TCE, principalmente em diabéticos, e reserva-se a angioplastia para anatomias mais simples – uni ou bivasculares, com menor complexidade anatômica. Um escore angiográfico, que auxilia nesta decisão é o escore de SYNTAX, porém, este não incorpora qualquer variável clínica. De acordo com este escore, um valor de até 22 em trivasculares e até 32 em lesão de TCE permitiria resultados semelhantes entre CRVM e angioplastia. Está em fase de validação um novo escore que combina informações anatômicas e clínicas, o SYNTAX II, com aparente melhor triagem dos pacientes.

Compreende-se que a CRVM, de forma geral, apresenta a possibilidade de revascularização mais completa e duradoura em relação à angioplastia, com menores taxas de reintervenção quando se utiliza enxertos arteriais, ao custo de uma morbimortalidade perioperatória não negligenciável, envolvendo um risco de acidente vascular encefálico (AVE), disfunção cognitiva após circulação extracorpórea, fibrilação atrial, disfunção renal, entre outros.

Inúmeros fatores podem afetar a decisão sobre o método de revascularização, como a *expertise* local em cada método, a possibilidade de cada método em conseguir revascularização completa para cada caso e a preferência pessoal do paciente. Pode-se destacar algumas características desfavoráveis à terapia percutânea, como calcificações, tortuosidade de vasos, presença de oclusões crônicas e impossibilidade de uso de dupla antiagregação plaquetária, necessária para reduzir a trombose de *stent*. Por outro lado, alguns dados não favorecem a CRVM, como a presença de doença coronariana em leito distal, que impede a anastomose dos enxertos, comorbidades significativas e fragilidade do paciente. Existe uma tendência de se aceitar a abordagem percutânea do TCE, mudando o paradigma de que este tipo de lesão deve ser tratado por CRVM.

A escolha do método de revascularização é tema que gera intensos debates na comunidade científica e é alvo de estudos em andamento, com evolução tecnológica exponencial como a CRVM sem circulação extracorpórea, os *stents* bioabsorvíveis e finalmente, os procedimentos híbridos, em que se realiza o *bypass* da ACDA com posterior revascularização percutânea dos outros vasos, de modo complementar.

A Figura 11-3 apresenta um resumo deste capítulo.

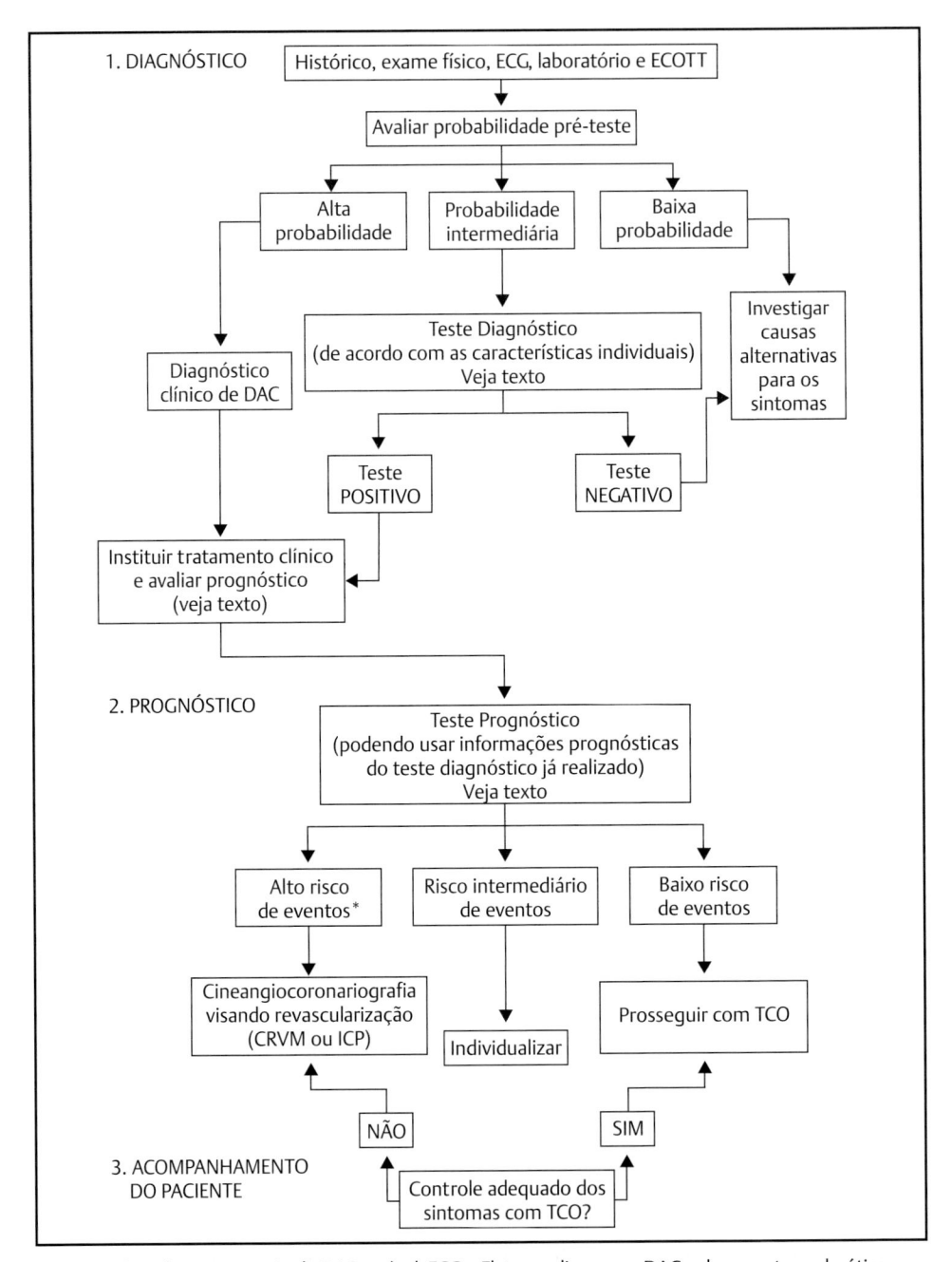

```
┌─────────────────────────────────────────────────────────────────────────────┐
│ 1. DIAGNÓSTICO    Histórico, exame físico, ECG, laboratório e ECOTT         │
│                              ↓                                              │
│                   Avaliar probabilidade pré-teste                           │
│                   ↙          ↓           ↘                                  │
│           Alta        Probabilidade      Baixa                              │
│       probabilidade   intermediária   probabilidade                         │
│           │                 ↓                ↘                              │
│           │          Teste Diagnóstico        Investigar                    │
│           │        (de acordo com as          causas                        │
│       Diagnóstico  características individuais) alternativas                │
│       clínico de DAC      Veja texto          para os                       │
│           │              ↙        ↘           sintomas                      │
│           │         Teste         Teste         ↑                           │
│           │       POSITIVO       NEGATIVO ──────┘                           │
│           ↓          ↓                                                      │
│       Instituir tratamento clínico                                          │
│        e avaliar prognóstico                                                │
│           (veja texto)                                                      │
│                    ↓                                                        │
│ 2. PROGNÓSTICO  Teste Prognóstico                                           │
│               (podendo usar informações prognósticas                        │
│                do teste diagnóstico já realizado)                           │
│                       Veja texto                                            │
│               ↙            ↓            ↘                                   │
│        Alto risco    Risco intermediário   Baixo risco                      │
│        de eventos*   de eventos            de eventos                       │
│           ↓                ↓                   ↓                            │
│     Cineangiocoronariografia              Prosseguir com TCO                │
│     visando revascularização   Individualizar  ↑                            │
│         (CRVM ou ICP)                          │                            │
│           ↑                                    │                            │
│          NÃO                                  SIM                           │
│ 3. ACOMPANHAMENTO                                                           │
│    DO PACIENTE      Controle adequado dos                                   │
│                     sintomas com TCO?                                       │
└─────────────────────────────────────────────────────────────────────────────┘
```

Fig. 11-3. Diagnóstico e manejo de DAC estável. ECG = Eletrocardiograma; DAC = doença aterosclerótica coronariana; TCO = tratamento clínico otimizado; CRVM = cirurgia de revascularização do miocárdio; ECOTT = ecocardiograma transtorácico de repouso; ICP = intervenção coronária percutânea.
*Alto risco de eventos pelo teste com finalidade prognóstica ou fração de ejeção do ventrículo esquerdo menor que 50% (FE < 50%) no ecocardiograma transtorácico de repouso.

BIBLIOGRAFIA

Benjamin EJ, Blaha MJ, Chiuve SE et al. Heart disease and stroke statistics – 2017 Update. A report from the American Heart Association. *Circulation* 2017;135(10):e146-e603.

Bonow RO, Mann D, Zipes D, Libby P. Part 7. Atherosclerotic Cardiovascular Disease. In: *Braunwald's heart disease - A Textbook of Cardiovascular Medicine*, 9th ed. Philadelphia: Elsevier; 2011.

Cesar LA, Ferreira JF, Armaganijan D et al. Diretriz de doença coronária estável – Sociedade Brasileira de Cardiologia. *Arq Bras Cardiol* 2014;103(2 – suppl. 2):1-59.

DATASUS - Departamento de Informática do Ministério da Saúde – Estatísticas Vitais. (Acesso em 2016 Jun). Disponível em: http://www2.datasus.gov.br/DATASUS/index.php?area=0205&id=6937&VObj=http://tabnet.datasus.gov.br/cgi/deftohtm.exe?sim/cnv/obt10.

Diamond GA, Kaul S. Gone fishing!: on the "real-world" accuracy of computed tomographic coronary angiography: Comment on the "Ontario multidetector computed tomographic coronary angiography study". *Arch Intern Med* 2011;171(11):1029-31.

Diamond GA. A clinically relevant classification of chest discomfort. *J Am Coll Cardiol* 1983;1(2):574-5.

Eisen A, Giugliano RP, Braunwald E. Updates on acute coronary syndrome: a review. *JAMA Cardiol* 2016;1(6):718-30.

Farkouh ME, Domanski M, Sleeper LA et al. FREEDOM Trial Investigators. Strategies for multivessel revascularization in patients with diabetes. *N Engl J Med* 2012;367:2375-84.

Farooq V, van Klaveren D, Steyerberg EW et al. Anatomical and clinical characteristics to guide decision making between coronary artery bypass surgery and percutaneous coronary intervention for individual patients: development and validation of SYNTAX score II. *Lancet* 2013;381(9867):639-50.

Fihn SD, Gardin JM, Abrams J et al. 2012 ACCF/AHA/ACP/AATS/PCNA/SCAI/STS Guideline for the diagnosis and management of patients with stable ischemic heart disease: a report of the American College of Cardiology Foundation/American Heart Association Task Force on Practice Guidelines, and the American College of Physicians, American Association for Thoracic Surgery, Preventive Cardiovascular Nurses Associations, Society for Cardiovascular Angiography and Interventions and Society of Thoracic Surgeons. *J Am Coll Cardiol* 2012;60(24):2564-603.

Libby P. Coronary and peripheral vascular diseases. Section 5. In: *Harrison's Principles of Internal Medicine*, 19th ed. McGraw Hill; 2015. p. 291e1-291e10.

Jabbour S, Young-Xu Y, Graboys TB et al. Long-term outcomes of optimized medical management of outpatients with stable coronary artery disease. *Am J Cardiol* 2004;93(3):294-9.

Montalescot G, Sechtem U, Achenbach S et al. 2013 ESC guidelines on the management of stable coronary artery disease: the Task Force on the management of stable coronary artery disease of the European Society of Cardiology. *Eur Heart J* 2013;34(38):2949-3003.

Nerlekar N, Ha FJ, Verma KP et al. Percutaneous coronary intervention using drug-eluting stents versus coronary artery bypass grafting for unprotected left main coronary artery stenosis: a meta-analysis of randomized trials. *Circ Cardiovasc Interv* 2016;9(12):piie004729.

Patel MR, Dehmer GJ, Hirshfeld JW et al. ACCF/SCAI/STS/AATS/AHA/ASNC/HFSA/ SCCT - Appropriate Use Criteria for Coronary Revascularization Focused Update. *J Am Coll Cardiol* 2012;59(9):857-81.

Pryor DB, Shaw L, McCants CB et al. Value of the history and physical in identifying patients at increased risk for coronary artery disease. *Ann Intern Med* 1993;118(2):81-90.

Roffi M, Patrono C, Collet JP et al. 2015 ESC Guidelines for the management of acute coronary syndromes in patients presenting without persistent ST-segment elevation. *Eur Heart J* 2016;37(37):267-315.

Shaw LJ, Bugiardini R, Merz CNB. Women and ischemic heart disease: evolving knowledge. *J Am Coll Cardiol* 2009;54(17):1561-75.

Stone GW, Sabik JF, Serruys PW *et al.* EXCEL trial investigators. Everolimus-eluting stents or bypass surgery for left main coronary artery disease. *N Engl J Med* 2016;375(23):2223-35.

Stone NJ, Robinson J, Lichtenstein AH et al. 2013 ACC/AHA Guideline on the Treatment of Blood Cholesterol to Reduce Atherosclerotic Cardiovascular Risk in Adults: A Report of the American College of Cardiology/American Heart Association Task Force on Practice Guidelines. *Circulation* 2014;129(25 Suppl 2):S1-45.

Velazquez EJ, Lee KL, Jones RH *et al.* Coronary-artery bypass surgery in patients with ischemic cardiomyopathy. *N Engl J Med* 2016;374(16):1511-20.

12 Insuficiência Cardíaca

Luiz Eugênio Bustamante Prota Filho ▪ *Sérgio Salles Xavier*

INTRODUÇÃO

A insuficiência cardíaca (IC) é a via final comum da maioria das doenças que acometem o coração, sendo, portanto, um dos mais importantes desafios clínicos atuais. É uma síndrome clínica complexa que resulta de qualquer comprometimento estrutural ou funcional do enchimento ventricular ou da ejeção sanguínea. As manifestações cardinais de IC são a dispneia e a fadiga, que podem limitar a tolerância ao exercício e a retenção de líquidos, o que pode levar à congestão pulmonar, esplâncnica e edema periférico.

No Brasil, IC é a causa mais frequente de internação por doença cardiovascular. Dados do Ministério da Saúde revelam que, em 2007, aproximadamente 40% das internações hospitalares foram relacionadas com IC descompensada. Essa proporção foi de 70% no grupo etário com mais de 60 anos, representando uma importante parcela dos gastos em saúde pública. A doença é responsável por aproximadamente 6% dos óbitos intra-hospitalares a cada ano e a taxa de mortalidade é maior em idosos e na população com menos de 20 anos. A prevalência mundial vem aumentando com o envelhecimento da população, com o aumento de fatores de risco como diabetes e hipertensão e com a diminuição da mortalidade por infarto agudo do miocárdio (IAM). Dados da *American Heart Association* (AHA) revelam que, em 2010, aproximadamente 6,6 milhões (2,8%) dos adultos maiores de 18 anos tiveram IC. Estima-se que, em 2030, cerca de 3 milhões de pessoas serão afetadas, o que representa um aumento de 25% na prevalência em relação a 2010.

Dessa maneira, faz-se essencial destacar as informações mais importantes e atuais para a abordagem ideal da insuficiência cardíaca pelo clínico no cenário ambulatorial.

ETIOLOGIA

Na avaliação de pacientes com diagnóstico de insuficiência cardíaca, a demonstração de uma causa cardíaca subjacente é fundamental para o diagnóstico de IC (Quadro 12-1).

Um passo importante para a identificação da causa base é saber classificar a IC quanto ao lado do coração afetado, quanto ao aspecto fisiopatológico e quanto ao débito cardíaco.

Quanto ao Lado do Coração Afetado
- *Insuficiência ventricular esquerda (IVE):* constitui a maioria dos casos. É decorrente da falência ventricular esquerda, cursando com sinais de congestão pulmonar: dispneia progressiva aos esforços, dispneia paroxística noturna e ortopneia. Estão implicados nesta forma de IC o IAM, a miocardiopatia idiopática e a sobrecarga ventricular esquerda, que ocorre nas cardiopatias hipertensivas e doenças valvares.
- *Insuficiência ventricular direita (IVD):* cursa com congestão sistêmica manifesta por turgência jugular patológica, ascite, hepatomegalia e edema de membros inferiores. São causas comuns: *Cor pulmonale* secundário à doença pulmonar obstrutiva crônica (DPOC),

QUADRO 12-1 Principais Causas de Insuficiência Cardíaca

Doença do miocárdio		
Cardiopatia isquêmica	Fibrose miocárdica	
	Miocárdio hibernado/atordoado	
	Doença arterial coronariana epicárdica	
	Doença arterial da microcirculação	
	Disfunção endotelial	
Toxicidade	Substâncias recreacionais	Álcool, cocaína, anfetamina, esteroides anabolizantes
	Metais pesados	Cobre, ferro, chumbo, cobalto
	Medicamentos	Antraciclinas, anticorpos monoclonais, antidepressivos, anti-inflamatórios
	Radiação	
Lesão mediada por inflamação/imunidade	Relacionadas com infecção	Bactérias, fungos, parasitas (Chagas), viroses (HIV)
	Não relacionadas com infecção	Miocardite de células gigantes, doenças autoimunes, miocardite eosinofílica
Infiltrativas	Relacionadas com malignidade	Infiltração direta e metástases
	Não relacionadas com malignidade	Amiloidose, sarcoidose, hemocromatose, Fabry
Anormalidades genéticas	Formas diversas	Miocárdio não compactado, cardiomiopatia restritiva, distrofias musculares
Condições de sobrecarga anormal		
Hipertensão		
Valvopatias e anormalidades estruturais	Adquiridas	Mitral, aórtica, tricúspide e pulmonar
	Congênitas	Defeitos do septo atrial e ventricular/outros
Estados de alto débito		Anemia, sepse, tireotoxicose, gravidez, doença de Paget
Sobrecarga de volume		Insuficiência renal, iatrogênica
Arritmias		
Taquiarritmias		Atrial/ventriculares
Bradiarritmias		Disfunção do nó sinusal; distúrbios de condução

Modificado de ESC Guidelines for the diagnosis and treatment of acute and chronic heart failure 2016 in *Eur Heart J* 2016;37:2129-200.

obesidade, pneumopatias, hipertensão pulmonar primária, infarto de ventrículo direito e tromboembolismo pulmonar.
- *Insuficiência biventricular:* estão presentes tanto a disfunção esquerda quanto a direita, ocorrendo congestão pulmonar e sistêmica. Geralmente é evolução da insuficiência cardíaca esquerda.

Quanto ao Aspecto Fisiopatológico (Quadro 12-2)
- *Insuficiência cardíaca com fração de ejeção reduzida (ICFER):* essa forma afeta aproximadamente metade dos pacientes com IC e se caracteriza por fração de ejeção do ventrículo esquerdo (FEVE) < 40% medida pelo ecocardiograma. As causas mais comuns são infarto agudo do miocárdio, cardiopatia isquêmica crônica, cardiopatia hipertensiva e miocardiopatia dilatada idiopática.
- *Insuficiência cardíaca com fração de ejeção preservada (ICFEP):* a contração miocárdica não está completamente normal, entretanto, a fração de ejeção não se apresenta reduzida (FEVE ≥ 50%), o que levou ao uso do termo ICFEP. Frequentemente a disfunção diastólica do ventrículo esquerdo é evidenciada pelo ecocardiograma. Em um estudo no Rio de Janeiro, ICFEP foi mais prevalente em mulheres em uma população com idade média de 61 anos.
- *Insuficiência cardíaca com fração de ejeção limítrofe (ICFEL):* este termo se refere a uma nova subcategoria específica para portadores de IC com FEVE entre 40 e 49% que consta nas mais recentes atualizações americana e europeia sobre IC.

Quanto ao Débito Cardíaco
- *Insuficiência cardíaca de baixo débito:* constitui a maioria dos casos de IC. A disfunção ventricular acarreta uma diminuição do volume sistólico, levando à hipoperfusão tecidual.
- *Insuficiência cardíaca de alto débito:* ocorre em situações que exigem aumento do trabalho cardíaco, sempre aquém das necessidades metabólicas do organismo. São elas: sepse, anemias, deficiência de tiamina, cirrose hepática, doença de Paget óssea e fístula arteriovenosa sistêmica.

DIAGNÓSTICO CLÍNICO
Os sintomas da IC surgem como consequência na falha da adaptação do miocárdio ao insulto crônico. Após o desenvolvimento de mecanismos adaptativos que mantêm o débito cardía-

QUADRO 12-2 Definição de Insuficiência Cardíaca

Tipo de IC		ICFER	ICFEL	ICFEP
Critérios	1	Sinais e Sintomas	Sinais e Sintomas	Sinais e Sintomas
	2	FEVE < 40%	FEVE 40-49%	FEVE ≥ 50%
	3	–	1. Níveis elevados de peptídeos natriuréticos 2. Pelo menos um critério adicional: a) doença estrutural cardíaca importante; b) disfunção diastólica	1. Níveis elevados de peptídeos natriuréticos 2. Pelo menos um critério adicional: a) doença estrutural cardíaca importante; b) disfunção diastólica

ICFER = Insuficiência cardíaca com fração de ejeção reduzida; ICFEL = insuficiência cardíaca com fração de ejeção limítrofe; ICFEP = insuficiência cardíaca com fração de ejeção preservada; FEVE = fração de ejeção do ventrículo esquerdo. Modificado de ESC Guidelines for the diagnosis and treatment of acute and chronic heart failure 2016 in *Eur Heart J* 2016;37:2129-200.

co normal ou próximo do normal por um período de tempo variável, surgem os sintomas decorrentes do baixo débito e da síndrome congestiva. As miocardites, endocardites e o IAM são causas de IC aguda, não cursando com o intervalo de tempo necessário para o remodelamento cardíaco. Pacientes mais jovens com IC frequentemente têm apresentação clínica, etiologia e desfechos diferentes quando comparados a pacientes idosos.

Os sintomas decorrentes da IVE resultam em congestão pulmonar, gerando dispneia progressiva aos esforços, ortopneia e dispneia paroxística noturna. Também surgem tosse seca decorrente da congestão da mucosa brônquica e a asma cardíaca, resultante de broncoespasmo reflexo à congestão. Em contrapartida, o quadro clínico da IVD é marcado por congestão sistêmica, manifesta por edema de membros inferiores, hepatomegalia, edema de bolsa escrotal em homens, ascite e derrame pleural. Pode haver edema de mucosa gastrointestinal, levando à saciedade precoce, náuseas e vômitos. Quando a insuficiência atinge o VD é comum os pacientes experimentarem melhora dos sintomas de IVE. Isto ocorre pela deficiência do VD bombear sangue para os pulmões, diminuindo assim a congestão pulmonar.

O diagnóstico clínico da IC é orientado pela anamnese e pelos critérios de Framingham. Para o diagnóstico, são necessários dois critérios maiores ou um critério maior e dois critérios menores (Quadro 12-3).

Existe uma fraca correlação entre os sintomas e a fração de ejeção. A permanência de sintomas mesmo após a otimização do tratamento indica prognóstico pior e, neste caso, os sintomas são utilizados para classificar a doença.

Embora, historicamente, o diagnóstico de IC tenha se pautado nos critérios de Framingham ou de Boston, eles apresentam limitações importantes na sua acurácia, com sensibilidade reduzida na IC inicial, grande variabilidade interobservador e erros diagnósticos, principalmente, entre não especialistas, com impacto na evolução dos pacientes. Em função disso, desde 2005, no consenso europeu, existe a recomendação de utilizar exames objetivos na confirmação diagnóstica da IC, especificamente a ecocardiografia e/ou os peptídeos natriuréticos, como será detalhado adiante. Eles agora fazem parte do algoritmo diagnóstico, melhorando a acurácia.

Duas classificações para IC são utilizadas, sendo a primeira uma classificação funcional, com base nos sintomas e no grau de limitação das atividades diárias e idealizada pela *New*

QUADRO 12-3 Critérios de Framingham

Critérios maiores	Critérios menores
Turgência jugular patológica	Edema de membros inferiores
Perda ponderal superior a 4,5 kg após tratamento	Hepatomegalia
Terceira bulha	Derrame pleural
Refluxo hepatojugular	Dispneia aos esforços
Edema agudo de pulmão	Tosse noturna
Dispneia paroxística noturna	Taquicardia (frequência cardíaca superior a 120 bpm)
Pressão venosa central superior a 16 cmH$_2$O	Capacidade vital reduzida
Cardiomegalia à radiografia	
Estertores pulmonares	

Adaptado de: II Diretriz Brasileira de Insuficiência Cardíaca Aguda.

York Heart Association (NYHA) (Quadro 12-4) e a segunda com base em critérios estruturais, que estadia a doença de acordo com o grau de dano cardíaco, idealizada pela *American Heart Association* (AHA) e pelo *American College of Cardiology* (ACA) (Quadro 12-5).

QUADRO 12-4 Classificação Funcional NYHA

Classe I	Sem limitação nas atividades diárias, mais de 6 METS no teste ergométrico
Classe II	Limitação leve, sintomas nas atividades diárias, 4-6 METS no teste ergométrico
Classe III	Limitação acentuada, sintomas com qualquer tipo de atividade física, 2-4 METS no teste ergométrico
Classe IV	Sintomas ao repouso, não tolera teste ergométrico

Modificado de ESC Guidelines for the diagnosis and treatment of acute and chronic heart failure 2016 in *Eur Heart J* 2016;37:2129-200.

QUADRO 12-5 Classificação por Estágios ACC/AHA

Estágio A	Risco de desenvolvimento de insuficiência cardíaca. Sem anormalidades estruturais, assintomático
Estágio B	Presença de anormalidades estruturais cardíacas com risco de desenvolver IC, mas sem sinais ou sintomas
Estágio C	Insuficiência cardíaca sintomática associada a anormalidades estruturais
Estágio D	Doença estrutural avançada e sintomas de IC apesar da terapêutica otimizada

Modificado de ESC Guidelines for the diagnosis and treatment of acute and chronic heart failure 2016 in *Eur Heart J* 2016;37:2129-200.

INVESTIGAÇÃO DIAGNÓSTICA

Todos os pacientes devem realizar investigação básica inicial com rotina laboratorial, eletrocardiograma (ECG), radiografia de tórax, ecocardiograma transtorácico e, quando disponível, dosagem da concentração plasmática do peptídeo natriurético tipo B (BNP) (Fig. 12-1).

- *A rotina laboratorial de avaliação de IC inclui:* hemograma, bioquímica, eletrólitos, prova de função renal e hepática e EAS. As alterações mais comumente encontradas incluem anemia moderada, hiponatremia, hiperpotassemia e redução da taxa de filtração glomerular.
- *ECG:* possui alto valor preditivo negativo, e, portanto, um ECG normal torna a IC um diagnóstico improvável. Entretanto, um ECG alterado por vezes pode auxiliar na busca pela etiologia da IC – zona inativa e alteração primária da repolarização ventricular pode indicar doença arterial coronária; baixa voltagem, por sua vez, pode sugerir doença infiltrativa ou doença pericárdica. Bloqueio de ramo direito (BRD) associado a bloqueio divisional anterossuperior esquerdo (BDAS) pode sugerir doença de Chagas. A variabilidade da amplitude da onda T em pacientes chagásicos foi associada a pior prognóstico. A presença de bloqueio de ramo esquerdo (BRE) possui importância prognóstica e pode identificar uma população candidata a uma intervenção terapêutica específica – ressincronização.
- *Radiografia de tórax:* possui seu uso limitado no diagnóstico de pacientes com suspeita de IC. Pode ser útil na avaliação alternativa de doenças que apresentam sintomas semelhantes como neoplasias e doenças do interstício pulmonar. Entretanto, permite avaliação do grau de congestão pulmonar e de cardiomegalia, quando presente, em pacientes com IC.

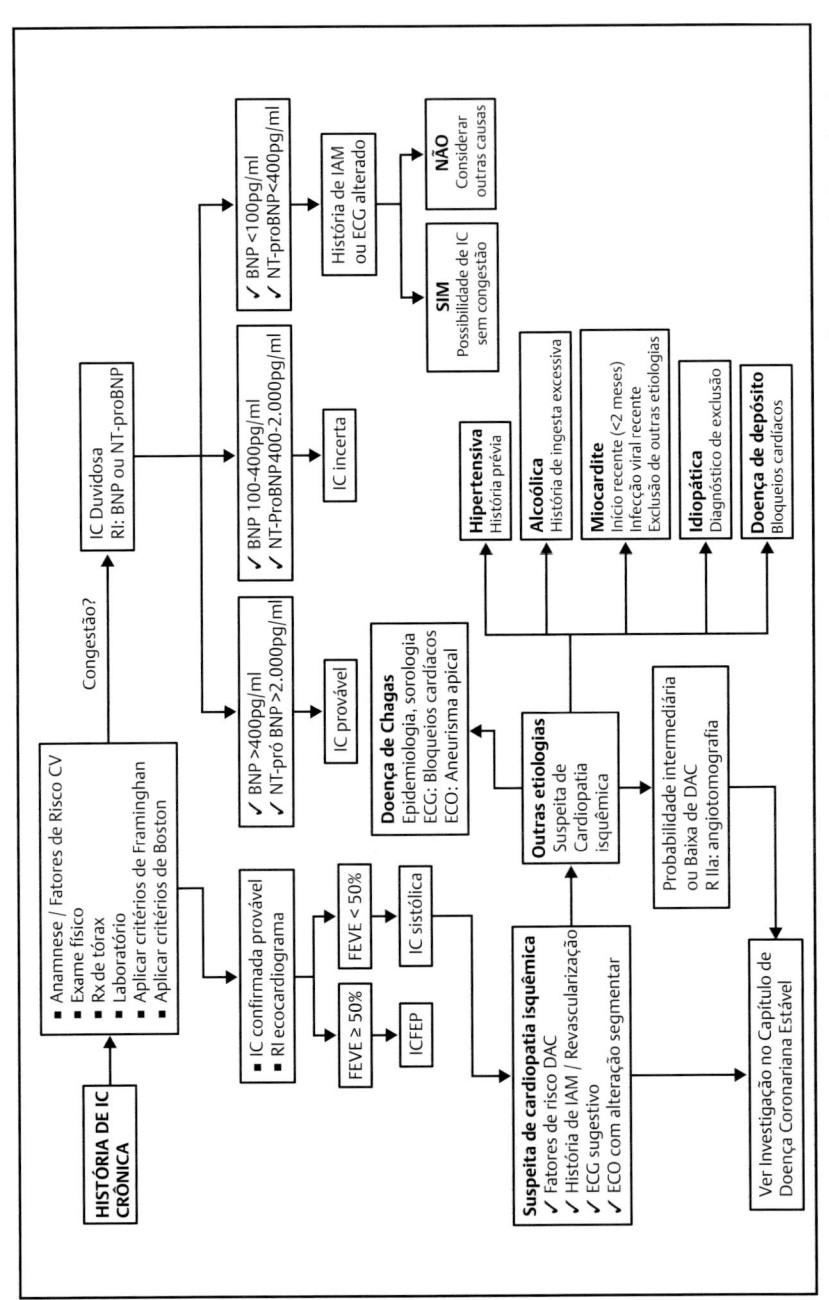

Fig. 12-1. Fluxograma de diagnóstico de IC e sua etiologia. IC = insuficiência cardíaca; R = classe de recomendação; BNP = *brain natriuretic peptide*; NT pró-BNP = N-terminal do pró-hormônio do peptídeo natriurético do tipo B; ICFEP = insuficiência cardíaca com fração de ejeção preservada; FEVE = fração de ejeção do ventrículo esquerdo; DAC = doença arterial coronariana; IAM = Infarto Agudo do Miocárdio. Adaptada de Atualização da Diretriz Brasileira de Insuficiência Cardíaca Crônica - 2012. *Arq Bras Cardiol* 2012;98(1 supl. 1):1-33.

- Ecocardiograma transtorácico (ECO): é o método de escolha para a avaliação da disfunção cardíaca, ao estimar tanto a função sistólica quanto a diastólica. Possibilita ainda a avaliação de câmaras cardíacas e valvas, identificando condições implicadas na etiologia da IC. A realização do exame é mandatória para o diagnóstico. Reavaliação ecocardiográfica não deve ser realizada de rotina em pacientes estáveis. O ecocardiograma transesofágico é recomendado para pacientes que não oferecem uma boa "janela" para o exame transtorácico, como pacientes obesos, portadores de DPOC ou em pacientes com valvopatias mais complexas. Também é útil para excluir trombos intra-atriais e cardiopatias congênitas. O ecocardiograma de *stress* com dobutamina é utilizado para detecção de disfunção causada por isquemia e avaliação de viabilidade miocárdica na presença de hipocinesia, miocárdio hibernante ou acinesia e em alguns cenários clínicos de pacientes com doença valvar (ex: regurgitação mitral dinâmica, estenose aórtica de baixo fluxo e baixo gradiente). A ecocardiografia de *stress* também permite a detecção de disfunção diastólica relacionada com o exercício em pacientes com dispneia de esforço, FEVE preservada e parâmetros diastólicos inconclusivos em repouso. As informações hemodinâmicas – o ECO hemodinâmico – constituem uma das contribuições mais importantes do ECO na IC e são capazes de fornecer estimativas bem confiáveis sobre o débito cardíaco, pressões de enchimento (esquerdo e direito) e resistências, que serão importantes do ponto de vista diagnóstico, prognóstico e terapêutico, principalmente no cenário da IC descompensada.
- *Peptídeo natriurético tipo B (BNP):* a concentração plasmática dos peptídeos natriuréticos pode ser utilizada como teste diagnóstico inicial, principalmente na configuração não aguda da IC, quando há dúvida no diagnóstico e ecocardiograma não está disponível de imediato. Pacientes com valores abaixo do ponto de corte para a exclusão de disfunção cardíaca importante não requerem ecocardiografia. Os pacientes com concentrações normais de BNP plasmática são pouco prováveis de ter IC, devendo-se buscar, de forma concomitante, outra causa para os sintomas apresentados. Níveis de BNP elevados além de ajudarem a sugerir o diagnóstico inicial, selecionando os pacientes com maior necessidade de investigação cardíaca, também permitem estadiamento e identificação de pacientes sob risco de hospitalização e desfecho clínico desfavoráveis. Porém, não há evidências no momento que sustentem a utilização rotineira de dosagens seriadas de BNP para guiar tratamento.

CONDUTA TERAPÊUTICA

O tratamento para a insuficiência cardíaca divide-se em não farmacológico e farmacológico e inclui:

Orientações Gerais

A participação do paciente no cuidado pessoal é importante parcela no sucesso do tratamento e pode reduzir de maneira significativa os sintomas e melhorar a capacidade funcional. As medidas gerais incluem a redução de peso nos pacientes com sobrepeso e obesos, interrupção do tabagismo, vacinação contra pneumococos e *Influenza*, reabilitação cardíaca, monitorização diária do peso, reconhecimento precoce dos sintomas de descompensação, dieta com ingesta reduzida de água e moderada de sal, além de controle no uso de bebidas alcoólicas. Essas medidas tendem a reduzir a mortalidade e a quantidade de hospitalizações. Uma boa relação médico-paciente é indispensável para que o paciente siga todas as medidas recomendadas.

A depressão está presente em 20% dos pacientes com IC e deve ser tratada sempre, já que a depressão está associada a aumento da morbimortalidade.

Tratamento Farmacológico

O tratamento da IC é dividido, classicamente, em tratamento modificador da mortalidade, quando altera o prognóstico da doença, e tratamento para controle dos sintomas, que não tem interferência no aumento de sobrevida. Os objetivos do tratamento são melhorar o estado clínico, capacidade funcional e qualidade de vida, prevenir a admissão hospitalar e reduzir a mortalidade.

- *Inibidores da enzima conversora de angiotensina (IECA):* devem ser utilizados em todos os pacientes com FE < 40%. O tratamento com IECA seguramente diminui a mortalidade, melhorando a função cardíaca e reduzindo internações.
  Os pacientes devem ter seus eletrólitos e função renal avaliados antes do início do tratamento, com reavaliações a cada 2 a 4 semanas, até que se atinja a dose ideal. Uma piora discreta da função renal é esperada e não indica a suspensão da droga. Por outro lado, um aumento importante do potássio e/ou da creatinina, deve levar à diminuição ou até suspensão da droga. Caso não sejam observados distúrbios hidreletrolíticos ou insuficiência renal, as reavaliações podem tomar intervalos maiores, de 1, 3 e 6 meses (Quadro 12-6).
- *Betabloqueadores:* na ausência de contraindicações, devem ser utilizados em todos os pacientes sintomáticos com classe funcional II, III ou IV. Também é uma droga modificadora da doença, com diminuição da mortalidade, assim como os IECA. Existe uma forte recomendação que essa classe de drogas seja iniciada em paciente compensado em nível ambulatorial. A dose de betabloqueadores deve ser aumentada a cada 2 a 4 semanas, de acordo com a tolerabilidade do paciente e dos dados de seu exame clínico. A cada consulta, devem ser aferidas sua pressão arterial e frequência cardíaca. A presença de bradicardia importante (FC < 50 bpm) deve indicar a diminuição ou descontinuidade da droga. Deve sempre ser solicitado ECG com o objetivo de excluir o diagnóstico de bloqueio cardíaco. Nos casos em que se surpreenda hipotensão assintomática, a droga não deve ser aumentada, ao passo que a presença de sintomas obriga a diminuição da dose utilizada (Quadro 12-7).
- *Antagonistas do receptor da angiotensina II (BRA):* devem ser utilizados como alternativa naqueles pacientes que não toleram o IECA, apesar de apresentarem os mesmos efeitos colaterais, exceto a tosse.
  Os pacientes em uso dessa classe de drogas também devem ter seus eletrólitos e função renal dosados a cada 4 semanas. Na ausência de contraindicações, a dose deve ser aumentada a cada consulta, com intervalos de 1, 3 e 6 meses (Quadro 12-8).
- *Antagonistas da aldosterona:* devem ser adicionados a prescrição de pacientes com classe funcional III ou IV e, mais recentemente, também, em pacientes com classe funcional II, a

QUADRO 12-6 Inibidores da Enzima Conversora de Angiotensina (IECA) Disponíveis e Doses

Droga	Dose inicial	Dose-alvo	Efeitos colaterais	Contraindicações
Captopril	6,25 mg 3x/dia	50 mg 3x/dia	Piora transitória da função renal, hipercalemia, hipotensão, tosse e angioedema	História de angioedema, estenose bilateral de artérias renais, K^+ > 5 mEq/L, Cr > 2,5 mg/dL e estenose aórtica severa
Enalapril	2,5 mg 2x/dia	10-20 mg 2x/dia		
Lisinopril	2,5-5 mg 1x/dia	40 mg 1x/dia		
Ramipril	1,25-2,5 mg 1x/dia	10 mg 1x/dia		
Perindopril	2 mg 1x/dia	16 mg 1x/dia		

Modificado de ESC Guidelines for the diagnosis and treatment of acute and chronic heart failure 2016 in *Eur Heart J* 2016;37:2129-200.

QUADRO 12-7 Betabloqueadores Disponíveis e Doses

Droga	Dose inicial	Dose-alvo	Efeitos colaterais	Contraindicações
Carvedilol	3,125 mg 2x/dia	25 mg 2x/dia	Hipotensão sintomática, piora sintomática da IC (não indica suspensão da droga) e bradicardia excessiva	Asma, bradicardia sinusal, doença do nó sinusal e BAV de segundo ou terceiro grau
Metoprolol (succinato)	12,5-25 mg 1x/dia	200 mg 1x/dia		
Bisoprolol	1,25 mg 1x/dia	10 mg 1x/dia		
Nebivolol	1,25 mg 1x/dia	10 mg 1x/dia		

Modificado de ESC Guidelines for the diagnosis and treatment of acute and chronic heart failure 2016 in *Eur Heart J* 2016;37:2129-200.

QUADRO 12-8 Antagonistas do Receptor da Angiotensina II (BRA) Disponíveis e Doses

Droga	Dose inicial	Dose-alvo	Efeitos colaterais	Contraindicações
Candesartan	4-8 mg 1x/dia	32 mg 1x/dia	Os mesmos observados com os IECA, exceto tosse	Os mesmos dos IECA, exceto angioedema. Não utilizar em pacientes já em uso de ECA
Losartan	25 mg 1x/dia	50-100 mg 1x/dia		
Valsartan	40 mg 2x/dia	320 mg 2x/dia		

Modificado de ESC Guidelines for the diagnosis and treatment of acute and chronic heart failure 2016 in *Eur Heart J* 2016;37:2129-200.

partir do estudo *Emphasis*, com fração de ejeção inferior a 35%, na ausência de hiperpotassemia e disfunção renal significativa. Os efeitos colaterais mais comuns são hiperpotassemia, piora transitória da função renal (especialmente em idosos) e ginecomastia.

Os pacientes candidatos ao uso de antagonistas da aldosterona devem ter seus eletrólitos e função renal dosados a cada 4 semanas, e, na ausência de contraindicações, a dose deve ser aumentada. Caso os níveis séricos de potássio e creatinina aumentem, porém, não atingindo o limite superior, a dose deve ser administrada em dias alternados. (Quadro 12-9).

Os antagonistas neuro-hormonais (IECAs, betabloqueadores, BRAs e os antagonistas da aldosterona) demonstraram melhorar a sobrevivência em pacientes com ICFER e são recomendados para o tratamento, a menos que contraindicado ou não seja tolerado.

- *Composto (LCZ696):* uma nova substância que combina as porções de um BRA (valsartana) e um inibidor da neprilissina (NEP) (sacubitril) recentemente mostrou ser superior a um IECA (enalapril) na redução do risco de morte e da internação por IC. O medicamento foi

QUADRO 12-9 Antagonista da Aldosterona e Doses

Droga	Dose inicial	Dose-alvo	Efeitos colaterais	Contraindicações
Espironolactona	12,5-25 mg 1x/dia	50 mg 1x/dia	Hipercalemia, ginecomastia e mastodínia	Cr > 2,5 mg/dL e K^+ > 5 mEq/L (suspender se K^+ > 5,5 mEq/L)

Modificado de 2016 ESC Guidelines for the diagnosis and treatment of acute and chronic heart failure 2016 in *Eur Heart J* 2016;37:2129-200.

recentemente liberado para uso no Brasil pela Agência Nacional de Vigilância Sanitária. As recentes atualizações de IC americana e europeia já recomendam o sacubitril/valsartan para substituir IECAs em pacientes ambulatoriais com ICFER que permaneçam sintomáticos apesar da terapia ótima e que se enquadrem nos critérios de avaliação. Os BRAs não tiveram a sua capacidade em reduzir a mortalidade em pacientes com ICFER consistentemente comprovada. Portanto, seu uso deve ser restrito a pacientes intolerantes a um IECA (Quadro 12-10).

- *Ivabradina (bloqueadora da corrente If atrial):* medicamento também recente no arsenal terapêutico da IC, reduz a frequência cardíaca que frequentemente se encontra elevada na ICFER e também demonstrou melhorar desfechos e deve ser considerada em pacientes em ritmo sinusal em uso de dose máxima de betabloqueador tolerada e que permanecem com frequência cardíaca acima de 70 batimentos por minuto (bpm) (Quadro 12-11).
- *Hidralazina com nitrato:* podem ser utilizados como alternativa nos casos de intolerância aos IECA e bloqueadores do receptor de angiotensina. A combinação também deve ser considerada em pacientes sintomáticos a despeito do tratamento com IECA, betabloqueadores e bloqueadores do receptor de angiotensina ou antagonistas da aldosterona.

Na presença de sintomas e sinais sugestivos de síndrome "lúpus-*like*", a hidralazina deve ser descontinuada e a sorologia para lúpus induzido por drogas deve ser solicitada. A existência de hipotensão assintomática é transitória e não deve indicar suspensão do esquema, porém sintomas como tonteiras e vertigem indicam uma possível redução da dose utilizada (Quadro 12-12).

- *Digoxina:* deve ser empregada em pacientes sintomáticos com fração de ejeção inferior a 40%, com ritmo sinusal ao exame físico ou nos pacientes com IC e fibrilação atrial com frequência cardíaca em repouso superior a 80 bpm. A droga não tem efeito na sobrevida, atuando apenas no alívio sintomático e reduzindo o número de internações. Estudos mais recentes têm demonstrado risco potencialmente maior de eventos como hospitalização e morte em pacientes portadores de fibrilação atrial que recebem digoxina, entretanto, esses dados ainda permanecem controversos. É importante lembrar que a digoxina atua na frequência cardíaca em repouso, sem efeito importante durante o exercício. Para este

QUADRO 12-10 LCZ696 Disponível e Doses

Droga	Dose inicial	Dose-alvo	Efeitos colaterais	Contraindicações
Sacubitril/valsartana (LCZ696)	49/51 mg 2x/dia	97/103 mg 2x/dia	Hipotensão, hipercalemia, tosse, angioedema	Cr > 2,5 mg/dL e K⁺ > 5 mEq/L (suspender se K⁺ > 5,5 mEq/L); história de angioedema

Modificado de ESC Guidelines for the diagnosis and treatment of acute and chronic heart failure 2016 in *Eur Heart J* 2016;37:2129-200.

QUADRO 12-11 Ivabradina Disponível e Doses

Droga	Dose inicial	Dose-alvo	Efeitos colaterais	Contraindicações
Ivabradina	5 mg 2x/dia	7,5 mg 2x/dia	Bradicardia, fibrilação atrial, hipertensão ou aumento de pressão arterial	Fibrilação atrial, pressão arterial < 90/50 mmHg, FC < 60 bpm em repouso

Modificado de ESC Guidelines for the diagnosis and treatment of acute and chronic heart failure 2016 in *Eur Heart J* 2016;37:2129-200.

QUADRO 12-12 Hidralazina com Nitrato Disponível e Doses

Hidralazina		Dinitrato de isossorbida	
Dose inicial	37,5 mg	Dose inicial	20 mg 3x/dia
Dose máxima	75 mg	Dose máxima	40 mg 3x/dia
Eventos adversos	Hipotensão, artralgia, serosite, *rash*, febre	Efeitos adversos	Hipotensão
Contraindicações	Hipotensão sintomática, síndrome "lupus-*like*" e insuficiência renal grave	Contraindicações	Pacientes em uso de sildenafil

Modificado de ESC Guidelines for the diagnosis and treatment of acute and chronic heart failure 2016 in *Eur Heart J* 2016;37:2129-200.

efeito, a droga de escolha é o betabloqueador.

Todos os pacientes em uso de digoxina, principalmente os idosos e portadores de doença renal crônica, devem realizar a dosagem sérica da droga para evitar a intoxicação digitálica. É importante lembrar que existem muitas drogas de uso comum capazes de aumentar os níveis séricos da droga, como amiodarona, diltiazem, verapamil e antibióticos (Quadro 12-13).

- *Diuréticos:* os diuréticos são recomendados para reduzir os sinais e sintomas de congestão em pacientes com ICFER, mas seus efeitos na mortalidade e na morbidade não foram estudados em ensaios randomizados. Uma metanálise de Cochrane mostrou que, em pacientes com insuficiência cardíaca crônica, diuréticos tiazídicos e de alça parecem reduzir o risco de morte e a piora da IC em comparação com o placebo, e comparados com grupo-controle, os diuréticos parecem melhorar a capacidade de exercício. A dosagem pode ser ajustada pelo próprio paciente, em função do peso diário. Esta observação não se aplica a todos os pacientes, e, de maneira geral, deve haver reavaliação médica a cada 2 a 4 semanas com dosagem sérica de eletrólitos e função renal. A presença de distúrbio hidreletrolítico requer diminuição mandatória da dose (Quadro 12-14).

QUADRO 12-13 Digoxina Disponível e Doses

Dose inicial	Dose máxima	Efeitos adversos	Contraindicações
0,125 mg 1x/dia	0,25 mg 1x/dia	Bloqueios atrioventriculares (especialmente na presença de hipocalemia), toxicidade, interações medicamentosas	Bloqueio atrioventricular de segundo ou terceiro grau sem marca-passo, doença do nó sinusal sem marca-passo, síndromes de pré-excitação e intolerância prévia à digoxina

Modificado de ESC Guidelines for the diagnosis and treatment of acute and chronic heart failure 2016 in *Eur Heart J* 2016;37:2129-200.

QUADRO 12-14 Diuréticos Disponíveis e Doses

Droga	Dose inicial	Dose-alvo	Efeitos colaterais	Contraindicações
Tiazídicos			Hipocalemia, hiperuricemia, hipomagnesemia, hipercalcemia, hiperglicemia, fotossensibilidade, hipotensão, desidratação, discrasia sanguínea	ClCr < 30 mL/min (perdem sua função)
Hidroclorotiazida	25 mg 1x/dia	100 mg 1x/dia		
Metolazona	2,5 mg 1x/dia	10 mg 1x/dia		
Indapamida	2,5 mg 1x/dia	5 mg 1x/dia		
Alça			Hipocalemia, hipomagnesemia, hipocalcemia, hiponatremia, desidratação e hipovolemia (mais em idosos), alcalose metabólica, ototoxicidade	
Furosemida	20 mg	240 mg/dia		
Bumetanida	0,5-2 mg	10 mg/dia		

Modificado de ESC Guidelines for the diagnosis and treatment of acute and chronic heart failure 2016 in *Eur Heart J* 2016;37:2129-200.

Manejo do Paciente com IC e Fração de Ejeção Preservada

Até o presente momento, nenhum tratamento se mostrou eficaz na diminuição da morbimortalidade deste grupo de pacientes. Uma vez que esses pacientes são frequentemente idosos e altamente sintomáticos, e, muitas vezes, têm má qualidade de vida, um objetivo importante da terapia pode ser aliviar os sintomas e melhorar o bem-estar. No entanto, em pacientes idosos com ICFER, ICFEL ou ICFEP, o nebivolol reduziu o desfecho combinado de morte e internação cardiovascular, sem interação significativa entre o efeito do tratamento e a FEVE basal. O tratamento com diuréticos está indicado para controlar a congestão sistêmica e pulmonar, bem como o controle estrito dos fatores de risco para a progressão da doença, tais como isquemia e hipertensão.

PROGNÓSTICO

Determinar o prognóstico da insuficiência cardíaca é bastante complexo, devendo ser considerados múltiplos fatores como idade, comorbidades e tempo de instalação dos sintomas. Além destes fatores, algumas variáveis devem ser analisadas, conforme o Quadro 12-15.

QUADRO 12-15	Marcadores de Pior Prognóstico na Insuficiência Cardíaca
Dados demográficos	Idade avançada, sexo masculino, baixo nível socioeconômico
Gravidade da IC	Classe funcional avançada, insuficiência cardíaca de longa evolução, redução do pico de consumo de oxigênio, respiração de Cheyne-Stokes, teste de caminhada de 6 minutos reduzido, força muscular reduzida, qualidade de vida ruim
Status clínico	IC em repouso, baixos valores de pressão arterial, sobrecarga volêmica (congestão pulmonar, edema periférico, turgência jugular, hepatomegalia), hipoperfusão periférica, perda de peso, fragilidade
Remodelamento e gravidade da disfunção miocárdica	Baixa FEVE, dilatação ventricular, disfunção diastólica importante, pressão de enchimento do VE elevada, regurgitação mitral, estenose aórtica, hipertrofia do VE, dilatação atrial esquerda, hipertensão pulmonar, dessincronia, extensa área de hipo/acinesia, alargamento do complexo QRS, isquemia induzível e baixa viabilidade miocárdica
Biomarcadores de ativação neuro-hormonal	Baixo nível de sódio, altos níveis de peptídeos natriuréticos, alta atividade de renina plasmática, aldosterona e catecolaminas elevadas, endotelina I elevada, vasopressina elevada
Comorbidades cardiovasculares	Fibrilação atrial, arritmia ventricular, doença coronária não revascularizável, acidente vascular cerebral prévio, doença arterial periférica
Comorbidades não cardiovasculares	Diabetes, anemia, deficiência de ferro, enfisema pulmonar, insuficiência renal, disfunção hepática, apneia do sono, comprometimento cognitivo, depressão
Não aderência	Não aderência ao tratamento IC
Eventos clínicos	Hospitalização por IC, morte súbita abortada, choques do cardiodesfibrilador

Modificado de ESC Guidelines for the diagnosis and treatment of acute and chronic heart failure 2016 in *Eur Heart J* 2016;37:2129-200.

ACOMPANHAMENTO CLÍNICO

O acompanhamento clínico dos pacientes é tarefa essencial para monitorar a evolução do quadro clínico, a resposta ao tratamento instituído e a estratificação prognóstica da IC.

Recomenda-se que as consultas sejam semanais no início do tratamento. As doses dos medicamentos devem ser aumentadas a cada duas semanas, sempre com atenção à função renal, aos eletrólitos e a ausência de efeitos colaterais. O peso deve ser aferido a cada consulta e pode ser um parâmetro para a quantificação da retenção hídrica.

Após atingir a dose máxima dos medicamentos, a periodicidade das consultas deve ser individualizada, de acordo com o estágio da IC, a avaliação funcional, a data da última internação, as comorbidades e a presença de equipe multidisciplinar para o atendimento dos pacientes.

A avaliação seriada e rotineira dos parâmetros ecocardiográficos não é recomendada para pacientes ambulatoriais e estáveis, devendo ser realizada somente nos pacientes que apresentam alterações clínicas com piora de sua classe funcional.

Quando Encaminhar ao Especialista

O encaminhamento deve ser realizado sempre que houver necessidade de avaliação cirúrgica, colocação de dispositivos como marca-passo, cardiodesfibriladores implantáveis e ressincronizadores.

O tratamento cirúrgico deve ser voltado para a etiologia da IC, devendo ser indicado sempre que a causa não puder ser corrigida clinicamente. Entre os procedimentos cirúrgicos disponíveis estão a correção de valvopatias e cirurgia de revascularização miocárdica nos casos de etiologia isquêmica.

As indicações de revascularização miocárdica são amplamente estabelecidas e incluem a presença de disfunção ventricular com acometimento trivascular ou lesão de mais de 50% do tronco da artéria coronária esquerda.

O transplante cardíaco deve ser indicado para pacientes com classe funcional IV que não respondem ao tratamento clínico. Este grupo tem sobrevida média de 50% em um ano. Em razão do pequeno número de doadores, os pacientes graves internados com insuficiência cardíaca refratária têm prioridade.

A terapia de ressincronização miocárdica é útil para a melhora da classe funcional e da sintomatologia, reduzindo as internações. A indicação formal é o paciente com a IC classe funcional II, III e IV, com fração de ejeção inferior ou igual a 35%, associada a alargamento do QRS maior ou igual a 120 ms e que se mantém sintomático apesar da terapia medicamentosa otimizada. Os melhores resultados são nos pacientes em ritmo sinusal, com QRS ≥ 150 ms e com morfologia de BRE.

O cardiodesfibrilador implantável (CDI) é um dispositivo indicado como prevenção secundária para pacientes que tiveram morte súbita abortada ou taquicardia ventricular sustentada documentada, especialmente se acompanhada de instabilidade hemodinâmica. Episódios de síncope, com características arrítmicas, em pacientes com IC, frequentemente são causadas por taquicardia ventricular não sustentada (TVNS) e devem ser investigados em caráter de urgência com dispositivos de monitorização eletrocardiográfica e/ou estudo eletrofisiológico, visando possível indicação de CDI.

Para prevenção primária de morte súbita, CDI pode ser considerado em pacientes com IC, fração de ejeção menor que 35%, na vigência de drogas otimizadas e expectativa de vida maior que 1 ano.

Indicações para Internação

Os pacientes com IC devem ser internados sempre que houver descompensação da doença.

São muitos os fatores que precipitam a descompensação, mas no nosso meio, o mais comum é a má aderência terapêutica.

Os pacientes apresentam piora aguda ou gradual dos sintomas, com dispneia aos mínimos esforços ou em repouso e sinais de hipoperfusão tecidual como oligúria, confusão mental, extremidades frias e hipotensão. O edema agudo de pulmão pode se associar ao quadro clínico, complicando ainda mais a forma de apresentação.

Outros fatores de descompensação cardíaca além da má adesão terapêutica incluem: infecções (maior causa de descompensação no HUCFF/UFRJ, depois da má aderência) infarto agudo do miocárdio, dissecção aórtica, doença valvar, miocardite, arritmias, sepse, tireotoxicose, anemia, embolia pulmonar, tamponamento cardíaco, insuficiência renal, abuso de álcool, asma, DPOC, sobrecarga de volume e o uso de alguns medicamentos, como os anti-inflamatórios não esteroidais (AINEs) e os antagonistas de cálcio não di-hidropiridinas.

A internação deve ser prontamente indicada com o objetivo de identificar e tratar os fatores responsáveis pela descompensação (Fig. 12-2).

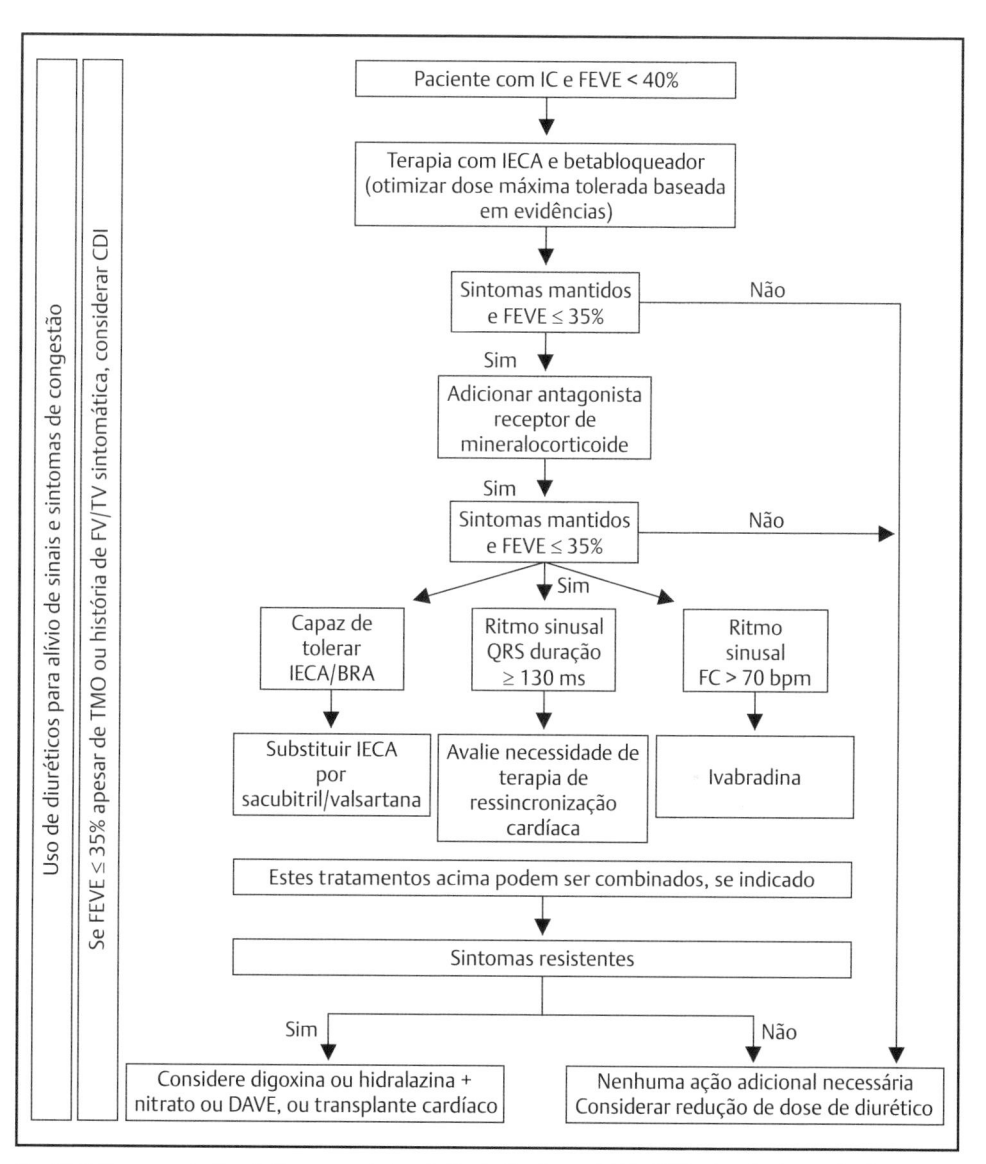

```
                    ┌─────────────────────────────┐
                    │ Paciente com IC e FEVE < 40%│
                    └──────────────┬──────────────┘
                                   ▼
                 ┌──────────────────────────────────┐
                 │    Terapia com IECA e betabloqueador │
                 │  (otimizar dose máxima tolerada baseada │
                 │            em evidências)         │
                 └──────────────┬───────────────────┘
                                ▼
                    ┌──────────────────────┐       Não
                    │  Sintomas mantidos   │─────────────►
                    │    e FEVE ≤ 35%      │
                    └──────────┬───────────┘
                              Sim
                               ▼
                    ┌──────────────────────┐
                    │ Adicionar antagonista│
                    │     receptor de      │
                    │   mineralocorticoide │
                    └──────────┬───────────┘
                              Sim
                               ▼
                    ┌──────────────────────┐       Não
                    │  Sintomas mantidos   │─────────────►
                    │    e FEVE ≤ 35%      │
                    └──────────┬───────────┘
                              Sim
```

Fig. 12-2. Recomendações do Consenso de Insuficiência Cardíaca – 2016. FEVE = Fração de ejeção do ventrículo esquerdo; IECA = inibidor da enzima conversora de angiotensina; BRA = bloqueador receptor de angiotensina II; DAVE = dispositivo de assistência ventricular esquerda; TMO = terapia médica otimizada. Modificada de ESC Guidelines for the diagnosis and treatment of acute and chronic heart failure 2016 in *Eur Heart J* 2016;37:2129-200.

Fluxograma (lateral esquerda):
- Uso de diuréticos para alívio de sinais e sintomas de congestão
- Se FEVE ≤ 35% apesar de TMO ou história de FV/TV sintomática, considerar CDI

Ramos de tratamento:
- Capaz de tolerar IECA/BRA → Substituir IECA por sacubitril/valsartana
- Ritmo sinusal QRS duração ≥ 130 ms → Avalie necessidade de terapia de ressincronização cardíaca
- Ritmo sinusal FC > 70 bpm → Ivabradina

Estes tratamentos acima podem ser combinados, se indicado → Sintomas resistentes
- Sim: Considere digoxina ou hidralazina + nitrato ou DAVE, ou transplante cardíaco
- Não: Nenhuma ação adicional necessária. Considerar redução de dose de diurético

BIBLIOGRAFIA

Bocchi EA, Marcondes-Braga FG, Ayub-Ferreira SM et al. Sociedade Brasileira de Cardiologia. III Diretriz Brasileira de Insuficiência Cardíaca Crônica. *Arq Bras Cardiol* 2009;93(1 supl.1):1-71.

Bocchi EA, Marcondes-Braga FG, Bacal F et al. Sociedade Brasileira de Cardiologia. Atualização da Diretriz Brasileira de Insuficiência Cardíaca Crônica - 2012. *Arq Bras Cardiol* 2012;98 (1 supl.1):1-33.

Bonow RO, Mann DL, Zipes DP. *Braunwald's Heart Disease: A Textbook of Cardiovascular Medicine*. Philadelphia: Elsevier Health Sciences; 2011.

Montera RW, Almeida DR, Tinoco EM *et al.* II Diretriz Brasileira de Insuficiência Cardíaca Aguda. *Arq Bras Cardiol* 2009;93(3):2-65.

Ponikowski P, Voors AA, Anker SD *et al.* 2016 ESC Guidelines for the diagnosis and treatment of acute and chronic heart failure: The Task Force for the diagnosis and treatment of acute and chronic heart failure of the European Society of Cardiology (ESC) Developed with the special contribution of the Heart Failure Association (HFA) of the ESC. *Eur Heart J* 2016;37(27):2129-200.

Rathi S, Deedwania PC. The epidemiology and pathophysiology of heart failure. *Med Clini North Am* 2012;96(5):881-90.

Yancy CW, Jessup M, Bozkurt B et al. 2013 ACCF/AHA guideline for the management of heart failure: a report of the American College of Cardiology Foundation/American Heart Association Task Force on *Practice Guidelines. Circulation* 2013;128(16):e240-327.

Yancy CW, Jessup M, Bozkurt B et al. 2016 ACC/AHA/HFSA Focused Update on New Pharmacological Therapy for Heart Failure: An Update of the 2013 ACCF/AHA Guideline for the Management of Heart Failure: A Report of the American College of Cardiology/American Heart Association Task Force on Clinical Practice Guidelines and the Heart Failure Society of America. *J Card Fail.* 2016;22(9):659-69.

13 Fibrilação Atrial

Luana Soares Cazzola ▪ *Rodrigo Sá* ▪ *Jacob Atié*

INTRODUÇÃO

Arritmia sustentada de maior prevalência e incidência na população mundial, a fibrilação atrial (FA) é hoje uma frequente comorbidade em nossos pacientes de ambulatório.

Tendo a idade e a presença de disfunção ventricular como dois grandes fatores de risco, o número de casos tem-se mostrado cada vez maior, refletindo o notório envelhecimento populacional bem como o aumento da prevalência das doenças cardíacas crônicas. Acomete 3,8% da população maior que 60 anos e 9,0% da população maior que 80 anos de idade, sendo reconhecido como grave problema de saúde pública.

Está associada ao aumento do risco de acidente vascular encefálico, insuficiência cardíaca e mortalidade total. Pacientes com FA têm taxa de mortalidade até duas vezes maior que pacientes em ritmo sinusal, estando este fato relacionado com a gravidade da cardiopatia.

Lidar com esta arritmia requer buscar e resolver causas tratáveis, controlar sintomas, prevenir complicações e reduzir morbidade, sendo o pilar da árvore decisória a relação risco-benefício da conduta adotada.

DEFINIÇÃO, DIAGNÓSTICO E CLASSIFICAÇÃO

Definição: caracteriza-se pela ativação elétrica atrial desorganizada com consequente deterioração mecânica da função atrial.

Diagnóstico:

- *Exame físico:* ritmo irregularmente irregular associado à ausência de onda A no pulso venoso. É válido lembrar que não é possível encontrar B4 em pacientes com FA.
- *Eletrocardiograma:* ausência de ondas P (onda de ativação atrial) notando-se tremulações da linha de base, as chamadas ondas f (Fig. 13-1) e intervalos entre os complexos QRS (ondas de ativação ventricular) irregulares.

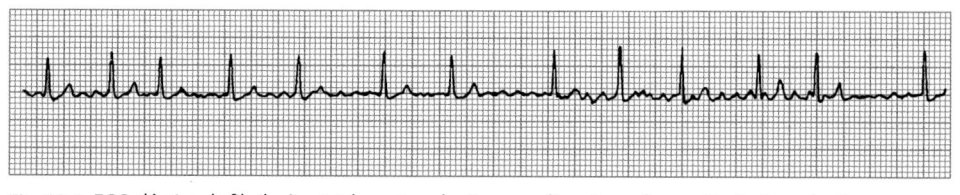

Fig. 13-1. ECG clássico da fibrilação atrial mostrando ritmo cardíaco irregular, ausência de ondas P e com ondas F na linha de base.

Classificação: a classificação mais utilizada atualmente depende, em grande parte, da decisão terapêutica a ser tomada pelo médico, podendo um mesmo paciente mudar de classificação (Fig. 13-2).

- *Primeiro episódio:* na primeira vez que o paciente tem FA.
- *Paroxística:* término espontâneo ou por intervenção. FA menor que 7 dias, frequentemente, menos de 24 horas.
- *Persistente:* episódios que duram mais de 7 dias.
- *Persistente de longa duração:* FA com mais de 1 ano e que se decidiu reverter, seja por medicação ou intervenção.
- *Permanente:* episódios onde a cardioversão falhou ou optou-se por não mais reverter em razão de inúmeras recorrências.

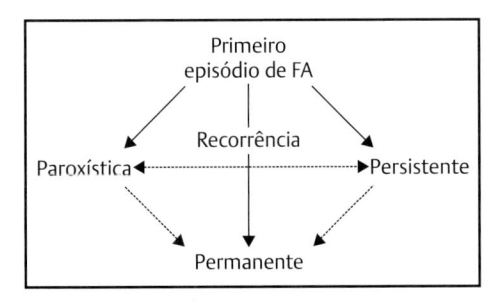

Fig. 13-2. Classificação da fibrilação atrial.

ETIOLOGIA, FATORES DE RISCO E MECANISMO

A FA ocorre quando anormalidades eletrofisiológicas alteram o tecido atrial e promovem formação e propagação anormal do impulso elétrico. Muitos fatores de risco clínicos estão associados ao aumento no risco de FA: hipertensão, diabetes, doença valvar, infarto do miocárdio, insuficiência cardíaca, apneia obstrutiva do sono (AOS), obesidade, uso de bebidas alcoólicas, exercício físico, história familiar e fatores genéticos.

O principal mecanismo da FA é focal. Os focos de arritmia dentro das veias pulmonares são o principal gatilho para indução de FA, gerando múltiplas reentradas no átrio direito e átrio esquerdo.

A FA é mais comum entre idosos e cardiopatas. Cerca de 50% dos pacientes com FA tem alguma doença cardíaca estrutural (Quadro 13-1).

As causas potencialmente tratáveis desta arritmia devem ser pesquisadas e corrigidas, entre elas: isquemia miocárdica e outras arritmias que funcionem como gatilho, como *flutter* atrial, síndrome de Wolff-Parkinson-White, taquicardia AV nodal. Não devemos esquecer que

QUADRO 13-1 Fibrilação Atrial Associada à Cardiopatia Estrutural

- Doença valvar (principalmente mitral e em nosso meio, sobretudo, de etiologia reumática)
- Insuficiência cardíaca
- Doença arterial coronária/isquemia miocárdica
- HAS (principalmente quando há HVE)
- Outras

muitas vezes a etiologia da arritmia ou seu fator perpetuador é extracardíaco e merece ser resolvido. Um bom exemplo é a FA induzida pela tireotoxicose. Nesta situação, o pilar para o tratamento encontra-se no ajuste dos níveis hormonais, podendo a arritmia não ser revertida, nem mesmo controlada se os mesmos não forem corretamente ajustados (Quadro 13-2).

QUADRO 13-2 Principais Causas Reversíveis de Fibrilação Atrial

- Libação alcoólica *(holiday heart syndrome)*
- Miocardite
- Pericardite
- Isquemia/infarto agudo do miocárdio
- TEP
- Cirurgia
- Eletrocussão
- Hipertireoidismo
- Distúrbio eletrolítico
- Outros

MANIFESTAÇÕES CLÍNICAS

O paciente com FA apresenta um amplo espectro de queixas, podendo ser totalmente assintomático, sendo o diagnóstico de FA um achado, até o paciente instável hemodinamicamente (angina, sintomas de baixo débito, dispneia), passando por sintomas como palpitação esporádica ou mantida, piora de classe funcional de insuficiência cardíaca, pré-síncope etc. Algumas vezes, o paciente apresenta acidente vascular cerebral (AVC) isquêmico criptogênico, sem sintomatologia de FA e apenas após identificá-la por meio de Holter, podemos concluir que o AVC isquêmico era emboligênico e não criptogênico (Quadro 13-3).

A repercussão clínica das alterações hemodinâmicas impostas pelo ritmo atrial desorganizado depende em parte do padrão basal do indivíduo. Frequências elevadas podem ser bem toleradas em pacientes com boa reserva miocárdica, enquanto em coronariopatias pode ser o gatilho para um episódio anginoso. Da mesma forma, a contribuição atrial, perdida durante o episódio de FA pode funcionar como fator deflagrador de edema agudo de pulmão em um paciente com estenose mitral ou com insuficiência cardíaca até então compensada.

QUADRO 13-3 Classificação da Sintomatologia

Escore	Sintomas	Descrição
1	Assintomático	Não há sintomas
2a	Leve	Atividades diárias não são afetadas e os sintomas são leves
2b	Moderado	Atividades diárias não são afetadas, mas paciente sofre com os sintomas
3	Severo	Atividades diárias são afetadas em decorrência dos sintomas
4	Incapacitante	Atividades diárias são descontinuadas

COMPLICAÇÕES

Além da deterioração hemodinâmica já citada, outras potenciais complicações devem ser reconhecidas para o adequado manejo desta arritmia:

- *Fenômenos tromboembólicos:* cerebrais, mesentéricos, arteriais periféricos etc.:
- *Taquicardiomiopatia:* disfunção miocárdica decorrente da frequência ventricular elevada por tempo prolongado, levando a sinais e sintomas francos de insuficiência cardíaca congestiva.

INVESTIGAÇÃO INICIAL

Todo paciente que se apresenta com fibrilação atrial, depois de adequada avaliação clínica, deve ser submetido a uma rotina mínima de exames complementares visando a uma adequada avaliação etiológica e funcional, investigando as potenciais complicações e permitindo a programação de uma terapia adequada (Quadro 13-4).

Outros exames, se corretamente indicados, podem ajudar no manejo destes pacientes, sobretudo em subgrupos específicos (Quadro 13-5).

QUADRO 13-4 Avaliação Clínica Mínima

	História e exame físico
Para definir	▪ Presença e característica dos sintomas associados à FA ▪ Tipo clínico da FA (1º episódio, paroxística, persistente ou permanente) ▪ Início dos sintomas ▪ Frequência, duração, fatores precipitantes e modos de término ▪ Uso prévio de medicação e resposta à mesma ▪ Presença de comorbidades associadas, cardíacas e não cardíacas
	Eletrocardiograma de repouso
Para identificar	▪ Ritmo (diagnosticar ou afastar FA) ▪ Sinais de hipertrofia do VE ▪ Associação de pré-excitação, áreas de necrose etc. ▪ Resposta ventricular (FC)
	Ecocardiograma transtorácico
Para identificar	▪ Doença valvar cardíaca ▪ Dimensões cavitárias e função ventricular ▪ Indícios de hipertensão pulmonar ▪ Trombo em átrio esquerdo ▪ Doença pericárdica
	Exames de sangue
	▪ Função renal, hepática, tireoidiana e eletrólitos ▪ Para identificação de causas e acompanhamento de reações adversas das drogas empregadas

QUADRO 13-5 Exames Adicionais

Teste ergométrico	Ecocardiograma transesofágico
▪ Avaliação da adequação da frequência cardíaca ▪ Reprodutibilidade de FA induzida por esforço ▪ Exclusão de isquemia miocárdica	▪ Identificação de trombo no átrio esquerdo (sobretudo na auriculeta) ▪ Ratificação ou retificação dos achados do eco transtorácico ▪ Orientação durante cardioversão
Holter ou Monitor de Eventos	**Estudo eletrofisiológico**
▪ Diagnóstico da arritmia e associação a outros distúrbios do ritmo ▪ Avaliação do controle da frequência ▪ Avaliação da influência autonômica ▪ Obtenção da correlação eventos-sintomas ▪ Avaliação de início e término da arritmia	▪ Elucidação de arritmias predisponentes (*Flutter*, taquicardias paroxísticas supraventriculares, outras) ▪ Guiar ablações (de focos deflagradores, do óstio das pulmonares ou do NAV)
	Polissonografia
	▪ Busca pela existência de apneia do sono concomitante

REVERSÃO AO RITMO SINUSAL

É necessário decidir se vamos apenas controlar a frequência cardíaca ou se será tentada a reversão ao ritmo sinusal, ressaltando que a última é a melhor alternativa. Se início for há menos de 48 horas, a cardioversão elétrica ou química pode ser realizada. Se tempo for maior que 48 horas ou indeterminado, deverá ser iniciada a anticoagulação imediatamente, e a decisão do momento da cardioversão ou não, depende da estratégia escolhida.

MANEJO QUANTO À MANUTENÇÃO DO RITMO SINUSAL

Após a reversão ao ritmo sinusal, devemos definir qual o tipo de tratamento antiarrítmico de manutenção que prescreveremos para o doente. As opções e doses estão detalhadas no Quadro 13-6. No caso de o paciente ter apresentado um primeiro episódio de FA, o antiarrítmico deverá ser administrado por pelo menos 4 semanas.

Restabelecido o ritmo sinusal, devemos escolher a droga antiarrítmica de manutenção. Geralmente ela é mantida por tempo indeterminado, não menos que 2-3 meses, devendo-se levar em consideração não só o efeito da droga em si (efetividade em manter o ritmo sinusal) e seus paraefeitos (pró-arritmias, interações com outras drogas), mas também o estado basal do paciente (*status* eletrolítico, duração do intervalo QT basal) e suas comorbidades (doença coronariana, disfunção ventricular) (Fig. 13-3 e Quadro 13-6).

As três opções de drogas que temos no mercado brasileiro são a amiodarona, a propafenona e o sotalol.

A amiodarona é a única que pode ser administrada em pacientes com disfunção ventricular. A amiodarona é bastante efetiva na reversão e manutenção do ritmo sinusal. Alguns estudos demonstram superioridade dessa medicação em relação às demais, contudo, além do risco pró-arrítmico, pode apresentar efeitos colaterais importantes em vários órgãos, como tireoide, pulmão, fígado, olhos e pele. O índice de descontinuidade do tratamento com essa droga é por volta de 30% em 5 anos. Atualmente, é a medicação disponível para pacientes com FA e insuficiência cardíaca congestiva. A dose para a manutenção do ritmo

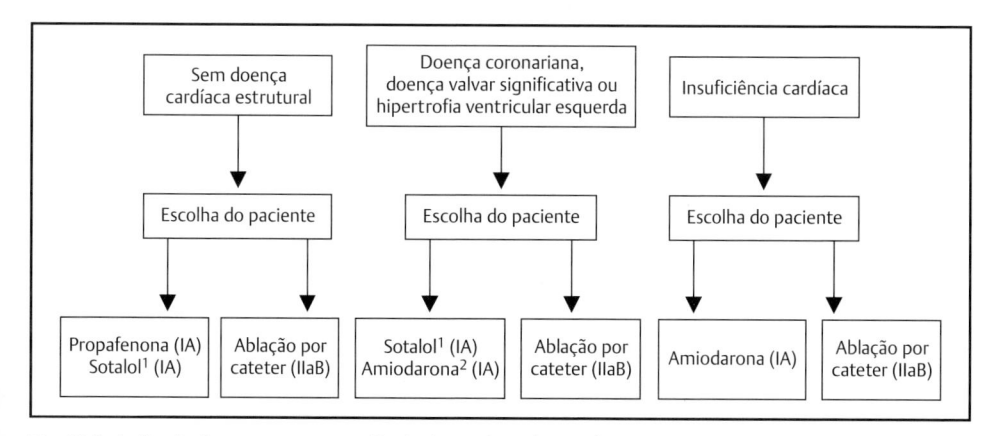

Fig. 13-3. Antiarrítmicos para manutenção do ritmo sinusal na FA.[1]
Para uso do sotalol é necessária avaliação cuidadosa em razão de seu risco pró-arrítmico.[2]
Amiodarona é a segunda escolha por seus efeitos colaterais extracardíacos.
Fonte: Sociedade Brasileira de Cardiologia. II Diretrizes Brasileiras de Fibrilação Atrial. *Arquivos Brasileiros de Cardiologia* 2016 Abr;106(4 supl. 2).

QUADRO 13-6 Dose dos Antiarrítmicos Utilizados para Manutenção do Ritmo Sinusal após Cardioversão

Droga	Dose diária	Efeitos colaterais
Amiodarona	Impregnação com 600-800 mg/dia (dividido em 2 a 3 vezes/dia) até completar 12 a 15 g. Depois, manutenção com 200 mg/dia	Fotossensibilidade, toxicidade pulmonar, polineuropatia, irritação gastrointestinal, bradicardia, *torsades de pointes* (raro), hepatotoxicidade, disfunção tireoidiana, complicações oculares
Propafenona	300-900 mg/dia divididos em 2 a 3 doses diária	Taquicardia ventricular, insuficiência cardíaca
Sotalol	120 a 320 mg/dia divididos em 2 doses diárias	*Torsades de pointes*, insuficiência cardíaca, bradicardia, exacerbação de doença pulmonar obstrutiva crônica, broncospasmo

sinusal com amiodarona está no Quadro 13-6. Os efeitos colaterais da amiodarona são pneumonite (1-23%); neuropatia periférica, tremor, insônia e ataxia, fotossensibilização (90%), disfunções tireoidianas (1-14%), depósitos na córnea com repercussões visuais (3-13%), insuficiência cardíaca, bradicardia, intolerância digestiva, hepatite medicamentosa, coloração azulada da pele, exacerbação de asma brônquica, alterações no metabolismo dos glicídios e triglicerídeos, epididimite e disfunção renal.

A propafenona deve ser utilizada em conjunto com betabloqueador pela possibilidade de gerar um aumento da frequência cardíaca ventricular por organizar os batimentos cardíacos atriais associado a um aumento da condução no nódulo AV. Este efeito é mais importante na organização de FA em *flutter* (*Flutter* IC). É válido lembrar que esta droga não pode ser utilizada em pacientes com cardiopatia estrutural. A dose para a manutenção do ritmo sinusal com propafenona está no Quadro 13-6. Os efeitos adversos da propafenona são depressão moderada da contratilidade miocárdica, gosto metálico, visão borrada, náusea, constipação, tontura e agranulocitose.

Estudos demonstraram que pacientes com FA paroxística, que já reverteram a FA com o uso da propafenona oral, podem se beneficiar de uma "terapia SOS" para reversão domiciliar desta forma de arritmia, o chamado "*Pill in the Pocket*". Nela, o paciente ao iniciar a palpitação característica, sustentada, deverá ingerir 600 mg de propafenona oral em dose única, visando a reverter a arritmia. Esta terapia é capaz de alcançar taxa de reversão de mais de 90% nas primeiras 2 h e redução significativa do número de visitas hospitalares destes pacientes.

O sotalol é um fármaco contraindicado (Classe III) para reversão da FA, mas pode ser utilizado para prevenção de recorrências. Além disso, diminui sintomas por reduzir a resposta ventricular dos episódios de FA em decorrência de seu efeito betabloqueador, o que, por outro lado, gera efeitos colaterais como cansaço e fadiga, assim como prolongamento do intervalo QT e "*torsades de pointes*". No caso dos betabloqueadores, os efeitos adversos em geral são bradicardia, broncoespasmo, erupção cutânea, fadiga, depressão mental, pesadelos. Já os efeitos específicos do sotalol são: "*torsades de pointes*" (2,4%); bradicardia, fadiga, astenia, dispneia, tontura (2-4%).

A potencial toxicidade e os inconsistentes resultados da terapia farmacológica na manutenção do ritmo sinusal têm levado à busca de terapias alternativas, como a ablação circunferencial das veias pulmonares que tem se mostrado de grande valia no controle em longo prazo da arritmia, ampliando paulatinamente as indicações de intervenção.

Evidências sólidas indicam que o isolamento das veias pulmonares é mais eficaz do que as drogas arrítimicas (AA) para controle do ritmo. Diretrizes internacionais recentes indicam a ablação como opção (Classe I) para a falência de uma droga AA e também como primeira escolha (Classe IIa) em pacientes selecionados com FA paroxística, sem doença estrutural e sintomáticos, pois nesse último grupo, quando jovem, é onde encontramos evidências mais robustas de benefício e os melhores resultados. A indicação para pacientes assintomáticos ainda não está estabelecida, sendo motivo de grande controvérsia. Pacientes com cardiopatia estrutural e FA paroxística igualmente podem ser considerados para ablação como terapia inicial, desde que se suspeite de taquicardiomiopatia e que o paciente deseje realizar ablação. Ainda não existem evidências de que a intervenção seja superior ao tratamento com fármacos AA, no tocante à redução de desfechos duros, como mortalidade, IC e acidentes vasculares embólicos. Dentre as várias técnicas disponíveis para isolamento das veias pulmonares, a ablação por radiofrequência (RF) convencional ponto a ponto, com auxílio de mapeamento eletroanatômico e/ou ecocardiografia intracardíaca, é a mais utilizada. No entanto, os resultados ainda são desapontadores nas formas persistentes de longa duração ou quando o AE apresenta dilatação importante (maior que 50 mm). A despeito de sua comprovada eficácia, a ablação da FA é um procedimento de alta complexidade, com risco de complicações maiores em torno de 4,5%, incluindo tamponamento cardíaco (1,3 a 3,8%), fístula atrioesofágica (0,04%), acidente vascular cerebral ou ataque isquêmico transitório (0,94%), estenose das veias pulmonares, lesão do nervo vago, embolia sistêmica e óbito.

A ablação de FA não é curativa, recorrências são comuns, ocorrendo em razão da reconexão das veias pulmonares ou à progressão do substrato atrial. Nesses casos, um novo procedimento de ablação pode ser necessário. As indicações de ablação em FA são: pacientes sintomáticos com FA paroxística refratária ou intolerantes a pelo menos uma droga antiarrítmica (AA) (indicação IA), pacientes sintomáticos selecionados com FA persistente refratária ou intolerantes a pelo menos uma droga AA (indicação IIaA), pacientes com FA paroxística sintomática recorrente como primeira terapia antes de medicações antiarrítmicas (indicação IIaB). O procedimento também tem um importante papel nos pacientes com insuficiência cardíaca com fração de ejeção reduzida, quando suspeitamos de taquicardiomiopatia, visando melhora dos sintomas e da função cardíaca. O procedimento também está indicado nos casos de síndrome Bradi-Taqui, quando o paciente apresenta disfunção do nodo sinusal e fibrilação atrial. Nesses casos, a colocação de um marca-passo também pode estar indicada para permitir o manejo adequado da frequência cardíaca.

A terapia antiarrítmica deve ser mantida por 8-12 semanas após a ablação para reduzir o risco de recorrência. Após a ablação, todos os pacientes devem ser anticoagulados por no mínimo 2 a 3 meses. Ao final desse prazo, a anticoagulação será mantida naqueles que o CHA_2DS_2VASc maior ou igual a 2.

MANEJO QUANTO AO CONTROLE DA FREQUÊNCIA

Quando não conseguimos manter o paciente em ritmo sinusal ou decidimos apenas realizar o controle da frequência em razão da idade ou comorbidade do mesmo, o uso de betabloqueadores é de grande importância. Devemos compreender que o controle da frequência é importante tanto para a prevenção de sintomas (palpitações, cansaço e redução da capacidade de exercício), como para prevenção do desenvolvimento de taquicardiomiopatia, o que impacta na qualidade de vida do paciente.

O alvo da FC varia com a idade do paciente em questão, mas, de uma forma geral, objetiva-se uma resposta ventricular de repouso entre 60 a 80 bpm e de esforço entre 90 a 120 bpm.

QUADRO 13-7 Drogas Utilizadas no Controle da Frequência

Droga	Dose	Principais efeitos colaterais
Metoprolol	25 a 100 mg 2x/dia	Hipotensão, bloqueio cardíaco, bradicardia, asma, insuficiência cardíaca
Propranolol	80 a 240 mg/dia (2 a 4x/dia)	
Atenolol	25-100 mg/dia (1 a 2x/dia)	
Diltiazem	120 a 360 mg/dia (2 a 3x/dia)	Hipotensão, bloqueio cardíaco, insuficiência cardíaca
Verapamil	120-360 mg/dia (2 a 3x/dia)	
Digoxina	0,125 a 0,375 mg 1x/dia	Intoxicação digitálica, bloqueio cardíaco, bradicardia

No estudo RACE II (*Lenient versus Strict Rate Control in Patients with Atrial Fibrillation*), não houve diferença entre um controle de frequência mais estrito (menor que 80 bpm no repouso e 110 bpm durante exercício moderado) e um menos estrito (inferior a 110 bpm no repouso), tanto no desfecho primário composto por mortalidade e morbidade cardiovascular, quanto nos desfechos secundários, que incluíram sintomas e classe funcional. Diversas drogas são hoje disponíveis para este fim (Quadro 13-7) e sua escolha deve-se basear no contexto clínico subjacente, nos potenciais efeitos colaterais e nas contraindicações. O *Holter* de 24 h e o teste ergométrico podem ser utilizados para avaliar a resposta de frequência e nortear a terapêutica medicamentosa.

Os bloqueadores de canais de cálcio não di-hidropiridínicos como o verapamil e o diltiazem bloqueiam os canais de cálcio do tipo L do sistema de condução cardíaco principalmente no nó AV. São eficazes para controle da frequência na FA aguda ou permanente tanto na administração intravenosa quanto oral. O verapamil e o diltiazem não devem ser utilizados em pacientes com disfunção ventricular esquerda (fração de ejeção < 40%) ou IC descompensada por seu efeito inotrópico negativo.

O uso de carvedilol associado à digoxina auxiliou no controle da frequência bem como na melhora da função ventricular de pacientes portadores de insuficiência cardíaca (IC). A associação de digoxina com betabloqueador também é benéfica porque garante o controle da FC no esforço, quando a digoxina não é tão eficaz. A digoxina é muito utilizada nos casos de insuficiência cardíaca com FA, pois apesar de não ser um agente de primeira linha para o controle da frequência cardíaca, ela apresenta efeito inotrópico positivo. A dose de digoxina deve ser ajustada conforme nível sérico, por seu perfil de efeitos adversos. Esse ajuste é mais importante em idosos, portadores de insuficiência renal e usuários de outras medicações que reduzem sua excreção (amiodarona, propafenona ou bloqueador do cálcio não di-hidropirinínico). Em subanálise do estudo AFFIRM (*Atrial Fibrillation Follow Up Investigation of Rhythm Management*), a digoxina esteve associada à maior mortalidade independente de presença de IC. No estudo DIG (*The Effect of Digoxin on Mortality and Morbidity in Patients with Heart Failure*) houve incremento da mortalidade quando o nível sérico de digoxina esteve > 0,9 mg/mL. Dessa forma, quando indicado, devemos oferecer doses de digoxina de até 0,25 mg diariamente, objetivando um nível sérico entre 0,5-0,9 mg/mL.

O uso de fármacos que atuam no nodo AV é o método de eleição para controle da FC, mas nos pacientes resistentes ou intolerantes, o implante de marca-passo (MP), associado à ablação da junção AV (indução de bloqueio AV total), pode ser indicado. Esta intervenção é simples, com elevada taxa de sucesso e baixo risco de complicações, melhorando a qualidade de vida e reduzindo hospitalizações e incidência de IC quando comparada com o tratamento farmacológico. Desvantagens dessa abordagem incluem a dependência do MP e os efeitos deletérios da possível dessincronia gerada pela estimulação isolada do ventrículo direito. Nesse aspecto, é importante avaliar criteriosamente a função ventricular, para determinar o tipo de MP (convencional ou com ressincronizador) a ser implantado nos pacientes submetidos à ablação da junção AV. O implante do MP deve preceder a ablação da junção AV em 4 a 6 semanas, a fim de possibilitar adequada maturação dos cabos-eletrodos, posto que o paciente fica dependente do MP. Face ao risco de morte súbita por "*torsades de pointes*" após a ablação, o dispositivo deve ser programado com frequência elevada (90 a 100bpm), com diminuição progressiva em 3 a 4 semanas.

As indicações de ablação do nodo AV isoladamente são: FA gerando terapias inapropriadas do CDI, em que outros métodos terapêuticos foram incapazes ou não puderam ser usados para restauração/manutenção do ritmo sinusal ou controle da frequência ventricular (indicação I nível de evidência C), FA em portadores de ressincronizador para a otimização da ressincronização (indicação IIaB) e quando a terapia com medicamentos é inadequada e o controle do ritmo não é possível (Indicação IIaC).

MANEJO QUANTO À ANTICOAGULAÇÃO

Nós já citamos as indicações de anticoagulação durante a reversão ao ritmo sinusal e como proceder logo após o ritmo sinusal ser estabelecido, bem como após uma ablação do foco da FA. Mas é importante que fique claro que as indicações de anticoagulação dependem do CHA_2DS_2VASc e não do ritmo do paciente. Se o paciente tem indicação de anticoagulação pelo escore e a causa da FA não é reversível, ele será anticoagulado mesmo que se mantenha em ritmo sinusal.

Para a avaliação do risco tromboembólico o escore clínico mais utilizado era o escore de $CHADS_2$, atualmente apenas se usa o CHA_2DS_2VASc. O CHA_2DS_2VASc nasceu visando incorporar outros fatores de risco importantes que não eram contemplados pela primeira versão. Eram eles: sexo feminino, idade entre 64 e 75 anos, doença vascular e uma maior valorização da idade > 75 anos (Quadro 13-8).

QUADRO 13-8 CHA_2DS_2VASc: Escore Utilizado para Avaliação de Risco para Fenômenos Tromboembólicos em Pacientes Portadores de Fibrilação Atrial

CHA_2DS_2VASc - Fatores de risco	Pontuação
Congestive heart failures/left ventricular dysfunction (ICC/disfunção ventricular esquerda)	1
Hypertension (Hipertensão)	1
Age ≥ 75 years (Idade ≥ 75 anos)	2
Diabetes melito (diabetes)	1
Stroke/transient ischaemic attack/TE (AVC ou AIT prévio)	2
Vascular disease (prior myocardial infarction, peripheral artery disease, or aortic plaque) (Doença vascular)	1
Age 65-74 years (Idade 65-74 anos)	1
Sex category (i.e., female gender) (sexo feminino)	1

ICC = Insuficiência cardíaca congênita; AVC = acidente vascular cerebral; AIT = ataque isquêmico transitório.
Atenção para o passado de AVC ou AIT e idade ≥ 75 anos; contar como 2 pontos.
• Escore maior ou igual a 2: anticoagulação crônica.
• Escore = 1: individualizar, tendência à anticoagulação.
• Escore = 0: sem indicação de anticoagulação ou antiplaquetário.

A Sociedade Brasileira de Cardiologia preconiza que tanto a anticoagulação como a antiagregação podem ser utilizadas, indicando que a decisão deve ser individualizada. O *European Heart Journal* indica que todos os homens com 1 fator de risco já devem ser anticoagulados, enquanto as mulheres, acima de 2 fatores. O risco tromboembólico é baixo (1,3% ao ano).

O escore de risco CHA_2DS_2VASc é muito melhor para identificar os pacientes verdadeiramente de baixo risco que seus antecessores. Hoje já está se estudando o uso da troponina I ou T de alta sensibilidade e do N-terminal pro-B peptídeo natriurético para estratificação de pacientes com base em prognóstico de AVC e sangramento.

Com o tratamento com anticoagulantes (ACO) para prevenir embolizações, aumentamos o risco de hemorragia nos pacientes. Alguns fatores de risco aumentam a possibilidade de sangramento em pacientes em uso de varfarina, são eles: história de sangramento prévio, disfunção renal ou hepática, hipertensão arterial não controlada (níveis pressóricos acima de 160 mmHg), labilidade da taxa de Razão Normalizada Internacional (INR), a idade > 65 anos, uso de fármacos anti-inflamatórios, consumo de álcool, risco de queda elevado, perda da acuidade visual, instabilidade postural, história de síncope ou hipotensão postural ou disautonomia.

Por essa razão, na terapêutica com ACO, visando-se a prevenção do AVC, torna-se necessário não apenas avaliar o risco de tromboembolismo sistêmico, utilizando-se o escore CHA_2DS_2VASc, mas também o risco de hemorragia, quando o anticoagulante for prescrito. O escore de risco para hemorragia mais empregado na atualidade é o HAS-BLED (Quadro 13-9), cuja pontuação > 3 indica maior risco de hemorragia pelo anticoagulante. Deve-se destacar, contudo, que esse escore não contraindica o uso do fármaco, mas orienta quanto a necessidade de cuidados especiais para tornar o tratamento mais seguro. Quando os escores de risco para tromboembolismo e hemorragia são considerados, a terapia anticoagulante torna-se menos empírica e mais segura. Infelizmente alguns fatores aumentam tanto o risco de AVC, quanto o de sangramento, como por exemplo, idade avançada. Além do escore HAS-BLED, existe o ORBIT e o ABC.

Apesar das consistentes evidências com relação à varfarina (inibidora da vitamina K), seu uso na prática é feito erroneamente por menos da metade dos pacientes cuja terapia está corretamente indicada.

A varfarina tem muitas interações medicamentosas, já foram descritas em mais de 190 drogas, além de sua ação sofrer influência de alimentos da dieta e necessitar de dosagens

QUADRO 13-9 Variáveis Clínicas Empregadas para Identificação de Pacientes com Risco de Hemorragia pelos Anticoagulantes Orais Incluídas no HAS-BLED

HAS-BLED	Pontuação
*H*ypertension (hipertensão)	1
*A*bnormal renal or liver function (disfunção renal ou hepática)	1 ou 2 (1 em cada)
*S*troke (AVC)	1
*B*leeding (sangramento prévio)	1
*L*abile INR (labilidade do RNI)	1
*E*lderly (e.g., age > 65 years) (idade avançada > 65 anos)	1
*D*rugs or alchohol (uso de drogas ou álcool)	1 ou 2 (1 em cada)

AVC = acidente vascular cerebral; RNI = razão normalizada internacional.

seriadas do INR para certificar-se que o mesmo se mantém entre 2 e 3. Todos esses desafios abriram caminho para a entrada no mercado das novas drogas anticoagulantes.

Drogas como o etexilato de dabigratana (inibidor da trombina) ou rivaroxabana, apixabana e edoxabana (inibidores diretos do Xa) são anticoagulantes que surgem como solução para os pacientes de difícil manejo com varfarina e, principalmente, como primeira opção para muitos pacientes, apresentando taxas de hemorragias intracranianas menores que a da varfarina. A grande limitação dessas drogas é o custo. É válido lembrar que elas não podem ser usadas em pacientes com valvulopatias reumáticas principalmente, estenose mitral e em pacientes com válvula metálica. Em caso de sangramento em uso dos novos anticoagulantes, o dabigatran pode ser dialisado e todos respondem à transfusão de complexo pró-trombínico ou plasma fresco congelado. Não iremos nos estender mais sobre esse assunto, pois há um capítulo específico desse livro apenas sobre os novos anticoagulantes.

Nos pacientes com contraindicação para o uso de anticoagulantes e alto risco de fenômenos tromboembólicos é indicação IIaB, a oclusão percutânea do apêndice atrial esquerdo. Após a implantação do dispositivo os pacientes deverão utilizar antiagregação dupla por pelo menos 3-6 meses. O uso da aspirina associada ao clopidogrel por 3 a 6 meses é seguido de monoterapia com aspirina, na ausência de contraindicações.

No caso da ocorrência de um AVC isquêmico em um paciente com FA, se o *National Institutes of Health Stroke Scale* (NIHSS) < 8, podemos voltar a anticoagulação em 3 dias, se NIHSS 8-15, podemos voltar a anticoagulação após uma TC descartando transformação hemorrágica após 6 dias e se o NIHSS > 16, a anticoagulação está liberada após uma TC descartando transformação hemorrágica após 12 dias. No caso de um AIT, 1 dia após o evento a anticoagulação pode ser reiniciada, mas se o paciente sofrer um AVC hemorrágico, só está liberada após 4-8 semanas.

Um paciente com FA que apresenta uma síndrome coronariana aguda e tenha baixo risco de sangramento deve fazer terapia tripla (varfarina + clopidogrel + AAS) nos primeiros 6 meses, dupla de 6 a 12 meses e apenas varfarina após 12 meses. Um paciente com FA que apresenta uma síndrome coronariana aguda e tenha alto risco de sangramento deve fazer terapia tripla (varfarina + clopidogrel +AAS) apenas no primeiro mês, mantendo a dupla de 1 a 12 meses e apenas varfarina após 12 meses.

Um paciente com FA que é submetido a uma intervenção coronariana percutânea com colocação de *stent* e tenha baixo risco de sangramento deve fazer terapia tripla (varfarina + clopidogrel + AAS) no primeiro mês, dupla de 1 a 12 meses e apenas varfarina após 12 meses. Um paciente com FA que é submetido a uma intervenção coronariana percutânea com colocação de stent e tenha alto risco de sangramento deve fazer terapia tripla (varfarina + clopidogrel +AAS) apenas no primeiro mês, mantendo a dupla de 1 a 6 meses e apenas varfarina após 6 meses.

Além disso, alguns medicamentos apresentam importante papel na prevenção de FA como as estatinas, os inibidores da enzima conversora da angiotensina e bloqueadores dos receptores da angiotensina I, especialmente nos pacientes que também apresentam hipertensão arterial ou IC. É importante lembrarmos que o tratamento da obesidade e apneia do sono também são fundamentais no tratamento da fibrilação atrial, como demonstrou o estudo Legacy.

CONSIDERAÇÕES FINAIS

A fibrilação atrial é uma arritmia de difícil manejo, sobretudo na população em que mais prevalece e incide, idosos e cardiopatas. Seu manejo requer individualização, mas pontos chaves devem sempre ser lembrados para evitar complicações bem estabelecidas. A anticoagulação está indicada dependendo dos escores de risco tromboembólicos vigentes, mas não depende da manutenção ou não de ritmo sinusal. Devemos sempre tentar manter o paciente em ritmo sinusal, optando pelo controle isolado de frequência como exceção, estando indicado apenas nos pacientes com idade muito elevada ou muitas comorbidades.

A cada dia novas drogas são pesquisadas, cateteres são desenvolvidos, novos modelos de mapeamento eletroanatômico otimizam os procedimentos ablativos e técnicas menos invasivas permitem procedimentos cirúrgicos menos arriscados. Mas todo este avanço ainda esbarra em um problema fundamental para a nossa população, os custos elevados para sua ampla utilização. Diante de uma vasta possibilidade de condutas e ferramentas, cabe ao médico que assiste o paciente escolher a que melhor se aplica a cada caso, sempre pesando os riscos e benefícios da conduta tomada.

BIBLIOGRAFIA

Alboni P, Botto GL, Baldi N et al. Outpatient treatment of recent-onset atrial fibrillation with the "pill-in-the-pocket" approach. *N Engl J Med* 2004;351(23):2384-91.

Arbelo E, Brugada J, Hindricks G et al. ESC-EURObservational Research Programme: the Atrial Fibrillation Ablation Pilot Study, conducted by the European Heart Rhythm Association. *Europace* 2012;14(8):1094-103.

Calkins H, Kuck KH, Cappato R et al. 2012 HRS/EHRA/ECAS expert consensus statement on catheter and surgical ablation of atrial fibrillation: recommendations for patient selection, procedural techniques, patient management and follow-up, definitions, endpoints, and research trial design: a report of the Heart Rhythm Society (HRS) Task Force on Catheter and Surgical Ablation of Atrial Fibrillation. *Heart Rhythm* 2012;9(4):632-96.

Calkins H, Reynolds MR, Spector P et al. Treatment of atrial fibrillation with antiarrhythmic drugs or radiofrequency ablation: two systematic literature reviews and meta-analyses. *Circulation Arrhythm Electrophysiol* 2009;2(4):349-61.

Camm AJ, LipGY, De Caterina R et al. ESC Committee for Practice Guidelines (CPG). 2012 focused update of the ESC Guidelines for the management of atrial fibrillation: an update of the 2010 ESC Guidelines for the management of atrial fibrillation. Developed with the special contribution of the European Heart Rhythm Association. *Eur Heart J* 2012;33(21):2719-47.

Connolly S, Pogue J, Hart R et al. Clopidogrel plus aspirin versus oral anticoagulation for atrial fibrillation in the Atrial fibrillation Clopidogrel Trial with Irbesartan for prevention of Vascular Events (ACTIVEW): a randomised controlled trial. *Lancet* 2006;367(9526):1903 12.

Connolly SJ, Ezekowitz MD, Yusuf S et al. Dabigatran versus warfarin in patients with atrial fibrillation. *N Engl J Med* 2009;361(12):1139 51.

European Heart Rhythm Association, Heart Rhythm Society Fuster V, Rydén LE et al. ACC/AHA/ESC 2006 guidelines for the management of patients with atrial fibrillation - executive summary: a report of the American College of Cardiology/American Heart Association Task Force and the European Society of Cardiology Committee for Practice Guidelines (Writing Committee to Revise the 2001 Guidelines for the Management of Patients with Atrial Fibrillation). *J Am Coll Cardiol* 2006; 48:854(4)-906.

Hohnloser SH, Crijns HJGM, van Eickels M et al. Effect of Dronedarone on Cardiovascular Events in Atrial Fibrillation. *N Eng J Med* 2009;360(7):668-78.

January CT, Wann LS, Alpert JS et al. 2014 AHA/ACC/HRS Guideline for the Management of Patients with Atrial Fibrillation: Executive Summary: a Report of the American College of Cardiology/American Heart Association Task Force on Practice Guidelines and the Heart Rhythm Society. *Circulation* 2014;130(23):2071-104.

Kirchhof P, Benussi S, Kotecha D et al. 2016 ESC Guidelines for the management of atrial fibrillation developed in collaboration with EACTS. *Eur Heart J 2016*; 37(38): 2893-962.

Lewalter T, Ibrahim R, Albers B, Camm AJ. An update and current expert opinions on percutaneous left atrial appendage occlusion for stroke prevention in atrial fibrillation. Europace 2013;15(5):652-6.

Lip GY, Andreotti F, Fauchier L et al. Bleeding risk assessment, management in atrial fibrillation patients. Executive Summary of a Position Document from the European Heart Rhythm Association [EHRA], endorsed by the European Society of Cardiology [ESC]Working Group on Thrombosis. *Europace* 2011;13(5):723-46.

Magalhães LP, Figueiredo MJO, Cintra FD et al. Sociedade Brasileira de Cardiologia. II Diretrizes Brasileiras de Fibrilação Atrial. *Arq Bras Cardiol* 2016;106(4 supl.2).

Morillo CA, Verma A, Connolly SJ et al. Radiofrequency ablation vs antiarrhythmic drugs as first-line treatment of paroxysmal atrial fibrillation (RAAFT-2): a randomized trial. *JAMA* 2014;311(7):692-700.

Potpara TS, Polovina MM, Licina MM et al. Reliable identification of "truly low" thromboembolic risk in patients initially diagnosed with "lone" atrial fibrillation: the Belgrade Atrial Fibrillation Study. *Circ Arrhythm Electrophysiol* 2012;5(2):319-26.

Saad EB, D'Avila A, Costa IP et al. Very low risk of thromboembolic events in patients undergoing successful catheter ablation of atrial fibrillation with a CHADS2 score < 3: a long-term outcome study. *Circ Arrhythm Electrophysiol* 2011;4(5):615-21.

Shah RU, Freeman JV, Shilane D et al. Procedural complications, rehospitalizations, and repeat procedures after catheter ablation for atrial fibrillation. *J Am Coll Cardiol* 2012;59(2):143-9.

Terasawa T, Balk EM, Chung M et al. Systematic review: comparative effectiveness of radiofrequency catheter ablation for atrial fibrillation. *Ann Intern Med* 2009;151(3):191-202.

Themistoclakis S, Corrado A, Marchlinski FE et al. The risk of thromboembolism and need for oral anticoagulation after successful atrial fibrillation ablation. *J Am Coll Cardiol* 2010;55(8):735-43.

Van Gelder IC, Groenveld HF, Crijns HJ et al. RACE Investigators. Lenient versus strict rate control in patients with atrial fibrillation. *N Eng J Med* 2010;362(15):1363-73.

Van Gelder IC, Hagens VE, Bosker HA et al. A comparison of rate control and rhythm control in patients with recurrent persistent atrial fibrillation. *N Engl J* Med 2002;347(23):1834-40.

Whitbeck MG, Charnigo RJ, Khairy P et al. Increased mortality among patients taking digoxin - analysis from the AFFIRM study. *Eur Heart J* 2013;34(20):1481-8.

Wilber DJ, Pappone C, Neuzil P et al. Comparison of antiarrhythmic drug therapy and radiofrequency catheter ablation in patients with paroxysmal atrial fibrillation: a randomized controlled trial. *JAMA* 2010;303(4):333-40.

Wyse DG, Waldo AL, DiMarco JP et al. A comparison of rate control and rhythm control in patients with atrial fibrillation. *N Eng J Med* 2002;347(23):1825-33.

14 Síncope

Ana Carolina Sartori Miquelito ▪ *Rodrigo Sá*

INTRODUÇÃO

Caracterizada pela perda súbita e transitória da consciência acompanhada de perda do tônus postural e recuperação espontânea, a síncope é hoje uma frequente causa de visita ao ambulatório de clínica médica.

Sua ocorrência na população geral é da ordem de 3% em homens e 3,5% em mulheres segundo o estudo de Framingham, que acompanhou mais de 5.000 indivíduos por um período de 26 anos. Nos Estados Unidos, cerca de 1 a 2 milhões de pacientes são atendidos anualmente com este diagnóstico.

Resultado de diversos mecanismos fisiopatológicos, tem como consequência final a hipoperfusão cerebral generalizada e transitória, levando à perda da consciência.

Cabe ao clínico que atende um paciente com a suspeita de síncope afastar outros diagnósticos frequentemente confundidos com síncope (vertigem, histeria, convulsão, entre outros), prever risco (abrange um amplo espectro de etiologias, indo desde causas benignas como a hipotensão postural até condições com elevado risco de morte súbita como as arritmias ventriculares) e orientar a correta investigação e tratamento, encaminhando para o especialista se assim for indicado. Este capítulo tem como objetivo abordar estes pontos principais, dando maior ênfase na investigação e tratamento das síncopes ditas neuromediadas, onde o clínico geral tem papel fundamental.

CLASSIFICAÇÃO E ETIOLOGIA

A Sociedade Europeia de Cardiologia, em sua publicação atualizada em 2009 (*Guidelines for the Diagnosis and Management of Syncope*), propõe a classificação das síncopes em três categorias quanto à causa (Quadro 14-1).

A prevalência das principais causas de síncope varia de acordo com a faixa etária de início dos sintomas e com o ambiente de avaliação do paciente. Na população geral, a etiologia mais comum de síncope é a neurocardiogênica, também conhecida como neuromediada ou síncope reflexa. No entanto, em populações específicas, existem outras causas que devem ser lembradas. Nas crianças e adultos jovens, transtornos conversivos e arritmias primárias, como síndrome do QT longo congênito e pré-excitação ventricular devem ser pensadas, enquanto pacientes idosos apresentam maior frequência de síncope causada por obstrução à ejeção ventricular (p. ex., estenose aórtica e tromboembolismo pulmonar) e arritmias secundárias à doença cardíaca estrutural.

Com relação ao ambiente de avaliação, é possível notar a maior frequência de síncope de origem cardiovascular na emergência do que em outros setores, principalmente em pacientes idosos. Além disso, a complexidade e multifatorialidade destes pacientes torna comum a ocorrência de outras condições diagnosticadas erroneamente como síncope neste setor.

QUADRO 14-1 Causas de Síncope	

I. Síncope reflexa (neuromediada)
a) Vasovagal:
  ▪ Mediada por estresse emocional
  ▪ Mediada por ortostase
b) Situacional:
  ▪ Tosse, espirro
  ▪ Deglutição, defecação, dor visceral
  ▪ Pós-exercício físico
  ▪ Pós-prandial
c) Hipersensibilidade do seio carotídeo
d) Formas atípicas
	III. Síncope cardiogênica
	a) Arritmias
	  ▪ Bradicardia:
	    • Disfunção do nodo sinusal (incluindo síndrome bradicardia-taquicardia)
	    • Doença do sistema de condução AV
	    • Mau funcionamento de dispositivos implantáveis
	  ▪ Taquicardia:
	    • Supraventricular
	    • Ventricular (idiopática, secundária à doença cardíaca estrutural ou canalopatias)
	  ▪ Taqui ou bradiarritmias induzidas por drogas
	b) Doença estrutural:
	  ▪ Cardíaca: doença orovalvar, IAM, cardiomiopatia hipertrófica, pericardite/tamponamento pericárdico, anomalias congênitas das coronárias
	  ▪ Outros: tromboembolismo pulmonar, dissecção aórtica aguda, HAP

II. Síncope por hipotensão postural
a) Disfunção autonômica primária:
  ▪ Disfunção autonômica pura, atrofia de múltiplos sistemas, doença de Parkinson, demência por corpúsculos de Lewy
  ▪ Disfunção autonômica secundária: DM, amiloidose, uremia, lesão de medula espinal
b) Induzida por drogas:
  ▪ Álcool, vasodilatadores, diuréticos, antidepressivos
c) Depleção de volume:
  ▪ Hemorragia, diarreia, vômitos	

DM = Diabetes melito; AV = atrioventricular; IAM = infarto agudo do miocárdio; HAP = hipertensão arterial pulmonar.
Adaptado de *Guidelines for the diagnosis and management of syncope*. The Task Force for the Diagnosis and Management of Syncope of the European Society of Cardiology (ESC) Developed in collaboration with, European Heart Rhythm Association (EHRA)1, Heart Failure Association (HFA)2, and Heart Rhythm Society (HRS). *European Heart Journal* 2009;30:2631-71.

Síncope Reflexa ou Neuromediada

Compreende um grupo heterogêneo de alterações, em que os reflexos cardiovasculares fisiológicos tornam-se temporariamente inapropriados em resposta a um estímulo, resultando em vasodilatação periférica e/ou bradicardia, promovendo a queda abrupta da pressão arterial e da perfusão cerebral. Na ampla maioria dos casos, a síncope é precedida por sintomas prodrômicos, como mal-estar, palidez, tontura, sudorese, extremidades frias, náusea e turvação visual.

Pode ser classificada de acordo com o mecanismo da síncope ou com o gatilho que desencadeia o evento (Quadro 14-1). O mecanismo "vasodepressor" acontece quando predomina a hipotensão, por outro lado, o mecanismo "cardioinibitório" acontece quando predominam os sintomas de bradicardia e assistolia. Apesar das classificações facilitarem a identificação da etiologia da doença, diversos mecanismos podem estar envolvidos em um determinado evento, podendo o mesmo gatilho desencadear respostas tanto cardioinibitórias quanto vasodepressoras, na chamada forma mista.

A síncope vasovagal pode ser desencadeada por longos períodos de ortostase, ambientes quentes, estresse emocional e dor (são comuns condições predisponentes tais como punção venosa, doação de sangue, cirurgias e traumas físicos), no entanto, são descritos episódios sem fatores deflagradores identificáveis.

É importante comentar que os reflexos responsáveis pela síncope vasovagal são normais, isto é, indivíduos saudáveis podem experimentar episódios sincopais caso o estímulo seja suficientemente forte e prolongado. No entanto, alguns indivíduos apresentam episódios frequentes e com limiares provocativos menores, sugerindo que haja alguma desordem de base no sistema nervoso autônomo.

A síncope secundária à hipersensibilidade do seio carotídeo é mais comum em homens a partir da 5ª década. É precipitada pela compressão dos barorreceptores localizados no bulbo carotídeo, sendo comum a descrição do evento durante o ato de se barbear ou quando do uso de gravatas apertadas. Movimentos da cabeça ou do pescoço predispondo o evento sincopal também são frequentemente descritos. Seu diagnóstico pode ser feito por meio da compressão do seio carotídeo por 5 a 10 segundos, durante adequada monitorização, evidenciando pausa ventricular maior do que 3 segundos (parada sinusal ou bloqueio atrioventricular) e/ou queda da pressão sistólica maior ou igual a 50 mmHg, afastado o uso de drogas depressoras do sistema excitocondutor. O teste ganha sensibilidade se realizado durante o teste de inclinação, estando o paciente a 60° de inclinação.

As outras formas de síncope reflexa são comumente agrupadas sob o título de síncopes situacionais, pois ocorrem associadas a situações específicas como: micção (mais comum em homens de meia idade e idosos com hiperplasia prostática ou obstrução do colo vesical), defecação (indivíduos idosos e constipados), tosse (geralmente em homens portadores de doença pulmonar obstrutiva crônica), entre outras, todas associadas a manobras que podem causar redução do retorno venoso e consequente hipotensão.

As formas atípicas são consideradas aquelas em que a síncope reflexa acontece com gatilhos mal definidos ou ausentes. Nesse caso, o diagnóstico é pautado menos na história e mais em exames complementares para exclusão de outras causas ou reprodução de sintomas similares durante o *tilt test*.

Síncope por Hipotensão Postural Ortostática

Compreende um grupo de etiologias que em última análise levam a uma intolerância ortostática, isto é, o paciente ao assumir bruscamente a posição ereta tem dificuldade em manejar volume circulante, de forma que ocorre súbita queda na pressão arterial e consequente hipoperfusão cerebral e perda da consciência. Diferente do que acontece na síncope neuromediada, na hipotensão postural a atividade eferente do sistema nervoso simpático está cronicamente afetada, resultando em deficiência na vasoconstricção periférica e hipotensão (mecanismo passivo e não resultante de um reflexo).

Do ponto de vista fisiopatológico, não existe sobreposição entre a síncope vasovagal por ortostase e a hipotensão postural. No entanto, clinicamente pode ser difícil a diferenciação entre essas duas entidades, levando à sua classificação dentro das síndromes de intolerância ortostática, que abrangem condições com sinais e sintomas diversos, sendo a síncope apenas uma das manifestações, de acordo com o último Consenso de Diagnóstico e Manejo de Síncope da Sociedade Europeia de Cardiologia.

A hipotensão postural ortostática clássica é definida pela queda na pressão arterial sistólica de pelo menos 20 mmHg ou na diastólica de 10 mmHg, após 3 minutos de ortostase, sendo a hipotensão ortostática um sinal do exame físico e não um sintoma de doença.

Os sintomas decorrentes da hipotensão ortostática são em geral: fraqueza, tontura e turvação visual. É comum a referência à "sensação de faltar sangue na cabeça". Diferente do que ocorre na síncope vasovagal clássica, sudorese e bradicardia são incomuns. Os episódios são descritos mais frequentemente ao acordar pela manhã, após a alimentação e durante exercícios físicos.

A hipovolemia e os distúrbios no controle vascular são os principais responsáveis por esta modalidade de síncope. Estados de espoliação do intravascular (desidratação e anemia), uso de medicações vasodilatadoras ou diuréticas, comum em idosos hipertensos, e doenças disautonômicas primárias ou secundárias (como a síndrome de Shy-Drager e o diabetes melito, respectivamente) compõem o painel etiológico.

Síncope Cardiogênica

As síncopes cardiogênicas são causadas principalmente por arritmias cardíacas, cardiopatias estruturais e outras causas de obstrução do fluxo de saída ventricular, como tromboembolismo pulmonar, hipertensão arterial pulmonar e dissecção aórtica aguda.

Arritmias

As arritmias cardíacas são causas frequentes de síncope e devem sempre ser valorizadas no diagnóstico diferencial, sobretudo em pacientes onde já existe doença cardíaca estrutural uma vez que simples extremos de frequência podem levar à redução do débito cardíaco, hipoperfusão cerebral e perda da consciência.

Embora comumente ocorram no contexto de corações anatomicamente alterados, muitas arritmias que levam à síncope podem ocorrer em corações estruturalmente normais, como por exemplo, nos distúrbios eletrolíticos (hipocalemia, hipercalemia, hipomagnesemia), nas chamadas canalopatias (síndrome de QT longo congênito, síndrome de Brugada, entre outros) ou até mesmo decorrentes do uso de medicações com potencial arritmogênico.

Entre as arritmias cardíacas, as principais responsáveis pelos episódios de síncope são as taquicardias ventriculares e as bradiarritmias por disfunção do nodo sinusal e do sistema de condução atrioventricular.

Na doença do nodo sinusal, tanto a automaticidade quanto a condutibilidade sinoatrial podem estar alteradas. Nesse contexto, a síncope pode ocorrer em situações de longas pausas sinusais ou bloqueio sinoatrial, com falha do mecanismo de escape. Essas pausas são mais frequentemente observadas após uma súbita reversão de uma taquiarritmia atrial, compondo o que denominamos de síndrome bradi-taqui.

No caso da disfunção do sistema de condução AV, os bloqueios atrioventriculares (BAV) graves, como BAV de 2° grau tipo Mobitz II, BAV de alto grau e BAV total, são mais comumente associados à síncope.

Diversas medicações também são capazes de causar síncope pelo seu efeito pró-arrítmico (*torsades de pointes* consequente ao QT longo induzido por drogas), incluindo vasodilatadores, psicotrópicos, antimicrobianos, anti-histamínicos e até mesmo antiarrítmicos.

Por fim, arritmias supraventriculares são causas incomuns de síncope em pacientes com coração estruturalmente normal, mas podem justificar o quadro em pacientes com o débito cardíaco basalmente comprometido e em condições que cursem com frequências cardíacas muito elevadas (por exemplo, no *flutter* atrial com condução 1:1).

Doença Estrutural

Como já apresentado, cardiopatias ou pneumopatias primárias podem levar à síncope por arritmia. No entanto, as cardiopatias estruturais podem ser causa de síncope quando a incapacidade de aumentar o débito cardíaco provoca um grave hipofluxo cerebral. Nesse contexto, tornam-se particularmente importantes as causas de obstrução fixa ou dinâmica da ejeção ventricular, como é o caso das valvopatias ou da embolia pulmonar maciça (Quadro 14-2).

Nas síncopes associadas ao exercício físico, as causas cardíacas devem sempre ser lembradas, como por exemplo a estenose aórtica, a miocardiopatia hipertrófica e as arritmias ventriculares. Já em pacientes acamados ou paraplégicos que sofrem um episódio sincopal, o tromboembolismo pulmonar, sobretudo em pacientes sem anticoagulação profilática, deve ser suspeitado.

QUADRO 14-2 Etiologias das Síncopes por Doença Estrutural

- Estenose aórtica
- Estenose mitral
- Disfunção de prótese valvar
- Cardiomiopatia hipertrófica
- Cardiopatia dilatada
- Infarto agudo do miocárdio
- Dissecção aórtica
- Mixoma atrial
- Tamponamento cardíaco
- Anomalias congênitas de coronárias
- Hipertensão pulmonar
- Tromboembolismo pulmonar

Síncope por Doença Cerebrovascular

As doenças cerebrovasculares são consideradas a quarta causa de síncope, em geral decorrentes de distúrbios da circulação posterior (território vertebrobasilar). São de uma forma geral incomuns, e o motivo é de fácil compreensão se lembrarmos que para que ocorra perda da consciência é necessário um importante hipofluxo cerebral que afete parte significativa de ambos os hemisférios cerebrais (como pode ocorrer na dissecção aórtica), ou hipofluxo que acomete uma área importante na regulação da consciência, como é o caso da circulação posterior, que irriga o sistema reticular ativador ascendente (p. ex., síndrome de roubo da subclávia – obstrução significativa da artéria subclávia, proximal à origem da artéria vertebral, e portanto capaz de causar fluxo reverso neste território quando há esforço do membro superior afetado levando ao hipofluxo cerebral local), causa frequente da síncope neurológica.

Nas síncopes neurológicas são comuns as associações de queixas focais com a perda da consciência, no caso do envolvimento da circulação pulmonar. Vertigem, diplopia e ataxia podem anteceder o episódio sincopal. Durante a recuperação, queixas como cefaleia ou tonteira devem ser valorizadas na etiologia neurológica da síncope.

DIAGNÓSTICO

No diagnóstico de um caso de síncope é importante, inicialmente, que por meio de dados de anamnese se possa realmente caracterizar o evento como um quadro sincopal. Não é incomum pacientes encaminhados de setores de emergência onde deram entrada após uma queda receberem alta com o diagnóstico errôneo de síncope.

Por definição, na síncope ocorre perda da consciência. Desta forma, vertigem (sensação de movimento) e outras causas de "tonteira" e/ou lipotimia podem, facilmente, ser afastadas. Na síncope, há recuperação espontânea. Sendo assim, pacientes que necessitaram de reanimação cardiorrespiratória não apresentaram um episódio de síncope, e sim de morte súbita abortada.

Por questões prognósticas e terapêuticas, é importante a diferenciação da síncope de outras causas de perda da consciência, incluindo convulsões, hipoglicemia, intoxicações exógenas e trauma. De todos, sem dúvida, a diferenciação com convulsão é a que pode apresentar maior dificuldade. Momentos ou fatores que antecederam a perda da consciência, sintomas associados e sinais durante a recuperação podem ser de muito valor na diferenciação diagnóstica (Quadro 14-3).

Em algumas formas de síncope, é comum existir um período premonitório ao evento. Em geral sintomas como náusea, sudorese, fraqueza e alguns distúrbios visuais podem ser referidos (mais comum nas sincopes reflexas), alertando ao paciente sobre a queda, permitindo adotar posturas defensivas ou mesmo manobras abortivas (comentadas à frente). No entanto, em outros casos, a perda da consciência é súbita, impedindo qualquer atitude defensiva, ocasionando, muitas vezes, sérias consequências traumáticas (traumatismos cranianos, fraturas etc.).

| QUADRO 14-3 | Diferenças entre Convulsão e Síncope |

	Convulsão	Síncope
Sintomas premonitórios	Aura	Sudorese, náusea, vômitos, frio
Fatores desencadeantes	Febre, infecção, hipoglicemia	Exercício, dor, micção, defecação, situação estressante
Achados durante a perda da consciência (testemunhados)	Movimentos tônico-clônicos prolongados, mordedura de língua, movimentos rítmicos	Movimentos tônico-clônicos de duração curta (< 15 s)
Sinais durante a recuperação	Desorientação, recuperação lenta, sonolência, inconsciência > 5 min	Recuperação rápida, inconsciência < 5 min

A recuperação do evento sincopal é outro dado importante a ser caracterizado na história. Como já referido, ela é espontânea, e, normalmente, atenção e orientação são recuperadas imediatamente, podendo haver fadiga e até pequena amnésia retrógrada, sobretudo em idosos. No entanto, um estado pós-ictal franco com sonolência e desorientação não é comum. Liberação esfincteriana pode ocorrer na síncope sendo, porém, mais comum nas crises convulsivas.

Avaliação Inicial

A avaliação inicial de um paciente com quadro suspeito de síncope compreende anamnese detalhada, exame físico cuidadoso e eletrocardiograma de base. Em 23 a 50% dos casos, apenas essa avaliação inicial é capaz de definir com boa acurácia o diagnóstico e mecanismo da síncope. No entanto, a causa subjacente permanecerá desconhecida em 13 a 31% dos casos, mesmo após uma ampla investigação diagnóstica com os mais complexos e invasivos exames complementares.

A abordagem inicial deve objetivar o diagnóstico correto do evento, tentar identificar o mecanismo envolvido e definir quanto à presença ou não de cardiopatia subjacente. Além disso, é de suma importância afastar causas associadas que possam ameaçar a vida do paciente e traçar uma conduta imediata quanto a internação ou investigação ambulatorial do caso. Neste contexto, é considerado um fator determinante para a internação quando a não correção da causa subjacente implica em alta mortalidade imediata, como é o caso de taquicardias ventriculares, infarto agudo do miocárdio, bloqueio atrioventricular distal, desidratação grave etc.

Uma vez escolhida a investigação ambulatorial, a primeira avaliação ajuda a dividir os pacientes em dois grupos: aqueles com diagnóstico definido ou suspeito e aqueles com síncope não esclarecida. Se o diagnóstico é definido ou fortemente suspeito, são realizados exames direcionados para confirmação ou exclusão das causas consideradas. Caso a hipótese seja confirmada, nenhuma avaliação adicional é necessária e o tratamento é iniciado.

Os pacientes com síncope sem causa estabelecida devem ser avaliados quanto à presença de doença cardíaca estrutural e anormalidades do ECG. Caso haja quaisquer dessas alterações, o principal mecanismo a ser considerado são as arritmias cardíacas. Nesse contexto, monitorização com Holter ou monitor de eventos e estudo eletrofisiológico são exames adicionais a serem considerados. Em pacientes com ECG normal e sem doença estrutural, as síndromes neuromediadas impõem-se como a principal causa de síncope, podendo ser recomendado o teste de inclinação (*tilt test*).

Na prática clínica, é bastante comum o paciente já ter passado pelas primeiras fases da investigação, muitas vezes até com exames em excesso. No entanto, a revisão detalhada da história e exame físico pode ser surpreendente em suas conclusões (Fig. 14-1).

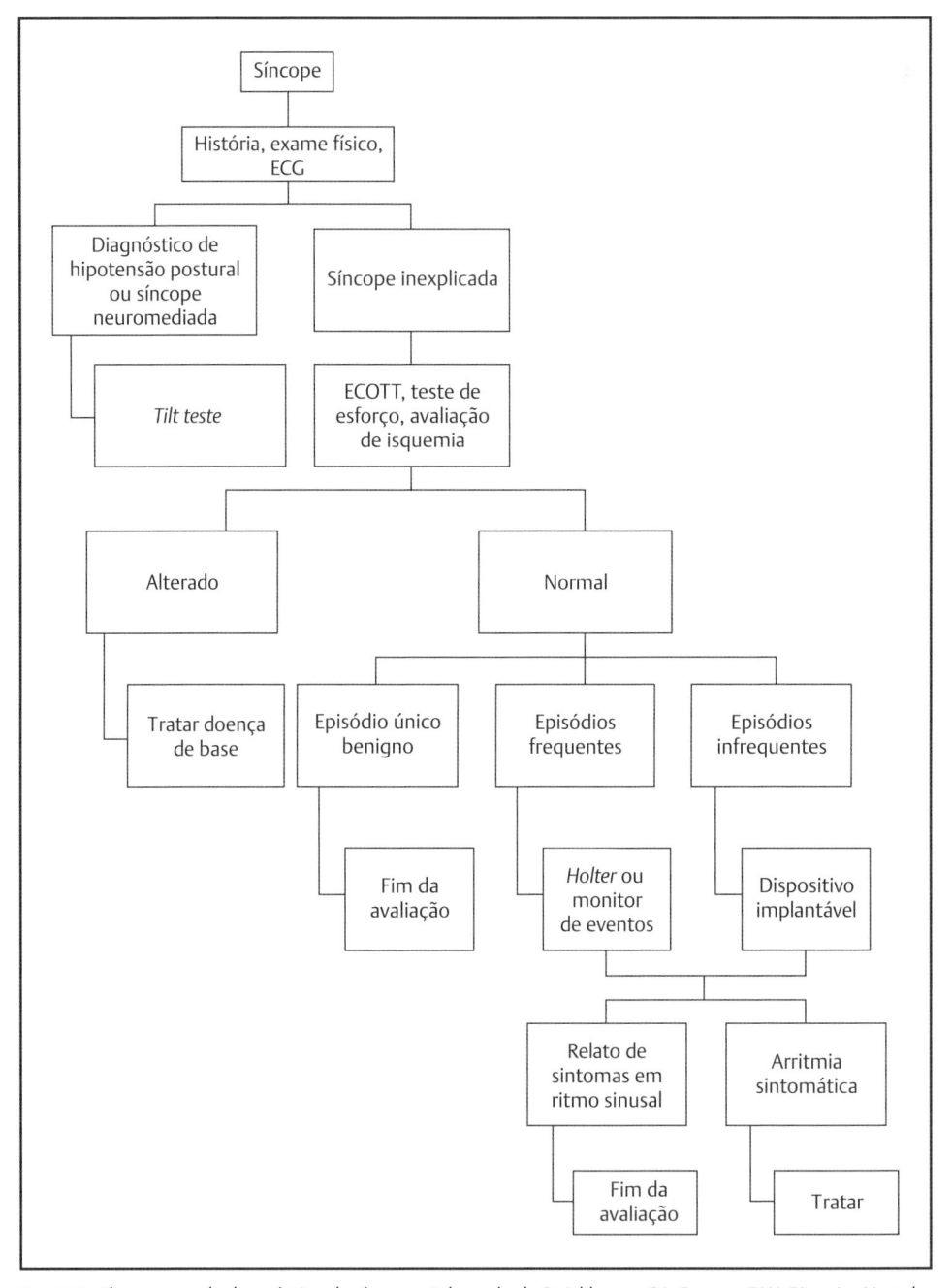

```
                          ┌─────────┐
                          │ Síncope │
                          └────┬────┘
                    ┌─────────────────────┐
                    │ História, exame físico, │
                    │         ECG         │
                    └──────────┬──────────┘
            ┌────────────────────┴────────────────────┐
  ┌──────────────────┐                    ┌──────────────────┐
  │  Diagnóstico de  │                    │                  │
  │ hipotensão postural │                 │ Síncope inexplicada │
  │    ou síncope    │                    │                  │
  │   neuromediada   │                    └──────────────────┘
  └─────────┬────────┘
       ┌────────┐                          ┌──────────────────┐
       │ Tilt teste │                      │  ECOTT, teste de │
       └────────┘                          │ esforço, avaliação │
                                           │    de isquemia   │
                                           └──────────────────┘
```

Fig. 14-1. Fluxograma de diagnóstico de síncope. Adaptado de Strickberger SA, Benson DW, Biaggioni I *et al.* AHA/ACCF Scientific Statement on the evaluation of syncope. *Circulation* 2006;113:316-27.

História

A abordagem ao paciente com síncope inicia-se sempre com uma anamnese meticulosa. Vários aspectos da história podem ser elucidativos no estabelecimento do diagnóstico diferencial, bem como do mecanismo da síncope.

Devem ser questionados periodicidade dos eventos, fatores precipitantes (p. ex., dor e ansiedade), situação da ocorrência dos episódios (p. ex., ao urinar), tempo de recuperação, estado após a recuperação, comorbidades (sobretudo cardiovasculares), medicações de uso regular, história familiar de morte súbita, entre outros.

Exame Físico

Deve ser orientado no sentido de afastar cardiopatias estruturais subjacentes, buscar distúrbios do ritmo, variações ortostáticas da pressão arterial, variações da pressão arterial entre os membros, sinais de anemia, déficits neurológicos, entre outros. Hipotensão ortostática e disfunção autonômica podem ser avaliados com a medida da frequência cardíaca e da pressão arterial em membros superiores e inferiores e nas posições supina e em ortostase.

O exame físico também pode sugerir a presença de hipertensão arterial pulmonar, disfunção de ventrículo esquerdo, doença orovalvar ou outra cardiopatia estrutural. Alterações de cognição, campo visual, distúrbios motores e de sensibilidade ou outros déficits neurológicos sugerem doença cerebrovascular subjacente.

Eletrocardiograma

Embora pouco sensível, se utilizado isoladamente, o eletrocardiograma deve ser realizado na maioria dos pacientes (há autores que defendem sua realização em todos os pacientes com síncope), sobretudo nos cardiopatas potenciais e nas suspeitas de arritmias cardíacas. Deve-se atentar para a frequência cardíaca basal, o ritmo cardíaco (indícios de disfunção sinoatrial ou atrioventricular evidenciados por bloqueios ou pausas), presença de via acessória, áreas de necrose ou de condução lenta (bloqueios de ramo, outros distúrbios de condução intraventricular), tamanho das cavidades e intervalo QT, entre outros indícios que possam conduzir ao diagnóstico. A avaliação do ECG pode identificar, por exemplo, a presença de intervalo PR curto e/ou onda delta, indicando a presença de uma via acessória, como ocorre na síndrome de Wolff-Parkinson-White. Outras doenças genéticas, como as canalopatias (síndrome do QT longo e de Brugada) e a displasia arritmogênica de VD também apresentam alterações características no eletrocardiograma. Apesar desses achados, em menos de 5% dos pacientes o ECG determina a causa da síncope.

Exames Laboratoriais

No contexto ambulatorial, os exames laboratoriais convencionais (função renal, glicemia, hemoglobina etc.) são de pouca ajuda a menos que se pense na associação de fatores causais (p. ex., uso de digitálicos e hipocalemia) ou que haja indícios clínicos de alterações significativas (p. ex., anemia grave).

Ecocardiograma

Pelo fato de a doença cardíaca estrutural ser importante preditor de mortalidade entre os pacientes com síncope, o ecocardiograma, assim como o teste ergométrico, ganha valor na investigação de cardiopatias subjacentes que tenham sido sugeridas pela avaliação clínica.

São contribuições importantes do ecocardiograma: a quantificação da fração de ejeção, da pressão de artéria pulmonar, determinação de disfunção global e segmentar, de diâmetros cavitários, de áreas valvares, de graus de obstrução, de cicatrizes de necrose, da presença de displasia do ventrículo direito, entre outros. Dessa forma, o ecocardiograma é útil na suspeita de cardiopatia isquêmica, importante causa de síncope em idosos, bem como de cardiomiopatia hipertrófica e artérias coronárias anômalas, duas das principais causas de síncope em pacientes jovens e atletas.

Teste Ergométrico

Exame de importante valor na avaliação de síncope relacionada com o exercício. É capaz de identificar alterações isquêmicas e, sobretudo, arritmias esforço induzidas, sendo neste último o padrão ouro para o diagnóstico. Este teste permite a avaliação de diversos parâmetros durante o exercício físico, incluindo a monitorização eletrocardiográfica, medida da pressão arterial, duplo-produto, consumo periférico de oxigênio, entre outros.

Como exemplo, em pacientes com menos de 40 anos, a ausência do incremento da pressão arterial ou a sua queda com o esforço sugerem cardiomiopatia hipertrófica obstrutiva ou doença do sistema coronariano esquerdo. Em pacientes idosos, podem ser uma manifestação da disfunção do sistema nervoso autônomo.

Holter de 24h e Monitor de Evento

Arritmias cardíacas são importantes causas de síncope, sobretudo em pacientes com doença cardíaca estrutural ou anormalidades em eletrocardiograma de repouso. No entanto, a única forma de afastarmos ou confirmarmos arritmia como causa da síncope é pela obtenção de um traçado eletrocardiográfico durante o episódio sincopal, o que é praticamente impossível com o eletrocardiograma de repouso convencional. A monitorização ambulatorial pelo sistema Holter pode permitir esta documentação. Porém, na maioria das vezes, os sintomas não ocorrem durante o período de monitorização, fazendo diagnóstico em apenas 1-2% dos casos em populações não selecionadas, sendo esse exame muitas vezes superestimado pelos médicos assistentes.

Em pacientes que apresentem eventos com periodicidade menor, semanal ou mensal, métodos de maior tempo de monitorização como o monitor de eventos ou até dispositivos implantáveis (caso sejam raros os eventos) podem ser utilizados. Nestes, a gravação é ativada pelo próprio paciente ou por um observador, durante o episódio, sendo registrados um período anterior e um posterior ao acionamento.

Os dispositivos implantáveis têm ganhado espaço recentemente, sendo indicados para pacientes com síncope inexplicada após toda a investigação anterior ser negativa. O dispositivo é implantado no subcutâneo, com bateria para até 36 meses, apresentando documentação automática, acionada pelo paciente ou mesmo transmissão remota dos registros. A monitorização prolongada pode ser útil tanto para pacientes com arritmias primárias, quanto com síncope neuromediada. Em pacientes com síncope vasovagal, resposta cardioinibitória significativa é vista em 25% dos casos e redução moderada da pressão arterial, em até 50% das síncopes.

Estudo Eletrofisiológico

Exame que ganha importância em pacientes com doença cardíaca estrutural ou eletrocardiograma de repouso alterado, onde se suspeite especialmente de taquicardias ventriculares como causa da síncope.

Baseia-se na utilização de cateteres que fazem o mapeamento intracavitário do sistema de condução elétrico e na emissão de estímulos atriais e ventriculares com o intuito de identificar alterações nos tempos de condução e recuperação do nó sinusal e atrioventricular, além de induzir arritmias atriais ou ventriculares sustentadas que possam estar associadas à síncope.

Teste de Inclinação – *Tilt Test*
Em indivíduos susceptíveis, o estresse ortostático, tal qual ocorre quando permanecemos longos períodos de pé, é capaz de causar uma estase venosa nas partes inferiores do corpo, desencadeando aumento reflexo da estimulação simpática e da força de contração ventricular e deflagrar, em seguida, uma resposta vasovagal paradoxal e o episódio sincopal.

Desta forma, o teste de inclinação ao utilizar uma mesa onde o paciente é colocado em posição semiereta, é capaz de inibir o efeito "coração periférico" dos músculos esqueléticos (que auxiliam o retorno venoso) obrigando o sistema nervoso autônomo a funcionar para manter a pressão sanguínea, permitindo desta forma sua avaliação e a documentação do mecanismo de algumas síncopes neuromediadas.

São esperados quatro padrões de resposta positiva ao teste de inclinação:

- *Vasovagal clássica (neurocardiogênica):* súbita queda da pressão arterial com ou sem bradicardia associada, podendo ser ainda subdividida em:
  - Tipo 1 – Resposta mista: após a elevação inicial da PA e FC, há queda significativa da PA (> 30 mmHg ou PA sistólica < 80 mmHg), com diminuição significativa da FC (> 10% valor de pico).
  - Tipo 2 – Resposta cardioinibitória: queda exagerada da FC (< 40 bpm por mais de 10 segundos).
    - 2A – Cardioinibitória sem assistolia: ausência de assistolia > 3 s. Queda da PA antes da FC.
    - 2B – Cardioinibitória com assistolia: assistolia > 3 segundos. Queda da PA durante ou após queda da FC.
  - Tipo 3 – Resposta vasodepressora pura: queda da PA com síncope sem diminuição da FC > 10%.
- *Disautonômica (hipotensão postural):* queda gradual e progressiva da pressão arterial.
- *Síndrome Postural Ortostática Taquicardizante (POTS):* elevação da frequência cardíaca ≥ 30 bpm ou FC ≥ 120 bpm nos primeiros 10 minutos de inclinação não associada à hipotensão arterial significativa.
- *Psicogênica:* pseudossíncope sem alterações de pressão, frequência, eletroencefalograma e Doppler transcraniano.

Por ser o único método validado para o diagnóstico de síncope neurocardiogênica, não há dados corretos de sensibilidade e especificidade, uma vez que não há um padrão ouro para comparação.

Segundo a Sociedade Europeia de Cardiologia, o método está indicado:

- *Classe I (evidências e/ou consenso de que o método é útil, benéfico e eficaz):*
  - Avaliação de episódio isolado ou recorrente de síncope em situações de alto risco de lesão física ou implicação ocupacional (p. ex., motoristas profissionais, pilotos de avião, outros).
  - Avaliação de episódio recorrente em pacientes sem cardiopatia estrutural.
  - Avaliação de pacientes cardiopatas onde a causa cardíaca foi excluída como fator causal.
  - Avaliação de pacientes com síncope onde a demonstração do mecanismo vasovagal tenha valor clínico (p. ex., auxilie o tratamento).

- *Classe II (evidências conflitantes e/ou divergência de opinião de que o método é útil e/ou eficaz):*
  - Diagnóstico diferencial de síncope com movimentos tônico-clônicos de epilepsia.
  - Quando o padrão de resposta hemodinâmica da síncope puder alterar a abordagem terapêutica.
  - Avaliação de pacientes com tontura e pré-síncope recorrentes.
  - Avaliação de pacientes com quedas recorrentes e inexplicadas.
- *Classe III (evidências e/ou consenso de que método não é útil, não devendo ser indicado):*
  - Avaliação da eficácia terapêutica.
  - *Tilt test* com isoproterenol em pacientes com doença isquêmica.
    O teste não deve ser realizado em pacientes com lesões vasculares ou valvares críticas (cerebrovascular, trato de saída de VE, valva mitral e coronariana).

Testes Neurológicos Específicos

Exames tais como tomografia computadorizada, Doppler de carótidas e vertebrais, eletroencefalograma, entre outros, raramente estão indicados no diagnóstico de síncope, a menos que haja sinais neurológicos que orientem o seu uso (diplopia, inconsciência prolongada, déficit focal etc.), não devem fazer parte da investigação de um episódio sincopal. No entanto, sobretudo em pacientes idosos, o Doppler de carótidas e vertebrais, deve fazer parte da investigação prognóstica de doenças cerebrovasculares, uma vez que déficits de perfusão causadores da síncope, independentes da etiologia, podem levar secundariamente a eventos isquêmicos cerebrais, sendo válido o questionamento de tratamento em paralelo.

TRATAMENTO

Síncopes cardiogênicas, sejam elas decorrentes de arritmias ou de doenças cardíacas estruturais são causas frequentes de visitas ao ambulatório. No entanto, seu acompanhamento fica na maioria das vezes a cargo do especialista ao qual o paciente é referenciado, bem como ocorre nas síncopes neurológicas. Discutiremos a seguir o manejo das síncopes mediadas por desordens do sistema nervoso autônomo associadas à intolerância ortostática (neuromediadas e hipotensão postural ortostática).

O bom prognóstico atribuído ao grupo das síncopes por desordens do sistema nervoso autônomo torna seu tratamento específico questionável, sobretudo no grupo de pacientes onde a ocorrência é esporádica e de baixo risco. Orientações gerais sobre mudanças de hábitos de vida e manobras abortivas (nos casos das síncopes com pródromos), geralmente são suficientes. No entanto, nos grupos de alto risco e nos pacientes onde esteja ocorrendo significativo prejuízo na qualidade de vida e no bem-estar, a utilização de terapias medicamentosas mais "agressivas" pode estar indicada, para casos selecionados, embora ainda careçam de ensaios clínicos que comprovem sua eficácia.

Medidas gerais incluindo orientações dietéticas e comportamentais são eficientes e muitas vezes suficientes para controlar a maior parte dos sintomas em pacientes que procuram assistência médica. Os pacientes devem ser aconselhados a evitar fatores predisponentes relacionados com seus episódios sincopais, como: evitar lugares apertados e quentes no caso da síncope vasovagal, manter hábitos intestinais regulares com dietas e medicações caso necessário, a fim de evitar longas constipações em pacientes com síncope situacional por defecação, manter adequado *status* volêmico e evitar o uso de medicações que interfiram nas respostas barorreflexas (vasodilatadores e diuréticos), desta forma reduzindo ou até mesmo abolindo novos episódios, nas disfunções autonômicas.

Deve-se encorajar o aumento da ingesta hídrica diária, sobretudo em pacientes pouco adeptos ao hábito de beber água. Instituir hábitos como uso de meias elásticas com compressão de 30-40 mmHg em panturrilhas. Suplementação de sal para indivíduos normotensos com síncope neuromediada e que possuam excreção de sódio inferior a 170 mmoL/dia. Atividade física regular, aeróbica e isométrica, sendo a primeira com o objetivo de melhor modulação autonômica e a segunda para o fortalecimento muscular dos "corações periféricos", assistentes importantes no retorno venoso. Medidas posturais, como dormir com cabeceira levemente elevada (cerca de 30°), levantar em etapas e de forma lenta ao acordar ou após longos períodos em posição supina (primeiro pendendo as pernas e, a seguir, elevando o tronco), devem ser estimuladas evitando as bruscas variações do volume circulante.

Estudos recentes têm demonstrado o benefício de manobras de contrapressão isométricas das pernas e braços no abortamento de episódios sincopais em pacientes com pródromos nas síncopes neuromediadas. Desta forma, atos como cruzar e descruzar as pernas, tensionamento da musculatura das panturrilhas como durante a flexão plantar e apertos de mão ou tensionamento dos braços podem ser úteis e devem ser recomendados aos pacientes com episódios anunciados.

O treinamento postural (*tilt training*) como opção terapêutica para pacientes com síncope neurocardiogênica recorrente tem ganhado espaço no manejo não medicamentoso dos pacientes com intolerância ortostática, sobretudo pelo seu baixo custo e facilidade de execução. O paciente deve ser orientado a realização de pelo menos uma, mas preferencialmente duas sessões diárias de treinamento postural, com duração média de 30 a 40 minutos, recomendando-se apoiar as costas sobre uma parede vertical com os pés 15 a 20 cm de distância da mesma em ambiente livre de objetos que possam trazer lesões em caso de queda, com apoio próximo e sob a observação de algum familiar, garantindo assim a segurança do treinamento. O mecanismo pelo qual o treinamento postural é capaz de melhorar a tolerância ortostática ainda não é bem conhecido, mas acredita-se vir da dessensibilização de receptores autonômicos relacionados com o disparo da reação neurocardiogênica.

O tratamento medicamentoso envolve a utilização de diversas drogas escolhidas com base na sua ação sobre os supostos mecanismos fisiopatológicos envolvidos nas síncopes reflexas. No entanto, a comprovação da sua eficácia carece de embasamento científico, estando fundamentada, na sua grande maioria, em estudos observacionais. Os betabloqueadores, inicialmente acreditados como drogas eficazes na prevenção das sincopes neuromediadas, não se mostraram mais efetivos que o placebo em alguns estudos controlados de longa duração e em recente estudo multicêntrico randomizado – POST – onde testou-se a hipótese de o metoprolol ser superior ao placebo no controle da recorrência de síncope. Observou-se que em pacientes com menos de 42 anos a diferença inexistia entre os dois grupos, e, naqueles com mais de 42 anos, a droga demonstrou benéfica redução dos eventos, sugerindo a influência da idade e apontando para a necessidade de estudos subsequentes.

Uma droga útil no manejo de pacientes com hipotensão postural ortostática e em alguns casos de sincopes vasovagais é a fludrocortisona, um mineralocorticoide com mínimo efeito glicocorticoide, que promove aumento da retenção de sódio e expansão do volume circulante efetivo. Outras alternativas são os agentes alfa-estimulantes, sobretudo a midodrina, que parece ter vantagens por seus poucos efeitos colaterais e eficácia em reduzir episódios.

Outras drogas têm sido utilizadas com algum sucesso no manejo de pacientes com síncopes refratárias. É o caso dos inibidores de recaptação de serotonina, como a fluoxetina e a sertralina, e drogas como a eritropoietina, capaz de corrigir estados anêmicos e agir como vasoconstrictora direta, relacionada com seu efeito sobre o ácido nítrico periférico.

A utilização de estimulação cardíaca artificial representa artifício terapêutico para o manejo de boa parte dos pacientes com hipersensibilidade do seio carotídeo e em casos selecionados de síncopes vasovagais, mas não constituindo primeira linha de tratamento neste último caso. A Sociedade Brasileira de Cardiologia recomenda o uso de marca-passo em síncopes vasovagais recorrentes, refratárias à terapia medicamentosa e com componente cardioinibitório documentado pelo teste de inclinação, pelo Holter de 24h ou monitor de eventos, ou espontaneamente.

O Quadro 14-4 resume os principais recursos terapêuticos no manejo das síncopes vasovagal e por hipotensão postural ortostática.

QUADRO 14-4 Opções Terapêuticas na Síncope Neurocardiogênica e nos Distúrbios relacionados com Intolerância Ortostática

Terapia	Dosagem e Uso	Limitações
Cabeceira da cama elevada	Elevação de 45º (geralmente requer apoio para os pés)	Hipotensão, deslizamento, câimbra nas pernas
Meia elástica	Requer pelo menos compressão mínima de 30 mmHg no tornozelo, sendo ideal até a cintura	Desconforto, calor, dificuldade de colocação
Dieta	Aumento da ingestão de líquidos (2 a 3 litros/dia). Sódio > 3 g/dia	Hipertensão supina. Edema periférico
Exercício	Exercício aeróbico moderado pode facilitar o retorno venoso: hidroginástica. *Tilt-training*	Assiduidade. Produzir hipotensão, se realizado com muito vigor
Fludrocortisona	Iniciar com 0,1-0,3 mg/d. Não ultrapassar 1 mg/d	Hipocalemia, hipomagnesemia, edema periférico. Ganho ponderal e ICC
Midodrina	2,5-10 mg VO 3-4x/dia até 40 mg/dia	Coceira no couro cabeludo, náusea e hipotensão supina
Fluoxetina	10-20 mg VO/dia (requer 4-6 semanas de tratamento)	Náusea, anorexia, diarreia, agitação
Paroxetina	10 mg VO diariamente	Náusea, tremor, diarreia, agitação
Sertralina	50-100 mg VO diariamente	Náusea e insônia
Eritropoietina	8.000 U SC 1 x/semana	Necessidade de injeção, desconforto no local
Metoprolol	25-50 mg VO 2-3 x/dia	Hipotensão, ICC, bradicardia

Adaptado de Hachul DT, Sá RLMS *et al*. In: Síncope Neurocardiogênica: Alternativas Terapêuticas. Como Tratar - Vol 2 – Arritmias Cardíacas/Insuficiência Cardíaca – Sociedade Brasileira de Cardiologia. São Paulo: Ed Manole; 2008. c. 10. p. 256-72–.

CONSIDERAÇÕES FINAIS

Ainda intrigante em muitos aspectos, a síncope é uma queixa corriqueira nos ambulatórios de clínica médica. Muitas vezes de simples reconhecimento e definição etiológica, pode, no entanto, permanecer anos sem causa estabelecida, mesmo após esgotados os mais recentes e invasivos métodos diagnósticos.

Apresenta amplo espectro clínico, sendo a história e o exame clínico artifícios indispensáveis ao seu correto reconhecimento e manejo, sobretudo por seu baixo custo e facilidade na execução.

Muitas vezes decorrente de mecanismo altamente benigno, pode ser um sinal de alerta de condição de altíssimo risco subjacente, sendo fundamental a sua investigação.

Reconhecer, tratar, orientar os pacientes e familiares quanto ao caráter benigno ou não da condição subjacente e referenciar ao especialista se assim for indicado, é papel do clínico que assiste estes pacientes.

BIBLIOGRAFIA

Abe H, Kondo S, Kohshi K, Nakashima Y. Usefulness of orthostatic self-training for the prevention of neurocardiogenic syncope. *Pacing Clin Electrophysiol* 2002;25(10):1454-8.

Alboni P, Brignole M, Menozzi C et al. Diagnostic value of history in patients with syncope with or without heart disease. *J Am Coll Cardiol* 2001;37(7):1921-8.

Aydin MI, Salukhe TV, Wilke I et al. Management and therapy of vasovagal syncope: a review. *World J Cardiol* 2010;2(10):308-15.

Brignole M, Alboni P, Benditt DG et al. Guidelines on Management (Diagnosis and Treatment) of Syncope. *Europace* 2004;6(6):467-537.

Brignole M, Croci F, Menozzi C et al. Isometric arm counter pressure maneuvers to abort impeding vasovagal syncope. *J Am Coll Cardiol* 2002;40(11):2053-9.

Brignole M, Menozzi C, Del Rosso A et al. New classification of haemodynamics of vasovagal syncope: beyond the VASIS classification. Analysis of the pre-syncopal phase of the tilt test without and with nitroglycerin challenge. *Europace* 2000;2(1):66-76.

Claydon V, Hainsworth R. Salt supplementation improves orthostatic cerebral and peripheral vascular control in patients with syncope. *Hypertension* 2004;43(4):809-13.

Ector H, Reybrouck T, Heidbuchel H et al. Tilt training: a new treatment for recurrent neurocardiogenic syncope and sever orthostatic intolerance. Pacing *Clin Electrophysiol* 1998;21(1 Pt 2):193-6.

Farwell D, Sulke N. How do we diagnose syncope? *J Cardiovasc Electrophysiol* 2002;13(Suppl 1):S9-13.

Grubb BP. Neurocardiogenic syncope and related disorders of orthostatic intolerance. *Circulation* 2005;111(22):2997-3006.

Kapoor WN. Current evaluation and management of syncope. *Circulation* 2002;106(13):1606-9.

Krediet CT, Dij KN, Linzer M et al. Management of vasovagal syncope: controlling or aborting faints by leg croosing and muscle tensing. *Circulation* 2002;106(13):1684-9.

Kurbaan AS, Franze'n AC, Williams T et al. Usefulness of tilt test-induced patterns of heart rate and blood pressure using a two stage protocol with glyceryl trinitrate provocation in patients with syncope of unknown origin. *Am J Cardiol* 1999;84(6):665-70.

Linzer M, Yang EH, Estes NA 3rd et al. Diagnosing syncope. Part 1 - Value of history, physical examination, and electrocardiography: Clinical Efficacy Assessment Project of the American College Physicians. Ann Intern Med 1997;126(12):989-96.

Linzer M, Yang EH, Estes NA 3rd et al. Diagnosing syncope. Part 2 – Clinical Efficacy Assessment. Project of the American College Physicians Unexplained Syncope. Ann Intern Med 1997;127(1):76-86.

Soteriades ES, Evans JC, Larson MG et al. Incidence and prognosis of syncope. N Engl J Med 2002;347(12):878-85.

Strickberger SA, Benson DW, Biaggioni I et al. AHA/ACCF Scientific Statement on the evaluation of syncope: from the American Heart Association Councils on Clinical Cardiology, Cardiovascular Nursing, Cardiovascular Disease in the Young, and Stroke, and the Quality of Care and Outcomes Research Interdisciplinary Working Group; and the American College of Cardiology Foundation: in collaboration with the Heart Rhythm Society: endorsed by the American Autonomic Society. Circulation 2006;113(2):316-27.

The Task Force for the Diagnosis and Management of Syncope; European Society of Cardiology (ESC), European Heart Rhythm Association (EHRA) et al. Guidelines for the diagnosis and management of syncope (version 2009). *Eur Heart J* 2009;30(21):2631-71.

Ventura R, Maas R, Zeidler D et al. A randomized and controlled pilot trial of beta-blockers for the treatment of recurrent syncope in patients with a positive or negative response to head-up tilt test. Pacing Clin Electrophysiol 2002;25(5):816-21.

15 Doenças Orovalvares

Ísis da Capela Pinheiro ▪ *Juliana Suprani Aguiar*
Plínio Resende do Carmo Júnior

INTRODUÇÃO

A abordagem clínica das lesões orovalvares, como em qualquer outra doença, deve começar por uma anamnese bem colhida. Esta trará informações importantes com relação à etiologia, gravidade e velocidade de progressão da lesão valvar. O registro de história prévia de febre reumática (FR), ainda muito prevalente em nosso meio, doença isquêmica, endocardite, hipertensão arterial, doenças congênitas como valva aórtica bicúspide, contribuem para a determinação do diagnóstico etiológico. O uso prévio, ou não, de anticoagulantes ajuda na decisão quanto ao tipo de valva (biológica × metálica), quando a troca for necessária.

O segundo passo, que também não foge à regra de todas as consultas médicas, é o exame físico minucioso, com especial atenção para o pulso venoso, arterial e para o exame do precórdio. O pulso venoso traduz a dinâmica do coração direito e o arterial a dinâmica do coração esquerdo. A semiologia permite, na maioria das vezes, identificar a valva acometida e a gravidade da lesão. No entanto, deve-se ter em mente que um sopro de baixa intensidade pode coexistir com uma lesão valvar grave, principalmente quando há disfunção do ventrículo esquerdo (VE). Na presença de valvas protéticas, atenção especial deve ser dada a qualquer mudança evolutiva na ausculta, que em geral está associada à disfunção da prótese, como por exemplo, o desaparecimento do ruído metálico que pode indicar uma trombose da mesma.

EXAMES COMPLEMENTARES

Os exames complementares iniciais que ajudam na avaliação do paciente com valvopatia são o eletrocardiograma (ECG) e a radiografia de tórax (RX de tórax). Ambos permitem a análise da sobrecarga e do crescimento das câmaras cardíacas, que geralmente fazem parte da história natural da doença valvar. O RX avalia, também, a presença de congestão pulmonar e derrame pleural, que refletem a gravidade do comprometimento valvar.

Contudo, o exame que confirma o diagnóstico, a gravidade e prognóstico nas lesões orovalvares é o ecocardiograma transtorácico (ECOTT). Este deve ser indicado em todo paciente com ausculta e história clínica sugestivas de doença valvar.

A avaliação da gravidade da doença valvar estenótica deve ser realizada com base na determinação da área valvar associada a índices fluxos dependentes, como o gradiente de pressão e a velocidade máxima do fluxo. Para a avaliação dos gradientes utiliza-se a equação de Bernoulli (Gradiente = $4V^2$), onde V é a velocidade.

Por outro lado, a avaliação da doença valvar regurgitante deve combinar diferentes índices quantitativos como, *vena contracta* (menor diâmetro do jato colorido da lesão regurgitante), orifício regurgitante efetivo, além da largura do jato ao Doppler colorido.

Como toda avaliação quantitativa, esta também tem limitações sujeitas a erros de cálculo, além de ser examinador-dependente.

As medidas dos diâmetros e função ventricular são fatores prognósticos importantes. Apesar de a determinação dos diâmetros ser menos adequada do que a medida dos volumes, seu valor prognóstico é mais estudado. As medidas devem ser indexadas à superfície corporal, em especial, nos pacientes de baixo peso. Além de determinar a gravidade de uma doença valvar, o ecocardiograma é uma ferramenta importante para estudar o mecanismo da disfunção valvar, informação que é fundamental na determinação da terapêutica mais adequada. Deve ser repetido pelo menos anualmente nas lesões graves e a cada 2 anos nas lesões moderadas. Os dados de um laudo ecocardiográfico devem ser consistentes com a impressão clínica. Na dúvida o exame deve ser repetido.

O ecocardiograma transesofágico (ECOTE) é utilizado quando o exame transtorácico não consegue boa qualidade na análise, quando a janela torácica é ruim, na suspeita de trombo intra-atrial, para complementar o esclarecimento do mecanismo da lesão valvar, para avaliar disfunção de valva protética ou na suspeita de endocardite. O ECOTE intraoperatório também permite monitorização de alta qualidade durante a cirurgia valvar ou durante procedimento percutâneo.

O ecocardiograma em três dimensões (Eco 3D) é usado para melhor avaliação anatômica, sendo útil no estudo de valvopatias complexas, na monitorização cirúrgica e na intervenção percutânea. Tem impacto na definição da melhor abordagem no momento da intervenção, principalmente para a valva mitral.

Outros exames não invasivos utilizados na investigação do doente valvar são o teste de esforço e o ecocardiograma de estresse. Nesse caso eles não têm como objetivo avaliar a presença de doença arterial coronariana, mas ajudam a estimar a gravidade e o prognóstico da doença valvar, assim como estratificam a capacidade funcional do paciente antes da intervenção.

Em paciente sem "janela" para avaliação ecocardiográfica ou com resultados muito discrepantes, a ressonância magnética (RM) cardíaca deve ser usada para avaliar a gravidade da lesão valvar, principalmente nas regurgitações, bem como o volume ventricular e a função sistólica. Nesses casos os parâmetros da RM são mais confiáveis do que os do ecocardiograma. A RM é o método de referência para avaliação dos volumes e da função do ventrículo direito, sendo importante na avaliação da regurgitação tricúspide. Entretanto é menos disponível que o ecocardiograma.

A tomografia computadorizada também pode contribuir na avaliação da gravidade das doenças valvares. Particularmente, na estenose aórtica, ela pode ser usada, de forma indireta na quantificação da calcificação valvar, ou direta, na medida da planimetria valvar. É bastante utilizada para acessar a gravidade e a localização de aneurisma de aorta ascendente e seu valor preditivo negativo elevado permite a exclusão de doença arterial coronária em pacientes de baixo risco aterosclerótico, quando realizamos a angiotomografia das coronárias. Tem ainda um papel importante na definição de abordagem percutânea em pacientes com estenose aórtica de alto risco. No entanto, a exposição à radiação e o risco de lesão renal pelo contraste devem ser levados em consideração.

A fluoroscopia é um exame que pode complementar o diagnóstico de trombose de prótese e avaliar a calcificação valvar.

A angiografia por radionuclídeo provê uma boa avaliação da fração de ejeção do ventrículo esquerdo em paciente com ritmo sinusal, o que em alguns casos é importante na tomada de decisão, principalmente em pacientes assintomáticos com regurgitação valvar.

Biomarcadores, como o peptídeo natriurético tipo B (BNP) se relacionam com a classe funcional e o prognóstico do paciente com lesão valvar e disfunção cardíaca, particularmente na estenose aórtica e na regurgitação mitral. Faltam evidências até o momento para determinar seu papel na estratificação de risco.

Em relação aos exames invasivos, a coronariografia é o mais utilizado para determinar a presença de doença arterial coronariana associada à doença valvar durante o planejamento terapêutico. O estudo da anatomia coronariana é importante tanto para estratificação do risco cardiovascular antes da abordagem cirúrgica, quanto para predizer a indicação de revascularização miocárdica concomitante. Deve ser utilizado de rotina pré-operatória em pacientes acima de 40 anos. Seu uso pode der dispensado em mulheres pré-menopausa e em homens com menos de 40 anos de idade na ausência de risco aterosclerótico associado, ou em raros casos nos quais o benefício de uma abordagem precoce supera o risco de estratificação: dissecção aguda de aorta, grande vegetação aórtica relacionada com o óstio coronariano e oclusão protética por trombose com instabilidade hemodinâmica.

O cateterismo cardíaco com o objetivo de medidas pressóricas, de avaliação do débito cardíaco e da função ventricular angiográfica, deve ser restrito às situações nas quais a avaliação não invasiva for inconclusiva ou discordante do exame clínico. A avaliação hemodinâmica invasiva não é indicada como rotina.

DETERMINAÇÃO DO RISCO CIRÚRGICO

O risco cirúrgico deve ser individualizado para cada paciente, de acordo com o tipo e a gravidade do acometimento valvar, com a capacidade funcional do indivíduo, o nível de descompensação das suas morbidades prévias e o risco da cirurgia em si. Com o objetivo de facilitar essa avaliação foram construídas diversas calculadoras automáticas, sendo a EuroSCORE II a mais utilizada e indicada pela *guideline* europeia.

O EuroSCORE II inclui os seguintes parâmetros:

A) Fatores relacionados com o paciente:
- Idade do paciente em anos.
- Sexo.
- *Clearance* de creatinina estimado pela fórmula de Cockcroft-Gault.
- Presença de *bypass* arterial extracardíaco.
- Restrição de mobilidade.
- Cirurgia cardíaca prévia.
- Doença pulmonar crônica.
- Presença de endocardite em atividade.
- Estado pré-operatório crítico.
- Em uso de insulina.

B) Fatores relacionados com a doença cardíaca:
- Classe funcional segundo a NYHA.
- Presença de angina CCS classe IV (incapacidade de realizar qualquer atividade habitual sem desconforto - os sintomas anginosos podem estar presentes no repouso).
- Presença de disfunção do ventrículo esquerdo.
- Presença de insuficiência mitral recente.
- Presença de hipertensão pulmonar.

C) Fatores relacionados com a cirurgia:
- Urgência cirúrgica.
- Peso da intervenção (com ou sem *bypass* coronariano).
- Presença ou não de cirurgia na aorta torácica.

MANEJO DE ARRITMIAS ASSOCIADAS

Segundo a *guideline* da Sociedade Europeia de Cardiologia de doenças orovalvares de 2012, em paciente com doença valvar e fibrilação atrial (FA), a anticoagulação oral deve ser feita exclusivamente com inibidores da vitamina K (varfarina), não sendo possível a utilização dos novos anticoagulantes orais, pela falta de estudos específicos que comprovem o benefício ou a não inferioridade para estes pacientes.

Entretanto, segundo a *guideline* mais recente, de 2016, da mesma sociedade, sobre fibrilação atrial, os novos anticoagulantes orais são contraindicados apenas em caso de estenose mitral e prótese valvar metálica, podendo ser considerados nas outras lesões valvares, uma vez que a análise de subgrupos não mostrou maior incidência de embolia com as novas drogas.

O alvo desejado para o INR é entre dois e três nos pacientes sem prótese, podendo ser maior em paciente com prótese valvar. Em pacientes com doença valvar grave, exceto nos casos em que a fibrilação atrial cause instabilidade hemodinâmica, a cardioversão não deve ser feita antes da intervenção, uma vez que o retorno ao ritmo sinusal tem curta duração. Após a intervenção valvar, a cardioversão deve ser feita o mais rápido possível, caso não se trate de uma fibrilação atrial crônica de longa duração.

Nos pacientes que serão submetidos à cirurgia valvar, a ablação cirúrgica deve ser considerada em portadores de FA sintomática e pode ser considerada nos assintomáticos, desde que o risco cirúrgico seja aceitável. A decisão deve ser individualizada de acordo com a clínica, a idade, o tempo de arritmia e o tamanho do átrio esquerdo.

Nenhuma evidência suporta a oclusão da auriculeta do átrio esquerdo de rotina, a não ser que faça parte da cirurgia de ablação.

O escore de $CHADS_2$ ou CHA_2DS_2VASc não deve ser utilizado para avaliar o risco embólico na presença de lesão valvar mitral, em especial na estenose mitral, onde o risco embólico é muito elevado.

LESÕES AÓRTICAS

Insuficiência Aórtica

Etiologia e Epidemiologia

A regurgitação aórtica (RA) pode ser causada por defeitos primários dos folhetos valvares e/ou por anomalias do arco aórtico. Atualmente, os defeitos do arco aórtico são a principal causa de insuficiência aórtica pura.

As etiologias associadas à doença valvar primária incluem: estenose aórtica calcificada, na qual um grau de RA moderado está presente em 75% dos pacientes, endocardite infecciosa, na qual a infecção pode destruir ou perfurar o folheto valvar, ou as vegetações podem interferir com a coaptação das cúspides e na dissecção de aorta, na qual a perda do suporte da comissura valvar pode causar prolapso de uma de suas cúspides. Apesar da complicação mais comum da valva aórtica bicúspide ser a estenose, o fechamento incompleto ou o prolapso de uma das cúspides também pode causar regurgitação pura ou associada à estenose.

A febre reumática continua sendo uma causa comum de doença valvar primária que pode levar à regurgitação. As cúspides infiltradas com tecido fibroso e retraídas impedem sua aposição correta durante a diástole, levando ao refluxo sanguíneo para dentro do ventrículo esquerdo por um defeito no centro da valva. A fusão das comissuras associada a esse processo pode restringir a abertura, como também impedir o fechamento, levando à estenose aórtica (EA) combinada com RA. O envolvimento da valva mitral associado é comum.

Regurgitação aórtica progressiva pode ocorrer em pacientes com amplo defeito do septo interventricular, assim como em paciente com estenose por membrana subaórtica e como complicação de dilatação percutânea com balão. A degeneração mixomatosa da valva aórtica também pode ser apontada e uma causa com frequência crescente é a degeneração estrutural de uma valva bioprotética.

Etiologias menos comuns da regurgitação aórtica são as várias formas de doença congênita, como valva unicomissural ou quadricúspide, ou ruptura congênita de valva fenestrada, principalmente na presença de hipertensão. A RA pode ocorrer ainda em associação ao lúpus eritematoso sistêmico, artrite reumatoide, espondilite anquilosante, doença de Takayasu, doença de Whipple, doença de Crohn e com o uso de drogas anorexígenas.

Na regurgitação aórtica secundária ao acometimento do arco aórtico, que atualmente é mais comum do que a doença valvar primária em pacientes submetidos à troca valvar, a fisiopatologia inclui a dilatação acentuada da aorta ascendente. Os fatores de risco associados a essa condição são: idade, no caso da dilatação degenerativa da aorta; necrose cística da camada média da aorta, que pode ser isolada ou associada à síndrome de Marfan; dilatação secundária à valva bicúspide; dissecção aórtica; osteogênese imperfeita; aortite sifilítica; espondilite anquilosante; síndrome de Behçet; artrite psoriática; artrite associada à retocolite ulcerativa; policondrite; artrite reativa; arterite de células gigantes e hipertensão arterial sistêmica.

A dilatação do arco aórtico influencia a dinâmica valvar porque leva à tensão e retração das cúspides, que se tornam curtas demais para fechar o orifício aórtico central. Assim, os folhetos da valva ficam separados, dando origem à área valvar regurgitante. A partir daí o próprio jato regurgitante que se forma leva à dilatação progressiva dos folhetos valvares, dando continuidade ao processo, num ciclo que se autoalimenta. A dissecção da parede doente da aorta pode ocorrer e agravar ainda mais a regurgitação. A dilatação e hipertrofia do ventrículo esquerdo, a dilatação do anel mitral e, algumas vezes, a hipertrofia e dilatação do átrio esquerdo são mecanismos adaptativos consequentes à sobrecarga volêmica nas cavidades esquerdas produzidas pelo refluxo sanguíneo proveniente da aorta durante a diástole.

Fisiopatologia

A regurgitação aórtica leva a refluxo sanguíneo para dentro do VE durante a diástole, o qual tem volume proporcional ao tamanho da área valvar e ao tempo de diástole. Esse refluxo sanguíneo produz aumento do volume ventricular esquerdo diastólico final e consequentemente aumento da pré-carga a ser vencida na próxima sístole. Como mecanismo compensatório, o ventrículo esquerdo se hipertrofia para bombear o maior volume sanguíneo e prolonga o tempo de ejeção. Inicialmente esse processo aumenta o débito cardíaco e a pressão sistólica na aorta.

Entretanto, com a progressão da doença esse mecanismo não consegue mais bombear ou acomodar o volume total de sangue, levando à redução do débito cardíaco e da pressão sistólica na aorta. Somado a isso, o aumento da pressão sistólica no VE leva à redução do tempo de diástole e de perfusão miocárdica. Dessa forma, a oferta de oxigênio torna-se bastante reduzida, enquanto a demanda miocárdica é progressivamente aumentada pelo trabalho miocárdico e pelo remodelamento ventricular. A partir daí surgem complicações mais graves como a isquemia miocárdica e a disfunção ventricular. O paciente geralmente evolui com sintomas de aumento da pressão diastólica final no VE, como congestão pulmonar e dispneia, além de angina e baixo débito.

Apresentação Clínica

Em razão do amplo mecanismo adaptativo presente na regurgitação aórtica, seus sintomas costumam ser tardios, surgindo apenas na quarta ou quinta década de vida, geralmente após o desenvolvimento de cardiomegalia e disfunção ventricular. As principais manifestações são dispneia associada ao esforço, ortopneia e dispneia paroxística noturna.

A *angina pectoris* tem apresentação tardia e pode estar associada à angina noturna e diaforese, provocada por bradicardia durante o sono, que aumenta o tempo de diástole, aumentando a regurgitação e reduzindo a pressão diastólica na aorta, dificultando ainda mais a perfusão miocárdica.

Outros sintomas podem incluir sensação de palpitação durante o decúbito ou dor torácica atípica, causados pela contração do miocárdio hipertrofiado junto à parede torácica. Taquicardia associada a estresse emocional ou físico também podem causar palpitação ou cefaleia, pela interferência no débito cardíaco. As extrassístoles podem ser extremamente sintomáticas por seu maior volume regurgitante que ocorre na pausa entre o batimento extra e próximo sinusal. Esses sintomas menos específicos possivelmente se apresentam anos antes dos sintomas clássicos de disfunção do VE.

Exame Físico

A semiologia da regurgitação aórtica começa na aferição dos sinais vitais, pelo achado de uma pressão arterial divergente, em alguns casos com a diastólica chegando próximo a zero. Em seguida, chama atenção a "dança das artérias", com pulsos amplos, de ascensão abrupta e descenso rápido, chamado pulso em "martelo d'água", sendo visíveis por todo o corpo em razão do alto débito cardíaco. Esses pulsos geraram uma vasta gama de sinais com seus respectivos epônimos.

O **sinal de Quincke** descreve a alternância de rubor e palidez do leito ungueal sob pressão, referindo-se a sua pulsação. O **sinal de Traube** descreve a pulsação das artérias femorais, com som semelhante a um tiro de pistola, chamado **pistol shot**. O duplo **sopro de Duroziez** refere-se aos sons sistólicos e diastólicos audíveis na artéria femoral. O **sinal de Musset** remete à pulsação sistólica da cabeça. O **sinal de Müeller** faz referência à pulsação da úvula.

Na palpação, o ictus é aumentado de tamanho e deslocado lateral e inferiormente. Terceira bulha pode ser audível e palpável em decorrência da sobrecarga volêmica. Frêmito diastólico pode estar presente em borda esternal esquerda. Sopro diastólico, aspirativo, decrescente, agudo, de alto timbre, é melhor audível em foco aórtico e ponto de Erb (aórtico acessório), com o paciente sentado e inclinando-se para frente. A manobra de *handgrip* aumenta a resistência vascular periférica e intensifica a regurgitação aórtica na diástole.

Um sopro mesossistólico aórtico também pode ser audível pelo grande volume diastólico final (volume diastólico esperado + volume regurgitado), que turbilhona ao passar pela valva aórtica. O sopro de Austin Flint é um ruflar mesodiastólico grave resultante do deslocamento da cúspide mitral anterior pelo sangue regurgitado na RA grave, melhor audível em foco mitral, simulando um sopro de estenose mitral.

Os sinais periféricos da insuficiência aórtica são ocasionados pela diferença da pressão de pulso (PAS - PAD) e são encontrados na regurgitação grave. O desaparecimento ou redução destes sinais e do sopro diastólico são observados com a progressão da lesão e presença de disfunção do VE, que ocasiona aumento da pd2 de VE e redução do fluxo regurgitante. Devemos lembrar que estes sinais não são encontrados na regurgitação aórtica aguda pela equalização rápida das pressões entre a aorta e o VE.

Análise Ecocardiográfica e Tratamento

O tratamento cirúrgico com troca valvar é indicado na regurgitação aórtica grave em:

- Pacientes sintomáticos (classe IB).
- Pacientes assintomáticos com fração de ejeção do ventrículo (FE) esquerdo < 50% (classe IB).
- Pacientes que serão submetidos à cirurgia de revascularização miocárdica ou de aorta ascendente ou a outra cirurgia valvar (classe IC).
- Deve ser considerado em pacientes assintomáticos com FE do VE > 50% com dilatação grave do VE, volume diastólico final do VE > 70 mm, ou volume sistólico final do VE > 50 mm, ou volume sistólico final do VE > 25 mm/m² de superfície corporal (classe IIaC).

O tratamento clínico pode ser instituído com vasodilatadores e inotrópicos por curto período de tempo para melhorar os sintomas do paciente com disfunção cardíaca grave até a cirurgia de troca valvar. Em pacientes com regurgitação aórtica crônica grave e insuficiência cardíaca (IC), vasodilatadores como inibidores da enzima conversora da angiotensina (IECA) ou bloqueadores do receptor de angiotensina II (BRA) podem ser usados para controle da HAS associada, quando a cirurgia de troca valvar é contraindicada, ou quando a IC persiste no pós-operatório (Fig. 15-1).

Em pacientes com síndrome de Marfan, betabloqueadores podem diminuir a dilatação do arco aórtico e reduzir o risco de complicações aórticas, devendo ser considerados antes e depois da cirurgia. Estudos preliminares sugerem que alguns BRA seletivos têm efeito intrínseco na preservação da elasticidade das fibras da parede aórtica, entretanto testes adicionais

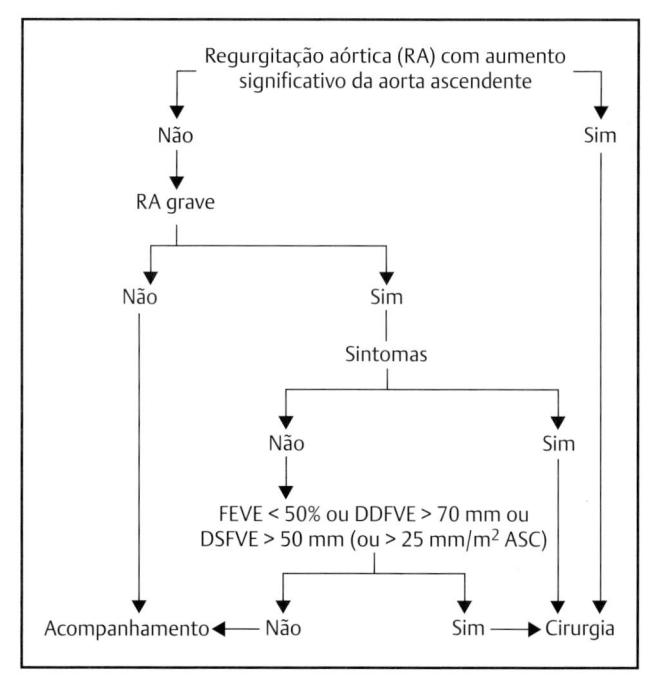

Fig. 15-1. Manejo da regurgitação (RA) aórtica. FEVE = Fração de ejeção do ventrículo esquerdo; DDFVE = diâmetro diastólico final do ventrículo esquerdo; DSFVE = diâmetro sistólico final do ventrículo esquerdo; ASC = área de superfície corporal. Com base no *Guideline* da *European Society of Cardiology*.

ainda são necessários. Portadores de Marfan ou outras doenças com diâmetro aórtico limítrofe devem ser orientados a evitar esforço físico extenuante, assim como esportes de competição, contato ou isometria, a fim de prevenir traumas e rupturas. Em razão do alto risco familiar, parentes de primeiro grau de pacientes com síndrome de Marfan ou portadores de valva aórtica bicúspide com doença do arco aórtico devem ser estratificados com exames de imagem específicos.

Pontos relevantes:

- Doença de evolução insidiosa, grandes aumentos da área cardíaca, em pacientes assintomáticos.
- Devemos ter cuidado para não perdermos o momento cirúrgico (atenção para FE < 50%).
- Os sinais periféricos são encontrados em regurgitação grave, mas podem não estar presentes nos pacientes que evoluem para disfunção de VE.

Estenose Aórtica
Etiologia e Epidemiologia
As três principais causas de estenose aórtica são: valva aórtica bicúspide congênita, calcificação dos folhetos valvares e doença reumática.

A doença reumática já foi considerada a etiologia mais comum de estenose aórtica. As alterações inflamatórias produzidas por ela levam à formação de nódulos e traves fibróticas, que resultam na fusão das comissuras valvares, deixando uma abertura central fixa. Dessa forma surge obstrução ao fluxo sanguíneo normal na sístole, mas também regurgitação na diástole, estando a insuficiência valvar quase sempre associada. Além disso, vale ressaltar que a doença aórtica reumática, geralmente, vem acompanhada do acometimento conjunto do da valva mitral, que sofre as mesmas alterações.

Entretanto, atualmente, com a menor incidência de FR, a doença valvar associada a ela também vem reduzindo, perdendo espaço para outras etiologias, como a calcificação degenerativa da valva aórtica. A incidência desta vem ganhando maior importância ao longo dos anos, por conta do aumento dos fatores de risco cardiovasculares, como hipertensão, tabagismo, dislipidemia, diabetes e obesidade. Isso se explica pela degeneração valvar ter origem na mesma cascata inflamatória desencadeada pelo dano endotelial estimulado por esses fatores.

Já a doença congênita é menos comum no adulto porque está associada à grande mortalidade ainda na infância, principalmente no que tange à doença com valva única. A doença com valva bicúspide pode ser inicialmente assintomática e, portanto, desconhecida, sendo diagnosticada apenas com o passar dos anos, quando a calcificação acelerada dessas valvas passa a produzir sintomas obstrutivos.

Fisiopatologia
A fisiopatologia da estenose aórtica pode ser entendida utilizando como exemplo a etiologia mais comum, que atualmente é a calcificação degenerativa, mas cuja cascata inflamatória e o passo a passo podem ser estendidos às outras etiologias. A lesão histológica inicial é caracterizada pelo acúmulo de LDL oxidado no subendotélio, produção de angiotensina II (Ang II) e inflamação com linfócitos T e macrófagos. A partir daí o avanço da doença ocorre por meio de diversos mecanismos, como a produção de proteínas locais (osteopontina, osteocalcina e proteína óssea morfogenética 2 – BMP2 na sigla em inglês) que estimulam a calcificação tecidual, ativação da cascata inflamatória pelo fator de necrose tumoral (TNF), fator de cres-

cimento tumoral beta (TGF-beta), do sistema complemento, da proteína C-reativa (PCR) e da interleucina 1, ocasionando mudanças na matriz tecidual. A diferenciação de fibroblastos locais em osteoblastos, produzindo calcificação extracelular desde o início, também contribuem para o processo.

O espessamento valvar leva à redução da luz no centro da valva, aumento na velocidade do fluxo sanguíneo pela valva gerando as repercussões hemodinâmicas observadas na doença, responsáveis pelos sintomas apresentados. Vale ressaltar que essas alterações hemodinâmicas levam cerca de 5 a 10 anos para progredirem, passando a gerar sintomas de obstrução do trato de saída do ventrículo esquerdo geralmente em longo prazo, após anos de evolução da doença. A obstrução do trato de saída do VE, causada pela estenose aórtica, por sua vez, gera repercussões na própria função ventricular, porque aumenta a pressão intraventricular e assim o estresse de parede durante a sístole. Consequentemente, o músculo cardíaco se hipertrofia para vencer a maior pós-carga, gerando a chamada hipertrofia ventricular concêntrica, mecanismo de adaptação que inicialmente equilibra o aumento do trabalho miocárdico e recupera a fração de ejeção. Entretanto, os maiores problemas começam a acontecer quando esse mecanismo adaptativo fica insuficiente não suprindo o aumento da pós-carga e gerando disfunção ventricular sistólica ou restrição diastólica. A distensão excessiva ou encurtamento das fibras miocárdicas não permite mais acomodação de volume ao final da diástole, reduzindo o volume diastólico final. Além disso, outro ponto importante é o início da isquemia subendotelial, de causa multifatorial, que surge pela menor perfusão do miocárdio hipertrofiado. A isquemia se dá pela menor massa capilar proporcional à maior massa ventricular, que, mesmo na ausência de doença arterial coronariana, se torna insuficiente para suprir todo o coração, associada ao aumento do trabalho miocárdico, que gera maior demanda do fluxo sanguíneo, e a maior pressão intraventricular, que faz constrição dos capilares intramiocárdicos e reduz a perfusão subendotelial na diástole.

Apresentação Clínica

As manifestações cardinais da estenose aórtica são: dispneia ao esforço, angina, síncope e, por último, insuficiência cardíaca. A maioria dos pacientes atualmente é diagnosticada antes do início dos sintomas pela ausculta cardíaca alterada, com a presença de sopro sistólico ao exame físico, seguida pelo ecocardiograma que confirma o achado. Em pacientes com valva aórtica bicúspide os sintomas começam entre 50 e 70 anos e nos pacientes com estenose calcificada, acima de 70 anos. O início do quadro se dá com intolerância gradual ao exercício físico, progredindo com fadiga ou dispneia. O mecanismo principal da dispneia é o déficit de relaxamento do ventrículo esquerdo (disfunção diastólica), com aumento da pressão diastólica final e congestão venocapilar pulmonar. Outro mecanismo envolvido é a falta de capacidade do ventrículo disfuncionante em aumentar o débito cardíaco no exercício, gerando baixo débito. Esses sintomas geralmente são tardios.

A angina ocorre em aproximadamente dois terços dos pacientes com EA grave, e metade desses pacientes tem doença arterial coronariana associada. A dor é semelhante à angina por doença coronariana, que se inicia com esforço e melhora com repouso. Em pacientes sem doença aterosclerótica, a angina é causada pelo desequilíbrio entre a oferta e o consumo de oxigênio que ocorre na estenose aórtica, pela compressão dos vasos coronarianos em meio ao miocárdio hipertrofiado e altamente consumidor de O_2. Nos pacientes com doença aterosclerótica esses mecanismos se associa à obstrução das artérias epicárdicas com fluxo reduzido pelas placas de ateroma. Raramente a angina resulta da embolia de cálcio do leito vascular coronariano.

A síncope é causada pela baixa perfusão cerebral durante o esforço, quando a pressão arterial cai em consequência da vasodilatação sistêmica paralela a um débito cardíaco fixo. Além disso, o mau funcionamento dos mecanismos barorreceptores e a elevada pressão sistólica no VE na EA severa, levando à vasodilatação periférica, contribuem para o baixo débito e a síncope. A hipotensão postural e os pródromos pré-sincopais são comuns, podendo a hipotensão se manifestar como mal-estar aos esforços. Por outro lado, a síncope em repouso pode ser causada por fibrilação atrial transitória, quando a perda da contração atrial leva à redução do enchimento ventricular diastólico final, levando à diminuição do débito cardíaco final, ou por bloqueio atrioventricular. Este último também leva ao dessincronismo átrio ventricular e à perda dos 30% do débito cardíaco dados pela contração atrial. Distúrbio da condução AV pode ser causado pela extensão da calcificação do folheto valvar ao sistema de condução. A morte súbita pode ocorrer em paciente com doença avançada e sintomas prévios. Sangramento gastrointestinal pode-se desenvolver na doença aórtica grave, com angiodisplasia associada (mais comum no cólon direito) ou outras malformações vasculares. Essa complicação deriva do estresse de parede induzido pelas alterações hemodinâmicas, que leva à indução da agregação plaquetária, com redução dos multímeros de alto peso molecular dos fatores de von Willebrand e aumento dos fragmentos das subunidades proteolíticas. Têm correlação com a gravidade da EA e tendem a desaparecer com a troca valvar. Um maior risco de endocardite infecciosa foi documentado em paciente com doença da valva aórtica, particularmente em jovens com valva bicúspide. A embolia de microtrombos aderidos aos folhetos valvares enfraquecidos pode resultar em acidente vascular cerebral ou ataque isquêmico transitório, assim como a embolia de cálcio proveniente da estenose aórtica calcificada pode atingir vários órgãos como coração, rins e cérebro.

Exame Físico

O exame físico da estenose aórtica se inicia pelo pulso *parvus et tardus,* associado à obstrução que a estenose gera no trato de saída do VE, dificultando o fluxo sanguíneo. Sua amplitude é baixa, com ascensão lenta e sustentada. Nos estágios avançados da estenose aórtica, há redução da pressão sistólica e da pressão de pulso. O ictus geralmente é propulsivo por causa da hipertrofia compensatória do VE, gerando a quarta bulha (B4) por sobrecarga pressórica. Sua palpação é propulsiva, sustentada, e pode ter onda pré-sistólica palpável (fluxo dado pela contração atrial). Nas fases mais avançadas pode estar aumentado e desviado pela dilatação excêntrica do VE. Frêmito sistólico pode ser palpado em base cardíaca, no 2º espaço intercostal, e transmitido até as carótidas, especialmente com o paciente sentado e durante a expiração, quando o volume diastólico final do VE é maior, pelo menor desvio do septo interventricular. Na ausculta cardíaca pode ser audível o desdobramento paradoxal de B2, pelo atraso no fechamento da valva aórtica estenosada. B2 pode ser hipofonética em fases avançadas, com B4 audível e clique de ejeção aórtico que tende a desaparecer com a progressão da doença e pelo enrijecimento dos folhetos calcificados. O sopro mesossistólico em diamante é característico, melhor audível em foco aórtico, irradiando-se para base do pescoço e carótidas. A acentuação telessistólica do sopro é um sinal de gravidade da estenose aórtica. Em valvas muito calcificadas, a vibração dos folhetos enrijecidos durante a sístole pode produzir um sopro de alta frequência, que mantém o caráter ejetivo e se irradia para o foco mitral. É denominado fenômeno de Gallavardin, e pode ser confundido com o sopro de insuficiência mitral por examinadores pouco experientes. A manobra de *handgrip* auxilia na diferenciação dos dois sopros, aumentando a resistência vascular periférica e, consequentemente, a pressão sistólica na aorta, reduzindo o gradiente de pressão e o sopro de ejeção na estenose aórtica. Já na insuficiência mitral o sopro aumenta, já que o átrio esquerdo é o território de menor pressão.

Análise Ecocardiográfica e Tratamento

A troca valvar cirúrgica geralmente é a primeira escolha no tratamento definitivo da estenose aórtica avançada. A apresentação de sintomas é a principal indicação de troca valvar na estenose aórtica grave. A sobrevida média destes pacientes é de dois anos quando há dispneia, três anos na presença de síncope e cinco anos quando há surgimento de angina.

Na ausência de sintomas, a indicação varia de acordo com a função cardíaca do paciente, com os fatores de risco do paciente, com os achados da estratificação funcional e com os parâmetros ecocardiográficos de alarme. A estenose aórtica é classificada como leve quando o gradiente médio VE-Ao é < 20 mmHg, moderada quando o gradiente médio se encontra entre 20 e 39 mmHg e grave quando o gradiente é ≥ 40 mmHg e área valvar ≤ 1 cm² (Quadro 15-1).

Dessa forma, a troca valvar aórtica cirúrgica na EA é indicada em:

- Pacientes com estenose aórtica grave e sintomas associados (classe IB).
- Pacientes com EA grave que serão submetidos à cirurgia de revascularização miocárdica ou cirurgia de aorta ascendente ou cirurgia de outra valva (classe IC).
- Pacientes assintomático com EA grave e disfunção sistólica de VE (FE < 50%) sem outra causa (classe IB).
- Pacientes assintomáticos com EA grave que desenvolvem hipotensão no teste de esforço, mostrando sintomas claramente associados à EA grave no esforço (classe IC).

Deve ser considerada em:

- Pacientes assintomático com EA grave e teste de esforço anormal mostrando queda na pressão arterial abaixo da linha de base (classe IIaC).
- Pacientes com estenose aórtica moderada que serão submetidos à cirurgia de revascularização miocárdica, ou cirurgias de aorta ascendente ou cirurgia de outra valva (classe IIaC).
- Pacientes sintomáticos com EA grave, baixo fluxo, baixo gradiente, com FE reduzida e evidência de reserva de cardíaca adequada, avaliada pelo ecocardiograma com dobutamina (classe IIaC).
- Pacientes assintomáticos com FE normal e nenhuma das anormalidades mencionadas acima no teste de esforço, se o risco cirúrgico for baixo e um ou mais dos achados seguintes estiver presente: (classe IIaC).
  - EA muito grave, definida por uma velocidade de pico transvalvar > 5,5 m/s.
  - Calcificação valvar grave e medição da progressão da velocidade de pico transvalvar ≥ 0,3 m/s ao ano.

QUADRO 15-1 Gravidade da Estenose Aórtica pelo Ecocardiograma

Estenose aórtica	Gradiente médio (mmHg)	Velocidade de pico (m/s)	Área valvar (cm²)
Leve	< 20	< 3,0	> 1,5
Moderada	20-39	3,0-3,9	1,1-1,5
Grave	≥ 40	≥ 4,0	≤ 1,0

Estenose crítica: velocidade de pico > 5 m/s e área valvar < 0,75 cm². Com base no Guideline of the European Society of Cardiology

- Pacientes sintomáticos com EA grave com baixo fluxo, baixo gradiente e disfunção de VE sem reserva cardíaca no ecocardiograma com dobutamina (classe IIbC).

Como tratamento alternativo, a valvuloplastia por balão pode ser considerada como uma ponte para a cirurgia ou para o implante valvar aórtico transcateter em pacientes hemodinamicamente instáveis que apresentam elevado risco cirúrgico, ou em pacientes sintomáticos com estenose aórtica grave que requerem cirurgia não cardíaca urgente de grande porte (classe IIbC). Além disso, pode ser considerada uma medida paliativa, em indivíduos selecionados, quando a cirurgia é contraindicada em razão das comorbidades avançadas e do implante valvar aórtico transcateter não ser uma opção. Já o implante de valva aórtica transcateter é recomendado em pacientes portadores de estenose aórtica grave sintomática, com expectativa de vida maior que um ano e possibilidade de melhorar sua qualidade de vida pela intervenção percutânea, apesar das outras comorbidades associadas, mas desfavoráveis à cirurgia convencional em decorrência de outras doenças de base (classe IB). O procedimento só deve ser feito em hospitais com cirurgia cardíaca disponível, que possibilite a conversão rápida para cirurgia aberta em caso de complicações. Uma equipe habilidosa no procedimento aumenta as chances de sucesso. As complicações mais frequentes do implante percutâneo são o BAV total e a regurgitação aórtica. Um EuroScore maior ou igual a 20% sugere abordagem transcateter, entretanto, como este escore superestima o risco de mortalidade, seu parâmetro não deve ser usado isoladamente para definir a conduta. Outro escore utilizado é o da STS (*Society of Thoracic Surgery*) maior que 10%, que parece ser uma estimativa mais realista do risco cirúrgico. Contudo, outros parâmetros como a fragilidade, a presença de aorta em porcelana, história de irradiação torácica prévia e ponte coronariana patente são menos favoráveis à cirurgia aberta, ainda que o EuroScore calculado seja < 20% e o STS score < 10%, indicando baixo risco. Nenhum estudo mostrou mudança de desfecho na progressão natural da doença com o tratamento clínico em pacientes sintomáticos. Por isso, a abordagem cirúrgica ou transcateter precoce é de extrema importância. Contudo, em pacientes que estão aguardando o procedimento ou que não são candidatos a eles, o uso de digoxina, diuréticos, IECA ou BRA, pode ajudar a controlar os sintomas de insuficiência cardíaca. A HAS, quando presente, deve ser controlada, com reavaliação frequente e cuidado para a medicação não levar à hipotensão. A manutenção do ritmo sinusal também é importante. No caso da estenose aórtica degenerativa, por envolver uma fisiopatologia em muitos pontos similar à da doença aterosclerótica, e principalmente por compartilhar os mesmos fatores de risco que esta, a mudança do estilo de vida está fortemente indicada. Assim, em foco no tratamento está o controle dos fatores de risco ateroscleróticos. Entretanto, o benefício do uso de estatinas na doença valvar não foi comprovado, diferindo nesse ponto da doença aterosclerótica.

Na Figura 15-2, resumimos o manejo clínico da estenose aórtica grave.

Pontos Relevantes:

- Os pacientes sintomáticos com estenose aórtica grave devem sofrer intervenção porque passam a apresentar alta mortalidade com tratamento clínico.
- Os gradientes avaliados pelo ecocardiograma podem estar subestimados na presença de disfunção ventricular esquerda, onde a avaliação da reserva cardíaca pelo ecocardiograma com dobutamina deve ser realizada. Se há aumento da FE e do gradiente, a estenose é verdadeira e deve ser corrigida.

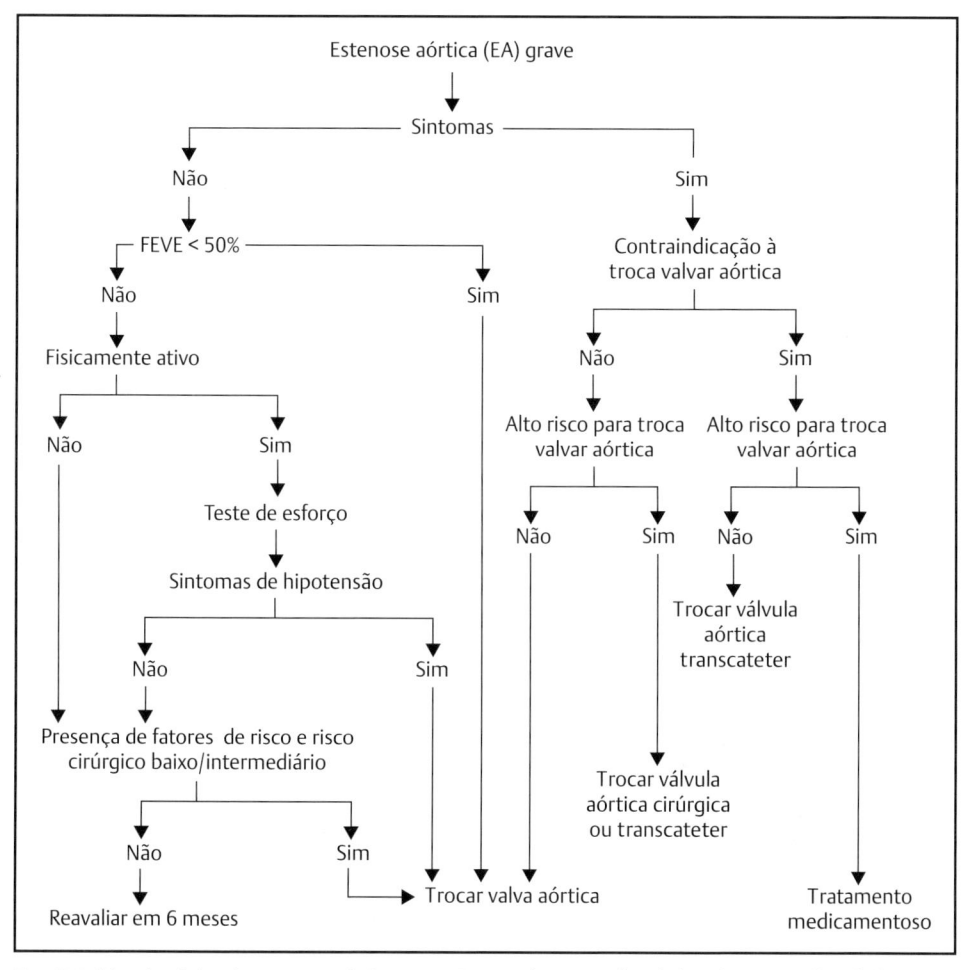

```
                    Estenose aórtica (EA) grave
                              │
                           Sintomas
              ┌───────────────┴───────────────┐
             Não                             Sim
              │                               │
          FEVE < 50% ──────────┐     Contraindicação à
              │                │     troca valvar aórtica
             Não              Sim     ┌────────┴────────┐
              │                │     Não              Sim
       Fisicamente ativo       │      │                │
        ┌─────┴─────┐          │  Alto risco para    Alto risco para
       Não         Sim         │  troca valvar       troca valvar
        │           │          │  aórtica            aórtica
        │     Teste de esforço │  ┌────┴────┐       ┌────┴────┐
        │           │          │ Não       Sim     Não       Sim
        │     Sintomas de      │            │       │
        │     hipotensão       │            │   Trocar válvula
        │     ┌────┴────┐      │            │   aórtica
        │    Não       Sim     │            │   transcateter
        │     │         │      │            │
  Presença de fatores de risco e risco │
  cirúrgico baixo/intermediário        │   Trocar válvula
        ┌────┴────┐                    │   aórtica cirúrgica
       Não       Sim                   │   ou transcateter
        │         │                    │            │
  Reavaliar   └───┴──► Trocar valva aórtica    Tratamento
  em 6 meses                                   medicamentoso
```

Fig. 15-2. Manejo clínico da estenose aórtica grave. Fatores de risco: velocidade máx. > 5,5 m/s; calcificação valvar grave + progressão de velocidade ≥ 0,3 m/s/ano; BNP elevado; aumento do gradiente com exercício > 20 mmHg; HVE importante. Com base no *Guideline of the European Society of Cardiology*.

LESÕES MITRAIS

Estenose Mitral

Etiologia, Epidemiologia e Fisiopatologia

A estenose mitral (EM), na sua forma crônica clássica, tem como principal etiologia a FR. Sua forma aguda é rara. Outras causas de EM crônica reconhecidas, porém, menos comuns, são a estenose congênita, *cor triatriatum* (septação atrial), calcificação (anéis e folhetos), lúpus eritematoso sistêmico, artrite reumatoide, mixoma do átrio esquerdo (AE) e endocardite infecciosa. Com a redução da incidência de FR aguda, sobretudo nos países desenvolvidos, houve também queda na incidência de EM ao longo das últimas décadas. Contudo, ainda continua sendo um grande problema de saúde pública nas nações em desenvolvimento. Na EM reumática, as cúspides da valva ficam difusamente espessadas por tecido fibroso e/ou depósito de cálcio. As comissuras e cordas tendinosas se fundem e as cúspides tornam-se rígidas levando ao estreitamento da valva. Quando a valva mitral tem seu orifício reduzido a menos de aproximadamente 2 cm², o sangue flui do AE para o VE apenas quando propulsionado por um gradiente de pressão atrioventricular elevado. Logo, pode ocorrer hipertensão pulmonar, disfunção de ventrículo direito (VD), FA e insuficiência tricúspide secundária. Essas alterações são marcadas nas fases mais avançadas da doença e são achados de pior prognóstico, pois indicam remodelamento cardíaco secundário à EM.

Apresentação Clínica

O período latente entre a cardite reumática inicial e o aparecimento de sintomas decorrentes de EM é, geralmente, de duas décadas. Dispneia aos esforços, evolutiva e progressiva, com eventuais queixas de palpitação são os sintomas iniciais mais prevalentes. Em estágios avançados, dispneia paroxística noturna e ortopneia podem ocorrer. Além disso, trombos podem se formar no AE, quando associado ou não à FA, com possibilidade de embolização sistêmica.

Exame Físico

Os achados característicos da EM são a presença de primeira bulha (B1) hiperfonética e um pouco retardada. O componente pulmonar da segunda bulha (P2) frequentemente mostra-se acentuado com desdobramento amplo da segunda bulha (B2).

Há estalido de abertura da valva mitral seguido por um sopro grave, o ruflar diastólico, mais audível nos focos do ápice com o paciente em decúbito lateral esquerdo. Este sopro acentua-se no final da diástole (reforço pré-sistólico) e com exercícios leves realizados imediatamente antes da ausculta. A duração do sopro e a proximidade do estalido da B2 estão relacionados com a gravidade da estenose, já que o aumento da pressão atrial faz com que a valva mitral se abra mais precocemente (estalido mais próximo de B2).

Análise Ecocardiográfica

Na EM, assim como nas demais lesões valvares, o ecocardiograma fornece informações essenciais, tanto diagnósticas quanto prognósticas. O orifício valvar em condições normais mede de 4 a 6 cm². Os achados ecocardiográficos clássicos da EM reumática são espessamento e fusão das bordas comissurais e cordoalhas, aparência de "taco de hóquei" da cúspide anterior na diástole, abertura valvar em cúpula e aumento do átrio esquerdo. A avaliação anatômica é fundamental na seleção do tipo de abordagem terapêutica e com base nessa avaliação é possível estratificar o grau de comprometimento da valva. Vários escores foram desenvolvidos com esse intuito. O escore ecocardiográfico de Wilkins/Block, por exemplo, usa como variáveis o espessamento das cúspides, sua mobilidade, calcificação e comprometimento do aparato subvalvar. É dada uma pontuação de 1 a 4 para cada componente do escore, diretamente proporcional ao grau de comprometimento. Indivíduos com escore ≤ 8 são excelentes candidatos à valvuloplastia com balão, enquanto que aqueles com resultado ≥ 12 têm menos probabilidade de resultados satisfatórios. O grau de comprometimento comissural é outro aspecto ecocardiográfico que deve ser considerado. Quando há envolvimento assimétrico o risco de ruptura da valva é maior durante a valvuloplastia. A quantificação da gravidade da estenose mitral é feita pela área do orifício valvar, calculado pelo PHT (*pressure half time*), que estima o tempo de queda da pressão do fluxo mitral (quando maior o tempo, menor a área) e pelo gradiente médio de pressão entre o átrio e ventrículo esquerdo. O PHT sofre pouca influência das alterações hemodinâmicas (frequência cardíaca e volemia),

QUADRO 15-2 Classificação da Estenose Mitral

Estenose mitral	Gradiente médio (mmHg)	Pressão sistólica arterial pulmonar (mmHg)	Área valvar (cm²)
Leve	< 5	< 30	> 1,5
Moderada	5-10	30-50	1-1,5
Grave	> 10	> 50	< 1

Com base no *Guideline of the European Society of Cardiology*

diferente do gradiente transvalvar. Além disso, a pressão sistólica da arterial pulmonar secundária entra na classificação da EM (Quadro 15-2).

O último *guideline* da ACC/AHA tem considerado estenose mitral grave, quando a área é ≤ 1,5 cm².

Tratamento

A abordagem terapêutica pode ser cirúrgica ou percutânea e sua principal indicação é a presença de EM moderada ou grave (≤ 1,5 cm² de área valvar) e sintomática. A valvuloplastia mitral percutânea por cateter-balão (VMP) é o procedimento de escolha, já a cirurgia é preferível quando o paciente não é elegível para intervenção percutânea. Pacientes assintomáticos não são candidatos à intervenção percutânea a menos que apresentem alto risco tromboembólico ou de descompensação hemodinâmica e possuam anatomia favorável para o método. Cirurgia em pacientes assintomáticos é reservada a raros casos em que há alto risco associado a contraindicações para procedimento percutâneo.

A VMP é uma opção de tratamento indicada principalmente nos casos de EM moderada a grave, sintomática e com características anatômicas favoráveis para o método. Os tópicos abaixo expressam outras indicações para o procedimento percutâneo com menor classe de recomendação e nível de evidência.

- VMP é indicada em pacientes sintomáticos com contraindicação ou alto risco cirúrgico. (I-C)
- VMP deve ser considerado como tratamento inicial em pacientes sintomáticos com características anatômicas desfavoráveis, mas sem características clínicas desfavoráveis como idade avançada, história de valvuloplastia prévia, NYHA IV, FA permanente, hipertensão pulmonar severa. (IIa-C)
- VMP deve ser considerada em pacientes assintomáticos com características anatômicas favoráveis e alto risco tromboembólico marcado por evento tromboembólico prévio ou fibrilação atrial e/ou alto risco hemodinâmico marcado por pressão sistólica da artéria pulmonar (PSAP) > 50 mmHg no repouso, necessidade de cirurgia não cardíaca de grande porte ou desejo de gestação. (IIa-C)

As contraindicações para o procedimento percutâneo estão expressas no Quadro 15-3.

O tratamento cirúrgico restabelece a função valvar por meio de plástica valvar ou substituição da valva por próteses mecânicas ou biológicas, homoenxertos heterólogos ou enxertos autólogos. Após a cirurgia, ocorrem remodelamento reverso das cavidades cardíacas, recuperação da função ventricular e remissão dos sintomas. A indicação cirúrgica é feita com base na presença de sintomas e remodelamento cardíaco secundário a alteração valvar de base. Como já dito anteriormente, a cirurgia é preferível quando o paciente não é elegível para intervenção percutânea, logo, as maiores contraindicações ao método percutâneo são as principais

| QUADRO 15-3 | Contraindicações para Procedimento Percutâneo |

Contraindicações para procedimento percutâneo

- Área valvar mitral > 1,5 cm^2
- Presença de trombo no átrio esquerdo
- Regurgitação mitral moderada a grave associada
- Calcificação severa ou bicomissural
- Ausência de fusão comissural
- Doença aórtica severa concomitante ou doença combinada tricúspide severa (estenose e insuficiência)
- Doença coronariana concomitante com indicação cirúrgica

Com base no *Guideline of the European Society of Cardiology*

indicações à cirurgia, no paciente com indicação de intervenção (Quadro 15-3). Exemplos de indicações cirúrgicas são: Escore de Wilkins/Block ≥ 12; entre 9-11 o caso deve ser individualizado; presença de trombo no AE (o ECOETE é obrigatório); presença de insuficiência mitral moderada/importante; presença de outras valvopatias ou doença coronariana com indicação cirúrgica. O aparelho subvalvar deve ser avaliado separadamente, pois uma pontuação de 4 nesse quesito com base no escore de Wilkins/Block pode ser considerada uma contraindicação ao procedimento percutâneo, mesmo se escore global ≤ 8.

A Figura 15-3 resume as indicações de abordagem e escolha do método.

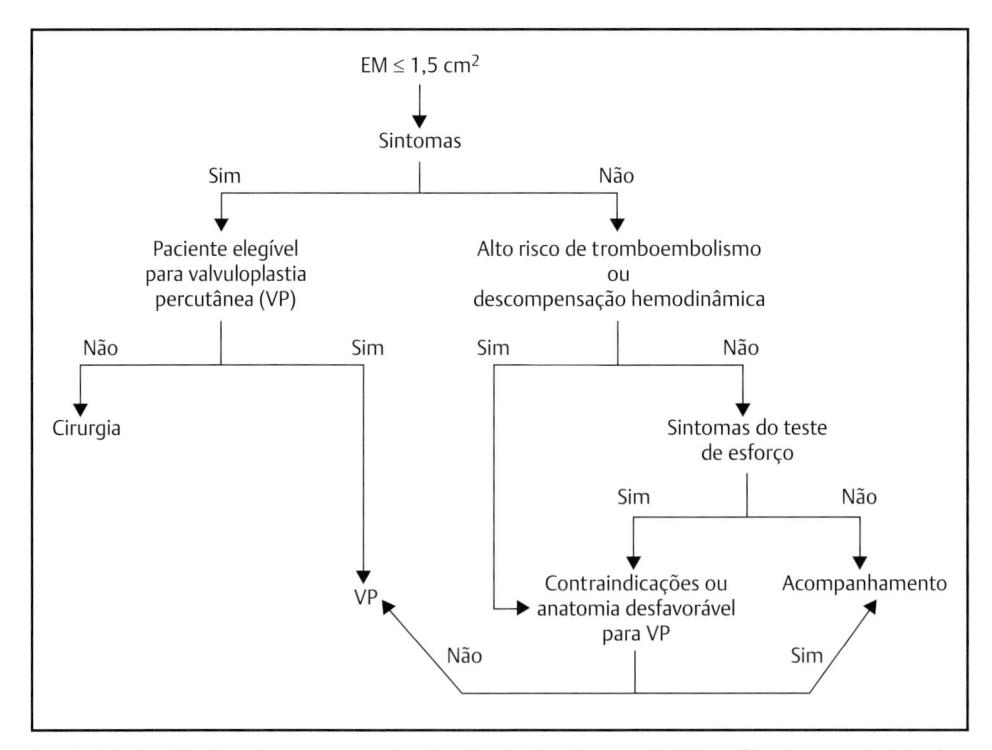

Fig. 15-3. Indicações de tratamento e escolha do método. Com base no *Guideline of the European Society of Cardiology*.

É importante ainda ressaltar que, na EM com repercussão clínica, indica-se a terapia farmacológica para aliviar a congestão pulmonar retrógrada, causada pelo déficit de esvaziamento atrial esquerdo. Com base nisso, o manejo inicial medicamentoso consiste no uso de drogas cronotrópicas negativas, e medidas para controle da congestão.

O tratamento farmacológico visa a redução dos sintomas e o conforto, sem interferir na regressão da lesão valvar e sua história natural. Logo, quando indicado o tratamento medicamentoso, o paciente já é candidato à intervenção cirúrgica ou percutânea.

Betabloqueadores, bloqueadores do canal de cálcio e digoxina são medicações com aplicabilidade nesses pacientes e podem ser usados na dose máxima tolerada para manter o paciente estável. Já os diuréticos são usados em caso de sinais e sintomas clínicos de congestão.

Pontos relevantes na EM:

- A estenose mitral grave é quase sempre sintomática, devendo ser abordada antes que haja remodelamento atrial esquerdo importante.
- Um escore de Wilkins/Block ≤ 8 é favorável à VMP, desde que não haja contraindicação.
- O betabloqueador é uma importante droga para controle dos sintomas.
- Não devemos usar o escore de CHADS$_2$ ou CHA$_2$DS$_2$VASc para avaliar o risco embólico na presença de FA. Estes pacientes sempre devem ser anticoagulados com varfarina pelo alto potencial emboligênico.

Insuficiência Mitral

Etiologia, Epidemiologia e Fisiopatologia

A insuficiência mitral (IM) pode resultar de anormalidades nos componentes funcionais do aparato valvar mitral: cúspides, anel, cordas tendíneas, músculos papilares e miocárdio subjacente. A IM aguda pode ocorrer nos casos de infarto agudo do miocárdio com ruptura do músculo papilar, traumatismo torácico fechado e endocardite infecciosa. A IM crônica pode ser causada por doença reumática, prolapso de valva mitral (PVM), degeneração/calcificação extensa do anel valvar, defeito congênito, miocardiopatia hipertrófica obstrutiva e miocardiopatia dilatada. Pela redução da incidência de febre reumática, principalmente em países desenvolvidos, a causa degenerativa é atualmente a principal causa de IM nesses países, enquanto que, em países em desenvolvimento, a FR continua sendo a predominante. A IM causada por lesão de suas cúspides é denominada primária, enquanto a resultante do envolvimento do aparato de sustentação, mais comumente o músculo papilar e a parede ventricular esquerda, é dita secundária ou funcional. Exemplos desta última são a miocardiopatia dilatada e isquêmica com déficit segmentar de contratilidade.

Apresentação Clínica

Paciente com IM crônica leve a moderada geralmente são assintomáticos, pois o ventrículo é gradualmente remodelado e dilatado. Fadiga, dispneia aos esforços e ortopneia são as queixas mais importantes na IM crônica grave. Palpitações são comuns, assim como na EM, podendo significar a instalação de FA. A IM aguda grave cursa, frequentemente, com edema agudo de pulmão, tendo em vista a ausência de tempo hábil para acomodação cardíaca do fluxo regurgitado.

Exame Físico

Os achados característicos da IM ao exame físico são B1 inaudível ou hipofonético, sopro holossistólico mais audível nos focos do ápice com irradiação para axila (caso a cúspide mais acometida seja a anterior) ou irradiação para focos da base (caso a cúspide acometida seja a posterior). Além disso, o sopro torna-se mais audível com exercícios isométricos, manobra de *hand grip* e se reduz com manobra de Valsava em razão da redução da pré-carga de VE. Pode haver terceira bulha (B3) seguida de ruflar mesodiastólico mesmo na ausência de EM mitral estrutural.

Análise Ecocardiográfica

As principais contribuições do uso do ecocardiograma na IM incluem caracterização morfológica e etiológica, determinação da gravidade, avaliação da repercussão sobre os diâmetros cavitários, função ventricular esquerda e pressão pulmonar. Diversos parâmetros podem ser utilizados para avaliar o grau de IM, desde a análise subjetiva até parâmetros quantitativos. O cálculo da largura da *vena contracta*, que é a porção mais estreita do jato de regurgitação no interior da AE, é um exemplo. Outras maneiras de quantificar a gravidade são pela medida da área do jato pelo mapeamento do fluxo em cores em relação à área do AE, cálculo do volume e fração regurgitante e da área do orifício regurgitante (ERO) pelo método de PISA (aceleração do jato no VE). A presença de fluxo reverso em veias pulmonares e um jato de regurgitação com sinal denso e triangular ao Doppler contínuo são achados que corroboram a existência de insuficiência importante.

Tratamento

Cirurgia de urgência é indicada em casos de IM aguda e grave, após estabilização hemodinâmica com balão intra-aórtico, drogas inotrópicas positivas e, se possível, vasodilatadores.

A principal indicação para correção cirúrgica da IM primária crônica e grave consiste na presença de sintomas, fração de ejeção (FE) do VE superior a 30% e diâmetro ventricular esquerdo no final da sístole (DVEFS) inferior a 55 mm (Fig. 15-4). Além disso, vale ressaltar que, com menor nível de evidência e classe de recomendação (I – C), a presença de IM primária crônica severa em paciente assintomático com disfunção de VE (FE ≤ 60% e/ou DVEFS ≥ 40 mm) também é indicação de correção cirúrgica. Outra indicação recentemente adotada (IIa–C) consiste na realização de cirurgia valvar em pacientes assintomáticos com IM crônica primária severa e FE preservada com piora progressiva da função sistólica.

O reparo/reconstrução é preferível à troca valvar sempre que possível, levando em consideração a experiência da equipe cirúrgica, etiologia da doença valvar e o acometimento da valva. Há diferentes resultados com base nessas variáveis, por exemplo, a chance de reconstrução bem-sucedida na etiologia reumática é bem mais baixa do que na etiologia congênita do prolapso. No caso da IM secundária ou funcional, as indicações de intervenção cirúrgica são de menor nível de evidência comparado à IM primária. A IM severa secundária deve ser corrigida no momento de uma cirurgia de revascularização em pacientes com FE > 30%. Outras indicações como cirurgia valvar isolada em paciente sintomático com IM severa secundária e FE reduzida são questionáveis. As medicações quando indicadas sugerem que o paciente se encontra em fase de remodelamento e adaptação ventricular. Logo, nesta fase, deve-se ter em mente que há indicação de avaliação cirúrgica, tendo em vista que, na IM primária, esta é a única medida que altera, de fato, a sobrevida do paciente. No caso da IM funcional, a terapia medicamentosa é mandatória e consiste no primeiro passo do manejo desses pacientes. O racional para a terapia medicamentosa baseia-se na redução da pós-carga de VE com vasodilatadores para diminuir, posteriormente, o volume regurgitante para o AE. No paciente com disfunção ventricular, o tratamento de insuficiência cardíaca deve ser prontamente iniciado e individualizado com base na classe funcional.

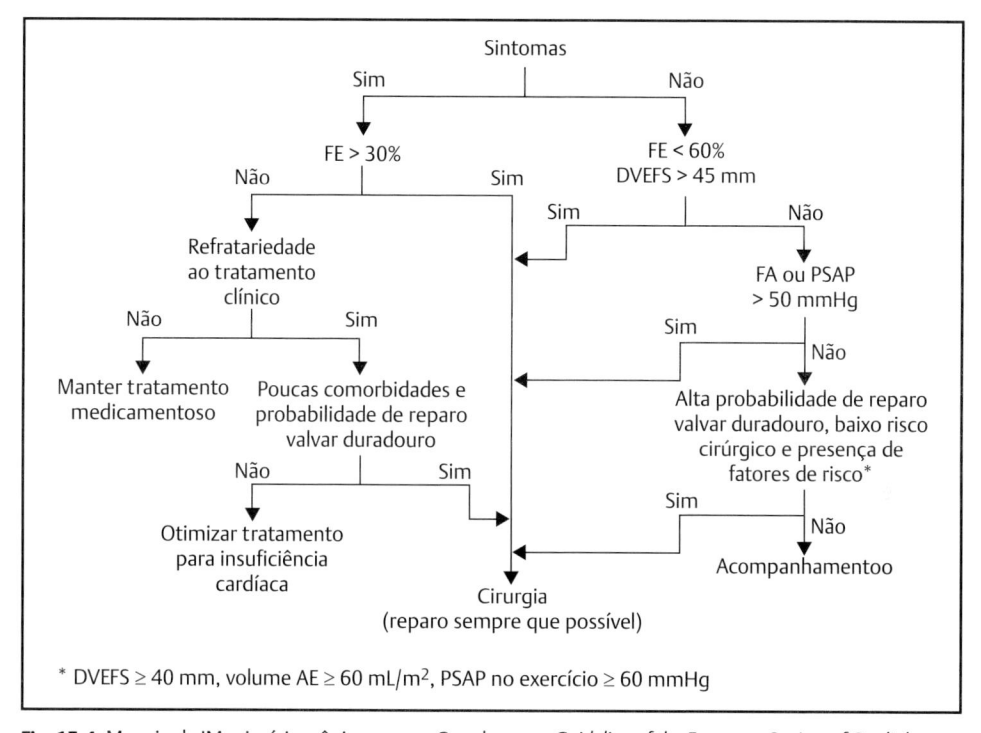

```
                              Sintomas
                    Sim                    Não
                     │                      │
            ┌────────┘                      └────────┐
         FE > 30%                              FE < 60%
     Não          Sim                         DVEFS > 45 mm
      │            │                      Sim            Não
      ▼            ▼                       │              │
  Refratariedade  ────────────────◄────────┘              ▼
  ao tratamento                                       FA ou PSAP
     clínico                                          > 50 mmHg
  Não      Sim                                      Sim        Não
   │        │                                        │          │
   ▼        ▼                                        ▼          ▼
Manter    Poucas comorbidades e            Alta probabilidade de reparo
tratamento probabilidade de reparo         valvar duradouro, baixo risco
medicamentoso valvar duradouro             cirúrgico e presença de
        Não     Sim                        fatores de risco*
         │       │                          Sim         Não
         ▼       │                           │           │
   Otimizar tratamento ──►──┐                ▼           ▼
   para insuficiência       │              (ao ramo)  Acompanhamentoo
        cardíaca             ▼
                         Cirurgia
                (reparo sempre que possível)

* DVEFS ≥ 40 mm, volume AE ≥ 60 mL/m², PSAP no exercício ≥ 60 mmHg
```

Fig. 15-4. Manejo da IM primária crônica severa. Com base no *Guideline of the European Society of Cardiology*.

Atualmente podemos contar com procedimento percutâneo (*Mitra Clip*), que tem a sua maior indicação na correção do prolapso mitral.

Pontos relevantes na IM:

- A regurgitação mitral crônica pode ser pouco sintomática e deve ser abordada se a FE < 60%, mesmo em pacientes assintomáticos.
- A plastia mitral é preferível à troca valvar, sendo o ecocardiograma fundamental na determinação do mecanismo da regurgitação valvar.

LESÕES TRICÚSPIDES

Estenose Tricúspide

Etiologia e Epidemiologia

A estenose tricúspide (ET) tem prevalência menor do que a EM e geralmente possui origem reumática e está associada a outras lesões valvares. As causas não reumáticas de ET são raras.

Apresentação Clínica

Como o desenvolvimento de EM geralmente precede o da ET, muitos pacientes inicialmente apresentam sintomas de congestão e fadiga. A ET grave está associada à marcante congestão sistêmica e, principalmente, hepática, frequentemente resultando em cirrose, ascite e anasarca.

Exame Físico
Como a ET geralmente está associada a outras doenças valvares, o diagnóstico pode passar despercebido, a menos que seja considerado e investigado. O sopro diastólico de ET possui muita das características do sopro de EM, entretanto o primeiro é mais bem auscultado ao longo da borda inferior esquerda do esterno e sobre o apêndice xifoide. Além disso, o sopro da ET é intensificado durante a inspiração e reduzido durante a expiração e manobra de Valsava.

Análise Complementar e Tratamento
O ECG mostra sinais de sobrecarga de AD como ondas P elevadas e apiculadas na derivação D2. O ecocardiograma, assim como nas demais lesões valvares, sela o diagnóstico e geralmente mostra uma valva tricúspide espessada e arqueada na diástole.

O alívio cirúrgico da ET deve ser realizado preferencialmente junto à valvotomia mitral cirúrgica nos pacientes com ET grave e sintomática. Se a reconstrução não for possível, a valva tricúspide poderá ser substituída por prótese e, de preferência, biológica. As valvas mecânicas nessa posição têm maior tendência a complicações tromboembólicas.

Ponto relevante na ET:

- A estenose tricúspide importante deve ser corrigida cirurgicamente junto com a EM.

Insuficiência Tricúspide
Etiologia e Epidemiologia
Em grande parte dos casos, a insuficiência tricúspide (IT) é secundária à marcante dilatação do anel tricúspide por aumento de VD associada à hipertensão arterial pulmonar. Nesses casos, chama-se IT funcional.

O aumento do VD pode ser causado por diversas situações incluindo cardiopatias reumáticas, congênitas, isquêmicas ou idiopáticas. A febre reumática pode causar IT orgânica geralmente associado à ET. Outras causas menos comuns de IT orgânica são infarto de músculos papilares de VD, prolapso de valva tricúspide, endocardite e traumatismo.

Apresentação Clínica
Semelhantemente à ET, os sintomas resultam da congestão venosa sistêmica e redução do débito cardíaco. O aparecimento de IT nos pacientes com hipertensão pulmonar faz os sintomas de congestão pulmonar diminuírem, mas os sintomas de insuficiência cardíaca direita se intensificam.

Exame Físico
É possível identificar turgência jugular patológica, "ondas V gigantes", ascite, hepatomegalia com refluxo hepatojugular, ascite, derrame pleural e edema periférico. Além disso, o sopro da IT é caracteristicamente holossistólico aspirativo ao longo da borda esternal esquerda, que pode aumentar durante a inspiração (manobra de Rivero Carvalho) e diminuir durante a expiração ou manobra de Valsalva.

Análise Complementar e Tratamento
O ECG pode demonstrar alterações típicas de lesões responsáveis pela IT, como hipertrofia ou sobrecarga de VD. O ecocardiograma pode ser útil ao demonstrar dilatação de VD, prolapso de cúspides fibróticas ou deslocadas. A IT grave é acompanhada por fluxo sistólico reverso

na veia hepática. De forma geral, a técnica de reconstrução valvar deve ser preferível à troca valvar, se possível. As principais indicações de abordagem cirúrgica são: IT primária ou secundária grave no momento de correção valvar cirúrgica esquerda ou IT grave isolada sintomática e sem disfunção grave de VD. Também deve ser considerada em caso de IT moderada primária e IT leve-moderada secundária com dilatação do anel valvar ≥ 40 mm, ambas num momento oportuno de correção de outra lesão valvar esquerda.

Ponto relevante na IT:

- A IT mesmo moderada deve ser corrigida, geralmente com plastia, durante a cirurgia para correção das lesões do coração esquerdo.

LESÕES PULMONARES
Insuficiência Pulmonar
Etiologia e Epidemiologia
A regurgitação da valva pulmonar pode ser secundária à dilatação do anel valvar na hipertensão arterial pulmonar, independentemente do tipo, ou à dilatação da artéria pulmonar. A endocardite infecciosa também pode envolver a valva pulmonar, levando a sua regurgitação. A regurgitação pulmonar residual, consequente ao tratamento de doenças congênitas, como a tetralogia de Fallot e a estenose pulmonar, em adultos jovens é crescente, à medida que maior parte da população infantil com o defeito original corrigido consegue alcançar a idade adulta. Além disso, malformações congênitas, que levam à regurgitação valvar primária, como ausência de folhetos, malformações, fenestras ou folhetos supranumerários, podem estar presentes. Essas anomalias podem ocorrer isoladamente, mas geralmente estão associadas a outras doenças congênitas como tetralogia de Fallot, defeitos do septo intraventricular e estenose da valva pulmonar. Causas menos comum incluem trauma, síndrome carcinoide, doença reumática, lesão produzida por cateter de artéria pulmonar, sífilis e trauma torácico.

Fisiopatologia
A regurgitação pulmonar (RP) leva à sobrecarga volêmica do VD, com consequente dilatação do mesmo para acomodar o maior volume diastólico final. Isso pode gerar um movimento anormal do septo. Quando há hipertensão pulmonar associada, o aumento da pós-carga contribui também para a hipertrofia do VD. A progressão da doença e o processo de remodelamento levam, com o tempo, à disfunção do VD.

Apresentação Clínica
Assim como a regurgitação tricúspide, a RP causa sobrecarga volêmica do ventrículo direito, mas esta é acomodada e compensada pelo processo de remodelamento cardíaco, podendo ser bem tolerada e assintomática por anos. Os sintomas começam a aparecer apenas quando a RP vem associada à hipertensão arterial pulmonar (HAP), que pode ser causa ou consequência da lesão valvar. Nesses casos, geralmente a disfunção de VD surge como uma manifestação agravante. No caso da RP causada por endocardite infecciosa, a hipertensão pulmonar e a disfunção de VD podem estar associadas à embolia séptica pulmonar. Na maioria desses casos os sintomas da endocardite se sobrepõem ao da RP, que se torna um achado incidental na ausculta cardíaca.

Exame Físico

Na RP o VD é hiperdinâmico, com ictus de VD palpável na região paraesternal esquerda, e a artéria pulmonar dilatada pode produzir pulsação sistólica no segundo espaço intercostal esquerdo. Frêmito sistólico pode ser sentido na mesma área e o fechamento da valva pulmonar pode ser palpado também no segundo espaço intercostal em pacientes com doença secundária à hipertensão pulmonar. Na ausculta do precórdio, a P2 pode ser inaudível em doenças congênitas com ausência da valva pulmonar, ou ser acentuada em paciente com doença secundária à hipertensão pulmonar. Desdobramento fixo de B2 pode estar presente em razão do atraso sustentado no fechamento da valva pulmonar por prolongamento do tempo de ejeção do VD com sobrecarga volêmica. Um clique de ejeção não valvar pode ser produzido pela súbita expansão da artéria pulmonar pelo alto débito sistólico do ventrículo direito, seguido por um sopro ejetivo mesossistólico, mais audível no segundo espaço intercostal esquerdo (foco pulmonar); B3 e B4 originadas do VD, por sobrecarga volêmica e pressórica, respectivamente, podem também estar presentes. Quando a pressão na artéria pulmonar está acima de 55 mmHg, a dilatação do anel da valva pulmonar resulta em um jato regurgitante de alta velocidade, que produz o murmúrio de regurgitação pulmonar ou *sopro de Graham-Steell*. Ele se inicia imediatamente após a P2 é decrescente, sendo mais proeminente na região paraesternal esquerda, do 2º ao 4º espaço intercostal. Apesar de parecer o sopro de regurgitação aórtica, o sopro de *Graham-Steell* costuma ser acompanhado de uma P2 acentuada ou da ausência de desdobramento de B2, com fusão das duas bulhas causado pela hipertensão pulmonar severa. Os sopros de regurgitação pulmonar geralmente aumentam com a manobra de *Rivero-Carvalho* na inspiração profunda, em razão do aumento do retorno venoso e, consequentemente, do débito do VD, com maior volume sanguíneo regurgitante. Já a manobra de Valsalva reduz esses sopros por aumentar a pressão intratorácica e reduzir o retorno venoso.

Avaliação Ecocardiográfica e Tratamento

Exceto em pacientes com cirurgia prévia de tetralogia de Fallot, a regurgitação pulmonar não costuma ser grave o suficiente para requerer tratamento específico. Geralmente, apenas o tratamento da condição de base que levou ao defeito pulmonar, como da endocardite infecciosa, ou da lesão valvar primária responsável pela hipertensão pulmonar, como na cirurgia de correção da doença mitral, já produz melhora do quadro. A troca valvar pulmonar é considerada quando surgem sinais ou sintomas de disfunção do VD na regurgitação pulmonar grave. O tempo indicado para a cirurgia de correção da RP grave após correção da tetralogia de Fallot é controverso, com recomendações pautadas no grau de dilatação do VD e na evidência de disfunção.

Ponto relevante IP:

- A regurgitação pulmonar costuma ser bem suportada pelos pacientes, raramente levando à disfunção grave do VD.

Estenose Pulmonar

Etiologia e Epidemiologia

A etiologia mais comum da estenose pulmonar está nas formas congênitas, como na tetralogia de Fallot e na estenose pulmonar congênita. A inflamação reumática da valva pulmonar é pouco comum, geralmente está associada ao acometimento conjunto de outras valvas, e raramente causa deformidades sérias. Placas carcinoides, similares às que acometem a valva tricúspide, algumas vezes estão presentes no trato de saída do ventrículo direito em pacientes com doença maligna. Essas placas levam à contração do anel valvar, retração e fusão das cúspides valvares, podendo causar estenose pulmonar pura ou associada à regurgitação. A obstrução na região da valva pulmonar também pode ser extrínseca ao aparato valvar e produzida por tumores cardíacos ou por aneurismas.

Fisiopatologia
A fisiopatologia da estenose pulmonar envolve a obstrução do trato de saída do VD, com consequente sobrecarga pressórica e hipertrofia do mesmo. Nos estágios mais avançados pode ocorrer também dilatação do VD e do átrio direito, além de dilatação do tronco da artéria pulmonar após a estenose.

Apresentação Clínica
Os sintomas são variados e dependem da gravidade da obstrução produzida pela estenose pulmonar. Inicialmente podem estar ausentes e, tardiamente, podem ser associados à disfunção ventricular direita (VD) e à congestão sistêmica.

Exame Físico
No exame físico identifica-se a presença de sopro sistólico em foco pulmonar, podendo o ictus de VD também ser palpável na região paraesternal esquerda, quando já há aumento ou sobrecarga ventricular direita associada. Outras alterações mais específicas podem estar presentes, dependendo da doença congênita associada.

Análise Ecocardiográfica e Tratamento
O diagnóstico e o estadiamento da estenose pulmonar são feitos pelas medidas da velocidade do fluxo transvalvar e do gradiente. Velocidade > 4 m/s e gradiente > 64 mmHg que indicam estágios mais avançados, associados a consequências hemodinâmicas mais graves. Seu manejo tem como foco principal a valvuloplastia percutânea com balão, que dilata o aparato valvar e reduz a obstrução no trato de saída do VD.

Ponto relevante na EP:

- A estenose pulmonar grave tem boa resposta à valvuloplastia por balão.

BIBLIOGRAFIA
Baumgartner H, Falk V, Bax JJ et al. 2017 ESC/EACTS Guidelines for the management of valvular heart disease. *Eur Heart J* 2017; 38(36):2739-91.
Kirchhof P, Benussi S, Kotecha D et al. 2016 ESC Guidelines for the management of atrial fibrillation developed in collaboration with EACTS. Eur *Heart J* 2016; 37(38):2893-962.
Nishimura RA, Otto CM, Bonow RO et al. 2017 AHA/ACC Focused Update of the 2014 AHA/ACC. Guideline for the Management of Patients with Valvular Heart Disease: A Report of the American College of Cardiology/American Heart Association Task Force on Clinical Practice Guidelines. *Circulation* 2017; 135(25):e1159-95.
Nishimura RA, Otto CM, Bonow RO, Carabello BA et al 2014 AHA/ACC Guideline for the Management of Patients With Valvular Heart Disease: executive summary: a report of the American College of Cardiology/American Heart Association Task Force on Practice Guidelines. *Circulation*. 2014; 129(23):2440-92
Otto CM, Bnow RO. Valvular Heart Disease In: Mann D, Zipes D, Libby P, Bonow R. Braunwald's Heart Disease: A textbook of Cardiovascular Medicine. 10.ed. Saunders Ed; 2014. Chap. 63.
Rocco JR. Semiologia Médica. Rio de Janeiro: Elsevier Ltda; 2010.
Vahanian A, Alfieri O, Andreotti F et al. Joint Task Force on the Management of Valvular Heart Disease of the European Society of Cardiology (ESC)1; European Association for Cardio-Thoracic Surgery (EACTS), Guidelines on the management of valvular heart disease (version 2012). *Eur Heart J*. 2012; 33(19):2451-96.

16 Vasculopatias Periféricas

Joana Sardenberg Trovão ▪ *Luciana Moura Farjoun da Silva*

DOENÇA ARTERIAL OBSTRUTIVA PERIFÉRICA

A doença arterial obstrutiva periférica (DAOP) se caracteriza pelo comprometimento do fluxo sanguíneo arterial dos membros inferiores, resultando em um desequilíbrio entre a demanda tissular e o suprimento vascular. Este se torna insatisfatório às necessidades metabólicas do tecido, acarretando isquemia do mesmo, que se manifesta por dor isquêmica. A DAOP pode existir mesmo na ausência de sintomas e quando apresenta sintomatologia pode ser desde claudicação intermitente à dor em repouso ou lesões necrobióticas.

Várias são as causas de DAOP, sendo a mais comum a doença aterosclerótica obliterante, que tem forte predileção pela circulação dos membros inferiores. Neste capítulo enfatizaremos a doença obstrutiva crônica, suas características e suas nuances diagnósticas, com ênfase na visão do médico clínico generalista.

Etiologia

Doença Aterosclerótica Obliterante

É a principal causa das obstruções crônicas que acometem as artérias dos membros inferiores. É definida como um processo crônico, progressivo e sistêmico, resultado de uma cascata inflamatória e fibroproliferativa na superfície endotelial dos vasos. Caracteriza-se por deposição irregular de lipídeos na íntima, evoluindo para fibrose e calcificação, causando estreitamento do lúmen arterial. Estima-se uma prevalência média de 2% em todos os indivíduos entre 40 e 60 anos e até de 6% naqueles acima de 70 anos.

Outras Causas Menos Comuns

Doença arterial aguda (dissecção, embolismo, trombose, trauma), doença cística da adventícia, coarctação da aorta, fibrodisplasia arterial, tumor arterial, toxicidade por uso medicamentoso de derivados da ergotamina, endofibrose ilíaca em atletas (ciclistas), oclusão de aneurisma arterial do membro inferior, pseudoxantoma elástico, fibrose por irradiação, fibrose retroperitoneal, arterite de Takayasu, arterite temporal, tromboangeíte obliterante, vasoespasmo, entre outras.

Fatores de Risco

Os fatores de risco para doença aterosclerótica e, em consequência, para DAOP, funcionam como agentes agressores do endotélio. Eles são determinantes na formação e evolução da placa de colesterol. Entre eles, destacam-se:

- Hipertensão arterial sistêmica: agressão endotelial perpetua-se com maior agressividade em hipertensos, principalmente em áreas de turbilhonamento de fluxo sanguíneo.

- Hipercolesterolemia.
- Diabetes Melito: atua tanto na macro quanto na microcirculação, promovendo a arterioloesclerose, agravando a aterosclerose.
- Tabagismo: estima-se que dos pacientes que apresentam claudicação intermitente e continuam a fumar, 60% desenvolvem dor de repouso. O cigarro é provavelmente o fator mais importante relacionado com a aceleração e progressão da DAOP.
- Idade: prevalência de DAOP nas faixas etárias: 0,9% entre 40 e 49 anos, 2,5% entre 50 e 59 anos, 4,7% entre 60 e 69 anos, 14,5% em maiores de 70 anos.
- Sexo masculino e negros.
- Obesidade e sedentarismo.
- História familiar de doença vascular.
- Outros fatores de risco: hiper-homocisteinemia, anticorpos anticardiolipina, anticoagulante lúpico, disfunção plaquetária, hiperfibrinogenemia.

O controle dos fatores de risco constitui a parte principal do tratamento médico. Esse fato não apenas controla os sintomas e previne a progressão da DAOP, como diminui a morbimortalidade cardiovascular, por alterar a evolução da aterosclerose em outros sítios arteriais.

Manifestações Clínicas

Os sinais e sintomas da DAOP são diversos e variam entre a forma aguda e crônica da doença. Em se tratando da doença crônica, uma vez que ela se instala de forma progressiva em um período de tempo, o desenvolvimento de circulação colateral consegue suprir o leito arterial para manutenção dos tecidos. Sendo assim, as manifestações da doença variam de acordo com tempo de instalação e gravidade da lesão. Quanto menor a estenose do vaso e maior a circulação colateral, menor o grau de isquemia e menos sintomas o paciente tende a apresentar.

A queixa principal do paciente com DAOP comumente é a dor nos membros inferiores, que pode variar desde a claudicação intermitente até a dor em repouso e, em casos mais críticos, com lesão necrobiótica acometendo os membros.

Claudicação Intermitente

Constitui-se em uma das queixas mais características e bem definidas da semiologia médica. É o clássico sintoma da estenose gradual de uma artéria do membro inferior.

É descrita pelo paciente como dor, de intensidade variável, associada à atividade muscular, no ritmo conhecido como "anda – dói – para – melhora – anda". Pode ser descrita também como câimbra, parestesia ou sensação de fadiga durante o esforço, principalmente em panturrilhas ou coxas. Além disso, obriga o paciente a interromper sua marcha e melhora com o cessar da caminhada, após cerca de 1 a 5 minutos.

Tem ainda como característica, a piora com o aumento da velocidade ou da inclinação do plano da marcha e com excesso de peso. Pode ser uni ou bilateral dependendo da artéria e membro acometido e costuma ser proporcional à oclusão arterial, ou seja, quanto mais grave a estenose ou quanto maior o número de estenoses nas artérias, menor será a distância útil (distância entre o repouso até o início da dor com a marcha habitual).

O principal diagnóstico diferencial é a pseudoclaudicação (causa neurogênica) causada por estenose de canal lombar ou doença discal. E deve-se sempre pensar na síndrome de Leriche. Essa síndrome, descrita em homens, é oclusão aortoilíaca que cursa com claudicação intermitente de nádegas, quadril e, por vezes, coxas, além de ausência de pulsos femorais e impotência sexual.

Dor em Repouso
Ocorre nas estenoses arteriais mais graves e com progressão da doença. Traduz um quadro isquêmico mais importante. A dor aparece nos primeiros passos ou até com o paciente parado e caracteriza-se por dor contínua e de grande intensidade, que por vezes não cede a analgésicos potentes.

Tem como característica marcante o costume de atrapalhar o sono do paciente, levando o mesmo a dormir com o membro acometido pendente no leito ou sentado.

Deve-se sempre lembrar que dor persistente em repouso é sinal de isquemia crítica e sinaliza que as condições da extremidade estão se deteriorando e, invariavelmente, encaminha-se para necrose ou ulceração.

Úlcera Isquêmica e Gangrena
Representa estágios mais avançados da doença isquêmica. Na maioria dos casos são desencadeadas por trauma em pacientes com isquemias graves (aplicação de calor local, compressão pelo decúbito, lesões causadas por sapatos ou outros traumas, lesões em unhas, doença interdigital), mas também podem-se apresentar espontaneamente.

A úlcera arterial isquêmica caracteriza-se por ser muito dolorosa, apresentar fundo pálido, pouco tecido de granulação, bordas regulares e difícil cicatrização. Deve-se sempre fazer o diagnóstico diferencial com outras úlceras de perna.

Outras Manifestações
Os pacientes com DAOP costumam apresentar outros sintomas menos frequentes, tais como neuropatia isquêmica, isto é, quando a isquemia é grave e de longa duração evoluindo para lesão isquêmica de algum nervo (dor ao longo da distribuição de um nervo sensorial periférico); atrofia muscular por desuso; fraqueza muscular e rigidez articular.

Há ainda manifestações locais que se apresentam mais comumente. Dentre elas estão a palidez do membro, rarefação da pilificação, sensação de frialdade em pés, diminuição da mobilidade de dedos e outros músculos mal perfundidos ou atrofiados, infecções das lesões necróticas (conhecida como gangrena úmida).

Sintomas em outros Territórios Arteriais
É sempre importante lembrar que a doença aterosclerótica é sistêmica, portanto pode cursar com sintomas de oclusão de outros vasos do organismo.

As estenoses de artérias mesentéricas acarretam um quadro de emagrecimento associado a dores abdominais pós-prandiais, conhecido como angina mesentérica. Em casos graves, pode cursar com oclusão das artérias, levando a quadros dramáticos de isquemia mesentérica.

A estenose de artérias renais cursa com hipertensão arterial grave, de progressão rápida, resistente ao tratamento ou associada à insuficiência renal.

Aterosclerose de vasos cranianos apresenta-se com déficits neurológicos compatíveis com acidentes vasculares cerebrais ou ataques isquêmicos transitórios.

Por fim, a aterosclerose coronariana leva o paciente a desenvolver *angina pectoris*, dispneia de esforço, arritmias, infartos etc.

Avaliação Clínica

A avaliação clínica de um paciente com DAOP deve seguir os princípios básicos da semiologia médica: anamnese, inspeção, palpação e ausculta.

Anamnese

Durante a anamnese, deve-se estar atento para a presença de fatores de risco para doença aterosclerótica, história familiar positiva para doenças vasculares, presença de outros eventos isquêmicos (AVC, IAM, angina) e, principalmente, a queixa de dor.

É de extrema importância estar atento à caracterização da dor, diferenciando a dor isquêmica, descrita acima, dos seus diagnósticos diferenciais (dor neurogênica, dor articular, dor osteomuscular).

Além disso, é necessário para diagnóstico e acompanhamento evolutivo, determinar a distância percorrida pelo paciente, determinando o grau de incapacidade gerado pela doença.

Inspeção

À inspeção, podem-se notar sinais de isquemia crônica, tais como rarefação ou ausência de pelos nas extremidades das pernas e alterações no crescimento, cor e forma das unhas que costumam estar acastanhadas e quebradiças. A pele, nas regiões distais, pode estar atrófica, seca e descamativa. Palidez nas extremidades e até cianose podem estar presentes. Em casos mais graves, evidencia-se atrofia muscular por desuso e, por vezes, pode-se desenvolver quadro de anquilose articular, caracterizada por rigidez e fixação da articulação, principalmente do joelho, provocada pela posição antálgica de flexão do membro pendente.

Palpação

À palpação, com o paciente em decúbito dorsal, o examinador com o dorso das mãos deve avaliar a possível diferença de temperatura entre os membros, sendo o mais isquêmico o mais frio. Em seguida, deve-se proceder a palpação abdominal, enfatizando presença de massas pulsáteis, seguida da palpação dos pulsos de acordo com a anatomia vascular.

Não há convenção para ordem da palpação de pulsos, porém é necessário padronizar uma rotina de modo que não se esqueça dos principais. Tende-se a iniciar a palpação pelos pulsos femorais, seguindo-se dos poplíteos, tibiais posteriores e pediosos. É necessário observar a amplitude e sempre comparar ao lado contralateral. Deve-se, também, sempre palpar e avaliar os pulsos carotídeos e dos membros superiores (axilar, braquial, radial e ulnar) para avaliação completa do paciente.

O pulso da artéria femoral comum é palpado logo abaixo do ligamento inguinal com o segundo, terceiro e quarto dedos da mão direita, em linha equidistante ente o púbis e cristas ilíacas anterossuperiores. O pulso poplíteo é palpado em região retropatelar, com joelho levemente fletido, com os dedos das duas mãos do examinador, pressionando o centro do oco poplíteo. O pulso pedioso é sentido um centímetro lateralmente a linha do tendão extensor do hálux, com uma mão, enquanto a outra mão coloca o pé em leve dorsiflexão. Com o pé na mesma posição, palpa-se o pulso tibial posterior na região retromaleolar. Vale lembrar, que 13% da população não apresenta pulso pedioso palpável bilateralmente, sem isto necessariamente significar doença isquêmica.

Durante a palpação dos pulsos, podem ser percebidas dilatações, sugestivas de aneurismas, e frêmitos, sugerindo estenoses severas ou presença de fístulas arteriovenosas.

Ausculta

Nesse momento do exame físico, ausculta-se os trajetos arteriais. A presença de sopros sugere turbilhonamento do fluxo, característicos de estenoses críticas ou fístulas.

Manobras Especiais

Essas manobras podem ser utilizadas para evidenciar achados do exame físico. A manobra de elevação das pernas, com repetidas flexões dos pés leva a palidez plantar, enchimento venoso retardado, seguido de rubor (hiperemia reativa) quando o membro inferior é colocado pendente.

Além disso, pode-se lançar mão, no ambulatório, do índice isquêmico ou índice tornozelo/braquial (ITB). Isso nada mais é do que o registro da pressão arterial de membros superiores e pressão das artérias tibial posterior ou artérias pediosas, com aparelho digital ou auxílio de um aparelho de Doppler portátil, seguindo o critério apresentado no Quadro 16-1.

Há boa correlação entre os valores do ITB com os sintomas funcionais, com a gravidade da DAOP e com o risco de mortalidade cardiovascular.

Diagnóstico e Classificação

Pacientes incluídos nos grupos de risco para desenvolvimento de DAOP devem ser questionados, sistematicamente, quanto aos sintomas de claudicação intermitente, dificuldade de marcha, dor em repouso e ferida de difícil cicatrização. Um ou mais destes fatores positivos, indica necessidade de investigação para DAOP.

Uma vez feito o diagnóstico através da anamnese e exame físico, o paciente é classificado em graus de doença. As classificações mais utilizadas no nosso meio são as de Fontaine e Rutherford (Quadro 16-2).

QUADRO 16-1 Índice Isquêmico (ou Índice Tornozelo/Braquial)

- ITB = maior PAS da artéria tibial posterior ou pediosa/PAS de membros superiores
- 1-1,3: normal
- \> 1,3: vaso calcificado não compressível
- < 0,9: marcador de DAOP: claudicação: 0,4-0,9
    - dor em repouso: < 0,4
    - isquemia ou necrose: < 0,25

QUADRO 16-2 Classificações de Fontaine e de Rutherford para DAOP

Classificação de Fontaine	Classificação de Rutherford
Estágio I = assintomático	Categoria 0 = assintomático
Estágio II a = claudicação intermitente limitante	Categoria 1 = claudicação leve
	Categoria 2 = claudicação moderada
Estágio II b = claudicação intermitente incapacitante	Categoria 3 = claudicação severa
Estágio III = dor isquêmica em repouso	Categoria 4 = dor em repouso
Estágio IV = lesões tróficas	Categoria 5 = lesão trófica pequena
	Categoria 6 = necrose extensa

Exames Complementares

Uma propedêutica adequada, fundamentada em anamnese minuciosa e exame físico cuidadoso levam ao diagnóstico de DAOP, na maioria dos casos. Uma vez diagnosticado e classificado, o paciente poderá ser submetido aos exames complementares pertinentes e tratamento adequado.

Exames de Triagem

São exames que podem ser solicitados pelo médico generalista a fim de elucidar a suspeita clínica de DAOP e quantificar possíveis lesões.

Ultrassonografia Doppler/Color Doppler

É um método bastante utilizado, por ser não invasivo e de relativo baixo custo. Fornece informações cada vez mais precisas sobre a geometria das lesões, a estrutura física da parede arterial, as relações anatômicas e o regime circulatório no nível da lesão e a distância.

A sua utilização como exame de triagem é indiscutível, sendo em muitos casos o primeiro exame complementar a ser solicitado para fins diagnósticos e, principalmente, para acompanhamento da doença.

Tem como desvantagens: dificuldade de se visualizar as artérias distais e é um método examinador-dependente.

Exames Diagnósticos e para Programação Cirúrgica

São exames invasivos que utilizam meio de contraste e possibilitam diagnóstico mais apurado das lesões, possibilitando programação cirúrgica. Devem ser indicados pelo cirurgião vascular ou angiologista baseado na particularidade de cada caso e na indicação cirúrgica.

Arteriografia

É o exame padrão-ouro utilizado para programação cirúrgica de pacientes com DAOP. Porém, com o advento da tecnologia e evolução dos métodos complementares não invasivos dotados de alta definição, seu uso tem sido cada vez mais restrito e menos indicado.

Tem suas indicações bem precisas em pacientes destinados ao tratamento cirúrgico ou endovascular. É realizado através da punção, com material apropriado, de uma artéria previamente selecionada e, através de injeção de meio de contraste iodado, sob um aparelho de radioscopia, mapeiam-se as artérias a serem analisadas.

Pode ser realizada em regime ambulatorial, exceto em pacientes com insuficiência renal, diabéticos graves e alérgicos, nos quais a hidratação, medidas de nefroproteção e dessensibilização requerem hospitalização.

É um método invasivo, com riscos de complicações relacionadas com o local da punção, às manobras intra-arteriais com o manuseio do cateter, além das reações ao uso do contraste e ao uso da radiação.

Angiotomografia

A angiotomografia é um método consagrado e, atualmente, amplamente utilizado no diagnóstico, na avaliação pré-operatória e no acompanhamento pós-operatório dos pacientes com doenças vasculares.

O acentuado desenvolvimento tecnológico e a refinada engenharia de *softwares* permitiram a realização de exames com alta sensibilidade e especificidade para diagnóstico e aquisição de imagens e técnicas de reconstrução com grande refino e menor quantidade de radiação.

No que tange à DAOP, a angiotomografia é indicada pelo especialista para quantificar o grau e a extensão dos segmentos estenosados, avaliar a existência de comprometimento concomitante de vasos viscerais e identificar o tipo e a extensão de circulação colateral.

Sendo assim, as principais indicações da angiotomografia dos membros inferiores são: avaliação pré-operatória, demonstrando nível, quantidade e severidade das estenoses, assim como a composição das lesões; avaliação pós-operatória de *stents*, enxertos ou aneurismas; destacar possíveis diagnósticos diferenciais.

As desvantagens do método são o alto custo e, principalmente, o uso de radiação e de meio de contraste iodado, podendo prejudicar a função renal do paciente e sendo utilizados com restrições nos casos de alergia.

Ressonância Nuclear Magnética (RNM)

A RNM tem merecido atenção no estudo da circulação periférica, em decorrência da capacidade de proporcionar imagens de alta qualidade. Tem como vantagem em relação à angiotomografia a não utilização de contraste iodado.

Há trabalhos que demonstram boa relação das imagens da RNM em confronto com a arteriografia convencional, no estudo da circulação dos membros, sendo, portanto, um método bastante promissor na avaliação desses pacientes. Porém, alguns estudos demonstram que a RMN superestima as lesões vasculares, estando ainda com indicações menos frequentes do que os outros exames.

Apresenta também como limitação o seu altíssimo custo, pouca disponibilidade do aparelho em centros hospitalares e as contraindicações específicas aos métodos (uso de marca-passo e outros dispositivos; gravidez; insuficiência renal; claustrofobia)

Tratamento

Uma vez feito o diagnóstico de DAOP, após anamnese e exame físico, com ou sem confirmação por exame complementar, algumas medidas devem ser implementadas como tratamento e prevenção de progressão da doença (Quadro 16-3).

QUADRO 16-3 Tratamento da DAOP

- Medidas não farmacológicas
  - Cessação do tabagismo
  - Programa de caminhadas
  - Cuidado com os pés
- Medidas farmacológicas
  - Estatinas
  - Tratamento anti-hipertensivo
  - Controle estrito da glicemia em diabéticos
  - Terapia antiplaquetária
  - Vasodilatadores arteriais
- Tratamento cirúrgico

Medidas Não Farmacológicas

Cessação do Tabagismo

É a medida de maior impacto no controle dos pacientes. Existem evidências em trabalhos científicos que demonstram melhora sintomática em 85% dos pacientes que cessaram o tabagismo. Além disso, produz impacto na redução da mortalidade em 10 anos de 54% para 18%.

Diminui ainda a gravidade da claudicação e o risco de progressão para dor em repouso.

Programa de Caminhadas

É necessário estimular o paciente a caminhar pelo menos 30 minutos por dia, mais de três dias na semana, por pelo menos 6 meses. Ao sentirem dor submáxima (pontuação de 3 em uma escala de 1 a 5), eles devem parar até a dor desaparecer e, em seguida, reiniciar a caminhada.

O exercício para pacientes com claudicação intermitente estável é mais efetivo do que a angioplastia e a terapia antiplaquetária para aumentar a distância útil, uma vez que estimula a formação de circulação colateral e evita o arteriospasmo.

Cuidado com os Pés

São medidas simples, de grande impacto e que devem sempre ser orientadas pelo médico assistente.

Deve-se orientar os pacientes a examinarem os pés diariamente, em busca de rachaduras, feridas, intertrigos, calos e ceratoses. Além disso, lavar os pés diariamente com água morna e sabonete neutro, secando-os suave e completamente. Cuidados com as unhas, hidratação vigorosa da pele, uso de calçados confortáveis e evitar manipulação de cutículas devem ser alertados, entre outros cuidados simples.

Em caso de úlcera, esta deve ser mantida limpa através de lavagens diárias com sabonete neutro ou com soro fisiológico e deve ser coberta com curativo seco e limpo. Pacientes com DAOP ou diabetes devem consultar um médico quando uma úlcera não cicatriza em aproximadamente 7 dias.

Medidas Farmacológicas

Paciente com DAOP devem ter controle rigoroso dos fatores de risco a fim de que se evite a progressão da doença. Manutenção do nível pressórico em valores adequados, controle glicêmico rigoroso e controle da dislipidemia fazem parte do tratamento obrigatório para os pacientes com DAOP.

Sendo assim, todos os pacientes com fatores de risco devem ser tratados adequadamente.

Estatinas

Tem como objetivo terapêutico diminuir o colesterol total e do LDL para cifras menores que 100 mg/dL (menor que 70 mg/dL em pacientes com DAOP associada à doença aterosclerótica em outro sítio e diabéticos) e dos triglicerídeos para abaixo de 150 mg/dL.

Tratamento Anti-hipertensivo

É necessário manter os pacientes com níveis pressóricos abaixo de 130 × 80 mmHg. Deve-se lembrar, porém, que os sintomas de claudicação podem ser exacerbados ou iniciados após o controle da pressão arterial, independente da droga utilizada.

O uso de betabloqueadores beta 1-seletivos em pacientes com DAOP é seguro, porém, naqueles gravemente afetados deve ser evitado.

Controle Estrito da Glicemia em Diabéticos

Deve-se ter como objetivo terapêutico manter a hemoglobina glicada menor que 7% e mais próxima de 6%.

Esse fato comprovadamente leva a menor incidência de complicações microvasculares e diminui também o risco de morte por causa cardiovascular.

Terapia Antiplaquetária

Essa terapêutica é indicada em todos os pacientes sintomáticos e os assintomáticos com evidência de aterosclerose em outro sítio. Tem efeito no retardo da evolução morfológica da doença, além de reduzir o risco de formação de trombos. Comprovadamente, reduz a necessidade de intervenção cirúrgica e a falência do enxerto dos pacientes revascularizados.

Aspirina é a droga de escolha. Doses de 75-150 mg/dia são efetivas tanto quanto doses maiores (> 150 mg/dia) e com menor risco de complicações como intolerância e sangramento gastrointestinais.

O clopidogrel é usado na dose de 75 mg/dia em pacientes com intolerância à aspirina ou, em conjunto com a aspirina, em pacientes já revascularizados com uso de *stent*. Tem como desvantagem, o custo mais elevado.

Vasodilatadores Arteriais

A maioria desses fármacos contribui, de forma direita ou indireta, para redução do estímulo simpático na parede dos vasos e para relaxamento das fibras de músculo liso, ainda com discreta ação antiagregante plaquetária.

Atualmente, o medicamento mais utilizado é o cilostazol, na dose de 50 a 100 mg, duas vezes ao dia, longe das refeições. Tem efeito no aumento da distância percorrida e no alívio da dor. Tem custo elevado, porém efeito clínico perceptível pelo paciente. Está contraindicado em casos de insuficiência cardíaca.

Além disso, há a pentoxifilina, medicamento de segunda linha, muito utilizado quando há contraindicação ao uso do cilostazol, ou associado em casos refratários. Preconiza-se a dose de 400 mg a 1.200 mg/dia.

Tratamento Cirúrgico

A maioria dos pacientes com DAOP é controlada apenas com tratamento clínico e devem ser acompanhados clinicamente e com exames não invasivos, como citado anteriormente. Porém, alguns necessitam de terapia intervencionista. Nesses casos específicos, deverão ser encaminhados ao especialista em cirurgia vascular que irá avaliar e indicar exames de melhor acurácia para diagnóstico mais preciso das lesões e indicar abordagem cirúrgica.

A abordagem cirúrgica se dá de diferentes maneiras: cirurgia de revascularização por técnica endovascular com angioplastia ou técnica convencional com *bypass* com uso de enxertos biológicos ou sintéticos. Alguns casos específicos não são aptos à cirurgia de revascularização, estando indicada a amputação primária. Essas particularidades são de encargo do cirurgião vascular que avaliará o caso e indicará a melhor estratégia.

No âmbito do clínico geral, a grande questão é: quando encaminhar o paciente com DAOP ao especialista? De um modo geral, deve-se encaminhá-lo quando o paciente começa a apresentar falência de resposta ao tratamento clínico otimizado.

Isto é, uma vez que o paciente apresentar sinais de descompensação da doença, tal como dor incapacitante que limita o paciente de exercer suas atividades cotidianas, e sinais de isquemia crítica de membro inferior, como dor em repouso; além da presença de alterações tróficas como úlcera isquêmica ou gangrena.

Conclusão

A DAOP é uma doença de prevalência relativamente alta na população geral. O manejo clínico é o pilar do tratamento dessa afecção. Do ponto de vista ambulatorial e do médico generalista, deve-se estar atento aos fatores de risco e fazer diagnóstico precoce dessa doença. Uma vez realizado o manejo clínico e farmacológico, é de extrema importância estar atendo aos critérios de descompensação da doença e encaminhar o paciente ao médico especialista.

DOENÇA VENOSA CRÔNICA

A doença venosa é uma condição permanente de insuficiência na circulação venosa dos membros inferiores, de forma que o sangue não retorna de forma adequada para o coração. Essa doença compreende, principalmente, as varizes essenciais de membros inferiores e a insuficiência venosa crônica (IVC), com suas diversas complicações.

As varizes são veias superficiais dilatadas e tortuosas que apresentam incompetência das válvulas internas, acarretando refluxo sanguíneo no sentido distal do membro e, como consequência, a hipertensão venosa.

A IVC, por outro lado, consiste no conjunto de alterações da pele e tecido subcutâneo, decorrentes de uma hipertensão venosa de longa duração, causada por insuficiência valvular e/ou obstrução venosa.

Epidemiologia

A doença venosa constitui a sétima doença crônica mais frequente na espécie humana. Nos países ocidentais, sua prevalência é maior do que 20%, com aumento progressivo com a idade, chegando a 80% em uma população com idade média de 60 anos. Tem como característica afetar mais o sexo feminino, em razão de fatores gestacionais e obesidade. No Brasil, a prevalência da doença varicosa chega a 47,6% com úlceras de estase em 3,6% desta população.

Esta doença pode causar morbidade significativa, principalmente a úlcera de estase venosa, que afeta a produtividade no trabalho, gerando aposentadorias por invalidez, além de restringir as atividades da vida diária e de lazer. Alguns indivíduos acometidos podem sentir dor relevante, perda de mobilidade funcional e piora da qualidade de vida.

Fatores de Risco

Apesar não ser ainda consenso, a maioria dos autores destaca como fatores de risco para a doença venosa os seguintes dados:

- *Hereditariedade:* fatores genéticos.
- *Idade:* aumento da prevalência com o envelhecimento.
- *Gênero:* mulheres são mais afetadas, principalmente durante a gestação.

- *Etnia:* população afro-asiática é menos acometida.
- *Ortostatismo:* sobrecarga da circulação no sentido antigravitacional.
- *Obesidade:* aumento da sobrecarga e maior resistência ao retorno venoso.

Anatomia

O sistema venoso dos membros inferiores é composto por três unidades que fisiologicamente interagem entre si: as veias profundas, as veias superficiais e as veias perfurantes. Todas têm como característica serem providas de válvulas que direcionam o fluxo sanguíneo de volta ao coração, no sentido antigravitacional. As veias perfurantes comunicam os dois sistemas, superficial e profundo, promovendo o desague do fluxo sanguíneo no sistema profundo.

Outro componente importante do sistema circulatório venoso dos membros inferiores é a musculatura da panturrilha, que atua como bomba propulsora do sangue em direção ao coração.

As Figuras 16-1 e 16-2 descrevem o funcionamento normal e alterado do sistema venoso de membros inferiores e a anatomia deste sistema.

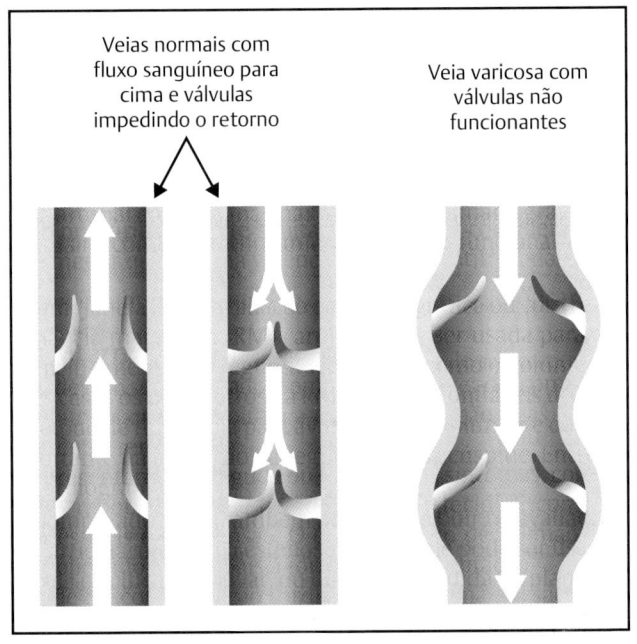

Fig. 16-1. Comparação do funcionamento do sistema venoso (membros inferiores): normal e alterado. Ilustração de Carlos Fernando de Figueiredo Albuquerque.

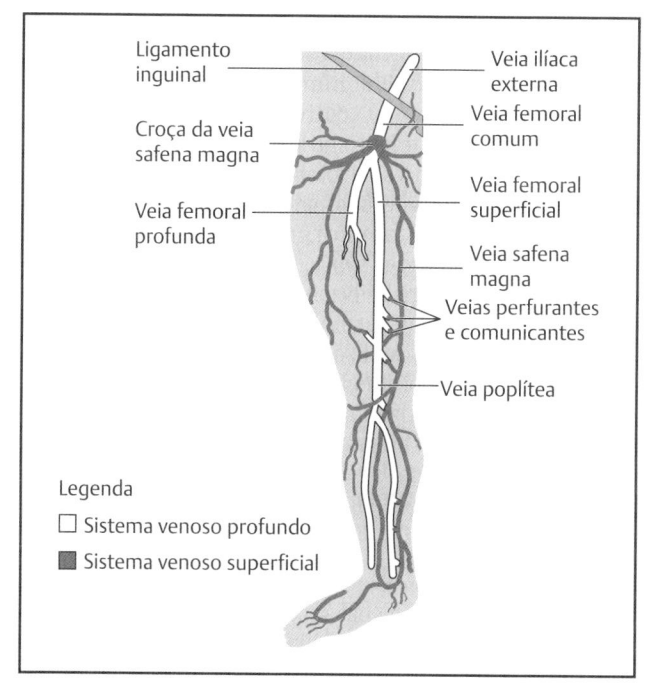

Fig. 16-2. Anatomia do sistema venoso de membros inferiores.
Ilustração de Carlos Fernando de Figueiredo Albuquerque.

Fisiopatologia

Os distúrbios venosos crônicos, tanto a doença varicosa de membros inferiores quanto a IVC, têm como principal fisiopatologia a hipertensão venosa e comprometimento do retorno venoso sanguíneo. Esses decorrem de inúmeros mecanismos, incluindo a incompetência valvular, obstrução venosa e mau funcionamento da bomba muscular da panturrilha.

A incompetência valvular decorre do fechamento inadequado das válvulas no interior das veias responsáveis por manter o fluxo unidirecional do sangue. Acarreta, portanto, refluxo do sangue no sentido distal do membro. A incompetência pode ser primária ou secundária, quando decorrente de sequela de trombose venosa profunda. Esta incompetência valvular pode afetar apenas um ou os três sistemas venosos em conjunto. Se houver incompetência das válvulas do sistema profundo isoladamente, o paciente apresentará hipertensão venosa profunda, sem necessariamente apresentar varizes nos membros. Do mesmo modo, o paciente pode apenas apresentar incompetência valvular do sistema superficial. Nesse caso, o paciente apresentará apenas varizes, sem refluxo de sistema profundo.

A obstrução venosa, geralmente decorrente de uma trombose venosa profunda, pode levar a um quadro de hipertensão venosa ocasionada pelo aumento súbito da resistência vascular. Nesses casos, os sistemas perfurante e superficial ficam sobrecarregados. Isto é, a obstrução do fluxo por trombo acarreta um aumento da resistência à passagem do fluxo sanguíneo, levando à sobrecarga do sistema venoso à montante. Entretanto, mesmo nos casos em que ocorre a recanalização da TVP, haverá um espessamento parietal inflamatório levando à incompetência valvular secundária, contribuindo ainda mais para a hipertensão venosa.

Por fim, vários fatores diferentes podem afetar a bomba muscular da panturrilha, levando à hipertensão venosa. Dentre eles, fatores musculares e neurológicos que impedem o bom funcionamento do músculo; além do próprio desuso causado pela dor ou por úlcera venosa na IVC perpetuando a hipertensão venosa.

Manifestações Clínicas

Os principais sinais da doença venosa são aparecimento de telangectasias, veias reticulares e veias varicosas nos membros inferiores. Com o avançar da doença e consequente aumento da dilatação e tortuosidades das veias, a varicose pode se tornar dolorosa. Essas varizes são ainda propensas à inflamação (tromboflebite) e sangramentos.

Os sintomas comumente relatados na doença venosa são dor, edema e úlceras em membros inferiores. A dor geralmente é descrita como uma sensação de peso com piora com o ortostatismo e que alivia com elevação dos membros. O edema é ascendente, tendo seu ponto inicial o tornozelo, e piora no final do dia.

Em casos mais avançados, alterações da pele podem ocorrer. Essas alterações incluem a pigmentação perimaleolar, espessamento do subcutâneo, atrofia da pele levando a regiões fibróticas que podem culminar em úlceras.

Diagnóstico

O diagnóstico da doença venosa é clínico, sugerido pela anamnese e confirmada pelo exame físico.

Anamnese

Na anamnese, é importante caracterizar a dor. Geralmente, o paciente refere a dor como sensação de peso nos membros, principalmente após ortostatismo prolongado, ao final do dia. Além disso, costuma caraterizá-la como dormência, sensação de queimação e prurido. No mais, a maioria dos pacientes refere alívio desses sintomas com a elevação dos membros.

Outra queixa comum do paciente com doença venosa é o edema. De característica ascendente, de início no tornozelo e acometimento cranial, é caracterizado como vespertino, pois piora ao longo do dia.

Deve-se sempre questionar o paciente quanto à duração dos sintomas, a história de doenças anteriores, especialmente a trombose venosa ou tromboflebite superficial, e traumatismos prévios dos membros, no caso de pacientes com úlceras.

Em mulheres em idade fértil com queixas de varizes, deve-se atentar para o uso de anticoncepcional, disfunções hormonais e gestações prévias.

Exame Físico

O exame físico deve sempre ser realizado em ambiente com boa iluminação. Solicitar que o paciente permaneça em ortostatismo para facilitar a visualização dos sinais da doença. Deve-se sempre palpar pulsos arteriais para detectar possível presença de doença arterial obstrutiva periférica.

De início, à ectoscopia, é preciso observar alguns sinais que são de extrema importância na caracterização do quadro como:

- *Dermatite:* geralmente sugere IVC avançada, mas pode ser consequente à reação de hipersensibilidade ao tratamento tópico.
- *Lipodermatoesclerose:* inflamação e fibrose localizada da pele e tecido subcutâneo, às vezes associada a cicatrizes e contratura do tendão de Aquiles. Pode ser precedida por edema inflamatório difuso, em geral doloroso. Sugere IVC avançada.

- *Telangiectasia:* confluência de vênulas intradérmicas dilatadas com calibre inferior a 1 mm.
- *Atrofia branca:* área localizada de pele atrófica, frequentemente circular, de cor branca, circundada por capilares dilatados e por vezes, hiperpigmentação. Não deve ser confundida com áreas cicatriciais de úlceras.
- *Hiperpigmentação:* coloração escurecida da pele, em tom amarronzado, ocasionada pelo extravasamento de sangue. Pode ser caracterizada também como dermatite ocre. Geralmente em região maleolar, mas pode se estender à perna e ao pé, caracterizando o "sinal da bota".
- *Edema:* mole, frio, pode vir acompanhado de cacifo. Geralmente de leve/moderada intensidade.

À palpação, devem-se examinar as veias dilatadas e tortuosas, caracterizando e quantificando-as. Essas podem ser:

- *Veias reticulares:* subdérmicas, azuladas, usualmente tortuosas, com calibre de 1 a 3 mm. Podem ser normais em pessoas com pele fina e transparente.
- *Veias varicosas:* subcutânea, dilatada, geralmente tortuosa, com diâmetro ≥ 3 mm, medida em posição ortostática. Pode envolver veias safenas, tributárias de safenas ou veias superficiais colateriais. Geralmente tortuosas.

Classificação

Após avaliar e examinar o paciente com doença venosa deve-se classificá-lo de modo a uniformizar o diagnóstico, de forma a deixar o acompanhamento clínico de forma mais universal, direcionar o tratamento e facilitar estudos científicos e dados epidemiológicos.

Existem várias classificações, porém a mais utilizada mundialmente é a classificação CEAP, que tem por base os sinais clínicos (C), etiologia (E), distribuição anatômica (A) e alterações fisiopatológicas (P). O Quadro 16-4 mostra a Classificação CEAP, atualizada em 2004.

Na prática clínica, a classificação clínica de C0 a C6 é a mais utilizada, por ser mais prática e traduzir o diagnóstico diretamente.

QUADRO 16-4 Classificação CEAP

	Classificação clínica [C], *clinical signs*
C0	Sem sinais visíveis ou palpáveis de doença venosa
C1	Telangectasias e/ou veias reticulares
C2	Veias varicosas
C3	Veias varicosas mais edema
C4a	Hiperpigmentação ou eczema
C4b	Lipodermatoesclerose ou atrofia branca
C5	Úlcera venosa cicatrizada
C6	Úlcera ativa
Classe s	Sintomático – dor, sensação de aperto, irritação da pele, sensação de peso, câimbras musculares ou outras queixas atribuíveis à disfunção venosa
Classe a	Assintomático

QUADRO 16-4 Classificação CEAP *(Continuação)*

Classificação Etiológica [E], *etiology*	
Ec	Congênita
Ep	Primária
Es	Adquirida ou secundária (pós-trombótica)
En	Sem causa definida
Classificação Anatômica [A], *anatomic distribution*	
As	Veias superficiais
Ad	Veias profundas
Ap	Perfurantes
An	Localização não definida
Classificação Fisiopatológica [P], *pathophysiological*	
Pr	Refluxo
Po	Obstrução
Pr,o	Refluxo e obstrução
Pn	Sem fisiopatologia identificada

Adaptado das Diretrizes da SBACV (Sociedade Brasileira de Angiologia e Cirurgia Vascular), 2015

Exames Complementares

O exame físico, embora revele a presença da doença venosa, não é suficiente para localizar e quantificar os defeitos funcionais e anatômicos. Para a adequada caracterização e conduta torna-se necessária a utilização de exames complementares.

Ultrassonografia com Doppler colorido é o principal método de imagem utilizado. Ele é solicitado para avaliar refluxo nos sistemas profundo e superficial, além de detectar sinais de trombose venosa profunda e, principalmente, fazer diagnóstico diferencial de edema em membros inferiores. Além disso, mapeia as veias perfurantes insuficientes. É uma importante ferramenta para programação cirúrgica e outros tratamentos invasivos. Tem como vantagens baixo custo e alta disponibilidade em centros hospitalares, além de ser inócuo ao paciente. Porém, é um exame avaliador-dependente, podendo apresentar diferenças nos resultados.

A **flebografia do membro inferior** é feita através de punção de uma veia previamente selecionada e, com uso de contraste iodado, mapeam-se as veias a serem estudadas.

Muito utilizada no passado, era indicada nos casos de dúvida diagnóstica ou nos casos de síndromes pós-flebíticas, quando havia necessidade de confirmar a existência de obstrução do sistema venoso profundo. Hoje, com o uso do eco-Doppler colorido, a sua indicação foi bastante reduzida, sendo utilizada apenas pelo cirurgião vascular em casos selecionados em que se mantenha a dúvida diagnóstica ou suspeita de malformações arteriovenosas.

Tem como desvantagem ser um método invasivo, com possibilidade de complicações da punção e do uso de contraste iodado e de radiação.

Tratamento
A abordagem terapêutica da doença venosa inclui medidas clínicas e cirúrgicas. O tratamento clínico pode ser instituído pelo médico generalista, no entanto, o paciente deve ser sempre encaminhado ao angiologista ou cirurgião vascular para avaliação de necessidade de intervenção.

Tratamento Clínico
O tratamento clínico é o pilar terapêutico da doença venosa e baseia-se em medidas gerais, farmacológicas e compressão elástica.

- *Medidas gerais:* por se tratar de uma doença crônica e insidiosa, é necessária a correta orientação sobre mudanças no estilo de vida como, por exemplo, perda de peso, prática de atividade física, evitar longa permanência na posição sentada ou ortostatismo. Deve-se instituir a elevação dos membros inferiores que auxilia o retorno venoso, reduz a pressão venosa e diminui o edema. Ao deitar, as pernas devem ser mantidas acima do nível do coração. Deve-se evitar também o uso de roupas apertadas e saltos inapropriados.

Tratamento Farmacológico
Os diversos tipos de medicamentos vasoativos (flebotônicos) possuem efeitos nos variados sintomas, podendo ser utilizados como terapêutica complementar. Sendo assim, não devem substituir os hábitos de vida que melhoram a estase venosa, nem a utilização das meias de compressão elástica.
- *Diosmina/Hesperidina:* é um composto de bioflavonoide com fitoterápico, potente antivaricoso sistêmico e vasoprotetor utilizado no tratamento dos distúrbios venosos e da circulação periférica de retorno, além de diminuir a permeabilidade capilar. Em diversos estudos, a melhora dos sintomas relacionados com IVC foi estatisticamente significativa.
- *Rutina (Flavonóide natural):* atua principalmente reduzindo a permeabilidade da parede dos capilares e aumentando a resistência capilar, tendo ação na pigmentação.
- *Pentoxifilina:* seu uso ainda não é consenso, mas é bastante recomendada quando há úlceras de estase. Comprimidos de 400 mg. Posologia: 800-1.200 mg/dia, de preferência às refeições.

Elastocompressão
O suporte elástico é uma necessidade por toda a vida para a maioria dos pacientes. A adesão correta dos pacientes ao uso das meias elásticas previne as consequências tardias da hipertensão venosa crônica e alivia os sintomas da doença. Devem ter compressão gradual e cobrir dos pés ao joelho, pois a ação muscular no retorno venoso ocorre, fundamentalmente, na região das panturrilhas.

As meias devem ser colocadas pela manhã, logo que o paciente acorda e antes que ocorra edema nos membros. Cabe ao médico a prescrição correta da meia, com pressão adequada. É necessário fazer medidas específicas na hora da compra, para o correto tamanho da mesma.

As contraindicações ao uso de meia elástica são a presença de doença arterial obstrutiva crônica de membros inferiores, insuficiência cardíaca descompensada, presença de abcessos, dermatite exsudativa, úlcera de membros inferiores e alergia a algum componente da meia.

Tratamento Invasivo
Aproximadamente 8% dos pacientes com a doença necessitam de tratamento cirúrgico. Deve-se ter em mente que os pacientes que apresentam refluxo de sistema venoso profundo

isoladamente não têm indicação de tratamento cirúrgico. Nesses casos, deve-se instituir o tratamento clínico com fármacos e elastocompressão. Além disso, nos pacientes com obstrução do sistema profundo, há contraindicação ao tratamento do sistema venoso superficial, uma vez que a drenagem venosa será realizada por essa via.

As principais indicações para o tratamento cirúrgico são os aspectos estéticos, a persistência dos sintomas apesar do tratamento clínico ou presença de complicações recorrentes, como flebite, celulite e úlceras infectadas. A técnica cirúrgica escolhida dependerá do tipo de doença venosa subjacente e será indicada corretamente pelo cirurgião vascular.

- *Escleroterapia:* consiste na injeção de agentes esclerosantes diretamente sobre o vaso alterado. Dentro os agentes utilizados, os mais difundidos são a glicose hipertônica e a etanolamina (Ethamolin). Esta abordagem costuma ser mais empregada em pacientes com telangiectasias ou varizes de até 2 a 3 mm. As sessões de escleroterapia realizadas no consultório têm caráter extremamente lento, podendo durar desde algumas semanas até vários meses, dependendo da quantidade de telangiectasias, do número de aplicações realizadas em cada sessão e da exigência estética de cada paciente. Como complicação, têm-se manchas hipercrômicas e pequenas áreas de necrose na pele.
- *Injeção de espuma de polidocanol:* esta técnica tem como alvo principal as varizes de médio e grosso calibre, incluindo as safenas insuficientes e varicosas. É realizada sendo guiada por EcoDoppler e sua proposta é substituir a cirurgia convencional em paciente com alto risco cirúrgico ou como adjuvante no tratamento cirúrgico em que há varizes residuais. Para esse tipo de tratamento, usa-se principalmente o polidocanol, um agente detergente esclerosante, que quando misturado ao ar, forma uma solução com aspecto de espuma que, dentro do vaso, causa reação inflamatória levando a oclusão dos vasos insuficientes. Como complicações já foram descritas manchas hipercrômicas, pequenas tromboflebites ou tromboses venosas e, em casos mais raros, embolia.
- *Cirurgia:* a cirurgia convencional é indicada pelo cirurgião vascular baseado nas queixas e na anatomia das varizes. A cirurgia pode englobar a retirada da safena e das tributárias insuficientes, ou apenas das tributárias afetadas, poupando a safena. As veias a serem extraídas são mapeadas através de um exame de eco-Doppler prévio e, com uma caneta específica, são marcadas no paciente em ostortase minutos antes da cirurgia. Depois, são realizadas várias incisões de 2-3 mm ao longo dos trajetos das veias selecionadas e, caso haja retirada da safena magna, a mesma é dissecada e ligada na altura da região inguinal e retirada com um fleboextrator específico numa contra incisão, ao nível do maléolo medial. Essa técnica vem sendo substituída pelos tratamentos mais modernos, ablação por radiofrequência ou por laser, mas ainda tem sua indicação muito bem estabelecida. Tem como desvantagens a dor no pós-operatório, hematomas, infecção de feridas operatórias, trombose venosa profunda e retardo no retorno as atividades quotidianas do paciente.
- *Ablação com radiofrequência:* essa técnica consiste em ablação térmica intraluminal com ondas de radiofrequência gerada por um microcateter que navega dentro da veia a ser tratada. Realizada com auxílio do eco-Doppler, atualmente, é utilizada no tratamento de safenas e tributárias insuficientes, com bons resultados. Tem como vantagem sobre o tratamento cirúrgico convencional, a menor taxa de hematomas e menos dor no pós-operatório. Tem como desvantagem, o alto custo.
- *Ablação com* laser: é uma técnica minimamente invasiva, em que um microcateter usa laser de comprimento de ondas que causam bolhas de ebulição que produzem um efeito térmico no endotélio, gerando adesão da parede e oclusão do vaso afetado. É realizada com auxílio do aparelho de Doppler e utilizada no tratamento de veias safenas e tributári-

as insuficientes, com bons resultados. Estudos indicam a possibilidade de tratamento de veias perfurantes com o *laser* também. Apresenta menor taxa de complicação, com menos dor no pós-operatório, menos hematomas e menor taxa de recanalização. Como desvantagem, apresenta elevado custo.

Complicações

Como complicação da doença venosa, principalmente a IVC, tem-se a úlcera de estase venosa. Pode ser iniciada por trauma ou espontaneamente. Apresenta grande variação na profundidade e no tamanho, podendo se apresentar de forma recorrente. Localizam-se comumente na face medial da perna, próximas ao maléolo medial. Geralmente são rasas, apresentam bordos irregulares, com base vermelha e exsudato serohemático ou seropurulento e pigmentação ao redor.

A bota de Unna (pasta à base de óxido de zinco, glicerina e gel associado à compressão elástica) é uma excelente opção para o tratamento. Além de manter o ambiente da lesão apropriado, controla sua hidratação, absorve o excesso de secreção e evitam a maceração das bordas das feridas. Atualmente, existem os chamados curativos bioativos, obtidos por engenharia genética e que atuam especificamente em uma ou mais fases da cicatrização.

Embora a não adesão ao tratamento clínico seja a causa mais comum da não cicatrização da úlcera, outras causas devem ser excluídas, principalmente a insuficiência arterial. O diagnóstico bacteriológico e o uso de antibióticos rotineiramente não são recomendados, uma vez que não apresentam influência no diagnóstico, no tratamento e no prognóstico. Ressalva-se o uso de antibióticos nos casos de infecções com manifestações sistêmicas.

Em casos de persistência da úlcera a despeito do tratamento adequado ou alteração evolutiva de seu aspecto, uma biópsia deve ser realizada para a exclusão de carcinoma basocelular ou escamoso.

Conclusão

A doença venosa crônica consiste principalmente em duas entidades: a doença varicosa e a IVC. É sabido que essa doença tem grande impacto na população em razão do comprometimento funcional, na maioria dos casos. Porém, sabe-se que com o diagnóstico correto e implementação do tratamento básico, além dos diversos tratamentos invasivos realizados pelo cirurgião vascular, pode-se alcançar uma boa resposta com grandes resultados tanto estéticos quanto em qualidade de vida.

BIBLIOGRAFIA

Cronenwett JL, Johnston KW. *Rutherford's vascular surgery* 8th ed. Philadelphia, Elsevier; 2014.

De Brito CJ. *Cirurgia Vascular – Cirurgia endovascular – Angiologia*, 3.ed. Rio de Janeiro: Editora Revinter; 2014. 2362p.

Kikuchi R, Campos Junior W, de Moura LRM. *Insuficiência venosa crônica: diagnóstico e tratamento*. Projeto Diretrizes - Sociedade Brasileira de Angiologia e Cirurgia Vascular [Internet] Disponível em: http://www.sbacv.com.br/lib/media/pdf/diretrizes/insuficiencia-venosa-cronica.pdf

Presti C, Covre MR. *Doença arterial periférica obstrutiva de membros inferiores – Diagnóstico e tratamento*. [Acesso em 2015)]. 33p. Projeto Diretrizes - Sociedade Brasileira de Angiologia e Cirurgia Vascular [Internet]. Disponível em: http://www.sbacv.com.br/lib/media/pdf/diretrizes/daopmmii.pdf

17 Trombose Venosa Profunda

Gabriel Pesce de Castro da Silva ▪ *Isabella Sued Leão*
Nathalie Carvalho Leite

INTRODUÇÃO

A trombose venosa profunda (TVP) e o tromboembolismo pulmonar (TEP) são manifestações de uma doença única, o tromboembolismo venoso (TEV). A TVP é caracterizada pela presença de um trombo em um dos vasos do sistema venoso profundo. Este processo ocorre, principalmente, nos membros inferiores, em veias profundas da musculatura da panturrilha, local com menor risco de embolia pulmonar (EP). No entanto, quando acomete o sistema venoso proximal ou veias poplíteas, torna-se um distúrbio potencialmente grave, podendo cursar com complicações importantes.

Rudolf Virchow descreveu três fatores importantes para o desenvolvimento de trombose venosa: 1) estase venosa; 2) lesão vascular; 3) hipercoagulabilidade. Esses fatores são conhecidos como tríade de Virchow. A estase venosa pode ocorrer como resultado de qualquer fator que obstrua ou reduza o fluxo sanguíneo venoso, o que resulta em um aumento da viscosidade e induz a formação de microtrombos, os quais podem não se dissipar pela corrente sanguínea, aumentando de tamanho e propagando-se. Já a lesão vascular, principalmente o dano endotelial, pode ser intrínseco ou secundário ao trauma externo, resultado de uma injúria acidental ou cirúrgica. Por fim, o estado de hipercoagulabilidade ocorre por um desequilíbrio entre fatores pró e anticoagulantes. A origem da trombose venosa é, frequentemente, multifatorial, sendo a tríade de Virchow uma importante variável.

As principais complicações decorrentes dessa doença são: insuficiência venosa crônica/síndrome pós-trombótica (edema e/ou dor em membros inferiores, dermatite ocre, ulcerações na pele) e embolia pulmonar. Esta última tem grande importância clínica por seu alto índice de mortalidade. Para minimizar os riscos de EP fatal, a realização do rápido diagnóstico e da terapêutica precoce são cruciais.

ETIOLOGIA

Diversos fatores, geralmente combinados, contribuem para a gênese da TVP. Estes fatores de risco podem ser classificados em adquiridos ou congênitos (Quadro 17-1).

QUADRO 17-1 Fatores de Risco para TVP

Fatores de risco hereditários	Fatores de risco adquiridos
Mutação do fator V (Fator V de Leiden)	Cirurgia
Hiper-homocisteinemia	Malignidade
Deficiência de proteína S	Trauma
Deficiência de proteína C	Gestação
Deficiência de antitrombina	Imobilidade em viagens prolongadas
Mutação do gene da protrombina	Obesidade
Deficiência de plasminogênio	Contraceptivos orais/reposição hormonal
Deficiência de fator XII	TVP/TEP prévios
Aumento do inibidor do ativador de plasminogênio	Varicosidade de veias periféricas
	Idade > 40 anos
	Paresia de membros
	Síndrome do anticorpo antifosfolipídeo

DIAGNÓSTICO

Manifestações Clínicas e Exame Físico

Manifestações clínicas locais incluem: aumento de volume de membro (forte suspeita quando há edema unilateral); dor; eritema ou cianose; febre baixa; dilatação do sistema venoso superficial. Em alguns casos, a hemoglobina desoxigenada nas veias estagnadas imprime uma tonalidade cianótica ao membro, condição denominada flegmasia *cerulea dolens*. Em pernas muito edemaciadas, a pressão intersticial pode exceder a perfusão capilar, ocasionando palidez, distúrbio denominado flegmasia alba *dolens*.

O quadro clínico pode apresentar: 1) dor; 2) edema; 3) eritema local; 4) cianose; 5) dilatação do sistema venoso superficial; 6) aumento da temperatura local; 7) empastamento de musculatura da panturrilha.

Existem alguns sinais semiológicos que também podem estar presentes:

- *Sinal de Homans:* dor com dorsiflexão do pé.
- *Sinal de Neuhoff:* empastamento muscular da panturrilha.
- *Sinal de Olow:* dor ao pressionar músculo da panturrilha contra superfície óssea.
- *Sinal de Duque:* retificação do oco poplíteo (perda do S itálico).
- *Sinal da bandeira:* menor motilidade do músculo da panturrilha.
- *Flegmasia cerulea dolens:* cianose, com grande comprometimento circulatório.
- *Flegmasia alba dolens:* palidez, por oclusão vascular secundária ao comprometimento do fluxo arterial, em razão da parada do retorno venoso.

Nenhuma avaliação clínica isoladamente é suficiente para diagnosticar ou descartar a TVP, já que os achados clínicos estão presentes em apenas cerca de 50% dos casos. Por conta disso, além de anamnese e exame físico, existem esquemas/algoritmos de predição diagnóstica dessa entidade, sendo o mais comum o escore de Wells, que avalia a probabilidade pré-teste de TVP (Quadro 17-2).

Com base neste, também foram criados fluxogramas diagnósticos, como o apresentado na Figura 17-1.

QUADRO 17-2 Probabilidade Pré-Teste para TVP	
Câncer ativo (em tratamento pelos últimos 6 meses ou paliativo)	1
Paralisia, paresia ou imobilização com gesso de extremidade inferior	1
Imobilização nos últimos 4 dias ou grande cirurgia nas últimas 4 semanas	1
Aumento de sensibilidade ao longo da distribuição do sistema venoso profundo	1
Edema em todo o membro inferior	1
Edema em panturrilha maior que 3 cm em relação à perna não afetada	1
Edema depressível maior na perna afetada	1
Veias colaterais superficiais	1
Diagnóstico diferencial mais provável	−2

Alto risco de TVP = 3+
Risco moderado de TVP = 1-2
Baixo risco de TVP = < 0

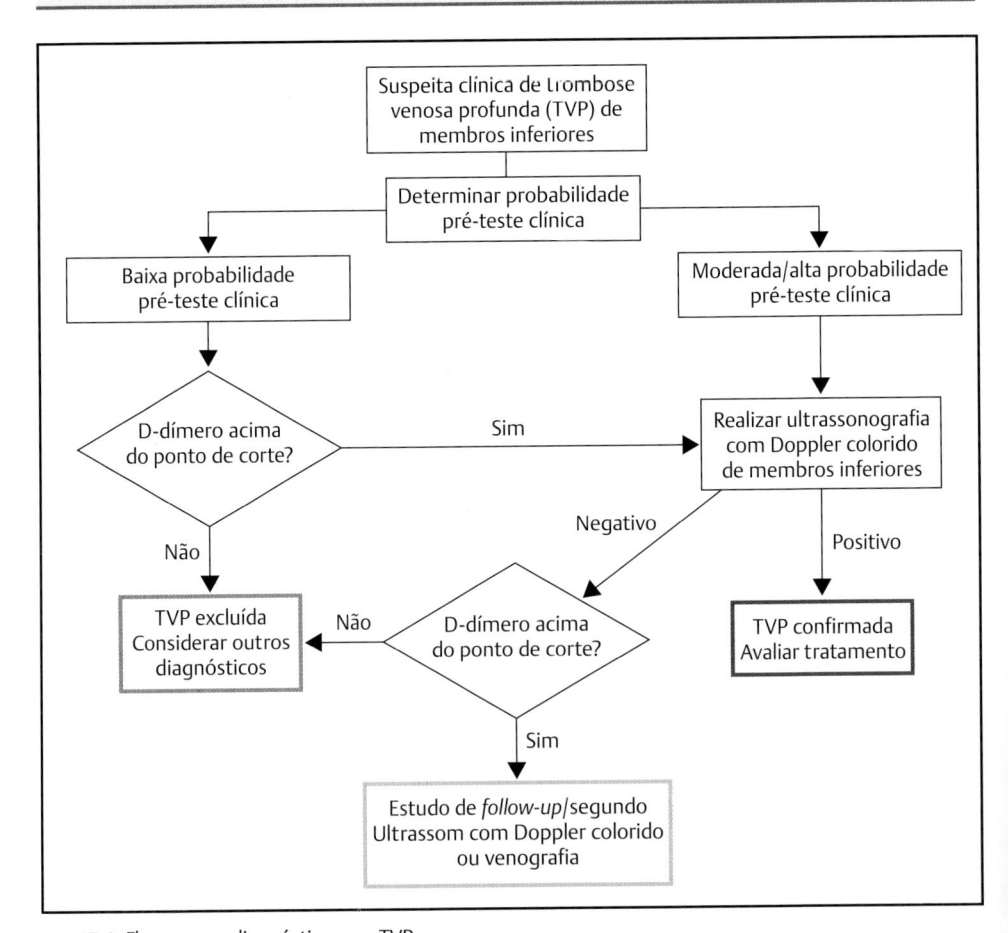

Fig. 17-1. Fluxograma diagnóstico para TVP.

Se o paciente tem uma baixa probabilidade pré-teste de apresentar TVP, deve ser mensurado o D-dímero. Caso o exame se encontre com valores abaixo do ponto de corte, não será necessária a realização de exames de imagem e devem ser considerados diagnósticos diferenciais. Pacientes com baixa probabilidade pré-teste clínica e D-dímero abaixo do nível de corte, possuem risco muito baixo (inferior a 2%) de apresentarem TVP. Portanto, esses pacientes podem ser seguidos clinicamente sem avaliação frequente, exceto se apresentarem sintomas clínicos novos ou progressivos.

O D-dímero possui alto valor preditivo negativo em pacientes com baixa probabilidade pré-teste clínica de TVP. Entretanto, seu valor preditivo negativo é reduzido e menos fidedigno quando há história recente de cirurgia, trauma, parto ou em pacientes com neoplasias ou internados em ambiente hospitalar. Logo, seu valor é mais apropriado em pacientes com cuidados ambulatoriais, com sintomas recentes e que não utilizam terapia com anticoagulação.

Caso o exame (em paciente com baixa probabilidade pré-teste clínica) encontre-se positivo (acima do ponto de corte), deve ser realizado um exame de imagem para confirmação do diagnóstico de TVP (discussão de exames de imagem ainda neste capítulo).

Se o paciente apresenta uma probabilidade pré-teste moderada/alta, deve ser realizado um exame de imagem para avaliação de TVP. O exame mais indicado para iniciar a avaliação é o ultrassom com Doppler de membros inferiores. Estes pacientes com probabilidade moderada/alta apresentam risco de 15-70% de apresentarem TVP.

Nestes pacientes com probabilidade pré-teste moderada/alta e com exame de imagem negativo, pode ser solicitado o D-dímero para determinar a necessidade de testes diagnósticos futuros. Se este encontrar-se acima do ponto de corte, deve ser considerada a realização de venografia ou novo ultrassom após três ou sete dias. Além disso, se a probabilidade pré-teste de TVP foi baixa pelos critérios de Wells e o D-dímero encontrava-se aumentado, deve ser realizado um exame de imagem (inicialmente uma ultrassonografia). Caso o ultrassom não evidencie presença da doença, a repetição dos exames de imagem deve ser aventada.

Caso o exame de imagem encontre-se positivo, a TVP está confirmada e o paciente deve receber tratamento adequado que será discutido adiante.

EXAMES COMPLEMENTARES

Os testes que podem ser realizados para auxiliar no diagnóstico possuem algumas peculiaridades.

D-dímero

Elevação do D-dímero indica trombólise inefetiva endógena e, frequentemente, clínica. A sensibilidade do exame é maior que 80% para TVP e maior que 95% para tromboembolismo pulmonar (neste a sensibilidade é maior, pois o trombo formado é maior que na TVP). Um D-dímero normal (abaixo do ponto de corte de 500 ng/L), por sua vez, é um teste de exclusão fidedigno.

Apesar de sua alta sensibilidade, não apresenta especificidade elevada. Os valores deste exame aumentam em pacientes com infarto do miocárdio, pneumonia, sepse, câncer, cirurgias recentes ou em grávidas, especialmente no segundo e terceiro trimestres de gestação. Portanto, o D-dímero raramente é fidedigno em pacientes hospitalizados, já que seus níveis encontram-se, frequentemente, elevados em razão da doença sistêmica.

Ultrassonografia Venosa de Membros Inferiores

A ultrassonografia é o exame de imagem de primeira escolha para a confirmação de TVP. Este exame apresenta 86% de sensibilidade e entre 87 e 100% de especificidade, quando comparado com a venografia. É um exame não invasivo, de fácil realização, de baixo custo e disponível em vários centros. Entretanto, apesar das vantagens da ultrassonografia, um único exame considerado normal não pode excluir o diagnóstico de TVP.

O principal critério utilizado é a redução da compressibilidade do sistema venoso acometido. Quando uma veia sem alterações é visualizada pela ultrassonografia, a compressão manual do transdutor causa um colapso neste vaso, e, após essa compressão, o vaso volta para suas dimensões normais. Em vigência de TVP aguda, a veia perde sua complacência por conta da distensão passiva ocasionada pelo trombo.

O diagnóstico de TVP aguda é ainda mais seguro quando o trombo é visualizado diretamente, apresentando conteúdo homogêneo, baixa ecogenicidade e ainda pouco aderido à parede do vaso. A veia, por sua vez, pode apresentar aspectos que indicam a presença do trombo: dilatação do vaso ou presença de canais colaterais.

O exame de ultrassonografia com mapeamento do fluxo com Doppler colorido avalia melhor a presença e as características do fluxo venoso. Tanto a ausência do aumento do padrão de fluxo pela compressão manual da panturrilha como a perda da variação respiratória do fluxo são critérios para o diagnóstico de TVP. O mapeamento a cores do fluxo possibilita maior acurácia no diagnóstico de TVP, principalmente nas veias ilíacas comuns e nas veias infrapatelares.

Flebografia Venosa

A venografia ou flebografia venosa é o exame padrão ouro para diagnóstico de TVP. Entretanto, este exame não é o de primeira escolha para o diagnóstico por conta de seus riscos e desvantagens: alto custo, desconforto para o paciente, avaliação dificultada e limitada, uso de contraste, possibilidade de causar trombo secundário, entre outros. Portanto, este exame é reservado para casos de difícil diagnóstico, em que a ultrassonografia não confirmou TVP e para pacientes que possam ser submetidos ao exame e permaneçam com a suspeita.

RASTREIO DE TROMBOFILIAS EM PACIENTES COM TVP

Recomendamos que os testes de trombofilia não sejam realizados na maioria das situações. Quando executados, eles devem ser usados de um modo altamente seletivo e apenas em circunstâncias em que as informações obtidas irão influenciar uma decisão importante para o paciente, ultrapassando os riscos potenciais de teste. O teste não deve ser realizado durante a trombose aguda ou durante o período inicial (3 meses) da anticoagulação.

Como não há estudos prospectivos, randomizados avaliando a utilidade dos testes para trombofilia, as evidências são fundamentadas em estudos epidemiológicos.

A orientação clínica para testes de trombofilia será dividida em cinco situações clínicas: 1) tromboembolismo venoso provocado; 2) tromboembolismo venoso não provocado; 3) em familiares de pacientes com trombose; 4) em parentes de pacientes com trombose considerando o uso de estrogênio; e 5) em parentes de pacientes com trombose que estão considerando a gravidez. Além disso, são fornecidas orientações sobre o momento dos testes de trombofilia, como vemos no Quadro 17-3.

QUADRO 17-3	Rastreio das Trombofilias e Orientações
Rastreio de trombofilias – situação clínica	**Orientações**
Tromboembolismo provocado	Não realizar teste de trombofilia após episódio de TEV provocado
Tromboembolismo não provocado	Não realizar teste de trombofilia em pacientes após um episódio de TEV não provocado
Familiares de pacientes com trombose	Não realizar teste de trombofilia em familiares assintomáticos de pacientes com TEV ou trombofilia hereditária
Parentes de pacientes com trombose considerando uso de estrogênio	Não realizar teste de trombofilia em familiares assintomáticos de pacientes com TEV ou trombofilia hereditária que estão contemplando o uso de estrogênio **EXCEÇÕES:** se uma mulher contemplando o uso de estrogênio tem um parente de primeiro grau com TEV e trombofilia hereditária conhecida, pode ser realizado teste para trombofilia, caso o resultado possa mudar a decisão de usar terapia com estrogênio
Parentes de pacientes com trombose que estão considerando gravidez	Não realizar teste de trombofilia em familiares assintomáticos de pacientes com TEV ou trombofilia hereditária que estão contemplando a gravidez **EXCEÇÕES:** se uma mulher contemplando a gravidez tem um parente de primeiro grau com TVP e trombofilia hereditária conhecida, teste para trombofilia, caso o resultado possa mudar decisão sobre profilaxia

Quando Realizar o Teste para Trombofilias?

Os testes baseados em genótipo (tais como aqueles para o FVL e PGM) e os títulos de anticorpo (por cardiolipina e beta-2 glicoproteína I) podem ser realizados com precisão em qualquer ponto no cuidado de um paciente. Determinados ensaios de anticoagulantes lúpicos podem ser realizados na presença de heparina, mas outros podem retornar um resultado falso positivo. Sendo assim, o clínico deve verificar o ensaio utilizado pelo laboratório local antes de solicitar o exame em paciente em vigência de terapia com heparina ou heparina de baixo peso molecular. Os testes de trombofilia restantes são influenciados pela presença de trombose aguda ou terapêutica anticoagulante. Portanto, o melhor é evitar ensaios para estas trombofilias na vigência de um TEV agudo ou quando um paciente está em uso de um anticoagulante. Nos pacientes com TEV nos quais se decida realizar testes para trombofilia, deve-se optar por adiar os testes até que a anticoagulação seja suspensa ou por uma abordagem em duas fases. Nesta abordagem em duas fases, testes de trombofilia que podem ser realizados de forma confiável em vigência de anticoagulação (FVL, PGM, cardiolipina e anticorpos beta-2 glicoproteína I) são realizados antes de parar a anticoagulação. Se esses testes forem normais, a anticoagulação é interrompida e os testes de trombofilia restantes (anticoagulante lúpico, proteína C, proteína S e antitrombina) são, então, realizados. O momento em que a anticoagulação deve ser interrompida antes dos testes restantes é controverso e pode variar de acordo com o anticoagulante utilizado. No entanto, a recomendação é de se aguardar de 2 a 4 semanas após a suspensão dos anticoagulantes. A decisão final sobre a manutenção e/ou retorno da anticoagulação por tempo indefinido pode então ser feita com base nos resultados obtidos.

Orientação:

1. Não realizar testes de trombofilia no momento do diagnóstico de TEV ou durante o curso inicial de 3 meses de terapia anticoagulante.
2. Quando o teste para trombofilias for realizado após o episódio de TEV, utilizar tanto uma abordagem de teste de duas fases (ver acima) ou realizar o teste após um período mínimo de 3 meses em que a terapia anticoagulante foi concluída e os anticoagulantes foram suspensos.

Observação: gravidez, sexo e uso de estrogênio podem reduzir os níveis de proteína S. O uso de intervalos de referência específicos do sexo, e testes realizados antes da gravidez ou enquanto paciente não recebe reposição de estrogênio são preferidos.

Rastreio de Câncer em Pacientes com TEV é Eficaz?

Segundo alguns estudos, uma estratégia de triagem para câncer oculto que incluiu TC abrangente do abdômen e da pelve não foi superior na identificação de neoplasias do que a estratégia de rastreio limitado. Além disso, a estratégia abrangente não pareceu detectar significativamente mais neoplasias ocultas (incluindo câncer em estágio inicial), encurtando o tempo de diagnóstico, ou reduzindo a mortalidade relacionada com o câncer. Os resultados sugerem que uma estratégia de rastreio limitado para câncer oculto (anamnese, exame físico, exames de sangue básicos, radiografia de tórax e rastreio do câncer específico para sexo e idade) pode ser adequada para pacientes que têm um primeiro tromboembolismo venoso não provocado. Em conclusão, verificou-se que a prevalência de câncer oculto foi baixa entre os pacientes que tiveram um primeiro tromboembolismo venoso não provocado.

Orientação: a triagem de rotina com TC do abdome e da pelve não forneceu um benefício clinicamente significativo.

TRATAMENTO

Os objetivos principais do tratamento da TVP são:

- Reduzir a morbidade.
- Prevenir o tromboembolismo pulmonar.
- Prevenir ou minimizar o risco de desenvolver síndrome pós-trombótica.

A terapia com anticoagulantes permanece como o principal método para tratar a TVP, já que é não invasiva, trata aproximadamente 90% dos pacientes, tem baixo risco de complicações e melhora a morbimortalidade. Anticoagulação a longo prazo é necessária para prevenir a alta recorrência das tromboses venosas. No entanto, é importante lembrar que a anticoagulação não desfaz o trombo, apenas impede sua propagação. Além disso, ela não é isenta de riscos, podendo ocorrer sangramentos.

Tratamentos alternativos incluem: trombectomia, trombólise e filtro de veia cava inferior.

Além disso, também podem ser usados como parte do tratamento, associados às demais medidas, o uso de meias elásticas e a deambulação precoce.

Anticoagulantes

Duração da terapia:

A) 3 meses:
- Pacientes com TVP proximal de membro inferior ou TEP provocado por fator de risco transitório (cirúrgico ou clínico).
- Pacientes com TVP distal isolada provocada por fator de risco transitório (clínico ou cirúrgico).
- Pacientes com TVP distal sem fator de risco identificado.
- Pacientes com TVP proximal ou associada à TEP com risco de sangramento alto.

B) Tempo indeterminado:
- Pacientes com TVP proximal ou associada à TEP com risco de sangramento baixo a moderado, sem fator de risco conhecido associado.
- Pacientes com trombose associada à neoplasia.

É importante lembrar que, em pacientes com terapia anticoagulante por tempo indeterminado, é necessário reavaliar a conduta anualmente.

Manejo do Paciente Ambulatorial

A maioria dos pacientes com diagnóstico de TVP proximal pode ser tratada ambulatorialmente (Quadro 17-4). Pacientes com risco baixo de TEP podem ser liberados precocemente do hospital de forma segura ou receber apenas o tratamento ambulatorial que inclui heparina de baixo peso (HBP) molecular, seguida dos antagonistas da vitamina K ou novos anticoagulantes orais (tão eficazes e mais seguros que o regime citado anteriormente).

O uso de HBP molecular subcutâneo ambulatorial é seguro e eficaz em mais de 80% dos pacientes, caso seja ensinada ao paciente ou ao acompanhante a técnica correta de aplicação da medicação.

Manejo de TVP Recorrente

Em pacientes com episódios recorrentes de TVP em uso de varfarina em dose terapêutica ou dabigatran, rivaroxaban e apixaban com boa adesão ao tratamento, deve ser instituída a troca dessas terapias por HBP, durante no mínimo 1 mês. No entanto, se isso ocorrer em uso correto de HBP, deve-se aumentar a dose em um quarto a um terço. Além disso, em casos de uso correto das medicações citadas, deve-se confirmar se há de fato uma recorrência da TVP ou pesquisar neoplasias subjacentes.

QUADRO 17-4 Critérios para Tratamento em Vigência de Internação de Paciente com TVP

TEP suspeito ou provável associado	Comorbidades pulmonares ou cardiovasculares significativas
TVP iliofemoral	Gestação
Contraindicações à anticoagulação	Falência renal
Desordem de coagulação genética: deficiência de antitrombina, de proteína C ou de proteína S ou mutações da protrombina ou do fator V de Leiden	Dificuldades socioeconômicas
Obesidade mórbida (> 150 kg)	Paciente ou familiar resistente ao tratamento ambulatorial

Complicações da Terapia com Anticoagulantes

O efeito adverso mais comum dos anticoagulantes certamente é o sangramento. Sua ocorrência em pacientes submetidos à anticoagulação por 3-6 meses é de 3-10%. Em pacientes com um ou mais dos fatores de risco: idade > 65 anos, história de AVE, sangramento do TGI, insuficiência renal ou diabetes; o risco de sangramento varia de 5-23% em um período de 90 dias. Pacientes submetidos à terapia com anticoagulantes por tempo indeterminado têm seu risco de eventos hemorrágicos dobrado.

Em pacientes em uso de anticoagulante oral que apresentam eventos hemorrágicos significativos (hematêmese, melena, hematúria), é mandatória a investigação de doenças subjacentes do trato gastrointestinal ou geniturinário, dependendo do sítio de sangramento e, principalmente, se o INR estiver dentro da faixa terapêutica.

O tratamento da hemorragia depende do anticoagulante usado e da repercussão clínica desse insulto ao paciente.

Escolha do Anticoagulante

Em pacientes com TVP proximal ou TEP, sem história de neoplasia, a anticoagulação deve ser feita preferencialmente com os novos anticoagulantes (dabigatran, rivaroxaban, apixaban ou edoxaban). Os antagonistas de vitamina K (varfarina) ficam em segundo lugar e a HBP será a terceira opção. No entanto, se o paciente apresentar trombose associada à neoplasia, a primeira escolha recai sobre a HBP, já que esta é mais eficaz neste tipo de paciente, apresenta menor taxa de recorrência, possui administração subcutânea (pacientes sob tratamento quimioterápico podem apresentar náuseas e vômitos, prejudicando a absorção de medicações orais).

A escolha do anticoagulante para os pacientes que irão realizar terapia estendida (> 3 meses) deve respeitar as circunstâncias do próprio paciente e suas preferências a longo prazo.

Heparina de Baixo Peso Molecular
Dose:

- *Enoxaparina:* administrar uma dose de 1 mg/kg de peso corporal por via subcutânea a cada 12 horas (duas aplicações diárias).
- *Dalteparina:* administrar 200 UI/kg de peso corporal por via subcutânea, uma vez ao dia. A dose diária não deve exceder a 18.000 UI. Em pacientes com risco de hemorragia aumentado, pode-se fracionar a dose em 2 aplicações subcutâneas de 100 UI/kg de peso corporal.

Vantagens:

- Terapia preferível em pacientes em que terapia por via oral não é possível (gestantes com hiperêmese, má absorção, pacientes com neoplasia em uso de QT).

Desvantagens:

- Custo.
- Medicação injetável.

Em caso de sangramento: meia-vida mais longa (4-6h). Protamina só reverte 60% dos efeitos da droga.

Varfarina
Administrada VO. A varfarina tem efeito pró-coagulante durante os primeiros 2 dias, devendo, portanto, ser usada em conjunto com a heparina. É importante prolongar o tratamento com

heparina por, pelo menos, 4-5 dias suspendendo-a apenas após um segundo INR no alvo terapêutico. A dose de varfarina deve ser ajustada para manter o tempo de protrombina em um índice internacional de normalização (INR) de 2-3, podendo ser acompanhado ambulatorialmente.

Vantagens:

- Baixo custo e amplamente disponível.
- Possibilidade de reverter a anticoagulação em caso de sangramento com vitamina K, plasma fresco congelado ou fator VIIa recombinado.

Desvantagens:

- Necessidade de monitorização (INR).
- Variações no efeito da droga com mudanças dietéticas, ingestão alcoólica, doença e interações com outras medicações.
- Teratogênico.

Ajuste da Dose de Manutenção da Varfarina, de acordo com o INR.

Deve-se calcular a dose total semanal utilizada pelo paciente e avaliar, de acordo com o valor do INR, se é necessário aumentar, diminuir ou manter a dose da droga. Os valores de ajuste estão no Quadro 17-5.

Em caso de sangramento: o risco de sangramento não está diretamente relacionado com o valor do INR. Outros fatores, como acompanhamento inadequado, interação medicamentosa, idade, má adesão e desordens hemorrágicas pré-existentes podem predispor ao sangramento. Quando ocorre hemorragia com o uso dessa droga, a mesma deve ser descontinuada e a vitamina K deve ser administrada. Em casos de hemorragia grave, pode ser associado o complexo de fatores de coagulação. O plasma fresco congelado é uma alternativa a essas medidas, no entanto, possui mais efeitos adversos que o complexo de fatores de coagulação. O fator VIIa recombinante geralmente não é recomendado nesses casos por não possuir todos os fatores de coagulação afetados pelo cumarínico (II, VII, IX e X).

Anticoagulantes Novos

- *Dabigatran:* a dose recomendada é 300 mg dia, podendo ser administrado em 1 ou 2 tomadas, após 5 dias de anticoagulante parenteral.
- *Rivaroxaban:* administrada VO com dose de 15 mg 2x/dia por 3 semanas, seguido de 20 mg em uma tomada.

QUADRO 17-5 Valores de Ajuste da Varfarina

INR	Ajuste na dose total de mg de varfarina por semana
< 1,5	Aumentar em 15%
1,5-1,99	Aumentar em 10%
2-3	Manter dose
3,01-4,00	Diminuir em 10%
4,01-4,99	Suspender dose de 1 dia e retornar com 10% a menos da dose
5,00-8,99	Suspender droga até INR 2-3 e retornar com 15% a menos da dose

- *Edoxaban:* administrada 60 mg em uma tomada, após 5 dias de anticoagulante parenteral.
- *Apixaban:* administrada VO com dose de 10 mg, em duas tomadas por 7 dias, seguida de 5 mg em duas tomadas.

Em caso de sangramento: geralmente não causam hemorragias graves e devem apenas ser descontinuados.

Vantagens:

- Menor risco de sangramento, com eficácia semelhante à varfarina.
- Sem necessidade de monitorização.
- Via oral.

Desvantagens:

- Posologia do dabigatran e apixaban, que necessitam de duas tomadas diárias.
- Alto custo e menor disponibilidade.
- Dabigatran pode causar dispepsia.
- Não há estudos comprovando sua eficácia em gestantes, pacientes com doença neoplásica ou com insuficiência renal (ClCr < 30 mL/min).
- Não podem ser usados em TEP maciço, e nem em TVP iliofemoral extensa.

Ponte entre os Anticoagulantes

- *Heparina para varfarina:* deve-se manter as duas medicações por pelo menos 5 dias e por, no mínimo, 24 h ou 2 dias consecutivos de INR na faixa terapêutica (2-3).
- *Dabigatran para varfarina:* deve-se manter as duas medicações. O número de dias depende da função renal do paciente.
  - *Clearance* de creatinina (ClCr) ≥ 50 mL/min: iniciar varfarina 3 dias antes de suspender o dabigatran.
  - ClCr 30 a 50 mL/min: iniciar varfarina 2 dias antes de suspender o dabigatran.
  - ClCr 15 a 30 mL/min: iniciar varfarina 1 dia antes de suspender o dabigatran.
- *Rivaroxaban/apixaban para varfarina:* suspender rivaroxaban, iniciar agente parenteral em conjunto com varfarina. (INR não pode ser monitorizado de forma adequada em vigência de inibidor de fator Xa).
- *Varfarina para heparina de baixo peso/dabigatran/apixaban:* suspender a varfarina e iniciar o anticoagulante parenteral ou novo anticoagulante oral quando o INR estiver abaixo de 2.
- *Varfarina para rivaroxaban:* suspender a varfarina e iniciar o anticoagulante parenteral ou novo anticoagulante oral quando o INR estiver abaixo de 3.
- *Rivaroxaban/edoxaban para heparina de baixo peso:* administrar a heparina de baixo peso molecular 24 horas após a última dose do agente.
- *Dabigatran/apixaban para heparina de baixo peso:* administrar a heparina de baixo peso molecular 12 horas após a última dose do agente. Em caso de paciente com ClCr < 30 mL/minuto e uso de dabigatran, aguardar 24 horas entre a última dose e a administração do anticoagulante parenteral.

Terapias Não Medicamentosas

Deambulação
Deambulação precoce é segura em pacientes com TVP aguda após o início do tratamento adequado, devendo ser encorajada assim que possível.

Meias Compressivas

O uso de meias elásticas com compressão de 30-40 mmHg nos tornozelos pode ser indicado após iniciada a terapia de anticoagulação, com 2 semanas do diagnóstico e deve ser mantido por 2 anos. As meias devem ser substituídas a cada 6 meses. Os benefícios com o uso de meia elástica incluem: redução do edema, melhora da microcirculação evitando a isquemia venosa. Seu uso estava associado à diminuição do aparecimento de síndrome pós-trombótica (ou pós-flebítica). No entanto, há controvérsias em relação a este último benefício, tornando seu uso facultativo na ausência de síndrome pós-trombótica. Há comprovação do benefício da meia elástica apenas em pacientes que já adquiriram a síndrome.

Alguns pacientes, no entanto, se recusam a usá-las em razão do desconforto, custo e inconveniência. No entanto, os pacientes com TVP recorrente e sintomas moderados a graves devem considerar que seus potenciais benefícios vão além dessas desvantagens. Nestes, o uso das meias elásticas tem como principal objetivo diminuir a sintomatologia.

Outros pacientes não poderão fazer uso das meias elásticas em decorrência das contraindicações como doença arterial e neuropatia periférica.

Trombectomia/Trombólise

Para a maioria dos pacientes com TVP aguda de extremidades, a terapia com anticoagulação é suficiente. A trombólise e/ou trombectomia (cirúrgica ou guiada por cateter) geralmente está reservada para pacientes com flegmasia *cerulea dolens* ou TVP iliofemoral maciça ou em pacientes que não responderam à terapia com anticoagulantes. Candidatos à trombólise precisam ter os sintomas por menos de 14 dias, baixo risco de sangramento e boa capacidade funcional.

Filtro de Veia Cava Inferior

Não são usados de rotina no tratamento de pacientes com TVP aguda. Geralmente, são inseridos em pacientes com TVP aguda associada à TEP e com contraindicação absoluta a anticoagulação (p. ex., cirurgia recente, AVE hemorrágico ou sangramento ativo). Uma indicação relativa do filtro de veia cava seria como terapia adjuvante em pacientes com tromboembolismo recorrente, mesmo com anticoagulação adequada, e naqueles pacientes nos quais um novo evento embólico não seria tolerado (baixa reserva cardiopulmonar ocasionada por TEP maciça ou pacientes instáveis). Não há indicação do seu uso em TEP distal. O filtro costuma ser posicionado na porção infrarrenal da VCI.

BIBLIOGRAFIA

Carrier M, Lazo-Langner A, Shivakumar S et al. Screening for occult cancer in unprovoked venous thromboembolism. *N Engl J Med* 2015;373(8):697-704.

Goldhaber SZ. Deep venous thrombosis and pulmonary thromboembolism. In: Kasper D, Fauci A, Hauser S et al. (eds.). Harrison's Principles of Internal Medicine, 19th ed. (Acesso em 2016 Apr 30). New York, NY: McGraw-Hill; 2015. Disponível em: http://accessmedicine.mhmedical.com/content.aspx?sectionid=79744095&bookid=1130&Resultclick=2

Patel K, Brenner BE. Deep Venous Thrombosis (DVT). Medscape, The Heart.org. updated 6/7/2016). Disponível em: http://emedicine.medscape.com/article/1911303-overview#a1

Presti C, Miranda Jr F, Pânico MDB, Matielo MF et al. Trombose Venosa Profunda. Diagnóstico e tratamento. Projeto Diretrizes SBACV. 2015. Disponível em http://www.sbacv.org.br/lib/media/pdf/diretrizes/trombose-venosa-profunda.pdf

Stevens SM, Woller SC, Bauer KA et al. Guidance for the evaluation and treatment of hereditary and acquired thrombophilia. *J Thromb Thrombolysis* 2016;41:154-64.

18 Anticoagulação Oral

Nancy Toledo Coelho ▪ Isabela Volschan ▪ Leonam da Costa Martins

VARFARINA

Considerações Gerais

A varfarina é o anticoagulante mais usado na prática ambulatorial. Cuidados especiais devem ser tomados com essa droga por ela possuir estreita faixa terapêutica, apresentar grande variabilidade na relação dose-resposta e sofrer importantes interações com dieta e outras drogas.

Ela exerce sua ação pela inibição da vitamina K. Esta substância é cofator essencial para a produção dos fatores de coagulação II, VII, IX e X, além das proteínas C e S. Nas condições clínicas em que se deseja um rápido efeito anticoagulante, como no tratamento da trombose venosa profunda (TVP) e do tromboembolismo pulmonar (TEP), recomenda-se o início da varfarina junto com a heparina, pois ela não determina anticoagulação imediata, já que seu efeito depende do desaparecimento dos fatores de coagulação previamente sintetizados. Algum efeito anticoagulante já pode ocorrer em 24 h, mas seu efeito máximo pode demorar até 96 h (inibição da protrombina).

A metabolização da varfarina é quase completamente dependente do metabolismo hepático, e seus metabólitos são excretados, principalmente, na urina. Não é necessário o ajuste de doses na insuficiência renal, mas a insuficiência hepática pode potencializar a resposta a varfarina, por comprometer a síntese dos fatores de coagulação e reduzir o seu metabolismo.

Indicações da Anticoagulação

Existem várias indicações para anticoagulação oral em nível ambulatorial, incluindo tanto a prevenção de eventos tromboembólicos quanto a continuação do tratamento com um anticoagulante parenteral iniciado no hospital (Quadro 18-1).

QUADRO 18-1 Indicações de Anticoagulação

Tratamento	▪ Trombose venosa profunda ▪ Tromboembolismo pulmonar
Prevenção de embolia	▪ Portadores de próteses valvares biológicas (nos 3 primeiros meses) ▪ Portadores de próteses valvares mecânicas (continuamente) ▪ Doença cardíaca valvar e estrutural ▪ Fibrilação atrial

Trombose Venosa Profunda e Tromboembolismo Pulmonar

Na TVP e no TEP, a varfarina deve ser iniciada junto com a heparina. Esta deve ser mantida por pelo menos cinco dias e pode ser interrompida quando o INR estiver > 2,0 em duas dosagens consecutivas com intervalo de 24 h. O tempo em que a anticoagulação será mantida dependerá da presença ou não de um fator de risco claramente transitório, tal como uma imobilização prolongada. Além disso, a recorrência da TVP é influenciada pela localização anatômica e pela extensão da trombose.

Para pacientes com câncer e TVP, sugere-se um tratamento inicial com heparina de baixo peso molecular, por 3 a 6 meses, e que depois esta seja substituída pela varfarina para tratamento indefinido ou até que a cura do câncer seja obtida. Nesse cenário clínico, a eficácia do varfarina é reduzida em relação às heparinas. A recomendação do *Chest Guideline* 2016 para terapia antitrombótica é heparina de baixo peso molecular (*recomendação* 2C). Obviamente, devemos ressaltar que se considerando o custo e a nossa realidade, muitas vezes utilizamos a varfarina.

O Quadro 18-2 sugere o tempo de anticoagulação de acordo com os fatores de risco.

QUADRO 18-2 Duração da Anticoagulação após Episódio de TVP ou TEP

Primeiro episódio, secundário a um fator de risco reversível*	3 meses
Primeiro episódio, idiopático	6 a 12 meses**, considerar uso indefinidamente
Pacientes com SAAF ou que possuem duas ou mais trombofilias	12 meses, considerar indefinidamente
Deficiência de proteína C ou S, mutação do fator V de Leiden ou da protrombina, homocisteinemia, altos níveis de fator VIII	6 a 12 meses, considerar indefinidamente
Segundo episódio, documentado	Indefinidamente

*Fator de risco reversível: trauma, cirurgia, uso de estrogênio, imobilização. Dentre os fatores de risco, a cirurgia tem o maior impacto.
**Nas situações clínicas que optamos por estender o período de anticoagulação, essa opção deve ser periodicamente reavaliada, sob a ótica do risco-benefício.

Doença Cardíaca Valvar e Estrutural

No caso de doença reumática mitral complicada, isto é, acompanhada de fibrilação atrial (FA), embolia sistêmica ou trombo em átrio esquerdo (sozinhos ou em combinação), recomenda-se a anticoagulação com INR alvo de 2,5 indefinidamente. O mesmo raciocínio se aplica aos pacientes com prolapso de valva mitral: na coexistência de fibrilação atrial ou episódio embólico prévio (tal como um ataque isquêmico transitório), a anticoagulação também está indicada.

Se o paciente com estenose mitral reumática tiver ritmo sinusal, mas apresentar átrio esquerdo (AE) > 55 mm ou remora nesta cavidade, deverá ser anticoagulado com INR alvo de 2,5, embora não haja consenso na literatura sobre essa recomendação. Se o AE for menor que 55 mm, a anticoagulação definitivamente não está indicada.

Em pacientes com prótese valvar mecânica, a anticoagulação é permanente. No caso das próteses aórticas, quando o risco de complicações hemorrágicas for muito alto, pode-se considerar o uso de aspirina.

Para pacientes com prótese valvar biológica, sem fatores de risco adicionais, três meses de anticoagulação são suficientes.

Três meses de anticoagulação também são indicados nos pacientes com infarto agudo do miocárdio e alto risco para embolização sistêmica, entendida como a presença de qualquer dos seguintes fatores: infarto de parede anterior extensa, insuficiência cardíaca com disfunção grave de VE, história de evento tromboembólico ou evidência de trombo mural ao ecocardiograma.

Fibrilação Atrial

Na FA crônica (intermitente ou persistente), a anticoagulação é realizada com o objetivo de prevenção de eventos tromboembólicos, sendo o acidente vascular cerebral (AVC) isquêmico o principal. Entretanto, os pacientes portadores de FA apresentam riscos variados de eventos tromboembólicos. Desta forma, deve ser realizada uma estratificação de risco desses pacientes para a decisão da estratégia adequada. O Quadro 18-3 mostra os fatores de risco de acordo com a intensidade de sua correlação com eventos tromboembólicos.

Pacientes que apresentem qualquer fator de alto risco ou mais de um fator de risco moderado apresentam risco elevado de acidente vascular encefálico e, portanto, devem utilizar a varfarina. No caso da presença de apenas um fator de risco moderado, a decisão para uso do anticoagulante deverá ser individualizada, levando em conta custo, riscos e principalmente a preferência do paciente.

Para facilitar a abordagem terapêutica dos pacientes portadores de FA foi desenvolvido um escore de risco denominado $CHADS_2$, que estratifica o risco de fenômenos tromboembólicos e deve orientar a prescrição do anticoagulante. Cada uma das letras corresponde a um fator de risco. Em 2010, foi proposto um novo escore de risco, CHA_2DS_2-VASc, que inclui três fatores de risco adicionais: sexo feminino, idade 65-74 anos e doença vascular (definida como infarto do miocárdio, doença arterial periférica ou placa aórtica prévias). Cada um desses fatores adicionais recebe 1 ponto, enquanto a idade maior que 74 anos, recebe 2 pontos. Embora esses escores tenham acurácia semelhante, os *guidelines* europeu e americano, recomendam a utilização do CHA_2DS_2-VASc na estratificação do risco dos pacientes com FA (ver capítulo de FA).

Um breve comentário cabe ser feito em relação à FA aguda. Quando a FA tiver duração ≥ 48 h ou desconhecida e se pretende restabelecer o ritmo sinusal mediante cardioversão química ou elétrica, recomenda-se anticoagulação com varfarina (INR alvo de 2,5) por pelo menos três semanas antes da cardioversão, e por quatro semanas após a obtenção do ritmo sinusal. O mesmo raciocínio se aplica à FA em pós-operatório de cirurgia cardíaca.

QUADRO 18-3 Graus de Risco de Eventos Tromboembólicos de acordo com os Fatores Predisponentes

Baixo risco	Moderado risco	Alto risco
▪ Mulheres ▪ Idade 65-74 anos ▪ Doença coronariana ▪ Tireotoxicose	▪ Idade > 75 anos ▪ Hipertensão arterial ▪ Fração de ejeção ≤ 35% ▪ Insuficiência cardíaca ▪ Diabetes melito	▪ AVC prévio, AIT, embolia ▪ Estenose mitral ▪ Prótese valvar

Administração e Monitorização do Efeito Anticoagulante

Para a monitorização dos efeitos da varfarina utilizamos o TAP - tempo de atividade de protrombina – expresso por meio do INR *(International Normalized Ratio)*. Geralmente iniciamos o tratamento com uma dose inicial de 5 mg, uma vez ao dia, tomada em geral no início da noite, por volta das 18h. No penúltimo *guideline*, já se recomenda em pacientes não frágeis, nos 2 primeiros dias 10 mg, seguido por 5 mg. A primeira dosagem do INR deve ser feita após duas ou três doses do anticoagulante, com jejum de pelo menos 4 horas. Em pacientes idosos, debilitados, desnutridos, hepatopatas, com história de cirurgia recente ou de uso de drogas que alteram a sensibilidade à varfarina, recomenda-se o início do tratamento com doses menores do que 5 mg, com subsequente ajuste com base no INR.

Embora não exista uma recomendação específica sobre a frequência da monitorização do INR, é aceitável que essa solicitação seja inicialmente feita 2 vezes por semana, depois semanalmente, então a cada 2 a 3 semanas e, quando o paciente estiver com o INR mantido na faixa terapêutica e com uma dose estável da varfarina, esse exame poderá ser repetido a cada 4 semanas. Este é considerado o intervalo mínimo para a monitorização em longo prazo, mesmo com a dose estável da varfarina. Se o INR estiver fora da faixa, além do ajuste da dose, deve ser procurada uma explicação para o fato, como, por exemplo, verificar adesão correta, mudança na dieta, episódio de diarreia, ou alterações na prescrição habitual, como a introdução ou a suspensão de algum fármaco. Os ajustes devem ser da ordem de 5 a 20% da dose semanal total para mais ou para menos.

O INR alvo varia de acordo com a indicação da anticoagulação. Na maioria das vezes, procura-se um INR entre 2 e 3, mas no caso de próteses valvares mecânicas ou de pacientes que, apesar de anticoagulados, apresentaram novos episódios de tromboembolismo venoso, níveis mais elevados são necessários (Quadro 18-4).

Como vimos, variações do INR podem ocorrer por causa de algumas situações como mudança na quantidade de vitamina K ingerida, mudança na absorção da vitamina K ou da varfarina, interação com outras drogas e não adesão do paciente. Os pacientes devem ser orientados quanto à importância da sua anticoagulação, a necessidade de tomar corretamente a medicação e quanto à interferência de suplementos, ervas medicinais e principalmente, da dieta no tratamento. Eles devem ser instruídos quanto aos alimentos que possuem alto teor de vitamina K, como as hortaliças (p. ex., alface, espinafre e brócolis), o chá verde, o abacate e outros. Os pacientes devem ser informados que esses alimentos não são

QUADRO 18-4 Alvo Terapêutico nas Principais Indicações de Anticoagulação

Indicações	Alvo terapêutico (INR)
Próteses valvares mecânicas	2-3*
Prótese valvar biológica	2-3
Fibrilação atrial	2-3
Infarto do miocárdio	2-3
Doença valvar mitral	2-3
AVC isquêmico e FA	2-3
Tromboembolismo venoso	2-3
Portadores de SAAF sem outros fatores de risco adicionais	2-3
Portadores de SAAF com recorrência de eventos tromboembólicos ou outros fatores de risco	2,5-3,5

*O valor ideal varia de acordo com o risco associado à posição da válvula (menor com a válvula aórtica e maior com a válvula mitral) e o tipo de prótese metálica. No caso de prótese metálica mitral, recomenda-se o alvo entre 2,5 e 3,5.

proibidos, mas que devem ser consumidos com moderação e sem grandes variações na ingesta diária, e que qualquer medicamento de venda livre ou suplemento que o paciente intencione usar, mesmo o mais inocente, deve ser comunicado ao médico, pois pode haver interferência significativa com o anticoagulante (Quadro 18-5).

QUADRO 18-5 Interações com a Varfarina – Drogas, Alimentos e Ervas Medicinais

Potencializam o efeito da varfarina			Diminuem o efeito da varfarina		
Acetaminofeno	Álcool	Amiodarona	Barbitúricos	Carbamazepina	Colestiramina
Ciprofloxacin	Eritromicina	Fluconazol	Rifampicina	Sucralfate	Abacate
Vacina *influenza*	Isoniazida	Lovastatina	Brócolis	Alface	Semente de mostarda
Metronidazol	AINEs	Norfloxacin	Espinafre	Chá verde	Ginseng
Omeprazol	Fenitoína	Propafenona			
Propranolol	Tiroxina	Sulfametoxazol + trimetoprim			
Vitamina E	Ginkgo	Alho			

Conduta na Superdosagem

No caso de INR acima da faixa terapêutica, a conduta dependerá da presença ou não de sangramento ativo e do nível do INR (Quadro 18-6).

QUADRO 18-6 Superdosagem da Varfarina

1. Se o INR estiver acima da faixa terapêutica, mas < 5, sem sangramento ativo, recomenda-se diminuir a dose ou omitir a próxima, monitorar mais frequentemente e retornar quando o INR estiver na faixa terapêutica. Se o INR estiver pouco acima da faixa ou se esse aumento é relacionado com algum fator causal transitório não é necessário ajuste da dose

2. INR ≥ 5 e < 10, sem sangramento significativo, omitir 1 ou 2 doses da varfarina, monitorizar com mais frequência e retornar a terapia quando o INR estiver na faixa terapêutica. Se o paciente estiver com alto risco de sangramento, pode-se administrar vitamina K oral (1 a 2,5 mg). Se uma reversão mais rápida for necessária, para uma cirurgia de urgência, por exemplo, sugere-se administração de vitamina K oral (≤ 5 mg), na expectativa de que uma redução no INR ocorrerá em 24 h

3. INR ≥ 10, sem sangramento significativo, recomenda-se suspender a varfarina e administrar uma dose mais alta de vitamina K oral (2,5 a 5 mg), na expectativa de que o INR diminuirá em 24 a 48 h. Deve-se monitorizar mais frequentemente, fazer dose adicional de vitamina K, se necessário, e retornar à terapia quando o INR estiver na faixa terapêutica

4. Em pacientes com sangramento intenso e INR alargado, recomenda-se suspender a varfarina e administrar 10 mg de vitamina K por via intravenosa, suplementação com plasma fresco congelado ou concentrado de complexo protrombínico, dependendo da urgência da situação. Repete-se administração de vitamina K a cada 12 h se o INR se mantiver alargado

(Continua.)

QUADRO 18-6	Superdosagem da Varfarina *(Continuação)*

5. No caso de sangramento grave é necessária correção imediata do INR. Embora o plasma fresco congelado deva ser dado nesta situação, a correção imediata e total só pode ser obtida com o uso do concentrado de complexo protrombínico, já que a quantidade de plasma necessário para corrigir totalmente o INR é considerável e pode levar muito tempo para sua infusão

6. Recomenda-se preferir a administração de vitamina K oral à subcutânea em pacientes com sangramento moderado, já que esta última possui resposta menos previsível e, muitas vezes, demorada

Efeitos Adversos

O principal efeito colateral da varfarina é o sangramento. E o fator de risco mais importante para isso é a intensidade da anticoagulação, ou seja, com o aumento do INR, há aumento do risco de sangramento. Além disso, outro efeito colateral importante são as complicações trombóticas agudas, como a necrose cutânea e isquemia de membros. Ambas são complicações raras.

Contraindicações

A anticoagulação é sempre contraindicada quando o risco de hemorragia for maior do que o benefício da anticoagulação.

1. Gestação (risco de malformação fetal).
2. Diátese hemorrágica.
3. Cirurgia ocular ou de SNC recente.
4. Sangramento ativo.
5. Punção venosa em local não compressível.
6. Alergia à varfarina.
7. Aneurisma cerebral
8. Fator social – dificuldade no acesso à monitorização do INR; não entendimento do risco de sangramento relacionado aos anticoagulantes orais; preferência do paciente.

Interrupção da Anticoagulação para Procedimentos Invasivos

Os pacientes usuários de varfarina devem ser avaliados individualmente no caso de necessidade de procedimento cirúrgico. Esta avaliação inclui o risco de evento tromboembólico, caso a anticoagulação seja suspensa, e o risco de sangramento de acordo com o procedimento a ser realizado (Quadros 18-7 e 18-8).

Alguns procedimentos podem ser realizados sem a necessidade de interrupção da varfarina, e estes incluem: cirurgia de catarata e a trabeculectomia; procedimentos endoscópicos exceto polipectomia, ablação por laser e fotocoagulação, esfincterotomia endoscópica, dilatação pneumática, colocação de tubo de gastrostomia e tratamento de varizes gastroesofágicas; procedimentos dentários como restaurações, próteses, extrações não complicadas e terapia periodontal; cirurgias dermatológicas simples como excisões e reparos. Nestes casos deve-se apenas checar o INR um dia antes da cirurgia para garantir que este não esteja na faixa supraterapêutica.

Os pacientes que apresentam baixo risco de evento tromboembólico devem suspender a varfarina 5 dias antes da cirurgia e reiniciá-lo no pós-operatório. Deve-se checar o INR antes da cirurgia para garantir que este esteja ≤ 1,5. Estes pacientes devem fazer uso apenas de heparina profilática de acordo com a sua categoria de risco.

Os pacientes que se encontram na categoria de risco intermediária ou alta devem suspender a varfarina e utilizar a heparina no pré-operatório (Quadro 18-9).

QUADRO 18-7 Risco de Eventos Tromboembólicos

Baixo risco

- Fibrilação atrial sem fatores de risco para AVC
- TVP há mais de 6 meses
- Prótese valvar aórtica – modelos novos
- Doença cerebrovascular intrínseca (p. ex., aterosclerose carotídea), sem AVCs recorrentes ou ataque isquêmico transitório (TIA).

Risco intermediário

- Doença cerebrovascular com múltiplos AVCs (dois ou mais) ou TIA, sem fatores de risco para evento cardioembólico
- Prótese valvar mitral – modelos novos
- Prótese valvar aórtica – modelos antigos
- Fibrilação atrial sem história de êmbolos cardíacos, mas com múltiplos fatores de risco para evento cardioembólico (fração de ejeção ≤ 40%, diabetes, hipertensão, doença valvar não reumática, IAM transmural no último mês)
- Tromboembolismo venoso há 3-6 meses

Alto risco

- Estado de hipercoagulabilidade documentado por TVP ou um dos seguintes:
  - Deficiência de proteína C
  - Deficiência de proteína S
  - Deficiência de antitrombina III
- Homozigoto para mutação do fator V de Leiden
- Síndrome do anticorpo antifosfolipídio
- Tromboembolismo venoso ou arterial nos últimos 3 meses
- Fibrilação atrial e doença reumática
- Trombo intracardíaco visualizado ao ecocardiograma
- Fibrilação atrial e prótese valvar mecânica em qualquer posição
- Prótese valvar mecânica (modelos antigos) na posição mitral
- Prótese valvar mecânica colocada recentemente (há menos de três meses)
- Fibrilação atrial com história de evento cardioembólico

QUADRO 18-8	Risco de Sangramento Associado a Procedimentos Invasivos e Recomendações do Manejo Perioperatório	
Categoria de risco para sangramento	Procedimento	Recomendações
Alto	Cirurgia cardíaca, reparo de aneurisma de aorta abdominal, neurocirurgia, a maior parte das cirurgias oncológicas, prótese bilateral de joelho, ressecção transuretral de próstata, biópsia renal	**Se baixo risco para tromboembolismo:** ▪ Parar a varfarina 4-5 dias antes do procedimento para permitir que o INR se aproxime da faixa normal ▪ Reiniciá-lo após a cirurgia ▪ Usar heparina profilática, HPBM ou HNF, se o procedimento predispõe à trombose **Se risco intermediário para tromboembolismo:** ▪ Parar a varfarina 4-5 dias antes do procedimento ▪ Considerar heparinização plena *versus* heparina profilática dois a três dias antes da cirurgia ▪ Após a cirurgia iniciar varfarina e heparina profilática ▪ Alternativa: Seguir o protocolo de ponte entre varfarina e heparina **Se alto risco para tromboembolismo:** ▪ Seguir o protocolo de ponte entre varfarina e heparina ▪ Após a cirurgia, quando a hemostasia estiver estabelecida, reiniciar HBPM ou considerar heparina profilática
Intermediário	Cirurgia abdominal, hemorroidária, dissecção de nódulos axilares, dilatação e curetagem, reparo de hidrocele, cirurgia ortopédica, colocação de marca-passo, colocação de cardiodesfibrilador implantável, endarterectomia, *bypass* carotídeo, cirurgia ocular (exceto cirurgia para catarata), cirurgia dentária complexa (múltiplas extrações dentárias)	**Baixo risco para tromboembolismo:** ▪ Suspender a varfarina 4-5 dias antes do procedimento ▪ Reiniciar a varfarina após a cirurgia ▪ Iniciar heparina profilática se o procedimento predispõe à trombose **Risco Intermediário para tromboembolismo:** ▪ Suspender a varfarina 4-5 dias antes do procedimento ▪ Considere não realizar a terapia de ponte *versus* iniciar heparina profilática dois a três dias antes da cirurgia ▪ Após a cirurgia, iniciar varfarina e heparina profilática ▪ Alternativa: seguir o protocolo de ponte entre varfarina e heparinização plena **Alto risco para tromboembolismo:** ▪ Seguir o protocolo de ponte entre varfarina e heparina ▪ Aguardar que a homeostase esteja estabelecida para iniciar heparina, e considere doses terapêuticas da HBPM ou HNF

QUADRO 18-8 Risco de Sangramento Associado a Procedimentos Invasivos e Recomendações do Manejo Perioperatório *(Continuação)*

Categoria de risco para sangramento	Procedimento	Recomendações
Intermediário a baixo	Angiografia coronariana (com ou sem angioplastia), angiografia não coronariana, endoscopia com esfincterotomia, colonoscopia com polipectomia, broncoscopia com ou sem biópsia, biópsia (próstata, bexiga, tireoide, mama, linfonodo, pâncreas)	**Baixo risco para tromboembolismo:** • Suspender a varfarina 4-5 dias antes do procedimento • Reiniciar a varfarina após a cirurgia • Iniciar heparina profilática se o procedimento predispõe trombose **Risco intermediário para tromboembolismo:** • Suspender a varfarina 4-5 dias antes do procedimento. Considere não realizar a terapia de ponte *versus* iniciar heparina profilática dois a três dias antes da cirurgia • Após a cirurgia iniciar varfarina e heparina profilática • Alternativa: Seguir o protocolo de ponte entre varfarina e heparinização plena **Alto risco para tromboembolismo:** • Seguir o protocolo de ponte entre varfarina e heparina • Aguardar que a homeostase esteja estabelecida para iniciar heparina, e considere doses terapêuticas da HBPM ou HNF
Baixo ou mínimo	Artrocentese, tratamento dentário geral (higiene, restaurações, próteses, pequenos tratamentos periodontais, extrações simples), procedimentos oftalmológicos (catarata, trabeculectomia), ressecção transuretral com *laser*, endoscopia digestiva alta ou baixa, com ou sem biópsia de mucosa	**Todas as categorias de risco para tromboembolismo:** • Manter a varfarina • Checar o INR no dia da cirurgia para garantir que não esteja supraterapêutico

QUADRO 18-9 Recomendações para a Terapia de Ponte entre Varfarina e Heparina – Protocolo

Dia	Recomendação
–7	Suspender aspirina e checar INR
–5 ou –4	Suspender varfarina e checar INR
–3 ou –2	Iniciar heparina
–1	• Última dose de HBPM 12 ou 24 h antes do procedimento e suspender HNF 6 h antes • Checar INR: se > 1,5, administrar 1 mg de vitamina K oral
0 (dia da cirurgia)	• Não administrar heparina • Avaliar hemostasia • Reiniciar varfarina no fim do dia
1	• Continuar a varfarina • Reiniciar heparina em doses terapêuticas (procedimentos com baixo risco de sangramento e/ou pacientes ou procedimentos com alto risco para evento tromboembólico) ou iniciar heparina profilática (procedimento com alto risco para sangramento)
2	Checar INR
4-10	• Checar INR • Suspender heparina quando INR ≥ 2

Ponte com Heparina Não Fracionada (HNF)

Assim que o INR estiver menor que 1,5 com a suspensão da varfarina inicia-se HNF, que deve ser mantida em infusão contínua, com *bolus* inicial de 80 U/kg, seguido de 18 U/kg por hora e PTT monitorado a cada 6 horas. A heparina deve ser suspensa 6 horas antes do procedimento e o PTT deve ser checado na manhã da cirurgia. Reinicia-se a heparinização plena e a varfarina 24 h após a cirurgia, caso a homeostase esteja garantida.

Ponte com Heparina de Baixo Peso Molecular (HBPM)

Iniciar HBPM 36 h após a última dose de varfarina:

- Enoxaparina 1 mg/kg via subcutânea 12/12 h ou 1,5 mg/kg a cada 24 h ou,
- Dalteparina 120 U/kg via subcutânea 12/12 h ou 200 U/kg a cada 24 h.

Aplicar última dose da HBPM 24h antes do procedimento.

Checar INR na manhã da cirurgia para garantir que esteja menor que 1,5 (no caso de neurocirurgias o INR deve ser menor que 1,2).

Após a cirurgia iniciar HBPM 24h após ou considerar apenas dose profilática no pós-operatório caso o paciente apresente alto risco de sangramento. Iniciar a varfarina no pós-operatório e suspender a HBPM assim que o INR esteja entre 2 e 3 por 2 dias consecutivos.

Caso haja necessidade de cirurgia de emergência, pode-se utilizar plasma fresco congelado na dose 8 mL/kg de peso no pré-operatório. O INR deve ser checado imediatamente após a infusão e a cada poucas horas se o paciente estiver apresentando sangramento ou se for de alto risco para tal.

NOVOS ANTICOAGULANTES ORAIS (NACO)

Há mais de 60 anos, os anticoagulantes orais vêm sendo utilizados na prevenção e tratamento das doenças tromboembólicas. Apesar da inquestionável eficácia, as dificuldades no manuseio terapêutico da varfarina (estreita faixa terapêutica, necessidade de monitorização laboratorial do TAP/INR para ajuste da dose, grande interação medicamentosa), estimularam as pesquisas para o desenvolvimento de novas drogas anticoagulantes por via oral. Sendo assim, nos últimos anos surgiram três novas drogas anticoagulantes no Brasil, denominadas como drogas anticoagulantes não vitamina K dependente ou novos anticoagulantes orais (NACO): dabigatran, rivaroxabana e apixabana. As drogas novas atuam em dois sítios distintos da cascata da coagulação: inibição do fator IIa – trombina (dabigatran) e inibição do fator Xa (rivaroxabana e apixabana). Apresentam como vantagem a não necessidade de monitorização laboratorial da anticoagulação, o início rápido de ação (em torno de 3 a 4 horas), e uma menor interação alimentar e, principalmente, menor interação com outros medicamentos. Como desvantagens temos: o custo elevado, a ausência de antídoto disponível para reversão do estado de hipocoagulabilidade, e a pouca experiência no manuseio das complicações hemorrágicas decorrentes do uso dessas drogas.

A eficácia e segurança dos NACOs foi avaliada em ensaios clínicos randomizados, todos estudos de não inferioridade, onde a nova droga foi comparada a varfarina, nos seguintes cenários clínicos: tratamento e prevenção da doença tromboembólica venosa (TVP e TEP), tromboprofilaxia em cirurgias ortopédicas maiores (artroplastia total de quadril e joelho), tromboprofilaxia em pacientes clínicos internados e, prevenção de embolia sistêmica da fibrilação atrial (FA) não valvar. Em todos esses cenários, as novas drogas preencheram critérios de não inferioridade em relação à varfarina, sendo que a dabigatrana (dose de 150 mg, 2 vezes ao dia) se mostrou superior à varfarina na prevenção de embolia sistêmica na FA. Em relação ao risco de complicações hemorrágicas, os NACOs mostraram-se drogas seguras, sendo que apixabana foi a droga com o melhor perfil de segurança.

Dessa forma, as últimas diretrizes para tratamento da doença tromboembólica venosa (*CHEST Guideline* 2016) e fibrilação atrial, já recomendam a utilização das NACOs. Entretanto, é importante ressaltar que essas drogas foram testadas em estudos de não inferioridade, portanto em termos de eficácia, não são superiores à varfarina, mas trazem vantagens adicionais, como as mencionadas acima. Sendo assim, é absolutamente correto que continuemos a usar a varfarina nesses cenários clínicos, desde que consigamos atingir um controle adequado da anticoagulação e, sempre considerando valores e preferências do nosso paciente.

A escolha entre os NACOs deve ser individualizada, considerando-se as características farmacológicas da droga, principalmente a via de metabolização predominante (hepática ou renal) e, as características clínicas do paciente, novamente com atenção especial para a função renal e possível necessidade de ajuste de dose. Devemos também levar em conta, a preferência dos pacientes em relação à posologia (1 ou 2 vezes ao dia) e custo dos medicamentos.

Rivaroxabana

Inibidor direto do fator Xa, tem boa biodisponibilidade oral (66% em jejum), rápido início de ação atingindo pico plasmático em torno de 3 a 4 horas, com meia-vida entre 5 a 9 horas (jovens) e 11 a 13 horas em idosos. É mandatória a administração junto com alimentos (aumento de 39% na absorção). Apresenta metabolização hepática, sendo 50% excretado na urina e 50% excretado nas fezes. Ajustes de dose são necessários com base na taxa de filtração glomerular, devendo-se evitar seu uso se *clearance* de creatinina (ClCr) foi menor do que 30 mL/min/1,73 m^2 assim como evitar também em hepatopatas Child B, C, ou hepatopatias associadas a distúrbios de coagulação.

Apixabana

Inibidor direto do fator Xa, apresenta biodisponibilidade oral em torno de 50%, rápido início de ação atingindo o pico plasmático em 3 horas, sua meia vida é de aproximadamente 9 a 14 horas, sendo sua excreção renal em cerca de 27%. Não há estudos realizados com pacientes em hemodiálise ou *clearance* de creatinina menor que 15 mL/min/1,73 m^2 para garantir a segurança do uso deste anticoagulante nesse perfil populacional. Sugere-se realizar uma avaliação da função renal 3 meses após o seu início e, posteriormente, ao menos, anual. Ajustes de dose devem ser feitos, com redução de 50% da dose habitual de 5 mg de 12/12 h, se houver a presença de pelo menos 2 fatores dentre os seguintes: idade maior ou igual a 80 anos; creatinina sérica maior que 1,5 mg/dL; peso corpóreo menor ou igual a 60 kg. Em relação, ao perfil de segurança, a apixabana foi a droga que nos ensaios clínicos de NACOs na FA, mostrou a menor taxa de desfechos hemorrágicos maiores e menores.

Dabigatrana

Inibidor direto da trombina apresenta biodisponibilidade em torno de 6%, atingindo pico plasmático em torno de 3 horas, com meia vida de 12 a 17 horas, com excreção renal em torno de 80%. Não é recomendado a utilização em pacientes com *clearance* inferior a 30 mL/min sendo necessário o ajuste da dose caso o *clearance* seja inferior a 50 mL/mim Os estudos clínicos evidenciaram, como efeito colateral, uma elevada taxa de dispepsia levando a necessidade de interrupção do tratamento e uma maior incidência de hemorragias pelo tubo digestivo. Em relação à eficácia, no estudo de FA (RE-LY), a dabigatrana, na dose de 150 mg (2 vezes ao dia), mostrou-se superior à varfarina.

No Quadro 18-10, resumimos a farmacocinética dos NACOs e no Quadro 18-11 as doses preconizadas nas diferentes situações clínicas.

QUADRO 18-10 Absorção e Metabolismo dos Anticoagulantes

	Dabigatran	Rivaroxaban	Apixaban
Biodisponibilidade	3 a 7%	66%	50%
Clearance renal	80%	35%	27%
Meia-vida	12-17 h	5-9 h 11-13 h (idosos)	12 h
Metabolismo CYP3A4	Não	Sim (moderado)	Sim (moderado)
Ingesta com alimento	Não	Mandatória (↑ absorção em 39%)	Não
Intolerância TGI	Dispepsia	Não	Não
Aprovado para *clearance* de creatinina	≥ 30 mL/min	≥ 15 mL/min	≥ 15 mL/min
Ajuste para IR	< 50 mL/min	15-29 mL/min	15-49 mL/min*
Início de ação	0,5 a 2 h	2 a 4 h	3 h

*Fatores adicionais para ajuste da dose: creatinina > 1,5 mg/dL, idade superior a 80 anos e peso < 60 Kb.

QUADRO 18-11 Doses Recomendadas dos NACOs nas Diferentes Situações Clínicas

	Prevenção e tratamento do TEV
Rivaroxabana	**Profilaxia TVP:** 10 mg/dia • Artroplastia de joelho: 12 dias • Artroplastia de quadril: 35 dias **Tratamento TVP e TEP:** 15 mg/dia de 12/12 h por 21dias, seguido de 20 mg/dia • Evitar uso em ClCr menor que 30 mL/min/1,73 m²
Dabigatrana	**Profilaxia TVP:** • 110 mg 1 a 4 h após o término da cirurgia e hemostasia adequada. Seguido de 220 mg 1x ao dia nos dias subsequentes • 220 mg 1x ao dia, caso iniciado no dia posterior à cirurgia • Artroplastia de joelho: 10 dias • Artroplastia de quadril: 28 a 35 dias **Tratamento TVP e TEP:** 150 mg 2x ao dia • Evitar uso em ClCr menor que 30 mL/min/1,73 m² ou diálise e ClCr menor que 50 mL/min/1,73 m² e uso de inibidor de P-gP (cetoconazol, itraconazol, ritonavir, claritromicina) • Não é recomendado para pacientes que serão submetidos à anestesia peridural, e a primeira dose deve ser dada ao menos 2 h após a remoção do cateter
Apixabana	**Profilaxia TVP:** 2,5 mg 2x ao dia – iniciar 12 a 24 h após cirurgia • Artroplastia de joelho: 12 dias • Artroplastia de quadril: 35 dias **Tratamento TVP e TEP:** 10 mg 2x ao dia por 7 dias, seguido de 5 mg dia **Terapia estendida:** 2,5 mg 2x ao dia • Ajustes de dose não são recomendados pelo fabricante. Entretanto, pacientes com creatinina maior que 2,5 md/dL e ClCr menor que 25 mL/min/1,73 m² foram excluídos do estudo
	Fibrilação atrial
Rivaroxabana	• 20 mg 1x dia com alimento, se ClCr > 50 mL/min/1,73 m² • 15 mg 1x dia com alimento, se ClCr 15 a 50 mL/min/1,73 m²
Dabigatrana	• 150 mg 2x dia, se ClCr > 30 mL/min/1,73 m² • 75 mg 2x dia, se ClCr 15 a 30 mL/min/1,73 m² • Se uso concomitante com inibidores de P-gP e ClCr 30 a 50 mL/min/1,73 m², reduzir a dose para 75 mg 2x dia • Se Clcr < 30 mL/min/1,73 m² e uso de inibidores e P-pg, evitar administração
Apixabana	• 5 mg 2x ao dia • 2,5 mg 2x ao dia, se ao menos dois dos seguintes: Idade > 80anos; peso ≤ 60 kg; Cr sérica > 1,5 • Ausência de dados para ClCr < 15 mL/min/1,73 m², diálise ou insuficiência hepática moderada

Manuseio das Complicações Hemorrágicas com os NACOs

Nessas situações clínicas é importante ressaltarmos a ausência de evidências científicas robustas que sustentem as recomendações. Todas as estratégias terapêuticas propostas são pautadas em experiências de especialistas e não foram ainda adequadamente testadas na prática clínica. Dificultando ainda mais esse cenário, no Brasil, ainda não dispomos do antídoto, já liberado pela FDA (idarucizumabe, anticorpo monoclonal), para reverter a ação da dabigatrana. Dessa forma, a conduta deve ser individualizada, sendo extremamente importante definirmos o horário em que o medicamento foi administrado pela última vez, para que possamos inferir o tempo estimado para normalização da homeostasia.

Tempo estimado de normalização da homeostasia:

- Rivaroxabana, apixabana: 12-24 h.
- Dabigatrana:
  - Função renal normal: 12-24 h.
  - *Clearance* da creatinina 50-80 mL/min: 24-36 h.
  - *Clearance* da creatinina 30-50 mL/min: 36-48 h.
  - *Clearance* da creatinina < 30 mL/min: ≥ 48 h.

Estratégias para reversão em casos de sangramento (Fig. 18-1):

- Avaliar o quadro clínico e a gravidade do paciente.
- Definir o horário da última tomada do medicamento.
- Suspender o medicamento.
- Avaliar função renal, hemograma com contagem de plaquetas, tempo de protrombina ativada (TAP), tempo de tromboplastina parcial (PTT).

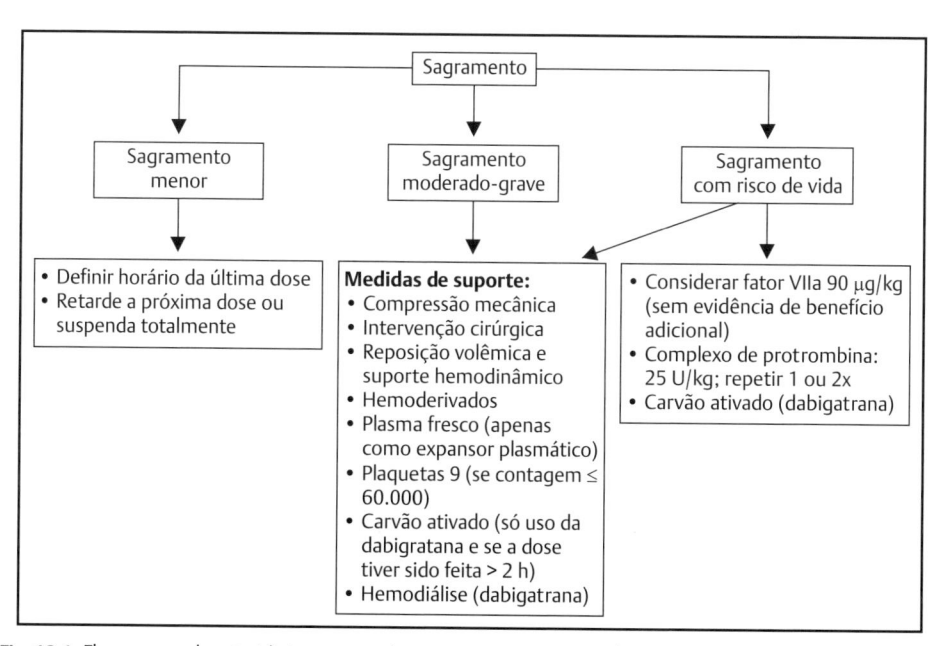

```
                          Sagramento
          ┌──────────────────┼──────────────────┐
          ▼                  ▼                  ▼
    Sagramento         Sagramento         Sagramento
      menor          moderado-grave    com risco de vida
          │                  │                  │
          ▼                  ▼                  ▼
```

- Definir horário da última dose
- Retarde a próxima dose ou suspenda totalmente

Medidas de suporte:
- Compressão mecânica
- Intervenção cirúrgica
- Reposição volêmica e suporte hemodinâmico
- Hemoderivados
- Plasma fresco (apenas como expansor plasmático)
- Plaquetas 9 (se contagem ≤ 60.000)
- Carvão ativado (só uso da dabigratana e se a dose tiver sido feita > 2 h)
- Hemodiálise (dabigatrana)

- Considerar fator VIIa 90 µg/kg (sem evidência de benefício adicional)
- Complexo de protrombina: 25 U/kg; repetir 1 ou 2x
- Carvão ativado (dabigatrana)

Fig. 18-1. Fluxograma da estratégia em caso de sangramento com uso de NACOs.

Recomendações Práticas em Relação à Monitorização Laboratorial para as NACOs

Na prática clínica, ainda não dispomos de testes laboratoriais específicos para avaliação da ação dessas drogas; além nisso, não é necessária a avaliação da coagulação para ajuste da dose. A avaliação do estado de hipocoagulabilidade associado aos NACOs se torna importante em situações específicas (complicações hemorrágicas, cirurgias ou procedimentos invasivos de urgência). Nesses casos, é importante ressaltar que o resultado dos testes de coagulação não tem acurácia para estabelecer a intensidade do estado de hipocoagulabilidade e, nem para predizer risco de hemorragia ou trombose. Em resumo, um teste normal apenas nos sugere que o nível residual da droga esteja baixo (Quadro 18-12).

- Não deve ser feita rotina para ajuste da dose.
- Para interpretação do resultado é fundamental conhecer o momento da tomada da última dose.
- A avaliação laboratorial será útil apenas em situações especiais como sangramento, trauma ou necessidade de procedimento invasivo, e tem como objetivo estimar a presença de ação residual da droga.
- Em casos de necessidade de procedimentos invasivos de urgência, o teste muito prolongado pode mostrar que o procedimento, se possível, deva ser adiado por algumas horas. Um teste normal sugere que o nível residual da droga esteja baixo.

Manuseio para Procedimentos Invasivos e/ou Cirúrgicos

A avaliação e manuseio dos pacientes em uso dos NACOs deve seguir as mesmas recomendações já mencionadas com o uso da varfarina: avaliação do risco hemorrágico do procedimento × risco trombótico do paciente. Entretanto, mais uma vez, a inexperiência com as novas drogas, a ausência de um antídoto e o rápido início da ação anticoagulante agregam fatores de incerteza no manuseio desses pacientes. Os Quadros 18-13 a 18-15 trazem recomendações gerais, novamente com base em pareceres de especialista para manuseio dessa situação clínica.

QUADRO 18-12 Recomendações Práticas em Relação à Monitorização Laboratorial para cada Novo Anticoagulante

Teste	Dabigatran	Rivaroxaban	Apixaban
TAP (tempo de protrombina ativada)	Não	Prolongado, indica risco de sangramento	Não
PTT	Prolongado, 2x valor indica risco de sangramento	Não	Não
Anti-Xa	Não	Quantitativo, não há definição dos valores de referência	Quantitativo, não há definição dos valores de referência
TT (tempo de trombina diluído)	Prolongado, 200 ng/mL ou 65" > risco de sangramento	Não	Não

| QUADRO 18-13 | Manuseio para Procedimentos Invasivos ou Cirúrgicos |

- Avaliar características clínicas do paciente: função renal, idade, uso concomitante de medicamentos, história de complicações hemorrágicas
- Avaliar fatores cirúrgicos: risco de hemorragia, hemostasia local é possível?

| QUADRO 18-14 | Última Dose antes do Procedimento |

	Dabigatrana		Rivaroxabana – Apixabana	
	Sem risco importante de sangramento e/ou possibilidade de hemostasia local: realizar procedimento, no mínimo ≥ 12 a 24 h após a última dose			
	Baixo risco	Alto risco	Baixo risco	Alto risco
CrCl ≥ 80 mL/min	≥ 24 h	≥ 48 h	≥ 24 h	≥ 48 h
CrCl 50-80 mL/min	≥ 36 h	≥ 72 h	≥ 24 h	≥ 48 h
CrCl 30-50 mL/min[a]	≥ 48 h	≥ 76 h	≥ 24 h	≥ 48 h
CrCl 15-30 mL/min[a]	Não indicado	Não indicado	≥ 36 h	≥ 48 h
CrCl < 15 mL/min	Não há recomendação para uso			

[a]Não há recomendações para uso de ponte com heparinas.

| QUADRO 18-15 | Quando Reiniciar o Anticoagulante Oral |

- Para procedimentos com hemostasia completa ou imediata, reiniciar 6 a 8 horas depois (anestesia peridural, punção lombar)
- Na maioria das cirurgias, 48 a 72 horas após a intervenção
- Sempre considerar a ausência de antídoto em casos de sangramento e/ou de necessidade de reintervenção
- Procedimentos com elevado risco de tromboembolismo venoso, considerar enoxaparina como tromboprofilaxia

BIBLIOGRAFIA

Butler ACS, Costa CA, Cardoso CRL, Leite NC. *Profilaxia de Eventos Tromboembólicos.* Em: *Risco Cirurgico – Rotinas de Avaliação.* Rio de Janeiro: Guanabara-Koogan, 2005. c. 14. p. 155-69.

Diener HC, Aisenberg J, Ansell J et al. Choosing a particular oral anticoagulant and dose for stroke prevention in individual patients with non-valvular atrial fibrillation: part 1. *EuropHeart J* 2017;38(12):860-868.

Du Breuil AL, Umland EM. Outpatient management of anticoagulation therapy. *American Family Physician* 2007;75(7):1031-42.

Fuster V, Rydén LE, Cannom DS et al. ACC/AHA/ESC 2006 Guidelines for the Management of Patients with Atrial Fibrillation: a report of the American College of Cardiology/American Heart Association Task Force on Practice Guidelines and the European Society of Cardiology Committee for Practice Guidelines (Writing Committee to Revise the 2001 Guidelines for the Management of Patients With Atrial Fibrillation): developed in collaboration with the European Heart Rhythm Association and the Heart Rhythm Society. *Circulation* 2006;114(7):e257-354.

Hirsh J, Guyatt G, Albers GW *et al.* Antithrombotic and thrombolytic therapy: American College of Chest Physicians Evidence-Based Clinical Practice Guidelines (8th Edition). *Chest* 2008;133(6 Suppl):110S-112S.

Holbrook A, Schulman S, Witt DM *et al.* Evidence-based management of anticoagulant therapy: antithrombotic therapy and prevention of thrombosis. *Chest* 2012;141:(2 suppl) e152S-e184S.

Jaffer AK, Bragg L. Practical tips for warfarin dosing and monitoring. *Cleve Clin J Med* 2003;70(4):361-71.

Jaffer AK, Brotman DJ, Chukwumerije N. When patients on warfarin need surgery. *Cleve Clin J Med* 2003;70(11):973-84.

Jaffer AK. Anticoagulation management strategies for patients on warfarin who need surgery. *Cleve Clin J Med* 2006;73(suppl.1):S100-105.

Kearon C, Alk EA, Ornelas J *et al.* Antithrombotic therapy for VTE disease - Chest guideline and expert panel report. *Chest* 2016;149(20):315-52.

Kearon C, Kahn SR, Agnelli G *et al.* Antithrombotic therapy for venous thromboembolic disease: American College of Chest Physicians Evidence-Based Clinical Practice Guidelines (8th Edition). *Chest* 2008;133(6 Suppl):454S-545S.

Kirchhof P, Benussi S, Kotecha D *et al.* 2016 ESC Guidelines for the management of atrial fibrillation developed in collaboration with EACTS. *European Heart Journal* 2016;37(Issue 38):2893-962.

Padanilam BJ, Prystowsky EN. Atrial fibrillation: goals of therapy and management strategies to achieve the goals. *Med Clin of North Am* 2008;92(1):217-35.

Renda G, Ricci F, Giugliano R *et al.* Non-vitamin K antagonis oral antiacoagulants in patients with atrial fibrillation and valvular heart disease. *J Am Coll Cardiol* 2017;69(11):1363-71.

Schulman S. Care of patients receiving long-term anticoagulant therapy. *N Engl JM* 2003 Ago;349(7):675-83.

19 Uso de AAS na Prática Clínica

Luiza Macedo Travalloni ▪ *Yuri de Albuquerque Pessoa dos Santos*
Bernardo Chedier

INTRODUÇÃO
As doenças cardiovasculares (DCV) respondem, nos dias atuais, por um terço das mortes nos EUA, merecendo destaque, dentre o seu arsenal terapêutico, o ácido acetilsalicílico (AAS), uma das drogas mais conhecidas e prescritas em todo o mundo. Seu papel na profilaxia secundária das doenças cardiovasculares é bem estabelecido, sendo indicado formalmente para a maioria dos pacientes com história de doença cardiovascular ou cerebrovascular determinada. No entanto, no que se refere à profilaxia primária, diversas diretrizes apresentam recomendações variáveis de uso, o que, atualmente, é alvo constante de discussão.

MECANISMOS DE AÇÃO E EFEITOS ADVERSOS
O AAS é uma droga antiagregante plaquetária, cujo efeito antitrombótico ocorre a partir da inibição irreversível da enzima COX-1, que resultará em um bloqueio na síntese de prostanoides, em destaque para o tromboxano A2, potente vasoconstrictor e agregante plaquetário. Seu rápido início de ação, entre 30 e 60 minutos pós-administração, se opõe à longa duração de seus efeitos, correspondente à meia vida das plaquetas (7-10 dias). Dessa forma, seu uso nas DCV baseia-se na potencial formação de trombos plaquetários ("brancos") em locais de ruptura de placa ateromatosa, que culminariam em oclusão arterial e consequente IAM ou acidente vascular encefálico isquêmico (AVEi).

Dentre seus efeitos adversos, na maioria dose-dependentes, destacam-se os sangramentos e as reações alérgicas. São manifestações comuns: urticária, úlceras gastrointestinais (6-31%), náuseas/vômitos, hipotensão, anemia, broncoespasmo, insuficiência renal e hepatite. São contraindicações ao seu uso: história de hipersensibilidade a anti-inflamatórios não esteroides (AINEs), infecções virais em crianças e adolescentes (síndrome de Reye), úlcera péptica ativa. A gravidez é uma contraindicação relativa.

PROFILAXIA PRIMÁRIA
Apoia-se no uso do AAS em baixas doses (75-100 mg/dia) para os indivíduos com fatores de risco cardiovasculares sem história de desfechos "duros" prévios, a fim de se prevenir eventos isquêmicos. Tendo em vista que seus efeitos adversos aumentam de forma dose-dependente, as indicações precisas de prevenção primária têm sido cada vez mais restritas e questionadas, uma vez que o risco de eventos adversos acaba superando seus benefícios em diversos grupos de indivíduos. Em termos práticos, o estímulo à mudança dos hábitos de vida (p. ex., dieta com restrição de sódio/perda ponderal/cessação do tabagismo/atividades físicas regulares) deve assumir o protagonismo das consultas ambulatoriais, uma vez que apenas 1 em cada 250 indivíduos é beneficiado pela medida farmacológica isolada, o que é

de longe superado pela associação dessas intervenções não invasivas. Prova disso foi o alerta global emitido pelo *FDA* em 2014, questionando a prescrição inadvertida e sem níveis claros de evidência do AAS para tal fim.

A recomendação mais recente da *USPSTF* (United States Preventive Services Task Force) indica o AAS em baixas doses para adultos entre 50 e 59 anos com risco cardiovascular em 10 anos ≥ 10% (calculado pelo ASCVD [Atherosclerotic Estimated Cardiovascular Diseases]) e expectativa de vida de pelo menos 10 anos, que não tenham risco aumentado de sangramento. Para aqueles entre 60 e 69 anos, a orientação é individualizar as indicações (ex. elevado risco cardiovascular associado a lesões subclínicas de órgãos-alvo).

Estudos recentes sugerem a redução de mortalidade por câncer colorretal (CCR), o que é atribuído à inibição da produção de prostaglandinas via COX, substâncias envolvidas na angiogênese tumoral. Presume-se que o regime de uso diário do AAS por mais de 10 anos pode reduzir a incidência/mortalidade por CCR (efeito dose/tempo-dependente), o que ainda não está determinado para outras neoplasias.

SÍNDROME CORONARIANA AGUDA (SCA)

A indicação do AAS é bem estabelecida, com dose recomendada de 162 a 325 mg, administrados o mais rápido possível, juntamente com uma droga inibidora do receptor PY12 (prasugrel, ticagrelor ou clopidogrel). Para os alérgicos ao AAS, a alternativa é a administração de uma das drogas acima isoladamente. A terapia de manutenção após o evento agudo será descrita a seguir.

PROFILAXIA SECUNDÁRIA

No que concerne à prevenção secundária, os benefícios do AAS superam em muito os riscos de sangramentos e outros eventos adversos, sendo recomendada para os seguintes grupos de pacientes com doença cardiovascular aterosclerótica:

1. SCA (angina instável; infarto agudo do miocárdio).
2. Acidente vascular encefálico isquêmico (AVEi).
3. DCV aterosclerótica (angina estável; doença arterial carotídea; doença arterial oclusiva periférica [DAOP]; pós cirurgia de revascularização miocárdica).
4. Angioplastia com *stent* arterial coronariano - como parte da dupla terapia antiplaquetária.

O uso do AAS reduz a incidência de infarto agudo do miocárdio (IAM) e a mortalidade em pacientes com angina estável, angina instável, infarto agudo do miocárdio sem supra de ST (IAMSSST), infarto agudo do miocárdio com supra de ST (IAMCSST) e doença isquêmica cerebrovascular. É também eficaz em pacientes após angioplastia coronariana ou cirurgia de revascularização miocárdica, sendo suplantado pelos anticoagulantes orais na prevenção de AVEi recorrente em pacientes com FA e pela heparina de baixo peso molecular ou varfarina na prevenção de TVP. É indicado em todas as condições nas quais a profilaxia antiplaquetária apresente relação risco-benefício favorável.

O risco de trombose de *stent* de artéria coronária pós angioplastia é reduzido com o uso de dupla terapia antiplaquetária quando comparado à monoterapia com AAS. A recomendação para pacientes estáveis com *stent* farmacológico ou convencional que não possuem elevado risco de sangramento é de dupla terapia antiplaquetária por pelo menos 6 a 12 meses. O risco de trombose de *stent* é maior na fase inicial após intervenção coronária percutânea, com o risco de sangramento aumentando com a duração do tratamento. Para pacientes com *stent* convencional, o risco de trombose é maior nos primeiros 14-30 dias em razão do processo de endotelização.

As doses do AAS mais utilizadas nos estudos de prevenção secundária situam-se entre 75-325 mg, com a análise do subgrupo *post-hoc* não demostrando alteração de eficácia entre 75-150 mg/dia (dose baixa) e entre 160-325 mg (dose moderada).

As apresentações do AAS no Brasil são de 81 mg (Bufferin®), 100 mg (a maioria delas, incluindo o genérico) e 325 mg (Somalgin®). Sendo assim, sugerimos a dose de 100 mg/dia de AAS, o que se justifica pela facilidade posológica, menor custo, igual eficácia e menor incidência de efeitos adversos quando comparada a doses maiores.

AAS VS. ABORDAGEM PERIOPERATÓRIA

Uma vez que o efeito antiplaquetário do AAS dura, em média, 7-10 dias, pela inibição irreversível da COX, pacientes que necessitam de procedimentos invasivos devem ser orientados, geralmente, quanto à suspensão antecipada da droga, com vista à redução de complicações relacionadas com o sangramento perioperatório.

No entanto, algumas condições requerem a sua manutenção, a exemplo das cirurgias de revascularização miocárdica, vasculares (p. ex., endarterectomia carotídea; angioplastias periféricas), pacientes com terapia antiagregante após angioplastia e SCA recente.

Nos demais casos, em geral, recomenda-se a suspensão do AAS por um período de, pelo menos, 7 dias do procedimento, à exceção daqueles dermatológicos e dentários, que, em sua maioria, podem ser realizados em vigência do AAS.

Por fim, especial atenção deve ser conferida aos pacientes duplamente antiagregados diante de cirurgias não cardíacas, haja vista o potencial risco de trombose *intra-stent*/IAM. Desse modo, caso seja um procedimento eletivo, o preconizado é adiá-lo até que se cumpra o tempo mínimo ideal de dupla antiagregação em cada caso (p. ex., 6 meses para os *stents* farmacológicos). Entretanto, na impossibilidade de postergar a intervenção cirúrgica antes desse prazo, destaca-se que a maioria das cirurgias pode ser realizada na vigência de dupla antiagregação em pacientes com baixos riscos de sangramento, devendo o clopidogrel ser suspenso 5 dias antes naqueles com alto risco (manter o AAS). Considera-se suspender ambas as drogas apenas diante de neurocirurgias, procedimentos oftalmológicos e prostáticos que demandem abordagem imediata, cuja ocorrência de sangramento pode ser catastrófica.

CONCLUSÕES

- O AAS é uma droga antiagregante plaquetária, cujo efeito antitrombótico ocorre a partir da inibição **irreversível** da enzima COX-1 (7-10 dias).
- Seus efeitos adversos são dose-dependentes, destacando-se os sangramentos e as reações alérgicas. São contraindicações importantes: história de hipersensibilidade a AINEs, úlcera péptica ativa e gravidez (contraindicação relativa).
- Profilaxia primária: o estímulo à mudança dos hábitos de vida deve assumir o protagonismo das consultas ambulatoriais. Portanto, sua prescrição deve ser individualizada. Presume-se que o regime de uso diário do AAS > 10 anos possa reduzir a incidência/mortalidade por câncer colorretal (efeito dose/tempo-dependente) (Fig. 19-1).
- Profilaxia secundária: Os benefícios do AAS 100 mg/dia superam em muito os riscos de sangramentos e outros eventos adversos (ex. doença coronariana; AVEi; DAOP). A dupla antiagregação plaquetária se impõe diante de *stents* coronarianos farmacológicos (6-12 meses) e convencionais (14-30 dias).
- Via de regra, deve-se suspender o AAS 7 dias antes de qualquer procedimento cirúrgico, salvo nas cirurgias cardiovasculares, em pacientes com doença cardiovascular aterosclerótica e na maioria dos procedimentos dermatológicos e odontológicos.

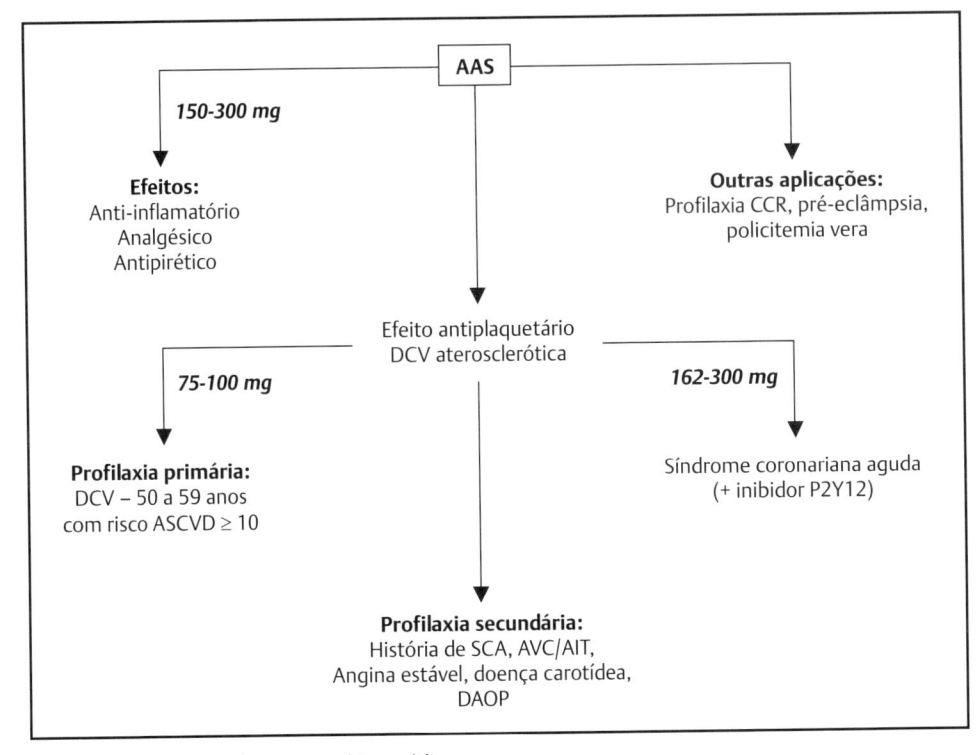

```
                                    ┌─────┐
                                    │ AAS │
                                    └─────┘
         150-300 mg                     │
             │                          │
             ▼                          ▼
         Efeitos:                   Outras aplicações:
      Anti-inflamatório          Profilaxia CCR, pré-eclâmpsia,
         Analgésico                    policitemia vera
         Antipirético
                                       │
                                       ▼
                              Efeito antiplaquetário
                               DCV aterosclerótica
         75-100 mg                                   162-300 mg
             │                                           │
             ▼                                           ▼
     Profilaxia primária:                      Síndrome coronariana aguda
       DCV – 50 a 59 anos                         (+ inibidor P2Y12)
      com risco ASCVD ≥ 10
                              Profilaxia secundária:
                              História de SCA, AVC/AIT,
                           Angina estável, doença carotídea,
                                        DAOP
```

Fig. 19-1. Efeitos e usos do AAS na prática médica.

- Nos pacientes em vigência de dupla antiagregação que demandam intervenções cirúrgicas não cardíacas, o ideal é adiar, sempre que possível, o procedimento eletivo até que se cumpra o tempo mínimo necessário de seu efeito. Na impossibilidade de protelá-lo, avaliar o risco de sangramento individual: nos de baixo risco, manter as duas drogas; nos de alto risco, suspender o clopidogrel 5 dias antes (manter o AAS). Exceções são os procedimentos neurocirúrgicos/oftalmológicos/prostáticos, que impõem, em casos urgentes e inadiáveis, a suspensão de ambas as drogas.

BIBLIOGRAFIA

Antithrombotic Trialists' Collaboration. Collaborative meta-analysis of randomised trials of antiplatelet therapy for prevention of death, myocardial infarction, and stroke in high risk patients. *BMJ* 2002;324(7330):71-86.

Baigent C. Aspirin for disease prevention: public policy or personal choice? Editorial. *Annals of Internal Medicine* 2016;164(12):846-7.

Berger JS, Brown DL, Necker RC. Low-dose aspirin in patients with stable cardiovascular disease: a meta-analysis. *Am J Med* 2008;121(1):43-9.

Childers CP, Maggard-Gibbons M, Shekelle PG. Antiplatelet therapy in patients with coronary stents undergoing elective noncardiac surgery: continue, stop, or something in between? *JAMA* 2017;318(2):120-1.

Cutlip D, Nicolau JC. Long-term antiplatelet therapy after coronary artery stenting in stable patients. Disponível em:

https://www.uptodate.com/contents/long-term-antiplatelet-therapy-after-coronary-artery-stenting-in-stable-patients

Fiedler KA, Maeng M, Mehilli J *et al.* Duration of triple therapy in patients requiring oral anticoagulation after drug-eluting stent implantation: The ISAR-TRIPLE Trial. *J Am Coll Cardiol* 2015;65(16):1619-29.

Gibbons RJ, Miller TD. Optimal Medical Therapy for Known Coronary Artery Disease: A Review. *JAMA Cardiol* 2017 Sept 1;2(9):1030-5.

Guirguis-Blake JM, Evans CV, Senger CA *et al.* Aspirin for the Primary Prevention of Cardiovascular Events: A Systematic Evidence Review for the U.S. Preventive Services Task Force. *Ann Intern Med* 2016;164(12):804-13.

Hennekens CH, Dyken ML, Fuster V. Aspirin as a therapeutic agent in cardiovascular disease: a statement for healthcare professionals from the American Heart Association. *Circulation* 1997;96(8):2751-3.

Hennekens CH, Sechenova O, Hollar D, Serebruany VL. Dose of aspirin in the treatment and prevention of cardiovascular disease: current and future directions. *J Cardiovasc Pharmacol Ther* 2006;11(3):170-6.

Hennekens CH. Aspirin for the secondary prevention of atherosclerotic cardiovascular disease. Disponível em: https://www.uptodate.com/contents/aspirin-for-the-secondary-prevention-of-atherosclerotic-cardiovascular-disease

Lamberts M, Olesen JB, Ruwald MH *et al.* Bleeding after initiation of multiple antithrombotic drugs, including triple therapy, in atrial fibrillation patients following myocardial infarction and coronary intervention: a nationwide cohort study. *Circulation* 2012;126(10):1185-93.

Patrono C, García Rodríguez LA, Landolfi R, Baigent C. Low dose aspirin for the Prevention of Atherothrombosis. *N Engl J Med* 2005;353(22):2373-83.

Schulz S, Schuster T, Mehilli J *et al.* Stent thrombosis after drug-eluting stent implantation: incidence, timing, and relation to discontinuation of clopidogrel therapy over a 4-year period. *Eur Heart J* 2009;30(22):2714-21.

Spencer FA, Guyatt G, Hennekens CH. Aspirin in the primary prevention of cardiovascular disease and cancer. Disponível em: https://www.uptodate.com/contents/aspirin-in-the-primary-prevention-of-cardiovascular-disease-andcancer

Steinnhubl SR, Bhatt DL, Brennan DM *et al.* Aspirin to prevent cardiovascular disease: the association of aspirin dose and clopidogrel with thrombosis and bleeding. *Ann Intern Med* 2009;150(6):379-86.

Parte IV Nutrologia e Endocrinologia

20 Diabetes Melito

Giovanna Massaud Ribeiro ▪ Lenita Zajdenverg

INTRODUÇÃO E EPIDEMIOLOGIA

Diabetes melito (DM) compreende um grupo heterogêneo de distúrbios metabólicos caracterizados pela presença de hiperglicemia. A forma mais comum de DM, o tipo 2, está comumente associada à obesidade, sedentarismo, hipertensão arterial, dislipidemia e tendência pró-trombótica, bem como complicações micro e macrovasculares, associadas à redução da qualidade e expectativa de vida.

A população mundial com DM em 2015 foi estimada em 415 milhões, sendo 80% situados em países em desenvolvimento. No Brasil, dados de 2013 estimaram mais de 11 milhões de pessoas entre 20 e 79 anos acometidas pela doença. O aumento da prevalência decorre da maior urbanização e suas implicações no estilo de vida da população, além do envelhecimento populacional e da maior sobrevida de pacientes com DM 2. Em países latino-americanos, o acesso limitado à assistência à saúde resulta em elevada incidência de complicações, incapacitação e morte prematura. Ainda que subnotificada em razão da associação à doença cardiovascular (CV) e cerebrovascular, DM é a quinta principal causa de óbito no mundo.

Intervenções direcionadas aos fatores associados ao DM, como sedentarismo, obesidade, hipertensão arterial sistêmica e dislipidemia são indicadas, tanto para prevenção primária e secundária do diabetes, quanto para redução do risco cardiovascular e da mortalidade. Para tanto, faz-se necessária uma abordagem multidisciplinar, com ênfase em educação continuada e promoção do autocuidado.

CLASSIFICAÇÃO

A recomendação atual para classificação do DM baseia-se na etiologia e não no tipo de tratamento. Portanto, os termos "DM insulinodependente" e "DM não insulinodependente" não são mais aceitos.

- *DM tipo 1:* resulta da destruição de células-beta pancreáticas, geralmente mediada por autoimunidade, com consequente deficiência absoluta de insulina. Geralmente, sintomas demarcam seu início, que costuma ser abrupto.
- *DM tipo 2:* perda progressiva da secreção de insulina no contexto de resistência à insulina. Evolução gradual, frequentemente assintomática, ao longo de um período de tempo variável.
- *DM gestacional:* disglicemia iniciada no segundo ou terceiro trimestre de gestação, associada tanto à resistência à insulina quanto à diminuição da função das células beta.
- *Outros:* síndromes monogenéticas causadoras de disfunção das células beta (MODY – *Maturity-onset diabetes of the young*), secundário a doenças pancreáticas ou pancreatectomia, secundário a doenças endocrinológicas (Cushing, feocromocitoma, acromegalia),

induzido por drogas (glicocorticoides, antirretrovirais, interferon, hormônio tireoidiano, agonistas beta-adrenérgicos, tiazídicos) e pós-transplante.

Estima-se que cerca de 90 a 95% dos adultos atualmente diagnosticados com diabetes sejam portadores de diabetes tipo 2. Sua prevalência vem aumentando na população geral. DM 2 ocorre em todas as idades e tradicionalmente após os 40 anos, mas tem sido diagnosticado de forma crescente em jovens com obesidade. Neste capítulo, abordaremos apenas o DM tipo 2.

DIAGNÓSTICO

Critérios diagnósticos:
- Glicemia de jejum ≥ 126 mg/dL (jejum: ausência de ingestão calórica por pelo menos 8h).
- Glicemia ≥ 200 mg/dL, 2 horas após sobrecarga de 75 g de glicose (teste de tolerância oral à glicose - TTOG).
- HbA1c ≥ 6,5%, usando método certificado pela NGSP (*National Glycohemoglobin Standardization Program*) e padronizado pelo DCCT (*Diabetes Control and Complications Trial*).
- Glicemia aleatória ≥ 200 mg/dL, associada a sintomas clássicos de hiperglicemia (poliúria, polidipsia, polifagia e emagrecimento não explicados por outra causa).

No Quadro 20-1, comparamos o uso da HbA1c com a glicemia plasmática como teste diagnóstico.

PRÉ-DIABETES

Categorias de risco aumentado para o desenvolvimento de diabetes, mas que ainda não preenchem critérios para o diagnóstico, caracterizados por pelo menos um dos seguintes parâmetros:
- *Glicemia de jejum alterada:* entre 100 e 125 mg/dL.
- *Intolerância a glicose:* TTOG 75 g com glicemia entre 140 e 199 mg/dL após 2 horas.
- *HbA1c:* entre 5,7 a 6,4%.

RASTREIO DE DM 2 EM ADULTOS ASSINTOMÁTICOS

Por que realizar o rastreamento populacional de DM?
- A prevalência de DM na população é alta.
- A maior parte dos pacientes com DM tipo 2 é oligossintomática.

QUADRO 20-1 Vantagens e Desvantagens da HbA1c *versus* Glicemia Plasmática como Teste Diagnóstico

Vantagens	Desvantagens
- Conveniência - Estabilidade pré-analítica - Menor variabilidade em situações de estresse ou doença	- Menor sensibilidade - Maior custo - Menor disponibilidade em algumas regiões - Escassos estudos em crianças/adolescentes - Níveis variáveis com a etnia (mais elevados em afrodescendentes e asiáticos) - Não confiável em condições associadas a alto *turnover* de hemácias (gravidez/perda sanguínea recente/hemotransfusão/uso de EPO/hemólise)

Obs. 1: o diagnóstico é feito após confirmação por um segundo exame alterado.
Obs. 2: em presença de dois testes diferentes com resultados discordantes, repetir o teste de resultado positivo; se positivo novamente, confirmará o diagnóstico. Se negativo, repeti-lo em 3 a 6 meses. Dois testes diferentes com resultado acima do limiar também permitem confirmação diagnóstica.

- O DM, quando não tratado, pode gerar sérias complicações.
- O diagnóstico e o tratamento precoces podem prevenir complicações da doença.

   Critérios de elegibilidade para rastreio:

A) Todos os indivíduos acima de 45 anos.
B) Indivíduos com menos de 45 anos e sobrepeso (IMC ≥ 25 ou 23 kg/m² em asiáticos) + 1 fator de risco adicional:
   - Sedentarismo.
   - História de doença cardiovascular.
   - História familiar de DM em parente de 1º grau.
   - Etnia (negros/hispânicos/asiáticos).
   - História de DM gestacional ou parto de filho macrossômico (> 4 kg).
   - Hipertensão arterial sistêmica.
   - HDL < 35 mg/dL ou TG > 250 mg/dL.
   - Síndrome dos ovários policísticos.
   - Outras condições clínicas associadas à resistência insulínica.

   Glicemia de jejum, TTOG e HbA1c são igualmente apropriados para o rastreio. No entanto, a eficácia das medidas de prevenção primária do DM 2 foi demonstrada primariamente entre indivíduos com intolerância oral à glicose. Se o exame de rastreio for normal, deve-se repetir no mínimo a cada 3 anos, podendo-se aumentar a frequência de acordo com os resultados iniciais e fatores de risco do paciente.

TRATAMENTO DO DM
Medidas Não farmacológicas
O sucesso no manejo do diabetes requer modificações comportamentais também conhecidas como "mudanças no estilo de vida", que exigem comprometimento e um bom nível de entendimento. O plano terapêutico deve ser individualizado e levar em consideração as preferências, necessidades e valores do paciente.

- *Terapia nutricional:* um plano alimentar prescrito por profissional capacitado é eficaz em reduzir a incidência de DM 2 e é recomendado a todos os pacientes. É capaz de reduzir HbA1c em 0,5-2% em DM 2.
- *Exercício físico:* comprovadamente melhora o controle glicêmico (inclusive prevenindo o desenvolvimento de DM 2 em pacientes de alto risco), reduz o risco CV e contribui para a perda ponderal.
- *Redução de peso:* é o resultado almejado com as modificações de estilo de vida.

Recomendações Nutricionais
- Substituir carboidratos refinados e açúcar por grãos integrais, leguminosas, vegetais e frutas.
- Educar o paciente no sentido de adequar a ingestão de carboidratos à dose de insulina administrada e vice-versa. Para aqueles em uso de doses fixas de insulina, o consumo de carboidratos deve ser relativamente fixo, visando melhor controle glicêmico e menor risco de hipoglicemia.
- Estimular o consumo de fibras solúveis (legumes, frutas e verduras), que retardam o aumento da glicemia pós-prandial, e insolúveis (cereais como arroz integral e trigo) que favorecem a saciedade, o controle do peso e o hábito intestinal.

- Carboidratos: Devem compor 45-60% do total de calorias diárias e pelo menos 130 g/dia. A sacarose pode fazer parte da dieta, desde que não ultrapasse 10% do total de calorias diárias e se atente aos demais componentes dos alimentos que a contém (geralmente, são ricos em gorduras).
- Lipídios: devem compor 20-35% do total de calorias diárias, porém o tipo é mais importante que a quantidade – uma dieta rica em ácidos graxos monossaturados melhora tanto a glicemia quanto o perfil lipídico e o risco CV. Embora tenha papel na redução da trigliceridemia, não há evidência de benefícios da suplementação de ômega 3 sobre o risco CV. O consumo recomendado de gorduras saturadas (encontradas em carnes vermelhas, pele de aves, leite e seus derivados) – menos de 7% do total de calorias diárias – e colesterol – até 200 mg/dia – é o mesmo recomendado para a população geral. Restringir o consumo de gorduras trans (encontradas em alimentos industrializados como biscoitos, "salgadinhos", sorvetes, dentre outros) a menos de 1% do total de calorias.
- Uso de adoçantes: Aspartame, Acessulfame K, Sacarina e Sucralose são seguros quando consumidos em quantidades diárias que respeitem as recomendações dos órgãos nacionais e internacionais de controle de alimentos.
- O consumo de álcool não deve ser superior a 1 dose/dia para mulheres e 2 doses/dia para homens. Entende-se por dose o equivalente a, em média, 15 g de etanol: 150 mL de vinho *ou* 360 mL de cerveja *ou* 45 mL de destilados. Por aumentar o risco de hipoglicemia, deve-se ingerir carboidratos antes ou durante a ingesta etílica, às vezes com necessidade de ajuste na dose de insulina ou de seus secretagogos.
- Não se recomenda, rotineiramente, a suplementação alimentar com antioxidantes, vitaminas e minerais. Recomenda-se o consumo mínimo de 2 a 4 porções de frutas (sendo pelo menos uma rica em vitamina C) e de 3 a 5 porções de hortaliças cruas e cozidas.
- O consumo de sódio deve ser inferior a 2 g/dia, embora restrição maior possa ser indicada em pacientes com HAS (máximo de 5 g de sal de cozinha por dia).

Recomendações sobre Exercícios Físicos
- Pessoas com DM devem realizar pelo menos 150 min/semana de atividade física aeróbica de moderada intensidade (50-70% da FC máxima), divididos em pelo menos 3 dias/semana, não permanecendo mais de dois dias consecutivos sem se exercitar.
- Se não houver contraindicação, deve-se estimular treinos com resistência pelo menos duas vezes por semana. Cada sessão deve consistir em pelo menos 5 séries de exercícios diferentes envolvendo os grupamentos musculares principais.
- Encorajar a interrupção do tempo sedentário a cada 90 minutos, levantando-se e caminhando.
- Não é necessário realizar exames complementares antes do início de atividades físicas para pacientes assintomáticos para DCV (exceto pacientes com neuropatia autonômica grave). A análise clínica de fatores de risco, considerando-se o nível prévio de atividade física, parece ser suficiente para autorizar a prática dos exercícios. Entretanto, pacientes de alto risco devem ser encorajados a iniciar a atividade com baixa intensidade e curta duração e aumentá-las gradualmente.
- Não é necessário adiar os exercícios na presença de hiperglicemia (exceto pacientes com sinais e sintomas de complicações agudas).
- Pacientes em uso de insulina ou seus secretagogos podem apresentar hipoglicemia durante ou após o exercício. Logo, se os níveis glicêmicos pré-exercício estiverem abaixo de 100 mg/dL recomenda-se o consumo de 15-30 g de carboidratos antes da atividade.

Casos Especiais
- Pacientes com **retinopatia proliferativa ou retinopatia não proliferativa severa** não devem realizar exercícios físicos aeróbicos ou de resistência vigorosos em decorrência de maior risco de descolamento de retina e hemorragia vítrea.
- Na presença de **neuropatia periférica grave** com importante diminuição da sensibilidade dos pés recomendam-se exercícios sem impacto nos pés como natação e ciclismo. Não há restrições a pacientes com neuropatia leve, desde que utilizem calçados adequados e mantenham vigilância de lesões nos pés.
- Pacientes com **neuropatia autonômica** podem estar sob maior risco de desenvolverem lesões e eventos adversos associados à diminuição da resposta cardíaca aos exercícios, hipotensão postural, termorregulação débil, pior visão noturna e maior susceptibilidade à hipoglicemia. Além disso, a neuropatia autonômica cardiovascular é fator de risco independente para isquemia miocárdica silenciosa e morte súbita. Por isso, estes pacientes devem ser submetidos à estratificação para doença CV antes de iniciar atividade física.
- Não há restrições específicas para pacientes com nefropatia diabética. Apesar de o exercício poder aumentar agudamente a excreção urinária de proteínas, não há evidência de sua associação à progressão mais rápida de doença renal.

Redução de Peso
- Perda ponderal beneficia a todos os pacientes com sobrepeso e obesos, tanto diabéticos tipo 2 quanto aqueles com pré-diabetes, retardando a progressão do mesmo para diabetes.
- Perda de 5% do peso corporal já mostrou melhorar o controle glicêmico, porém o ideal é uma perda mantida de pelo menos 7% do peso corporal. Para tanto, deve-se programar um déficit de 500-750 kcal/dia na dieta, ou fornecer 1200-1500 kcal/dia para mulheres e 1.500-1.800 kcal/dia para homens.
- As atividades físicas e modificações comportamentais são componentes importantes na perda e manutenção do peso.

Avaliação Psicológica e Abordagem Educacional
Duas medidas são capazes de aumentar a adesão terapêutica e assim reduzir desfechos mórbidos em pacientes diabéticos:

- Fornecer educação sobre a doença e suas consequências.
- Adaptar o tratamento ao contexto psicológico e sociocultural do paciente.

Tratamento Farmacológico Oral

Biguanidas
A metformina é a **droga de escolha** para o tratamento inicial do DM tipo 2, sempre que não houver contraindicação. Deve ser iniciada logo ao diagnóstico em associação a mudanças de estilo de vida. As principais vantagens dessa droga são: alta eficácia e segurança, baixo custo, boa tolerabilidade, ausência de hipoglicemia e auxílio na redução de peso.

A maior parte dos efeitos colaterais se associa à pouca morbidade e está relacionada com queixas gastrointestinais (náuseas, vômitos, diarreia, anorexia e gosto metálico). O início do tratamento com doses baixas (500 mg por dia após o jantar) e aumento progressivo pode prevenir estas queixas. A apresentação de liberação prolongada (XR) apresenta menor incidência de efeitos gastrointestinais. Em raras situações, esta droga pode precipitar acidose lática. Este é um evento grave, associado a determinadas situações clínicas como na doença renal crônica (DRC) com taxa de filtração glomerular (TFG) < 15 mL/min.

Sulfonilureias

São estimuladoras da secreção de insulina e junto com as biguanidas são as drogas mais utilizadas para o tratamento do DM tipo 2.

Esta classe de drogas pode induzir **hipoglicemia**. Os pacientes mais suscetíveis são: idosos, desnutridos, alcoólatras, hepatopatas, usuários de determinados medicamentos (sulfas, salicilatos, cloranfenicol, propranolol, varfarina, metildopa, genfibrozil, clofibrato, I-MAO) e aqueles com insuficiência renal. A ocorrência de hipoglicemia é diretamente proporcional à meia-vida do fármaco.

Ao contrário da metformina, estas drogas promovem ganho de peso.

Meglitinidas

Semelhantes às sulfonilureias atuam aumentando a secreção de insulina, porém, além de seu efeito sobre o receptor pancreático ser dependente da presença de glicose, tem ação curta, cobrindo, principalmente, o período pós-prandial. Uma vantagem destas drogas sobre as sulfonilureias é o menor risco de hipoglicemia, mas têm maior custo.

Suas principais indicações são para pacientes com alergia às sulfonilureias, para aqueles com hiperglicemia pós-prandial, horários irregulares das refeições e aqueles com hipoglicemia pós-prandial tardia em uso de sulfonilureia. Pacientes com insuficiência renal beneficiam-se do uso da repaglinida, pois esta medicação tem metabolismo preferencialmente hepático.

Tiazolidinedionas ("Glitazonas")

Atuam sensibilizando os tecidos periféricos (músculo, adipócito e hepatócito) à ação da insulina. Atualmente, existe no Brasil uma medicação desta classe: a pioglitazona.

Por promover retenção hídrica, é contraindicada em pacientes com insuficiência cardíaca. Como vantagem, há o fato de não causarem hipoglicemia mesmo quando associadas à metformina.

Inibidores da alfa-glicosidase

São drogas capazes de retardar a absorção intestinal de glicose. No Brasil, apenas a acarbose é comercializada. Tem ação predominante sobre a glicemia pós-prandial, e tem fraca atuação sobre a glicemia de jejum.

Um fator limitante no uso desta classe de drogas são os efeitos colaterais gastrointestinais como meteorismo, flatulência e diarreia.

Agonistas ou Análogos do GLP-1

O GLP-1 é um peptídeo produzido pelo intestino capaz de potencializar a secreção de insulina induzida pela glicose. Além deste efeito, parece também reduzir a secreção de glucagon e diminuir a motilidade gástrica. Seus agonistas, exenatide e lixisenatide e os análogos liraglutide, dulaglutide, estes, de ação mais prolongada, são aprovados para o tratamento do DM tipo 2 sendo administrados por via subcutânea.

Esta medicação apresenta duas vantagens: ausência de hipoglicemia e considerável redução de peso. Pode provocar intolerância gastrointestinal que tende a melhorar com o tempo de uso, recomendando-se iniciar o tratamento com a menor dosagem.

Inibidores da DPP-IV ("Gliptinas")

São agentes orais que inibem a degradação do GLP-I (*glucagon-like peptide-1*) pela enzima DPP-IV (dipeptidil peptidase IV), prolongando sua ação indutora da secreção de insulina e inibidora da secreção de glucagon no período pós-prandial. Podem ser associados à metformina, glitazonas, sulfonilureias e, mais recentemente, surgiram estudos favoráveis à sua associação à insulina.

São bem tolerados e com efeito neutro sobre o peso, porém apresentam moderado efeito na redução de HbA1C.

Inibidores do SGLT2 (Transportador Tubular de Sódio e Glicose Tipo 2)

São uma nova opção terapêutica oral que atua por meio da inibição da reabsorção tubular proximal de glicose, promovendo glicosúria. Como vantagens, há a redução de peso, da pressão arterial e o baixo risco de hipoglicemia. No entanto, aumentam o risco de infecções do trato genital e urinário e são contraindicadas na insuficiência renal com TFG < 30 mL/min/1,73 m². Nos Quadros 20-2 e 20-3 estão as drogas orais atualmente disponíveis para o tratamento do DM 2.

QUADRO 20-2 Principais Drogas Orais Disponíveis para o Tratamento do DM tipo 2

Classe	Mecanismo de ação	Droga e formulações disponíveis	Dose diária	Custo	Frequência de uso
Sulfonilureias	Aumento da secreção de insulina	Clorpropamida	125-500 mg	Baixo	1 x/dia
		Glibenclamida	2,5-20 mg	Baixo	1-2 x/dia
		Glipizida	2,5-20 mg	Médio	1-2 x/dia
		Glicazida MR	30-120 mg	Médio	1x/dia
		Glimepirida	1-8 mg	Médio	1x/dia
Meglitinida	Aumento da secreção de insulina	Repaglinida	0,5-16 mg	Alto	3x/dia
Biguanidas	Redução da produção hepática de glicose e ação sensibilizadora da insulina nos tecidos periféricos	Metformina	1.000-2.550 mg	Alto	2-3 x/dia
		Metformina XR	500-2500 mg	Baixo	1x/dia
Inibidores da alfaglicosidase	Retardo da absorção intestinal de carboidratos	Acarbose	50-300 mg	Alto	3x/dia
Tiazolidinedionas ("Glitazonas")	Aumento da sensibilidade à insulina no músculo, adipócito e hepatócito	Pioglitazona	15-45 mg	Alto	1x/dia

(Continua)

QUADRO 20-2 Principais Drogas Orais Disponíveis para o Tratamento do DM tipo 2 *(Continuação)*

Classe	Mecanismo de ação	Droga e formulações disponíveis	Dose diária	Custo	Frequência de uso
Inibidores da DPP-IV ("Gliptinas")	Aumento do nível de GLP-1, com aumento da secreção de insulina dependente de glicose e redução do glucagon	Sitagliptina	50-100 mg	Alto	2 x/dia
		Linagliptina	5 mg	Alto	1x/dia
		Vildagliptina	100 mg	Alto	2x/dia
		Alogliptina	6,25-25 mg	Alto	1x/dia
Análogos do GLP-1	Aumento da secreção de insulina dependente de glicose, diminuição do glucagon e retardo no esvaziamento gástrico	Exenatide	10-20 mcg	Alto	2x/dia
		Liraglutide	0,6-1,8 mg	Alto	1x/dia
		Lixisenatide	10-20 mg	Alto	1x/dia
		Dulaglutide	1,5 mg	Alto	Semanal
Inibidores de SGLT2	Bloqueio à reabsorção renal de glicose promovendo glicosúria	Dapaglifozina	5-10 mg	Alto	1x/dia
		Canaglifozina	100-300 mg	Alto	1x/dia
		Empaglifozina	10-25 mg	Alto	1x/dia

QUADRO 20-3 Principais Características de Cada Classe de Medicação

Classe	Redução na glicemia de jejum (mg/dL) (*)	Redução na HbA1c (%)	Vantagens	Contraindicações	Efeitos colaterais
Sulfonilureias	60-70	1,5-2	▪ Ampla experiência ▪ Reduz complicações microvasculares	▪ Gravidez, ▪ Insuficiência renal ou hepática	▪ Hipoglicemia ▪ Ganho ponderal
Meglitinida	20-30	1-1,5	▪ Ação sobre excursões pós-prandiais ▪ Redução do espessamento médio intimal carotídeo (repaglinida)	▪ Gravidez	▪ Hipoglicemia ▪ Ganho ponderal discreto ▪ Regime de doses mais frequente
Biguanidas	60-70	1,5-2	▪ Redução no peso ▪ Não causam hipoglicemia ▪ Reduz eventos CV ▪ Prevenção de DM 2	▪ Gravidez ▪ Insuficiência renal (TFG < 30 mL/min/1,73 m^2), hepática, cardíaca e pulmonar ▪ Acidose grave/desidratação	▪ Intolerância gastrointestinal ▪ Deficiência de vitamina B12 ▪ Risco de acidose láctica (raro)

QUADRO 20-3 Principais Características de Cada Classe de Medicação *(Continuação)*

Classe	Redução na glicemia de jejum (mg/dL) (*)	Redução na HbA1c (%)	Vantagens	Contraindicações	Efeitos colaterais
Inibidores da alfaglicosidase	20-30	0,5-1	▪ Ação sobre excursões pós-prandiais ▪ Reduz eventos CV ▪ Prevenção de DM 2 ▪ Redução do espessamento médio intimal carotídeo ▪ Não causam hipoglicemia	▪ Gravidez	▪ Meteorismo, flatulência e diarreia ▪ Regime de doses frequente
Tiazolidinedionas ("Glitazonas")	35-65	0,5-1,4	▪ Prevenção de DM 2 ▪ Redução do espessamento médio intimal carotídeo ▪ Aumento do HDL e redução do TG ▪ Não causa hipoglicemia ▪ Durabilidade do efeito ▪ Potencial redução esteatose hepática	▪ Gravidez, ▪ Insuficiência cardíaca classes III e IV (NYHA) ▪ Insuficiência hepática	▪ Retenção hídrica ▪ Anemia ▪ Ganho ponderal ▪ Fraturas ▪ Câncer de bexiga
Inibidores da DPP-IV ("Gliptinas")	20-30	0,6-0,8	▪ Segurança e tolerabilidade ▪ Não causa hipoglicemia ▪ Efeito neutro no peso corporal	▪ Hipersensibilidade aos seus componentes	▪ Faringite ▪ Infecção urinária ▪ Náuseas ▪ Cefaleia ▪ Pancreatite
Agonistas do GLP-1	20-30	0,8-1,2	▪ Redução de peso ▪ Ausência de hipoglicemia ▪ Ação sobre excursões pós-prandiais ▪ Redução da PAS ▪ Associação com redução de eventos CV	▪ Hipersensibilidade aos seus componentes	▪ Náuseas, vômitos, diarreia ▪ Pancreatite (não confirmado) ▪ Câncer de pâncreas (não confirmado)

(Continua)

QUADRO 20-3 Principais Características de Cada Classe de Medicação *(Continuação)*

Classe	Redução na glicemia de jejum (mg/dL) (*)	Redução na HbA1c (%)	Vantagens	Contraindicações	Efeitos colaterais
Inibidores de SGLT2	30	0,5-1	• Redução de peso • Redução da PAS • Não causam hipoglicemia • Eficazes em qualquer estágio do DM 2 • Associação com redução de eventos CV e mortalidade em pacientes com DCV	• TFG < 30 mL/min/1,73 m²	• Infecção genital • Infecção urinária • Poliúria • Depleção volêmica/hipotensão sintomática

(*) Os valores são indicativos das reduções médias quando em monoterapia. Algumas combinações de drogas podem apresentar efeito sinérgico, aumentando, assim, a redução glicêmica.

Insulina

A insulina é o agente de escolha no tratamento do DM tipo 1, mas também essencial para alguns pacientes com DM tipo 2.

Existem diversos tipos de insulina que variam em relação ao tempo necessário para o início, pico e término da duração. No Quadro 20-4 estão os tipos de insulina com a variação de tempo de cada tipo.

QUADRO 20-4 Farmacocinética dos Diferentes Tipos de Insulina

Tipo	Início de ação	Pico	Duração
Lispro e Aspart	5-15 min	30 min-2 horas	3-5 horas
Regular	30 min-1 hora	2-3 horas	5-8 horas
NPH	2-4 horas	4-10 horas	10-18 horas
Glargina-100	2-4 horas	Não há	20-24 horas
Detemir	1-3 horas	6-8 horas	18-22 horas
Degludeca	Estado de equilíbrio em 3 dias	Não há	Estado de equilíbrio em 3 dias
Glargina-300	2-4 horas	Não há	36 horas
Bifásica Lispro/NPL 75/25 ou 50/50	5-15 min	30 min-2 horas 6-8 horas	10-18 horas
Bifásica Aspart/NPA 70/30	5-15 min	30 min-2 horas 6-8 horas	10-18 horas

A insulina deve ser iniciada no paciente com DM 2 quando, a despeito de dois ou três antidiabéticos orais em doses máximas, mantiver HbA1C > 7 ou 8%. No entanto, em etapas precoces do tratamento, quando modificações do estilo de vida associadas à metformina forem insuficientes para obter controle glicêmico adequado, pode-se considerar a associação da insulina como segundo agente terapêutico, especialmente quando existirem restrições ao uso de outros fármacos orais.

A insulina também pode ser usada já no momento do diagnóstico em algumas situações clínicas. Veja as principais indicações:

- HbA1c ≥ 10-12%.
- Presença de sintomas de hiperglicemia e insulinopenia (perda ponderal, cetose).

Nestes casos, após a normalização dos níveis glicêmicos e resolução da glicotoxicidade, pode-se tentar trocar este fármaco por drogas orais.

Uma estratégia interessante em pacientes com DM tipo 2 de longa data que progressivamente se tornam refratários ao tratamento com drogas orais é iniciar o uso noturno da insulina basal (*bedtime*) na dose de 10 U ou 0,1-0,2 U/kg/dia de NPH. Pode-se, também, utilizar um análogo de ação prolongada, que apresenta a vantagem de menor risco de hipoglicemia. No entanto em pacientes sem história de hipoglicemia grave, a NPH pode ser usada com segurança e custo menor.

A dose poderá ser ajustada pelo próprio paciente em 10-15% ou 2-4 U a cada 3 dias, até que se atinja o alvo da glicemia de jejum. Se, alcançado este alvo, a HbA1c persistir elevada, deve-se verificar os valores antes do almoço, do jantar e ao deitar e, na dependência dos resultados, acrescentar doses adicionais. Se, após o ajuste de doses basais, a HbA1c persistir fora do alvo, deve-se testar a glicemia pós-prandial e, de acordo com os resultados, iniciar 2-4 U de insulina rápida ou ultrarrápida antes das refeições principais ou iniciar uso de insulina de efeito bifásico.

A insulinização plena (esquema basal-*bolus*) pode ser realizada pela associação NPH-regular, de menor custo, ou pela combinação de análogos, mais conveniente pela melhor reprodução de insulinemia fisiológica. O uso de insulinas bifásicas (rápida ou ultrarrápida + insulina com protamina) é mais cômodo, mas não permite o ajuste de cada um dos componentes individualmente, sendo uma opção que mais se adequa para pacientes com hábitos de vida mais estáveis.

A dose total de insulina para o DM 2 varia entre 0,5 a 1,5 U/kg/dia, dependendo do grau de resistência à insulina. O ajuste deve ser realizado em bases individuais, de acordo com a automonitorização da glicemia capilar.

A via de administração mais utilizada de insulina é subcutânea que pode ser feita com o uso de seringas, canetas ou bombas infusoras.

Drogas orais podem ser mantidas, mas, tipicamente, secretagogos são suspensos uma vez que esquemas de insulinização mais complexos são introduzidos. Manter agentes sensibilizadores – metformina ou glitazonas – pode ser benéfico, com redução das doses necessárias de insulina. No entanto, deve-se ter cautela na associação de insulina a glitazonas em razão do potencial para aumento de peso e edema com risco de descompensação de insuficiência cardíaca.

Os principais inconvenientes do uso de insulina são o risco de hipoglicemia e o ganho de peso.

Regras Práticas para o Tratamento do DM tipo 2
- No momento do diagnóstico, independentemente do nível de HbA1c, iniciar metformina (exceto se houver contraindicação) junto com modificações no estilo de vida. Para reduzir a ocorrência de intolerância gastrointestinal com o uso deste fármaco, iniciar o tratamento com 500 mg administrado 1-2 vezes ao dia após café da manhã e jantar e, caso necessário, progressivamente aumentar a dose em 1 a 2 semanas até o máximo (2.550 mg/dia).
- Caso a monoterapia não seja suficiente para atingir o alvo de HbA1c após 3 meses, adicionar uma nova droga dentre as seis seguintes opções: **sulfonilureia, pioglitazona, inibidores de DPP-4, agonistas do receptor de GLP-1, inibidores de SGLT2 ou insulina basal**. A escolha da segunda droga deve se basear no perfil do paciente e objetivos preconizados. Para obesos e com síndrome metabólica preferem-se agentes sensibilizadores de insulina (glitazona), que propiciam controle metabólico sem ganho ponderal excessivo, enquanto aos emagrecidos e com importante hiperglicemia – sinalizando deficiência insulínica – é indicado uso de insulina.
- Considerar iniciar o tratamento já com terapia dupla quando HbA1c > 9%.
- Se, após 3 meses de terapia combinada, o alvo de HbA1c não for atingido, adicionar uma terceira droga.
- Caso a metformina seja contraindicada, iniciar com sulfonilureia, pioglitazona ou inibidor de DPP-4.
- Em pacientes com insuficiência renal estágio 4 nos quais a metformina e sulfonilureia estão contraindicados, pode-se indicar uso de repaglinida ou linagliptina. Entretanto, o custo das drogas pode limitar o seu uso.
- Com a evolução do DM 2, por ocasião da perda progressiva da capacidade secretória da célula beta, a monoterapia e/ou terapia combinada com antidiabéticos orais tende a falhar. Neste momento, não se deve postergar o uso da insulina.

Abordagem da Hipoglicemia
A hipoglicemia (glicemia ≤ 70 mg/dL) é o grande fator limitante no tratamento de pacientes diabéticos em uso de insulina ou agentes secretagogos orais. Indivíduos sob risco devem ser rotineiramente interrogados quanto à sua ocorrência e orientados quanto às medidas de prevenção.

Hipoglicemia grave é aquela que exige assistência de outra pessoa e se caracteriza por prejuízo à cognição (reconhecido ou não), podendo progredir para perda da consciência, convulsão, coma ou morte. Idosos são particularmente susceptíveis pelos diversos fatores: deficiência insulínica, doença renal crônica e disfunção cognitiva com prejuízo ao desempenho de atividades complexas como a automonitorização.

Principais sintomas associados à hipoglicemia:

- Confusão mental.
- Alterações de comportamento.
- Convulsão.
- Estupor.
- Coma.
- Sinais neurológicos focais (fazer diagnóstico diferencial com lesões neurológicas).
- Alterações visuais.
- Taquicardia.
- Sudorese.
- Tremores.

Na prática, episódios de hipoglicemia sem rebaixamento do nível de consciência devem ser tratados com ingestão de 15-20 g de glicose ou qualquer outro carboidrato de rápida absorção. Em seguida, recomenda-se esperar 15 minutos e realizar nova medida da glicemia capilar. Caso a hipoglicemia persista, deve-se repetir o tratamento oral. Caso os níveis glicêmicos estejam normais, deve-se realizar uma refeição para prevenir a recorrência da hipoglicemia.

A ausência de reconhecimento da hipoglicemia, associada à deficiência na resposta hormonal contrarregulatória e na resposta autonômica, compromete o controle do DM e a qualidade de vida. Pacientes que apresentaram hipoglicemia assintomática ou mais de um episódio de hipoglicemia severa devem ter seus alvos glicêmicos aumentados por algumas semanas para evitar hipoglicemia. Esta medida melhora a contrarregulação, favorecendo o reconhecimento de episódios futuros.

Medidas para prevenção de hipoglicemia:

- Educação dos pacientes quanto aos fatores desencadeantes (jejum, exercício) e adequação da dose de insulina ao consumo alimentar de carboidratos.
- Uso da automonitorização e avaliação clínica de rotina.

Em 2014, a ADA (*American Diabetes Association*) mudou a recomendação do alvo glicêmico para 80-130 mg/dL de modo a garantir uma margem de segurança, sem prejuízo ao controle glicêmico, para pacientes em uso de agentes hipoglicemiantes.

MEDIDAS GERAIS PARA PACIENTES COM DM 2

Está comprovada a eficácia do controle de fatores de risco na prevenção de doença CV em indivíduos com diabetes.

Tabagismo

Por aumentar o risco CV e de complicações microvasculares, o tabagismo é a causa mais importante de doença e morte evitáveis em todo o mundo. Em pacientes com diabetes tipo 2 recém diagnosticado, cessar o tabagismo se associou à melhora dos parâmetros metabólicos e à redução da pressão arterial e albuminúria.

Logo, o estímulo a cessar o tabagismo deve fazer parte da rotina de acompanhamento do DM, inclusive com encaminhamento para profissionais habilitados. Para o paciente motivado, a adição de terapia farmacológica à psicoterapia se mostrou mais eficaz do que um dos métodos isoladamente. (Veja capítulo Interrupção do Tabagismo)

Uso de AAS e Outros Agentes Antiagregantes Plaquetários

Indicações de uso de AAS em pacientes com DM:

- Prevenção secundária em pacientes com história de doença CV aterosclerótica.
- Prevenção primária em pacientes com risco CV maior do que 10% em 10 anos. Isto inclui homens e mulheres com mais de 50 anos e pelo menos 1 fator de risco adicional (p. ex., história familiar de doença CV prematura, hipertensão, dislipidemia, obesidade, tabagismo, albuminúria moderadamente elevada) que não tenham risco aumentado de sangramento.
- Individualizar, de acordo com o julgamento clínico: pacientes jovens com pelo menos 1 fator de risco, pacientes mais velhos sem fatores de risco ou pacientes com risco CV entre 5 e 10%.

Até o presente momento, a dose recomendada de AAS é de apenas **75 a 162 mg/dia**. Pacientes com alergia ao AAS devem usar 75 mg/dia de clopidogrel.

Doença Arterial Coronariana

- Em pacientes assintomáticos e com ECG normal, *screening* para DAC não é recomendado de rotina.
- Considerar investigação nas seguintes situações: sintomas cardíacos atípicos (p. ex., dispneia, desconforto torácico), sinais e sintomas de doença vascular associada (sopro carotídeo, AIT ou AVE prévio, claudicação ou doença arterial obstrutiva periférica (DAOP) conhecida ou anormalidades eletrocardiográficas)
- Teste ergométrico com ou sem ecocardiografia pode ser usado inicialmente. Em pacientes com mais de 40 anos, escore de cálcio também é razoável para avaliar risco CV.
- Utilizar ecocardiografia de estresse ou cintilografia em pacientes com ECG de repouso alterado, prejudicando a interpretação de um teste ergométrico.

Hipertensão no Paciente com DM Tipo 2

O tratamento da HAS deve ser **precoce e agressivo** para prevenir o risco de doença CV e complicações microvasculares.

Recomendações para rastreamento e diagnóstico de HAS com DM:

- Medida da pressão arterial sistêmica **em todas** as consultas médicas. Valores de PA elevados devem ser confirmados em um dia diferente.
- Pacientes com PA > 120 × 80 mmHg devem ser estimulados a realizar as mudanças do estilo de vida discriminadas abaixo.
- Pacientes com PA > 140 × 90 mmHg têm indicação de iniciar tratamento farmacológico junto com mudanças no estilo de vida.

Alvo pressórico para pacientes diabéticos:

- Todos os pacientes com DM tipo 2 devem ter como objetivo PA inferior a 140 × 90 mmHg. Esta recomendação varia com as diferentes Diretrizes (ver capítulo Hipertensão Arterial)
- Alvos mais baixos se associaram a risco maior de eventos adversos, como hipotensão ou síncope.
- Alvo abaixo de 130 × 80 mmHg ainda pode ser apropriado para alguns indivíduos, como aqueles mais jovens, com doença renal crônica ou albuminúria, ou com um ou mais fatores de risco adicionais (p. ex., dislipidemia, tabagismo ou obesidade), se este alvo puder ser atingido com poucas drogas e sem efeitos adversos.

Recomendações para tratamento da HAS:

- Mudanças de estilo de vida: para todos com PA > 120 × 80 mmHg.
  - Redução da ingestão diária de sódio (< 2,3 mg/dia segundo a ADA ou < 2 g/dia segundo a Sociedade Brasileira de Diabetes [SBD]).
  - Aumento do consumo de frutas e vegetais (8-10 porções/dia).
  - Consumo de laticínios (2-3 porções/dia).
  - Redução do consumo de álcool (máximo de 2 doses/dia para homens e 1 dose/dia para mulheres).
  - Exercícios físicos (sempre que não forem contraindicados).
- Pacientes com DM (exceto gestantes) devem iniciar o tratamento da HAS com um IECA ou antagonista de angiotensina II. Caso seja necessário adicionar um novo agente anti-hipertensivo, pode-se utilizar um bloqueador do canal de cálcio di-hidropiridínico ou um diurético (tiazídico em pessoas com TFG ≥ 30 mL/min/1,73 m^2 ou diurético de alça em pessoas com TFG < 30 mL/min/1,73 m^2).

- Geralmente, mais de uma droga é necessária para atingir os alvos terapêuticos de PA. Pacientes que persistem com PA descontrolada apesar de adesão confirmada a três anti-hipertensivos de classes diferentes em dose máxima, sendo um deles um diurético (hipertensão resistente), devem ser encaminhados ao especialista (ver Capítulo de Hipertensão Arterial).
- Em gestantes, utiliza-se alvos pressóricos de PAS entre 110 e 129 mmHg e PAD entre 65 e 79 mmHg. IECA e antagonista de angiotensina II são contraindicados. São seguros para uso na gravidez: metildopa, labetalol, nifedipina.
Atenção: pacientes que utilizem IECA, antagonistas da angiotensina ou diuréticos devem ter os níveis sanguíneos de potássio e a função renal monitorizados com regularidade.

Dislipidemia

Recomendações para rastreamento e diagnóstico de dislipidemia:

- Deve-se obter o perfil lipídico de pacientes com DM tipo 2 no momento do diagnóstico e, a partir de então, a cada 5 anos. Caso seja iniciada estatina, obter com maior frequência e de forma individualizada, para monitorizar a adesão e a resposta terapêutica.

Recomendações para tratamento da dislipidemia em pacientes com DM tipo 2:

- Mudanças de estilo de vida:
  - Perda de peso (se indicada).
  - Reduzir o consumo de gorduras saturadas, gorduras trans e colesterol.
  - Aumento do consumo de ácidos graxos ômega 3, fibras viscosas e esteróis vegetais.
  - Cessar o tabagismo.
  - Exercícios físicos (sempre que não forem contraindicados).
- Indicações do uso de estatinas em pacientes com DM tipo 2:
  - Terapia de alta intensidade.
    - Todos os pacientes com doença CV.
    - Pacientes entre 40 e 75 anos com pelo menos 1 fator de risco CV dentre: LDL > 70/100 mg/dL, hipertensão arterial, tabagismo, sobrepeso ou obesidade e história familiar de doença CV prematura (ver Capítulo de Dislipidemias).
  - Terapia de moderada **ou** alta intensidade (Quadro 20-5):
    - Pacientes < 40 anos com pelo menos 1 fator de risco CV.
    - Pacientes > 75 anos com pelo menos 1 fator de risco CV.
  - Terapia de moderada intensidade: Pacientes > 40 anos.
  - Associação terapia de moderada intensidade + ezetimibe: pacientes com síndrome coronariana aguda recente com LDL > 70 mg/dL que não tolerem altas doses de estatinas.

QUADRO 20-5 Intensidades da Terapia com Estatinas

Alta (reduz LDL em pelo menos 50%)	Moderada (reduz LDL em 30-50%)
■ Atorvastatina 40-80 mg ■ Rosuvastatina 20-40 mg	■ Atorvastatina 10-20 mg ■ Rosuvastatina 5-10 mg ■ Sinvastatina 20-40 mg ■ Pravastatina 40-80 mg ■ Pitavastatina 2-4 mg

Obs. 1: As estatinas são contraindicadas na gravidez
Obs. 2: O uso de estatinas deve preceder a perda importante de função renal, não sendo recomendado iniciar em pacientes em diálise com o objetivo de prevenção primária de eventos CV. No entanto, não devem ser suspensas caso o paciente já em uso evolua para estágio dialítico.

- A associação a fibratos não evidenciou redução do risco CV, além de acarretar maior risco de aumento de transaminases, miosite e rabdomiólise – esta última mais frequente com altas doses de estatina, pacientes com insuficiência renal e na associação ao genfibrozil. Portanto, em geral, não é recomendada. No entanto, a associação ao fenofibrato pode ser considerada em homens com TG ≥ 204 mg/dL e HDL ≤ 34 mg/dL.

Hipertrigliceridemia: é o padrão mais comum de dislipidemia no DM tipo 2, associado a baixos níveis de HDL. Deve ser tratada com mudanças de estilo de vida, incluindo abstinência do álcool, sendo a terapia farmacológica indicada de forma imediata apenas para hipertrigliceridemia severa (> 800 mg/dL) em razão do risco de pancreatite aguda. Ao contrário das estatinas, não houve evidência de redução de risco CV com o uso de fibratos.

Outras Medidas

Avaliação Odontológica
A doença periodontal é mais grave em indivíduos com diabetes. Recomenda-se avaliação odontológica anual em todos os pacientes (mesmo aqueles sem dentes).

Vacinação
Além das vacinas recomendadas à população geral de acordo com a faixa etária, o CDC (Centro de Controle e Prevenção de Doenças) recomenda vacina **anti-influenza e antipneumococo** a todos os pacientes com DM.

- Vacina anti-influenza:
  - A vacina de influenza deve ser administrada nos pacientes com DM **anualmente**.
- Vacina antipneumococo:
  - A vacina pneumocócica polissacarídica (Pneumo 23) deve ser administrada pelo menos uma vez na vida a adultos com DM.
  - Determinados pacientes devem ser revacinados após 5 anos da primeira dose, conforme as indicações abaixo:
    - Pacientes ≥ 65 anos cuja primeira dose foi aplicada antes dos 65 anos.
    - Pacientes com asplenia anatômica ou funcional (p. ex., anemia falciforme).
    - Pacientes imunocomprometidos (p. ex., transplantados de medula ou órgão sólido/neoplasia hematólogica/DRC/síndrome nefrótica).
- Vacina anti-hepatite B: em todos os pacientes com DM com menos de 60 anos; maiores de 60 anos, de acordo com julgamento clínico.
  - Não vacinados: esquema 0,1 e 6 meses.
  - Esquema incompleto: completar esquema.

RECOMENDAÇÕES PARA PACIENTES COM PRÉ-DIABETES
O aconselhamento quanto à necessidade de mudanças no estilo de vida em pacientes com alto risco de desenvolver DM é essencial para prevenir ou retardar o surgimento do DM.

Principais recomendações:

- Redução de 7% do peso corporal.
- Atividade física regular de intensidade moderada (150 min/semana).
- Recomendações dietéticas:
  - Ingestão de 14 g de fibras/1.000 Kcal.
  - Preferir alimentos com grãos integrais.
  - Dieta rica em vegetais e frutas.

Recomendações para acompanhamento e tratamento do pré-DM:
- O acompanhamento clínico e laboratorial deve ser no mínimo anual.
- Considerar o uso de metformina em pacientes com pré-DM.
  - IMC > 35 kg/m².
  - Idade < 60 anos.
  - Mulheres com história de DM gestacional.
  - Aumento documentado de HbA1c apesar de mudanças no estilo de vida.

MONITORIZAÇÃO DO CONTROLE GLICÊMICO
Pode ser feito basicamente pelos seguintes métodos:
- Automonitorização da glicose sanguínea (AMGS).
- Hemoglobina glicada (HbA1c).
- Sistema de monitorização contínua.

Automonitorização da Glicose Sanguínea
- Método bastante útil no manejo do paciente em uso de insulina. Contribui na prevenção de hipoglicemia e permite ajustes de insulina, além de guiar a dieta e atividade física. Estudos mostraram associação significativa entre a maior frequência de automonitorização e a queda da HbA1c, com redução da frequência de complicações agudas.
- Pacientes em uso de insulina basal ao deitar devem realizar AMGS em jejum com o objetivo de realizar autoajustes da dose de insulina noturna.
- Pacientes em uso de múltiplas injeções de insulina ou sistema de infusão contínua devem realizar a AMGS antes das refeições, ao deitar, antes de exercício físico, na suspeita de hipoglicemia, após o tratamento de hipoglicemia até atingir a normoglicemia, e previamente a tarefas críticas, como dirigir.
- A dosagem da glicemia 1-2 horas após o início das refeições é útil para avaliar a hiperglicemia pós-prandial, que se relaciona de forma independente com piores desfechos CV. A AMGS pós-prandial é recomendada a pacientes:
  - Com glicemias pré-prandiais no alvo, mas com HbA1c elevada.
  - Em início de tratamento intensivo, com dificuldade para obter o controle glicêmico.
  - Em processo de ajuste da contagem de carboidratos ou do fator de sensibilidade.
- Ainda não há consenso quanto ao uso da automonitorização em pacientes tratados apenas com antidiabéticos orais. O método pode ser útil após grandes mudanças terapêuticas ou em momentos de instabilidade do controle glicêmico.
- A cada consulta deve-se avaliar a técnica de monitorização, bem como rever a frequência necessária de medidas de acordo com as metas específicas de cada paciente.
- A automonitorização correta da glicemia requer treinamento do usuário. Alguns cuidados são essenciais como: lavar as mãos antes da coleta do sangue, armazenar as fitas em local adequado e calibrar periodicamente o aparelho.

Monitorização Contínua da Glicose (MCG)
- Mede em tempo real a glicose intersticial com boa correlação com os níveis plasmáticos, por meio de um sensor no tecido subcutâneo. Pode ser útil em pacientes DM 1 com boa adesão e incapacidade de atingir HbA1c < 7%, em pacientes com episódios frequentes de hipoglicemia ou hipoglicemia assintomática.
- Tradicionalmente, o sensor faz medições a cada 10 segundos, com médias armazenadas a cada 5 minutos, e inclui alarmes para excursões hipo e hiperglicêmicas. Pode ser acoplado

à bomba infusora. No entanto, possui atraso de 10 a 15 minutos em relação à glicemia capilar e requer calibração com a glicemia capilar 2 a 4 vezes ao dia.
- Recentemente, desenvolveu-se o sistema Flash, que, ao contrário dos demais sensores, vem calibrado de fábrica. O dispositivo contém um pequeno sensor que fica inserido sob a pele e que deve ser trocado a cada 14 dias. O sensor envia as medições para um leitor sem disparar alarmes. Estudos recentes encontraram associação entre sua maior adesão e frequência de uso à melhora da HbA1c.

Hemoglobina Glicada (HbA1c)
- A dosagem de HbA1c é um método que permite avaliar o controle glicêmico a longo prazo. Determina a média da glicemia dos últimos 90 a 120 dias, que é o tempo de vida média das hemácias. No entanto, os últimos 30 dias contribuem com cerca de 50% de seu valor, de modo que pode ser útil para avaliação de resposta após apenas 1 mês de modificações no tratamento.
- As recomendações de alvos glicêmicos com base na HbA1c foram validadas utilizando-se o método HPLC (cromatografia líquida de alto desempenho). Existem diversos outros métodos cujos resultados podem ser ou não comparáveis ao HPLC. As recomendações de alvos de HbA1c deste capítulo são apenas para as dosagens pelo método HPLC e outros equivalentes.
- Pacientes em uso de antidiabéticos orais com controle glicêmico satisfatório e estável devem realizar o exame apenas duas vezes ao ano. Nos demais, a medida é recomendada no mínimo três vezes ao ano.
- A dosagem de HbA1c possui forte valor preditivo para complicações do diabetes.
- Em pacientes com HbA1c próxima da normalidade, a contribuição da glicemia pós-prandial é maior, enquanto níveis mais elevados (> 8,5%) recebem maior contribuição da glicemia de jejum.
- A HbA1c não informa a variabilidade glicêmica ou hipoglicemia, de modo que pacientes suscetíveis a estas variações (DM 1 ou DM 2 com deficiência grave de insulina) serão melhor avaliados por uma combinação dos resultados da HbA1c e automonitorização.

Atenção: algumas situações clínicas podem falsear os valores de HbA1c, como anemias, hemoglobinopatias, doença renal crônica, hipertrigliceridemia acentuada, drogas como AAS e substâncias como álcool e vitaminas C e E. Em caso de discrepância entre a HbA1c e as glicemias capilares, devem-se cogitar estas possibilidades e considerar alterar a periodicidade da automonitorização ou monitorização contínua. Uma alternativa útil nesses casos é a frutosamina ou a albumina glicada, que medem a glicação de proteínas séricas, refletindo o controle glicêmico das últimas duas semanas, porém, sua associação à glicemia média e ao desenvolvimento de complicações crônicas do DM não está tão bem estabelecida quanto para a HbA1c.

O Quadro 20-6 apresenta a correlação entre a medida da HbA1c e a glicemia plasmática média sugerida pelo *A1c-Derived Average Glucose (ADAG) Study Group*.

Alvos Glicêmicos
- Grandes estudos como o "*Diabetes Control and Complications Trial*" (DCCT) para pacientes com DM tipo 1, o "*United Kingdom Prospective Diabetes Study*" (UKPDS) para pacientes com DM tipo 2, o "*Action to Control Cardiovascular Risk in Diabetes*" (ACCORD), o "*Veterans Affairs Diabetes Trial*" (VADT), o "*Action in Diabetes and Vascular Disease: Preterax and*

QUADRO 20-6 Correlação entre HbA1c e Glicemia Plasmática

HbA1c (%)	Glicose plasmática média (mg/dL)
5	97
6	126
7	154
8	183
9	212
10	240
11	269
12	298

Diamicron MR Controlled Evaluation" (ADVANCE), dentre outros, avaliaram a importância do controle glicêmico e tentaram estimar alvos glicêmicos ideais para prevenir e tratar complicações micro e macrovasculares. A tendência atual é de que o alvo seja individualizado de acordo com o perfil do paciente.

- Como regra geral, um alvo razoável para **adultos** (exceto grávidas) é de **HbA1c < 7%.** Estes valores, quando mantidos a longo prazo, mostraram-se capazes de reduzir as complicações micro e macrovasculares.

No Quadro 20-7, estão descritas as recomendações gerais para o paciente adulto diabético.

Controle Intensivo da Glicemia

- O controle glicêmico intensivo (visando alvo de HbA1c < 7%) se associou à redução significativa das taxas de complicações microvasculares (retinopatia, nefropatia e neuropatia). Quanto a eventos CV, mostrou redução de sua incidência e da mortalidade em indivíduos tratados precocemente após o diagnóstico do DM. Já em pacientes com DM tipo 2 de longa data, com doença CV conhecida ou múltiplos fatores de risco CV, não houve redução destes eventos, sugerindo que nestes pacientes os riscos potenciais do controle estrito da glicemia superam os benefícios.
- A critério clínico, pacientes selecionados – aqueles com poucas comorbidades, curta duração do DM, tratamento exclusivo com mudanças de estilo de vida ou metformina, e longa expectativa de vida – podem-se beneficiar de um controle glicêmico mais estrito (HbA1c < 6,5%),

QUADRO 20-7 Recomendações Gerais para Adultos com Diabetes Melito

- HbA1c < 7% (*)
- Glicemia capilar pré-prandial: 80 a 130 mg/dL
- Glicemia capilar 2h pós-prandial: < 180 mg/dL (**)

(*) O alvo de HbA1c deve ser individualizado para cada paciente considerando fatores como duração do DM, idade/expectativa de vida, comorbidades, doença CV ou complicações microvasculares conhecidas, e risco de hipoglicemia.
(**) O alvo de glicemia pós-prandial deve ser buscado, principalmente, quando o alvo de HbA1c não é alcançado apesar da glicemia pré-prandial estar dentro da meta.

contanto que este seja obtido sem hipoglicemia significativa ou outros efeitos adversos. De forma contrária, grupos especiais (veja abaixo) podem-se beneficiar de alvos menos agressivos de HbA1c.

Grupos populacionais em que valores de HbA1c entre 7 e 8% são aceitos:

- Pacientes com história de hipoglicemia severa.
- Pacientes com dificuldades de identificar sintomas de hipoglicemia (principalmente idosos).
- Pacientes com expectativa de vida limitada.
- Pessoas com comorbidades limitantes (doença aterosclerótica avançada).

COMPLICAÇÕES CRÔNICAS DO DM TIPO 2

Quando iniciar o rastreamento de complicações crônicas no DM tipo 2:

- **O rastreamento de complicações crônicas deve iniciar-se no momento do diagnóstico.** Diferente dos pacientes com DM tipo 1, a maior parte dos indivíduos com DM tipo 2 já pode, no momento do diagnóstico, apresentar anos de evolução do DM.

Retinopatia

Definição e Epidemiologia

- A retinopatia diabética (RD) é a principal causa de cegueira em pessoas entre 20 e 74 anos em países desenvolvidos.
- A forma proliferativa de RD é a mais grave por predispor a eventos potencialmente causadores de cegueira irreversível, como a isquemia retiniana difusa e o descolamento tracional de retina. Nesses casos, a taxa de evolução para cegueira é estimada em 50% em 5 anos.
- O risco de cegueira pela RD pode ser reduzido a menos de 5% quando diagnosticada e tratada precocemente.
- Glaucoma, catarata e outras desordens oculares ocorrem mais precocemente e com maior frequência em pessoas com diabetes.

Fatores de Risco para Retinopatia

- Maior duração do DM.
- Controle glicêmico ruim.
- Presença de nefropatia.
- HAS.
- Dislipidemia.

Classificação da RD

- *RDNP (retinopatia diabética não proliferativa) leve:* microaneurismas ou apenas 1 das alterações retinianas.
- *RDNP moderada:* exsudatos algodonosos, ingurgitamento venoso, hemorragias ou microaneurismas < 10/quadrante.
- *RDNP grave:* hemorragia nos quatro quadrantes ou ingurgitamento venoso em 2 quadrantes.
- *RD proliferativa:* neovasos e/ou hemorragia vítrea ou pré-retiniana.

Frequência do Rastreamento
- Encaminhar à primeira avaliação oftalmológica ao diagnóstico.
- A reavaliação deve ser no mínimo anual (para pacientes com retinopatia mínima ou ausente), podendo ser mais frequente se evidenciados progressão e risco de perda visual.
- Em pacientes com pelo menos 1 exame oftalmológico normal e bom controle glicêmico, pode-se aumentar o tempo entre as reavaliações, para intervalos de 2 a 3 anos.
- Mulheres em idade fértil devem ser avaliadas antes do início de uma gestação ou no primeiro trimestre, visto que este período se associa a maior risco de desenvolvimento e rápida progressão de retinopatia. Além disso, a implementação rápida de um controle glicêmico estrito se associa ao agravamento de retinopatia preexistente. Em ausência de retinopatia prévia, as avaliações devem ser trimestrais durante a gravidez e por no mínimo 1 ano após o parto, .
- Em mulheres que desenvolvem diabetes durante ou após o segundo trimestre da gestação não há necessidade de exame oftalmológico durante a gravidez, pois não parecem estar sob maior risco de retinopatia durante a gravidez.

Recomendações para Tratamento da Retinopatia
- Otimização do controle glicêmico, pressórico e de dislipidemia, para prevenir o desenvolvimento e retardar a progressão da retinopatia. Em pacientes com RD já instalada, manter idealmente HbA1c < 7% e PAS < 130 mmHg.
- Encaminhamento imediato a um oftalmologista (de preferência com experiência em retinopatia diabética) os pacientes que apresentarem:
  - Edema macular.
  - RDNP severa.
  - RD proliferativa.
- Indicações de fotocoagulação panretiniana a *laser*:
  - RD proliferativa.
  - Casos selecionados de RDNP severa (dificuldades em relação ao acompanhamento, sinais de progressão ou fatores de risco).
- A **injeção intravítrea de anti-VEGF** se mostrou mais eficaz para edema macular com envolvimento central do que a fotocoagulação a laser isolada. Ao contrário da fotocoagulação, que apenas impede a progressão da perda visual, a injeção intravítrea de anti-VEGF tem o potencial de melhorar a acuidade visual quando esta já se encontra comprometida.
- Indicações de **vitrectomia**:
  - Hemorragia vítrea grave.
  - RD proliferativa não responsiva à fotocoagulação, principalmente na tração vitreomacular.
- Ao contrário do que se postulava no passado, o uso de AAS não é contraindicado em pacientes com retinopatia proliferativa, pois não aumenta o risco de hemorragia retiniana.

Nefropatia

Definição e Epidemiologia
- Em razão da alta frequência de DM na população, este tipo de dano renal configura uma das principais causas de doença renal crônica e é a principal causa de doença renal terminal no Brasil e no mundo.

- Estima-se que a nefropatia acometa 20 a 40% de todos os pacientes com DM. Por isto, todo médico deve ficar atento às suas manifestações iniciais para prevenir a progressão para doença renal terminal.
- O termo nefropatia diabética vem sendo substituído pelo termo doença renal diabética (DRD). Este termo abrange não só os casos com presença de albuminúria, mas também outras formas de apresentação da doença renal, mesmo que normoalbuminúricas.

Como Realizar o Rastreamento de Nefropatia Diabética
- Pela medida da albuminúria (Quadro 20-8) e da estimativa da taxa de filtração glomerular (TFG – preferencialmente pelo CKD-EPI).

Com que Frequência Realizar o Rastreamento de DRD
- Deve ser realizado no mínimo anualmente em todos os pacientes com DM tipo 2.
- A albuminúria é um marcador precoce de DRD e fator de risco CV bem estabelecido, representando maior risco de desenvolvimento e progressão de DRD e de eventos CV. Frequentemente, pacientes com DM apresentam aumento de albuminúria com TFG normal. No entanto, pode ocorrer queda da TFG antes do surgimento de aumento da albuminúria.
- No paciente com DM 2, albuminúria e redução da TFG são preditores independentes de doença CV e mortalidade.

Tratamento da DRD
- Utilizar inibidores da enzima conversora de angiotensina (IECA) **ou** antagonistas do receptor da angiotensina II (ARA) em pacientes com diabetes e albuminúria (30-299 mg/g Cr) independente do diagnóstico de HAS (exceto para as gestantes). O uso de IECA ou BRA é **fortemente** recomendado quando albuminúria é ≥ 300 mg/g Cr e/ou TFG < 60.
  - Alguns autores recomendam monitorar continuamente a albuminúria após início do IECA/ARA, para avaliar resposta à terapia e progressão da nefropatia. Pacientes com albuminúria ≥ 300 mg/g Cr persistentes têm maior probabilidade de evoluir para doença renal terminal e devem ser encaminhados ao especialista.

QUADRO 20-8 Dosagem da Albuminúria

- Atualmente, tem-se dado preferência à dosagem de albumina (imunoensaio ou fita reagente específica) e de creatinina em amostra isolada de urina para avaliação da relação albumina/creatinina
- Atualmente se classifica a albuminúria em três espectros: albuminúria normal (abaixo de 30 mg/g Cr), albuminúria elevada (≥ 30 e < 300 mg/g Cr) e muito elevada (≥ 300 mg/g Cr). Para se considerar a presença de albuminúria anormal, são necessárias duas amostras acima da normalidade espaçadas por um intervalo de 3 a 6 meses. Isto é necessário, pois resultados falso-positivos são comuns e podem ocorrer em situações como febre, infecção, exercício físico nas 24 horas anteriores, hiperglicemia grave, hipertensão arterial não controlada, ICC e menstruação
- A medida da albuminúria isolada pode levar a erro na medida em que é influenciada por variações no estado de hidratação e concentração urinária. No entanto, metanálise recente comprovou acurácia diagnóstica desta medida, sendo controversa a existência de diferença significativa entre os dois métodos. O ponto de corte para albuminúria isolada é de 14 mg/L
- Na indisponibilidade da albuminúria, a medida de proteínas totais na urina pode ser utilizada. Proteinúria em amostra ≥ 430 mg/L ou proteinúria de 24 h > 500 mg correspondem à presença de nefropatia. Proteinúria presente no EAS geralmente corresponde à proteinúria de 24 h > 500 mg, não sendo este um exame útil para detectar a presença de albuminúria não muito elevada

- A combinação de IECA e ARA não mostrou benefícios na DRD ou doença CV, e se associou a maior taxa de eventos adversos como hipercalemia e insuficiência renal aguda, devendo ser evitada.
- Após o início de bloqueadores do SRAA pode ocorrer uma elevação da creatinina plasmática em até 30%, porém, esta é associada à preservação da função renal a longo prazo. Já a elevação da creatinina > 30% deve levantar a suspeita de estenose bilateral da artéria renal (ou estenose unilateral em rim único). Além disso, esses fármacos estão associados ao aumento dos níveis de potássio, principalmente em presença de insuficiência renal. Creatinina e potássio devem ser solicitados mensalmente nos primeiros 2 a 3 meses de tratamento com IECA ou ARA.

- Otimizar o controle glicêmico e da pressão arterial reduz o risco e retarda a progressão da nefropatia.
  - Visar alvo de HbA1c < 7%, individualizando de acordo com a presença de comorbidades.
  - O uso de metformina deve ser reavaliado quando TFG < 45 mL/min/1,73 m², com redução da dose para 1.000 mg/dia. A medicação deve ser suspensa quando TFG < 30 mL/min/1,73 m², em situações de risco para acidose láctica (sepse, hipotensão, hipóxia) e previamente a exame contrastado em pacientes com TFG < 60 mL/min/1,73 m².
  - Visar alvo de PA < 140/90 mmHg; considerar < 130/80 mmHg em pacientes com albuminúria, atentando a PA diastólica, que não deve cair para níveis inferiores a 60-70 mmHg, principalmente em idosos. Diuréticos, bloqueadores de canal de cálcio e betabloqueadores podem ser adicionados para atingir o alvo pressórico em pacientes já tratados com IECA ou BRA em dose máxima, ou como alternativa em raros casos de intolerância a ambos.
- Reduzir a ingestão de proteínas para 0,8 g/kg/dia. Para pacientes em terapia dialítica, níveis mais altos de ingestão proteica devem ser considerados.
- Quando TFG entre 45 e 60 mL/min/1,73 m², monitorar a cada 6 meses, e solicitar, no mínimo anualmente: eletrólitos, bicarbonato, hemoglobina, cálcio, fósforo e PTH. Assegurar a suficiência de vitamina D e considerar avaliação da densidade mineral óssea.
- Quando TFG entre 30 e 45 mL/min/1,73 m², monitorar a TFG a cada 3 meses, e a cada 3 a 6 meses: solicitar eletrólitos, bicarbonato, hemoglobina, cálcio, fósforo, PTH e albumina e aferir o peso.
- A vacinação precoce para hepatite B é recomendada em pacientes com probabilidade de progressão para doença renal terminal.
- Deve-se encaminhar ao especialista:
  - Pacientes com doença renal avançada (TFG < 30 mL/min/1,73 m²).
  - Quando houver dúvida quanto à etiologia da nefropatia:
    - Ausência de retinopatia diabética.
    - Sedimento urinário alterado.
    - Proteinúria de elevação rápida ou síndrome nefrótica.
    - Queda rápida da TFG.
    - Hipertensão resistente.
    - Sinais e sintomas de outras doenças sistêmicas.

Neuropatia
Definição e Epidemiologia
- Neuropatia diabética abrange um grupo heterogêneo de distúrbios neurológicos demonstráveis clinicamente ou por métodos complementares em pacientes diabéticos. É diagnóstico de exclusão, ou seja, não pode se justificar por outra etiologia.

- Até 50% das neuropatias periféricas causadas por diabetes podem ser assintomáticas e, se não reconhecidas, acarretam risco de lesões dos pés com sensibilidade comprometida.
- O controle glicêmico previne a neuropatia periférica e autonômica no DM 1 e pode retardar sua progressão no DM 2, porém, não reverte a perda neuronal.
- É a mais comum das complicações microvasculares crônicas. Sua prevalência aumenta com a duração da doença, podendo chegar a valores entre 50 e 100% da população diabética quando se empregam testes de alta sensibilidade.

Tipos de Manifestação
- Polineuropatia sensitivo-motora simétrica.
- Neuropatia autonômica (cardiovascular, respiratória, digestiva e geniturinária).
- Outras: mononeuropatia focal (tibiais, medianos e pares cranianos III, IV, VI e VII), neuropatia multifocal radicular (geralmente intercostal, toracoabdominal e lombar), neuropatia multifocal multiplexos (localização variada), plexopatia ou amiotrofia.

Neuropatia Sensitivo-Motora
- A neuropatia sensitivo-motora simétrica distal é a complicação neurológica mais comum no DM. Dispensa exames complementares quando se encontram achados típicos em pacientes com diabetes sem outra causa potencial.
- Os principais sintomas são:
  - Parestesias e disestesias em membros, descritas como dormência, queimação, formigamento, pontadas, agulhadas ou choque.
  - Desconforto ou dor ao mínimo toque, como o de lençóis e cobertores.
  - Queixa de redução ou perda de sensibilidade tátil, térmica ou dolorosa.
- Apesar de as manifestações serem mais comuns nos membros inferiores, podem ocorrer também nos membros superiores.
- A ausência de sintomas não exclui a neuropatia, pois muitos pacientes evoluem diretamente com perda total de sensibilidade, apesar de não referirem queixas.

Neuropatia Autonômica
- A neuropatia autonômica requer especial atenção para o seu diagnóstico, visto que muitas vezes pode passar despercebida ou ser confundida com outras condições.
- A neuropatia autonômica cardiovascular se associa a maior risco de isquemia silenciosa e doença cerebrovascular. Além disso, está associada de forma independente, à maior mortalidade.
- No Quadro 20-9 encontram-se as diferentes manifestações da disautonomia no DM.

QUADRO 20-9 Manifestações da Neuropatia Autonômica

Gastrointestinal	- Distúrbios da motilidade esofágica - Gastroparesia (assintomática ou manifestando-se com distensão abdominal, saciedade precoce, náuseas e vômitos) - Constipação (alternada ou não com episódios de diarreia e podendo haver incontinência fecal) - Alterações da motilidade da vesícula biliar (p. ex., colecistite alitiásica)

QUADRO 20-9	Manifestações da Neuropatia Autonômica *(Continuação)*
Cardiovascular	▪ Frequência cardíaca fixa ao realizar manobra de Valsalva ▪ Variabilidade diminuída da frequência cardíaca ▪ Prolongamento do intervalo QT ▪ Intolerância ao exercício ▪ Hipotensão postural/taquicardia associada à ortostase
Geniturinária	▪ Bexiga neurogênica ▪ Ejaculação retrógrada ▪ Disfunção erétil ▪ Dispareunia
Outros	▪ Distúrbios do suor (p. ex., anidrose distal e hiperidrose central) ▪ Alterações na textura da pele dos membros ▪ Alterações pupilares (p. ex., visão noturna prejudicada) ▪ Não reconhecimento de hipoglicemia

Como Realizar o Rastreamento da Neuropatia?
- O rastreamento de neuropatia diabética é feito pela **anamnese** e **exame físico**. Os exames complementares ficam reservados para diagnóstico diferencial.
- Deve ser realizado ao diagnóstico e anualmente a partir de então.
- É necessária atenção para diagnósticos diferenciais como alcoolismo, deficiência de vitamina B12, hipotireoidismo, DRC, medicamentos neurotóxicos (quimioterápicos), malignidades, HIV, neuropatias hereditárias e vasculites.

Exame Físico à Procura de Neuropatia
- Avaliação de sensibilidade tátil com o teste do monofilamento de 10 g e pelo menos um dos seguintes: avaliação de sensibilidade dolorosa (palito ou agulha), térmica (quente/frio) ou vibratória (diapasão de 128 Hz ou bioestesiômetro).
- Pesquisa de reflexos tendinosos (aquileu, patelar, bicipital, tricipital e radial).
- Medida da pressão arterial em decúbito e em ortostase. Define-se hipotensão postural como queda da pressão arterial sistólica ≥ 20 mmHg e/ou da pressão arterial diastólica ≥ 10 mmHg, 1 a 3 minutos após assumir posição ortostática.
- Medida da frequência cardíaca de repouso: sugestiva de disautonomia cardiovascular quando > 100 bpm.
- Em estágios iniciais, a disautonomia cardiovascular pode ser detectada pela redução na variabilidade da frequência cardíaca à inspiração profunda.

Tratamento
- Até o momento, não há tratamento curativo para a neuropatia diabética. A principal forma de abordagem destes pacientes consiste em prevenção primária com bom controle metabólico do DM. Nos casos em que há lesão neurológica estabelecida, o tratamento consiste em amenizar os sintomas e prevenir complicações (Quadro 20-10), além de um bom controle glicêmico para retardar a progressão da lesão.
- Todos os pacientes com diabetes devem receber educação sobre a detecção e prevenção de neuropatias, incluindo os cuidados com os pés. Pacientes com polineuropatia simétrica distal devem receber especial orientação sobre medidas para prevenir a progressão da doença e evolução com amputações (ver a seguir).

QUADRO 20-10 Opções Terapêuticas para o Manejo da Neuropatia Diabética

	Droga	Dose diária
Neuropatia sensitivo-motora dolorosa	Antidepressivos tricíclicos	Amitriptilina 25 a 150 mg
		Imipramina 25 a 150 mg
		Nortriptilina 10 a 150 mg
	Anticonvulsivantes	Carbamazepina 200 a 800 mg
		Gabapentina 900 a 1.800 mg
		Pregabalina 150 a 600 mg
	Neuroléptico – Flufenazina 1 a 6 mg	
	Capsaicina creme 0,075% 3-4x/dia	
	Mexiletina 300 a 400 mg	
	Clonidina 0,1 a 0,3 mg	
	Duloxetina 60 a 120 mg	
	Acupuntura	
Disautonomia cardiovascular – hipotensão postural	Medidas comportamentais: evitar mudanças posturais bruscas, uso de meias ou calças compressivas e elevação da cabeceira do leito (30 cm)	
	Fludrocortisona 0,1 a 0,4 mg	
Disautonomia gastrointestinal	Manifestações esofágicas e gástricas	Redução da ingestão de gorduras e fibras
		Domperidona 10 a 20 mg (30 min antes das refeições e ao deitar)
		Metoclopramida 5-20 mg (30 min antes das refeições e ao deitar) – Reservar para casos refratários, usando a menor dose pelo menor tempo possível (risco de discinesia tardia irreversível com o uso crônico)
	Manifestações intestinais	Aumento da ingestão de fibras
		Antibiótico de largo espectro (supercrescimento bacteriano)
		Loperamida 2 mg 2x/dia (diarreia)
		Difenoxilato 2,5 mg 2x/dia (diarreia)
Disautonomia geniturinária	Bexiga neurogênica	Treinamento para esvaziamento vesical programado (completo com manobras de compressão abdominal e autossondagem)
		Antibioticoterapia para infecções urinárias e na sua prevenção
		Betanecol: em caso de resíduo pós-miccional > 100 mL
		Inibidores da fosfodiesterase 5 (sildenafil, vardenafil e tadalafil)
		Outras: drogas de uso intracavernoso e intrauretral (papaverina, fentolamina e prostaglandinas), próteses e dispositivos a vácuo

Pé Diabético
Definição e Epidemiologia
- Pacientes com DM estão sob risco aumentado de desenvolver lesões em membros inferiores que podem evoluir para úlceras. Em países em desenvolvimento, a infecção é a complicação mais comum da úlcera de pé diabético, constituindo causa frequente de internação hospitalar prolongada.
- A **polineuropatia diabética periférica** e a **vasculopatia** são os principais fatores de risco para o desenvolvimento de úlcera de pé diabético.
- Deformidades neuropáticas resultam em pressão plantar anormal, que, quando associada à neuropatia, é fator de risco adicional para úlcera de pé diabético.
- A incidência cumulativa de ulceração ao longo da vida entre pacientes com DM é estimada em 25%, sendo que 85% das úlceras evoluem com necessidade de amputação, causa importante de morbimortalidade em diabéticos.

Pacientes de Alto Risco para Desenvolver Pé Diabético
- História de úlcera ou amputação prévia.
- Neuropatia periférica com perda da sensibilidade protetora.
- Deformidades dos pés/calosidades.
- Duração do DM > 10 anos.
- Controle insatisfatório da glicemia (HbA1c > 7%).
- Déficit visual.
- Nefropatia diabética (principalmente em pacientes dialíticos).
- Doença arterial periférica.
- Tabagistas.

Exame Físico do Pé sob Risco
- Observar condições dermatológicas de risco: xerodermia, unhas hipotróficas ou encravadas, maceração interdigital, calosidades, ausência de pelos.
- Avaliar a presença de deformidades neuropáticas: dedos em garra ou em martelo, proeminências de metatarsos, calosidades, limitação de mobilidade articular e acentuação do arco.
- Teste do monofilamento de náilon (Semmes-Weinstein): 10 g para identificar perda de sensibilidade (Quadro 20-11).
- Cálculo do índice tornozelo-braquial (ITB) para avaliar o comprometimento vascular arterial dos membros (Quadro 20-12). A palpação dos pulsos deve sempre ser efetuada, porém incorre em significativa variação intra e interobservadores.

Recomendações para o Combate e Manejo do Pé Diabético
- A melhor estratégia de combate ao pé diabético é a prevenção.
- Nos pacientes de risco, o exame clínico completo deve ser realizado em todas as consultas e nos demais pacientes anualmente.
- Pacientes com claudicação e alterações vasculares periféricas devem ser encaminhados a um especialista.
- Orientar sempre que possível sobre medidas profiláticas de lesões em membros inferiores (ver a seguir as principais orientações aos pacientes).

Educação dos Pacientes para Prevenção de Lesões no Pé
- Lavar e inspecionar minuciosamente os pés diariamente (principalmente entre os dedos).
- Evitar caminhar descalço, inclusive dentro de casa.

| QUADRO 20-11 | Teste do Monofilamento Semmes-Weinstein (10 g) |

Objetivo do teste

Avaliar a sensibilidade tátil da região plantar do indivíduo com diabetes. Tem elevado valor preditivo negativo, sendo utilizado para rastreio, mas não para diagnóstico de polineuropatia. Idealmente, deve ser realizado em associação a pelo menos um dos seguintes exames: *pinprick* ou sensibilidade dolorosa (com pino ou palito), sensibilidade térmica ou vibratória (com diapasão de 128 Hz) ou reflexos do tornozelo (com martelo)

Como realizar

Toca-se a área plantar com a ponta do monofilamento formando um ângulo reto. Em seguida, aplica-se, durante 2 segundos, pressão apenas suficiente para curvar o monofilamento (veja figura abaixo). O paciente, então, é questionado sobre a sensibilidade local. Intercalar aplicação real com simulação de aplicação.
Recomenda-se testar quatro áreas plantares: hálux (falange distal), primeiro, terceiro e quinto metatarsos

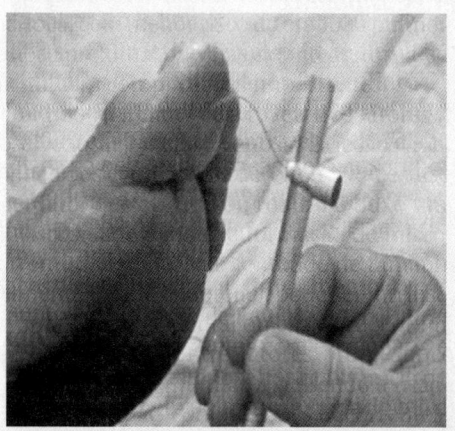

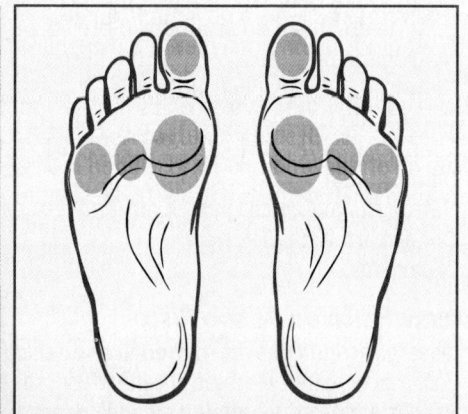

Como interpretar

O teste do monofilamento alterado, associado a dois ou mais testes anormais, indica perda de sensibilidade protetora e alto risco de ulceração. O diagnóstico clínico definitivo de polineuropatia diabética é obtido com a aplicação de escores e outros testes

QUADRO 20-12 Índice Tornozelo-braquial

O que é?

É um método não invasivo e de baixo custo para avaliar o comprometimento arterial dos membros inferiores

Como é feito?

Calcula-se a relação entre o maior valor de pressão sistólica do membro inferior e o maior valor do membro superior homolateral, aferidos bilateralmente por Doppler manual de transdutor 8 a 10 MHz
A aferição também pode ser feita com o uso de esfigmomanômetro oscilométrico com manguito de tamanho adequado ao braço e à perna

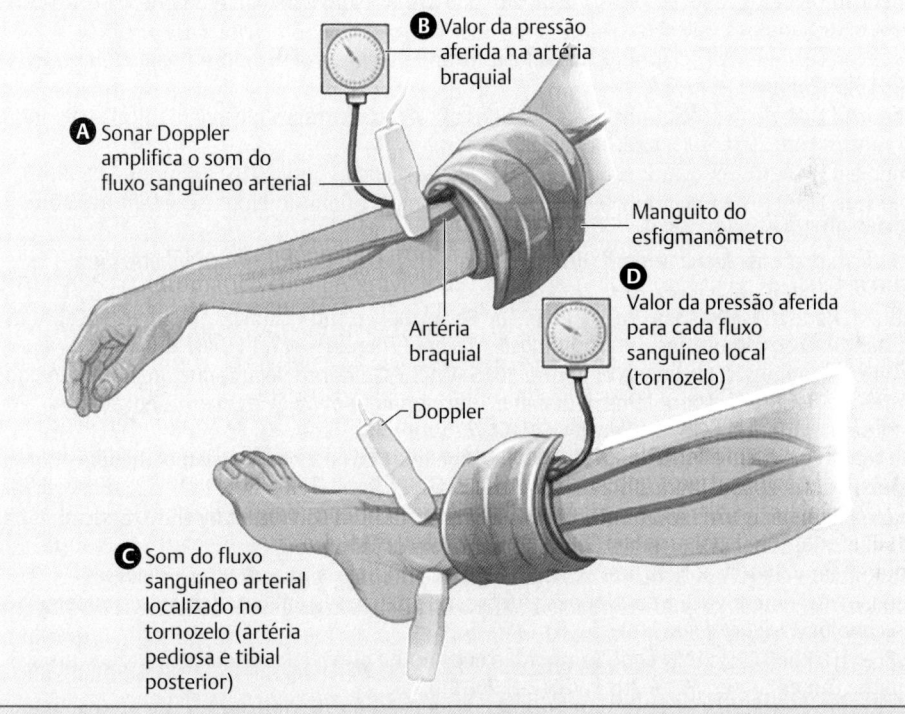

- **A** Sonar Doppler amplifica o som do fluxo sanguíneo arterial
- **B** Valor da pressão aferida na artéria braquial
- Artéria braquial
- Doppler
- Manguito do esfigmanômetro
- **D** Valor da pressão aferida para cada fluxo sanguíneo local (tornozelo)
- **C** Som do fluxo sanguíneo arterial localizado no tornozelo (artéria pediosa e tibial posterior)

Quando realizar?

Em razão da alta prevalência de doença arterial periférica assintomática, recomenda-se a realização do índice tornozelo-braquial nas seguintes situações:
- Pacientes com mais de 50 anos
- Pacientes com menos de 50 anos e fatores de risco para doença arterial periférica (p. ex., tabagismo, dislipidemia, HAS e duração do DM > 10 anos)
- Pacientes com sintomas sugestivos de vasculopatia (como claudicação e fadiga em membros inferiores)

Como interpretar?

- Valores entre 0,9 e 1,3 são considerados normais
- Valores superiores a 1,3 significam que o vaso examinado apresenta paredes calcificadas e não compressíveis. Nesta situação o índice não é confiável
- Valores < 0,9 são indicativos de doença arterial periférica

- Cortar as unhas com cuidado evitando a formação de bordas pontiagudas. Não retirar ou manipular as cutículas.
- Usar calçados adequados sem apertar muito. Pessoas com calosidades e deformidades ósseas devem utilizar sapatos e/ou palmilhas especiais.
- Manter a pele hidratada.
- Informar imediatamente a ocorrência de qualquer lesão, descoloração ou edema dos pés.

BIBLIOGRAFIA

American Diabetes Association. 7. Approaches to glycemic treatment. *Diabetes Care* 2016;39(Suppl. 1):S52-9.

American Diabetes Association. 8. Cardiovascular disease and risk management. *Diabetes Care* 2016;39(Suppl. 1): S60-71.

American Diabetes Association. 2. Classification and diagnosis of diabetes. *Diabetes Care* 2016;39(Suppl. 1):S13-22.

American Diabetes Association. 3. Foundations of care and comprehensive medical evaluation. *Diabetes Care* 2016;39(Suppl. 1):S23-35.

American Diabetes Association. 5. Glycemic targets. *Diabetes Care* 2016;39(Suppl. 1):S39-46.

American Diabetes Association. 9. Microvascular complications and foot care. *Diabetes Care* 2016;39(Suppl. 1):S72-80.

American Diabetes Association. 4. Prevention or delay of type 2 diabetes. *Diabetes Care* 2016;39(Suppl. 1):S36-8.

Bailey T, Bode BW, Christiansen MP *et al.* The Performance and Usability of a Factory-Calibrated Flash Glucose Monitoring System. *Diabetes Technol Ther* 2015;17(11):787-94.

Bakker K, Apelqvist J, Lipsky BA *et al.* The 2015 IWGDF Guidance documents on prevention and management of foot problems in diabetes: development of an evidence-based global consensus. Diabetes Metab Res Rev. 2016;32 (Suppl 1):2-6.

Boulton AJ, Vileikyte L, Ragnarson-Tennvall G Apelqvist J. The global burden of diabetic foot disease. *Lancet* 2005;366(9498):1719-24.

Boulton AJ, Vinik AI, Arezzo JC *et al.* Diabetic neuropathies: a statement by the American Diabetes Association. *Diabetes Care* 2005;28(4):956-62.

Danne T, de Valk HW, Kracht T *et al.* Reducing glycaemic variability in type 1 diabetes self-management with a continuous glucose monitoring system based on wired enzyme technology. *Diabetologia* 2009;52(8):1496-503.

de Boer IH, Rue TC, Hall YN *et al.* Temporal trends in the prevalence of diabetic kidney disease in the United States. *JAMA* 2011;305(24):2532-9.

Diretrizes da Sociedade Brasileira de Diabetes: 2014-2015/Sociedade Brasileira de Diabetes: *Classificação etiológica do diabetes mellitus.* São Paulo: A.C. Farmacêutica; 2015. Disponível em http://www.diabetes.org.br/publico/images/2015/area-restrita/diretrizes-sbd-2015.pdf

Diretrizes da Sociedade Brasileira de Diabetes: 2014-2015/Sociedade Brasileira de Diabetes: *Métodos e critérios para o diagnóstico do diabetes mellitus.* São Paulo: A.C. Farmacêutica; 2015. Disponível em http://www.diabetes.org.br/publico/images/2015/area-restrita/diretrizes-sbd-2015.pdf

Diretrizes da Sociedade Brasileira de Diabetes: 2014-2015/Sociedade Brasileira de Diabetes: *Princípios para orientação nutricional no diabetes mellitus.* São Paulo: A.C. Farmacêutica; 2015. Disponível em http://www.diabetes.org.br/publico/images/2015/area-restrita/diretrizes-sbd-2015.pdf

Diretrizes da Sociedade Brasileira de Diabetes: 2014-2015/Sociedade Brasileira de Diabetes: *Medicamentos orais no tratamento do diabetes mellitus: como selecioná-los de acordo com as características clínicas dos pacientes.* São Paulo: A.C. Farmacêutica; 2015. Disponível em http://www.diabetes.org.br/publico/images/2015/area-restrita/diretrizes-sbd-2015.pdf

Diretrizes da Sociedade Brasileira de Diabetes: 2014-2015/Sociedade Brasileira de Diabetes: *Uso da insulina no tratamento do diabetes mellitus tipo 2*. São Paulo: A.C. Farmacêutica; 2015. Disponível em http://www.diabetes.org.br/publico/images/2015/area-restrita/diretrizes-sbd-2015.pdf

Diretrizes da Sociedade Brasileira de Diabetes: 2014-2015/Sociedade Brasileira de Diabetes: *Métodos para avaliação do controle glicêmico*. São Paulo: A.C. Farmacêutica; 2015. Disponível em http://www.diabetes.org.br/publico/images/2015/area-restrita/diretrizes-sbd-2015.pdf

Diretrizes da Sociedade Brasileira de Diabetes: 2014-2015/Sociedade Brasileira de Diabetes: *Retinopatia diabética.* São Paulo: A.C. Farmacêutica; 2015. Disponível em http://www.diabetes.org.br/publico/images/2015/area-restrita/diretrizes-sbd-2015.pdf

Diretrizes da Sociedade Brasileira de Diabetes: 2014-2015/Sociedade Brasileira de Diabetes: *Doença renal do diabetes.* São Paulo: A.C. Farmacêutica; 2015. Disponível em http://www.diabetes.org.br/publico/images/2015/area-restrita/diretrizes-sbd-2015.pdf

Diretrizes da Sociedade Brasileira de Diabetes: 2014-2015/Sociedade Brasileira de Diabetes: *Neuropatia diabética.* São Paulo: A.C. Farmacêutica; 2015. Disponível em http://www.diabetes.org.br/publico/images/2015/area-restrita/diretrizes- sbd-2015.pdf

Diretrizes da Sociedade Brasileira de Diabetes: 2014-2015/Sociedade Brasileira de Diabetes: *Diagnóstico precoce do pé diabético.* São Paulo: A.C. Farmacêutica; 2015. Disponível em http://www.diabetes.org.br/publico/images/2015/area-restrita/diretrizes- sbd-2015.pdf

Hirsch IB, Abelseth J, Bode BW et al. Sensor-augmented insulin pump therapy: results of the first randomized treat-to-target study STAR-1. *Diabetes Technol Ther* 2008;10(5):377-83.

International Diabetes Federation. IDF Diabetes Atlas [Internet], 6.ed. Brussels: International Diabetes Federation, 2014. Disponível em: http://www.idf.org/diabetesatlas.

JDRF Continuous Glucose Monitoring Study Group, Beck RW, Hirsch IB et al. The effect of continuous glucose monitoring in well-controlled type 1 diabetes. *Diabetes Care* 2009;32(8):1378-83.

Kim DK, Bridges CB, Harriman KH et al. Advisory committee on immunization practices recommended immunization schedule for adults aged 19 years or older - United States, 2015. *MMWR Morb Mortal Wkly Rep* 2017;66(5)136-8.

Klein R, Klein BEK. Epidemiology of eye disease in diabetes. In: Flynn Jr HW, Smiddy WE (eds.). Diabetes and ocular Disease: past, present, and future therapies. The Foundation of the American Academy of Ophthalmology; 2000. p. 19-61.

Lerario AC, Chacra AR, Pimazoni-Netto et al. Algorithm for the treatment of type 2 diabetes: a position statement of Brazilian Society of Diabetes. *Diabetol Metabol Syndr* 2010;2(1):35.

McMahon GT, Dluhy RG. Intention to treat - initiating insulin and the 4-T study. *N Engl J Med* 2007;357(17):1759-61.

New JP, Ajjan R, Pfeiffer AFH, Freckmann G. Continuous glucose monitoring in people with diabetes: the randomized controlled Glucose Level Awareness in Diabetes Study (GLADIS). *Diabet Med* 2015;32(5):609-17.

Saudek CD, Brick JC. The clinical use of hemoglobin A1c. *J Diabetes Sci Technol* 2009;3(4):629-34.

Sociedade Brasileira de Diabetes. Posicionamento Oficial n. 2 de 2017. Conduta terapêutica no diabetes do tipo 2. Algoritmo SBD 2017. Disponível em http://www.diabetes.org.br/profissionais/images/2017/posicionamento-oficial-SBD- 02-2017-algoritmo-SBD-2017.pdf.

The International Expert Committee. International Expert Committee report on the role of the A1c assay in the diagnosis of diabetes. Diabetes Care 2009;32(7):1327-34

Wallia A, Molitch ME. Insulin therapy for type 2 diabetes mellitus. *J Am Med Assoc* 2014;311(22):2315-25.

World Health Organization (WHO). Diet, nutrition and the prevention of chronic diseases. Report of a joint FAO/WHO Expert Consultation. Geneva: Technical Report Series 916; 2003. Disponível em http://apps.who.int/iris/bitstream/10665/42665/1/WHO_TRS_916.pdf

World Health Organization (WHO). The World Health Organization Report 2002: reducing risks, promoting healthy life. Geneve: WHO; 2002. Disponível em http://www.who.int/whr/2002/en/

21 Dislipidemias: Diagnóstico e Tratamento

Paula da Cunha Panaro ▪ *Joana Rodrigues Dantas Vezzani*

INTRODUÇÃO

Dislipidemia é um distúrbio nos níveis dos lipídeos no sangue de um indivíduo em relação a uma amostra populacional. Colesterol e triglicerídeos são os principais lipídeos circulantes. O primeiro é importante para a síntese das membranas celulares e essencial para a produção de hormônios esteroides e ácidos biliares; já os triglicerídeos estão envolvidos no transporte e estoque energético do organismo. Distúrbios do metabolismo lipídico se encontram entre os fatores de risco para aterogênese, assim como hipertensão arterial, tabagismo, sedentarismo e diabetes. A aterosclerose é uma doença inflamatória crônica que ocorre em razão de uma agressão endotelial multifatorial e está entre as principais causas de morbidade e mortalidade em todo o mundo. Já a hipertrigliceridemia grave está associada a um risco de pancreatite aguda e crônica, com significativa morbimortalidade, ainda sem um papel exato na aterogênese.

SCREENING

A avaliação dos lipídeos deve ser realizada em todos os indivíduos com mais de 20 anos e repetida a cada 5 anos nos indivíduos sem fatores de risco e valores normais do colesterol e triglicerídeos (Quadro 21-1).

QUADRO 21-1 Valores de Referência do Perfil Lipídico em Indivíduos com mais de 20 Anos

	Valor (mg/dL)	Categoria de Risco Cardiovascular
Colesterol total (CT)	< 190	**
HDL-c	> 40	**
Triglicerídeos (TG)	< 150 (C JEJUM)/ < 175 (SEM JEJUM)	**
LDL-c	< 130	Baixo
	< 100	Intermediário
	< 70	Alto
	< 50	Muito Alto
Colesterol não- HDL	< 160	Baixo
	< 130	Intermediário
	< 100	Alto
	< 80	Muito Alto

** Recomendado a todos os indivíduos adultos
HDL-c: High density lipoprotein cholesterol; LDL-c: low density lipoprotein cholesterol.

De acordo com a atualização da Diretriz Brasileira de Dislipidemia e Prevenção de Aterosclerose da Sociedade Brasileira de Cardiologia/2017, o valor ideal dos lípides depende do risco cardiovascular do indivíduo, conforme discutido a seguir.

Em caso de valores limítrofes e menos de dois fatores de risco, o exame deve ser repetido a cada 1 a 2 anos.

Pacientes com diabetes ou dois ou mais fatores de risco devem fazer os exames anualmente ou em intervalos menores de acordo com a terapêutica proposta. A presença de diabetes já confere elevado risco cardiovascular pela presença de uma dislipidemia aterogênica, com aumento de triglicerídeo, HDL-c baixo e uma molécula de LDL-c pequena e densa, justificando essa conduta.

Mais de uma medida é recomendada para confirmação diagnóstica por causa das variações nas dosagens tanto do colesterol quanto dos triglicerídeos.

AVALIAÇÃO DIAGNÓSTICA

As lipoproteínas são responsáveis pela solubilização e transporte dos lipídeos, já que estes são hidrofóbicos no meio aquoso plasmático. Existem cinco classes de lipoproteínas: 1) ricas em triglicerídeos, maiores e menos densas, representadas pelos quilomícrons (de origem intestinal); 2) VLDL (*very low density lipoprotein*) e IDL (*intermediary density lipoprotein*), de origem hepática, com predomínio de triglicerídeos em relação ao colesterol; 3) ricas em colesterol, representadas pela LDL (*low density lipoprotein*) e HDL (*high density lipoprotein*), sendo a segunda responsável pelo transporte reverso do colesterol.

Previamente, a coleta de sangue para avaliação laboratorial dos parâmetros lipídicos e das lipoproteínas deveria ser feita após 12 horas de jejum, porém a atualização da Diretriz Brasileira de Dislipidemia da Sociedade Brasileira de Cardiologia/2017 acrescentou a possibilidade de coleta fora do jejum, devendo utilizar outro valor de referência para o nível recomendado de triglicerídeos (Quadro 21-1). Caso o nível de TG esteja acima de 175 mg/dL nessa situação, o mesmo deve ser repetido, se maior que 400 mg/dL, o TG deve ser repetido após jejum. Para análise da lipoproteína a (Lp a), apo B, HDL, colesterol total e apo A-I não há necessidade de jejum prévio uma vez que há uma menor variação desses valores de acordo com a hora da alimentação.

Na maior parte dos laboratórios, o LDL-c e o VLDL são obtidos a partir da fórmula de Friedewald: **LDL-C = CT - (HDL-C + TG/5)**, sendo o TG/5 uma estimativa do valor de VLDL. Valores de triglicerídeos > 400 mg/dL invalidam a utilização desta fórmula, devendo-se, neste caso, utilizar o colesterol não HDL (**colesterol não HDL = CT - HDL-C**).

A dosagem direta do LDL-c pode ser feita por meio de betaquantificação, que requer ultracentrifugação das amostras, mas esse método ainda encontra grandes dificuldades nos laboratórios de rotina, necessitando de controle de qualidade e monitorização restrita.

O consumo de álcool e atividade física vigorosa devem ser evitados nas 72 h que antecedem o exame. Além disso, os indivíduos devem manter sua dieta habitual antes da coleta de sangue.

As apoproteínas (p. ex., Apo A-1 e Apo-B) estão na composição das lipoproteínas e são essenciais na interação destas com o receptor no órgão efetor (fígado, músculo, tecido adiposo). A dosagem das apoproteínas não é recomendada na avaliação de um indivíduo assintomático, porém, pode ser solicitada em casos específicos como indivíduos com história familiar de doença arterial coronariana precoce (familiar de primeiro grau do sexo masculino com menos de 55 anos e/ou sexo feminino com menos de 65 anos apresentando doença cardiovascular). A apo B faz parte das lipoproteínas VLDL, IDL e LDL, sendo sua concentração uma boa forma de estimar os níveis séricos dessas partículas mais aterogênicas no sangue. Um estudo recente mostrou uma estreita correlação entre seus níveis séricos e a gravidade da doença aterosclerótica coronariana.

A apo A-I é a principal apoproteína do HDL-c. Concentrações < 140 mg/dL para mulheres e < 120 mg/dL para homens têm significado semelhante às baixas concentrações de HDL-c. Estudos comprovaram que os níveis de HDL-c estão inversamente associados ao risco de doença arterial coronariana.

Lipoproteína (a) tem uma estrutura semelhante ao LDL-c, com elevada propriedade trombogênica, sendo um fator independente de alto risco cardiovascular para alguns autores. Seus níveis são determinados, primariamente, por fatores genéticos, tendo pouca influência do meio ambiente.

A mutação de alguns genes está associada às dislipidemias familiares, mas a pesquisa não está disponível em laboratórios comerciais. Portanto, a genotipagem, atualmente, não está recomendada como ferramenta na estimativa de risco.

CLASSIFICAÇÃO DAS DISLIPIDEMIAS (QUADRO 21-2)

As dislipidemias também podem ser classificadas em primária ou secundária, estas, por sua vez, podem ser reversíveis em alguns casos. No Quadro 21-3 estão enumeradas algumas situações clínicas e medicações associadas às alterações dos lipídeos.

Entre as formas primárias, a identificação das dislipidemias familiares permite a adequada orientação do paciente e *screening* de familiares (Quadro 21-4). Nesses casos, conseguimos identificar o gene específico envolvido. Já na hipercolesterolemia poligênica, responsável

QUADRO 21-2 Classificação das Dislipidemias

Tipo	Definição
Hipercolesterolemia isolada	Elevação isolada de LDL-c ($\geq$ 160 mg/dL)
Hipertrigliceridemia isolada	Elevação isolada de TG ($\geq$ 150 mg/dL)
Hiperlipemia mista	Elevação de LDL-c e TG simultaneamente. Quando o cálculo do LDL-c não puder ser feito pela fórmula de Friedewald, considera-se elevação do colesterol não HDL > 190 mg/dL
HDL-c baixo	Redução isolada do HDL-c (< 40 mg/dL em homens e < 50 mg/dL em mulheres)

QUADRO 21-3 Causas de Dislipidemias Secundárias

Causas secundárias	Predomínio LDL-c elevado	Predomínio TG elevado
Drogas	Diuréticos, ciclosporina, glicocorticoides, amiodarona, esteroides anabolizantes, progestógenos	Estrógenos orais, glicocorticoides, sequestradores de ácido biliar, inibidores de protease, ácido retinoico, sirolimus, raloxifeno, tamoxifeno, betabloqueadores (exceto beta-2-seletivos), tiazídicos
Doenças	Obstrução biliar, síndrome nefrótica, hipotireoidismo, anorexia	Diabetes, doença renal crônica, lipodistrofias, disglobulinemia
Outros	Gestação	Gestação, consumo excessivo de álcool

QUADRO 21-4	Manifestações Clínicas e Principais Genes Envolvidos nas Dislipidemias Familiares			
Causas primárias	Genes	Padrão predominante dos lípides	Herança	Manifestação
Hipercolesterolemia familiar	Receptor LDL/PCSK9/ APO B 100	⇧ LDL-c	Geralmente dominante	DAC precoce, xantomas tendinosos, arco corneano prematuro e xantelasma
Hiperquilomicronemia	LLP/Apo-CII	⇧ TG ⇧ VLDL	Recessiva	Pancreatite, xantomas eruptivos e tuberosos
Hipertrigliceridemia familiar	Desconhecido	⇧ TG ⇧ VLDL	Dominante	Pancreatite xantomas eruptivos e tuberosos
Disbetalipoproteinemia	Apo-E	⇧ IDL	Recessiva	Pancreatite, xantoma palmar estriado e xantomas tuberoeruptivos
Hiperlipidemia familiar	Desconhecido	⇧ LDL ⇧ TG, VLDL	Dominante	DAC precoce

DAC: Doença arterial coronariana; LLP: lipoproteína lípase familiar; PCK9: pró-proteína convertase subtilisina kexin tipo 9; APO: apolipoproteína.

por 85% dos casos de hipercolesterolemia, inúmeros genes são envolvidos bem como fatores ambientais. Seu diagnóstico depende da exclusão das causas genéticas primárias e da ausência de xantomas.

ABORDAGEM GERAL DO PACIENTE COM DISLIPIDEMIA NÃO FARMACOLÓGICA

Medidas não farmacológicas como perda de peso, atividade física e cessação do tabagismo são fundamentais para o sucesso do tratamento. O Quadro 21-5 mostra o impacto de mudanças alimentares e de estilo de vida sobre os lipídeos. Entre parênteses está o nível de evidência científica e o grau de recomendação de acordo com a consistência das informações.

A capacidade de melhora dos níveis de LDL-c com a dieta hipolipídica é limitada, sendo esperada uma redução de no máximo 20-25% (fração máxima de colesterol proveniente da dieta, sendo o restante endógeno). Já no paciente com hipertrigliceridemia, a mudança do estilo de vida tem um papel essencial, com reduções mais significativas.

ABORDAGEM GERAL DO PACIENTE COM HIPERCOLESTEROLEMIA

Cálculo do Risco Cardiovascular para Decisão Terapêutica

Após o diagnóstico de hipercolesterolemia em um paciente, deve-se estimar o risco cardiovascular, ou seja, a probabilidade de ocorrer um evento coronariano no futuro. A decisão de iniciar ou não uma intervenção farmacológica depende diretamente desse risco cardiovascular. A prática regular de atividade física, orientação dietética e cessação do tabagismo sempre devem ser recomendadas. Estudos de prevenção secundária como o *Scandinavian Sim-*

QUADRO 21-5	Impacto da Mudança do Estilo de Vida nos Lipídeos e Nível de Evidência		
Intervenção	CT e LDL-c	TG	HDL-c
Redução de peso	+ (B)	+++ (A)	++ (A)
Redução da ingesta de AG saturados	+++ (A)	++ (B)	+++ (A)
Redução da ingesta de ácidos graxos trans	+++ (A)		+++ (A)
Ingestão de fitoesteróis	+++ (A)		
Ingestão de fibras solúveis	++ (A)		
Ingestão de proteínas da soja	+ (B)		
Redução da ingesta de bebidas alcoólicas		+++ (A)	++ (B)
Redução da ingesta de açúcares simples		+++ (A)	
Redução da ingesta de carboidratos		++ (A)	
Aumento da atividade física	+ (A)	++ (A)	+++ (A)
Cessação do tabagismo			++ (B)

A: Múltiplos ensaios clínicos controlados aleatorizados; B: um único estudo clínico controlado e aleatorizado, estudos clínicos não aleatorizados ou estudos observacionais bem desenhados; C: série ou relato de caso.
CT= Colesterol total; LDL-c= LDL-colesterol; TG= triglicerídeos; HDL-c= HDL-colesterol;
AG= ácidos graxos.

vastatin Survival Study (4S), Treating to New Targets trial (TNT), The Long-Term Intervention with Pravastatin in Ischaemic Disease (LIPID) Study Group confirmaram o benefício das estatinas na redução do risco cardiovascular. Posteriormente, estudos de prevenção primária como o estudo JUPITER (Number needed to treat with rosuvastatin to prevent first cardiovascular events and death among men and women with low low-density lipoprotein cholesterol and elevated high-sensitivity c-reactive protein) e CARDS (Collaborative Atorvastatin Diabetes Study) também confirmaram esse benefício em pacientes com aumento do risco de doença aterosclerótica. A metanálise Cholesterol Treatment Trialists (CTT) levou em consideração pacientes em prevenção primária e secundária e concluiu que uma diminuição de 40 mg/dL no LDL leva a uma redução de evento cardiovascular em 20%.

Recentemente, a American Heart Association (AHA) em conjunto com o American College of Cardiology (ACC) atualizaram as suas diretrizes, bem como a Sociedade Brasileira de Cardiologia, pela Diretriz Brasileira de Dislipidemias e Prevenção da Aterosclerose – 2017. Em comum, todas definem a sua conduta com base no risco cardiovascular do indivíduo e a partir daí indicam uma estatina de baixa, média ou alta potência (Quadro 21-6). Todas indicavam as estatinas como a principal droga no tratamento da hipercolesterolemia pela comprovação na redução de evento coronariano e/ou cerebrovascular. A Figura 21-1 descreve um esquema prático da AHA/ACC.

Indivíduos com doença cardiovascular estabelecida (IAM ou AVC prévios ou obstrução arterial periférica) devem receber estatina de alta potência se tiverem idade entre 21 e 75 anos; e, se > 75 anos, estatina de moderada potência (podendo também ser consideradas as de alta potência). Se o LDL inicial > 190 mg/dL, fica indicado a estatina de alta potência. Pacientes diabéticos entre 40 e 75 anos devem usar a calculadora de risco cardiovascular disponibilizada pela AHA/ACC (http://my.americanheart.org/cvriskcalculator e http://www.cardiosource.org/science-and-quality/practice-guidelines-and-quality-standards/2013-pre-

QUADRO 21-6 Potência das Estatinas na Redução do LDL colesterol

Estatina de alta potência	Estatina de moderada potência	Estatina de baixa potência
Reduz o LDL-c em mais de 50%	Reduz o LDL-c entre 30 e 50%	Reduz o LDL-c em menos de 30%
Atorvastatina 40-80 mg Rosuvastatina 20-40 mg Sinvastatina 40 mg Ezetimibe 10 mg	Atorvastatina 10-20 mg Rosuvastatina 5-10 mg Sinvastatina 20-40 mg Pravastatina 40-80 mg Lovastatina 20 mg Pitavastatina 2-4 mg Fluvastatina 80 mg	Sinvastatina 10 mg Pravastatina 10 a 20 mg Pitavastatina 1 mg Lovastatina 20 mg Fluvastatina 20 a 40 mg

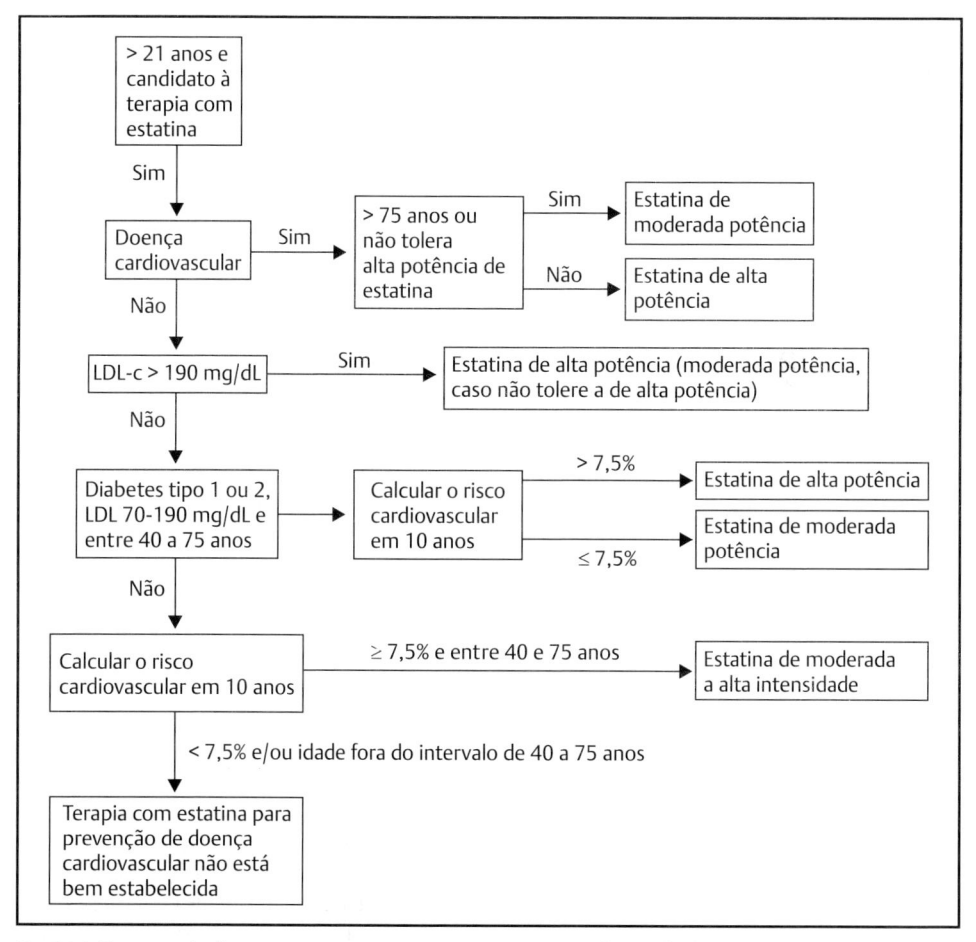

Fig. 21-1. Recomendações para o tratamento com estatinas, segundo AHA/ACC.
Calculadora de risco cardiovascular disponível em http://my.americanheart.org/cvriskcalculator

ention-guideline-tools.aspx). Se esse risco for maior do que 7,5% em 10 anos, indicar estatina de alta potência; se o risco for < 7,5%, estatina de moderada potência. Se o indivíduo não se enquadrar nesses critérios e tiver entre 40-75 anos, deve utilizar a calculadora de risco cardiovascular. Se esse for > 7,5%, indicar uma estatina de moderada potência, e, se < 7,5%, reavaliar em 3-5 anos.

Essas são as situações clínicas com comprovado benefício na prevenção de doença aterosclerótica cardiovascular. Em indivíduos fora da faixa etária dos 40 a 75 anos, há escassez de estudos que comprovem benefício do uso de estatina. Portanto, outros fatores de risco podem ser usados de forma individualizada para definir a indicação da estatina como: escore de cálcio > 300 A units, proteína C reativa > 2 mg/L, LDL-c > 160 mg/dL, índice tornozelo/braquial < 0,9 e história familiar de doença arterial coronariana precoce (< 55 anos em homens e < 65 anos em mulheres, parentes de primeiro grau).

Recentemente, a *American College of Cardiology* (ACC) atualizou esse consenso incluindo outras classes medicamentosas além da estatina para redução do risco cardiovascular, complementando o anterior, já que outras drogas demonstraram benefício na evolução da doença aterosclerótica. Além disso, novos alvos terapêuticos foram sugeridos (Quadro 21-7) uma vez que os pacientes que tinham o maior benefício cardiovascular nos estudos controlados/randomizados eram aqueles que atingiam um valor de LDL-c específico. Antes de adicionar uma segunda medicação, é importante confirmar a aderência ao tratamento e otimizar a mudança do estilo de vida, além de discutir com o paciente os potenciais riscos e benefícios das novas drogas. Caso a introdução da estatina na potência adequada já seja suficiente para atingir a meta (em porcentagem de redução do LDL-c e para atingir o alvo terapêutico), torna-se desnecessária a adição de um novo medicamento. A monitorização da resposta terapêutica pode ser feita após 1-3 meses do início da terapia e após anual para confirmar adesão.

QUADRO 21-7 Grupos de Risco e Alvo Terapêutico do LDL-c

Grupo	Alvo LDL-c (mg/dL)
Prevenção secundária	
> 21 anos	< 100
Indivíduos com diabetes	< 70
Evento de SCA ou AVC há < 3 meses	< 70
Evento CV já em uso de estatina	< 70
Hipercolesterolemia familiar	< 70
Gravidez	< 100
Prevenção primária	
> 21 anos com LDL-c > 190 mg/dL	< 100
Hipercolesterolemia familiar	< 100
40-75 anos com diabetes	< 100
40-75 anos, sem diabetes, com risco cardiovascular > 7,5%	< 100

Dentre as drogas indicadas para hipercolesterolemia além da estatina estão: ezetimibe, resinas de troca e inibidor do PCSK9 (proteína convertase subtilisina/Kexin tipo 9).

A Sociedade Brasileira de Cardiologia (SBC) publicou, em 2017, a Atualização da Diretriz Brasileira de Dislipidemia, também definindo a indicação do tratamento de acordo com o risco cardiovascular. A SBC, em conjunto com a Sociedade Brasileira de Diabetes, também estabeleceu uma recomendação específica para os pacientes com diabetes. A conduta inicial é o cálculo do Escore de Risco Cardiovascular Global (ERG). Esse ERG estima o risco de o indivíduo apresentar um evento cardiovascular em 10 anos, levando em conta a idade, pressão sistólica, tratamento para hipertensão, presença de diabetes, tabagismo, nível de colesterol total e HDL. Esta ferramenta permite um ajuste para aqueles pacientes já em uso de estatina (calculadora do ERG disponível http://departamentos.cardiol.br/sbc-da/2015/CALCULADORAER2017/index.html). Também foram definidos critérios para aterosclerose subclínica (Quadro 21-8)

A estratificação do risco cardiovascular em muito alto, alto, intermediário ou baixo define a medicação hipolipemiante a ser prescrita bem como o alvo de LDL-colesterol a ser atingido (Quadro 21-9).

No Quadro 21-1 está descrito o nível ideal dos lípides para indivíduos com mais de 20 anos de idade de acordo com o risco cardiovascular, sendo classificado como baixo, intermediário, alto e muito alto.

QUADRO 21-8 Critérios para Aterosclerose Subclínica

- US de carótidas com placa carotídea ou espessura íntima > 0,9 mm
- Índice tornozelo-braquial abaixo de 0,9
- Escore de cálcio coronário (CAC) > 10 U
- Angiotomografia de coronárias com placas ateroscleróticas definitivas
- Aneurisma de aorta abdominal

QUADRO 21-9 Estratificação de risco cardiovascular

Risco cardiovascular	
Muito alto	▪ Evento cardiovascular prévio (IAM, AVC ou doença arterial obstrutiva periférica) ou obstrução > 50% de qualquer território vascular
Alto	▪ Qualquer forma de aterosclerose subclínica (Quadro 21-8) ▪ LDL-c ≥ 190 mg/dL ▪ Insuficiência renal crônica com TFG < 60 mL/min em tratamento clínico ▪ Aneurisma de aorta abdominal ▪ ERG > 20% para homens e > 10% para mulheres ▪ Diabéticos com fatores estratificadores de alto risco (Quadro 21-10) ou aterosclerose subclínica (Quadro 21-8)
Intermediário	▪ Diabéticos sem aterosclerose subclínica e sem estratificadores de alto risco, sendo homens entre 38-49 anos e mulheres entre 46-56 anos ▪ Sem diabetes e com EGR entre 5-20% para homens e entre 5-10% para mulheres
Baixo	▪ Todos os indivíduos com ERG < 5%, inclusive diabéticos que não se enquadram nas situações anteriores

QUADRO 21-10 Fatores de Estratificação para Alto Risco

- Idade > 49 anos (homens) ou > 56 anos (mulheres)
- >10 anos de duração do diabetes
- Pais ou irmãos com DAC precoce (< 55 anos homens, < 65 anos mulheres)
- Presença de síndrome metabólica
- Hipertensão arterial (tratada ou não)
- Tabagismo atual (menos de 1 ano do último cigarro)
- Perda de função renal (TFG < 60mL/min/1,73m^2)
- Albuminúria moderadamente elevada (>30mg/g de creatinina)
- Retinopatia diabética
- Neuropatia autonômica

Após definir o risco cardiovascular, o segundo passo é a definição da meta de redução do LDL, utilizando primordialmente as estatinas de acordo com a sua potência (Quadro 21-6). Após 4-12 semanas, o perfil lipídico deve ser reavaliado confirmando a redução desejada no colesterol e objetivando também um determinado nível de colesterol LDL de acordo com o risco cardiovascular inicial (ou colesterol não HDL no caso de hipertrigliceridemia significativa), conforme Quadro 21-1. A atualização desses níveis de LDL (e de colesterol não HDL) justifica-se por estudos recentes, como o IMPROVE-IT, que demonstrou um benefício adicional na prevenção de um novo evento cardiovascular com a maior redução do colesterol. Para atingir esse nível, pode ser necessária a intensificação da dose da estatina ou a associação com outras medicações como o ezetimibe e os inibidores do PCSK9. A Figura 21-2 mostra um fluxograma da conduta preconizada pelas novas Diretrizes.

Tratamento Farmacológico para Hipercolesterolemia

Estatinas

- São as drogas mais importantes no manejo da hipercolesterolemia, já com um grande benefício estabelecido na redução do risco cardiovascular.
- Mecanismo de ação: inibição da HMG-CoA redutase com aumento da expressão na membrana celular de receptores para captação do LDL-c. Reduzem, principalmente, o LDL-c, podendo ter efeito variável nos níveis de TG e aumentam discretamente os níveis de HDL-c (Quadro 21-11). No Quadro 21-12 estão as doses e as estatinas disponíveis atualmente.
- Efeitos colaterais: mialgia, rabdomiólise (raro), aumento transitório das transaminases, disfunção hepática (raro), distúrbios do sono, cefaleia e alterações cutâneas. Não é recomendada a mensuração rotineira da CPK, exceto em caso de mialgia, devendo ser suspensa se houver aumento progressivo da CPK ou aumento de 10 vezes acima do valor de normalidade do método. Caso os sintomas de mialgia sejam intensos, a estatina deverá ser suspensa. Após a reversão dos sintomas, a mesma estatina pode ser reiniciada com uma dose menor ou outra estatina pode ser tentada já que as vias de metabolização são distintas. O risco de miopatia é maior em idosos, pacientes renais crônicos, hepatopatas, em indivíduos que usam outras drogas metabolizadas no citocromo P450 e que usam fibratos (principalmente o genfibrosil) ou ácido nicotínico, devendo ser monitorizados com maior frequência. A pravastatina e a pitavastatina têm menor interferência no citocromo P450.

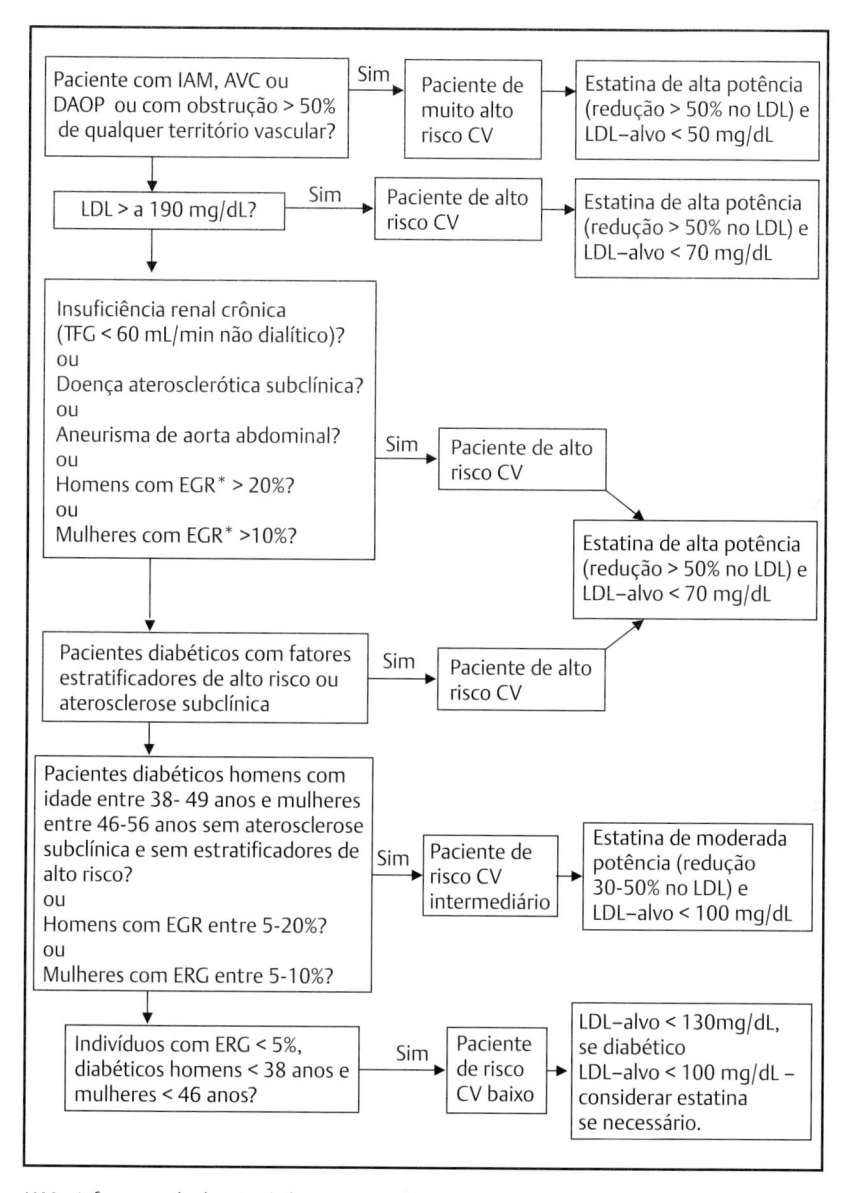

Capítulo 21 ♦ Dislipidemias: Diagnóstico e Tratamento

```
┌─────────────────────────────┐  Sim  ┌──────────────┐     ┌────────────────────────┐
│ Paciente com IAM, AVC ou    │──────▶│ Paciente de  │────▶│ Estatina de alta       │
│ DAOP ou com obstrução > 50% │       │ muito alto   │     │ potência (redução      │
│ de qualquer território      │       │ risco CV     │     │ > 50% no LDL) e        │
│ vascular?                   │       │              │     │ LDL–alvo < 50 mg/dL    │
└─────────────────────────────┘       └──────────────┘     └────────────────────────┘
            │
            ▼
┌─────────────────────────┐  Sim   ┌──────────────┐      ┌────────────────────────┐
│ LDL > a 190 mg/dL?      │───────▶│ Paciente de  │─────▶│ Estatina de alta       │
│                         │        │ alto risco CV│      │ potência (redução      │
└─────────────────────────┘        └──────────────┘      │ > 50% no LDL) e        │
            │                                            │ LDL–alvo < 70 mg/dL    │
            ▼                                            └────────────────────────┘
┌─────────────────────────────┐
│ Insuficiência renal crônica │
│ (TFG < 60 mL/min não        │
│ dialítico)?                 │
│ ou                          │
│ Doença aterosclerótica      │
│ subclínica?                 │
│ ou                          │
│ Aneurisma de aorta          │   Sim   ┌──────────────┐
│ abdominal?                  │────────▶│ Paciente de  │
│ ou                          │         │ alto risco CV│
│ Homens com EGR* > 20%?      │         └──────────────┘
│ ou                          │                │
│ Mulheres com EGR* >10%?     │                ▼
└─────────────────────────────┘         ┌────────────────────────┐
            │                           │ Estatina de alta       │
            │                           │ potência (redução      │
            ▼                           │ > 50% no LDL) e        │
┌─────────────────────────────┐         │ LDL–alvo < 70 mg/dL    │
│ Pacientes diabéticos com    │  Sim    └────────────────────────┘
│ fatores estratificadores    │────────▶┌──────────────┐
│ de alto risco ou            │         │ Paciente de  │
│ aterosclerose subclínica    │         │ alto risco CV│
└─────────────────────────────┘         └──────────────┘
            │
            ▼
┌─────────────────────────────┐
│ Pacientes diabéticos homens │
│ com idade entre 38-49 anos  │
│ e mulheres entre 46-56 anos │
│ sem aterosclerose subclínica│        ┌──────────────┐     ┌────────────────────────┐
│ e sem estratificadores de   │  Sim   │ Paciente de  │     │ Estatina de moderada   │
│ alto risco?                 │───────▶│ risco CV     │────▶│ potência (redução      │
│ ou                          │        │ intermediário│     │ 30-50% no LDL) e       │
│ Homens com EGR entre 5-20%? │        └──────────────┘     │ LDL–alvo < 100 mg/dL   │
│ ou                          │                             └────────────────────────┘
│ Mulheres com ERG entre      │
│ 5-10%?                      │
└─────────────────────────────┘
            │
            ▼
┌─────────────────────────────┐  Sim   ┌──────────────┐     ┌────────────────────────┐
│ Indivíduos com ERG < 5%,    │───────▶│ Paciente de  │     │ LDL–alvo < 130mg/dL,   │
│ diabéticos homens < 38 anos │        │ risco CV     │────▶│ se diabético           │
│ e mulheres < 46 anos?       │        │ baixo        │     │ LDL–alvo < 100 mg/dL – │
└─────────────────────────────┘        └──────────────┘     │ considerar estatina    │
                                                            │ se necessário.         │
                                                            └────────────────────────┘
```

IAM = Infarto agudo do miocárdio; AVC = acidente vascular cerebral; DAOP = doença arterial obstrutiva periférica; CV = cardiovascular; TFG = taxa de filtração glomerular; ERG = Escore de Risco Global.
Fonte: Diretriz da Sociedade Brasileira de Cardiologia e Sociedade Brasileira de Diabetes, 2017.

Fig. 21-2. Fluxograma para manejo da hipercolesterolemia.

QUADRO 21-11 Potência das Principais Estatinas na Dose Máxima na Redução dos Lipídios

	Pravastatina	Sinvastatina	Atorvastatina	Rosuvastatina	Lovastatina	Pitavastatina
Dose máx.	40	80	80	40	80	4
CT	34%	47%	60%	65%	40%	31%
LDL-c	34%	41%	50%	60%	42%	45%
TG	24%	18%	29%	25%	30%	18%
HDL-c	12%	12%	6%	12%	10%	5%
Hora	Noite	Noite	Independe	Independe	Noite	Independe

*As estatinas de meia-vida mais curta devem ser tomadas à noite, enquanto as que possuem meia-vida mais longa (24 h) podem ser feitas em qualquer hora do dia.

Recentemente algumas estatinas foram associadas ao risco de desenvolvimento de diabetes melito tipo 2 (DM2), efeito dose-dependente. O risco é maior de acordo com a idade, IMC > 25 kg/m^2, HAS, TG elevados, HDL baixo e glicemia de jejum alterada. Apesar disso, a incidência é baixa e os benefícios excedem os riscos. A pravastatina foi associada, previamente, à redução do risco de diabetes.

- Contraindicação absoluta: hepatopatias graves.
- Contraindicação relativa: o uso de drogas metabolizadas via citocromo P450, medicamentos como ciclosporina e alguns antibióticos como os macrolídeos e antifúngicos. No caso de mulheres em idade fértil, sem contracepção adequada ou que desejem engravidar, gestantes e lactantes seu uso deve ser evitado pelo risco de teratogenicidade.
- Pode ser utilizado em crianças com hipercolesterolemia familiar grave a partir de 8 anos de idade.

Ezetimibe

- Mecanismo de ação: inibe a absorção do colesterol intestinal. Benefício na redução de 20% no LDL-c se usado isoladamente. Em associação à estatina, pode reduzir até 50% do LDL-c. Está implicado na redução moderada do TG e aumento discreto do HDL-c. Não interfere na absorção de outros fármacos.
- O estudo IMPROVE-IT comprovou uma redução do risco relativo em 7% de um novo evento cardiovascular quando associado à sinvastatina, sendo esse mais benéfico em pacientes

QUADRO 21-12 Dose e Estatinas Registradas no Brasil

Estatina	Dose
Atorvastatina	10 a 80 mg
Rosuvastatina	5 a 40 mg
Sinvastatina	10 a 80 mg
Pravastatina	10 a 80 mg
Lovastatina	20 mg
Pitavastatina	1, 2 e 4 mg

com diabetes. Portanto, sua adição à estatina está indicada quando não se atinge a meta terapêutica com a monoterapia, podendo ser considerado para reduzir o risco residual de doença aterosclerótica. Outra indicação seria para indivíduos intolerantes à estatina.
- Efeitos colaterais são raros, associados à alteração do trânsito intestinal, sintomas de infecção do trato superior e mialgia.
- Dose única de 10 mg ou em associação à sinvastatina nas doses de 10, 20, 40 ou 80 mg no mesmo comprimido. Pode ser associado a outras estatinas também.

Resinas de Troca
- Mecanismo de ação: reduz a absorção intestinal de sais biliares, reduzindo a absorção do colesterol alimentar e aumentando o *clearance* de LDL-c por aumentar a expressão de receptores de LDL-c no fígado.
- Disponível no Brasil: colestiramina 4 a 24 g/dia.
- Reduz o LDL-c em 15 a 30% e aumentam o HDL-c em 3 a 5%.
- Reduz o risco cardiovascular em 19% quando comparado com o placebo (*The Lipid Research Clinics Coronary Primary Prevention Trials Results*).
- Efeitos colaterais: constipação, plenitude gástrica, meteorismo e aumento dos triglicerídeos (> 400 mg/dL).
- Contraindicação absoluta: disbetalipoproteinemia e triglicerídeos > 400 mg/dL.
- Podem ser utilizados em gestantes, crianças e adolescentes.

Ácido Nicotínico
- Mecanismo de ação: inibe a lipoproteína lipase nos adipócitos e, assim, reduz a liberação de ácidos graxos livres na circulação. Concomitantemente, inibe a síntese hepática de VLDL. Reduz LDL-c em 5 a 25%, triglicerídeos em 15 a 25% e eleva o HDL-c em 15 a 35%.
- Efeitos colaterais: *flushing*, hiperglicemia, hiperuricemia, alteração gastrointestinal, artralgia e hepatotoxicidade. Em caso de *flushing*, aumentar a dose gradualmente, fazer após o jantar e associar AAS (300 mg). Não ingerir líquidos quentes ou bebidas alcoólicas.
- Contraindicações absolutas: hepatopatia grave e gota.
- Contraindicações relativas: DM descompensado, hiperuricemia e úlcera péptica.
- Dose efetiva: 1 a 2 g/dia (aumento progressivo da dose a partir de 500 mg).
- Não há redução de risco cardiovascular adicional à estatina e ainda com aumento de eventos adversos. Não é recomendado para hipercolesterolemia.

Inibidores do PCSK9 (Serine Protease Proprotein Convertase Subtilisin/Kexin 9)
- Mecanismo de ação: PCSK9 é um tipo de protease que leva, em última instância, à degradação dos receptores de LDL-c na superfície das células do fígado, consequentemente, a uma menor retirada do LDL-c circulante. A sua maior expressão leva a formas de hipercolesterolemia familiar. O anticorpo monoclonal que inibe o PCSK9 faz com que ocorra uma menor degradação dos receptores de LDL-c, levando a um aumento do seu *clearance*.
- Disponíveis no Brasil: Alirocumab (75 a 150 mg de 2/2 semanas) e evolocumab (140 mg de 2/2 semanas ou 420 mg mensal). Aprovada para hipercolestercolemia familiar em adição à estatina em dose máxima + ezetimibe, e em indivíduos intolerantes às estatinas e de muito alto risco cardiovascular.

- Redução de 45-60% do LDL-c em adição à estatina. Estudos de desfecho cardiovascular em andamento demonstraram uma redução de novos eventos ateroscleróticos (IAM, AVC, revascularização), mas ainda não há um claro benefício na redução da mortalidade.
- Efeitos colaterais: nasofaringite, transtornos cognitivos, confusão mental ou problemas de atenção. Medicação injetável podendo, raramente, ocasionar reação no local da aplicação da injeção.

Mipomersen
- Mecanismo de ação: inibidor da síntese de apolipoproteína B-100 no fígado, reduzindo a síntese de VLDL, LDL e Lp (a). Indicado para tratamento da hipercolesterolemia familiar homozigota. Dose: 200 mg/semana, subcutânea.
- Redução de 25% do LDL-c além da estatina em dose máxima.
- Efeitos colaterais: reação no local da injeção, sintomas de nasofaringite, aumento de transaminases, esteatose hepática.
- Sem estudos de morbidade cardiovascular.

Lomitapide
- Mecanismo de ação: inibidor da *microsomal transfer protein* (MTP). Reduz a síntese do quilomícrons no intestino e do VLDL pelo fígado, reduzindo o LDL-c plasmático. Indicado no tratamento da hipercolesterolemia familiar homozigota. Dose: 5 a 60 mg/dia, oral.
- Redução de 40% do LDL-c além da estatina em dose máxima.
- Efeitos colaterais: aumento de transaminases, esteatose hepática, redução da absorção de vitaminas lipossolúveis, náuseas, vômitos, diarreia, dispepsia, dor abdominal.
- Contraindicação: Disfunção hepática e gravidez. Não usar associado à claritromicina, cetoconazol, inibidores de protease (HIV), verapamil, amiodarona, anlodipina.
- Sem estudos de morbidade cardiovascular.

Fitoesteróis
- Mecanismo de ação: diminui o colesterol das micelas, diminuindo a absorção intestinal. Dose 1-3 g/dia.
- Redução de 5-15% do LDL-c com a dose de 2 g/dia.
- Efeitos colaterais: bem tolerada, flatulência, diarreia, constipação.
- Sem estudos de morbidade cardiovascular.

ABORDAGEM DO PACIENTE COM HIPERTRIGLICERIDEMIA
Medidas Gerais e Indicações de Tratamento
Causas secundárias que podem causar a elevação dos triglicerídeos devem ser sempre excluídas: DM descompensado, obesidade, álcool, estrogênios orais, acromegalia, corticoides, imunossupressores, uremia, gestação, HIV/inibidores de protease, isotretinoína, lipodistrofia, betabloqueadores, tamoxifen, interferon. Portanto, dieta hipocalórica, cessação do tabagismo, restrição da ingestão alcoólica e de carboidratos, atividade física e controle glicêmico serão medidas iniciais na hipertrigliceridemia.

Tanto o consenso da AHA/ACC quando o da Sociedade Brasileira de Cardiologia não abordam, especificadamente, sobre os alvos e os tratamentos para a hipertrigliceridemia, já que o seu papel isolado no risco cardiovascular ainda é controverso. Em um grande estudo multicêntrico (*Action to control cardiovascular risk in Diabetes [ACCORD]*), o tratamento específico da hipertrigliceridemia, além do uso da estatina não foi capaz de reduzir o risco cardiovascular, permanecendo o controle do colesterol como o mais importante para a redução da aterosclerose, com um potencial benefício apenas nos níveis mais elevados de TG.

Níveis de triglicerídeos acima de 800-1.000 mg/dL estão associados à ocorrência de pancreatite aguda, sendo recomendado seu tratamento com medicação específica. O ATP III (*Adult Treatment Panel III*) recomenda o tratamento com fibratos quando níveis de TG se encontram > 500 mg/dL, visando evitar essa elevação e, consequentemente, pancreatite (Quadro 21-13).

O controle da dieta associado à atividade física tem um papel crucial na redução dos triglicerídeos, estando indicada a redução dos carboidratos simples, dieta hipocalórica se paciente com sobrepeso/obesidade e redução do excesso de gordura, além de atividade física regular. A diferenciação entre hiperquilomicronemia ou excesso de VLDL como causa da hipertrigliceridemia é importante para auxiliar a orientação dietética. No caso da hiperquilomicronemia, é muito importante a redução de lipídeos da dieta < 10 g/dia, com redução dramática dos níveis séricos de TG. Já no caso de aumento de VLDL, a redução de carboidratos simples, perda ponderal e atividade física são essenciais, associados ou não à medicação específica (fibratos).

Tratamento Farmacológico da Hipertrigliceridemia

Se TG < 500 mg/dL, o foco principal é o colesterol não HDL para redução do risco cardiovascular, priorizando a estatina. A partir deste valor, inicia-se o tratamento específico para hipertrigliceridemia, sendo o fibrato a primeira opção, já que o principal objetivo nesse caso é a redução de pancreatite.

Fibratos

- São as drogas de escolha na hipertrigliceridemia. Ainda sem comprovação de benefício cardiovascular quando associado à estatina.
- Mecanismo de ação: ativam os PPARs α (receptores ativados pelo proliferador de peroxissomos), que ativam outros genes relacionados com a hidrólise dos triglicerídeos, degradação e síntese de ácidos graxos e HDL-c. Reduzem o LDL-c em 5 a 25% e os triglicerídeos em 20 a 50%, aumentam o HDL-c em 10 a 20%.
- Efeitos colaterais: em geral, são raros. Cuidado com o risco de miopatia ao associar fibrato à estatina, em especial a associação de genfibrozila e sinvastatina. Outros efeitos colaterais dos fibratos são colelitíase e dispepsia.

QUADRO 21-13	Classificação dos Triglicerídeos Segundo seu Nível Sérico de Acordo com a ATPIII
Classificação	**Valor**
Normal	< 150 mg/dL
Limítrofe alto	150-199 mg/dL
Alto	200-499 mg/dL
Muito alto	> 500 mg/dL

QUADRO 21-14 Efeito dos Fibratos na Redução dos TG e Aumento de HDL-c

Medicamento	Dose	HDL-c	TG
Bezafibrato	400 mg	5 a 30%	15 a 55%
Ciprofibrato	100 mg	5 a 30%	15 a 45%
Fenofibrato	250 mg	5 a 30%	10 a 40%
Genfibrozila	600 a 1.200 mg	5 a 30%	20 a 60%
Fenofibrato micronizado	160 mg	5 a 30%	10 a 40%

- Contraindicações: IRC (considerar redução da dose se Clcr entre 30-50 mL/min) e insuficiência hepática grave.

No Quadro 21-14 estão discriminados os diversos tipos de fibrato, doses e resultados.

Ácido Nicotínico
Ver anteriormente

Ácidos Graxos Ômega-3
- Mecanismo de ação: inibem a síntese do VLDL e apolipoproteína B.
- Efeitos colaterais: alteração do trato gastrointestinal, discreta elevação da glicose e LDL.
- Reduzem os triglicerídeos em 30% (dose de 3 g/dia) e 50% (dose de 6 g/dia) e elevam discretamente o HDL-c.
- Não há comprovação da redução do risco cardiovascular.

ABORDAGEM DO PACIENTE COM HIPERLIPIDEMIA MISTA
Se triglicerídeo for menor do que 500 mg/dL, o objetivo é a redução do risco cardiovascular. Desta forma, considerar a indicação de estatina de acordo com o cálculo do risco cardiovascular. Nesses casos, preferir estatinas que tenham ação tanto na redução do TG quanto do colesterol, como a atorvastatina e a rosuvastatina. Quando TG > 400 mg/dL, usar o colesterol não-HDL como referência e não o LDL-c se o cálculo for pela fórmula de Friedwald.

Se triglicerídeo maior do que 500-1.000 mg/dL, iniciar medicação específica para a hipertrigliceridemia (febrato), considerando a associação à estatina em um segundo momento para redução do risco cardiovascular. Alimentação saudável com restrição de carboidratos simples e atividade física regular devem ser recomendadas.

ABORDAGEM DO PACIENTE COM HDL-C BAIXO
O tratamento, em caso de alterações nos níveis de HDL-c, consiste basicamente em mudanças no estilo de vida e suspensão do tabagismo. O uso de drogas para aumentar o seu valor sérico ainda requer mais evidências de sua efetividade, não devendo até o momento serem iniciadas visando ao benefício apenas do aumento do HDL.

- *Fatores que aumentam HDL-c:* estrogênio, exercícios, álcool, drogas (p. ex., ácido nicotínico, fibratos e estatinas).
- *Fatores que reduzem HDL-c:* androgênios, progesterona, fumo, obesidade, dieta pobre em gorduras, betabloqueador e fatores genéticos.

A Figura 21-3 apresenta um fluxograma para as decisões práticas no ambulatório.

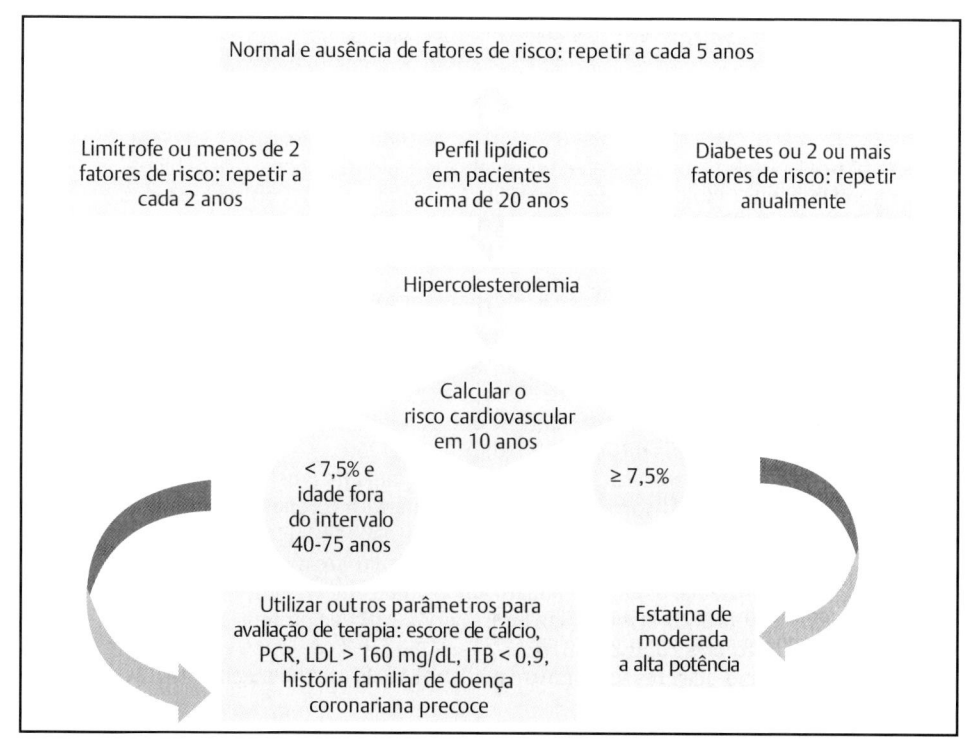

Capítulo 21 ♦ Dislipidemias: Diagnóstico e Tratamento

```
Normal e ausência de fatores de risco: repetir a cada 5 anos

Limítrofe ou menos de 2            Perfil lipídico            Diabetes ou 2 ou mais
fatores de risco: repetir a        em pacientes              fatores de risco: repetir
        cada 2 anos                acima de 20 anos                  anualmente

                              Hipercolesterolemia

                                    Calcular o
                                 risco cardiovascular
                                    em 10 anos

              < 7,5% e                                    ≥ 7,5%
              idade fora
              do intervalo
              40-75 anos

        Utilizar outros parâmetros para              Estatina de
        avaliação de terapia: escore de cálcio,      moderada
        PCR, LDL > 160 mg/dL, ITB < 0,9,            a alta potência
        história familiar de doença
        coronariana precoce
```

Fig. 21-3. Fluxograma prático.

BIBLIOGRAFIA

American Diabetes Association. Standards of medical care in diabetes – 2015. *Diabetes Care* 2015;38(Suppl. 1):S5-S9.

Bavry AA, Bhatt DL. Long-term intervention with pravastatin in ischemic disease. (Acesso em 2017 May 13). *American College of Cardiology*; 2016. Disponível em: http://www.acc.org/latest-in-cardiology/clinical-trials/2010/02/23/19/10/lipid.

Bertoluci MC et al. Brazilian guideline on prevention of cardiovascular disease in patients with diabetes: a position statement from the Brazilian Diabetes Society (SBD) the Brazilian Cardiology Society (SBC) and the Brazilian Endocrinology and Metabolism Society (SBEM). *Diabetol Metab Syndr* 2017; 9:53.

Cholesterol Treatment Trialists' (CTT) Collaboration, Baigent C, Blackwell L et al. Efficacy and safety of more intensive lowering of LDL cholesterol: a meta-analysis of data from 170,000 participants in 26 randomised trials. *Lancet* 2010;376(9753):1670-81.

Colhoun HM, Betteridge DJ, Durrington PN et al. Primary prevention of cardiovascular disease with atorvastatin in type 2 diabetes in the collaborative atorvastatin diabetes study (CARDS): multicentre randomized placebo-controlled trial. *Lancet* 2004;364(9435):685-96.

DiNicolantonio JJ, Chatterjee S, Lavie CJ et al. Ezetimibe plus moderate-dose simvastatin after acute coronary syndrome: what are we IMPROVEing on? *Am J Med* 2015;128(8):914.e1-4.

Faludi AA et al. Atualização da diretriz brasileira de dislipidemias e prevenção da aterosclerose – 2017. *Arq Bras Cardiol* 2017; 109(2Supl.1):1-76.

Giugliano RP, Cannon CP, Blazing MA et al. Benefit of adding ezetimibe to statin therapy on cardiovascular outcomes and safety in patients with vs. without diabetes: Results from IMPROVE-IT. *Circulation* 2017. doi: 10.1161/CIRCULATIONAHA.117.030950. [Epub ahead of print]

Grundy SM, Becker D, Clark LT et al. Third Report of the National Cholesterol Education Program (NCEP) Expert Panel on detection, evaluation and treatment of high blood cholesterol in adults (adult treatment panel III). *Circulation* 2002;106(25):3143-421.

LaRosa JC, Deedwania PC, Shepherd J et al. Comparison of 80 versus 10 mg of atorvastatin on the occurrence of cardiovascular events after the first event (from the treating to new targets [TNT] trial). *Am J Cardiol* 2010;105(3):283-7.

Laufs U, Descamps OS, Catapano AL, Packard CJ. Understanding improve-it and the cardinal role of LDL-c lowering in CVD prevention. *Eur Heart J* 2014;35(30):1996-2000.

Lloyd-Jones DM, Morris PB, Ballantyne CM et al. 2016 ACC Expert consensus decision pathway on the role of non-statin therapies in the management of atherosclerotic cardiovascular disease risk. A Report of the American College of Cardiology Task Force on Clinical Expert Consensus Documents. *J Am Coll Cardiol* 2016;68(1):92-125.

Owen OG. The collaborative atorvastatin diabetes study. *Int J Clin Pract* 2005;59(1):121-3.

Randomised trial of cholesterol lowering in 4444 patients with coronary heart disease: the Scandinavian Simvastatin Survival Study (4S). *Lancet* 1994;344(8934):1383-9.

Ridker PM, MacFadyen JG, Fonseca FA et al. Number needed to treat with rosuvastatin to prevent first cardiovascular events and death among men and women with low low-density lipoprotein cholesterol and elevated high-sensitivity C-reactive protein (Jupiter). *Circ Cardiovasc Qual Outcomes* 2009;2(6):616-23.

Robinson JG. Statins and diabetes risk: how real is it and what are the mechanisms? *Curr Opin Lipidol* 2015;26(3):228-35.

Roth EM. Alirocumab for hyperlipidemia: ODYSSEY Phase III clinical trial results and US FDA approval indications. *Future Cardiol* 2016;12(2):115-28.

Sabatine MS, Giugliano RP, Keech AC et al. Evolocumab and clinical outcomes in patients with cariovascular disease. *N Engl J Med* 2017;376(18):1713-1722.

Stone NJ, Robinson JG, Lichtenstein AH et al. 2013 ACC/AHA Guideline on the treatment of blood cholesterol to reduce atherosclerotic cardiovascular risk in adults: a report of the American College of Cardiology/American Heart Association Task Force on Practice Guidelines. *Circulation* 2014 June 24;129(25 Suppl. 2):S1-45.

Xavier HT, Izar MC, Faria Neto JR et al. V Diretriz Brasileira sobre Dislipidemias e Prevenção da Aterosclerose. *Arq Bras Cardiol* 2013;101(4 Suppl 1):1-20.

22 Doenças da Tireoide com Alteração de Função

Natália Treistman Frota Leitão ▪ *Flávia Lucia Conceição*

INTRODUÇÃO

As desordens tireoidianas com alteração da função se subdividem em hipotireoidismo e hipertireoidismo.

O hipotireoidismo é definido como um estado clínico resultante de quantidade insuficiente de hormônio tireoidiano circulante para suprir uma função orgânica normal. Sua principal causa é o hipotireoidismo primário, no qual há redução da secreção hormonal pela glândula tireoide; porém, o hipotireoidismo também pode ser consequência da redução central de liberação de tireotrofina (TSH) ou outras causas menos comuns.

O termo hipertireoidismo se refere ao aumento da produção e liberação de hormônio tireoidiano pela própria glândula tireoide. Suas diferentes etiologias incluem disfunção tireoidiana primária, excesso de estímulo hormonal pelo TSH ou de moléculas que o mimetizem (como ocorre com a gonadotrofina coriônica, seja na gestação ou em quadros paraneoplásicos), secundária a medicações, entre outros. O termo hipertireoidismo é, muitas vezes, confundido com tireotoxicose. Este último descreve a síndrome decorrente do excesso de hormônio tireoidiano nos tecidos, seja este de produção própria (endógeno) ou não. Portanto, em quadros de tireotoxicose, é fundamental avaliar a possibilidade de excesso de hormônio tireoidiano exógeno, seja iatrogênico ou autoadministrado.

HIPOTIREOIDISMO

O hipotireoidismo pode ser transitório ou permanente, primário ou central.

Trata-se de desordem comum, cuja incidência aumenta com a idade e afeta, principalmente, mulheres. Populações especiais com maior risco de desenvolver hipotireoidismo incluem pessoas residentes em áreas deficientes de iodo, puérperas, pacientes com história familiar de doença autoimune da tireoide, pacientes com passado de irradiação ou cirurgia de cabeça e pescoço, ou pacientes com outra doença autoimune seja endócrina (diabetes melito tipo 1, insuficiência adrenal, por exemplo) ou não endócrina (doença celíaca, anemia perniciosa, síndrome de Sjögren), entre outros.

Diversas são as causas possíveis de hipotireoidismo, conforme discutiremos a seguir (Quadro 22-1).

Tireoidite Autoimune

A tireoidite autoimune, também chamada tireoidite de Hashimoto (TH), é a causa mais comum de hipotireoidismo adquirido em áreas com suficiência de iodo. É sete vezes mais comum em mulheres e tem aumento de sua incidência na meia-idade. Tem, em sua fisiopatologia, a autoimunidade, como é evidenciado pela presença de anticorpos antitireoidianos circulantes em quase todos os pacientes. Clinicamente, os pacientes podem-se apresentar com ou sem bócio, a glândula tireoide pode ser tanto impalpável quanto difusamente aumentada, geralmente sendo indolor à palpação.

QUADRO 22-1 Causas de Hipotireoidismo

Hipotireoidismo central	Hipotireoidismo primário
▪ Tumores hipofisários, outros tumores da região selar, metástases, hemorragias, aneurismas ▪ Trauma ou cirurgia ▪ Doenças infiltrativas ▪ Doenças infecciosas ▪ Hipofisite linfocítica crônica ▪ Irradiação externa ▪ Síndrome de Sheehan ▪ Causas genéticas de hipopituitarismo ▪ Outros tumores cerebrais	▪ Tireoidite crônica autoimune ▪ Tireoidites – subaguda, pós-parto ▪ Deficiência ou excesso de iodo ▪ Cirurgia tireoidiana ▪ Tratamento com I^{131} ▪ Irradiação externa ▪ Medicamentoso

Adaptado de Devdhar M; 2007.

Pacientes com tireoidite autoimune podem, ainda, ser eutireóideos ou hipotireóideos; raramente pode ocorrer tireotoxicose transitória seguida de hipotireoidismo ("Hashitoxicose"). O que ocorre, muitas vezes, é que a doença autoimune da tireoide pode não se restringir a uma hipofunção somente, uma vez que anticorpos presentes podem ser tanto do tipo inibitórios sobre a função glandular quanto estimulatórios, permanecendo numa balança. Dessa forma, alguns pacientes que inicialmente são categorizados como tendo hipotireoidismo por tireoidite autoimune podem, com o passar do tempo, flutuar a função tireoidiana ou mesmo evoluir para hipertireoidismo caso os anticorpos estimulatórios se tornem preponderantes. Porém, mesmo os pacientes com tireoidite autoimune e eutireoidismo no momento do diagnóstico têm maior risco de desenvolvimento de hipotireoidismo subsequente.

A detecção de autoanticorpos antitireoidianos confirma o diagnóstico de tireoidite autoimune em paciente com apresentação clínica típica. Anticorpos antimicrossomais ou antitireoperoxidase estão presentes em 95% dos indivíduos afetados, enquanto anticorpos antitireoglobulina estão presentes em 60%, com tais anticorpos podendo ocorrer em combinação ou isoladamente. Nos pacientes com TH também podem estar presentes os anticorpos antirreceptor de TSH (TRAb), em estimativas que variam de 6 a 60% dos casos. Ainda que esses anticorpos sejam mais associados à doença de Graves (DG), estando presentes em 75 a 100% dos casos, e sejam tradicionalmente tidos como função estimulatória, sua associação à TH está bem acima da prevalência na população geral (1 a 2%).

À ultrassonografia, a glândula típica da tireoidite se apresenta com diminuição da ecogenicidade, é heterogênea, podendo apresentar micronódulos, septações ecogênicas e por vezes padrão hipervascular. Em fases mais avançadas, em razão da presença de intensa fibrose, é comum o achado de pseudonódulos. Em pacientes com anticorpos negativos, o achado da ultrassonografia da tireoide com padrão típico pode corroborar o diagnóstico de tireoidite.

A tireoidite autoimune pode ocorrer em conjunção com outras deficiências endócrinas em síndromes de falência poliendócrina (síndromes poliglandulares autoimunes) e pacientes com tireoidite autoimune têm maior risco de outras desordens autoimunes como vitiligo, atrofia gástrica, anemia perniciosa, esclerose sistêmica entre outras.

O conhecimento de tais associações é de fundamental importância para a prática clínica, uma vez que pacientes com diagnóstico de hipotireoidismo autoimune necessitando do uso de elevadas doses de levotiroxina devem levar à investigação de comorbidades como doença celíaca e gastrite atrófica.

Outras Causas de Hipotireoidismo Primário Adquirido

O hipotireoidismo primário adquirido pode ser resultado de lesão tireoidiana prévia por irradiação ou cirurgia, dose terapêutica de iodo para tireotoxicose, infiltração de ferro em pacientes com hemocromatose, entre outras causas.

O hipotireoidismo pós-dose ablativa de iodo geralmente ocorre de semanas a meses após o tratamento, enquanto o hipotireoidismo após irradiação externa pode levar muitos anos para se manifestar.

Diversas drogas podem causar hipotireoidismo interferindo com a produção hormonal da tireoide ou interferindo com a autoimunidade. Quantidades elevadas de iodo, como em pacientes tratados com amiodarona, podem inibir a produção tireoidiana de hormônios. De forma similar, o lítio interfere com a liberação hormonal da glândula, causando elevação transitória de TSH em mais de um terço de pacientes tratados, e hipotireoidismo persistente em cerca de 10% dos pacientes, especialmente naqueles com doença tireoidiana subjacente.

Tratamento com interferon alfa pode deflagrar tireoidite autoimune, causando tanto hipotireoidismo quanto hipertireoidismo, o que comumente é reversível com a descontinuação da droga.

Tireoidites como a tireoidite subaguda e tireoidite pós-parto podem causar hipotireoidismo geralmente de caráter transitório. Tais condições serão descritas em maior detalhe junto com causas de hipertireoidismo.

Hipotireoidismo Central

Hipotireoidismo central pode ser adquirido quando doenças interferem com o hormônio liberador de tireotrofina (TRH), seja na produção pelo hipotálamo ou na sua chegada à hipófise, ou com a produção hipofisária de TSH.

Classicamente é dividido em secundário, quando o defeito está situado na hipófise, e terciário, quando o defeito se situa no hipotálamo; entretanto, de forma prática, o resultado é semelhante: a redução da liberação de TSH biologicamente ativo. Portanto, é denominado, na prática clínica, como hipotireoidismo central.

As causas mais comuns de hipotireoidismo central são adenomas hipofisários e cirurgia e/ou radioterapia usados para tratá-los, assim como radioterapia de cabeça e pescoço usada para tratamento de outros tumores primários.

Hipotireoidismo central pode ser, ainda, resultado de tumores acometendo o hipotálamo ou a região suprasselar (como, por exemplo, germinomas, gliomas, meningeomas, craniofaringiomas), ou de doenças infiltrativas como sarcoidose, hemocromatose, histiocitose de células de Langerhans, que podem prejudicar a produção hipotalâmica de TRH. Como outras causas, temos a possibilidade de infecções, metástases, hemorragia (apoplexia hipofisária) e traumatismo craniano.

Mais comumente, a maior parte destas causas gera deficiência de outras séries hormonais levando ao hipopituitarismo e não à deficiência isolada do setor tireotrófico. Entretanto, no caso de hipofisites, é possível tal ocorrência uma vez que os primeiros eixos hormonais acometidos nestas condições são o corticotrófico e o tireotrófico.

Manifestações Clínicas

O hipotireoidismo apresenta uma variação individual significativa, sendo associado a vasta gama de sintomas clínicos. Como há redução do metabolismo corporal e do consumo de oxigênio, podemos observar intolerância ao frio pela redução da termogênese, podendo haver, ainda, ganho ponderal causado pela retenção hídrica (em razão do acúmulo de glicosaminoglicanos). Pacientes também podem apresentar constipação, pele seca, queda de cabelos e unhas quebradiças, bradicardia, intolerância ao exercício, alterações menstruais desde a oligomenorreia até hipermenorreia e metrorragia e, ainda, processos mentais lentificados. Pode haver agravamento da apneia do sono. Um atraso na fase de relaxamento dos reflexos tendíneos profundos é um importante marcador no exame clínico ao se suspeitar de hipotireoidismo em um paciente, assim como a presença de bradicardia, um sinal clínico específico.

O hipotireoidismo pode se manifestar com apresentações clínicas atípicas. Estas podem incluir hipotermia, insuficiência cardíaca congestiva, derrames cavitários incluindo pericárdio e pleural, pseudo-obstrução intestinal e coagulopatia. Manifestações neurológicas incluem depressão, psicose, ataxia, convulsões e até mesmo coma. Hipotireoidismo já foi associado a déficits cognitivos graves, sobretudo no campo da memória, e a condição é tradicionalmente incluída nos diagnósticos diferenciais de causas reversíveis de demência. Sendo ocasionalmente encontrada em pacientes idosos com demência, entretanto, a reposição de hormônio tireoidiano nem sempre reverte o quadro demencial nesses indivíduos.

É importante ressaltar que os níveis de hipotireoidismo bioquímico muitas vezes não se correlacionam com o grau de sintomas exibidos, e muitos dos sintomas apresentados são inespecíficos e altamente prevalentes na população como, por exemplo, queixa de adinamia e constipação.

Diversas anormalidades laboratoriais podem ser, por vezes, a primeira pista diagnóstica; estes achados incluem hipercolesterolemia (aumento do colesterol total e da fração LDL), hipertrigliceridemia, hiponatremia, hiperprolactinemia, hiper-homocisteinemia, aumento de creatinofosfoquinase e, de forma menos comum, hipoglicemia.

O coma mixedematoso é uma apresentação clínica extrema do hipotireoidismo descompensado. Acomete principalmente idosos, geralmente associando um distúrbio tireoidiano primário não tratado a um fator precipitante. Os gatilhos mais comuns são eventos infecciosos. Trata-se de quadro grave, com alteração do estado mental, geralmente associado à hipotermia, bradicardia, depressão respiratória, entre outros (Quadro 22-2). Seu tratamento deve ser realizado em unidades de terapia intensiva pela potencial necessidade de suporte ventilatório e hemodinâmico. Os pilares da terapia consistem em reposição de hormônio tireoidiano, reposição de glicocorticoides e antibioticoterapia empírica, além das demais terapias de suporte. Segue sendo quadro associado à elevada taxa de mortalidade.

QUADRO 22-2 Manifestações Clínicas do Coma Mixedematoso

- Alteração do nível de consciência: desde sonolência até obnubilação, estupor, coma
- Hipotermia (frequentemente grave, com temperaturas corporais < 33°C)
- Bradicardia
- Depressão respiratória
- Edema generalizado com pele seca e amarelada
- Pulsos filiformes
- Hipofonese de bulhas
- Hipotensão
- Redução ou abolição de reflexos tendíneos
- Alterações gastrointestinais como constipação, anorexia, dor abdominal, íleo paralítico
- Crises convulsivas focais e/ou generalizadas (raro)
- Alterações laboratoriais, incluindo: hiponatremia, hipoglicemia, hipoxemia, hipercapnia

Diagnóstico Laboratorial

A dosagem do TSH sérico é a primeira linha para o diagnóstico de hipotireoidismo na maior parte dos contextos clínicos. Uma elevação da concentração sérica de TSH identifica pacientes com hipotireoidismo primário independentemente de sua causa ou gravidade.

Sabe-se que existe uma relação logarítmica linear entre TSH e T4 livre, de modo que pequenas alterações no T4 livre sérico levam a grandes modificações do TSH. Assim se explica este ser o primeiro exame a se alterar no caso de hipotireoidismo primário.

Uma vez que é detectado TSH elevado em um paciente potencialmente hipotireóideo ou em um indivíduo que foi submetido a teste de rastreio, esta dosagem deve ser repetida junto com a mensuração do T4 livre.

Aqueles pacientes com aumento do TSH, mas com deficiência hormonal tão leve que a concentração sérica de tiroxina (T4) permaneça na faixa de normalidade para a população, são considerados com hipotireoidismo subclínico. Trata-se de entidade diferenciada e com indicações de tratamento peculiares, e será discutida separadamente neste capítulo.

Pacientes se recuperando de uma doença aguda não tireoidiana geralmente têm aumento "rebote" do TSH, em geral com níveis normais de T3 e T4. Tais pacientes não devem ser tratados com reposição de hormônios tireoidianos e devem ter sua função tireoidiana reavaliada em 2 a 3 semanas.

Em alguns pacientes, durante a intercorrência de uma doença aguda grave, pode haver a redução da conversão periférica de T4 a T3 pela desiodinase tipo 1, aumento da inativação de T4 a T3 reverso (rT3) pela desiodinase tipo 3 e consequente diminuição dos níveis séricos de T3 e aumento de rT3. Denomina-se esse fenômeno de síndrome do eutireoidiano doente.

A dosagem de TSH pode ser menos sensível em diagnosticar hipotireoidismo em algumas circunstâncias. Em pacientes com hipotireoidismo de origem central, a quantidade de TSH sérico pode ser reduzida por menos produção ou inapropriadamente normal ou modestamente elevada, como consequência da síntese de uma molécula com bioatividade reduzida.

Hipotireoidismo central deve ser suspeitado em diversas circunstâncias: quando existe clínica de hipotireoidismo a despeito da ausência da elevação de TSH, quando existem evidências clínicas de outras deficiências hormonais da hipófise anterior ou massa selar, ou quando o paciente tem uma condição que, sabidamente, causa hipopituitarismo, como sarcoidose, radioterapia ou lesão craniana prévia, neoplasias com potencial de metástase hipofisária etc. Nestes cenários, a dosagem sérica de T4 livre deve ser feita junto com TSH. O achado de uma concentração de T4 livre baixa, independente da concentração de TSH deve levar à investigação adicional, incluindo imagem hipofisária, preferencialmente ressonância magnética, e as demais funções hormonais do eixo hipotálamo-hipofisário devem ser avaliadas. Entretanto, tais achados devem ser considerados dentro do contexto clínico apropriado, já que podem ser adaptações fisiológicas como em certos períodos da gestação e em pacientes HIV positivos.

Manejo do Hipotireoidismo

O hipotireoidismo pode causar morbidade considerável e o objetivo do tratamento é restaurar o eutireoidismo.

A levotiroxina sódica (LT4) é a preparação recomendada para o tratamento do hipotireoidismo dada sua eficácia em resolver seus sintomas, grande tempo de experiência de seus benefícios, facilidade de administração, boa absorção intestinal, longa meia-vida e baixo custo. Ela é absorvida no intestino delgado proximal, principalmente no jejuno, tem meia-vida de 7 dias graças à sua ligação a proteínas plasmáticas e é metabolizada nos tecidos-alvo, em parte pela deiodinação para tri-iodotironina (T3). Idealmente, deve ser ingerida em jejum cerca de 30 a 60 minutos antes do café da manhã, ou antes de dormir, com intervalo mínimo de 3 horas desde a última refeição.

Cálcio, suplementos contendo ferro, antiácidos, inibidores de bomba de prótons, entre outros podem alterar a absorção e com isso aumentar a necessidade de levotiroxina. Da mesma forma, condições gastrointestinais como gastrite atrófica e doença celíaca, assim como outras desordens disabsortivas e cirurgias de *bypass* também podem alterar as doses necessárias e, portanto, uma vez detectadas, devem ser consideradas reavaliação da função tireoidiana e da dose de medicação.

A escolha da dose inicial de tiroxina sintética deve levar em consideração fatores como idade, presença de doença coronariana ou arritmias (Fig. 22-1).

A dose ideal de tiroxina para pacientes hipotireóideos está relacionada com o peso corporal – cerca de 1,6 a 1,8 mcg por quilo em adultos – e também com a idade, sendo a necessidade maior em crianças e menor em idosos.

Pacientes jovens e saudáveis podem ser inicialmente tratados com uma dose total de 1,6 mcg/kg/d. Na maior parte destes pacientes a titulação gradual a partir de uma dose baixa de 25-50 mcg por dia é desnecessária e retarda a recuperação do paciente.

A dose de tiroxina geralmente é mais alta naqueles pacientes previamente tireoidectomizados do que naqueles com tireoidites autoimunes, nos quais ainda pode haver alguma função tireoidiana residual.

A gestação aumenta a dose requerida de tiroxina em 75% das mulheres, provavelmente, por aumento da degradação pela deiodinase placentária. Outro mecanismo envolvido nesse processo é o aumento da TBG (*thyroid binding globulin*), que leva a uma redução do T4

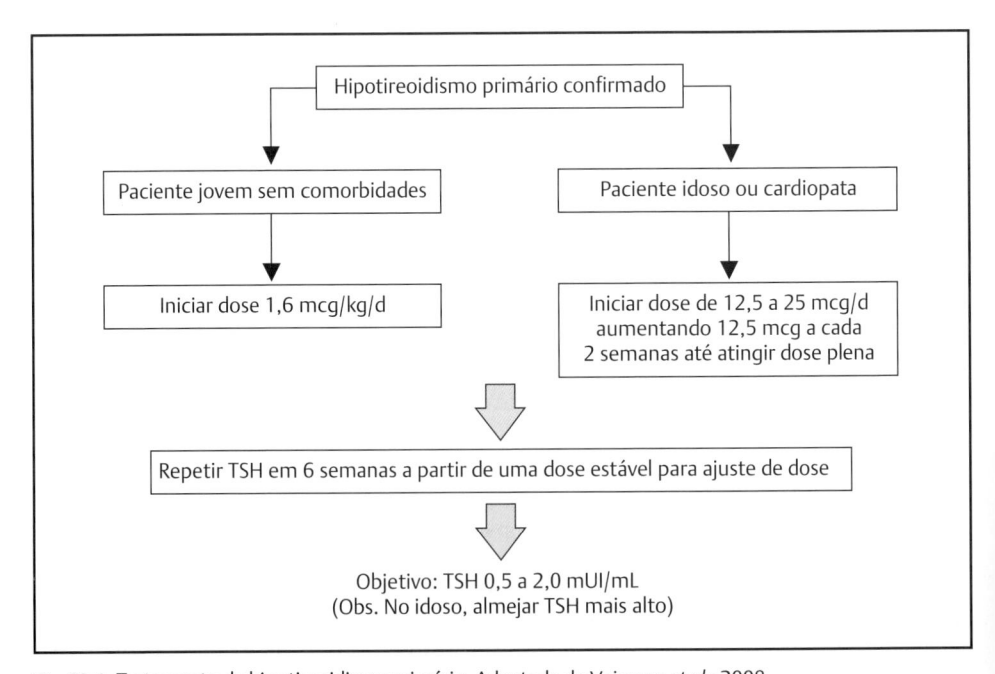

Fig. 22-1. Tratamento de hipotireoidismo primário. Adaptada de Vaisman *et al.*; 2008.

livre. Mulheres pós-menopausa iniciando reposição hormonal, assim como mulheres em uso de anticoncepcionais orais, requerem aumento de dose de tiroxina em até 33% dos casos, possivelmente por aumento dos níveis de TBG.

Como a meia-vida da levotiroxina sintética é de cerca de 7 dias, uma dose única diária alcança um estado de relativo equilíbrio em cerca de 6 semanas, com concentrações razoavelmente estáveis de T3 e T4 séricos. A monitorização de pacientes hipotireóideos tratados, portanto, é apropriada após 4 a 6 semanas da introdução de uma nova dose de LT4, e, depois, anualmente ou quando persistirem ou surgirem sintomas sugerindo excesso ou falta de hormônio tireoidiano, ou, ainda, quando ocorrerem mudanças clínicas como ganho ou perda ponderal significativa, envelhecimento, gestação, entre outros.

Em pacientes com hipotireoidismo primário a concentração sérica de TSH deve ser avaliada com o objetivo de restaurar seu valor para a faixa de normalidade. Dependendo da faixa etária podemos almejar o TSH até mesmo próximo ao limite superior, como é o caso de idosos.

No caso de indivíduos com hipotireoidismo central, a dosagem sérica de T4 livre deve ser monitorizada e geralmente mantida na metade superior do valor de normalidade, não sendo recomendada a dosagem de TSH nestes pacientes durante acompanhamento do tratamento.

Pacientes devem ser orientados a manter uso sempre da mesma preparação de levotiroxina, uma vez que a mudança entre marcas ou para genérico pode levar a variações na dose administrada e podem requerer ajustes da terapia.

Pacientes não aderentes à dose prescrita de levotiroxina constituem a principal causa de falha do tratamento. Tal situação pode ser suspeitada em pacientes em que a dose necessária é maior que a usual, com testes de função tireoidiana variáveis que não se correlacionam bem com a dose prescrita, e uma concentração de TSH elevada com dosagem de T4 livre no limite superior da normalidade, o que sugere melhora da adesão logo antes da avaliação, já que há demora no tempo de resposta do TSH. Nestes casos, a dosagem de levotiroxina deve ser mantida e ênfase deve ser dada à adesão, com nova avaliação da função tireoidiana em 4 a 6 semanas. Em pacientes com extrema dificuldade de adesão é aceitável a opção de dose única semanal, podendo vir a ser feita sob forma de tratamento supervisionado, exceto em se tratando de pacientes cardiopatas.

O tratamento com tiroxina em pacientes hipotireóideos pode exacerbar isquemia miocárdica em pacientes com doença arterial coronariana em decorrência de efeitos cronotrópicos e inotrópicos do hormônio tireoidiano. Nestes casos, assim como em idosos, em pacientes com maior risco de arritmias e outros grupos vulneráveis justifica-se e recomenda-se iniciar o tratamento com doses baixas, isto é, cerca de 12,5 a 25 mcg por dia. Deve ser realizada a titulação gradual da dose de 12,5 a 25 mcg com incremento semanal ou a cada 2 semanas até se atingir a dose calculada inicialmente. Depois, deve-se realizar incrementos apenas a cada 4 a 6 semanas com revisão laboratorial, assim como vigilância clínica e, eventualmente, monitorização eletrocardiográfica.

Reações adversas em geral se relacionam com o excesso ou aumento da ação de hormônio tireoidiano, e inclui tireotoxicose sintomática, tireotoxicose subclínica, aumento do risco de perda óssea e taquiarritmias atriais. Complicações também podem ocorrer a partir da restauração do eutireoidismo em pacientes com doença cardiovascular subjacente como já mencionado, ou ainda naqueles com insuficiência adrenocortical *borderline*, nos quais o aumento do metabolismo basal por meio da restauração do eutireoidismo pode levar à insuficiência relativa de corticosteroides e precipitar uma crise adrenal.

Hipotireoidismo Subclínico

O hipotireoidismo subclínico (HSC) é definido como um estado de aumento de TSH com níveis de T4 normais para a população de referência. Sua incidência varia entre 4 e 10% dependendo de gênero, idade e população estudada. Suas etiologias são as mesmas do hipotireoidismo franco. As consequências do HSC são variáveis e dependem da duração e do grau de elevação do TSH. Entretanto, diversas questões sobre o HSC permanecem controversas.

As diretrizes atuais afirmam que o HSC deve ser considerado em duas categorias distintas, de acordo com a elevação do TSH sérico: aqueles com aumento moderado (4 a 10 mU/L) e aqueles com valores de TSH maiores (> 10 mU/L).

Uma elevação de TSH com T4 livre ainda dentro do valor de referência deve ser inicialmente investigada com uma repetição do exame com 2 a 3 meses de intervalo, acrescentando ainda a mensuração de anticorpos antitireoperoxidase (anti-TPO).

Mesmo na ausência de sintomas, a terapia de reposição com levotiroxina é recomendada em pacientes mais jovens (< 65 anos) com TSH > 10 mU/L, assim como em pacientes gestantes. Já em pacientes jovens com sintomas sugestivos de hipotireoidismo e TSH < 10 mU/L, um *trial* de reposição com levotiroxina pode ser considerado. Para estes pacientes, a resposta ao tratamento deve ser revista em 3 a 4 meses após uma dosagem de TSH dentro do alvo. Se não houver melhora dos sintomas, a terapia, em geral, deve ser interrompida.

Pacientes submetidos à tireoidectomia parcial que persistem com HSC devem ser tratados com levotiroxina para normalizar os níveis de TSH.

Faixas específicas de valores de TSH para idade devem ser consideradas para o diagnóstico de HSC em idosos, sendo que no tratamento destes pacientes, alvos mais altos para o TSH (1-5 mU/L) são aceitáveis. Pacientes muito idosos (> 80-85 anos) com TSH > 10 mU/L geralmente devem ser seguidos com uma estratégia de observação e acompanhamento clínico, em geral evitando o tratamento hormonal.

Pacientes com HSC persistente em quem o tratamento não é iniciado devem ser avaliados testes de função tireoidiana semestralmente durante os dois primeiros anos de seguimento e, depois, anualmente. Já naqueles que iniciaram o tratamento deve ser feito o ajuste de dose inicial e, depois, seguimento anual.

Quanto à possibilidade de tratamento do HSC com o objetivo de redução do risco de doença cardiovascular, esta é pautada no achado que pacientes com hipotireoidismo leve têm maiores níveis de colesterol e que o tratamento com LT4 levando à normalização dos níveis de TSH pode reduzir os níveis de colesterol total e de LDL. Em contrapartida, sabe-se que os efeitos benéficos da reposição de levotiroxina na concentração sérica de lipídios é mais pronunciado naqueles pacientes com TSH pré-tratamento > 10, portanto, mais estudos devem ser realizados antes que uma forte recomendação possa ser feita.

HIPERTIREOIDISMO

O hipertireoidismo é caracterizado pelo aumento da síntese e liberação dos hormônios tireoidianos pela glândula tireoide. A tireotoxicose, conforme mencionado previamente, refere-se à síndrome clínica decorrente do excesso de hormônios tireoidianos circulantes, secundário ao hipertireoidismo ou não. As diversas causas de tireotoxicose incluem disfunções tireoidianas primárias, causas autoimunes, infecciosas, inflamatórias, medicamentosas, entre outras (Quadro 22-3). Trataremos com maior detalhe algumas dessas causas.

| QUADRO 22-3 | Causas de Hipertireoidismo e Tireotoxicose |

Tireotoxicose associada a hipertireoidismo	
Causas comuns	**Causas incomuns**
■ Doença de Graves ■ Adenoma tóxico ■ Bócio multinodular tóxico	■ Tireotropinoma ■ Coriocarcinoma ■ Hiperêmese gravídica ■ *Struma ovarii* ■ Hipertireoidismo induzido por drogas
Tireotoxicose não associada a hipertireoidismo	
Causas comuns	**Causas incomuns**
■ Tireoidite silenciosa ■ Tireoidite subaguda ■ Uso exógeno de hormônio tireoidiano	■ Tireoidite induzida por drogas ■ Tireoidite infecciosa aguda ■ Tireoidite actínica

Doença de Graves (DG)

A doença de Graves é uma doença autoimune tireoidiana, sendo a causa mais comum de hipertireoidismo persistente em adultos. Ocorre em até 3% das mulheres e 0,5% dos homens, com pico de incidência entre 30 e 60 anos. Em sua patogênese, está a presença de anticorpos que estimulam o receptor de TSH nas células foliculares (anticorpos antirreceptor de TSH [TRAb]). Os níveis destes anticorpos se relacionam com a atividade de doença e podem levar ainda ao acometimento ocular presente em alguns pacientes com doença de Graves (oftalmopatia de Graves).

O diagnóstico da doença de Graves é feito por determinação bioquímica do hipertireoidismo (níveis elevados de T4 livre e níveis suprimidos de TSH), além da presença de anticorpos antitireoidianos, sobretudo o TRAb. Uma ferramenta diagnóstica que pode ser empregada, sobretudo em pacientes nos quais permanece dúvida diagnóstica, ou quando há indicação de tratamento com iodo radioativo, é a cintilografia com captação em 24 horas, que avalia o grau de captação de iodo radioativo pelas células foliculares, confirmando assim a hiperfunção glandular de forma difusa. À ultrassonografia podemos observar uma glândula aumentada de volume e hipervascularizada.

A presença de oftalmopatia em paciente com hipertireoidismo é indicativo de DG como etiologia do hipertireoidismo.

Doença de Plummer

A doença de Plummer ou adenoma tóxico (AT), é uma doença na qual o hipertireoidismo é decorrente da produção excessiva de hormônio tireoidiano por um único nódulo tireoidiano de modo autônomo, isto é, independente do estímulo de TSH. A etiologia do AT se relaciona com o surgimento de mutações no gene do receptor de TSH em um grupo de células de origem monoclonal. Com isso, há hiperativação funcional do nódulo e consequente hipertireoidismo junto à supressão do TSH, o que resulta em uma quiescência do restante do tecido tireoidiano. A confirmação diagnóstica do AT se dá pela cintilografia com iodo marcado, que demonstra o nódulo hipercaptante ("quente") com supressão total ou parcial do restante da glândula.

Bócio Multinodular Tóxico (BMNT)

O BMNT ocorre, geralmente, em pacientes acima de 50 anos que tinham, previamente, bócio multinodular atóxico (BMNA). É mais frequente em áreas com carência de iodo. Geralmente, sua produção de hormônios tireoidianos é menos intensa que na DG e, portanto, as manifestações clínicas da tireotoxicose são menos exuberantes. À cintilografia, exame no qual se observa a imagem da distribuição do radiotraçador utilizado (iodo), a glândula apresenta-se heterogênea, com hipercaptação em um ou alguns poucos nódulos e hipocaptação no restante do parênquima.

O princípio do tratamento da tireotoxicose causada por um ou mais nódulos hiperfuncionantes é semelhante ao hipertireoidismo causado pela DG, com o diferencial de que nestes casos a doença de base não remite, portanto, o uso de drogas antitireoidianas (DAT) somente deve ocorrer como preparação para iodo ou cirurgia. A manutenção de DAT por longo período é aceitável ainda em pacientes com curta expectativa de vida ou naqueles inaptos a iodo e cirurgia.

Tireoidites

As tireoidites são um grupo de condições diversas, que têm em comum o processo inflamatório da glândula tireoide. Elas podem ocasionar alteração da função tireoidiana de forma transitória, como ocorre na maioria dos casos, ou permanente. Possuem etiologias, características clínicas e evoluções distintas.

Tireoidite Aguda

A tireoidite aguda, também conhecida como tireoidite supurativa aguda, tem como principal origem a etiologia bacteriana, sendo menos comumente causada por fungos. É de ocorrência rara, dada a proteção natural da glândula tireoide a esse tipo de afecção (alto teor de iodo). É mais prevalente em crianças e em imunodeprimidos, e geralmente ocorre por disseminação por via hematogênica ou linfática.

Seu quadro típico é de início súbito, com surgimento de flogose em região cervical anterior, além da ocorrência de febre e sintomas constitucionais. Ao laboratório se evidenciam leucocitose com desvio à esquerda, além de aumento de marcadores inflamatórios como VHS. A função tireoidiana geralmente é normal, mas pode ocorrer tireotoxicose se houver grande liberação de hormônios tireoidianos na circulação. O diagnóstico é confirmado pela punção aspirativa por agulha fina, podendo-se encaminhar material para cultura bacteriológica. O tratamento consiste em antibioticoterapia direcionada ao germe isolado. Os agentes mais comuns são o *Staphylococcus aureus*, *Streptococcus pyogenes* e *Streptococcus pneumoniae*.

Tireoidite de De Quervain

A tireoidite granulomatosa subaguda (TGSA), também chamada tireoidite de De Quervain, é a desordem dolorosa da tireoide mais comum. Acredita ser causada por infecção viral da glândula e comumente ocorre após quadro de infecção de vias aéreas superiores. Tem início com uma fase prodrômica, presença de mal-estar e sintomas inespecíficos, evoluindo, posteriormente, com febre e dor em região cervical anterior na topografia da tireoide. Esta fase dolorosa da TGSA geralmente cursa com sintomas de hipertireoidismo e marcadores bioquímicos e clínicos de tireotoxicose. Marcadores inflamatórios são elevados e a captação de radioisótopos é muito baixa, o que sugere dano celular tireoidiano. O tratamento é sintomático com uso de betabloqueadores, ácido acetilsalicílico ou outros anti-inflamatórios não esteroides. Em casos mais graves, com dor refratária, glicocorticoides podem ser usados e, em geral, resolvem prontamente os sintomas. O controle dos sintomas de hipertireoidismo deve ser feito com uso de betabloqueadores, não havendo indicação do uso de medicações que interferem na síntese de hormônios. A restauração do eutireoidismo geralmente ocorre em 4 a 6 semanas, ainda que hipotireoidismo transitório possa ocorrer, dependendo da extensão do dano tireoidiano.

Tireoidite Indolor
A tireoidite silenciosa, tireoidite linfocítica ou tireoidite indolor é uma doença associada à infiltração linfocitária da tireoide e, frequentemente, a anticorpos antitireoidianos positivos (principalmente antitireoglobulina e antiperoxidase). Tem comportamento clínico variável, mas, de forma geral, é diagnosticada na fase de hipertireoidismo. Normalmente tem sintomas leves a moderados e é autolimitada. Ao hipertireoidismo, segue-se o hipotireoidismo, que pode ser transitório ou definitivo. A captação de iodo é sempre baixa, uma vez que a tireotoxicose é decorrente de processo destrutivo. Por esse mesmo motivo, drogas antitireoidianas (DAT) são ineficazes e, então, contraindicadas. Seu tratamento é sintomático, seja visando ao controle dos sintomas de hipertireoidismo ou de hipotireoidismo, a depender da fase da doença.

Tireoidite Pós-Parto
A tireoidite pós-parto é uma doença tireoidiana comum, sobretudo em mulheres com altos títulos de anti-TPO e com outras doenças autoimunes. Tem curso clínico variável, podendo cursar com hipo ou hipertireoidismo transitórios apenas, ou ainda com hipertireoidismo transitório, seguido de hipotireoidismo transitório e, finalmente, com retorno ao eutireoidismo. Geralmente, cursa com sintomas leves tanto de tireotoxicose quanto de hipotireoidismo. Tem achados bioquímicos semelhantes aos da tireoidite indolor, tendo sua diferenciação da DG dificultada pela impossibilidade de realização da captação de iodo em pacientes lactantes. Seu tratamento é sintomático, com uso de betabloqueadores para sintomas de tireotoxicose e levotiroxina em caso de hipotireoidismo sintomático. A maioria das pacientes retornará ao eutireoidismo, embora algumas delas possam desenvolver hipotireoidismo permanente no futuro. É comum a recorrência da doença em gestações subsequentes.

Manifestações Clínicas
As manifestações clínicas da tireotoxicose são, em grande parte, decorrentes do estímulo adrenérgico presente na síndrome. De forma geral, observa-se alguma correlação entre os níveis hormonais e a apresentação clínica, ainda que exista a variabilidade individual.

Palpitação e ansiedade são sintomas comuns, assim como perda ponderal, hiperdefecação, insônia e tremor. Ao exame clínico, taquicardia, hiper-reflexia tendinosa e tremor de repouso são achados comuns (Quadro 22-4).

Exoftalmia, edema palpebral e hiperemia ocular podem ocorrer no contexto da oftalmopatia de Graves (Quadro 22-5), assim como pode existir em pacientes com DG uma manifestação rara de dermopatia infiltrativa (mixedema pré-tibial).

Em idosos, o quadro clínico do hipertireoidismo pode ser oligossintomático, apenas com astenia e fraqueza, sendo por vezes chamado "hipertireoidismo apático". Nesta população, podem predominar sintomas cardiopulmonares, incluindo a ocorrência de fibrilação atrial, ou mesmo apresentação como síndrome consuptiva.

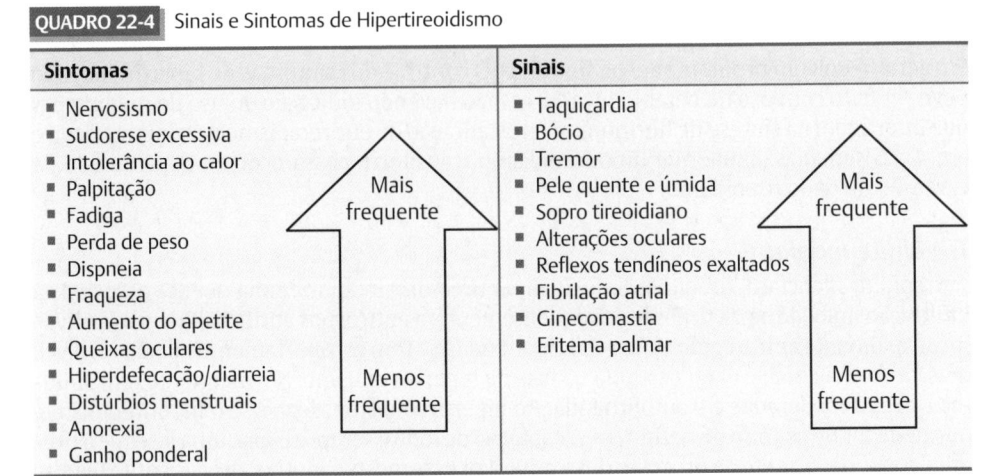

QUADRO 22-4 — Sinais e Sintomas de Hipertireoidismo

Sintomas	Sinais
- Nervosismo - Sudorese excessiva - Intolerância ao calor - Palpitação - Fadiga - Perda de peso - Dispneia - Fraqueza - Aumento do apetite - Queixas oculares - Hiperdefecação/diarreia - Distúrbios menstruais - Anorexia - Ganho ponderal	- Taquicardia - Bócio - Tremor - Pele quente e úmida - Sopro tireoidiano - Alterações oculares - Reflexos tendíneos exaltados - Fibrilação atrial - Ginecomastia - Eritema palmar

(Mais frequente → Menos frequente, do topo para a base)

Adaptado de Consenso Brasileiro para o Diagnóstico e Tratamento do Hipertireoidismo; 2013.

QUADRO 22-5 — Sinais de Atividade da Oftalmopatia de Graves (*Clinical Activity Score* – CAS)

	Sinais clínicos de atividade da oftalmopatia de Graves
Dor	1. Dor ou sensação opressiva no globo ocular ou por trás do mesmo, duração > 4 semanas
	2. Dor na mirada superior, inferior ou lateral, duração > 4 semanas
Hiperemia	3. Hiperemia palpebral
	4. Hiperemia conjuntival, acometendo pelo menos 1 de 4 quadrantes
Edema	5. Edema palpebral
	6. Quemose (edema conjuntival)
	7. Edema de carúncula
	8. Aumento da proptose em pelo menos 2 mm em um período de 1 a 3 meses
Perda de função	9. Redução na movimentação ocular em qualquer direção maior ou igual a 5° em um período de 1 a 3 meses
	10. Redução da acuidade visual em pelo menos 1 linha do gráfico de Snellen em um período de 1 a 3 meses

Obs. Cada item presente soma 1 ponto para escore de atividade clínica.
Adaptado de Mourits MP, Prummel MF, Wiersinga WM, Koornneef L. *Clinical activity score as a guide in the management of patients with Graves' ophthalmopathy*. Clin Endocrinol (Oxf) 1997 Nov;47(5):632.

Diagnóstico

O paciente com suspeita clínica de tireotoxicose deve ter como avaliação inicial a determinação bioquímica dos níveis séricos de TSH e hormônios tireoidianos. Sempre que possível deve-se solicitar a fração livre da tiroxina (T4 livre) para que anormalidades das proteínas carreadoras dos hormônios não interfiram na sua avaliação. No hipertireoidismo franco há aumento de T4 e T3 livres, com níveis de TSH baixos ou indetectáveis. A dosagem do TRAb pode ser uma ferramenta auxiliar no diagnóstico de DG.

A ultrassonografia não é exame de uso rotineiro na avaliação do hipertireoidismo, sendo apenas indicada quando se identifica nódulo tireoidiano no exame clínico. Já a ultrassonografia com Dopplerfluxometria pode contribuir na diferenciação de causas de tireotoxicose, ao demonstrar aumento da vascularização glandular em alguns casos (p. ex., na DG), e ausência de fluxo vascular em outros (p. ex., nas tireoidites destrutivas).

A quantificação da taxa de captação de iodo pela glândula tireoide, com auxílio de radionuclídeos, é um recurso diagnóstico importante para diferenciar causas de tireotoxicose associada a hipertireoidismo de causas de tireotoxicose com captação baixa ou ausente. Na DG e no BMNT, geralmente, temos captações elevadas, enquanto nas tireoidites e no uso exógeno de hormônio tireoidiano (tireotoxicose factícia) temos captações reduzidas. É importante lembrar, entretanto, que o uso de contrastes iodados nos 30 a 60 dias anteriores, assim como dietas ricas em iodo, podem gerar falsos-negativos em exames de captação. A captação também é exame útil na diferenciação de tipos de tireotoxicose induzida por amiodarona, como veremos mais adiante.

A cintilografia da tireoide tem indicações mais pontuais na avaliação do hipertireoidismo. Seu principal uso é na suspeita de AT, em que demonstra o nódulo hipercaptante ("quente"). Quando realizada em pacientes com DG e BMNT, demonstra captação caracteristicamente difusa no primeiro caso, e heterogênea no segundo (focos de hipercaptação entremeados a áreas hipocaptantes).

Tratamento

O tratamento do hipertireoidismo tem como objetivo controlar os sintomas da tireotoxicose e retornar ao eutireoidismo, quando possível; ou ainda levar ao hipotireoidismo em alguns casos, condição essa de mais fácil manejo.

Diversas são as modalidades de tratamento possíveis. Dentre as alternativas de primeira linha encontramos as drogas antitireoidianas como terapêutica medicamentosa e, portanto, de eficácia transitória; e a terapia com iodo radioativo e a cirurgia como terapias definitivas. Cada opção de tratamento tem seus pontos favoráveis e suas contraindicações, conforme detalharemos (Quadro 22-6).

QUADRO 22-6 Modalidades de Tratamento do Hipertireoidismo

Tratamento	Mecanismo	Indicações	Resposta esperada	Efeitos adversos
Metimazol (dose inicial 10 a 30 mg 1x/dia)	Inibe a síntese de HT	Tratamento inicial	Redução de T4 e T3 e melhora dos sintomas em até 3 a 4 semanas	Menores: *rash*, urticária Maiores: agranulocitose, colestase, e, na gestação, alterações congênitas (raras)
Propiltiouracil (dose inicial 150 a 600 mg/d divididos em 3 a 4 tomadas/dia)	Inibe a síntese de HT e conversão de T4 a T3	Tratamento inicial (gestantes do 1º trimestre, pacientes intolerantes ao metimazol, casos de tempestade tireoidiana)	Redução de T4 e T3 e melhora dos sintomas em até 3 a 4 semanas	Menores: *rash*, urticária Maiores: agranulocitose, vasculite, lesão hepatocelular, insuficiência hepática fulminante

QUADRO 22-6 Modalidades de Tratamento do Hipertireoidismo *(Continuação)*

Tratamento	Mecanismo	Indicações	Resposta esperada	Efeitos adversos
Betabloqueadores (dose de 25 a 100 mg de atenolol)	Bloqueio da sinalização adrenérgica (atenção: não trata hipertireoidismo, apenas sintomas)	Pacientes recém-diagnosticados com sintomas exuberantes (p. ex. tremores, taquicardia, sudorese)	Rápida melhora dos sintomas, em geral em 1 a 2 dias	Broncoespasmo em pacientes com asma, exacerbação de Raynaud ou insuficiência cardíaca congestiva prévia
Radioiodoterapia (administração oral de I^{131} sob forma de cápsula ou líquido)	Lesão ionizante das células foliculares, com destruição gradual da glândula	Tratamento definitivo inicial ou para aqueles que não remitem após curso de DAT	Desenvolvimento de eutireoidismo ou hipotireoidismo, em geral de 2 a 6 meses após dose	Tireoidite actínica aguda (isto é, dor tireoidiana e aumento transitório dos níveis de HT)
Cirurgia (tireoidectomia)	Remoção direta do tecido tireoidiano hiperfuncionante	Tratamento definitivo e imediato (indicado, sobretudo, se: efeitos colaterais das DAT, bócio volumoso, nódulos suspeitos, desejo de gestação)	Remissão completa e imediata do hipertireoidismo, requer reposição de HT ao longo da vida	Complicações cirúrgicas raras como hipoparatireoidismo (em geral, transitório), lesão de nervo laríngeo recorrente

Drogas Antitireoidianas (DATs)

As DATs podem ser utilizadas como terapia primária no tratamento do hipertireoidismo. O tempo de tratamento pode variar. Elas podem ser utilizadas de forma contínua em alguns pacientes, ou ainda como pré-tratamento em pacientes já selecionados para iodoterapia ou cirurgia.

As drogas antitireoidianas, ou tionamidas, disponíveis no Brasil são o metimazol e o propiltiouracil. São medicamentos que inibem a síntese de hormônio tireoidiano (HT) ao interferir com a tireoperoxidase e no caso do propiltiouracil também age bloqueando a conversão periférica de T4 a T3. A terapia com tionamidas também pode levar à normalização do TRAb em pacientes com DG, o que tem importância em induzir a remissão da doença a longo prazo.

Atualmente, a primeira escolha é o uso de metimazol pela melhor posologia e menor ocorrência de hepatotoxicidade. Sua dose inicial é de 10 a 30 mg ao dia, dependendo da gravidade do hipertireoidismo, com administração única diária. Doses maiores de metimazol podem alcançar mais rapidamente a normalização da função tireoidiana e são usadas em pacientes com hipertireoidismo mais grave, por exemplo, com T4 livre acima de 3 vezes o valor de referência. Doses mais altas, entretanto, estão mais relacionadas com a ocorrência de efeitos adversos, que serão descritos adiante.

O propiltiouracil, que no passado já foi droga de primeira escolha, atualmente se encontra como segunda opção pela ocorrência de relatos de casos de hepatite fulminante com seu uso. Entretanto, ainda que não mais usado como primeira droga, tem seu uso bem estabelecido em gestantes do primeiro trimestre, em pacientes intolerantes ao metimazol e, ainda, em casos de tempestade tireoidiana. A preferência pelo seu uso na gestação ocorre pela descrição de alterações congênitas raras em fetos de mães que utilizaram metimazol no primeiro trimestre, como aplasia da cútis e atresia esofágica.

Dentre os efeitos adversos das tionamidas podemos citar a ocorrência de *rash* pruriginoso e artralgias, que por vezes são bem controlados com sintomáticos como anti-histamínicos, porém, em alguns casos podem levar à interrupção da droga.

Reações adversas mais graves incluem agranulocitose, hepatotoxicidade e vasculite ANCA positiva.

A agranulocitose está correlacionada com a dose de metimazol e ocorre, em geral, nos primeiros 90 dias de tratamento. Tem como apresentação clínica a presença de febre alta e sintomas de faringite, devendo o paciente ser orientado sobre a possibilidade de ocorrência destes sintomas e a necessidade de avaliação médica imediata. Seu manejo inclui suspensão da droga, hospitalização e antibioticoterapia de amplo espectro.

A hepatotoxicidade induzida por metimazol geralmente se apresenta com padrão colestático. Já a hepatotoxicidade induzida por propiltiouracil costuma se associar à lesão hepatocelular, podendo levar à insuficiência hepática fulminante, conforme mencionado, e com isso à necessidade de transplante hepático de urgência.

A vasculite ANCA positiva ocorre mais comumente com propiltiouracil do que com metimazol e pode acontecer meses a anos após o início do tratamento. O quadro típico é o de poliartrite, febre e púrpura, porém, quadros mais graves com glomerulonefrite e pneumonite são descritos. O tratamento envolve suspensão da medicação e uso de glicocorticoides e outros imunossupressores.

Após o início de DAT, a reavaliação da função tireoidiana deve ser feita após 2 a 6 semanas para documentar a melhora, podendo ser realizada em intervalos menores (2 a 3 semanas) em casos mais graves. Nos primeiros meses, o T4 livre deve ser monitorizado, enquanto a dosagem de TSH geralmente não é útil nesse momento inicial, uma vez que pode manter-se suprimido.

Após alcançar o eutireoidismo, o paciente deve ser reavaliado bi ou trimestralmente nos 12 a 18 meses subsequentes, com ajustes da posologia medicamentosa para manutenção do eutireoidismo. Em geral, a dose pode ser reduzida progressivamente até doses de manutenção de 5 a 10 mg ao dia. A manutenção do eutireoidismo com baixas doses de DAT é um bom preditor de remissão na DG. A remissão é definida como manutenção de eutireoidismo bioquímico após 1 ano de suspensão de DAT. Os pacientes com DG que não remitem após 18 meses de DAT ou que recorrem (e não desejam novo curso de DAT) devem ser candidatos a terapias definitivas.

Radioiodoterapia

A terapia com iodo radioativo é uma alternativa de tratamento definitivo para o hipertireoidismo. Seu mecanismo de ação é pela incorporação do iodo radioativo ao hormônio que é produzido e estocado na tireoide, liberando, então, partículas beta que causam lesão ionizante nas células foliculares. Tal processo gera uma destruição gradual da glândula. Sua velocidade de ocorrência depende de fatores como tamanho glandular, grau de tireotoxicose, captação de iodo e atividade de iodo radioativo administrado. A maioria dos pacientes que desenvolve hipotireoidismo o faz após 2 a 3 meses da dose de iodo, entretanto, alguns pacientes podem requerer até 6 meses. Em geral, aguarda-se até 12 meses para considerar a realização de uma 2ª dose naqueles que não responderam, podendo este prazo ser encurtado para 6 meses em pacientes mais graves.

O pré-tratamento com DAT antes da realização da radioiodoterapia depende do grau de tireotoxicose, idade e comorbidades do paciente. É importante levar em consideração que pode haver piora transitória da tireotoxicose logo após a dose pela tireoidite actínica. Naqueles pacientes em que se opta por realizar pré-tratamento, em geral pacientes idosos com comorbidades ou cardiopatas que necessitam de compensação clínica do hipertireoidismo, a DAT deve ser suspensa ao menos 3 dias antes da iodoterapia e reiniciada 3 a 5 dias após, de modo a possibilitar a adequada incorporação do iodo radioativo ao hormônio tireoidiano.

A radioiodoterapia também pode exacerbar a oftalmopatia em pacientes com DG, sendo o tabagismo um importante fator de risco para ocorrência deste fenômeno. Em tais pacientes recomenda-se a realização de profilaxia com glicocorticoides a partir do momento da administração do iodo.

Essa modalidade de tratamento é contraindicada em gestantes e lactantes, recomendando-se evitá-la até 6 semanas após o fim da lactação.

Após a dose de iodo, os pacientes devem ser revistos com avaliação da função tireoidiana a cada 2 a 6 semanas. Terapia com levotiroxina deve ser iniciada assim que houver queda do T4 livre para valores abaixo da normalidade.

Cirurgia

A cirurgia pode ser um recurso em pacientes com hipertireoidismo, sobretudo quando associado a outras condições, dentre elas: nódulos tireoidianos suspeitos concomitantes, bócios muito volumosos associados a sintomas compressivos, hiperparatireoidismo com indicação cirúrgica, ou de acordo com preferência do paciente. Também é uma opção em pacientes que necessitam de resolução rápida do hipertireoidismo, como mulheres com desejo de gestação.

O preparo de paciente com DG que será submetido à cirurgia inclui o uso de DAT para atingir o eutireoidismo, além do uso pré-operatório de lugol (iodo inorgânico). O lugol deve ser administrado durante os 10 dias que antecedem a cirurgia, com posologia de 5 a 7 gotas, 3 vezes ao dia. Seu uso tem como objetivo reduzir a vascularização local, uma vez que a glândula do paciente com DG tende a ser hipervascularizada, e com isso reduzir o sangramento intraoperatório.

Complicações possíveis da abordagem cirúrgica incluem hipoparatireoidismo, transitório ou permanente, e lesão de nervo laríngeo recorrente. Tais complicações são menos frequentes quando a abordagem é feita por cirurgiões experientes.

Medicamentos Betabloqueadores

Os betabloqueadores não visam ao tratamento do hipertireoidismo, mas são medicamentos que auxiliam no controle dos sintomas de tireotoxicose. Dentre os sintomas potencialmente aliviados incluem-se palpitações, tremores, ansiedade e, por vezes, intolerância ao calor. Tais medicações devem ser usadas com cautela em pacientes com asma, bradiarritmias, insuficiência cardíaca congestiva prévia e fenômeno de Rayanaud. Bloqueadores do canal de cálcio são uma alternativa para controle de frequência cardíaca nestes pacientes.

Já em pacientes com insuficiência cardíaca de alto débito, decorrente do hipertireoidismo, o uso de betabloqueadores é indicado e auxilia no alívio dos sintomas.

Hipertireoidismo Subclínico

A definição de hipertireoidismo subclínico é fundamentada, exclusivamente, em achados laboratoriais. É definido bioquimicamente como o achado persistente de níveis suprimidos de TSH com T4 e T3 livres normais. É importante avaliar a condição de persistência dos achados, em geral em 2 a 3 meses, já que em muitos casos se observa a normalização dos resultados com a repetição do teste. Causas que podem levar a esta alteração de forma transitória seriam a redução do TSH por doença não tireoidiana e o uso de medicamentos como glicocorticoides, por exemplo.

De acordo com sua gravidade, o hipertireoidismo subclínico pode ser subdividido em duas categorias: grau 1, com níveis de TSH baixos, porém detectáveis (TSH entre 0,1 e 0,39 mU/L); e grau 2, com níveis suprimidos de TSH (menores que 0,1 mU/L).

Caso o hipertireoidismo subclínico persista, deve-se buscar doença tireoidiana subjacente. Tal avaliação pode ser feita com dosagem de anticorpos antitireoidianos, cintilografia com captação de iodo e ultrassonografia de tireoide com Doppler.

As causas mais comuns de hipertireoidismo subclínico são doença de Graves, adenoma tóxico (AT) e bócio multinodular tóxico (BMNT). Enquanto a DG é a causa mais comum em pacientes mais jovens (< 65 anos) em áreas sem deficiência de iodo, AT e BMNT são relativamente mais frequentes em áreas carentes de iodo e em populações mais idosas (> 65 anos).

A necessidade de tratamento no hipertireoidismo subclínico ainda é controversa pela ausência de grandes estudos controlados.

Existe evidência crescente de que o hipertireoidismo subclínico se associa a desfechos desfavoráveis como fibrilação atrial, doença arterial coronariana, mortalidade em pacientes com doença cardíaca subjacente, além do aumento do risco de fraturas.

Conforme os últimos consensos, recomenda-se tratamento nos pacientes acima de 65 anos e com hipertireoidismo subclínico grau 2, a fim de evitar tais desfechos desfavoráveis. Em pacientes com mais de 65 anos com hipertireoidismo subclínico grau 1, sugere-se tratar aqueles com comorbidades como: cardiopatia, diabetes, insuficiência renal, passado de evento isquêmico cerebral, doença vascular coronariana ou periférica. Em pacientes mais jovens recomenda-se o tratamento do hipertireoidismo subclínico grau 2 com presença de anticorpos antitireoidianos positivos ou captação de iodo aumentada à cintilografia. Pacientes sem indicação de tratamento devem ter a função tireoidiana reavaliada a cada 6 a 12 meses.

Os princípios do tratamento e modalidades disponíveis para o hipertireoidismo subclínico são semelhantes ao hipertireoidismo franco.

Tireotoxicose Associada à Amiodarona

Amiodarona é uma droga que contém grande quantidade de iodo (cerca de 37% do seu peso molecular) que se deposita no organismo e tem meia-vida extremamente longa. A ocorrência de tireotoxicose relacionada com amiodarona é mais comum em áreas com deficiência de iodo, podendo ocorrer em até 6 a 10% desses pacientes. Trata-se de complicação séria, e associada a piores desfechos do que no hipertireoidismo pela doença de Graves ou por nódulo tóxico, principalmente em pacientes com disfunção ventricular esquerda.

Para o diagnóstico de tireotoxicose associada à amiodarona, o T4 livre e o T3 livre devem estar aumentados, enquanto o TSH deve estar suprimido. São descritos dois tipos: o tipo 1 é a tireotoxicose induzida por iodo e ocorre em pacientes com predisposição à doença autoimune da tireoide ou com nódulos tireoidianos preexistentes; o tipo 2 é uma tireoidite destrutiva causada pelo efeito tóxico da amiodarona nas células tireoidianas. O modo mais específico de distinguir os dois é com o uso da ultrassonografia com Doppler que detecta aumento da vascularização tireoidiana no tipo 1 e encontra vascularização ausente no tipo 2. Da mesma forma, pode ser útil na diferenciação do uso de cintilografia da tireoide com captação em 24 horas. No caso de captação elevada, podemos descartar com segurança a tireoidite destrutiva (tipo 2).

O tratamento do tipo 1 consiste no uso de DAT, enquanto no tipo 2 o uso de glicocorticoides promove rápida melhora. Nos casos em que não é possível uma clara distinção entre os dois tipos, uma associação de DAT e glicocorticoides pode ser usada até a melhora bioquímica, momento a partir do qual devem ser retiradas gradativamente. O tratamento de ambos os tipos de hipertireoidismo associado ao uso de amiodarona requer, sempre que possível, a suspensão da droga. Entretanto, em caso de doença cardíaca grave subjacente, esta deve ser uma decisão conjunta com a equipe de cardiologia à frente do caso.

BIBLIOGRAFIA

Biondi B, Bartalena L, Cooper DS et al. The 2015 ETA Guidelines on Diagnosis and Treatment of Endogenous Subclinical Hyperthyroidism. *Eur Thyroid J* 2015;4(3):149-63.

Brent GA. Clinical practice. Graves' Disease. *N Engl J Med* 2008;358(24):2594-605.

Burch HB, Cooper DS. Management of Graves Disease: A Review. *JAMA* 2015 15;314(23):2544-54.

Cooper DS. Hyperthyroidism. *Lancet* 2003;362(9382):459-68.

Devdhar M, Ousman Y, Burman K. Hypothyroidism. *Endocrinol Metab Clin North Am* 2007;36(3):595-615.

Franklyn JA, Boelaert K. Thyrotoxicosis. *Lancet* 2012;379(9821):1155-66.

Jonklaas J, Bianco AC, Bauer AJ et al. Guidelines for the treatment of hypothyroidism: prepared by the American Thyroid association task force on thyroid hormone replacement. *Thyroid* 2014;24(12):1670-751.

Khandelwal D, Tandon N. Overt and subclinical hypothyroidism: who to treat and how. *Drugs* 2012;72(1):17-33.

Kronenberg HM et al. *Williams textbook of endocrinology*, 11th ed. Philadelphia: Saunders; 2008.

Maia AL, Scheffel RS, Meyer EL et al. Consenso brasileiro para o diagnóstico e tratamento do hipertireoidismo: recomendações do Departamento de Tireoide da SBEM. *Arq Bras Endocrinol Metabol* 2013 Apr;57(3):205-32.

Maia ALS, Vaisman M. *Hipertireoidismo*. Projeto Diretrizes. Associação Médica Brasileira e Conselho Federal de Medicina. São Paulo: Associação Médica Brasileira; 2006. p. 1-14.

Mourits MP, Prummel MF, Wiersinga WM, Koornneef L. Clinical activity score as a guide in the management of patients with Graves' ophthalmopathy. *Clin Endocrinol* (Oxf) 1997 Nov;47(1):9-14.

Nogueira CR. *Projeto Diretrizes: Hipotireoidismo*. Associação Médica Brasileira e Conselho Federal de Medicina; 2007.

O'Sullivan AJ, Lewis M, Diamond T. Amiodarone-induced thyrotoxicosis: left ventricular dysfunction is associated with increased mortality. *Eur J Endocrinol* 2006;154(4):533-6.

Pearce SH, Brabant G, Duntas LH et al. 2013 ETA Guideline: Management of Subclinical Hypothyroidism. *Eur Thyroid J* 2013;2(4):215-28.

Ross DS, Burch HB, Cooper DS et al. 2016 American Thyroid Association Guidelines for Diagnosis and Management of Hyperthyroidism and Other Causes of Thyrotoxicosis. *Thyroid* 2016;26(10):1343-421.

Vaisman M, Conceição FL, Neto LV. *Rotinas diagnósticas e terapêuticas*. São Paulo: Atheneu; 2008.

23 Nódulos Tireoidianos

Sarah Galvão Pereira ▪ *Márcio Garrison Dytz*
Patricia de Fátima dos Santos Teixeira

INTRODUÇÃO

Nódulos tireoidianos são achados clínicos comuns, com prevalência estimada entre 4-7% da população submetida à palpação tireoidiana em exame físico. Essa prevalência aumenta para 19-67% quando se utiliza a ultrassonografia (USG), sendo mais frequente em mulheres e idosos. Com o uso cada vez maior de exames de imagem, como USG, tomografias ou ressonâncias cervicais, a incidência desta entidade, bem como o diagnóstico de câncer de tireoide vêm aumentando – incluindo formas ocultas de neoplasia.

A importância clínica na abordagem dos nódulos tireoidianos consiste em definir se há hiperfuncionamento hormonal (ou tireotoxicose associada), se há sintomas compressivos e se existe risco de malignidade. O câncer de tireoide corresponde a 7-15% dos nódulos tireoidianos puncionados, dependendo de uma série de fatores clínicos, como: sexo masculino, extremos de idade, história familiar de câncer de tireoide ou história pessoal de exposição à radiação. Dentre os tipos de câncer de tireoide, os diferenciados, que correspondem aos subtipos papilífero e folicular, abrangem a vasta maioria dos casos (> 90%) e possuem melhor prognóstico.

ETIOLOGIA

Os diagnósticos diferenciais de aparentes nódulos tireoidianos incluem condições tireoidianas e não tireoidianas (Quadro 23-1). Tireoidite subaguda e tireoidite crônica linfocítica (tireoidite de Hashimoto) podem apresentar aspecto de pseudonódulos à USG. E com maior raridade, desordens infiltrativas, tumores metastáticos, paragangliomas, lipomas e cistos podem simular um nódulo tireoidiano.

ABORDAGEM CLÍNICA

A descoberta de um nódulo tireoidiano, seja durante a palpação ou incidentalmente durante exame radiológico, deverá ser seguida de história clínica detalhada, pesquisando-se a história prévia de irradiação de cabeça e pescoço, além da história familiar de câncer de tireoide, o que confere ao nódulo maior risco de malignidade (Quadro 23-2). A presença de crescimen-

QUADRO 23-1 Causas de Nódulos Tireoidianos

Benigno	Maligno
▪ Bócio nodular	▪ Carcinoma papilífero
▪ Tireoidite linfocítica crônica (Hashimoto)	▪ Carcinoma folicular
▪ Cisto coloide, simples ou hemorrágico	▪ Carcinoma medular
▪ Adenoma folicular	▪ Carcinoma anaplásico
	▪ Linfoma primário de tireoide
	▪ Carcinoma metastático (mama, células renais, outros)

QUADRO 23-2	Achados Clínicos Associados a Maior risco de Malignidade em um Nódulo Tireoidiano

- História de irradiação de cabeça ou pescoço ou irradiação de corpo total para transplante de medula
- História pessoal ou familiar de neoplasia endócrina múltipla tipo 2 (NEM 2) ou carcinoma medular de tireoide (CMT) familiar e outras síndromes como: síndrome de Cowden, polipose adenomatosa familiar, síndrome de Werner, complexo de Carney ou síndrome de Gardner
- Exposição a algum tipo de acidente nuclear
- História familiar de carcinoma papilífero de tireoide
- Sexo masculino
- Características do nódulo: pétreo, aderido aos planos profundos ou crescimento rápido
- Sintomas compressivos
- Adenomegalia cervical ipsilateral
- Captação focal pelo PET (tomografia por emissão de pósitrons)

to rápido da lesão pode indicar malignidade, embora também possa ocorrer na presença de hemorragia dentro de um nódulo ou cisto benigno.

O aparecimento de sintomas compressivos como rouquidão, disfagia ou desconforto cervical devem ser valorizados, embora eles ocorram, também, em afecções benignas. O exame físico deve ser cuidadoso em busca de adenomegalias cervicais na região anterior e lateral do pescoço, além da região supraclavicular e submandibular. Nódulos de característica firme ou aderidos a planos profundos são mais indicativos de possível malignidade.

AVALIAÇÃO LABORATORIAL

O primeiro exame a ser solicitado na avaliação de um nódulo tireoidiano com mais de 1 cm é o TSH. Caso esteja baixo, sugere um nódulo hiperfuncionante, com baixo risco de malignidade, devendo ser solicitada uma cintilografia de tireoide para confirmação. No caso de uma dosagem normal ou elevada, deve ser seguida da investigação demonstrada na Figura 23-1.

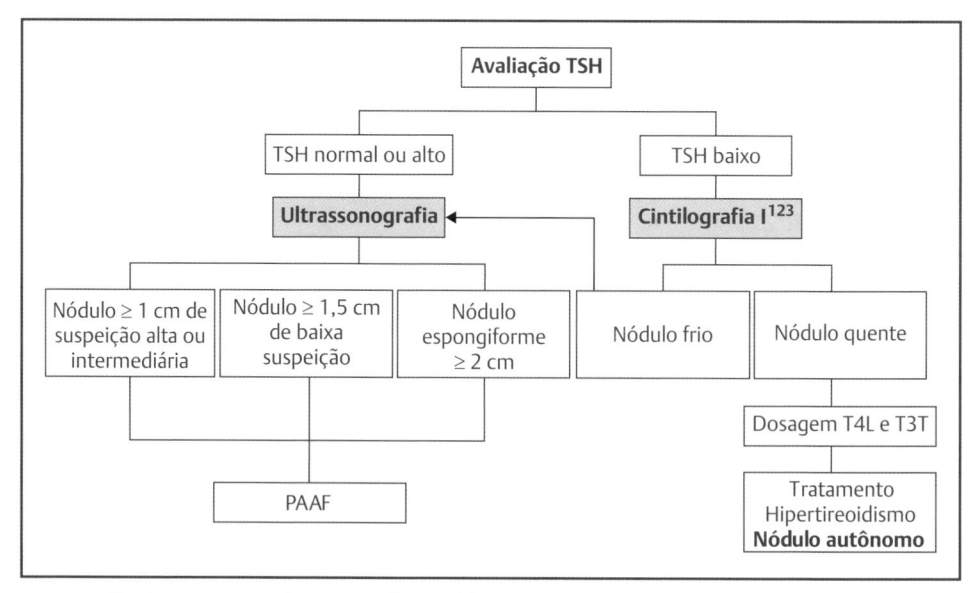

Fig. 23-1. Algoritmo para abordagem inicial de nódulos tireoidianos.

Em pacientes eutireoidianos não há necessidade de dosagem de anticorpos como antiperoxidase tireoidiana (anti-TPO) ou antitireoglobulina (anti-Tg). A dosagem de tireoglobulina não é útil na avaliação diagnóstica de nódulos, por ser inespecífica e estar presente em diversas doenças da tireoide. A dosagem rotineira de calcitonina não é recomendada pelo último consenso da ATA (*American Thyroid Association*), embora haja estudos para avaliação de seu papel no diagnóstico precoce do CMT. Pode ser útil em casos em que existam importantes atipias na citologia, mas sem características patognomônicas de carcinoma papilífero de tireoide. Sua limitação deve-se ao fato de que seus ensaios laboratoriais ainda não têm valores de corte bem definidos e padronizados. Seu uso também estaria indicado em pacientes com história familiar de carcinoma medular ou NEM 2, apesar de nesses casos não substituir a indicação do teste genético com pesquisa da mutação do proto-oncogene RET.

EXAMES COMPLEMENTARES

Ultrassonografia

Todos os pacientes com nódulos não autônomos devem ser submetidos à USG a fim de avaliar o número, o tamanho e as características dos nódulos, bem como para avaliar a presença de adenomegalias cervicais. A USG possui maior acurácia do que outros métodos como tomografia computadorizada (TC) ou ressonância magnética (RM).

O padrão ecográfico dos nódulos permite estratificar o risco de malignidade (Quadro 23-3), que combinado com o tamanho do nódulo, guia a indicação de punção aspirativa por agulha fina (PAAF). Permite avaliar algumas características dos nódulos, como: ecogenicidade, margens, presença de calcificações e formato, classificando-os em padrões ecográficos (Quadro 23-3).

QUADRO 23-3 Padrões Ecográficos na Ultrassonografia

Padrão USG	Características ecográficas	Risco de malignidade	Ponto de corte para PAAF
Alta suspeição	Nódulo hipoecoico, ou componente sólido hipoecoico contendo pelo menos uma das características de alto risco: • Margens irregulares (infiltrativas ou microlobuladas) • Microcalcificações • Altura > largura • Calcificações periféricas com extrusão do componente sólido • Extensão extratireoidiana	70-90%	PAAF ≥ 1 cm
Suspeição intermediária	Nódulo hipoecoico sem características de alto risco	10-20%	PAAF ≥ 1 cm
Baixa suspeição	Nódulo sólido isoecoico ou hiperecoico ou parcialmente cístico sem características de alto risco	5-10%	PAAF ≥ 1,5 cm
Muito baixa suspeição	Nódulo espongiforme	< 3%	PAAF ≥ 2 cm ou observação
Benigno	Nódulo puramente cístico	< 1%	Não é necessário PAAF

Padrões com maior especificidade para malignidade incluem os nódulos hipoecoicos que se apresentam com microcalcificações, margens irregulares e/ou altura maior que largura. Importante ressaltar que margens mal definidas – isto é, com dificuldade de delimitação entre o limite do nódulo e parênquima tireoidiano – não equivalem a margens irregulares (achado de maior especificidade para malignidade), que apresentam um limite bem definido, porém, infiltrado, microlobulado ou espiculado.

Bócios multinodulares com nódulos ≥ 1 cm conferem o mesmo risco de malignidade que nódulos isolados, devendo ser avaliados individualmente quanto às características ecográficas e indicação de PAAF. Destaca-se, porém, que no caso de diferentes nódulos com as mesmas características ultrassonográficas, deve-se puncionar somente um deles (o maior ou o de mais fácil abordagem pela PAAF).

Nódulos com características de alto risco < 1 cm, sem evidência de extensão extratireoidiana, acometimento linfonodal ou metástases a distância, devem ser acompanhados com USG seriadas. Pode-se considerar PAAF em pacientes com menos de 40 anos.

PAAF pode ser considerada em pontos de corte diferentes de tamanho de acordo com o risco individual do paciente.

A Figura 23-2 apresenta imagens de ultrassonografia de tireoide de pacientes do HUCFF/UFRJ demonstrando suas características.

Em estudos recentes, a vascularização dos nódulos por meio de Doppler colorido (classificação de Chammas), que avalia o padrão de vascularização e o risco de malignidade quanto mais central for a vascularização do nódulo, embora classicamente utilizada, não se mostrou fator de risco independente para avaliar malignidade. Nota-se essa associação, principalmente, no subtipo folicular. Esse subtipo, inclusive, exibe características ultrassonográficas diferentes, tendendo a ser iso a hiperecoico, com diâmetro anteroposterior maior e margens regulares. Em razão disso, nódulos com essas características de baixo risco devem ser puncionados com um ponto de corte maior (≥ 1,5 cm). Diferentemente do carci-

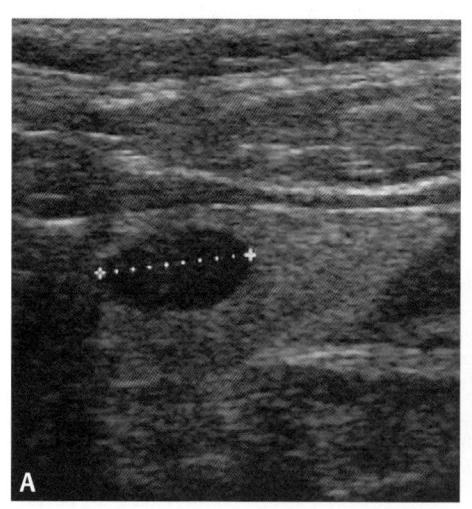

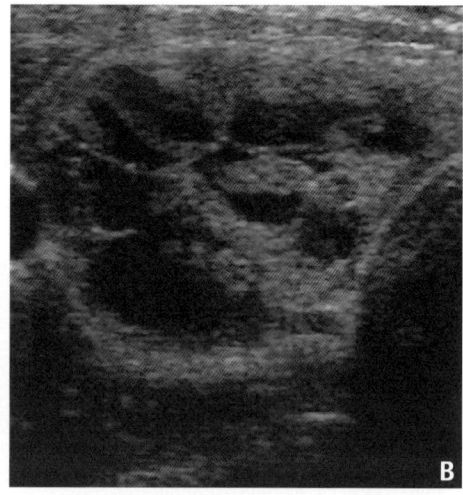

Fig. 23-2. Diferentes classes de nódulos com seus respectivos graus de suspeição para malignidade – Critérios ATA (*American Thyroid Association*) e AACE (*American Association of Clinical Endocrinologists*): **(A)** cisto simples – benigno (ATA) ou baixa suspeição (AACE); **(B)** nódulo espongiforme – muito baixa suspeição (ATA) ou baixa suspeição (AACE). *(Continua)*

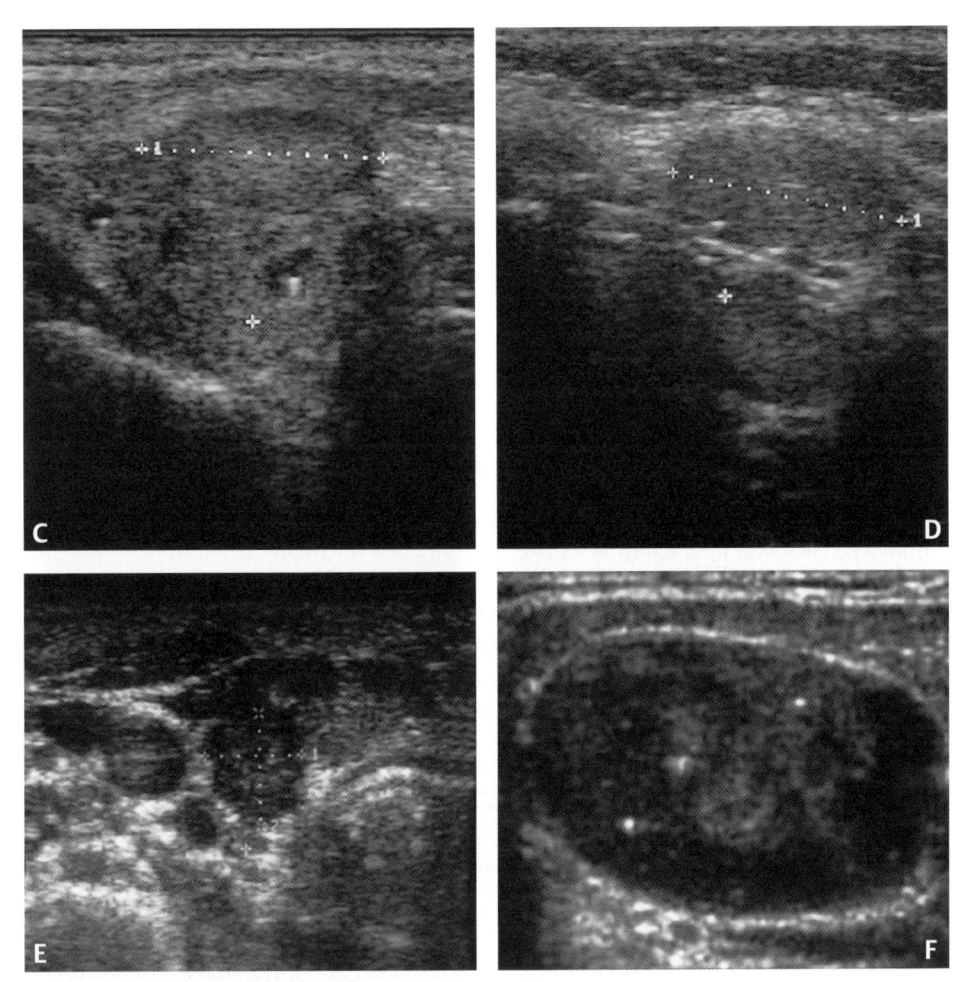

Fig. 23-2. *(Continuação)* **(C)** Nódulo sólido isoecoico em relação ao parênquima – baixa suspeição (ATA e AACE); **(D)** nódulo levemente hipoecoico (mais escuro que o parênquima, mas não se igualando ao músculo) – suspeição intermediária (ATA) ou baixa suspeição (AACE); **(E)** nódulo marcadamente hipoecoico (igual ao músculo) com contornos irregulares ou espiculados e diâmetro anteroposterior maior que o transverso – muito alta suspeição (ATA) ou alta suspeição (AACE); **(F)** nódulo hipoecoico e com microcalcificações – muito alta suspeição (ATA) ou alta suspeição (AACE). Imagens cedidas pelos autores.

noma papilífero, que pode apresentar metástase ganglionar mesmo quando menor que 1 cm, o carcinoma folicular costuma se associar a metástases a distância quando o diâmetro é superior a 2 cm.

A aparência espongiforme do nódulo, definida por agregação de múltiplos componentes microcísticos em mais de 50% do nódulo, com cistos coloides ou focos ecogênicos compatíveis com cristais coloides, onde se pode observar a presença de reverberação acústica, é altamente correlacionada com benignidade. Entretanto, alguns examinadores menos experientes podem ter dificuldades em diferenciar cristais coloides de microcalcificações. Por essa razão, os consensos ainda recomendam a realização da PAAF nesses nódulos, mas o ponto de corte também é maior (2 cm).

Punção Aspirativa por Agulha Fina (PAAF)

A PAAF é o método disponível de maior acurácia para diferenciar se a lesão é um nódulo benigno ou maligno. É um método de fácil execução, baixo custo e com baixo risco de complicações. Entretanto, requer a experiência do médico que realiza o procedimento, assim como do patologista que analisa o resultado.

Conforme as recomendações dos consensos, a indicação de PAAF é fundamentada no risco de câncer de tireoide de acordo com suas características na ultrassonografia.

A PAAF poderá ser feita apenas com palpação do nódulo ou guiada por USG, sendo esta última modalidade a que apresenta menor taxa de falso-negativos e amostras com material insuficiente, sendo obrigatória para casos de bócios multinodulares, nódulos impalpáveis e nódulos císticos ou volumosos (maior probabilidade de obter amostra suficiente).

A punção de nódulos com menos de 1 cm pode ser considerada em alguns casos de alto risco, porém, em uma série de estudos japoneses foi demonstrado que carcinomas micropapilíferos possuem baixa probabilidade de metástases à distância, possuindo excelente prognóstico. Ainda assim, habitualmente, a conduta é cirúrgica nos microcarcinomas.

O Sistema Bethesda para classificação citopatológica da PAAF de tireoide foi criado para dar uniformidade na terminologia e, assim, facilitar a comunicação entre clínico, cirurgião e patologista. Os resultados da PAAF são classificados em 6 categorias como demonstrados nos Quadros 23-4 e 23-5.

Em achados não diagnósticos (Bethesda I), deve-se repetir a PAAF em 3 meses, preferencialmente guiada por USG, a fim de se obter uma amostra satisfatória para permitir o

QUADRO 23-4 Classificação Bethesda

Bethesda I	Não diagnóstico: amostra insuficiente, baixa contagem de células foliculares (menos de seis grupamentos de células foliculares com mínimo de 10 células epiteliais em cada)
Bethesda II	Benigno
Bethesda III	AUS/FLUS: atipia de significado indeterminado ou lesão folicular de significado indeterminado
Bethesda IV	Neoplasia folicular: para diferenciar um adenoma de um carcinoma folicular é necessária a análise histopatológica para avaliar a presença de invasão de cápsula ou angioinvasão
Bethesda V	Suspeita de malignidade
Bethesda VI	Maligno: papilífero, medular, anaplásico, linfoma ou metástase

QUADRO 23-5 Categorias Bethesda x Risco de Câncer (Conforme Critérios de Bethesda)

Categoria Bethesda	Risco de câncer (médio)
I. Não diagnóstico	1-4%
II. Benigno	0-3%
III. AUS/FLUS	5-15%
IV. Neoplasia folicular	15-30%
V. Suspeito de malignidade	60-75%
VI. Maligno	97-99%

diagnóstico definitivo. Uma citologia benigna tem baixa probabilidade de câncer, porém, podem ocorrer falsos-negativos em 5-10% dos casos, especialmente quando o nódulo tiver características ultrassonográficas suspeitas. Duas citologias benignas (Bethesda II) praticamente afastam o diagnóstico de câncer. Recomenda-se, posteriormente, a confirmação de benignidade com uma nova USG em 1-2 anos, para avaliar possível crescimento do nódulo. A repetição da PAAF é desnecessária, sendo somente indicada em casos de nódulos muito suspeitos à USG, caso haja crescimento significativo do nódulo durante seguimento (aumento de 20% em duas dimensões ou 50% do volume do nódulo) ou surgimento de características de suspeição à USG (Fig. 23-3).

Para achados Bethesda III, deve-se repetir a PAAF após 3-6 meses. Caso disponível, a realização de teste molecular poderia ajudar no manejo clínico. Existem testes com alto valor preditivo negativo (Afirma®) e outros com alto valor preditivo positivo (Thyroseck®), porém, esses valores preditivos e a real acurácia dos testes necessitam ser reavaliados após a exclusão dos casos de neoplasias foliculares intratireoidianas encapsuladas não invasivas.

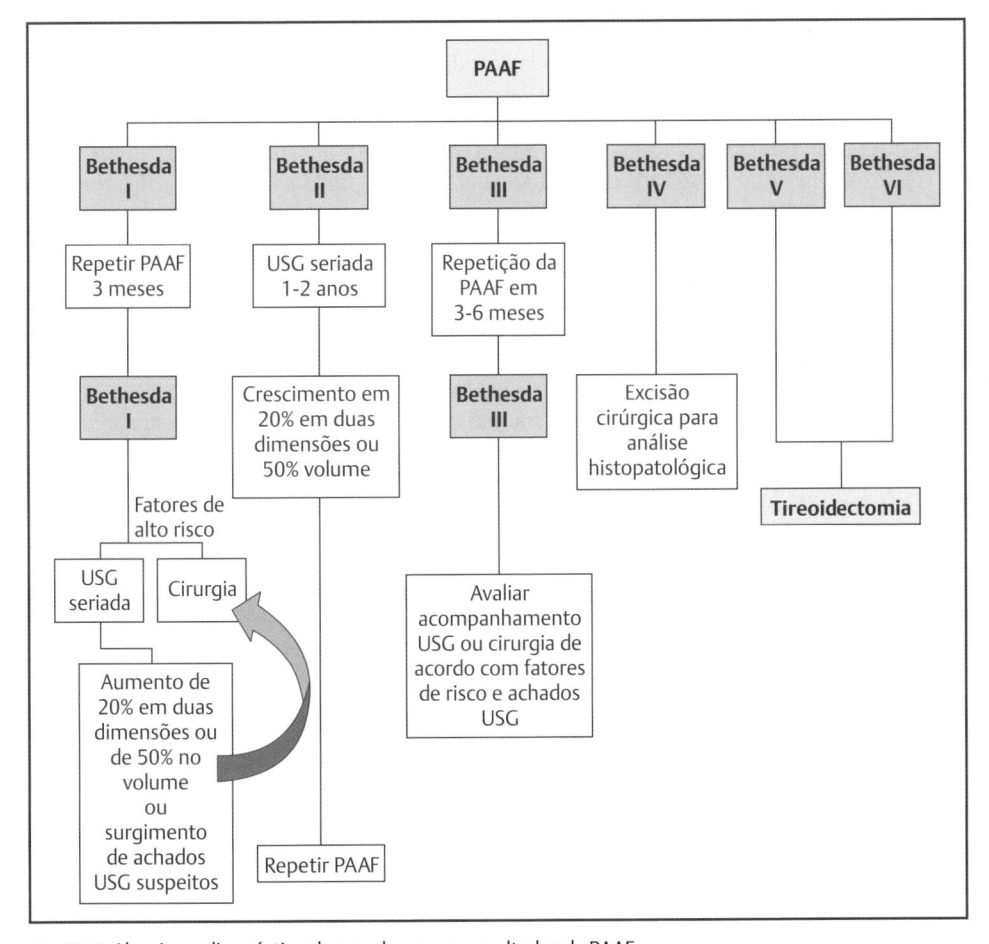

Fig. 23-3. Algoritmo diagnóstico de acordo com os resultados da PAAF.

Tais testes não têm papel nos tumores com mais de 4 cm ou menos de 1 cm, nos tumores de células de Hürthle, na pediatria e em casos de alta suspeição à USG (Fig. 23-3).

Nódulos puramente císticos poderão ser "esvaziados" por PAAF e/ou alcoolizados. Estudos demonstram redução maior do volume e menor taxa de recrescimento dos cistos após injeção de etanol em relação à aspiração isolada.

Cintilografia de Tireoide

A cintilografia pode ser realizada com administração de iodo radioativo (I^{123} ou I^{131}) e execução do exame em 4 e 24 horas, respectivamente, após administração do radiofármaco.

A principal indicação do exame na abordagem do nódulo tireoidiano ocorre no contexto do paciente com TSH suprimido. Caso a cintilografia revele um nódulo hipercaptante ("quente") com o restante da glândula hipocaptante, estamos diante de um nódulo autônomo. Esse tipo de nódulo é benigno na maior parte dos casos, logo, pode-se interromper a investigação e proceder ao tratamento adequado do hipertireoidismo.

Elastografia de Tireoide

Estudos vêm sendo desenvolvidos para avaliar seu uso na investigação de nódulos tireoidianos; porém, sua execução é muito variável e os achados são examinador-dependentes, sendo inferior à análise de risco pelo USG. Sua aplicação é muito limitada em casos de nódulos posteriores e em pacientes obesos.

Entretanto, poderia ser utilizada de forma complementar, orientando a indicação ou não de PAAF em nódulos sólidos com achados ultrassonográficos intermediários. Nódulos com maior rigidez teriam maior grau de suspeição. Porém, ainda não há consenso sobre seu uso na prática clínica.

BIBLIOGRAFIA

Bongiovanni M, Spitale A, Faquin WC *et al.* The Bethesda System for Reporting Thyroid Cytopathology: a meta-analysis. *Acta Cytol* 2012;56(4):333-9.
Burman KD, Wartofsky L. Thyroid Nodules. *N Engl J Med* 2015;373(24):2347-56.
Elisei R, Bottici V, Luchetti F *et al.* Impact of routine measurement of serum calcitonin on the diagnosis and outcome of medullary thyroid cancer: experience in 10,864 patients with nodular thyroid disorders. *J Clin Endocrinol Metab* 2004;89(1):163-8.
Gharib H, Papini E, Paschke R *et al.* American Association of Clinical Endocrinologists, Associazione Medici Endocrinologi, and European Thyroid Association medical guidelines for clinical practice for the diagnosis and management of thyroid nodules: executive summary of recommendations. *J Endocrinol Invest* 2010;16(3):468-75.
Hodak SP, Burman KD. The calcitonin conundrum – is it time for routine measurement of serum calcitonin in patients with thyroid nodules? *J Clin Endocrinol Metab* 2004;89(2):511-4.
Ito Y, Miyauchi A. Is surgery necessary for papillary thyroid microcarcinomas? *Nat Rev Endocrinol* 2011;8(1):9.
Ross DS, Burch HB, Cooper DS *et al.* 2016 American Thyroid Association Guidelines for Diagnosis and Management of Hyperthyroidism and Other Causes of Thyrotoxicosis Thyroid. *Thyroid* 2016;26(10):1343-421.

24 Obesidade

Bruna de Lacerda Bouzon ▪ *Juliana Santos de Paula*

INTRODUÇÃO E EPIDEMIOLOGIA

O sobrepeso e a obesidade são definidos como excesso de tecido adiposo, que se acumula de maneira ectópica, trazendo prejuízo ao funcionamento de diversos órgãos e sistemas. É definida como fator de risco para o diabetes melito tipo 2, doenças cardiovasculares e neoplasias.

Segundo dados da OMS, em 2014, mais de 1,9 bilhão de adultos no mundo (39%) estava com sobrepeso, e 600 milhões (13%) eram obesos.

Dados do Vigitel de 2014 apontam que, no Brasil, 17,9% dos adultos (aproximadamente 30 milhões) são obesos e 57% (82 milhões) têm sobrepeso. Por se tratar de dados auto-referidos cabe ressaltar que dados de metanálises prévias indicam que os indivíduos costumam relatar peso corporal entre 2,3-3,7 kg menores que o real.

Artigo publicado na revista *Lancet*, em abril de 2016, avaliou a tendência mundial de crescimento da obesidade entre 1975-2014 através de banco de dados incluindo mais de 19 milhões de sujeitos, sendo excluídos os trabalhos que utilizavam em sua metodologia *"self-reported weight"*. O IMC global médio padronizado por idade aumentou de 21,7 kg/m^2, em 1975, para 24,2 kg/m^2 em 2014, e a proporção de indivíduos com baixo peso reduziu de 13,8%, em 1975, para 8,8% em 2014 (Fig. 24-1).

Este ritmo de crescimento em proporções epidêmicas fez com que as principais sociedades de saúde encarassem a obesidade como um importante agravo de saúde pública, dado seu impacto importante nos índices de morbidade, mortalidade e custos em saúde.

CLASSIFICAÇÃO E DIAGNÓSTICO

A *American Association of Clinical Endocrinologist* (AACE), nas diretrizes de 2016, aponta o IMC (índice de massa corpórea = peso/altura^2, em kg/m^2) como o melhor parâmetro de definição do excesso de adiposidade e diagnóstico da obesidade. Esta classificação também é utilizada pela Organização Mundial da Saúde (OMS) (Quadro 24-1).

O cálculo do IMC, apesar de ser o mais usado na prática clínica, possui algumas limitações. Não distingue gordura de massa magra e não determina a distribuição da gordura corporal. A medida da distribuição de gordura é importante na avaliação de sobrepeso e obesidade porque a gordura visceral (intra-abdominal) é um fator de risco potencial para o desenvolvimento das alterações do metabolismo lipídico, glicídico e doenças cardiovasculares, independentemente da gordura corporal total. Assim, na tentativa de quantificar melhor tais parâmetros, utiliza-se também a relação cintura-quadril (RCQ) e a medida da circunferência abdominal.

A RCQ é considerada pela OMS como um dos critérios para caracterização da síndrome metabólica, com valores de corte de 0,90 para homens e 0,85 para mulheres.

A medida da circunferência abdominal reflete melhor o conteúdo de gordura visceral do que a RCQ e também se associa à gordura corporal total. A OMS estabelece como ponto de corte para risco cardiovascular aumentado a medida de circunferência abdominal igual ou superior a 94 cm em homens e 80 cm em mulheres caucasianos (Quadro 24-2).

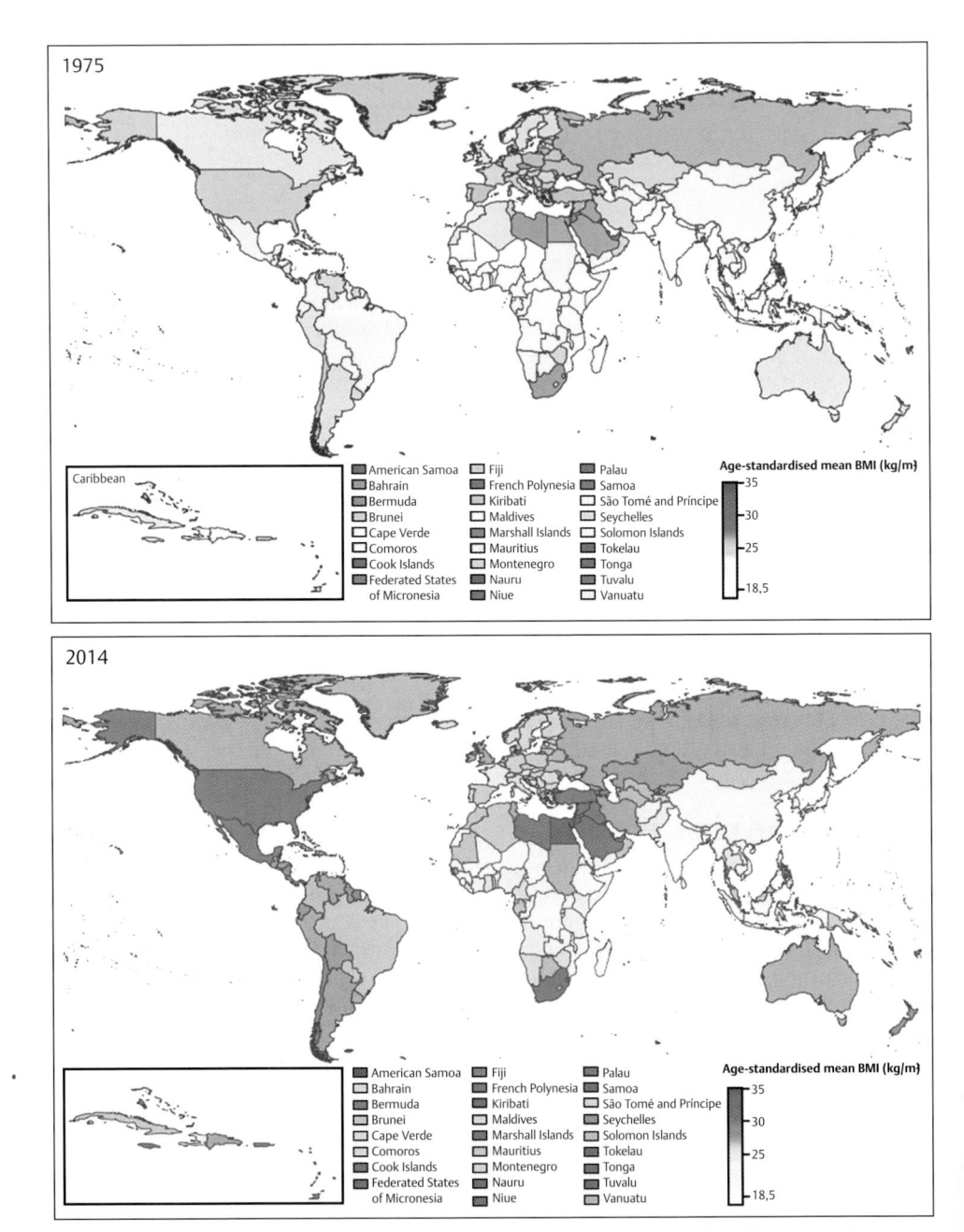

Fig. 24-1. Média de IMC Global, padronizado por idade em 1975 e em 2014. (Ver *Prancha* em *Cores*.) Adaptada de Ezzati, M. Trends in adult body-mass index in 200 countries from 1975 to 2014: a pooled analysis of 1698 population-based measurement studies with 19·2 million participants. *Lancet* 2016;387:1377-96.

QUADRO 24-1 Classificação de Acordo com o Índice de Massa Corporal (IMC)

Classificação	IMC (kg/m²)
Normal	18,5-24,9
Sobrepeso	25-29,9
Obesidade grau I	30-34,9
Obesidade grau II	35-39,9
Obesidade grau III	≥ 40

Outros métodos complementares também podem ser utilizados para estimativa dos percentuais e distribuição de adiposidade corporal, mas não possuem valores de referência validados para associação a comorbidades. São eles:

- *Densitometria por dupla emissão de raios X (DEXA):* considerado padrão-ouro para análise de composição corporal, apresenta excelente acurácia. É um método não invasivo, que avalia diretamente todos os compartimentos (massa óssea, massa muscular e água, massa gordurosa), sem inferir dados a partir da medida de apenas um compartimento.
- *Bioimpedância:* método com base no princípio que a impedância ou resistência a uma corrente elétrica está relacionada com volume e comprimento do condutor. Embora seja um método simples, portátil e de baixo custo, particularmente em obesos, em que a água corporal não é uma constante como em indivíduos magros normais, o método tende a superestimar os valores de massa gordurosa.
- *Tomografia computadorizada:* método de imagem considerado preciso e confiável para quantificar o tecido adiposo subcutâneo e, em especial, o intra-abdominal.
- *Ressonância magnética:* por ser um método não invasivo e que não expõe o paciente à radiação, pode ser utilizado para diagnóstico e acompanhamento da gordura visceral em indivíduos com alto risco e que estejam em tratamento para perder peso. Seu alto custo, no entanto, limita sua utilização.

QUADRO 24-2 Risco Cardiovascular de Acordo com Medida do IMC e Circunferência Abdominal

Classificação	IMC		Circunferência abdominal e risco de comorbidades	
	IMC (kg/m²)	Risco de comorbidades	Homens ≤ 102 cm Mulheres ≤ 88 cm	Homens > 102 cm Mulheres > 88 cm
Abaixo do peso	< 18,5	Baixo		
Peso normal	18,5-24,9	Baixo		
Sobrepeso	25-29,9	Aumentado	Aumentado	Alto
Obesidade I	30-34,9	Moderado	Alto	Muito alto
Obesidade II	35-39,9	Alto	Muito alto	Muito alto
Obesidade III	≥ 40	Muito alto	Extremamente alto	Extremamente alto

Adaptado de: Garvey WT *et al.* American Association of Clinical Endocrinologists and American College of Endocrinology Comprehensive Clinical Practice Guidelines for Medical Care of Patients with Obesity, Executive Summary. *Endocr Pract* 2016;22(7):842-84

MANEJO CLÍNICO
Uma vez definido o diagnóstico de obesidade, deve-se procurar, na anamnese e no exame físico inicial, a presença de comorbidades comumente associadas:

- Diabetes melito tipo 2, assim como glicemia de jejum alterada e intolerância à glicose.
- Dislipidemia.
- Hipertensão arterial sistêmica.
- Doenças cardiovasculares (coronariana, cerebral e periférica).
- Síndrome dos ovários policísticos.
- Doença hepática gordurosa não alcoólica.
- Hipogonadismo masculino.
- Síndrome da apneia obstrutiva do sono.
- Doenças obstrutivas ou restritivas das vias aéreas.
- Doença do refluxo gastroesofágico.
- Incontinência urinária (nas mulheres).
- Depressão.

Anamnese
- História familiar de obesidade.
- Hábitos alimentares: procurar por padrões indicativos de transtornos alimentares.
- Nível de atividade física.
- Transtornos psiquiátricos ou distúrbios do humor.
- Alterações do sono.
- Causas genéticas.
- Doenças endocrinológicas.
- Fatores psicossociais.
- Cessação de tabagismo.
- Tratamentos prévios para obesidade e expectativas.

Exame Físico
- Peso e altura.
- Circunferência abdominal, quadril e RCQ.
- Sinais de acantose *nigricans*.
- Pressão arterial com manguito adequado.
- Ausculta cardiorrespiratória.
- Exame abdominal (estrias cutâneas? hepatomegalia?).
- Membros inferiores (edemas, sinais de insuficiência venosa ou arterial, osteoartropatias).

Exames Complementares
Sempre guiados pela suspeita clínica encontrada na anamnese e exame físico ou, no mínimo:
- Glicemia de jejum e TTOG.
- Lipidograma.
- Ácido úrico.
- TSH, T4 L (rastreio de outras doenças endocrinológicas, caso haja evidências na anamnese ou exame físico).
- Enzimas hepáticas.
- Função renal.

ETIOLOGIA

A obesidade é uma doença crônica, progressiva, e na grande maioria das vezes multifatorial, com fatores genéticos, ambientais e comportamentais envolvidos. É altamente provável a herança poligênica como determinante da obesidade. O risco de obesidade quando nenhum dos pais é obeso é de 9%, enquanto, quando um dos genitores é obeso, eleva-se a 50%, atingindo 80% quando ambos são obesos. Os padrões alimentares de gêmeos com mais de 50 anos de idade também se devem, em parte, à influência genética, que justifica entre 15 e 40% da variação desses padrões.

Outras situações podem levar ao acúmulo de gordura que não estão associadas à alimentação excessiva ou sedentarismo. Alguns exemplos incluem perda de sono crônica, consumo de alimentos que independente do teor calórico possuem alto teor de açúcar e gorduras saturadas, estresse psicológico e diversas medicações.

A regulação do peso corporal é alcançada pela fina interação entre a taxa metabólica basal (TMB), que é a energia necessária à manutenção dos sistemas cardiovascular, respiratório e termorregulatório, o gasto com a atividade física voluntária e o processamento energético adquirido pela alimentação.

O acúmulo ectópico de gordura é decorrente, primariamente, do balanço energético positivo, seja este por aumento da ingesta diária, redução do gasto ou ambos (Fig. 24-2).

Antes de dar início a qualquer tratamento para obesidade, é importante identificar possíveis causas secundárias (Quadro 24-3).

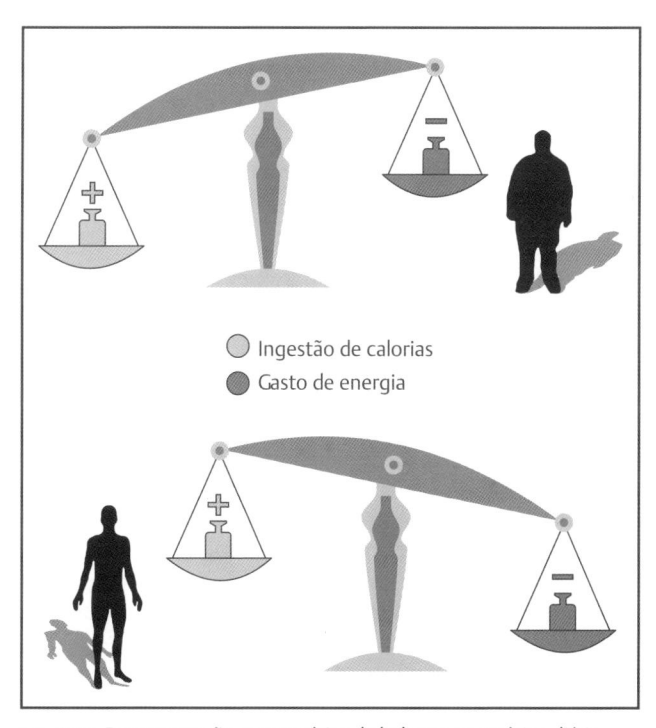

Fig. 24-2. Representação esquemática de balanço energético diário.

QUADRO 24-3 Causas Primárias e Secundárias para Obesidade

Causas primárias	Causas secundárias
Genéticas	Neurológicas: • Lesão cerebral • Tumor cerebral • Consequências de irradiação craniana • Obesidade hipotalâmica
Desordens monogenéticas: • Mutação receptor 4-melanocortina • Deficiência de leptina • Deficiência de POMC	Endocrinológicas: • Hipotireoidismo • Síndrome de Cushing • Deficiência de GH • Pseudo-hipoparatireoidismo
Síndromes: • Prader-Willi • Bardet-Biedl • Cohen • Alstrom • Froehlich	Psicológicas: • Depressão • Distúrbios alimentares
	Induzidas por drogas: • Antidepressivos tricíclicos • Contraceptivos orais • Antipsicóticos • Anticonvulsivantes • Corticoides • Sulfoniureias • Glitazonas • Betabloqueadores

TRATAMENTO

As diretrizes da AACE de 2016 preconizam que o tratamento da obesidade seja estabelecido a partir do conceito de *"complications-centric approach"*, ou seja, com o objetivo primário de tratar as comorbidades associadas, melhorar a saúde e qualidade de vida do paciente, e não deve se basear apenas no declínio do peso corporal. Outras sociedades, como *American Heart Association*, o *American College of Cardiology, Obesity Society, Obesity Medical Association, Endocrine Society* também preconizam este mesmo manejo (Fig. 24-3).

Outra atualização importante desta diretriz, em comparação às anteriores, é a determinação do tratamento da obesidade de maneira crônica, ou seja, o tratamento farmacológico, quando indicado, não deve ter duração predeterminada de 3 ou 6 meses. Deve ter duração individualizada, mantida de acordo com o julgamento médico mediante avaliação clínica e necessidade de cada paciente.

Considera-se sucesso terapêutico a perda ponderal de 5-15% do peso inicial, já que esta medida se associa à melhora das principais comorbidades.

O tipo de terapia a ser instituído deve ser guiado pelo IMC, como descrito a seguir:

- *IMC ≥ 25 kg/m²*: dieta, exercício físico, terapia cognitivo-comportamental.
- *IMC ≥ 27 kg/m² (na presença de comorbidades associadas ao excesso de peso)*: os acima + terapia farmacológica.

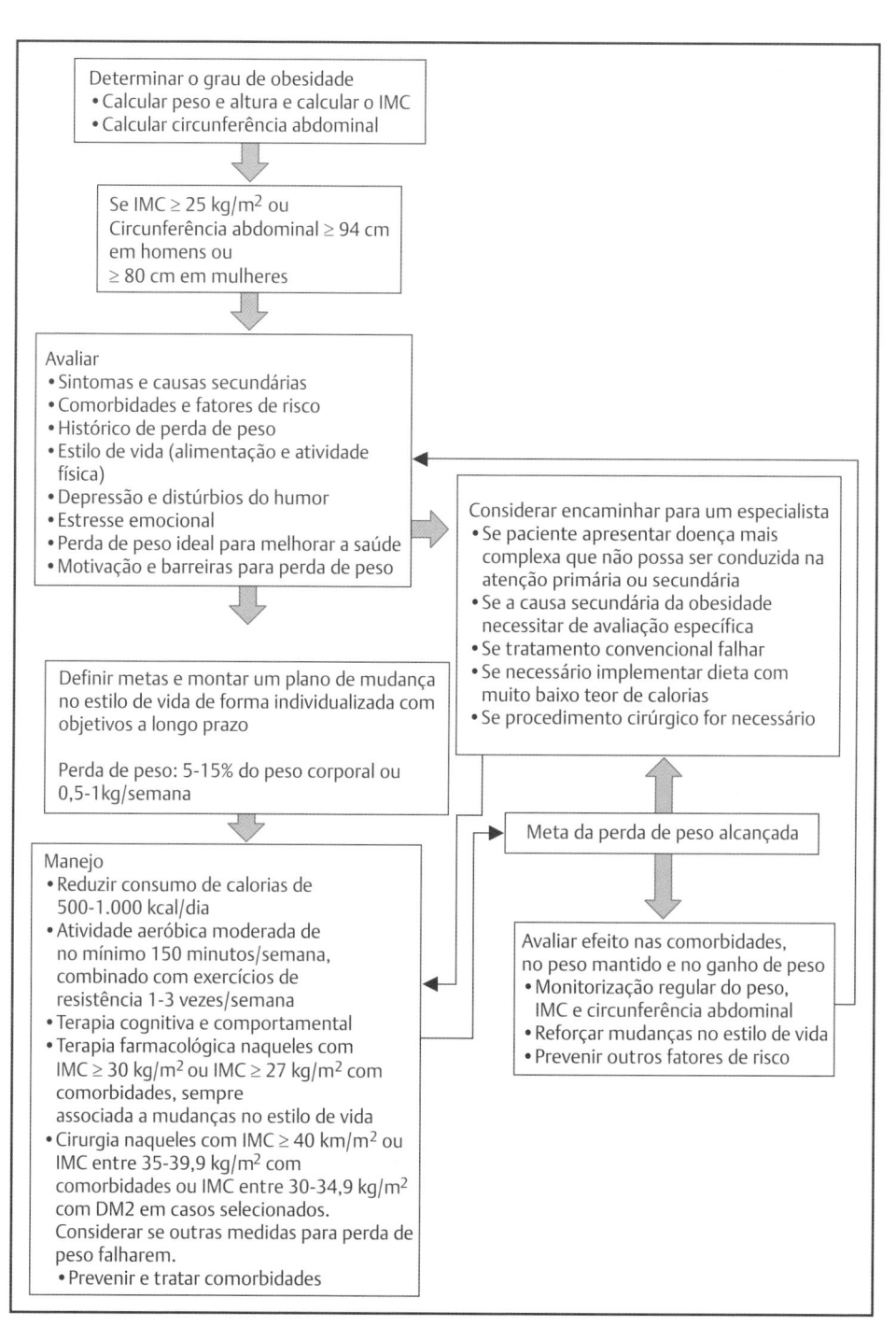

```
┌─────────────────────────────────────┐
│ Determinar o grau de obesidade      │
│ • Calcular peso e altura e calcular o IMC │
│ • Calcular circunferência abdominal │
└─────────────────────────────────────┘
                   ↓
┌─────────────────────────────────────┐
│ Se IMC ≥ 25 kg/m² ou                │
│ Circunferência abdominal ≥ 94 cm    │
│ em homens ou                        │
│ ≥ 80 cm em mulheres                 │
└─────────────────────────────────────┘
                   ↓
┌─────────────────────────────────────┐
│ Avaliar                             │
│ • Sintomas e causas secundárias     │
│ • Comorbidades e fatores de risco   │
│ • Histórico de perda de peso        │
│ • Estilo de vida (alimentação e atividade física) │
│ • Depressão e distúrbios do humor   │
│ • Estresse emocional                │
│ • Perda de peso ideal para melhorar a saúde │
│ • Motivação e barreiras para perda de peso │
└─────────────────────────────────────┘
                   ↓
┌─────────────────────────────────────┐
│ Definir metas e montar um plano de mudança │
│ no estilo de vida de forma individualizada com │
│ objetivos a longo prazo             │
│                                     │
│ Perda de peso: 5-15% do peso corporal ou │
│ 0,5-1kg/semana                      │
└─────────────────────────────────────┘
                   ↓
┌─────────────────────────────────────┐
│ Manejo                              │
│ • Reduzir consumo de calorias de    │
│   500-1.000 kcal/dia                │
│ • Atividade aeróbica moderada de    │
│   no mínimo 150 minutos/semana,     │
│   combinado com exercícios de       │
│   resistência 1-3 vezes/semana      │
│ • Terapia cognitiva e comportamental│
│ • Terapia farmacológica naqueles com│
│   IMC ≥ 30 kg/m² ou IMC ≥ 27 kg/m² com │
│   comorbidades, sempre              │
│   associada a mudanças no estilo de vida │
│ • Cirurgia naqueles com IMC ≥ 40 km/m² ou │
│   IMC entre 35-39,9 kg/m² com       │
│   comorbidades ou IMC entre 30-34,9 kg/m² │
│   com DM2 em casos selecionados.    │
│   Considerar se outras medidas para perda de │
│   peso falharem.                    │
│ • Prevenir e tratar comorbidades    │
└─────────────────────────────────────┘

┌─────────────────────────────────────┐
│ Considerar encaminhar para um especialista │
│ • Se paciente apresentar doença mais│
│   complexa que não possa ser conduzida na │
│   atenção primária ou secundária    │
│ • Se a causa secundária da obesidade│
│   necessitar de avaliação específica│
│ • Se tratamento convencional falhar │
│ • Se necessário implementar dieta com│
│   muito baixo teor de calorias      │
│ • Se procedimento cirúrgico for necessário │
└─────────────────────────────────────┘

┌─────────────────────────────────────┐
│ Meta da perda de peso alcançada     │
└─────────────────────────────────────┘

┌─────────────────────────────────────┐
│ Avaliar efeito nas comorbidades,    │
│ no peso mantido e no ganho de peso  │
│ • Monitorização regular do peso,    │
│   IMC e circunferência abdominal    │
│ • Reforçar mudanças no estilo de vida│
│ • Prevenir outros fatores de risco  │
└─────────────────────────────────────┘
```

Fig. 24-3. Algoritmo do tratamento. Adaptado do *Guideline* Europeu de Manejo da Obesidade em Adultos de 2015.

- $IMC \geq 30\ kg/m^2 (todos)$: dieta + atividade física + terapia cognitivo-comportamental + terapia farmacológica.
- $IMC \geq 35\ kg/m^2$ *(comorbidades associadas) ou* $\geq 40\ kg/m^2$: cirurgia bariátrica.

Independentemente da indicação de terapia farmacológica, as mudanças comportamentais e do estilo de vida, como dietoterapia (Quadro 24-4), atividade física e terapia cognitivo-comportamental, estão indicadas para todos os pacientes (Quadro 24-5).

Dietoterapia

QUADRO 24-4 Associação da Alimentação e da Composição dos Macronutrientes com a Eficácia na Perda de Peso

Alimentos com baixo índice glicêmico	■ Melhora a função endotelial ■ Diminui a variabilidade glicêmica ■ Melhora o gasto energético ■ Diminui o diâmetro adipocitário ■ Sem efeito na perda de peso*
Diminuição da ingesta de carboidratos	■ Melhora do perfil glicêmico e lipídico ■ Melhora outros fatores de risco cardiometabólicos ■ Melhora da função renal ■ Sem efeito na perda de peso*
Dieta rica em proteínas	■ Melhora na circunferência abdominal e no percentual de gordura ■ Melhora fatores de risco cardiometabólicos ■ Diminui o diâmetro adipocitário ■ Proteína animal está associada a marcadores inflamatórios ■ Menor perda de massa muscular ■ Sem efeito na perda de peso*
Dieta com moderado teor de proteínas e carboidratos	■ Melhora composição corporal, taxa de colesterol e resposta pós-prandial à insulina ■ Sem efeito na perda de peso*
Baixo teor de gorduras	■ Melhora do perfil lipídico, principalmente quando substituída por gordura insaturada ■ Melhora da função renal ■ Sem efeito na perda de peso*
Alto teor de gordura	■ Na lactação: quando hipocalórica, maior perda de peso quando comparada à dieta hipocalórica pobre em carboidratos
Dieta mediterrânea	■ Reduz o risco de alguns tipos de câncer ■ Uso de azeite extravirgem – sem efeito na perda de peso ■ Redução de fatores de risco cardiometabólicos e síndrome metabólica ■ Reduz marcadores de inflamação ■ Melhora o grau de esteatose hepática ■ Melhora a sensibilidade à insulina ■ Melhora da função renal ■ Sem efeito na perda de peso*

Adaptado de: Garvey WT *et al.* American Association of Clinical Endocrinologists and American College of Endocrinology Comprehensive Clinical Practice Guidelines for Medical Care of Patients with Obesity, Executive Summary. *Endocr Pract* 2016;22(7):842-84
*Sem efeito adicional quando comparada à dieta isocalórica controlada.

QUADRO 24-5 Mudança do Estilo de Vida

Planejamento alimentar	Atividade física	Mudanças comportamentais
- Redução calórica diária (~500-700 kcal) - Com base em características pessoais e culturais - Planos alimentares podem incluir: dieta mediterrânea, DASH (*Dietary Approaches to Stop Hypertension*), baixo teor de carboidratos, gorduras, alto teor de proteínas, vegetariana - Substituir refeições - Dieta com muito baixo teor de calorias é uma opção em pacientes selecionados, mas requer supervisão médica	- Atividade aeróbica progressiva até 150 minutos/semana, dividida em 3-5 vezes/semana - Exercícios de resistência muscular 2-3 vezes/semana - Reduzir o sedentarismo - Individualizar os exercícios de acordo com a preferência do paciente e suas limitações físicas	- Automonitorização – alimentação, atividade física, peso - Estabelecer metas - Educação continuada – encontro com especialistas, reuniões de grupo, entrevistas motivacionais, aplicativos - Determinar estratégias para vencer obstáculos - Controlar estresse, determinar estímulos - Acompanhamento psicológico e tratamento, quando necessário - Reestruturação cognitiva - Criação de uma estrutura social de suporte

Adaptado de: Garvey WT et al. American Association of Clinical Endocrinologists and American College of Endocrinology Comprehensive Clinical Practice Guidelines for Medical Care of Patients with Obesity, Executive Summary. *Endocr Pract* 2016;22(7):842-84.

Atividade Física

A atividade física aeróbica deve fazer parte do tratamento, sendo iniciada de acordo com o condicionamento do paciente, progressivamente intensificada até atingir, no mínimo, 150 minutos por semana, na frequência de 3 a 5 sessões semanais. O treinamento de resistência, de grandes grupamentos musculares pelo menos 2-3 vezes por semana, também deve ser encorajado, por promover a perda de massa gordurosa preservando a massa magra.

A atividade física deve estar associada à alimentação adequada e mudanças comportamentais. Portanto, a terapia com base em mudanças no estilo de vida deve ser baseada nesses três componentes.

Agentes Farmacológicos

A maioria das drogas usadas para perda de peso age regulando o apetite, aumentando a saciedade ou diminuindo a fome e, consequentemente, reduzindo a ingesta calórica. Contudo, existem outras classes de medicamentos que agem de forma diferente, como o Orlistat, que inibe a absorção de 25 a 30% das gorduras adquiridas na alimentação. Os inibidores do receptor SGLT2, drogas para tratamento do DM2, que atuam diminuindo a reabsorção de glicose e água nos túbulos renais, têm sido amplamente utilizados de maneira *off-label* no manejo da obesidade (Quadro 24-6).

Importante lembrarmos de iniciar a medicação em dose baixa, e ir aumentando a mesma de acordo com a eficácia do tratamento e com a tolerabilidade do paciente, sem exceder sua dose máxima.

Particularidade

Fentermine e dietilpropiona são aprovadas para uso por curto período (3 meses), já as outras drogas apresentadas no Quadro 24-6 são aprovadas pelo FDA para uso crônico, associadas a uma dieta adequada e um plano de exercícios físicos.

QUADRO 24-6 Tratamento Farmacológico

Droga	Dose	Perda de peso	Mecanismo de ação	Efeitos adversos	Contraindicações
Fentermine	30 mg/dia	3,6 kg	Liberação de norepinefrina	■ *Cardiovascular*: palpitação, taquicardia, aumento da pressão arterial, eventos isquêmicos ■ *SNC*: insônia, euforia, tremor, cefaleia, psicose ■ *Gastrointestinal*: boca seca, gosto amargo na boca, diarreia, constipação ■ *Alérgico*: urticária ■ *Endócrino*: impotência, alteração de libido	Distúrbios ansiosos, história de doença cardíaca, hipertensão arterial não controlada, gravidez e amamentação, hipertireoidismo, glaucoma, história de abuso de drogas, uso concomitante com inibidores da MAO e aminas simpaticomiméticas
Dietilpropiona	75 mg/dia	3 kg	Liberação de norepinefrina	Iguais à Fentermina	Iguais à Fentermina
Orlistat	60-120 mg 3x/dia	2,9-3,4 kg	Inibidor da lipase pancreática e gástrica	Diminuição da absorção de vitaminas lipossolúveis, esteatorreia, flatulência, urgência e incontinência fecal	Síndrome de má absorção, colestase, gravidez e amamentação, uso concomitante com levotiroxina, varfarina, anticonvulsivantes e ciclosporina (tomar 2 h antes ou depois do orlistat)

(Continua)

QUADRO 24-6 Tratamento Farmacológico (Continuação)

Droga	Dose	Perda de peso	Mecanismo de ação	Efeitos adversos	Contraindicações
Lorcaserina	10 mg 2x/dia	3,6 kg	Agonista do receptor 5HT2	Cefaleia, náuseas, boca seca, tontura, fadiga e constipação	Gravidez e amamentação Usar com cautela: ISRS, IMAO, erva-de-são-joão, triptanos, bupropiona
Fentermine/Topiramato (ER)	7,5 mg/46 mg dia – dose máxima 15/92 mg	6,6 – 8,6 kg	Liberação de norepinefrina/modulação de receptor GABA	Insônia, boca seca, constipação, parestesia, tontura	Gravidez e amamentação, hipertireoidismo, glaucoma, uso concomitante com IMAO e aminas simpaticomiméticas
Naltrexona/Bupropiona	8 mg/90 mg – dose máxima 4 cp/dia	4,8 kg	Antagonista opioide/inibidor da receptação de dopamina e norepinefrina	Náuseas, vômitos constipação, cefaleia, tontura	Hipertensão arterial não controlada, crises convulsivas, anorexia nervosa ou bulimia, uso concomitante com IMAO
Liraglutida	3 mg SC/dia	5,8 kg	Agonista GLP1	Náuseas, vômitos e pancreatite	História de carcinoma medular de tireoide, história de neoplasia endócrina múltipla tipo 2

ISRS: Inibidor seletivo da receptação de serotonina.
Adaptado de: Apovian CM et al. Pharmacological management of obesity: an Endocrine Society Clinical Practice Guideline. J Clin Endocrinol Metab 2015 Feb;100(2):342-62.

Orlistat é aprovado para o tratamento da obesidade em adolescentes. Essa droga demonstrou redução significativa na circunferência abdominal, no colesterol total, no LDL, na pressão arterial e melhora da glicemia e da resistência insulínica, quando comparada com o placebo. Entretanto, na prática, o orlistat tem seu uso limitado em razão de seus efeitos colaterais relacionados com a não absorção de gordura pelo trato gastrointestinal, diminuindo assim a adesão dos pacientes ao tratamento. Importante lembrar da suplementação de vitaminas lipossolúveis (vitaminas A, D, E e K) quando utilizar esse medicamento.

Fentermine/topiramato deve ser iniciada na dose de 3,75 mg/23 mg e aumentada somente se o paciente tolerar. Além disso, aumentar a dose só é recomendado para aqueles pacientes que não perderam 3% do seu peso em 12 semanas. Dessa forma, podemos chegar à dose máxima de 15 mg/92 mg. O tratamento com fentermine/topiramato também está associado à melhora da pressão arterial, redução do LDL e triglicerídeos. A redução da dose sempre deve ser gradual, a cada 3-5 dias, pois podem ocorrer convulsões em pacientes com epilepsia que interrompem o tratamento abruptamente.

Naltrexona/bupropiona deve ser iniciada com um comprimido pela manhã e após 1 semana adicionar um comprimido antes do jantar. Se tolerada, a dose deve ser aumentada para 2 comprimidos de manhã na 3ª semana, e na 4ª semana aumentar para 2 comprimidos antes do jantar, chegando à dose máxima de dois comprimidos 2 vezes ao dia (32/360 mg). Em caso de surgimento de efeitos colaterais durante o ajuste da dose, não se deve aumentá-la até que seja tolerada. Após 12 semanas, se o paciente não perder no mínimo 5% do seu peso, deve-se suspender a naltrexona/bupropiona.

Liraglutida, droga recentemente aprovada no tratamento da obesidade, deve ser iniciada na dose de 0,6 mg subcutâneo 1 vez ao dia, aumentando-se 0,6 mg a cada semana até a dose máxima de 3 mg. Importante lembrar que a dose eficaz para o tratamento da obesidade é de 3 mg, enquanto para o tratamento do diabetes utiliza-se 1,8 mg. Se houver surgimento de efeitos colaterais, sendo os gastrointestinais os principais, não se deve aumentar a dose até que haja tolerância.

Das drogas apresentadas no Quadro 24-6 estão liberadas para uso no Brasil o orlistat e a liraglutida. As sociedades americana e europeia não aprovam a sibutramina para tratamento da obesidade.

O custo dessas drogas é o principal fator limitante para seu uso.

Após iniciada a terapia farmacológica, o acompanhamento desses pacientes deve ser feito de perto, com o objetivo de identificar a eficácia e efeitos adversos o mais precocemente possível. As consultas devem ocorrer mensalmente nos primeiros 3 meses de tratamento e depois a cada 3 meses.

Se o paciente responder à terapia, ou seja, perder 5% ou mais do seu peso em 3 meses, sem apresentar efeitos colaterais, recomenda-se a continuação do tratamento. Já se a qualquer momento a droga não se mostrar segura, o paciente apresentar intolerância ou a perda de peso for menor que 5% em 3 meses, a medicação deve ser trocada ou um tratamento alternativo deve ser considerado.

Até o momento não temos dados suficientes que demonstrem benefício quanto à associação de duas ou mais drogas para a obesidade. Sabemos que a lorcaserina e a bupropiona têm capacidade de aumentar os níveis de serotonina, aumentando o risco de uma síndrome seratoninérgica, portanto, seu uso concomitante deve ser evitado. Além disso, não sabemos se a associação entre diferentes drogas aumentará os efeitos adversos diminuindo a tolerância e, consequentemente, a eficácia do tratamento.

Importante lembrar que a sibutramina, principal medicamento usado no tratamento da obesidade, foi retirado do mercado em 2010 pelo risco de complicações cardiovasculares. O estudo SCOUT (*Sibutramine Cardiovascular Outcomes*) demonstrou que a sibutramina aumenta significativamente o risco de eventos cardiovasculares não fatais (infarto agudo do miocárdio não fatal e acidente vascular encefálico não fatal) quando comparada com o placebo.

Uso de Drogas *Off-label*

Diversas classes de drogas que foram aprovadas para uso em outras doenças são utilizadas com o objetivo de perder peso em pacientes obesos. Entre elas estão os anticonvulsivantes, os hipoglicemiantes orais, antidepressivos e hormônios tireoidianos. Quando se opta pelo uso dessas medicações com o objetivo de perder peso, os pacientes precisam ser informados dos riscos inerentes ao tratamento e que essas drogas fazem parte do arsenal *off-label* de medicações para o tratamento para obesidade.

Apesar de o fentermine ser aprovado para o tratamento da obesidade, por curto período de tempo, essa droga é utilizada de forma *off-label* por tempo prolongado. Até o momento não existem estudos que demostram a segurança e a eficácia do tratamento a longo prazo, contudo, o risco parece ser baixo. Entretanto, são necessárias algumas condições para seu uso: os pacientes não podem apresentar doença cardiovascular importante, não podem possuir distúrbio psiquiátrico ou história de abuso de substâncias, devem ser informados dos riscos do uso dessa medicação, clinicamente, não podem apresentar aumento da pressão arterial ou da frequência cardíaca quando em uso do fentermine e devem apresentar perda de peso significativa. A dose pode ser iniciada com 7,5 ou 15 mg e aumentada se o paciente não estiver perdendo peso.

Diabetes Melito Tipo 2

Pacientes com obesidade e diabetes tipo 2 se beneficiam duplamente, com a perda de peso e controle glicêmico, quando utilizam metformina, agonistas do GLP1 e inibidores da SGLT2. Estudos mostraram que a perda de peso com agonistas do GLP1 é mais eficaz, com perda de 5,5 a 8 kg, enquanto a metformina e os inibidores do SGLT2 promovem perda de 1 a 3 kg. Dessa forma, nesses pacientes deve ser inicialmente tentada a perda de peso com esses agentes antes da introdução de drogas específicas para a obesidade.

Além disso, no tratamento de pacientes diabéticos obesos ou com sobrepeso, deve-se usar como primeira e segunda linhas de tratamento, de preferência, as medicações que promovam a perda de peso ou aquelas que tenham efeito neutro sobre o peso (como inibidores da dipeptil peptidase IV e inibidores da alfa glicosidase).

O uso de insulina para controle glicêmico pode promover ganho de peso, portanto, nesses pacientes é interessante associar à insulina os hipoglicemiantes orais que tenham capacidade de promover perda de peso, como a metformina, agonistas do GLP1 e inibidores da SGLT2.

Doença Cardiovascular

Em pacientes com doença cardiovascular estabelecida ou hipertensão arterial sem controle adequado que necessitam de drogas para perda de peso, deve-se evitar agentes simpaticomiméticos, como fentermine e topiramato. As drogas recomendadas para esses pacientes são, portanto, o orlistat e a lorcaserina. Além disso, a lorcaserina mostrou-se capaz de reduzir a pressão arterial quando comparada ao placebo.

No tratamento da hipertensão arterial de pacientes obesos, recomenda-se dar preferência ao IECA/BRA porque esses pacientes apresentam aumento na expressão de angiotensina e, portanto, devem ser as drogas de primeira linha. Bloqueadores de canal de cálcio também são efetivos no tratamento da hipertensão arterial em obesos e não apresentam associação ao ganho de peso. Já os betabloqueadores podem promover aumento de peso além de aumentarem a incidência de diabetes e, portanto, não devem ser utilizados como primeira linha no tratamento da hipertensão arterial associada à obesidade.

Cirúrgico

De acordo com a nova resolução do Conselho Federal de Medicina (CFM) de Novembro de 2015, foram atualizadas as indicações gerais para a realização de tratamento cirúrgico, no Brasil:

1. Paciente com índice de massa corpórea (IMC) acima 35 kg/m² e portadores de comorbidades que são agravadas pela obesidade, que melhoram quando a mesma é tratada de forma eficaz, e que são capazes até de ameaçar a vida.
2. Idade superior a 18 anos.
3. Obesidade estabelecida conforme os critérios acima, com tratamento clínico prévio insatisfatório de, pelo menos, 2 anos.

Precauções para indicação da cirurgia:

1. Confirmar que o paciente não faça uso de drogas ilícitas ou alcoolismo.
2. Certifique-se da ausência de quadros psicóticos ou demenciais graves ou moderados.
3. Compreensão, por parte do paciente e familiares, dos riscos e mudanças de hábitos inerentes à cirurgia de grande porte sobre o tubo digestório e da necessidade de acompanhamento pós-operatório com equipe multidisciplinar a longo prazo.

Os procedimentos cirúrgicos liberados no Brasil estão listados no Quadro 24-7.

Quaisquer propostas cirúrgicas que não estejam contempladas no Quadro 24-7 não devem ser indicadas, salvo aquelas que sejam cirurgias experimentais que tiveram sua normatização estabelecida no CFM e no CONEP (Comissão Nacional de Ética em Pesquisa) e sob protocolos de investigação científica.

A derivação jejunoileal exclusiva (terminolateral ou laterolateral ou parcial) está proscrita em vista da alta incidência de complicações metabólicas e nutricionais a longo prazo.

QUADRO 24-7 Procedimentos Cirúrgicos Liberados no Brasil

Endoscópicos	Balão intragástrico
Cirúrgicos não derivativos	- Banda gástrica ajustável - Gastrectomia vertical
Cirúrgicos derivativos	- Derivação gástrica com reconstrução em Y de Roux sem ressecção gastrointestinal (*bypass* gástrico) - Derivações biliopancreáticas: (1) derivação biliopancreática com gastrectomia horizontal (cirurgia de Scopinaro); (2) derivação biliopancreática com gastrectomia vertical e preservação do piloro (Cirurgia Duodenal Switch)

BIBLIOGRAFIA

Apovian CM, Aronne LJ, Bessesen DH *et al.* Pharmacological management of obesity: an endocrine Society clinical practice guideline. *J Clin Endocrinol Metab* 2015; 100(2):342-62.

Bowman RL, DeLucia JL. Accuracy of self-reported weight: a meta-analysis. *Behavior Therapy* 1992; 23:637-55.

Cawley J, Meyerhoefer C. The medical care costs of obesity: an instrumental variables approach. *J Health Econ* 2012;31(1):219-30.

Cheung BM. Drug Treatment for obesity in the post sibutramina era. *Drug Safety* 2011;34(8):641-50.

Ezzati M *et al.* NCD Risk Factor Collaboration (NCD-Risc) Trends in adult body-mass index in 200 countries from 1975 to 2014: a pooled analysis of 1698 population-based measurement studies with 19·2 million participants. *Lancet* 2016;387(10026):1377-96.

Garvey WT, Mechanick JI, Brett EM *et al.* American Association of Clinical Endocrinologists and American College of Endocrinology Comprehensive Clinical Practice Guidelines for Medical Care of Patients with Obesity, Executive Summary. Endocr Pract 2016;22(7):842-84

Pouliot MC, Després JP, Lemieux S *et al.* Waist circumference and abdominal sagittal diameter: best simple anthropometric indexes of abdominal visceral adipose tissue accumulation and related cardiovascular risk in men and women. *Am J Cardiol* 1994 1;73(7):460-8.

Resolução CFM Nº 2.131/2015; Publicada no D.O.U. em 13 jan. 2016, Seção I, p. 66. Disponível em http://www.portalmedico.org.br/resolucoes/cfm/2015/2131_2015.pdf.

Van den Bree MB, Eaves LJ, Dwyer JT. Genetic and environmental influences on eating patterns of twins aged ≥ 50 y. *Am J Clin Nutr* 1999;70(4):456-65.

Vigitel Brasil 2014. Vigilância de fatores de risco e proteção para doenças crônicas por inquérito telefônico; Estimativas sobre frequência e distribuição sociodemográfica de fatores de risco e proteção para doenças crônicas nas capitais dos 26 estados brasileiros e no Distrito Federal em 2014. Disponível em http://www.ans.gov.br/images/stories/Materiais_para_pesquisa/Materiais_por_assunto/2015_vigitel.pdf.

Wesley N, Trujullo JM, Megyeri J. A comparison of new pharmacological agents for the treatment of obesity. *Annals of Pharmacotherapy* 2016;50(5):376-88.

World Health Organization. Obesity: preventing and managing the global epidemic. Report of a World Health Organization Consultation. *Geneva: World Health Organization*, 2000. p. 256. WHO Obesity Technical Report Series 894. Disponível em http://www.who.int/nutrition/publications/obesity/WHO_TRS_894/en/.

Yumuk V, Tsigos C, Fried M *et al.* European Guidelines for Obesity Management in Adults. *Obesity Facts* 2015;8(6):402-24.

25 Insuficiência Adrenal

Juliana Suprani Aguiar ▪ *Mariana Couto Monteiro*
Emanuela Mello Ribeiro Cavalari

INTRODUÇÃO

A insuficiência adrenocortical (IA) consiste na deficiência da produção de glicocorticoides com ou sem deficiência associada de mineralocorticoides ou androgênios. Pode ser primária ou secundária e se manifestar de forma aguda ou crônica. A IA primária, também chamada de doença de Addison (DA), resulta da destruição de 90% ou mais do córtex adrenal ou de outras condições que reduzam a síntese de esteroides adrenais (cortisol, aldosterona e androgênios). A IA terciária decorre do comprometimento hipotalâmico e a secundária do comprometimento hipofisário, resultando em deficiência de corticotrofina (CRH) e do hormônio adrenocorticotrófico (ACTH), respectivamente. A IA central refere-se ao comprometimento de ambos, do hipotálamo e da hipófise.

A deficiência crônica de ACTH resulta em atrofia do córtex adrenal, sobretudo das camadas fasciculada e reticulada. A camada glomerulosa, produtora de aldosterona, é regulada, principalmente, pela angiotensina II (sistema renina-angiotensina) e pelos níveis de potássio, tendo o ACTH uma atuação em menor escala. Logo, na IA central a produção de aldosterona encontra-se preservada, uma vez que seu principal fator estimulante não está comprometido.

ETIOLOGIA

A etiologia da DA é bastante variada e inclui processos autoimunes, doenças infecciosas, granulomatosas e infiltrativas, hemorragia, trombose, uso de fármacos, metástases, adrenalectomia bilateral e doenças genéticas raras.

Em nosso meio, a adrenalite autoimune representa, atualmente, o principal fator etiológico, seguida pela tuberculose. Em muitos países em desenvolvimento a tuberculose continua sendo a principal etiologia. Outras causas infecciosas importantes são paracoccidioidomicose e histoplasmose. A DA autoimune pode ocorrer isoladamente, mas 50-60% dos pacientes têm associação a outros distúrbios autoimunes, caracterizando síndromes poliglandulares autoimunes (SPAs).

As SPAs são classificadas em tipos 1, 2 e 4. Os componentes principais da SPA tipo 1 são candidíase mucocutânea crônica, hipoparatireoidismo e insuficiência adrenal.

Os componentes principais da SPA tipo 2 são diabetes melito tipo 1 (DM1), doença autoimune tireoidiana e insuficiência adrenal. Já a SPA tipo 4 caracteriza-se pela combinação de doença de Addison com uma ou mais doenças autoimunes como, por exemplo, hipogonadismo, gastrite atrófica, doença celíaca, vitiligo. São excluídos componentes que caracterizam a SPA tipo 1 e 2 (candidíase crônica, hipoparatireoidismo, doenças autoimunes da tireoide e diabetes tipo 1).

Dentre as causas genéticas, destaca-se a adrenoleucodistrofia. Esta consiste em uma doença recessiva ligada ao cromossoma X, que normalmente se apresenta na infância e ocasiona acúmulo de ácidos graxos de cadeia muito longa em diversos órgãos, levando, sobretudo, à manifestação neurológica por desmielinização de substância branca e insuficiência adrenal. A primeira manifestação da doença pode ser apenas insuficiência adrenal, devendo-se suspeitar dessa patologia em jovens do sexo masculino com sintomas de hipocortisolismo.

QUADRO CLÍNICO

As manifestações clínicas decorrem tanto da deficiência de glicocorticoides (astenia, mal-estar, anorexia, perda de peso, náusea, vômitos e hipotensão) como da deficiência de mineralocorticoides (avidez por sal, hipovolemia, hipotensão incluindo hipotensão ortostática) e de androgênios (redução da pilificação e libido em mulheres) (Quadro 25-1).

As manifestações da insuficiência adrenal primária variam em tempo de evolução de acordo com a etiologia. Por exemplo, em casos de hemorragia, as manifestações se apresentam de forma aguda e abrupta, já na DA autoimune manifesta-se de forma gradual e progressiva.

Na DA crônica, a zona glomerulosa é inicialmente afetada levando a aumento da atividade de renina plasmática e, posteriormente, ocorre uma deficiência parcial de glicocorticoides que se expressa por aumento inadequado de cortisol em resposta a estresse e raramente por hipoglicemia pós-prandial. A doença mais avançada é marcada, principalmente, por astenia, fraqueza, anorexia, perda de peso, distúrbios gastrointestinais, hipotensão e hiperpigmentação cutânea e mucosa. Este último achado deve-se à estimulação do receptor de melanocortina-1 pelos altos níveis de ACTH circulantes. Outros achados relativamente comuns são avidez por sal e amenorreia (pela perda de peso ou por falência ovariana precoce autoimune associada).

A IA central apresenta manifestações clínicas semelhantes, porém, geralmente, não há deficiência de mineralocorticoide, pois o sistema renina-angiotensina está preservado.

QUADRO 25.1 Principais Sintomas e Sinais da Insuficiência Adrenal Crônica

Deficiência de glicocorticoides
- Astenia
- Mal-estar
- Anorexia
- Perda de peso
- Distúrbios gastrointestinais
- Hipotensão
- Hipoglicemia
Deficiência de mineralocorticoides
- Avidez por sal
- Hipovolemia
- Hipotensão
- Hiponatremia
- Hipercalemia
- Acidose metabólica
Deficiência de androgênios adrenais
- Redução da libido e da pilificação axilar e pubiana (só em mulheres)

Logo, normalmente estão ausentes desidratação e hipercalemia. Além disso, não há hiperpigmentação, uma vez que os níveis de ACTH estão baixos ou normais.

A IA aguda, também chamada de crise adrenal ou addisoniana, pode ocorrer no momento do diagnóstico da DA ou, mais raramente, como apresentação inicial da IA central. Pode ser desencadeada por infecções, cirurgia, desidratação, dentre outros fatores, em pacientes portadores de IA crônica. A crise addisoniana manifesta-se por choque, hipotensão, anorexia, náuseas, vômitos, dor e distensão abdominal, apatia, fraqueza, confusão mental, febre, cianose ou palidez e coma. Achados adicionais incluem uremia, hiponatremia, hipercalemia (se houver hipoaldosteronismo), linfocitose, eosinofilia e hipoglicemia.

DIAGNÓSTICO DE INSUFICIÊNCIA ADRENAL

Dosagem de Cortisol Sérico

O cortisol basal deve ser o primeiro exame solicitado e coletado preferencialmente no período matutino (entre 7 e 9 horas, preferencialmente às 8 horas), respeitando o ciclo circadiano e o pico fisiológico do cortisol. Valores menores que 5 mcg/dL associados a manifestações clínicas sugestivas são indicativos de insuficiência adrenal. Valores maiores que 18 mcg/dL excluem o diagnóstico de IA primária, e níveis maiores que 15 mcg/dL afastam o diagnóstico de IA central. Diante de níveis reduzidos ou normais de cortisol basal, associado à clínica sugestiva, deve-se prosseguir com a investigação por meio de testes de estímulo, conforme itens abaixo.

Testes de Estímulo do Cortisol

Os testes de estimulação serão descritos abaixo e possuem pontos de corte e interpretações semelhantes.

Pico de cortisol superior a 18 mcg/dL em **qualquer** uma das dosagens após estímulo: exclui o diagnóstico de insuficiência adrenal (primária e central).

Pico de cortisol menor que 18 mcg/dL em **todas** as dosagens após estímulo: confirma o diagnóstico de insuficiência adrenal, necessitando da dosagem basal do ACTH para discriminação de origem adrenal ou central.

Teste de Estímulo com ACTH

É o teste padrão-ouro na suspeita de insuficiência adrenal primária. O exame baseia-se na dosagem basal do cortisol, seguida da administração endovenosa de 0,25 mg de ACTH humano sintético, com nova dosagem do cortisol após 30 ou 60 minutos do estímulo. É capaz de excluir IA primária e franca IA central com atrofia adrenal, porém, pode não descartar uma deficiência leve ou recente de ACTH. Teste seguro, podendo ser realizado, inclusive, em lactentes.

Teste da Hipoglicemia Induzida pela Insulina ou Teste da Tolerância à Insulina (ITT)

Consiste na dosagem do cortisol basal e até 90 minutos após hipoglicemia induzida pela administração por via intravenosa de insulina regular e tem como base a capacidade de a queda da glicose (menor que 40 mg/dL) induzir uma resposta no sistema nervoso central com aumento da liberação do CRH e, consequentemente, do ACTH e do cortisol. Indicado, preferencialmente, na suspeita de insuficiência adrenal central e considerado padrão-ouro nessas situações.

Contraindicações: idosos, doença cardiovascular ou cerebrovascular, doenças que cursem com convulsões e crianças com peso inferior a 20 kg.

Teste de Estímulo com Glucagon

Trata-se de um teste mais seguro, porém, com estímulo menos potente que o ITT. Pode ser realizado em pacientes com franco hipopituitarismo e não tem limitação de peso (podendo, inclusive, ser realizado em crianças com menos de 20 kg).

Contraindicações: feocromocitoma e insulinoma.

Dosagem Basal de ACTH

A dosagem de ACTH deve ser realizada no período matutino (preferencialmente às 8 horas) e o valor normal varia entre 20-52 pg/mL. Valores elevados associados a um teste não responsivo à estimulação rápida com ACTH são sugestivos de IA primária (Fig. 25-1), enquanto valores normais ou baixos apontam para IA central.

Dosagem dos Anticorpos Antiadrenais

São observados em 60 a 80% dos casos de DA autoimune, geralmente não sendo encontrados em outras formas de IA primária.

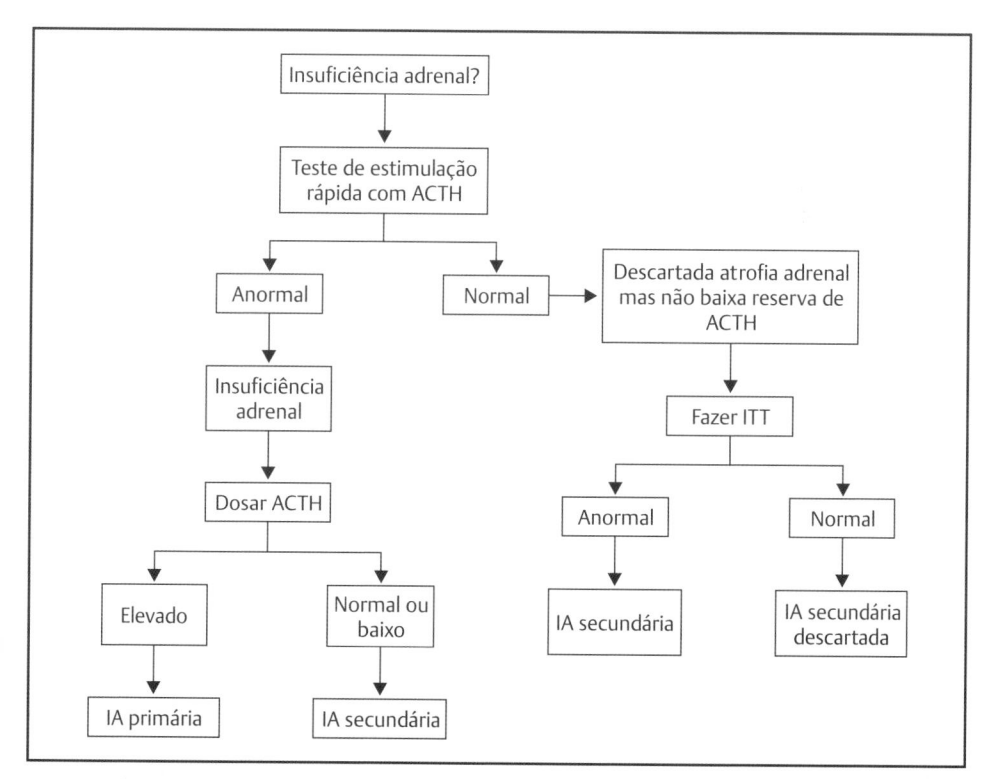

Fig. 25-1. Algoritmo para investigação diagnóstica de insuficiência adrenal.

OUTRAS ALTERAÇÕES LABORATORIAIS

São observadas na IA primária, hiponatremia e hipercalemia por deficiência de mineralocorticoide. Pode ser encontrada, também, uremia secundária à desidratação, hipoglicemia, elevação de transaminases e, raramente, hipomagnesemia. Na IA central não se observa hipercalemia em decorrência da manutenção da produção dos mineralocorticoides, mas hiponatremia também pode ser observada pelo aumento da secreção de ADH em resposta ao déficit de cortisol.

Na série hematológica encontra-se, mais comumente, anemia e eosinofilia. Elevação do TSH sérico e hiperprolactinemia também podem ser encontrados na deficiência primária. Essas manifestações são reversíveis após o início da corticoterapia (Quadro 25-2).

QUADRO 25-2 Distinção Clínico-Laboratorial entre Insuficiência Adrenal Primária e Central

Característica	IA primária	IA central
Hiperpigmentação	Sim	Não
Associação a doenças autoimunes	Sim	Não
Cortisol	Baixo ou normal	Baixo ou normal
ACTH	Elevado	Baixo
Hiponatremia	Sim	Sim
Hipercalemia	Sim	Não
Deficiência associada de gonadotrofinas, TSH e/ou GH	Não	Sim (quase sempre)

EXAMES DE IMAGEM

Na IA primária, a tomografia computadorizada abdominal pode ser realizada a fim de fornecer dados que contribuam para o diagnóstico etiológico da insuficiência adrenal. Pacientes com suspeita de IA primária, sem doenças autoimunes e com autoanticorpos negativos devem submeter-se à tomografia de abdome para avaliação de outras causas como linfoma, infecções, hemorragia ou metástases. Nos estágios iniciais da adrenalite tuberculosa, as adrenais mostram-se aumentadas de tamanho e observam-se calcificações nos estágios mais tardios.

Na presença de deficiência de cortisol associada a níveis reduzidos ou inapropriadamente normais de ACTH deve-se prosseguir à investigação de IA central e a ressonância magnética de sela túrcica deve ser solicitada para afastar a presença de tumor ou outra lesão hipofisária que justifique a deficiência hormonal.

TRATAMENTO

Crise Adrenal

Objetivo principal é reverter a hipotensão e corrigir a desidratação. Grandes volumes de solução fisiológica a 0,9% devem ser infundidos rapidamente com monitorização cardíaca. Deve-se administrar hidrocortisona 100 mg em dose de ataque seguida por 200 mg diluídos em soro glicosado 5% em infusão contínua por 24 horas. Fatores desencadeantes devem ser pesquisados e tratados.

Insuficiência Adrenal Crônica

Reposição de Glicocorticoide

Prednisona e a prednisolona são os produtos mais utilizados em nosso meio, na dose usual de 2,5 a 7,5 mg (mais comumente 5 mg) para pacientes com IA primária. A dose de reposição de glicocorticoide na IA central é menor do que as doses usuais na IA primária, variando entre 2,5 a 5 mg de prednisona ou equivalente. Também pode ser utilizada a hidrocortisona 15-25 mg em 2 ou 3 tomadas diárias, porém, esta formulação só está disponível no Brasil por meio do preparo em farmácias de manipulação. Doses maiores que as habituais podem ser necessárias para indivíduos muito pesados ou para aqueles usando fármacos que aceleram a metabolização hepática (fenitoína, barbitúricos, rifampicina).

Monitorização: o melhor parâmetro de avaliação é a resposta clínica, peso corporal, pressão arterial, sinais clínicos de hipercortisolismo, dentre outros. A dose deve ser duplicada ou triplicada na vigência de infecções.

Reposição de Mineralocorticoide

Fludrocortisona está primariamente indicada para pacientes com IA primária, não sendo indicada na IA central. Dose necessária varia de 0,05 a 0,2 mg via oral pela manhã.

Monitorização: deve ser feita pelos níveis tensionais, dosagem de eletrólitos e atividade de renina plasmática. Hipotensão e/ou hipercalemias persistentes indicam necessidade de aumento de dose, enquanto hipertensão, hipocalemia e edema implicam na redução da mesma. Níveis de atividade de renina no limite superior da normalidade são preditores de doses adequadas de mineralocorticoides.

Reposição de desidroepiandrosterona (DHEA)

Pode ser utilizada em mulheres com a libido reduzida, sintomas depressivos ou astenia a despeito de níveis otimizados de glicocorticoides e mineralocorticoides. A dose preconizada é 20-50 mg uma vez ao dia pela manhã (Quadro 25-3).

Monitorização: é realizada pelos níveis plasmáticos de DHEA antes da ingesta da dose diária. Deve-se realizar a reposição por 6 meses e, caso não ocorram benefícios com o uso do mesmo, este deve ser suspenso.

Ajuste de Doses de Glicorticoides

Cabe destacar as principais situações em que é necessário aumentar a dose do cortisol em razão das maiores necessidades fisiológicas do hormônio:

- **Em doenças leves, como resfriados:** a dose pode ser aumentada em 2 a 3 vezes por 3 dias.
- **Doenças críticas:** não há consenso quanto à dose de corticoide ideal nestes casos. Deve-se individualizar conforme o quadro clínico do paciente.

QUADRO 25-3 Orientações Quanto ao Tratamento de Manutenção da Insuficiência Adrenal Crônica

- Prednisona 5 mg às 8 horas e 2,5 mg às 16 horas, via oral
- Fludrocortisona 0,05 a 0,2 mg às 8 horas, via oral, caso necessário
- DHEA 25 a 50 mg/dia via oral
- Seguimento clínico: manter o paciente assintomático, com peso, pressão arterial e eletrólitos normais
- Uso de cartão de identificação pelo paciente
- Duplicação ou triplicação da dose de glicocorticoide durante períodos de estresse
- Resposta clínica é o melhor parâmetro para avaliação da eficácia do tratamento

- *Cirurgias:* o porte da cirurgia deve guiar a escolha da dose de corticoide a ser administrada. Em geral, para procedimentos pequenos, sugere-se 25 mg de hidrocortisona no dia da cirurgia. Para estresse moderado, prescreve-se 50 mg de hidrocortisona no dia da cirurgia e no primeiro dia de pós-operatório. Já para cirurgias de grande porte, recomenda-se dose de 100 mg de hidrocortisona por 2 a 3 dias.

EDUCAÇÃO DO PACIENTE

Diante de um paciente com diagnóstico de insuficiência adrenal, o médico deve orientar o paciente e familiares quanto aos sinais mais comuns de crise adrenal. Na maioria das vezes o choque é precedido por febre, náuseas, vômitos, dor abdominal e, normalmente, ocorre após infecção, trauma ou outro fator estressante. Os familiares devem ser instruídos a encaminhar o paciente à emergência na presença destes sinais. Além disso, é importante que o paciente possua um documento com informações sobre sua doença e principais cuidados necessários diante de uma crise adrenal.

BIBLIOGRAFIA

Bornstein S, Allolio B, Arlt W *et al.* Diagnosis and treatment of primary adrenal insufficiency: an endocrine society clinical practice guideline. *The Journal of Clinical Endocrinology & Metabolism.* 2016;101(2):364-89.

Charmandari E, Nicolaides N, Chrousos G. Adrenal insufficiency. The Lancet. 2014;383(9935):2152-67.

Fleseriu M, Hashim IA, Karavitaki N *et al.* Hormonal replacement in hypopituitarism in adults: an Endocrine Society Clinical Practice Guideline. *J Clin Endocrinol Metab* 2016;101(11):3888-921.

Vilar L. *Endocrinologia clínica*, 6th ed. Rio de Janeiro: Guanabara; 2016.

26 Incidentalomas

Olivia Jorge de Faria ▪ Mariana Arruda

INTRODUÇÃO

Os incidentalomas adrenais constituem-se por massas adrenais de 1 cm ou mais de diâmetro, descobertas ao acaso em exames de imagem. Na maioria dos casos, são lesões benignas e não funcionantes. No entanto, o grande desafio diagnóstico ainda é sua diferenciação entre tumor maligno ou neoplasia adrenal funcionante – situações onde a intervenção cirúrgica pode ser necessária.

Atualmente, a larga utilização de novas tecnologias diagnósticas vem aumentando a frequência da detecção destas lesões, principalmente em indivíduos idosos, com uma prevalência estimada de 0,4 a 1,9% na população geral, podendo chegar a 7% em idosos.

A maioria dos casos de incidentaloma adrenal é unilateral, sendo as principais etiologias, por ordem decrescente (Quadro 26-1): adenomas (41%), carcinomas (10%), mielolipomas (9%), feocromocitomas (8%) e lesões metastáticas (5%).

Os adenomas geralmente são pequenos, com diâmetro médio de 2-3 cm, sendo a maioria não funcionante – apenas cerca de 5-24% secretam cortisol e 1,6-3,3% secretam mineralocorticoides.

ETIOLOGIA

Síndrome de Cushing Subclínica

Acredita-se que a síndrome de Cushing subclínica (SCS) esteja presente em 5-30% dos pacientes com incidentaloma. Na população adulta, estima-se uma prevalência de 0,2-2% e, em pacientes com diabetes ou osteoporose, 1-10%. A SCS, também chamada de hipercortisolismo subclínico, caracteriza-se pelo excesso de cortisol bioquímico sem os sinais ou sintomas clássicos, limitando sua apresentação clínica a uma ou mais manifestações da síndrome metabólica. O grau de secreção de glicocorticoides pelo tumor pode variar desde um ritmo diurno de cortisol diminuído à completa atrofia da glândula contralateral, podendo levar à insuficiência adrenal aguda no pós-operatório imediato, caso os pacientes não recebam

QUADRO 26-1 Principais Etiologias do Incidentaloma Adrenal Unilateral em Ordem Decrescente de Prevalência

Adenomas	41%
Carcinomas	10%
Mielolipomas	9%
Feocromocitomas	8%
Metástases	5%

reposição dos glicocorticoides. Geralmente, tais pacientes não evoluem para síndrome de Cushing manifesta. Há maior prevalência de comorbidades associadas à secreção autônoma de cortisol, justificando a atual recomendação de se rastrear condições como diabetes melito tipo 2, hipertensão arterial e fraturas vertebrais assintomáticas em tais pacientes.

Hiperaldosteronismo Primário

O hiperaldosteronismo primário engloba a produção excessiva e autônoma de aldosterona, com supressão da atividade plasmática de renina. Caracteriza-se, clinicamente, por hipertensão arterial (HAS), hipopotassemia (no entanto, em cerca de 20 a 50% dos casos pode haver normocalemia) e alcalose metabólica. Responsável por aproximadamente 1% dos casos de incidentaloma adrenal, sua prevalência estimada entre indivíduos hipertensos é de 5 a 15%, sendo a causa mais comum de hipertensão endócrina. As duas principais etiologias do hiperaldosteronismo primário são o adenoma produtor de aldosterona (APA, aldosteronoma ou síndrome de Conn) e a hiperplasia adrenal bilateral, sendo o primeiro o foco de nosso capítulo. Deve-se pesquisar a presença de APA apenas em indivíduos hipertensos, conforme abordado adiante.

Carcinoma Adrenal

O carcinoma primário adrenal é raro, respondendo por apenas 0,05 a 0,2% de todos os cânceres. É mais comum no sexo feminino (65 a 90% dos casos) e possui distribuição bimodal – com pico em menores de 5 anos de idade e na 4ª e 5ª décadas de vida. A maioria dos carcinomas é funcionante – cerca de 94%, sendo 45% com secreção de cortisol, 45% cortisol e androgênios e 10% somente androgênios. O prognóstico é desfavorável, com 75% de incidência de metástases ao diagnóstico; o prognóstico em crianças tende a ser melhor.

Metástases

As adrenais são locais frequentes de metástases de várias neoplasias, sendo a maioria advinda de sítios primários como rim, cólon, mama, pâncreas, fígado e estômago. Além disso, neoplasias como linfomas, melanoma, leucemia e carcinoma ovariano também são descritas. Na maioria dos casos, os pacientes apresentam lesões metastáticas também em outros locais, podendo, mais raramente, a adrenal ser o único sítio envolvido. A metástase adrenal pode, muito raramente, ser a manifestação inicial de um tumor primário. Havendo neoplasia primária extra-adrenal comprovada, a primeira hipótese a ser descartada deve ser a presença de lesões metastáticas, uma vez que estas são observadas em 53-67% dos incidentalomas adrenais bilaterais. As causas mais comuns de incidentalomas bilaterais encontram-se no Quadro 26-2.

QUADRO 26-2 Causas mais Comuns de Incidentalomas Adrenais Bilaterais

Lesões funcionantes	Lesões não funcionantes
Síndrome de Cushing ACTH-dependente	Metástases bilaterais
Hiperplasia adrenal congênita	Infecções, hemorragia
Feocromocitoma	Linfomas
Síndrome de Conn (forma hiperplásica)	Adenomas, carcinomas
Doença adrenal micronodular	Amiloidose
Hipertrofia adrenal bilateral idiopática	Mielolipomas

Feocromocitoma

Os feocromocitomas são tumores secretores de catecolaminas, originados das células cromafins da medula adrenal. O feocromocitoma deve ser investigado em qualquer paciente que apresente incidentaloma adrenal, mesmo que assintomático. Não raramente, os sintomas da secreção excessiva de catecolaminas podem estar ausentes, ou apenas itens isolados da tríade presentes – hipertensão é verificada em 90% dos casos, sendo esta persistente ou paroxística. São tumores raros, sendo a maioria unilateral e benigna – estima-se que apenas 10% são bilaterais e 10-13%, malignos.

Outras Causas

Os mielolipomas são tumores benignos compostos de gordura e tecido hematopoiético; a maioria dos casos é assintomática, no entanto, dor ou hemorragia retroperitoneal podem ocorrer em lesões maiores. Representa cerca de 13% das massas adrenais com mais de 6 cm, contudo, geralmente têm crescimento lento e não ultrapassam 5 cm de diâmetro.

Outras possíveis causas de incidentalomas adrenais são os ganglioneuromas, hiperplasia adrenal, infecções (tuberculose, histoplasmose), hematomas, angiomiolipomas, linfomas etc. Os pseudoincidentalomas de adrenais constituem-se de achados que podem simular massas adrenais como: nódulo hepático regenerativo, angiomiolipoma do rim, linfoma periadrenal, cisto broncogênico subdiafragmático, fundo gástrico e nódulos decorrentes de esplenose após esplenectomia, dentre outros.

INVESTIGAÇÃO DOS INCIDENTALOMAS ADRENAIS

Avaliação por Imagem

A tomografia computadorizada (TC) é o exame de imagem de escolha para o estudo das adrenais. Na diferenciação entre lesões benignas ou malignas, deve-se levar em conta o tamanho das lesões e a característica dos achados em exames de imagem. A maioria dos tumores com menos de 4 cm é benigna, enquanto lesões com mais de 6 cm sugerem malignidade. No entanto, esse ponto de corte é variável, devendo-se também levar em conta a presença ou não de malignidade concomitante. Herrera *et al.* estudaram 342 pacientes sem história de neoplasia conhecida e concluíram que as lesões malignas encontradas eram maiores que 5 cm, com uma incidência de 1,5%. Por outro lado, em um estudo de 887 pacientes, diâmetros maiores que 4 cm apresentaram uma sensibilidade de 90% para a detecção de carcinoma adrenocortical, no entanto, com baixa especificidade. Em um estudo italiano multicêntrico, o ponto de corte de 4 cm apresentou a maior sensibilidade (93%) para tal diferenciação. Além do tamanho, outras características também devem ser avaliadas. Adenomas geralmente são lesões ovaladas, bem delimitadas, de densidade homogênea e com pouca/nenhuma alteração após injeção de contraste. A maioria contém grande quantidade de lipídios intracelulares, sendo o valor de atenuação < 10 HU (Unidade de Hounsfield) na TC sem contraste muito sugestivo. Exibem, também, rápido clareamento (*washout*) do contraste intravenoso, > 50% em 10-15 minutos. Já os carcinomas são caracteristicamente lesões irregulares, de densidade heterogênea, tendendo a se intensificar após injeção do contraste radiológico. A presença de calcificações e necrose é comum e, comparativamente aos adenomas, apresentam um efeito *washout* do contraste retardado. As metástases adrenais apresentam aspecto inespecífico e tamanho variável, sendo os valores de atenuação habitualmente maiores do que os adenomas, com clareamento lento do contraste radiológico.

A ressonância magnética (RM), além de ser mais onerosa, fornece menor resolução espacial do que a TC. Sua principal utilidade consiste nas diversas características das imagens em T1 e T2; o tecido adrenal normal possui um hipossinal (hipointensidade) em T1 e T2, enquanto os carcinomas adrenais, tumores metastáticos e o feocromocitoma são hiperintensos em T2, especialmente este último. A técnica de *chemical-shift*, introduzida em 1989, utiliza o conteúdo de lipídios das lesões para diferenciá-las em benignas ou malignas, com sensibilidade e especificidade de 84 a 100% e 78 a 94%, respectivamente.

O Quadro 26-3 resume as características radiológicas das principais lesões adrenais.

QUADRO 26-3 Características Radiológicas das Principais Lesões Adrenais

	Adenoma	Carcinoma	Feocromocitoma	Metástases
Tamanho	≤ 4 cm	Geralmente > 4 cm	Geralmente > 3 cm	Variável; geralmente > 3 cm
Formato	Ovalado, margens definidas	Irregular, margens indefinidas	Redondo ou ovalado, margens definidas	Ovalado ou irregular, margens indefinidas
Textura	Homogênea	Heterogênea, densidade mista	Heterogênea com áreas císticas	Heterogênea, densidade mista
Atenuação	≤ 10 HU	> 10 HU (geralmente > 25)	> 10 HU (geralmente > 25)	> 10 HU (geralmente > 25)
Vascularização	Pouco vascularizado	Geralmente vascularizado	Geralmente vascularizado	Geralmente vascularizado
Washout	≥ 50% em 10 minutos	< 50% em 10 minutos	< 50% em 10 minutos	< 50% em 10 minutos

Avaliação Hormonal

A avaliação endócrina se faz necessária para diferenciarmos lesões funcionantes de não funcionantes. As lesões funcionantes dividem-se em: adenomas ou carcinomas secretores de cortisol, feocromocitomas, aldosteronomas e lesões secretoras de androgênios.

Os tumores secretores de cortisol representam aproximadamente 61% das lesões funcionantes e 9,2% do total de casos. A quantidade de cortisol secretada, apesar de pequena, é suficiente para causar alguma supressão do eixo hipotalâmico-hipofisário, porém, em geral, não é suficiente para elevar a excreção do cortisol livre urinário. Essa condição tem sido denominada síndrome de Cushing subclínica (SCS), não havendo, caracteristicamente, manifestações cushingoides. Recentemente este termo foi modificado para secreção autônoma de cortisol (SAC). O teste de rastreamento mais recomendado para investigação de tal síndrome é o teste de supressão com 1 mg de dexametasona, administrado às 23 horas, dosando-se o cortisol na manhã seguinte (8 h); valores acima de 5 ug/dL são considerados anormais e confirmam a SAC. Como forma de estratificação do grau do hipercortisolismo, pode-se complementar a investigação com cortisol salivar (duas amostras), ACTH (2 amostras), sulfato de desidroepiandrosterona (SDHEA) e cortisol livre urinário (embora o cortisol livre urinário raramente encontre-se aumentado na SCS). Valores menores ou iguais a 1,8 ug/dL descartam essa produção. Nos casos de valores intermediários entre 1,8 e 5 ug/dL, há divergência em relação à classificação. Sugere-se que esses casos sejam considerados como possível SAC (um grau intermediário de SAC) e para estratificar o grau do hipercortisolismo, pode-se complementar com cortisol salivar (duas amostras), ACTH (duas amostras) e cortisol livre urinário (Fig. 26-1).

Em outros serviços, pacientes que apresentam valores acima de 1,8 ug/dL são submetidos ao teste de Liddle 1 para confirmação da hipersecreção do cortisol. Neste teste são administrados 0,5 mg de dexametasona a cada 6 horas (iniciando-se às 9 horas da manhã do primeiro dia), durante 48 horas, e a dosagem do cortisol sérico é feita 48 horas após o teste (9 horas da manhã do terceiro dia). Caso o cortisol pós-Liddle 1 apresente-se menor que 1,8 ug/dL, podemos descartar o hipercortisolismo (provavelmente estávamos diante de um caso de falso-positivo no teste com 1 mg de dexametasona). Se, após o Liddle 1, o cortisol apresentar-se maior que 1,8 ug/dL, provavelmente estaremos diante de uma SAC. Em nossa experiência no ambulatório de doenças adrenais, o Liddle 1 parece ser um teste muito específico, mas que acaba por excluir casos mais leves de hipercortisolismo, como é o caso da SAC.

Todo paciente portador de incidentaloma adrenal deverá ser rastreado para feocromocitoma, uma vez que manipulações durante cirurgia ou indução anestésica podem desencadear crises hipertensivas potencialmente letais. O teste para rastreio inicial recomendado é a dosagem de metanefrinas e/ou catecolaminas livres em uma amostra de urina de 24 horas. A dosagem de metanefrinas plasmáticas, se disponível, pode substituir os testes urinários com elevada sensibilidade. A dosagem de catecolaminas plasmáticas não é recomendada pela alta interferência de condições e substâncias nesse exame (Fig. 26-2).

Os adenomas produtores de aldosterona, aldosteronomas, somente devem ser pesquisados caso haja hipertensão arterial. Sua manifestação característica consiste nesta última somada à presença de hipocalemia; no entanto, deve-se ter em mente que o hiperaldoste-

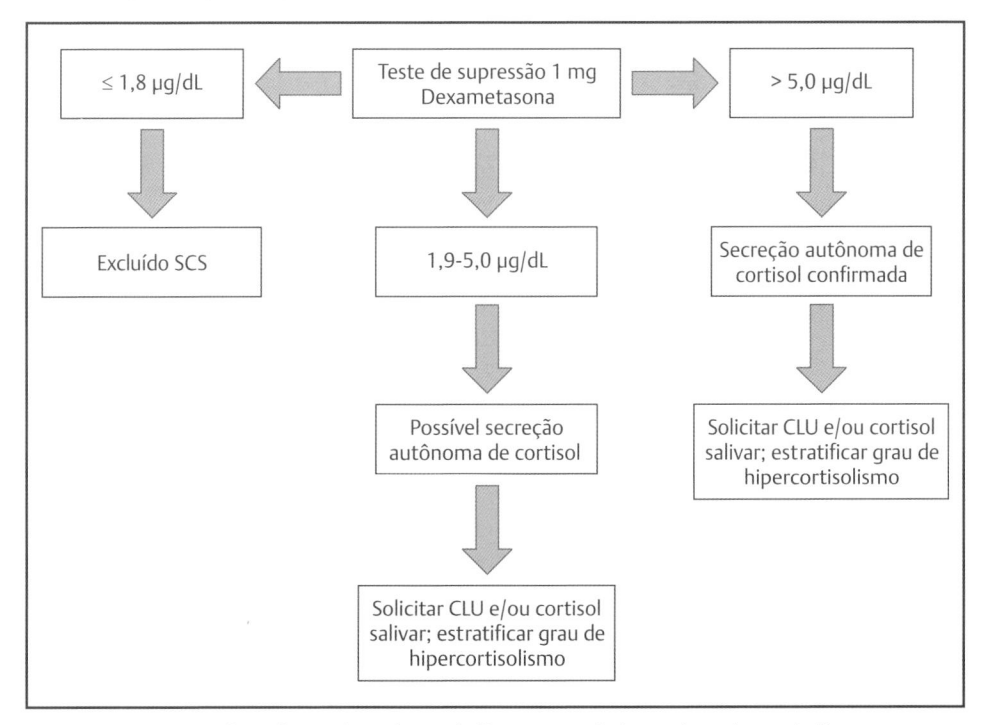

Fig. 26-1. Investigação da Síndrome de Cushing subclínica. SCS = Síndrome de Cushing subclínica; CLU = cortisol livre urinário.

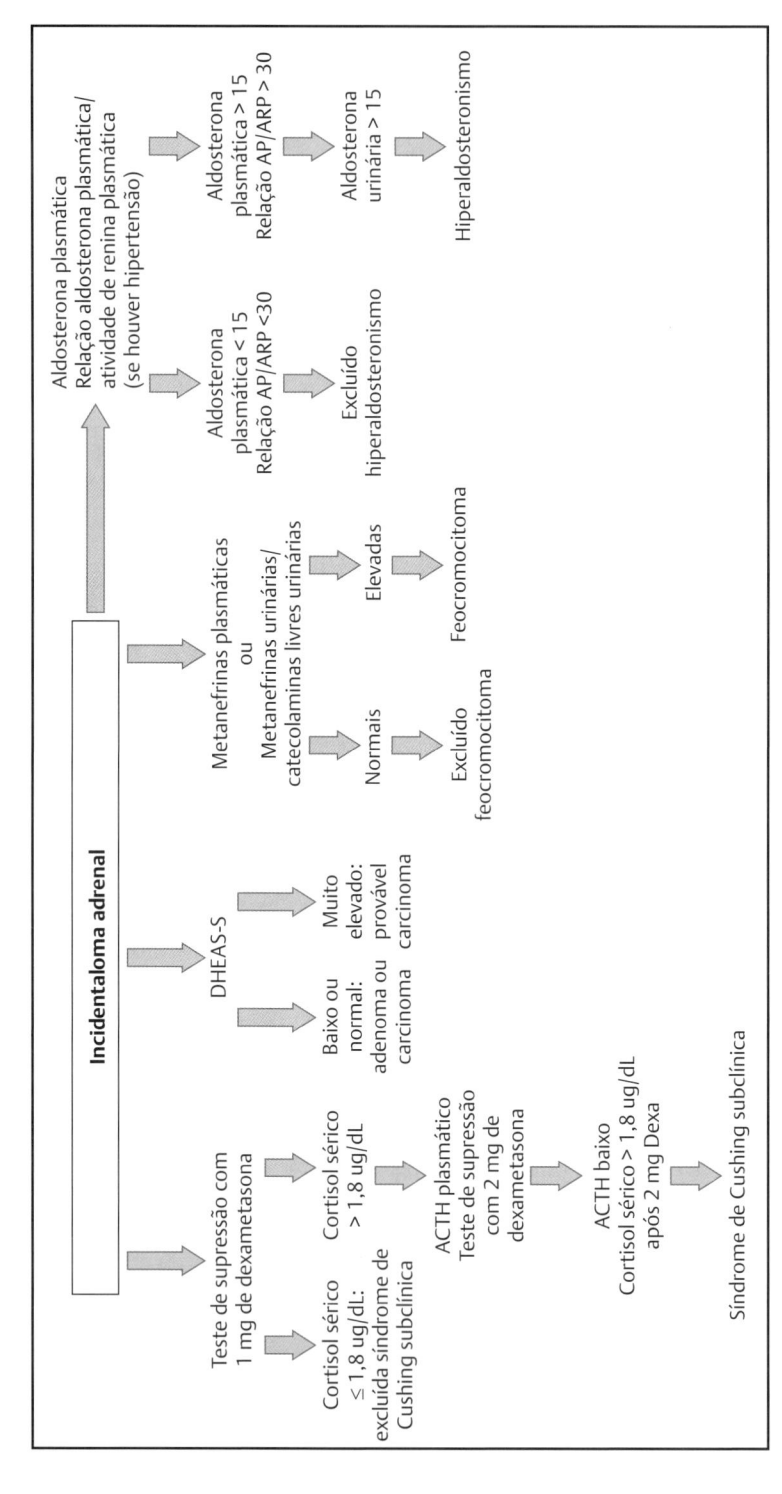

Fig. 26-2. Investigação de incidentalomas adrenais. DHEAS-S = Sulfato de desidroepiandrosterona sérico; AP/ARP = aldosterona plasmática/atividade de renina plasmática.

QUADRO 26-4 Medicações que Interferem na RAR

1. Espironolactona, eplerenona, amilorida, triantereno
2. Diuréticos espoliadores de potássio
3. Produtos derivados da raiz do alcaçuz

ronismo primário normocalêmico é condição comum – 20 a 50% dos casos. O melhor parâmetro para o rastreamento de hiperaldosteronismo primário é a medida da relação aldosterona plasmática sobre a atividade de renina plasmática (ARP), ou dosagem de renina plasmática, sendo valores acima de 30 altamente sugestivos. Caracteristicamente, níveis de ARP estão reduzidos (< 1 ng/mL/h), associados à aldosterona sérica em níveis superiores a 15 ng/dL. Medicações que interferem com a ARP devem ser suspensas por 4 semanas (Quadro 26-4). Se necessário, deve-se iniciar outros anti-hipertensivos nesse período para controle pressórico; o uso de verapamil e/ou hidralazina está indicado por interferirem pouco na ARP.

Adenomas ou carcinomas adrenais secretores de hormônios sexuais são infrequentes, tendo o paciente manifestações de virilização, o que torna improvável a apresentação de tais tumores como incidentalomas adrenais. Por este motivo, a dosagem rotineira de testosterona e estradiol não está recomendada como rastreio dos incidentalomas adrenais.

Biopsia Aspirativa

O principal objetivo da biópsia aspirativa por agulha fina (BAAF) é diferenciar tecido adrenal de não adrenal (infecção ou metástase). Ela não é capaz de diferenciar o adenoma de um carcinoma adrenal. A BAAF está indicada em pacientes cuja história clínica e/ou imagem radiológica do incidentaloma adrenal sugiram infecção ou metástase. É importante lembrar que a possibilidade de feocromocitoma deve ser obrigatoriamente excluída antes deste procedimento, pois a aspiração de um feocromocitoma apresenta grandes riscos de hemorragia, crise hipertensiva e instabilidade hemodinâmica graves.

Tratamento

Nos pacientes com feocromocitomas a cirurgia está sempre indicada, com os devidos cuidados do pré, per e pós-operatório. Imagens sugestivas de carcinoma adrenal devem ser operadas. Nos pacientes com hiperaldosteronismo primário, a cirurgia está indicada nos casos em que a doença é unilateral. Nos casos de doença bilateral, o tratamento é clínico com antagonistas do receptor dos mineralocorticoides. Já na SCS ainda há controvérsia sobre a excisão tumoral, porém, a maioria indica cirurgia para os pacientes mais jovens (< 40-50 anos) ou para aqueles com história recente de ganho ponderal, obesidade, hipertensão, diabetes melito ou osteopenia. A administração de glicocorticoides no pós-operatório de tais pacientes tem sido recomendada, tendo em vista que uma crise addisoniana pode ocorrer em decorrência da supressão da glândula contralateral.

Nos casos de incidentalomas não funcionantes, o critério que norteia a abordagem cirúrgica é o tamanho. O NIH (*National Institutes of Health*) sugere que lesões > 6 cm devem ser ressecadas, enquanto lesões < 4 cm não. Já os casos entre 4-6 cm podem ser operados ou acompanhados de perto. Nos casos de crescimento significativo de lesões menores (aumento de 20% em um período de 6 meses) ou que tenham sinais de malignidade à TC ou RM, a cirurgia também deve ser considerada.

As adrenais são sítios de metástases de diversos tumores, incluindo de pulmão, mama, rim e melanoma. As metástases adrenais são frequentemente bilaterais e podem causar insuficiência adrenal incipiente. As características radiológicas não são específicas, podendo a BAAF ser útil em pacientes com história de tumor extra-adrenal, ou com outro tumor primário associado à massa adrenal hiperdensa (> 20 HU), após a exclusão de feocromocitoma. Quando o tumor primário (extra-adrenal) não é identificado, pesquisas com PET-*scan* e/ou BAAF podem ser realizadas. A ressecção das metástases raramente é realizada, podendo ser considerada em casos de lesão metastática adrenal isolada.

Seguimento

Para aqueles casos de incidentalomas não funcionantes não operados, sugerimos repetir, após 6-12 meses, uma imagem (TC ou RM). Caso não tenha havido alteração significativa, nova imagem só deverá ser solicitada em 2-3 anos. No caso de lesões que cresçam de modo significativo (mais de 20% em 6-12 meses), a cirurgia deve ser considerada. Caso não haja mudança do quadro em 4-5 anos, não há dados que suportem o seguimento radiológico continuado. Após uma avaliação hormonal inicial normal, a repetição de dosagens hormonais só é feita em pacientes que desenvolvem quadro clínico sugestivo de hipersecreção hormonal. Os pacientes que receberam o diagnóstico de SCS no rastreio inicial não necessitam de repetição anual das dosagens hormonais relacionadas com hipercortisolismo. Por outro lado, esses pacientes devem ser reavaliados anualmente quanto à piora de comorbidades que estejam relacionadas com o hipercortisolismo. Havendo piora, as dosagens hormonais podem ser repetidas e reavaliadas para indicação de cirurgia. Durante o seguimento clínico, caso surjam sinais e sintomas sugestivos de alguma síndrome de hipersecreção hormonal, uma nova investigação deverá ser feita.

BIBLIOGRAFIA

Aron D, Terzolo M, Cawood TJ. Adrenal incidentalomas. *Best Pract Res Clin Endocrinol Metab* 2012;26(1):69-82.
Choyke PL, ACR Committee Appropriateness Criteria. ACR Appropriateness Criteria on incidentally discovered adrenal mass. *J Am Coll Radiol* 2006;3(7):498-504.
Funder JW, Carey RM, Mantero F et al. The Management of Primary Aldosteronism: Case Detection, Diagnosis, and Treatment: An Endocrine Society Clinical Practice Guideline. *J Clin Endocrinol Metab* 2016;101(5):1889-916.
Lenders JW, Duh QY, Eisenhofer G et al. Pheochromocytoma and paraganglioma: an endocrine society clinical practice guideline. *J Clin Endocrinol Metab* 2014;99(6):1915-42.
Mansmann G, Lau J, Balk E et al. The clinically inapparent adrenal mass: update in diagnosis and management. *Endocr Rev* 2004;25(2):309-40.
Mazzuco TL, Bourdeau I, Lacroix A. Adrenal incidentalomas and subclinical Cushing's syndrome: diagnosis and treatment. *Curr Opin Endocrinol Diabetes Obes* 2009;16(3):203-10.
Terzolo M, Pia A, Reimondo G et al. Subclinical Cushing's syndrome: definition and management. *Clinical Endocrinology* 2012;76(1):12-8.
Vilar L. Endocrinologia clínica. 4th ed. Rio de Janeiro: Grupo Gen - Guanabara Koogan; 2013:393-98
Young WF Jr. Clinical practice. The incidentally discovered adrenal mass. *N Engl J Med* 2007 Feb;356(6):601-10.
Zeiger MA, Thompson GB, Duh QY et al. The American Association of Clinical Endocrinologists and American Association of Endocrine Surgeons medical guidelines for the management of adrenal incidentalomas. *Endocr Pract* 2009;15(Suppl1):1-20.

Parte V Doenças das Vias Aéreas

27 Faringotonsilites

Monica Machado Baptista ▪ Felippe Felix

INTRODUÇÃO
A faringotonsilite é umas das infecções mais frequentes das vias aéreas superiores. Apresenta maior incidência e morbidade na população infantil.

Constitui-se no processo inflamatório da mucosa faríngea e do tecido linfoide do anel linfático de Waldeyer. Portanto, nesse âmbito, pode receber as seguintes denominações, de acordo com a localização da inflamação: faringites (faringe), adenoidites (tonsilas faríngeas ou adenoide), amigdalites (tonsilas palatinas ou amígdalas) e tonsilites linguais (tonsilas linguais) ou de forma associada, como faringotonsilite.

ETIOLOGIA
As causas infecciosas, que representam a grande maioria, podem ter como agentes vírus, bactérias, fungos, entre outros menos frequentes.

A etiologia viral é a mais prevalente, perfazendo cerca de 75% das faringotonsilites. Os vírus mais frequentes são adenovírus, rinovírus, coronavírus, *influenza*, *parainfluenza* e vírus sincicial respiratório. Ela predomina nos primeiros 2 a 3 anos de vida e decresce na puberdade.

O principal agente bacteriano é o *Streptococcus pyogenes* (*Streptococcus* β-hemolítico do grupo A - SGA), que tem especial importância pelo risco de determinadas complicações, tais como a febre reumática e a glomerulonefrite aguda pós-estreptocócica. É mais frequente após os 3 anos de idade, com pico de incidência entre 5 e 10 anos. Outros agentes são *Streptococcus* beta-hemolíticos do grupo C, *Mycoplasma pneumoniae, Chlamydia pneumoniae, Neisseria gonorrhoeae, Corynebacterium difteria, Haemophilus* spp, *Staphylococcus aureus* e anaeróbios.

EXAME CLÍNICO
O diagnóstico da faringotonsilite aguda é clínico. Definir sua etiologia, se viral ou bacteriana, pode ser uma tarefa difícil, embora a clínica possa, muitas vezes, ser sugestiva de um agente em detrimento do outro.

De modo geral, em relação aos sintomas, a principal queixa é a odinofagia, presente em cerca de um terço dessas doenças. Pode haver, também, disfagia e gânglios submandibulares dolorosos e aumentados. Sinais sistêmicos, como febre, astenia, náuseas e vômitos podem estar presentes.

Ao exame físico do paciente, nota-se orofaringe com hiperemia e edema, tonsilas palatinas hiperemiadas, aumentadas de tamanho e podendo apresentar secreção purulenta. Em alguns casos, é possível palpar as linfonodomegalias cervicais inflamatórias.

Quando há coriza, obstrução nasal, rouquidão, mialgia significativa, na presença ou não de secreção purulenta em tonsilas, a etiologia viral é mais provável. Neste caso também há ausência de linfonodomegalia ou a mesma é difusa.

Quando há febre elevada, secreção purulenta franca em amígdalas, duração mais prolongada da odinofagia, linfadenopatia cervical limitada à cadeia jugulodigástrica, na ausência de sintomas nasais ou laringotraqueais, deve ser aventada etiologia bacteriana, considerando-se antibioticoterapia.

EXAMES COMPLEMENTARES

O hemograma pode ajudar na diferenciação das etiologias. A presença de leucocitose com desvio à esquerda e neutrofilia sugere infecção bacteriana. O predomínio de linfócitos atípicos sugere mononucleose infecciosa, que será vista adiante.

Os testes rápidos para identificar o antígeno do SGA, por meio de ensaios imunossorventes ligados à enzima (ELISA), imunoensaios óticos (IOA) e *probes* de ácido desoxirribonucleico (DNA) podem ser bastante úteis para confirmar ou excluir o agente causal. Sua especificidade é de cerca de 95% e a sensibilidade varia entre 60 e 90%. Contudo, no Brasil, seu uso ainda não é muito frequente.

O teste padrão para a confirmação de faringoamigdalite estreptocócica é a cultura do *swab* de orofaringe, porém, o resultado demora de 18 a 48 horas.

Na prática clínica, os exames sorológicos são de pequena utilidade, uma vez que a elevação dos títulos de anticorpos (antiestreptolisina O - ASLO, anti-hialuronidase, anti-DNAse B, antiestreptoquinase) ocorre duas ou três semanas após a fase aguda.

TRATAMENTO CLÍNICO

Quando a etiologia é viral, o tratamento deve ser de suporte, com hidratação adequada, analgésicos, antitérmicos e *sprays* com anestésicos tópicos.

Caso o agente seja uma bactéria, deve-se associar a antibioticoterapia ao tratamento sintomático. O antibiótico de escolha é a Penicilina G Benzatina intramuscular em dose única ou Amoxicilina 500 mg de 8/8 h por 7 a 10 dias, caso a preferência seja a via oral. Em casos refratários, pode-se usar amoxicilina-clavulanato de potássio. Em pacientes alérgicos à penicilina, os antibióticos mais indicados são os macrolídeos, como a azitromicina, ou a clindamicina.

Os pacientes são considerados não infectantes após 24 horas do início da antibioticoterapia.

O tratamento da faringotonsilite estreptocócica com antibioticoterapia adequada é essencial, sobretudo, para evitar sequelas como febre reumática.

TRATAMENTO CIRÚRGICO

O tratamento cirúrgico das tonsilas palatinas, por meio de amigdalectomia, é indicado em caso de amigdalite aguda recorrente. Os critérios de Paradise orientam quando indicar cirurgia (Quadro 27-1).

Quando há abscesso peritonsilar, que é uma coleção purulenta formada entre a cápsula tonsilar e a fáscia dos músculos constritores da faringe, deve-se, além da antibioticoterapia, proceder à sua imediata drenagem. A cirurgia após resfriado é controversa, mas indicada, sobretudo, em caso de abscessos recorrentes.

QUADRO 27-1	Critérios de Paradise

- Três episódios de infecção aguda por ano em 3 anos consecutivos
- Cinco episódios de infecção aguda por ano em 2 anos consecutivos
- Sete episódios de infecção aguda em 1 ano

Outras indicações de adenotonsilectomia relacionadas com infecção são as possíveis complicações locorregionais, como otite média crônica secretora, rinossinusites e laringotraqueítes. Essas, se presentes, geralmente se relacionam com hipertrofia adenoidiana.

COMPLICAÇÕES

As complicações podem ser dividas em supurativas e não supurativas.

As supurativas compreendem os abscessos tonsilares, peritonsilares, parafaríngeos e infecções dos espaços retrofaríngeos e planos profundos do pescoço. Também podem ocorrer doenças mais invasivas, como bacteremia, fascite necrotizante e síndrome do choque tóxico pelo estreptococo.

Dentre as não supurativas, podemos citar a febre reumática, a glomerulonefrite difusa aguda pós-estreptocócica e a entidade conhecida como PANDAS (transtorno neuropsiquiátrico autoimune pediátrico associado à infecção pelo SGA).

A febre reumática tem especial importância por ser uma doença endêmica em países em desenvolvimento como o Brasil. Os sintomas e sinais surgem cerca de 2 a 3 semanas após a faringotonsilite pelo SGA. Os critérios de Jones modificados auxiliam no diagnóstico da febre reumática, devendo haver, na evidência de infecções estreptocócicas, dois critérios maiores ou um critério maior mais dois critérios menores (Quadro 27-2).

FARINGOTONSILITES ESPECÍFICAS

Alguns agentes infecciosos, sejam eles bactérias, vírus ou fungos, podem causar faringotonsilites com características clínicas mais específicas e demandar tratamento mais direcionado.

Mononucleose Infecciosa

Pode ser causada, mais comumente, pelo vírus Epstein-Barr (EBV), mas também pelo citomegalovírus (CMV), toxoplasma, adenovírus ou vírus da hepatite. A transmissão ocorre por troca de saliva. O quadro clínico é de um adolescente ou adulto jovem com pródromo de mal-estar e fadiga, seguido por início súbito de febre e odinofagia. Ao exame, as tonsilas palatinas estão aumentadas, hiperemiadas e, por vezes, com exsudato branco-amarelado e há linfadenopatia cervical posterior. Pode haver pseudomembrana recobrindo as amígdalas,

QUADRO 27-2	Critérios de Jones Modificados	
Evidências de infecção	Critérios maiores	Critérios menores
• Escarlatina recente • Presença de ASLO, antiestreptoquinase ou anti-DNAse B • Cultura de orofaringe positiva para SGA	• Cardite • Poliartrite • Eritema marginado • Coreia de Sydenham • Nódulos subcutâneos	• Febre • Artralgia • Antecedente de febre reumática • Aumento de VHS • Aumento de PCR • Aumento do intervalo PR ao ECG

mas não a úvula, e presença de edema de palato e úvula, que é característico da mononucleose infecciosa. Após algumas semanas, há, em alguns casos, hepatoesplenomegalia, *rash* cutâneo (após uso de penicilina ou ampicilina) e petéquias palatais. O tratamento é de suporte, sendo o repouso importante pelo risco de ruptura esplênica.

Herpangina
Causada pelo *Coxsackievirus* A, mas também o *Coxsackie* B e o *Echovirus*, com transmissão fecal-oral ou respiratória. O quadro clássico é uma criança entre 1 e 7 anos com febre alta, anorexia, odinofagia, vômitos e diarreia com presença de lesões hiperemiadas com vesículas ao centro em pilares amigdalianos, palato mole e úvula. O tratamento é de suporte.

Faringite Herpética
Causada pelo herpes simples (HSV), sobretudo o HSV tipo 1. A transmissão ocorre por perdigotos ou contato com lesões ativas. O paciente apresenta, além de febre e odinofagia, na orofaringe, vesículas sangrantes ao toque ou úlceras com exsudato acinzentado, além de linfadenopatia cervical. O tratamento é sintomático, exceto para imunodeficientes, para os quais estão indicados os antirretrovirais. Após a infecção primária, o vírus pode permanecer latente em gânglios nervosos sensitivos por longos períodos, retornando em situações de estresse.

Angina de Plaut-Vincent
É, também, chamada boca-de-trincheira. Causada pelo bacilo fusiforme *Fusobacterium plautvincenti* em associação ao espirilo *Spirochaeta dentium*, que são saprófitas da cavidade oral. Mais comum em paciente com má higiene oral, desnutrição e/ou dentição em mau estado. Além da queixa de odinofagia, é marcante a presença de úlcera necrótica unilateral, fétida, recoberta por exsudato pseudomembranoso. O tratamento constitui-se em higiene oral rigorosa e antibioticoterapia com penicilina ou cefalosporina associada a metronidazol. É importante fazer diagnóstico diferencial com neoplasias ou doenças granulomatosas.

A angina de Plaut-Vincent pode complicar-se com tromboflebite jugular com risco de embolização séptica, que constitui a síndrome angina-infarto pulmonar de Lemierre.

Difteria
Causada pelo bacilo Gram-positivo anaeróbio *Corynebacterium diphteriae*. Sua transmissão ocorre por gotículas respiratórias. O quadro é de febre baixa, toxemia, odinofagia leve a moderada, linfadenopatia cervical e, ao exame, placas pseudomembranosas branco-acinzentadas aderentes às tonsilas, pilares e úvula, que são características da difteria. Essas falsas membranas aderem-se à mucosa, resistindo ao deslocamento, deixando leito sangrante caso sejam destacadas. O tratamento é com medidas de suporte, soro antidiftérico associado ao uso de penicilina ou eritromicina. A prevenção é feita por meio de vacinação, sendo a difteria, hoje em dia, rara. Sua notificação imediata é compulsória.

Faringite Gonocócica
Causada pelo diplococo Gram-negativo *Neisseria gonorrhoeae*, com transmissão sexual. Acomete pessoas entre 15 e 30 anos que praticam sexo oral em portadores de uretrite gonocócica. Pode ser desde assintomática até causar odinofagia. O tratamento é por meio de antibioticoterapia com ceftriaxona intramuscular ou doxiciclina por via oral por 7 dias.

FPAFA

A síndrome da febre periódica, estomatite aftosa, faringite e adenite cervical (FPAFA) é uma entidade que leva à febre recorrente em crianças. Caracteriza-se por faringite inespecífica, febre e aftas, que são lesões vesiculares solitárias dolorosas na boca que se rompem. Os episódios duram cerca de 5 dias e recorrem a cada 28 dias. A etiologia ainda é incerta. O tratamento é feito com corticoides. A síndrome pode se resolver espontaneamente em algumas crianças, enquanto em outras os sintomas persistem.

BIBLIOGRAFIA

Behrman RE, Jenson HB, Kliegman RM. *NELSON. Tratado de Pediatria*, 18.ed. Rio de Janeiro: Elsevier; 2009.
Faringotonsilites. Seminários da USP. (Acesso em 2011). Disponível em: http://forl.org.br/Content/pdf/seminarios/seminario_24.pdf.
Pichichero ME. Treatment and prevention of streptococcal tonsillopharyngitis (Acesso em 12 set 2016). Disponível em: http://www.uptodate.com.

28 Otites

Isabela Varginha ▪ Felippe Felix ▪ Roberta Laurindo ▪ Shiro Tomita

CONCEITOS ANATÔMICOS

A orelha humana é dividida em três porções anatômicas: orelha externa, orelha média e orelha interna. A orelha externa compreende o pavilhão auricular e o conduto auditivo externo, tendo a membrana timpânica como limite medial. A orelha média consiste em uma cavidade aerada, limitada lateralmente pela membrana timpânica e, medialmente, pela orelha interna (osso temporal) (Fig. 28-1).

Outra estrutura anatômica importante na fisiopatologia das otites é a tuba auditiva. De composição muscular e cartilaginosa, consiste em um canal que conecta a orelha média à rinofaringe, sendo responsável pela equalização pressórica e pela aeração da caixa timpânica.

As otites podem comprometer as diferentes porções da orelha, apresentando história clínica, sinais e sintomas diferenciados.

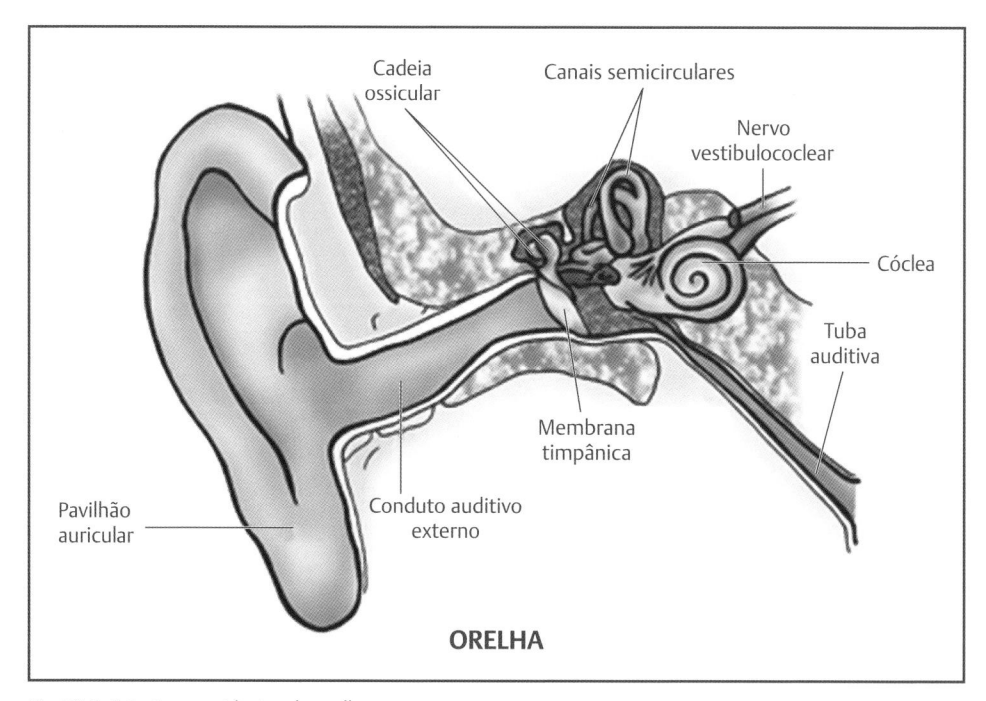

Fig. 28-1. Estrutura anatômica da orelha.

OTITE EXTERNA
Definição
A otite externa difusa aguda é um processo inflamatório do conduto auditivo externo, podendo, também, acometer o pavilhão auricular e a membrana timpânica.

Epidemiologia e Fatores de Risco
Os principais fatores de risco relacionados com as otites externas são a exposição à água (banhos de imersão em praias e piscinas) e a manipulação/traumatismo local (uso de cotonetes, corpos estranhos). Portanto, são otites mais comuns no verão (cerca de 80% dos casos) e em praticantes de esportes aquáticos.

Os germes mais frequentemente associados são *Pseudomonas aeruginosa* (38%), *Staphylococcus epidermidis* (9,1%) e *Staphylococcus aureus* (7,8%).

Sinais e Sintomas
As otites externas apresentam-se como quadros agudos de otalgia, prurido, otorreia, plenitude auricular (sensação de orelha entupida) e hipoacusia. É comum a queixa de dor intensa à compressão do trágus.

Ao exame clínico (otoscopia), evidenciamos eritema e edema do conduto auditivo externo em diferentes graus, associados à otorreia. A membrana timpânica mostra-se íntegra, devendo-se suspeitar de outros diagnósticos caso haja perfuração ou abaulamento da mesma.

Tratamento
O tratamento da otite externa compreende três pilares:

- *Limpeza do conduto auditivo externo:* geralmente realizada pelo especialista por meio de aspiração e cotonoides para remoção de corpos estranhos, otorreia e/ou cerúmen que possam prejudicar a ação do medicamento tópico.
- *Proteção auricular:* não molhar ou manipular o conduto auditivo externo por 10 a 14 dias.
- *Gotas otológicas:* disponíveis no mercado em diversas formulações bacteriostáticas, antibióticas, anestésicas e anti-inflamatórias.

Dentre as gotas otológicas disponíveis, a posologia deverá variar de acordo com o princípio ativo, em geral sugerem-se 3 gotas 2 a 3 vezes ao dia, por 7 a 10 dias. Faz-se necessário atentar para o antimicrobiano tópico a ser prescrito caso não haja certeza da integridade da membrana timpânica, em razão do risco empírico de ototoxicidade, por exemplo, relacionado com os aminoglicosídeos (neomicina tópica). Nesses casos, orientamos, por segurança, que haja preferência pelas gotas compostas por ciprofloxacino, associado ou não a corticoide.

Majoritariamente, não há necessidade de antibioticoterapia por via oral. Porém, devemos considerá-la caso o edema obstrua a luz do conduto auditivo externo ou caso o paciente apresente comorbidades como imunossupressão ou diabetes melito descompensado. O especialista deve ser consultado em quadros refratários ou na presença de outros sinais de gravidade como paralisia facial periférica.

OTITE MÉDIA AGUDA
Definição
A otite média aguda (OMA) consiste em um processo inflamatório exsudativo da orelha média.

Epidemiologia e Fatores de Risco

A OMA tem grande importância epidemiológica na faixa etária infantil, perdendo importância na fase adulta. As crianças possuem a tuba auditiva mais curta e horizontalizada, o que predispõe ao acúmulo de secreções e patógenos advindos da rinofaringe.

Dentre os diversos outros fatores de risco além da faixa etária, observamos sexo masculino, predisposição genética, imunodeficiências, malformações craniofaciais, hipertrofia adenoideana/massas de rinofaringe e outras disfunções tubárias.

Por serem, geralmente, precedidas por infecções de vias aéreas superiores, as OMAs têm maior incidência no inverno.

Estima-se que 50% das OMAs sejam de etiologia viral e 50% de etiologia bacteriana. Dentre os vírus relacionados, destacamos o vírus sincicial respiratório, adenovírus e *influenza*. As principais bactérias isoladas são *Streptococcus pneumoniae*, *Haemophylus influenzae* não tipável e *Moraxella catarrhalis*.

Sinais e Sintomas

As OMAs se manifestam como quadros agudos de otalgia, febre (30% dos casos), hipoacusia e plenitude auricular, geralmente após sintomas de infecções de vias aéreas superiores. Podem ocorrer tontura e zumbido. Otorreia estará presente em casos de otite média aguda supurada ou em pacientes com perfuração crônica da membrana timpânica.

O diagnóstico é clínico, por meio de otoscopia detalhada que evidencia membrana timpânica hiperemiada, opaca e abaulada. Pode ser observado nível hidroaéreo na caixa timpânica. Em caso de supuração, haverá ponto de perfuração timpânica.

O exame clínico otorrinolaringológico deverá ser completo, com rinoscopia anterior, avaliação de pares cranianos, palpação cervical e, se possível, endoscopia nasal para os adultos.

Tratamento

Em razão da potencial etiologia viral e de observações científicas de cura espontânea de cerca de 80% dos casos de OMA, hoje preconiza-se a estratégia de "observação e espera" – *watchful waiting* - para início de antibioticoterapia no tratamento desta condição. Essa estratégia consiste em iniciar o tratamento sintomático da otite e da infecção de vias aéreas superiores e aguardar a evolução do quadro, em otites não graves. Portanto, analgesia sistêmica, lavagem nasal com soro fisiológico e correção de eventual rinite alérgica ou outro fator de risco associado deve ser o ponto de partida. Caso não haja melhora em 48-72 horas, iniciar antibioticoterapia específica.

A antibioticoterapia indicada no Brasil é a amoxicilina na dose 40-50 mg/kg/dia por 10 dias. Caso não haja melhora em 72h, podemos suspeitar de cepas de *Streptococcus pneumoniae* resistentes, sugerindo aumento da dose da amoxicilina para 90 mg/kg/dia. Mais além, para cobertura dos outros principais germes citados, faz-se opção por amoxicilina-clavulanato ou cefuroxima. Em caso de vômitos ou incapacidade de tratamento por via oral, a ceftriaxona intramuscular pode ser utilizada com uma dose diária por 3 dias. Em pacientes alérgicos à penicilina, macrolídeos ou clindamicina são opções.

Para maior alívio sintomático, costumamos associar corticoterapia (prednisolona 0,5 mg/kg/dia por 3 a 5 dias) à analgesia sistêmica. Gotas otológicas não estão indicadas para analgesia tópica.

A presença de efusão persistente na orelha média após o tratamento específico não configura falha terapêutica. Recomenda-se que essa condição seja acompanhada pelo especialista, devendo desaparecer em até 3 meses.

Complicações e Indicações de Internação Hospitalar

As OMAs, quando não adequadamente tratadas, podem apresentar complicações locais, supurativas intratemporais e até extratemporais. No caso de uma otite média aguda supurada que apresente persistência da perfuração timpânica após resolução do quadro agudo, definimos uma otite média crônica que deverá ser acompanhada pelo especialista.

Dentre as complicações supurativas temporais, a mais comum é a mastoidite. O diagnóstico da mastoidite é eminentemente clínico mediante abaulamento e flogose retroauricular associados à OMA. Preferencialmente, devemos proceder à internação hospitalar para antibioticoterapia parenteral e acompanhamento especializado.

Outros fatores de gravidade merecem atenção otorrinolaringológica e hospitalar, como paralisia facial periférica, abscesso cervical, abscessos extratemporais e meningite, além de condições de imunossupressão.

BIBLIOGRAFIA

McDonagh M, Peterson K, Winthrop K *et al.* Improving Antibiotic Prescribing for Uncomplicated Acute Respiratory Tract Infections [Internet]. Rockville (MD): Agency for Healthcare Research and Quality (US); 2016 Jan. Report No.: 15(16)-EHC033-EF. AHRQ Comparative Effectiveness Reviews.

Neto SC, Mello Junior J, Costa SS, Martins R. *Tratado de Otorrinolaringologia e Cirurgia Cervicofacial*, 2.ed. Editora Roca: 2011.

29 Rinossinusites Agudas

Monica Machado Baptista ■ *Priscila Novaes Ferraiolo*

INTRODUÇÃO

A rinossinusite é definida como um processo inflamatório da mucosa da cavidade nasal e dos seios paranasais.

A rinossinusite aguda (RSA) é uma doença altamente prevalente, podendo chegar, em alguns estudos, a uma prevalência de 6 a 15%. Estima-se que os adultos tenham em média cerca de 2 a 5 episódios de RSA viral (resfriado comum) por ano.

Uma dúvida comum é a diferença entre RSA e resfriado comum. O diagnóstico de RSA compreende o diagnóstico de RSA viral (resfriado comum). Uma parcela dos pacientes com resfriado comum evoluirá com RSA pós-viral e uma parcela destes terá a chamada rinossinusite aguda bacteriana.

O resfriado comum tem duração dos sintomas inferior a 10 dias. A RSA pós-viral tem piora dos sintomas após o 5º dia ou persistência dos sintomas por mais que 10 dias (e menos que 12 semanas). A RSA bacteriana é sugerida pela presença de pelo menos 3 sinais/sintomas: descarga purulenta com predomínio unilateral e secreção purulenta no *cavum*, dor local severa com predomínio unilateral, febre superior a 38ºC, proteína C reativa (PCR) aumentada e/ou "duplo adoecimento" (deterioração após fase de melhora inicial da doença).

ETIOLOGIA

A principal etiologia das RSA é viral, sendo que somente 0,5 a 2% dos pacientes desenvolvem RSA bacteriana secundária à infecção viral. Dentre os agentes virais, os principais são o rinovírus, que responde a cerca de 50% dos casos, e o coronavírus. Outros vírus também implicados são os vírus *Influenza, Parainfluenza*, adenovírus, vírus sincicial respiratório e enterovírus.

Já a RSA bacteriana geralmente é precedida por RSA viral ou pós-viral, conforme visto acima. Dentre os agentes etiológicos bacterianos, os mais prevalentes são *Streptococcus pneumoniae, Haemophilus influenzae, Moraxella catarrhalis* e *Staphylococcus aureus,* em ordem decrescente de prevalência. Outras espécies de estreptococos e alguns anaeróbios também podem estar implicados.

A fisiopatologia da rinossinusite é multifatorial. Podem estar envolvidos fatores locais, como a patência dos óstios dos seios paranasais, o batimento mucociliar, a característica das secreções nasais, bem como fatores imunológicos, alergias e doenças dentárias. Entre esses, o edema secundário à infecção viral das vias aéreas superiores é o principal fator desencadeante.

DIAGNÓSTICO

O diagnóstico da RSA é clínico. Os critérios diagnósticos, para os adultos, segundo o EPOS (*European position paper on rhinosinusitis and nasal polyps*, 2012), são início abrupto de dois ou mais sintomas, sendo um deles bloqueio/obstrução/congestão nasal ou secreção nasal (rinorreia anterior ou posterior) associado a:

- Dor ou pressão facial.
- Hiposmia ou anosmia.

Tais sintomas devem ter duração inferior a 12 semanas, com total remissão dos sintomas nos intervalos entre as crises, para serem classificadas simplesmente como RSA. Caso tenha duração igual ou superior a 12 semanas ou sem remissão total dos sintomas, é classificada como rinossinusite crônica.

Exame Clínico

Faz parte do exame clínico, a rinoscopia anterior, que pode ser feita simplesmente com o auxílio de um espéculo nasal e uma lanterna, podendo-se observar o aspecto da mucosa nasal, se há hiperemia e/ou edema; a presença de secreção nasal hialina ou purulenta, se secreção é uni ou bilateral, bem como a presença de corpo estranho ou massas nasais. A avaliação da temperatura corporal também é importante, já que febre alta pode sugerir etiologia bacteriana.

A clássica palpação da face para avaliar se há aumento da dor à compressão da região frontal e maxilar bilateral não tem sensibilidade nem especificidade comprovadas, não estando, *a priori*, indicada.

Não se pode deixar de pesquisar presença de complicações, como alterações oculares ou neurológicas.

Exames Complementares

Radiografia dos seios da face possui baixas sensibilidade e especificidade. Por isso, não está indicada no diagnóstico de RSA.

A tomografia de seios paranasais é indicada apenas no caso de suspeita de complicações, doença refratária, paciente imunocomprometido ou quando há indicação cirúrgica.

A endoscopia nasal, realizada com introdução de óticas para melhor visualização da cavidade nasal, normalmente é realizada por especialistas. Sua realização não é essencial para o diagnóstico clínico da RSA, porém, ela agrega informações, como por exemplo, permite a visualização de secreção purulenta bem como de pólipos ou massas nasais.

Exames laboratoriais, como velocidade de hemossedimentação (VHS) e proteína C reativa (PCR) aumentadas, podem sugerir etiologia bacteriana e doença mais severa, mas não são exames obrigatórios na avaliação inicial do paciente.

CONDUTA TERAPÊUTICA

O tratamento da RSA baseia-se no restabelecimento da patência da cavidade nasal e na redução da inflamação. A doença, na maioria das vezes, é autolimitada e se resolve sem a necessidade de antibióticos.

Está indicada lavagem nasal com soro fisiológico cerca de 5 vezes ao dia.

Uso de corticoide tópico nasal, como budesonida 50 mcg 2 jatos em cada narina de 12/12 h; fluticasona 50 mcg 2 jatos em cada narina duas vezes ao dia; ou mometasona 2 jatos em cada narina 1 vez ao dia.

O uso de antibióticos deve ser reservado a pacientes com RSA grave, particularmente na presença de febre alta ou dor facial unilateral intensa. A antibioticoterapia da RSA deve durar 14 dias ou ser mantida por pelo menos mais 7 dias após a remissão dos sintomas.

O antibiótico de primeira escolha no Brasil é a amoxicilina 500 mg por via oral 8/8 h. Caso haja falha terapêutica ou na presença de fatores de risco para microrganismos resistentes, o tratamento pode ser feito com amoxicilina-clavulanato por via oral 500/125 mg 8/8 h, com levofloxacino por via oral 500 mg 1 vez ao dia ou, em casos mais severos, com ceftriaxona 1 g 12/12 h associado à clindamicina 600 mg 6/6 h.

Caso os sintomas sejam exuberantes, pode se associar o uso de corticoides orais à antibioticoterapia, já que eles proporcionam um alívio mais rápido de sintomas como cefaleia, dor facial e congestão nasal. A dose preconizada varia de 5 a 60 mg/dia por um período máximo de 7 a 10 dias.

O uso de anti-histamínicos não está indicado para tratamento de RSA, a são ser que o paciente já apresente um quadro de rinite alérgica, com sintomas irritativos exacerbados.

Os descongestionantes tópicos nasais, como oximetazolina, devem ser prescritos com parcimônia, já que podem levar à rinite medicamentosa se usados por período superior a 7 a 10 dias.

É importante sempre orientar o paciente sobre hidratação oral, repouso e retorno caso não haja melhora dos sintomas em 72 horas ou caso haja o aparecimento de sinais de gravidade.

COMPLICAÇÕES

As complicações mais comuns das RSA são as orbitárias, que têm uma taxa de incidência cerca de duas vezes maior que as intracranianas, seguidas pelas complicações ósseas. Essas complicações devem ser identificadas e imediatamente referenciadas a um especialista, já que muitas delas requerem não somente antibioticoterapia venosa, mas abordagem cirúrgica.

O Quadro 29-1 apresenta a Classificação de Chandler com os sinais/sintomas mais comuns de cada grupo.

QUADRO 29-1 Complicações Orbitárias da RSA – Classificação de Chandler

Celulite periorbital	1. Edema palpebral, dor local e dificuldade na abertura ocular
Celulite orbital	2. Item 1 + exoftalmia, quemose e hiperemia conjuntival
Abscesso subperiosteal	3. Exoftalmia com exoforia e diminuição da motilidade ocular
Abscesso orbital	4. Item 3 + diminuição da acuidade visual
Trombose do seio cavernoso	5. Febre, diplopia, fotofobia, cefaleia e edema periorbitário

Já as complicações intracranianas, além da trombose do seio venoso, podem ser: meningite, abscesso epidural, empiema subdural e abscesso craniano.

Por último, deve-se dar especial atenção aos pacientes imunodeprimidos, pelo aumento de complicações, pela possibilidade de rinossinusite fúngica e das suas peculiaridades quanto ao tratamento, sendo indicado o encaminhamento ao especialista.

BIBLIOGRAFIA

Fokkens WJ, Lund VJ, Mullol J et al. European Position Paper on Rhinosinusitis and Nasal Polyps 2012. *Rhinol Suppl* 2012 Mar;(23):1-298.

Associação Brasileira de Otorrinolaringologia e Cirurgia Cérvico-Facial. Tratado de Otorrinolaringologia e Cirurgia Cervicofacial, 2.ed. São Paulo: Editora Roca; 2011.

30 Vertigem

Beatriz de Oliveira Sinclair Haynes ■ *Péricles de Andrade Maranhão-Filho*

INTRODUÇÃO
A vertigem é um sintoma que pode estar presente em uma grande variedade de condições. Na maioria dos casos, a história clínica e o exame físico são suficientes para distinguir a vertigem dos outros tipos de tontura, localizar em vias periféricas ou centrais sua causa e diferenciar os casos benignos dos que exigem abordagem urgente.

ANAMNESE
Primeiramente, deve-se tentar, pela história clínica, diferenciar a queixa de tontura entre vertigem e outras causas, como pré-síncope ou desequilíbrio. A vertigem é a sensação de movimento ilusório do corpo ou do ambiente, descrita pelo paciente como se estivesse girando, balançando ou inclinando. Muitas vezes a descrição é vaga, como "cabeça vazia", atordoamento ou fraqueza. Sendo assim, o paciente deve ser questionado, especificamente, se o sintoma está associado a uma sensação de movimento.

O modo de início, o tempo e a forma de evolução podem ajudar a identificar a causa da vertigem. O sintoma pode ocorrer em episódio único ou recorrente, porém, nunca de forma contínua, pois, mesmo sendo causado por uma lesão permanente, o sistema nervoso central se adapta à disfunção, de modo que a vertigem diminui ao longo do tempo. Cada episódio pode durar de segundos a dias. Alguns pacientes podem descrever uma sensação de vertigem constante, quando, na verdade, há uma susceptibilidade a episódios frequentes.

A vertigem, seja de origem periférica ou central, piora com a movimentação da cabeça. Muitos pacientes tentam ficar imóveis durante as crises. Se a mudança na posição da cabeça não piora a vertigem, o quadro deve ter outra causa.

Muitos dos sintomas que acompanham a vertigem, bem como o histórico médico, podem auxiliar a distinguir sua etiologia. Em geral, náuseas e vômitos são comuns em quadros de vertigem aguda prolongada e piores nas etiologias periféricas.

O paciente também deve ser questionado sobre o uso de drogas que conhecidamente causam vertigem, como álcool, cocaína, aminoglicosídeos, anticonvulsivantes, diuréticos, antidepressivos, sedativos, salicilatos, entre outros.

EXAME FÍSICO
A capacidade de andar sem suporte, o teste de Romberg e a direção da queda podem fornecer pistas úteis para a origem da vertigem. Os pacientes, de uma forma geral, podem se sentir desconfortáveis ou relutantes em se mover por causa da vertigem. Os distúrbios periféricos unilaterais geralmente fazem com que os pacientes se inclinem ou caiam para o lado da lesão, sendo, ainda, capazes de andar; porém, durante a crise vertiginosa aguda, podem não conseguir andar. Já os pacientes com lesões centrais são, muitas vezes, totalmente incapazes de andar sem cair e a direção da queda com o teste de Romberg pode variar. Em geral, a verti-

gem de origem central prejudica a marcha e a postura em maior grau porque outras vias envolvidas no equilíbrio e na postura também são afetadas.

Um exame neurológico cuidadoso deve ser realizado, pois a presença de alterações neurológicas adicionais, principalmente sinais de tronco encefálico ou cerebelares, sugere fortemente a presença de lesão central.

A presença de perda auditiva associada geralmente aponta para uma causa periférica de vertigem (a exceção seria o infarto de artéria auditiva). Apesar da necessidade de confirmação por audiometria, o examinador pode testar a audição por vários métodos:

- Sussurrar em cada orelha e pedir ao paciente para dizer o que foi sussurrado.
- Posicionar as mãos ao lado das orelhas do paciente, fora do seu de campo visão, e esfregar os dedos juntos de um lado, pedindo ao paciente para relatar de que lado e quando ele ouve o som de fricção.
- Vibrar o diapasão, colocando-o perto de uma orelha e da outra, para que o paciente possa comparar o volume escutado.

Manobras posicionais são utilizadas para reproduzir a vertigem e o nistagmo em pacientes que indicam que a vertigem ocorre com uma alteração de posição. A manobra de Dix-Hallpike é um dos testes provocativos mais utilizados na prática. Com o paciente sentado, o pescoço é estendido e virado para um lado; sua cabeça é rapidamente abaixada 30 graus abaixo do plano horizontal, pairando sobre a borda da cama. O paciente é mantido nessa posição por 30 segundos, devolvido à posição vertical, observado durante mais 30 segundos e a manobra é repetida com a cabeça virada para o outro lado (Fig. 30-1).

Os sintomas aparecem após uma latência de alguns segundos e duram menos de 30 segundos. O nistagmo possui uma trajetória típica: durante a manobra, a fase rápida bate em direção ao chão (geotrópica) e cessa após alguns segundos; ao recolocar o paciente na posição inicial, o nistagmo volta, porém, na direção oposta. Na maioria dos casos, por ser unilateral, o nistagmo aparece ao girar a cabeça para o lado da lesão. Se a manobra for repetida para o mesmo lado, a cada repetição, a intensidade e a duração do nistagmo diminuirão, confirmando a natureza fatigável do fenômeno. A latência, a transitoriedade, a fatigabilidade e a direção típica do nistagmo são importantes para o diagnóstico de vertigem posicional paroxística benigna (VPPB) do canal semicircular posterior (mais comum), com sensibilidade estimada em até 88%. Qualquer diferença nestas características deve levantar a suspeita de tipos mais raros de vertigem posicional periférica ou lesão central.

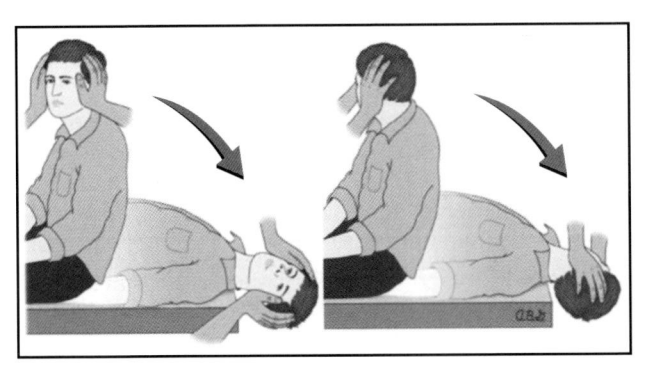

Fig. 30-1. Manobra de Dix-Hallpike. Adaptada de Branch WT, Barton JJS. *Approach to the patient with dizziness*. (Acesso em 2017 jan 14). ed. UpToDate. Waltham, MA: UpToDate Inc. Disponível em: http://www.uptodate.com.

PROTOCOLO HINTS

O protocolo HINTS (*H*ead *I*mpulse test, bidirectional *N*ystgamus *T*est of *S*kew) é utilizado para avaliar pacientes com síndrome vestibular aguda (Quadro 30-1). Inclui o *head impulse test*, a avaliação de nistagmo e o *skew deviation* (*cover test* ou oclusão alternada dos olhos).

Head impulse test

Uma importante função do sistema vestibular é manter o olhar fixo durante o movimento da cabeça. O *head impulse* (ou *head thrust*) *test* é realizado orientando o paciente a manter seus olhos em um alvo distante. Sua cabeça é, então, girada rapidamente cerca de 15° pelo examinador (Fig. 30-2).

A resposta normal é que o olhar permaneça fixo no alvo. Quando alterado, os olhos são arrastados para fora do alvo, pela movimentação súbita da cabeça, seguida por uma sacada de volta ao alvo. Esta resposta indica uma lesão periférica no lado para o qual a cabeça foi girada. A videonistagmografia pode auxiliar em sua interpretação e precisão.

Nistagmo

O nistagmo é uma oscilação rítmica dos olhos, com um movimento lento em uma direção, seguido por um movimento corretivo rápido no sentido inverso. Dessa forma, os olhos pare-

QUADRO 30-1 Protocolo HINTS

HINTS	Head Impulse	Nistagmo	Teste de skew
Periférica	Sacada corretiva	Unidirecional	-
Central (INFARCT)	*I*mpulse *n*ormal	*F*ase rápida *a*lternando	*R*efixação no *c*over *t*est

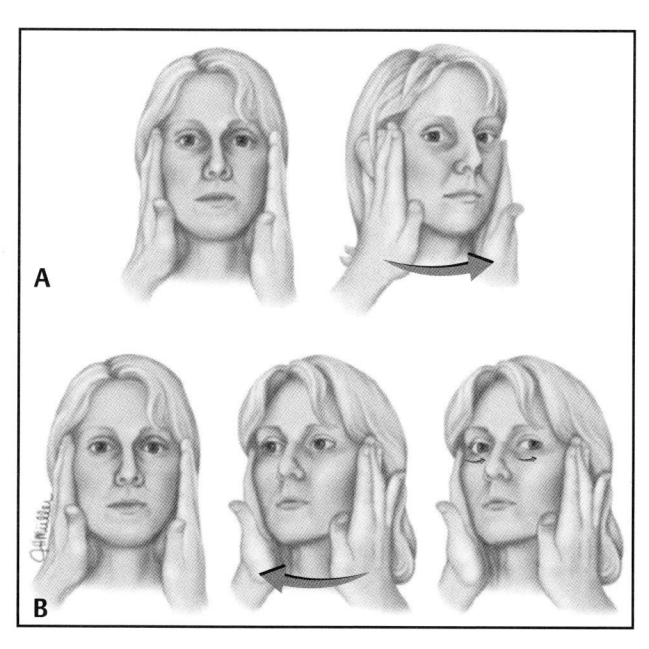

Fig. 30-2. *Head impulse test* (**A**) normal e (**B**) alterado. Adaptada de Branch WT, Barton JJS. *Approach to the patient with dizziness.* (Acesso em 2017 jan 14). ed. UpTo Date. Waltham, MA: UpTo Date Inc. Disponível em: http://www.uptodate.com.

cem "bater" na direção da fase rápida. Em pacientes com vertigem aguda, o nistagmo geralmente é visível com o paciente olhando para a frente.

Durante a aplicação do protocolo, o nistagmo é caracterizado de acordo com as posições do olhar nas quais ocorre e a direção de sua fase rápida. Nos casos de origem central, a direção da fase rápida pode variar com as posições do olhar; já nos de origem periférica, o nistagmo se mantém unidirecional.

Skew deviation

Skew deviation é um teste para avaliar o equilíbrio vestibular estático. O paciente olha para um ponto fixo e o examinador oclui alternadamente o olho direito e esquerdo, observando se há ou não correção do olhar para a linha mediana.

O desalinhamento vertical dos olhos resulta de uma assimetria da informação otolítica (vestibular) de repouso que segue para os núcleos oculomotores. Sendo assim, a correção do olhar para a linha mediana sugere origem central em vez de periférica.

ORIGEM E ETIOLOGIAS

Algumas características percebidas por anamnese e exame físico podem ajudar a localizar a lesão em vias periféricas ou centrais (Quadro 30-2) ou até mesmo direcionar o raciocínio para determinadas etiologias (Quadros 30-3 e 30-4 e Fig. 30-3).

QUADRO 30-2 Diferenças entre Vertigem de Origem Periférica e Central

	Periférica	Central
Características da vertigem	▪ Intermitente, dura curtos períodos e produz menos desconforto	▪ Constante e mais grave
Marcha e estática	▪ Marcha preservada ou em estrela ▪ Instabilidade unidirecional	▪ Pacientes geralmente caem quando andam ▪ Instabilidade grave (queda para qualquer direção)
Nistagmo		
Tipo	▪ Unidirecional ▪ Fase rápida bate contralateral à lesão	▪ Pode mudar a direção quando o paciente olha na direção da fase lenta
Direção	▪ Sempre horizontal ▪ Pode apresentar componente rotatório	▪ Pode ocorrer em qualquer direção ▪ Pode ter caráter diferente nos dois olhos
Efeito da fixação do olhar	▪ Nistagmo desaparece ▪ Olhar na direção da fase rápida aumenta o nistagmo em frequência e amplitude	▪ Sem efeito
Sinais e sintomas adicionais	▪ Zumbido ▪ Perda auditiva ▪ Náuseas e vômitos	▪ Outras alterações neurológicas

QUADRO 30-3 Características de Algumas Etiologias Periféricas de Vertigem

	Frequência	Duração	Fatores precipitantes	Sintomas	HPP
VPPB	Recorrente	Menos de 1 minuto	Movimentos específicos da cabeça (rolar na cama ou extensão do pescoço)		TCE
Doença de Ménière	Recorrente	Horas (pode ser breve)		Sensação de pressão ou entupimento do ouvido	
Neurite vestibular	Único de início agudo	Dias			Infecção viral recente
Fístula perilinfática			Tosse, espirro, esforço ou ruído alto	Sensação de pressão no ouvido e perda auditiva neurossensorial	TCE ou cirurgia de orelha média

TCE = Traumatismo cranioencefálico; VPPB = vertigem posicional paroxística benigna.

QUADRO 30-4 Características de Algumas Etiologias Centrais de Vertigem

	Frequência	Duração	Sintomas	HPP
Migrânea vestibular	Recorrente	Minutos a horas	Cefaleia, fotofobia, fonofobia e aura visual	Enxaqueca
AVE	Único de início agudo	Dias	Diplopia, disartria, disfagia, paresia ou parestesia	HAS, DM, tabagismo e doença vascular
AIT	Recorrente	Minutos a horas		HAS, DM, tabagismo e doença vascular
Esclerose múltipla	Recorrente	Dias	Outros sintomas neurológicos de acordo com a localização da desmielinização	

AIT = ataque isquêmico transitório; AVE = acidente vascular encefálico; DM = diabetes melito; HAS = hipertensão arterial sistêmica.

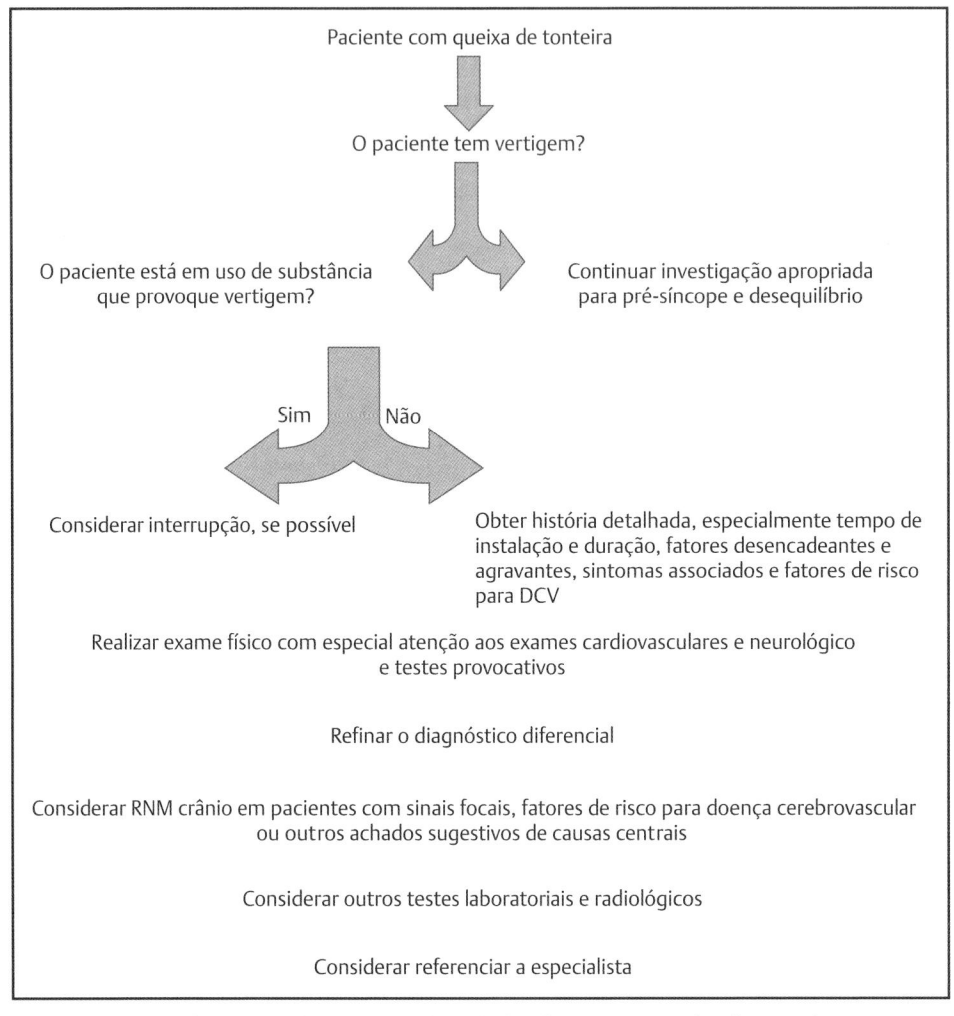

```
┌─────────────────────────────────────────────────────────────────────────────┐
│                        Paciente com queixa de tonteira                      │
│                                      ↓                                      │
│                            O paciente tem vertigem?                         │
│                                     ↙ ↘                                     │
│    O paciente está em uso de substância      Continuar investigação apropriada│
│         que provoque vertigem?                 para pré-síncope e desequilíbrio│
│                                                                             │
│                              Sim ↙   ↘ Não                                  │
│                                                                             │
│  Considerar interrupção, se possível    Obter história detalhada, especialmente tempo de│
│                                         instalação e duração, fatores desencadeantes e│
│                                         agravantes, sintomas associados e fatores de risco│
│                                         para DCV                            │
│                                                                             │
│        Realizar exame físico com especial atenção aos exames cardiovasculares e neurológico│
│                                 e testes provocativos                       │
│                                                                             │
│                         Refinar o diagnóstico diferencial                   │
│                                                                             │
│   Considerar RNM crânio em pacientes com sinais focais, fatores de risco para doença cerebrovascular│
│                     ou outros achados sugestivos de causas centrais         │
│                                                                             │
│                  Considerar outros testes laboratoriais e radiológicos      │
│                                                                             │
│                         Considerar referenciar a especialista               │
└─────────────────────────────────────────────────────────────────────────────┘
```

Fig. 30-3. Algoritmo de avaliação de vertigem. Adaptada de Labuguen RH. Initial evaluation of vertigo. Am Fam Physician 2006;73(2):244-51.

BIBLIOGRAFIA

Branch WT, Barton JJS. *Approach to the patient with dizziness.* (Acesso em 2017 jan. 14). UpToDate. Waltham, MA: UpToDate Inc. Disponível em: http://www.uptodate.com.

Furman JM, Barton JJS. Evaluation of the patient with vertigo. (Acesso em 2017 jan. 14). UpToDate. Waltham, MA: UpToDate Inc. http://www.uptodate.com.

Furman JM. Pathophysiology, etiology, and differential diagnosis of vertigo. (Acesso em 2017 jan. 14). UpToDate. Waltham, MA: UpToDate Inc. http://www.uptodate.com.

Labuguen RH. Initial evaluation of vertigo. *Am Fam Physician* 2006;73(2):244-51.

Roubach RC, Abrahão A, Caminha RC, Pinto PCC. Tonteira, vertigem e zumbido. In: Cavalcanti AH, Muxfeldt ES. *Ambulatório de clínica médica. Experiência do Hospital Universitário Clementino Fraga Filho – UFRJ.* Rio de Janeiro: Revinter; 2011. c. 20. p. 236-50.

31 Zumbido

Fernando Krebs Rodrigues ▪ *Édio Cavallaro Magalhães Júnior*

INTRODUÇÃO

O zumbido, também conhecido por *tinnitus*, é um sintoma auditivo caracterizado como uma percepção sonora na inexistência de qualquer fonte externa geradora de som. Condição presente em cerca de 17% da população mundial, está entre os três sintomas que mais incomodam o ser humano, ficando atrás apenas da dor e tontura intratáveis. Atualmente, a divisão mais utilizada para classificação do zumbido prioriza a anatomofisiologia das vias auditivas, o que guarda estrita relação com o mecanismo gerador do sintoma (Quadro 31-1).

- *Zumbido gerado pelo sistema para-auditivo:* condições nas quais a gênese do zumbido não acontece nas vias auditivas propriamente ditas e costumam ter características rítmicas, manifestando-se ocasionalmente. Incluídas neste grupo estão as alterações vasculares, que por sua vez determinam o chamado zumbido pulsátil (p. ex., neoplasias ou malformações vasculares, hum venoso*), e as alterações musculares, correspondentes às mioclonias dos músculos da orelha média (m. estapédio e m. tensor do tímpano) e do palato mole e faringe. Algumas destas condições podem expressar-se como zumbido objetivo, ou seja, que também pode ser auscultado pelo examinador. Pode-se citar, ainda, a hipertensão intracraniana benigna e a tuba auditiva patente como possíveis causas de zumbido rítmico.
- *Zumbido gerado pelo sistema auditivo:* compreende aproximadamente 80% dos casos e está relacionado com eventos anormais na cóclea **geradores** do zumbido, que são seguidos por mecanismos centrais de **detecção** (nível subcortical) e ***percepção*** (envolvimento cortical e dos sistemas límbico e nervoso autônomo). As causas mais frequentes são as otológicas, onde, na maioria dos casos, há hipoacusia concomitante, com grande importância epidemiológica para as perdas auditivas secundárias à exposição a ruído, ao envelhecimento (presbiacusia) e ao uso de agentes ototóxicos. Outras doenças otológicas menos

QUADRO 31-1 Tipos de Zumbido e suas Principais Características

Zumbido contínuo	Zumbido rítmico
Gerado pelo sistema auditivo	Origem para-auditiva
Subjetivo	Pode ser objetivo
Tipo chiado, apito ou cigarra	Pulsátil sincrônico (vascular) ou não sincrônico (mioclonias)
Se bilateral: considerar presbiacusia, ototoxicidade e outras. Se unilateral: excluir causa retrococlear Frequentemente idiopático	Frequentemente unilateral, associado a distúrbios vasculares (aterosclerose carotídea, deiscência de a. carótida interna etc.) ou mioclonias em orelha média ou palato

*O *hum* venoso pode ser causado por irregularidades da veia jugular tais como alterações anatômicas e compressão vertebral, condições como hipertensão intracraniana e estados hipercinéticos – anemia, gravidez, tireotoxicose, febre. Existe ainda o *hum* venoso idiopático.

prevalentes são Doença de Ménière, otosclerose, otites crônicas e labirintopatias. Deve-se atentar ainda para as causas cardiovasculares (segunda causa mais comum de zumbido, sendo que hipertensão arterial sistêmica é o distúrbio mais encontrado), metabólicas (dislipidemias, alterações tireoidianas, gravidez/menopausa, hipozincinemia), neurológicas (TCE, AVE, tumores do ângulo pontocerebelar, shcwannoma vestibular, esclerose múltipla), farmacológicas e odontogênicas (disfunção temporomandibular). Cabe ressaltar que há medicações que podem causar lesão irreversível na cóclea – ototoxicidade – e outras nas quais o zumbido pode ser apenas um efeito colateral reversível após suspensão do uso. Nestes casos citados o zumbido é subjetivo, ou seja, apenas o paciente o detecta e relata.

ABORDAGEM INICIAL AO PACIENTE

A obtenção de uma história clínica completa e o fortalecimento da relação médico-paciente é fundamental na avaliação do paciente com zumbido, tanto do ponto de vista da melhor acurácia diagnóstica quanto com relação ao sucesso do manejo/tratamento da condição. Deve-se procurar definir as características do zumbido: se contínuo ou rítmico (intermitente); se pulsátil ou não; se uni ou bilateral; sua relação com a mastigação, respiração ou batimentos cardíacos; se é tipo "chiado", "apito", "cigarra", dentre outros. Além disso, é necessário investigar sobre o início do zumbido e possíveis fatores relacionados, dando ênfase aos sintomas cocleovestibulares como hipoacusia, plenitude auricular, vertigem e otalgia. A pesquisa de fatores desencadeantes também é importante, com destaque para a piora com o consumo de cafeína, álcool, tabaco ou jejum prolongado. Na história patológica pregressa, questionar sobre o uso de medicações regulares ou que porventura tenham sido iniciadas próximo ao período de início da percepção do zumbido, internações e cirurgias prévias, trauma cranioencefálico e exposição a ruídos (seja esta contínua ou em um evento abrupto e intenso). Pesquisa ativa sobre cervicalgia, cefaleia, disfunção temporomandibular e bruxismo deve ser feita. Por fim, é muito comum que o paciente com zumbido apresente algum transtorno emocional ou psiquiátrico, seja ele decorrente do zumbido ou então exacerbado pelo mesmo. Investigar tais condições, questionar o paciente quanto aos seus medos e anseios e tentar quantificar o grau de comprometimento nas atividades diárias e no sono fazem parte do protocolo de avaliação ao paciente com zumbido.

O exame físico inicial deve englobar exame otorrinolaringológico completo, com destaque para otoscopia minuciosa, avaliação otoneurológica e acumetria (testes com o diapasão) buscando o diagnóstico diferencial ambulatorial de condições associadas (como impactação de cerúmen, otite média com efusão e labirintopatias). Avaliação de cavidade oral e articulações temporomandibulares também são de grande importância. Além disso, não se esquecer do exame detalhado dos pares cranianos e da ausculta do meato acústico externo, das regiões pré e pós-auriculares e da região cervical, em busca de causas de zumbido objetivo.

Sempre devem ser realizadas audiometria tonal e vocal e imitanciometria, mesmo para pacientes que refiram audição normal. Para estes, inclusive, é interessante a pesquisa de emissões otoacústicas transientes e produto de distorção ("teste da orelhinha"). Avaliação laboratorial semelhante à realizada em protocolos de perda auditiva neurossensorial e tontura é realizada pelo ambulatório de otorrinolaringologia, incluindo: hemograma, perfil lipídico, glicemia de jejum, hemoglobina glicosilada, dosagens de sódio, potássio, cálcio e zinco, velocidade de hemossedimentação, hormônios tireoidianos e pesquisa de sífilis. A depender dos resultados, pode-se lançar mão de outros exames, como curva glicoinsulinêmica e outros.

Outros exames como BERA/PEATE (Potencial Evocado Auditivo de Tronco Encefálico), vectoeletronistagmografia e exames de imagem – destaque para a tomografia computadorizada e ressonância magnética – devem ter indicação clínica bem fundamentada. Neste contexto, merece grande destaque a avaliação do zumbido contínuo (não rítmico) unilateral. Tal sintoma, quando se apresenta, deve ser conduzido de forma a excluirmos uma possível lesão retroclear (como o schwannoma vestibular no meato acústico interno ou meningeoma do ângulo pontocerebelar), seja este zumbido associado ou não à perda auditiva.

ABORDAGEM TERAPÊUTICA

De uma forma geral, os pacientes portadores de zumbido rítmico, correspondentes àqueles cuja etiologia está localizada no sistema para-auditivo, têm maior chance de apresentarem causas identificáveis e tratáveis de forma específica. Por outro lado, quando se trata de zumbido com origem no sistema auditivo neurossensorial, o prognóstico de tratamento da doença de base pode ser pior, e temos na orientação e habituação ao sintoma o foco principal da abordagem. Assim, desde a primeira consulta, independente da etiologia do zumbido, convém destacar uma série de orientações ao paciente:

- Explicar a provável benignidade do zumbido.
- Ressaltar a retroalimentação positiva que o estado emocional e a ansiedade têm sobre ele e, se necessário, orientar que busque auxílio para relaxamento e saúde mental.
- Orientações dietéticas: restringir consumo de cafeína, álcool e tabaco, além de evitar jejum prolongado e regime dietético abusivo.
- Evitar ambientes com alta exposição a ruídos intensos, bem como aqueles com silêncio absoluto.
- Orientação quanto ao confortável enriquecimento sonoro caseiro, principalmente nos casos de comprometimento do sono pelo zumbido (p. ex., uso de fontes de água, ruído branco de rádio ou TV, CDs/DVDs de sons da natureza etc.).
- Ficar atento ao uso de agentes ototóxicos e evitar medicações que tenham sido iniciadas em período próximo ao surgimento do zumbido. Salicilatos, eritromicina e diuréticos de alça (furosemida) merecem destaque neste grupo.

A terapia de retreinamento do zumbido (*tinnitus retraining therapy [TRT]*) é uma modalidade cujo objetivo é enfraquecer as alças de ativação do sistema límbico e do sistema nervoso autônomo, de modo a utilizar a plasticidade neuronal para que o indivíduo passe a não mais perceber e se incomodar com o sinal do zumbido. Dessa forma, não trata a origem do zumbido, mas permite, de certa forma, a habituação a ele. O processo envolve duas fases, que são (1) a orientação do paciente mediante aconselhamento terapêutico (fase que visa a diminuir/abolir as reações negativas do indivíduo ao zumbido) e (2) o enriquecimento sonoro, momento no qual o indivíduo passa a deixar de perceber o zumbido. A taxa de sucesso é relativamente alta (cerca de 60-80% nos grandes centros de tratamento de zumbido) e o tempo médio para habituação completa do paciente gira em torno de 12-18 meses. Por fim, vale afirmar que a TRT deve ser realizada apenas nos casos em que a investigação otorrinolaringológica já afastou outras possibilidades de tratamento mais dirigido à causa do problema.

Amplificação sonora individual, por meio de próteses auditivas (aparelhos de amplificação sonora individual [AASI]), é parte fundamental do tratamento, quando diagnosticada perda auditiva associada ao zumbido.

Biofeedback e terapia cognitivo-comportamental também têm assumido importância em alguns casos específicos.

O tratamento medicamentoso inespecífico para o controle do zumbido envolve diversas classes de drogas, devendo ser individualizado. Destaque para os seguintes:

- Extrato de *Ginkgo biloba* 761 (EGb 761).
- Relaxantes musculares centrais (ciclobenzaprina).

- Indutores do sono (zolpiden).
- Benzodiazepínicos (clonazepam, alprazolam).
- Antidepressivos (preferência atual para os inibidores seletivos de recaptação de serotonina).
- Anticonvulsivantes (gabapentina).
- Betaistina (principalmente se o zumbido for associado à síndrome ou doença de Ménière).
- Vitaminas e complexos minerais (a reposição de zinco pode ser uma estratégia nos casos em que haja hipozincinemia, principalmente para pacientes idosos e com hipoacusia).

CONCLUSÃO

Em razão da altíssima prevalência do zumbido, este deve ser encarado pelo médico com enorme seriedade e paciência. Muitas vezes, o perfil do paciente que se apresenta com zumbido corresponde a um indivíduo poliqueixoso, que não suporta mais conviver com o problema, além de ser difícil mensurar a intensidade do sintoma e correlacioná-lo com a infinidade de etiologias possíveis. Entretanto, sabe-se que cerca de 75% dos pacientes tratados corretamente apresentam algum grau de melhora, fato este maximizado quando há plena integração entre clínico geral, otorrinolaringologista e demais especialidades médicas e profissionais de saúde que atuem na área.

BIBLIOGRAFIA

Blakley BW. Tinnitus treatment trends. *Otol Neurotol* 2016;37(7): 991-5.
Henry JA. "Measurement" of tinnitus. *Otol Neurotol* 2016;37(8):e276-85.
Hoare DJ, Kowalkowski VL, Kang S, Hall DA. Systematic review and meta-analyses of randomized controlled trials examining tinnitus management. *Laryngoscope* 2011;121:1555-64.
Sajisevi M, Weissman JL, Kaylie DM. What is the role of imaging in tinnitus? *Laryngoscope* 2014;124:583-4.
Bento RF (ed.). *Tratado de otologia*. São Paulo: Editora da Universidade de São Paulo, Fundação de Otorrinolaringologia – FAPESP; 1998. cap. 9.
Neto SC. *Tratado de otorrinolaringologia*, 2.ed. São Paulo: Roca; 2011. vol II. caps. 37 e 38.

32 Tosse

Isabela Brito da Costa Shinagawa ▪ *Neio Boéchat*

"The gold standard for assessing the accuracy of diagnosis and the effectiveness of the physician's management of a patient's cough is the response to specific treatment."

DEFINIÇÃO

Tosse (*s.f.* séc. XIII; do latim *tussis,-is*): expiração brusca e barulhenta, involuntária ou voluntária, de ar contido nos pulmões. É manifestação comum de inúmeras doenças e condições clínicas diversas, não constituindo, *per se*, uma entidade nosológica. De fato, a tosse pode ser considerada tanto um importante mecanismo de defesa quanto um sintoma. Consiste em três fases: inspiratória, compressiva e expiratória, seguidas de um estado de relaxamento. O mecanismo da tosse requer a ativação de um complexo arco reflexo iniciado pela estimulação química ou mecânica de receptores intratorácicos (presentes, sobretudo, nas vias aéreas, mas também em pleura, pericárdio, esôfago e diafragma) e de receptores extratorácicos (localizados principalmente em nasofaringe, canal auditivo e seio maxilar). A acumulação de muco e a ação de agentes que modificam "fatores mucociliares" (produção, volume e consistência do muco e atividade ciliar) favorecem o surgimento e a manutenção da tosse.

EPIDEMIOLOGIA

A tosse é, certamente, uma das queixas clínicas mais comuns. No hemisfério norte é o sintoma mais frequentemente associado à procura de assistência médica. Um abrangente inquérito europeu indicou que a prevalência da tosse em adultos jovens é da ordem de 36%. No Brasil, são escassos os dados sobre a prevalência da tosse em adultos, entretanto, estima-se que esteja presente entre as queixas clínicas em cerca de 10% de todas as consultas médicas.

CLASSIFICAÇÃO

Diversas são as classificações possíveis da tosse. Entretanto, para fins práticos, objetivando traçar estratégias diagnósticas voltadas para o tratamento específico da condição clínica ou nosológica subjacente, classifica-se a tosse, habitualmente, em três categorias:

1. **Aguda:** persistente por até 3 semanas.
2. **Subaguda:** persistente entre 3 e 8 semanas.
3. **Crônica:** persistente por mais de 8 semanas.

Independentemente da categorização em aguda, subaguda ou crônica, na maioria das ocasiões, a etiologia da tosse é facilmente identificável a partir da análise do contexto clínico, com auxílio ou não de exames complementares simples. Assim, entende-se que a investigação da tosse associada a rinofaringites, pneumonias, tuberculose, doença pulmonar obstrutiva crônica (DPOC), agudização infecciosa da DPOC, asma ou câncer de pulmão é relativamente fácil e eficiente.

CATEGORIAS, CARACTERÍSTICAS CLÍNICAS E ESTRATÉGIAS PARA O DIAGNÓSTICO E TRATAMENTO

Tosse Aguda

Comumente transitória, por definição restrita a 3 semanas, tem impacto clínico limitado. **Ocasionalmente pode estar associada a condições sérias** e potencialmente letais como o tromboembolismo pulmonar, o edema agudo de pulmão e pneumonias graves. A partir dos achados de uma anamnese cuidadosa e de um exame clínico detalhado, a etapa mais importante da investigação consiste em estabelecer se a tosse é o reflexo de uma condição clínica grave ou a manifestação de um evento de gravidade limitada.

As etiologias mais frequentes são as infecções do trato respiratório superior e inferior, incluindo causas virais e bacterianas como resfriado comum, rinossinusite aguda (sendo a origem viral 20 vezes mais frequente que a bacteriana), gripe, traqueobronquites agudas, pneumonias e as exacerbações de doenças previamente existentes, como asma, síndrome da tosse das vias aéreas superiores (STVAS, anteriormente denominada síndrome do gotejamento nasal posterior - *postnasal drip syndrome*) e DPOC.

O tratamento da exacerbação infecciosa da DPOC compreende o uso de broncodilatadores, corticosteroides, oxigênio e antibióticos. A rinossinusite bacteriana ocorre como complicação em 1-5% das infecções virais das vias aéreas superiores. Deve-se, ainda, investigar de modo sistemático tanto a exposição a agentes irritantes e alérgenos (fumaças, vapores, solventes, tintas, poeiras, dentre outros) quanto o uso de fármacos, em especial os sabidamente causadores de tosse. Neste grupo, destacam-se os inibidores da enzima conversora da angiotensina (IECA) que estão associados ao surgimento de tosse seca em até 20% dos pacientes, sobretudo durante as três primeiras semanas de tratamento e os β-bloqueadores que estão implicados no agravamento da obstrução das vias aéreas de pacientes com asma ou DPOC. A interrupção da exposição ao agente irritante ambiental ou farmacológico eventualmente identificado é crucial para o controle da tosse nesses casos.

A interrupção do uso do fármaco suspeito é recomendada independentemente da inexistência de relação temporal entre o início da medicação e o surgimento da tosse. A melhora costuma ocorrer em alguns dias ou semanas, mas no caso dos IECA a tosse pode persistir por meses.

A tosse aguda provocada pelo resfriado comum, apesar de autolimitada, pode ser tratada por *rinsage* das narinas e faringe e pela associação de anti-histamínicos de primeira geração a descongestionante nasal. O uso de anti-inflamatório não esteroide, como o naproxeno, se mostrou benéfico em casos selecionados. Algumas etiologias infecciosas são infrequentes ou de difícil reconhecimento imediato (*Bordetella pertussis*, *Chlamydia* TWAR), entretanto, devem ser consideradas, uma vez que pode ocorrer resposta favorável à antibioticoterapia precoce ou pelo menos uma diminuição do contágio. Importante lembrar que a principal estratégia de detecção da tuberculose (TB), doença de alta prevalência em nosso país, é a identificação de bacilíferos entre os maiores de 15 anos que procuram os serviços de saúde por qualquer motivo e apresentam queixas de tosse e expectoração por 3 semanas ou mais. A TB sempre deve ser considerada nos casos de tosse persistente mesmo na ausência de expectoração.

Tosse Subaguda

A causa mais comum de tosse subaguda é conhecida sob a denominação de **"tosse pós-infecciosa"**. Apesar de sua fisiopatologia não estar claramente estabelecida, acredita-se que ocorra em razão da perda da integridade e da inflamação do epitélio respiratório associadas à hiper-reatividade transitória das vias aéreas superiores e inferiores. A primeira etapa diagnóstica da tosse subaguda consiste em investigar se a tosse que persistir por mais de 3 semanas, entretanto, não mais que 8 semanas, e é subsequente a um episódio de infecção respiratória recente. Naturalmente, também neste contexto, outras causas óbvias ou imediatamente identificáveis de tosse devem ser afastadas. A radiografia de tórax apresenta-se normal e, em geral, a tosse pós-infecciosa tem resolução espontânea sem necessidade de tratamento. Contudo, quando a tosse é frequente, persistente, irritante, muito desconfortável ou interfere significativamente com a qualidade de vida, agentes anticolinérgicos, como o brometo de ipratrópio por via inalatória costumam ser úteis no controle sintomático. Caso não haja resposta adequada aos anticolinérgicos, o uso de corticosteroide inalatório pode ser eficaz. O uso de corticosteroides sistêmicos (prednisona 40 mg/dia, por 5 a 7 dias) e antitussígenos de ação central, como sulfato de codeína, devem ser reservados para casos especiais. Do ponto de vista prático, se a tosse subaguda não parece ser de natureza pós-infecciosa, deverá ser investigada e tratada como tosse crônica.

Merece especial atenção a tosse pós-infecciosa associada ao cocobacilo Gram-negativo altamente infeccioso *Bordetella pertusis,* agente da coqueluche. Desde o início da vacinação DTP, nos anos 1940-50, o número de casos de coqueluche diminuiu muitíssimo e abruptamente em todo mundo. Entretanto, nos últimos anos parece ter ocorrido um importante excesso de casos em diversos países, inclusive no Brasil, onde cerca de 95% das crianças em idade pré-escolar são vacinadas. Esta cobertura é bem menor entre os adultos, uma vez que nem sempre recebem a vacina combinada antitétano e antipertussis. Ademais, a "vacina wP" clássica confere proteção por aproximadamente 10 anos, enquanto a "vacina aP" (recomendada para maiores de 7 anos), empregada majoritariamente na última década, protege por menor extensão de tempo. Mesmo o adoecimento é incapaz de garantir imunidade perene (ver Capítulo Vacinação em Adultos e Idosos). Estes fatos, associados à popularização do diagnóstico molecular (testes PCR) podem explicar a "re-emergência" da coqueluche nos adultos em algumas regiões do mundo. Caracteristicamente, a doença inicia-se por uma "fase catarral" (até 2 semanas) com intensa rinorreia, conjuntivite, mal-estar, febre baixa e tosse. A seguir instala-se a "fase paroxística" (1-6 semanas), com acessos de tosse (tosse quintosa) que podem terminar com um "guinchado" resultante da inspiração rápida contra a glote fechada. Ânsia de vômito e vômitos após os acessos de tosse são típicos (tosse emetizante). Finalmente, na fase de convalescência, que pode durar algumas semanas ou meses, há redução da frequência e intensidade dos paroxismos. Neste contexto, o diagnóstico é sugerido por imunossorologia e pode ser confirmado por PCR ou isolamento da bactéria na cultura do aspirado ou *swab* nasofaríngeo. O tratamento (eritromicina ou azitromicina, por 5 dias) quando instituído na fase inicial, pode favorecer o controle sintomático e diminuir o período de transmissão da infecção. Entretanto, o diagnóstico precoce não é simples, especialmente entre fumantes ou alérgicos, que costumam ter histórico de tosse crônica. A antibioticoterapia iniciada na fase paroxística ou de convalescência geralmente é ineficaz.

Tosse Crônica

Apesar de ser frequentemente considerada um problema clínico menor e trivial, a tosse crônica constitui uma das causas médicas mais frequentes de deterioração da qualidade de vida, interferindo diretamente com aspectos físicos, psicológicos e sociais do cotidiano. Os pacientes com tosse crônica comumente queixam-se de dor torácica musculoesquelética, distúrbios do sono e rouquidão. Sintomas mais sérios, como perda da consciência, incontinência urinária e vômitos felizmente são menos comuns. Dentre os impactos psicológicos, identificam-se tendências à depressão e ansiedade, não raro em razão da preocupação com a possibilidade de um diagnóstico etiológico grave ou estigmatizante, como câncer ou tuberculose.

Tanto em fumantes quanto não fumantes algumas características constituem "sinais de alerta" (*red flag symptoms*) e exigem investigação imediata: expectoração copiosa (sugerindo bronquiectasia); febre, sudorese, emagrecimento, hemoptoicos/hemoptise (indicando tuberculose, linfomas ou carcinoma broncogênico) e dispneia progressiva, aos pequenos esforços ou em repouso (sugerindo insuficiência cardíaca, exacerbação da DPOC, doença pulmonar intersticial ou outras cursando com inflamação, reparo e fibrose). A interrupção do tabagismo é essencial ao controle da tosse nos fumantes. O esclarecimento da origem e a resolução da tosse crônica constituem uma questão mais complexa que a elucidação e o controle da tosse aguda e subaguda, comportando um amplo espectro de diagnósticos diferenciais. Frequentemente, a tosse crônica associa-se a mais de uma condição causal. A anamnese, não raro, falha em oferecer indícios para a identificação do evento iniciador ou sua etiologia. Na maioria dos casos, a semiologia da tosse (e da expectoração quando presente) oferece baixa sensibilidade e especificidade diagnósticas. Entretanto, uma abordagem sistemática favorece o diagnóstico objetivo e o sucesso terapêutico. O ponto de partida desta abordagem é a anamnese detalhada, o exame físico completo e a radiografia do tórax.

Os **estudos epidemiológicos da tosse crônica excluem,** *a priori,* **tabagistas e pacientes com causas óbvias**, imediatamente identificáveis após uma avaliação diagnóstica rotineira inicial. Portanto, condições frequentemente associadas à tosse crônica, como o tabagismo, a DPOC, a TB, a insuficiência cardíaca e o uso de IECA não são habitualmente listados entre as etiologias típicas desta categoria. Contudo, é importante ressaltar que a DPOC sob a forma de bronquite crônica tem marcadores diagnósticos eminentemente clínicos, nomeadamente a tosse e a expectoração. A modificação do padrão destes marcadores em um paciente precedentemente estável, associada ou não a outros indícios de deterioração clínica (p. ex., o advento ou agravamento da dispneia), conhecida, genericamente, como exacerbação da DPOC, exige investigação causal. A infecção respiratória, a doença do refluxo gastroesofágico (DRGE), o surgimento ou incremento da inflamação e da hiper-reatividade brônquica, a STVAS, a reação a fármacos, o câncer ou mesmo uma combinação destes fatores estão entre as causas mais comuns da exacerbação da DPOC. De modo similar, a bronquiectasia - que tem igualmente na tosse crônica e produtiva sua manifestação clínica fundamental - caracteriza-se pela alternância de períodos de acalmia e exacerbação, estes últimos geralmente associados à ocorrência de infecções.

Classicamente, considera-se que em indivíduos não fumantes, imunocompetentes, não tratados com IECA e com radiografia de tórax normal, a tosse seja em 90% dos casos consequente a uma ou mais condições constitutivas da denominada "**tríade patogênica da tosse crônica**".

1. STVAS/rinossinusites.
2. Asma.
3. DRGE.

Admite-se hoje a **STVAS** como a principal causa de tosse crônica. Nos pacientes que apresentam a STVAS, os sintomas de rinossinusite como rinorreia, espirros, obstrução nasal, dor facial e gotejamento nasal posterior estão presentes em grande parte dos casos. Contudo, mesmo na ausência de tais sintomas, pode-se tentar o tratamento empírico da STVAS, sendo a resposta terapêutica adequada o fator determinante da confirmação diagnóstica (ver Capítulo Rinossinusites Agudas, p. 386).

A **asma** é a segunda causa mais comum de tosse crônica em adultos. Antes do início do tratamento é desejável a realização da espirometria. O tratamento, ou o tratamento de prova, pode ser iniciado com broncodilatador e corticosteroide inalatório em baixa dose e, posteriormente, ajustado. A tosse crônica pode ser a única expressão da asma, assim denominada **tosse variante da asma** (**TVA**). A presença de rinite e/ou dermatite atópica, de tosse ou outras manifestações episódicas precipitadas por exercício, frio, exposição a alérgenos, ansiedade, medo, além de história familiar de asma favorecem o diagnóstico. A prova de função pulmonar e o exame físico podem ser normais nos casos de TVA, sendo muitas vezes necessária a realização do teste de broncoprovocação com metacolina. Entretanto, a confirmação diagnóstica da origem da tosse como TVA depende da resolução da tosse após terapia adequada da asma. O tratamento da TVA é o mesmo da asma clássica, sendo indicados, inicialmente, broncodilatadores e corticosteroides inalatórios.

A tosse crônica causada pela **DRGE** pode ou não ser acompanhada pelos sintomas típicos como pirose e regurgitação. Pacientes não expostos a fatores irritantes, não tabagistas, não usuários de IECA, com radiografia de tórax normal e nos quais a STVAS, a asma e a bronquite eosinofílica foram descartadas preenchem o perfil clínico característico dos pacientes nos quais a tosse crônica pode ser atribuída à DRGE. Nestes casos, é indicado o tratamento empírico com medidas dietéticas e inibidores de bomba de prótons eventualmente associados a agentes pró-cinéticos. A resposta deve ser avaliada após 2 a 3 meses do início do tratamento. A falha terapêutica não representa, necessariamente, a exclusão da DRGE como etiologia da tosse, sendo útil a realização, em casos selecionados, da pHmetria gastroesofagiana de 24 horas e o ajuste fino do tratamento.

Uma etiologia menos frequente, entretanto particularmente importante, uma vez que deve ser considerada na avaliação inicial da tosse crônica, é a **bronquite eosinofílica não asmática**. Deve ser lembrada nos pacientes com radiografia de tórax e prova de função pulmonar normais e nenhum outro indício de obstrução ao fluxo aéreo ou hiper-reatividade das vias aéreas. Caracteriza-se pela infiltração eosinofílica da mucosa brônquica com enumeração diferencial de eosinófilos superior a 3% no escarro induzido ou no lavado broncoalveolar, além da resolução da tosse e eosinofilia após o tratamento com corticosteroides e/ou afastamento do paciente de eventuais fatores ambientais desencadeantes. O controle ambiental é crucial para o sucesso do tratamento. O uso de corticosteroide oral é reservado aos casos refratários aos corticosteroides inalatórios.

Outras causas menos frequentes de tosse crônica, ocasionalmente não elucidadas após uma investigação inicial, são a bronquite crônica, as bronquiectasias e a disfunção de cordas vocais (caracterizada pela adução das cordas vocais durante a inspiração ou fase precoce da expiração, geralmente associada à tosse e à DRGE). Causas ainda menos frequentes podem ser identificadas após uma investigação sistemática, extensa e detalhada. Neste contexto, a origem da tosse revela-se, não raro, associada a doenças sistêmicas, doenças do tecido conjuntivo, estados de imunodepressão, doenças imunoinflamatórias, neoplasias e doenças pulmonares intersticiais (DPIs). As dificuldades diagnósticas se apresentam, sobretudo, nas formas frustras, atípicas ou nas fases iniciais das condições clínicas supramencionadas. As DPIs podem ser consequentes a causas conhecidas (fármacos; doenças do tecido conjuntivo e imunoinflamatórias) e desconhecidas (doenças granulomatosas como a sarcoidose e outras formas de DPI, como a linfangioleiomiomatose [LAM] e a *Pulmonary Langerhans'cell histiocytosis* [PLCH], além das denominadas pneumonias intersticiais idiopáticas [PIIs], que incluem tanto a fibrose pulmonar idiopática [FPI] quanto outras formas mais raras de PIIs).

Apesar de a tosse crônica poder apresentar-se como sintoma único e da reconhecida limitação da anamnese e do exame clínico na elucidação da sua etiologia deve-se ressaltar que em pelo menos metade dos casos de tosse crônica, sinais e sintomas indicativos da sua origem são identificáveis a partir de uma anamnese cuidadosa e de um exame físico detalhado. Os diferentes consensos e *guidelines* sobre o problema da tosse enfatizam a necessidade de uma abordagem sistemática, lógica, algorítmica e sequencial para a identificação de suas causas e seu efetivo tratamento. Entretanto, a tosse pode constituir um verdadeiro *puzzle*, um desafio diagnóstico ao internista e mesmo ao especialista. Geralmente, este desafio se apresenta em pacientes previamente saudáveis, imunocompetentes, com história clínica negativa para causas comuns de tosse crônica, radiografia torácica normal ou com alterações mínimas e insignificantes. De fato, uma parcela expressiva destes casos mais difíceis permanece sem etiologia definida apesar de uma ampla e sistemática avaliação diagnóstica, configurando a categoria denominada "**tosse crônica inexplicada**". Nestes pacientes, o diagnóstico de tosse psicogênica deve ser considerado quando a investigação de causas torácicas e extratorácicas forem inconclusivas e o tratamento empírico resultar ineficaz. Recentemente, a partir da observação dos registros de clínicas especializadas, foi possível identificar um perfil clínico e demográfico típico dos pacientes com "tosse crônica de difícil esclarecimento ou inexplicada". Uma nova condição clínica (*cough hypersensitivity disease*) caracterizada por um estado intrínseco de hipersensibilidade à tosse foi proposta como causa de tosse crônica. Em determinados casos de "tosse crônica inexplicada", intervenções não farmacológicas implementadas por equipes multidisciplinares ou farmacológicas não convencionais, como o uso judicioso da gabapentina, parecem favorecer o controle sintomático e resultar em melhoria da qualidade de vida. Todavia, é importante ressaltar que, essencialmente, o tratamento deve ser orientado para a causa da tosse.

Os antitussígenos têm **resultado limitado** ou mesmo nenhum resultado no tratamento da **tosse crônica**, sendo a eventual melhoria de alguns pacientes atribuída a efeito placebo. De fato, a maioria dos medicamentos disponíveis sob a denominação de antitussígenos não apresenta efeito clínico relevante ou comprovado. Sua utilização é reservada para casos selecionados, **por períodos limitados**, no interesse de favorecer o conforto dos pacientes com tosse tanto de origem conhecida (simultânea ao tratamento etiológico) quanto desconhecida e, sobretudo, nos casos em que a tosse poderia representar risco adicional significativo (como na hipertensão intracraniana e nos pós-operatórios de neurocirurgia, cirurgia torácica ou abdominal, por exemplo).

Os antitussígenos mais utilizados são classificados em não narcóticos (dextrometorfano [adultos: 15-30 mg a cada 4 ou 6 horas]; levodropropizina [adultos: 60 mg até de 8/8 horas] e brometo de ipratrópio [usado por via inalatória 3 ou 4 vezes/dia]) e narcóticos (como a codeína [adultos: 10-30 mg até de 6/6 horas]). Estas considerações sobre a posologia dos antitussígenos referem-se apenas aos adultos. Cuidados e restrições específicas aplicam-se ao seu uso em mulheres em idade fértil, em crianças e à presença de comorbidades. A Associação Americana de Pediatria, por exemplo, adverte que o dextrometorfano e a codeína não devem ser usados no controle sintomático da tosse em crianças. Finalmente, deve-se ressaltar que os pacientes com tosse persistente sem causas óbvias, imediatamente identificáveis nos quais a investigação diagnóstica subsequente mais ampla foi igualmente inconclusiva ou a resposta terapêutica específica ou empírica para as causas mais comuns de tosse crônica (STVAS, asma, TVA, DRGE) foi negativa devem ser encaminhados ao especialista. Na clínica especializada a estratégia diagnóstica poderá exigir, conforme a complexidade de cada caso e a disponibilidade de recursos, a implementação, de forma lógica e escalonada, de diferentes testes complementares, como: exames de imagem (tomografia computadorizada do tórax e dos seios paranasais); mensurações seriadas do pico de fluxo expiratório (*peak-flow meter*) como complemento à espirometria (pois em asmáticos medidas isoladas do fluxo expiratório podem ser repetidamente normais); testes de função pulmonar (incluindo ou não provas broncodilatadoras, de broncoprovocação, ergoespirometria ou difusão do monóxido de carbono [DLCO]); análise de citopatologia, citologia e de indicadores inflamatórios em material oriundo da expectoração espontânea ou induzida; endoscopia digestiva alta (associada ou não à esofagomanometria e/ou pHmetria [isolada ou de 24h]); endoscopia respiratória (incluindo ou não fibroscopia nasolaríngea, análise celular e molecular do líquido da lavagem broncoalveolar [LBA] ou biópsias); determinação das concentrações de pepsina e sais biliares no líquido da LBA; monitoração da frequência e intensidade da tosse no período diurno e/ou noturno (via dispositivos de gravação com ou sem a alocação de um acelerômetro na fossa supraesternal); testes padronizados de provocação do reflexo da tosse (via inalação ou aerossolização de agentes tussígenos ácidos ou não ácidos, [*inhalation cough challenge testing*]) e determinação da fração expirada do óxido nítrico (FeNO) medida no ar exalado (que permite inferir o grau de inflamação presente nas vias aéreas, sendo um complemento aos testes de função pulmonar, uma vez que estes, quando normais, não excluem a presença de inflamação).

CONCLUSÃO

Diante do exposto, percebe-se que muitas vezes o manejo da tosse, sintoma tão comum no ambulatório de clínica médica, é um desafio. As principais causas de tosse aguda e subaguda são benignas e o sintoma autolimitado. No entanto, deve-se ficar atento para excluir etiologias potencialmente graves. Pacientes não tabagistas, com radiografia de tórax normal, não usuários de IECA e que se apresentam com tosse por mais de 8 semanas devem ser avaliados quanto à presença de uma das integrantes da "tríade patogênica da tosse crônica" (STVAS, asma e DRGE), sendo o tratamento empírico indicado em uma parcela importante dos casos. A persistência do sintoma mesmo com tratamento empírico otimizado, torna necessária a realização de exames específicos, sendo o encaminhamento para o especialista indicado (Fig. 32-1).

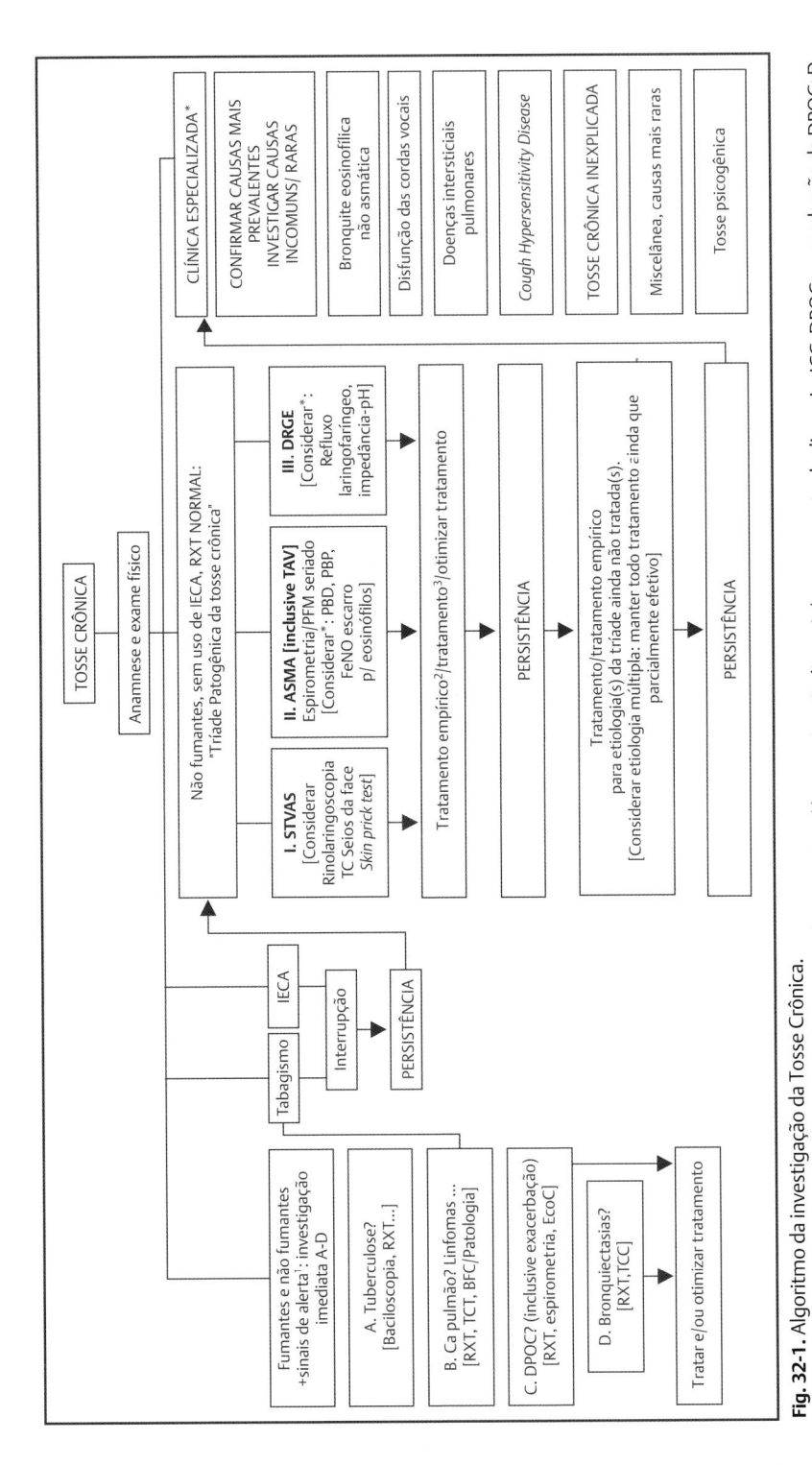

Fig. 32-1. Algoritmo da investigação da Tosse Crônica.
1. Sinais de alerta (A-B: febre, sudorese, emagrecimento, hemoptóicos/hemoptise; C- dispneia/agravamento da dispneia: ICC, DPOC, exacerbação da DPOC; D- expectoração copiosa). 2. Tratamento empírico inicial (preferencial ao) 3. Tratamento após testes de confirmação diagnóstica.
*Exames complementares de confirmação ou investigação realizados na Clínica Especializada.
TAV, tosse variante da asma; PFM, *peak flow meter*; PBD, prova broncodilatadora, PBP, prova broncoprivocativa, FeNO, fração expirada do óxido nítrico

BIBLIOGRAFIA

II Diretrizes Brasileiras no manejo da tosse crônica. *J Bras Pneumol* 2006;32(Suppl 6):403S-46S.

Barraclough K. Chronic cough in adults. *BMJ* 2009;338:b1218.

Birring SS. Controversies in the evaluation and management of chronic cough. *Am J Respir Crit Care Med* 2011;183(6):708-15.

Braman SS. Postinfectious cough: ACCP evidence-based clinical practice guidelines. *Chest* 2006;129:(Suppl 1):138S-46S.

Clark TA. Changing pertussis epidemiology: everything old is new again. *J Infect Dis* 2014;209:978-81.

Deconinck B, Verschakelen J, Coolen J et al. Diagnostic workup for diffuse parenchymal lung disease: schematic flowchart, literature review, and pitfalls. *Lung* 2013;191:19-25.

Dicpinigaitis PV, Morice AH, Birring SS et al. Antitussive drugs - past, present, and future. *Pharmacol Rev* 2014;26:66(2)468-512.

Gbison P, Wang G, McGarvey L et al. Treatment of unexplained chronic cough: Chest Guideline and expert panel report. *Chest* 2016;149:27-44.

Houaiss A. *Dicionário Houaiss da Língua Portuguesa.* Rio de Janeiro: Ed. Objetiva; 2001.

Irwin RS, Baumann MH, Bolser DC et al. Diagnosis and management of cough executive summary: ACCP evidence-based clinical practice guidelines. *Chest* 2006;129(Suppl 1):1S-23S.

Irwin RS, Corrao WM, Pratter MR. Chronic persistent cough in the adult: the spectrum and frequency of causes and successful outcome of specific therapy. *Am Rev Respir Dis* 1981;123:413-7.

Irwin RS, French CT, Lewis S et al. Overview of the management of cough. *Chest* 2014;146(4):885-9.

Irwin RS, Madison JM. The diagnosis and treatment of cough. *N Engl J Med* 2000;343(23):1715-21.

Janson C, Chinn S, Jarvis D et al. Determinants of cough in young adults participating in the European Community Respiratory Health Survey. *Eur Respir J* 2001;18:647-54.

Morice AH. Chronic cough hypersensitivity syndrome. *Cough* 2013;39:14.

Morice AH, Fontana GA, Belvisi MG et al. ERS guidelines on the assessment of cough. *Eur Respir J* 2007;29:1256-76.

Morice AH, Jakes AD, Faruqi S et al. Chronic cough registry. A worldwide survey of chronic cough: a manifestation of enhanced somatosensory response. *Eur Respir J* 2014; 44:1149-55.

Morice AH, Fontana GA, Sovijarvi AR et al. The diagnosis and management of chronic cough: ERS Task Force. *Eur Respir J* 2004;24:481-92.

Morice AH, McGarvey L, Pavord I. BTS Guidelines. Recommendations for the management of cough in adults. *Thorax* 2006;61(Suppl 1):i1-i24.

Pratter MR. Overview of common causes of chronic cough: ACCP evidence-based clinical practice guidelines. *Chest* 2006;129:(Suppl 1):59S-62S.

Pratter MR, Brightling CE, Boulet LP, Irwin RS. An empiric integrative approach to the management of cough: ACCP evidence-based clinical practice guidelines. *Chest* 2006;129(1 Suppl 1):222S-31S.

Ryan NM. A review on the efficacy and safety of gabapentin in the treatment of chronic cough. *Expert Opin Pharmacother* 2015;16:135-45.

Vertigan AE, Murad MH, Pringsheim T et al. Somatic cough syndrome (Previously referred to as psychogenic cough) and tic cough (previously referred to as habit cough) in adults and children. *Chest* 2015;148:24-31.

33 Asma Brônquica

André Leonardo Marcelino de Oliveira
Yasmin de Macedo Mallon Couto ■ *Luiz Paulo Pinheiro Loivos*

DEFINIÇÃO
A asma é uma doença heterogênea e, geralmente, caracterizada por inflamação crônica na via aérea.

É definida pela história de sintomas respiratórios como sibilos, dificuldade respiratória, dispneia e tosse que variam em intensidade ao longo do tempo em função da variação da limitação ao fluxo aéreo.

EPIDEMIOLOGIA
Asma é uma das doenças crônicas mais comuns, afetando aproximadamente 300 milhões de pessoas no mundo. Sua prevalência vem aumentando em muitos países, especialmente nas crianças.

Estima-se que a prevalência global da doença seja de 10%, mesmo valor estimado para o Brasil, de forma que se acredita que existam cerca de 20 milhões de asmáticos em nosso país.

Em 2011, pelo DATASUS houve 160.000 internações por asma no Brasil, sendo a quarta causa de hospitalização no referido ano.

Estima-se que os países desenvolvidos gastem aproximadamente 1 a 2% de todos os custos na saúde com a asma. A doença causa um impacto econômico de quase 25% da renda familiar dos pacientes de classe social baixa, sendo o custo proporcional à gravidade da doença. Os custos indiretos (dias de trabalho e escola perdidos) e diretos (atendimento no serviço de saúde e medicações) são maiores entre os pacientes com asma não controlada.

AVALIAÇÃO DIAGNÓSTICA INICIAL
História Clínica
A asma é uma doença inflamatória crônica das vias aéreas que resulta da interação entre fatores genéticos, exposição ambiental a alérgenos irritantes e outros fatores. Caracteriza-se pelo estreitamento intermitente e reversível das vias aéreas inferiores associado à hiper-responsividade destas, que ocorrem em decorrência de:

- Edema de vias aéreas.
- Remodelamento brônquico.
- Hipersecreção de muco.
- Contração exacerbada da musculatura lisa brônquica.

A doença é caracterizada por crises episódicas de chiado, sibilância, tosse noturna e dispneia.

São fatores sugestivos de asma:

- Variação sazonal.
- Crises desencadeadas por exposição a alérgenos, poluentes e exercício físico.
- Exacerbação dos sintomas à noite ou nas primeiras horas da manhã.
- História familiar de asma.
- História familiar ou pessoal de atopia.
- Melhora do quadro com medicação broncodilatadora.
- Sintomas desencadeados por ácido acetilsalicílico e betabloqueadores.

Dados clínicos que diminuem a probabilidade para diagnóstico de asma incluem:

- Tosse crônica produtiva na ausência de chiado ou dispneia.
- Exame físico pulmonar repetidamente normal mesmo na presença de crise.
- História de tabagismo importante (> 20 maços.ano).
- Insuficiência ventricular esquerda.
- Espirometria ou PFE normais, quando em crise.
- Distúrbios laríngeos (manifestados clinicamente como "voz rouca").
- Sintomas apenas na presença de resfriados comuns.

Fatores que Influenciam o Desenvolvimento e a Manifestação da Asma

Fatores Relacionados com o Hospedeiro

- *Genético:* são identificadas regiões cromossômicas relacionadas tanto com a tendência à manifestação da doença bem como à resposta terapêutica.
- *Sexo:* o sexo masculino é fator de risco para o desenvolvimento da enfermidade na infância. No entanto, a prevalência se iguala em torno dos 14 anos de idade e se inverte na idade adulta. Isto é explicado pelo fato do pulmão no sexo feminino ser maior proporcionalmente comparado ao outro sexo na idade infantil, relação esta também invertida na fase adulta.
- *Obesidade:* há indícios de que a liberação de certos mediadores como leptina aumentariam a probabilidade de manifestação da doença. Estudos revelam que a redução do IMC pode diminuir a frequência das crises bem como melhorar a resposta terapêutica global.

Fatores Ambientais

- *Alérgenos:* envolvidos tanto na manifestação como na piora da sintomatologia.
- *Infecções:* ainda não é bem definida se a hipótese de que infecções virais no início da vida poderiam de certa forma desenvolver o sistema imune, priorizando o mecanismo "não alérgico" de defesa, o que, teoricamente, reduziria o risco de asma. Infecções parasitárias em geral não protegem contra o desenvolvimento de asma, no entanto, há indícios de que infestações por ancilostomídeos o poderiam fazer.
- *Sensibilizadores ocupacionais:* em torno de 1 a cada 10 casos de asma em adultos em idade produtiva é causada por alérgenos relacionados com a atividade laborativa. Entre as atividades mais envolvidas destacam-se atividade rural, pintura (principalmente *spray*), limpeza e fabricação de plástico.
- *Poluição ambiental e doméstica:* devendo ser ressaltada a relação da exposição ao tabaco (tanto ativa como passiva) com piora e aumento da frequência das crises.
- *Dieta:* são elementos protetores quanto à manifestação da doença o aleitamento materno, a ingestão de ácido graxo insaturado ômega-3 e antioxidantes (encontrados em frutas e hortaliças).

DIAGNÓSTICO

O diagnóstico da asma deve basear-se em:

- Presença de sintomas característicos.
- Evidência de limitação variável ao fluxo aéreo.

O diagnóstico geralmente é feito pelo quadro clínico de dispneia episódica com "chiado", tosse e "aperto no peito" principalmente à noite ou nas primeiras horas da manhã. Exames complementares como espirometria e monitorização do pico de fluxo expiratório normalmente são realizados para avaliar o grau de limitação de vias aéreas, a reversibilidade e a variabilidade desta limitação, bem como podem fornecer confirmação diagnóstica. Entretanto, é importante salientar que em alguns casos a comprovação da reversibilidade da obstrução só pode ser demonstrada com o uso de corticoide oral como teste terapêutico.

O clínico deve estar atento para variantes menos comuns da doença, como a asma induzida por exercício ou a forma da doença que se manifesta apenas como tosse, principalmente noturna.

Testes Pulmonares

Espirometria

- Possui três utilidades principais: estabelecer o diagnóstico, documentar a gravidade da obstrução ao fluxo aéreo e monitorar o curso da doença e as modificações decorrentes do tratamento. É o método de escolha para demonstrar a limitação ao fluxo aéreo e sua reversibilidade após uso de droga broncodilatadora.
- A confirmação da presença de obstrução ao fluxo aéreo se faz com a identificação da redução da relação VEF1 (volume expiratório forçado no primeiro segundo)/CVF (capacidade vital forçada), que deve estar abaixo de 0,75 a 0,80% em adultos e de 0,90% em crianças.
- A presença de resposta positiva ao teste broncodilatador pode ser indicativa de asma e observa-se quando, após o uso de broncodilatador (p. ex., 200-400 µg de salbutamol), há aumento do VEF1 em 200 mL e 12% em relação à medida de VEF1 pré-broncodilatador ou 200 mL de seu valor pré-broncodilatador e 7% do valor previsto. Quanto maior e mais frequente a variação, maior é a probabilidade de asma.
- A reversibilidade também pode ser avaliada pela melhora espirométrica após semanas de uso de glicocorticoides inalatórios e/ou um ciclo de 3 a 5 dias de prednisona oral.
- Muitas vezes a espirometria não demonstra reversibilidade, especialmente nos pacientes em tratamento, devendo ser solicitada em outras ocasiões se a suspeita clínica for alta.
- Medida da responsividade da via aérea: para pacientes com função pulmonar normal e suspeita clínica de asma, a responsividade da via aérea à inalação de metacolina ou histamina pode ser uma pista para o diagnóstico. Pacientes asmáticos têm maior sensibilidade e maior grau de broncoconstrição em resposta a esses estímulos. É considerada uma resposta sugestiva uma queda de 20% do VEF1 após dose provocativa do agonista. Este método é bastante sensível para o diagnóstico de asma, porém carece de especificidade. Pacientes com rinite alérgica, fibrose cística, DPOC e bronquiectasia podem ter hiper-responsividade.
- Nos casos em que a espirometria tenha interpretação duvidosa, como a não comprovação da resposta ao uso do broncodilatador, a pletismografia se mostra uma boa opção para o diagnóstico da asma.

Monitorização do Pico de Fluxo Expiratório (PFE)
- Exame com pouca acurácia, mas útil para diagnóstico e acompanhamento dos pacientes com asma. O PFE tem as desvantagens de avaliar principalmente as grandes vias aéreas e produzir medidas de qualidade inferior às obtidas na espirometria. Além disto, seus valores variam entre os aparelhos e é esforço dependente. Por outro lado, tem a vantagem de utilizar de aparelhos mais simples, baratos e portáteis, sendo medida fácil de ser obtida "à beira do leito", permitindo maior agilidade no diagnóstico e na identificação da gravidade do quadro.
- Portanto, as funções principais do PFE são:
  A) **Auxiliar no diagnóstico de asma brônquica:** embora a espirometria seja o método diagnóstico preferido, um aumento de 60 L/min ou > 20% no PFE após broncodilatador sugere o diagnóstico de asma.
  B) **Melhorar o controle da doença, principalmente em pacientes com pouca percepção dos sintomas:** os planos de tratamento que incluem automonitoração de sintomas e do PFE melhoram o controle da doença.
  C) **Auxiliar a identificar fatores ambientais desencadeantes da asma:** para isso são necessárias várias medições do PFE, em lugares diferentes, antes e após a realização de exercício físico, ou exposição a algum fator que se suspeite ser desencadeante da asma.

Marcadores Não Invasivos de Inflamação das Vias Aéreas
Alguns marcadores de inflamação das vias aéreas têm sido estudados para o diagnóstico de asma, tais como infiltração neutrofílica ou eosinofílica do escarro induzido ou espontâneo, níveis exalados de óxido nítrico (FeNO) ou monóxido de carbono (FeCO). Nenhum destes métodos foi avaliado prospectivamente como ferramenta diagnóstica, mas seu uso potencial consiste na utilização de suas medidas como forma de aperfeiçoar o tratamento da doença.

DIAGNÓSTICO DIFERENCIAL
O clínico deve estar atento aos inúmeros diagnósticos diferenciais da asma brônquica, alguns deles específicos das diferentes faixas etárias. Estão entre os principais diagnósticos diferenciais de asma a DPOC e a disfunção de cordas vocais (Quadro 33-1).

QUADRO 33-1 Comparação entre Asma, Doença Pulmonar Obstrutiva Crônica (DPOC) e Disfunção de Cordas Vocais

Critérios	Asma	DPOC	Disfunção de cordas vocais
Idade de apresentação	Qualquer idade	Fumantes mais velhos	Adolescentes e adultos jovens
Sintomas clássicos	Chiado, dispneia, tosse que piora à noite	Dispneia aos esforços	Dispneia, estridor e aperto no peito
Relação dos sintomas no ciclo respiratório	Expiração maior que inspiração	Expiração maior que inspiração	Inspiração maior que expiração
Radiografia de tórax	Hiperinsuflação pulmonar	Hiperinsuflação e hipertransparência	Normal

(Continua)

| QUADRO 33-1 | Comparação entre Asma, Doença Pulmonar Obstrutiva Crônica (DPOC) e Disfunção de Cordas Vocais *(Continuação)* |

Critérios	Asma	DPOC	Disfunção de cordas vocais
Prova de função pulmonar	Aumento dos volumes pulmonares, obstrução reversível de vias aéreas, difusão de CO normal ou aumentada	Aumento dos volumes pulmonares, obstrução "irreversível" ou pouco reversível das vias aéreas e redução da difusão de CO	Volumes pulmonares normais, difusão normal de CO
Resposta aos corticoides	Boa	Média	Pobre
Resposta aos broncodilatadores	Boa	Média	Pobre

Adaptado das Diretrizes da Sociedade Brasileira de Pneumologia e Tisiologia para o manejo da asma, *J Bras Pneumol*. 2012, 38(Supl 1): S1-S46.

Além desses, há outros agravos que podem ser mascarados pelo diagnóstico de asma:
- "Asma cardíaca".
- Refluxo gastroesofágico.
- Embolia pulmonar.
- Obstrução intratorácica central de vias aéreas como broncolitíase, doença granulomatosa endobrônquica, tuberculose, sarcoidose, broncomalacia, corpo estranho, anel vascular, tumor, policondrite recidivante.
- Compressão extratorácica de vias aéreas como angioedema, espasmo laríngeo, artrite da articulação cricoaritenoide, aumento linfonodal, tumor, traqueomalacia, epiglotite, aumento tireoidiano.
- Fibrose cística.
- Bronquiolite obliterante.
- Bronquiectasia.
- Pneumonite por hipersensibilidade.
- Aspergilose broncopulmonar alérgica.
- Síndrome de Löffler.
- Síndrome de Churg-Strauss.

CLASSIFICAÇÃO DA ASMA

A classificação da asma é realizada em relação ao controle das limitações atuais, que deve ser avaliado em relação às últimas quatro semanas e inclui sintomas, necessidade de medicação de alívio, limitação de atividades físicas e intensidade da limitação ao fluxo aéreo. Tendo em vista esses dados, a asma deve ser classificada em três grupos: asma controlada, asma parcialmente controlada e asma não controlada (Quadro 33-2).

A classificação quanto à gravidade da asma deve ser feita após a exclusão de causas importantes de descontrole, tais como não adesão ao tratamento, uso incorreto do dispositivo inalatório e comorbidades não tratadas. A asma leve é aquela que, para ser bem controlada, necessita de baixa intensidade de tratamento (etapa 2); asma moderada é aquela que necessita de intensidade intermediária (etapa 3); e asma grave, de alta intensidade de tratamento (etapas 4 e 5).

QUADRO 33-2 | Níveis de Controle da Asma

Parâmetros	Avaliação do controle clínico atual (preferencialmente nas últimas 4 semanas)		
	Asma controlada	Asma parcialmente controlada	Asma não controlada
	Todos os parâmetros abaixo	Um ou dois dos parâmetros abaixo	Três ou mais dos parâmetros abaixo
Sintomas diurnos	Nenhum ou ≤ 2 por semana	≥ 3 por semana	
Limitação de atividades	Nenhuma ou ≤ 2 por semana	Qualquer	
Sintomas/despertares noturnos	Nenhum	Qualquer	
Necessidade de medicação de alívio	Nenhuma ou ≤ 2 por semana	≥ 3 por semana	
Função pulmonar (PFE ou VEF_1)	Normal	< 80% predito ou do melhor prévio (se conhecido)	
Avaliação dos riscos futuros (exacerbações, instabilidade, declínio acelerado da função pulmonar e efeitos adversos)			
Características que estão associadas a aumento dos riscos de eventos adversos no futuro: mau controle clínico, exacerbações frequentes no último ano, admissão prévia em UTI, baixo VEF_1, exposição à fumaça do cigarro e necessidade de usar medicação em altas dosagens.			

VEF_1 = Volume expiratório forçado no primeiro segundo; PFE = pico de fluxo expiratório.
Adaptado das Diretrizes da Sociedade Brasileira de Pneumologia e Tisiologia para o manejo da asma, *J Bras Pneumol*. 2012, 38(Supl 1): S1-S46.

TRATAMENTO

A principal meta do tratamento é a obtenção do controle das limitações clínicas atuais e redução dos riscos futuros. A redução destes inclui diminuir a instabilidade da asma, suas exacerbações, os efeitos adversos do tratamento e a perda acelerada da função pulmonar.

Uma estratégia didática e apropriada para o controle da doença é o "ABCD" da asma, que inclui:

1. **A**bordar os fatores desencadeantes e agravantes e orientar como evitá-los.
2. **B**uscar medicamentos apropriados e com técnica adequada.
3. **C**olocar em prática um plano de ação, aprendendo a monitorar o controle da asma (Quadro 33-3).
4. **D**escrever a diferença entre medicação controladora (manutenção) e de resgate, conhecer os efeitos colaterais dos medicamentos usados e saber como minimizá-los.

Os pacientes com asma devem receber orientações sobre como eliminar ou controlar fatores desencadeantes, especialmente os domiciliares e ocupacionais.

Dentre os fatores que comprovadamente melhoram o controle da asma encontram-se evitar o tabagismo ativo e passivo, evitar medicações, alimentos e aditivos que causam sintomas e reduzir/abolir a exposição ocupacional.

O controle do ambiente em relação aos ácaros, pelos de animais domésticos, baratas, mofo, polens e poluição ambiental são estratégias válidas, mas não há benefício clínico comprovado para tais ações.

QUADRO 33-3 Exemplo de Plano de Ação para o Controle da Asma

Nome:	Idade:

Seu tratamento de uso contínuo – use diariamente:
Antes do exercício use:

QUANDO AUMENTAR MEU TRATAMENTO
Avalie o nível de controle da sua asma

Na semana passada você teve:
- Sintomas diurnos mais do que duas vezes? Sim Não
- Atividade ou exercício limitado pela asma? Sim Não
- Acordou à noite com sintomas? Sim Não
- Precisou usar medicação de resgate mais do que duas vezes? Sim Não
- Se você está monitorando o seu PFE, ele está menor do que____ Sim Não

Se você respondeu SIM a três ou mais dessas perguntas, sua asma pode não estar controlada e você pode ter que aumentar sua medicação.

COMO AUMENTAR MEU TRATAMENTO
Aumente seu tratamento conforme orientação abaixo e avalie seu controle diariamente

_____ (escreva aqui o próximo passo)

Mantenha esse tratamento por _____dias (especificar o número de dias)

QUANDO LIGAR PARA O MEU MÉDICO/CLÍNICA

Chame seu médico/clínica no telefone:_____ SE você não melhorar em _____ dias.

PROCURE UMA EMERGÊNCIA SE

- Você está com falta de ar grave, conseguindo falar apenas frases curtas OU
- Você está com falta de ar grave, e está com medo ou preocupado OU
- Se você tem que usar sua medicação de resgate ou de alívio a cada quatro horas ou menos e não estiver melhorando.

NESSE CASO

1) Inale duas a quatro doses de sua medicação _____(nome da medicação de resgate)

2) Tome ____mg de _____ (corticoide oral)

3) PROCURE AJUDA MÉDICA EM UMA EMERGÊNCIA

4) CONTINUE USANDO SUA MEDICAÇÃO DE ALÍVIO ATÉ CONSEGUIR AJUDA MÉDICA

Adaptado das Diretrizes da Sociedade Brasileira de Pneumologia e Tisiologia para o manejo da asma, *J Bras Pneumol*. 2012, 38(Supl 1): S1-S46.

Tratamento Medicamentoso

A terapia de manutenção tem por objetivo manter a doença controlada e deve ser ajustada à classificação da doença de acordo com o controle da mesma (Quadro 33-4).

Chama-se terapia de resgate ao uso de broncodilatadores de curta duração, utilizada para o alívio dos sintomas, conforme a necessidade, independentemente da etapa de tratamento.

QUADRO 33-4 Manejo da Asma com Base no Nível de Controle para Maiores de 5 anos

Nível do Controle	Ação
Controlada	Manter o tratamento e identificar a menor dose para manter o controle
Parcialmente controlada	Considerar aumentar a dose para manter o controle
Não controlada	Aumentar etapas até conseguir o controle
Exacerbação	Tratar como exacerbação

Etapas do Tratamento				
ETAPA 1	ETAPA 2	ETAPA 3	ETAPA 4	ETAPA 5
Educação e Controle Ambiental				
BD de curta ação por demanda				
Opções de medicamentos controladores para as etapas 2 a 5	Selecione uma das opções abaixo	Selecione uma das opções abaixo	Selecione uma das opções abaixo	Adicionar um ou mais em relação à etapa 4
	Dose baixa de CI	Dose baixa de CI + LABA	Dose média ou alta de CI + LABA	Corticoide oral na dose mais baixa possível
	Antileucotrienos	Dose média ou alta de CI	Dose média ou alta de CI + LABA + antileucotrienos	Tratamento com anti-IgE
		Dose baixa de CI + antileucotrienos		
		Dose baixa de CI + teofilina de liberação lenta	Dose média ou alta de CI + LABA + teofilina de liberação lenta	

BD = Broncodilatador; CI = corticoide inalatório; LABA = beta-agonista de ação prolongada.
Adaptado das Diretrizes da Sociedade Brasileira de Pneumologia e Tisiologia para o manejo da asma, *J Bras Pneumol*. 2012, 38(Supl 1): S1-S46.

Terapia de Manutenção

Deve focalizar de forma especial a redução da inflamação, sendo os corticoides inalatórios (CI) medicações de primeira linha pelo efeito anti-inflamatório das vias aéreas. A manutenção do tratamento deve variar de acordo com o nível de controle do paciente. O tratamento ideal é o que mantém o paciente controlado e estável com a menor dose de medicação possível.

Uma vez obtido o controle sintomático por um período mínimo de três meses, pode-se reduzir as etapas de tratamento, mantendo-se o acompanhamento do paciente.

Corticosteroide Inalatório (CI)

Trata-se do principal medicamento utilizado no tratamento da asma em razão de seu alto poder anti-inflamatório. O tratamento de manutenção com CI reduz a frequência e a gravidade das exacerbações, o número de hospitalizações e de atendimentos nos serviços de emergência, melhora a qualidade de vida, a função pulmonar e a hiper-responsividade brônquica e diminui a broncoconstrição induzida pelo exercício.

O controle dos sintomas e a melhora da função pulmonar podem ocorrer uma a duas semanas após o início do tratamento, enquanto que para a reversão da hiper-responsividade brônquica o paciente pode precisar de meses ou anos de tratamento.

Os efeitos colaterais sistêmicos dos CIs são habitualmente observados com utilização de doses altas por tempo prolongado e são eles: perda de massa óssea, inibição do eixo hipotálamo-hipófise-adrenal e déficit de crescimento, sem alteração da maturação da cartilagem de crescimento. Candidíase oral, disfonia e tosse crônica por irritação das vias aéreas superiores podem ser observadas com qualquer dose e são reduzidas com higiene oral após o uso.

Beta-agonistas de Ação Prolongada (LABA)
Estão disponíveis no Brasil o formoterol e o salmeterol. A associação dos LABA ao CI pode ser utilizada como terapia inicial na asma classificada como moderada ou grave. A adição do LABA ao CI reduz o tempo para obtenção do controle da doença. A monoterapia com LABA deve ser sempre evitada. Os efeitos adversos não são comuns e restringem-se aos efeitos causados pelo estímulo cardiovascular, tremores de extremidades e hipocalemia.

Inibidores de Leucotrienos
Para alguns pacientes com asma persistente, os antileucotrienos (montelucaste e zafirlucaste) podem ser úteis como medicação substitutiva aos LABAs e adicionalmente à associação entre LABA e CI.

Metilxantinas: Teofilina
A teofilina é um broncodilatador dotado de propriedades anti-inflamatórias. Deve ser utilizada apenas como medicamento adicional aos CIs, em pacientes não controlados. Vários efeitos colaterais estão relacionados com sua utilização, incluindo sintomas gastrointestinais, manifestações neurológicas, arritmias cardíacas e parada cardiorrespiratória, em geral com doses acima de 10 mg/kg/dia.

Medicamentos Anti-IgE: Omalizumab
O omalizumab é um anticorpo monoclonal recombinante humanizado específico. Sua principal característica é inibir a ligação da IgE com o seu receptor de alta afinidade. Ocasiona marcada inibição da broncoconstrição induzida por alérgenos nas fases precoce e tardia da inflamação, acarretando redução da hiper-responsividade das vias aéreas. O tratamento com a anti-IgE está indicado para pacientes com mais de 12 anos com asma alérgica de difícil controle. A dose do tratamento varia de acordo com os estudos. Parece ser seguro para o uso nos pacientes com asma de 12 a 50 anos, com um perfil favorável de efeitos adversos.

Cromoglicatos
O papel do cromoglicato de sódio no tratamento a longo prazo da asma no adulto é limitado. Sua eficácia tem sido descrita em pacientes com asma persistente leve e broncoespasmo induzido por exercício. Seus efeitos anti-inflamatórios são fracos e menores do que doses baixas de CI. Os efeitos adversos são tosse após inalação e dor de garganta.

Terapia de Resgate
Beta2-Agonistas Inalatórios de Curta Duração
São os medicamentos de escolha para alívio dos sintomas de broncoespasmo durante as exacerbações agudas de asma e como pré-tratamento do broncospasmo induzido por exercício. O aumento da necessidade de beta2-agonistas inalatórios de curta duração é um sinal

de descontrole da asma. A dificuldade na obtenção de broncodilatação sustentada após utilização dos beta2-agonistas de curta duração indica a necessidade de cursos de corticosteroides orais. Estão disponíveis o salbutamol, o fenoterol e a terbutalina. Seus principais efeitos adversos são tremores de extremidades, arritmias cardíacas e hipocalemia.

Corticoides Orais
Estão indicados no tratamento das exacerbações graves da asma. Devem ser administrados no domicílio a pacientes em tratamento com CI durante a exacerbação, no momento da alta dos serviços de emergência, e após exacerbação grave, em cursos de 5 a 10 dias, na dose média de 0,5 a 1 mg/kg/dia, com o máximo de 60 mg.

Anticolinérgicos Inalatórios
O brometo de ipratrópio pode ser usado no tratamento das exacerbações graves de asma, associado ao beta2-agonista de curta duração ou em sua substituição, no caso de efeitos adversos como taquicardia e arritmia cardíaca. Podem ser utilizados em pacientes que não suportam os tremores de extremidades causados pelos beta-agonistas. Entre os efeitos adversos dos anticolinérgicos estão incluídos secura da mucosa oral, glaucoma e retenção urinária.

Se o controle esperado não for obtido, antes de quaisquer mudanças terapêuticas devem-se considerar as causas comuns de insucesso:

- Pouca adesão do paciente ao tratamento.
- Os erros na técnica de uso dos dispositivos inalatórios.
- Presença de fatores desencadeantes e/ou agravantes tais como rinite persistente, sinusite crônica, doença do refluxo gastresofágico, exposição a alérgenos, tabagismo, e transtornos psíquicos e sociais.

Depois de considerados estes fatores e descartados estes problemas, se a asma não estiver controlada deve-se subir uma etapa sucessivamente até que o controle seja alcançado.

ASPECTOS IMPORTANTES EM RELAÇÃO AO TRATAMENTO DA ASMA
As principais causas de dificuldades de adesão ao tratamento são:

- Identificação inadequada dos sintomas e de agentes desencadeantes.
- Falta de treinamento das técnicas inalatórias.
- Interrupção pelo paciente do uso das medicações nos períodos intercrise.

É grande a associação de asma à rinite alérgica. Nesse caso, devem-se associar corticoides intranasais (p. ex., budesonida) que são a terapia mais eficaz. Porém, tal estratégia não mostrou melhorar o controle da asma associada.

QUANDO ENCAMINHAR AO ESPECIALISTA?
- Quando há dúvida sobre o diagnóstico da asma (diagnóstico diferencial entre DPOC, tosse persistente, dispneia de causa inaparente).
- Paciente com provável asma ocupacional.
- Piora da asma na gravidez.

- Asma de difícil controle: asma instável, sintomas contínuos apesar da dose alta de corticoides inalatórios ou necessidade de corticoide sistêmico para controle da doença.
- Adesão inadequada à terapêutica ou problemas psicossociais.
- Paciente com alta hospitalar recente.
- Entidades clínicas complicando a asma: refluxo gastroesofágico persistente grave, sinusite crônica.

MANEJO DAS EXACERBAÇÕES

Não é o enfoque deste capítulo, por ser um livro de ambulatório, estudar minuciosamente as exacerbações. No entanto, acrescentamos, de forma objetiva, os principais pontos para esta finalidade a seguir.

O manejo das exacerbações da asma deve ser iniciado pelo próprio paciente por meio de um plano de ação escrito, e conduzido progressivamente, se necessário, até o manejo de sintomas mais graves na atenção primária, no departamento de emergência e no hospital.

O plano de ação deve incluir quando e como mudar os medicamentos de alívio e de manutenção, uso oral de corticosteroides e o acesso a serviços de saúde se os sintomas não respondem ao tratamento. Os pacientes que se deterioram rapidamente devem ser aconselhados a ir para uma unidade de emergência. Além disso, o plano de ação pode ser fundamentado em mudanças nos sintomas ou no pico de fluxo expiratório.

Para pacientes com exacerbação em unidades de atenção primária ou de emergência, a avaliação da gravidade da exacerbação deve basear-se no grau de dispneia, frequência respiratória, frequência de pulso, saturação de oxigênio e função pulmonar, devendo ser iniciados beta2-agonistas de curta ação (SABA) e oxigenoterapia. A transferência imediata deve ser providenciada para uma unidade semi-intensiva se houver sinais de exacerbação grave, ou para o CTI, se o paciente estiver sonolento, confuso ou tiver uma ausculta pulmonar silenciosa. Durante a transferência do paciente, devem ser mantidos terapia SABA, brometo de ipratrópio, oxigênio controlado e corticosteroides sistêmicos.

O tratamento deve ser iniciado com a administração repetida de SABA, a introdução precoce de corticosteroides (orais preferencialmente), e oxigênio fluxo controlado, se disponível. A resposta de sintomas, saturação de oxigênio e função pulmonar deverá ser revista após 1 hora. O tratamento com brometo de ipratrópio é recomendado apenas para exacerbações graves. O sulfato de magnésio por via venosa deve ser considerado para pacientes com exacerbações graves não responsivos ao tratamento inicial.

Tanto a radiografia de tórax como o uso de antibióticos não devem ser rotineiramente realizados para exacerbações da asma.

As decisões sobre a hospitalização devem ser pautadas em situação clínica, função pulmonar, resposta ao tratamento, história recente e passada de exacerbações e capacidade de manter o tratamento em domicílio. Por outro lado, se houver condições de alta, antes disso, o tratamento contínuo deve ser providenciado, incluindo sua manutenção ou a intensificação da dose do tratamento de manutenção existente por 2-4 semanas, reduzindo progressivamente os medicamentos de alívio. Deve-se também organizar início de acompanhamento após qualquer exacerbação, independentemente de onde ela foi manejada; rever o controle dos sintomas do paciente e fatores de risco para outras exacerbações e verificar a técnica de inalação e adesão (Fig. 33-1).

```
                    Paciente com exacerbação da asma
                                  │
                                  ▼
                       Classificação do paciente
                                É asma?
                      Fatores de risco para asma grave?
                         Gravidade da exacerbação?
```

Leve ou moderada
Fala frases, prefere sentar do que deitar, sem agitação
Aumento da frequência respiratória
Sem uso de musculatura acessória
Frequência cardíaca 100-120 bpm
Saturação de O_2 90-95%
PFE > 50% do predito

Grave
Fala palavras, senta inclinado para frente, agitado
Frequência respiratória > 30 ipm
Uso de musculatura acessória
Frequência cardíaca > 120 bpm
Saturação de O_2 < 90%
PFE ≤ 50% do predito

Muito grave
Sonolência, confusão mental ou ausculta pulmonar silenciosa

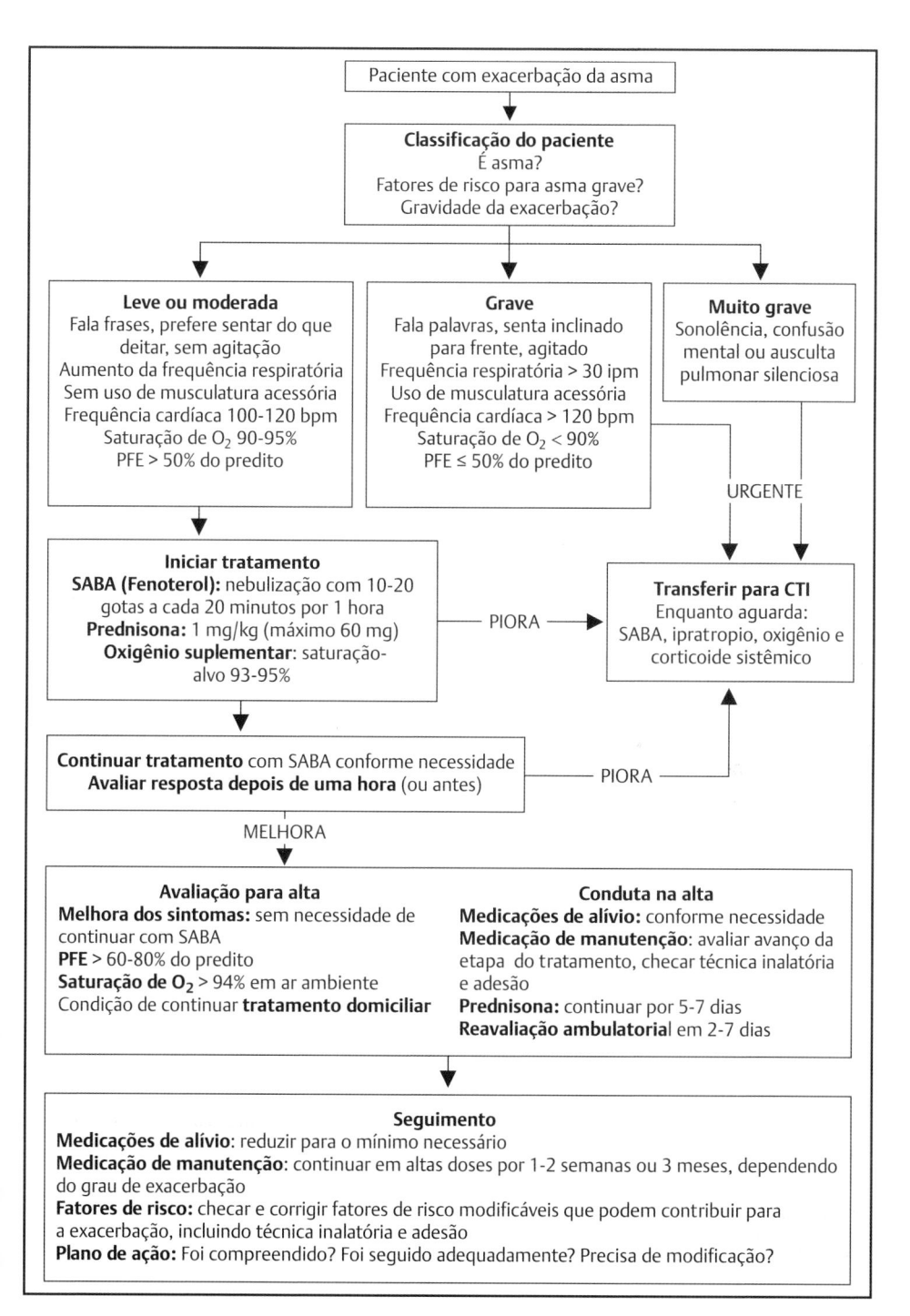

→ URGENTE

Iniciar tratamento
SABA (Fenoterol): nebulização com 10-20 gotas a cada 20 minutos por 1 hora
Prednisona: 1 mg/kg (máximo 60 mg)
Oxigênio suplementar: saturação-alvo 93-95%

— PIORA →

Transferir para CTI
Enquanto aguarda: SABA, ipratropio, oxigênio e corticoide sistêmico

Continuar tratamento com SABA conforme necessidade
Avaliar resposta depois de uma hora (ou antes)

— PIORA →

MELHORA ↓

Avaliação para alta
Melhora dos sintomas: sem necessidade de continuar com SABA
PFE > 60-80% do predito
Saturação de O_2 > 94% em ar ambiente
Condição de continuar **tratamento domiciliar**

Conduta na alta
Medicações de alívio: conforme necessidade
Medicação de manutenção: avaliar avanço da etapa do tratamento, checar técnica inalatória e adesão
Prednisona: continuar por 5-7 dias
Reavaliação ambulatorial em 2-7 dias

Seguimento
Medicações de alívio: reduzir para o mínimo necessário
Medicação de manutenção: continuar em altas doses por 1-2 semanas ou 3 meses, dependendo do grau de exacerbação
Fatores de risco: checar e corrigir fatores de risco modificáveis que podem contribuir para a exacerbação, incluindo técnica inalatória e adesão
Plano de ação: Foi compreendido? Foi seguido adequadamente? Precisa de modificação?

Fig. 33-1. Algoritmo para o manejo das exacerbações da asma.

MEDICAMENTOS MAIS UTILIZADOS
Beta2-Agonistas de Ação Prolongada
- *Formoterol:* 12 a 24 mcg por dose/2x por dia.
- *Salmeterol:* radiodisco com 4 doses de 50 mg ou *spray* com 12 mcg/jato.
- *Associação salmeterol + fluticasona:* discos com 50 + 100 mcg, 50 + 250 mcg, 50 + 500 mcg, *spray* com 25 + 50 mcg, 25 + 125 mcg, 25 + 250 mcg.

Corticoides Inalatórios (Quadro 33-5)
- *Beclometasona:* cápsulas com 200 e 400 mcg por dose/2x por dia.
- *Budesonida: spray* com 200 mcg. Doses de 200 a 600 mcg/dia.
- *Associação budesonida com salbutamol:* cápsulas com 100 mcg + 6 mcg, 200 mcg + 6 mcg, 400 mcg + 12 mcg/2x por dia.
- *Fluticasona: spray* de 50 e 250 mcg por jato/2x por dia.
- *Triancinolona: spray* de 100 mcg por jato/2x por dia.

QUADRO 33-5 Equipotência Estimada dos Corticoides Inalatórios para Adultos

Corticoides inalatórios	Dose diária µg		
	Baixa	Média	Alta[a]
Budesonida	200-400	> 400-800	> 800-1.600
Dipropionato de beclometasona	200-500	> 500-1.000	> 1.000-2.000
Ciclesonida[b]	80-160	> 160-320	> 320-1.280
Furoato de mometasona[c]	200	≥ 400	> 800
Propionato de fluticasona	100-250	> 250-500	> 500-1.000

Comparações com base em dados de eficácia.
[a]Pacientes em uso de altas doses, exceto por curtos períodos de tempo, devem ser encaminhados a especialista para considerar associações alternativas de drogas controladoras. As doses máximas recomendadas são arbitrárias, mas o uso prolongado está associado a aumento do risco de efeitos sistêmicos.
[b]Dose diária única.
Adaptado das Diretrizes da Sociedade Brasileira de Pneumologia e Tisiologia para o manejo da asma, *J Bras Pneumol.* 2012, 38(Supl 1): S1-S46.

Outros
- *Bamifilina:* drágeas de 300 e 600 mg. Doses de 900 a 1.200 mg/dia, dividido em 2 a 3 vezes.
- *Brometo de tiotrópio:* cápsula inalatória com 18 mcg 1x por dia.

BIBLIOGRAFIA
BTS/SIGN Asthma Guideline 2016. British Guideline on the management of asthma – British Thoracyc Society. (Acesso em 2017 Maio 24). Disponível em: https://www.brit-thoracic.org.uk/standards-of-care/guidelines/btssign-british-guideline-on-the-management-of-asthma.
Diretrizes da Sociedade Brasileira de Pneumologia e Tisiologia para o Manejo da Asma. *Jornal Brasileiro de Pneumologia* 2012;38(Supl. 1):S1-S46.
Global strategy for asthma management and prevention – Global Initiative for Asthma. Acesso em 2017 Maio 24). Disponível em: http://ginasthma.org/2017-gina-report-global-strategy-for-asthma-management-and-prevention.

34 Doença Pulmonar Obstrutiva Crônica

Thiago Derminio Cavalcanti de Albuquerque
Luiz Paulo Pinheiro Loivos

DEFINIÇÃO

A doença pulmonar obstrutiva crônica (DPOC) se caracteriza pela obstrução parcialmente reversível e progressiva ao fluxo aéreo. Essa obstrução ocorre em decorrência de doença inflamatória das pequenas vias aéreas (bronquiolite obstrutiva) e da destruição da arquitetura do parênquima pulmonar (enfisema pulmonar). A predominância destas alterações é variável em cada indivíduo, tendo relação com os sintomas apresentados.

EPIDEMIOLOGIA

A prevalência mundial da DPOC segundo revisões sistemáticas e metanálises é de 7,6%. Segundo o projeto PLATINO (Projeto latino-americano de investigação em obstrução pulmonar), a prevalência de DPOC detectada a partir de dados obtidos pela espirometria em indivíduos com mais de 40 anos de idade na cidade de São Paulo foi de 15,2%.

A DPOC é uma doença de extrema importância em saúde pública em razão das elevadas morbidade e mortalidade. Estima-se que em 2020, será a 3º maior causa de mortalidade no mundo. Além disso, apresenta importante impacto econômico em virtude da perda da capacidade laborativa, exacerbações e necessidade de hospitalização.

As principais causas de morte em pacientes com DPOC são: doenças cardiovasculares, câncer de pulmão e insuficiência respiratória.

FATORES DE RISCO

O tabagismo ativo ou passivo constitui a principal causa de DPOC no mundo. Outras causas conhecidas incluem a exposição a poeiras orgânicas e inorgânicas, agentes químicos, poluentes e pré-disposição genética.

DIAGNÓSTICO

O diagnóstico deve ser considerado em pacientes com sinais e sintomas compatíveis, como tosse produtiva crônica e dispneia progressiva, além de exposição aos fatores de risco conhecidos. A espirometria com relação VEF1/CVF < 0,7 pós-broncodilatador indica a presença de obstrução persistente ao fluxo aéreo e confirma o diagnóstico.

QUADRO CLÍNICO

- *Tosse crônica:* comumente o primeiro sintoma a se desenvolver, pode ser intermitente ou mesmo não ser produtiva.
- *Dispneia:* progressiva, persistente e que piora com exercício, apresenta grande impacto na qualidade de vida dos pacientes.
- *Produção de muco:* eliminação persistente de muco após acessos de tosse. O aspecto purulento pode indicar infecção bacteriana ou bronquiectasias.

- *Sibilos:* sintoma inespecífico que reflete obstrução ao fluxo aéreo, quando ausente não exclui o diagnóstico.
- *Hipertensão pulmonar e Cor Pulmonale:* geralmente associados à doença avançada.
- *Condições clínicas associadas:* anorexia, caquexia, fadiga e distúrbios neuropsiquiátricos como depressão e ansiedade.

EXAMES COMPLEMENTARES
Provas Funcionais Respiratórias
A) Espirometria:
- Necessária para confirmar o diagnóstico de DPOC quando há suspeita clínica, evidenciando VEF1/CVF < 0,7 após broncodilatador.
- O VEF1 pós-broncodilatador pode ser utilizado para classificação de gravidade da DPOC em leve, moderado, grave e muito grave, segundo a classificação proposta pelo *Global Initiation of Lung Disease* (GOLD).
- Atenção: o grau de reversibilidade da obstrução pela prova broncodilatadora não é eficaz em predizer a resposta ao tratamento ou mesmo diagnóstico diferencial com asma.

B) Capacidade de difusão/medidas de volumes estáticos – pletismografia/teste de caminhada de 6 minutos:
- Podem contribuir para determinar a gravidade e o prognóstico.

C) Oximetria de pulso:
- Avaliação inicial e acompanhamento da necessidade de oxigenoterapia suplementar.
- Indicada em pacientes com VEF1 < 35%, sinais de falência respiratória ou do ventrículo direito, e nos casos de exacerbação aguda da doença.

D) Gasometria arterial:
- Indicada quando a saturação de O_2 está abaixo de 92% ou na exacerbação aguda.
- Confirma a necessidade de O_2 domiciliar.
- Auxilia o diagnóstico de insuficiência respiratória hipercápnica crônica compensada, crônica agudizada ou aguda.

Exames de Imagem
A) Radiografia simples de tórax:
- Pode contribuir para o diagnóstico, em razão da identificação de sinais sugestivos de hiperinsuflação pulmonar, especialmente em casos avançados (achatamento do diafragma, atenuação da trama broncovascular, aumento do espaço retroesternal e da hipertransparência pulmonar).
- Contribui para o diagnóstico diferencial e identificação de comorbidades como infecções respiratórias, tuberculose, bronquiectasias, fibrose pulmonar, doenças pleurais e câncer de pulmão.

B) Tomografia computadorizado do tórax:
- Não é indicada de modo rotineiro; pode demonstrar a presença e as características do enfisema pulmonar.
- Auxilia no diagnóstico diferencial e de comorbidades, especialmente na identificação de lesões pequenas, como nódulos pulmonares, de difícil observação na radiografia simples do tórax.
- Necessária na avaliação pré-operatória da cirurgia de redução volumétrica pulmonar e do transplante pulmonar.

Outros Exames
Dosagem de α-1-antitripsina
- Permite a identificação de deficiência de α-1-antitripsina, causa genética responsável por 1% dos casos de enfisema pulmonar.
- Indicado em áreas de alta prevalência e rastreio familiar para aconselhamento
- Característico em enfisema de lobos inferiores e apresentação antes dos 45 anos.

DIAGNÓSTICO DIFERENCIAL
- Asma.
- Insuficiência cardíaca.
- Bronquiectasia.
- Tuberculose pulmonar.
- Bronquiolite obliterante.

ESTADIAMENTO
Estadiamento combinado: classificação de gravidade da DPOC pela prova de função pulmonar pós-broncodilatador, número de exacerbações no ano e sintomatologia (Fig. 34-1).
Elementos a serem determinados para a classificação da DPOC:

1. O grau de obstrução ao fluxo aéreo pelo VEF1 obtido na espirometria, conforme o Quadro 34-1.
2. Determinar a sintomatologia: escala CAT (escala de sintomas – COPD *Assessment Test*) (Quadro 34-2) ou mMRC (avaliação de dispneia pelo questionário mMRC – *Modified British Medical Research Council*) (Quadro 34-3) define o paciente entre os lados esquerdo (GOLD A e C) ou direito (GOLD B ou D) da Figura 34-1.
   - Alto risco: CAT ≥ 10 ou mMRC ≥ 2 (B ou D).
   - Baixo risco: CAT < 10 ou mMRC 0-1 (A ou C).

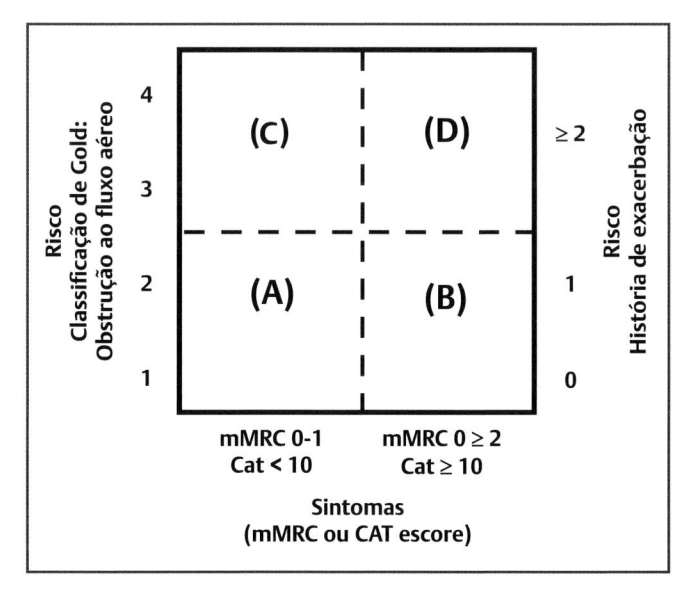

Fig. 34-1. Estadiamento combinado. Adaptada de *Global Initiative for Chronic Obstructive Lung Disease - Global Strategy for the Diagnosis, Management, and Prevention of Chronic Obstructive Pulmonary Disease* 2017 Report. Estádios A, B, C e D – gravidade progressiva da doença.

QUADRO 34-1 Grau de Obstrução ao Fluxo Aéreo na Espirometria

Estágio	VEF1/CVF	VEF1
I – Leve	< 0,70	≥ 80% do previsto
II – Moderado	< 0,70	50% < VEF1 < 80% do previsto
III – Grave	< 0,70	30% < VEF1 < 50% do previsto
IV – Muito grave	< 0,70	< 30% do previsto ou VEF1 < 50% do previsto associado à insuficiência respiratória crônica

VEF1: Volume expiratório forçado no 1° segundo; CVF: capacidade vital forçada.

QUADRO 34-2 Escala de Sintomas (CAT)

COPD *Assessment Test* – CAT		
Nunca tenho tosse	0 1 2 3 4 5	Estou sempre tossindo
Não tenho nenhuma expectoração (catarro no peito)	0 1 2 3 4 5	O meu peito está cheio de expectoração (catarro)
Não sinto nenhum aperto no peito	0 1 2 3 4 5	Sinto um grande aperto no peito
Não sinto falta de ar ao subir uma ladeira ou um lance de escadas	0 1 2 3 4 5	Quando subo uma ladeira ou um lance de escadas sinto bastante falta de ar
Não sinto nenhuma limitação nas minhas atividades em casa	0 1 2 3 4 5	Sinto-me muito limitado em minhas atividades em casa
Sinto-me confiante para sair de casa apesar de minha doença pulmonar	0 1 2 3 4 5	Não me sinto confiante para sair de casa por causa da minha doença pulmonar
Durmo profundamente	0 1 2 3 4 5	Não durmo profundamente em razão da minha doença pulmonar
Tenho muita energia	0 1 2 3 4 5	Não tenho nenhuma energia
Pontuação total		

Adaptado de: http://www.catestonline.org. (Acesso em 2017 Maio 13).

QUADRO 34-3 Escala de Dispneia – MRC (*Medical Research Council*)

Grau	Características definidoras
0	Sem dispneia, a não ser com exercício extenuante
1	Falta de ar quando caminha depressa no plano ou sobe ladeira suave
2	Anda mais devagar que pessoa da mesma idade no plano em decorrência da falta de ar ou tenho que parar para respirar
3	Pausa para respirar após caminhar uma quadra (90 a 120 metros) ou após poucos minutos no plano
4	Muito dispneico para sair de casa ou vestir-se

Adaptado de: http://occmed.oxfordjournals.org/content/58/3/226.full. (Acesso em 2017 Maio 13).

3. Determinar o risco de exacerbações: número de exacerbações no último ano e número de exacerbações que requerem internação no último ano.
   - *Baixo risco:* GOLD 1 ou 2, 0-1 exacerbações e 1 exacerbação com necessidade de hospitalização (A ou B).
   - *Alto risco:* GOLD 3 ou 4, ≥ 2 exacerbações ou 1 exacerbação com necessidade de hospitalização (C ou D).

   Classificação – estágios:
   - *A:* baixo risco de exacerbação, função pulmonar preservada e pouca sintomatologia.
   - *B:* baixo risco de exacerbação, função pulmonar preservada, porém, muita sintomatologia.
   - *C:* alto risco de exacerbação, função pulmonar mais comprometida, porém, pouca sintomatologia.
   - *D:* alto risco de exacerbação, função pulmonar comprometida e muita sintomatologia (estágio mais avançado).

ACOMPANHAMENTO

- *Sintomas:* buscar em cada consulta por mudanças no padrão de tosse, expectoração, dispneia, fadiga, limitação das atividades e distúrbios do sono.
- *Espirometria:* uma vez ao ano (fora das exacerbações), visando a identificar pacientes com queda da função pulmonar.
- *Tabagismo:* avaliar consumo atual de tabaco e encorajar o paciente a parar de fumar.
- *Questionário de qualidade de vida (CAT):* uma vez a cada dois ou três meses.
- *Avaliação da eficácia da farmacoterapia:* identificar se o paciente apresentou alguma mudança após início ou modificação no tratamento.
- *Avaliar história de exacerbações:* frequência, gravidade e prováveis causas. Pode ser analisada pela mudança no padrão da expectoração (purulenta), piora da dispneia, maior necessidade de medicação de resgate e necessidade de corticoide oral.

TRATAMENTO
Tratamento Farmacológico
O objetivo da farmacoterapia é reduzir sintomas, frequência e gravidade das exacerbações, melhorar o estado de saúde e tolerância ao exercício. Nenhuma medicação se mostrou eficaz em reduzir o declínio da função pulmonar em ensaios clínicos.

Broncodilatadores
Drogas que relaxam a musculatura brônquica, aumentando o VEF1, diminuindo o tempo expiratório, reduzindo a hiperinsuflação dinâmica e aumentando a tolerância ao exercício.
- Base de tratamento farmacológico da DPOC.
- Via inalatória é a preferencial, pelos menores efeitos sistêmicos.
- Broncodilatadores de longa duração são de uso mais conveniente e apresentam resposta mais sustentada.
- Uso combinado diminui efeitos colaterais e aumenta a eficácia.

Beta-agonistas
Estimulam o receptor β-2-adrenérgico, relaxando a musculatura lisa brônquica.
- *Longa duração:* formoterol (12 h), salmeterol (12 h), indacaterol (24 h) e vilanterol (24 h).
- *Curta duração:* fenoterol (6 h) e salbutamol (6 h).

Os broncodilatadores de meia-vida longa podem aumentar o VEF1 e a CVF, contribuindo para reduzir a dispneia, melhorar a qualidade de vida e atuar como fator auxiliar na redução das exacerbações que requerem hospitalização. Não há comprovação de alteração dos índices de mortalidade.

Os broncodilatadores de meia vida curta melhoram o VEF1 e reduzem sintomas, são comumente usados como terapia de resgate. Devem ser usados com cuidado em pacientes que já utilizam β de longa duração em função do risco de aumentar os efeitos colaterais – taquicardia, tremores, arritmias (indivíduos susceptíveis) e hipocalemia (principalmente em paciente em uso associado de diuréticos tiazídicos).

Anticolinérgicos

Bloqueiam a ação da acetilcolina no receptor muscarínico.

Os anticolinérgicos de curta duração como ipratrópio apresentam efeito mais duradouro que os β-2-agonistas de curta duração, porém, têm resultados menos pronunciados.

Dentre os anticolinérgicos de longa duração, o tiotrópio reduz exacerbações e internações, melhora a sintomatologia, estado de saúde e efetividade da reabilitação pulmonar. Os anticolinérgicos mais novos como o glicopirrônio, parecem ter efeitos semelhantes.

Apresentam poucos efeitos colaterais em virtude de baixa absorção sistêmica, destacando-se a presença de ressecamento da mucosa oral, que decorre de efeitos locais.

Metilxantinas

Provocam broncodilatação por meio da atuação como inibidores não seletivos da fosfodiesterase com faixa terapêutica estrita. Sua ação broncodilatadora é menos efetiva e menos tolerada em comparação aos beta-agonistas e anticolinérgicos. Seu uso permanece controverso e geralmente limitado aos pacientes mais graves que permanecem sintomáticos apesar do uso otimizado dos outros medicamentos.

Os efeitos colaterais mais temidos em virtude da estreita faixa terapêutica são arritmias e convulsões. Apresentam interações medicamentosas com a varfarina e digoxina.

Tratamento combinado com outros broncodilatadores pode contribuir para evitar taquifilaxia, minimizar efeitos colaterais do aumento da dose, melhorar a função pulmonar e reduzir os sintomas, porém não há evidências de que diminuam as exacerbações.

Corticosteroides

Corticosteroides Inalatórios

Não devem ser utilizados de forma rotineira para todos os pacientes portadores de DPOC; seus efeitos são menos pronunciados do que em pacientes asmáticos. Não apresentam impacto na redução da obstrução ao fluxo aéreo e nem na mortalidade. Podem ter efeito na redução dos sintomas, contribuindo para a melhora da qualidade de vida em pacientes muito sintomáticos e podem auxiliar na redução da frequência das exacerbações agudas, principalmente em pacientes mais graves.

Os efeitos colaterais principais incluem candidíase oral, rouquidão e hematomas na pele. Podem aumentar o risco de pneumonia; seu uso não parece aumentar o risco de osteoporose e fraturas ósseas.

Corticosteroides Orais
Não devem ser utilizados de forma rotineira. Apresentam efeitos colaterais muito pronunciados, principalmente miopatia, podendo causar fraqueza, reduzir funcionalidade e levar à falência respiratória.

Estão indicados nos casos de exacerbações agudas, melhorando sintomas, função pulmonar, diminuindo risco de falha terapêutica, duração da internação e risco de reinternação em 30 dias. Seu uso como tratamento de manutenção é restrito, e estaria limitado aos pacientes com doença mais avançada, com pouca resposta aos tratamentos inalatórios e com importante limitação clínica e funcional.

OUTROS MEDICAMENTOS

Inibidores da Fosfodiesterase-4
Efeito anti-inflamatório sobre o epitélio brônquico. Uso mais relacionado com pacientes com grande quantidade de secreção respiratória, decorrente da inflamação brônquica. Pode contribuir para a redução das exacerbações agudas; deve ser combinado ao menos a um broncodilatador.

Esta classe de medicamentos apresenta mais efeitos colaterais em relação aos broncodilatadores orais; estes incluem náuseas, anorexia, dor abdominal, diarreia, distúrbios do sono e cefaleia. Ocorrem geralmente no início do tratamento e diminuem com o uso deste ou com a retirada da droga. Deve ser utilizado com cautela em pacientes com depressão.

Tratamento Farmacológico conforme a Classificação GOLD A-D (Quadro 34-4)
1. **GOLD A:** poucos sintomas e baixo risco de exacerbações.
   - *Escolha:* broncodilatador β-adrenérgico ou anticolinérgico de curta duração conforme necessidade.
   - *Alternativa:* combinação de broncodilatadores β-adrenérgico e anticolinérgico de curta duração, ou broncodilatador de longa duração β-adrenérgico ou anticolinérgico.
2. **GOLD B:** muitos sintomas e baixo risco de exacerbações.
   - *Escolha:* broncodilatador de longa duração β-adrenérgico ou anticolinérgico (sem preferência entre classes).
   - *Alternativa:* combinação de broncodilatadores de longa duração β-adrenérgico e anticolinérgico.
   - *Outras opções:* associar aos esquemas broncodilatadores de curta duração a teofilina.
3. **GOLD C:** poucos sintomas e risco elevado de exacerbações.
   - *Escolha:* corticosteroide inalatório associado a broncodilatador de longa duração β-adrenérgico, ou broncodilatador de longa duração anticolinérgico isoladamente.
   - *Alternativas:* combinação de broncodilatadores de longa duração β-adrenérgico e anticolinérgico, inibidor de fosfodiesterase-4 e broncodilatador de longa duração β-adrenérgico ou anticolinérgico.
   - *Outras opções:* associar aos esquemas broncodilatadores de curta duração a teofilina.
4. **GOLD D:** muitos sintomas e elevado risco de exacerbações.
   - Escolha: corticosteroide inalatório associado a broncodilatador de longa duração β-adrenérgico com ou sem broncodilatador de longa duração anticolinérgico.
   - Alternativa: combinação de broncodilatadores de longa duração β-adrenérgico e anticolinérgico com ou sem corticosteroide inalatório. Inibidor de fosfodiesterase-4 associado a

QUADRO 34-4 | Medicamentos Inalatórios Disponíveis no Brasil para Tratamento da DPOC

Broncodilatadores β-adrenérgicos curta duração	Dose	Intervalo
Fenoterol (Berotec®)	2,5 a 5 mg (10 a 20 gotas)	6 h
Salbutamol (Aerolin®)	100-400 mcg	6 h
Broncodilatadores β-adrenérgicos de longa duração	**Dose**	**Intervalo**
Formoterol (Foradil®)	12 mcg	12 h
Salmeterol (Serevent®)	25-50 mcg	12 h
Indacaterol (Onbrize®)	150 a 300 mcg	24 h
Broncodilatadores anticolinérgicos de curta duração	**Dose**	**Intervalo**
Brometo de ipratrópio (Atrovent® e AtroventN®)	20 a 40 gotas (2 a 4 jatos)	6 h
Anticolinérgico + β-adrenérgico de curta duração	**Dose**	**Intervalo**
Fenoterol + Ipratrópio (Duovent®)	2-4 jatos	6 h
Broncodilatadores anticolinérgicos de longa duração	**Dose**	**Intervalo**
Brometo de tiotrópio (Spiriva®)	5 mcg	24 h
Glicopirrônio (Seebri®)	50 mcg	24 h
β-agonista de longa duração + corticoide inalatório	**Dose**	**Intervalo**
Formoterol + Budesonida (Vannair®)	12/400 mcg	12 h
Salmeterol + Fluticasona (Seretide®)	25 + 50/125/250 mcg	12 h
Vilanterol + Fluticasona (Relvar®)	25 + 100/200 mcg	12 h
β-agonista + anticolinérgico de longa duração	**Dose**	**Intervalo**
Vilanterol + Umeclidinio (Anoro®)	25 + 62,5 mg	24 h

broncodilatador de longa duração anticolinérgico ou corticoide inalatório e broncodilatador de longa duração β-adrenérgico.
- *Outras opções:* associar aos esquemas broncodilatadores de curta duração, teofilina e mucolíticos.

Medidas Adjuvantes
- Prevenção e cessação do tabagismo:
  - Cessação do tabagismo: é a medida mais efetiva e com melhor custo-efeto para reduzir o risco de desenvolvimento da DPOC e interromper sua progressão. Mesmo um período breve de três minutos de aconselhamento, a fim de incentivar a cessação do tabagismo, pode ser efetivo e isso deveria ser feito, no mínimo, com todos os fumantes a cada visita ao serviço de saúde.
  - *Tratamento farmacológico:* é recomendado quando o aconselhamento não é suficiente para ajudar os pacientes a pararem de fumar. Numerosos estudos indicam que a terapia de substituição da nicotina em qualquer forma (goma de mascar de nicotina, inalatório, *spray* nasal, adesivo transdérmico, comprimido sublingual ou pastilha) aumenta seguramente as taxas de abstinência do fumo a longo prazo. Foi também demonstrado que os antidepressivos bupropiona e nortriptilina podem aumentar as taxas de cessação a

longo prazo. A efetividade da droga anti-hipertensiva clonidina é limitada pelos efeitos colaterais. Outra droga comprovadamente eficaz é a vareniclina.
- Vacinação:
  - *Influenza:* vírus inativado. Indicada anualmente, pois reduz hospitalizações decorrentes de influenza.
  - *Antipneumocócica:* reduz a incidência de pneumonia comunitária em pacientes com menos de 65 anos e VEF abaixo de 40%.
- Reposição de α-1-antitripsina:
  - indicada para pacientes jovens com enfisema relacionado com deficiência de α-1-antitripsina.
- Antibióticos profiláticos:
  - seu uso carece de evidências e deve ser desencorajado.
- Mucolíticos:
  - resultados controversos e obtidos apenas em pacientes com expectoração espessa. Uso rotineiro não está indicado. Acetilcisteína pode apresentar efeito antioxidante e ter efeito sobre exacerbações.
- Antitussígenos:
  - não recomendados, pois a tosse pode atuar como mecanismo de defesa.
- Vasodilatadores:
  - doadores de óxido nítrico utilizados para o tratamento da hipertensão pulmonar não são indicados e podem piorar o quadro. Antagonistas da endotelina também são contraindicados.
- Narcóticos:
  - efeitos em tratar dispneia em DPOC terminal, porém, com efeitos colaterais importantes.

Tratamento Não Farmacológico
1. **Reabilitação pulmonar:** objetiva melhorar condicionamento físico e humor, promover reinserção social, minimizar perda de peso e massa magra.
   - Aumenta tolerância ao exercício.
   - Reduz dispneia.
   - Melhora qualidade de vida.
   - Diminui o número e duração de hospitalizações.
   - Reduz ansiedade e depressão relacionadas com DPOC.
2. **Suporte nutricional:** ganho de peso e massa magra; melhora da força respiratória muscular; melhora dos resultados do teste da caminhada de 6 minutos.
3. **Oxigenoterapia:** administração de oxigênio > 15 h por dia aumenta a sobrevida em pacientes com hipoxemia em repouso.
   Indicações:
   - $PaO_2 \leq 55$ mmHg ou Sat O_2 < 88% com ou sem hipercapnia confirmada duas vezes em um período de 3 semanas.
   - PaO_2 entre 55-60 mmHg ou SO_2 88% + hipertensão pulmonar, falência de VD ou policitemia (Ht > 55%).
4. **Ventilação não invasiva:** uso em pacientes com hipercapnia demonstrou aumentar a sobrevida, porém sem efeito sobre a qualidade de vida. Em caso de apneia obstrutiva do sono, além de aumentar a sobrevida, reduz hospitalizações.

Os tratamentos não farmacológicos como cessar o tabagismo, estimular atividade física e a vacinação anti-influenza e antipneumocócica estão indicados para todos os pacientes.

Tratamentos Cirúrgicos
- *Cirurgia de redução pulmonar:* objetiva reduzir a hiperinsuflação pulmonar, aumentando a eficiência da musculatura respiratória e retração elástica dos pulmões. Indicado em pacientes cuidadosamente selecionados com enfisema predominante em lobos superiores e baixa tolerância ao exercício a despeito do tratamento, nos quais pode aumentar a sobrevida.
- *Transplante pulmonar:* melhora a capacidade funcional e a qualidade de vida. Complicações incluem rejeição aguda, doenças linfoproliferativas, bronquiolite obliterante e infecções oportunistas.

Critérios para o transplante pulmonar:
- Índice BODE* 7-10.
- Exacerbação com hipercapnia aguda ($PaCO_2$ > 50 mmHg).
- Hipertensão pulmonar.
- *Cor Pulmonale.*
- VEF1 < 20% ou capacidade de difusão < 20%.
- Enfisema difuso.

*Preditor de mortalidade que avalia o grau de mortalidade dos indivíduos com DPOC de forma sistêmica. BODE (B – *body mass index*; O – *airflow obstruction*; D – *dyspnea*; E – *exercise capacity*).

EXACERBAÇÕES
São caracterizadas por piora do padrão da dispneia (principal sintoma), aumento da tosse e da produção de secreção, mudança de cor e da purulência da secreção, febre e sintomas inespecíficos como taquicardia, taquipneia, insônia, fadiga, depressão e confusão mental. Os exacerbadores frequentes são os pacientes com dois ou mais episódios de exacerbação por ano.

Mortalidade: 50% em 5 anos: associada à idade avançada, baixo índice de massa corporal, comorbidades (doença cardiovascular ou câncer de pulmão), exacerbações prévias, gravidade da exacerbação e necessidade de oxigenoterapia.

Causas: infecções virais do trato respiratório superior, infecção bacteriana da árvore traqueobrônquica, poluição, porém, um terço dos casos permanece sem causa identificável.

Sinais de gravidade:
- Uso de musculatura acessória.
- Movimento paradoxal da parede torácica.
- Surgimento ou piora de cianose central.
- Desenvolvimento de edema periférico.
- Instabilidade hemodinâmica.
- Alteração do estado mental.

Exames complementares:
- Gasometria arterial: identificar insuficiência respiratória aguda ou crônica agudizada (PaO_2 < 60 mmHg com ou sem $PaCO_2$ > 50 mmHg).
- Radiografia de tórax e eletrocardiograma: diagnósticos diferenciais.
- Hemograma: policitemia, anemia ou leucocitose.
- Cultura de secreção traqueal: indicada em caso de falha terapêutica.
- Espirometria: não recomendada.
- Outros marcadores como procalcitonina III podem ser utilizados para confirmar etiologia bacteriana, mas apresentam alto custo e seu papel não está totalmente estabelecido.

Tratamento domiciliar: não é possível em pacientes que estão sob alto risco de morte como presença de acidose metabólica, comorbidades graves e necessidade de ventilação mecânica.

Indicações de admissão hospitalar:

- Piora da classe funcional: dispneia em repouso.
- DPOC grave.
- Falência respiratória ou de ventrículo direito: edema de membros inferiores e cianose.
- Falha ao tratamento médico inicial.
- Comorbidades graves: insuficiência cardíaca e arritmias.
- Exacerbações frequentes.
- Muito idosos.
- Falta de suporte no domicílio.

Manejo de exacerbações que requerem admissão hospitalar:

- Exames complementares imediatos: gasometria arterial e radiografia de tórax.
- Broncodilatadores: aumento da dose e/ou frequência, utilizar espaçadores ou nebulizadores.
- Administração de corticosteroides orais ou venosos.
- Antibióticos em caso de infecção.
- Ventilação não invasiva.
- Monitorar hidratação e nutrição.
- Profilaxia para TEV.
- Identificar e tratar condições associadas.

Indicações de Internação no CTI

- Dispneia grave que não melhorou com o tratamento inicial na emergência.
- Alteração do nível de consciência.
- Hipoxemia (PaO_2 < 40 mmHg) e/ou hipercapnia grave ($PaCO_2$ > 60 mmHg) e/ou acidose respiratória grave (pH < 7,25) apesar do uso de oxigênio suplementar e ventilação não invasiva (VNI).
- Necessidade de ventilação mecânica.
- Instabilidade hemodinâmica.

Tratamento das Exacerbações

Suporte respiratório:

1. Oxigenoterapia: correção da hipoxemia visando a uma saturação de O_2 88-92%. Indica gasometria arterial a cada 30-60 minutos para certificar que não haja retenção de CO_2 e acidose respiratória.
    - Indicações de admissão em UTI:
        - Dispneia grave que não responde às medidas iniciais.
        - Alterações do estado mental.
        - Hipoxemia persistente: PaO_2 < 40 mmHg a despeito de suplementação de O_2.
        - Acidose respiratória grave pH < 7,25.
        - Necessidade de ventilação mecânica.
        - Instabilidade hemodinâmica: necessidade de drogas vasoativas.

2. Ventilação não invasiva.
   - Melhora da acidose respiratória (aumento do pH e diminuição da PCO_2).
   - Diminuição da frequência respiratória e esforço ventilatório.
   - Redução de complicações como pneumonia associada à ventilação mecânica e duração de internação hospitalar.
   - Reduz a mortalidade.
   - Indicações:
     - Acidose respiratória: pH ≤ 7,35 ou PCO_2 ≥ 45 mmHg.
     - Dispneia com esforço respiratório.
3. Ventilação invasiva: a mortalidade aguda em pacientes com DPOC submetidos à ventilação invasiva é menor que em outras causas, embora haja risco de pneumonia associada à ventilação mecânica, barotrauma e desmame ventilatório difícil.
   - Indicações:
     - Pacientes que não toleram ou não responderam à VNI.
     - Parada cardiorrespiratória.
     - Insuficiência respiratória: *gasping*.
     - Alteração do nível de consciência: rebaixamento do nível de consciência, agitação psicomotora não controlada por sedação.
     - Broncoaspiração maciça.
     - Incapacidade de mobilizar secreção nas vias respiratórias.
     - Frequência cardíaca: < 50 bpm com diminuição do nível de alerta.
     - Instabilidade hemodinâmica com necessidade de drogas vasoativas.
     - Hipoxemia que ameaça a vida em pacientes que não toleram VNI.

Após a extubação o uso precoce de VNI pode prevenir reintubação traqueal e reduzir mortalidade nos primeiros 90 dias.

Tratamento Medicamentoso

1. **Broncodilatadores de curta duração:** broncodilatadores de escolha no tratamento de exacerbações agudas da DPOC. Os beta 2-agonistas inalatórios de curta duração são os broncodilatadores de escolha nas exacerbações. Se não ocorrer rápida melhora recomenda-se a associação de anticolinérgicos. Os nebulizadores são de uso mais fácil em pacientes debilitados, embora a eficácia entre os dispositivos seja a mesma.
   As metilxantinas são consideradas broncodilatadores de segunda linha em virtude de maiores efeitos colaterais, e benefícios modestos e inconsistentes.
2. **Corticosteroides:** diminuem tempo de recuperação, melhoram função pulmonar (VEF1) e hipoxemia (PaO_2), reduzem risco de recaída precoce, falha no tratamento e duração da internação. A dose recomendada é equivalente a 40 mg de prednisona oral por 5 dias. Parece não haver vantagem em se prolongar o uso da prednisona oral por mais de duas semanas, embora não haja consenso na duração do tratamento. Budesonida inalatória é uma alternativa a corticosteroides orais, embora o preço seja mais elevado.
3. **Antibióticos:** estão indicados quando há sinais de infecção bacteriana como aumento do volume de secreção e aumento da purulência da secreção e piora da dispneia. Os principais agentes bacterianos causadores de exacerbações na DPOC são: *H. influenzae, S. pneumoniae e M. catarrhalis* e os antibióticos indicados são aqueles com cobertura para estes agentes, tais como amoxicilina com ácido clavulânico associado a macrolídeo, ou quinolonas respiratórias. A duração do tratamento varia de 5 a 10 dias. Cultura do escarro está indicada em pacientes com exacerbações frequentes, distúrbio obstrutivo grave e/ou

necessidade de ventilação mecânica, visando a identificar patógenos resistentes aos antibióticos de primeira linha. Os fatores de risco para infecção por *Pseudomonas aeruginosa* são hospitalização recente, uso frequente de antibiótico (4 vezes no último ano), exacerbações graves e isolamento de *P. aeruginosa* durante uma exacerbação prévia ou colonização durante a fase estável da doença. Na existência destes fatores deve-se ampliar a cobertura antibiótica, incluindo cefalosporinas de quarta geração ou piperacilina-tazobactan.

BIBLIOGRAFIA

Albert P, Agusti A, Edwards L et al. Bronchodilator responsiveness as a phenotypic characteristic of established chronic obstructive pulmonary disease. *Thorax* 2012 Aug;67(8):701-8.

Albert RK, Connett J, Bailey WC et al. Azithromycin for prevention of exacerbations of COPD. *N Engl J Med* 2011;365:689-98.

Anthonisen NR, Connett JE, Kiley JP, et al. Effects of smoking intervention and the use of an inhaled anticholinergic bronchodilator on the rate of decline of FEV1. The Lung Health Study. *JAMA* 1994;272:1497-505.

Calverley PM, Anderson JA, Celli B et al. Salmeterol and fluticasone propionate and survival in chronic obstructive pulmonary disease. *N Engl J Med* 2007;356:775-89.

Criner GJ, Bourbeau J, Diekemper RL et al. Prevention of acute exacerbations of COPD: American College of Chest Physicians and Canadian Thoracic Society Guideline. *Chest* 2015 Apr;147(4):894-2.

Definition and classification of chronic bronchitis for clinical and epidemiological purposes. A report to the Medical Research Council by their Committee on the Aetiology of Chronic Bronchitis. *Lancet* 1965;1:775-9.

Georgopoulas D, Anthonisen NR. Symptoms and signs of COPD. In: Cherniack NS (ed.). *Chronic obstructive pulmonary disease.* Toronto: WB Saunders Co; 1991. p. 357-63.

Halbert RJ, Natoli JL, Gano A et al. Global burden of COPD: systematic review and meta-analysis. *Eur Respir J* 2006;28:523-32.

Hnizdo E, Sullivan PA, Bang KM, Wagner G. Airflow obstruction attributable to work in industry and occupation among U.S. race/ethnic groups: a study of NHANES III data. *Am J Ind Med* 2004;46:126-35.

Horita N, Miyazawa N, Morita S . Evidence suggesting that oral corticosteroids increase mortality in stable chronic obstructive pulmonary disease. *Respir Res* 2014 Apr 3;15:37.

Hurst JR, Vestbo J, Anzueto A et al. Susceptibility to exacerbation in chronic obstructive pulmonary disease. *N Engl J Med* 2010;363:1128-38.

Irwin RS, Boulet LP, Cloutier MM et al. Managing cough as a defense mechanism and as a symptom. A consensus panel report of the American College of Chest Physicians. *Chest* 1998;114:133S-81S.

Jennings AL, Davies AN, Higgins JP et al. A systematic review of the use of opioids in the management of dyspnoea. *Thorax* 2002;57:939-44.

Jones P, Tabberer M, Chen W-H. Creating scenarios of the impact of COPD and their relationship to COPD assessment test (CATTM) scores. *BMC Pulmonary Medicine* 2011;11:42.

Jones PW, Harding G, Berry P *et al.* Development and first validation of the COPD Assessment Test. *Eur Respir J* 2009;34:648-54.

Kohansal R, Martinez-Camblor P, Agusti A et al. The natural history of chronic airflow obstruction revisited: an analysis of the Framingham offspring cohort. *Am J Respir Crit Care Med* 2009;180:3-10.

Menezes AM, Perez-Padilla R, Jardim JR et al. Chronic obstructive pulmonary disease in five Latin American cities (the PLATINO study): a prevalence study. *Lancet* 2005;366:1875-81.

National Institute for Clinical Excellence (NICE). Chronic obstructive pulmonary disease. Management of chronic obstructive pulmonary disease in adults in primary and secondary care. Disponível em: http://guidanceniceorguk/CG101/ Guidance/pdf/English 2010.

Pauwels RA, Lofdahl CG, Laitinen LA et al. Long-term treatment with inhaled budesonide in persons with mild chronic obstructive pulmonary disease who continue smoking. European Respiratory Society Study on Chronic Obstructive Pulmonary Disease. *N Engl J Med* 1999;340:1948-53.

Spencer S, Calverley PM, Burge PS, Jones PW. Impact of preventing exacerbations on deterioration of health status in COPD. *Eur Respir J* 2004;23:698-702.

Tashkin DP. Long-acting anticholinergic use in chronic obstructive pulmonary disease: efficacy and safety. *Curr Opin Pulm Med* 2010;16:97-105.

Vogelmeier CF, Criner GF, Martinez FJ et al. Global Strategy for the Diagnosis, Management and Prevention of Chronic Obstructive Pulmonary Disease 2017 Report: Gold Executive Summary. *Am J Respir Crit Care Med* 2017 Mar 1; 195(5):557-82.

Zwar NA, Marks GB, Hermiz O et al. Predictors of accuracy of diagnosis of chronic obstructive pulmonary disease in general practice. *Med J Aust* 2011 Aug 15;195(4):168-71.

35 Pneumonia Adquirida na Comunidade

Ísis da Capela Pinheiro ▪ *Ana Paula Santos*

INTRODUÇÃO

A pneumonia adquirida na comunidade (PAC) é definida como uma infecção pulmonar que se estabelece fora do ambiente hospitalar e/ou de unidades de assistência em saúde, ou até as primeiras 48 horas após a admissão nestes locais.

Pacientes que estiveram internados em unidades de pronto atendimento por 3 dias ou mais nos últimos 90 dias, idosos provenientes de asilos ou casas de saúde, indivíduos que receberam antibiótico por via endovenosa, quimioterapia ou tratamento de escaras nos últimos 30 dias, assim como aqueles que estejam em tratamento em clínicas de diálise, são classificados como portadores de pneumonia associada aos cuidados em saúde.

As pneumonias comunitárias podem ser causadas por vírus, bactérias ou fungos, que geram inflamação aguda nos espaços aéreos. Suas principais características envolvem sinais e sintomas de infecção do trato respiratório inferior, associados a novo infiltrado pulmonar em exame radiológico do tórax e ausência de outra explicação para tal. Para fins deste capítulo serão abordadas apenas as infecções bacterianas.

Em virtude de seu potencial de morbidade e mortalidade, com possibilidade de evolução para quadros graves quando não tratadas adequadamente, torna-se de extrema importância entender não apenas a história natural da doença, mas também suas principais etiologias, seu manejo diagnóstico, terapêutico e profilático, condutas essas que serão definidas pelo clínico, guiadas por escores prognósticos, pelas comorbidades e pelas condições sociais do indivíduo em questão.

EPIDEMIOLOGIA

As doenças do aparelho respiratório constituem a quinta causa de óbito no Brasil. Dentre estas, a pneumonia comunitária é a causa mais comum, representando 68.327 mortes em 2013, segundo dados do DATASUS.

A maior ocorrência de internações predomina no sexo masculino, em razão da demora na procura do atendimento médico, favorecendo diagnóstico tardio e evolução para quadros mais graves. As faixas etárias mais atingidas são os extremos de idade, com tendência decrescente nos menores de 5 anos e crescente nos maiores de 80 anos.

No hemisfério sul, o período de março a julho constitui o mais crítico do ano, mostrando uma variação sazonal da doença. Esta pode ser associada à maior aglomeração populacional e ao clima mais propício à disseminação dos patógenos nesta época do ano, favorecendo sua ocorrência como complicação de quadros gripais.

A taxa de internações por pneumonia vem diminuindo desde a última década, porém, a taxa de mortalidade hospitalar mostra uma perspectiva ascendente, associada à internação de casos mais graves. O envelhecimento da população, com maior acometimento de idosos em fim de vida, explica esse padrão.

ETIOLOGIA

Na maioria das vezes, o agente etiológico não é identificado, sendo desnecessária a sua pesquisa na PAC de baixo risco. Quando isolado, o patógeno mais frequente em todas as faixas etárias, e responsável por aproximadamente dois terços dos casos de PAC é o *Streptococcus pneumoniae*, seguido pelas bactérias conhecidas como atípicas *(Moraxella catarrhalis, Chlamydophila pneumoniae, Myclopasma pneumoniae* e *Haemophylus influenzae)*. Estas geralmente são associadas a quadro clínico indolente, rico em manifestações sistêmicas, e pobre em sintomas respiratórios, apesar do acometimento pulmonar extenso, configurando dissociação clínico radiológica.

Além do pneumococo e das bactérias atípicas, outros agentes devem ser pensados de acordo com as comorbidades associadas, a gravidade e as características epidemiológicas apresentadas por cada paciente. Por exemplo, tosse produtiva por mais de três semanas, associada à febre, emagrecimento e sudorese noturna, são sintomas clássicos de tuberculose, doença endêmica no Brasil. Por outro lado, insuficiência respiratória aguda, com hipoxemia severa, presença de infiltrado intersticial difuso na radiografia de tórax e evolução rápida em paciente imunossuprimido ou HIV positivo sugere quadro de pneumocistose.

Os Quadros 35-1 e 35-2 resumem as principais suspeitas que devem ser levantadas com base no quadro clínico e social do doente.

QUADRO 35-1 Etiologia Suspeita Conforme Comorbidades e Características Epidemiológicas

Comorbidades e características epidemiológicas do paciente	Patógeno associado
- Tabagismo - DPOC	*H. influenzae* e *M. catarrhalis*
- Uso de drogas injetáveis	*S. aureus*, anaeróbios e pneumococo
- Alcoolismo	Anaeróbios, pneumococo resistente à penicilina, bacilos Gram-negativos (BGN) e *Mycobacterium tuberculosis*
- Pacientes de casas de repouso - Dentes em mau estado de conservação - Pacientes sob risco de broncoaspiração - Doença pulmonar (bronquiectasia, fibrose cística e obstrução brônquica) - Múltiplas comorbidades - Uso recente de antibióticos (ATB) mais de 48 h nos últimos 30 dias - Internação nos últimos 30 dias	BGN e anaeróbios
- Idade > 65 anos e < 4 anos - Terapia prévia com betalactâmicos nos últimos 3 meses - Imunossuprimidos (doença ou corticoide) - Múltiplas comorbidades	Pneumococo resistente à penicilina
- Doença pulmonar estrutural - Uso de corticoides (> 10 mg/dia) - Uso de antibiótico de largo espectro > 7 dias no último mês - Desnutrição - Internação hospitalar recente	*Pseudomonas aeruginosa*

Adaptado das Diretrizes Brasileiras para Pneumonia Adquirida na Comunidade em Adultos imunocompetentes. Comissão de Infecções Respiratórias e Micoses. Sociedade Brasileira de Pneumologia e Tisiologia. Brasília: Brasil; 2009.

QUADRO 35-2 Etiologia Suspeita conforme a Gravidade e Local de Internação

Patógenos mais comuns em pneumonia adquirida na comunidade, em ordem decrescente, de acordo com a gravidade do paciente

PAC ambulatorial (leve)	Internados não em UTI	Internado em UTI (grave)
- S. pneumoniae - M. pneumoniae - C. pneumoniae - Vírus respiratórios - H. influenzae	- S. pneumoniae - M. pneumoniae - C. pneumoniae - Vírus respiratórios - H. influenzae - Legionella sp.	- S. pneumoniae - Bacilos Gram-negativos - H. influenzae - Legionella sp. - S. aureus

Diretrizes Brasileiras para Pneumonia Adquirida na Comunidade em Adultos imunocompetentes. Comissão de Infecções Respiratórias e Micoses. Sociedade Brasileira de Pneumologia e Tisiologia. Brasília: Brasil; 2009. Pneumonia Comunitária e Pneumonia Hospitalar em Adultos. Hospital Estadual de Ribeirão Preto: Brasil; 2010. Pneumonia in adults: diagnoses and management. Nationals Institute for Health and Care Excellence: UK; 2014.

DIAGNÓSTICO

O diagnóstico da pneumonia comunitária é estabelecido em três grandes pilares: clínico, radiológico e laboratorial. Este último podendo apresentar, ainda, alterações específicas, que determinam o germe causador da doença e inespecíficas, que revelam apenas a presença de inflamação ou infecção.

Clínico

O diagnóstico clínico é realizado com base na presença de sintomas e sinais de doença aguda do trato respiratório inferior, podendo também estar associado a manifestações sistêmicas.

- *Sinais e sintomas respiratórios:* tosse associada à expectoração, dor torácica tipo pleurítica e/ou dispneia.
- *Manifestações sistêmicas:* febre (> 37,8°C), mialgia, cefaleia, confusão mental, calafrios, sudorese e/ou prostração.

Em apenas um terço dos casos ocorre a clássica síndrome de consolidação, com a presença de estertores crepitantes inspiratórios, broncofonia, pectorilóquia e sopro tubário à ausculta de tórax com submacicez à percussão e aumento do frêmito toracovocal. No entanto, os achados inespecíficos como roncos e estertores esparsos são mais comuns. A síndrome de derrame pleural com egofonia, redução do murmúrio vesicular e do frêmito também pode estar presente. Taquicardia, taquipneia, hipotensão, queda da saturação de oxigênio e/ou cianose de extremidades denotam gravidade.

Radiológico

Os exames de imagem do tórax são essenciais para confirmar o diagnóstico de pneumonia. Eles avaliam a extensão da infecção, a presença de possíveis complicações associadas, a necessidade de intervenção além da antibioticoterapia e, consequentemente, gravidade e prognóstico. Com base no padrão radiológico, outras condições clínicas, como insuficiência cardíaca, insuficiência renal e colagenoses, podem, ainda, ser consideradas ou afastadas como diagnóstico diferencial. Dessa forma, utiliza-se o exame radiológico como uma extensão do exame físico.

O exame mais utilizado é a radiografia simples de tórax em posteroanterior e perfil, por ser um exame de menor custo, com menor dose de radiação e de fácil acesso (Fig. 35-1).

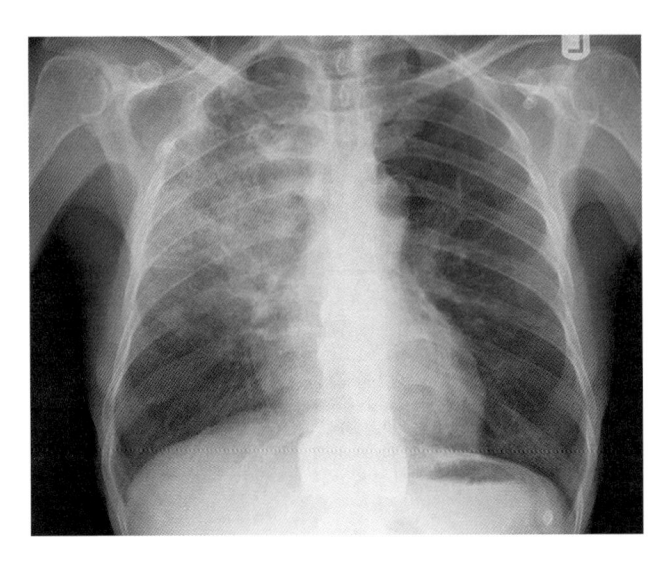

Fig. 35-1. Radiografia de tórax posteroanterior revelando infiltrado alveolar em lobo superior direito. (Yale Rosen/Creative Commons). http://www.ebc.com.br/noticias/internacional/2013/pmj-variacao-de-virus-que-causa-pneumonia-pode-ser-transmitida-entre

A presença de infiltrado pulmonar novo associado a manifestações clínicas sugestivas corrobora o diagnóstico de pneumonia. Podem ser observadas imagens típicas de consolidação lobar com broncograma aéreo, infiltrado intersticial, derrame pleural, cavitações, pneumatoceles, nódulos ou massas. Contudo, estes padrões radiológicos não permitem predizer o agente causal, nem definir grupos de agentes.

A tomografia computadorizada (TC) do tórax está indicada quando a radiografia simples apresenta imagem duvidosa, na suspeita de complicações, nos casos de apresentação clínica exuberante com imagem inicial normal ou quando já existem alterações pulmonares por doença de base e que dificultam sua interpretação radiológica. É um exame mais sensível e acurado, porém mais caro, com maior exposição à radiação e menos disponível. Permite avaliar em detalhes o parênquima pulmonar em busca de lesões mais sutis, como infiltrados, derrame pleural loculado ou não, bronquiectasias, neoplasia ou obstruções que estejam contribuindo para a doença (Fig. 35-2).

Na evidência de derrame pleural com altura superior a 5 cm, estimada a partir do recesso posterior em radiografia de tórax com projeção lateral em ortostase, ou de derrame loculado, deve ser considerada a realização de toracocentese diagnóstica visando a afastar empiema ou derrame parapneumônico complicado, principalmente quando o líquido ocupa mais de 20% do hemitórax (Fig. 35-3). Nestes casos, a ultrassonografia (USG) de tórax pode ser utilizada como guia, permitindo uma coleta mais precisa. Em pacientes internados e em situação clínica de risco para transporte e realização de TC, a USG é uma alternativa para uma avaliação rápida, segura e menos onerosa à beira do leito.

A resolução radiológica completa ocorre em duas a seis semanas após a recuperação do quadro clínico, por isso as alterações de imagem não são parâmetro para guiar o esquema terapêutico na vigência de melhora dos sintomas. Determinadas condições como idade avançada, doença pulmonar obstrutiva crônica (DPOC), imunossupressão, alcoolismo, diabetes e pneumonia multilobar são preditores independentes de resolução mais lenta do infiltrado pulmonar.

Segundo as diretrizes brasileiras de PAC da Sociedade Brasileira de Pneumologia e Tisiologia, não há necessidade de repetir o exame de imagem como controle de cura nos casos

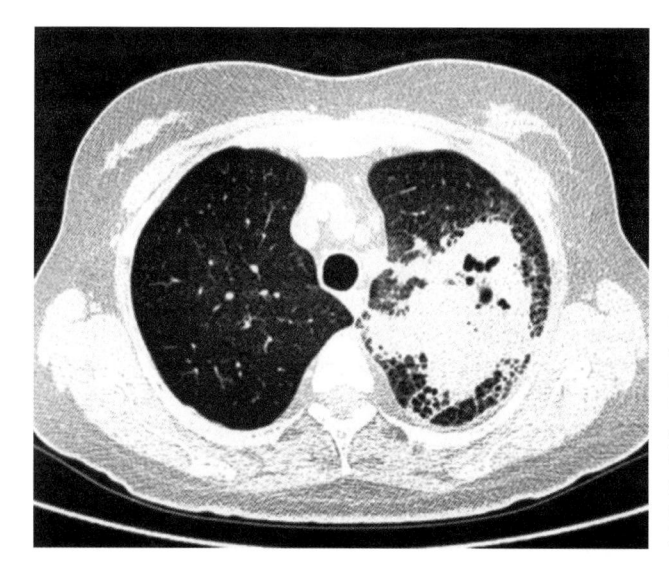

Capítulo 35 ♦ Pneumonia Adquirida na Comunidade | 439

Fig. 35-2. Tomografia computadorizada de tórax mostrando pneumonia necrotizante em hemitórax esquerdo. Retirada do *site* http://www.medicinanet.com.br/m/conteudos/casos/6153/pneumonia_necrotizante.htm em 28/05/16.

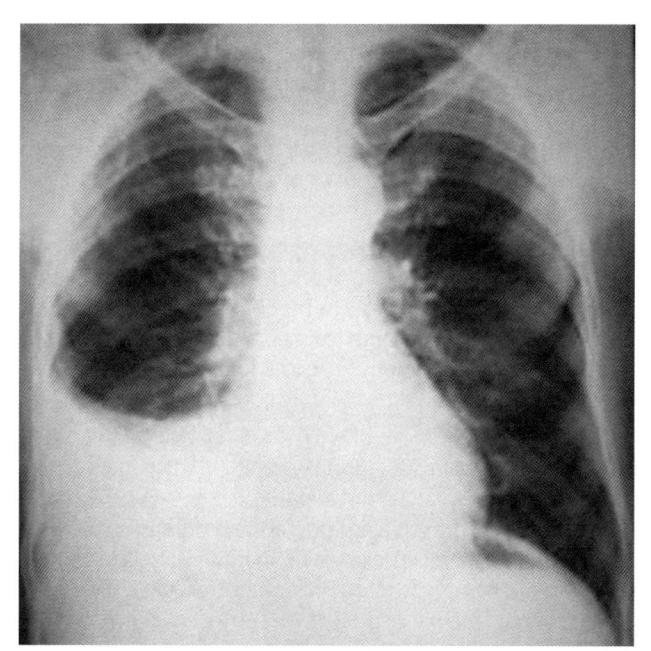

Fig. 35-3. Radiografia de tórax apresentando derrame pleural volumoso à direita. Retirada do *site*: www.ncpba.com.br/portal/index.php?site=2&modulo=evaconteudo&cocod=45 06/06/16.

onde houver melhora clínica com o tratamento instituído. As exceções aplicam-se aos fumantes acima de 50 anos, pelo risco de carcinoma broncogênico, que pode levar à obstruções de vias aéreas e favorecer a infecção, e aos casos de ausência de melhora clínica. Nestes pacientes, a radiografia de tórax deve ser repetida 6 semanas após o tratamento completo. Quando a imagem é suspeita, a investigação pode ser complementada com broncoscopia associada à biópsia ou lavado broncoalveolar.

Laboratorial

Os exames laboratoriais inespecíficos são importantes na avaliação da gravidade da doença e na estratificação do doente através de escores prognósticos, que definem a necessidade de cuidado ambulatorial, hospitalar ou intensivo. Em geral, não são necessários na maioria dos pacientes que serão tratados de forma ambulatorial. Entretanto, todos os pacientes que serão submetidos a tratamento hospitalar devem ter além da radiografia de tórax e da saturação de oxigênio, gasometria arterial, dosagem sérica de ureia, eletrólitos, proteína C reativa (PCR), hemograma, glicemia e função hepática.

- *Gasometria arterial:* deve ser realizada na presença de saturação periférica de oxigênio (spO_2) menor ou igual a 90% em ar ambiente ou no caso de pneumonia grave, antes da suplementação de oxigênio. A observação de hipoxemia em seu resultado define gravidade no quadro e indica o uso de oxigênio suplementar associado a tratamento hospitalar.
- *Hemograma:* útil como critério de gravidade e resposta terapêutica. Leucocitose, com predomínio de neutrófilos e com desvio à esquerda, sugere infecções de etiologia bacteriana. Leucopenia com predomínio de linfócitos sugere infecção de origem viral. Contagem de leucócitos inferior a 4.000 células/mm^3 denota mau prognóstico.
- *Glicemia, ureia, eletrólitos e função hepática:* avaliam a gravidade de doença quando mostram disfunção orgânica ou comorbidades associadas, auxiliando na decisão da hospitalização ou não do paciente e, portanto, têm valor prognóstico.
- *PCR:* marcador inflamatório de fase aguda, que tende a cair em 50% nos primeiros 3-4 dias de tratamento. A manutenção de níveis elevados ou ausência de queda sugere pior prognóstico ou complicação.
- *Procalcitonina:* marcador de inflamação aguda, pouco específico que tende a estar elevado em infecções bacterianas e a apresentar valores menores em infecções virais, em pacientes de baixo risco.

Os exames microbiológicos definem o patógeno responsável pela doença, permitindo ajuste antibiótico, reduzindo o uso inadequado e a disseminação de resistência microbiana. Entretanto, a comprovação da etiologia da PAC não resulta em menor mortalidade, quando comparada com antibioticoterapia empírica adequada e instituída precocemente. Nos casos de PAC grave com falência do tratamento empírico, a identificação etiológica e o tratamento direcionado associam-se à menor mortalidade. Não se deve, porém, retardar o início do tratamento em prol de esperar o resultado dos testes diagnósticos.

- *Hemoculturas:* sua sensibilidade gira em torno de 30%. Já sua especificidade é mais elevada, por isso sua positividade é um preditor de maior mortalidade.
- *Bacterioscopia e cultura de escarro ou secreção traqueal para germes comuns:* a amostra deve obedecer a critérios específicos que incluem a presença de mais de 25 polimorfonucleares e menos de 10 células epiteliais por campo de pequeno aumento. A bacterioscopia, através da coloração pelo Gram, pode ser útil em pacientes graves ou que estejam evoluindo com complicações, pois permite uma indicação imediata do patógeno mais provável, guiando a antibioticoterapia empírica inicial.
- *Pesquisa de antígenos urinários para legionela e pneumococo:* são exames simples, rápidos e não influenciáveis pelo uso de antibióticos. O teste para *Legionella pneumophila* torna-se positivo a partir do primeiro dia da doença e assim permanece durante semanas. Sua sensibilidade varia de 70 a 90%, com especificidade próxima de 100%. Como o exame detecta o antígeno do sorogrupo 1 (mais prevalente) as infecções por outros sorogrupos, embora menos frequentes, podem não ser identificadas. O teste para pneumococo é eficaz, rápido, sensível e específico.

Os resultados falsos-positivos para este germe podem ocorrer na presença de colonização da orofaringe, especialmente em crianças com doenças pulmonares crônicas.

- *Testes moleculares (polimerase chain reaction [PCR]):* podem ser realizados apenas para um agente ou na modalidade multiplex (*M. pneumoniae, C. pneumoniae e Legionella spp.*). Sua principal vantagem está na identificação de patógenos que não possuem crescimento adequado em cultura. Apresentam bom perfil de sensibilidade e especificidade, apesar de não estarem disponíveis na maioria dos laboratórios clínicos e possuírem alto custo. Podem ser utilizados também para identificação de vírus, principalmente em períodos de surto de pneumonias virais, permitindo o diagnóstico em tempo real e a otimização do tratamento, além de gerarem dados para estudos epidemiológicos e políticas de saúde.
- *Pesquisa de anticorpos com ELISA para vírus e bactérias atípicas no sangue, no escarro e na secreção traqueal:* serve apenas para estabelecer o perfil epidemiológico ou surto epidêmico em determinada região, não sendo útil ao tratamento específico, uma vez que necessita de 4 a 6 semanas de observação após a defervescência para que seja observada a soroconversão, isto é, aumento de 4 vezes ou mais no título de anticorpos.
- *Baciloscopia e cultura para micobactérias:* devem ser consideradas quando o paciente apresentar tosse por período maior que duas semanas, imagens radiológicas típicas ou fatores de risco (contato íntimo com paciente bacilífero, desnutrição e imunodeficiência) para tuberculose. São uma forma de isolar o agente que não cresce em meio de cultura comum nem se cora pelo gram.

O Quadro 35-3 mostra as indicações clínico-epidemiológicas que orientam a realização de cada um desses exames durante a investigação etiológica.

ESCORES DE GRAVIDADE E PROGNÓSTICO: DEFININDO LOCAL DE TRATAMENTO

O escore CURB-65 é um acrônimo, em inglês, sugerido pela *British Thoracic Society*, com base nas variáveis: confusão mental (minimental ≤ 8); ureia > 50 mg/dL, frequência respiratória ≥ 30 ciclos/min, pressão arterial sistólica < 90 mmHg ou pressão arterial diastólica ≤ 60 mmHg; e idade ≥ 65 anos. Seu objetivo é definir a gravidade da doença e os pacientes avaliados no hospital que devem ser internados para o tratamento. Também pode ser apresentado de forma mais simplificada (CRB-65), sem a dosagem de ureia. Nesse caso possibilita avaliação do doente ainda na comunidade, orientando o médico quanto à possibilidade de tratamento domiciliar ou a necessidade de encaminhamento para o hospital.

Nesse escore, cada variável representa 1 ponto, e o escore total tem 5 ou 4 pontos, respectivamente. Apesar de sua fácil e rápida aplicação, que permitem seu uso recorrente na prática médica, sua maior limitação é a não inclusão das comorbidades associadas (como alcoolismo, insuficiência cardíaca, hepática e neoplasias), da extensão radiológica, do grau de oxigenação, dos fatores psicossociais e socioeconômicos e da viabilidade do uso de medicação por via oral. Estes também são fatores importantes que influenciam e devem ser levados em consideração na decisão do local de tratamento (Fig. 35-4).

O *"Pneumonia Severity Index"* (PSI) foi escore criado com o objetivo de identificar pacientes com pneumonia comunitária de baixo risco. Ele possui 20 variáveis que incluem características demográficas, doenças associadas, alterações laboratoriais, alterações radiológicas e achados do exame físico. A soma da pontuação das variáveis encontradas permite estratificar a gravidade da doença em cinco classes, com base no risco de morte (Quadros 35-4 e 35-5). Entretanto, sua extensão e complexidade dificultam sua aplicabilidade prática, tornando seu uso restrito.

QUADRO 35-3 Indicações Clínicas para Realização de Testes Microbiológicos para Diagnóstico Etiológico das Pneumonias Adquiridas na Comunidade

Indicação	Hemocultura	Cultura e bacterioscopia de escarro	Pesquisa de antígeno urinário para Legionella	Pesquisa de antígeno urinário para Pneumococo	PCR: p/vírus, Mycoplasma pneumoniae, Chlamydophila pneumoniae e Bordetella pertussis	Outros
Admissão em UTI PAC grave	X	X	X	X	X	X Secreção traqueal ou lavado broncoalveolar
Falha de ATB ambulatorial		X	X	X	X	
Infiltrados cavitados	X	X				X Cultura: fungo e micobactéria
Leucopenia	X			X	X	
Etilismo	X	X	X	X	X	
Doença hepática crônica	X			X	X	
DPOC ou doença pulmonar estrutural		X			X	
Asplenia	X			X	X	
Viagem recente (< 2 semanas)			X		X	X
+ Antígeno urinário para Legionella		X Isolar cepa específica				
+ Antígeno urinário para pneumococo	X	X				
Derrame pleural	X	X	X	X		X Toracocentese e cultura do líquido pleural

Adaptado de Infeccion Diseases Society of America/American Thoracic Society Consensus Guidelines on the Management of Community-Acquired Pneumonia in Adults. Clinical Infectious Diseases: America; 2007.
Nationals Institute for Health and Care Excellence: UK; 2014.

```
                        ┌─────────────────┐
                        │ Escore CURB-65  │
                        └─────────────────┘
              ┌──────────────┼──────────────┐
              ▼              ▼              ▼
           ┌─────┐        ┌─────┐      ┌───────┐
           │ 0-1 │        │  2  │      │ 3 ou +│
           └─────┘        └─────┘      └───────┘
              ▼              ▼              ▼
    ┌──────────────────┐ ┌──────────────────────┐ ┌──────────────────┐
    │Mortalidade baixa:│ │Mortalidade           │ │Mortalidade alta: │
    │      1,52%       │ │intermediária: 9,2%   │ │       22%        │
    └──────────────────┘ └──────────────────────┘ └──────────────────┘
              ▼              ▼                           ▼
    ┌──────────────────┐ ┌──────────────────────┐ ┌──────────────────┐
    │Provável candidato│ │Considerar tratamento │ │Tratamento        │
    │ao tratamento     │ │     hospitalar       │ │hospitalar como   │
    │  ambulatorial    │ │                      │ │PAC grave Escore  │
    │                  │ │                      │ │4-5: avaliar      │
    │                  │ │                      │ │internação em UTI │
    └──────────────────┘ └──────────────────────┘ └──────────────────┘
```

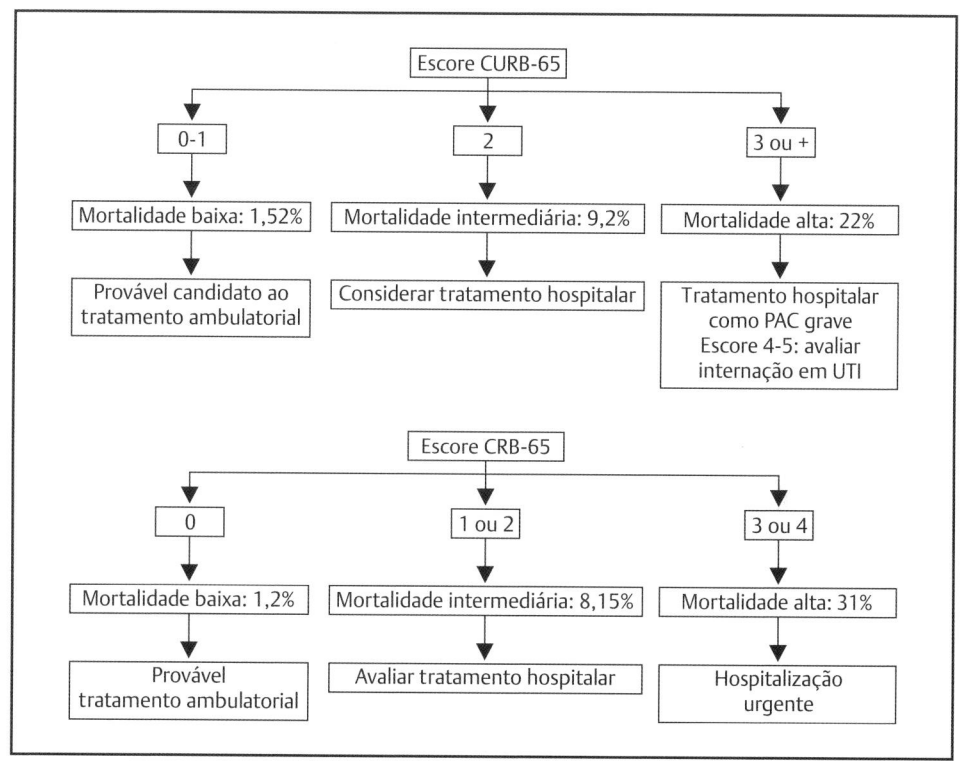

```
                        ┌─────────────────┐
                        │ Escore CRB-65   │
                        └─────────────────┘
              ┌──────────────┼──────────────┐
              ▼              ▼              ▼
           ┌─────┐        ┌──────┐      ┌───────┐
           │  0  │        │1 ou 2│      │ 3 ou 4│
           └─────┘        └──────┘      └───────┘
              ▼              ▼              ▼
    ┌──────────────────┐ ┌──────────────────────┐ ┌──────────────────┐
    │Mortalidade baixa:│ │Mortalidade           │ │Mortalidade alta: │
    │      1,2%        │ │intermediária: 8,15%  │ │       31%        │
    └──────────────────┘ └──────────────────────┘ └──────────────────┘
              ▼              ▼                           ▼
    ┌──────────────────┐ ┌──────────────────────┐ ┌──────────────────┐
    │    Provável      │ │ Avaliar tratamento   │ │  Hospitalização  │
    │   tratamento     │ │     hospitalar       │ │     urgente      │
    │  ambulatorial    │ │                      │ │                  │
    └──────────────────┘ └──────────────────────┘ └──────────────────┘
```

Fig. 35-4. Local de internação conforme critérios de gravidade. Retirada das Diretrizes Brasileiras de PAC da Sociedade Brasileira de Pneumologia e Tisiologia de 2009.

A PAC grave pode ser definida ainda pela presença de 1 critério maior ou 2 critérios menores conforme o Quadro 35-6. Sua constatação indica a maior probabilidade de deterioração do quadro clínico e risco de morte, tornando mandatório o tratamento em unidade de terapia intensiva.

QUADRO 35-4 Estratificação do Paciente e Local de Internação de acordo com Fatores Demográficos, Clínicos e Laboratoriais, Segundo *Fine et al.*

Fatores demográficos		Achados laboratoriais e radiológicos	
Idade		pH < 7,35	+30
Homens	1 ponto/ano de idade	Ureia > 65 mg/dL	+20
Mulheres	Idade -10	Sódio < 130 mEq/L	+20
Procedentes de asilos	Idade +10	Glicose > 250 mg/dL	+10
		Hematócrito < 30%	+10
		PO_2 < 60 mmHg	+10
		Derrame pleural	+10

QUADRO 35-4 Estratificação do Paciente e Local de Internação de acordo com Fatores Demográficos, Clínicos e Laboratoriais, Segundo *Fine et al.* (Continuação)

Comorbidades		Exame físico	
Neoplasia	+30	Alteração do estado mental	+20
Doença hepática	+20	F. respiratória > 30 ciclos/min	+20
ICC	+10	PA sistólica < 90 mmHg	+20
Doença cerebrovascular	+10	Temperatura < 35°C ou > 40°C	+15
Doença renal	+10	Pulso ≥ 125 bpm	+10

ICC = Insuficiência cardíaca congestiva; PO_2 = pressão parcial de oxigênio; F = frequência; PA = pressão arterial.
Adaptado de Fine MJ, Auble TE, Yealy DM *et al*. A prediction rule to identify low-risk patients with community-acquired pneumonia. *N Engl J Med* 1997;336(4):243-50.
Retirado das Diretrizes Brasileiras de PAC da Sociedade Brasileira de Pneumologia e Tisiologia de 2009.

QUADRO 35-5 PSI: Estratificação dos Pacientes com PAC pelo Risco de Mortalidade

Classe	Pontos	Mortalidade %	Local sugerido de tratamento
I	–	0,1	Ambulatório
II	≤ 70	0,6	Ambulatório
III	71-90	2,8	Ambulatório ou internação breve
IV	91-130	8,2	Internação
V	> 130	29,2	Internação

Retirado das Diretrizes Brasileiras de PAC da Sociedade Brasileira de Pneumologia e Tisiologia de 2009.

QUADRO 35-6 Critérios de Gravidade (PAC Grave)

- *Critérios maiores:* a presença de um critério indica a necessidade de UTI
  - Choque séptico necessitando de vasopressores
  - Insuficiência respiratória aguda com indicação de ventilação mecânica
- *Critérios menores:* a presença de dois critérios indica a necessidade de UTI
  - Hipotensão arterial
  - Relação PaO_2/FiO_2 menor que 250
  - Presença de infiltrados multilobulares

UTI = Unidade de Terapia Intensiva.
Retirados das Diretrizes Brasileiras de PAC da Sociedade Brasileira de Pneumologia e Tisiologia de 2009.

ANTIBIOTICOTERAPIA: GRAVIDADE X COMORBIDADE

O objetivo inicial de todo serviço deve ser confirmar o diagnóstico de pneumonia com um exame de imagem e iniciar antibioticoterapia em até 4 horas. Nos casos de doença grave com ameaça à vida, deve ser iniciado tratamento imediato com base no diagnóstico clínico presuntivo. Em seguida, uma radiografia de tórax deve ser feita com urgência, para confirmar a suspeita ou indicar diagnósticos diferenciais.

Em geral, não é possível definir o agente etiológico responsável pela doença no momento do diagnóstico clínico. Por isso, os pacientes com PAC leve, tratados de forma ambulatorial, recebem tratamento antimicrobiano empírico, visando aos patógenos mais comuns nessa população: pneumococo e bactérias atípicas. Tendo em vista as controvérsias presentes na literatura quanto à cobertura sistemática ou não dos atípicos, uma vez que sua maior vantagem foi comprovada apenas nos casos de pneumonia por *Legionella sp*, o esquema inicial para paciente previamente hígido pode ser feito por meio de monoterapia com betalactâmicos ou macrolídeos.

Segundo dados do Programa de Vigilância Epidemiológica do Ministério da Saúde, analisados com base nos novos critérios do *Clinical Laboratory Standards Institute* (CLSI) de 2008, as cepas de *S. pneumoniae* isoladas no Brasil são uniformemente sensíveis à penicilina, permitindo seu uso como tratamento empírico. Não há benefício de terapia combinada em relação à monoterapia em pacientes de baixo risco. No caso de hipersensibilidade à penicilina, pode ser feito esquema alternativo com doxiciclina, macrolídeos ou quinolonas. Nos pacientes com comorbidades e sem critérios para internação, o tratamento empírico pode ser feito com macrolídeos associados a betalactâmicos ou com fluoroquinolona pura. Todos devem ter reavaliação clínica garantida em 48 a 72 h.

Por outro lado, nos casos mais graves e que necessitam de internação, mais de um patógeno pode estar presente, incluindo os atípicos. Nesses casos, um esquema imediato com cobertura empírica mais ampla é necessário, podendo ser feito com quinolona pura ou betalactâmico com macrolídeo. No caso de falha prévia com uso de amoxicilina em nível ambulatorial, pode ser tentado macrolídeo puro. A indicação de internação deve obedecer, além de critérios clínicos, a fatores econômicos e sociais (Quadro 35-7).

Para os pacientes internados e com critério de gravidade, o antibiótico de escolha deve ser guiado pela presença de fatores de risco para infecção por pseudomonas: doença pulmonar estrutural, uso de corticoides (> 10 mg/dia), uso de antibiótico de largo espectro por mais de 7 dias no último mês, desnutrição e internação hospitalar recente. Nesse caso deve-se dar preferência ao uso de betalactâmicos com quinolonas. Em pacientes graves alérgicos à penicilina, os betalactâmicos podem ser substituídos por cefalosporinas de segunda e terceira geração. Carbapenêmicos são indicados apenas para bactérias produtoras de betalactamases de espectro estendido.

QUADRO 35-7 Avaliação Clínica Inicial

1. Avaliar a presença de doenças associadas
2. Avaliar CRB-65
3. Avaliar o grau de oxigenação e o comprometimento radiológico
   - SpO_2 < 90% – indicação de internação
   - Radiografia de tórax
     - Extensão radiológica
     - Derrame pleural suspeito de empiema
4. Avaliar os fatores sociais e cognitivos
   - Ausência de familiar ou cuidador no domicílio
     - Necessidade de observação da resposta ao tratamento
   - Capacidade de entendimento da prescrição
5. Avaliar fatores econômicos
   - Acesso aos medicamentos
   - Retorno para avaliação
6. Avaliar a aceitabilidade da medicação oral
7. Julgamento clínico

CRB-65 = Confusão mental (escore ≤ 8 no *abbreviated mental test*), frequência respiratória ≥ 30 ciclos/min.
Retirado das Diretrizes Brasileiras de PAC da Sociedade Brasileira de Pneumologia e Tisiologia de 2009.

O tempo total de antibioticoterapia deve ser guiado pela melhora clínica, sendo suficientes 7 dias nos casos leves a moderados e 7 a 10 dias nos casos mais graves não complicados. A extensão para 14 a 21 dias pode ser necessária de acordo com o julgamento clínico e bactéria isolada. Nos casos onde há necessidade de internação hospitalar, após 24 horas de melhora clínica e estabilidade hemodinâmica, o esquema venoso pode ser trocado para esquema oral equivalente.

Pacientes idosos, acima de 65 anos, com presença de múltiplas comorbidades, em grave estado geral, apresentando insuficiência respiratória associada a sintomas sistêmicos, com deterioração rápida clínica também devem ser tratados com antivirais. Oseltamivir deve ser iniciado idealmente nas primeiras 48 horas de doença, na suspeita de pneumonia por Influenza vírus H1N1. A falta de tratamento adequado acarreta importante morbidade e mortalidade nesses doentes.

O Quadro 35-7 e a Figura 35-5 resumem a avaliação clínica inicial e a antibioticoterapia empírica inicial conforme estratificação por nível de gravidade.

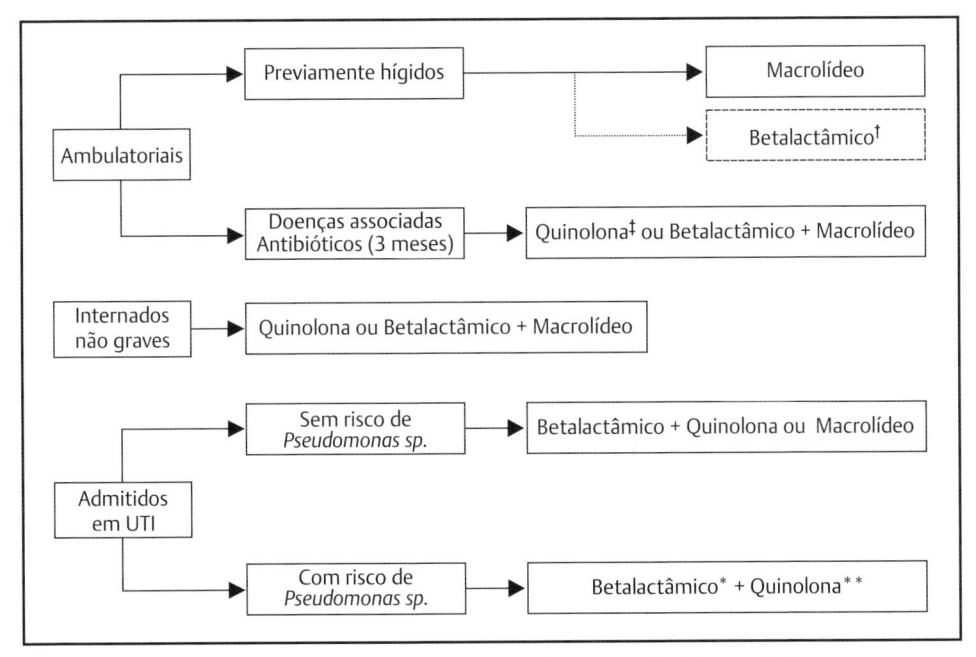

Fig. 35-5. Antibioticoterapia empírica inicial conforme estratificação por nível de gravidade.
†Com o uso de betalactâmico isolado, considerar a possibilidade de uma falha a cada 14 pacientes tratados. Amoxilicina: 500 mg, 1 comprimido por via oral de 8/8 horas por 7 dias; azitromicina: 500 mg, via oral, dose única diária por 3 dias ou 500 mg no primeiro dia, seguido de 250 mg por dia por 4 dias; claritromicina de liberação rápida: 500 mg por via oral, de 12/12 horas por até 7 dias; claritromicina UD 500 mg (liberação prolongada): 1 comprimido por via oral por dia, por até 7 dias.
‡Quinolonas: levofloxacina 500 mg/dia; moxifloxacino: 400 mg/dia.
*Antipneumococo/antipseudomonas: Piperacilina/tazobactan, cefepime, imipenem ou meropenem.
**Levofloxacina (750 mg) ou ciprofloxacino. Retirada das Diretrizes Brasileiras de PAC da Sociedade Brasileira de Pneumologia e Tisiologia de 2009.

FALHA TERAPÊUTICA

Segundo as diretrizes brasileiras de PAC da Sociedade Brasileira de Pneumologia e Tisiologia de 2009, 10 a 24% dos pacientes hospitalizados e 7% dos pacientes ambulatoriais podem não responder ao tratamento inicial. Essa falha terapêutica é um importante fator prognóstico, com taxa de mortalidade em torno de 40%.

Em pacientes ambulatoriais, a falha terapêutica é definida pela necessidade de internação hospitalar ou de modificação da antibioticoterapia inicial. Já nos internados, ela é caracterizada por ausência de melhora ou progressão da doença com insuficiência respiratória e necessidade de ventilação mecânica e/ou evolução para choque séptico. São, ainda, divididas em precoce ou tardia conforme a apresentação nas primeiras 72h de admissão ou após esse período.

As causas para o fracasso terapêutico em cada situação são as seguintes:

- Ausência de melhora ou progressão precoce (< 72h):
  - Gravidade da doença na apresentação.
  - Presença de microrganismo resistente.
  - Uso de antibiótico inadequado.
  - Presença de infecção metastática (empiema, endocardite, meningite, artrite).
  - Diagnóstico errado: TEP, broncoaspiração, síndrome do desconforto respiratório agudo (SDRA), vasculite, LES.
- Ausência de melhora ou progressão tardia (> 72h):
  - Infecção por microrganismos resistentes.
  - Tratamento com antibiótico inadequado.
  - Derrame pleural parapneumônico ou empiema.
  - Superinfecção nosocomial.
  - Infecção extrapulmonar associada.
  - Presença de complicações (p. ex., pneumonia organizada por bronquiolite obliterante, abscesso).
  - Diagnóstico errado: tromboembolismo pulmonar (TEP), lúpus eritematoso sistêmico (LES), vasculite, insuficiência cardíaca.
  - Febre associada à medicação.
  - Exacerbação de doenças de base.
  - Intercorrências não infecciosas: TEP, infarto agudo do miocárdio (IAM) ou falência renal.

A Figura 35-6 resume as principais causas de falha terapêutica com suas abordagens diagnósticas específicas.

PREVENÇÃO

A prevenção da pneumonia adquirida na comunidade é feita principalmente através da vacinação, disponível de forma gratuita através de campanhas anuais para a população de alto risco. O *Streptococcus pneumoniae* e o *Influenza* vírus, juntos, constituem uma das principais causas de óbitos em indivíduos idosos.

A vacina antipneumocócica contra 23 polissacarídeos capsulares, dos 90 sorotipos conhecidos, previne contra o agente responsável por 50% dos casos que acometem indivíduos adultos. Geralmente, uma dose única da vacina é suficiente para proteção contra a doença invasiva pelo *S. pneumoniae*, mas a revacinação em 5 anos é indicada para imunossuprimidos e pacientes vacinados antes dos 65 anos.

Diagnóstico incorreto

Doenças não-infecciosas
TEP, ICC, neoplasia, doenças inflamatórias (pneumonite de hipersensibilidade, pneumonias eosinofílicas, pneumonia organizante, sarcoidose, granulomatose de Wegener, pneumonite intersticial aguda, colagenoses), hemorragia alveolar e reação a drogas

→ História clínica, TC tórax, ecocardiograma, angiotomografia, testes sorológicos (FAN, ANCA-P, ANCA-C), broncoscopia com LBA e/ou biópsia transbrônquica, biópsia pulmonar

Falha terapêutica

Fator relacionado à droga
Administração: posologia, nível sérico ou via inadequada; falta de correção para DCE; reação adversa
Seleção: patógenos não cobertos, pneumococo resistente à penicilina, *S. aureus*, *P. aeruginosa*, anaeróbios

→ História clínica com revisão de fatores de risco para patógenos específicos, revisão de resultados microbiológicos iniciais, avaliação da adequação do tratamento

Diagnóstico correto

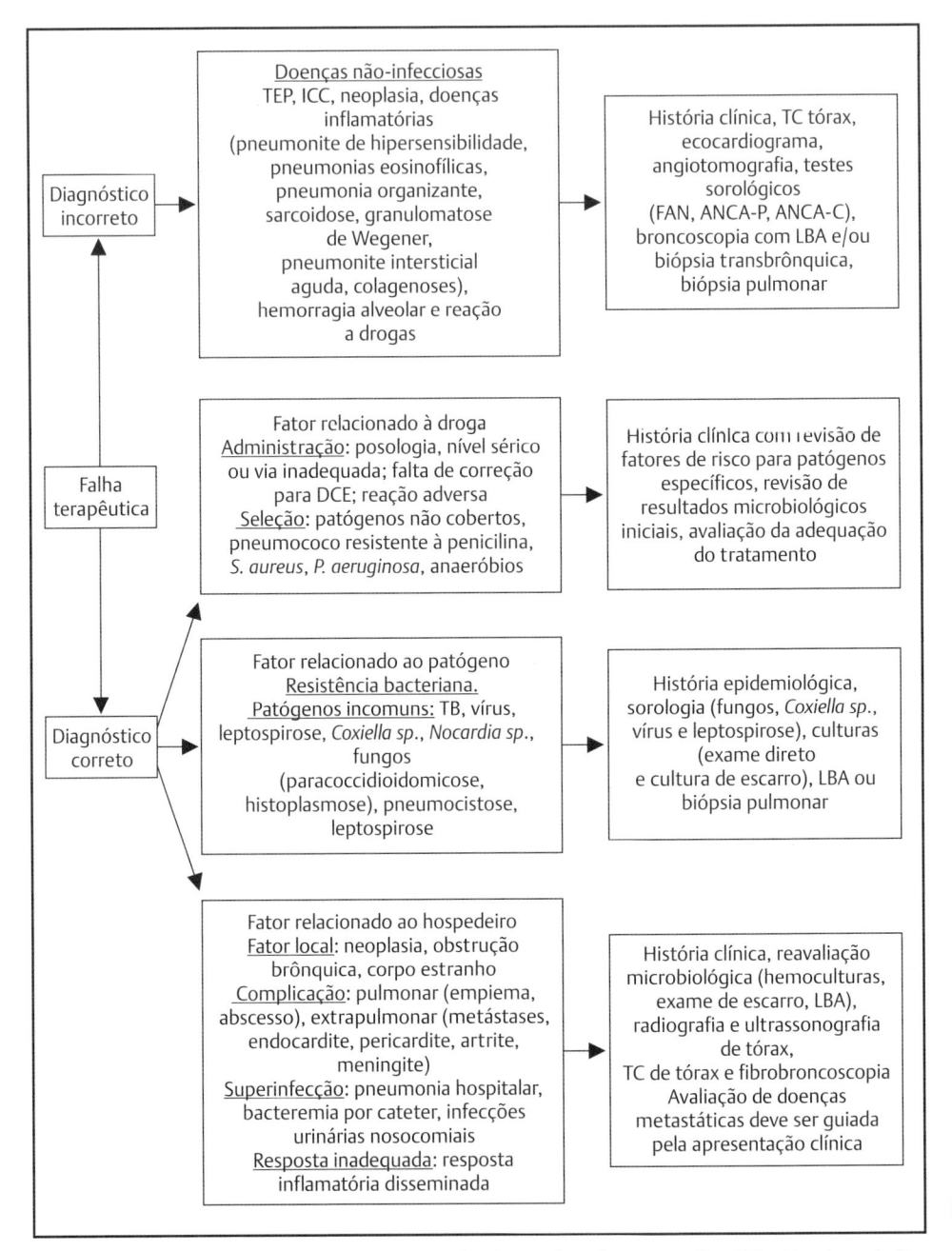

Fator relacionado ao patógeno
Resistência bacteriana.
Patógenos incomuns: TB, vírus, leptospirose, *Coxiella sp.*, *Nocardia sp.*, fungos (paracoccidioidomicose, histoplasmose), pneumocistose, leptospirose

→ História epidemiológica, sorologia (fungos, *Coxiella sp.*, vírus e leptospirose), culturas (exame direto e cultura de escarro), LBA ou biópsia pulmonar

Fator relacionado ao hospedeiro
Fator local: neoplasia, obstrução brônquica, corpo estranho
Complicação: pulmonar (empiema, abscesso), extrapulmonar (metástases, endocardite, pericardite, artrite, meningite)
Superinfecção: pneumonia hospitalar, bacteremia por cateter, infecções urinárias nosocomiais
Resposta inadequada: resposta inflamatória disseminada

→ História clínica, reavaliação microbiológica (hemoculturas, exame de escarro, LBA), radiografia e ultrassonografia de tórax, TC de tórax e fibrobroncoscopia. Avaliação de doenças metastáticas deve ser guiada pela apresentação clínica

Fig. 35-6. Principais causas de fracasso terapêutico e abordagem diagnóstica específica. TEP = Tromboembolia pulmonar; ICC = insuficiência cardíaca congestiva; LBA = lavado broncoalveolar; DCE = depuração de creatinina; FAN = fator antinuclear; e ANCA = *antineutrophil cytoplasmic antibody*. Retirada das Diretrizes Brasileiras de PAC da Sociedade Brasileira de Pneumologia e Tisiologia de 2009.

A vacina composta apenas de polissacarídeos não é capaz de estimular a imunidade celular ou resposta T-dependente, produz pouca ou nenhuma memória imunológica e não suscita resposta imune em menores de 2 anos. Dado este fato, para proteger as crianças abaixo de 2 anos, foi criada a vacina antipneumocócica 13 valente. Esta é conjugada a glicoproteínas capazes de induzir resposta imunológica T-dependente mais eficaz.

A vacina anti-influenza deve ter aplicação anual sistemática, em razão do elevado potencial de mutabilidade do vírus, protegendo os grupos de indivíduos com maior risco de contrair influenza e de ter suas complicações.

Pelas diretrizes brasileiras de PAC da Sociedade Brasileira de Pneumologia e Tisiologia de 2009, a recomendação atual do *Advisory Committee of Immunization Practices do Centers for Disease Control* considera as seguintes populações alvo com indicação para vacinação antipneumocócica:

- Indivíduos com idade ≥ 65 anos.
- Indivíduos com idade compreendida entre 2 e 64 anos, portadores de enfermidades crônicas, particularmente vulneráveis às infecções invasivas e às suas complicações, tais como doenças cardiovasculares crônicas, DPOC (exceto asma); diabetes melito, alcoolismo, hepatopatias crônicas, fístula liquórica, portadores de implantes cocleares e portadores de asplenia funcional ou anatômica.
- Indivíduos imunocomprometidos: portadores de HIV/AIDS, doença oncológica ou oncohematológica, insuficiência renal crônica, síndrome nefrótica, aqueles sob uso de corticoides e imunossupressores e indivíduos transplantados.
- Indivíduos residentes em asilos.

Consideram-se indivíduos adultos com risco elevado de complicações da gripe para os quais está indicada vacinação sistemática anual anti-influenza:

- Adultos com idade ≥ 50 anos.
- Portadores de enfermidades crônicas pulmonares (inclusive asma), cardiovasculares (exceto hipertensão arterial sistêmica), renais, hepáticas, hematológicas e metabólicas (inclusive diabetes melito).
- Adultos com estados de imunossupressão, inclusive induzidos por medicações e pelo HIV.
- Aqueles com distúrbios neuromusculares, pelo comprometimento funcional pulmonar e pela dificuldade para remover secreções do trato respiratório.
- Gestantes e mulheres que planejam engravidar nas estações de maior prevalência de gripe e mulheres que estejam amamentando.
- Residentes em lares de idosos e aqueles em sistema domiciliar de gerenciamento à saúde.
- Potenciais transmissores dos vírus para indivíduos de maior risco.
- Profissionais de saúde.
- Cuidadores domiciliares de crianças (< 5 anos) e de indivíduos adultos (> 50 anos), sobretudo na presença de outras doenças com risco de complicações.
- Profissionais que prestam serviços de saúde no sistema de atendimento domiciliar.

Indivíduos que não devem ser vacinados para gripe:

- Aqueles com hipersensibilidade conhecida à proteína de ovo ou a determinados componentes presentes na vacina.
- Indivíduos com quadros de doença febril aguda.

CONCLUSÃO

A pneumonia adquirida na comunidade constitui uma doença com importante morbimortalidade, sendo de extrema importância para o clínico conhecer o seu manejo ambulatorial e hospitalar. Quanto mais rápido o diagnóstico, mais precoce a instituição de tratamento adequado e melhor o prognóstico do paciente.

Para tanto, pode-se contar com exame radiológico, exames laboratoriais inespecíficos, marcadores inflamatórios e exames microbiológicos específicos. A escolha antimicrobiana inicial deve ser empírica, com base no quadro clínico, nos dados epidemiológicos e nas comorbidades apresentadas pelo doente.

O antibiótico deve ser iniciado idealmente em até 4 h após a primeira avaliação. Em caso de falha do tratamento inicial, esta deve ser diferenciada entre ausência de melhora ou deterioração do quadro clínico, e sua causa deve ser investigada, visando a adequação do tratamento. A prevenção da PAC pode ser feita por vacinação anti-influenza e antipneumocócica, disponível em campanhas para a população de maior risco.

Resumindo, apresentamos um fluxograma para diagnóstico e tratamento das Pneumonias Comunitárias (Fig. 35-7).

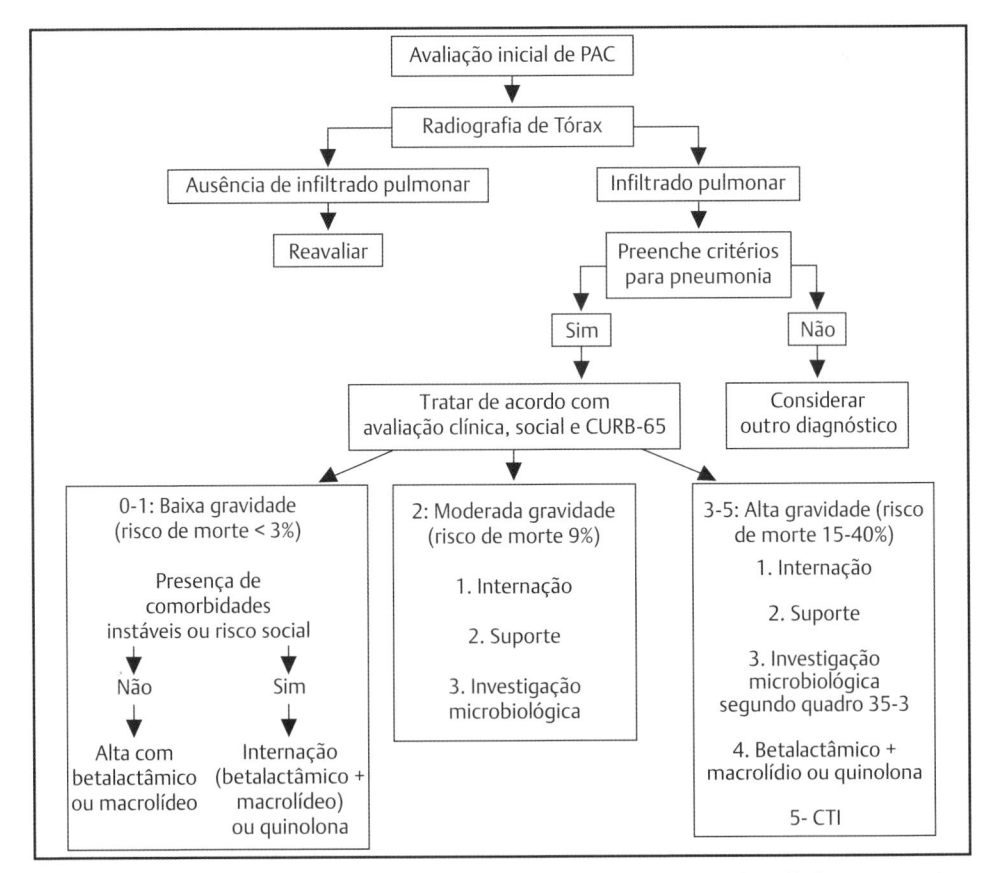

Fig. 35-7. Fluxograma de diagnóstico e tratamento de Pneumonia Comunitária. Adaptada de Lim WS *et al.* BTS guidelines for the management of communitary acquired pneumonia in adults. Nottingham: UK; 2009.

BIBLIOGRAFIA

Corrêa R de A, Lundgren FC, Pereira-Silva JL et al. Diretrizes brasileiras para pneumonia adquirida na comunidade em adultos imunocompetentes. *J Bras Pneumol* 2009;35(6):574-601.

DATASUS. Departamento de Informática do Sistema Único de Saúde [home Page]. Dados estatísticos sobre mortalidade por pneumonia adquirida na comunidade. (Acesso em 2017 maio 24). Disponível em: www.datasus.gov.br.

Kim JE, Kim UJ, Kim HK et al. Predictors of viral pneumonia in patients with community-acquired pneumonia. PLoS One 2014 Dec 22;9(12):e114710.

Lim WS, Badouin SV, George RC et al. BTS guidelines for the management of communitary acquired pneumonia in adults: update 2009. *Thorax* 2009;64 Suppl 3:iii1-55.

Mandell LA, Wunderink RG, Anzueto A et al. Infeccion Diseases Society of America/American Thoracic Society Consensus Guidelines on the Management of Community-Acquired Pneumonia in Adults. *Clin Infect Dis* 2007;44 Suppl 2:S27-72.

Montull B, Menéndez R, Torres A et al. Predictors of severe sepsis among patients hospitalized for community-acquired pneumonia. *PLoS One* 2016;11(1):e0145929.

Pletz MW, Rohde GG, Welte T et al. Advances in the prevention, management and treatment of community-acquired pneumonia. F1000Res 2016 Mar 8;5:pii.

Pneumonia in adults: diagnoses and management. NICE (Nationals Institute for Health and Care Excellence): 2014. (Acesso em 2017 Maio 24). Disponível em: www.nice.org.uk/guidance/cg191.

Schwartzmann PV, Volpe GJ, Vilar FC, Moriguti JC. Pneumonia comunitária e pneumonia hospitalar em adultos. Hospital Estadual de Ribeirão Preto: Brasil; 2010. Medicina (Ribeirão Preto) 2010;43(3):238-48.

van Werkhoven CH, Huijts SM, Postma DF et al. Predictors of bacteraemia in patients with suspected community-acquired pneumonia. *PLoS One* 2015;10(11):e0143817.

36 Tuberculose

Eduardo Florim Terra ▪ *Maria Armanda Monteiro da Silva Vieira*

INTRODUÇÃO

Segundo a Organização Mundial da Saúde (OMS), ocorreram 10,4 milhões de novos casos de tuberculose (TB) e 1,4 milhões de óbitos pela doença em todo mundo em 2015, dos quais cerca de 1,2 milhões casos novos e 400.000 óbitos em pessoas vivendo com o vírus da imunodeficiência adquirida (PVHIV) além de 480.000 casos de TB multidroga resistente (TBMDR). O Brasil ocupa a 20ª posição no *ranking* dos 30 países com alta carga de TB e a 19ª posição na lista dos países com alta carga TB/HIV. A estimativa da OMS é que ocorreram 84.000 casos de TB no Brasil em 2015, no entanto, só foram notificados 67.790 casos ao Ministério da Saúde do Brasil, o que sugere que haja subnotificação. Na dependência da região do país, 2 a 20% dos casos de TB têm coinfecção pelo HIV, com média de 10%. A OMS estimou que em 2015 no Brasil haveria 2,3 mil casos de TBMDR, no entanto, apenas 1.077 foram diagnosticados e notificados.

A apresentação da TB na forma pulmonar, além de ser mais frequente, responsável por 80% dos casos em adultos, é também a mais relevante para a saúde pública. A forma pulmonar, especialmente a bacilífera, é a responsável pela transmissão aérea e consequente manutenção da cadeia de transmissão da doença. A busca ativa de sintomático respiratório (SR) é a principal estratégia para o controle da TB, uma vez que permite a detecção e tratamento precoce das formas pulmonares. Vinte por cento dos casos de TB são extrapulmonares, sendo a TB pleural a mais comum entre indivíduos HIV negativo, e a ganglionar periférica a mais comum entre indivíduos HIV positivo.

ETIOPATOGENIA

A tuberculose é uma doença causada pelo *Mycobacterium tuberculosis*, um bacilo resistente aos agentes químicos e sensível aos agentes físicos. Ao tossir, espirrar ou falar, o paciente portador de TB pulmonar ou de laringe bacilífera dissemina no meio ambiente pequenas gotas (gotículas de Flügge) de secreção. As gotículas menores e mais leves após evaporação de seu componente líquido, permanecem no ar com até 3 bacilos em seu núcleo seco (núcleo de Wells), que são as partículas infectantes. Sobretudo em recintos fechados e pouco aerados, os núcleos de Wells conservam-se em suspensão no ambiente por até 12 horas, e podem ser inalados por pessoas que compartilhem o mesmo ambiente. Por serem menores do que 5 μ, os núcleos de Wells inalados conseguem ultrapassar as barreiras mecânicas de defesa das vias aéreas (pelos, depuração mucociliar etc.) e alcançar os alvéolos. No alvéolo, a micobactéria é fagocitada pelos macrófagos alveolares, que, entretanto, não são capazes de destruí-la. A partir do alvéolo, o *M. tuberculosis* pode penetrar nos vasos linfáticos e migrar para os linfonodos hilares e mediastinais, de onde se disseminará por via hematogênica para todo o organismo, alojando-se, preferencialmente, em áreas com maior oxigenação (ápices pulmonares, epífises ósseas, córtex renal, meninges etc.). Este primeiro contato do M.tb com o organismo, chamado de primoinfecção, desencadeia uma complexa resposta imunológica mediada por linfócitos T

CD4+ e CD8+. As células T CD4+ auxiliares secretam citocinas essenciais à eliminação do *M. tuberculosis*, enquanto as células T CD8+ citotóxicas têm efeito citolítico direto contra o *M. tuberculosis*. Após 2 a 12 semanas do início da interação entre macrófago e linfócito T, desenvolvem-se a hipersensibilidade específica e a imunidade celular tardia ao bacilo. As células T CD4+ com resposta do tipo Th1 secretam as interleucinas IL-2, IL-12, IL-18, fator de necrose tumoral-α (TNF-α), e interferon-γ (IFN-γ) diretamente relacionadas com a imunidade tardia. Em indivíduos sem alterações do sistema imunológico, a imunidade tardia inibirá os focos de bacilos disseminados pelo organismo, impedindo a evolução do quadro de infecção para o quadro de doença ativa. O desenvolvimento da hipersensibilidade e da imunidade celular tardia com inibição dos bacilos disseminados encerra o quadro de primoinfecção pelo M.tb.

Nos primeiros 5 anos após a primoinfecção, principalmente nos dois primeiros, seja pela deficiência no desenvolvimento da imunidade celular, seja pela elevada carga infectante ou virulência do bacilo, 5 a 10% dos infectados evoluem para a doença ativa, a chamada TB primária. Entre os 90 a 95% dos indivíduos que permanecem infectados, 5% têm risco de reativar um dos focos de bacilo quiescente em algum momento da vida, desenvolvendo a TB secundária ou de reativação ou pós-primária, que é a apresentação comumente vista em adultos. Os fatores relacionados com maior risco de TB de reativação estão apresentados no Quadro 36-1.

Além dos fatores relacionados com o sistema imunológico de cada pessoa, o adoecimento por TB, muitas vezes, está ligado à pobreza e à má distribuição de renda. Assim, alguns grupos populacionais possuem maior vulnerabilidade em decorrência das condições de saúde e de vida a que estão expostos. Quando comparados com a população em geral, o risco de adoecimento por TB é três vezes maior entre os indígenas, 28 vezes maior entre a população privada de liberdade e entre as pessoas que vivem com HIV/AIDS, e 52 vezes maior entre a população em situação de rua.

FORMAS CLÍNICAS DA TB

Primoinfecção pelo *M. tuberculosis*

A primoinfecção normalmente é uma forma oligossintomática. O acometimento pulmonar costuma ser uma broncopneumonia inespecífica frequentemente em regiões inferiores dos

QUADRO 36-1 Fatores Associados a Maior Risco de Evoluir da Infecção Latente pelo M.tb para Tuberculose Doença Ativa

Fatores associados	Risco relativo
Infecção pelo HIV	26-31
Silicose	68
Transplante	20-74
Insuficiência renal crônica	10-25
Infecção recente pelo M.tb (< 1 ano)	13
Sequela de tuberculose sem tratamento anterior	2-14
Perda de peso superior a 15%	2-6
Diabetes melito	2-4
Tratamento com inibidores de TNF alfa	4-25
Tabagismo	2-3

Fonte: Ministério da Saúde. Manual de recomendações para o controle da Tuberculose no Brasil. 2011.

pulmões. Eventualmente, além do foco pulmonar, pode ser vista na radiografia de tórax a disseminação linfática até o linfonodo satélite. O complexo composto pelo foco pulmonar, pela linfangite e pelo foco ganglionar é chamado de complexo primário ou de Ranke. A partir do desenvolvimento da imunidade tardia, a inflamação inespecífica evolui para lesão inflamatória granulomatosa, chamada de foco de Ghon, frequentemente subpleural, encerrando a infecção primária ou primoinfecção. Os focos pulmonares e ganglionares podem ser absorvidos ou calcificarem, assim como os focos de disseminação hematogênica.

TB Pulmonar Primária

A TB pulmonar primária, embora mais comum em crianças e adolescentes, pode ocorrer em adultos, em especial nos imunodeprimidos. As manifestações clínicas geralmente têm início insidioso. A criança apresenta-se irritadiça, com febre baixa, sudorese noturna, inapetência e o exame físico pode ser inexpressivo. As manifestações de hipersensibilidade extrapulmonar, embora incomuns, são bem características da TB primária (eritema nodoso, conjuntivite flictenular, artralgia de Poncet). A imagem radiológica mais comum é o de acometimento linfonodal hilar com eventual compressão do brônquio, ocasionando atelectasia pulmonar (síndrome do lobo médio), mais comum em crianças. No entanto, consolidação pneumônica comumente em terços médios e inferiores dos pulmões, com ou sem escavação radiologicamente indistinguível da pneumonia bacteriana é também descrita. A escavação, quando ocorre, permite a drenagem súbita do cáseo liquefeito para outras áreas pulmonares homo ou contralaterais (disseminação broncógena). Ocasionalmente, a lesão rompe um vaso sanguíneo resultando em grave disseminação hematogênica (miliar).

TB Pulmonar Pós-Primária

A TB pulmonar pós-primária representa a reativação de um foco quiescente da primoinfecção, pode ocorrer em qualquer idade, porém é mais comum entre 20 e 40 anos. Tem como sintoma cardinal a tosse, inicialmente seca e posteriormente produtiva, com secreção mucoide ou mucopurulenta. Hemoptise pode estar presente, desde escarro hemático até hemoptise maciça. A febre vespertina, sem calafrios, que não costuma ultrapassar os 38,5ºC, a sudorese noturna e a anorexia são comuns. A ausculta pulmonar pode apresentar diminuição do murmúrio vesicular, sopro anfórico, sopro cavitário, porém, mais frequentemente, é normal.

Na radiografia de tórax, caracteristicamente, a TB pós-primária em pessoas imunocompetentes se apresenta como infiltrado heterogêneo ou como pequenos nódulos e/ou estrias, de evolução lenta e que se localizam, geralmente, nos segmentos posteriores dos lobos superiores e nos segmentos superiores dos lobos inferiores de um ou ambos os pulmões. A presença de cavitação única ou múltipla, geralmente sem nível hidroaéreo, é muito sugestiva, embora não exclusiva, de TB pós-primária. A disseminação broncógena é comum. Apresenta-se como consolidação simulando pneumonia bacteriana, com broncograma aéreo, predominando em 1/3 superiores dos pulmões e quadro clínico agudo de dor torácica com febre alta. Imagens nodulares (únicas ou múltiplas) também são descritas e podem simular doença maligna, assim como cavitação isolada localizada atipicamente em lobo inferior pode também imitar abscesso pulmonar. Eventualmente, ocorre disseminação hematogênica em pacientes imunocompetentes. Em pacientes imunocomprometidos, como pessoas vivendo com AIDS, com dosagem de CD4 < 200 cels/mm^3, são comuns as imagens que lembram a TB primária como, por exemplo, as linfonodomegalias hilares e/ou mediastinais, consolidações nas bases pulmonares, assim como a disseminação miliar.

TB Miliar

A denominação é vinculada ao aspecto radiológico pulmonar e também aos achados anatomopatológicos. É uma forma grave da doença e ocorre em 1% dos casos de TB em pacientes HIV soronegativos, e em até 10% dos casos de HIV soropositivos, em fase avançada de imunossupressão. A apresentação clínica clássica é a aguda, mais comum em crianças e adultos jovens. Os sintomas de febre, astenia e emagrecimento, em associação à tosse, ocorrem em 80% dos casos. O exame físico mostra hepatomegalia (35% dos casos), alteração do sistema nervoso central (30% dos casos) e alterações cutâneas. A TB miliar pode ocorrer tanto após a primoinfecção, como na TB pós-primária ocasionada por erosão de vaso sanguíneo pela lesão tuberculosa.

FORMA EXTRAPULMONAR

As formas extrapulmonares podem ser divididas em dois grupos: as que ocorrem precocemente (até um ano após a primoinfecção) e as que ocorrem tardiamente. Elas representam a progressão do foco extrapulmonar com ou sem associação ao foco pulmonar. Os sinais e sintomas dependem do sistema ou órgãos acometidos. Sua ocorrência aumenta em pacientes com imunocomprometimento grave.

As formas serosas (pleura, pericárdio, peritônio e meninges) costumam ser precoces. Os focos pleural e pericárdico podem ocorrer pelo implante durante a disseminação hematogênica e por contiguidade de um foco pulmonar. As formas tardias mais frequentes são a ganglionar e do sistema geniturinário.

A TB pleural acomete mais pacientes adultos jovens, no entanto, sua frequência tem aumentado na população acima de 40 anos e o seu início pode ser agudo ou insidioso. O sintoma inicial costuma ser a dor torácica do tipo pleurítica. A tríade astenia, emagrecimento e anorexia ocorre em 70% e febre com tosse seca, em 60 a 70% dos pacientes. A forma aguda, frequentemente, simula a pneumonia bacteriana, e a dispneia pode aparecer em casos com maior tempo de evolução e maior volume de derrame. A síndrome de derrame pleural é a apresentação clássica ao exame físico. A telerradiografia de tórax mostra derrame pleural geralmente unilateral de volume pequeno a moderado, com aspecto de líquido livre. A toracocentese está indicada em todos os pacientes suspeitos de TB pleural, em que a distância entre a borda pulmonar e a parede torácica seja maior que 10 mm na telerradiografia em decúbito lateral com raios horizontais. Na maioria das vezes o líquido é amarelo-citrino, com característica de exsudato e predomínio linfocitário, exceto nas primeiras 48 h após instalação do derrame, quando pode haver predomínio de neutrófilos. Líquido pleural hemorrágico é raro. O rendimento da baciloscopia e da cultura do líquido pleural são, respectivamente, menores que 5 e 40%. A biópsia de pleura com agulha de COPE está indicada no mesmo tempo de procedimento da toracocentese; no entanto, no caso de haver disponibilidade da dosagem de Adenosina Deaminase (ADA), pode ser postergada. Em amostras clínicas (fluidos), a detecção da ADA, enzima intracelular presente particularmente no linfócito ativado, pode auxiliar no diagnóstico da TB ativa. O teste é colorimétrico, de fácil execução e é rápido, não necessitando de outras tecnologias para sua incorporação e nem treinamento especializado, com um custo em torno de R$ 15,00. A determinação do aumento da atividade da ADA no líquido pleural, sobretudo se associado a alguns parâmetros como idade (< 45 anos), predomínio de linfócitos (acima de 80%) e líquido com caráter de exsudato, é indicador de TB pleural com valor preditivo negativo que varia de 0,75 a 0,98. A cultura do fragmento pleural associada ao exame histopatológico permite o diagnóstico em até 90% dos casos. A ultrassonografia é um método sensível para a detecção de derrame pleural, principalmente nos casos de pequeno volume, e para o diagnóstico de aderências pleurais (derrame septado). É muito útil na orientação da toracocentese diagnóstica e no controle dinâmico da evolução do derrame pleural. Como, em até 50% dos pacientes além da TB pleural, existe comprometimento pulmonar independente de achado radiológico visível, sempre que possível, na ausência de expectoração espontânea, deve-se realizar escarro induzido de pacientes com derrame pleural por TB.

O empiema pleural tuberculoso é consequência da ruptura de uma cavidade tuberculosa para o espaço pleural e, por isso, além de líquido no espaço pleural, muitas vezes ocorre também pneumotórax secundário à fístula broncopleural entre a cavidade tuberculosa e o espaço pleural. Clinicamente, é indistinguível de um empiema pleural por bactéria comum, entretanto, a baciloscopia pode ser positiva nestes casos.

TB Ganglionar Periférica

É a forma extrapulmonar mais comum em pacientes HIV soropositivos e crianças, sendo mais frequente abaixo dos 40 anos. A queixa principal costuma ser o aumento indolor de nódulos localizados em topografia de cadeias ganglionares. Em pacientes com teste HIV negativo e TB nos gânglios na forma isolada, os sintomas sistêmicos não são comuns e a evolução costuma ser crônica ou subaguda. Já nos pacientes HIV positivo, o acometimento ganglionar tende a ser bilateral, associado a maior acometimento do estado geral. As cadeias ganglionares mais comumente afetadas são as cervicais anterior e posterior, além da região de fossa supraclavicular. Ao exame físico, o gânglio pode apresentar-se endurecido (mais comum em adultos) ou amolecido. O gânglio amolecido pode evoluir para flutuação e/ou fistulização espontânea. Nesse momento, a pele adjacente, que era normal, assume um aspecto inflamatório, caracterizando a escrófula de abscesso frio. A baciloscopia do aspirado do gânglio é positiva em 10 a 25% dos casos, enquanto a cultura varia de 50 a 90%. Nos casos sem imunossupressão, o exame histopatológico do gânglio retirado costuma ser sugestiva (granuloma com necrose de caseificação em mais de 90% dos casos) e a prova tuberculínica é forte reatora. A aspiração com agulha e a baciloscopia do material obtido devem ser a primeira abordagem diagnóstica. A biópsia é o segundo passo. A presença de BAAR positivo e/ou cultura positiva em secreções de fístulas, em raspado e/ou aspirado das lesões é critério diagnóstico de certeza para TB ganglionar, uma vez que é incomum a presença de BAAR positivo em portadores de doença ganglionar por micobactéria não tuberculosa.

EXAMES DIAGNÓSTICOS

Teste Rápido Molecular

O teste Xpert MTB/RIF®, destinado a ser utilizado com o sistema GeneXpert® da Cepheid, que denominamos teste rápido molecular para TB (TRM-TB), é um teste de diagnóstico *in vitro*, semiquantitativo, automatizado, simples, rápido e de fácil execução. Como tem um risco mínimo de contaminação, pode ser realizado em laboratórios com condições básicas de biossegurança. O teste detecta simultaneamente o *M. tuberculosis* e a resistência à rifampicina (RIF) em aproximadamente 2 horas.

Ele utiliza a técnica de reação em cadeia da polimerase (PCR) em tempo real para extração, amplificação e detecção do DNA do *M. tuberculosis* e triagem de cepas resistentes à rifampicina pela detecção de mutações do gene rpoB. O sistema é composto por um instrumento GENEXPERT, um computador, um leitor de códigos de barras e *software* pré-instalado para efetuar testes em amostras colhidas e visualizar os resultados. O instrumento GeneXpert possui quatro módulos que operam independentemente um do outro, oferecendo acesso aleatório a cada um. O sistema requer a utilização de cartuchos Xpert MTB/Rif descartáveis, de utilização única, que contêm todos os reagentes necessários para a realização da PCR e dentro do qual ocorre o processo da reação, o que, no entanto, aumenta o custo do exame. Como os cartuchos são autônomos (um para cada amostra), a contaminação cruzada entre amostras é eliminada.

A sensibilidade do TRM-TB é maior do que a da baciloscopia (cerca de 90%, comparada a 65%). Além disso, o teste detecta a resistência à rifampicina com 95% de sensibilidade. Outra importante vantagem são as altas especificidades para a detecção do *M. tuberculosis* (99%) e para a resistência à rifampicina (98%).

O TRM-TB está indicado para amostras de escarro espontâneo, escarro induzido, lavado broncoalveolar, lavado gástrico, liquor, gânglios linfáticos e macerados de tecidos. Este teste não está indicado para o acompanhamento dos casos de TB tampouco para o diagnóstico de micobacterioses atípicas.

Há cinco possíveis resultados e interpretações do TRM-TB (Quadro 36-2).

Exames Bacteriológicos

A bacteriologia de espécimes clínicos permite a confirmação diagnóstica da TB e é importante para o controle de tratamento.

Exame Microscópico Direto – Baciloscopia Direta

É um método simples, barato e seguro. A pesquisa do bacilo álcool ácido resistente (BAAR), também chamada de baciloscopia, possibilita a identificação do doente bacilífero, principal fonte de infecção. A baciloscopia deve também ser empregada para acompanhar a redução da carga bacilar e a negativação do escarro dos pacientes que permaneçam expectorando, sinalizando o sucesso ou a falência do tratamento.

A baciloscopia do escarro permite detectar de 60 a 80% dos casos de TB na dependência da qualidade do espécime, da extensão de doença, da técnica de coloração e da experiência do laboratório. Recomenda-se utilizar duas amostras, que embora possam ser coletadas no mesmo dia, uma delas deve ser preferencialmente coletada pela manhã em jejum. Se forte suspeita de TB persistir, novas amostras podem ser solicitadas. Entretanto, uma revisão sistemática demonstrou que o ganho na sensibilidade, com o exame da terceira amostra, é de apenas 2 a 5%.

QUADRO 36-2 Interpretações dos Resultados do TRM

Resultado	Interpretação
MTB não detectado	Negativo
MTB detectado Resistência à rifampicina não detectada	Positivo para tuberculose Sem resistência à rifampicina
MTB detectado Resistência à rifampicina detectada	Positivo para tuberculose Com resistência à rifampicina
Sem resultado/inválido/erro inconclusivo	Repetir o teste em nova amostra
MTB detectado e resistência à rifampicina indeterminada	Positivo para tuberculose, resistência à rifampicina inconclusiva Repetir o teste em nova amostra

Fonte: Ministério da Saúde. Manual de recomendações para o controle da Tuberculose no Brasil. 2011.

A baciloscopia pode ser aplicada a diversos espécimes respiratórios e não respiratórios inclusive fragmentos de tecidos com diferentes valores de sensibilidade.

A baciloscopia está indicada de acordo com o Programa Nacional de controle da TB nas seguintes situações:

- Para a detecção de TB nos indivíduos sintomáticos respiratórios, que são os indivíduos com tosse por mais de 2 ou 3 semanas segundo a vulnerabilidade.
- Na suspeita clínica e ou radiológica de TB pulmonar, independentemente do tempo de tosse, principalmente naqueles tratados anteriormente.
- Na suspeita clínica de TB extrapulmonar (exame em materiais biológicos diversos).

Os critérios diagnósticos da baciloscopia na ausência de TRM-TB e suas interpretações estão descritos no Quadro 36-3.

Cultura para Micobactéria

É um método de elevada sensibilidade (76 a 85%) e especificidade (98%) no diagnóstico de TB. Nos casos pulmonares com baciloscopia negativa, a cultura do escarro pode aumentar em até 30% o diagnóstico bacteriológico da doença. A sensibilidade da cultura depende da carga bacilar do espécime e do tipo de meio utilizado. O crescimento bacilar nas culturas em meios sólidos como o Lowenstein-Jensen ou Ogawa-Kudoh, só e visível em geral após 3 a 8 semanas. Por isso, sempre que possível, deve ser empregado meio líquido que é mais sensível (90%) e tem menor tempo de detecção da micobactéria. Um exemplo é o meio líquido, que por meio de sistemas não radiométricos, tipo o MGIT *(Mycobacteria Growth Indicator Tube)*, fornece resultados com média de 10 a 15 dias.

A cultura permite a identificação da espécie, diferenciando os casos de infecções causadas por micobactérias não tuberculosas, teste de suscetibilidade às drogas anti-TB, e se necessários, estudos de genotipagem para avaliações epidemiológicas.

A recomendação atual do Programa Nacional de Controle da TB é a cultura universal para todos os casos suspeitos de TB, quando houver disponibilidade do recurso. A cultura de micobactérias é obrigatória para as pessoas vivendo com HIV/AIDS, outras populações vulneráveis como os índios, população vivendo em situação de rua ou privados de liberdade, profissionais de saúde, assim como é mandatória nos casos de retratamento.

Pacientes suspeitos de TB extrapulmonar devem ter seus espécimes submetidos à cultura já que na maioria dos materiais não respiratórios o rendimento da baciloscopia é baixo.

Exames Radiológicos

Radiografia de Tórax

É um método diagnóstico de grande importância na investigação da TB. Frequentemente, é o mais acessível nas emergências para suscitar a suspeita de TB. Diferentes achados radiológi-

QUADRO 36-3 Critérios Diagnósticos de TB Pulmonar com Baciloscopia Positiva

Coloração de Ziehl-Neelsen no escarro	Cultura e/ou telerradiografia torácica	Diagnóstico final
BAAR positivo em duas amostras	Independente de cultura	Tuberculose
BAAR positivo em uma amostra	Uma cultura positiva	Tuberculose
BAAR positivo em uma amostra	Radiografia de tórax sugestiva	Tuberculose

Fonte: Ministério da Saúde. Manual de recomendações para o controle da Tuberculose no Brasil. 2011.

cos apontam para uma suspeita de doença em atividade ou doença no passado, além da possibilidade de avaliar o tipo e a extensão do comprometimento pulmonar. A sensibilidade de achados sugestivos de TB ativa ou inativa é de até 98%, porém a especificidade é de apenas 75%. Além disto, a variabilidade interobservador e intraobservador varia de 27 a 30% e 19 a 24%, respectivamente. Outra questão é que 15% dos casos de TB pulmonar não apresentam alterações radiológicas, principalmente nos imunodeprimidos.

O exame radiológico está indicado para os sintomáticos respiratórios, contatos intradomiciliares ou extradomiciliares em paciente com TB pulmonar, suspeitos de serem portadores de TB extrapulmonar, pessoas vivendo com HIV ou outra condição imunossupressora, seja por uso de drogas ou doença.

O exame radiológico nesses grupos permite a seleção de imagens suspeitas de TB pulmonar, no entanto é indispensável submeter o paciente ao exame bacteriológico do escarro ou ao teste rápido molecular para confirmar ou não o diagnóstico.

Tomografia Computadorizada de Alta Resolução (TCAR)
A TCAR de tórax pode ser útil, mas não definitiva em paciente sem expectoração ou com baciloscopia do escarro negativa; nos casos suspeitos de TB miliar ou ganglionar intratorácica; naqueles cujas imagens à radiografia de tórax são duvidosas em relação à sua atividade; nos casos suspeitos de neoplasia pulmonar ou de complicações como empiema, pneumotórax e, por último nas pessoas vivendo com HIV, sem confirmação bacteriológica ou molecular da TB.

Diagnóstico Histopatológico
É o método empregado na investigação das formas extrapulmonares ou nas formas pulmonares que se apresentam radiologicamente como doença difusa (TB miliar ou em paciente imunossuprimido). Nos pacientes imunossuprimidos, é menos frequente a presença do granuloma com necrose caseosa, mas é mais comum a positividade da baciloscopia no material da biópsia. Já nos pacientes imunocompetentes, a baciloscopia do tecido usualmente é negativa e a presença de um granuloma, com necrose de caseificação é compatível com TB.

Outros Exames
Prova Tuberculínica
A prova tuberculínica (PT) consiste em inoculação intradérmica de um derivado proteico (PPD) do *M. tuberculosis* que visa a medir a resposta imune celular a estes antígenos. É utilizada, em adultos e crianças, para o diagnóstico de infecção latente pelo *M. tuberculosis* (ILTB), não sendo indicado como rotina na investigação de TB ativa em adultos. Várias condições podem inativar a resposta de hipersensibilidade ao PPD, como infecção pelo HIV, doenças imunossupressoras, vacinação com vírus vivo, gravidez, uso de corticoide e outros imunossupressores, idade superior a 65 anos, desnutrição, diabetes e outras condições metabólicas. É importante lembrar que formas graves de TB também podem cursar com PT não reatora e que erros metodológicos na conservação, aplicação ou leitura também são causas de falhas do resultado.

Teste imunológico - Ensaio para Detecção de Gama Interferon (IGRA)
Teste com base na estimulação da resposta celular usando peptídeos ausentes no BCG e em outras micobactérias atípicas. Detecta a produção de gama interferon e utiliza amostras de

sangue periférico. Assim como a PT, os IGRAS não distinguem entre a TB infecção e a TB doença. Alguns estudos sugerem que o contexto epidemiológico influencia sobremaneira o seu desempenho e o seu valor preditivo em indivíduos sob suspeita de TB latente. Assim como a PT, não há indicação do uso destes testes no diagnóstico da TB ativa em adultos.

Testes de Ácido Nucleicos Amplificação de Ácidos Nucleicos (AAN)

Outros testes moleculares comerciais de detecção de DNA, além do Xpert MTB/RIF®, são disponíveis. Apesar da alta especificidade e elevado valor preditivo positivo, apresentam sensibilidade baixa e muito variável, além de reduzido valor preditivo negativo para todas as formas de TB, em especial para as extrapulmonares e pulmonares paucibacilares. O custo elevado também não indica o seu emprego rotineiro. Os AAN têm utilidade para distinguir se um caso com baciloscopia positiva decorre da *M. tuberculosis* ou de micobactérias não tuberculosa.

ABORDAGEM DIAGNÓSTICA

TB Pulmonar

Todo indivíduo que apresenta tosse por mais de 3 semanas deve ser considerado suspeito de TB pulmonar, na população em geral. Nos casos de pessoas vulneráveis ao adoecimento de TB (profissionais de saúde, pessoas vivendo com HIV, indígenas, população privada de liberdade, população em situação de rua, e contatos de TBDR), considera-se 2 semanas o tempo de duração da tosse para que sejam considerados sintomáticos respiratórios. Esta estratégia tem como objetivo aumentar a sensibilidade da busca, desde que seja garantido o suporte laboratorial para diagnóstico da doença.

O diagnóstico de certeza de TB deve ser sempre o objetivo e o diagnóstico de probabilidade deve ser evitado. Assim, é importante o emprego de técnicas moleculares ou bacteriológicas.

Conduta no Paciente com Expectoração Espontânea

Na rede de saúde, em caso de suspeita de TB pulmonar ou laríngea em pessoas nunca previamente tratadas (casos novos), deve-se solicitar o TRM-TB em uma amostra de escarro. Na suspeita de TB pulmonar ou laríngea em pessoas que já receberam tratamento em algum momento da vida, seja retorno após abandono ou suspeita de recidiva (retratamentos), deve-se solicitar duas amostras de escarro para a realização de baciloscopia, do TRM-TB e de cultura para micobactéria com teste de sensibilidade antimicrobiana (TSA). Nesses casos, o objetivo da baciloscopia é corroborar, junto com dados clínicos e radiológicos, a indicação de doença ativa, já que a técnica de PCR do TRM-TB pode detectar material genético de bacilos vivos e mortos. Assim, a principal função do TRM-TB em caso de retratamento é a identificação precoce da resistência à rifampicina. Deve-se coletar de 5 a 10 mL de secreção respiratória espontânea.

A partir dos resultados três fluxogramas podem ser aplicados (Figs. 36-1 a 36-3).

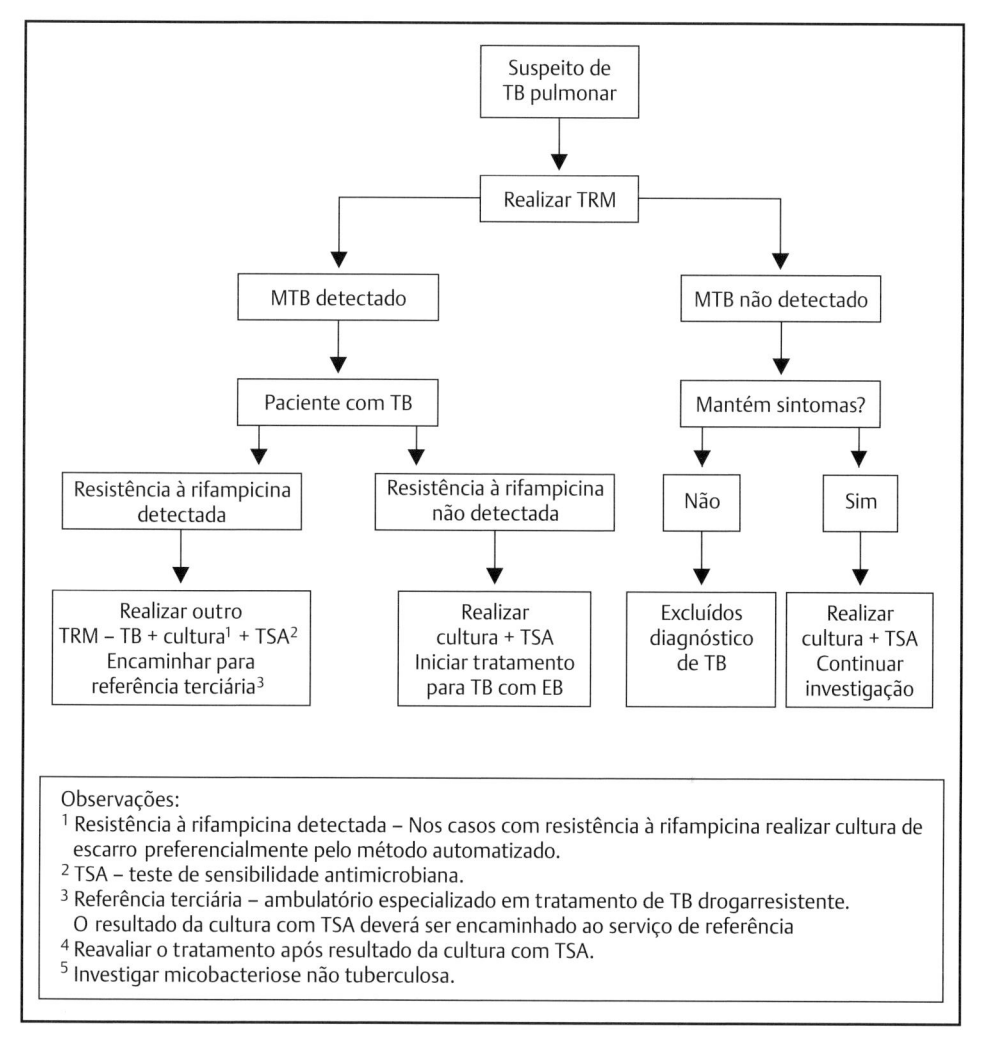

```
                    ┌──────────────┐
                    │ Suspeito de  │
                    │ TB pulmonar  │
                    └──────┬───────┘
                           ▼
                    ┌──────────────┐
              ┌─────│ Realizar TRM │─────┐
              │     └──────────────┘     │
              ▼                          ▼
       ┌──────────────┐           ┌──────────────────┐
       │ MTB detectado│           │ MTB não detectado│
       └──────┬───────┘           └────────┬─────────┘
              ▼                            ▼
       ┌──────────────┐           ┌──────────────────┐
       │Paciente com TB│          │ Mantém sintomas? │
       └──────┬───────┘           └────┬────────┬────┘
                                       ▼        ▼
                                      Não      Sim
```

Resistência à rifampicina detectada	Resistência à rifampicina não detectada	Não	Sim
Realizar outro TRM – TB + cultura¹ + TSA² Encaminhar para referência terciária³	Realizar cultura + TSA Iniciar tratamento para TB com EB	Excluídos diagnóstico de TB	Realizar cultura + TSA Continuar investigação

Observações:
¹ Resistência à rifampicina detectada – Nos casos com resistência à rifampicina realizar cultura de escarro preferencialmente pelo método automatizado.
² TSA – teste de sensibilidade antimicrobiana.
³ Referência terciária – ambulatório especializado em tratamento de TB drogarresistente.
  O resultado da cultura com TSA deverá ser encaminhado ao serviço de referência
⁴ Reavaliar o tratamento após resultado da cultura com TSA.
⁵ Investigar micobacteriose não tuberculosa.

Fig. 36-1. Investigação de TB em casos novos (**nunca antes tratados**) com TRM-TB. TRM = Teste rápido molecular; EB = esquema básico. Fonte: Ministério da Saúde. Manual de recomendações para o controle da Tuberculose no Brasil. 2011.

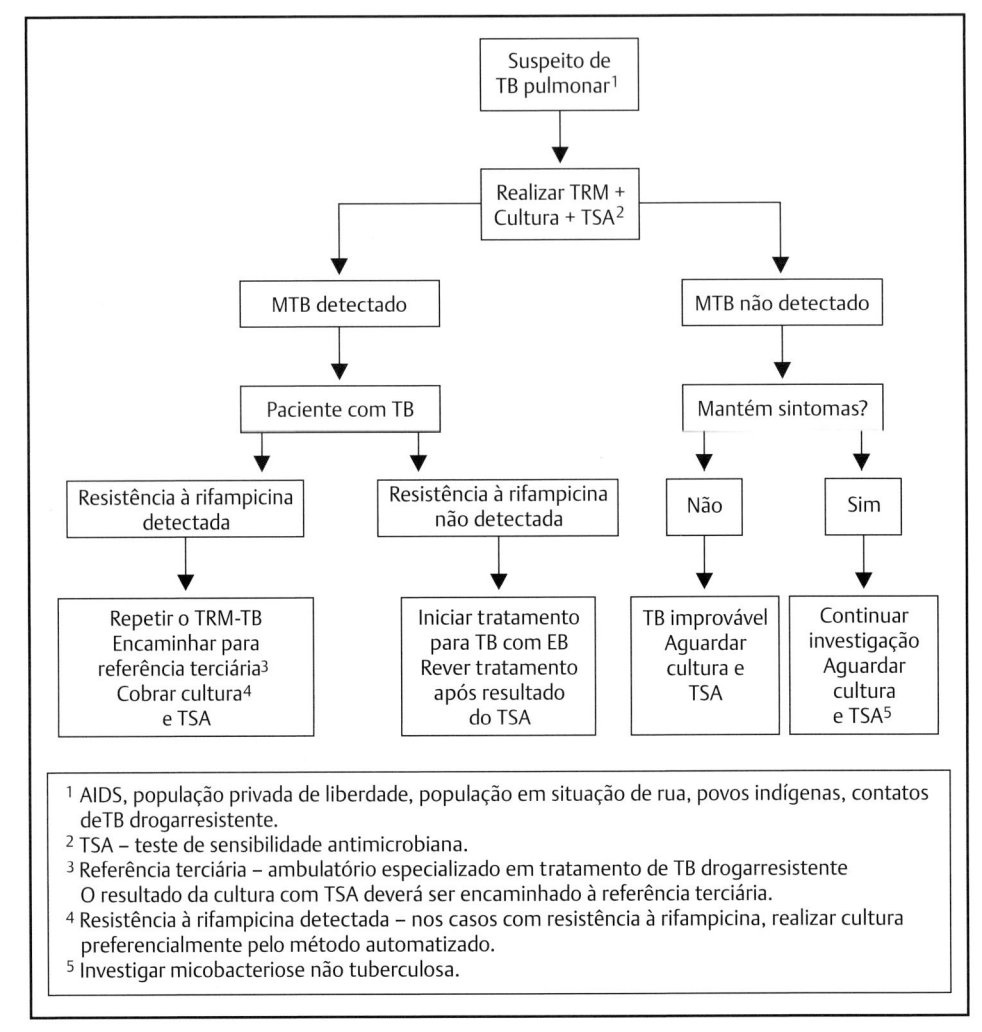

```
┌─────────────────────────────────────────────────────────────────────┐
│                         Suspeito de                                 │
│                         TB pulmonar¹                                │
│                              │                                      │
│                              ▼                                      │
│                      Realizar TRM +                                 │
│                      Cultura + TSA²                                 │
│              ┌───────────────┴───────────────┐                      │
│              ▼                               ▼                      │
│       MTB detectado                   MTB não detectado             │
│              │                               │                      │
│              ▼                               ▼                      │
│       Paciente com TB                 Mantém sintomas?              │
│      ┌───────┴────────┐              ┌───────┴────────┐             │
│      ▼                ▼              ▼                ▼             │
│ Resistência à   Resistência à       Não              Sim            │
│ rifampicina     rifampicina                                         │
│ detectada       não detectada                                       │
│      │                │                │                │           │
│      ▼                ▼                ▼                ▼           │
│ Repetir o TRM-TB  Iniciar tratamento  TB improvável  Continuar      │
│ Encaminhar para   para TB com EB      Aguardar       investigação   │
│ referência        Rever tratamento    cultura e      Aguardar       │
│ terciária³        após resultado      TSA            cultura        │
│ Cobrar cultura⁴   do TSA                             e TSA⁵         │
│ e TSA                                                               │
└─────────────────────────────────────────────────────────────────────┘
```

¹ AIDS, população privada de liberdade, população em situação de rua, povos indígenas, contatos de TB drogarresistente.
² TSA – teste de sensibilidade antimicrobiana.
³ Referência terciária – ambulatório especializado em tratamento de TB drogarresistente
O resultado da cultura com TSA deverá ser encaminhado à referência terciária.
⁴ Resistência à rifampicina detectada – nos casos com resistência à rifampicina, realizar cultura preferencialmente pelo método automatizado.
⁵ Investigar micobacteriose não tuberculosa.

Fig. 36-2. Investigação de TB em casos novos (**nunca antes tratados**) em populações mais vulneráveis[1]. Com TRM-TB. Fonte: Ministério da Saúde. Manual de recomendações para o controle da Tuberculose no Brasil. 2011.

```
                        ┌─────────────────┐
                        │   Suspeito de   │
                        │  TB pulmonar¹   │
                        └────────┬────────┘
                                 ▼
                    ┌──────────────────────────┐
                    │         Realizar         │
                    │ baciloscopia + TRM-TB +  │
                    │      cultura + TSA¹      │
                    └──────────────────────────┘
```

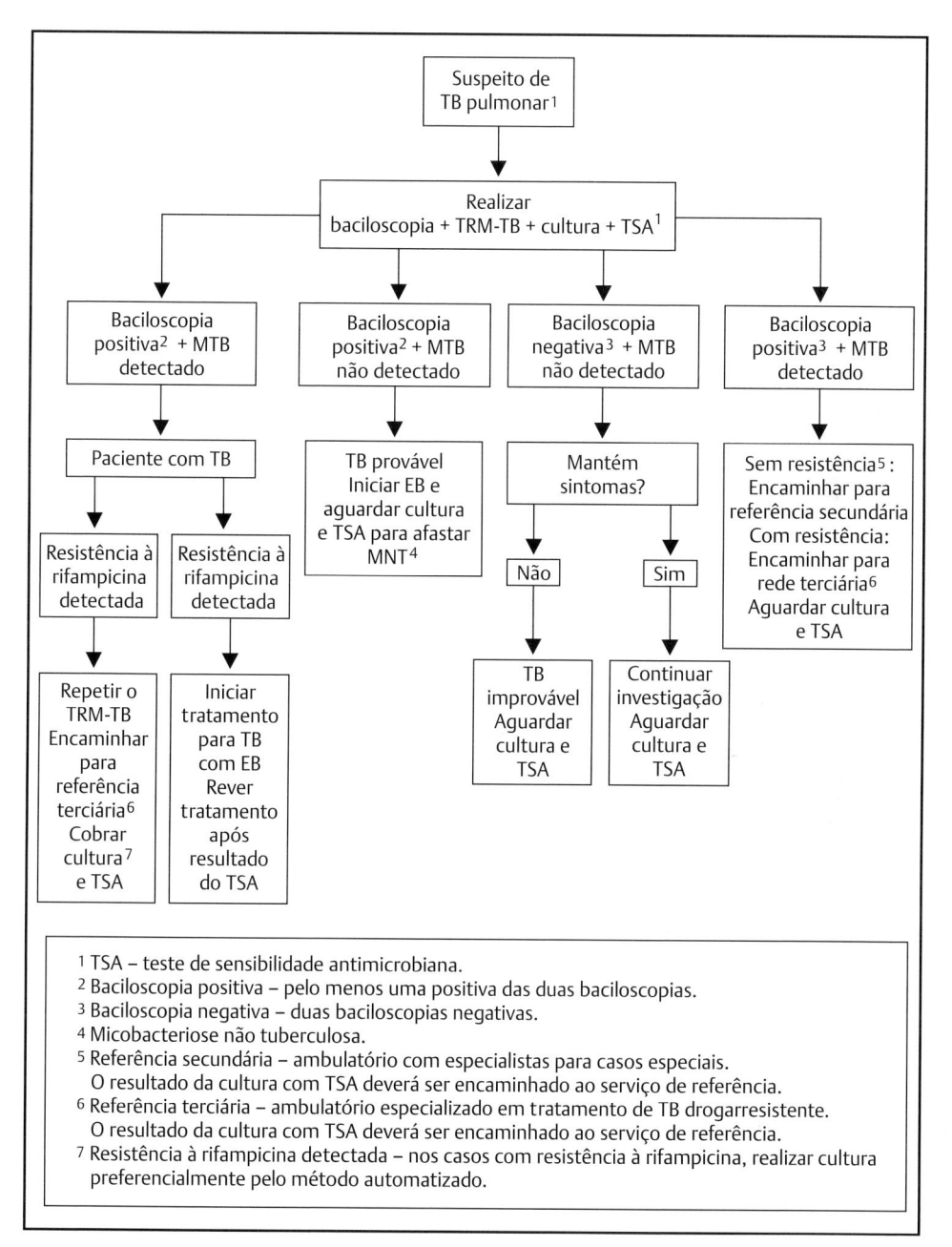

Fig. 36-3. Investigação de TB em casos de retratamentos (recidiva ou retorno após abandono) com TRM-TB.
Fonte: Ministério da Saúde. Manual de recomendações para o controle da Tuberculose no Brasil. 2011.

Fluxograma:

- **Baciloscopia positiva² + MTB detectado** → Paciente com TB
  - Resistência à rifampicina detectada → Repetir o TRM-TB. Encaminhar para referência terciária⁶. Cobrar cultura⁷ e TSA
  - Resistência à rifampicina detectada → Iniciar tratamento para TB com EB. Rever tratamento após resultado do TSA

- **Baciloscopia positiva² + MTB não detectado** → TB provável. Iniciar EB e aguardar cultura e TSA para afastar MNT⁴

- **Baciloscopia negativa³ + MTB não detectado** → Mantém sintomas?
  - Não → TB improvável. Aguardar cultura e TSA
  - Sim → Continuar investigação. Aguardar cultura e TSA

- **Baciloscopia positiva³ + MTB detectado** → Sem resistência⁵: Encaminhar para referência secundária. Com resistência: Encaminhar para rede terciária⁶. Aguardar cultura e TSA

---

¹ TSA – teste de sensibilidade antimicrobiana.
² Baciloscopia positiva – pelo menos uma positiva das duas baciloscopias.
³ Baciloscopia negativa – duas baciloscopias negativas.
⁴ Micobacteriose não tuberculosa.
⁵ Referência secundária – ambulatório com especialistas para casos especiais.
  O resultado da cultura com TSA deverá ser encaminhado ao serviço de referência.
⁶ Referência terciária – ambulatório especializado em tratamento de TB drogarresistente.
  O resultado da cultura com TSA deverá ser encaminhado ao serviço de referência.
⁷ Resistência à rifampicina detectada – nos casos com resistência à rifampicina, realizar cultura preferencialmente pelo método automatizado.

Conduta no Paciente Suspeito sem Expectoração Espontânea

O paciente suspeito de TB sem expectoração espontânea deve ser submetido ao escarro induzido, uma vez que este procedimento possui alta concordância com o lavado broncoalveolar nas formas paucibacilares de TB tanto em pacientes HIV soronegativos como também em pacientes com HIV/AIDS.

O escarro induzido é obtido utilizando-se um nebulizador ultrassônico e solução salina hipertônica (5 mL de NaCl 3%). A solução a 3% é obtida acrescentando-se 0,5 mL de NACL 20% em 5 mL de soro fisiológico 0,9%. A indução do escarro deve sempre ser realizada em condições adequadas de biossegurança.

Nos casos em que não houver produção de expectoração com a indução, pode-se avaliar repetir o procedimento em dias consecutivos. Esta tática é mais custo-efetiva do que a realização de broncofibroscopia, com um rendimento de 91 a 98% para baciloscopia e de 99 a 100% para cultura quando utilizadas as três amostras.

A broncofibroscopia é um método alternativo nos casos suspeitos de TB pulmonar com baciloscopia direta e cultura negativas. A broncofibroscopia é um método mais invasivo e de maior custo em relação ao escarro induzido. Seu emprego está indicado na ausência de disponibilidade de escarro induzido, nos casos em que seja necessário diagnóstico diferencial entre TB e doença maligna ou sarcoidose. Além disto, tem excelente rendimento diagnóstico nos casos de TB miliar, laríngea e endobrônquica quando associada à biópsia transbrônquica e/ou brônquica.

Os materiais obtidos na indução de escarro induzido ou na broncoscopia (lavado broncoalveolar, fragmento de biópsia pulmonar ou brônquica) devem ser submetidos aos protocolos de Xpert MTB/RIF, conforme descrito nas Figuras 36-1 a 36-3.

Eventualmente, ao final do fluxograma, não alcançaremos um diagnóstico de certeza. Nestes casos, podem-se aplicar os critérios clínicos de probabilidade naqueles pacientes clinicamente estáveis e iniciar o tratamento de probabilidade enquanto se aguarda os resultados das culturas das amostras coletadas (Quadro 36-4). Reavaliação clínico-radiológica deve ser realizada em 4 semanas após início de tratamento para decidir pela manutenção ou suspensão da terapêutica com reinvestigação do caso.

QUADRO 36-4 Critérios para Diagnóstico de Probabilidade de TB Pulmonar (Paciente HIV Soronegativo ou HIV Soropositivo com CD4 > 200 células/mm^3)

Tuberculose provável = 2 critérios clínicos + 1 critério radiológico
Critérios clínicos
▪ Tosse de qualquer duração ▪ Febre vespertina ▪ Sudorese noturna ▪ Anorexia ▪ Emagrecimento maior ou igual a 10% do peso habitual no último ano ▪ Contato com TB pulmonar nos últimos 2 anos ▪ Prova tuberculínica maior ou igual a 10 mm
Critérios radiológicos
▪ Infiltrados heterogêneos em segmentos posteriores dos lobos superiores ou segmentos apicais dos lobos inferiores ▪ Infiltrado pneumônico de evolução lenta que não responde à antibioticoterapia inespecífica ▪ Infiltrado micronodular difuso (aspecto miliar)

Fonte: Ministério da Saúde. Manual de recomendações para o controle da Tuberculose no Brasil. 2011.

INVESTIGAÇÃO DIAGNÓSTICA DA TB EXTRAPULMONAR

A investigação da TB extrapulmonar demanda coleta de história clinica detalhada, realização de exame físico minucioso, estudo bacteriológico dos espécimes clínicos dos diferentes sítios, estudo por método de imagem do órgão acometido (com estudo radiológico pulmonar associado pela possibilidade de doença disseminada), exame citopatológico e histopatológico e a utilização complementar de método bioquímico (dosagem de ADA) na forma pleural.

TRATAMENTO

Em agosto de 2009, foram publicadas as alterações com relação ao esquema de tratamento preconizado pelo Programa Nacional de Controle da TB. As principais mudanças foram a introdução do Etambutol como a quarta droga no esquema básico justificado pelo aumento da resistência primária à isoniazida e à combinação isoniazida + rifampicina. A outra grande mudança foi a formulação da apresentação de comprimidos com as quatro drogas combinadas para a fase de tratamento intensivo (primeiros 2 meses). Essa mudança tem como intuito reduzir a tomada de comprimidos, o que poderá ter impacto na adesão terapêutica. Além disso, essa apresentação impossibilita a tomada isolada dos fármacos, o que aumenta o risco de indução de resistência.

Regimes de Tratamento

O tratamento deve ser desenvolvido sob regime ambulatorial, diretamente observado, apoiado na Estratégia da Saúde da Família.

A hospitalização é recomendada em casos especiais e de acordo com as seguintes prioridades:

- Meningoencefalite tuberculosa.
- Intolerância aos medicamentos anti-TB incontrolável em ambulatório.
- Estado geral que não permita tratamento em ambulatório.
- Intercorrências clínicas e/ou cirúrgicas relacionadas ou não com a TB que necessitem de tratamento e/ou procedimento em unidade hospitalar.
- Casos em situação de vulnerabilidade social como ausência de residência fixa ou grupos com maior possibilidade de abandono, especialmente se for um caso de retratamento, falência ou multirresistência.

O período de internação deve ser reduzido ao mínimo necessário para a resolução da indicação de hospitalização.

O esquema básico (EB) para adultos e adolescentes > 10 anos, (2RHZE) é indicado para todas as formas de TB pulmonar e extrapulmonar (exceto a forma meningoencefálica), infectados ou não por HIV e está representado no Quadro 36-5.

QUADRO 36-5 Esquema Básico de Tratamento de TB para Adultos ou Adolescentes com mais de 10 Anos para Todas as Formas de TB, exceto a Meningoencefálica

Regime	Fármacos	Faixa de peso	Unidades/Dose	Meses
2 RHZE	RHZE 150/75/400/275	20 a 35 kg 36 a 50 kg > 50 kg	2 comprimidos 3 comprimidos 4 comprimidos	2 meses
4 RH Fase de manutenção	RH 300/200 ou 150/100 cápsulas	20 a 35 kg 36 a 50 kg > 50 kg	1 cápsula 300/200 1 cáp. 300/200 + 1 cáp. 150/100 2 cáp. 300/200	4 meses

R = Rifampicina; H = isoniazida; Z = pirazinamida; E = etambutol.
Fonte: Ministério da Saúde. Manual de recomendações para o controle da Tuberculose no Brasil. 2011.

No caso da Tb meningoencefálica, a duração da fase de manutenção é aumentada para 7 meses e durante fase intensiva deve ser associado corticosteroide ao esquema anti-TB: prednisona oral (1-2 mg/kg/dia) por 4 semanas ou dexametasona intravenosa nos casos graves (0,3 a 0,4 mg/kg/dia), por 4 a 8 semanas, com redução gradual da dose nas 4 semanas subsequentes.

As reações adversas podem ser divididas em dois grandes grupos: reações adversas menores e reações adversas maiores, nas quais normalmente é necessária a suspensão do tratamento. A maioria dos pacientes completa o tratamento sem qualquer reação adversa relevante. Os Quadros 36-6 e 36-7 apresentam as principais reações adversas ao EB.

QUADRO 36-6 Efeitos Adversos Menores ao Esquema Básico

Efeito adverso	Provável droga relacionada	Conduta terapêutica
Intolerância gástrica, anorexia e dor abdominal	R, H ou Z	Reavaliar o horário da administração da medicação Se necessário, utilizar sintomáticos analgésicos e antieméticos Solicitar provas de função hepática e inflamação hepática
Dor articular ou artrite	H ou Z	Orientar uso de aspirina
Neuropatia periférica	H (mais associado) ou E	Prescrever vitamina B6
Cefaleia ou alteração comportamental	H	Orientar e observar os sintomas
Sudorese ou alteração da coloração da urina	R	Orientar e observar
Prurido	H ou R	Prescrever anti-histamínicos
Hiperuricemia	Z ou E	Fazer acompanhamento clínico Promover orientação dietética Na presença de artralgia, prescrever sintomáticos
Febre	R ou E	Orientar e observar

Fonte: Ministério da Saúde. Manual de recomendações para o controle da Tuberculose no Brasil. 2011.

QUADRO 36-7 Efeitos Adversos Maiores ao Esquema Básico

Efeito adverso	Provável droga relacionada	Conduta terapêutica
Neurite óptica	Etambutol	Suspender etambutol e iniciar esquema especial sem referida medicação. É dose-dependente, e, quando detectada precocemente, reversível. Raramente desenvolve toxicidade nos 2 primeiros meses nas doses recomendadas
Hepatotoxicidade	Pirazinamida; isoniazida; rifampicina	Suspender o tratamento e aguardar melhora dos sintomas e redução dos valores das enzimas hepáticas; reintroduzir um a um após avaliação da função hepática

(Continua)

QUADRO 36-7 Efeitos Adversos Maiores ao Esquema Básico *(Continuação)*

Efeito adverso	Provável droga relacionada	Conduta terapêutica
Hipoacusia, vertigem, nistagmo	Estreptomicina	Suspender estreptomicina e reiniciar esquema especial sem referida medicação
Trombocitopenia, leucopenia, eosinofilia, anemia hemolítica, agranulocitose, vasculite	Rifampicina	Suspender rifampicina e reiniciar esquema especial sem referida medicação
Nefrite intersticial	Rifampicina	Suspender rifampicina e reiniciar esquema especial sem referida medicação
Rabdomiólise com mioglobinúria e insuficiência renal	Pirazinamida	Suspender pirazinamida e reiniciar esquema especial sem referida medicação
Psicose, crise convulsiva, encefalopatia tóxica ou coma	Isoniazida	Suspender isoniazida e reiniciar esquema especial sem referida medicação
Exantema ou hipersensibilidade de moderada a grave	Rifampicina; isoniazida; etambutol; pirazinamida; estreptomicina	Suspender o tratamento; reintroduzir os medicamentos um a um após resolução do quadro; substituir o esquema nos casos reincidentes ou graves, por esquemas especiais sem a medicação causadora do efeito

Fonte: Ministério da Saúde. Manual de recomendações para o controle da Tuberculose no Brasil. 2011.

Tratamento em Casos Especiais

A Figura 36-4 apresenta a conduta recomendada em caso de paciente com diagnóstico de TB em vigência de doença prévia hepática (Fig. 36-4A) e para aqueles que desenvolvem hepatotoxicidade sem história prévia de comprometimento hepático (Fig. 36-4B).

É importante estar atento às seguintes questões:

1. O tratamento só deverá ser interrompido quando os valores das enzimas atingirem 3 vezes o valor normal, com início de sintomas, ou logo que a icterícia se manifeste, encaminhando o doente a uma unidade de referência secundária para acompanhamento clínico e laboratorial, além da adequação do tratamento, caso seja necessário.
2. Se, após a interrupção do tratamento, houver redução dos níveis séricos das enzimas hepáticas e resolução dos sintomas, indica-se a reintrodução do esquema básico da seguinte maneira: rifampicina (R) + etambutol (E), seguida pela isoniazida (H), e por último a pirazinamida (Z), com intervalo de 3 a 7 dias entre elas.
3. A reintrodução de cada medicamento deverá ser precedida da análise da função hepática. O tempo de tratamento será considerado a partir da data em que foi possível retomar o esquema terapêutico completo. Se a dosagem das enzimas hepáticas não reduzirem para menos de três vezes o limite superior normal em 4 semanas ou em casos graves de TB, iniciar esquema alternativo.

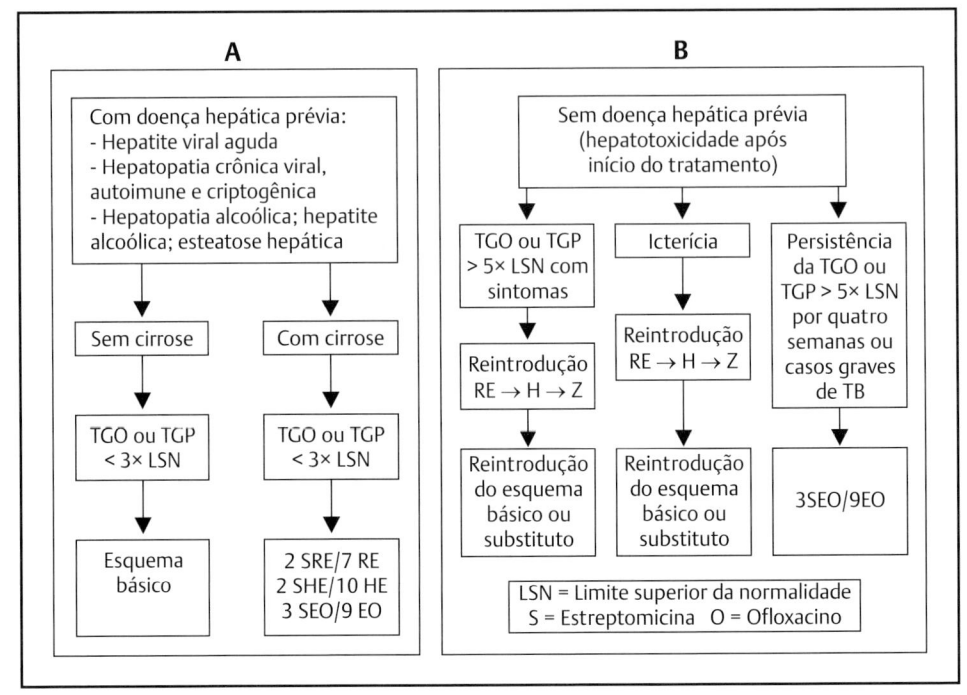

```
┌─────────────────────────────────────────┬──────────────────────────────────────────────────────┐
│                   A                     │                          B                           │
├─────────────────────────────────────────┼──────────────────────────────────────────────────────┤
│  Com doença hepática prévia:            │        Sem doença hepática prévia                    │
│  - Hepatite viral aguda                 │        (hepatotoxicidade após                        │
│  - Hepatopatia crônica viral,           │         início do tratamento)                        │
│    autoimune e criptogênica             │                                                      │
│  - Hepatopatia alcoólica; hepatite      │                                                      │
│    alcoólica; esteatose hepática        │                                                      │
│              ↓                          │   TGO ou TGP      Icterícia    Persistência          │
│                                         │   > 5× LSN com                 da TGO ou             │
│    Sem cirrose   Com cirrose            │   sintomas                     TGP > 5× LSN          │
│         ↓             ↓                 │        ↓              ↓        por quatro            │
│    TGO ou TGP    TGO ou TGP             │   Reintrodução   Reintrodução  semanas ou            │
│    < 3× LSN      < 3× LSN               │   RE → H → Z     RE → H → Z    casos graves          │
│         ↓             ↓                 │        ↓              ↓        de TB                 │
│    Esquema       2 SRE/7 RE             │   Reintrodução   Reintrodução      ↓                 │
│    básico        2 SHE/10 HE            │   do esquema     do esquema    3SEO/9EO              │
│                  3 SEO/9 EO             │   básico ou      básico ou                           │
│                                         │   substituto     substituto                          │
│                                         │                                                      │
│                                         │   LSN = Limite superior da normalidade               │
│                                         │   S = Estreptomicina   O = Ofloxacino                │
└─────────────────────────────────────────┴──────────────────────────────────────────────────────┘
```

Fig. 36-4. (A e B) Conduta para TB em pacientes com doença hepática prévia e pacientes que desenvolvem hepatotoxicidades. Fonte: Ministério da Saúde. Manual de recomendações para o controle da Tuberculose no Brasil. 2011

4. No impedimento do uso de R ou H, o esquema com o derivado quinolônico pode ser uma alternativa. Garantir supervisão do tratamento para prevenir resistência ao medicamento, pois ele é fundamental na composição do esquema de multirresistência. A ofloxacina (O) pode ser substituída pela Levofloxacina. Para pacientes acima de 50kg: ofloxacina 800 mg/dia – levofloxacina 750 mg/dia.

Para os portadores de insuficiência renal, com *clearance* de creatinina menor que 30 mL/min, ou pacientes adultos que estão sob hemodiálise, deve-se corrigir a dose da pirazinamida para 25-35 mg/kg 3 vezes por semana e a de etambutol para 15-25 mg/kg/d também 3 vezes por semana. Na atual formulação usada não é necessária a correção da isoniazida. Tanto a isoniazida quanto a rifampicina são de uso diário. Assim, podemos prescrever o comprimido 4×1 (Rifampicina 150 mg + Isoniazida 75 mg + Pirazinamida 400 mg + Etambutol 275 mg) 3 vezes por semana para os pacientes com indicação de correção da dose. Nos 4 dias restantes está indicado o uso do comprimido 2×1 (Rifampicina 150 mg + Isoniazida 75 mg). A dose será orientada pelo peso corporal. Para os pacientes com peso abaixo de 50 kg, 3 comprimidos e peso corporal ≥ a 50 kg, 4 comprimidos tanto para o 4×1 quanto para o 2×1, desde que o paciente se mantenha na faixa de peso. É importante lembrar que o intervalo entre as doses deverá ser de aproximadamente de 24 horas e recomenda-se o uso dos fármacos após a hemodiálise quando for o caso. O Quadro 36-8 exemplifica esta proposta de tratamento.

QUADRO 36-8 Tratamento de TB em Paciente com Insuficiência Renal (*Clearance* < 30 mL/min ou sob Hemodiálise)

Peso corporal (kg)	40	45	50	55	60
R (mg)	450	450	600	600	600
H (mg)	225 (200)	225	300	300	300
Z (25-35 mg/kg/d)	1.000 a 1.250 mg	1.125 a 1.575 mg	1.250 a 1.750 mg	1.375 a 1.925 mg	1.500 a 2.100 mg
E (15-25 mg/kg/d)	600 a 1.000 mg	675 a 1.125 mg	750 a 1.250 mg	825 a 1.375 mg	900 a 1.500 mg
Número de comprimidos recomendados pelo MS	3	3	4	4	4

Fonte: Ministério da Saúde. Manual de recomendações para o controle da Tuberculose no Brasil. 2011.

COINFECÇÃO TB-HIV

A atual recomendação para o tratamento antirretroviral da coinfecção TB-HIV é a associação de tenofovir + lamivudina + efavirenz para os casos em que não há gravidade. Pacientes coinfectados por HIV-TB e com CD4 < 100 cels/mm^3, presença de outra infecção oportunista, necessidade de internação hospitalar/doença grave ou com forma disseminada de TB, o efavirenz deve ser substituído por raltegravir.

No entanto, concluído o tratamento da TB, poderá ser feita a mudança tanto do efavirenz como do raltegravir para dolutegravir, já que este fármaco tem as vantagens de alta potência, alta barreira genética, administração em dose única diária e poucos eventos adversos.

Para reduzir a mortalidade, a terapia antirretroviral (TARV) deve ser iniciada na 2ª semana após o início do tratamento de TB para pacientes com sinais de imunodeficiência e/ou LT-CD4+ < 200 e para os demais, na 8ª semana, após o término da fase intensiva do tratamento para TB. No caso de TB meningoencefálica recomenda-se, também, o início da TARV após 8 semanas pelo risco do desenvolvimento da síndrome de reconstituição imune.

BIBLIOGRAFIA

SBPT. *II Consenso de Tuberculose da Sociedade Brasileira de Pneumologia e Tisiologia*. SBPT 2004.

Brasil. Ministério da Saúde. Portal da Saúde [internet] Brasília. (Acesso em 2017 abr 10). Disponível em: http://portalsaude.saude.gov.br/index.php/o-ministerio/principal/leia-mais-o-ministerio/743-secretaria-svs/vigilancia-de-a-a-z/tuberculose/l2-tuberculose/11941-viajantes-tuberculose.

Brasil. Ministério da Saúde. Secretaria de Ciência, Tecnologia e Insumos Estratégicos Departamento de Gestão e Incorporação de Tecnologias em Saúde. Teste de Dosagem de Adenosina Deaminase (ADA) no Diagnóstico Precoce de Tuberculose Pleural. Junho de 2013. (Acesso em 2017 abr 12). Disponível em: http://portalarquivos.saude.gov.br/images/pdf/2014/fevereiro/03/Relatorio-ADA-Tuberculose-CP.pdf.

Brasil. Ministério da Saúde. Secretaria de Vigilância em saúde. Departamento de Vigilância Epidemiológica. Manual de recomendações para o controle da tuberculose no Brasil/Ministério da Saúde, Secretaria de Vigilância em Saúde, Departamento de vigilância epidemiológica. Brasília: Ministério da Saúde, 2011.

Brasil. Ministério da Saúde. Teste Rápido Molecular para Tuberculose (TRM-TB). Nova Tecnologia para o Diagnóstico da Tuberculose. Brasília – DF, 2016. (Acesso em 2017 abr 13). Disponível em: http://portalarquivos.saude.gov.br/images/pdf/2016/maio/18/folder-TRM-TB-grafica-reduzido.pdf.

Brasil. Programa Nacional de Controle da Tuberculose. Secretaria de Vigilância em Saúde Ministério da Saúde Brasília. Atualizada em outubro de 2016. (Acesso em 2017 abr 10). Disponível em: http://portalarquivos.saude.gov.br/images/pdf/2017/fevereiro/21/Apresentacao-sobre-os-principais-indicadores-da-tuberculose.pdf.

Brasil. SINAM. Série histórica do número de casos novos de tuberculose. Brasil, Regiões e Unidades Federadas de residência por ano diagnóstico (1990 a 2015*) Brasília. Ministério da Saúde. Atualizada em maio de 2016. (Acesso em 2017 abr 10). Disponível em: http://portalarquivos.saude.gov.br/images/pdf/2016/junho/27/Casos-novos-tuberculose-1990-2015-base-MAIO-2016.pdf.

Conde MB, Kritski AL. Derrame pleural exsudativo linfocitário: análise de 462 casos. *J Pneum* 1995;21(2):67-72.

Conde MB, Kritski AL, Souza GRM. *Tuberculose – Do ambulatório à enfermaria*, 3.ed. São Paulo: Editora Atheneu; 2005. p. 1-56, 89-95, 107-165, 181-195.

Conde MB, Loivos AC, Rezende VM *et al*. Yield of sputum induction in the diagnosis of pleural tuberculosis. *Am J Respir Crit Care Med* 2003;167(5):723-5.

Conde MB, Soares SLM, Mello FCQ *et al*. Comparison of sputum induction with fiberoptic bronchoscopy in the diagnosis of tuberculosis. Experience at an AIDS reference center in Rio de Janeiro, Brazil. *Am J Resp Crit Care Med* 2000;62(6):2238-40.

Frieden T (ed.). *Toman's tuberculosis case detection, treatment, and monitoring: questions and answers*, 2nd ed. Geneva; 2004.

Lapa e Silva, JR. Novos aspectos da patogenia da tuberculose. *Pulmão* RJ 2012;21(1):10-4.

Lewinsohn DM, Leonard MK, LoBue PA *et al*. Official American Thoracic Society/Infectious Diseases Society of America/Centers for Disease Control and Prevention Clinical Practice Guidelines: Diagnosis of Tuberculosis in Adults and Children. *Clin Infect Dis* 2017;64(2):e1-33.

Nahid P, Dorman SE, Alipanah N *et al*. Official American Thoracic Society/Centers for Disease Control and Prevention/Infectious Diseases Society of America Clinical Practice Guidelines: Treatment of Drug-Susceptible Tuberculosis. *Clin Infect Dis* 2016;63(7):e147-95.

Organização Mundial de Saúde. Tuberculosis [Internet]. Geneve, WHO. Global tuberculosis report 2016. p. 141. (Acesso em 2017 abr 11). Disponível em: http://www.who.int/tb/publications/global_report/en.

Organização Mundial de Saúde. Tuberculosis [Internet]. Geneve, WHO. Tratamento. (Acesso em 2017 abr 11). Disponível em: http://www.who.int/tb/areas-of-work/treatment/risk-factors/en.

Seiscento M, Conde MB, Dalcolmo MMP. Tuberculous pleural effusions. *J Bras Pneumol*. 2006;32(supl 4):S174-81. (11)

Silva Junior CT, Behrsin RF, Cardoso GP, Araujo EG. Evaluation of adenosine deaminase activity for the diagnosis of pleural TB in lymphocytic pleural effusions. *Biomarkers Med* 2013; 7(1):113-8.

Szklo A, Mello FCQ, Guerra RL *et al*. Alternative anti-tuberculosis regimen including ofloxacin for the treatment of patients with hepatic injury. *Int Journal Tuberc Lung Dis* 2007;11(7):775-80.

TB CARE I. *International Standards for Tuberculosis Care*, 3rd ed. TB CARE I, The Hague, 2014.

37 Nódulo Pulmonar Solitário

Lucas Rangel de Souza Azevedo ▪ *Lucas Gonçalves Correia*
Marcos Eduardo Machado Paschoal

O nódulo pulmonar solitário (NPS) se define como uma opacidade radiográfica esférica que mede até 30 mm de diâmetro e é completamente envolta por parênquima pulmonar aerado. Não há associação a atelectasias, alargamento hilar ou mediastinal nem derrame pleural e os pacientes são assintomáticos. Podem ser subclassificados em sólidos, parcialmente sólido/parcialmente vidro fosco ou em vidro fosco. Lesões maiores que 30 mm são denominadas massas pulmonares e devem ser considerados carcinoma broncogênico até prova em contrário. Nódulos menores que 8 mm são categorizados como subcentimétricos, tendo menor risco para malignidade. A caracterização de NPS como maligno é extremamente importante já que representa um estágio potencialmente curável do câncer de pulmão.

Pacientes com NPS devem ser avaliados pela estimativa da probabilidade de malignidade, realizando exames de imagem para caracterizar a lesão, avaliar os riscos inerentes a cada estratégia de manejo além de levar em conta as preferências do paciente (Fig. 37-1).

O diagnóstico diferencial de NPS é extenso. Dentre lesões benignas destacam-se granulomas infecciosos ativos ou latentes, como tuberculose, histoplasmose, coccidioidomicose, criptococose e aspergilose. Hamartomas representam outro importante grupo. Dentre as causas malignas, destacam-se o adenocarcinoma de pulmão (47%), carcinoma epidermoide (22%), metástase solitária (8%), carcinoma indiferenciado não pequenas células (7%), carcinoma de pequenas células (4%) e adenoma minimamente invasivo (4%), além do tumor carcinoide, que apesar de tipicamente ser endobrônquico, apresenta-se em 20% dos casos na periferia.

Estudos têm mostrado que a detecção de nódulos pulmonares solitários tem sido cada vez mais frequente haja vista a contínua evolução da medicina diagnóstica e o maior acesso da população a tais exames de imagem. Este desafio diagnóstico, obviamente deve ser contemplado sempre que possível por uma equipe multidisciplinar englobando radiologistas e cirurgiões torácicos. Estudos estimam que apenas 1% dos nódulos encontrados são de fato malignos. É notória, portanto, a importância da visão do clínico que assiste o paciente, que deverá pesar os resultados de exames complementares, ponderar sobre suas impressões clínicas obtidas de uma história e exame físico detalhados, e confrontá-las com as expectativas e angústias do paciente, que, eventualmente, terá que se submeter a exames invasivos ou a uma cirurgia torácica.

RECOMENDAÇÕES PARA AVALIAÇÃO DO NPS
Definição da Probabilidade Pré-teste
Por meio de uma análise conjunta entre as características da lesão, como tamanho, calcificações, limites, aspectos do paciente, como idade, carga tabágica, história de outra neoplasia,

devemos tentar alocar o caso em três grupos: baixa, intermediária ou alta probabilidade de malignidade (Fig. 37-1). Esta alocação pode ser feita por modelos matemáticos previamente validados. Todavia, uma estimativa subjetiva do médico assistente, que deve levar em consideração as variáveis acima, demonstra resultados tão bons quanto os modelos matemáticos disponíveis, alocando assim o paciente em um dos três grupos antes de lançar mão de exames complementares mais sofisticados e dispendiosos. Isso possibilita uma análise mais crítica e racional do resultado de tais exames, levando em conta a sensibilidade e a especificidade dos métodos, bem como otimiza os custos de tal investigação.

O tamanho da lesão é um fator de risco independente de malignidade, sendo as lesões maiores que 2 cm mais de 50% das vezes malignas. Nódulos que se evidenciam como parcialmente sólidos também são de maior risco para malignidade. Bordas irregulares, com padrão de espiculado ou em coroa radiada são malignos em mais de 90% das vezes e, assim como o padrão de calcificação assimétrico, também são características que devem ser levadas em conta na classificação do nódulo como de caráter maligno. Por último, nódulos em lobos superiores são mais frequentemente malignos do que nódulos nos outros sítios pulmonares.

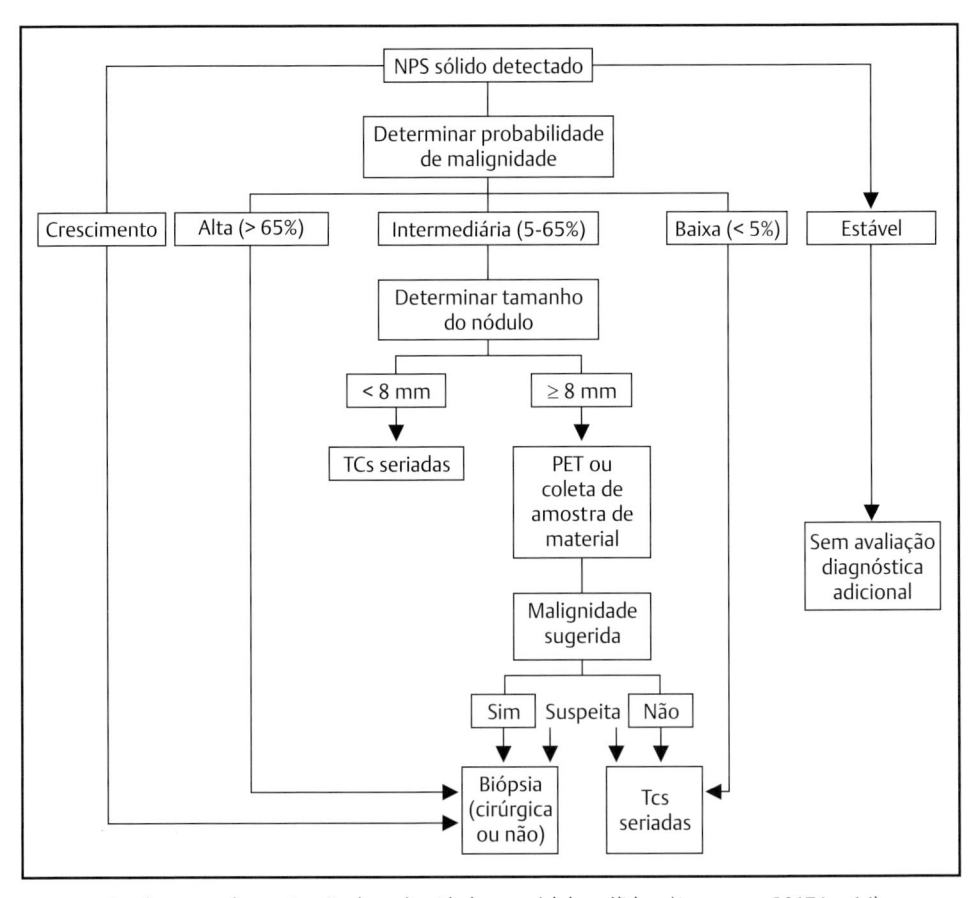

Fig. 37-1. Conduta para determinação de malignidade em nódulos sólidos. (Acesso em 2017 Jan 14). Fonte UpToDate Inc. Disponível em: http://www.uptodate.com.

Definição da Estabilidade da Lesão

Talvez o passo mais importante da investigação. Visa avaliar estabilidade ou não da lesão (Fig. 37-2). Uma lesão estável por 2 anos geralmente não requer investigação adicional. Tumores malignos apresentam tempo de duplicação entre 20 e 400 dias. Consideramos que uma lesão dobrou seu volume pelo aumento do seu diâmetro em 26%. Por isso é fundamental solicitar exames radiológicos prévios para análise comparativa. Caso haja um crescimento evidente, é recomendado estudo histológico da lesão. Lesões com padrão de calcificação benigno como difuso, central, laminar, em pipoca, densidade de gordura central, geralmente não requerem investigação adicional.

A TC com estudo dinâmico é o exame de eleição. Tem maior sensibilidade que a TC com contraste, embora a mesma especificidade. A RNM tem papel limitado no estudo de NPS. A RNM com gadolínio apresenta o mesmo desempenho de TC com contraste.

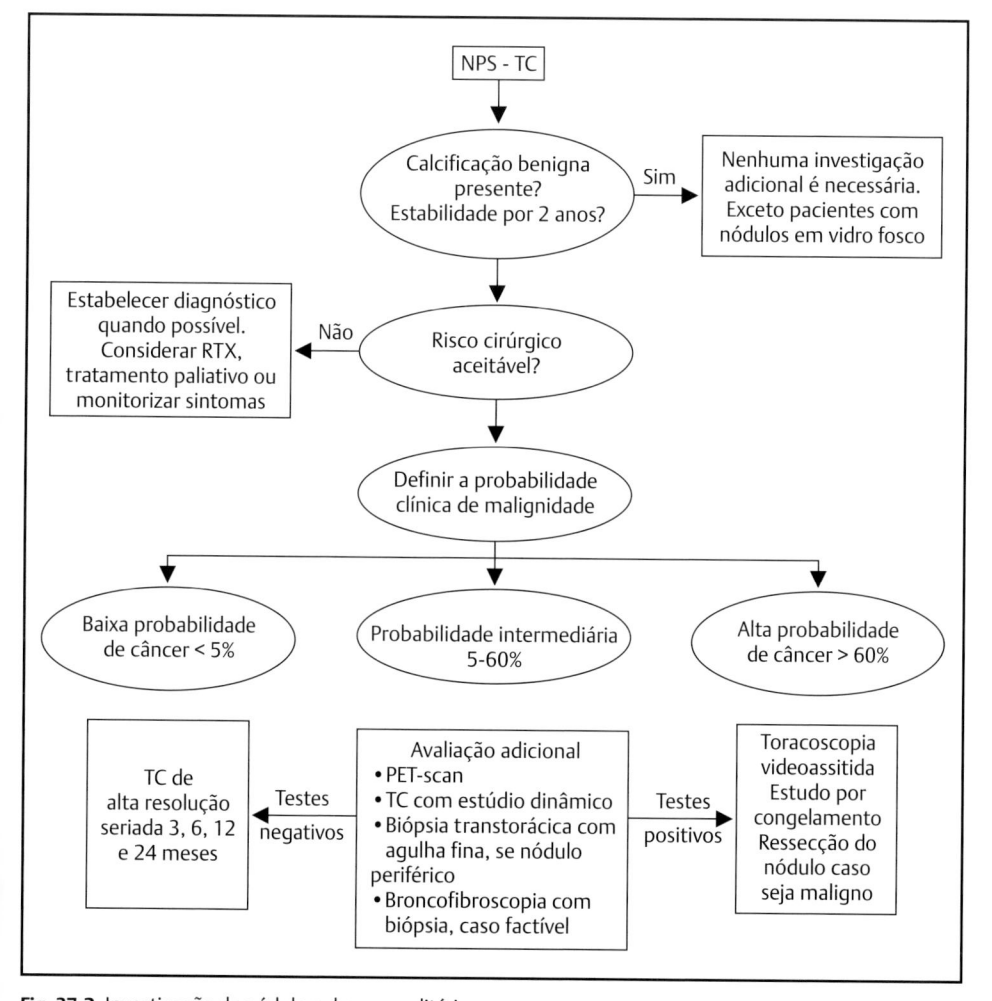

Fig. 37-2. Investigação do nódulo pulmonar solitário.

Utilização do PET-scan

O *PET-scan* tem papel no estudo de nódulos com probabilidade intermediária de malignidade (entre 5 e 65% de chance) e que tenham > 8 mm. Neste grupo o *PET-scan* possui alta sensibilidade (72-94%) para o diagnóstico de malignidade, devendo ser usado em todos os pacientes desta categoria. Nos pacientes de alta probabilidade (> 60%) e nódulos sólidos > 8 mm o resultado do *PET-scan* dificilmente vai mudar uma indicação de biópsia, porém, acaba sendo utilizado na avaliação de um paciente neoplásico e como estadiamento na possibilidade do nódulo ser maligno.

ESTRATÉGIAS DE MANEJO

As estratégias de manejo incluem cirurgia, biópsia transtorácica, broncofibroscopia com biópsia e observacional. A estratégia observacional deve ser empregada quando a probabilidade de malignidade for muito baixa (< 5%) enquanto a cirurgia deve ser empregada quando a chance for alta (> 60%). Biópsias são recomendadas quando o risco for intermediário.

Pacientes com imagem prévia que evidenciem nódulos em crescimento devem ser submetidos a estudo histopatológico, seja por biópsia ou cirurgia. Pacientes com imagem prévia que evidenciam um nódulo estável em um período de 2 anos para nódulos sólidos ou 3 anos para nódulos semissólidos provavelmente não necessitarão de investigações mais aprofundadas. Isso prova, portanto, a importância singular da utilização do exame radiológico prévio na tomada de decisão clínica.

Estratégia Observacional

Varia de acordo com o tipo de nódulo, sólidos ou subsólidos. Consiste em avaliar a lesão de forma seriada, preferencialmente com TC, pelo menos com 3, 6, 12 e 24 meses. A estabilidade radiológica em 2 anos está fortemente relacionada com a benignidade. Por outro lado, a detecção de qualquer crescimento em qualquer momento deve ser encarada como malignidade e a ressecção cirúrgica deve ser realizada.

Para nódulos sólidos, essa estratégia tem sido usada para os que são menores que 8 mm, já que a probabilidade de neoplasia é baixa; para nódulos maiores de 8 mm é aceitável adotar a estratégia de vigilância por TC se o paciente for de baixa probabilidade ou se for de moderada probabilidade e o teste funcional for negativo. A estratégia de vigilância do nódulo com tomografias seriadas também é adequada para aqueles pacientes com alto risco cirúrgico ou com prognóstico reservado em razão de outras condições clínicas (Quadro 37-1).

Para nódulos parcialmente sólidos/parcialmente vidro fosco, a estratégia observacional varia de acordo com a composição do nódulo (vidro fosco, com parte sólida ou múltiplo parcial-

QUADRO 37-1 *Follow-up* Recomendado para NPS Sólidos Incidentais < 8 mm Detectados na TC

Tamanho do nódulo	Paciente de baixo risco	Paciente de alto risco
< 4 mm	Nenhum *follow-up* necessário	TC aos 12 meses
4-6 mm	TC aos 12 meses	TC aos 6-12 meses e aos 18-24 meses
6-8 mm	TC aos 6-12 meses e aos 18-24 meses	TC aos 3-6 meses, 9-12 meses e aos 24 meses
> 8 mm	TC aos 3, 9 e 24 meses, TC com contraste, PET e/ou biópsia	TC aos 3, 9 e 24 meses, TC com contraste, PET e/ou biópsia

mente sólido/parcialmente vidro fosco). Os nódulos em vidro fosco puros em sua maioria são submetidos à vigilância por TC, pois muitos que se enquadram nessa categoria se resolverão espontaneamente. No entanto, alguns podem crescer, ou ainda desenvolver um componente sólido, o que aumenta sobremaneira a chance de malignidade. A abordagem é guiada pelo tamanho do nódulo. NPS em vidro fosco > 5 mm devem ser reavaliados com uma única tomografia computadorizada após três meses. A abordagem para pacientes com um nódulo persistente após três meses é determinada pelo tamanho e/ou o aparecimento de um componente sólido: um nódulo persistente que mede de 5 a 10 mm de diâmetro deve ser seguido por tomografias seriadas em 12, 24 e 36 meses. Se o nódulo não aumentou em tamanho depois de 36 meses de observação, a necessidade de um maior acompanhamento com TC é determinada de acordo com o caso. Um nódulo persistente que tem um componente sólido recém-desenvolvido ou que mede mais que 10 a 15 mm de diâmetro deve ser considerado para biópsia e/ou ressecção. A ressecção de lesões em vidro fosco de 10 a 15 mm é controversa. Muitos clínicos preferem esperar até que o nódulo atinja de 15 a 20 mm para indicar intervenção.

Em comparação com nódulos em vidro fosco, aqueles com um componente parcialmente sólido têm uma maior probabilidade de serem malignos. Para pacientes com este tipo de nódulo, a vigilância com TC pelo menos uma vez em três meses deve ser realizada, para que se confirme a persistência do componente sólido. Caso persista tal componente, sendo < 5 mm, deve se proceder a vigilância anualmente por 3 anos. Caso o componente sólido seja ≥ 5 mm, a biópsia ou excisão cirúrgica deve ser realizada. Se o nódulo parcialmente sólido for ≥ 10 mm, deverá ser considerada realização de PET-TC.

O aumento da utilização da vigilância por TC tem levado à identificação frequente de múltiplos nódulos. Estudos prospectivos de pacientes durante a avaliação para estudos de câncer de pulmão e de triagem sugerem que a grande maioria desses nódulos são benignos. Isto sugere que os nódulos benignos e malignos podem coexistir no mesmo paciente. Embora um nódulo possa ser dominante (tamanho, características de crescimento, avidez pelo PET), cada nódulo deve ser avaliado individualmente para a probabilidade de malignidade e seguido de vigilância com TC ou biópsia. O risco de malignidade deverá basear-se na avaliação do maior nódulo. Como abordagem alternativa, a Sociedade Fleischner desenvol-

QUADRO 37-2 Acompanhamento Recomendado para NPS Parcialmente Sólido/Parcialmente Vidro Fosco Incidentais Detectados na TC

Tipo de Nódulo	Estratégia de Manejo	Recomendações adicionais
Nódulo Puro Solitário em Vidro Fosco		
≤ 5 mm	Nenhum *follow-up* necessário	Obter cortes de 1 mm na TC para confirmar que se trata de NVF (nódulo vidro fosco) puro
> 5 mm	TC inicial aos 3 meses para confirmar persistência e após vigilância anual por 3 anos	FDG PET não recomendada
Nódulo Solitário Parcialmente Sólido		
Nódulo Solitário Parcialmente Sólido	TC inicial aos 3 meses para confirmar persistência. Se componente sólido < 5 mm, vigilância anual por no mínimo 3 anos. Se componente sólido ≥ 5 mm, biópsia ou ressecção cirúrgica	Considerar PET/TC para nódulos > que 10 mm

(Continua)

QUADRO 37-2 Acompanhamento Recomendado para NPS Parcialmente Sólido/Parcialmente Vidro Fosco Incidentais Detectados na TC *(Continuação)*

Tipo de Nódulo	Estratégia de Manejo	Recomendações adicionais
Múltiplos Nódulos Parcialmente Sólidos/Parcialmente Vidro Fosco		
Nódulos em vidro fosco puros ≤ 5 mm	*Follow up* em 2 e 4 anos	Considerar causas alternativas de múltiplos nódulos em vidro fosco ≤ 5 mm
Nódulos em vidro fosco puros > 5 mm sem lesão dominante	TC inicial em 3 meses para confirmar persistência. Após TC anual por pelo menos 3 anos	FDG PET não recomendada
Nódulo dominante com parte sólida ou componente sólido	TC inicial em 3 meses para confirmar persistência. Se persistir, é indicada biópsia ou ressecção cirúrgica, especialmente para lesões com mais de 5 mm de componente sólido	Considerar pneumectomia parcial para pacientes com lesão dominante suspeita de câncer pulmonar

Adaptado de Naidichi DP, *et al*. Recommendations for the management of subsolid pulmonary nodules detected at CT: a statement from the Fleischner Society. Radiology 2013;266(1):304-17.

veu orientações pormenorizadas para a gestão de múltiplos nódulos com base em tamanho e aparência (Quadros 37-1 e 37-2).

Biópsia Transtorácica por Agulha Fina

A sensibilidade da biópsia transtorácica depende do tamanho do nódulo, do calibre da agulha e do número de passagens da agulha. As complicações incluem pneumotórax pequeno (25%) e volumoso (5%) que requer drenagem em selo d'água. O uso desta estratégia é mais recomendado em pacientes de moderada probabilidade de malignidade ou naqueles de alto risco para malignidade, porém com risco cirúrgico proibitivo. Também é usado quando se suspeita de doença benigna que requer tratamento específico. Obtém melhores resultados com nódulos periféricos. O resultado negativo deste teste não exclui a possibilidade de câncer.

Broncoscopia

A utilização da biópsia guiada por ultrassonografia endobrônquica (EBUS) possui sensibilidade de 73-85% para nódulos grandes e centrais, decaindo para 71% em nódulos menores que 2 cm.

A utilização do EBUS permite melhores resultados do que a biópsia guiada apenas por broncoscopia simples, sendo inclusive um exame complementar no diagnóstico da extensão tumoral e acometimento linfonodal. Pode-se realizar biópsia ou aspirado da lesão, tendo a biópsia melhor rendimento.

Cirurgia

Permanece como o padrão-ouro para definição diagnóstica, além de ser terapêutica. É dividida em toracoscopia videoassistida, mediastinoscopia e toracotomia, que podem ser usadas de forma isolada ou combinadas. A toracoscopia videoassistida usualmente é empregada no diagnóstico de NPS periféricos. A avaliação pelo patologista ainda em sala operatória com congelamento possibilita que a ressecção curativa seja executada na mesma anestesia caso o resultado seja positivo para malignidade. Entretanto, a sensibilidade do método varia de acordo com o tamanho do nódulo. A sensibilidade do congelamento para lesões < 1,1 cm é de 86,9% e sobe para 94,1% quando o nódulo tem entre 1,1-1,5 cm. A especificidade é de 100%. Os procedimentos cirúrgicos são empregados quando a lesão tem ao menos 8-10 mm e a probabilidade clínica de malignidade é elevada (> 60%) ou quando o nódulo é hipermetabólico no *PET-scan*. Quando a lesão for do terço periférico dos pulmões, é mais recomendado o uso de toracoscopia. Quando se trata de NPS de difícil acesso pela toracoscopia, broncoscopia ou biópsia transtorácica por agulha fina, a toracotomia é empregada. Sempre que o congelamento mostrar tratar-se de câncer de pulmão, o procedimento deve ser complementado com a ressecção anatômica da lesão e ressecção linfonodal mediastinal, servindo como estagiamento e tratamento curativo.

Pacientes não Candidatos à Cirurgia

Nos pacientes em que o risco de uma intervenção cirúrgica curativa é proibitivo, o diagnóstico de malignidade deve ser buscado sempre da forma menos invasiva. Qualquer tratamento proposto, como radioterapia, deve ser empregado na presença de biópsia, a fim de não expor o paciente a dano desnecessário. Até o presente momento, o tratamento mais recomendado nestes pacientes é a radioterapia. Estudos com radiocirurgia estereotáxica e ablação por radiofrequência poderão trazer opções no futuro.

BIBLIOGRAFIA

Bach PB, Kelley MJ, Tate RC, McCrory DC. Screening for lung cancer: a review of the current literature. *Chest* 2003;123(1 Suppl):72S-82S.

Gould MK *et al*. American College of Chest Physicians. Evaluation of patients with pulmonary nodules: when is it lung cancer? ACCP evidence-based clinical practice guidelines (2nd ed.). *Chest* 2007;132(3 Suppl):108S-30S.

Gould MK, Donington J, Lynch WR *et al*. Evaluation of individuals with pulmonary nodules: When is it lung cancer?: Diagnosis and management of lung cancer: American College of Chest Physicians evidence-based clinical practice guidelines. *Chest* 2013;143(5 Suppl):e93S-e120S.

Klein JS, Braff S. Imaging evaluation of the solitary pulmonary nodule. *Clin Chest Med* 2008;29(1):15-38.

MacMahon H, Austin JHM, Gamsu G *et al*. Guidelines for management of small pulmonary nodules detected on CT scans: a statement from the Fleischner Society. *Radiology* 2005;237(2):395-400.

McWilliams A, Tammemagi MC, Mayo JR *et al*. Probability of cancer in pulmonary nodules detected on first screening CT. *N Engl J Med* 2013;369(10):910-9.

Naidich DP, Bankler AA, MacMahon H *et al*. Recommendations for the management of subsolid pulmonary nodules detected at CT: a statement from the Fleischner Society. *Radiology* 2013;266(1):304-17.

Ost D, Fein AM, Feinsilver SH. Clinical practice: the solitary pulmonary nodule. *N Engl J Med* 2003;348(25):2535-42.

Vansteenkiste JF, Stroobants SS. PET scan in lung cancer: current recommendations and innovation. *J Thorac Oncol* 2006;1(1):71-3.

38 Hipertensão Arterial Pulmonar

Lívia Itajahy ▪ Daniel Waetge

INTRODUÇÃO

Hipertensão pulmonar (HP) é alteração hemodinâmica na circulação pulmonar que pode ocorrer em diversas condições clínicas. A constatação de sua presença não é uma doença em si e indica criteriosa investigação para definir a causa, já que os tratamentos podem ser muito diferentes e devem ser direcionados à doença diagnosticada.

Na imensa maioria das vezes, a hipertensão pulmonar é encontrada como uma complicação de doenças cardiorrespiratórias, como insuficiência cardíaca, enfisema e tromboembolismo pulmonar. Outras vezes, está associada a doenças de natureza distinta, mas que compartilham a mesma fisiopatogenia e têm o mesmo tratamento. Portanto, classificar adequadamente a HP é o passo inicial e mais importante diante do achado de pressão elevada identificada no ecocardiograma.

Dependendo da condição clínica associada, a HP apresenta um mecanismo específico, e por isso é classificada em grupos de acordo com sua característica fisiopatológica. O clínico, em geral, se depara com a suspeita de hipertensão pulmonar em um paciente que realizou ecocardiograma e mostra pressão sistólica da artéria pulmonar (PsAP) elevada (acima de 35 a 40 mmHg). Nesse contexto, este paciente deverá ser investigado, confirmado o diagnóstico e classificado de acordo com a sua etiologia.

A prevalência da HP na população geral é de difícil determinação, por sua presença em diversas condições. Entretanto, as causas mais comuns são a doença cardíaca esquerda (insuficiência cardíaca sistólica, insuficiência cardíaca diastólica, estenose mitral) e as pneumopatias (DPOC, fibrose). Nestes casos não ocorrem elevações significativas da pressão arterial pulmonar, estando classificadas nos grupos 2 e 3 respectivamente (Quadro 38-1), não sendo verdadeiramente o mecanismo de HAP e têm tratamento distinto.

O grupo 1 (idiopática e associadas) é o mais estudado, e mesmo assim as informações variam. Inicialmente pessoas mais jovens eram mais identificadas, hoje a prevalência mais documentada está entre os 45 e 60 anos, mas variando de acordo com a etiologia. Em geral é identificada tardiamente, sendo a definição da etiologia e sua caracterização hemodinâmica fundamentais para o início do tratamento.

DEFINIÇÃO E CLASSIFICAÇÃO

Hipertensão pulmonar hemodinamicamente significativa é definida por pressão média na artéria pulmonar (PmAP) ≥ 25 mmHg medida por cateterismo cardíaco direito. Hipertensão arterial pulmonar (HAP) é definida por esta mesma PmAP ≥ 25 mmHg, mais a medida de pressão capilar pulmonar (Pcap) ≤ 15 mmHg e resistência vascular pulmonar (RVPulm) > 3 UW, na ausência de outras causas de HP pré-capilar, como DPOC ou tromboembolismo pulmonar crônico (HPTEC). HP pode ser decorrente de aumento da pressão no sistema arterial pulmo-

| **QUADRO 38-1** | Classificação Clínica da Hipertensão Pulmonar |

Grupo 1 – hipertensão arterial pulmonar

- Idiopática, hereditária, induzida por drogas
- Associada a:
  - Doença do tecido conjuntivo
  - HIV
  - Hipertensão portal
  - Cardiopatia congênita
  - Esquistossomose
- Doença pulmonar veno-oclusiva
- Hipertensão pulmonar persistente do recém-nascido

Grupo 2 – HP decorrente de doença do coração esquerdo

- Disfunção sistólica de VE
- Disfunção diastólica de VE
- Doença valvular
- Outras

Grupo 3 – HP decorrente de doença pulmonar e/ou hipóxia

- Doença pulmonar obstrutiva crônica (DPOC)
- Doença intersticial pulmonar
- Doença pulmonar com padrão misto restritivo e obstrutivo
- Distúrbios do sono
- Outras

Grupo 4 – HP decorrente de tromboembolismo crônico e outras obstruções arteriais

- Hipertensão pulmonar tromboembólica crônica (HPTEC)
- Outras obstruções arteriais pulmonares

Grupo 5 – miscelânea – mecanismos não conhecidos e/ou multifatoriais

- Distúrbios hematológicos: anemia hemolítica crônica, doenças mieloproliferativas, esplenectomia
- Doenças sistêmicas: sarcoidose; histiocitose X; linfangioleiomiomatose
- Distúrbios metabólicos: doença de depósito de glicogênio, doença de Gaucher, doença tireoideana
- Outros: doença renal crônica (com ou sem diálise), mediastinite fibrosante, HP segmentar

nar (pré-capilar), secundário a aumento na pressão no sistema venoso pulmonar (hipertensão pós-capilar) ou uma combinação dessas duas condições.

Em 2013 o V Simpósio Mundial de HP atualizou a classificação diagnóstica. Está dividida em cinco grupos, incluídas diferentes etiologias, que estão agrupadas por compartilharem características fisiopatológicas e terapêuticas.

MECANISMO DA DOENÇA

A circulação pulmonar é caracterizada por ter alta complacência e baixa resistência – a pressão média na artéria pulmonar (15 mmHg) é cerca de 1/6 da registrada na aorta (90 mmHg) –, permitindo ao pulmão acomodar todo o débito cardíaco vindo do ventrículo direito. Além desta dilatação passiva dos capilares, também contribui para a manutenção das baixas pressões a abertura de capilares que normalmente se encontram total ou parcialmente colapsados, em especial nas porções apicais. Mesmo durante esforços que aumentem até 2,5 a 3 vezes o fluxo sanguíneo pelos pulmões, não há aumento significativo da pressão no sistema.

O mecanismo da doença que ocorre nos pacientes classificados no Grupo 1, está na perda da complacência dos capilares pulmonares por espessamento da parede e algum grau de vasoespasmo. Este endurecimento e redução do calibre microvascular vai ocorrendo por proliferação endotelial, muscularização e fibrose da parede do vaso. A pressão pulmonar só aumenta, entretanto, tardiamente, quando a doença (espessamento dos vasos) já está avançada, retardando o diagnóstico. A pressão se eleva no ventrículo direito (VD) para garantir o débito cardíaco pelos pulmões, prover o ventrículo esquerdo e manter o débito sistêmico. Assim, embora a doença seja chamada de hipertensão pulmonar, esse é apenas o recurso que o organismo encontra para vencer a resistência aumentada nos capilares pulmonares e garantir o débito.

QUADRO CLÍNICO

Os sintomas são pouco específicos. Estão relacionados, principalmente, com a pressão aumentada no VD (palpitação, taquicardia), ao baixo débito (cansaço, pré-síncope/lipotimia, angina) e, com o avançar da doença, disfunção progressiva do VD (edemas periféricos mais acentuados, hepatomegalia, piora funcional). Em geral, quando surgem, já houve acentuada perda da complacência das microartérias pulmonares e a doença está avançada. Mais raramente, alguns pacientes referem tosse seca, náuseas e vômitos.

O exame físico pode revelar aumento da pressão venosa jugular, impulso de VD palpável, hepatomegalia e edema de tornozelos. Hipotensão arterial sistêmica é comum. Na ausculta cardíaca, geralmente estão presentes regurgitação tricúspide e componente hiperfonético da segunda bulha pulmonar comparado à aórtica (P2 > A2). O exame dos pulmões habitualmente está normal.

DIAGNÓSTICO

Na prática, o ecocardiograma constata alterações sugestivas de probabilidade de HP e, a partir dessa informação, é iniciada investigação para esclarecer a causa desse aumento de pressão e permitir a classificação diagnóstica (Quadro 38-1).

A investigação deve ser individualizada e os recursos propedêuticos são utilizados de acordo com as suspeitas clínicas. Como as doenças do coração esquerdo e doenças pulmonares são as causas muito mais frequentes, a investigação inicial deve incluir radiografia de tórax, espirometria e ECG, além do ecocardiograma já realizado. Nesta fase, já podem surgir diagnósticos que classificam adequadamente e indicam a terapêutica mais adequada. Por exemplo, quando são verificadas alterações restritivas na espirometria e avaliação radiológica sugestiva de fibrose pulmonar, deve tratar-se de hipertensão pulmonar do Grupo 3 e conduzido o tratamento para essa condição. Em outro exemplo, o paciente pode ter diagnóstico de insuficiência cardíaca com pequena elevação da PsAP, sendo classificado no Grupo 2 e tratado para esse diagnóstico.

Quando o Grupo 1 é a principal suspeição, é necessária a confirmação por informações clínicas, laboratoriais, de imagem, e mais a caracterização hemodinâmica por cateterismo cardíaco direito.

EXAMES INICIAIS

- ECG: em geral, as alterações são observadas na doença mais avançada e um ECG normal não exclui o diagnóstico. Podem ocorrer: desvio do eixo à direita; hipertrofia de VD; BRD e aumento do intervalo QT. Arritmias supraventriculares como *flutter* e fibrilação atrial podem estar presentes e, geralmente, desestabilizam o paciente.

- Telerradiografia de tórax (Rx): aumento do tronco da artéria pulmonar, do AD e VD frequentemente estão presentes, mas não são diagnósticos e exame normal também não exclui HP. Algumas alterações podem contribuir para definição da etiologia da HP, como congestão na doença do coração esquerdo (Grupo 2) e alterações sugestivas de fibrose e DPOC (Grupo 3).
- Exames laboratoriais. Exames de sangue não contribuem para o diagnóstico de HP, porém são essenciais na identificação de algumas etiologias, especialmente no Grupo 1 associadas a colagenoses e HIV. Bioquímica, hemograma e função tireoidiana são sempre realizados. Provas de função hepática podem estar alteradas em pacientes com aumento da pressão da veia hepática e hepatopatia crônica. Inicialmente, é realizado FAN (fator antinuclear); caso exista clínica sugestiva de doença do tecido conjuntivo, outros anticorpos devem ser pesquisados (p. ex., anticentrômero, anti-DNAds, anti-Ro, U3-RNP e U1-RNP). Pesquisas de trombofilias são realizadas apenas nos pacientes com HPTEC. Marcadores bioquímicos como BNP e proBNP estão associados à disfunção miocárdica e são utilizados no diagnóstico, para prognóstico e acompanhamento.
- Provas de função pulmonar. Espirometria sempre é realizada e auxilia na definição etiológica, mas, sobretudo ajuda a excluir a associação a condições pulmonares que classificam o paciente no Grupo 3 (doença obstrutiva como a DPOC, doença restritiva como a fibrose pulmonar). Frequentemente, pacientes com HAP apresentam redução na capacidade de difusão de CO (DLCO), especialmente na esclerodermia e na doença pulmonar veno-oclusiva (DPVO), ou quando há fibrose pulmonar.
- Polissonografia é solicitada na suspeita de síndrome da apneia obstrutiva do sono (SAOS) ou de hipoventilação, uma vez que tais condições podem estar presentes em pacientes com HAP.
- Ecocardiograma transtorácico (ECOTT): é o exame mais importante na sequência da investigação. Deve sempre ser solicitado na suspeita de HP e pode concluir o diagnóstico por meio de diversas medidas. Entretanto, para a indicação de tratamento e caracterização hemodinâmica o cateterismo cardíaco direito está indicado nos pacientes do Grupo 1.

Em geral, o clínico se depara com um ECOTT mostrando elevação da PsAP, solicitado, na maioria das vezes, para esclarecimento de cansaço, dispneia ou outros motivos. Esse valor confere a probabilidade de HP: baixa, intermediária ou alta (Quadro 38-2). Porém, tão importante quanto a estimativa da PsAP, é o conjunto de informações no ECOTT, que visualiza outros efeitos da HP no coração além da PsAP (p. ex., forma e função do VD, abaulamento do septo interventricular para o interior do VE, relação entre o diâmetro dos ventrículos).

A PsAP é calculada pela equação de Bernoulli, que converte em pressão a medida da velocidade (V) de regurgitação pela válvula tricúspide: PsAP = $4 \times V^2$ + PAD, onde V é a velo-

QUADRO 38-2 Probabilidade Ecocardiográfica de HP em Pacientes Sintomáticos com Suspeita de HP

Pico de velocidade de regurgitação na valva tricúspide (m/s)	Outros sinais de HP	Probabilidade ecocardiográfica de HP
≤ 2,8 ou não mensurável	Não	Baixa
≤ 2,8 ou não mensurável	Sim	Intermediária
2,9 a 3,4	Não	Intermediária
2,9 a 3,4	Sim	Alta
> 3,4	Não é necessário	Alta

cidade de regurgitação tricúspide e PAD é pressão no átrio direito estimada pelo movimento da veia cava inferior com a respiração. Portanto, observar diretamente a velocidade de regurgitação reduz imprecisões e multiplicação de erros.
- Tomografia e angiotomografia computadorizada de tórax. Fornecem dados sobre alterações vasculares e cardíacas diretamente relacionadas com HP e podem, também, definir etiologias como doenças do parênquima (fibrose, enfisema) e mediastino. Geralmente, mostram diâmetro da artéria pulmonar maior que o diâmetro da aorta ascendente ao seu lado. Angiotomografia é essencial ao diagnóstico de hipertensão pulmonar por tromboembolismo crônico (HPTEC) – Grupo 4.
- Ressonância magnética (RM). Talvez o método mais estudado atualmente, pode avaliar forma e função do VD, além de permitir estudo não invasivo do fluxo sanguíneo, distensibilidade da artéria pulmonar e massa de VD. Também obtém informações prognósticas. Nenhuma medida isolada na RM pode excluir HP, porém, em pacientes com suspeita de HP, o aumento da imagem contrastada na fase tardia, a redução da distensibilidade da AP e fluxo retrógrado têm alto valor preditivo para HP. É utilizada também nos casos de TEP crônico em que o contraste com iodo é contraindicado.
- Cintilografia pulmonar. Estudo de ventilação e perfusão é o exame de escolha para rastreio de TEP, em razão de sua alta sensibilidade comparada à angiotomografia. Um exame normal ou com baixa probabilidade para TEP é capaz de excluir com sensibilidade de 90-100% e especificidade de 94-100% esta etiologia. Áreas não perfundidas no estudo da circulação são vistas em paciente com TEP e também em pacientes com DPVO.
- Cateterismo cardíaco direito. É obrigatório para caracterização e confirmação hemodinâmica na HAP e HPTEC. Geralmente realizado por método de termodiluição (Swan-Ganz). Método de Fick deve ser utilizado nas cardiopatias congênitas. Durante o exame, o cateter é progredido da veia central até o capilar pulmonar e vão sendo obtidas pressões no átrio direito, ventrículo direito, artéria pulmonar (sistólica, média e diastólica) e pressão encunhada (equivalente, na prática, da pressão capilar pulmonar e pressão no átrio esquerdo), medido o débito cardíaco e calculada a resistência vascular pulmonar. Sangue venoso misto é obtido para verificação da saturação de O_2.

    Durante o cateterismo, o teste da vasorreatividade deve ser realizado nos pacientes com HAP idiopática, hereditária e induzida por drogas. O teste é feito para identificar os que podem ser tratados com bloqueadores de canal de cálcio, caso respondedores ao teste (aproximadamente 10% apenas).

    A inalação de óxido nítrico é a droga mais utilizada, porém, adenosina, epoprostenol venoso e iloprost inalatório podem ser usados. O teste é definido como positivo quando as três variáveis abaixo são encontradas após o uso da droga vasodilatadora:
  - Redução na PmAP ≥ 10 mmHg.
  - Valor absoluto da PmAP ≤ 40 mmHg.
  - O DC não se modifica ou se eleva.

    Dados obtidos pelo cateterismo cardíaco direito trazem informações para a escolha terapêutica, para estimativa prognóstica e acompanhamento do paciente.
- Coronariografia é realizada em caso de angina, fatores de risco para doença arterial coronariana e listagem para transplante pulmonar. Em casos específicos, onde existem sintomas de angina e a tomografia computadorizada de tórax sugere compressão coronariana por grande dilatação da artéria pulmonar, podem ser colocados *stents* coronarianos.

A Figura 38-1 apresenta o algoritmo diagnóstico proposto pelas Sociedades Europeias de Cardiologia e Pneumologia para a suspeita de HP.

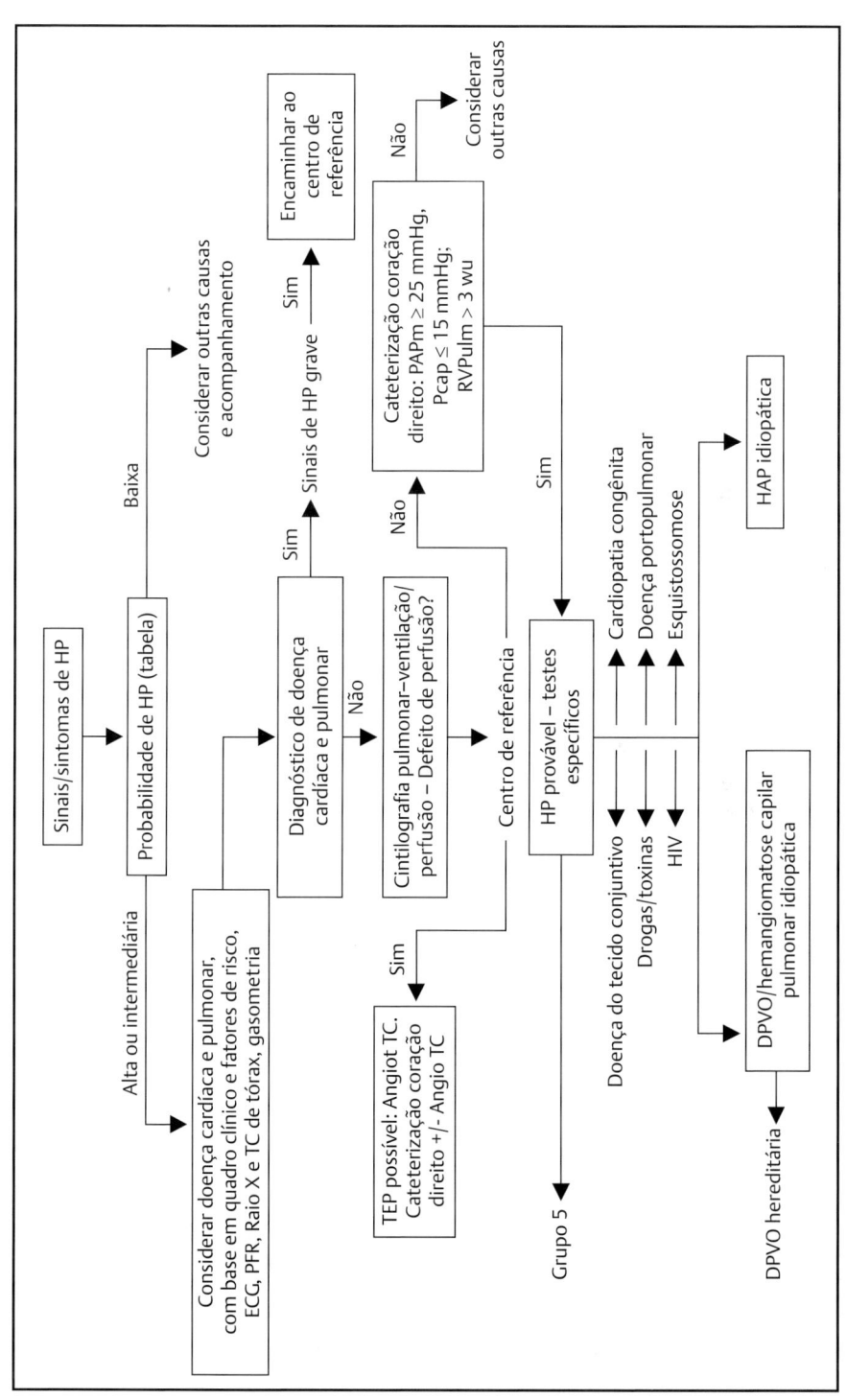

Fig. 38-1. Algoritmo diagnóstico para suspeita de hipertensão pulmonar. Adaptada do Guidelines ERS/ESC 2015 (*Eur Heart J* 2016).

AVALIAÇÃO DA GRAVIDADE

Para a orientação da terapia e posterior acompanhamento na HAP, são utilizadas informações que avaliem gravidade e que possam estimar o prognóstico. Isso é obtido por um conjunto de critérios clínicos, funcionais, laboratoriais e de imagens, que estão validados e são os mais frequentemente utilizados, como apresentado no Quadro 38-3.

Não existem apenas estes marcadores e, também, nenhum deles, isoladamente, é capaz de fornecer toda a avaliação, e devem ser aplicados de acordo com as particularidades de cada paciente e sua disponibilidade.

QUADRO 38-3 Avaliação de Risco na Hipertensão Pulmonar

Determinantes prognósticos (mortalidade estimada em 1 ano)	Baixo risco (< 5%)	Risco intermediário: 5-10%	Alto risco > 10%
Sinais de IVD	Ausente	Ausente	Presente
Piora clínica	Não	Devagar	Rápida
Síncope	Não	Síncope eventual	Síncope de repetição
Classe funcional	I, II	III	IV
Teste de caminhada de 6 minutos	> 440 metros	165-440 metros	< 165 metros
Teste de esforço	VO_2 máximo > 15 mL/min/kg (> 65% do previsto) VE/VCO_2 < 36	VO_2 máximo: 11-15 mL/min/kg (35-65% do previsto) VE/VCO_2 36-44,9	VO_2 máximo < 11 mL/min/kg (< 35% do previsto) $VE/VCO_2 \geq 45$
BNP	BNP < 50 ng/L NT-proBNP < 300 ng/L	BNP: 50-300 ng/L NT-proBNP 300 – 1.400 ng/L	BNP > 300 ng/L NT-proBNP > 1.400 ng/L
Imagem	AD < 18 cm^2	AD = 18-26 cm^2	AD > 26 cm^2
Hemodinâmica	Pressão atrial direita < 8 mmHg; SvO_2 > 65%; IC > 2,5 L/min/m^2	Pressão no átrio direito 8-14 mmHg; SvO_2 60-65% IC: 2,0-2,4 L/min/m^2	Pressão no átrio direito > 14 mmHg; SvO_2 < 60%; IC < 2 L/min/m^2

VE/VCO_2 = Equivalente ventilatório de CO_2 (quantidade de ar que necessita ser ventilado por minuto - VE - para eliminar 1 litro de CO_2); IC= índice cardíaco.

TRATAMENTO

O tratamento da HAP do grupo 1 está indicado nos pacientes em Classe Funcional II, III e IV (Quadro 38-4). São utilizadas medidas gerais, medidas de suporte e drogas específicas para hipertensão arterial pulmonar.

Medidas gerais: atividade física, medidas anticoncepcionais, vacinas, suporte psicológico, entre outras, podem trazer benefício a pacientes com todos os tipos de HP.

Terapia de suporte: diuréticos, anticoagulantes, O2, digoxina.

A imensa maioria dos pacientes se beneficia do uso de diuréticos, mesmo quando não há evidente edema periférico no exame físico. Como os distúrbios mais importantes na HAP são hemodinâmicos e estão relacionados com baixo débito sistêmico e sobrecarga do VD, o

QUADRO 38-4 Classificação Funcional da HP. Modificado conforme Classificação Funcional do NYHA

Classe Funcional 1	Presença de hipertensão pulmonar, sem limitação à atividade física. Atividades do dia a dia não causam dispneia, fadiga, dor torácica ou pré-síncope
Classe Funcional 2	Presença de hipertensão pulmonar, com discreta limitação da atividade física. Atividades do dia a dia causam dispneia, fadiga, dor torácica ou pré-síncope. Confortáveis no repouso
Classe Funcional 3	Presença de hipertensão pulmonar, com limitação importante da atividade física. Atividades menos intensas que as do dia a dia causam dispneia, fadiga, dor torácica ou pré-síncope. Confortáveis no repouso
Classe Funcional 4	Hipertensão pulmonar e impossibilitados de qualquer esforço sem sintomas. Apresentam clínica de insuficiência cardíaca direita. Dispneia ou fadiga podem estar presentes no repouso

NYHA = *New York Heart Association.*

uso de diuréticos auxilia na correção da retenção hídrica e diminui a congestão hepática. Auxilia também abrandando o desvio do septo interventricular que ocorre para dentro do VE e sua consequente redução de pré-carga. Assim, mesmo pacientes com certa hipotensão sistêmica por baixo débito se beneficiam. Naturalmente, devem ser administrados com cautela e vigilância, sobretudo da pressão arterial sistêmica e função renal.

Anticoagulante é utilizado em pacientes com HAP idiopática/hereditária/induzida por drogas para prevenção de trombos. Os subgrupos das associadas não parece ter tanto benefício, e estudo demonstrou não haver utilidade em pacientes do subgrupo colagenoses (até mesmo tendência a prejuízo nos pacientes que usaram cumarínico *versus* placebo, mas sem significância estatística). Anticoagulantes estão obviamente indicados na HPTEC.

A oxigenoterapia é utilizada nos pacientes com hipoxemia ($SatO_2 < 88\%$ ou $PaO_2 < 55$ mmHg). Habitualmente, hipoxemia não é frequente, pois o problema principal é hemodinâmico e não de troca gasosa. É mais encontrada nos pacientes com HAP subtipo esclerodermia e cardiopatias congênitas com *shunt* direito-esquerdo, mas pode ser vista em qualquer subgrupo quando a doença está muito avançada.

Digoxina é droga que pode ter benefício em alguns pacientes de HAP, mas sua indicação não é bem determinada e não é conhecido o efeito no uso crônico. Seu uso deve ser particularizado.

TERAPÊUTICA COM DROGAS ESPECÍFICAS

- Bloqueador de canal de cálcio (BCC). Droga vasodilatadora, sem efeito antiproliferativo. É muito pouco frequente seu uso, pois é indicada apenas para aqueles poucos pacientes que responderam ao teste agudo de vasorreatividade, e apenas metade destes mantém o benefício após 6 meses de uso. Está contraindicada quando índice cardíaco $\leq 2,1$ L/min/m², pois a droga tem efeito inotrópico negativo e pode provocar descompensação grave pela perda da bomba de VD, principal recurso que os pacientes têm para vencer a resistência vascular pulmonar. Os mais utilizados são nifedipina e anlodipina em pacientes bradicárdicos e diltiazem em pacientes taquicárdicos. Inicia-se o tratamento com dose baixa podendo chegar a 120-240 mg de nifedipina, 240-720 para diltiazem e 20 mg para anlodipina.
- Drogas específicas antiproliferativas e vasodilatadoras. Três vias farmacológicas distintas são utilizadas: via da endotelina, via do óxido nítrico e via das prostaciclinas. São utilizadas

isoladamente (monoterapia) ou associadas (terapia combinada). Para a terapia combinada, drogas de mesma via não podem ser utilizadas.

A) Via da endotelina. Funcionam como antagonistas do receptor de endotelina inibindo seu efeito vasoconstritor e mitogênico, ligando-se aos receptores dessa substância.
- *Ambrisentana:* droga oral bloqueia receptores de endotelina tipo A. O uso desta medicação demonstrou melhora dos sintomas, incluindo aumento da tolerância ao exercício, distância caminhada, melhora dos parâmetros hemodinâmicos e prolongamento do tempo até a piora clínica em pacientes com HAP idiopática e HAP associada a doenças do tecido conjuntivo e infecção por HIV.
- *Bosentana:* droga oral, bloqueia receptores de endotelina tipo A e tipo B. A droga apresentou melhora da tolerância ao exercício, distância caminhada, FC, parâmetros hemodinâmicos, medidas no ECOTT e prolongamento do tempo até a piora clínica em pacientes com HAP idiopática, associada a doença do tecido conjuntivo e HIV e síndrome de Eisenmenger.
- *Macitentana:* droga oral, utilizada na dose de 10 mg uma vez ao dia. Está em processo de aprovação pela Anvisa.

B) Via do óxido nítrico.
- Diminuem a degradação do cGMP: inibidores da fosfodiesterase 5:
  - *Sildenafila:* droga oral, melhora a tolerância ao exercício, sintomas e padrão hemodinâmico. Pode apresentar efeitos adversos em decorrência da vasodilatação como cefaleia, epistaxe e *flushing*. As doses prescritas são de 60 mg até 240 mg/dia divididos de 8 em 8 h, mas raramente são utilizados além de 40 mg de 8 em 8 h.
  - *Tadalafila:* droga oral, utilizada na dose de 20 mg ou 40 mg por dia, apresenta melhora na tolerância ao exercício, sintomas, padrão hemodinâmico e prolongamento do tempo até piora clínica. Possui efeitos adversos semelhantes à sildenafila.
  - *Vardenafila:* droga oral com benefício semelhante à sildenafila e à tadalafila. No Brasil não foi submetido à aprovação pela Anvisa.
- Estimulam a produção de cGMP:
  - *Riociguate:* droga oral, usada em dose escalonada até 2,5 mg 3 vezes ao dia. Demonstrou melhora na capacidade de exercício, hemodinâmica, classe funcional. Também aprovada para o uso em alguns pacientes do grupo 4 (HPTEC).

C) Via das prostaciclinas.
- *Análogos de prostaciclina:* efeito antiproliferativo, antirremodelador e vasodilatador. São utilizadas nas formas endovenosa, inalatória, subcutânea, oral. Atualmente, não disponíveis no Brasil: epoprostenol (EV), iloprost (inalado, EV), treprostinil (SC, inalado, EV, VO), beraprost (VO).
- *Agonistas do receptor de prostaciclina:* selexipag (medicação oral).

TRATAMENTO DOS PACIENTES DO GRUPO 4 (HPTEC)

Esta, até o momento, é a única condição de possível cura na HAP. Tromboendarterectomia está indicada. A cirurgia remove a obstrução pelos coágulos organizados no interior da árvore circulatória. Exige infraestrutura elevada de pessoal e institucional. O paciente deve ser bem selecionado. Durante a cirurgia permanece em tempo longo de circulação extracorpórea, resfriamento corporal até 15 a 18° C e pós-operatório com várias complicações graves previstas. Após curva de aprendizado, a cirurgia apresenta resultados muito bons (mortalidade inferior a 4%) e cura da doença.

BIBLIOGRAFIA

Galiè N, Humbert M, Vachiery JL *et al.* 2015 ESC/ERS Guidelines for the diagnosis and treatment of pulmonary hypertension: The Joint Task Force for the Diagnosis and Treatment of Pulmonary Hypertension of the European Society of Cardiology (ESC) and the European Respiratory Society (ERS). *Eur Heart J* 2016;37(1):67-119.

Galiè N, Corris PA, Frost A *et al.* Updated treatment algorithm of pulmonary arterial hypertension. *J Am Coll Cardiol* 2013;62(25 Suppl):D60-72.

Hooper MM, Bogaar HJ, Condliffe R *et al.* Definitions and Diagnosis of Pulmonary Hypertension. *J Am Coll Cardiol* 2013;62(25 Suppl):D42-50.

Simonneau G, Gatzoulis MA, Adatia I *et al.* Updated Clinical Classification of Pulmonary Hypertension. *J Am Coll Cardiol* 2013;62(25 Suppl):D34-41.

Tuder RM, Archer SL, Dorfmuller P *et al.* Relevant issues in the pathology and pathobiology of pulmonary hypertension. *J Am Coll Cardiol* 2013;62(25 Suppl D):D4-D12.

39 Abordagem do Paciente Tabagista na Prática Clínica

Rafael Nigri ▪ *Jéssica Oliveira Barcelos*
Eduardo Vasconcellos Belga ▪ *Caroline dos Santos Silva*
Ana Luisa Rocha Mallet ▪ *Alberto José de Araújo*

INTRODUÇÃO

O tabagismo é a maior causa evitável de doenças no mundo e responde, globalmente, pela perda precoce de 7 milhões de preciosas vidas a cada ano, sendo 10% (600.000 óbitos) resultante da exposição ao tabagismo passivo (OMS, 2017). Os efeitos nocivos do tabaco começam desde a tenra idade – efeito da exposição à fumaça tóxica do fumo no feto e nos primeiros anos da infância – até a vida adulta.

A cada tragada o tabagista inala mais de 4.700 substâncias além da nicotina, como o monóxido de carbono, alcaloides do alcatrão, aldeídos, metais pesados, nitrosaminas, elementos radioativos e outros agentes altamente tóxicos, dos quais 60 componentes foram identificados como causadores do câncer em vários órgãos e sistemas orgânicos, segundo a respeitável Agência Internacional de Pesquisa em Câncer.

Entre as 55 doenças relacionadas com o tabaco por sua exposição ativa ou passiva aos seus componentes, destacam-se por sua magnitude, as doenças cardiovasculares (DCV) – incluindo nesse grupo a doença isquêmica do coração (DIC), acidente vascular cerebral (AVC), doença vascular periférica –, a doença pulmonar obstrutiva crônica (DPOC) e as neoplasias de pulmão e em outros órgãos, conforme demonstra o Quadro 39-1.

No ano de 2003, foi aprovada a Convenção-Quadro para o Controle do Tabagismo (CQCT), fruto de grande esforço coordenado pela Organização Mundial da Saúde (OMS) para limitar os efeitos da epidemia mundial de tabagismo.

O tabagismo tem sido impulsionado por agressivo *marketing* das tabageiras cujo público-alvo é a juventude. Isso explica porque 80% dos fumantes começam a fumar antes dos 20 anos de idade, levando o "Surgeon General" americano a considerar o tabagismo como uma "doença pediátrica" desde seu primeiro relatório em 1964.

Fumar leva a uma doença – tabagismo – caracterizada por intensa dependência química de nicotina e classificada com o código F17 pela CID-10. A nicotina é o componente do

QUADRO 39-1 Percentual Relativo das Principais Doenças Relacionadas com o Tabaco (Carga Tabágica)

- 25% das doenças coronarianas e infarto do miocárdio
- 85% das doenças pulmonares obstrutivas crônicas (DPOC)
- 90% dos casos de câncer de pulmão
- 30% de todos os tipos de câncer (pulmão, boca, faringe, laringe, esôfago, pâncreas, rim, bexiga, colo de útero, mama e fígado)
- 25% das doenças cerebrovasculares

Fonte: Organização Mundial da Saúde, 1997

fumo do tabaco responsável pela dependência. É considerada como uma das mais potentes drogas psicoativas, gerando seus efeitos entre 9-14 segundos após a primeira tragada.

A maioria dos fumantes reconhece que o tabaco faz mal à sua saúde, contudo, isso não basta para o abandono do fumo. Este fato representa um grande desafio para os médicos se engajarem na intervenção e na oferta do tratamento ao tabagista. Portanto, é importante que os médicos estejam capacitados para exercerem seu papel, de forma decisiva, oferecendo os diversos tipos de abordagem com evidências científicas para prevenção e cessação do tabagismo.

EPIDEMIOLOGIA

Segundo dados da OMS, 30% da população adulta mundial é fumante, distribuída de forma assimétrica, 47,5% entre homens e 10,3% entre as mulheres. Isso contabiliza um total alarmante de 1,3 bilhões de fumantes, sendo 900 milhões nos países em desenvolvimento. Se a atual prevalência global permanecer inalterada, estima-se que em 2025 poderá alcançar a 1,7 bilhão de pessoas, concentrando-se nos países em desenvolvimento e nas classes sociais com baixa renda.

O tabaco mata mais que a soma dos eventos fatais decorrentes da AIDS, acidentes de trânsito, uso de drogas ilícitas, homicídio e suicídio. A metade destas mortes acontece nos países de baixo desenvolvimento econômico. Estima-se que 1/3 das mortes anuais por câncer esteja diretamente associada ao tabagismo.

Estudo sobre carga tabágica no Brasil revelou que os óbitos atribuíveis ao tabagismo representaram 13% da totalidade de mortes do país em 2008. De um total de 458.986 óbitos de todas as doenças estudadas, 28% foram atribuíveis ao tabagismo, totalizando 130.152 óbitos. Esta estimativa significa que 357 indivíduos morrem diariamente por causa de doenças relacionadas com o tabaco. Ademais, os tabagistas vivem, em média, 5 anos a menos quando comparados aos não fumantes.

No Brasil, a prevalência de adultos fumantes em 1989 era 34,8% de acordo com a Pesquisa Nacional sobre Saúde e Nutrição. Em 2008 segundo a Pesquisa Especial sobre Tabagismo (PETab) esta porcentagem caiu para 18,5%, enquanto dados recentes da Pesquisa Nacional de Saúde apontam prevalência de 14,7%. Considerando o período de 1989 a 2010, a queda no número de fumantes no Brasil foi de 46%, como consequência das Políticas de Controle do Tabagismo implementadas, estimando-se que aproximadamente 420.000 mortes foram evitadas neste período.

A Figura 39-1 mostra a distribuição do consumo de tabaco na população de 15 anos ou mais de acordo com as diversas regiões do Brasil. Com exceção do cigarro industrializado, o consumo de outros produtos de tabaco fumados é maior na região rural do que na urbana.

De acordo com os dados da PETab, 2008, o tabagismo no Brasil vem se concentrando na população de menor renda e escolaridade. Enquanto nos indivíduos com mais de 11 anos de escolaridade a prevalência de tabagismo é de 12%, naqueles com menos que um ano de escolaridade encontramos prevalência de 26%.

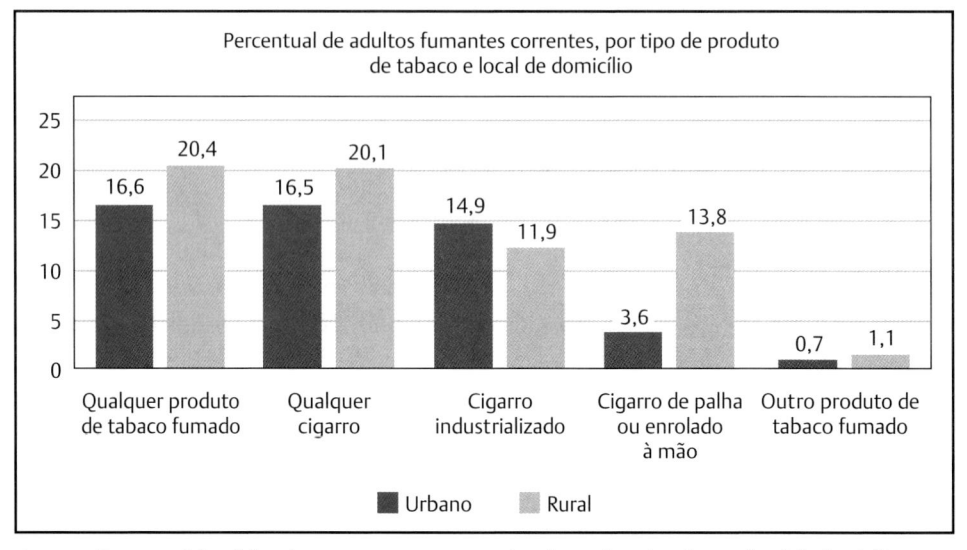

Fig. 39-1. Percentual de adultos fumantes correntes, por tipo de produto de tabaco e local de domicílio.
Fonte: INCA, 2011, adaptada pela Secretaria-Executiva da CQCT.

TABAGISMO E DOENÇAS RELACIONADAS

Todos os tipos de tabaco são perigosos e não há nível seguro de exposição. O Quadro 39-2 apresenta as estimativas de risco de doenças, comparando fumantes *versus* não fumantes.

Estima-se que 90% de todas as mortes por câncer de pulmão entre homens e 80% entre mulheres sejam causadas pelo tabaco assim como 90% de todas as mortes por DPOC. Mais ou menos 15% dos indivíduos que fumam um maço/dia e 25% daqueles que fumam mais de um maço/dia desenvolve a DPOC. Este percentual relativamente baixo sugere que fatores ambientais e/ou genéticos exerçam influência nos mecanismos que vão desencadear a obstrução nas vias aéreas dos fumadores. Contudo, 85% dos diagnósticos da DPOC têm origem tabágica.

Foi observada uma progressiva redução do volume expiratório forçado no primeiro segundo ($VEF_{1,0}$) em fumantes e redução da função pulmonar (FP) em um ritmo mais rápido em fumantes do que em não fumantes. Em contraposição à queda acelerada da FP enquanto se fuma, quando o indivíduo para de fumar, o ritmo da queda da FP é similar ao observado

QUADRO 39-2 Riscos Atribuíveis ao Tabaco de Algumas Doenças

Doença	Risco atribuído ao fumo
Acidente vascular encefálico	↑ 2-4 vezes
Doença isquêmica do coração	↑ 2-4 vezes
Câncer de pulmão em homens	↑ 23 vezes
Câncer de pulmão em mulheres	↑ 13 vezes
DPOC	↑ 12-13 vezes (mortes)

Fonte: Manual de Condutas e Práticas em Tabagismo, SBPT, Araújo AJ (org.), 2013.

nos indivíduos que nunca fumaram, embora com curvas distintas, conforme demonstra a Figura 39-2.

O risco de doença isquêmica do coração e sua mortalidade aumentam com o tempo que se fuma em anos e o número de cigarros fumados por dia, existindo risco de doença em todos os níveis de consumo de cigarro, mesmo para aqueles que consomem menos de 5 cigarros por dia. A probabilidade de infarto agudo do miocárdio (IAM) é 3 vezes maior em fumantes comparados aos não fumantes, sendo 9 vezes maior se o indivíduo fuma mais de 40 cigarros/dia. Os fumantes apresentam, também, risco 4 vezes maior de ter morte súbita do que os não fumantes.

O fumo do tabaco contém diversas substâncias químicas que contribuem para aterosclerose. A nicotina, o monóxido de carbono e os gases oxidantes presentes no fumo do tabaco são os principais agentes envolvidos na agressão ao endotélio vascular gerando as DCV.

Além destes, os hidrocarbonetos aromáticos policíclicos e outros produtos da combustão do tabaco também contribuem para a lesão do endotélio vascular. A nicotina produz intenso efeito colinérgico no SNC, gerando aumento da produção de dopamina, adrenalina, vasopressina e outras endorfinas, o que eleva a frequência cardíaca e a pressão arterial.

Os mecanismos de lesão vascular induzida pelo tabaco na aterosclerose são:

- Estado de hipercoagulabilidade.
- Redução da oferta de O_2 por causa do monóxido de carbono.
- Vasoconstrição coronariana.
- Efeitos hemodinâmicos da nicotina.

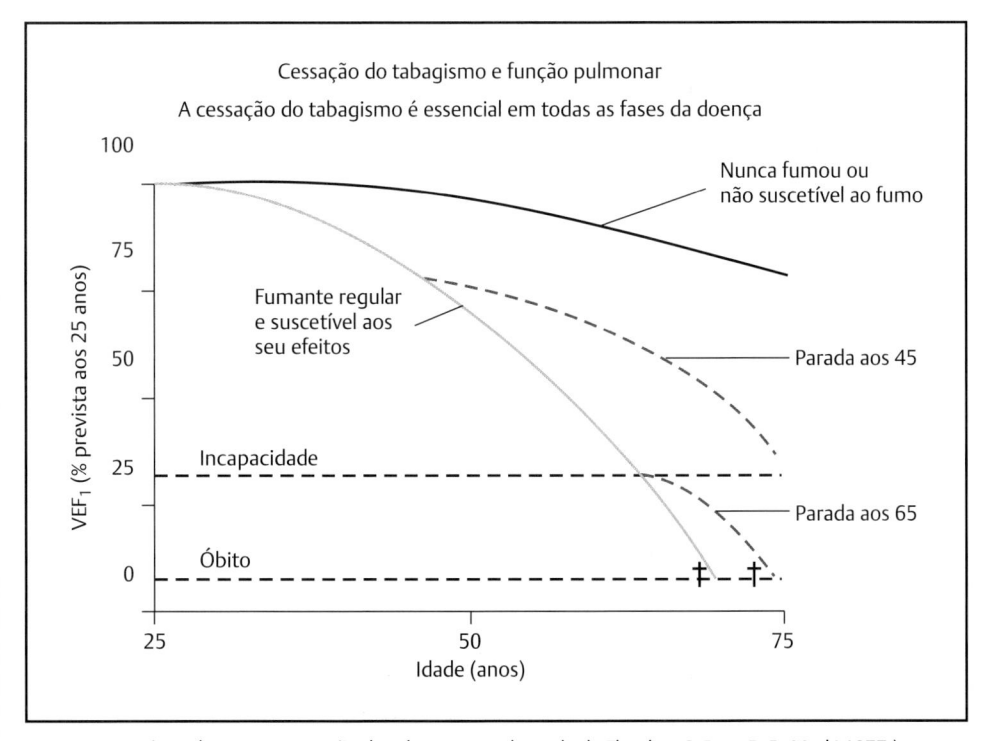

Fig. 39-2. Função pulmonar e cessação do tabagismo. Adaptada de Fletcher C. Peto R. Br Med J 1977.)

A promoção de políticas de ambientes livres em um período de 18 meses, após sua implantação, levou a um declínio de 33% da incidência de IAM e de 17% de redução na incidência de morte súbita quando comparado com o período anterior em que se podia fumar em ambientes fechados.

EFEITOS DA CESSAÇÃO DO TABAGISMO

Parar de fumar é a medida mais efetiva para prevenir as doenças relacionadas com o tabaco. Alguns dados demonstram claramente a importância de que a cessação do tabagismo seja estimulada e discutida com cada fumante em toda oportunidade, bem como o oferecimento de medidas que o auxiliem nesse processo.

Após a cessação do tabagismo, o risco de evento cardíaco agudo reduz-se à metade após 1 ano de cessação e iguala-se ao da população não fumante após 15 anos sem fumar. Em 2-5 anos após a pessoa deixar de fumar, o risco de AVE cai em mais de 90%, ficando próximo ao risco de quem nunca fumou. Após 10 anos de abstinência, o risco de câncer é cerca de metade do risco de um fumante. O Quadro 39-3 sumariza os principais benefícios da interrupção do tabagismo.

O paciente que deixa de fumar após uma cirurgia coronária reduz o risco de hospitalização por doença cardíaca e, parar de fumar é o único tratamento eficaz para evitar que haja progressão da tromboangeíte obliterante, melhorando os sintomas e reduzindo o risco de amputação ao longo da vida.

ABORDAGEM DO FUMANTE

A abordagem do fumante visa encorajá-lo a iniciar o tratamento, independentemente do tipo de condição clínica e do estágio em que se encontra a sua doença, lembrando que a expectativa de vida dos pacientes que não param de fumar pode ser reduzida em até 10 anos quando comparada aos não fumantes.

Entre as intervenções com evidências para apoiar a cessação, em termos de saúde pública, destaca-se a intervenção breve que pode ser realizada de forma rápida, em apenas 3 minutos. Esta intervenção também chamada mínima pode ser realizada durante as consultas rotineiras dos tabagistas no ambulatório, conforme apresentaremos a seguir.

O acróstico construído com o verbo "encorajar" nos ajuda a lembrar de nove pontos importantes na estratégia de auxiliar o paciente na cessação do tabagismo (Quadro 39-4).

Na anamnese devemos indagar sobre história passada ou recente de relevantes comorbidades clínica e/ou psiquiátrica (diabetes, hipertensão arterial, depressão, alcoolismo etc.), medicação de uso contínuo, presença de fatores de risco para DCV (dislipidemia, uso de contraceptivos orais ou estrogênio), gestação ou lactação. Algumas informações clínicas, da anamnese tabágica e do exame físico são de grande relevância para o estabelecimento do protocolo de tratamento e acompanhamento do tabagista, conforme será discutido a seguir.

QUADRO 39-3 Benefícios da Cessação do Tabagismo a Curto, Médio e Longo Prazos

- Após 2 minutos, a PA e a FC voltam ao normal
- Após 3 semanas a respiração fica mais fácil e a circulação melhora
- Após 1 ano o risco de morte por infarto (IAM) se reduz à metade
- Entre 5-10 anos o risco de IAM se iguala ao de não fumantes
- Após 20 anos o risco de câncer de pulmão é igual ao de não fumantes

Fonte: Organização Mundial da Saúde, 1997.

QUADRO 39-4	Técnica: ENCORAJAR – os Nove Verbetes Fundamentais (Araújo, AJ)

- **E**xplore aspectos da anamnese, exame físico e laboratorial (RX, Espirometria, ECG etc.)
- **N**otifique o paciente, de forma enfática, acerca dos aspectos positivos da cessação
- **C**omente sobre a evolução do tabagismo e o risco de comorbidades
- **O**uça o paciente com atitude respeitosa e acolhimento
- **R**elacione as possíveis comorbidades já existentes
- **A**valie os motivos prós e contras para deixar de fumar
- **J**ustifique as opções terapêuticas com base em evidências
- **A**poie o paciente na tentativa de deixar de fumar
- **R**esgate histórias do convívio próximo e familiar com fumantes

No exame físico, os sinais vitais devem ser anotados; a pressão arterial deve ser monitorizada em todos os pacientes, e especialmente naqueles que fizerem uso de bupropiona. A monitorização do peso é importante, pois o aumento ponderal pode ser uma barreira para iniciar o abandono do tabaco e um fator preditivo da recaída.

Os exames complementares auxiliam no processo de preparação do fumante para a cessação, tanto para conhecer eventuais distúrbios quanto para orientar na escolha das terapias farmacológicas. Além disso, os resultados dos exames podem ser um importante fator motivador para a cessação. Na rotina básica é recomendável incluir a realização de radiografia de tórax, eletrocardiograma, espirometria, hemograma, prova de função hepática, glicemia, lipidograma e bioquímica sérica.

Outros exames para avaliar o grau de dependência e abstinência incluem a monoximetria – aferição do monóxido de carbono no ar expirado (CO_{ex}) – e a dosagem de cotinina urinária ou sérica. Os níveis de CO_{ex} guardam relação direta com a carboxiemoglobina (10 ppm CO = 2% COHb) e com os cigarros fumados por dia. O ponto de corte (limite superior da normalidade) é de 6 ppm. Este exame também pode ser utilizado para verificar o tabagismo passivo.

A monoximetria ajuda a motivar os fumantes a iniciar o tratamento, pois os níveis de COex caem rapidamente em pouco tempo após deixar de fumar (entre 6-9 horas). A aferição dos níveis de cotinina na urina, sangue ou saliva são indicadores mais sensíveis para determinar o grau de dependência e comprovação da abstinência, contudo o seu custo ainda é elevado.

O tabagismo deve ser visto como uma "doença" e não como um "hábito" ou "estilo de vida", devendo ser objeto de atenção, diagnóstico e orientação terapêutica por todos os médicos, independente da especialidade ou local onde exerçam sua arte de cuidar.

Existem três tipos básicos de abordagem ao fumante: mínima, básica e intensiva que se baseia nos cinco "A", que traduzidos para nosso idioma são os seguintes passos:

- **P**erguntar (*Ask*).
- **A**valiar (*Advise*).
- **A**conselhar (*Assess*).
- **P**reparar (*Assist*).
- **A**companhar (*Arrange*).

Método PAAPA

Nesse método, recomenda-se **perguntar** sobre a história tabagística do paciente, **avaliar** seu grau de dependência e motivação para a cessação além de **aconselhar**, **preparar** e **acompanhar** o paciente nessa importante decisão. Essas ações serão um pouco diferentes dependendo do tipo de abordagem a ser realizada.

Abordagem Mínima (PAAP)
Deve ser realizada por todos os médicos e profissionais de saúde em cada visita do paciente, exigindo no máximo 3-5 minutos; é considerada uma das ações mais importantes na cessação do tabagismo, em termos de saúde pública.

Perguntas a serem feitas na abordagem mínima:

1. Você fuma?
2. Há quanto tempo fuma?
3. Quantos cigarros você fuma por dia?
4. Qual o tempo que leva para acender o primeiro cigarro?
5. Você está interessado (ou pensa) em parar de fumar?
6. Você já tentou parar de fumar alguma vez na vida?

Abordagem Básica (PAAPA)
Esta intervenção também é rápida, dura de 3 a 5 minutos, e recomenda-se que seja realizada em cada consulta, com as mesmas perguntas da abordagem mínima agora com detalhamento sobre as tentativas anteriores para parar de fumar bem como se o paciente deseja agendar uma data para deixar de fumar e se gostaria de ajuda profissional.

Perguntas a serem feitas na abordagem básica:

- 1-4. As mesmas da abordagem mínima.
- 5. Você está interessado (ou pensa) em parar de fumar?
  - Se positivo: pensa em marcar uma data para deixar de fumar? Gostaria de ajuda?
- 6. Você já tentou parar de fumar alguma vez na vida?
  - Se positivo: o que aconteceu quando tentou deixar de fumar?

Abordagem Específica ou Intensiva
Essa abordagem é realizada em ambulatório específico para os tabagistas que desejam parar de fumar, individualmente ou em grupo, e é oferecida em várias unidades de saúde pública.

Avaliar
A **motivação** junto com a dependência são os fatores mais importantes a serem valorizados pelo médico; pois é somente o tabagista quem decide se há de parar e o médico não poderá fazê-lo por ele. Portanto, é um requisito fundamental para o êxito do tratamento que a pessoa fumante queira deixar de fumar. Essa etapa envolve a avaliação sobre o grau de dependência à nicotina e a motivação para a cessação do tabagismo por meio de escalas de dependência de nicotina completa e reduzida (Quadros 39-5 e 39-6).

Estágios de Motivação
De acordo com Prochaska e DiClementi o estágio de motivação de um paciente fumante pode ser definido como:

- *Pré-contemplativo:* ainda não se preocupa; não está pronto para a mudança de comportamento.
- *Contemplativo:* reconhece que precisa e quer mudar, porém ainda deseja fumar (ambivalência).
- *Determinado:* quer parar de fumar e está pronto para tomar as medidas necessárias.

- *Ação:* empenha-se em atitudes com a intenção de promover as mudanças e entrar em abstinência.
- *Manutenção:* mantém a mudança de comportamento conquistada e permanece em abstinência.
- *Recaída:* não consegue manter a abstinência conquistada e retorna ao comportamento de fumante.

QUADRO 39-5 Escala de Dependência de Nicotina de Fagerström

1. Durante quanto tempo, logo após acordar, você fuma o 1º cigarro?			
③ Dentro de 5 min	② Entre 6-30 min	① Entre 31-60 min	⓪ Após 60 min

2. Para você é difícil não fumar em lugares proibidos?	
① Sim	⓪ Não

3. Qual dos cigarros que fuma durante o dia lhe dá mais satisfação?	
① O 1º da manhã	⓪ Os outros

4. Quantos cigarros você fuma por dia?			
⓪ Menos de 10	① De 11-20	② De 21-30	③ Mais de 31

5. Você fuma mais frequentemente pela manhã?	
① Sim	⓪ Não

6. Você fuma mesmo doente, quando precisa ficar acamado a maior parte do tempo?	
① Sim	⓪ Não

→ Total: [0-2] Muito baixa; [3-4] Baixa; [5] Moderada; [6-7] Elevada; [8-10] Muito elevada

QUADRO 39-6 Escala Reduzida de Dependência de Nicotina de Fagerström

1. Durante quanto tempo, logo após acordar, você fuma o 1º cigarro?			
③ Dentro de 5 min	② Entre 6-30 min	① Entre 31-60 min	⓪ Após 60 min

2. Quantos cigarros você fuma por dia?			
⓪ Menos de 10	① De 11-20	② De 21-30	③ Mais de 31

→ Total: [0-2] Muito baixa; [3] Baixa; [4] Moderada; [5] Elevada; [6] Muito elevada

Fonte: NSW Health, 2005. Sydney, Australia.

Aconselhar

De acordo com o estágio de motivação, técnicas de aconselhamento podem ser adotadas:

- *Pré-contemplativo:* informar brevemente sobre os riscos de continuar fumando e encorajar o paciente a pensar.
- *Contemplativo:* ponderar sobre os prós e contras da cessação e manter-se disponível para conversar.
- *Determinado:* escolher uma data para parar de fumar.
- *Ação:* acompanhamento para prevenir a recaída e aliviar os sintomas de abstinência.
- *Manutenção:* reforçar os benefícios obtidos ao deixar de fumar, identificar as situações de risco para recaída e as habilidades para enfrentá-los.
- *Recaída:* oferecer apoio, rever e retomar todo o processo.

Preparar

Os pacientes que se encontram determinados a parar devem ser estimulados a marcar uma data para que parem efetivamente e a partir daí deve ser realizado um plano de ação com estratégias que permitam o sucesso da tentativa, que podem necessitar de tratamento farmacológico associado, como veremos a seguir.

Nesta etapa o médico deve trabalhar o ambiente social do fumante de tal forma que seus familiares, amigos e colegas de trabalho possam ajudá-lo na tentativa de parar. Caso haja familiares fumantes, será importante encorajá-los a parar de fumar e, caso não estejam prontos a também fazerem uma tentativa, aconselhar que não fumem no interior do domicílio.

Acompanhar

O acompanhamento das tentativas de cessação do tabagismo é muito importante para que se avaliem as dificuldades e possíveis estratégias que permitam ao fumante resistir à vontade de fumar. Um ponto importante e fundamental é alertar previamente ao paciente para a possível síndrome de abstinência e fissura que ele pode apresentar ao parar de fumar.

Os sintomas da síndrome de abstinência podem se constituir em uma barreira para manter a abstinência. É dever do médico se certificar de que o fumante se encontre bem esclarecido sobre a duração e a intensidade dos sintomas e instrumentalizar o fumante com orientações e/ou medicações para resistir ao desejo de fumar (fissura).

MÉTODOS DE CESSAÇÃO DO TABAGISMO

É importante que o profissional de saúde informe o paciente sobre os métodos de cessação do tabagismo, que são de duas formas, a saber:

- *Cessação abrupta*: o fumante deve cessar totalmente o consumo de cigarros de um momento para outro, não importando o número de cigarros que está fumando diariamente.
- *Cessação gradual:* é dividida em dois tipos:
  - *Redução:* fumar menor quantidade de cigarros a cada dia ou semana, até o dia em que não fumará mais;
  - *Adiamento:* adiar a hora de fumar o primeiro cigarro do dia e espaçar os demais cigarros, até o dia em que não fumará mais.

A cessação abrupta é geralmente o método de escolha entre os fumantes. O seu grande obstáculo é a síndrome de abstinência. Já o grande obstáculo da cessação gradual é que o fumante pode ficar fumando uma pequena quantidade de cigarros indefinidamente e acaba por retornar ao padrão anterior de consumo. Assim, ele deve ser alertado para que não permaneça mais que 2-4 semanas na utilização da cessação gradual.

É importante frisar que a escolha do método de cessação será do paciente, cabendo ao profissional de saúde apoiá-lo na escolha, inclusive oferecendo aporte farmacológico e terapia comportamental.

ETAPAS NA ABORDAGEM TERAPÊUTICA INTENSIVA

As principais fases na abordagem terapêutica de um programa de apoio ao fumante envolvem, de forma didática, a **sensibilização**, **preparação**, **cessação** e **prevenção das recaídas**.

O eixo do tratamento baseia-se na terapia cognitivo-comportamental (TCC) apoiada por suporte farmacológico para o enfrentamento do período da síndrome de abstinência, que normalmente dura entre 2-4 semanas. A combinação de TCC com farmacoterapia tem se revelado a forma mais eficaz para alcançar a cessação do tabagismo segundo as principais revisões científicas com base em estudos de metanálise.

TERAPIA COGNITIVO-COMPORTAMENTAL

As ferramentas fundamentadas na TCC são o eixo do tratamento da dependência à nicotina e visam promover mudanças no estilo de vida, nas crenças e comportamentos associados ao ato de fumar.

A TCC pode ser realizada em grupo ou individualmente. Deve ser conduzida por profissional de saúde capacitado e treinado na abordagem intensiva do fumante e o paciente deve ter participação ativa em todo o processo de cessação em que se busca a auto eficácia, a identificação e o controle das situações de risco e a obtenção da abstinência tabágica.

Durante as **fases de sensibilização e preparação (determinação)** o enfoque da TCC é voltado para explicar os mecanismos da dependência e ambivalência; discutir as vantagens e desvantagens de parar ou seguir fumando e falar sobre os benefícios da cessação. O objetivo é aumentar a motivação do fumante antes de iniciar o programa de cessação, saindo da postura contemplativa para um estágio de ação, pois quase 70% dos fumantes que procuram os programas se encontram em estágio contemplativo, muitas vezes de forma crônica. A **entrevista motivacional** é a melhor técnica para propiciar ao fumante realizar esta mudança de fase.

Na experiência do Núcleo de Estudos e Tratamento do Tabagismo (NETT), após a realização da entrevista motivacional e da consulta médica, antes de iniciar a fase de cessação, os pacientes participam de um encontro de **sensibilização**, individual ou em grupo, visando estabelecer laços com a equipe de tratamento, esclarecer dúvidas, e explicar as formas de intervenção.

A **fase de cessação** geralmente dura 3 meses. Os recursos terapêuticos utilizados são pautados na terapia cognitivo-comportamental, individual ou em grupo e/ou apoio farmacológico para atenuar os efeitos da privação da nicotina: a síndrome de abstinência.

As sessões de TCC são estruturadas com apoio de cartilhas, enfocando a cada semana os principais aspectos da dependência, os sintomas da abstinência, os obstáculos a serem superados para se manter sem fumar etc. As sessões duram 90 minutos, em número que varia de 4-6 semanais (sessões de **cessação**) e de 3-4 quinzenais (sessões de manutenção) nos primeiros 3 meses de tratamento.

Os pacientes são orientados a marcar uma data para deixar de fumar entre a 2^a e a 3ª sessão terapêutica, independente do protocolo terapêutico escolhido. A **fase de manutenção** é voltada para a prevenção de episódios de lapso ou recaída. Esta fase dura 12 meses, com acompanhamento mensal (presencial ou por telefone), sendo muito importante nos seis primeiros meses após a cessação, o período mais crítico para a ocorrência de lapsos ou de recaídas.

SÍNDROME DE ABSTINÊNCIA À NICOTINA

A nicotina inalada se liga a receptores neuronais específicos (acetilcolínicos ou nicotínicos) no *nucleus accumbens* que produzem excessiva liberação de dopamina e outras endorfinas, cujos efeitos são percebidos pelo fumante como estimulantes e como fonte de prazer. Quando esses efeitos se dissipam – com a recaptação da dopamina –, esses receptores enviam um sinal de que precisam de novo estímulo, isto é, querem mais nicotina e isso é percebido como uma sensação desagradável.

O fumante regular convive com abstinência todos os dias, para tanto basta que fique impedido de fumar por um curto período, por exemplo, quando está num metrô, avião, teatro ou num mercado. Para evitar ou controlar esses sintomas desagradáveis, as pessoas que fumam imediatamente após terem estado em locais onde não é permitido fumar, geral-

QUADRO 39-7	Sintomas da Síndrome de Abstinência à Nicotina
Sintomas neurocomportamentais	**Sintomas físicos**
▪ Ansiedade ▪ Cefaleia ▪ Dificuldade de concentração ▪ Dificuldade de memória ▪ Inquietude ▪ Irritabilidade ▪ Sentimento de frustração ou de raiva ▪ Humor deprimido ▪ Insônia	▪ Redução da pressão arterial ▪ Redução da frequência cardíaca ▪ Sudorese ▪ Tontura ▪ Fissura (urgência para fumar) ▪ Tremores ▪ Aumento do apetite ▪ Ganho de peso ▪ Incoordenação motora

mente o fazem para aliviar os sintomas da síndrome de abstinência. A síndrome de abstinência ou de privação de nicotina apresenta sintomas físicos e neurocomportamentais como os apresentados no Quadro 39-7.

A fissura (*craving*) é um sintoma típico da dependência física da nicotina, sendo definida como um forte desejo ou urgência de fumar. A privação da nicotina produz efeitos físicos variáveis que duram entre 7-30 dias, sendo mais intensos nos três primeiros dias após parar de fumar.

A síndrome é mediada pela noradrenalina, iniciando em torno de oito horas após o último cigarro, atinge o auge no terceiro dia e inclui a fissura e outros sintomas. Contudo, a fissura pode persistir por muitos meses. Isso se deve ao fato de que mesmo que os receptores nicotínicos, ao longo do tempo, parem de produzir a sensação de necessidade da nicotina, os estímulos ambientais que se associaram ao tabagismo ao longo da vida continuam e essas associações são difíceis de apagar. Para enfrentar estas situações, o ex-tabagista precisa construir habilidades e traçar estratégias para evitar os gatilhos que levam ao lapso, e deste à recaída.

TRATAMENTO FARMACOLÓGICO

A farmacoterapia deve ser utilizada com o objetivo de complementar a terapia cognitivo-comportamental e aliviar os sintomas de abstinência. Os medicamentos estão indicados quando o paciente se enquadre em um dos seguintes critérios:

- Fuma 20 ou mais cigarros por dia ou,
- Fuma o 1º cigarro do dia até 30 min após acordar e fuma, pelo menos, 10 cigarros/dia ou,
- Tentativa prévia somente com a TCC não foi eficaz em decorrência da síndrome de abstinência.

Deve ser considerado sempre o conforto, a segurança e a preferência do paciente bem como o fato de não haver contraindicações para a utilização de determinado medicamento.

Os medicamentos são divididos em duas categorias básicas: terapias de reposição de nicotina (TRN) e terapias não nicotínicas (TNN). Com base em evidências científicas a partir de estudos de metanálise, as taxas de efetividade e de abstinência para várias medicações comparadas ao placebo, após 6 meses de cessação, são demonstradas no Quadro 39-8.

| QUADRO 39-8 | Efetividade e Taxas de Abstinência Estimadas, em 6 meses Pós-Cessação, para Diversos Medicamentos Comparados com o Placebo (n = 86 estudos) |

Medicação avaliada na metanálise	Nº de braços do estudo	OR estimada (IC 95%)	Taxa de abstinência estimada (IC 95%)
Placebo	80	1	13,8
Vareniclina (2 mg/dia)	5	3,1 (2,5-3,8)	33,2 (28,9-37,8)
Spray nasal de nicotina	4	2,3 (1,7-3)	26,7 (21,5-32,7)
Adesivo de nicotina	4	2,3 (1,7-3)	26,5 (21,3-32,5)
Goma de nicotina	6	2,2 (1,5-3,2)	26,1 (19,7-33,6)
Vareniclina (1 mg/dia)	3	2,1 (1,5-3)	25,4 (19,6-32,2)
Inalador de nicotina	6	2,1 (1,5-2,9)	24,8 (19,1-31,6)
Bupropiona SR	26	2 (1,8-2,2)	24,2 (22,2-26,4)
Clonidina	3	2,1 (1,2-3,7)	25,0 (15,7-37,3)
Nortriptilina	5	1,8 (1,3-2,6)	22,5 (16,8-29,4)

Fonte: Fiore *et al.*, Surgeon General, 2008.

Terapia de Reposição de Nicotina

A terapia com reposição de nicotina (TRN) é considerada medicação de primeira linha na abordagem do fumante. Existem diferentes formas de administração da nicotina no tratamento de reposição: adesivo, goma de mascar, *spray* e inalador nasal. No Brasil, as formas disponíveis são o adesivo com liberação em 24 horas, a goma de mascar (2 e 4 mg) e a pastilha de nicotina (2 e 4 mg). A principal indicação para o uso da TRN são os pacientes com graus moderado e alto de dependência segundo o Teste de Fagerström. Eles devem ser orientados a interromper o fumo após iniciar o uso da TRN.

Reposição Rápida de Nicotina: Goma de Mascar e Pastilha

Em geral o uso é indicado quando há uma necessidade imperiosa de fumar (fissura) ou, a cada 1-2 horas de intervalo. É uma forma de liberação mais rápida da nicotina e que pode ser combinada com o adesivo de nicotina, ou associada à bupropiona e à vareniclina.

O paciente deve mascar a goma/pastilha até sentir um sabor picante, neste momento deve parar de mascar por dois minutos (tempo para absorver a nicotina) até que desapareça o sabor e, depois voltar a mascar repetindo o ciclo em até 20 minutos para uma segunda liberação de nicotina.

A pastilha libera a nicotina em mais ou menos 5 minutos, enquanto a goma costuma liberar com 10 minutos. A dose máxima tolerada é em torno de 10 gomas/pastilhas por dia. O objetivo é que se absorva a máxima quantidade de nicotina (50%) e que não se trague o cigarro.

Os efeitos colaterais mais comuns são hipersalivação, náuseas, ulceração gengival podendo levar a amolecimento de dentes, e dor na articulação temporomandibular (ATM); os últimos efeitos são mais frequentes com o uso da goma de mascar, enquanto os soluços são mais comuns com as pastilhas. As principais contraindicações são a incapacidade de mascar, lesões na mucosa oral, úlcera péptica, subluxação na ATM e o uso de próteses dentárias móveis. A goma ou a pastilha podem também ser usadas em associação com outras drogas no período imediato da abstinência.

Reposição Lenta: Adesivo de Nicotina

Os adesivos são apresentados em caixas com sete unidades cada, com dosagens de 21, 14 ou 7 mg. Em geral, o uso é indicado para manter uma dose de nicotina circulante contínua durante 24 horas, em processo de desabituação tabágica gradual. É uma forma de liberação mais lenta da nicotina. Os adesivos devem ser colocados pela manhã, em áreas cobertas do tronco, mudando de local a cada vez. Para minimizar efeitos adversos, tais como prurido ou eritema local, deve-se evitar exposição solar no local. Os adesivos devem ser trocados à mesma hora do dia.

Os pacientes com grande dependência do primeiro cigarro devem colocar o adesivo logo ao despertar, enquanto aqueles que apresentam insônia devem retirar o adesivo após 16 horas de uso (p. ex., às 22 horas) e colocar um novo pela manhã. Em casos especiais (grandes dependentes) pode-se utilizar até dois adesivos de 21 mg, a critério médico, desde que não haja contraindicações.

Os efeitos colaterais mais comuns são pruridos, exantema, eritema, cefaleia, náusea, dispepsia e mialgia. Em geral, os adesivos são bem tolerados. As principais contraindicações são história de infarto recente (nos últimos 15 dias), arritmias cardíacas severas, angina instável, doença vascular periférica, úlcera péptica, doenças cutâneas, gravidez e lactação.

O adesivo também pode ser usado em associação com a bupropiona ou com a vareniclina no tratamento do tabagismo, aumentando as chances de *cessação*. Além disso, a TRN pode estar indicada como terapia pré-cessação durante 2-4 semanas, em fumantes que apresentam muita dificuldade em reduzir o número de cigarros e, em marcar uma data para parar.

O esquema terapêutico sugerido para a TRN a base de adesivo de nicotina é:

- Fumante de 20 cigarros/dia e/ou escore de Fagerström = 8-10 pontos:
  - Aplicar 1 adesivo de 21 mg/dia nas 4 primeiras semanas.
  - Passar para 14 mg/dia da 5ª a 8ª semana.
  - Reduzir a 7 mg da 9ª a 10ª semana.
- Fumante 10-20 cigarros/dia e/ou escore de Fagerström = 5-7 pontos:
  - Aplicar 1 adesivo de 14 mg/dia nas 4 primeiras semanas.
  - A seguir, passar para 7 mg/dia da 5ª a 8ª semana.

Terapia Não Nicotínica (TNN)

Na abordagem farmacológica com TNN dispomos da bupropiona e da vareniclina. A clonidina e a nortriptilina fazem parte também do arsenal terapêutico, sendo consideradas, no entanto, opções de segunda linha no tratamento, em função dos seus efeitos colaterais.

Cloridrato de Bupropiona

Originalmente usado como antidepressivo atípico, foi o primeiro medicamento sem nicotina que a agência norte-americana FDA aprovou para o tratamento do tabagismo. O mecanismo de ação mais provável é que atue na região do *nucleus accumbens* aumentando a concentração de dopamina e, ao nível do *locus coeruleus* afetando os neurónios noradrenérgicos, e deste modo minimizando os sintomas da abstinência.

A bupropiona tem-se mostrado excelente opção para subgrupos de fumantes mais propensos a recaídas, com depressão após deixar de fumar, para mulheres e para aqueles que possuem alto grau de dependência. Os estudos evidenciam taxas de sucesso na cessação de 30-36%.

QUADRO 39-9	Principais Contraindicações ao Uso da Bupropiona
Absolutas	**Relativas (uso concomitante)**
• História de convulsão (mesmo a convulsão febril) • Epilepsia • TCE • Anormalidades no EEG • Tumor cerebral • Alcoolismo grave • Anorexia nervosa, bulimia • Gravidez, lactação	• Barbitúricos • Benzodiazepínicos ou outros sedativos • Cimetidina • Pseudoepinefrina • Fenitoína • Hipoglicemiantes orais • Insulina

O tratamento começa 8 dias antes da parada, com dose de 150 mg pela manhã nos primeiros 3 dias, seguido de um comprimido de 150 mg pela manhã e outro à tarde (intervalo de 8 horas) por 3 meses, ou em alguns casos, com terapia estendida até os 6 meses. As contraindicações e precauções da bupropiona são geralmente relacionadas com o risco de convulsão (Quadro 39-9).

O uso de inibidores da enzima *MAO* deve ser suspenso em até 15 dias antes de iniciar a bupropiona. Deve ser evitada ou usada com cautela nos pacientes em uso de antipsicóticos, teofilina, e esteroides sistêmicos, por favorecer o surgimento de crises convulsivas.

É preciso controlo rigoroso da pressão arterial (PA) durante o seu uso. Caso haja elevação da PA, pode haver redução da dose diária para 150 mg ou, em casos refratários, a suspensão do seu uso. Os efeitos colaterais mais comuns são insônia (30%), boca seca e convulsão. Para minimizar a insônia recomenda-se antecipar a tomada da segunda dose até no máximo 16 horas da tarde. Os pacientes com insuficiência renal ou hepática devem ter as doses de bupropiona reduzidas, pois o metabolismo e a excreção da bupropiona são feitos através do fígado e dos rins. Da mesma forma, os pacientes idosos podem utilizar dose única de 150 mg, pela manhã.

Tartarato de Vareniclina

Este fármaco apresenta um duplo efeito: reduz os sintomas da abstinência e o desejo de fumar. Por sua propriedade de agonista parcial do receptor de nicotina $\alpha 4\beta 2$, estimula a liberação de dopamina (efeitos de gratificação) – diminuída na abstinência –, reduzindo a fissura e os sintomas que levam a recaídas como depressão, irritabilidade, ansiedade e dificuldade de concentração. Já o seu efeito antagonista diminui a satisfação de fumar, produzindo uma redução dos efeitos de recompensa e reforço do tabagismo.

A administração é por via oral, com total biodisponibilidade – não sofre metabolização hepática –, sendo a excreção renal praticamente *in natura*. A sua meia-vida é de 17 a 30 horas. O tratamento começa uma semana antes da data de interrupção, com dose de 0,5 mg pela manhã durante os três primeiros dias, dobrando-se a dose, do 4° ao 7° dia (0,5 mg de 12/12h). A partir do 8° dia utiliza-se a dose plena de 1 mg de 12/12h por 3 meses ou, em alguns casos, com terapia estendida até 6 meses da paragem, geralmente é sugerida entre o 8° e 15° dia de uso contínuo da medicação.

A extensão da terapia por mais 12 semanas está indicada nos casos que a cessação plena não seja obtida ou haja riscos de recaída. Os estudos têm demonstrado que extensão do tratamento para 24 semanas aumenta as taxas de cessação. Em relação às outras opções terapêuticas de primeira linha no tratamento do tabagismo, os estudos de revisão (metanálise) têm demonstrado eficácia superior da vareniclina.

Os efeitos colaterais geralmente são muito leves, sendo a náusea o mais comum (20%), podendo ocorrer cefaleia, sonhos vívidos e ganho ponderal. Por não sofrer metabolização hepática, a vareniclina não interfere com uso concomitante de digoxina, metformina, varfarina. Deve ser usada com cautela em pacientes com insuficiência renal. A cimetidina pode causar aumento na biodisponibilidade.

O seu uso ainda não é recomendado para gestantes e lactantes, assim como não deve ser usado em pacientes abaixo de 18 anos. Nos anos que se seguiram ao lançamento da vareniclina houve muita controvérsia na literatura a respeito de possível aumento de efeitos psiquiátricos e cardiovasculares decorrentes de seu uso. Entretanto, um estudo publicado em 2015 pelo *LANCET*, a partir de coorte retrospectiva com 164.766 pacientes tratados com bupropiona, TRN e vareniclina, demonstrou que a vareniclina não parecia estar associada a aumento do risco para eventos cardiovasculares, depressão ou ideação suicida, quando comparada à TRN.

O mesmo estudo supracitado revelou que o uso de vareniclina foi associado à significativa redução do risco de doença isquêmica coronária (OR 0,80; 95%CI 0,72-0,87); infarto cerebral (OR 0,62; 0,52-0,73), insuficiência cardíaca (OR 0,61; 0,45-0,83), arritmia (OR 0,73; 0,60-0,69), depressão (OR 0,66; 0,63-0,69), e pensamentos de autodestruição (OR 0,56; 0,46-0,68).

Os estudos controlados têm mostrado raros efeitos psiquiátricos: mudanças do humor, agitação e agressividade têm sido reportadas. A vareniclina ainda não é aconselhada para os pacientes com distúrbio bipolar, esquizofrenia ou epilepsia.

Nortriptilina

É um antidepressivo tricíclico indicado como terapia de segunda linha na abordagem do fumante. Promove a redução dos sintomas de abstinência, por atuar na inibição da recaptação de noradrenalina e dopamina no SNC. Apresenta também ação ansiolítica e efeitos colaterais anticolinérgicos, como boca seca, tremores, visão turva e sedação.

A nortriptilina tem eficácia similar à obtida com a TRN e a bupropiona. O uso não é recomendado em pacientes com IAM e arritmias causados pelo potencial de induzir distúrbios de condução. Este fármaco é contraindicado em pacientes com insuficiência hepática, epilepsia, psicose e mulheres em amamentação.

O tratamento é iniciado 2 a 3 semanas antes da suspensão do fumo, com doses progressivas, partindo de 25 mg por dia, até alcançar, no máximo, 100 mg. A data da cessação é sugerida a partir do 15º até o 21º dia após o início da medicação.

A dose ideal deve ser ajustada por doente. A duração mínima do tratamento é de 3 meses, podendo ser estendida até 6 meses. A associação com adesivos de nicotina tem demonstrado aumento das possibilidades de abstinência a longo prazo.

A despeito dos efeitos colaterais descritos, a nortriptilina pode ser considerada uma alternativa segura no tratamento do tabagismo, pois tem menor efeito anticolinérgico comparado a outros tricíclicos e menor risco de provocar convulsões, além de custo mais acessível.

Clonidina

A clonidina é um agonista adrenorreceptor alfa-2 de ação central usado primariamente como anti-hipertensivo e também no controle dos sintomas de abstinência da dependência nicotínica.

Estudos de metanálises mostram que a clonidina duplica as chances de cessação comparada ao placebo, além disso, apresenta a mesma eficácia que a TRN e a bupropiona. Contudo, o seu uso é limitado pela elevada incidência de efeitos adversos, tais como boca seca, sedação, sonolência, hipotensão ortostática, depressão, constipação e distúrbios do sono.

A dose recomendada é de 0,1 mg/dia, com incremento gradual até 0,4 mg/dia. O paciente deve ser orientado a parar de fumar de 2 a 3 dias após o início da medicação, que deve ser mantida durante 3 a 4 semanas ou até que alcance o controle dos sintomas de abstinência. A retirada da droga deve ser gradual para evitar hipertensão rebote e hipoglicemia. Em razão de seus efeitos colaterais, a droga é classificada como de segunda linha.

TERAPIAS NÃO FARMACOLÓGICAS

Algumas terapias não farmacológicas vêm sendo utilizadas no tratamento do tabagismo, como a hipnose, acupuntura e homeopatia. Porém os resultados são de eficácia duvidosa, necessitando de estudos com metodologia científica apropriada para sua avaliação.

Entretanto, as **técnicas de reforço positivo** têm revelado bons resultados, sobretudo se combinadas com outras técnicas de suporte, como por exemplo, a TRN. Os objetivos são os de alcançar e manter a abstinência mediante o aumento da motivação do fumante. Entre as técnicas de reforço positivo, se incluem: autocontrole, redução gradual, grupos de mútua ajuda e fumantes anônimos.

GRUPOS ESPECIAIS DE PACIENTES

Hospitalizados

A proibição de fumar em ambiente hospitalar, bem como a doença que levou à internação são fatores de elevada motivação para a cessação do fumo. A hospitalização é uma janela de oportunidade para o médico sensibilizar o paciente, por meio da abordagem mínima. Caso haja sintomas da abstinência, estes poderão ser tratados, preferencialmente, com TRN à base de adesivos de nicotina, desde que não haja contraindicação. Deve ser dada atenção especial, caso seja adotada terapia farmacológica não nicotínica, às interações medicamentosas. O acompanhamento individual ou em grupo imediatamente após a alta hospitalar reduz as taxas de recaída.

Idosos

O vertiginoso crescimento da população acima de 60 anos nos obriga a dar mais atenção à qualidade de vida, à prevenção de doenças, à redução de incapacidade e ao aumento da expectativa de vida. A prevalência de tabagismo encontrada nessa faixa etária se situa entre 9 e 11%. Pelas características desta fase da vida, devem ser observadas com atenção as contraindicações gerais da terapia farmacológica coadjuvante e as interações medicamentosas pelas frequentes comorbidades. No caso da bupropiona é prudente a utilização de apenas um comprimido de 150 mg ao dia, e o mesmo raciocínio pode ser aplicado a vareniclina.

Tabagismo em Recaída

A recaída é um fenômeno natural no ciclo de qualquer dependência. A maioria dos fumantes realiza de 3 a 10 tentativas até obter a abstinência definitiva. Mudar temporariamente um comportamento indesejado é mais fácil do que manter essa mudança, adotando em longo prazo um novo estilo de vida.

A experiência de um insucesso terapêutico, se não for bem trabalhada entre o profissional e o paciente pode resultar em grande frustração, levando o paciente a elaborar pensamentos negativos e ao rebaixamento da autoestima.

O profissional não deve assumir atitude de defesa, reativa ou recriminadora, pois pode aprofundar a distância no relacionamento com o paciente. Dessa forma, a postura do profissional deve ser de acolhimento e flexibilidade.

O paciente deverá ser estimulado a tentar de novo, avaliando as causas e circunstâncias do insucesso. Novo plano de ação deve ser discutido, incluindo as maneiras de lidar com as situações que o fizeram recair, e estimulá-lo e ajudá-lo a vencê-las. Quanto ao suporte farmacológico, o paciente poderá repetir o mesmo protocolo terapêutico que o ajudou a parar.

CONCLUSÕES

Todas as formas de tabagismo representam um grave problema de saúde pública para a prevenção e tratamento das doenças crônicas não transmissíveis. O papel do médico é conhecer e utilizar todas as ferramentas disponíveis para encorajar o doente fumante a procurar ajuda profissional para deixar de fumar. O trabalho em equipe multidisciplinar é muito importante, estimulando a cessação e informando sobre os benefícios da **cessação** no doente que ainda está nos estágios iniciais da doença, bem como naqueles que já apresentam um quadro mais avançado, inclusive a nível hospitalar.

O aumento da consciência da população quanto aos riscos do tabagismo torna o momento atual muito favorável para a abordagem dos doentes fumantes. Atualmente, o tratamento está mais acessível, podendo ser realizado em qualquer nível na linha dos cuidados de saúde, inclusive com aporte medicamentoso.

As possibilidades de o paciente parar de fumar duplicaram, no mínimo, com o surgimento de novas drogas, tais como a vareniclina e citisina, aliadas às já existentes no mercado como a bupropiona e a terapia de reposição de nicotina – drogas de primeira linha –, além da nortriptilina e da clonidina.

A associação da TCC com o suporte farmacológico para enfrentar o período da abstinência aumenta a eficácia das intervenções. As recaídas fazem parte do ciclo da dependência tabágica e devem servir como aprendizado para uma nova tentativa, afinal só recai o doente que conseguiu parar em algum momento de sua vida. Finalmente, a cessação do tabagismo em qualquer idade trará benefícios para a saúde e o médico deve estar sempre pronto a oferecer os seus cuidados, qualquer que seja a fase em que se encontra a pessoa dependente da nicotina.

BIBLIOGRAFIA

Araújo AJ (coord.). *Manual de condutas e práticas em tabagismo*. Sociedade Brasileira de Pneumologia e Tisiologia (SBPT). São Paulo: Gen Editorial; 2012.

Bazotti A, Finokiet M, Conti IL *et al*. Tabagismo e pobreza no Brasil: uma análise do perfil da população tabagista a partir da POF 2008-2009. *Ciênc. Saúde Coletiva* 2016;21(1):45-52.

Benowitz NL. Pharmacology of nicotine: addiction, smoking-induced disease, and therapeutics. *Ann Rev Pharmacol and Tox* 2009;49(1):57-71.

Cochrane Tobacco Addiction Group. Abstracts of Cochrane Reviews. The Cochrane Library Issue 3, 2006. Available at:
http://www.update-software.com/abstracts/TOBACCOAbstractIndex.htm

DiClementi CC, Prochaska J. Self-change and therapy change of smoking behavior: a comparison of process of change in cessation and maintenance. *Addict Behav* 1982;2:133-42.

Doll R, Peto R, Boreham J, Sutherland I. Mortality in relation to smoking: 50 years' observations on male British doctors. *BMJ* 2004;328:1519-28.

Fiore MC, Jaen C, Baker T et al. Clinical practice guideline: treating tobacco use and dependence 2008 update. Rockville: US Department of Health and Human Services; 2008. Available at: http://bphc.hrsa.gov/buckets/treatingtobacco.pdf

Fletcher CM, Peto R. The natural history of chronic airflow obstruction. *Br Med J* 1977;1:1645-8.

Halty LS, Huttner MD, Oliveira Netto IS et al. Análise da utilização do Questionário de Tolerância de Fagerström (QTF) como instrumento de medida da dependência nicotínica. *J Pneumologia* 2002;28(4):180-6.

Halty LS, Huttner, MD. Tratamento do tabagismo em idosos. In: Viegas CAA (org.). *Tabagismo: do diagnóstico à Saúde Pública*. Rio de Janeiro: Ed. Atheneu; 2004. Disponível em: http://biblioteca.ibge.gov.br/ visualizacao/livros/liv94074.pdf.

Instituto Brasileiro de Geografia e Estatística. Pesquisa Especial de Tabagismo. Rio de Janeiro: IBGE; 2008. Disponível em: http://www.ibge.gov.br/home/estatistica/populacao/trabalhoerendimento/pnad2008/suplementos/tabagismo/pnad_tabagismo.pdf.

Instituto Nacional de Alimentação e Nutrição. Pesquisa Nacional sobre Saúde e Nutrição, PNSN, 1989 - Arquivo de Dados da Pesquisa. Brasília: INAN/Ministério da Saúde; 1990 (mimeo.).

International Agency for Research on Cancer. *IARC monographs on the evaluation of carcinogenic risks to humans: tobacco smoke and involuntary smoking*. v. 83. Lyon: IARC; 2004.

Kotz D, Viechtbauer W, Simpson C et al. Cardiovascular and neuropsychiatric risks of varenicline: a retrospective cohort study. *Lancet Respir Med* 2015;3(10):761-8.

Levy D, Almeida LM, Szklo A. The Brazil SimSmoke Policy Simulation Model: The Effect of Strong Tobacco Control Policies on Smoking Prevalence and Smoking-Attributable Deaths in a Middle Income Nation. *PLOS Medicine* 2012;9(11):e1001336.

Messner B, Bernhard D. Smoking and cardiovascular disease: mechanisms of endothelial dysfunction and early atherogenesis. *Arterioscler Thromb Vasc Biol* 2014;34(3):509-15.

Mirra AP, Reichert J, Silva CAR et al. Evidências Científicas sobre Tabagismo para Subsídio ao Poder Judiciário. Diretrizes da Associação Médica Brasileira. (Acesso em 2013). Disponível em: http://www.projetodiretrizes.org.br/diretrizes12/tabagismojudiciario.pdf.

Murray C, Lopez A. The global burden of disease. Geneva: World Health Organization; 1996. Organização Mundial da Saúde (OMS). Classificação de transtornos mentais e de comportamento da CID-10. Porto Alegre: ARTMED; 1993.

Pinto MT, Pichon-Riviere A, Biz Aline et al. Carga das doenças tabaco-relacionadas para o Brasil: Relatório Final. Aliança de Controle do Tabagismo. (Acesso em 2012). Disponível em: http://actbr.org.br/uploads/conteudo/721_Relatorio_Carga_do_tabagismo_Brasil.pdf.

Reichert J, Araújo AJ, Goncalves CMC et al. Diretrizes para cessação do tabagismo - 2008. *J Bras Pneumol* [serial on the Internet] 2008;34(10):845-80.

Rigotti NA, Munafo MR, Stead LF. Smoking Cessation Interventions for Hospitalized Smokers. A Systematic Review. *Arch Intern Med* 2008;168(18):1950-60.

Sandoya E. Impacto del humo de segunda mano a nivel cardiovascular. *Rev Urug Cardiol* 2011;26(3): 207-13.

Szklo AS, Sampaio MMA, Fernandes EM, Almeida LM. Perfil de consumo de outros produtos de tabaco fumado entre estudantes de três cidades brasileiras: há motivo de preocupação? *Cad Saúde Pública* 2011;27(11):2271-5.

Task Force on Community Preventive Services. Recommendations regarding interventions to reduce tobacco use and exposure to environmental tobacco smoke. *Am J Prev Med* 2001;20(Suppl 2):5-10.

U.S. Department of Health and Human Services. Preventing Tobacco Use among Youth and Young Adults: A Report of the Surgeon General. Atlanta, GA: U.S. Department of Health and Human

a) Questionário de Berlim (QB)

Define dois grupos de pacientes: alto e baixo risco para AOS. Compreende três categorias: avaliação de roncos (categoria 1), sonolência diurna (categoria 2), e a presença de HAS e obesidade baseada no cálculo do Índice de Massa Corpórea (IMC) (categoria 3). Para o paciente ser considerado de alto risco para AOS pelo QB, deve ser positivo em pelo menos duas das três categorias. O questionário foi recentemente traduzido e validado para a língua portuguesa. É menos utilizado por ser extenso e cansativo para o paciente.

Dois instrumentos de fácil aplicação e de alta probabilidade para AOS são apresentados nos Quadros 40-1 e 40-2.

O clínico que levanta a possibilidade do seu paciente ser portador de Apneia Obstrutiva do Sono, em poucos minutos, faz o dois questionários, reforçando ou não sua hipótese diagnóstica.

QUADRO 40-1 Escala de Sonolência de Epworth

Qual é a possibilidade de você cochilar ou adormecer nas seguintes situações?
Sendo zero, nenhuma chance; 1, chance pequena ; 2, chance moderada; 3, chance alta

Situações	Chance de cochilar			
	0	1	2	3
Sentado lendo				
Vendo televisão				
Sentado, sem atividade, em lugar público (p.ex., salas de espera, reuniões, cinema, teatro, igreja, palestra...)				
Como passageiro de carro, trem, ônibus, andando 1 hora sem parar				
Deitado para descansar à tarde				
Sentado, conversando com alguém				
Sentado após uma refeição (sem álcool)				
Dirigindo, ficar parado alguns minutos no trânsito				
Resultados iguais ou superiores a 10 indicam a pesquisa de AOS				

QUADRO 40-2 Questionário STOP-BANG

Snoring ( ) Ronca mais alto do que a voz ou alto o suficiente para ser ouvido com portas fechadas?
Tired ( ) Frequentemente se sente cansado, fatigado ou sonolento durante o dia?
Observed Events ( ) Alguém já observou paradas respiratórias durante seu sono?
Pressure (Blood) ( ) Você é portador de hipertensão arterial?
*B*MI ( ) > 35 kg/m^2?
*A*ge ( ) > 50 anos?
*N*eck circunference ( ) Circunferência cervical > 40 cm?
*G*ender ( ) Sexo masculino?

Resultados iguais ou superiores a 3 indicam a pesquisa de AOS

Doll R, Peto R, Boreham J, Sutherland I. Mortality in relation to smoking: 50 years' observations on male British doctors. *BMJ* 2004;328:1519-28.

Fiore MC, Jaen C, Baker T *et al*. Clinical practice guideline: treating tobacco use and dependence 2008 update. Rockville: US Department of Health and Human Services; 2008. Available at: http://bphc.hrsa.gov/buckets/treatingtobacco.pdf

Fletcher CM, Peto R. The natural history of chronic airflow obstruction. *Br Med J* 1977;1:1645-8.

Halty LS, Huttner MD, Oliveira Netto IS *et al*. Análise da utilização do Questionário de Tolerância de Fagerström (QTF) como instrumento de medida da dependência nicotínica. *J Pneumologia* 2002;28(4):180-6.

Halty LS, Huttner, MD. Tratamento do tabagismo em idosos. In: Viegas CAA (org.). *Tabagismo: do diagnóstico à Saúde Pública*. Rio de Janeiro: Ed. Atheneu; 2004. Disponível em: http://biblioteca.ibge.gov.br/ visualizacao/livros/liv94074.pdf.

Instituto Brasileiro de Geografia e Estatística. Pesquisa Especial de Tabagismo. Rio de Janeiro: IBGE; 2008. Disponível em: http://www.ibge.gov.br/home/estatistica/populacao/trabalhoerendimento/pnad2008/suplementos/tabagismo/pnad_tabagismo.pdf.

Instituto Nacional de Alimentação e Nutrição. Pesquisa Nacional sobre Saúde e Nutrição, PNSN, 1989 - Arquivo de Dados da Pesquisa. Brasília: INAN/Ministério da Saúde; 1990 (mimeo.).

International Agency for Research on Cancer. *IARC monographs on the evaluation of carcinogenic risks to humans: tobacco smoke and involuntary smoking*. v. 83. Lyon: IARC; 2004.

Kotz D, Viechtbauer W, Simpson C *et al*. Cardiovascular and neuropsychiatric risks of varenicline: a retrospective cohort study. *Lancet Respir Med* 2015;3(10):761-8.

Levy D, Almeida LM, Szklo A. The Brazil SimSmoke Policy Simulation Model: The Effect of Strong Tobacco Control Policies on Smoking Prevalence and Smoking-Attributable Deaths in a Middle Income Nation. *PLOS Medicine* 2012;9(11):e1001336.

Messner B, Bernhard D. Smoking and cardiovascular disease: mechanisms of endothelial dysfunction and early atherogenesis. *Arterioscler Thromb Vasc Biol* 2014;34(3):509-15.

Mirra AP, Reichert J, Silva CAR *et al*. Evidências Científicas sobre Tabagismo para Subsídio ao Poder Judiciário. Diretrizes da Associação Médica Brasileira. (Acesso em 2013). Disponível em: http://www.projetodiretrizes.org.br/diretrizes12/tabagismojudiciario.pdf.

Murray C, Lopez A. The global burden of disease. Geneva: World Health Organization; 1996.

Organização Mundial da Saúde (OMS). Classificação de transtornos mentais e de comportamento da CID-10. Porto Alegre: ARTMED; 1993.

Pinto MT, Pichon-Riviere A, Biz Aline *et al*. Carga das doenças tabaco-relacionadas para o Brasil: Relatório Final. Aliança de Controle do Tabagismo. (Acesso em 2012). Disponível em: http://actbr.org.br/uploads/conteudo/721_Relatorio_Carga_do_tabagismo_Brasil.pdf.

Reichert J, Araújo AJ, Goncalves CMC *et al*. Diretrizes para cessação do tabagismo - 2008. *J Bras Pneumol* [serial on the Internet] 2008;34(10):845-80.

Rigotti NA, Munafo MR, Stead LF. Smoking Cessation Interventions for Hospitalized Smokers. A Systematic Review. *Arch Intern Med* 2008;168(18):1950-60.

Sandoya E. Impacto del humo de segunda mano a nivel cardiovascular. *Rev Urug Cardiol* 2011;26(3): 207-13.

Szklo AS, Sampaio MMA, Fernandes EM, Almeida LM. Perfil de consumo de outros produtos de tabaco fumado entre estudantes de três cidades brasileiras: há motivo de preocupação? *Cad Saúde Pública* 2011;27(11):2271-5.

Task Force on Community Preventive Services. Recommendations regarding interventions to reduce tobacco use and exposure to environmental tobacco smoke. *Am J Prev Med* 2001;20(Suppl 2):5-10.

U.S. Department of Health and Human Services. Preventing Tobacco Use among Youth and Young Adults: A Report of the Surgeon General. Atlanta, GA: U.S. Department of Health and Human

Services, CDC, National Center for Chronic Disease Prevention and Health Promotion, Office on Smoking and Health. (Acesso em 2012). Disponível em:
https://www.surgeongeneral.gov/library/reports/preventing-youth-tobacco-use/full-report.pdf.

U.S. Department of Health and Human Services. The Health Consequences of Smoking: 50 years of progress. U.S. Department of Health and Human Services, CDC, National Center for Chronic Disease Prevention and Health Promotion, Office on Smoking and Health. (Acesso em 2014). Disponível em:
https://www.cdc.gov/tobacco/data_statistics/sgr/50th-anniversary/index.htm.

Walker N, Howe C, Glover M *et al.* Cytisine versus nicotine for smoking cessation. *N Engl J Med* 2014;371:2353-62.

WHO. Resolution WHO 56.1. WHO Framework Convention on Tobacco Control. In: 56th World Health Assembly, Geneva, 19-34 May 2003 Geneva: World Health Organization. (Acesso em 2008). Disponível em: http://apps.who.int/iris/bitstream/10665/42811/1/9241591013.pdf.

WHO. Tobacco. Fact sheet Nº 339. (Acesso em 2015). Disponível em:
http://www.who.int/mediacentre/ factsheets/fs339/en.

World Health Organization. Tobacco: Fact sheet. Updated May 2017. WHO, Media Centre. (Acesso em 2017). Disponível em: http://www.who.int/mediacentre/factsheets/fs339/en.

Yusuf S, Hawken S, Ounpuu S *et al.* Effect of potentially modifiable risk factors associated with myocardial infarction in 52 countries (the INTERHEART study): case-control study. *Lancet* 2004;364(9438):937-52.

40 Doenças do Sono

Guilherme Soares Crespo ■ *Renan Gonçalves Bessa*
Aline de Hollanda Cavalcanti

Durante consultas médicas, são bastante frequentes as queixas de "cansaço", "muito sono" ou "dificuldade para dormir", desânimo e até quadros depressivos.

Cabe ao clínico avaliar tais queixas com atenção, já que, nos últimos anos, as doenças relacionadas ao sono vêm sendo diagnosticadas com frequência cada vez mais elevada.

Neste capítulo, serão abordados somente os distúrbios relacionados ao sono de maior prevalência.

APNEIA OBSTRUTIVA DO SONO

A Apneia Obstrutiva do Sono (AOS) é definida como a interrupção do fluxo aéreo por no mínimo 10 segundos, com diminuição de oxigenação e/ou despertares transitórios. Suas principais características são sonolência e fadiga diurna, roncos, obesidade, perda da concentração, elevação pressórica e depressão. Apresenta forte associação com hipertensão arterial (HA), doença coronariana, insuficiência cardíaca, acidente vascular encefálico e arritmias. A AOS é considerada fator de risco adicional e independente para doenças cardiovasculares, estando associada à maior dificuldade de controle pressórico, independente de fatores confundidores como idade e obesidade.

Também existe significante relação da AOS com Doença do Refluxo Gastroesofágico, onde ocorre refluxo ácido patológico com clearance mais prolongado de acidez. AOS também é mais frequente em mulheres pós menopausa, seja pelas alterações hormonais seja pelo aumento de peso.

Existe grande prevalência de AOS na população geral, porém esta patologia é frequentemente subdiagnosticada, sendo a mais comum das desordens relacionadas ao sono. Ocorrem episódios repetidos de colapso parcial ou completo da faringe, causando redução ou obstrução total do fluxo aéreo durante o sono. Esta condição está associada com HA, doenças cerebrovasculares, infarto agudo do miocárdio, diabetes, alterações cognitivas a longo prazo e aumento de mortalidade por qualquer causa. Este distúrbio crônico do sono resulta em sonolência diurna e fadiga, o que diminui a capacidade funcional do paciente, afetando assim sua qualidade de vida. Como os episódios de apneia ocorrem durante o sono, estima-se que mais de 80% dos pacientes portadores de AOS não são diagnosticados nem tratados.

Avaliação Clínica

Por se tratar de um exame de alto custo e baixa disponibilidade no sistema público de saúde, foram desenvolvidos métodos de rastreamento eficazes para a AOS, sendo os principais o Questionário de Berlim (QB), a Escala de Sonolência de Epworth (ESE) e o STOP-BANG. Desta forma, a PSG deve ser realizada nos pacientes com alta probabilidade de apresentar a doença.

a) Questionário de Berlim (QB)

Define dois grupos de pacientes: alto e baixo risco para AOS. Compreende três categorias: avaliação de roncos (categoria 1), sonolência diurna (categoria 2), e a presença de HAS e obesidade baseada no cálculo do Índice de Massa Corpórea (IMC) (categoria 3). Para o paciente ser considerado de alto risco para AOS pelo QB, deve ser positivo em pelo menos duas das três categorias. O questionário foi recentemente traduzido e validado para a língua portuguesa. É menos utilizado por ser extenso e cansativo para o paciente.

Dois instrumentos de fácil aplicação e de alta probabilidade para AOS são apresentados nos Quadros 40-1 e 40-2.

O clínico que levanta a possibilidade do seu paciente ser portador de Apneia Obstrutiva do Sono, em poucos minutos, faz o dois questionários, reforçando ou não sua hipótese diagnóstica.

QUADRO 40-1 Escala de Sonolência de Epworth

Qual é a possibilidade de você cochilar ou adormecer nas seguintes situações?
Sendo zero, nenhuma chance; 1, chance pequena ; 2, chance moderada; 3, chance alta

Situações	Chance de cochilar			
	0	1	2	3
Sentado lendo				
Vendo televisão				
Sentado, sem atividade, em lugar público (p.ex., salas de espera, reuniões, cinema, teatro, igreja, palestra...)				
Como passageiro de carro, trem, ônibus, andando 1 hora sem parar				
Deitado para descansar à tarde				
Sentado, conversando com alguém				
Sentado após uma refeição (sem álcool)				
Dirigindo, ficar parado alguns minutos no trânsito				
Resultados iguais ou superiores a 10 indicam a pesquisa de AOS				

QUADRO 40-2 Questionário STOP-BANG

*S*noring ( ) Ronca mais alto do que a voz ou alto o suficiente para ser ouvido com portas fechadas?
*T*ired ( ) Frequentemente se sente cansado, fatigado ou sonolento durante o dia?
*O*bserved Events ( ) Alguém já observou paradas respiratórias durante seu sono?
*P*ressure (Blood) ( ) Você é portador de hipertensão arterial?
*B*MI ( ) > 35 kg/m²?
*A*ge ( ) > 50 anos?
*N*eck circunference ( ) Circunferência cervical > 40 cm?
*G*ender ( ) Sexo masculino?

Resultados iguais ou superiores a 3 indicam a pesquisa de AOS

b) Escala de Sonolência de Epworth

A ESE é constituída por oito itens que representam situações comuns do cotidiano. O paciente avalia a propensão de dormir em cada uma das situações apresentadas numa escala de 0 a 3 pontos (0 – nenhuma chance de dormir, 1 – pouca chance de dormir, 2 – moderada chance de dormir, 3 – muita chance de dormir), que são quantificadas pelo indivíduo entrevistado. O escore máximo é vinte e quatro e acima de 10 já é classificado como sonolência excessiva, sugestiva de AOS. Caso qualquer dos itens não faça parte do dia a dia do paciente, o item é não aplicável.

c) Questionário STOP-BANG

O Questionário STOP-BANG é composto por 8 questões de fácil interpretação, sendo pontuado com respostas tipo sim/não. As questões avaliam o Ronco (**S**nore), Cansaço (**T**iredness), apneia presenciada (**O**bserved), diagnóstico de Hipertensão Arterial (**P**ressure), índice de massa corpórea superior a 35 (**B**ody mass index), idade superior a 50 anos (**A**ge), circunferência do pescoço > 40 cm (**N**eck) e sexo masculino (**G**ender). Resposta positiva em 3 ou mais itens inclui o paciente no grupo de alto risco para AOS.

Diagnóstico

O exame padrão ouro para o diagnóstico de AOS e outros distúrbios do sono é a Polissonografia (PSG) completa de noite inteira. Trata-se de um teste multiparamétrico utilizado no estudo do sono e suas variáveis fisiológicas e patológicas. O diagnóstico é confirmado pela presença de cinco ou mais pausas respiratórias durante o sono, até mesmo em pacientes oligossintomáticos. A classificação dessa síndrome baseia-se em critérios clínicos e polissonográficos, e dentre estes últimos o Índice de Apneia (IAH)

ÍNDICE DE APNEIA/HIPOPNEIA	CLASSIFICAÇÃO
Até 5/hora	NORMAL
6-15	AOS LEVE
16-29	AOS MODERADA
30 ou mais	AOS SEVERA/GRAVE

Tratamento

Medidas gerais:
– dieta adequada e exercícios físicos, especialmente em pacientes com sobrepeso ou obesos;
– evitar bebidas alcoólicas, sedativos e tabagismo;
– regularização dos hábitos de sono.

Tais medidas podem e devem ser estimuladas pelo médico assistente até que o tratamento específico seja determinado.
– Cirurgias otorrinolaringológicas para aumentar o espaço aéreo na faringe
– Aparelhos intraorais para forçar prognatismo e, assim, aumentando também o espaço aéreo na faringe.

Estes aparelhos são definidos, implantados e acompanhados pelo odontólogo. São indicados nos casos de apneia leve com roncos importantes e nos demais casos de AOS moderada e grave, caso os pacientes não tolerem o uso da prótese respiratória.
– Aparelho de Pressão Positiva Contínua em Vias Aéreas (CPAP), até o momento, o melhor tratamento para os casos de AOS severa/grave. A adaptação nem sempre é fácil, mas todos os esforços devem ser utilizados para que ocorra uma boa adesão

INSÔNIA

Na maioria dos casos, as queixas relacionadas com o sono não são relatadas espontaneamente pelos pacientes, surgindo apenas quando interrogadas. Não raro, a insônia está associada a alterações do humor, ansiedade, déficit cognitivo, de concentração e memória, além de irritabilidade, fadiga, astenia e até dores musculoesqueléticas.

O transtorno de insônia é definido pelos seguintes critérios, de acordo com a DSM-V (classificação mais utilizada em trabalhos científicos atualmente):

A) Insatisfação com a qualidade ou quantidade de sono, associado a um ou mais sintomas, tais como dificuldade de iniciar e manter o sono ou despertar precoce com dificuldade de retomar o sono.
B) A insônia traz prejuízos social, ocupacional, acadêmico, comportamental, psicológico.
C) A dificuldade para dormir deve ocorrer em pelo menos três noites por semana.
D) O quadro prolonga-se por pelo menos 3 meses.
E) A dificuldade para o sono ocorre mesmo com oportunidade adequada de dormir - não há privação da chance de sono.
F) Não é mais bem explicada ou ocorre dentro de outros transtornos do sono (distúrbio respiratório do sono, narcolepsia etc.).
G) Não é resultante de abuso de drogas ou uso de medicamentos.
H) Não é explicada ou associada a transtornos mentais ou condições médicas justificáveis.

Atendo-se ao critério temporal, também podemos classificar as insônias como episódica (de 1 a 3 meses de duração), recorrente (dois ou mais episódios em 1 ano), e aguda ou de curta duração (menor do que 3 meses), além da clássica insônia persistente crônica descrita pelos critérios acima.

Considerando-se a etiologia, deve-se definir como transtorno de insônia (a antiga insônia crônica primária) apenas quando excluídos os quadros comórbidos. Dessa forma, é possível definir os seguintes tipos de insônia, segundo a *International Classification Sleep Disorders*:

- *Aguda:* tem curta duração, geralmente menos de 1 mês e tem fator desencadeante identificável.
- *Associada a transtornos mentais:* ocorre inserida em um transtorno psiquiátrico subjacente, sendo assim um sintoma relevante (mais comumente relacionada com transtornos de humor e de ansiedade).
- *Associada a entidades clínicas:* ocorre como sintoma relevante relacionado com uma condição médica específica, podendo ser inicial, de manutenção ou com relato de sono não reparador. As mais comuns são asma, hipertireoidismo, insuficiência cardíaca, dor crônica, doenças do SNC, além de gravidez e menopausa.
- *Associada à má higiene do sono:* hábitos prejudiciais para a boa qualidade do sono. Os mais comuns são cochilos diurnos, exageros alimentares e atividade física e intelectual intensas à noite, além de estímulos visuais e sonoros próximos ao sono como TV, computador, jogos eletrônicos, telefone celular.
- *Associada ao uso de medicamentos ou substâncias:* insônia secundária ao consumo ou interrupção do uso de substâncias como antidepressivos, benzodiazepínicos, cafeína, teofilina, pseudoefedrina, álcool, corticosteroides e anticonvulsivantes.
- *Psicofisiológica:* estado de hiperalerta por associações como a ansiedade para iniciar o sono, excesso de preocupação com as repercussões de uma noite sem sono e condicionamento inadequado para dormir.

- *Paradoxal:* queixa de insônia proeminente, sem comprometimento diurno proporcional. A polissonografia pode demonstrar sono normal em tempo, qualidade e arquitetura, sem correspondência às queixas subjetivas.
- *Idiopática:* início na infância, com evolução bastante prolongada, causando impacto diurno importante. É importante descartar possíveis fatores precipitantes.
- *Comportamental da infância:* insônia causada por alteração comportamental específica, como falta de limites ou associação inadequada. Disfunções comportamentais diurnas usualmente estão presentes tanto nos pais quanto nas crianças sem regras e limites.

Para o diagnóstico, faz-se necessária uma avaliação psicossocial, dos comportamentos durante o sono, busca de comorbidades clínicas e psiquiátricas e de uso de medicamentos.

O uso da polissonografia para avaliação da insônia é bastante restrito, pela baixa especificidade do exame para tal diagnóstico. Isso pode ser explicado pelo "efeito de primeira noite" (dificuldade de iniciar/manter o sono em laboratório), ou até melhora do padrão de sono pela mudança do ambiente habitual para dormir.

Estudos mostram que a estrutura do sono registrado de insones é bastante semelhante ao sono de indivíduos controle, reforçando a subjetividade da queixa de insônia, revelando a má percepção desses pacientes, o que pode ter efeito bastante benéfico.

O diagnóstico é, portanto, realizado por história pormenorizada, avaliação clínica e psiquiátrica, salvo em casos de dúvidas diagnósticas, suspeita de distúrbios respiratórios ou de movimentos periódicos de membros, entre outros.

O diário do sono é ferramenta muito útil na avaliação e frequência do sintoma, além da avaliação da resposta ao tratamento, farmacológico ou não.

O tratamento não farmacológico baseia-se em higiene do sono e métodos psicoterápicos diversos, especialmente a terapia cognitivo-comportamental.

No tratamento farmacológico da insônia, deve-se primeiramente avaliar e tratar comorbidades associadas, além da atenção imprescindível à melhora dos hábitos noturnos com uma boa higiene do sono. Decidindo pela terapêutica medicamentosa, há que se considerar os possíveis efeitos colaterais e particularidades de grupos especiais de pacientes, como gestantes, idosos, etilistas, entre outros.

As principais opções no manejo da insônia são os hipnóticos benzodiazepínicos e os agonistas seletivos dos receptores GABA-A (zolpidem, zopiclona). Esses últimos apresentam seletividade a subunidades do receptor GABA, o que mantém seu efeito sedativo, porém, com o benefício de não produzirem efeitos ansiolíticos ou miorrelaxantes importantes. Em contrapartida, deve-se atentar para os efeitos amnésicos, principalmente em idosos, e a dependência em uso prolongado, podendo, também, causar insônia de rebote se retirada abruptamente.

Já a melatonina e os agonistas melatoninérgicos, bastante discutidos atualmente, ainda não são disponíveis no Brasil. Apesar de fraco efeito de redução da latência do sono e dos despertares noturnos, a melatonina parece ajudar na indução do sono se utilizada no horário adequado, respeitando o ciclo circadiano. Assim, pode ter aplicação em distúrbios de ritmo do sono e *jet lag*.

A valeriana, embora ainda desprovida de total compreensão, parece ter um efeito sedativo e ansiolítico semelhante aos agonistas gabaérgicos, sem efeitos colaterais consideráveis.

A opção por medicações de segunda linha para o tratamento da insônia deve ser justificada pela presença de outras condições como depressão, psicoses e transtornos bipolares devendo ser realizada em conjunto com o psiquiatra.

Outras causas de fragmentação do sono, com consequentes sintomas diurnos devem ser aventadas, quando há queixas como sonolência excessiva diurna, fadiga, memória e atenção prejudicadas, cefaleia matinal. Entre estas outras causas, destacamos os distúrbios a seguir.

BRUXISMO

O bruxismo é um distúrbio de movimento estereotipado, caracterizado por um ranger ou apertar de dentes. O diagnóstico polissonográfico revela artefato muscular rítmico do músculo do escalpo, característico no eletroencefalograma e com atividade de queixo na eletromiografia. Durante o sono, as contrações mandibulares podem ser tônicas ou fásicas (rajadas intermitentes de atividade), denominadas de atividade muscular mastigatória rítmica (RMMA). O diagnóstico de bruxismo consiste em mais do que a detecção de RMMA, sendo necessário o ruído audível do ranger de dentes.

O bruxismo do sono geralmente se inicia na infância (14-17%), sendo menos prevalente em adolescentes (12%), adultos de meia-idade (8%) e idosos (3%). Apresenta caráter familiar, tendo aproximadamente 20 a 50% dos pacientes pelo menos um parente com história de bruxismo.

Geralmente, pelo menos um dos seguintes achados está presente: desgaste dos dentes anormal para a idade, desconforto muscular na região mandibular, fadiga ou dor em bloqueio da mandíbula ao acordar ou hipertrofia do músculo masseter. Em geral, a atividade muscular da mandíbula não é melhor explicada por outro transtorno do sono, desordem médica ou neurológica, uso de medicamentos ou abuso de substâncias.

O uso de aparelho estabilizador de mandíbula protege o sistema mastigatório – dentes, musculatura e articulação. A toxina botulínica é o tratamento de escolha, apesar do tempo limitado de efeito.

PLM – MOVIMENTO PERIÓDICO DAS PERNAS (PERIODIC LEG MOVEMENTS)

O diagnóstico deste transtorno relacionado com o sono é realizado, de acordo com as orientações da Associação Americana de Medicina do Sono (AASM) pela polissonografia, com índice de movimentos de membros inferiores acima de 15/h, desde que associado a queixas funcionais ou perturbação do sono. É causa importante de fragmentação do sono, levando aos conhecidos sintomas diurnos e suas consequências a longo prazo. Sempre que suspeitado, deve ser realizado encaminhamento ao médico do sono para o correto diagnóstico e tratamento específico. O tratamento é realizado com o uso de agonistas dopaminérgicos, benzodiazepínicos e opiáceos.

SPI - SÍNDROME DAS PERNAS INQUIETAS

Ocorre à noite, durante o repouso, antes do início do sono. É a necessidade intensa de movimentar os membros inferiores, geralmente associada a desconforto ou disestesias mal caracterizadas. O alívio se dá com a movimentação ativa ou passiva dos membros inferiores. A prevalência da SPI varia entre 5 e 10%. Mulheres grávidas estão mais sujeitas a apresentar este quadro. É bastante comum a associação da SPI à anemia ferropriva, sendo mandatória a dosagem de ferro sérico, ferritina e saturação total de transferrina. No diagnóstico diferencial, devem ser considerados doenças osteoarticulares, dor e espasmo muscular, acatisia, neuropatias periféricas, claudicação, fibromialgia e depressão. Existe grande correlação com a PLM, já apresentada.

O tratamento é feito com agonistas dopaminérgicos e agentes alfa-delta ligantes como gabapentina e pregabalina. A suplementação de ferro é questionável, atualmente, mesmo nos pacientes com deficiência.

BIBLIOGRAFIA

AASM – Manual for the Soring of Sleep and Associated Events. Rules, Terminology and Technical Specifications, version 2.1 *American Academy of Sleep Medicine*;2014.

Ahmadi N, Chung SA, Gibbs A, Shapiro CM. The Berlin questionnaire for sleep apnea in a sleep clinic population: relationship to polysomnographic measurement of respiratory disturbance. *Sleep Breath* 2008; 12: 39-45.

Committee, Council on Clinical Cardiology, Stroke Council, and Council on Cardiovascular Nursing. *J Am Coll Cardiol* 2008, 52:686-717.

Critérios Diagnósticos e Tratamento dos Distúrbios do Sono. Disponível em www.scielo.br/pdf/jbpneu/v36s2/v36s2a08.pdf

Epstein LJ, Kristo D, Strollo PJ, Friedman N et al. Clinical guideline for the evaluation, management and long-term care of obstructive sleep apnea in adults: adult obstructive sleep apnea task force of the American Academy of Sleep Medicine. *J Clin Sleep Med* 2009; 5:263-276.

Johns MW: Sleepiness in different situations measured by the Epworth Sleepiness Scale. *Sleep* 1994; 17:703–710

Nagappa M, Liao P, Wong J, et al. Validation of the STOP-Bang Questionnaire as a Screening Tool for Obstructive Sleep Apnea among Different Populations: A Systematic Review and Meta-Analysis. *PLoS One* 2015; 10(12):e0143697.

Netzer NC, Stoohs RA, Netzer CM, et al. Using the Berlin Questionnaire to identify patients at risk for the Sleep Apnea Syndrome. *Ann Intern Med* 1999; 131:485-491.

Nisbet LC, Yiallourou SR, Biggs SN, et al. Preschool children with obstructive sleep apnea: The beginnings of elevated blood pressure? *Sleep* 2013; 36: 1219-1226.

Parati G, Lombardi C, Hedner J, EU COST ACTION B26 members et al. Position paper on the management of patients with obstructive sleep apnea and hypertension: joint recommendations by the European Society of Hypertension, by the European Respiratory Society and by the members of European COST (Cooperation in Scientific and Technological research) ACTION B26 on obstructive sleep apnea. *J Hypertens* 2012; 30:633-646.

Peppard PE, Young T, Barnet JH, et al. Increased Prevalence of Sleep-Disordered Breathing in Adults. *Am J Epidemiol* 2013; 177:1006-1014.

Sleep: A Health Imperative. In: Faith S. Luyster, PhD, Patrick J. Strollo, Jr., MD, Phyllis C. Zee, MD, PhDJames K. Walsh, PhD. Sleep, Volume 35, Issue 6, 1 June 2012, Pages 727–734,

Somers VK et al. Sleep apnea and cardiovascular disease: an AHA/ACC Foundation Scientific Statement from the AHA Council for High Blood Pressure Research Professional Education Committee, Council on Clinical Cardiology, Stroke Council, and Council on Cardiovascular Nursing. *J Am Coll Cardiol* 2008, 52:686-717.

Vaz AP, Drummond M, Caetano Mota P, et al. Translation of Berlin Questionnaire to Portuguese language and its application on OSA identification in a sleep disordered breathing clinic. *Rev Port Pneumol* 2011; 17:59-65.

# Parte VI Doenças Gastrointestinais

41 Dor Abdominal

Isabella Miranda ■ *Camila Andrade Marinho Farias*

INTRODUÇÃO

A dor abdominal é uma das queixas mais frequentes da prática médica, constituindo grande desafio diagnóstico e terapêutico. As causas são muito variadas e incluem desde situações benignas e autolimitadas, urgências cirúrgicas e não cirúrgicas, a condições com risco iminente de morte, que devem ser prontamente identificadas.

FISIOPATOLOGIA

Podemos dividir a dor abdominal em três categorias:

- *Dor visceral:* está relacionada com fibras aferentes tipo C. São fibras não mielinizadas, que conduzem o estímulo doloroso para a medula em vários níveis, produzindo uma dor vaga e difusa, resultando em fraca correlação entre a localização da dor e a víscera afetada.
- *Dor parietal:* resulta do acometimento do peritônio parietal. Este é inervado por uma densa rede de fibras tipo Aδ, fibras mielinizadas, que transmitem os estímulos dolorosos para a medula via nervos periféricos, traduzindo-se numa maior correlação entre o segmento abdominal acometido e o local da dor.
- *Dor referida:* ocorrência da sensação dolorosa em um local diferente da sua origem. Explicada pela convergência das vias aferentes viscerais e somáticas para os mesmos neurônios medulares de segunda ordem. Isso pode ocorrer de duas maneiras: dor localizada no abdome cuja origem é extra-abdominal (p. ex., infarto agudo do miocárdio de parede inferior e pneumonia em base pulmonar) ou dor em local extra-abdominal cuja origem esteja no abdome (p. ex., dor escapular em virtude de irritação diafragmática por abscesso abdominal).

SEMIOLOGIA DA DOR

A anamnese detalhada é etapa essencial na busca da causa da dor abdominal. Devem-se determinar as características da dor, assim como as histórias médica pregressa, familiar e social são igualmente importantes. Esses dados visam a diferenciar as causas que irão requerer uma conduta terapêutica imediata, daquelas em que será permitido acompanhamento ambulatorial.

A cronologia, intensidade, progressão, localização, tipo, irradiação, fatores precipitantes, agravantes e atenuantes, além dos sintomas associados à dor são essenciais na determinação das hipóteses diagnósticas.

Dor abdominal intensa que tem início abrupto dentro de segundos a minutos indica uma verdadeira emergência como perfuração de vísceras ocas, quadros vasculares como ruptura de aneurisma, isquemia mesentérica ou gravidez tubária rota. A dor que progride dentro de horas, tem como possíveis diagnósticos distúrbios inflamatórios (colecistite, apendicite, pancreatite), obstrutivos (oclusão intestinal, cólica ureteral) ou isquêmicos (torção ovariana, hérnia estrangulada). Já os quadros de dor menos intensa e que progridem ao longo de horas a dias, sugerem condições clínicas como desordens do trato gastrointestinal (dispepsia, gastroenterite, doença inflamatória intestinal), hepáticas (hepatites, abscesso), urinárias (cistite, pielonefrite) ou ginecológicas (doença inflamatória pélvica).

Quanto à natureza/tipo da dor, esta também pode auxiliar no diagnóstico. Lembrar que as vísceras ocas costumam produzir dor tipo cólica por contração da musculatura lisa (ureterolitíase, coletilíase, obstrução intestinal). Uma dor constritiva, lancinante faz pensar em aneurisma dissecante, já a dor do tipo queimação (especialmente quando em topografia alta) associa-se, geralmente, à etiologia péptica.

A localização da dor é outro importante dado para o diagnóstico. A maior parte dos órgãos abdominais, por derivar de estruturas da linha média, possui inervação bilateral e por esta razão a dor é referida na linha média. A dor visceral dos órgãos com origem embrionária no intestino anterior (esôfago, estômago, duodeno proximal, fígado, sistema biliar e pâncreas) manifesta-se no epigástrio. Já a dor das vísceras oriundas do intestino médio (intestino delgado, apêndice, cólon ascendente e cólon transverso proximal) apresenta-se na região periumbilical, enquanto a dor do intestino posterior (cólon transverso distal, cólon descendente, sigmoide e reto) localiza-se no hipogástrio. Os órgãos abdominais pareados e com localização mais lateral, como os rins, ureteres, ovários e tubas uterinas possuem inervação unilateral e a topografia da dor é lateralizada para o lado afetado. No entanto, algumas condições evoluem e a dor visceral vaga, na linha média, progride e admite características parietais, localizando-se em determinado ponto.

As principais causas de dor abdominal, de acordo com a sua topografia, estão listadas no Quadro 41-1.

Os sinais e sintomas são sempre dados importantes cuja presença ou a ausência ajuda na diferenciação entre causas com terapêutica cirúrgica ou clínica. Anorexia, náuseas, distensão e constipação são sintomas comumente associados. No entanto, quando ausentes, direcionam para causas de dor abdominal menos graves. A cronologia é outro dado importante. A dor precedida de náuseas e vômitos é típica dos quadros cirúrgicos e o contrário é verdadeiro para quadros clínicos (gastroenterite, intoxicação alimentar). A presença de

QUADRO 41-1 Causas de Dor Abdominal de acordo com a Topografia

Hipocôndrio direito	Epigástrio	Hipocôndrio esquerdo
▪ Pulmonar: derrame pleural, empiema, pneumonia ▪ Hepática: hepatite, congestão, abscesso, hematoma, neoplasia ▪ Sistema biliar: colecistite (fase tardia), coledocolitíase, colangite ▪ Duodenal: úlcera perfurada	▪ Cardíaca: isquemia, derrame pericárdico/pericardite ▪ Esôfago: esofagite, ruptura ▪ Estômago/duodeno: dispepsia, gastrite, úlcera, obstrução, perfuração ▪ Pâncreas: pancreatite, pseudocisto, neoplasia ▪ Aorta: aneurisma	▪ Pulmonar: derrame pleural, empiema, pneumonia ▪ Cardíaca: isquemia ▪ Esplênica: esplenomegalia, abscesso, ruptura ▪ Estômago: úlcera perfurada
Flanco direito	**Periumbilical**	**Flanco esquerdo**
▪ Renal: pielonefrite, infarto, abscesso ▪ Ureteral: litíase, hidronefrose	▪ Intestino delgado: gastroenterite, íleo, obstrução, ileíte (doença de Crohn) ▪ Cólon direito: apendicite (fase precoce), colite, volvo cecal ▪ Aorta: aneurisma	▪ Renal: pielonefrite, infarto, abscesso ▪ Ureteral: litíase, hidronefrose ▪ Esplênica: esplenomegalia, abscesso, ruptura

QUADRO 41-1	Causas de Dor Abdominal de acordo com a Topografia *(Continuação)*		
Fossa ilíaca direita	**Hipogástrio**	**Fossa ilíaca esquerda**	
- Intestino delgado e cólon direito: ileíte (doença de Crohn), apendicite (fase tardia), isquemia, adenite mesentérica, diverticulite - Ginecológica: gravidez ectópica, salpingite, abscesso tubo-ovariano, torção, endometriose - Inguinal: distúrbio do quadril, hérnia, linfadenopatia	- Cólon: diverticulite, colite (doença inflamatória intestinal, isquemia), síndrome do intestino irritável - Vesical: cistite, retenção urinária aguda - Ginecológica: gravidez ectópica, uterina	- Cólon esquerdo: diverticulite, volvo de sigmoide, colite (doença inflamatória intestinal), isquemia, síndrome do intestino irritável - Ginecológica: gravidez ectópica, salpingite, abscesso tubo-ovariano, torção, endometriose - Inguinal: distúrbio do quadril, hérnia, linfadenopatia	
Dor abdominal difusa			
- Gastroenterite - Isquemia mesentérica - Obstrução intestinal	- Síndrome do intestino irritável - Diabetes - Doenças metabólicas	- Doenças psiquiátricas - Febre familiar do Mediterrâneo	

Adaptado do *Harrison's Principles of Internal Medicine*, 19th ed.; 2015, e *Goldman`s Cecil Medicine*, 24th ed.; 2012.

icterícia acompanhando dor abdominal aponta para doenças hepatobiliares. A perda ponderal associada direciona para neoplasias ou doença intestinal inflamatória.

Nas mulheres, a história ginecológica é de suma importância. Atraso menstrual e dor pélvica podem sugerir gravidez (tópica ou ectópica), assim como aborto. Dor aguda no período entre os ciclos menstruais podem ser causadas por ruptura de cistos e a presença de dor pélvica associada à febre e ao corrimento vaginal apontam para doença inflamatória pélvica.

As histórias médicas pregressa e familiar, além da revisão dos sistemas podem orientar o raciocínio diagnóstico. Ao coletar esses dados pode-se incluir ou excluir causas extra-abdominais além de quadro clínicos metabólicos como causas da dor abdominal. Uma cirurgia abdominal prévia pode sugerir obstrução intestinal; a presença de doença cardiovascular levanta a possibilidade de isquemia mesentérica ou uma causa extra-abdominal como infarto agudo do miocárdio. A história familiar de doenças hereditárias, como a anemia falciforme, levanta a hipótese de crise álgica. Caso haja história de trauma abdominal recente deve-se pensar em ruptura de órgão sólido.

Todas as medicações usadas recentemente também devem ser detalhadas, já que podem ter relação com o contexto da dor. Assim, algumas vezes, a dor abdominal se deve à doença ulcerosa péptica (uso de anti-inflamatório), colite pseudomembranosa (antibióticos), hepatite ou pancreatite (uso de drogas pancreato ou hepatotóxicas).

Os hábitos de vida como o tabagismo, etilismo e as condições higiênicas e sanitárias também devem ser pesquisadas, uma vez que favorecem as possibilidades de neoplasia, eventos vasculares, pancreatite, além de infecções virais, bacterianas ou parasitárias. Da mesma forma, são relevantes os dados sobre viagens recentes e exposição a agentes tóxicos.

EXAME FÍSICO

O exame físico sistematizado e cuidadoso é etapa crítica na elaboração das hipóteses diagnósticas. Inicialmente, o paciente deve ser observado de uma forma geral e depois ter o abdome especificamente avaliado.

Pacientes agitados, trocando de posição constantemente podem ter dor originada por distensão visceral (cólica nefrética, obstrução intestinal), enquanto pacientes com irritação peritoneal têm piora da dor com a mínima movimentação. Estes tendem a ficar imóveis e, geralmente, mantêm as coxas flexionadas sobre o abdome na tentativa de reduzir a tensão na parede abdominal (posição antálgica).

A inspeção do abdome é feita avaliando distensão, que pode resultar de obesidade, presença de gás ou líquido ou abaulamentos localizados que podem traduzir a existência de uma massa ou hérnias. Áreas de alteração de coloração podem sugerir infecções (eritema cutâneo por celulite), processos inflamatórios graves (equimoses por pancreatite aguda necrotizante) ou sangramento cavitário (equimoses por hemorragia retroperitoneal). Deve ser dada importância às cicatrizes presentes, que alertam para a possibilidade de aderências internas.

Um abdome silencioso à ausculta sugere íleo paralítico ou peritonite, enquanto ruídos intestinais hiperativos podem estar presentes em quadros mais simples como as gastroenterites, ou mais graves como obstruções intestinais. Estas, em sua fase inicial, além de ter aumento da peristalse, produzem sons metálicos agudos. Sopros sugerem quadros vasculares como estenoses arteriais ou fístulas arteriovenosas.

A percussão é usada para avaliar o tamanho e densidade dos órgãos, a distribuição gasosa, além de auxiliar na detecção de líquido e massas. Por meio da percussão é possível inferir a existência de distensão de alças, pneumoperitônio, presença de ascite ou visceromegalias e pesquisar irritação peritoneal. Um som hipertimpânico sugere íleo paralítico ou quadro de obstrução abdominal. A perda da macicez na topografia hepática, ficando timpânico à percussão, sugere presença de ar nesta topografia. Deve-se fazer o diagnóstico diferencial de ar livre na cavidade abdominal (pneumoperitônio) da simples interposição de uma alça intestinal.

A etapa final, a palpação abdominal, deve ser iniciada de forma sutil e longe da região dolorosa evitando contração voluntária da musculatura da parede abdominal. Deve-se partir da palpação superficial e prosseguir para a profunda, se o quadro permitir. Uma contração involuntária traduz um quadro de peritonite.

O toque retal deve ser realizado principalmente naqueles pacientes com dor abdominal aguda na pesquisa de massas, dor pélvica e presença de sangue no trato gastrointestinal.

Nas mulheres, deve-se considerar a realização de exame ginecológico.

EXAMES COMPLEMENTARES
São solicitados de acordo com os achados da história e do exame físico.

Exames Laboratoriais
- *Hemograma:* a leucocitose sugere quadro inflamatório ou infeccioso, mas também pode estar presente na isquemia mesentérica.
- *Glicemia sérica:* estados de hiperglicemia acentuada podem sugerir quadro metabólico como origem da dor abdominal (cetoacidose diabética).
- *Creatinina, ureia e eletrólitos:* devem ser solicitados para todos os pacientes. Podem estar alterados por distúrbios na volemia (perdas de fluidos para o terceiro espaço, perda por vômitos ou diarreia). Também podem sugerir causas endócrinas ou metabólicas.
- *Gasometria arterial e lactato sérico:* fundamental para o diagnóstico de distúrbios acidobásicos. Podem ser úteis no diagnóstico de isquemia mesentérica.
- *Aminotransferases, bilirrubina total e frações, fosfatase alcalina:* úteis nos diagnósticos dos distúrbios hepatobiliares.

- *Lipase e amilase:* a elevação dessas enzimas sugere pancreatite, no entanto, podem não estar alteradas nos casos de pancreatite crônica.
- *Beta HCG:* deve ser solicitado para toda mulher em idade fértil com dor abdominal no andar inferior.
- *EAS:* ajuda nos diagnósticos dos distúrbios do trato geniturinário (prostatite, infecções urinárias, nefrolitíase e neoplasias). Também é alterado em causas metabólicas como cetoacidose metabólica.
- *Parasitológico, coprocultura, EAF e pesquisa de toxinas A e B para* Clostridium difficile: úteis em pacientes com diarreia associada à dor abdominal.
- Outros exames devem ser solicitados com base nas hipóteses diagnósticas.

Exames de Imagem

- *Rotina de abdome agudo:* compreende três radiografias – posteroanterior de tórax, anteroposterior de abdome em ortostase e em decúbito dorsal. Deve ser solicitada dentro da avaliação inicial de casos com suspeita de abdome agudo. Possui baixa sensibilidade e especificidade para a maioria das causas de dor abdominal, porém, em razão de seu baixo custo e facilidade para realização é ainda bastante utilizada. Apresenta maior utilidade nos casos de obstrução intestinal (distensão de alças) e perfuração de víscera oca (pneumoperitôneo).
- *Ultrassonografia abdominal (USG):* apresenta como principais vantagens a ausência de radiação ionizante e o fato de ser amplamente disponível. As desvantagens são por ser método examinador-dependente e ter avaliação limitada para retroperitônio e alças intestinais. É útil em doenças do abdome superior, sobretudo do hipocôndrio direito (cálculos biliares, colecistite). Da mesma forma, é o exame inicial na suspeita de doença renal e de anexos ginecológicos. Nessa última, o ultrassom transvaginal pode complementar o estudo, informando com bastante acurácia sobre gravidez ectópica e doenças ovarianas.
- *Tomografia computadorizada (TC):* método com elevada acurácia para a identificação da causa de dor abdominal, mas não deve ser usado em todos os casos devido a radiação ionizante (atenção especial para crianças, adultos jovens e gestantes) e necessidade de contraste iodado (alergia/nefropatia). Tem excelente acurácia para litíase renal, dissecção da aorta, apendicite, diverticulite, laceração esplênica ou hepática, detecção de pneumoperitônio e abscessos intra-abdominais. A angiotomografia pode diagnosticar precocemente isquemia mesentérica.
- *Ressonância magnética:* excelente alternativa em situações onde a USG foi inconclusiva e a TC não pode ser utilizada ou precisa ser evitada. Tem acurácia semelhante à TC para abdome agudo inflamatório e suas principais desvantagens são alto custo, baixa disponibilidade, maior tempo de exame, interpretação mais complexa e as contraindicações relacionadas com campo magnético.
- *Endoscopia digestiva alta:* as suas principais indicações em casos de dor abdominal são: sintomas abdominais altos que persistem apesar do tratamento adequado ou na presença de sinais de alerta (idade maior que 45 anos, perda ponderal, disfagia ou odinofagia, vômitos persistentes de causa não definida ou anemia ferropriva) e nos quadros de sangramento ativo ou recente do trato gastrointestinal.
- *Colonoscopia:* os principais sintomas que, associados à dor, indicam a realização desse exame são as alterações do hábito intestinal, anemia de origem indeterminada, sangramento intestinal, além de esclarecimento de lesões radiológicas suspeitas. As principais contraindicações ao procedimento são: suspeita ou diagnóstico de perfuração de víscera oca, diverticulite aguda e colite fulminante.

DIAGNÓSTICOS DIFERENCIAIS DE DOR ABDOMINAL AGUDA
- Apendicite.
- Úlcera péptica perfurada.
- Obstrução intestinal (aderências, volvos, intussuscepção, neoplasias).
- Perfuração de víscera oca e peritonite.
- Diverticulite.
- Diverticulite de Meckel.
- Enterocolite inflamatória ou infecciosa.
- Pancreatite aguda.
- Cólica biliar.
- Colecistite aguda.
- Colangite aguda.
- Hepatite aguda.
- Ruptura esplênica.
- Abscesso abdominal (hepático, de psoas).
- Litíase renal.
- Retenção urinária aguda.
- Dissecção ou ruptura de aneurisma abdominal.
- Isquemia intestinal (trombose, embolização, vasculites).
- Cisto ovariano roto.
- Torção ovariana.
- Gravidez ectópica rota.
- Salpingite aguda.
- Ruptura uterina.
- Hérnia estrangulada.
- Epilepsia abdominal.
- Pneumonia.
- Angina/infarto agudo do miocárdio.
- Desordens musculares.
- Herpes-zóster.
- Causas endocrinometabólicas: porfiria aguda intermitente; cetoacidose diabética...
- Causas hematológicas: anemia falciforme; leucemia mieloide aguda.

DIAGNÓSTICOS DIFERENCIAIS DE DOR ABDOMINAL CRÔNICA
- Pancreatite crônica.
- Doença do refluxo gastroesofágico.
- Doença ulcerosa péptica.
- Gastrite.
- Dispepsia funcional.
- Doença diverticular.
- Doença inflamatória intestinal.
- Síndrome do intestino irritável.
- Isquemia mesentérica crônica.
- Neoplasias abdominais.
- Hérnias.
- Leiomiomas uterinos.
- Doença inflamatória pélvica.

Capítulo 41 ◆ Dor Abdominal | **523**

- Endometriose.
- Desordens metabólicas.

Na Figura 41.1 temos o fluxograma para avaliação inicial do paciente com dor abdominal aguda.

O fluxograma para avaliação do paciente com dor abdominal crônica encontra-se na Figura 41.2.

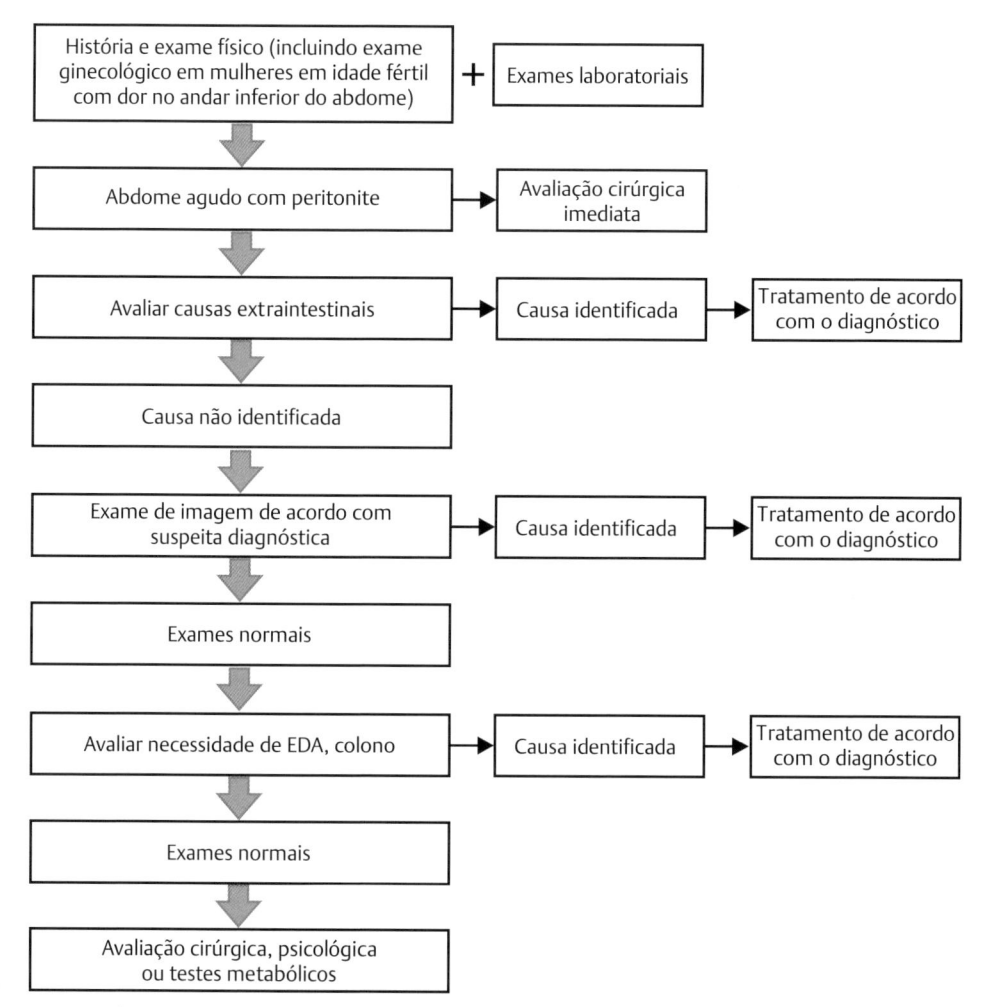

```
┌─────────────────────────────────────┐
│ História e exame físico (incluindo  │      ┌──────────────────────┐
│ exame ginecológico em mulheres em   │ + │ Exames laboratoriais │
│ idade fértil com dor no andar       │      └──────────────────────┘
│ inferior do abdome)                 │
└─────────────────────────────────────┘
                 │
                 ▼
┌─────────────────────────────────────┐      ┌──────────────────────┐
│ Abdome agudo com peritonite         │ ───▶ │ Avaliação cirúrgica  │
│                                     │      │ imediata             │
└─────────────────────────────────────┘      └──────────────────────┘
                 │
                 ▼
┌─────────────────────────────────────┐      ┌──────────────────────┐     ┌──────────────────────┐
│ Avaliar causas extraintestinais     │ ───▶ │ Causa identificada   │ ──▶ │ Tratamento de acordo │
│                                     │      │                      │     │ com o diagnóstico    │
└─────────────────────────────────────┘      └──────────────────────┘     └──────────────────────┘
                 │
                 ▼
┌─────────────────────────────────────┐
│ Causa não identificada              │
└─────────────────────────────────────┘
                 │
                 ▼
┌─────────────────────────────────────┐      ┌──────────────────────┐     ┌──────────────────────┐
│ Exame de imagem de acordo com       │ ───▶ │ Causa identificada   │ ──▶ │ Tratamento de acordo │
│ suspeita diagnóstica                │      │                      │     │ com o diagnóstico    │
└─────────────────────────────────────┘      └──────────────────────┘     └──────────────────────┘
                 │
                 ▼
┌─────────────────────────────────────┐
│ Exames normais                      │
└─────────────────────────────────────┘
                 │
                 ▼
┌─────────────────────────────────────┐      ┌──────────────────────┐     ┌──────────────────────┐
│ Avaliar necessidade de EDA, colono  │ ───▶ │ Causa identificada   │ ──▶ │ Tratamento de acordo │
│                                     │      │                      │     │ com o diagnóstico    │
└─────────────────────────────────────┘      └──────────────────────┘     └──────────────────────┘
                 │
                 ▼
┌─────────────────────────────────────┐
│ Exames normais                      │
└─────────────────────────────────────┘
                 │
                 ▼
┌─────────────────────────────────────┐
│ Avaliação cirúrgica, psicológica    │
│ ou testes metabólicos               │
└─────────────────────────────────────┘
```

Fig. 41-1. Fluxograma para a avaliação dos casos de dor abdominal aguda. Adaptada de *Goldman's Cecil Medicine*, 24th ed.; 2012 e *Sabiston Textbook of Surgery*, 18th ed.; 2007.

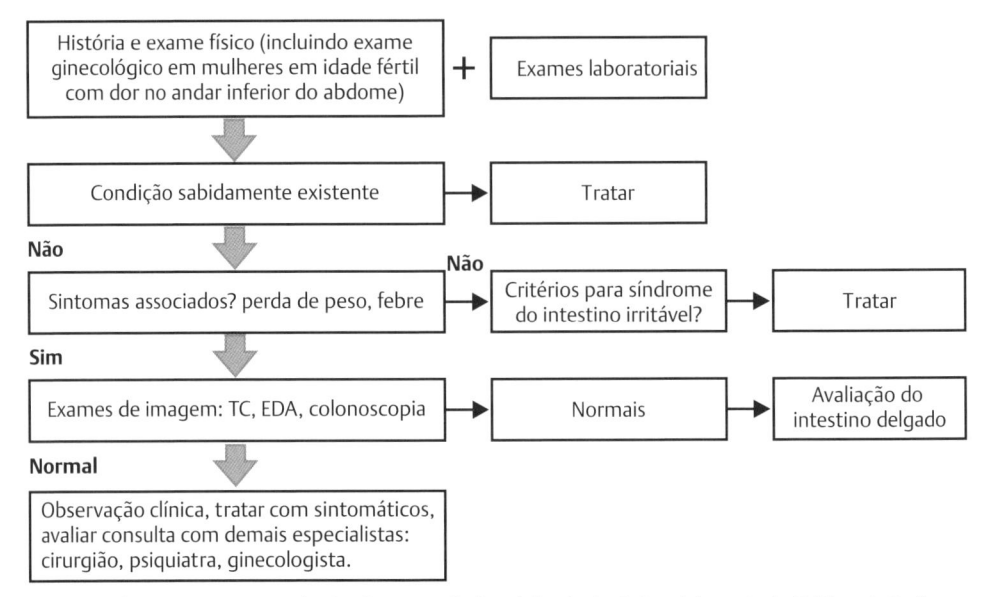

```
┌─────────────────────────────────────┐
│ História e exame físico (incluindo  │        ┌──────────────────────┐
│ exame ginecológico em mulheres em   │ + ────▶│ Exames laboratoriais │
│ idade fértil com dor no andar       │        └──────────────────────┘
│ inferior do abdome)                 │
└──────────────┬──────────────────────┘
               ▼
┌─────────────────────────────────────┐        ┌──────────────────────┐
│ Condição sabidamente existente      │──────▶│ Tratar                │
└─────────────────────────────────────┘        └──────────────────────┘
Não            ▼
                                   Não
┌─────────────────────────────────────┐   ┌─────────────────────────┐        ┌─────────┐
│ Sintomas associados? perda de peso, │──▶│ Critérios para síndrome │──────▶│ Tratar  │
│ febre                               │   │ do intestino irritável? │        └─────────┘
└─────────────────────────────────────┘   └─────────────────────────┘
Sim            ▼
┌─────────────────────────────────────┐   ┌──────────┐        ┌──────────────────────┐
│ Exames de imagem: TC, EDA,          │──▶│ Normais  │──────▶│ Avaliação do         │
│ colonoscopia                        │   └──────────┘        │ intestino delgado    │
└─────────────────────────────────────┘                       └──────────────────────┘
Normal         ▼
┌─────────────────────────────────────┐
│ Observação clínica, tratar com      │
│ sintomáticos, avaliar consulta com  │
│ demais especialistas: cirurgião,    │
│ psiquiatra, ginecologista.          │
└─────────────────────────────────────┘
```

Fig. 41-2. Fluxograma para a avaliação dos casos de dor abdominal crônica. Adaptada de *Goldman's Cecil Medicine*, 24th ed.; 2012.

SITUAÇÕES ESPECIAIS

Dor Abdominal em Imunossuprimidos

A avaliação e o diagnóstico da dor abdominal em imunossuprimidos é um desafio. Existem diferentes graus de imunossupressão e esse grupo de pacientes engloba idosos, desnutridos ou portadores de doença crônica como diabetes, doença renal crônica e HIV positivos com diferentes contagens de CD4, além dos pacientes transplantados, com neoplasia sob tratamento com quimioterapia (principalmente os neutropênicos), portadores de doenças autoimunes em uso de corticoides e outras medicações imunossupressoras.

Esses pacientes tendem a ter apresentação clínica atípica, uma vez que a resposta inflamatória é limitada, postergando ou até mesmo mascarando o aparecimento de sinais e sintomas como febre, leucocitose, peritonite. Além disso, infecções incomuns podem ser a causa da dor abdominal como as causadas por micobactérias, fungos (p. ex., aspergilose), vírus (citomegalovírus, Epstein-Barr) e protozoários.

Dor Abdominal em Idosos

Diante de todos os fatores que dificultam o diagnóstico da dor abdominal nesses pacientes, podemos citar a existência de comorbidades que alteram as manifestações clássicas, a inabilidade, muitas vezes, de se obter uma história acurada, o uso de múltiplas drogas que causam ou mascaram diversas condições, além de alterações fisiológicas que colocam os idosos em maior risco de quadros graves.

Condições frequentes e de fácil diagnóstico em pacientes jovens, nos idosos podem só ser diagnosticadas em fases avançadas. Na doença ulcerosa péptica, muitas vezes assintomática nos pacientes mais velhos, o diagnóstico, por vezes, somente é feito após complicações como sangramento digestivo ou até o aparecimento de consequências como angina ou insuficiência cardíaca pela perda sanguínea crônica. A pancreatite aguda, causa mais comum de dor aguda não cirúrgica na população idosa, pode apresentar-se como dor abdominal difusa, dor em dorso ou até torácica acompanhada de náuseas e vômitos, sendo nestes casos a tomografia computadorizada de grande valor para confirmar quadros atípicos. A incidência de colelitíase aumenta com a idade e a progressão para quadros graves com mínima dor abdominal e/ou sinais de peritonite, ausência de febre e de leucocitose pode ocorrer, sendo essencial alto grau de suspeição precocemente. A apendicite aguda, outro quadro cirúrgico, é um desafio diagnóstico nos idosos, além da idade avançada impor maior risco de perfuração.

O avançar da idade, as mudanças no estilo de vida, os efeitos colaterais de medicações e a redução da mobilidade aumentam a ocorrência de constipação, diverticulose e suas complicações como a diverticulite. As colites podem ter apresentações semelhantes à diverticulite e nos idosos deve-se suspeitar de colite infecciosa, com destaque para o *Clostridium difficile*, além das causas inflamatórias como retocolite ulcerativa e doença de Crohn pelas suas incidências bimodais.

Quadros obstrutivos são três vezes mais comuns em idosos do que em pacientes jovens, podendo evoluir para desidratação, isquemia, sepse e perfuração. As causas mais comuns no intestino delgado são por aderências, hérnias e neoplasias, enquanto no cólon ocorrem mais frequentemente por neoplasias, volvo e diverticulite. Nesses casos, as apresentações tendem a surgir como dor abdominal em cólica, acompanhada de náuseas, distensão abdominal e constipação. Já a presença de íleo e pseudo-obstrução deve ser suspeitada por serem causados por diversas medicações como opioides, anticolinérgicos, antidepressivos tricíclicos e bloqueadores do canal de cálcio.

Dor abdominal de origem vascular é típica de idosos pela alta prevalência de comorbidades como fibrilação atrial, aterosclerose, hipertensão arterial e doença arterial periférica. Apesar da incidência baixa, alto grau de suspeição é necessário pela alta mortalidade.

Dor abdominal de origem no trato geniturinário também é um importante diagnóstico diferencial. Maior propensão a infecções (cistite e pielonefrite) e maior incidência de litíase renal são importantes causas. A retenção urinária aguda pode ocorrer por consequência de drogas ou desordens neurológicas.

Neoplasias intra-abdominais devem ser pensadas como uma causa de dor abdominal na população idosa. Constipação, obstrução intestinal e dor abdominal não específica são os quadros mais comuns em neoplasias malignas não reconhecidas inicialmente.

Dor Abdominal em Mulheres

Mulheres em idade fértil com dor abdominal no andar inferior devem ter incluído nos exames laboratoriais um teste de gravidez e serem submetidas a exame ginecológico completo. As principais condições associadas são doença inflamatória pélvica, cistos e massas ovarianas, endometriose e leiomioma uterino.

Dor Abdominal em Cirróticos

Além das inúmeras causas de dor abdominal comuns à população em geral, nos pacientes cirróticos, especialmente naqueles com ascite, deve-se avaliar a possibilidade de peritonite bacteriana espontânea. As manifestações clínicas podem incluir início abrupto de febre, calafrios, dor abdominal e raramente descompressão dolorosa. No entanto, muitos pacientes apresentam quadro clínico frustro, havendo apenas piora da encefalopatia, sem manifestações gastrointestinais.

BIBLIOGRAFIA

Böhner H, Yang Q, Franke C *et al.* Simple data from history and a physical examination help to exclude bowel obstruction and to avoid radiographic studies in patients with acute abdominal pain. *Eur J Surg* 1998;164(10):777-84.

Cevero F. Neurophysiology of gastrointestinal pain. *Baillieres Clin Gastroenterol* 1988;2(1):183-99.

Goldman L, Schafer AL. Goldman's Cecil Medicine. 24th ed. Philadelphia: Elsevier Saunders; 2012. cap. 134. p. 828-39.

Hall JE. Tratado de fisiologia médica, 12.ed. Elsevier; 2011. cap. 48. p. 617-24.

Kasper DL, Fauci AS, Hauser SL et al. Harrison's Principles of Internal Medicine, 19th ed. New York: McGraw Hill Education Medical2015. cap. 20. p. 103-7.

Lea R, Bancroft K, Whorwell PJ. Irritable bowel syndrome, chronic pelvic inflammatory disease and endometriosis: a comparison of symptomatology. *Eur J Gastroenterol Hepatol* 2004;16(2):1269-72.

Ragsdale L, Southerland L. Acute abdominal pain in the older adult. *Emerg Med Clin N Am* 2011;29:429-48.

Seidel HM, Ball JW, Dains JE, Benedict GW. *Mosby Guia de Exame Físico*, 6.ed. Elsevier; 2007. cap. 17. p. 521-78.

Sperber AD, Drossman DA. Síndrome da dor abdominal funcional: dor abdominal constante ou frequentemente recorrente. *Arq Gastroenterol* 2012(2);49:34-8.

Townsend. *Sabiston Textbook of Surgery*. 18.ed. Philadelphia: Elsevier Saunders; 2007. cap. 45.

Yamamoto W, Kono H, Maekawa M, Fukui Tl. The relationship between abdominal pain regions and specific diseases: an epidemiologic approach to clinical practice. *J Epidemiologic* 1997;7(1):27-32.

42 Dispepsia e Doença do Refluxo Gastroesofágico

Carolina Dias Gonçalves ▪ *Márcio de Carvalho Costa*
Luiz João Abrahão Junior

DISPEPSIA

A dispepsia é um sintoma comum com diagnóstico diferencial amplo e fisiopatologia heterogênea. Aproximadamente 20% da população tem sintomas relacionados com o aparelho digestório alto. No entanto, a maioria não apresenta nenhuma evidência de doença orgânica após investigação de possíveis etiologias, sendo classificados como dispépticos funcionais.

O Consenso de Roma IV definiu **dispepsia funcional** como a presença de pelo menos um dos seguintes sintomas:

- Dor epigástrica.
- Queimação epigástrica.
- Plenitude pós-prandial.
- Saciedade precoce.

Define-se dispepsia funcional quando há pelo menos um dos sintomas acima listados e ausência de evidências de doença orgânica após investigação (incluindo a endoscopia digestiva alta). Esse sintoma deve estar presente nos últimos três meses, com início há pelo menos seis meses antes do diagnóstico, com uma frequência de pelo menos duas vezes por semana.

Ainda de acordo com o mesmo consenso, a dispepsia funcional pode ser subdividida em duas síndromes, que podem se sobrepor. Quando há predomínio de dor ou queimação epigástrica denomina-se **síndrome da dor epigástrica**, enquanto que na presença de plenitude ou saciedade precoce classifica-se como **síndrome do desconforto pós-prandial**.

É importante salientar que os sintomas dispépticos podem ser induzidos ou aliviados pela ingestão de uma refeição, ou podem ocorrer durante o jejum. Outros sintomas, como empachamento, estufamento, eructação ou náuseas, podem estar presentes. Entretanto, a presença de vômitos persistentes, de sintomas que aliviam com a evacuação ou eliminação de flatos, ou dor sugestiva de cólica biliar não devem ser considerados como dispepsia. Nestes casos, deve-se considerar a possibilidade de outro transtorno associado à dispepsia funcional.

Etiologia da Dispepsia Funcional

Ainda não está totalmente esclarecida. A hipótese atualmente aceita seria de que a doença surge em função da interação entre anormalidades fisiológicas do tubo digestório (alterações de motilidade, hipersensibilidade visceral) e fatores psicológicos que interfiram com a percepção, interpretação e resposta do indivíduo a tais anormalidades (Fig. 42-1).

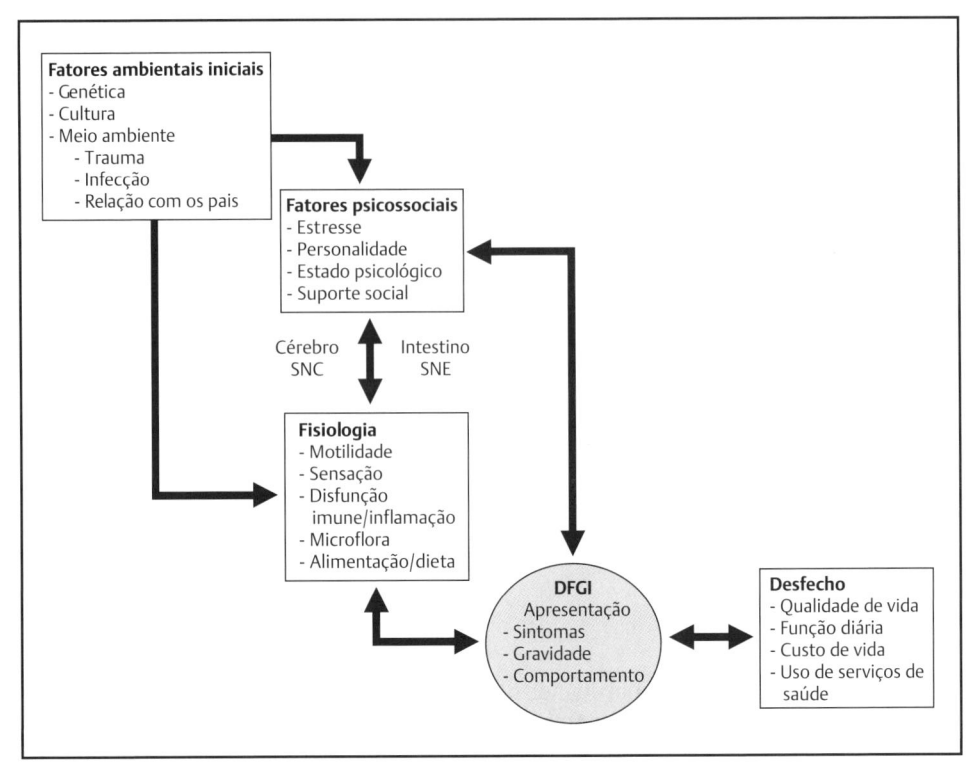

```
┌─────────────────────────────────────────────────────────────────┐
│  Fatores ambientais iniciais                                    │
│   - Genética                                                    │
│   - Cultura                                                     │
│   - Meio ambiente                                               │
│      - Trauma          Fatores psicossociais                    │
│      - Infecção         - Estresse                              │
│      - Relação com os pais  - Personalidade                     │
│                         - Estado psicológico                    │
│                         - Suporte social                        │
│                                                                 │
│                    Cérebro    Intestino                         │
│                     SNC         SNE                             │
│                                                                 │
│                    Fisiologia                                   │
│                     - Motilidade                                │
│                     - Sensação                                  │
│                     - Disfunção                                 │
│                       imune/inflamação                          │
│                     - Microflora                                │
│                     - Alimentação/dieta                         │
│                                                                 │
│                              DFGI           Desfecho            │
│                          Apresentação       - Qualidade de vida │
│                          - Sintomas         - Função diária     │
│                          - Gravidade        - Custo de vida     │
│                          - Comportamento    - Uso de serviços de│
│                                               saúde             │
└─────────────────────────────────────────────────────────────────┘
```

Fig. 42-1. Fatores envolvidos na etiologia da dispepsia funcional. SNC = sistema nervoso central; SNE = sistema nervoso entérico; DFGI = dispepsia funcional gastrointestinal. Fonte: Functional dyspepsia. *N Engl J Med* 2015;373(19):1853-63.

Abordagem Inicial

Visto que a dispepsia funcional é um diagnóstico de exclusão, é necessário afastar qualquer causa orgânica subjacente.

A endoscopia digestiva alta (EDA) deve sempre ser realizada em pacientes com sinais de alarme (Quadro 42-1), ou em pacientes com mais de 45 anos que relatem início recente dos sintomas.

Nos pacientes jovens, com dispepsia e sem sinais de alarme, pode-se lançar mão de testes não invasivos para detecção de *H. pylori*, como o teste respiratório do carbono 13 ou 14, antígeno fecal ou a sorologia, visto que a prevalência em nosso meio é elevada

QUADRO 42-1 Sinais de Alarme

Início dos sintomas > 55 anos	Anemia ferropriva
Evidência de sangramento	História familiar de câncer gástrico ou esofágico
Disfagia ou odinofagia	Massa abdominal palpável
Vômitos persistentes	Linfonodomegalia
Perda de peso não intencional	Icterícia

Fonte: Functional dyspepsia. *N Engl J Med* 2015;373(19):1853-63.

(cerca de 65%). Caso o teste seja positivo, realiza-se o tratamento para erradicação da bactéria. Em grupos de baixo risco ou com menor prevalência de *H. pylori*, pode-se empregar o **teste terapêutico** com inibidores da bomba de prótons (IBP) em dose plena pela manhã, em jejum, durante 4 semanas. Bloqueadores H2, embora menos potentes e passíveis de taquifilaxia quando usados por longos períodos, também podem ser empregados na falta dos IBP.

Embora esta conduta tenha fundamento do ponto de vista de saúde pública, vale ressaltar sobre a possibilidade de atraso no diagnóstico de lesões malignas, podendo-se perder a chance de tratamento radical em neoplasia potencialmente curável.

Pacientes que não respondem ao teste terapêutico devem ser investigados com EDA e outros exames que sejam considerados pertinentes. Os sintomas, isoladamente, não permitem distinguir, com clareza, entre uma causa orgânica ou funcional para a dispepsia, devendo-se considerar a possibilidade de dispepsia secundária (Quadro 42-2).

Para investigação de causas secundárias, são fundamentais a anamnese e exame físico minuciosos, que podem gerar ou refutar hipóteses diagnósticas, e indicar uma linha de raciocínio para a solicitação racional de exames (Quadro 42-3).

Conduta Terapêutica

O tratamento de cada uma das causas de dispepsia foge do objetivo desta revisão. Abordaremos o tratamento da dispepsia funcional (DF), principal causa de dispepsia em nosso meio.

QUADRO 42-2 Causas de Dispepsia Secundária

- Doença do refluxo gastroesofágico (DRGE)
- Gastroparesia
- Doença ulcerosa péptica e infecção pelo *H.pylori*
- Parasitoses intestinais (p. ex., giardíase, estrongiloidíase)
- Malignidades (p. ex., esôfago, estômago, vesícula, fígado, pâncreas)
- Uso de drogas (p. ex., AINE, AAS, corticosteroides, antibióticos) e álcool
- Doença biliar (colelitíase, disfunção do esfíncter de Oddi)
- Doença de Crohn
- Isquemia mesentérica crônica
- Pancreatite crônica
- Gastroenterite eosinofílica, sarcoidose

Fonte: Functional dyspepsia. *N Engl J Med* 2015;373(19):1853-63.

QUADRO 42-3 Investigação Adicional da Dispepsia

- Exames laboratoriais: hemograma, bioquímica, provas inflamatórias e de função hepática, amilase, lipase, hormônios da tireoide, cálcio, β-HCG, sangue oculto nas fezes, parasitológico de fezes e EAS
- Seriografia esôfago-estômago e duodeno
- Cintilografia de esvaziamento gástrico
- Teste respiratório para *H. pylori*
- Ultrassonografia abdominal total
- Endoscopia digestiva alta com pesquisa de *H.pylori*
- pHmetria prolongada de 24 h
- Esofagomanometria

Fonte: Functional dyspepsia. *N Engl J Med* 2015;373(19):1853-63.

O primeiro passo para o sucesso no tratamento da DF é estabelecer uma relação de confiança entre o médico e o paciente, por meio da conscientização de que a DF não é uma doença grave e tem evolução benigna, estabelecendo metas e revisões periódicas no tratamento e conscientizando quanto aos mecanismos envolvidos na produção dos sintomas.

É importante salientar a importância da mudança de fatores dietéticos e estressantes, quando possível. Medidas dietéticas devem incluir a suspensão do uso de AAS, AINE, álcool, tabaco e alimentos relacionados com a exacerbação dos sintomas (geralmente gordurosos, cítricos e café).

O tratamento farmacológico será oferecido não como medida única e curativa, mas adjuvante às medidas anteriormente citadas. A orientação inicial do tratamento farmacológico da DF dependerá da síndrome de apresentação (Fig. 42-2).

Os inibidores de bomba de prótons (omeprazol, pantoprazol, lansoprazol, rabeprazol, esomeprazol magnésio e pantoprazol magnésio) são drogas iniciais no tratamento de pacientes com síndrome da dor epigástrica. A medicação deve ser utilizada por 4 a 8 semanas e interrompida após melhora sintomática, devendo ser repetida pelo mesmo período na eventualidade de recidiva. Os bloqueadores H2 (cimetidina, ranitidina, famotidina e nizatidina) podem ter valor mesmo quando há falha na terapia com IBP.

Os procinéticos (metoclopramida, bromoprida e domperidona) são os primeiros fármacos a serem iniciados em pacientes com síndrome do desconforto pós-prandial. Devem ser utilizados na dose de 10 mg, 15-30 minutos antes das principais refeições. A combinação da supressão ácida com o uso de procinéticos também parece ser benéfica para alguns pacientes.

Os antidepressivos têm importância no tratamento dos quadros funcionais do aparelho digestório refratários à terapêutica habitual, sobretudo quando se observa comorbidade psiquiátrica associada. O fármaco inicial para os pacientes refratários às medidas anteriores pode ser um antidepressivo tricíclico em dose baixa, como a amitriptilina, na dose de 10 mg à noite.

Há evidência de benefício na erradicação do *H. pylori* em pacientes com dispepsia crônica em um número pequeno, porém com significância estatística (*Number Needet to Treat* [NNT] = 14). O tratamento inicial recomendado pelo Consenso Brasileiro consiste na administração de inibidor de bomba de próton em dose plena (Quadro 42-4), associada à claritromicina 500 mg e amoxicilina 1 g, todos em duas tomadas diárias. Casos em que ocorrer falha do tratamento inicial devem ser encaminhados e manejados pelo especialista.

Novos medicamentos têm sido testados no tratamento da dispepsia funcional. A acotiamida é um inibidor da acetilcolinesterase que melhora a acomodação gástrica e o esvaziamento gástrico. Apresenta bons resultados no tratamento da síndrome do desconforto pós-prandial e efeitos menores na síndrome da dor epigástrica. Outros medicamentos em estudo são a buspirona e a tandospirona, agonistas da 5-hidroxitriptamina-1A, que levam ao relaxamento do fundo gástrico e podem ser interessantes no alívio da plenitude pós-prandial.

Se a dor for o sintoma predominante, pode-se aventar o uso de medicações analgésicas como a pregabalina ou a gabapentina. O uso de opioides não é recomendado em razão da frequente falha terapêutica, risco de dependência química e de síndrome do intestino narcótico.

Terapias não farmacológicas podem ser utilizadas em pacientes refratários ou que recusam terapia medicamentosa e incluem a acupuntura, hipnoterapia e johrei, dentre outras.

O algoritmo a seguir sintetiza a abordagem do paciente com sintoma dispéptico.

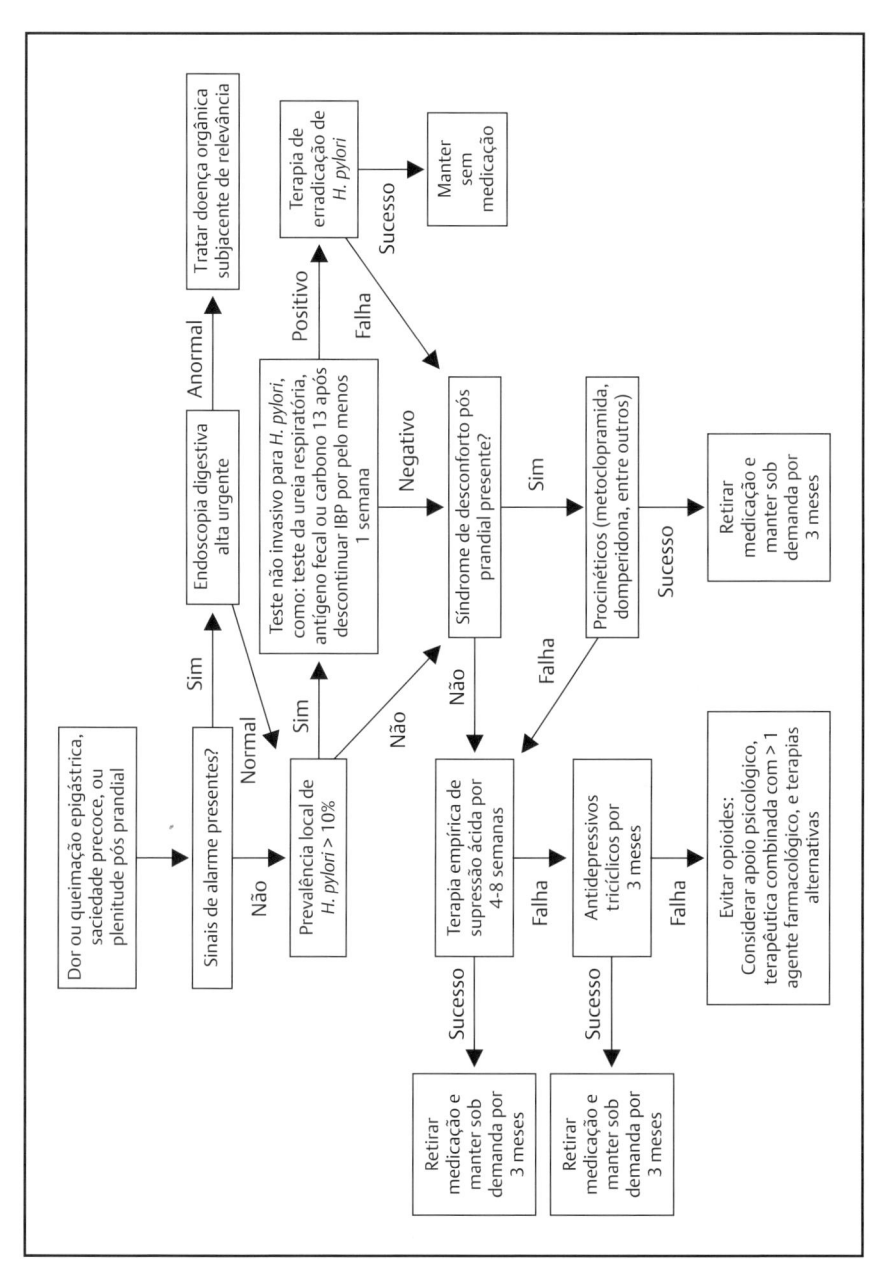

Fig. 42-2. Algoritmo para tratamento de pacientes com diagnóstico provisório de dispepsia funcional. Fonte: Functional dyspepsia. *N Engl J Med* 2015;373(19):1853-63.

QUADRO 42-4 Medicamentos Usualmente Empregados no Tratamento da Dispepsia Funcional e na DRGE

Classe de drogas	Posologia	Efeitos adversos
Inibidores da bomba de prótons	▪ Dose plena (sempre em jejum): • Omeprazol 40 mg • Lansoprazol 30 mg • Pantoprazol 40 mg • Rabeprazol 20 mg • Esomeprazol 40 mg Nos casos em que houver indicação de dobrar a dose, administrar a 2ª dose meia hora antes do jantar (p. ex., omeprazol 40 mg em jejum + 40 mg antes do jantar)	▪ Cefaleia ▪ Diarreia ▪ Artralgia ▪ Miopatia ▪ Osteoporose O omeprazol pode aumentar a meia-vida de drogas como diazepam e varfarina (*metabolizadas pela mesma via no citocromo P450*)
Bloqueadores dos receptores H2	▪ Dose para DRGE (alternativa aos IBP em dose plena): • Cimetidina 800 mg • Ranitidina 300 mg • Famotidina 40 mg • Nizatidina 300 mg *Dividir em duas doses diárias, uma em jejum e outra antes do jantar*	▪ Taquifilaxia ▪ Confusão, sonolência, agitação (principalmente a cimetidina em idosos, hepatopatas, nefropatas) ▪ Elevação de transaminases (hepatite é rara) ▪ Bradicardia, hipotensão, prolongamento do QT (após infusão IV rápida) ▪ Mielossupressão (rara) ▪ Ginecomastia e impotência (rara)
Antiácidos "alcalinos"	▪ Hidróxido de alumínio ▪ Hidróxido de magnésio	▪ Magnésio: Diarreia, hipermagnesemia (em nefropatas) ▪ Alumínio: Constipação intestinal ▪ Intoxicação: anemia, neurotoxicidade
Procinéticos (antagonistas dopaminérgicos)	▪ Metoclopramida, bromoprida ou domperidona – 10 mg antes das principais refeições	▪ Neurotoxicidade: sonolência, agitação, sintomas motores, distonia, depressão, discinesia (não ocorre com a domperidona, que não tem efeito no SNC)
Barreira física	▪ Alginato de sódio 1.000 mg + bicarbonato de potássio 200 mg – 1 sachê (10 mL) 3x após as refeições e ao deitar	▪ Distensão abdominal (superdosagem) ▪ Sobrecarga de sódio e cálcio – nefrocalcinose; cálculo renal ▪ Urticária, broncospasmo, anafilaxia

Fonte: Rome IV – Functional GI Disorders: Disorders of Gut Brain Interaction. *Gastroenterology* 2016;150(6)1257-61.

DOENÇA DO REFLUXO GASTROESOFÁGICO

Define-se a doença do refluxo gastroesofágico (DRGE) como uma afecção crônica decorrente do retorno do conteúdo gastroduodenal para o esôfago e/ou órgãos adjacentes (faringe, laringe, brônquios), acarretando um espectro variável de sintomas e/ou sinais esofágicos e/ou extraesofágicos, associados ou não a lesões teciduais.

O consenso de Montreal define DRGE como uma condição que se desenvolve quando o refluxo do conteúdo gástrico causa sintomas incomodativos ou complicações, considerando pela primeira vez o impacto negativo que a doença provoca na qualidade de vida e seus distintos sintomas de apresentação.

É importante ressaltar que indivíduos normais apresentam episódios de refluxo de curta duração considerados "fisiológicos", principalmente no período pós-prandial, e que este refluxo fisiológico não é responsável por sintomas e/ou lesões mucosas. Considera-se que há **doença do refluxo gastroesofágico quando a quantificação do refluxo excede os limites considerados fisiológicos, acarretando alterações clínicas e/ou endoscópicas.**

Trata-se de uma das doenças mais comuns do aparelho digestório, acometendo cerca de 12% da população brasileira.

Classicamente, dividimos a DRGE nas formas **não erosiva, erosiva e complicada**. Na forma não erosiva, não observamos esofagite de refluxo à EDA, enquanto a forma erosiva caracteriza-se pela presença de esofagite erosiva. Na forma complicada, incluímos os casos de DRGE associada à estenose péptica, úlcera esofágica ou esôfago de Barrett.

Etiologia

O mecanismo fisiopatológico mais frequentemente envolvido na gênese da DRGE é a ocorrência de relaxamentos transitórios do esfíncter esofagiano inferior (EEI) que não estão associados à deglutição. A frequência desses relaxamentos nos pacientes com DRGE não é maior que nos indivíduos saudáveis, porém a ocorrência de refluxo ácido durante os relaxamentos é até duas vezes maior naqueles com DRGE.

Na população normal, o EEI localiza-se em topografia intra-abdominal e, logo acima dele, existe o diafragma crural. Estas duas estruturas atuam de forma sinérgica na tentativa de evitar o refluxo ácido para o esôfago. Quando parte do estômago se desloca superiormente pelo diafragma, como é o caso das hérnias hiatais, essas zonas de alta pressão se separam, ocorrendo fragilidade no mecanismo antirrefluxo. Dessa forma, a hérnia de hiato é uma condição que leva a maior ocorrência de refluxo e pode estar associada a episódios mais graves de esofagite erosiva e esôfago de Barrett.

Condições associadas ao aumento da pressão intra-abdominal, como obesidade, gestação avançada e ascite, aumentam a ocorrência de refluxo. Além disso, o uso de drogas relaxantes do músculo liso (nitratos, bloqueadores dos canais de cálcio, aminofilina) e o tabagismo podem levar à redução da pressão basal do EEI.

Além dos fatores citados anteriormente, outros responsáveis pela sintomatologia da DRGE são: a perda da integridade mucosa esofagiana micro ou macroscopicamente em razão da exposição suprafisiológica de refluxo ácido; diminuição da depuração do ácido no esôfago secundário à dismotilidade e à ativação de nociceptores na mucosa esofagiana. Esses fatores têm sido alvos terapêuticos no tratamento visando ao alívio sintomático da DRGE.

Quadro Clínico

Os sintomas típicos da DRGE compreendem a pirose (queimação retroesternal de caráter ascendente) e a regurgitação ácida e/ou alimentar.

A DRGE pode se apresentar ainda com manifestações atípicas tais como dor torácica, disfagia (particularmente nos casos associados à estenose péptica), rouquidão, tosse crônica, pigarro e broncoespasmo.

Manifestações menos frequentes como erosões dentárias, sinusites, otites médias, pneumonites e fibrose pulmonar também foram descritas.

Sintomas dispépticos tais como plenitude pós-prandial e eructações, embora não relacionados com a DRGE, frequentemente estão associados.

Abordagem Diagnóstica

A endoscopia digestiva alta (EDA) é o exame de escolha na avaliação inicial de pacientes com suspeita de DRGE. O Consenso Brasileiro de DRGE recomenda a realização de exame endoscópico como avaliação prognóstica inicial (forma erosiva, não erosiva e complicada) e para o estabelecimento do diagnóstico diferencial com outras afecções (úlcera péptica, gastrite, neoplasia).

Entretanto, de acordo com a *American Gastroenterological Association*, em pacientes jovens, com queixas típicas e sem sinais ou sintomas de alarme, pode-se realizar o teste terapêutico, sem a necessidade de endoscopia, que deve sempre ser solicitada, assim como na abordagem da dispepsia, na presença de sinais de alarme (Quadro 42-1).

Pacientes jovens que apresentam manifestações típicas (pirose e regurgitação), sem manifestações de alarme, podem ser indicados para receber terapêutica com inibidores de bomba protônica (IBP) em dose plena diária por 4-8 semanas como conduta inicial, associada a medidas comportamentais, descritas abaixo. Nesse caso, a resposta satisfatória permite inferir o diagnóstico de DRGE. Os pacientes que não responderem adequadamente devem ser submetidos à EDA.

Cerca de 30% dos pacientes submetidos à EDA apresentarão esofagite de refluxo (**DRGE erosiva**) ou formas complicadas. Nos demais o esôfago estará normal, o que **não afasta o diagnóstico de DRGE, já que pode se tratar de DRGE não erosiva**. Além disso, a intensidade e a frequência dos sintomas da DRGE são fracos preditores da presença ou da gravidade da esofagite.

Nos casos de doença não erosiva, em que a endoscopia não confirma o diagnóstico, está indicada a pHmetria prolongada de 24 horas. Esta é considerada anormal quando o tempo total de pH < 4 no esôfago distal for maior que 4,5%. Por vezes, o diagnóstico se faz presente em anormalidades no tempo de refluxo em posição ereta (pH < 4 em 7%) ou em posição supina (pH < 4 em 2,5%). É importante lembrar que drogas com ação antiácida devem ser suspensas antes da realização da pHmetria para diagnóstico.

Os pacientes que não respondem ao IBP em dose plena durante 6 a 8 semanas devem ter a dose de IBP dobrada por mais 6 a 12 semanas. Nos casos em que os sintomas persistem apesar do tratamento com dose dupla de IBP, indica-se a impedâncio-pHmetria de 24 horas em vigência de medicação nos pacientes com diagnóstico prévio de DRGE ou a pHmetria prolongada de 24 horas sem IBP naqueles sem o diagnóstico prévio de DRGE.

As indicações da pHmetria na doença do refluxo estão listadas no Quadro 42-5.

EDA de controle ao término do tratamento está indicada apenas aos pacientes com esofagites erosivas intensas (graus C e D de Los Angeles) ou complicadas (estenoses, úlceras) e no rastreamento para esôfago de Barrett (Quadro 42-6).

QUADRO 42-5 Indicações de pHmetria em Pacientes com DRGE

- Diagnóstico da DRGE, quando não há erosões à endoscopia – veja texto acima
- Sintomas típicos de refluxo refratários à terapia, com endoscopia normal ou duvidosa (DRGE não erosiva)
- Sintomas atípicos de refluxo, incluindo sintomas respiratórios, otorrinolaringológicos e a dor subesternal, quando outras causas óbvias foram afastadas
- Confirmação do diagnóstico de DRGE antes da cirurgia antirrefluxo (pacientes sem esofagite)
- Controle de tratamento para verificar a qualidade da inibição ácida

Fonte: Acid and Nonacid Reflux Monitoring. *Gastroenterol Clin N Am* 2014;43:89-104.

QUADRO 42-6 Classificação Endoscópica de Los Angeles para o Grau de Esofagite

Grau	Descrição
A	Uma ou mais erosões < 5 mm, não contínuas entre os ápices de duas pregas esofágicas
B	Uma ou mais erosões maiores ou iguais a 5 mm, não contínuas entre os ápices de duas pregas esofágicas
C	Erosões contínuas ou convergentes entre os ápices de pelo menos duas pregas, envolvendo menos de 75% do órgão
D	Erosões ocupando pelo menos 75% da circunferência do órgão

Fonte: Acid and Nonacid Reflux Monitoring. *Gastroenterol Clin N Am* 2014;43:89-109.

Tratamento

De forma inicial, para todos os pacientes com DRGE, devem ser iniciadas **medidas comportamentais antirrefluxo,** independentemente do tratamento medicamentoso. As medidas estão listadas no Quadro 42-7.

Em relação à terapia medicamentosa, o foco do tratamento da DRGE é a neutralização ácida do estômago, o que pode ser atingido por antiácidos, bloqueadores dos receptores H2 e, principalmente, pelos IBP (Quadro 42-4). Os antiácidos somente neutralizam o ácido que já foi secretado no estômago, não sendo, portanto, medicações antissecretoras. Podem ser usados no alívio primário de sintomas leves e infrequentes e também, naqueles pacientes em uso de IBP que, ocasionalmente, manifestam sintomas. Os IBP são, sem dúvida, os antissecretores mais potentes, pois atuam no bloqueio final da via de secreção ácida. Os bloqueadores de receptores H2, apesar de menos eficazes que os IBP, podem ter valor no controle de sintomas noturnos eventuais. Estes, porém, não devem ser usados de forma contínua em decorrência da evidência de taquifilaxia.

Em casos refratários, pode-se aventar o uso de medicações antidepressivas, pensando-se em componente de hipersensibilidade visceral associado.

Em pacientes sem esofagite ou com esofagite leve, podem-se utilizar antagonistas dos receptores H2 na falta do IBP, embora sejam drogas menos eficazes e sujeitas à taquifilaxia com uso prolongado.

Alguns autores preconizam que nos pacientes com esofagite acentuada (graus C e D de Los Angeles) ou complicada, a dose inicial de IBP deve ser dobrada (duas tomadas diárias, sendo a segunda meia hora antes do jantar).

QUADRO 42-7 Medidas Comportamentais Antirrefluxo

- Elevação da cabeceira da cama (15 cm)
- Moderar a ingestão dos seguintes alimentos: gordurosos, cítricos, café, bebidas alcoólicas, bebidas gasosas, menta, hortelã, produtos à base de tomate, chocolate
- Cuidados especiais com medicamentos potencialmente "de risco", como anticolinérgicos, teofilina, bloqueadores de canal de cálcio, alendronato
- Não deitar nas duas horas posteriores às refeições
- Parar de fumar
- Redução do peso corporal em obesos

Fonte: II Consenso Brasileiro da Doença do Refluxo Gastro-Esofágico. São Paulo, 2003

Em pacientes com sintomas atípicos, o tratamento também deve ser iniciado com dose dobrada de IBP por um prazo mínimo de 2-3 meses, o que pode se estender até 6 meses em alguns casos para completa abolição dos sintomas.

Importante: o *H. pylori* não é causa de DRGE! Sendo assim, a simples presença de DRGE não é indicação para erradicação do *H. pylori*.

Nos pacientes com recidivas sintomáticas frequentes, indica-se o tratamento de manutenção com IBP, utilizando a dose mínima eficaz, ou seja, a dose necessária para torná-lo assintomático. Nos pacientes com esofagite moderada ou grave (graus B, C e D de Los Angeles) a dose de manutenção deve ser ajustada para manter o paciente assintomático, manter cicatrizada a esofagite e assim prevenir futuras complicações.

Nos pacientes com DRGE não erosiva, o tratamento de manutenção **sob demanda** pode ser empregado, no qual o paciente utiliza o antagonista H2 ou IBP em doses usuais de forma intermitente por 7 a 14 dias ou até o alívio dos sintomas, quando então suspende a medicação. Esta modalidade de tratamento reduz os custos e o rebote ácido observado no tratamento contínuo.

Os antiácidos clássicos (alcalinos), como os hidróxidos de magnésio e alumínio, atualmente são empregados quase exclusivamente para alívio sintomático da pirose, quando devem ser usados sob a forma de pastilhas (estimulam a salivação). São bem menos eficazes que os IBP.

Outra opção um pouco mais recente no mercado é o alginato de sódio, que age formando uma barreira física acima do conteúdo gástrico e impedindo o refluxo da bolsa ácida para o esôfago. Após a sua ingestão, seus componentes reagem com o ácido presente no estômago, formando um gel de pH neutro que flutua no conteúdo gástrico por até 4 horas, formando uma barreira física que impede o contato deste conteúdo com o esôfago, aliviando assim, os sintomas de pirose. O ideal é que seja tomado cerca de trinta minutos após as refeições.

Teoricamente, os procinéticos podem ser utilizados de forma a aumentar a motilidade esofagiana e a depuração ácida; porém, poucos estudos reforçam seu uso de forma eficaz. Os procinéticos têm pouca eficácia no alívio dos sintomas e cicatrização de esofagite, quando comparados aos IBP. São atualmente indicados apenas para pacientes com sintomas dispépticos associados, tais como plenitude pós-prandial, eructações e náuseas que persistem apesar do tratamento clássico.

Tendo em vista as complicações a longo prazo e os custos econômicos do uso prolongado de medicamentos em pacientes com DRGE, existem algumas indicações para o tratamento cirúrgico antirrefluxo. São elas:

- Pacientes dos quais é exigido tratamento de manutenção com IBP, especialmente aqueles com menos de 40 anos de idade.
- Casos em que não é possível a continuidade do tratamento de manutenção, por exemplo, a impossibilidade de arcar financeiramente com os custos do tratamento clínico a longo prazo.
- DRGE complicada.

Classicamente, a esofagomanometria deve ser realizada em todo paciente candidato à cirurgia, para decisão quanto ao tipo de fundoplicatura a ser confeccionada, na suspeita de distúrbios motores associados e para localização do esfíncter esofagiano inferior para posicionamento do cateter de pHmetria.

Tratamento da DRGE Complicada
Estenose Péptica do Esôfago
Deve ser suspeitada nos pacientes portadores de DRGE que iniciam disfagia para sólidos, progressiva para líquidos.

A conduta inicial, além de terapia antissecretora com IBP dose dupla, é a dilatação endoscópica com velas ou balões, reservando-se a cirurgia para os casos graves e/ou refratários.

Úlcera de Esôfago
As úlceras diferenciam-se das erosões esofagianas por ultrapassarem a muscular da mucosa, podendo causar odinofagia e hemorragia digestiva alta. Ulcerações em saco herniário (úlceras de Cameron) também podem ocorrer, geralmente com caráter lento e insidioso, podendo ser responsáveis por quadros de anemia crônica.

O tratamento clínico constitui a melhor opção terapêutica. Recomenda-se o emprego de IBP em dose dupla por um período de pelo menos 8 semanas. Após a cicatrização, deve ser instituído tratamento de manutenção.

Esôfago de Barrett (EB)
Define-se EB como a substituição do epitélio escamoso estratificado do esôfago por epitélio colunar contendo células intestinais (metaplasia intestinal). Apesar do baixo risco para o adenocarcinoma do esôfago (0,3% ao ano), pacientes com EB devem ser submetidos à vigilância endoscópica em intervalos regulares.

A suspeição da presença do EB por meio do exame endoscópico se dá pela presença de epitélio de coloração vermelho-salmão ou alaranjada, com extensão ≥ 1 cm, proximal à junção esofagogástrica, cuja biópsia revela epitélio colunar com metaplasia intestinal.

Se houver evidências endoscópicas de esofagite (Los Angeles B, C ou D), recomenda-se repetir a endoscopia após 8-12 semanas de IBP, para garantir a cicatrização da esofagite e confirmar ou excluir o diagnóstico de EB, além de evitar o diagnóstico falso-positivo para displasia. Além da otimização do IBP, para o diagnóstico de displasia de qualquer grau, é necessária a avaliação da amostra por dois patologistas experientes.

A realização de exame endoscópico na população geral, como forma de *screening* para o EB, não é recomendada. No entanto, em pacientes com sintomas de refluxo de longa data (> 5 anos) e presença de dois ou mais fatores de risco (homens > 50 anos, caucasianos, obesos, história pregressa ou atual de tabagismo ou história familiar comprovada de EB ou adenocarcinoma), o rastreamento pode ser considerado.

Confirmado o diagnóstico de EB, a vigilância endoscópica é recomendada de acordo com o Quadro 42-8.

Pacientes com EB devem receber dose plena diária de IBP. O uso de dose dobrada só se justifica em casos de mau controle dos sintomas ou comprovação pHmétrica de necessidade de uso. Casos onde se detecta displasia, a terapia ablativa endoscópica de todo o epitélio de Barrett é recomendada.

QUADRO 42-8 Vigilância e Conduta no Paciente com Esôfago de Barret

Ausência de displasia	▪ Entre 1-3 cm: EDA com biópsias a cada 5 anos ▪ Entre 3-10 cm: EDA com biópsias a cada 3 anos ▪ Maior que 10 cm: individualizada. Acompanhar em centro de referência
Indefinido para displasia	▪ Avaliação de segundo patologista ▪ Otimizar IBP. EDA em 6 meses
Displasia de baixo grau	▪ Confirmar por segundo patologista ▪ Otimizar IBP. EDA em 6 meses ▪ Após 6 meses, sem displasia: EDA em 1 ano ▪ Duas EDA sem displasia – seguir como ausência de displasia ▪ EDA subsequente com displasia: considerar terapia ablativa endoscópica
Displasia de alto grau	▪ Confirmar por segundo patologista ▪ Anormalidades visíveis à EDA: ressecção endoscópica ▪ Sem área suspeita (diagnóstico por biópsia aleatória): repetir biópsias ▪ Se negativas para displasia: EDA em 3 meses ▪ Confirmada displasia de alto grau: ablação endoscópica por radiofrequência

AGC Clinical Guideline: Diagnosis and Management of Barrett's Esophagus. Guideline American College of Gastroenterology. *Am J Gastroenterol* 2015;111(1):30-50

BIBLIOGRAFIA

Bardhan K.D. Intermittent and on-demand use of proton pump inhibitors in the management of symptomatic gastroesophageal reflux disease. *Am J Gastroenterol* 2003;98(3 Suppl):S40-8.

Boeckxstaens GE, Rohof WO. Pathophysiology of gastroesophageal reflux disease. *Gastroenterol Clin N Am* 2014;43(1):15-25.

Bredenoord AJ, Hemmink GJ, Smout AJ. Relationship between gastrooesophageal reflux pattern and severity of mucosal damage. *Neurogastroenterol Motil* 2009;21:807-12.

Carlson DA, Pandolfino JE. Acid and nonacid reflux monitoring. *Gastroenterol Clin N Am* 2014;43:89-104.

Chey WD, Leontiadis GI. ACG Clinical Guideline: Treatment of Helicobacter pylori Infection. *Am J Gastroenterol* 2017;112(2):212-38.

Desai TK, Krishnan K, Samala N et al. The incidence of oesophageal adenocarcinoma in non-dysplastic Barrett's oesophagus: a metaanalysis. *Gut* 2012;61(7):970-6.

Drossman DA, Hasler WL. Rome IV – Functional GI Disorders: Disorders of Gut-Brain Interaction. *Gastroenterology* 2016;150(6):1257-61.

Fackler WK, Ours TM, Vaezi MF et al. Long-term effect of H2RA therapy on nocturnal gastric acid breakthrough. *Gastroenterology* 2002;122(3):625-32.

Fitzgerald RC, di Pietro M, Ragunath K et al. British Society of Gastroenterology (BSG) guidelines on the diagnosis and management of Barrett's oesophagus. *Gut* 2014;63(1):7-42.

II Consenso Brasileiro da Doença do Refluxo Gastro-Esofágico. São Paulo; 2003.

Jones MP, Sloan SS, Rabine JC et al. Hiatal hernia size is the dominant determinant of esophagitis presence and severity in gastroesophageal reflux disease. *Am J Gastroenterol* 2001;96:1711-7.

Katz PO, Stein EM. Medical management of gastroesophageal reflux disease. In: Richter JE, Castell DO (eds.). *The esophagus.* Oxford (UK): Wiley; 2012.

Madanick RD. Extraesophageal presentations of GERD: where is the science? *Gastroenterol Clin N Am* 2014;43(1):105-20.

Moraes-Filho JP, Chinzon D, Eisig JN et al. Prevalence of heartburn and gastroesophageal reflux disease in the urban Brazilian population. *Arq Gastroenterol* 2005;42(2):122-7.

Orlando RC. Why is the high-grade inhibition of gastric acid secretion afforded by proton pump inhibitors often required for healing of reflux esophagitis? An epithelial perspective. *Am J Gastroenterol* 1996;91:1692-6.

Roman S, Kharilas PJ. Overview of GERD treatments. In: Vela MF, Pandolfino JE, Richter JE (eds.). *Practical manual of GERD*. Oxford (UK): Wiley; 2013. p. 53-68.

Schenk BE, Kuipers EJ, Klinkenberg-Knol EC et al. Omeprazole as a diagnostic tool in gastroesophageal reflux disease. *Am J Gastroenterol* 1997;92(11):1997-2000.

Shaheen NJ, Falk GW, Iyer PG et al. AGC Clinical Guideline: Diagnosis and Management of Barrett's Esophagus. Guideline American College of Gastroenterology. *Am J Gastroenterol* 2015;111(1):30-50.

Sharma VK. Role of endoscopy in GERD. *Gastroenterol Clin N Am* 2014;43(1):39-46.

Sieh KR, Yi CH, Liu TT et al. Evidence for neurotrophic factors associating with TRPV1 gene expression in the inflamed human esophagus. *Neurogastroenterol Motil* 2010;22:971-8.

Sifrim D, Holloway R. Transient lower esophageal sphincter relaxations: how many or how harmful? *Am J Gastroenterol* 2001;96:2529-32.

Small AJ, Araujo JL, Leggett CL et al. Radiofrequency ablation is associated with decreased neoplastic progression in patients with Barrett's esophagus and confirmed low-grade dysplasia. *Gastroenterology* 2015;149(3):567-76.e3.

Talley NJ, Ford AC. Functional dyspepsia. *N Engl J Med* 2015;373(19):1853-63.

Talley NJ, Vakil NB, Moayyedi P. American gastroenterological association technical review on the evaluation of dyspepsia. *Gastroenterology* 2005;129(5):1756-80.

Tutuian R, Vela MF, Hill E et al. Characteristics of symptomatic reflux episodes on acid suppressive therapy. *Am J Gastroenterol* 2008;103:1090-6.

Vela MF, Craft BM, Sharma N et al. Refractory heartburn: comparison of intercellular space diamter in documented GERD vs. functional heartburn. *Am J Gastroenterol* 2011;106:844-50.

Vela MF. Medical treatments of GERD: the old and new. *Gastroenterol Clin N Am* 2014;43:121-33.

Weusten B, Bisschops R, Coron E et al. Endoscopic management of Barrett's esophagus: European Society of Gastrointestinal Endoscopy (ESGE) Position Statement. *Endoscopy* 2017;49(2):191-8.

43 Diarreia

Mayumi Tatagiba Kuwabara ▪ Heitor Siffert Pereira de Souza

DIARREIA AGUDA

Definição
Tem duração inferior a 14 dias.

Etiologia
A etiologia mais comum é a infecciosa, podendo ser causada por vírus, bactéria ou parasita (menos comum) (Quadro 43-1).

Vírus é a causa mais comum; já a bactéria está mais associada a viagens, comorbidades e alimentos contaminados. Entretanto, a diarreia aguda também pode ser causada por toxinas, medicamentos, supercrescimento bacteriano, ou secundária a processos inflamatórios não infecciosos, além da diarreia osmótica e disabsortiva.

A maioria dos casos é autolimitada, devendo a investigação mais apurada ficar reservada para casos em que há **sinais de alarme**, como os que seguem abaixo:

- Doença moderada a severa: sinais de desidratação, mais de 6 episódios em 24 horas, dor abdominal intensa.
- Fezes francamente sanguinolentas.
- Sintomas com duração de mais de 7 dias para esclarecimento da etiologia e tratamento específico.
- Imunocomprometidos.
- Idosos com mais de 70 anos, comorbidades que podem ser exacerbadas por hipovolemia, como cardiopatias, imunocomprometidos, doença inflamatória intestinal (DII) e gravidez.
- Questão de saúde pública: epidemias em creches, asilos, quartéis, navios, etc.

QUADRO 43-1 Agentes mais Comuns de Diarreia Aguda

Vírus	Bactérias	Parasitas
▪ Adenovírus ▪ Rotavírus ▪ Norovírus	▪ *E. coli* (enterotoxigênica, enteroinvasiva e êntero-hemorrágica) ▪ *S. aureus* ▪ *Salmonella* ▪ *Shigella* ▪ *Yersinia* ▪ *Clostridium difficille* ▪ *Campylobacter jejuni*	▪ *Entamoeba histolytica* ▪ *Giardia lamblia* ▪ *Cryptosporidium* ▪ *Microsporidia* ▪ *Ciclospora*

Abordagem Diagnóstica

A abordagem diagnóstica das diarreias agudas está resumida na Figura 43-1.
Na abordagem diagnóstica é importante estarmos atentos para alguns dados da história clínica para chegarmos à patogênese da diarreia (Quadro 43-2).

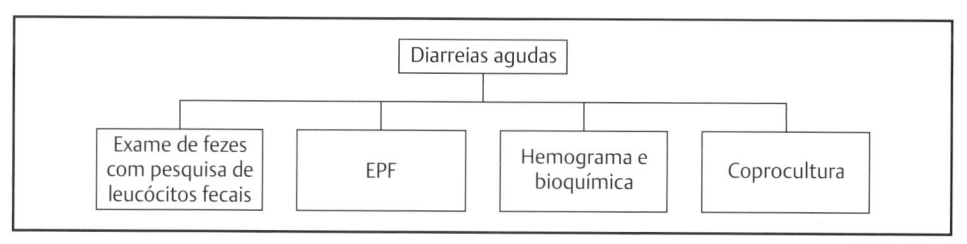

Fig. 43-1. Investigação diagnóstica da diarreia aguda.

QUADRO 43-2 Pistas Diagnósticas

História	Patogênese
Dor abdominal, diarreia inflamatória, sem febre	E.coli, produtora de toxina shiga-like
Diarreia inflamatória	Salmonella, Shigella, E. coli produtora de Shiga-toxina, Campylobacter, Yersinia
Acampamento, consumo de água não tratada	Giardia
▪ Arroz frito ▪ Carne moída ou brotos de sementes crus ▪ Leite não pasteurizado ▪ Frutos do mar, principalmente marisco cru ▪ Carne bovina, suína ou aves malcozidas	▪ Bacillus cereus ▪ E. coli produtora Shiga-toxina (E. coli O157:H7) ▪ Salmonella, Campylobacter, Lysteria, E. coli produtora de Shiga-toxina ▪ Vibrio cholerae, Vibrio parahaemolyticus ▪ S. aureus, Campylobacter, Salmonella, Clostridium perfringes, E. coli produtora de Shiga-toxina, Yersinia
Moradores de instituições fechadas	Rotavírus, Cryptosporidium, Shigella, Giardia
Contato sexual fecal-oral	Shigella, Salmonella, Campylobacter, protozoários
Imunodepressão	Cryptosporidium, Microsporidia, Micobaterium avium, Isospora, Citomegalovirus, Lysteria
Gestantes	Lysteria
▪ Diarreia do viajante ▪ Intoxicação alimentar	▪ E. coli enterotoxigênica é a mais comum. ▪ Início dos sintomas em 6 horas: Staphylococcus, geralmente com vômitos

Tratamento

Reposição hidroeletrolítica é a base do tratamento das diarreias agudas em todos os graus de severidade.

- Terapia de reidratação oral (TRO): é a via de escolha na maioria dos casos; pode se iniciar com 200 mL a cada evacuação.
  • Soro caseiro: 1 colher de café de sal + 1 colher de sopa de açúcar em 200 mL de água.

- Soro de reidratação oral: misturar o envelope em 1 litro de água;

> **PACIENTE COM SINAIS DE DESIDRATAÇÃO GRAVE**
> Sinais de choque hipovolêmico, falência na TRO ou vômitos incoercíveis – faz-se necessária a hidratação venosa em ambiente hospitalar

- Hidratação parenteral. Etapa rápida com soro fisiológico deve ser iniciada (em torno de 30 mL/kg em 30 minutos), pode ser repetida até melhora clínica. O paciente deve ser mantido no hospital até reidratação completa. Para a manutenção a hidratação pode ser feita pela via oral.
- A realimentação precoce comprovou ser benéfica na diminuição do período de doença, melhorando a permeabilidade intestinal causada pela infecção, com melhor resultado nutricional final.

> Evitar fibras, alimentos gordurosos e laticínios
> (em razão da deficiência secundária de lactase em episódios diarreicos)

- Antidiarreicos: administrá-los apenas em diarreias não inflamatórias (Quadros 43-3 e 43-4).
  - Loperamida.
  - Difenoxilato (lomotil).
  - Subsalicilato de bismuto (pode ser usado em diarreias inflamatórias).
- Probióticos: não indicado em episódios diarreicos agudos.

QUADRO 43-3 Antibioticoterapia

Agentes	Antibióticos
E. coli enteroinvasiva, enterotoxigênica, Shigella, Campylobacter jejuni*, Salmonella, Yersinia	▪ Ciprofloxacino 500 mg 12/12 h por 3-5 dias ▪ Levofloxacino 500 mg dose única ou 3 dias[a] ▪ Azitromicina* 1 g dose única ou 3 dias[a]
Clostridium difficille	▪ Metronidazol 500 mg 8/8 h ou ▪ Vancomicina 125 mg 6/6 h VO por 10-14 dias
Entamoeba histolytica	▪ Assintomáticos: agentes intraluminais como Paramomicina para eliminar cistos (25-30 mg/kg 8/8 h por 7 dias) ▪ Sintomáticos: Metronidazol (500-700 mg 8/8 h por 7-10 dias), Tinidazol (2 g diários por 3 dias), ou Nitazoxanida (500 mg 12/12 h por 3 dias)
Giardia	▪ Tinidazol (2 g dose única) ▪ Metronidazol (250 mg 8/8 h por 7 dias) ▪ Nitazoxanida (500 mg 12/12 h por 3 dias)
Vibrio cholerae	▪ Doxiciclina 300 mg dose única ▪ Tetraciclina 500 mg 6/6 h por 3 dias ▪ Ciprofloxacino 1 g dose única ▪ Azitromicina 1 g dose única

*Em casos de resistência às quinolonas, fazer azitromicina 1 g VO dose única.
[a]Se sintomas não se resolverem após 24 horas, completar 3 dias de tratamento.

QUADRO 43-4 Medicamentos Utilizados na Diarreia

Droga	Apresentação comercial	Doses	Indicações	Efeitos colaterais	Contraindicações
Ciprofloxacino	Cipro, Proflox, Nixin, Floxen, Ciflox, Proxacin Cáp 250 e 500 mg	500 mg/dose 2 vezes/dia por 5 a 7 dias	Diarreia invasiva, doenças crônicas graves	Vômito, náusea, diarreia, dispepsia, hemorragia digestiva, colite pseudomembranosa, hiperglicemia, hematúria, aumento de transaminases, nefrite intersticial	Não deve ser usado concomitantemente com aminofilina ou teofilina. Deve ter a dose corrigida na insuficiência renal
Ofloxacino	Flogirax, Oflocin Cáp 200 mg	200 a 400 mg/dose 2 vezes/dia	Diarreia invasiva, doenças crônicas graves	Cefaleia, náusea, vômito, diarreia, anorexia, dispepsia, distúrbios do sono, hepatite, nefrite intersticial	–
Norfloxacino	Floxacin, Respexil, Uroflox, Norfloxan Cáp 400 mg	400 mg/dose 2 vezes/dia por 5 dias	Diarreia invasiva, doenças crônicas graves	Cefaleia, tonteira, fraqueza, distúrbios do sono, depressão, ansiedade, tremor, zumbido, Síndrome de Guillain-Barré, hepatite, insuficiência renal aguda	–
Sulfametoxazol-trimetoprim	Bactrim, Bacsulftrin, Bacteracin, Trimexazol, Clotrizol Cáp 400 + 80 mg Cáp F 800 + 160 mg	800 + 160 mg/dose 2 vezes/dia por 3 dias	Diarreia invasiva, doenças crônicas graves	Confusão, depressão, convulsão, alucinações, ataxia, febre, meningite asséptica, dermatite, eritema multiforme, Stevens-Johnson, agranulocitose, aplasia de medula, hepatite, colestase, nefrite intersticial	Porfiria, deficiência de folato, insuficiência renal, insuficiência hepática, primeiro trimestre da gestação

(Continua)

QUADRO 43-4 Medicamentos Utilizados na Diarreia (Continuação)

Droga	Apresentação comercial	Doses	Indicações	Efeitos colaterais	Contraindicações
Doxiciclina	Vibramicina, Clordox, Doxilina Cáp 100 mg	100 mg/dose 1 a 2 x/dia	Diarreia invasiva, doenças crônicas graves	Anorexia, náusea, vômito, diarreia, boca seca, glossite, pericardite, hipertensão intracraniana	Insuficiência hepática, gestantes e menores de 8 anos
Metronidazol	Flagyl, Candifen, Flazol, Metronide, Flagimax Cáp 250 e 400 mg	Amebíase: 500 a 750 mg/dose 3 x/dia por 10 dias. Repetir após 1 a 2 semanas Colite pseudomembranosa: 500 mg 8/8 h por 14 dias Giardíase: 250 mg/dose 3 x/dia por 7 dias Repetir após 1 a 2 semanas	Amebíase, colite pseudomembranosa e giardíase	Cefaleia, tonteira, ataxia, confusão, convulsão, alucinação, insônia, parestesia, neuropatia, gosto metálico, anorexia, boca seca, pancreatite, candidíase vaginal, leucopenia, neutropenia	Não consumir bebida alcoólica durante o tratamento (risco de efeito dissulfiram)
Loperamida	Imosec, Diafuran, Diarresec, Diasec Cáp 2,0 mg	2 mg a cada evacuação diarreica Máximo de 16 mg/dia	Inibidor do peristaltismo	Sedação, fadiga, tonteira, cansaço, erupção cutânea, constipação, boca seca	Diarreias infecciosas e invasivas. Não consumir bebida alcoólica durante o tratamento
Difenoxilato + atropina	Lomotil Cáp 2,5 mg	2,5 a 5 mg/dose 3 a 4 x/dia	Inibidor do peristaltismo	Pele seca, febre, taquicardia, retenção urinária, rubor, vasodilatação, sedação, euforia, prurido, fraqueza, pancreatite, depressão respiratória	Hepatopatia grave, colestase, idade inferior a 2 anos, glaucoma. Risco maior na Síndrome de Down
Racecadotrila	Tiorfan Cáp 100 mg	100 mg/dose a cada 8 horas até ceder diarreia	Inibidor da secreção intestinal	Cefaleia, sonolência, vertigem, constipação	–
Tintura de ópio	Elixir paregórico Frasco 30 mL	10 gotas/dose 1 a 4 x/dia	Antidiarreico narcótico, analgésico	Tonteira, vertigem, insônia, cefaleia, inquietação, depressão respiratória, dependência	–

Subsalicilato de bismuto	Peptozil Frasco 120 mL	30 mL a cada 30 minutos em até 8 doses/dia	Antidiarreico, antiácido e adjuvante na erradicação de *H. pylori*	Confusão, ansiedade, cefaleia, depressão mental, fraqueza, náusea, vômito, fezes acinzentadas	Disfunção renal grave
Bacillus cereus	Biovicerin Flaconete 10 mL	5 mL/dose 2 ×/dia	Probiótico	Não absorvido. Não foi relatado efeito colateral significativo	–
Lactobacillus acidophilus	Floren Sachê 14,3 mg Leiba Cápsulas Flaconete 10 mL	5 mL/dose 2 ×/dia	Probiótico	Não absorvido. Não foi relatado efeito colateral significativo	–
Saccharomyces boulardii	Floratil, Lactipan, Repoflor Cáp 100 e 200 mg Sachê 200 mg	100 a 200 mg 2 ×/dia	Probiótico	Não absorvido. Não foi relatado efeito colateral significativo	–
Saccharomyces cervisiae	Florax, Bioflorin Flaconete 5 mL	5 mL/dose 2 ×/dia	Probiótico	Não absorvido. Não foi relatado efeito colateral significativo	–
Enzimas pancreáticas	Panzytrat Cáp 25.000 U de lipase + 22.500 U de amilase + 1.250 U de protease	2 cápsulas por refeição	Insuficiência pancreática exógena e empírico na diarreia da AIDS	Espirro, lacrimejamento, asma, erupção cutânea	Pancreatite aguda, alergia à carne de porco

(Continua)

QUADRO 43-4 Medicamentos Utilizados na Diarreia *(Continuação)*

Droga	Apresentação comercial	Doses	Indicações	Efeitos colaterais	Contraindicações
Octreotide	Sandostatin Amp (1 mL) 0,05, 0,1 e 0,5 mg	Síndromes carcinoides: 0,1 a 0,6 mg/dia em 2 a 4 doses até 0,75 mg/dia em 2 a 3 doses ou 1 a 10 mcg/kg/dia em até 2 doses Diarreia da AIDS: 0,05 a 0,25 mg/dose em até 2 doses Diarreia pós-vagotomia: 0,1 a 0,2 mg/dose em 3 ou 4 doses	Análogo sintético da somatostatina, inibidor da secreção de hormônio de crescimento e de secreções gástricas, antidiarreico	Cefaleia, fraqueza, cãimbras, fadiga, tonteira, ansiedade, febre, convulsão, náusea, flatulência, colelitíase, esteatorreia, dispepsia, hepatite, aumento de transaminases, hipotensão, arritmias, oligúria com urina hiperosmolar	–
Clonidina	Atensina, Neo clodil Cáp 0,10, 0,15 e 0,20 mg	0,1 a 0,6 mg/dose 2 vezes/dia	Agonista alfa-adrenérgico, usado na diarreia secretória crônica do diabetes e criptosporidiase	Hipotensão postural, arritmia, bradicardia, taquicardia, BAV, ICC, sonolência, sedação, vertigem, constipação, boca seca, anorexia	Feocromocitoma, insuficiência renal, uso de anticoagulantes e coagulopatias
Psyllium	Metamucil Sachê 5,8 g Pote 174 g	0,5 a 1 sachê 1 a 2 vezes/dia	Fibra mucilóide hidrofílica, aumenta a consistência das fezes, indicada em casos de incontinência fecal e diarreia	Diarreia, cólica, broncospasmo, rinoconjuntivite	Impactação fecal, obstrução intestinal

- Antibióticos: indicações de tratamento empírico nas diarreias agudas.
  - As **quinolonas** são preferíveis.
    - Quadros graves.
    - Disenteria.
    - Frequência > 6 evacuações diárias.
    - Duração > 7 dias.
    - Idosos, comorbidades e imunocomprometidos.
    - Diarreia severa em viajantes.

DIARREIA CRÔNICA
Definição
Refere-se à diminuição da consistência das fezes, associada a aumento da frequência das evacuações (> 3 episódios/dia), com peso fecal > 200 g/dia.

Porém, não se deve utilizar apenas o aumento da massa fecal para caracterizar a diarreia, tendo em vista que dietas ricas em fibras podem aumentar o peso fecal, sem que a pessoa se queixe de diarreia. Por outro lado, algumas pessoas podem-se queixar de diarreia apenas pela diminuição da consistência das fezes, com peso fecal normal.

É importante diferenciar a diarreia verdadeira das pseudodiarreias como: incontinência fecal (alterações na anatomia anorretal ou neuromusculares), fecalomas, síndrome do intestino irritável ou proctite, que podem levar a perdas de pequeno volume fecal (< 200 g/dia), urgência retal e tenesmo.

A diarreia crônica é umas das principais causas que levam o paciente a procurar o médico, sendo importante ressaltar o impacto social e econômico que vem associado a essa doença.

Classificação
- **Aguda:** até 2 semanas.
- **Persistente:** 2 a 4 semanas.
- **Crônica:** > 4 semanas.

Quanto à Localização
- *Diarreias altas:* provenientes do intestino delgado, são caracterizadas como volumosas, podem cursar sem dor e, muitas vezes, estão associadas a síndromes disabsortivas.
- *Diarreias baixas:* provenientes do cólon, são caracterizadas por evacuações frequentes, em pequena quantidade, associadas a tenesmo e urgência fecal.

Quanto à Fisiopatologia (Quadros 43-5 e 43-6)
- *Aquosa:* pode ser **osmótica** ou **secretória**.
  - *Osmótica:* ocorre pela não absorção de elementos osmoticamente ativos, o que acarreta no excesso de fluido intraluminal e excede a capacidade de reabsorção do cólon. Cessa com jejum e com a suspensão da substância que a causou.
  - *Secretória:* manifesta-se como uma alteração no transporte de fluidos e eletrólitos através da mucosa enterocolônica. É caracterizada como volumosa e indolor, persistindo durante o jejum.
- *Gordurosa (esteatorreia):* representa uma alteração no processo de absorção da mucosa intestinal ou no processo digestivo.

QUADRO 43-5 Causas de acordo com a Classificação			
Aquosa	**Esteatorreia**	**Inflamatória**	**Motilidade**
■ Secretória • Alcoolismo • Enterotoxinas bacterianas • Má absorção de ácidos biliares • Medicações • Colite isquêmica • Causas endócrinas - hipertireoidismo, gastrinoma, vipoma, tumor carcinoide, mastocitose... • Laxantes não osmóticos • Neoplasias (linfoma, cólon) • Pós-operatório (gastrectomia, vagotomia, ressecção intestinal...) • Colagenoses (LES, esclerodermia, doença mista do tecido conjuntivo) ■ Osmótica • Laxantes osmóticos • Disabsorção carboidratos (lactose, frutose) • Açúcares não digeridos (manitol, sorbitol)	■ Má absorção • Doença celíaca, doença de Whipple, giardíase • Disabsorção de carboidratos • Sprue celíaco • *Bypass* gástrico • Alteração linfática (ICC, alguns linfomas) • Isquemia mesentérica crônica • Síndrome do intestino curto • Amiloidose • Congênita ■ Má digestão • Intolerância à lactose • Alterações hepatobiliares (p. ex., cirrose, colestase...) • Excesso de ácido biliar Intraluminal (p. ex., pós-colecistectomia) • Insuficiência pancreática exógena/obstrução do ducto pancreático • *Zöllinger-Ellison* • Fibrose cística • Síndrome do supercrescimento bacteriano	■ Doença inflamatória intestinal ■ Diverticulite ■ Infecções bacterianas • Tuberculose • *Clostridium difficile* • *Yersinia* ■ Parasitas invasivos (p. ex., *Entamoeba* sp.) ■ Infecções virais (CMV, Herpes) ■ Neoplasias (cólon, linfoma) ■ Colite linfocítica e colagenose ■ Colite actínica ■ Mastocitose	■ Pós-vagotomia ■ Disautonomia diabética ■ Esclerodermia ■ Hipertireoidismo

| **QUADRO 43-6** | Drogas e Toxinas Associadas à Diarreia |

- Antiácidos
- Antiarrítmicos
- Antibióticos
- Anti-hipertensivos
- Anti-inflamatórios
- Quimioterápicos
- Antirretrovirais
- Inibidores da bomba de prótons
- Antagonistas do receptor H2
- Colchicina
- Análogos da prostaglandina
- Teofilina

- *Inflamatória:* liberação de citocinas estimulam a secreção de substâncias e a motilidade intestinal; são fezes com presença de sangue, pus ou muco. São tidas como dolorosas, além da presença dos sinais inflamatórios sistêmicos.
- *Funcional:* caracterizada por dismotilidade intestinal, como **Síndrome do Intestino Irritável** e diarreia pelo Diabetes melito, causada por neuropatia autônomica.
- *Factícia:* **Síndrome Münchausen** e transtorno alimentar.

Investigação Diagnóstica

Anamnese e exame físico minuciosos são essenciais na avaliação do paciente com diarreia crônica, no intuito de diferenciar causas orgânicas das funcionais, diarreias aquosas das inflamatórias e das esteatorreias, direcionando para causas específicas (Fig. 43-2).

O Que Não Posso Deixar de Perguntar

Anamnese
- Dieta.
- Idade: risco de neoplasias aumenta se > 50 anos.
- Início: abrupto ou gradual.
- Duração: aguda, subaguda ou crônica.

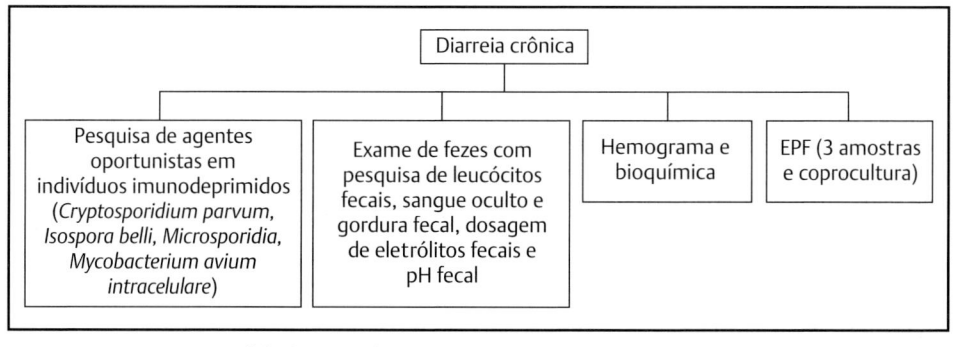

```
                        Diarreia crônica
        ┌───────────────┬──────────────┬──────────────┐
Pesquisa de agentes   Exame de fezes com   Hemograma e    EPF (3 amostras
oportunistas em       pesquisa de leucócitos  bioquímica    e coprocultura)
indivíduos imunodeprimidos  fecais, sangue oculto e
(Cryptosporidium parvum,  gordura fecal, dosagem
Isospora belli, Microsporidia,  de eletrólitos fecais e
Mycobacterium avium          pH fecal
intracelulare)
```

Fig. 43-2. Investigação inicial da diarreia crônica.

- Padrão: fatores agravantes e aliviadores (especialmente com alimentação), se ocorre no jejum ou no período noturno (sinal de alarme), se tem urgência fecal, presença de dor.
- Características das fezes: cor, se sanguinolenta (sinal de alarme), oleosas, com restos alimentares, volume, consistência, frequência.
- Uso de medicações recentes incluindo antibióticos.
- Etilismo.
- Viagens e internações hospitalares recentes, contatos com outras pessoas com diarreia.
- Sintomas associados: febre, perda de peso (sinal de alarme), anorexia, sinais sistêmicos, manifestações extraintestinais, angina mesentérica.
- Imunodepressão; se grupo de risco para HIV, intercurso anal.
- Humor: ansiedade, depressão, transtorno do pânico (síndrome do intestino irritável).
- História familiar, doenças pancreáticas, cirurgias e radiação prévias.

Exame Físico
Geralmente o exame físico é normal ou não fornece o diagnóstico, porém, fique atento às pistas diagnósticas (Quadro 43-7).

Laboratório
Todas as diarreias crônicas devem ser investigadas.

O Que Pedir?
- Hemograma, função hepática e renal, glicose, hormônios tireoidianos, eletrólitos, VHS, albumina e proteínas totais, sorologia para HIV.
- Análise fecal:
  - Exame parasitológico das fezes (EPF): 3 amostras com pesquisa para ovos, cistos, parasitos.
  - Coprocultura.

QUADRO 43-7 Achados do Exame Físico

Achados no exame físico	Implicações potenciais
▪ Hipotensão ortostática	▪ Neuropatias, desidratação
▪ Tremores, exoftalmia	▪ Hipertireoidismo
▪ Edema, perda muscular	▪ Desnutrição, enteropatias perdedoras de proteínas
▪ Dermografismo, urticária pigmentosa	▪ Mastocitose
▪ Macroglossia, púrpura puntiforme	▪ Amiloidose
▪ Hiperpigmentação	▪ Doença de Addison
▪ *Flushing*	▪ Síndrome carcinoide
▪ Dermatite herpetiforme	▪ Doença celíaca
▪ Artrite, olho vermelho, eritema nodoso, fístulas anais	▪ Doença inflamatória intestinal
▪ Linfadenopatia	▪ HIV, linfoma, neoplasias, tuberculose
▪ Massa abdominal	▪ Neoplasias, doença de Crohn
▪ Alteração do esfíncter anal ou presença de fecaloma	▪ Incontinência e impactação fecal respectivamente

QUADRO 43-8 Principais Causas de Diarreia Crônica e Exames Específicos

Diagnóstico	Sinais e sintomas	Achados laboratoriais
Doença celíaca	Anemia ferropriva, fadiga, perda peso, história familiar, dermatite herpetiforme	▪ Anticorpo antiendomísio IgA e antitransglutaminase IgA ▪ Diag. EDA com biópsia duodenal
Síndrome do intestino irritável	Cólicas abdominais, alteração de hábitos intestinais, presença de muco, episódios diarreicos exacerbados por estresse	▪ Diagnóstico de exclusão ▪ Exames normais ▪ Critérios de Roma IV + Manning (Quadros 43-9 e 43-10)
Giardíase	Dor epigástrica, esteatorreia	▪ EPF (pesquisa de cistos em fezes moldadas e trofozoítos em fezes líquidas) ▪ Aspirado ou biópsia duodenal
Doença inflamatória intestinal (DII)	Diarreia inflamatória, dor abdominal, hiporexia, perda peso, febre, história familiar	Colonoscopia com biópsia
Clostridium dificile	Diarreia inflamatória associada ao uso recente de antibióticos, até 1 mês depois e após 3 dias de hospitalização	▪ Retossigmoidoscopia evidenciando pseudomembrana ▪ Toxina A e B nas fezes
Intolerância à lactose	Diarreia crônica, flatulência, distensão abdominal relacionada com produtos lácteos	Teste respiratório do hidrogênio expirado
Síndrome do supercrescimento bacteriano	Alteração primária ou secundária da motilidade, cirurgias prévias ou deficiência de imunoglobulinas. Distensão e dor abdominal, diarreias disabsortivas	Cultura do aspirado em jejum
Insuficiência do pâncreas exócrino	Esteatorreia, perda de peso	▪ Testes diretos (estímulo hormonal com secretina) ▪ Elastase-1 fecal (indireto)
Imunossuprimido	HIV, uso de imunossupressores, deficiência de imunoglobulinas	Pesquisa de *Cryptosporidium parvum, Isospora belli, Microsporidia, Mycobacterium avium intracelulare*
Colite isquêmica	▪ Histórico de doença vascular ▪ Angina mesentérica	▪ Arteriografia ▪ Colonoscopia

- Elementos anormais nas fezes (EAF):
  - *Leucócitos:* calprotectina e lactoferrina são marcadores de atividade neutrofílica, sendo importante na diferenciação dos quadros inflamatórios dos funcionais.
  - *Gordura:* o exame qualitativo será através do teste Suddam III e quantitativo através da coleta de 72 horas, mantendo dieta de 100 g de gordura diária. É positiva se excreção > 6 g por dia.
  - *Sangue:* pesquisa de sangue oculto.
- pH e eletrólitos fecais (para realização do *gap* osmolar fecal*):
  - *pH < 5,5:* considerado ácido (intolerância a lactose ou disabsorção de gordura), excluindo uso de ATB.
  - *pH > 5,5:* considerada alcalinas (abuso de laxantes).

QUADRO 43-9	Critérios de Roma (citados no quadro 43-8)

- Dor abdominal recorrente por pelo menos uma vez na semana nos últimos 3 meses
- Associada a pelo menos dois ou mais desses fatores:
  - Relacionada com a evacuação
  - Associada à alteração na frequência das evacuações
  - Associada à alteração no formato das fezes

QUADRO 43-10	Critérios de Manning (citados no quadro 43-8)

- Dor que alivia com evacuação
- Evacuações mais presentes no início da dor
- Aumento da frequência das evacuações associada ao início da dor
- Distensão abdominal visível
- Eliminação de muco nas fezes
- Sensação de evacuação incompleta

A probabilidade de ser síndrome do intestino irritável é proporcional ao número de critérios presentes.

- *Gap osmolar fecal:* ajuda a diferenciar a forma osmótica da secretória → 290 - 2x (sódio fecal + potássio fecal).
  - Valor normal: 290 mOsm por kg.
  - Osmótica > 125 mOm por kg.
  - Secretória < 50 mOsm por kg.
- Retossigmoidoscopia/colonoscopia.

Tratamento

O tratamento deve ser escolhido de acordo com as causas específicas.

Entretanto, para todos os pacientes com diarreia crônica deve-se sempre ter em mente a importância da manutenção do estado de hidratação.

Está indicado tratamento empírico (antibiótico) em três situações:

1. Como tratamento inicial antes do diagnóstico definitivo.
2. Após exames não confirmarem o diagnóstico.
3. Em casos em que já se tem o diagnóstico, mas não há tratamento específico disponível ou houve falha no tratamento.

Orientações gerais:

- Com relação à alimentação, evitar alimentos de elevada osmolaridade, laticínios, alimentos gordurosos e frituras.
- Antidiarreicos (Quadro 43-4).

BIBLIOGRAFIA

Barr W, Smith A. Acute diarrhea. *Am Fam Physician* 2014;89(3):180.
Bonis P, Lamont T. *Approach to the patient with chronic diarrhea.* www.uptodate.com
Fine KD, Shiller LR. AGA technical review on the evaluation and management of chronic diarrhea. *Gastroenterology* 1999;116:1464-86.
Juckett G, Trivedi R. Evaluation of chronic diarrhea. *Am Fam Physician* 2011;84(10):1133-4.

Riddle MS, Dupont HL, Connor B. ACG Clinical Guideline: diagnosis, treatment, and prevention of acute diarrheal infections in adults. *Am J Gastroenterol* 2016;111(5):602-22.

Thomas PD *et al*. Guidelines for the investigation of chronic diarrhoea, 2nd edition. *Gut* 2003;52 Suppl 5:v1-15.

Wanke C. Approach to the adult with acute diarrhea in developed countries. (acesso em 15 de outubro 2016).www.uptodate.com

44 Constipação Intestinal

Gustavo Bairral Bragança ▪ *Heitor Siffert Pereira de Souza*

INTRODUÇÃO
A constipação intestinal é uma das queixas mais comuns na prática clínica. Pode ser causada por diversas doenças e mecanismos e, eventualmente, irá se apresentar como a primeira manifestação de síndromes metabólicas, como diabetes melito, hipotireoidismo, hipercalcemia, e das doenças intestinais. Frequentemente, a constipação ocorre como um efeito colateral de medicamentos.

DEFINIÇÃO
A constipação tem sido definida como uma frequência de evacuações inferior a três vezes por semana, porém, seu conceito é mais amplo. Dessa forma, foram criados critérios para sua melhor definição. O diagnóstico deve ser baseado na presença desses critérios por pelo menos 3 meses (com início dos sintomas, pelo menos, 6 meses antes do diagnóstico).

Critérios de Roma IV
1. Deve incluir dois ou mais dos seguintes critérios:
   - Demora em mais de 25% das defecações.
   - Fezes duras ou irregulares em mais de 25% das defecações.
   - Sensação de evacuação incompleta em mais de 25% das defecações.
   - Sensação de obstrução anorretal ou bloqueio em mais de 25% das defecações.
   - Manobras manuais para facilitar mais de 25% das evacuações.
   - Menos de três evacuações espontâneas por semana.
2. Fezes moles raramente estão presentes, sem a utilização de laxantes.
3. Não há critérios suficientes para síndrome do intestino irritável.
   - Embora os pacientes com constipação funcional possam apresentar dor abdominal e/ou distensão, esses não são os sintomas predominantes.

EPIDEMIOLOGIA
A prevalência de constipação crônica é estimada em torno de 15% na população. Em geral, mulheres e idosos são mais afetados, sobretudo a partir dos 60 anos de idade. Também se apresenta em indivíduos com pouca atividade física diária, de baixas renda e educação.

ETIOLOGIA E FISIOPATOLOGIA
A constipação pode ser conceitualmente considerada como manifestação do movimento lentificado das fezes pelo cólon ou reto uma vez que, com poucas exceções, o trânsito proximal do trato gastrointestinal é normal. A diminuição do trânsito colônico pode ser idiopática ou ocorrer em decorrência de causas secundárias.

Constipação Idiopática ou Funcional

É uma doença predominantemente de mulheres. A dor abdominal é incomum e as queixas do paciente incluem a evacuação infrequente, esforço ao evacuar, ou ambos; estes sintomas muitas vezes não conseguem ser resolvidos com suplementos de fibra ou laxantes leves.

Existem vários subtipos de constipação idiopática grave, que podem ser distinguidas por estudos de função intestinal. São eles: trânsito colônico normal, inércia colônica ou trânsito lento, atraso de saída, defecação dissinérgica, megacólon e megarreto. Em geral, a diferenciação entre as formas de apresentação é difícil, mas, no entanto, o tratamento por vezes é semelhante, não sendo necessário diagnóstico preciso da condição.

Causas Secundárias da Constipação Crônica

Condições associadas à constipação incluem doenças neurológicas e metabólicas, lesões obstrutivas do trato gastrointestinal, incluindo câncer colorretal, doenças endócrinas, como diabetes melito, e doenças psiquiátricas, tais como a anorexia nervosa. A constipação também pode se dever a efeito colateral de drogas (Quadros 44-1 e 44-2).

QUADRO 44-1 Causas de Constipação Crônica

Doenças neurológicas	Alterações não neurológicas
■ Periféricas • Diabetes melito • Neuropatia autonômica • Doença de Hirschsprung • Doença de Chagas • Pseudo-obstrução intestinal ■ Central • Esclerose múltipla • Doença de Parkinson • Lesão espinocortical	■ Hipotireoidismo ■ Hipocalemia ■ Anorexia nervosa ■ Gravidez ■ Pan-hipopituitarismo ■ Esclerodermia ■ Distrofia miotônica
	Constipação idiopática/funcional
Síndrome do intestino irritável	■ Trânsito colônico normal ■ Constipação por trânsito lento ■ Defecação dissinérgica
Drogas	

Fonte: Etiology and evaluation of chronic constipation in adults. www.uptodate.com, 2016.

QUADRO 44-2 Drogas Associadas à Constipação

■ Analgésicos
■ Anticolinérgicos
  • Anti-histamínicos
  • Antidepressivos
  • Antipsicóticos
■ Agentes que contenham cátions
  • Suplementos de ferro
  • Alumínio (antiácidos, sucralfato)
  • Bário
	■ Agentes de ativação neural
	  • Opioides
	  • Anti-hipertensivos
	  • Bloqueadores ganglionares
	  • Bloqueadores dos canais de cálcio
	  • Antagonistas dos receptores 5HT3

Fonte: Etiology and evaluation of chronic constipation in adults. www.uptodate.com, 2016.

AVALIAÇÃO

A abordagem inicial do paciente com constipação crônica inclui uma avaliação cuidadosa da história e do exame físico. A avaliação laboratorial, endoscópica e os estudos radiológicos devem ser realizados apenas em indivíduos selecionados, apresentando sinais de alarme como hematoquezia, perda de peso, história familiar de câncer de cólon ou de doença inflamatória intestinal, anemia ou manifestação aguda de constipação em idosos (Fig. 44-1).

Assim, o tratamento empírico (educação do paciente, avaliação de mudanças na dieta, e teste com uso de fibras) sem a realização de testes de diagnóstico pode ser considerado quando as características de alarme estão ausentes. Em pacientes nos quais a causa da constipação intestinal não é encontrada com a referida avaliação, estudos adicionais devem ser realizados para auxiliar na investigação diagnóstica.

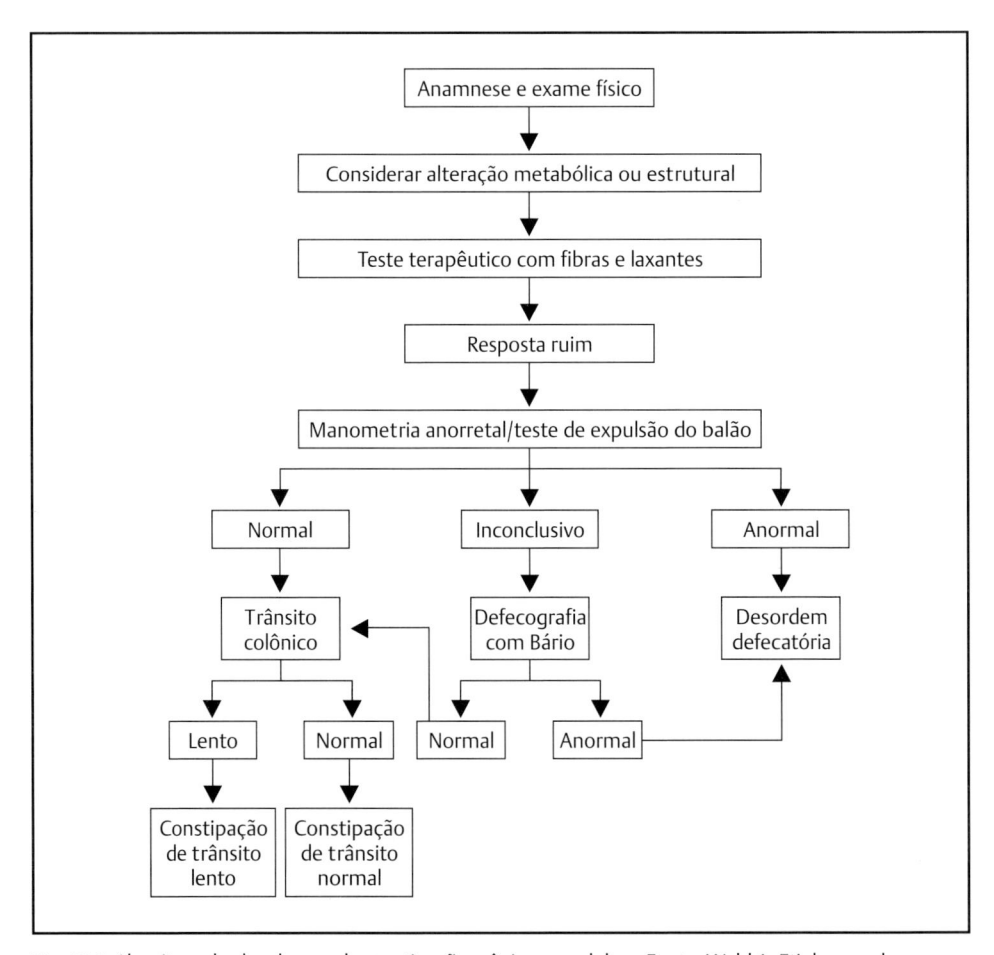

Fig. 44-1. Algoritmo de abordagem da constipação crônica em adultos. Fonte: Wald A. Etiology and evaluation of chronic constipation in adults. www.uptodate.com, 2016. (Acesso em 2017. Maio 2).

HISTÓRIA
Na anamnese, é importante definir a natureza e a duração dos sintomas. Idealmente, solicita-se um diário das evacuações, durante um período preestabelecido, para diferenciar a constipação dos hábitos intestinais normais. A história também deve se concentrar na identificação de causas secundárias de constipação. É preciso avaliar a existência de outras manifestações extraintestinais e a história de uso de medicamentos. Muitos distúrbios sistêmicos ou neurológicos que afetam a motilidade do cólon podem afetar os órgãos fora do trato gastrointestinal e, portanto, pacientes com esses transtornos podem ter outros sintomas, além de prisão de ventre. Processos locais (p. ex., tumores), muitas vezes, produzem outros sintomas, tais como dor abdominal ou sangramento retal.

EXAME FÍSICO
O exame físico geral pode ser normal na maioria dos pacientes que apresentam constipação crônica, porém, um exame retal é sempre importante. A identificação de fissuras ou hemorroidas pode levantar a suspeita de constipação. Essas anormalidades, em geral, cursam com dor importante podendo gerar retenção voluntária das fezes e, como efeito secundário, a constipação.

MÉTODOS ENDOSCÓPICOS
A retossigmoidoscopia e a colonoscopia podem identificar lesões que estreitam ou ocluem a luz intestinal. Sugerimos colonoscopia diagnóstica em pacientes com constipação nas seguintes definições:

- Pacientes com idade superior a 50 anos, apresentando constipação não observada anteriormente. Esta é a idade para início de rastreamento de neoplasia de cólon em paciente sem história familiar.
- Pacientes com constipação e sinais de alarme (sangramento retal, sangue oculto positivo nas fezes, anemia por deficiência de ferro, perda de peso, sintomas obstrutivos, início recente de constipação em pessoas sem uma explicação óbvia, história familiar de câncer colorretal ou de doença inflamatória intestinal).
- Antes de cirurgia para constipação.

MÉTODOS RADIOLÓGICOS
1. **Radiografia de abdome:** detecção de retenção de fezes no cólon; pode sugerir o diagnóstico de megacólon; monitorização da limpeza do intestino em pacientes com retenção fecal.
2. **Radiografias contrastadas (com bário):** quando há suspeita de doença de Hirschsprung clássica, podem revelar dilatação proximal do cólon.
3. **Estudos de trânsito colônico:** são mais úteis na avaliação de pacientes cuja queixa principal é a defecação infrequente. Indicado para pacientes com constipação crônica que são refratários a laxantes e outras medidas conservadoras, para diferenciação de trânsito colônico normal ou lento.
4. **Estudo com marcador radiopaco:** realizado por meio de observação da circulação de marcadores radiopacos através do intestino. Várias abordagens diferentes têm sido utilizadas, incluindo a ingestão do marcador único ou múltiplo.
5. **Cápsula de motilidade sem fio:** indicado para pacientes com constipação crônica que são refratários a laxantes e outras medidas conservadoras para diferenciar trânsito no

cólon normal do lento. As características de sensibilidade e especificidade foram semelhantes aos testes de marcador radiopaco e cintilografia de esvaziamento gástrico.
6. **Defecografia:** fornece informações sobre alterações anatômicas e funcionais do complexo anorretal. É mais útil quando se suspeita de potenciais causas anatômicas para os sintomas (p. ex., enterocele e intussuscepção) ou quando os resultados da manometria estão em desacordo com o teste do balão.
7. **Testes como ressonância magnética (RM) e defecografia por RM dinâmica:** podem avaliar a anatomia do esfíncter e a morfologia pélvica global, além do movimento dinâmico, proporcionando, assim, uma informação mais valiosa sem radiação. Estes testes são caros, não estão amplamente disponíveis, e não demonstram benefício clínico quando comparados com a defecografia padrão.

ESTUDOS DE MOTILIDADE
1. **Manometria anorretal:** fornece informações abrangentes sobre a função do esfíncter anal em repouso e durante as manobras de defecação. Dessa forma, o exame ajuda para o diagnóstico de defecação dissinérgica e de problemas sensoriais no reto.
2. **Manometria colônica:** avalia a atividade de pressão intraluminal do cólon e do reto e fornece informações detalhadas sobre os aspectos qualitativos, como padrão de atividade motora e aspectos quantitativos da motilidade do cólon. Até o momento, não há evidências de que essa informação acrescente valor para a gestão de constipação crônica na prática clínica e este teste está disponível para uso clínico em centros selecionados.
3. **Balão de expulsão:** simples e fisiológico, avalia a capacidade de um sujeito para expelir fezes por meio de uma simulação. A expulsão de um balão cheio de água (50 mL) fornece alguma informação sobre a defecação e pode ser utilizado como um simples teste de rastreio ambulatorial de disfunção de defecação.

TRATAMENTO
Após a avaliação inicial, considerando as principais causas orgânicas e na ausência de sinais de alarme, pode-se implementar fibras e laxantes como teste terapêutico. A abordagem subsequente, de um paciente crônico, dependerá do resultado dos estudos que podem indicar trânsito no cólon normal ou diminuído, e se há uma disfunção de defecação. A escolha específica de agentes e a ordem de sua introdução variam de acordo com a etiologia da doença.

1. **Educação do paciente:** envolve esforços para reduzir a dependência de laxantes e orientação para o aumento na ingestão de líquidos e fibras. Os pacientes devem ser aconselhados a tentar defecar após as refeições, tirando assim partido do aumento pós-prandial normal na motilidade do cólon. Isto é particularmente importante na manhã, quando a atividade motora do cólon é maior.
2. **Mudanças dietéticas e laxantes formadores de massa:** fibra dietética e laxantes formadores de massa, tais como sementes de psílio (p. ex., metamucil), metilcelulose (p. ex., citrucel), policarbofil de cálcio (p. ex., fibercon), e dextrina de trigo (p. ex., benefiber) são a abordagem mais fisiológica e eficaz. Tomados em conjunto com a quantidade adequada de líquidos, podem melhorar hábitos intestinais em muitos pacientes com constipação. Além disso, a ingestão de ameixa mostrou benefício em estudos para melhora do hábito intestinal. A quantidade recomendada de fibra dietética é de 20 a 35 g/dia. Além de consumir alimentos com alto teor de fibras, os pacientes podem adicionar farelo bruto (2 a 6 colheres em cada refeição) seguido de um copo de água ou outra bebida para atingir o objetivo da ingestão de fibra.

3. **Surfactantes:** há pouca evidência para apoiar o uso de agentes tensoativos em constipação crônica. Os laxantes, tais como docusato de sódio (p. ex., colace) destinam-se a diminuir a tensão superficial das fezes, permitindo assim que a água penetre mais facilmente nas fezes.
4. **Agentes osmóticos:** polietileno glicol (p. ex., muvinlax). Açúcares fracamente absorvidos ou açúcares não absorvíveis, e laxantes salinos causam a secreção de água intestinal e, assim, aumentam a frequência das evacuações. O uso excessivo desses agentes pode resultar em distúrbios eletrolíticos e alteração volêmica em pacientes com disfunção renal e cardíaca. Uma abordagem razoável é começar com 17 g de pó dissolvido em 8 mL de água uma vez por dia, titulando-se para cima ou para baixo (até um máximo de 34 g por dia).
5. **Dissacarídeos sintéticos:** a lactulose é um dissacarídeo sintético que não é metabolizado pelas enzimas intestinais. Assim, a água e os eletrólitos permanecem dentro do lúmen intestinal em razão do efeito osmótico do açúcar não digerido. A lactulose requer algum tempo (24 a 48 horas) para atingir o seu efeito. O sorbitol é igualmente eficaz e uma alternativa menos dispendiosa.
6. **Laxantes salinos:** leite de magnésia, citrato de magnésio, ou água contendo quantidades elevadas de sulfato de magnésio são mal absorvidos e atuam como soluções hiperosmolares. Hipermagnesemia, principalmente em pacientes com insuficiência renal, é a principal complicação.
7. **Laxantes estimulantes:** Bisacodil (p. ex., algumas formas de dulcolax), sene (p. ex., senokot), e picossulfato de sódio (p. ex., dulcolax gotas) exercem seus efeitos principalmente por meio de alteração do transporte de eletrólitos através da mucosa intestinal. Também aumentam a atividade motora do intestino. A ingestão diária contínua destes agentes pode estar associada à hipocalemia, enteropatia com perda de proteínas e à sobrecarga de sal.

MANEJO DA CONSTIPAÇÃO GRAVE

Pacientes com constipação intensa apresentam falha das terapias propostas anteriormente e necessitam de outras abordagens.

1. **Supositórios:** para o tratamento da disfunção de defecação, o ideal é iniciar com uso de supositórios (glicerina ou bisacodil), que tornam as fezes líquidas, facilitando o processo de defecação.
2. **Desimpactação:** doentes com impactação fecal devem ter inicialmente a desimpactação começando com a fragmentação manual, se necessário. Depois disso é feito um enema com óleo mineral para ajudar a amolecer as fezes e proporcionar lubrificação.
3. **Educação:** a formação do hábito tem sido usada com sucesso em crianças com constipação grave. Um programa modificado também pode ser útil em adultos com constipação neurogênica, demência, ou naqueles com deficiências físicas.
4. *Biofeedback*: abordagem comportamental que pode ser utilizada para corrigir a contração inadequada da musculatura do assoalho pélvico e do esfíncter anal externo durante a defecação, especialmente em pacientes com disfunção de defecação, como por exemplo, defecação dissinérgica.
5. **Terapia farmacológica:** linaclotide, lubiprostone, prucaloprida, misoprostol e colchicina são drogas eficazes para o tratamento da constipação crônica. No entanto, algumas delas ainda não estão disponíveis no Brasil e têm importantes efeitos colaterais.

6. **Colectomia:** a colectomia subtotal com anastomose ileorretal pode melhorar dramaticamente a constipação incapacitante em pacientes cuidadosamente selecionados. Pelo menos cinco critérios devem ser cumpridos antes de se considerar a cirurgia:
    - Constipação crônica e incapacitante sem resposta à terapia médica.
    - Padrão de trânsito colônico lento (inércia colônica).
    - Exclusão de pseudo-obstrução com estudos radiológicos e manometria.
    - Descartar disfunção do assoalho pélvico com base na manometria anorretal.
    - Dor abdominal não poderá ser um sintoma proeminente.

A maioria dos pacientes se mostra satisfeita com os resultados da cirurgia, relatando melhora da qualidade de vida. As complicações mais frequentes são obstrução de intestino delgado e íleo prolongado. A cirurgia é o tratamento de escolha para a doença de Hirschsprung.

BIBLIOGRAFIA

Johanson JF. Review of the treatment options for chronic constipation. *Med Gen Med* 2007;9(2):25-32.

Lacy BE, Weiser K. Gastrointestinal motility disorders. *Dig Dis* 2006;24:228-42.

Longstreth GF, Thompson WG, Chey WD *et al.* Functional bowel disorders. *Gastroenterology* 2006;130:1480-91.

Rao SSC. Constipation: evaluation and treatment of colonic and anorectal motility disorders. *Gastroenterol Clin N Am* 2007;36:687-711.

Rockey DC. Constipation. In: Feldman M, Friedman LS, Brandt LJ. *Sleisenger & Fordtran's Gastrointestinal and Liver Disease: Pathophysiology, Diagnosis, Management*, 8th ed. Philadelphia: Saunders Elsevier; 2006. cap. 12. p. 221-53.

Wald A. Constipation in the primary care setting: current concepts and misconceptions. *Am J Medicine* 2006;119(9):736-9.

Wald A. Etiology and evaluation of chronic constipation in adults. *www.uptodate.com* (Acesso em 2017 maio 2).

Wald A. Management of chronic constipation in adults. *www.uptodate.com* (Acesso em 2017 maio 2).

45 Parasitoses Intestinais

Thales Bittencourt de Amorim Nepomuceno de Oliveira
Larry Alaluna Barradas ▪ *Denise Ferreira Vigo Potsch*

INTRODUÇÃO

As parasitoses intestinais são decorrentes da infecção por helmintos ou protozoários e, atualmente, são importantes agravos à saúde, com grande repercussão em todo o mundo.

A OMS estima que existam 3,5 bilhões de infectados, dos quais 450 milhões apresentam manifestações clinicamente significativas, essas principalmente em crianças.

A maioria das manifestações clínicas dessas parasitoses está relacionada com o trato gastrointestinal, não sendo específica ou patognomônica. Muitas vezes ocorrem de forma assintomática. O diagnóstico exige substancial suspeita, sendo importante conhecer a origem, situação de moradia, hábitos alimentares, o estado imune e a presença ou não de comorbidade no indivíduo.

Dentre esses parasitas alguns, como *Cystoisospora belli, Cyclospora cayetanensis, Cryptosporidium parvum, Enterocytozoon bieneusi* e *Encephalitozoon intestinalis,* passaram a ter importância após o surgimento da síndrome de imunodeficiência adquirida (AIDS), na década de 1980, e, posteriormente, com o aumento da população de imunodeficientes, em função do emprego de terapia imunossupressora em pacientes com neoplasia e transplantados.

Nestes indivíduos as manifestações clínicas de alguns desses parasitas podem ser mais graves, às vezes com disseminação sistêmica e óbito.

HELMINTÍASES

Os helmintos ou vermes são animais de vida livre que podem parasitar os humanos. Na sua classificação estão representados em três ramos: os Platyhelminthes, Nemathelminthes e os Annelida. Estes últimos não parasitam o homem.

Serão estudados alguns dos helmintos mais prevalentes da nossa população neste capítulo (Quadro 45-1).

Ancilostomíase (*Ancylostoma duodenale, A. ceylanicum, Necator americanus*)

- Doença causada por diferentes helmintos isoladamente, sendo o mais comum no Brasil, o *Necator americanus,* predominante em áreas rurais de países com clima quente e úmido. O *Necator* difere do *Ancylostoma* por apresentar placas cortantes no seu trato digestório enquanto este possui dois pares de dentes.
- Transmissão: contaminação do solo com fezes com ovos que se transformam em larvas que penetram a pele, geralmente dos pés descalços em contato com o solo.
- Clínica: assintomática, sintomas respiratórios (síndrome de Löffler), náuseas, vômitos, diarreia, dor abdominal, hipoproteinemia e anemia ferropriva.

QUADRO 45-1 Classificação dos Helmintos

Filo	Espécies prevalentes
Platyhelminthes (vermes achatados)	▪ *Hymenolepis nana* ▪ *Schistosoma mansoni* ▪ *Taenia saginata* ▪ *Taenia solium*
Nemathelminthes (vermes cilíndricos)	▪ *Ancylostoma duodenale* ▪ *Ascaris lumbricoides* ▪ *Enterobius vermicularis* ▪ *Necator americanus* ▪ *Strongyloides stercoralis* ▪ *Trichuris trichiura*

Modificado do Centro de Informação em Saúde para Viajantes – CIVEs. Departamento de Medicina Preventiva, Faculdade de Medicina, CCS, UFRJ. (Acesso em 2017 fev 15). Disponível em: http://www.cives.ufrj.br.

- Diagnóstico: identificação de ovos no exame parasitológico de fezes (método de Lutz, Willis, Faust ou Kato-Katz), eosinofilia no hemograma.
- Tratamento (Quadro 45-2):
  - Reposição de ferro, nos casos de anemia.
  - Primeira linha: albendazol e mebendazol.
  - Alternativo: pamoato de pirantel.

QUADRO 45-2 Tratamento das Helmintíases Intestinais

Helmintíases	Tratamento
Ancilostomíase	1. Mebendazol 100 mg, VO, 2x/dia, por 3 dias 2. Albendazol 400 mg, VO, dose única ou 1x/dia, por 3 dias 3. Pamoato de pirantel 11 mg/kg/dia, VO, 1x/dia, por 3 dias. Dose máxima 1 g/dia
Ascaridíase	1. Mebendazol 100 mg, VO, 2x/dia, por 3 dias ou 500 mg VO 1x 2. Albendazol 400 mg, VO, dose única 3. Levamisol 150 mg, VO, dose única 4. Pamoato de pirantel 11 mg/kg, VO, dose única. Dose máxima 1 g/dia 5. Ivermectina 200 mcg/kg, VO, dose única 6. Nitazoxanida 500 mg, VO, 12/12 h por 3 dias 7. Piperazina 50-75 mg/kg/dia até 3,5 g, VO, por 2 dias
Enterobíase	1. Mebendazol 100 mg, VO, 1x, repetir dose em 2 semanas 2. Albendazol 400 mg, VO, 1x, repetir dose em 2 semanas 3. Pamoato de pirantel 11 mg/kg, VO. Dose máxima 1 g, 1x, repetir dose em 2 semanas 4. Ivermectina 200 mcg/kg, VO, 1x, repetir dose em 10 dias
Esquistossomose	1. Praziquantel 50-60 mg/kg, VO, 1x dose única 2. Oxaminiquina 15 mg/kg, VO, 1x dose única
Estrongiloidíase	1. Ivermectina 200 mcg/kg, VO, 1x/dia por 2 dias 2. Albendazol 400 mg, VO, 2x/dia, por 3-7 dias 3. Tiabendazol 500 mg a cada 10 kg de peso, 1x, dose única (máximo 3 g)

QUADRO 45-2	Tratamento das Helmintíases Intestinais *(Continuação)*
Helmintíases	**Tratamento**
Himenolepíase	1. Praziquantel 25 mg/kg, VO, 1x, repetir dose em 10 dias 2. Nitazoxanida 500 mg VO 12/12 h por 3 dias 3. Niclosamida 2 g, VO, 1x, dose única
Teníase	1. Praziquantel 5-10 mg/kg, VO, dose única 2. Nitazoxanida 500 mg VO 12/12 h por 3 dias 3. Niclosamida 2 g, VO, 1x, dose única
Neurocisticercose	1. Albendazol 15 mg/kg/dia, VO, em duas tomadas junto às refeições, tempo de tratamento deve ser individualizado 2. Praziquantel 50-100 mg/kg, VO, em 3 tomadas, tempo de tratamento deve ser individualizado Corticosteroides: prednisona ou prednisolona 1 mg/kg/dia; dexametasona 0,1 mg/kg/dia, tempo de tratamento deve ser individualizado Anticonvulsivantes: fenitoína ou carbamazepina, preferencialmente
Tricuríase	1. Mebendazol 100 mg, VO, 2x/dia, por 3 dias 2. Albendazol 400 mg, VO, 1x/dia, por 3 dias 3. Pamoato de oxantel 15-30 mg/kg, VO, dose única

Ascaridíase (*Ascaris lumbricoides*)

- *Ascaris lumbricoides*, comumente conhecido como lombriga, é uma das helmintíases mais prevalentes no mundo, cujas fêmeas medem cerca de 20-35 cm e os machos 15-30 cm e infestam o intestino delgado.
- Epidemiologia: prevalência maior em países de clima quente e com condições de saneamento básico desfavoráveis levando à contaminação do solo. Ocorre em todas as faixas etárias, sendo mais comum em crianças dos 2-10 anos. A infecção pelo HIV não aumenta o risco de ascaridíase.
- Transmissão: ingestão de alimentos ou água contaminados com fezes humanas contendo ovos de áscaris.
- Clínica: assintomático, sintomas respiratórios (síndrome de Löffler – veja adiante), dor abdominal, diarreia, náuseas, anorexia. Alguns indivíduos relatam saída do verme pelo ânus durante evacuação ou misturado nas fezes.
- Em crianças, alguns casos podem evoluir com oclusão ou suboclusão intestinal ("bolo de áscaris"). Em adultos vemos, mais raramente, invasão da via biliar, com semiobstrução ou obstrução resultando em desenvolvimento de icterícia, colecistite, colangite, pancreatite, dentre outras.
- Diagnóstico: identificação de ovos no exame parasitológico de fezes (método de Lutz ou Hoffman) eosinofilia no hemograma, exames de imagem como radiografia, ultrassonografia ou tomografia computadorizada de abdome nos casos com complicação.
- Tratamento (Quadro 45-2):
  - Primeira linha: albendazol e mebendazol.
  - Alternativos: pamoato de pirantel, ivermectina, nitazoxanida e levamisol.
  - Nos casos de oclusão e suboclusão intestinal (em crianças): internação hospitalar (dieta zero, piperazina e óleo mineral).

Enterobíase (*Enterobius vermicularis*) - Oxiuríase (*Oxyurus vermicularis*)
- Infecção disseminada por todo o mundo, helmintíase mais comum dos Estados Unidos e da Europa Ocidental, sendo o homem o único hospedeiro. O parasita possui ovos translucentes, fêmeas de 8-13 mm com região posterior afilada e machos de 2-5 mm com região posterior curvada que se localizam no ceco.
- Transmissão: ingesta de ovos por meio de alimentos contaminados, mãos contaminadas. A autoinfecção é comum por meio da coçadura anal.
- Clínica: assintomática, prurido anal (*pruritus ani*), pior à noite, irritabilidade, insônia, infecção bacteriana secundária nas escoriações causadas pela coçadura, infecções maciças podem causar dor abdominal e perda ponderal em crianças.
- Em mulheres a migração dos vermes pode causar vulvovaginite, facilitando a infecção do trato urinário. Em raras ocasiões causa doença inflamatória pélvica.
- Diagnóstico: esfregaço com *swab* anal, uso de fita gomada.
- Tratamento (Quadro 45-2):
  - Tratar todos os residentes do mesmo domicílio, lavar roupas de cama e vestuário.
  - Primeira linha: mebendazol, albendazol, pamoato de pirantel.
  - Alternativa: ivermectina.

Esquistossomose (*Schistosoma mansoni*)
- Parasitose sistêmica de característica cosmopolita, endêmica na África, América do Sul, Caribe e Mediterrâneo. No Brasil, atinge vários estados e permanece em franca expansão. Apesar de possuir baixa letalidade, formas graves podem levar ao óbito. Seus ovos apresentam espícula lateral, os machos medem cerca de 0,6-1,1 mm e as fêmeas 1,2-1,6 mm e parasitam o sistema porta.
- Transmissão: o homem é o principal reservatório, sendo os caramujos os hospedeiros intermediários. A aquisição da infecção pelo homem ocorre com a penetração, através da pele íntegra, de cercárias infectantes liberadas pelo caramujo.
- Clínica: depende do estágio de evolução do parasita no hospedeiro.
- Forma aguda: assintomática ou apresenta-se como dermatite urticariforme com prurido até cinco dias após a infecção. Após 1 mês, em média, pode surgir o quadro agudo, com febre, dor abdominal, diarreia, anorexia, cefaleia e hepatomegalia.
- Forma crônica: pode se apresentar após seis meses de infecção. São descritas quatro formas clínicas – a intestinal, a hepatointestinal, a hepatoesplênica compensada e a forma hepatoesplênica descompensada. Complicações como fibrose hepática, hipertensão portal, insuficiência hepática grave, hemorragia digestiva e cor *pulmonale* podem ocorrer.
- Diagnóstico: pesquisa de ovos nas fezes pela técnica de sedimentação espontânea ou pelo método de Kato-Katz. Contudo, a sensibilidade do exame parasitológico de fezes não atinge 80%, mesmo quando examinadas três amostras no intervalo de uma semana. A biópsia retal também é utilizada para o diagnóstico da esquistossomose. Intradermorreação e técnicas sorológicas têm pouca aplicação na prática clínica. A ultrassonografia hepática auxilia no diagnóstico da fibrose periportal.
- Tratamento (Quadro 45-2):
  - Primeira linha: praziquantel.
  - Segunda linha: oxaminiquina.

Estrongiloidíase (*Strongyloides stercoralis*)
- Presente em regiões tropicais e subtropicais, incomum em regiões de clima temperado. São vermes pequenos com fêmeas medindo cerca de 0,9 mm e machos de 2-2,5 mm que parasitam o intestino delgado.
- Transmissão: penetração das larvas na pele, por meio do contato com solo ou outros materiais contaminados com fezes humanas. Pode ocorrer autoinfecção quando a larva filariforme formada no trato digestivo penetra a mucosa perianal (autoexoinfecção) ou a mucosa do intestino (autoendoinfecção) perpetuando a infecção por anos.
- Clínica: assintomática, sintomas respiratórios (síndrome de Löffler), lesões cutâneas maculopapulares, pruriginosas, secundárias à penetração das larvas na pele, diarreia, dor abdominal mesogástrica, flatulência, anorexia, náusea e vômitos.
  - *Síndrome de hiperinfecção:* geralmente associada ao comprometimento da imunidade celular, em decorrência de drogas (glicocorticoides e agentes citotóxicos), alcoolismo, desnutrição, neoplasias malignas, dentre outros. Infecção pelo vírus linfotrópico da célula T humana (HTLV-1) e pelo vírus da imunodeficiência humana (HIV) também são fatores de risco. A superinfecção resulta do ciclo de autoendoinfecção que leva à disseminação larvária por vários tecidos através da circulação e comumente sepse por bactérias Gram-negativas associadas. Os sintomas mais comuns incluem: febre, sintomas gastrointestinais, dispneia, sibilos, hemoptise e tosse.
- Diagnóstico: identificação de larvas rabditiformes nas fezes ou aspirado duodenal (método de Baermann Moraes), sorologia (ELISA) e em casos graves pesquisa de larvas no escarro e lavado broncoalveolar.
- Tratamento (Quadro 45-2):
  - *Formas não complicadas:* ivermectina, albendazol e tiabendazol.
  - *Síndrome de hiperinfecção/estrongiloidíase disseminada:* tratamento adequado pouco definido, deve ser discutido de acordo com o caso. Nos imunodeficientes é importante reduzir os imunossupressores, se possível. Em alguns casos também é necessário prolongar ou repetir o tratamento com ivermectina. Alguns especialistas recomendam administração de ivermectina com albendazol até obter resposta clínica adequada. Nos pacientes críticos sem possibilidade de ingestão oral (p. ex., íleo paralítico, aminas em dose elevada) pode ser ponderada administração de ivermectina parenteral de uso veterinário, única apresentação injetável disponível.

Himenolepíase (*Hymenolepis nana, H. diminuta*)
- Infecção mais comum dos platelmintos, sendo a *H. nana*, conhecida como tênia anã, seu principal agente etiológico, presente em áreas tropicais e temperadas. A tênia anã possui cerca de 40 mm, escólex retrátil com cerca de 20-30 ganchos e infesta na maioria dos casos o intestino delgado.
- Transmissão: ocorre pela contaminação fecal-oral, sendo o único cestódeo que não necessita de hospedeiro intermediário.
- Clínica: assintomático, anorexia, dor abdominal e diarreia.
- Diagnóstico: identificação dos ovos em exame parasitológico de fezes (método FLOTAC)
- Tratamento (Quadro 45-2):
  - *Primeira linha:* praziquantel.
  - *Alternativas:* niclosamida, nitazoxanida.

Teníase (*Taenia solium, T. saginata*)
- Teníase é provocada pela presença da forma adulta da *Taenia solium* (suína) ou da *T. saginata* (bovina) no intestino delgado, sendo o ser humano seu hospedeiro definitivo. *T. saginata* possui cerca de 4-10 m, escólex sem ganchos e a *T. solium* atinge menores tamanhos com cerca de 2-3 m, possui duas fileiras de ganchos sendo que ambas infestam o intestino delgado.
- Cisticercose é causada pela larva da *Taenia solium* nos tecidos, tendo maior importância clínica o acometimento do sistema nervoso.
- Transmissão:
  - Teníase: ingestão de carne bovina ou suína malcozida, contendo larvas.
  - Cisticercose: ingestão de ovos de *Taenia solium*, geralmente de vegetais mal preparados.
- Clínica:
  - Teníase: assintomático, eliminação de proglotes nas fezes, dores abdominais, náuseas, debilidade, perda de peso, flatulência, diarreia ou constipação, sensação de movimento das proglotes em região anal ou perineal.
  - Neurocisticercose: alterações de comportamento, convulsões e hipertensão intracraniana.
- Diagnóstico: identificação de ovos ou proglotes no exame nas fezes (tamisação), eosinofilia.
  - TC ou RNM crânio: cisticercos calcificados sugerem o diagnóstico de neurocisticercose, que é confirmado por meio de estudos específicos como ELISA ou EITB ("*Imunoblot* ou *Enzyme-Linked Immunoelectrotransfer Blot*") no líquido cefalorraquidiano.
- Tratamento (Quadro 45-2):
  - Teníase:
    - Primeira linha: praziquantel
    - Alternativas: niclosamida, nitazoxanida.
  - Neurocisticercose:
    - Antes de iniciar o tratamento, é necessário proceder à fundoscopia, pois há envolvimento ocular em 1 a 3% dos pacientes, frequentemente assintomático. Considerar anticonvulsivantes, preferencialmente fenitoína ou carbamazepina em pacientes que apresentam convulsões ou que apresentam alto risco de convulsionar.
    - Corticosteroides devem ser associados ao tratamento com antiparasitários para diminuir resposta inflamatória.
    - Primeira linha: albendazol.
    - Alternativas: praziquantel.

Tricuríase (*Trichuris trichiura*)
- Ocorre em regiões tropicais e subtropicais com más condições de saneamento e clima quente e úmido, mais comum em crianças de áreas mais pobres. As fêmeas medem cerca de 30-50 mm e os machos 30-45 mm e possuem ovos em formato de barril.
- Transmissão: alimentos contaminados com ovos do parasita ou mãos contaminadas com ovos.
- Clínica: assintomáticos, irritabilidade, adinamia, palidez, diarreia crônica, disenteria, dor abdominal, anemia ferropriva e prolapso retal (mais comum em crianças).
- Diagnóstico: reconhecimento dos ovos em exames de fezes (método de Kato-Katz), retossigmoidoscopia ou colonoscopia em casos selecionados.
- Tratamento (Quadro 45-2):
  - *Primeira linha:* mebendazol, albendazol.
  - *Alternativas:* pamoato de oxantel.

Síndrome de Löffler

A síndrome de Löffler é uma pneumonite eosinofílica causada pela passagem de larvas helmínticas pelo pulmão. Ocorre mais frequentemente nas infecções por *Ascaris lumbricoides*, mas também é causada por outros vermes como: *Strongyloides stercoralis, Necator americanus, Ancylostoma duodenalis e Toxocara canis* (rara).

Os sintomas incluem tosse seca, desconforto subesternal, dispneia, hemoptise, urticária, febre, hepatomegalia e duram em torno de 5-10 dias. Radiografia de tórax pode evidenciar infiltrado nodular bilateral, migratório. Achados na tomografia computadorizada de tórax incluem múltiplos nódulos de até 3 cm e infiltrado em vidro fosco. É comum a presença de eosinofilia no exame de sangue.

O tratamento se baseia em medidas de suporte, como oxigênio suplementar, intubação orotraqueal e ventilação mecânica, se necessário em casos mais graves; e na erradicação dos agentes por meio da administração dos medicamentos já apresentados.

ENTEROPROTOZOOSES

Os protozoários se reproduzem diretamente dentro do hospedeiro humano, sem precisar passar pelo meio ambiente ou por hospedeiro intermediário. No Quadro 45-3 é apresentada a classificação dos protozoários.

As protozooses, com caráter patogênico, mais prevalentes no mundo são a giardíase e amebíase. Outras como, balantidíase, criptosporidíase, microsporidíase e isoporíase, até o surgimento da AIDS, na década de 1980, raramente eram observadas. Alguns protozoários como o *Blastocystis hominis* permanecem com questionável poder patogênico. Diversas outras espécies de protozoários, como *Entamoeba coli, Endolimax nana, Chilomastix mesnilli, Trichomonas hominis* e *Iodamoeba butschlii* podem ser identificados nos exames protoparasitológicos de fezes, mas não são patogênicos.

Amebíase (*Entamoeba histolytica*)

- A *E. histolytica* pode atuar como comensal ou provocar invasão de tecidos, apresentando formas intestinal e extraintestinal de doença. Sua prevalência é alta nos países em desen-

QUADRO 45-3 Classificação das Enteroprotozooses

Subfilo	Espécies patogênicas
Sarcomastigophora	■ *Entamoeba histolytica* ■ *Dientamoeba fragilis* ■ *Giardia lamblia*
Ciliophora	■ *Balantidium coli*
Apicomplexa	■ *Cryptosporidium* spp ■ *Isospora belli* ■ *Sarcocystis hominis* ■ *Ciclospora cayatenensis*
Microsporida	■ *Enterocytozoan bieneusi* ■ *Encephalitozoan intestinalis*

Modificado de Centro de Informação em Saúde para Viajantes – CIVEs. Departamento de Medicina Preventiva, Faculdade de Medicina, CCS, UFRJ. (Acesso em 2017 fev 15). Disponível em: http://www.cives.ufrj.br.

volvimento e está associada a condições inadequadas de saneamento básico. Pacientes infectados pelo HIV não apresentam risco aumentado de desenvolvimento de formas extraintestinais de amebíase. Possui cistos tetranucleados e parasitam o cólon.
- Transmissão: ingestão de alimentos ou água contaminados com cistos do parasita por más condições de higiene.
- Clínica: assintomática, diarreia, dor abdominal, disenteria, colite ou doença extraintestinal como abscesso hepático que é a complicação mais comum, mas também podem ocorrer abscessos cerebrais e pulmonares.
- Diagnóstico diferencial: outras diarreias infecciosas (*Shigella* sp, *Salmonela* sp, *Campylobacter* sp, *E. coli* enteroinvasiva), causas não infecciosas como doença inflamatória intestinal, colite isquêmica, diverticulite e malformação arteriovenosa. Manifestações incomuns incluem colite necrotizante aguda, megacólon tóxico, ameboma e ulceração perianal.
- Diagnóstico: identificação dos trofozoítos ou cistos de *E. histolytica* no exame das fezes por meio de microscopia, antígenos fecais ou séricos por meio do ELISA ou hemaglutinação indireta para ameba, PCR para ameba nas fezes ou material colhido durante colonoscopia.
- Tratamento (Quadro 45-4): norteado pela forma clínica de apresentação.
  - Pacientes assintomáticos: agentes intraluminais - paromomicina, teclozan e etofamida.

QUADRO 45-4 Tratamento das Enteroprotozooses

Protozooses	Tratamento
Amebíase intestinal assintomática	1. Teclozan 500 mg, VO, 1x/dia por 3 dias 2. Etofamida 500 mg, VO, 2x/dia, por 3 dias
Amebíase invasiva ou extraintestinal	1. Metronidazol 750 mg, VO, 3x/dia, por 7-10 dias. Após o término do tratamento, prescrever um dos esquemas acima 2. Tinidazol 2 g, VO, 1x/dia, duas tomadas
Giardíase	1. Tinidazol 2 g, VO, dose única 2. Metronidazol 250 mg, VO, 3x/dia, ou 500 mg, VO, 2x/dia, por 5-7 dias 3. Nitazoxanida 500 mg, VO, 2x/dia, por 3 dias 4. Albendazol 400 mg, VO, 1x/dia, por 5 dias 5. Furazolidona 100 mg, VO, 4x/dia, por 7 a 10 dias 6. Mebendazol 200 mg, VO, 3x/dia, por 5 dias
Balantidíase	1. Tetraciclina 500 mg, VO, 4x/dia, por 10 dias 2. Metronidazol 750 mg, VO, 3x/dia, por 5 dias
Ciclosporíase	1. Sulfametoxazol-trimetoprim 800/160 mg, VO, 2x/dia, por 7 a 10 dias * Na AIDS, manter SMZ+TMP 800/160 mg, 3x/semana, por tempo indefinido
Criptosporidíase	1. Paromomicina 1 g, VO, 2x/dia por tempo indefinido, associada à azitromicina 600 mg, VO, 1x/dia, durante as quatro primeiras semanas 2. Paromomicina 1 g, VO, 2x/dia, por 4 semanas, associada à azitromicina 600 mg, VO, 1x/dia, por 4 semanas, seguida de paromomicina por 8 semanas 3. Azitromicina 900-1.200 mg, VO, 1x/dia por tempo indefinido 4. Roxitromicina 300 mg, VO, 2x/dia, por 4 semanas 5. Espiramicina 3 g/dia, VO, por 2 semanas. Dose de manutenção 1 g/dia
Cistoisosporíase	1. Sulfametoxazol-trimetoprim 800/160 mg, VO, 4x/dia, por 7 a 28 dias * Na AIDS, manter SMZ+TMP 800/160 mg, 3x/semana, por tempo indefinido
Microsporidíase	1. Albendazol 400 mg, VO, 2x/dia, mínimo de 3 a 4 semanas

- Colite amebiana/disenteria:
  - *Primeira linha:* metronidazol seguido de teclozan ou etofamida.
  - *Alternativa:* tinidazol seguido de teclozan ou etofamida.
- Abscesso hepático amebiano: tratamento recomendado nos casos em que há risco de ruptura, falha terapêutica e se suspeita de outros diagnósticos. Deve ser tratado também com metronidazol ou tinidazol, tendo como alternativa nitazoxanida, deve ser avaliada a associação de antibióticos para possível infecção bacteriana concomitante.

Giardíase (*Giardia lamblia*)

- Doença de distribuição mundial, causada pela *Giardia lamblia* sendo um dos agentes etiológicos da "diarreia dos viajantes". Seus trofozoítas são flagelos e possuem dois núcleos delimitados por duas placas adesivas e parasitam o delgado.
- Transmissão: fecal-oral pela ingestão de alimento ou água contaminada (principal) pelos cistos do protozoário e contaminação direta pelas mãos.
- Clínica: assintomática, esteatorreia, dor abdominal, fadiga, flatulência, anorexia, distensão abdominal, perda de peso e anemia (estas duas nas formas crônicas).
- Diagnóstico: Pesquisa de cistos no EPF por meio de microscopia a fresco (necessário no mínimo três amostras), método antígeno fecal para *Giardia* (ELISA).
- Tratamento (Quadro 45-4):
  - *Primeira linha:* metronidazol, tinidazol ou nitazoxanida.
  - *Alternativa:* albendazol, mebendazol e furazolidona.

Balantidíase (*Balantidium coli*)

- Infecção rara presente em áreas tropicais e subtropicais, mais comum em pessoas que lidam com suínos. São trofozoítas binucleados e parasitam o cólon.
- Transmissão: ingestão dos cistos por meio de alimentos e água contaminada (principal), geralmente associado a más condições de higiene.
- Clínica: assintomática, diarreia crônica ou disenteria.
- Diagnóstico: cistos ou trofozoítos por meio de microscopia nas fezes. Pode-se utilizar material de raspagem de mucosa colônica durante a colonoscopia ou retossigmoidoscopia.
- Tratamento (Quadro 45-4):
  - *Primeira linha:* tetraciclina.
  - *Alternativa:* metronidazol.

PACIENTES IMUNODEFICIENTES

Alguns protozoários que raramente eram vistos e considerados não patogênicos passaram a ter importância como patógenos oportunistas em pacientes imunodeprimidos, principalmente a partir do surgimento da epidemia de AIDS na década de 1980.

Cistoisosporíase (*Cystoisospora belli*)

- Doença caracterizada por infecção do epitélio intestinal e sendo uma das principais causas de diarreia aquosa nos imunodeprimidos. Sua incidência diminuiu com o uso do cotrimoxazol para profilaxia de pneumocistose.
- Transmissão: ingestão de oocistos do protozoário geralmente de água ou comida contaminadas com fezes humanas, sexo oral.
- Clínica: prostração, diarreia aquosa, esteatorreia, profusa e persistente, dor abdominal, febre.
- Diagnóstico: oocistos nas fezes são identificados por coloração modificada para BAAR.

- Tratamento (Quadro 45-4):
  - *Imunocompetentes:* sem indicação (autolimitado).
  - *Imunodeprimidos:* sulfametoxazol-trimetoprim como primeira escolha.

Criptosporidíase (*Cryptosporidium parvum*)
- Clínica:
  - *Imunocompetentes:* assintomático ou diarreia de curta duração.
  - *Imunodeficientes:* formas graves de doença mais arrastadas, principalmente em portadores de AIDS com CD4 < 100, cursa com sintomas sistêmicos, diarreia arrastada e pode haver envolvimento do sistema biliar, com colecistite alitiásica e colangiopatia da AIDS. Com a recuperação imune pelo tratamento antirretroviral, geralmente observa-se melhora da sintomatologia.
- Diagnóstico: oocistos nas fezes por meio da microscopia e coloração pelo azul de metileno ou Ziehl Neelsen. Técnicas imunológicas. Ensaio imunoenzimático para detectar anticorpos anti-*Cryptosporidium* são sensíveis, porém, persistem positivas após a cura.
- Tratamento (Quadro 45-4):
  - *Imunocompetentes:* suporte.
  - *Imunodeprimidos:* espiramicina, paromomicina, paromomicina associada à azitromicina, roxitromicina e azitromicina. Nenhum dos esquemas acima é considerado completamente efetivo. A associação da paromomicina com a azitromicina é o mais recomendado pelos autores. A nitazoxanida também surge recentemente como alternativa.

Outros Menos Frequentes
Ciclosporíase (**Cyclospora cayetanensis**)
- Assim como na isosporíase, atualmente sua ocorrência é pouco frequente nos portadores de AIDS, o que pode ser atribuído à profilaxia da pneumocistose, que combate a *Cyclospora*. É mais comum na América Latina e pode acometer indivíduos saudáveis.
- Clínica: assintomática ou diarreia, vômitos e dor abdominal.
- Diagnóstico: identificação dos oocistos no EPF por meio de microscopia com fluorescência (cistos autofluorescentes).
- Tratamento (Quadro 45-4):
  - *Primeira linha:* sulfametoxazol-trimetoprim.
  - O tratamento adequado resulta em cura, porém podem ocorrer recidivas.

Microsporidíases (**Enterocytozoon bieneusi, Encephalitozoon intestinalis**)
- Clínica:
  - Imunodeprimidos: diarreia crônica, sem sangue, muco ou pus, ausência de febre, acompanhada de anorexia e perda de peso, náuseas, vômitos e dor abdominal.
- Diagnóstico: detecção de esporos do protozoário eliminados nas fezes, por meio de coloração especial.
- Tratamento (Quadro 45-4):
  - *Primeira linha:* albendazol (menos efetivo para *E. bieneusi*).

MEDIDAS PREVENTIVAS GERAIS E ORIENTAÇÕES
Medidas preventivas simples como ingerir água filtrada ou fervida, higienização das mãos, cuidados básicos na manipulação de alimentos e uso de calçados podem ser adotadas quando

o assunto são parasitoses evitando, assim, exposição e infecção, que podem resultar nas complicações citadas anteriormente, assim como em outras doenças infecciosas. O uso de vermífugos de rotina, principalmente em crianças e grávidas deve ser considerado, pois pode prevenir desnutrição, anemia carencial, atraso do crescimento e baixo rendimento escolar.

Para evitar a reinfecção no ambiente, os fatores que levaram à infecção intestinal devem ser modificados com educação nas escolas sobre higiene pessoal, orientações a grupos de trabalhadores que manipulam alimentos sobre medidas de higiene, uso de vestimentas adequadas durante o trabalho, além de medidas governamentais para universalização do saneamento básico.

BIBLIOGRAFIA

Botero D, Tanowitz HB, Weiss LM, Wittner M. Taeniasis and cysticercosis. *Infect Dis Clin North Am* 1993;7:683-97.
Carvalho EA, Rocha RL. Toxocariasis: visceral larva migrans in children. *J Pediatr* (RJ) 2011;87:100-10.
Centers for Disease Control and Prevention. Enterobiasis (Enteroblus vermicularis). (Acesso em 2017 fev 02). Disponível em: www.cdc.gov/dpdx/enterobiasis/index.htlm.
Centro de Informação em Saúde para Viajantes – CIVEs. Departamento de Medicina Preventiva, Faculdade de Medicina, CCS, UFRJ. (Acesso em 2017 fev 15). Disponível em: www.cives.ufrj.br.
Cooper E. Trichuriasis. In: Guerrant R, Walker DH, Weller PF (eds.). *Tropical infectious diseases: principles, pathogens and practice*, 3rd ed. Philadelphia: Saunders Elsevier; 2011. p. 791.
Dold C, Holland CV. Ascaris and ascariasis. *Microbes Infect* 2011;13(7):632-7.
Drugs for parasitic infections, 3rd ed. New Rochelle, NY: The Medical Letter; 2013.
Farthing MJ. Giardiasis. *Gastroenterol Clin North Am* 1996;25(3):493-515.
Fauci AS, Braunwald E, Kasper DL et al. *Harrison's Principles of Internal Medicine*, 17th ed. New York: McGraw-Hill; 2008.
Fox LM, Saravolatz LD. Nitazoxanide: a new thiazolide antiparasitic agent. *Clin Infect Dis* 2005; 40:1173-80.
Haque R, Huston CD, Hughes M et al. Amebiasis. *N Engl J Med* 2003;348(16):1565-73.
Hotez PJ, Pritchard DI. Hookworm infection. *Sci Am* 1995;272:68-74.
Keiser PB, Nutman TB. Strongyloides stercoralis in the Immunocompromised Population. *Clin Microbiol Rev* 2004;17(1):208-17.
Khuroo MS. Ascariasis. *Gastroenterol Clin North Am* 1996;25(3):553-77.
Loffler W. Transient lung infiltrations with blood eosinophilia. *Int Arch Allergy Appl Immunol* 1956;8:54-9.
Longworth DL, Weller PF. Hyperinfection syndrome with strongyloidiasis. In: Remington JS, Swartz MN (eds.). *Current clinical topics in infectious diseases*. New York: McGraw-Hill; 1986. p. 1.
Panel on Opportunistic Infections in HIV-Infected Adults and Adolescents. Guidelines for the prevention and treatment of opportunistic infections in HIV-infected adults and adolescents: recommendations from the Centers for Disease Control and Prevention, the National Institutes of Health, and the HIV Medicine Association of the Infectious Diseases Society of America. (Acesso em 2017 mar 03). Disponível em: http://aidsinfo.nih.gov/contentfiles/lvguidelines/adult_oi.pdf.
Siddiqui AA, Genta RM, Berk SL. Chapter 111. In: Guerrant RL, Walker DH, Weller PF (eds.). *Infectious diseases - principles, practices and pathogens*. Philadelphia: Churchhill-Livingstone Elsevier; 2006. p. 1274.
Weiss LM, Keohane EM. The uncommon gastrointestinal Protozoa: Microsporidia, Blastocystis, Isospora, Dientamoeba, and Balantidium. *Curr Clin Top Infect Dis* 1997;17:147-8.

46 Câncer do Aparelho Digestório

Henrique Celi de Oliveira Gonçalves ▪ *Roberto Calmon*

Nas últimas décadas, com o envelhecimento da população, as neoplasias têm crescido expressivamente como causa de morbidade e mortalidade. Segundo dados do Ministério da Saúde, em 2015 as neoplasias corresponderam a 16,59% dos óbitos, sendo a segunda causa mais comum de mortalidade, atrás apenas da mortalidade por causa cardiovascular.

As neoplasias do trato gastrointestinal (TGI) figuram entre as mais comuns tanto em homens quanto em mulheres, com uma taxa de incidência anual próxima a 32 casos/100.000 habitantes, sendo maior em homens (38 casos/100.000 homens) considerando-se apenas os três principais tipos: esôfago, estômago e cólon.

Sabendo-se que a única possibilidade de cura nesses tumores é a ressecção cirúrgica, é fundamental o diagnóstico precoce para alcançar melhores taxas de sobrevida e qualidade de vida.

CÂNCER DE ESÔFAGO

O esôfago é o terceiro local mais comum de neoplasia do aparelho digestório no Brasil. A incidência é cerca de três vezes maior em homens. O tipo histológico mais comum, correspondendo a mais de 90% dos casos, é o carcinoma epidermoide, que ocorre mais frequentemente em homens, acometendo o terço médio e inferior do esôfago. O adenocarcinoma surge no terço distal do esôfago, decorrente principalmente da doença do refluxo gastroesofágico. Tumores do terço superior do esôfago são bastante raros.

O crescimento tumoral é silencioso, e a ausência de serosa esofagiana associada ao acometimento linfático precoce faz com que a doença esteja avançada já ao diagnóstico na maioria dos casos. Ao diagnóstico, mais de 50% dos pacientes têm tumores irressecáveis ou metástases visíveis à radiografia. Nos últimos anos houve aumento discreto na sobrevida, porém a taxa de letalidade ainda é alta.

Fatores de Risco

O tabagismo aumenta o risco tanto de adenocarcinoma quanto de carcinoma epidermoide. O risco é diretamente proporcional à carga tabagística. A história de radioterapia no mediastino também aumenta a incidência de ambos os tumores. Geralmente a neoplasia aparece 10 anos ou mais após a exposição inicial.

Há fatores de risco específicos para cada tipo histológico. O carcinoma epidermoide está fortemente associado à irritação crônica da mucosa, especialmente pelo álcool – o consumo pesado associado ao tabagismo responde por cerca de 90% dos casos deste tipo de tumor nos países desenvolvidos. Além disso, a acalasia, divertículos esofagianos, lesões cáusticas do esôfago e consumo de bebidas muito quentes também estão associados ao carcinoma epidermoide. Outros fatores menos comuns incluem a tilose palmoplantar (risco cumulativo de câncer de esôfago de 95% aos 70 anos) e a síndrome de Plummer-Vinson.

Já o adenocarcinoma está associado à doença do refluxo gastroesofágico (DRGE) e à presença do esôfago de Barrett. Ao contrário do carcinoma epidermoide, a incidência de adenocarcinoma do esôfago vem aumentando ao longo dos últimos anos. Além disso, tem-se relacionado a obesidade ao adenocarcinoma de esôfago, como visto em uma metanálise de estudos caso-controle, apontando um risco relativo de 2,34 para indivíduos com IMC > 30 kg/m².

Apresentação Clínica
Ambos os tumores apresentam manifestações clínicas semelhantes. As principais manifestações clínicas são disfagia progressiva inicialmente para sólidos – que ocorre principalmente quando a luz do esôfago é menor que 13 mm – e perda ponderal. Alguns pacientes se apresentam com sintomas de doença do refluxo (pirose retroesternal, regurgitação ácida). A anemia também é comum, tanto relacionada com a doença crônica quanto a ferropriva, pelo sangramento crônico tumoral. Dispneia, tosse, rouquidão e dor retroesternal ou abdominal geralmente indicam doença extensa e irressecável. O exame físico geralmente é pouco esclarecedor – linfonodomegalia supraclavicular esquerda (linfonodo de Virchow), hepatomegalia e derrame pleural são indicadores comuns de doença metastática.

Uma complicação grave da doença avançada é o desenvolvimento de fístulas traqueoesofágicas, levando à tosse crônica e pneumonias de repetição. Nesses casos, a expectativa de vida é de menos de 4 semanas.

Diagnóstico
O diagnóstico é feito com a realização de endoscopia digestiva alta e obtenção de biópsias da lesão suspeita para análise histopatológica. A esofagografia baritada pode mostrar estenose ou ulceração esofágica e delimitar a extensão da lesão, porém, vem caindo em desuso em virtude da disponibilidade do exame endoscópico.

Estadiamento
Para a pesquisa de doença metastática, todos os pacientes devem realizar tomografia computadorizada do tórax, abdômen e pelve no momento do diagnóstico. Para avaliação da extensão local do tumor, o ultrassom endoscópico se mostra um exame com maior acurácia, sendo preferido à tomografia nesses casos. O ultrassom endoscópico pode ser extremamente útil para avaliação da profundidade da lesão na parede e envolvimento linfonodal. A tomografia por emissão de pósitrons (PET) com fluodesoxiglicose F18 vem substituindo os métodos invasivos, como toracoscopia e laparoscopia, para pesquisa de metástases linfonodais não visíveis à tomografia computadorizada ou ao ultrassom endoscópico, porém, assim como a tomografia, também apresenta baixa acurácia para estadiamento locorregional.

Tratamento
Os tumores precoces (5% dos casos) são mais bem tratados com esofagectomia. No caso de tumores extensos, apesar das controvérsias a respeito dos resultados dos estudos clínicos, recomenda-se a combinação de quimioterapia e radioterapia seguida de cirurgia.

A quimioterapia com cisplatina e fluorouracil combinada à radioterapia também é o tratamento de escolha nos tumores avançados não candidatos a tratamento cirúrgico, e naqueles cujas margens cirúrgicas ficaram comprometidas.

Uma das complicações da neoplasia avançada é a obstrução esofagiana, que pode ser paliada com quimioterapia, radioterapia, colocação de *stents*, dilatação por balão, terapia a laser e ablação fotodinâmica. Cerca de 70-90% dos pacientes obtêm melhora da disfagia após 2 a 6 semanas de quimioterapia. Outra complicação são as fístulas traqueoesofágicas ou traqueobrônquicas, cujo tratamento foi revolucionado com o surgimento de *stents* expansíveis. A maioria das fístulas pode ser fechada com esse dispositivo, que infelizmente é pouco disponível em nosso meio.

Nos pacientes com doença metastática extensa, a resposta ao tratamento é pobre, e a sobrevida em geral é inferior a 1 ano.

CÂNCER GÁSTRICO

O câncer gástrico está fortemente associado a fatores ambientais, e vem tendo incidência decrescente na última década, associada à redução da prevalência dos fatores de risco. É cerca de duas vezes mais comum em homens, com uma incidência estimada em 2016 de 20.000 novos casos, sendo o quinto câncer mais comum na Região Sudeste. Em cerca de 95% dos casos o tipo histológico é o adenocarcinoma, seguido pelo linfoma, com 3% dos casos, e leiomiossarcoma, mais raro. O adenocarcinoma gástrico se divide em dois tipos histológicos principais: intestinal e difuso, sendo o primeiro mais comum, caracterizado histopatologicamente pela formação de glândulas e presença de células caliciformes, além de ser clinicamente menos agressivo quando comparado ao subtipo difuso – esse caracterizado pela presença de "células em anel de sinete" e por uma característica mais agressiva, tanto locorregional, quanto à distância.

Fatores de Risco

Entre as lesões precursoras do adenocarcinoma gástrico, pode-se citar a gastrite atrófica e a metaplasia intestinal. Fatores de risco relacionados com o estilo de vida são diversos, dentre eles, destacando-se: infecção pelo *Helicobacter pylori,* tabagismo, etilismo, obesidade, consumo de defumados e excesso de sal na dieta, gastrectomia prévia. Outros fatores de risco relativos ao indivíduo, como anemia perniciosa, polimorfismos genéticos e o câncer gástrico difuso hereditário também podem ser citados.

Apresentação Clínica

Os principais sintomas ao diagnóstico são dor abdominal persistente epigástrica e perda ponderal. Anemia ferropriva também é comum, em decorrência do sangramento oculto crônico da lesão tumoral. Hemorragia digestiva alta de vulto de origem tumoral é infrequente. Pode ocorrer síndrome de obstrução intestinal, principalmente em tumores da região pilórica.

Inúmeras síndromes paraneoplásicas são descritas relacionadas com o câncer gástrico, como o sinal de Leser-Trélat (ceratose seborreica difusa), acantose *nigricans*, anemia hemolítica microangiopática, nefropatia membranosa e Síndrome de Trousseau (tromboflebite migratória).

Outros sintomas sistêmicos, como ascite, icterícia, linfonodomegalias periumbilicais ou supraclavicular esquerda indicam doença extensa e incurável.

Diagnóstico

É feito, basicamente, por endoscopia digestiva alta com biópsia. Toda úlcera gástrica deve ser biopsiada para exclusão de malignidade, independentemente das características macroscópicas. Em países com alta incidência de câncer gástrico, como o Japão, recomenda-se triagem populacional por meio do exame contrastado do estômago.

Estadiamento

Assim como no câncer de esôfago, deve-se realizar tomografia computadorizada de abdome e tórax para estadiamento da doença à distância. Para avaliação de extensão locorregional, pode-se lançar mão de ultrassom endoscópico. Porém, o estadiamento do câncer gástrico é cirúrgico e histopatológico.

Tratamento

O tratamento do câncer gástrico consiste na abordagem multidisciplinar entre a oncologia clínica e a equipe cirúrgica. Sempre que factível, deve-se optar pela abordagem cirúrgica, sendo essa a única possibilidade de cura. Tumores com metástase a distância e invasão de estruturas vasculares são considerados irressecáveis e devem ser tratados com terapia paliativa. Em casos seletos de câncer gástrico precoce (que não ultrapassa a submucosa), a ressecção endoscópica pode ser tentada como opção terapêutica.

CÂNCER DE CÓLON

O câncer de cólon é o tipo mais comum de câncer do TGI. Apresenta taxas de cura e sobrevida melhores que as outras neoplasias do TGI, em parte por causa do crescimento lento e invasão linfática tardia. É um dos poucos tipos de câncer em que a cura pode ser obtida em casos selecionados de metástase à distância. Em 2016, o câncer de cólon foi o terceiro mais comum entre os homens (16.660 casos novos) e o segundo mais comum entre as mulheres (17.620 casos novos), totalizando aproximadamente 8% dos casos novos de neoplasia no país.

Fatores de Risco

Dentre os fatores de risco para o desenvolvimento do câncer de cólon destacam-se a idade superior a 50 anos (veja a indicação de rastreio nessa faixa etária), história familiar, dieta rica em gordura e carne vermelha, obesidade, alcoolismo, tabagismo, sedentarismo, presença de doença inflamatória intestinal, além das síndromes genéticas associadas ao câncer de cólon: a polipose adenomatosa familiar (FAP) e o câncer colorretal hereditário sem polipose (HNPCC).

Apresentação Clínica

O câncer de cólon pode-se apresentar tanto em consultas ambulatoriais com o aparecimento de dor abdominal, hemorragia digestiva, alteração do hábito intestinal, perda ponderal e febre de origem obscura quanto com a admissão em departamentos de emergência por síndrome de obstrução/suboclusão intestinal ou peritonite, outra apresentação clínica frequente.

Também pode-se apresentar já com doença metastática, com ascite, icterícia, hepatomegalia, dispneia, derrame pleural, linfonodomegalias periféricas.

Diagnóstico

É feito por retossigmoidoscopia ou colonoscopia com biópsia. No caso de diagnóstico pelo primeiro método, a colonoscopia é obrigatória para detecção de tumores sincrônicos.

Nos últimos anos, tem-se aumentado o número de indivíduos assintomáticos com o diagnóstico de câncer de cólon em exames de rotina, em virtude da recomendação de *screening* para câncer de cólon em indivíduos acima de 50 anos. Opções de rastreio incluem:

- Colonoscopia a cada 10 anos.
- Enterotomografia a cada 5 anos.

- Pesquisa de sangue oculto anual.
- Retossigmoidoscopia a cada 5 anos.

Em indivíduos com síndromes genéticas ou histórias de câncer na família, o *screening* deve ser individualizado.

Estadiamento
O estadiamento pré-operatório consiste na realização de TC de tórax, abdome e pelve. Importante citar que o CEA (antígeno carcinoembrionário) NÃO deve ser solicitado como *screening* e sim como acompanhamento pós-operatório.

Tratamento
É cirúrgico, com colectomia/parcial ou total e linfadenectomia regional. Nos casos de tumores do reto, são recomendadas quimio e radioterapia neoadjuvantes e/ou adjuvante e os tumores de cólon, após ressecção completa devem ser encaminhados à oncologia clínica para discussão sobre tratamento adjuvante. Atualmente, sempre que há comprometimento nodal e em alguns casos, mesmo quando os linfonodos são negativos está recomendada a quimioterapia. Quando há metástases hepáticas e/ou pulmonares ressecáveis e doença localmente controlada, essas podem ser abordadas num segundo tempo cirúrgico.

CÂNCER DE PÂNCREAS
O câncer de pâncreas é raro, porém possui letalidade elevada – a taxa de incidência praticamente corresponde à taxa de mortalidade. O diagnóstico precoce é difícil, em virtude da ausência de manifestações clínicas na doença inicial. A doença é muito agressiva e responde mal à quimioterapia e radioterapia. A sobrevida estimada em 5 anos é de apenas 5%. É responsável por 2% dos casos e 4% das mortes por câncer no Brasil, tendo ocorrido 9.464 óbitos em 2015. Mais incidente em homens de idade avançada – 116 casos novos para 100.000 habitantes entre 80 e 85 anos.

Fatores de Risco
Os principais fatores de risco para o câncer de pâncreas são: tabagismo, alcoolismo, pancreatite crônica (adquirida ou autoimune) e diabetes melito.

Apresentação Clínica
O diagnóstico precoce do câncer de pâncreas é difícil, em virtude da ausência de manifestações clínicas nos estágios iniciais da doença. Queixas como astenia, perda ponderal, anorexia, dor abdominal, icterícia colestática (acolia, colúria), diarreia, náuseas e vômitos estão presentes. Pode-se observar a presença de esteatorreia, hepatomegalia e ascite em casos avançados.

Outras manifestações descritas são o sinal de Courvoisier – palpação da vesícula biliar distendida e indolor e a síndrome de Trousseau, já descrita nesse capítulo.

Diagnóstico
O diagnóstico pode ser feito por exames de imagem (tomografia computadorizada, ultrassonografia e ressonância magnética) e biópsia endoscópica ou cirúrgica. A detecção precoce do câncer pancreático é muito difícil já que os sintomas geralmente aparecem em fases avançadas, quando o tumor é irressecável. Tumores em estágios iniciais são por vezes encontrados

em exames realizados por outras suspeitas clínicas. Pode-se encontrar, principalmente, em doenças mais avançadas, o marcador tumoral CA 19-9 em títulos altos.

Estadiamento

O estadiamento do câncer de pâncreas, tal qual os outros descritos nesse capítulo, é realizado com o auxílio de exames radiológicos, como a TC de abdome, US endoscópico. TC de tórax não é realizada de rotina por todos os centros especializados.

Tratamento

A única chance de cura é a cirurgia, porém poucos pacientes são candidatos à cirurgia curativa – cerca de 15-20% ao diagnóstico. A maior parte dos pacientes será alvo de terapia paliativa. Mesmos os candidatos à cirurgia apresentam prognóstico ruim. Tumores localizados na cabeça do pâncreas podem ser candidatos à duodenopancreatectomia, enquanto tumores no corpo e cauda do pâncreas podem ser candidatos à pancreatectomia corpocaudal. A quimioterapia adjuvante está recomendada nos raros casos de ressecção completa e pode ser combinada à radioterapia nos tumores localmente avançados (irressecáveis, porém, sem doença à distância). A quimioterapia com gencitabina e mais modernamente com combinações de gencitabina e nab-paclitaxel e protocolo FOLFIRINOX oferecem paliação eficaz e estão associados a ganho de sobrevida, especialmente quando há queda do marcador tumoral sérico (Ca 19.9).

BIBLIOGRAFIA

Edge SB, Byrd DR, Compton CC et al (eds.). *American Joint Committee on cancer staging manual*, 7th ed. New York: Springer; 2010. p. 117.
Braunwald E *et al. Harrison: Medicina Interna*, 19.ed. New York: McGraw Hill; 2015.
Fuchs CS, Mayer RJ. Gastric carcinoma. *N Engl J Med* 1995;333:32-41.
Lightdale CJ. Esophageal cancer. American College of Gastroenterology. *Am J Gastroenterol* 1999;94(1):20-9.
Moreno CC, Mittal PK, Sullivan PS et al. Colorectal cancer initial diagnosis: screening colonoscopy, diagnostic colonoscopy, or emergent surgery, and tumor stage and size at initial presentation. *Clin Colorectal Cancer* 2016;15:67-73.
Porta M, Fabregat X, Malats N et al. Exocrine pancreatic cancer: symptoms at presentation and their relation to tumour site and stage. *Clin Transl Oncol* 2005;7:189-97.
Rice TW, Kelsen D, Blackstone EH et al. Esophagus and esophagogastric junction. In: Amin MB (ed.). *AJCC Cancer Staging Manual*, 8th. Chicago: AJCC; 2017. p. 185.
Silva JAC. Estimativa 2016: incidência de câncer no Brasil/Instituto Nacional de Câncer – Rio de Janeiro: INCA; 2015.
Sistema de Informação sobre Mortalidade – SUS. (Acesso em 2017 ago 14). Disponível em: http://datasus.gov.br.
Willett WC. Diet and cancer: an evolving picture. *JAMA* 2005;293:233-4.

47 Hepatites Virais

Natália Coelho Lavrado ▪ *Cristiane Alves Villela Nogueira*
Renata de Mello Perez

INTRODUÇÃO

As hepatites virais são ainda prevalentes em todo o mundo. Causadas pelos vírus A, B, C, Delta e E, apresentam evolução clínica e abordagem distinta de acordo com a etiologia. Neste capítulo serão abordadas as hepatites causadas pelos vírus A, B e C em razão de sua elevada prevalência e importância em nosso meio.

ETIOLOGIA E EPIDEMIOLOGIA

Hepatite A

O vírus da hepatite A (HAV) é um vírus de RNA da família dos *Picornaviridae*. Já foram identificados quatro genótipos diferentes em humanos, mas sem diferenças biológicas importantes entre eles. A transmissão ocorre, principalmente, pela via fecal-oral, por meio da ingestão de água ou alimentos contaminados ou pelo contato direto com indivíduos infectados. O vírus é excretado nas fezes de forma abundante e pode sobreviver no ambiente externo por longo período de tempo.

Em áreas onde a infecção pelo HAV é endêmica, a infecção ocorre na infância. A imunidade adquirida por infecção prévia aumenta de forma cumulativa com a idade, havendo estreita relação com as condições higiênico-sanitárias de cada região. Um inquérito populacional realizado nas capitais brasileiras de 2005 a 2009, época em que a vacinação contra a hepatite A ainda não fazia parte do calendário nacional, identificou a soroprevalência do anticorpo anti-HAV nos diferentes grupos da população. Nas regiões consideradas de baixa prevalência, Sul e Sudeste, a prevalência geral foi de 33,7%, sendo de 19,8% nas crianças de 5 a 9 anos, 30,3% de 10 a 14 anos e 43,7% de 15 a 19 anos. Já nas regiões Centro-Oeste, Norte e Nordeste, consideradas de prevalência intermediária, a prevalência geral foi de 68,8%, sendo de 32,9% de 5 a 9 anos, 52,9% de 10 a 14 anos e 63,2% de 15 a 19 anos. Segundo o mesmo estudo, a idade média da infecção foi de 13,8 anos nas áreas de prevalência intermediária e de 19,4 anos nas áreas de prevalência baixa.

Hepatite B

O vírus da hepatite B (HBV) é um vírus de DNA que pertence à família dos *hepadnaviridae*. Existem 8 genótipos do HBV, que recebem denominação de A a H, distintos entre si pela sequência de nucleotídeos no genoma, variando quanto à distribuição geográfica. Há evidências de que a resposta ao tratamento, curso clínico da infecção e incidência de hepatocarcinoma podem variar em função desses genótipos.

A infecção pelo HBV tem distribuição universal e permanece como um importante problema de saúde pública em todo o mundo, ainda que tenha ocorrido redução da prevalência mundial após a instituição da vacinação. Nas áreas de elevada endemicidade (prevalência do HBsAg superior a 8%), predomina a infecção na infância por transmissão vertical ou horizontal, esta última dada pelo próprio contato familiar continuado com as mães ou com outros portadores dentro do núcleo familiar. Nestas áreas, que correspondem essencialmente à região subsaariana, Sudeste Asiático, China e Bacia Amazônica, 70 a 90% dos indivíduos adultos têm evidência sorológica de infecção prévia pelo HBV. Em países com endemicidade intermediária (prevalência do HBsAg entre 2 e 7%), como aqueles da região do Mediterrâneo, Leste Europeu e Oriente Médio, existe uma mistura na forma de transmissão do HBV, sendo descrita tanto a transmissão vertical quanto a transmissão por uso de drogas ilícitas e via sexual. Já nas áreas de baixa endemicidade (prevalência do HBsAg inferior a 2%), como o Norte e Oeste Europeu, América do Norte e parte da América Central e Austrália, a transmissão ocorre, predominantemente, por via sexual ou pelo uso de drogas ilícitas injetáveis. No Brasil, a região da Bacia Amazônica é uma área de elevada prevalência da infecção, sendo que nas outras regiões a endemicidade varia de baixa a intermediária.

Hepatite C

O vírus da hepatite C (HCV) é um vírus de RNA da família dos Flaviviridae. Com base em variações na sequência do RNA foram identificados 7 genótipos em todo o mundo, numerados de 1 a 7, e vários subgenótipos. O genótipo 1 é o de maior prevalência em todo o mundo, responsável por cerca de 60% das infecções.

Estima-se que cerca de 2 a 3% da população mundial seja portadora de hepatite C crônica, sendo a doença hepática crônica mais prevalente no mundo e a principal indicação de transplante hepático nos países desenvolvidos.

A hepatite C é transmitida principalmente por via parenteral. Até o início da década de 1990, quando não havia exames que permitissem identificar o portador de infecção pelo HCV, a transfusão de sangue e hemoderivados era uma das principais vias de transmissão. Atualmente, a hepatite C tem como formas preferenciais de transmissão o uso de drogas injetáveis, hemodiálise e outros procedimentos médicos invasivos. Foram também identificadas outras formas de transmissão: relações sexuais desprotegidas; procedimentos de manicure e pedicure; *piercings* e tatuagens; tratamentos odontológicos; endoscopias digestivas altas; dentre outras.

Um estudo de base populacional realizado nas capitais brasileiras de 2005 a 2009 identificou que a prevalência geral do anti-HCV foi de 1,38%, variando de 0,68% no Nordeste a 2,1% na região Norte. No Sudeste, a prevalência nos adultos de 20 a 69 anos foi de 1,63%. Em todas as regiões, a prevalência foi maior nos adultos do que nas crianças e adolescentes, com um pico de prevalência nos indivíduos maiores de 60 anos.

QUADRO CLÍNICO

Hepatite A

A maioria dos casos de hepatite A é assintomática. Os casos sintomáticos podem-se apresentar de forma oligossintomática com sintomas inespecíficos, principalmente nas crianças, ou com a forma clássica ictérica. Raramente pode evoluir para hepatite fulminante, mas nunca para infecção crônica.

O período de incubação é por volta de 30 dias, podendo variar de 2 a 7 semanas, quando após iniciam-se os sintomas inespecíficos da fase prodrômica, como fadiga, mal-estar, anorexia, náuseas, vômitos, febre e dor abdominal em hipocôndrio direito. Dentro de 1 semana pode aparecer icterícia com colúria, acolia fecal e prurido, sendo o pico da icterícia por volta de 2 semanas após o início do quadro. A icterícia e a hepatomegalia são os achados mais comuns do exame físico.

Algumas das manifestações extra-hepáticas do vírus da hepatite A descritas são vasculite, artrite, neurite óptica, mielite transversa, plaquetopenia e anemia aplásica.

Hepatite B

A hepatite B aguda manifesta-se de forma subclínica ou anictérica na grande maioria dos casos, sendo a icterícia uma manifestação em cerca de 30% dos pacientes. A doença pode ser mais grave em indivíduos coinfectados com outros vírus de hepatite ou portadores de doença hepática. A evolução para hepatite fulminante é rara.

O período de incubação varia de 1 a 6 meses após a exposição. Na fase prodrômica, pode ocorrer um quadro tipo doença do soro, com febre, *rash* cutâneo, artralgia e/ou artrite. Em seguida, surgem a icterícia, mal-estar, anorexia, náuseas, vômitos e dor abdominal em hipocôndrio direito. Normalmente esses sintomas remitem em 1 a 3 meses, porém em alguns pacientes a fadiga pode permanecer por mais tempo, inclusive após a normalização dos níveis de aminotransferases.

O risco de cronificação da hepatite B é influenciado principalmente pela idade em que ocorre a infecção, sendo essa chance maior quanto menor a idade da exposição. Aproximadamente 90% dos casos de infecção perinatal evoluem para hepatite B crônica, sendo essa taxa menor que 5% nas infecções na idade adulta.

A grande maioria dos pacientes com hepatite B crônica é assintomática, porém, alguns podem apresentar sintomas durante exacerbações da infecção. Normalmente é descoberta por testes sorológicos de rotina ou diagnosticada já na fase de cirrose com suas complicações, como ascite, encefalopatia hepática ou hemorragia digestiva alta por ruptura de varizes de esôfago. Nos adultos não tratados, a taxa de progressão da infecção crônica para cirrose é de 8 a 20% em 5 anos; nos cirróticos, em 5 anos, o risco de descompensação hepática é de 20% e de desenvolvimento de carcinoma hepatocelular (CHC) de 2 a 5%. Embora a cirrose seja um fator de risco, 30 a 50% dos casos de CHC associados ao HBV ocorrem na ausência da mesma.

Alguns fatores tanto virológicos quanto não virológicos influenciam na progressão da infecção crônica para cirrose. Os principais associados ao vírus são altos níveis de HBV-DNA, presença de HBeAg e genótipo C. Em relação ao hospedeiro e ao ambiente, podem ser citados idade superior a 40 anos, sexo masculino, imunossupressão, consumo de álcool, diabetes e coinfecção com outras hepatites virais ou HIV.

As manifestações extra-hepáticas são mediadas por imunocomplexos circulantes e, segundo a literatura, ocorrem em 10 a 20% dos pacientes com infecção crônica, porém, raramente são encontradas na prática clínica. As principais são a poliarterite nodosa e a glomerulonefrite, principalmente a forma membranosa.

Hepatite C

A hepatite C aguda tem apresentação assintomática e anictérica em cerca de 80% dos casos, sendo o diagnóstico nessa fase muito difícil. Os sintomas inespecíficos mais intensos, como astenia, anorexia, náuseas, vômitos e dor abdominal, ocorrem em menos de 20% dos casos, sendo a icterícia ainda mais rara, ocorrendo em menos de 10% dos pacientes. Quando presentes, os sintomas surgem, em média, 7 a 8 semanas após a exposição, sendo que o período de incubação pode variar de 2 a 26 semanas. A resolução dos sintomas acontece em cerca de

2 a 12 semanas e o clareamento viral espontâneo pode ocorrer em até 24 semanas do momento da infecção. Caso não ocorra após decorrido esse tempo, o paciente é considerado como portador de hepatite C crônica. A evolução para hepatite fulminante é muito rara, sendo mais comum em pacientes coinfectados com hepatite B crônica.

Na ausência de tratamento, ocorre cronificação em 60 a 85% dos casos; em média, 20% evoluem para cirrose, em um período de 20 a 30 anos, e 1 a 5% dos pacientes com cirrose desenvolvem CHC. Vários fatores parecem influenciar fortemente a progressão da fibrose, sendo alguns deles idade superior a 40 anos no momento da infecção, sexo masculino, etilismo, coinfecção com HBV e/ou HIV, genótipo 3 do HCV, imunossupressão e resistência insulínica.

Assim como na hepatite B, os portadores crônicos do HCV são assintomáticos e têm evolução insidiosa nas primeiras duas décadas de infecção. O diagnóstico é feito por teste laboratorial de rotina ou quando aparecem as complicações da insuficiência hepática e/ou hipertensão portal na doença avançada.

As manifestações extra-hepáticas parecem estar diretamente relacionadas com o vírus da hepatite C. As principais são: doenças hematológicas, como crioglobulinemia e linfoma; doença renal, principalmente glomerulonefrite membranoproliferativa; doenças autoimunes, como tireoidite e presença de autoanticorpos; doenças dermatológicas, como porfiria cutânea tarda e líquen plano; e diabetes melito.

DIAGNÓSTICO

Hepatite A

A hepatite A aguda é diagnosticada a partir da detecção de anticorpos da classe IgM no soro. O anti-HAV IgM torna-se detectável logo no início do quadro clínico e permanece positivo por 6 a 12 meses. Após o 30° dia de infecção, os níveis de anticorpos da classe IgG começam a se elevar. A presença isolada do anti-HAV IgG é sinônimo de infecção passada ou de resposta vacinal.

Hepatite B

O diagnóstico laboratorial da hepatite B é possível pela identificação dos diversos marcadores sorológicos disponíveis. São eles o antígeno de superfície do vírus B (HBsAg), o antígeno do envelope do vírus B (HBeAg), o anticorpo contra o *core* do vírus B (anti-HBc da classe IgM e IgG), o anticorpo contra o antígeno do envelope do HBV (anti-HBe) e o anticorpo contra o antígeno de superfície do HBV (anti-HBs). Além das sorologias, há disponível o teste rápido para hepatite B, que identifica a presença do HBsAg. É um bom método de triagem para o diagnóstico, sendo de fácil execução e com resultado rápido. Quando positivo, deve ser complementado com os demais marcadores sorológicos para interpretação do estado da infecção.

Além disso, é importante conhecer a história natural da infecção crônica, que é, classicamente, dividida em quatro fases (Quadro 47-1). Elas refletem a relação dinâmica entre a replicação viral e a resposta imune do hospedeiro e têm duração variável, sendo que nem todos os indivíduos infectados passam por todas elas. A quantificação do HBV-DNA é fundamental para identificação da fase da infecção crônica, assim como para indicação e monitorização do tratamento.

Na primeira fase, infecção crônica HBeAg positivo, anteriormente chamada de imunotolerância, o sistema imune do hospedeiro tolera a elevada replicação viral, o que explica os

QUADRO 47-1 Fases da Infecção Crônica pelo Vírus da Hepatite B

Fase	Nível sérico de ALT	Nível sérico de HBV-DNA	HBeAg	Histologia hepática
Infecção crônica HBeAg positivo	Normal	Muito elevado (> 10^7 UI/mL)	Positivo	Mínima atividade inflamatória e fibrose
Hepatite crônica HBeAg positivo	Elevado	Elevado (10^4-10^7 UI/mL)	Positivo	Moderada a acelerada atividade inflamatória e fibrose
Infecção crônica HBeAg negativo	Normal	Indetectável ou baixo (< 2.000 UI/mL)	Negativo	Mínima atividade necroinflamatória, porém, fibrose variável
Hepatite crônica HBeAg negativo	Elevado	Elevado (≥ 2.000 UI/mL)	Negativo	Moderada a acelerada atividade inflamatória e fibrose

níveis normais de aminotransferases e a pouca atividade necroinflamatória no fígado. Normalmente essa fase tem maior duração nos indivíduos infectados por transmissão vertical.

Na fase seguinte, atualmente chamada de hepatite crônica HBeAg positivo, antiga fase de *imunoclearance*, continua a replicação viral e acaba a tolerância imunológica, levando à agressão dos hepatócitos e à elevação das aminotransferases. Essa fase é mais rapidamente alcançada em indivíduos infectados durante a idade adulta e tem seu desfecho, em geral, com a soroconversão do HBeAg para anti-HBe e, mais raramente, com a soroconversão do HBsAg.

Na terceira fase, chamada de infecção crônica HBeAg negativo, anteriormente denominada portador inativo, o sistema imune consegue conter parcialmente o vírus, resultando na soroconversão HBeAg/anti-HBe, porém, não consegue eliminá-lo em decorrência da integração do DNA viral ao núcleo dos hepatócitos do hospedeiro. Dessa forma, há pouca replicação viral, com normalização das aminotransferases e mínima atividade necroinflamatória, porém o grau de fibrose encontrado é variável por depender da lesão hepática causada durante a fase anterior.

Em seguida a essa fase, pode haver a reativação viral com retorno da replicação, seja pela imunossupressão no hospedeiro ou causada por mutações virais que permitem ao vírus escapar do sistema imune. A fase atualmente denominada de hepatite crônica HBeAg negativo normalmente está relacionada com a presença de mutação pré-*core* e/ou *core-promoter*, que decorre da substituição de nucleotídeos nessas regiões, incapacitando a expressão do HBeAg ou levando à sua expressão em níveis muito baixos. Por isso, mesmo em pacientes com HBeAg não reagente e anti-HBe reagente, é necessário manter acompanhamento com dosagens periódicas do HBV-DNA quantitativo.

O Quadro 47-2 demonstra as diversas apresentações e interpretações clínicas dos marcadores sorológicos da infecção pelo HBV.

Algumas das indicações de rastreio para diagnóstico da hepatite B crônica são: indivíduos com múltiplos parceiros sexuais ou história de doenças sexualmente transmissíveis; infectados pelo HCV ou HIV; parceiros sexuais de pacientes HBV positivos; usuários de drogas injetáveis; pacientes em hemodiálise; pacientes que serão submetidos à terapia imunossupressora; mulheres grávidas; filhos nascidos de mães HBsAg positivas; indivíduos com elevação de aminotransferases ou em investigação de doença hepática crônica.

QUADRO 47-2 — Interpretação Clínica dos Marcadores Sorológicos do HBV

HBsAg	HBeAg	Anti-HBc IgM	Anti-HBc IgG	Anti-HBe	Anti-HBs	Interpretação
(+)	(+)	(+)	(−) ou (+)	(−)	(−)	Hepatite B aguda
(+)	(+)	(−)	(+)	(−)	(−)	Infecção crônica HBeAg positivo ou hepatite B crônica HBeAg positivo
(+)	(−)	(−)	(+)	(+)	(−)	Infecção crônica HBeAg negativo ou hepatite crônica HBeAg negativo com mutante pré-core*
(−)	(−)	(−)	(+)	(+)	(+)	Hepatite B resolvida
(−)	(−)	(−)	(+)	(−)	(−)	Hepatite B resolvida ou HBV oculto**
(−)	(−)	(−)	(−)	(−)	(+)	Vacinação eficaz para hepatite B

*Necessária a determinação da carga viral para o diagnóstico diferencial entre os dois perfis de infecção crônica pelo HBV.
**As principais causas de anti-HBc total positivo isoladamente são infecção passada resolvida, mas com queda de títulos do anti-HBs (nesse caso, aplicar uma dose da vacina da hepatite B para estimular o sistema imune e avaliar se o anti-HBs ficará positivo), falso-positivo no teste ou infecção ativa com carga viral baixa e, portanto, HBsAg não reagente, sendo chamado de HBV oculto, que pode acontecer principalmente em pacientes coinfectados com HIV.

Hepatite C

O teste utilizado para o diagnóstico sorológico da hepatite C é o anti-HCV pelo método de ELISA, que tem alta sensibilidade e especificidade. Existem também os testes rápidos, que utilizam método imunocromatográfico para a determinação qualitativa do anticorpo anti-HCV, tendo como vantagens a facilidade de execução e leitura e a rapidez do resultado. O anti-HCV demora cerca de 8 a 12 semanas para tornar-se detectável após a exposição, o que limita a utilização deste marcador no diagnóstico da hepatite C aguda. A presença do anticorpo apenas sugere contato com o HCV, não podendo diferenciar de infecção aguda, crônica ou passada, além de existir a possibilidade, ainda que pequena, de anti-HCV falso-positivo. Desse modo, diante de um anti-HCV positivo, está recomendada a confirmação da infecção por testes moleculares para a detecção de ácidos nucleicos do HCV (HCV-RNA). Em pacientes imunossuprimidos, o anti-HCV pode não ser reagente em virtude da diminuição ou ausência da produção de anticorpos, estando indicada a pesquisa do HCV-RNA mesmo quando a sorologia for negativa, caso haja alta suspeita de infecção.

O diagnóstico da infecção aguda é muito difícil, pois 80% dos casos cursam com a forma assintomática ou anictérica com sintomas inespecíficos. O HCV-RNA pode ser identificado no soro antes do anti-HCV, a partir da segunda semana após a exposição, e aumenta rapidamente durante as primeiras semanas, atingindo seus níveis máximos entre 10^5 e 10^7 UI/mL imediatamente antes do pico dos níveis séricos de aminotransferases, o que pode coincidir com o início dos sintomas.

O diagnóstico da hepatite C aguda pode ser confirmado de duas formas:

1. Soroconversão recente (há menos de 6 meses) e documentada do anti-HCV (anti-HCV não reagente no início dos sintomas ou no momento da exposição, com conversão para anti-HCV reagente na segunda dosagem, realizada com intervalo de 90 dias).

2. Anti-HCV não reagente e detecção do HCV-RNA por até 90 dias após o início dos sintomas ou da data da exposição, quando esta for conhecida em indivíduos com histórico de exposição potencial ao HCV.

Habitualmente, a hepatite C é diagnosticada em sua fase crônica. Como os sintomas estão geralmente ausentes, a doença evolui durante décadas de forma insidiosa sem diagnóstico, sendo comumente diagnosticada em testes sorológicos de rotina. No Quadro 47-3 estão descritas as principais indicações de triagem com anti-HCV, segundo a *American Association for the Study of Liver Diseases* (AASLD).

O diagnóstico da hepatite C crônica é definido pelo anti-HCV reagente por mais de 6 meses com confirmação diagnóstica pelo HCV-RNA detectável.

TRATAMENTO
Hepatites Agudas
O tratamento das hepatites agudas é essencialmente conservador e sintomático. Podem ser utilizadas medicações sintomáticas como antieméticos, analgésicos e/ou antitérmicos para amenizar o desconforto do paciente intensamente sintomático. Devem ser evitadas as drogas com potencial ação hepatotóxica e os medicamentos imunossupressores, que podem comprometer a resolução do quadro agudo e acentuar o risco de cronificação da hepatite. Nenhuma restrição dietética é necessária e deve-se adotar uma dieta livre, guiada pela aceitação do paciente. Em razão da potencial ação hepatotóxica do álcool, é aconselhável que o seu consumo seja evitado até 3 meses após a normalização das aminotransferases.

A única hepatite aguda viral para a qual existe recomendação de tratamento específico é a hepatite C aguda, conforme explicado abaixo.

Hepatite C Aguda
O tratamento da hepatite C na fase aguda tem como objetivo reduzir o risco de progressão para doença crônica. Quando a infecção é tratada precocemente, as taxas de cura podem chegar a valores superiores a 80%. Nos casos sintomáticos de hepatite C aguda, sobretudo

QUADRO 47-3 | Indicações de Triagem para a Hepatite C pela Determinação do Anti-HCV

- Pessoas nascidas de 1945 a 1965, independentemente de fatores de risco*
- Indivíduos com história prévia ou atual de uso de drogas injetáveis ou inaláveis
- Indivíduos transfundidos com derivados de sangue ou transplantados de órgãos antes de 1992
- Receptores de fatores de coagulação antes de 1987
- Indivíduos notificados de terem recebido derivados de sangue de doador que, posteriormente, confirmou infecção pelo HCV
- Pacientes em hemodiálise
- Indivíduos que fizeram tatuagens em locais irregulares
- Indivíduos que já estiveram presos
- Filhos de mães HCV positivas
- Parceiros sexuais de pacientes HCV positivos
- Indivíduos HIV positivos
- Profissionais da área de saúde com história de acidente perfurocortante ou exposição mucosa a sangue
- Indivíduos com elevação de aminotransferases ou em investigação de doença hepática crônica

*Em 2012 foi introduzida, nos Estados Unidos, a indicação de triagem da infecção pelo HCV em todo indivíduo nascido entre os anos de 1945 e 1965, denominados de *baby boomers*. No Brasil, a Sociedade Brasileira de Hepatologia recomenda que todo indivíduo nascido entre 1965 e 1975 realize o teste.

nos ictéricos, o clareamento viral espontâneo pode ocorrer em 15 a 45% dos casos, principalmente nas primeiras 12 semanas após o início da infecção. Há maior probabilidade de clareamento viral espontâneo nas infecções causadas pelo genótipo 3; além disso, alguns fatores do hospedeiro também aumentam essa chance, como idade abaixo de 40 anos, sexo feminino e fatores genéticos como polimorfismo da interleucina-28B.

Nos pacientes assintomáticos, é recomendado iniciar o tratamento imediatamente após o diagnóstico, em média 4 semanas após a exposição, principalmente nas populações de maior risco (pessoas expostas a acidentes com instrumentos perfurocortantes, pacientes em hemodiálise e usuários de drogas endovenosas). Já nos pacientes sintomáticos, recomenda-se aguardar 12 semanas após o início dos sintomas, sendo o tratamento indicado se não houver clareamento viral espontâneo após esse período. Quando houver suspeita de infecção aguda pelo HCV e não for possível definir a data provável de exposição, sugere-se realizar o HCV-RNA quantitativo no momento da suspeita clínica e repetir 4 semanas após: caso não ocorra diminuição da carga viral de pelo menos 2 log, iniciar o tratamento; se houver redução de mais do que 2 log, reavaliar se houve negativação espontânea na 12ª semana antes de indicar o tratamento. Caso HCV-RNA negativo na 12ª semana, repetir na 24^a e 48ª semana para confirmar a cura espontânea.

A recomendação de tratamento pelo Ministério da Saúde é com esquema terapêutico composto por alfapeguinterferona, associado ou não à ribavirina, independentemente do genótipo do HCV. Em pacientes coinfectados pelo HIV, sugere-se a adição de ribavirina, sendo seu uso opcional em pacientes monoinfectados pelo HCV. Se o HCV-RNA for negativo na 4ª semana do tratamento, interromper com 24 semanas; caso ainda seja positivo, estender o tratamento por 48 semanas, porém suspender caso a redução do HCV-RNA seja < 2 log na 12ª semana pela baixa probabilidade de resposta.

Atualmente, os antivirais de ação direta usados no tratamento da hepatite C crônica ainda não estão aprovados para o tratamento da infecção aguda no Brasil, porém, há estudos em andamento mostrando bons resultados desses medicamentos na hepatite C aguda e acredita-se que possam ser incorporados em breve.

Hepatite C Crônica

O objetivo do tratamento é a erradicação do HCV, reduzindo a incidência de complicações da doença hepática crônica e a transmissão do vírus. A erradicação do vírus é caracterizada pelo HCV-RNA indetectável na 12^a (em esquemas sem alfapeguinterferona) ou 24ª semana (em esquemas com alfapeguinterferona) após o tratamento, o que constitui a resposta virológica sustentada (RVS). Atualmente, com as drogas disponíveis, a taxa de RVS é muito alta, chegando a valores superiores a 90% na maioria dos estudos.

O tratamento é indicado para todos os pacientes portadores de infecção crônica, no entanto, pelo seu elevado custo, as recomendações de tratamento no Brasil pelo SUS, segundo o Protocolo Clínico e Diretrizes Terapêuticas (PCDT) do Ministério da Saúde de julho de 2017, são limitadas e estão expostas no Quadro 47-4.

A biópsia hepática é o exame padrão-ouro para a definição do grau de fibrose hepática. É um procedimento invasivo e pode ser realizado por via percutânea, transjugular ou cirúrgica, sendo a via percutânea a mais comumente utilizada. Os pré-requisitos para que a biópsia possa ser realizada são doença hepática compensada, contagem de plaquetas > 60.000/mm^3 e atividade de protrombina > 50%. As contraindicações absolutas são coagulopatia grave, infecção no parênquima hepático e obstrução biliar extra-hepática; já ascite, obesidade mórbida, possibilidade de lesões hepáticas vasculares, amiloidose e incapacidade de cooperação do

QUADRO 47-4 | Indicações de Tratamento de Hepatite C Crônica

- Fibrose hepática Metavir ≥ F2
- Sinais clínicos ou evidências ecográficas sugestivas de cirrose hepática (varizes de esôfago, ascite, alterações da morfologia hepática compatíveis com cirrose)
- Coinfecção com o HIV
- Coinfecção com o HBV
- Manifestações extra-hepáticas com acometimento neurológico motor incapacitante, porfiria cutânea, líquen plano grave com envolvimento de mucosa
- Crioglobulinemia com manifestação em órgão-alvo (glomerulonefrite, vasculites, envolvimento de olhos, pulmão e sistema nervoso periférico e central)
- Poliarterite nodosa
- Insuficiência renal crônica avançada (*clearance* de creatinina ≤ 30 mL/min)
- Púrpura trombocitopênica idiopática (PTI)
- Pós-transplante de fígado e de outros órgãos sólidos
- Linfoma, gamopatia monoclonal, mieloma múltiplo e outras doenças hematológicas malignas
- Hepatite autoimune
- Hemofilia e outras coagulopatias hereditárias
- Hemoglobinopatias e anemias hemolíticas

paciente são consideradas contraindicações relativas à biópsia percutânea. Atualmente, a biópsia hepática raramente é necessária para estadiamento da fibrose na hepatite C, uma vez que outros métodos não invasivos também são aceitos pelo PCDT para liberação de medicamento. Assim, sua indicação fica mais restrita aos casos em que há dúvida diagnóstica.

A elastografia hepática e os escores APRI e FIB4, métodos não invasivos, são os mais utilizados para estadiamento do grau de fibrose hepática atualmente. Diferentes métodos de elastografia com base em ultrassonografia e ressonância magnética têm sido desenvolvidos nos últimos anos, sendo que os que utilizam a ultrassonografia (elastografia transitória, elastografia em tempo real e ARFI) são os mais recomendados internacionalmente para a avaliação do grau de fibrose hepática. A elastografia hepática transitória (FibroScan®) é um método de avaliação do grau de fibrose do fígado por meio da velocidade de propagação de ondas de ultrassom: quanto maior a fibrose, maior a velocidade do sinal na elastografia. Suas principais limitações são a dificuldade técnica de realização em pacientes obesos e a possibilidade de superestimar o grau de fibrose quando a atividade inflamatória é muito intensa (sugerida por transaminases muito elevadas) ou em outras situações que aumentam a rigidez do parênquima hepático, como congestão, colestase, esteatose ou acúmulo de ferro. O tratamento está indicado nos pacientes com resultado de elastografia hepática.

Os escores de APRI e FIB4 são também alternativas à estimativa do grau de fibrose hepática. São calculados com base no resultado de exames laboratoriais de rotina, como é mostrado nas fórmulas abaixo. Devem ser utilizados preferencialmente para os pacientes monoinfectados pelo HCV, pois coinfecções podem afetar os escores, superestimando o grau de comprometimento hepático. O tratamento está recomendado nos pacientes monoinfectados quando APRI > 0,5 ou FIB4 > 1,45, caracterizando metavir ≥ F2.

$$APRI = \frac{\frac{\text{Valor de AST (UI/L)}}{\text{Limite Superior Normal de AST (UI/L)}}}{\text{Contagem de Plaquetas }(10^9)} \times 100$$

$$FIB4 = \frac{\text{Idade (anos)} \times \text{AST (UI/L)}}{\text{Contagem de Plaquetas } (10^9) \times \sqrt{\text{ALT (UI/L)}}}$$

As medicações disponíveis no SUS para o tratamento da hepatite C são drogas de ação antiviral direta (DAA), interrompendo a replicação do vírus; são elas: sofosbuvir, um análogo nucleotídeo que inibe a polimerase do HCV; simeprevir, um inibidor de protease de segunda geração; e daclatasvir, um inibidor da NS5A. Também está disponível a associação de fármacos, chamada de 3D, composta por ombitasvir (inibidor de NS5A), dasabuvir (inibidor não nucleosídico da polimerase NS5B), veruprevir (inibidor de protease NS3/4A) e ritonavir (potencializador farmacocinético). É importante sempre atentar às interações dessas drogas com as demais medicações em uso pelo paciente.

Os esquemas de tratamento propostos pelo Ministério da Saúde variam de acordo com o genótipo (Quadro 47-5). Serão abordados nesse capítulo os tratamentos dos genótipos 1, 2 e 3, por serem os mais encontrados na prática clínica.

Em todos os genótipos, nos diferentes esquemas terapêuticos em que o acréscimo da ribavirina é opcional, seu uso é particularmente recomendado nos pacientes experimentados com telaprevir ou boceprevir e nos portadores de cirrose hepática, a fim de aumentar a taxa de RVS.

Os pacientes com doença renal crônica devem ser tratados com um esquema sem alfapeguinterferona e, se possível, sem ribavirina. Quando a disfunção renal é leve a moderada (*clearance* de creatinina ≥ 30 mL/min), não há contraindicação nem necessidade de ajuste de dose para os DAA, porém é importante monitorizar periodicamente a função renal durante o tratamento. No caso da disfunção renal grave (*clearance* de creatinina < 30 mL/min) em pacientes com HCV genótipo 1, coinfectados ou não pelo HIV, a terapia preferencial é o esquema 3D, associado à ribavirina em baixa dose (no máximo 250 mg 3 x/semana) no genótipo 1a e sem necessidade dessa associação no genótipo 1b. O esquema 3D só está indicado nos coinfectados com HIV na presença de disfunção renal importante, com

QUADRO 47-5 Tratamento dos Genótipos 1, 2 e 3

Genótipo 1a	Regime terapêutico	Tempo
Monoinfecção HCV sem cirrose	Sofosbuvir + simeprevir +/– ribavirina	12 semanas
	Sofosbuvir + daclatasvir +/– ribavirina	
	Esquema 3D + ribavirina	
Monoinfecção HCV com cirrose Child A	Sofosbuvir + simeprevir +/– ribavirina	12 semanas
	Sofosbuvir + daclatasvir +/– ribavirina	
Coinfecção HCV/HIV sem cirrose ou com cirrose Child A	Sofosbuvir + daclatasvir +/– ribavirina	12 semanas
Monoinfecção HCV ou coinfecção HCV/HIV em paciente experimentado com telaprevir/boceprevir sem cirrose	Sofosbuvir + daclatasvir +/– ribavirina	12 semanas
Monoinfecção HCV ou coinfecção HCV/HIV em paciente experimentado com telaprevir/boceprevir com cirrose Child B ou C	Sofosbuvir + daclatasvir +/– ribavirina	24 semanas

QUADRO 47-5 Tratamento dos Genótipos 1, 2 e 3 *(Continuação)*

Genótipo 1b	Regime terapêutico	Tempo
Monoinfecção HCV sem cirrose ou com cirrose Child A	Esquema 3D +/– ribavirina	12 semanas
Coinfecção HCV/HIV sem cirrose ou com cirrose Child A	Sofosbuvir + daclatasvir +/– ribavirina	12 semanas
Monoinfecção HCV ou coinfecção HCV/HIV em paciente experimentado com telaprevir/boceprevir sem cirrose	Sofosbuvir + daclatasvir +/– ribavirina	12 semanas
Monoinfecção HCV ou coinfecção HCV/HIV em paciente experimentado com telaprevir/boceprevir com cirrose Child B ou C	Sofosbuvir + daclatasvir +/– ribavirina	24 semanas
Genótipo 2	**Regime terapêutico**	**Tempo**
Tolerantes à ribavirina e sem cirrose	Sofosbuvir + ribavirina	12 semanas
Intolerantes à ribavirina e sem cirrose	Sofosbuvir + daclatasvir	12 semanas
Com cirrose	Sofosbuvir + daclatasvir +/– ribavirina	12 semanas
Genótipo 3	**Regime terapêutico**	**Tempo**
Sem cirrose ou com cirrose Child A	Sofosbuvir + alfapeguinterferona + ribavirina	12 semanas
Alfapeguinterferona contraindicada e sem cirrose	Sofosbuvir + daclatasvir +/– ribavirina	12 semanas
Alfapeguinterferona contraindicada e com cirrose Child A, B ou C	Sofosbuvir + daclatasvir +/– ribavirina	24 semanas

necessidade de ajuste da terapia antirretroviral para evitar interações medicamentosas. Nos pacientes com *clearance* de creatinina < 30 mL/min e genótipos diferentes do 1, esquemas contendo sofosbuvir poderão ser utilizados com cautela e de forma individualizada, considerando-se riscos e benefícios potenciais da terapia antiviral com a droga.

O tratamento da hepatite C com DAA na vigência de hepatocarcinoma é assunto controverso na literatura, considerando a possibilidade de recidiva do tumor após o tratamento. Nesses casos, a indicação ou contraindicação do tratamento deverá ser individualizada. Em pacientes com perspectiva de transplante hepático em curto prazo (< 6 meses), o tratamento deverá ser postergado para o pós-transplante. Todos os pacientes com CHC e tratados com DAA deverão ser acompanhados periodicamente com o objetivo de detecção precoce de eventuais recidivas ou de progressão do tumor.

Durante a gravidez, o tratamento da hepatite C está contraindicado em razão dos efeitos teratogênicos da ribavirina e da alfapeguinterferona e da ausência de estudos que garantam a segurança do uso dos DAA. As mulheres em idade fértil e os homens com parceira sexual em idade fértil devem adotar método contraceptivo eficaz durante todo o tratamento antiviral até os 6 meses seguintes ao seu término.

As posologias das drogas são as seguintes:

- *Sofosbuvir 400 mg/dia:* comprimidos de 400 mg.
- *Simeprevir 150 mg/dia:* comprimidos de 150 mg.

- *Daclatasvir 60 mg/dia (usualmente), 30 mg/dia (coinfectados com HIV em uso de atazanavir/ritonavir) ou 90 mg/dia (coinfectados com HIV em uso de efavirenz):* comprimidos de 30 ou 60 mg.
- *Ribavirina 11 mg/kg/dia, ou 1 g/dia para < 75 kg e 1,25 g/dia para ≥ 75 kg:* comprimidos de 250 mg.
- *Esquema 3D:* veruprevir 75 mg/ritonavir 50 mg/ombitasvir 12,5 mg 2 comprimidos uma vez ao dia + dasabuvir 250 mg 1 comprimido duas vezes ao dia.
- *Alfapeguinterferona 2a 40 KDa:* 180 mcg/semana via subcutânea.
- *Alfapeguinterferona 2b 12 KDa:* 1,5 mcg/kg/semana via subcutânea.

Está contraindicada a utilização concomitante da amiodarona com sofosbuvir, daclatasvir e esquema 3D. Nos pacientes com cirrose hepática descompensada (Child-Pugh B ou C), o simepremir e esquema 3D também estão contraindicados. Os anticoncepcionais orais combinados contendo etinilestradiol não podem ser utilizados com o esquema 3D, devendo ser descontinuados 2 semanas antes do início da terapia com 3D e substituídos por contraceptivos orais contendo apenas progestágeno ou métodos de contracepção não hormonais até 2 semanas após a conclusão da terapia com 3D. Em relação à ribavirina, as principais contraindicações são: alergia (hipersensibilidade à ribavirina ou qualquer dos seus componentes); gravidez e amamentação; hemoglobina < 8,5 g/dL; história prévia de insuficiência cardíaca grave, incluindo doença cardíaca instável ou não controlada nos 6 meses anteriores (a critério médico); hemoglobinopatias (a critério médico). As contraindicações ao uso da alfapeguinterferona são: distúrbios hematológicos (anemia, leucopenia, plaquetopenia), cirrose hepática descompensada (Child-Pugh B ou C), cardiopatia grave, doenças autoimunes, disfunção tireoidiana não controlada, doença psiquiátrica não controlada, convulsões de difícil controle, neoplasia recente, antecedente de transplante (exceto hepático), consumo atual de álcool e/ou drogas e gravidez.

O tratamento com os novos antivirais orais apresenta poucos efeitos adversos, sendo normalmente sintomas comuns e leves, como cefaleia, fadiga, insônia, náuseas e prurido. O simeprevir pode ainda causar fotossensibilidade e elevação da bilirrubina indireta. O esquema 3D pode causar elevação da ALT superior a 5 vezes. Entre os principais eventos adversos do uso da alfapeguinterferona, destacam-se as alterações hematológicas (anemia, granulocitopenia e plaquetopenia), sintomas que se assemelham aos da gripe (cefaleia, fadiga, febre e mialgia), sintomas psiquiátricos, disfunção tireoidiana, doenças autoimunes e afecções dermatológicas.

Durante o tratamento com a ribavirina, deve-se realizar acompanhamento com hemograma e creatinina mensal, ou com maior frequência caso necessário. Nos casos de surgimento de anemia, a dose de ribavirina pode ser ajustada. Em pacientes sem cardiopatia, a dose de ribavirina pode ser reduzida para 500 ou 750 mg por dia quando a hemoglobina estiver entre 8,5 e 10 g/dL, e deverá ser suspensa se níveis de hemoglobina < 8,5 g/dL. Em cardiopatas, a dose de ribavirina deve ser reduzida para 500 mg por dia se houver uma queda da hemoglobina ≥ 2 g/dL em um período menor que 4 semanas, e deverá ser suspensa em pacientes sintomáticos ou a critério do médico assistente. No caso de pacientes sintomáticos ou com hemoglobina menor que 10 g/dL ou queda > 3 g/dL em relação ao nível pré-tratamento, há a opção de associar eritropoietina recombinante ao objetivo de resolução da anemia para permitir o uso de pelo menos 80% da dose preconizada da ribavirina.

Os critérios para suspensão do tratamento são: ocorrência de eventos adversos importantes; ausência de adesão ao tratamento; identificação de situação que contraindique o tratamento, como a gestação; elevação das aminotransferases em níveis 10 vezes acima do limite superior da normalidade; sepse ou infecção bacteriana grave, independentemente da contagem de granulócitos; descompensação hepática, como ascite e encefalopatia, em pacientes previamente compensados (sobretudo em uso de 3D). O tempo de interrupção aceitável do uso de DAA não está definido, sendo possível que interrupções acima de 3 a 4 dias comprometam a resposta ao tratamento.

Deve-se ressaltar que pacientes com o diagnóstico de cirrose hepática devem manter seguimento ambulatorial e triagem semestral para o CHC mesmo após a cura da hepatite C. Além disso, é importante lembrar que a hepatite C não confere imunidade protetora após a primeira infecção, havendo risco de reinfecção após a cura espontânea ou o tratamento, logo os pacientes devem ser orientados para evitar novas exposições ao vírus.

Hepatite B Crônica

O principal objetivo do tratamento é reduzir o risco de progressão da doença hepática e de seus desfechos primários, especificamente cirrose, CHC e, consequentemente, óbito. Portanto, busca-se a negativação sustentada dos marcadores de replicação viral ativa: HBeAg e carga viral.

O resultado ideal desejado após a terapia é a perda sustentada do HBsAg, com ou sem soroconversão para anti-HBs. Isso está associado à completa remissão da atividade da hepatite crônica, porém é dificilmente obtido com os tratamentos atualmente disponíveis, sendo então buscados outros desfechos com a terapia. Nos pacientes HBeAg reagentes, a soroconversão para anti-HBe é o desejável, além da supressão sustentada do HBV-DNA; já nos HBeAg não reagentes e HBeAg reagentes que não alcançaram a soroconversão para anti-HBe, o principal objetivo é negativação ou redução do HBV-DNA. Além disso, nos dois grupos, a normalização dos níveis séricos da alanina aminotransferase (ALT) faz parte do objetivo da terapia, caracterizando a resposta bioquímica.

De forma geral, a indicação do tratamento é pautada na combinação de três critérios: níveis séricos de ALT, níveis séricos do HBV-DNA e gravidade da doença hepática avaliada por biópsia ou métodos não invasivos. Outros fatores, como idade, história familiar de CHC e presença de manifestações extra-hepáticas, também influenciam na decisão do tratamento. As recomendações de tratamento para os portadores de hepatite B crônica sem agente Delta segundo o PCDT do Ministério da Saúde de 2016 estão expostas no Quadro 47-6.

Segundo a *American Association for the Study of Liver Diseases* (AASLD), o tratamento está indicado nos pacientes com doença ativa HBeAg reagente ou não reagente. A doença ativa é definida pela elevação de ALT acima de 2 vezes o limite superior da normalidade

QUADRO 47-6 Indicações de Tratamento de Hepatite B Crônica sem Agente Delta

- HBeAg reagente e ALT > 2x limite superior da normalidade
- HBeAg reagente em adulto maior de 30 anos
- HBeAg não reagente, HBV-DNA > 2.000 UI/mL e ALT > 2x limite superior da normalidade
- Biópsia hepática metavir ≥ A2F2 ou elastografia hepática > 7,0 kPa
- Cirrose/insuficiência hepática
- Manifestações extra-hepáticas com acometimento motor incapacitante, artrite, vasculites, glomerulonefrite e poliarterite nodosa
- Coinfecção com o HIV
- Coinfecção com o HCV
- História familiar de CHC
- Reativação de hepatite B crônica

(LSN) ou evidência de fibrose significativa, associada à elevação do HBV-DNA, sendo > 2.000 UI/mL nos HBeAg não reagentes e > 20.000 UI/mL nos HBeAg reagentes. Em alguns casos, mesmo que ALT e HBV-DNA sejam inferiores a esses valores, o tratamento também deve ser considerado: idade superior a 40 anos, história familiar de CHC ou presença de manifestações extra-hepáticas. A decisão de tratar os pacientes com ALT elevada, porém inferior a duas vezes o LSN deve levar em consideração a gravidade da doença hepática. Nos pacientes com cirrose, a terapia é quase sempre indicada, mesmo com níveis baixos de ALT e HBV-DNA. As recomendações da *European Association for the Study of the Liver* (EASL) são bastante semelhantes às da sociedade americana.

As opções farmacológicas para o tratamento são a alfapeguinterferona ou os antivirais análogos de nucleotídeos/nucleosídeos, tenofovir e entecavir. Cada esquema tem suas vantagens e desvantagens (Quadro 47-7). Os principais eventos adversos do interferon são sintomas gripais, fadiga, mudanças de humor, citopenias e doenças autoimunes. O entecavir e tenofovir podem causar acidose láctica, sendo que o último pode ainda estar relacionado com a disfunção renal, síndrome de Fanconi e osteomalacia, sendo esses efeitos muito raros. Em relação às contraindicações ao uso do interferon, as principais são: distúrbios hematológicos (anemia, leucopenia, plaquetopenia), cirrose hepática descompensada (Child-Pugh B ou C), cardiopatia grave, doenças autoimunes, disfunção tireoidiana não controlada, doença psiquiátrica não controlada, convulsões de difícil controle, neoplasia recente, antecedente de transplante (exceto hepático), consumo atual de álcool e/ou drogas e gravidez. Já o tenofovir está contraindicado nas seguintes situações: doença renal crônica, osteoporose e outras doenças do metabolismo ósseo, terapia antirretroviral com didanosina e cirrose hepática (contraindicação relativa). Todos esses aspectos devem ser levados em consideração no momento da escolha da terapia.

Pelo PCDT do Ministério da Saúde de 2016, todos os pacientes que apresentam os critérios de inclusão de tratamento são candidatos à terapia com tenofovir, um análogo de nucleotídeo com elevada potência de supressão viral e alta barreira genética de resistência contra as mutações do HBV, sendo considerada a primeira linha de tratamento para a hepatite B crônica. Quando houver contraindicação ao uso do tenofovir ou alteração da função renal em decorrência do seu uso, deve-se indicar o tratamento com entecavir, um análogo de nucleosídeo. O uso do tenofovir nos pacientes com cirrose hepática deve ser realizado com cautela, dando preferência ao entecavir. Ambas as opções de monoterapia são equivalentes em eficácia, exceto na presença de mutações virais. O entecavir apresenta eficácia

QUADRO 47-7 Comparação entre Interferon e Antivirais no Tratamento da Hepatite B Crônica

	Interferon	Antivirais
Via de administração	Subcutânea	Oral
Eventos adversos	Frequentes	Menos frequentes
Efeito antiviral	Moderado	Potente
Contraindicações	Muitas	Raras
Contraindicação em cirrose descompensada	Sim	Não
Risco de resistência	Não	Sim
Duração do tratamento	Limitada	Indefinida
Recaída	Rara	Frequente

reduzida quando há presença de mutações, encontradas especialmente em vírus de pacientes experimentados com análogos de nucleosídeo, como lamivudina e telbivudina, devendo ser evitado nos pacientes experimentados com essas medicações. O tratamento com alfapeguinterferona por 48 semanas é uma escolha alternativa que pode ser considerada em pacientes jovens, sem comorbidades, HBeAg reagentes, com ALT elevada e carga viral baixa, sem cirrose hepática. Os pacientes que não apresentarem soroconversão para anti-HBs ao final da 48ª semana de tratamento alfapeguinterferona deverão iniciar o tratamento com tenofovir ou entecavir. Essa substituição também deve ser considerada caso HBV-DNA > 20.000 UI/mL na 24ª semana de tratamento com alfapeguinterferona, em virtude da baixa probabilidade de resposta terapêutica.

Mulheres em idade fértil não cirróticas com indicação de tratamento e que desejem engravidar poderão receber um esquema finito de terapia antes da gestação, com alfapeguinterferona, usando um método contraceptivo eficaz durante o tratamento devido à contraindicação desta droga na gravidez. Caso haja falha terapêutica ou contraindicação ao interferon, o tratamento oral com tenofovir poderá ser iniciado e mantido durante toda a gestação.

Em relação aos pacientes coinfectados HBV e HIV, é interessante que sejam usadas drogas com ação simultânea contra os dois vírus, principalmente o tenofovir e a lamivudina.

Durante o tratamento com os antivirais orais, a eficácia deve ser monitorada pela mudança no perfil sorológico, níveis de aminotransferases e níveis de HBV-DNA dos pacientes. Nos portadores de hepatite B crônica HBeAg reagente, realizar HBsAg, anti-HBs, HBeAg, anti-HBe e HBV-DNA anualmente; já nos HBeAg não reagentes, realizar HBsAg, anti-HBs e HBV-DNA anualmente.

A duração do tratamento com os antivirais orais é geralmente prolongada e indefinida. Nos pacientes HBeAg reagentes não cirróticos, caso ocorra indetectabilidade do HBV-DNA e perda sustentada do HBsAg, ou soroconversão do HBeAg para anti-HBe, em dois exames de realização anual, poderá ser considerada a suspensão do tratamento.

As posologias das drogas são as seguintes:

- *Tenofovir 300 mg/dia:* comprimidos de 300 mg.
- *Entecavir 0,5 mg/dia (pacientes virgens de tratamento e/ou portadores de cirrose hepática compensada) ou 1 mg/dia (pacientes portadores de cirrose hepática descompensada):* comprimidos de 0,5 mg.
- *Alfapeguinterferona 2a 40 KDa:* 180 mcg/semana via subcutânea.
- *Alfapeguinterferona 2b 12 KDa:* 1,5 mcg/kg/semana via subcutânea.

O tenofovir e o entecavir necessitam de ajuste de dose na disfunção renal de acordo com o *clearance* de creatinina:

- *49-30 mL/min:* tenofovir 300 mg a cada 48 h/entecavir 0,5 mg a cada 48 h.
- *29-10 mL/min:* tenofovir 300 mg a cada 72 h/entecavir 0,5 mg a cada 72 h.
- *< 10 mL/min:* tenofovir 300 mg 1x/semana (somente em pacientes em hemodiálise, com período máximo de 12 horas de diálise por semana)/entecavir 0,5 mg 1x/semana.

PROFILAXIA

As hepatites A e B podem ser prevenidas através de vacinação, sendo as duas vacinas incluídas no Programa Nacional de Imunizações (PNI) do Ministério da Saúde. É disponível também no mercado privado a vacina combinada contra os vírus A e B, que pode ser uma boa opção para pacientes com indicação de vacinação contra as duas doenças.

A vacina contra a hepatite A contém o antígeno do vírus inativado e é altamente eficaz e de baixa reatogenicidade, com taxas de soroconversão de 94 a 100% e proteção de longa duração após a aplicação de duas doses. Também tem sido utilizada na pós-exposição ao HAV, com eficácia de 79% em prevenir infecção quando administrada até 8 dias após exposição. Pode ser aplicada a partir de 1 ano de idade e são recomendadas duas doses com intervalo de 6 meses. No calendário do PNI, a recomendação é de dose única para as crianças aos 15 meses de idade, podendo ser aplicada até os 23 meses, conforme a última atualização de 2016. Além disso, a vacina está liberada nos Centros de Referência para Imunobiológicos Especiais (CRIE) nos indivíduos suscetíveis nas seguintes situações: hepatopatias crônicas de qualquer etiologia, inclusive portadores crônicos do HBV ou HCV; coagulopatias; portadores do HIV; imunodepressão por doença ou drogas; doenças de depósito; fibrose cística; trissomias; candidatos a transplante de órgão sólido; transplantados de órgão sólido ou medula óssea; doadores de órgão sólido ou medula óssea; hemoglobinopatias.

A vacina contra a hepatite B contém o antígeno de superfície, HBsAg, de forma purificada. No Brasil, está disponível a vacina monovalente contra a hepatite B e a vacina combinada pentavalente, que também inclui proteção contra difteria, tétano, coqueluche e *Haemophilus influenzae* tipo b. Três doses induzem títulos protetores de anticorpos (anti-HBs ≥ 10 UI/mL) em mais de 90% dos adultos e jovens sadios, e em mais de 95% dos lactentes, crianças e adolescentes. O esquema habitual para imunocompetentes consiste em três doses, com intervalos de 1 mês entre a primeira e a segunda dose e 6 meses entre a primeira e a terceira dose (esquema 0, 1 e 6 meses). Caso o esquema seja interrompido, não há necessidade de reiniciá-lo desde a primeira dose, pois toda dose administrada é considerada, bastando complementar o esquema com intervalo mínimo de 2 meses entre as doses. O PNI adota hoje um esquema básico de quatro doses nas crianças, sendo a primeira com hepatite B monovalente ao nascimento, o mais precocemente possível, preferencialmente nas primeiras 12 horas de vida, e as demais na forma de vacina pentavalente aos 2, 4 e 6 meses. Além disso, segundo a última nota informativa de atualização do calendário nacional do Ministério da Saúde, a partir de 2016 a oferta da vacina foi ampliada para toda a população independentemente da idade e/ou condições de vulnerabilidade. Como a expectativa e qualidade de vida da população vêm aumentando, os idosos representam uma parcela crescente da população, com aumento da frequência de atividade sexual e do risco de doenças sexualmente transmissíveis nesse grupo, o que justifica a medida de ampliação da oferta da vacina.

O teste sorológico para confirmação da imunidade após as três doses da vacina da hepatite B não é rotineiramente indicado devido à alta eficácia da vacina. Porém, nos indivíduos pertencentes a grupos de risco, como profissionais de saúde, está recomendada a realização da sorologia 1 a 2 meses após a última dose do esquema vacinal, para verificar se houve resposta satisfatória (anti-HBs ≥ 10 UI/mL). Se não houver nível adequado de anticorpos, os indivíduos devem ser revacinados com mais três doses da vacina. Aqueles que permanecerem anti-HBs negativos após dois esquemas completos de três doses devem ser considerados não respondedores e suscetíveis em caso de exposição; considerar testar HBsAg nesses indivíduos para excluir a possibilidade de portador crônico. Caso a sorologia só seja realizada 6 meses ou mais após a terceira dose do primeiro esquema e seja negativa, primeiro deve ser aplicada uma dose da vacina e a sorologia repetida 1 mês após; caso positiva, considerar vacinado; caso negativa, completar o segundo esquema de três doses como citado acima.

No caso de acidentes com material biológico, a conduta de profilaxia da hepatite B deve ser feita com base na situação vacinal do profissional de saúde e no *status* HBsAg do paciente-fonte (Quadro 47-8). Em relação à hepatite C, não há medida específica para profilaxia após acidentes ocupacionais.

QUADRO 47-8 Recomendações para Profilaxia da Hepatite B após Exposição Ocupacional a Material Biológico

Situação vacinal e sorologia do profissional de saúde exposto	Paciente-fonte		
	HBsAg positivo	HBsAg negativo	HBsAg desconhecido ou não testado
Não vacinado	IGHAHB + iniciar vacinação	Iniciar vacinação	Iniciar vacinação[1]
Vacinação incompleta	IGHAHB + completar vacinação	Completar vacinação	Completar vacinação[1]
Previamente vacinado			
Com resposta vacinal conhecida e adequada	Nenhuma medida	Nenhuma medida	Nenhuma medida
Sem resposta vacinal após o primeiro esquema (3 doses)	IGHAHB + primeira dose da vacina ou IGHAHB (2x)[2]	Iniciar novo esquema de vacina (3 doses)	Iniciar novo esquema de vacina (3 doses)[1]
Sem resposta vacinal após o segundo esquema (6 doses)	IGHAHB (2x)[2]	Nenhuma medida	IGHAHB (2x)[2]
Com resposta vacinal desconhecida	Testar o profissional de saúde: • Se resposta vacinal adequada: nenhuma medida • Se resposta vacinal inadequada: IGHAHB + primeira dose da vacina	Testar o profissional de saúde: • Se resposta vacinal adequada: nenhuma medida • Se resposta vacinal inadequada: fazer segundo esquema de vacinação	Testar o profissional de saúde: • Se resposta vacinal adequada: nenhuma medida • Se resposta vacinal inadequada: fazer segundo esquema de vacinação[1]

Adaptado do Manual dos Centros de Referência para Imunobiológicos Especiais, 4.ed., Ministério da Saúde, 2014.
[1]Uso associado de imunoglobulina hiperimune contra hepatite B (IGHAHB) está indicado se o paciente-fonte tiver alto risco para infecção pelo HBV como: usuários de drogas injetáveis; pacientes em programas de diálise; contatos domiciliares e sexuais de portadores de HBsAg; pessoas que fazem sexo com pessoas do mesmo sexo; heterossexuais com vários parceiros e relações sexuais desprotegidas; história prévia de doenças sexualmente transmissíveis; pacientes provenientes de áreas geográficas de alta endemicidade para hepatite B; pacientes provenientes de prisões e de instituições de atendimento a pacientes com deficiência mental.
[2]IGHAHB (2x) = duas doses de imunoglobulina hiperimune para hepatite B com intervalo de 1 mês entre as doses. Esta opção deve ser indicada para aqueles que já fizeram duas séries de três doses da vacina, mas não apresentaram resposta vacinal, ou apresentem alergia grave à vacina.
Obs: Profissionais que já tiveram hepatite B estão imunes à reinfecção e não necessitam de profilaxia pós-exposição. Tanto a vacina quanto a imunoglobulina devem ser aplicadas dentro do período de 7 dias após o acidente, mas, preferencialmente, nas primeiras 24 horas. Para profissionais soronegativos que só realizaram teste sorológico muitos anos após a série vacinal original, uma dose adicional de vacina deve ser administrada e seguida de retestagem 4 a 8 semanas após. Se a sorologia for positiva, o profissional será considerado imune; se negativa, deverá completar o esquema com mais duas doses de vacina.

A transmissão vertical da hepatite B tem importância epidemiológica e medidas podem ser adotadas para evitá-la. Ocorre principalmente no momento do parto (transmissão perinatal), sendo a transmissão intrauterina rara. Primeiramente, deve ser realizada a investigação da infecção pelo HBV em todas as gestantes com pesquisa do HBsAg durante o 1º trimestre da gestação ou quando se iniciar o pré-natal, sendo recomendada a vacinação das gestantes suscetíveis à infecção. Nas gestantes portadoras de hepatite B crônica sem indicação formal de tratamento, está indicada a terapia para profilaxia da transmissão vertical com tenofovir da 28ª semana de gestação até 30 dias após o parto nos seguintes casos: gestantes HBsAg reagentes e HBeAg não reagentes com HBV-DNA > 10^6 UI/mL na 28ª semana de gestação; ou gestantes HBsAg e HBeAg reagentes, independentemente dos níveis de HBV-DNA. Além disso, todos os recém-nascidos filhos de mães portadoras de hepatite B crônica devem receber a vacina da hepatite B e a imunoglobulina contra a hepatite B simultaneamente, em locais de aplicação diferentes, logo após o nascimento, preferencialmente nas primeiras 12 horas de vida. A imunoprofilaxia adequada após o parto é capaz de reduzir o risco de infecção dos recém-nascidos filhos de mães HBsAg e HBeAg reagentes de 90% para 5 a 10%. Não há recomendação específica em relação à via de parto e o aleitamento materno não está contraindicado. Em relação à hepatite C, ainda não existem imunoprofilaxia ou intervenção medicamentosa que possam prevenir a transmissão vertical.

Nos pacientes que serão submetidos à terapia imunossupressora, é importante pesquisar infecção atual ou prévia pelo vírus da hepatite B com as sorologias HBsAg e anti-HBc total, complementando com a quantificação de HBV-DNA caso HBsAg reagente ou anti-HBc reagente isolado. O objetivo é identificar os pacientes candidatos à terapia antiviral de prevenção da reativação da infecção, um quadro que pode evoluir com hepatite fulminante e até óbito. Quando indicada a profilaxia, o entecavir é o fármaco de escolha. Nos pacientes que já tenham feito uso de lamivudina em tratamento prévio, há maior risco de resistência cruzada com o entecavir, devendo-se optar pelo tenofovir para a profilaxia. Segundo o PCDT do Ministério da Saúde, a decisão da profilaxia é fundamentada no risco de reativação, que é definido pelo tipo de terapia imunossupressora e perfil sorológico do paciente (Quadro 47-9).

QUADRO 47-9 Estratificação do Risco para Reativação do HBV e Indicação de Profilaxia

Nível do risco	HBsAg (+)	HBsAg (-) e anti-HBc (+)	Terapia antiviral
Alto (> 10%)	• Quimioterapia • Anti-CD20/Anti-CD52 • Imunossupressores para transplante de medula óssea ou órgão sólido • Esteroides em combinação com outros imunossupressores	• Quimioterapia para malignidade hematológica • Anti-CD20/Anti-CD52	Profilaxia
Moderado (1-10%)	• Anti-TNF • Manutenção isolada de esteroides em baixas doses • Outras terapias imunossupressoras sem esteroides	• Quimioterapia para tumores sólidos • Imunossupressores para transplante de medula óssea ou órgão sólido • Esteroides em combinação com outros imunossupressores	Profilaxia ou preemptiva
Baixo (< 1%)	Esteroides isolados por poucos dias	• Anti-TNF • Manutenção isolada de esteroides em baixas doses • Outras terapias imunossupressoras sem esteroides	Nenhuma profilaxia

Nos pacientes com risco elevado, o tratamento profilático está indicado e pode ser iniciado antes ou concomitantemente à terapia imunossupressora. Em casos de neoplasias ou doenças com manifestações graves, se houver impossibilidade de medicamentos para o início da profilaxia antes ou junto com a imunossupressão, deve-se iniciar o tratamento da doença de base e, tão logo possível, a profilaxia. Nos casos de risco moderado, a terapia profilática pode ser iniciada imediatamente ou pode-se optar por acompanhar os níveis de HBV-DNA e ALT a cada 2 meses e iniciar a terapia preemptiva caso haja evidência de reativação viral (elevação da viremia ≥ 2 log em relação à viremia basal, reaparecimento do HBV-DNA em pacientes com viremia inicialmente indetectável, sororreversão HBsAg em pacientes antes HBsAg não reagentes). As terapias antiviral profilática (antes da reativação) e preemptiva (após a reativação) deverão ser mantidas por 6 a 12 meses após o término do tratamento imunossupressor. Caso a imunossupressão seja por tempo indefinido, como nos transplantes de órgãos sólidos, o antiviral também deverá ser mantido indefinidamente.

BIBLIOGRAFIA

AASLD/IDSA Recommendations for testing, managing, and treating hepatitis C. (Acesso em 2016 mar). Disponível em: http://www.hcvguidelines.org.

Chopra S. Clinical manifestations and natural history of chronic hepatitis C virus infection. (Acesso em 2016 abr). Disponível em: http://www.uptodate.com.

EASL 2017 Clinical Practice Guidelines on the management of hepatitis B virus infection. *J Hepatol* 2017;67(2):370-98.

Lai M, Chopra S. Overview of hepatitis A virus infection in adults. (Acesso em 2016 abr). Disponível em: http://www.uptodate.com.

Lok ASF. Clinical manifestations and natural history of hepatitis B virus infection. (Acesso em 2016 abr). Disponível em: http://www.uptodate.com.

Lok ASF. Diagnosis of hepatitis B virus infection. (Acesso em 2016 abr). Disponível em: http://www.uptodate.com.

Lorenz R, Endres S. Clinical manifestations, diagnosis, and treatment of acute hepatitis C in adults. (Acesso em 2016 abr). Disponível em http://www.uptodate.com.

Ministério da Saúde. Manual de Normas e Procedimentos para Vacinação. Brasil, Brasília, 2014.

Ministério da Saúde. Manual dos Centros de Referência para Imunobiológicos Especiais. 4.ed. Brasil, Brasília, 2014.

Ministério da Saúde. Nota Informativa nº 149, de 2015/CGPNI/DEVIT/SVS/MS, referente às mudanças no calendário nacional de vacinação para o ano de 2016. Brasil, outubro de 2015.

Ministério da Saúde. Protocolo Clínico e Diretrizes Terapêuticas para o Tratamento da Hepatite Viral Crônica B e Coinfecções. Brasil, Brasília, 2016.

Ministério da Saúde. Protocolo Clínico e Diretrizes Terapêuticas para Hepatite C e Coinfecções. Brasil, Brasília, julho de 2017.

Ministério da Saúde. Protocolo Clínico e Diretrizes Terapêuticas para Prevenção da Transmissão Vertical de HIV, Sífilis e Hepatites Virais. Brasil, Brasília, 2015.

Pereira LM, Martelli CM, Moreira RC *et al.* Prevalence and risk factors of Hepatitis C virus infection in Brazil, 2005 through 2009: a cross-sectional study. *BMC Infectious Diseases* 2013;13:60.

Terrault NA, Bzowei NH, Chang KM *et al.* AASLD Guidelines for Treatment of Chronic Hepatitis B. *Hepatology* 2016 Jan;63(1):261-83.

Ximenes RA *et al.* Modelling the force of infection for hepatitis A in an urban population-based survey: a comparison of transmission patterns in Brazilian macro-regions. *Plos One* 2014 May;9(5):e94622.

48 Cirrose Hepática e suas Complicações

Melina Almeida Dias ▪ João Marcello de Araújo Neto

INTRODUÇÃO
A cirrose pode ser definida como a fase avançada de um processo dinâmico de necroinflamação e fibrogênese que originou distorção da arquitetura acinar hepática e formação de nódulos de regeneração. Possui uma diversidade de etiologias, manifestações clínicas e complicações.

ETIOLOGIAS
Muitos insultos hepáticos crônicos podem levar à cirrose. Dentre os mais comuns no Brasil, destacam-se as hepatites virais, o uso crônico de álcool e a doença hepática gordurosa não alcoólica (Quadro 48-1).

MANIFESTAÇÕES CLÍNICAS
Em geral, o diagnóstico de cirrose é feito por meio de um somatório de sintomas, sinais e achados de exames complementares (Quadro 48-2).

Os sintomas podem variar desde queixas inespecíficas como anorexia, fraqueza, fadiga e perda ponderal até manifestações de doença avançada como icterícia, sangramento de trato gastrointestinal alto, ascite e encefalopatia.

A doença hepática crônica avançada envolve espectros bastante amplos, desde pacientes assintomáticos até graves enfermos com múltiplas complicações secundárias à disfunção hepatocelular e à hipertensão portal. Recentemente, tem-se utilizado os termos doença hepática crônica avançada compensada e hipertensão portal clinicamente significativa para descrever diferentes fases de evolução da doença hepática crônica.

QUADRO 48-1 Principais Causas de Cirrose Hepática

- Hepatite C crônica
- Hepatite B crônica
- Uso crônico de álcool
- Doença hepática gordurosa não alcoólica
- Hepatite autoimune (e síndromes de superposição)
- Hemocromatose hereditária
- Colangite biliar primária (cirrose biliar primária)
- Colangite esclerosante primária
- Deficiência de alfa 1 antitripsina
- Congestão hepática passiva crônica (insuficiência cardíaca direita)
- Doença de Wilson
- Tóxica ou medicamentosa (p. ex., metotrexato)
- Esquistossomose
- Doenças vasculares (p. ex., síndrome de Budd-Chiari)

| QUADRO 48-2 | Principais Achados Clínicos e de Exames Complementares de Pacientes com Cirrose |

- Encefalopatia hepática
- Varizes de esôfago/hemorragia digestiva alta
- Ascite/edema de membros inferiores/anasarca
- Icterícia
- Esplenomegalia
- Trombocitopenia/anemia/leucopenia/pancitopenia
- Telangiectasias
- Ginecomastia
- Equimoses
- Rarefação de pelos
- Eritema palmar
- Atrofia testicular
- Hipertrofia de parótidas
- Níveis tensionais mais baixos
- Circulação colateral em abdome (p. ex., cabeça de medusa)
- Hálito hepático
- Contratura tenar de Dupuytren
- Alargamento do TAP

DIAGNÓSTICO

Cirrose é um diagnóstico histopatológico, porém na grande maioria dos casos é possível presumir este diagnóstico sem a necessidade de biópsia do fígado utilizando os achados clínicos e de exames complementares.

Ferramentas como escores laboratoriais (razão AST/plaquetas, FibroTest, dentre outros), de imagem (US, TC, RNM, elastografia*) e endoscópicos podem auxiliar no diagnóstico e estadiamento da doença.

CLASSIFICAÇÃO

A gravidade da cirrose pode ser graduada por escores que levam em conta parâmetros clínicos e laboratoriais. Os mais utilizados na prática são os escore de Child-Pugh modificado (Quadro 48-3) e o MELD (*model for end stage liver disease*).

O escore MELD é preditor de mortalidade em pacientes com cirrose. Dessa forma, é utilizado em muitos países, inclusive no Brasil, para organizar os pacientes na fila de transplante hepático. Pode ser calculado pela seguinte fórmula:

$$\text{MELD} = 3.8 * \log_e(\text{bilirrubina [mg/dL]}) + 11.2 * \log_e(\text{INR}) + 9.6 * \log_e(\text{creatinina [mg/dL]}) + 6.4$$

---

*A elastografia hepática é um método desenvolvido para aferir a "elasticidade" ou "rigidez" do fígado. Pode ser feita por técnicas de ultrassom ou ressonância magnética. Uma técnica bastante difundida em nosso meio é a elastografia hepática transitória pelo aparelho fibroscan® que utiliza ondas de ultrassonografia. Por este aparelho obtém-se velocidades que são relacionadas com diferentes graus de fibrose hepática, principalmente em hepatites virais. Os *cutoffs* preditores de diferentes estágios de fibrose variam de acordo com a etiologia da doença de base.

QUADRO 48-3 Escore de Child-Pugh Modificado

	Pontos		
	1	2	3
Encefalopatia	Ausente	Grau 1-2	Grau 3-4
Ascite	Ausente	Leve/moderada (sensível a diuréticos)	Grave (refratária a diuréticos)
Bilirrubina (mg/dL)	< 2	2-3	> 3
Albumina (g/dL)	> 3,5	2,3-3,5	< 2,3
TAP(s) ou INR	< 4 < 1,7	4-6 1,7-2,3	> 6 > 2,3

COMPLICAÇÕES

Varizes Esofágicas

O diagnóstico das varizes de esôfago é feito pela endoscopia digestiva alta. Trata-se de um método simultaneamente diagnóstico e terapêutico. Por endoscopia é possível avaliar a quantidade de varizes, seu tamanho e a presença de sinais de maior risco de sangramento como os pontos vermelhos (*redspots*).

Os principais fatores de risco para a ocorrência de hemorragia digestiva por varizes de esôfago são:

- Gravidade da doença hepática de base.
- Calibre das varizes.
- Presença de sinais vermelhos.

Em geral, indica-se a realização de endoscopia digestiva alta a todos os pacientes com diagnóstico recente de cirrose. Todavia, novas evidências sugerem que pacientes com elastografia hepática por fibroscan < 20 kPa e contagem plaquetária >150.000/mm^3 têm baixa probabilidade de apresentar varizes de esôfago com necessidade de tratamento (> 0,5 cm). Com isto, estes pacientes poderiam ser dispensados da realização da endoscopia diagnóstica. Neste caso, sugere-se monitorizar o paciente com dosagem de plaquetas e elastografia anuais. Em caso de alteração de uma destas variáveis, a endoscopia deve ser realizada.

Após a realização da primeira endoscopia diagnóstica, se forem encontradas varizes > 0,5 cm (médio e grande calibre), o paciente deverá ser encaminhado para profilaxia primária.

Caso não sejam evidenciadas varizes de esôfago ou se as mesmas forem < 0,5 cm (pequeno calibre), pode-se prescindir de profilaxia primária. A repetição de uma nova endoscopia para avaliação do surgimento ou progressão no tamanho das varizes dependerá, dentre outros fatores, da persistência da agressão hepática que causou a cirrose (p. ex., pacientes que persistem com etilismo ou que não obtêm resposta ao tratamento de hepatites virais) ou da existência de um novo mecanismo de lesão hepática (p. ex., paciente que ficou curado de uma hepatite viral crônica, mas que passou a apresentar doença hepática gordurosa não alcoólica). O Quadro 48-4 resume o acompanhamento endoscópico de pacientes sem varizes ou com varizes < 0,5 cm.

QUADRO 48-4 Acompanhamento Endoscópico de Pacientes com Cirrose Compensada que Não Estão em Profilaxia Primária de Sangramento

Variz de esôfago no exame anterior	Persistência de lesão hepática ou novo mecanismo de lesão	Conduta
Ausente	Não	Repetir EDA a cada 3 anos
< 0,5 cm (pequena)	Não	Repetir EDA a cada 2 anos
Ausente	Sim	Repetir EDA a cada 2 anos
< 0,5 cm (pequena)	Sim	Repetir EDA a cada 1 ano

Profilaxia

Quando se fala em profilaxia de sangramento de varizes de esôfago há dois cenários distintos: profilaxia primária (pacientes que nunca apresentaram sangramento das varizes) e profilaxia secundária (após o primeiro episódio de hemorragia digestiva alta pelas varizes).

Para a realização da profilaxia, existem duas estratégias que podem ser utilizadas:

- Medicamentos da classe dos betabloqueadores não seletivos (propranolol, nadolol e carvedilol).
- Ligadura elástica das varizes.

Profilaxia Primária (para pacientes que nunca apresentaram hemorragia digestiva alta)

Pacientes sem varizes **não** devem receber profilaxia com betabloqueadores para evitar o surgimento de varizes. Nesta população, a prevenção do surgimento de varizes ocorre pelo tratamento da doença de base que levou à cirrose, com objetivo de evitar sua progressão.

Pacientes com varizes < 0,5 cm (pequeno calibre) com menor risco (Child A/B ou ausência de sinais vermelhos) podem fazer profilaxia primária com betabloqueadores ou seguir apenas em observação. Mais estudos são necessários para definir qual a melhor estratégia nesta população.

Pacientes com varizes < 0,5 cm (pequeno calibre) e sinais vermelhos ou classificação de Child-Pugh C apresentam maior risco de sangramento e devem fazer uso de profilaxia primária com betabloqueadores.

Pacientes com varizes > 0,5 cm (médio e grande calibre) sempre devem fazer profilaxia primária de sangramento. Nesta população, a profilaxia pode ser feita com betabloqueadores ou ligadura elástica. A escolha deve ser feita baseando-se na experiência do centro em ligadura elástica, disponibilidade de recursos locais, características do paciente e presença de contraindicações ao betabloqueador.

Obs.: deve-se atentar para o uso de betabloqueadores durante episódios de descompensação da cirrose. Mais estudos são necessários para guiar recomendações sobre como manejar o uso da profilaxia neste cenário. Pacientes com ascite refratária, peritonite bacteriana espontânea, disfunção renal ou baixos níveis tensionais devem ser monitorados com maior frequência e a terapia com betabloqueadores pode ser descontinuada a critério da equipe assistente. Quando se optar pela descontinuação permanente dos betabloqueadores, deve-se proceder à ligadura elástica.

Profilaxia Secundária (após o primeiro episódio de hemorragia digestiva alta)
Em pacientes que já apresentaram o primeiro episódio de hemorragia digestiva alta, deve-se realizar a combinação de betabloqueadores não seletivos (propranolol ou nadolol) com ligadura elástica de varizes de esôfago. O carvedilol não foi comparado aos demais betabloqueadores neste cenário e, por isto, ainda não deve ser utilizado. Devem-se realizar endoscopias para ligaduras elásticas seriadas até que as varizes estejam erradicadas. Em seguida, o paciente deverá ser monitorado para o aparecimento de novas varizes que deverão também ser erradicadas. Em caso de falha ao tratamento combinado, o *shunt* porto-hepático transjugular (TIPS) pode ser uma alternativa.

Tratamento do sangramento agudo de varizes de esôfago
Pacientes com hemorragia digestiva alta por varizes de esôfago devem receber atendimento imediato com objetivo de estabilização hemodinâmica (Fig. 48-1). Para tal, deve-se avaliar a necessidade de proteção das vias aéreas, ressuscitação volêmica e início de vasopressores. A transfusão de hemoderivados deve ser cautelosa, geralmente objetivando uma hemoglobina entre 7 e 8 g/dL. Pode-se realizar correção cautelosa de distúrbios da coagulação.

Pacientes com história de cirrose e que se apresentem com hemorragia digestiva alta, devem receber medicamentos vasoativos (terlipressina ou octreotide ou somatostatina ou

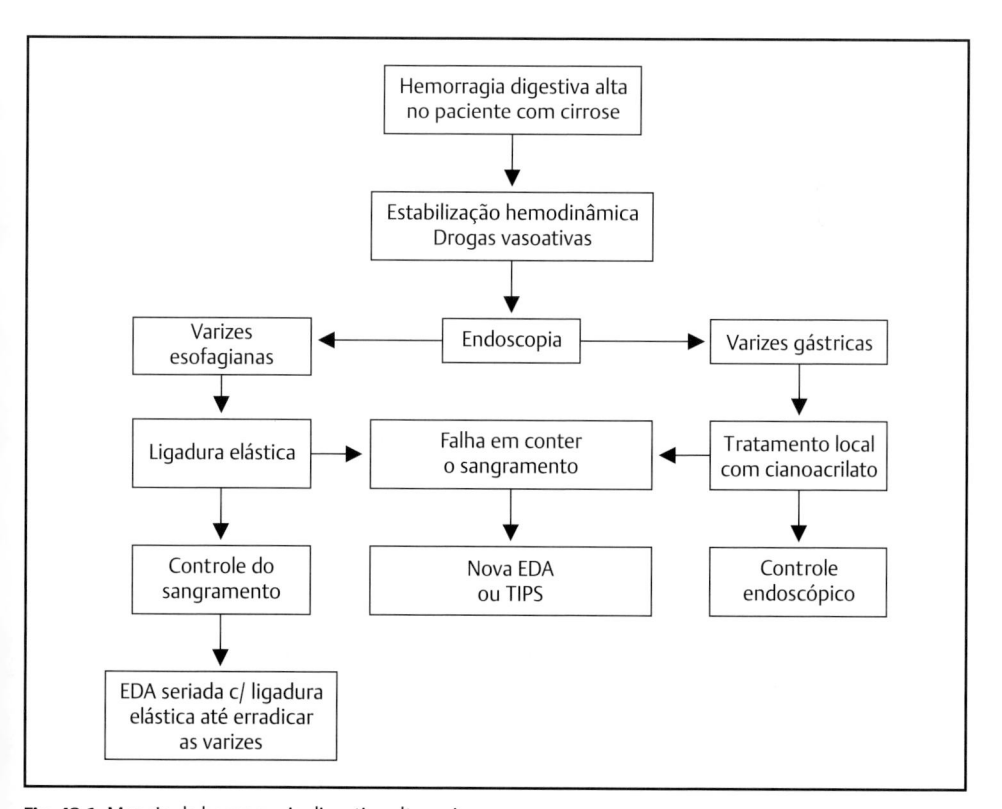

Fig. 48-1. Manejo da hemorragia digestiva alta varicosa.

vasopressina) mesmo antes da realização de endoscopia que comprove que o sangramento advém das varizes. Esta medicação deve ser feita no atendimento pré-hospitalar (ambulância) ou tão logo se chegue ao hospital. Caso se confirme a etiologia do sangramento por varizes, deve-se manter a droga vasoativa por período de 3 a 5 dias (doses no Quadro 48-5).

A realização de endoscopia digestiva alta deve ser imediata, mas em caso de impossibilidade do método, aceita-se que se realize em até 12 horas nos pacientes estáveis. O uso de eritromicina endovenosa como pró-cinético (250 mg IV 30 a 120 minutos antes da endoscopia) é recomendado com o intuito de melhorar a visibilidade do exame, exceto em pacientes com contraindicações, como intervalo QT prolongado.

A endoscopia digestiva alta é um método simultaneamente diagnóstico e terapêutico para o sangramento de varizes. A realização de ligadura elástica é o tratamento de primeira linha de varizes de esôfago. A escleroterapia tem desempenho pior do que a ligadura elástica. Para sangramentos oriundos de varizes gástricas isoladas e varizes gastroesofágicas que se estendem pelo fundo gástrico (tipo 2) e, além da cárdia, a primeira escolha é o adesivo tissular n-butil-cianoacrilato colocado por endoscopia. Nas varizes gastroesofágicas que se estendem pela pequena curvatura (tipo 1), o tratamento pode ser feito com ligadura elástica ou adesivo tissular n-butil-cianoacrilato (Fig. 48-1).

Infecções bacterianas são comuns em pacientes acometidos por sangramento digestivo alto varicoso. Com o objetivo de prevenir esse tipo de complicação, recomenda-se o uso de antibiótico por curto período (ceftriaxona IV 1 g em dose única diária por 7 dias) em pacientes que apresentem sangramento digestivo. A escolha do antibiótico pode ser modificada conforme o perfil microbiológico do hospital ou uso prévio de profilaxia pelo paciente. Assim que o uso da via oral for possível, a profilaxia antibiótica pode ser trocada para norfloxacino 400 mg 12/12 h ou ciprofloxacino 500 mg 12/12 h.

O ressangramento é uma complicação temida após o primeiro episódio de hemorragia de varizes de esôfago. Quando o ressangramento ocorre nos primeiros 5 dias, deve-se tentar nova abordagem endoscópica.

A realização do *shunt* porto-hepático transjugular (TIPS) com próteses recobertas com PTFE (politetrafluoretileno) é uma opção para o manejo do ressangramento. Em pacientes com alto risco de ressangramento (Child-Pugh C < 14 e Child-Pugh B com sangramento ativo), o uso do TIPS pode ser feito precocemente após o primeiro episódio de hemorragia digestiva tratado com fármacos e endoscopia. Todavia, ainda se trata de assunto controver-

QUADRO 48-5 Doses de Drogas Vasoativas na Hemorragia Digestiva Alta Varicosa

Droga vasoativa	Dose	Observações
Terlipressina	2 mg IV 4/4 h (pode ser titulada para 1 mg 4/4 h após controle da hemorragia)	Efeitos hemodinâmicos mais sustentados. Atentar para bradicardia. Monitorar sódio (risco de hiponatremia). Cuidado em pacientes com doença coronariana
Somatostatina	250 mcg em *bolus* IV seguido de 250 mcg/h em infusão contínua	Vasoconstrictor esplâncnico de ação curta
Octreotide	50 mcg em *bolus* seguidos de 50 mcg/h em infusão contínua	Efeito mais duradouro que a somatostatina. Reduz pressão portal rapidamente, porém, sua duração é transitória
Vasopressina	0,4U *bolus* seguido de 0,4-1U por minuto	Potente vasoconstrictor sistêmico. Considerar uso de nitroglicerina em associação

so na literatura. As principais complicações do TIPS são desenvolvimento de encefalopatia e sobrecarga volêmica cardíaca.

Em casos de sangramento refratário, pode-se utilizar o tamponamento por balão de Sengstaken-Blakemore durante um período máximo de 24 h como ponte para outros tipos de tratamento. A colocação de próteses esofágicas autoexpansíveis parecem ser opções seguras ao uso do balão.

A confecção de *shunt* cirúrgico não é recomendada atualmente no manejo de hemorragia digestiva alta por varizes de esôfago.

Após o primeiro episódio de hemorragia digestiva alta tratada com sucesso com ligadura elástica, deve-se prosseguir com a profilaxia secundária de sangramento, conforme descrito acima.

Pacientes que desenvolvem encefalopatia após hemorragia digestiva alta por varizes de esôfago devem ser tratados com lactulona (25 mL 12/12 h – aumentar até que obtenha o controle da encefalopatia e o paciente apresente 2 a 3 evacuações por dia). Ainda não há dados que suportem o tratamento profilático de encefalopatia com lactulona ou rifaximina após episódios de hemorragia digestiva alta.

Obs.: pacientes com sangramento digestivo alto por gastropatia hipertensiva portal podem se beneficiar do uso de betabloqueadores não seletivos. Em casos refratários ao tratamento medicamentoso e endoscópico, pode-se considerar o uso de TIPS. É importante diferenciar a gastropatia hipertensiva portal da ectasia vascular antral, pois têm tratamentos diferentes.

Ascite

A ascite é a principal complicação em pacientes portadores de cirrose hepática, bem como a causa mais frequente de internação hospitalar desta população. Sua etiologia relaciona-se com a redução da excreção de sódio levando à consequente retenção hídrica.

Ao exame físico pode-se notar macicez móvel de decúbito, sinal de piparote e percussão do semicírculo de Skoda. Todavia, ascites menores do que 1.500 mL podem ser detectáveis apenas por ultrassonografia.

A avaliação do gradiente de albumina soro-ascite (GASA) pode auxiliar na determinação da etiologia da ascite (Fig. 48-2):

- GASA ≥ 1,1: transudato.
- GASA < 1,1: exsudato.

Outros componentes mensuráveis no líquido ascítico também podem auxiliar na determinação na etiologia da ascite (Quadro 48-6).

Tratamento

Todo paciente com ascite necessita de tratamento e o objetivo é extingui-la. O tratamento inicial da ascite baseia-se na restrição da ingesta de sódio (até 2 g de sódio por dia que é equivalente a 5 g de sal por dia) e aumento de sua excreção pelo uso de diuréticos. Abstinência de álcool e tratamento etiológico da causa da cirrose também são medidas terapêuticas importantes. A ascite é um sinal de gravidade na cirrose e deve levar a uma avaliação sobre a necessidade de transplante hepático.

O uso de diuréticos de alça e antagonistas da aldosterona devem ser implementados com cuidados especiais com a função renal e distúrbios hidroeletrolíticos. Deve-se observar a velocidade de perda de peso a qual não deve exceder 0,5 a 1 kg por dia, respectivamente

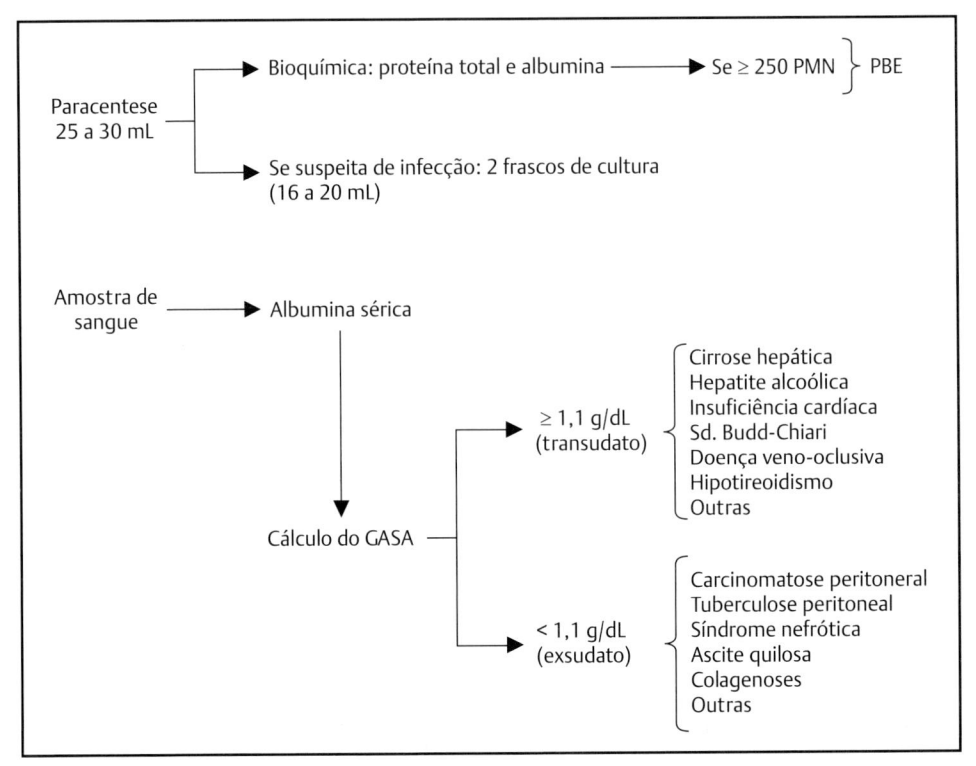

```
Paracentese    ┌─► Bioquímica: proteína total e albumina ──► Se ≥ 250 PMN } PBE
25 a 30 mL     │
               └─► Se suspeita de infecção: 2 frascos de cultura
                   (16 a 20 mL)


Amostra de  ──────► Albumina sérica
 sangue
                          │
                          │                    ┌ Cirrose hepática
                          │                    │ Hepatite alcoólica
                          │         ≥ 1,1 g/dL │ Insuficiência cardíaca
                          │      ┌► (transudato)┤ Sd. Budd-Chiari
                          ▼      │             │ Doença veno-oclusiva
                    Cálculo do GASA            │ Hipotireoidismo
                                 │             └ Outras
                                 │
                                 │             ┌ Carcinomatose peritoneal
                                 │             │ Tuberculose peritoneal
                                 │  < 1,1 g/dL │ Síndrome nefrótica
                                 └► (exsudato) ┤ Ascite quilosa
                                               │ Colagenoses
                                               └ Outras
```

Fig. 48-2. Investigação da ascite. PBE = Peritonite bacteriana espontânea. Adaptada de *Gastroenterology* 2015.

QUADRO 48-6 Análise Laboratorial do Líquido Ascítico

Comuns	Casos selecionados	Raramente
Celularidade geral e específica	Glicose	Ziehl-Neelsen
Albumina	LDH	Triglicerídeo
Proteína total	Amilase	Bilirrubina
Cultura (frasco de hemocultura) e coloração Gram	Citologia oncótica	CEA

em pacientes sem e com edema periférico. Ambas as classes podem ser iniciadas separadamente ou em conjunto. Recomenda-se a realização de exames laboratoriais para avaliação de eletrólitos e função renal 1 a 2 semanas após o início ou a cada aumento nas doses de diuréticos.

Um regime terapêutico inicial pode ser a combinação de 100 mg de espironolactona e 40 mg de furosemida, ambos 1 vez ao dia pela manhã, porém pacientes com menor peso corporal ou com função renal limítrofe podem iniciar com doses mais baixas. Em geral, ao promover aumento das doses, tenta-se manter a proporção de 100 mg espironolactona para 40 mg de furosemida; todavia, é a presença de efeitos adversos como piora da função renal ou distúrbios hidroeletrolíticos (p. ex., hiper ou hipocalemia) que vai definir as melhores combinações de doses dos diuréticos. Em geral, utilizam-se como doses máximas de diuréticos 160 mg/dia de furosemida e 400 mg/dia de espironolactona. Contudo, na prática, poucos pacientes toleram esta dose.

Em casos de ascite volumosa que leve à restrição ventilatória e desconforto abdominal importante, pode-se realizar paracentese de alívio. Trata-se de um procedimento seguro que pode ser realizado independente do resultado de plaquetas e provas de coagulação. Também pode ser realizado em pacientes que estão sob anticoagulação ou uso de antiagregantes plaquetários.

A retirada de volumes maiores do que 5 litros de líquido ascítico requer a reposição de 8 gramas de albumina IV para cada litro do total de líquido removido, com objetivo de evitar disfunção renal.

Um subgrupo de pacientes com ascite não conseguirá obter controle da mesma apenas com restrição hídrica e uso de diuréticos. Estes pacientes devem ser submetidos a paracenteses de alívio de repetição e encaminhados para um centro de transplante. O TIPS pode ser uma ferramenta utilizada nestes casos.

Pacientes com ascite, principalmente aqueles com dificuldade no seu manejo, devem evitar o uso de inibidores da enzima conversora de angiotensina (IECA) e bloqueadores do receptor da angiotensina II (BRA). Anti-inflamatórios não esteroidais também devem ser evitados.

O uso de betabloqueadores para profilaxia de hemorragia digestiva alta tem tido sua segurança questionada na população de pacientes com ascite refratária e/ou peritonite bacteriana espontânea. Portanto, nos pacientes com ascite em uso de betabloqueadores deve-se atentar para o desenvolvimento de disfunção renal, hiponatremia (< 130 mEq/L) e hipotensão, considerando-se a redução da dose ou suspensão da profilaxia nestes pacientes. Caso se opte pela suspensão de betabloqueadores, deve-se programar ligadura endoscópica de varizes.

A restrição de fluidos não é indicada usualmente, exceto nos casos de pacientes com hiponatremia grave (Na sérico inferior a 120 a 125 mEq/L).

Peritonite Bacteriana

A peritonite bacteriana espontânea (PBE) merece atenção por sua gravidade. O seu diagnóstico deve ser considerado em todo paciente cirrótico portador de ascite que desenvolve febre, dor abdominal ou alteração do nível de consciência. Diarreia, íleo paralítico, hipotensão ou hipotermia são sinais clínicos que também podem estar presentes. Até mesmo manifestações inespecíficas como dor lombar podem ser o único sintoma. É muito importante ressaltar que grande parte dos pacientes com peritonite bacteriana espontânea não apresentam nenhum sintoma. Sendo assim, todo paciente portador de ascite por cirrose que apresente queda do estado geral e/ou necessite de internação hospitalar deve ser submetido a uma paracentese diagnóstica.

A maioria dos pacientes com PBE apresentam cirrose avançada. São fatores de risco para PBE: proteína total do líquido ascítico inferior a 1 g/dL, episódio anterior de PBE, bilirrubina total superior a 2,5 mg/dL, episódio de hemorragia digestiva alta, desnutrição e uso de inibidores da bomba de prótons.

O diagnóstico é obtido por análise da celularidade do líquido ascítico, a qual faz o diagnóstico de PBE no caso de contagem de polimorfonucleares (PMN) igual ou superior a 250 células/mm^3. Outra medida importante para o diagnóstico e condução do tratamento é a coleta de material para Gram e cultura (preferencialmente armazenado em frascos de hemocultura).

Uma vez feito o diagnóstico, a antibioticoterapia deve ser prontamente iniciada. Não se deve fazer o tratamento empírico de PBE sem diagnóstico por celularidade do líquido ascítico.

As bactérias Gram-negativas entéricas (*Escherichia coli, Klebsiella pneumoniae* e *Streptococcus sp*) são os principais patógenos da PBE e o tratamento é feito com cefalosporinas de terceira geração como cefotaxima (2 g IV 8/8 h) ou ceftriaxona (2 g/dia IV).

As quinolonas são uma alternativa ao uso de cefalosporinas. A escolha do antibiótico deve levar em conta padrões de resistência bacteriana locais e uso recente de antibiótico. Tão logo sejam obtidas informações do resultado de culturas, o espectro antibiótico deve ser reduzido.

O tempo de tratamento é de 5 dias. Em pacientes cuja cultura do líquido ascítico demonstre crescimento de algum microrganismo incomum (p. ex., *Pseudomonas* ou *Enterobacteriaceae*), microrganismo resistente à terapia antibiótica padrão ou organismo associado à endocardite (p. ex., *S. aureus*, ou *Streptococcus* do grupo *viridans*) deve-se considerar antibioticoterapia por tempo maior.

Casos mais simples podem ser manejados com antibióticos orais. Todavia, esta decisão deve ser tomada com cautela e preferencialmente por especialistas.

Durante episódios de PBE e, principalmente nos pacientes com instabilidade hemodinâmica ou piora da função renal, deve-se descontinuar temporariamente o uso de betabloqueadores. Trata-se ainda de assunto controverso e que necessita de mais dados na literatura.

A maioria dos pacientes apresenta excelente resposta aos antibióticos com resolução dos sintomas e melhora clínica. Nestes casos, ao término do quinto dia de antibiótico venoso, suspende-se a medicação e inicia-se o uso de antibioticoprofilaxia oral. Não há necessidade de nova paracentese.

Entretanto, em alguns pacientes pode-se realizar uma paracentese de controle para avaliar a resposta ao tratamento. Os pacientes candidatos a realizar paracentese de controle são aqueles que apresentam deterioração clínica durante o tratamento, os que desenvolvem PBE em contexto nosocomial, ou aqueles com exposição recente a betalactâmicos ou com bactérias atípicas na cultura do líquido ascítico. Caso a segunda paracentese não evidencie melhora comparativa na contagem de polimorfonucleares, deve-se considerar a presença de bactérias resistentes ao esquema antimicrobiano ou peritonite bacteriana secundária.

Pacientes cuja primeira análise do líquido ascítico evidenciou contagem de PMN < 250/mm^3, porém com cultura do líquido ascítico positiva, são classificados como portadores de bacterascite. No momento da positivação das culturas, uma nova paracentese deve ser realizada e, em geral, este novo exame evidencia contagem de PMN ≥ 250/mm^3. Neste caso, o tratamento deve ser prontamente iniciado. Pacientes que persistem com contagem de PMN < 250/mm^3 devem ser observados cautelosamente.

Em casos de líquido ascítico polimicrobiano é preciso fazer o diagnóstico diferencial com peritonite bacteriana secundária (PBS). Este tipo de peritonite é causada por complicações cirúrgicas como perfuração intestinal ou abscessos. Nestes pacientes, a presença da ascite impede o desenvolvimento dos sinais clínicos clássicos de irritação peritoneal. Deve-se desconfiar de PBS em pacientes que apresentem líquido ascítico polimicrobiano, Gram com muitos tipos de bactérias diferentes, proteína do líquido ascítico > 1 g/dL, glicose < 50 mg/dL ou LDH do líquido ascítico maior que o limite superior da normalidade para o sangue. Dosagem alta de CEA e fosfatase alcalina no líquido ascítico também sugerem PBS. Os exames de imagem ajudam no diagnóstico etiológico. Quando presente, o pneumoperitôneo confirma o diagnóstico. A PBS tem alta mortalidade e deve ser manejada com tratamento cirúrgico.

Durante episódios de PBE é frequente o desenvolvimento de síndrome hepatorrenal. Tendo em vista a prevenção de tal complicação, deve-se instituir profilaxia com infusão de albumina intravenosa no momento do diagnóstico (1,5 g/kg) e no terceiro dia (1 mg/kg) nos pacientes com PBE e os seguintes achados:

- Creatinina superior a 1 mg/dL, ou;
- Ureia superior a 64 mg/dL (ou BUN > 30 mg/dL).
- Bilirrubina total superior a 4 mg/dL.

A profilaxia secundária é indicada por tempo indefinido a todos os pacientes que já apresentaram um episódio de PBE e pode ser feita com norfloxacino 400 mg/dia ou sulfametoxazol/trimetoprim 800/160 mg/dia ou ciprofloxacino 500 mg/dia.

Em casos selecionados, pode-se fazer profilaxia primária de PBE, isto é, em pacientes sem episódios prévios de PBE. São eles:

- Presença de proteína do líquido ascítico inferior a 1 g/dL.
- Presença de proteína do líquido ascítico inferior a 1,5 g/dL associada à disfunção renal (Cr > 1,2 mg/dL; U ≥ 42 mg/dL ou Na ≤ 130 mg/dL) ou falência hepática (Child-Pugh ≥ 9 e bilirrubina total ≥ 3 mg/dL).
- Após sangramento gastrointestinal, por um período de 7 dias.

Obs.: nos casos de profilaxia pós-hemorragia digestiva alta, principalmente naqueles com Child-Pugh B ou C, a melhor escolha de antibiótico é a ceftriaxona 1 g/dia. O tempo de profilaxia nestes casos é por 7 dias após a hemorragia digestiva. Em pacientes que obtêm controle do sangramento e se mantêm estáveis, pode-se trocar a ceftriaxona por antibiótico oral até completar 7 dias de tratamento.

Síndrome Hepatorrenal

A síndrome hepatorrenal (SHR) é uma complicação da cirrose avançada em pacientes que apresentem hipertensão portal e ascite. Consiste em uma piora da função renal secundária à redução no fluxo sanguíneo efetivo para os rins no contexto de vasodilatação sistêmica e esplâncnica. Por definição, trata-se de um diagnóstico de exclusão e deve-se avaliar sempre possíveis diagnósticos diferenciais para insuficiência renal aguda como hipovolemia ou uso recente de drogas nefrotóxicas.

Alguns fatores precipitantes desta síndrome são bem conhecidos, tais como: infecções bacterianas (incluindo PBE), paracenteses de grande monta sem expansão plasmática com albumina e sangramento gastrointestinal.

São descritos dois padrões de apresentação clínica da síndrome hepatorrenal. No tipo 1, há um declínio rápido da função renal em menos de 2 semanas que em geral se associa à oligúria. No tipo 2, a redução do *clearance* é mais lenta e se associa à ascite refratária. O prognóstico é pior na apresentação da SHR do tipo 1.

Deve-se suspeitar deste diagnóstico em pacientes que desenvolvam aumento de creatinina maior ou igual a 0,3 mg/dL em 48 h e/ou um aumento da creatinina basal em 50% no período de 7 dias. Alguns autores continuam utilizando o critério clássico de aumento da creatinina acima de 1,5 mg/dL.

Quando estes critérios são encontrados em um paciente com cirrose e ascite, deve-se suspeitar da síndrome hepatorrenal. Todavia, para diferenciá-la de seu principal diagnóstico diferencial (insuficiência renal aguda pré-renal por hipovolemia), deve-se realizar a administração de albumina (1 mg/kg – máximo 100 mg/dia) durante 48 horas. Neste período, deve-se suspender os diuréticos e todas os medicamentos nefrotóxicos. Os pacientes com síndrome hepatorrenal, em geral, apresentam sedimento urinário inocente, oligúria e sódio urinário baixo (< 10 mEq/L).

É importante checar constantemente os diagnósticos diferenciais como desidratação, excesso de diuréticos, choque, uso de drogas nefrotóxicas, insuficiência renal pós-renal de causa obstrutiva, doenças parenquimatosas renais (presença de proteinúria e/ou sedimento renal alterado) etc. (Fig. 48-3).

Tratamento

Após a fase de diagnóstico, incluindo a expansão volêmica com albumina, nos pacientes em que não há melhora da função renal, deve-se iniciar o tratamento. A terapêutica se baseia na combinação de albumina com um agente vasopressor (terlipressina ou noradrenalina ou midodrina + octreotide) (Quadro 48-7). A escolha do melhor agente vasopressor vai depen-

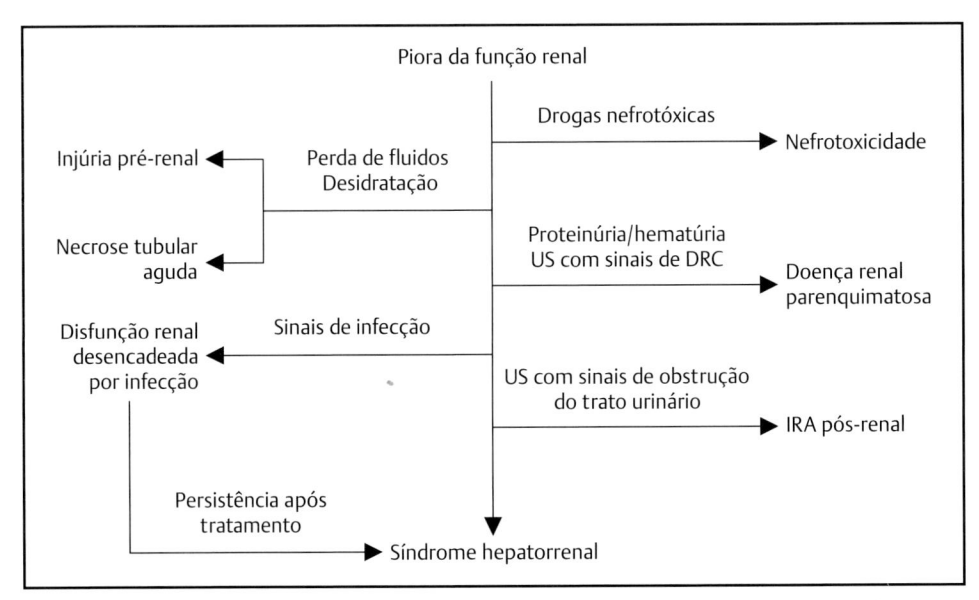

Fig. 48-3. Diagnóstico da síndrome hepatorrenal. Adaptada de *The Lancet* 2003. DRC = Doença renal crônica.

QUADRO 48-7 Tratamento da Síndrome Hepatorrenal

Medicamento	Dose
Midodrina + Octreotide + Albumina	7-15 mg oral 3x/dia 50 mcg/h em infusão intravenosa contínua ou 100-200 mcg subcutâneo 3 x/dia 1 g/kg (máx 100 g/dia) nos dois primeiros dias, seguidos de 25-50 g/dia durante uso de midodrina + octreotide
Terlipressina + Albumina	1-2 mg a cada 4-6 h 1 g/kg (máx 100 g/dia) nos dois primeiros dias, seguidos de 25-50 g/dia durante uso de terlipressina
Noradrenalina + Albumina	0,5-3 mg/h em infusão contínua, com alvo de elevar PAM em 10 mmHg 1 g/kg (máx 100 g/dia) por pelo menos 2 dias

der do contexto do paciente (enfermaria ou CTI) e da disponibilidade dos medicamentos no local. O uso de noradrenalina requer acesso venoso profundo e monitorização hemodinâmica e, com isto, deve ser feito no CTI. Em razão da alta recorrência da SHR, todo paciente que apresente esta complicação deve ser avaliado para transplante hepático.

O TIPS e a terapia de substituição renal podem ser considerados como tratamentos transitórios até que se possa proceder ao transplante hepático. Em pacientes em que se espera que possa ocorrer melhora da função hepática (hepatite alcoólica, hepatite B em que se possa instituir tratamento), a terapia de substituição renal também está indicada.

O prognóstico da síndrome hepatorrenal é ruim. Pacientes sem tratamento têm alta mortalidade em semanas. A resolução da síndrome hepatorrenal é altamente dependente da resolução da doença hepática por meio de transplante do fígado (ou melhora da hepatopatia em causas reversíveis de disfunção hepática).

Encefalopatia Hepática

A encefalopatia hepática é um termo que define um amplo espectro de condições neuropsiquiátricas em pacientes com disfunção hepática grave. Há vários mecanismos propostos para a gênese da encefalopatia hepática e muitos deles se relacionam com a desregulação do ciclo da amônia. Todavia, até hoje, a patogênese desta condição não é totalmente conhecida.

O espectro das manifestações clínicas da encefalopatia hepática pode variar desde alterações mentais apenas detectáveis em testes psicométricos até mesmo o coma. Distúrbios da cognição, personalidade, irritabilidade e desinibição podem ser observados, assim como alterações motoras como hipertonia, hiper-reflexia, rigidez, bradicinesia e fala arrastada. Inversão do ciclo sono-vigília e asterixis são achados importantes da encefalopatia hepática, porém não exclusivos desta condição (Quadro 48-8).

Tratamento

Em todo paciente com encefalopatia de início recente, é necessário pesquisar incessantemente e tratar o distúrbio que desencadeou a encefalopatia. Os principais precipitantes de encefalopatia são:

- Infecção.
- Distúrbios hidroeletrolíticos.

QUADRO 48-8 Classificação de West Haven (Adaptada)

Classificação	Clínica
Encefalopatia mínima (ou coberta)	▪ Não há sinais clínicos, porém, quando são aplicados testes psicométricos, há alterações
Grau I	▪ Discretas alterações na atenção, consciência e alteração no ritmo do sono-vigília
Grau II	▪ Alterações de personalidade óbvias, comportamento inadequado, asterixis, dispraxia, desorientação e letargia ▪ Desorientação temporal
Grau III	▪ Sonolência, confusão mental, desorientação grosseira, comportamento bizarro ▪ Desorientação temporal e espacial
Grau IV	▪ Coma

- Sangramento gastrointestinal.
- Trombose de porta.
- Disfunção renal.
- Hipovolemia.
- Hipóxia.
- Hipoglicemia.
- Constipação.
- Carcinoma hepatocelular.
- Uso de medicamentos sedativos.

Medidas gerais de suporte também devem ser consideradas, como, por exemplo, evitar desidratação, suporte nutricional e preocupações com a segurança do paciente caso o mesmo esteja desorientado. A restrição dietética de proteína só deve ser considerada nos pacientes cujos sintomas pioram com a ingesta proteica. Nos demais pacientes, deve-se manter ingesta calórica de aproximadamente 35 a 40 kcal/kg/dia e proteica de 1,2 a 1,5 g/kg/dia.

A lactulose é o medicamento mais estudado e comprovadamente eficaz para o tratamento dos sintomas da encefalopatia. Recomenda-se o uso de 30-45 mL de lactulose por dia (dividido em 2 a 4 doses), podendo-se titular a dose até obtenção de um padrão de evacuações pastosas 2-3 vezes ao dia e melhora da encefalopatia. O lactitol também pode ser utilizado na dose inicial de 67 a 100 g diluído em 100 mL de água. Ambos podem ser feitos via enema em pacientes com dificuldade de ingesta oral. Seu mecanismo de ação é amplo e vai além apenas do efeito catártico.

Em pacientes que não melhoram após 48 horas de administração adequada de lactulose, pode-se iniciar rifaximina na dose de 400 mg 3 vezes ao dia ou 550 mg 2 vezes ao dia. Como segunda opção, a neomicina (500 mg 3 x/dia ou 1.000 mg 2 x/dia) pode ser utilizada nos países que não dispõem de rifaximina, embora este medicamento apresente ototoxicidade e nefrotoxicidade. Outros antibióticos como vancomicina e metronidazol também podem ser utilizados.

Outras opções terapêuticas incluem L-ornitina-L-aspartato, aminoácidos de cadeia ramificada, pré e probióticos. Todavia, estes medicamentos necessitam de maiores estudos na literatura para comprovar seus benefícios.

Pacientes que apresentam encefalopatia recorrente ou crônica devem fazer uso contínuo de lactulona (inicialmente nas mesmas doses acima com ajuste da dose até que esteja com duas a três evacuações diárias e sem sintomas da encefalopatia) e/ou rifaximina.

O diagnóstico de encefalopatia mínima é mais difícil e requer alto índice de suspeição e aplicação de testes psicométricos. Uma das principais consequências da encefalopatia mínima é o aumento do risco de acidentes automobilísticos causados pela diminuição na velocidade de resposta a estímulos. Como os testes psicométricos para diagnóstico de encefalopatia mínima ainda são de uso limitado, sugere-se que todo paciente com cirrose evite dirigir automóveis e operar máquinas de alta precisão.

Síndrome Hepatopulmonar

A síndrome hepatopulmonar é caracterizada pela oxigenação pulmonar anormal causada por dilatações vasculares pulmonares no contexto de doença hepática, hipertensão porta ou *shunts* portossistêmicos congênitos. Apresenta manifestações clínicas inespecíficas, como dispneia, platipneia/ortodeóxia, telangiectasias e/ou evidência de desajuste na oxigenação arterial (saturação de oxigênio < 96%). Radiografias de tórax são, em geral, normais, assim como a prova de função pulmonar. O prejuízo à oxigenação na síndrome hepatopulmonar pode ser demonstrado por um gradiente alveoloarterial de $O_2 \geq 15$ mmHg (≥ 20 mmHg em pacientes com 65 anos ou mais) ou uma $PaO_2 < 80$ mmHg em ar ambiente. Um ecocardiograma contrastado com microbolhas pode demostrar a presença do *shunt* intrapulmonar. O tratamento ideal é o transplante hepático.

Carcinoma Hepatocelular

O carcinoma hepatocelular (CHC) é o tumor primário do fígado que se desenvolve predominantemente em pacientes com cirrose. Em estágios iniciais é assintomático e, por isso, todo paciente com cirrose, independente da etiologia, deve fazer rastreamento, pelo menos, semestral com ultrassonografia hepática por um operador experiente.

Embora seja assunto controverso na literatura, são grupos de pacientes que necessitam de rastreamento semestral de hepatocarcinoma com ultrassonografia:

- Todos os pacientes com cirrose, independente da etiologia.
- Portadores de hepatite B crônica não cirróticos com hepatite ativa ou antecedentes familiares de CHC.
- Pacientes com hepatite C crônica e fibrose hepática avançada grau 3 de METAVIR (F3).

A dosagem sérica de alfafetoproteína não deve ser feita rotineiramente para o rastreamento de hepatocarcinoma, pois tem desempenho ruim para este objetivo.

Frente a um nódulo suspeito em uma ultrassonografia, deve-se proceder à confirmação diagnóstica com tomografia computadorizada ou ressonância magnética sendo ambos com estudo contrastado trifásico. As principais características do CHC nestes exames são a captação intensa de contraste na fase arterial (hipervascular), com lavagem na fase portal e tardia (*wash-out*), além de formação de pseudocápsula. Atualmente, utiliza-se o sistema Li-RADS para classificar as características radiológicas deste tumor. O diagnóstico, em geral, é feito pelos exames de imagem e a biópsia raramente é necessária.

As opções terapêuticas variam de acordo com o número e tamanho de nódulos e incluem ressecção, tratamentos locorregionais (quimioembolização, radioablação, alcoolização), transplante hepático e quimioterapia paliativa (Fig. 48-4).

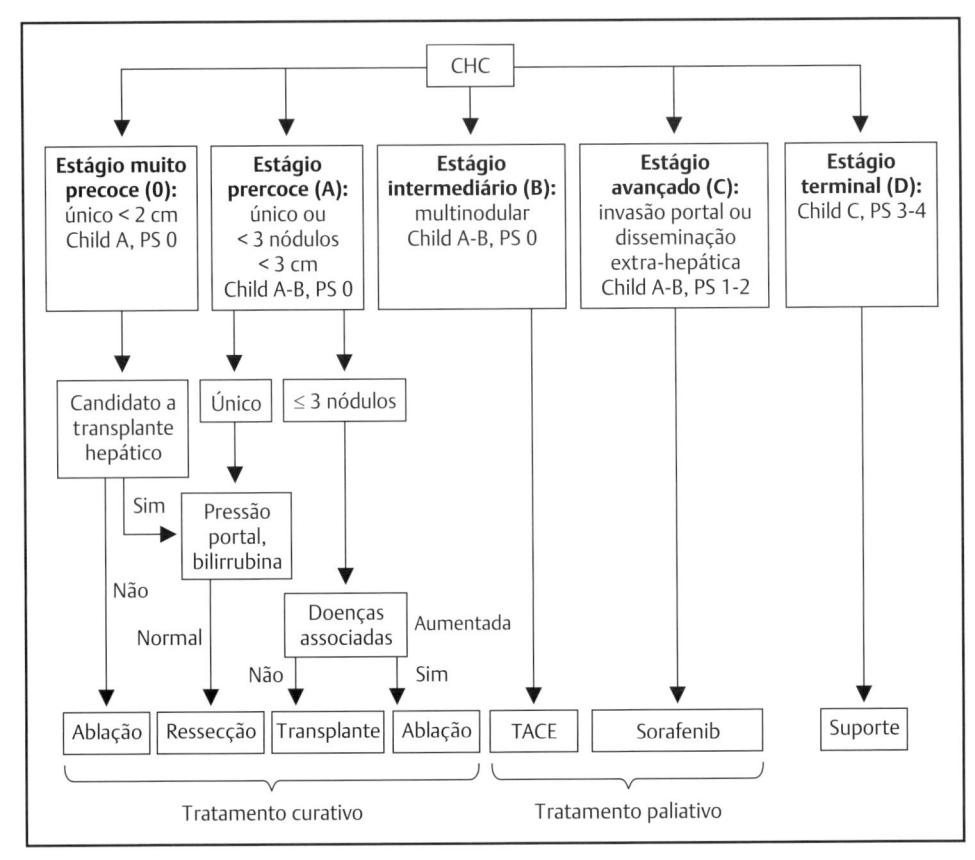

Fig. 48-4. Estratégia de estadiamento e tratamento BCLC (*Barcelona Clinic Liver Cancer*). Adaptada de Bruix J et al. Gastroenterology 2016.

BIBLIOGRAFIA

American Association for the Study of Liver Diseases; European Association for the Study of the Liver, Vilstrup H et al. Hepatic encephalopathy in chronic liver disease: 2014 practice guideline by the European Association for the Study of the Liver and the American Association for the Study of Liver Diseases. *J Hepatol* 2014;61(3):642-59.

Angulo P, Hui JM, Marchesini G et al. The NAFLD fibrosis score: a noninvasive system that identifies liver fibrosis in patients with NAFLD. *Hepatology* 2007;45(4):846-54.

De Franchis R. Expanding consensus in portal hypertension Report of the Baveno VI Consensus Workshop: Stratifying risk and individualizing care for portal hypertension. *J Hepatol* 2015;63(3):743-52.

European Association for Study of Liver, Asociacion Latinoamericana para el Estudo de Higado, Castera L et al. EASL-ALEH Clinical Practice Guidelines: Non-invasive tests for evaluation of liver disease severity and prognosis. *J Hepatol* 2015;63(1):237-64.

European Association for the Study of the Liver, European Organization for Research and Treatment of Cancer. EASL-EORTC clinical practice guidelines: management of hepatocellular carcinoma. European Organization for Research and Treatment of Cancer. *J Hepatol* 2012;56(4):908-43.

European Association for Study of Liver, Ginès P, Angeli P *et al.* EASL clinical practice guidelines on the management of ascites, spontaneous bacterial peritonitis, and hepatorrenal syndrome in cirrhosis. *J Hepatol* 2010;53(3):397-417.

Fukui H, Saito H, Ueno Y *et al.* Evidence-based clinical practice guidelines for liver cirrhosis 2015. *J Gastroenterol* 2016;51(7):629-50.

Garcia-Tsao G, Sanyal AJ, Grace ND *et al.* Prevention and management of gastroesophageal varices and variceal hemorrhage in cirrhosis. *Hepatology* 2007;46(3):922-38.

Ge PS, Runyon BA. Treatment of Patients with Cirrhosis. *N Engl J Med* 2016;375(8):767-77.

Ginès P, Guevara M, Arroyo V, Rodés J. Hepatorenal Syndromes. *Lancet* 2003;362(9398):1819-27.

Kasper DL, Braunwald E, Fauci AS *et al. Harrison's Principles of Internal Medicine,* 19th ed. New York (NY): The McGraw-Hill Companies, Inc.; 2017.

Rein DB, Smith BD, Wittenborn JS *et al.* The cost-effectiveness of birth-cohort screening for hepatitis C antibody in U.S. primary care settings. *Ann Intern Med* 2012;156(4):263-70.

Runyon BA. *Management of adult patients with ascites due to cirrhosis: update 2012*. Alexandria (VA): American Association for the Study of Liver Diseases; 2013 p. 214 references.

Sola E, Ginès P. Renal and circulatory dysfunction in cirrhosis: current management and future perspectives. *J Hepatol* 2010;53(6):1135-45.

Starr SP, Raines D. Cirrhosis: diagnosis, management, and prevention. *Am Fam Physician* 2011;84(12):1353-9.

Suraweera D. Evaluation and management of hepatic encephalopathy: current status and future directions. *Gut and Liver* 2016;10(4):509-19.

Tripathi D, Stanley AJ, Hayes PC *et al.* U.K. guidelines on the management of variceal haemorrhage in cirrhotic patients. *Gut* 2015 Nov;64(11):1680-704.

Tsochatzis EA, Bosh J, Burroughs AK. Liver cirrhosis. *Lancet* 2014;383(9930):1749-61.

49 Doença Hepática Gordurosa Não Alcoólica

Camila de Andrade Alves do Nascimento ▪ Leonardo Santos Varella
Cristiane Alves Villela Nogueira ▪ Nathalie Carvalho Leite

INTRODUÇÃO

A doença hepática gordurosa não alcoólica (DHGNA) é considerada uma das principais causas de hepatopatia no mundo ocidental, sendo caracterizada pela infiltração gordurosa do fígado (esteatose hepática). Seu diagnóstico é feito após exclusão de outras etiologias que geram acúmulo secundário de gordura hepática, como a ingestão significativa de álcool (superior a 20 g/dia nas mulheres e 30 g/dia nos homens), exposição a medicamentos esteatogênicos, principalmente corticoides, amiodarona, metotrexato e tamoxifeno. Pode, muitas vezes, coexistir com outras causas de doenças hepáticas como as hepatites crônicas pelo vírus B, vírus C, doença autoimune, hemocromatose, doença de Wilson, entre outras. Na maioria dos casos está associada à síndrome metabólica, obesidade e diabetes melito.

A DHGNA consiste em um espectro que vai da esteatose simples à esteatoepatite com fibrose que pode evoluir para cirrose e carcinoma hepatocelular, sendo atualmente uma das principais causas de cirrose criptogênica e a terceira causa de indicação de transplante hepático no mundo.

DEFINIÇÃO

A doença hepática gordurosa não alcoólica é definida pelo acúmulo excessivo de gordura em forma de triglicerídeos no fígado que excede mais de 5% dos hepatócitos englobando um conjunto de alterações histológicas anormais, que têm como denominador comum a esteatose hepática, com ou sem inflamação e fibrose. A infiltração gordurosa e a inflamação podem não acometer o parênquima de forma homogênea. No exame histológico, a DHGNA assemelha-se à doença hepática alcoólica, mas ocorre em indivíduos sem consumo significativo de álcool.

Na esteatose (NAFL – *non-alcoholic fatty liver*), há acúmulo de gordura nos hepatócitos, sem evidência de inflamação hepática, revelada na histologia do fígado. Em geral, a esteatose é macrovesicular em quantidade moderada ou intensa, predominando em zona 3. Já a esteatoepatite não alcoólica (NASH), que é uma forma mais avançada de DHGNA, é histologicamente caracterizada por esteatose macrovesicular, balonização de hepatócitos e inflamação lobular, com ou sem fibrose em diferentes estágios. Para diagnosticar NASH é necessário esteatose, atividade inflamatória e balonização. Fibrose não é pré-requisito. Vale ressaltar que na esteatose pode haver inflamação, mas sem englobar todos os critérios descritos acima para NASH.

EPIDEMIOLOGIA

A doença hepática gordurosa não alcoólica está presente em todo o mundo, sendo uma das causas mais comuns de elevação de enzimas hepáticas e doença do fígado nos países industrializados ocidentais, onde os principais fatores de risco são:

- Obesidade.
- Diabetes melito tipo II.
- Dislipidemia.
- Hipertensão arterial.
- Síndrome metabólica.
- Outras condições endócrinas frequentes como a síndrome dos ovários policísticos e hipotireoidismo podem também estar associadas à presença da DHGNA, principalmente em pacientes jovens.

A prevalência da DHGNA na população geral é estimada entre 3 e 24% e superior a 80% em indivíduos obesos e diabéticos, associada a maior risco de doenças cardiovasculares.

A maioria dos pacientes diagnosticados com DHGNA encontram-se na faixa dos 40 a 50 anos de idade e os estudos divergem no que se refere à distribuição por sexo, alguns sugerindo ser mais prevalente em mulheres, enquanto outros sugerem maior prevalência em homens.

PATOGÊNESE

A patogênese da DHGNA não foi completamente desvendada. A resistência à insulina, que tem papel central no desenvolvimento da DHGNA, leva a aumento dos níveis de glicose, insulina e ácidos graxos na corrente sanguínea.

Em condições normais, o fígado se defende do excesso de ácidos graxos pela esterificação e formação de triglicerídeos, oxidação mitocondrial ou pela síntese e liberação de VLDL. A esteatose hepática se forma quando os mecanismos de degradação não conseguem compensar a captação e síntese de ácidos graxos oriundos do tecido adiposo. Além disso, tanto hiperglicemia como hiperinsulinemia estimulam a lipogênese hepática, que contribui em menor proporção para a síntese de triglicerídeos hepáticos.

Não há evidências na literatura que garantam a sequência de eventos da esteatose para esteatoepatite. A visão mais atual é de uma teoria de múltiplos insultos na gênese da esteatoepatite com aumento de lipídios com efeitos tóxicos intra-hepáticos, geração de substâncias oxidantes, disfunção mitocondrial, estresse do retículo endotelial, ativação de vias inflamatórias pelo sistema imune inato e de fatores que estimulam a ativação das células estreladas hepáticas. Os eventos descritos justificariam a inflamação, a fibrose e a morte celular, características da esteatoepatite não alcoólica.

Não está claro por que alguns pacientes com DHGNA exibem NASH, enquanto outros pacientes com um perfil de fator de risco comparável possuem apenas esteatose. Estudos vêm demonstrando associação significativa de polimorfismos genéticos, como os do gene PNPLA3, com a maior gravidade da DHGNA. No entanto, a contribuição dos fatores genéticos na evolução da DHGNA ainda não foi totalmente elucidada.

MANIFESTAÇÕES CLÍNICAS

A maior parte dos pacientes com DHGNA é assintomática, entretanto queixas como: fadiga, mal-estar ou dor/desconforto em quadrante superior direito abdominal, podem estar presentes, mas não estão associadas à maior gravidade da DHGNA. Na história pregressa em geral há relato de ganho ponderal, sedentarismo, dieta hipercalórica e condições clínicas associadas à síndrome metabólica.

Ao exame físico, o achado de hepatomegalia não dolorosa por infiltração gordurosa do fígado tem prevalência bastante variada. Pacientes que desenvolvem cirrose podem apresentar diferentes combinações dos achados de insuficiência hepática e hipertensão portal. Sinais e sintomas relacionados com insuficiência hepática, como telangiectasias, ginecomastia e eritema palmar, ocorrem menos frequentemente que em outras hepatopatias crônicas. Achados relacionados com resistência à insulina como lipodistrofia, adiposidade central e acantose *nigricans* podem também ser observados ao exame físico. A adiposidade central pode ser avaliada pela medida da circunferência abdominal.

DIAGNÓSTICO

O diagnóstico se baseia tanto em demonstração de esteatose hepática quanto na exclusão de outras causas de esteatose, como consumo significativo de álcool. Nesse sentido faz-se necessário coletar uma anamnese que avalie hábito etílico. Diversas fontes diferem entre o que seria um consumo significativo, variando entre 70-140 g/semana para mulheres e 140-210 g/semana para homens. Além do álcool, é importante excluir também uso de medicamentos ou exposição a hepatotoxinas que levam à esteatose hepática.

A maior parte dos diagnósticos não é feita em razão das apresentações clínicas da doença, mas sim a achados de exames laboratoriais, como elevação de aminotransferases ou achados incidentais em exames de imagem abdominal, principalmente ultrassonografia do abdome (Fig. 49-1).

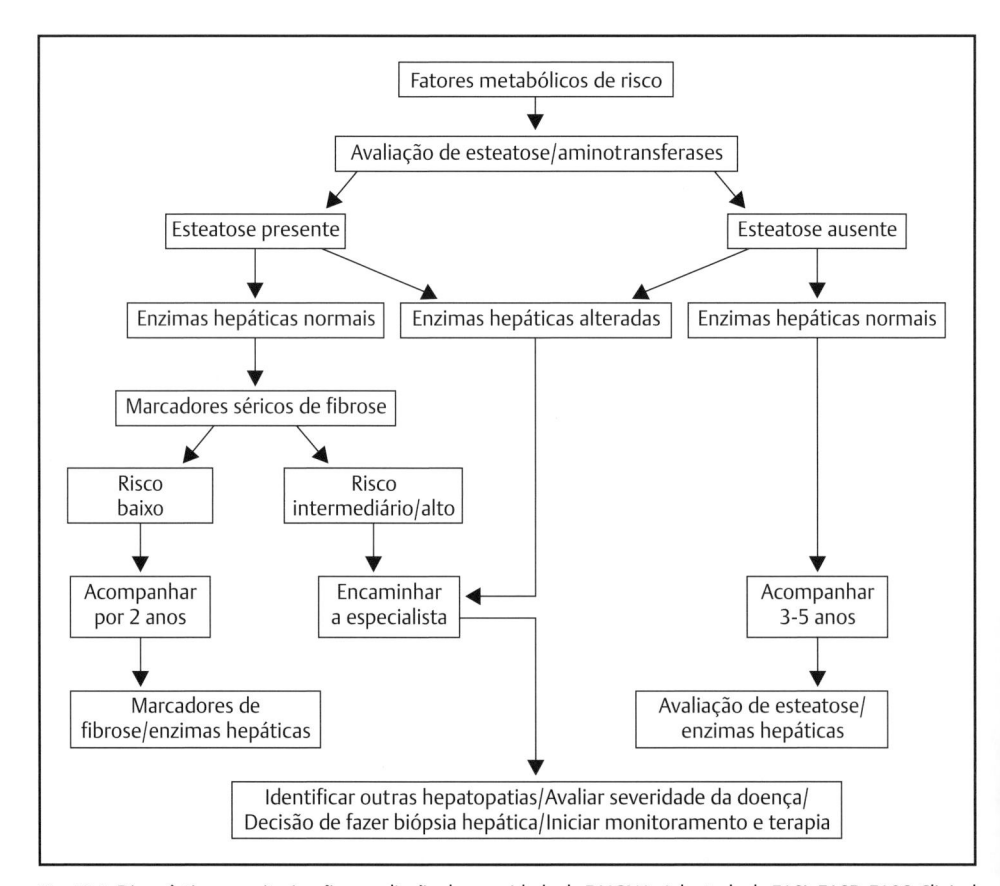

Fig. 49-1. Diagnóstico, monitorização e avaliação de severidade de DHGNA. Adaptada de EASL-EASD-EASO Clinical Practice Guidelines for the manegement of non-alcoholic fatty liver disease. *J Hepatol* 2016;64(6):1388-402.

Provavelmente, o maior benefício dos exames laboratoriais seja pesquisar diagnósticos diferenciais de hepatopatias crônicas, já que não há alterações patognomônicas de DHGNA.

Enzimas hepáticas, especialmente as aminotransferases podem estar aumentadas cerca de duas a cinco vezes o limite superior da normalidade, notadamente com uma relação AST/ALT menor que 1 (na doença hepática alcoólica, a razão AST/ALT é caracteristicamente maior que 2). Importante ressaltar que valores normais não diminuem a probabilidade de DHGNA, e são frequentemente observados, assim como apenas as alterações descritas anteriormente não são suficientes para corroborar o diagnóstico.

Dentre os exames complementares para diagnóstico de DHGNA, os que possuem maior importância são os estudos de imagem.

Ultrassonografia (USG) abdominal possui especial relevância por ser um teste sem emissão de radiação, de maior disponibilidade e de baixo custo. O achado mais comum é uma textura hepática hiperecogênica pela infiltração gordurosa do parênquima. Outros achados incluem: maior ecogenicidade hepática quando comparada ao córtex renal ou ao parênquima esplênico, perda da definição do diafragma e borramento das paredes vasculares intra-hepáticas. A USG abdominal, principalmente se associada ao eco-Doppler do sistema porta, também contribui para o diagnóstico de estágios avançados da DHGNA com sinais de hepatopatia crônica e/ou hipertensão porta. Uma vantagem adicional é que a USG abdominal, em relação a outros métodos de imagem, como a tomografia computadorizada (TC) ou ressonância nuclear magnética (RNM), pode ser realizada à beira do leito. Nos dois últimos métodos citados os achados característicos de NAFL são: redução da atenuação hepática e perda da intensidade do sinal, respectivamente. Na tomografia computadorizada abdominal, quanto menor a atenuação do parênquima, maior a intensidade da esteatose. Pela ressonância nuclear magnética, por meio da obtenção de imagens em que gordura e água estejam "em fase" e "fora de fase", é possível detectar e quantificar esteatose pela perda de sinal obtida nessas duas fases. A RNM com espectroscopia é uma técnica que pode quantificar melhor líquidos e lipídios teciduais. Atesta-se uma maior sensibilidade para detectar esteatose hepática do que a ultrassonografia, que só consegue identificar pacientes com esteatose superior a 30% do parênquima. Em alguns estudos clínicos, está sendo utilizada como técnica referência para o diagnóstico de DHGNA. Seu maior empecilho reside na menor disponibilidade desse exame. Vale ressaltar que nenhum desses métodos consegue distinguir entre NAFL ou NASH.

Pacientes com inflamação (NASH) e/ou fibrose hepática estão sob maior risco de desenvolver complicações de doença hepática crônica, como cirrose e suas complicações, incluindo o carcinoma hepatocelular. Portanto, após o diagnóstico de DHGNA é necessário estratificar a doença para saber o grau de acometimento da função hepática e risco de complicações. Tanto NASH quanto fibrose são diagnósticos confirmados por análise histopatológica. Entretanto, existem problemas inerentes tanto ao procedimento da biópsia hepática (p. ex. dor, hemorragia) como da interpretação da análise histopatológica (p. ex., variabilidade interobservador e tamanho da amostra). Sendo assim, tem surgido interesse em desenvolvimento de métodos não invasivos para detecção da fibrose, importante fator prognóstico da DHGNA.

Elastografia Transitória

Esse método utiliza ultrassonografia unidimensional para avaliar rigidez hepática (um dado que se correlaciona bem com a presença de fibrose em estudos comparando-o com análise histopatológica). O exame se caracteriza na avaliação de rigidez em 10 medições para calcular um valor mediano expresso em quilopascal (kPa). Seus benefícios incluem: procedimento de curta duração, liberação imediata do resultado e possibilidade de realização ambulatorialmente ou no leito. As limitações incluem: necessidade de mais de 60% das medidas válidas para que a média seja confiável, que a variação entre as medidas não seja ampla, além de dificuldade de realizar as medidas em paciente com índice de massa corporal (IMC) elevado e presença de ascite. Limitações à interpretação dos resultados ocorrem quando há elevação de ALT, congestão hepática, colestase extra-hepática ou ingestão alimentar pouco antes do exame.

Ressonância Magnética com Elastografia

Esse método tem ganhado maior aceitação em decorrência da capacidade da ressonância em avaliar todo o volume hepático, e não apenas em um ponto, como no caso da elastografia transitória, além de melhor caracterizar o grau de fibrose em pacientes obesos ou com ascite. Sua desvantagem reside no fato de ser um exame de alto custo e ainda pouco disponível.

Escores Clínicos para Predição de Fibrose

Não há grande confiabilidade em marcadores laboratoriais isoladamente para prever fibrose avançada. Nesse sentido, esforços têm sido concentrados na tentativa de combinar fatores indicadores de fibrose avançada para melhorar os valores preditivos de parâmetros clínicos ou laboratoriais isolados. Dentre os diversos escores já desenvolvidos, destacamos o escore de fibrose para DHGNA (*NAFLD fibrosis score*). Este é um escore não invasivo desenvolvido para a caracterização de fibrose avançada que envolve as seguintes variáveis: idade, IMC, glicemia de jejum alterada ou diabetes melito, aminotransferases séricas, albumina plasmática e plaquetometria. Um alto índice de corte de fibrose NAFLD (> 0,675) associa-se a um valor preditivo positivo para fibrose avançada (F3 a F4), de 82%, e um baixo valor de corte (< -1,455) tem associação a um valor preditivo negativo de 88%, sendo excluída com alta precisão a fibrose avançada. A grande vantagem clínica deste sistema de pontuação foi separar com precisão pacientes com NAFLD com e sem fibrose avançada, sem necessidade da realização de uma biópsia hepática (Quadro 49-1).

Outros testes simples que podem ser aplicados na prática clínica são o FIB-4 e o APRI. O primeiro, um índice que combina valores bioquímicos como contagem de plaquetas, ALT, AST com idade, apresenta melhor desempenho do que outros marcadores sorológicos para prever fibrose avançada em pacientes com NAFLD. Um FIB-4 menor que 1,3 tem valor preditivo negativo elevado para fibrose avançada, já um FIB-4 maior que 2,67 possui uma alta especificidade e valor preditivo para fibrose avançada.

Já o APRI é fundamentado no nível AST e na contagem de plaquetas, sendo calculado usando o valor do AST dividido pelo limite superior da normalidade para o laboratório e a contagem de plaquetas por mm^3 dividido por 1.000. Se o resultado do APRI apresentar valor inferior a 0,5 provavelmente não há fibrose ou existe pouca fibrose (F0-F1). Mas se o APRI for superior a 1,5, indica que pode existir fibrose avançada (F3) ou até mesmo cirrose (F4). Um resultado com valores entre 0,5 e 1,5 não consegue identificar se há fibrose avançada (Quadro 49-2).

Todos esses escores, assim como o "*NAFLD fibrosis score*", tem alto valor preditivo negativo, podendo com alto grau de confiança descartar hipótese de fibrose avançada em pacientes com baixas pontuações. Entretanto, seus valores preditivos positivos não são altos o suficien-

QUADRO 49-1	Estimativa de Fibrose Avançada Segundo NAFLD *Score*
■ NAFLD *Score* < -1,455 = F0-F2 (fibrose inicial)	
■ NAFLD *Score* -1,455-0,675 = pontuação indeterminada	
■ NAFLD *Score* > 0,675 = F3-F4 (fibrose avançada)	

| QUADRO 49-2 | Estimativa de Fibrose Segundo APRI

- APRI < 0,5 = F0/F1
- APRI > 1,5 = F3/F4
- APRI 0,5-1,5 = zona indeterminada

te para confirmar a presença de fibrose avançada com tanta certeza que dispense avaliação histopatológica. Portanto, em consonância com as diretrizes das sociedades europeia (2016) e americana (2012) os autores desse livro recomendam o uso do escore de fibrose para DHGNA ("NAFLD *fibrosis score*") como forma de avaliar pacientes que potencialmente teriam fibrose avançada e selecionar os que se beneficiariam de avaliação histopatológica (Fig. 49-2).

```
Diagnóstico de DHGNA
          │
          ▼
Elastrografia ou escores preditores de fibrose
          │
          ├──────────────────────────┐
          │                          ▼
          │              Baixo risco: fibrose
          │              avançada improvável
          │              Manter seguimento
          ▼
Risco intermediário/alto: outro método
       de avaliação de fibrose
          │
   ┌──────┴──────┐
   ▼             ▼
Testes     Testes discordantes ou
concordantes    falha na elastografia
                    │
                    ▼
              Rever testes ou elastografia
              com outro método
                    │
   ┌──────┬─────────┴──┐
   ▼      ▼            ▼
Risco   Risco      Testes
alto    intermediário  discordantes
   │       │            │
   ▼       ▼            ▼
Manejo e  Considerar biópsia hepática
seguimento       │
de cirrose   ┌───┴───┐
             ▼       ▼
           F3-F4   F0-F2
```

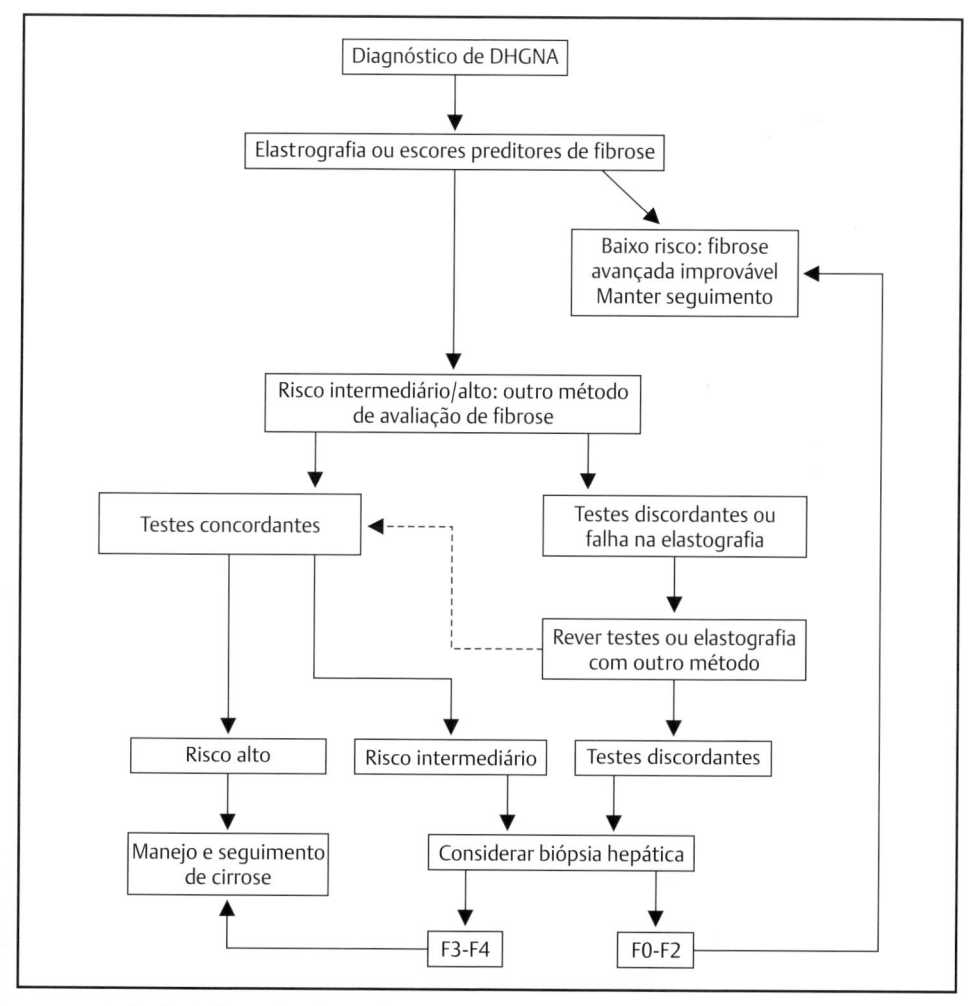

Fig. 49-2. Avaliação de fibrose hepática. Adaptada de Tapper EB, Lok ASF. Use of liver imaging and biopsy in clinical practice. *N Eng J Med* 2017;756-68.

Há poucos dados comparando os desempenhos dos escores com os métodos de imagem tanto em sua capacidade de excluir quanto de detectar fibrose. Em alguns estudos, a elastografia hepática teve melhores resultados na detecção de fibrose avançada quando comparada com escores de fibrose, se analisados apenas os pacientes com exame de elastografia de boa qualidade, o que reduz a generalização do método.

Avaliação Histopatológica

A biópsia tem sido considerada o padrão-ouro para o diagnóstico de NASH e estadiamento da fibrose. Seu papel mais importante além do diagnóstico consiste na estratificação da doença em NAFL ou NASH, o que pode ser usado para alertar os pacientes sobre progressão de doença e orientar quanto à necessidade de adesão ao tratamento. Nesse sentido, recomendamos biópsia hepática para estratificação de doença em pacientes de alto risco para esteatoepatite ou fibrose hepática, sugerido por marcadores laboratoriais ou elastografia hepática.

Os achados mais comuns em pacientes com NAFL são: esteatose em zona acinar 3 (ao redor da veia centrolobular) em estágios iniciais, podendo ocupar todo o lóbulo hepático em graus mais avançados. O diagnóstico histológico de NASH requer: esteatose, além de achados de lesão hepatocitária (balonização) e inflamação lobular. Esse diagnóstico é feito pela avaliação global da amostra. Uma gradação de achados histopatológicos (*NAFLD activity score* – NAS) foi validada para diferenciar NAFL de NASH e envolve pontuação nos seguintes campos: esteatose (0 a 3), inflamação lobular (0 a 2), balonização de hepatócitos (0 a 2) e fibrose (0 a 4). Uma pontuação ≤ 2 favorece o diagnóstico de NAFL, enquanto uma pontuação ≥ 5 corresponde a NASH.

O rastreio para DHGNA na população geral não é recomendado pela maior parte das organizações médicas, incluindo a *American Association for the Study of Liver Diseases (ASLD)* tanto por falta de pesquisas sobre benefícios do diagnóstico precoce em morbidade ou mortalidade, quanto por falta de padronização de um teste não invasivo que melhor se relacione com o diagnóstico. Entretanto, em *guideline* de 2016, a *European Association for the Study of the Liver* recomenda rastreio em populações especiais: acima de 50 anos, obesos, portadores de diabetes melito tipo 2 ou síndrome metabólica.

Em suma, a maior parte dos diagnósticos de DHGNA é feita de maneira incidental com exames de imagem em pacientes assintomáticos e/ou com leves alterações de exames laboratoriais (enzimas hepáticas ou provas de função hepática). Após feito o diagnóstico de DHGNA (geralmente com ultrassonografia, pela maior disponibilidade), é necessário estimar o prognóstico por meio de métodos não invasivos de fibrose ou análise histopatológica e, posteriormente, submeter o paciente a tratamento adequado. Nesse sentido, recomendamos a realização de elastografia hepática ou escores para predição de fibrose como NAFLD escore, APRI e FIB-4.

TRATAMENTO

Por sua patogênese ainda pouco compreendida, ainda não existem terapias direcionadas especificamente para o tratamento de DHGNA. As atuais recomendações das principais sociedades são para controlar os fatores que envolvem o desenvolvimento e a progressão de esteatose para esteatoepatite e, consequentemente, para fibrose. Nesse sentido, a abordagem com melhor nível de evidência é a perda de peso. Qualquer medida para perda de peso deve ser recomendada, não apenas por meio de mudanças de estilo de vida com alimentação balanceada e exercícios físicos regulares, mas, caso aplicável, o uso de medicamentos ou a possibilidade de cirurgia bariátrica.

Não há consenso sobre uma dieta específica a ser recomendada. Múltiplas comparações entre diferentes tipos de dieta já foram realizadas, sem haver um benefício significativo de uma delas. A recomendação atual é pela dieta com redução do volume energético total e maior restrição ao consumo de carboidratos.

Alguns estudos já mostraram que uma perda de peso em torno de 3-5% é necessária para reduzir esteatose hepática, e uma perda de peso com maior percentual (7-10%) seria necessária para reverter a inflamação hepática.

Alguns autores têm sugerido que o consumo moderado de bebidas alcoólicas poderia exercer efeitos favoráveis sobre o fígado, reduzir resistência insulínica e alterações necroinflamatórias em histologia. Contudo, não há ensaios clínicos controlados que verifiquem a veracidade dessa informação, portanto, o consumo de bebidas alcoólicas deve ser desencorajado, principalmente em grandes quantidades.

Alguns ensaios clínicos randomizados sugerem benefício da suplementação de vitamina E para pacientes com fibrose hepática avançada sem diabetes ou doença arterial coronariana. Entretanto, há pouca evidência para recomendar seu uso rotineiro, já que a maior parte dos desfechos estudados são substitutos. O maior ensaio clínico randomizado que demonstrou benefício no uso de vitamina E foi o PIVENS, um estudo que tinha como desfecho primário melhora do padrão histológico inflamatório. Ressaltamos a falta de estudos com boa qualidade técnica demonstrando o benefício de suplementação de vitamina E em desfechos clínicos importantes, como redução de progressão para cirrose, redução de mortalidade por causa hepática ou mortalidade geral. A ASLD recomenda, em *guideline* de 2012, a escolha de vitamina E (α-tocoferol 800 UI/dia) como primeira linha de tratamento, com indicação reservada a pacientes com NASH identificada em histopatologia. Pioglitazona 30 mg/dia também foi avaliada no estudo PIVENS, sendo alternativa ao uso de vitamina E em diabéticos, também demonstrando melhora em parâmetros inflamatórios avaliados por histopatologia.

Em relação às biguanidas, mais especificamente a metformina, não há consistência de dados demonstrando benefício além do já previsto para o tratamento de diabetes melito com resistência à insulina. Portanto, seu uso não pode ser recomendado, especificamente, para o tratamento de DHGNA.

Cirurgia bariátrica tem recomendação mais específica para pacientes com cirrose hepática, excluindo-se os casos com hipertensão portal ou função hepática alterada.

PROGNÓSTICO

Não há consenso na literatura sobre as taxas de mortalidade geral desses pacientes serem ou não maiores que as taxas de mortalidade geral de população sem DHGNA. Sabe-se, no entanto, que as taxas de mortalidade por doença cardiovascular são maiores que as encontradas na população geral mesmo quando se estuda diferentes populações.

A maior parte dos pacientes que são diagnosticados com DHGNA permanece por muitos anos no mesmo estágio de doença, com algumas séries mostrando progressão de esteatose em menor percentual dos casos e de esteatoepatite para fibrose em 35% dos casos. Vários fatores já foram associados à progressão de doença ou fibrose avançada, entre eles: idade avançada, IMC $\geq$ 28 kg/m², diabetes melito, elevação de aminotransferases, entre outros. No entanto, vale ressaltar a metodologia fraca (estudos transversais ou retrospectivos) da maior parte desses estudos.

Os protocolos de rastreio de carcinoma hepatocelular devem ser os mesmos já utilizados em outras etiologias de cirrose hepática. Tem sido descrita a presença de carcinoma hepatocelular mesmo em pacientes sem cirrose, porém a triagem neoplásica nesta população ainda não é indicada.

Os protocolos de listagem em transplante hepático também seguem os mesmos critérios adotados para outras etiologias de doença hepática.

Importante ressaltar o risco cardiovascular aumentado nos pacientes com DHGNA. Ainda não está claro se a DHGNA pode ser um fator de risco independente para doenças cardiovasculares, mas a associação à obesidade, diabetes e dislipidemia deve alertar para a necessidade de controle desses fatores de risco.

Eventos cardiovasculares representam a principal causa de mortalidade entre pacientes com DHGNA. Até o presente momento não há consenso sobre formas de se estratificar pacientes com DHGNA que apresentam suspeita de doença arterial coronariana ou mesmo sobre abordagem direcionada em prevenção primária de doença cardiovascular para esses pacientes, como indicações de uso de antiplaquetários ou estatinas.

PERSPECTIVAS FUTURAS

As principais limitações a serem sobrepostas no diagnóstico e tratamento de DHGNA são:

1. Desenvolvimento de ferramentas não invasivas para o diagnóstico de esteatoepatite.
2. Ensaios clínicos que usem desfechos clínicos para comprovar o efeito benéfico tanto dos tratamentos já indicados por consensos quanto das novas terapias que vêm sendo estudadas.

Até o momento da elaboração desse capítulo não há medicamentos liberados pela ANVISA ou FDA para o tratamento de DHGNA.

Como dito anteriormente, a DHGNA apresenta um espectro causal multifatorial e desfechos distintos. Por exemplo, é necessária a elaboração de ensaios clínicos randomizados que avaliem a redução da mortalidade cardiovascular em pacientes com DHGNA, já que esse grupo de doenças é a principal causa de mortalidade nesses pacientes e melhoras em parâmetros histológicos hepáticos não foram avaliadas como desfechos substitutos para redução de mortalidade cardiovascular.

Novos estudos também estão se desenrolando para melhor compreensão da patogênese multifatorial da DHGNA, com a esperança de novos alvos terapêuticos. Nesse sentido, tem sido intenso o esforço para criação e teste de drogas tentando inibir o acúmulo de ácidos graxos livres em hepatócitos, resistência insulínica ou o estresse oxidativo.

Alguns desses estudos ainda se limitam a modelos animais, necessitando de confirmação de seus achados em humanos. Outros tiveram desfechos substitutos utilizados em sua avaliação, sem versar sobre impacto em desenvolvimento de cirrose, mortalidade por causa hepática ou mortalidade geral.

Espera-se que o tratamento ideal não só reduza complicações hepáticas importantes, como progressão para fibrose e desenvolvimento de carcinoma hepatocelular, como também reduza - ou, pelo menos, não aumente – o risco cardiovascular e tenha bom perfil de tolerabilidade. Alguns autores, extrapolando dados de outras doenças, acreditam que tais benefícios sejam atingidos apenas por uma combinação de tratamentos em vez do desenvolvimento de uma droga capaz de obter todos os desempenhos necessários.

BIBLIOGRAFIA

Angulo P, Hui JM, Marchesini G et al. The NAFLD fibrosis score: a noninvasive system that identifies liver fibrosis in patients with NAFLD. *Hepatology* 2007;45(4):846-54.

Chalasani N, Younossi Z, Lavine JE et al. The diagnosis and management of non-alcoholic fatty liver disease: practice guideline by the American Gastroenterological Association, American

Association for the Study of Liver Diseases, and American College of Gastroenterology. *Gastroenterology* 2012;142(7):1592-609.

European Association for the Study of the Liver (EASL), European Association for the Study of Diabetes (EASD), European Association for the Study of Obesity (EASO). EASL-EASD-EASO Clinical Practice Guidelines for the management of non-alcoholic fatty liver disease. *J Hepatol* 2016;64(6):1388-402.

Ganesh S, Rustgi VK. Current pharmacologic therapy for nonalcoholic fatty liver disease. *Clin Liver Dis* 2016;351-64.

Hammed B, Terrault N. Emerging therapies for nonalcoholic fatty liver disease. *Clin Liver Dis* 2016;20(2):365-85.

Hannah WN, Harrison AS. Effects of weight loss, diet, exercise, and bariatric surgery on nonalcoholic fatty liver disease. *Clin Liver Dis* 2016;20(2);339-50.

Kleiner DE, Brunt EM, Van Natta M *et al.* Design and validation of a histological scoring system for nonalcoholic fatty liver disease. *Hepatology* 2005;41:1313-21.

Ratziu V, Goodman Z, Sanyal A. Current efforts and trends in the treatment of NASH. *J Hepatol* 2015;62:S65-S75.

Rinella ME. Nonalcoholic fatty liver disease: a systematic review. *JAMA* 2015;313(22):2263-73.

Sanyal AJ, Brunt EM, Kleiner DE *et al.* Endpoints and clinical trial design for nonalcoholic steatohepatitis. *Hepatology* 2011;54(1):344-53.

Sanyal AJ, Chalasani N, Kowdley KV *et al.* Pioglitazone, vitamin E, or placebo for nonalcoholic steatohepatitis. *N Engl J Med* 2010;362(18):1675-85.

Shah AG, Lydecker A, Murray K *et al.* Comparison of noninvasive markers of fibrosis in patients with nonalcoholic fatty liver disease. *Clin Gastroenterol Hepatol* 2009;7(10):1104-12.

Tapper EB, Lok ASF. Use of liver imaging and biopsy in clinical practice. *N Eng J Med* 2017;377(8):756-68.

Targher G, Day CP, Bonora E. Risk of cardiovascular disease in patients with nonalcoholic fatty liver disease. *N Engl J Med* 2010;363:1341-50.

Woreta TA, Alqahtani AS. Evaluation of abnormal liver tests. *Med Clin N Am* 2014;98(1):1-16.

Parte VII   Doenças do Trato Urinário e Genital

50 Obstrução do Trato Urinário Inferior

Ricardo Angelo Jeczmionski ▪ *René Murilo de Oliveira*

INTRODUÇÃO

A obstrução do trato urinário inferior no homem é uma condição clínica de alta incidência e de grande relevância para o paciente. É causada, principalmente, pela hiperplasia prostática benigna (HPB), podendo também ser provocada por estenoses da uretra ou mesmo o câncer de próstata.

Por sua prevalência e importância clínica, estudaremos os sinais e sintomas da obstrução no trato urinário inferior, sua avaliação diagnóstica e tratamento, considerando a HPB como fator etiológico principal.

O termo HPB designa um diagnóstico histológico, que se refere à proliferação de elementos estromais, principalmente células musculares lisas e células epiteliais glandulares da região periuretral e da zona de transição prostática.

A HPB representa uma das doenças mais frequentes no homem. Altamente prevalente, é considerada por muitos pesquisadores uma condição natural e inexorável do envelhecimento masculino.

Estima-se que a prevalência da HPB, avaliada em estudos de necropsias, começa a se elevar a partir dos 40 anos de idade. As alterações histologicamente detectáveis estão presentes em 50% dos homens com 50 anos de idade e em quase 90% dos homens após os 80 anos. Quando a prevalência é avaliada por meio do toque retal (exame retal digital - ERD), 20% dos homens com 50 anos e 45% dos homens com 80 anos de idade apresentam evidências de aumento prostático.

ETIOLOGIA E FISIOPATOGENIA

A idade avançada e ambiente androgênico são os fatores mais importantes para o desenvolvimento de HPB. Filhos de indivíduos com HPB têm de 3 a 4 vezes mais chances de necessitarem de cirurgia prostática, o que sugere que a hereditariedade pode ser um fator contribuinte. Além disso, outros fatores, como etnia, tabagismo, cirrose hepática e atividade sexual têm sido também implicados. Vários estudos populacionais avaliaram a relação peso corpóreo, IMC e circunferência abdominal com aumento do volume prostático e risco de desenvolvimento de sintomas urinários baixos (LUTS - *lower urinary tract symptoms*) e a maioria mostrou uma forte correlação positiva.

Segundo a classificação anatômica proposta por McNeal, a próstata pode ser dividida em três regiões anátomo-histológicas distintas: zona central, zona de transição e zona periférica. A zona de transição situa-se em torno da uretra, sendo responsável por 5% do volume prostático. É nela que se origina a hiperplasia. A zona periférica contém cerca de 75% de todo o tecido glandular. É dessa zona que é oriunda a maior parte dos adenocarcinomas da próstata.

DIAGNÓSTICO

Atualmente, entende-se que a HPB, aumento benigno da próstata, obstrução infravesical e LUTS são entidades distintas, que podem coexistir. Assim, hiperplasia é diagnóstico histológico, que pode ou não estar associado a aumento da próstata, que pode ou não ocasionar obstrução ou LUTS.

Na história clínica, é importante investigar a respeito do início e da evolução dos sintomas, antecedentes cirúrgicos e manipulação uretral, história familiar de câncer de próstata, disfunção sexual, hematúria, infecções do trato urinário, doenças neurológicas, diabetes, estenose de uretra, retenção urinária, cálculo de bexiga e uso de medicações, como anticolinérgicos e alfa-agonistas.

Anamnese

Os três principais aspectos que determinam o quadro clínico dos pacientes com hiperplasia prostática são: sintomatologia, crescimento prostático e obstrução infravesical.

Os sinais e sintomas obstrutivos, presentes em 70-80% dos casos de HPB resultam do efeito mecânico da próstata sobre a luz uretral. Esses quase sempre desaparecem após a ressecção prostática. Os sinais e sintomas irritativos são provenientes da reação da musculatura vesical (detrusor) à obstrução uretral. Essas alterações, presentes em 50-70% dos pacientes com HPB, nem sempre desaparecem após a remoção da próstata.

Os sinais e sintomas do trato urinário inferior podem ser divididos didaticamente em obstrutivos e irritativos (Quadro 50-1).

Como uma forma de homogeneizar a avaliação dos pacientes e melhor quantificar a intensidade dos sintomas do trato urinário inferior, a Associação Americana de Urologia criou um questionário validado, o I-PSS (*International Prostatic Symptoms Score*). Posteriormente, foi acrescentada uma nova avaliação, relacionada com a qualidade de vida (Quadro 50-2).

Exame Físico

O exame físico dos pacientes com sintomas de obstrução do trato urinário inferior deve ser iniciado por uma inspeção do abdome e genitália, buscando alterações, tais como: globo vesical palpável, anomalias genitais, dermatite amoniacal e presença de secreção uretral.

O ERD é de fundamental importância na avaliação desses pacientes. No exame devem ser avaliadas a contração e a sensibilidade do esfíncter anal, o reflexo bulbocavernoso e as características prostáticas, como volume, consistência, regularidade, limites, sensibilidade e mobilidade, além das vesículas seminais e da parede retal.

QUADRO 50-1 Sintomas Obstrutivos e Irritativos

Obstrutivos	Irritativos
▪ Esforço miccional ▪ Hesitação ▪ Gotejamento terminal ▪ Jato fraco ▪ Esvaziamento vesical incompleto ▪ Incontinência paradoxal ▪ Retenção urinária	▪ Urgência ▪ Polaciúria ▪ Nictúria ▪ Incontinência de urgência ▪ Dor suprapúbica

Modificado de Projeto Diretrizes para os sintomas do trato urinário inferior masculino, AMB e CFM, 2012.

QUADRO 50-2 I-PSS e Qualidade de Vida	Nenhuma	Menos de 1 vez	Menos da metade das vezes	Metade das vezes	Mais da metade das vezes	Quase sempre
1. No último mês, quantas vezes você teve a sensação de não esvaziar completamente a bexiga	0	1	2	3	4	5
2. No último mês, quantas vezes você teve de urinar novamente em menos de 2 horas após ter urinado?	0	1	2	3	4	5
3. No último mês, quantas vezes você observou que, ao urinar, parou e recomeçou várias vezes?	0	1	2	3	4	5
4. No último mês, quantas vezes você observou que foi difícil conter a urina?	0	1	2	3	4	5
5. No último mês, quantas vezes você observou que o jato de urina estava fraco?	0	1	2	3	4	5
6. No último mês, quantas vezes você teve de fazer força para começar a urinar?	0	1	2	3	4	5
7. No último mês, quantas vezes, em média, você teve de se levantar para urinar à noite?	0	1	2	3	4	5

Qualidade de vida relacionada com sintomas urinários						
	Feliz	Muito satisfeito	Satisfeito	Regular	Insatisfeito	Muito insatisfeito	Infeliz
	0	1	2	3	4	5	6
Se você tivesse que passar o resto de sua vida urinando como está hoje, como se sentiria?							

I-PSS = International Prostatic Symptoms Score. Modificado do Guia Prático de Urologia – SBU, 2003
0 a 7 = Sintomas leves.
8 a 19 = Sintomas moderados.
20 a 35 = Sintomas graves.

Investigação Diagnóstica

A avaliação inicial é feita conforme a seguinte rotina: história clínica, exame físico, exame digital da próstata (EDP), dosagem sérica de PSA total (se a expectativa de vida for superior a 10 anos), exame de urina (EAS), urinocultura (URC) e ultrassom de vias urinárias e próstata com avaliação de resíduo pós-miccional. Em alguns casos, devemos realizar o estudo urodinâmico em pacientes com idade < 50 ou > 80 anos, que apresentem resíduo pós-miccional > 300 mL, hidronefrose bilateral, naqueles que foram submetidos à cirurgia pélvica radical ou já tiverem sido submetidos a cirurgias urológicas prévias.

DIAGNÓSTICO DIFERENCIAL

Os sintomas do trato urinário inferior são inespecíficos e ocorrem em uma grande variedade de afecções, que incluem a hiperplasia prostática (Quadro 50-3).

COMPLICAÇÕES DA HPB

Pacientes com HPB podem evoluir com complicações.

Retenção Urinária Aguda

Ocorre em 2 a 20% dos pacientes acompanhados por até 7 anos. O prognóstico desses pacientes é relativamente desfavorável, visto que 60 a 70% deles têm recorrência da retenção após 1 a 3 meses da retirada do cateter vesical.

O diagnóstico de retenção urinária aguda é feito pela anamnese, em que há relato de parada de emissão de urina, dor e tenesmo vesical. Além disso, no exame físico encontramos globo vesical palpável. O diagnóstico diferencial deve ser feito com anúria, de origem renal ou resultante de obstrução ureteral bilateral. A ultrassonografia facilita o diagnóstico, confirmando a presença de acúmulo de urina na bexiga.

O tratamento deve ser feito com a drenagem da bexiga, preferencialmente por via uretral ou, na sua impossibilidade, por via suprapúbica. O paciente deverá, então, ser encaminhado para atendimento urológico em nível ambulatorial, onde será feito seu tratamento definitivo.

QUADRO 50-3 Doenças Envolvidas no Diagnóstico Diferencial de Obstrução Infravesical

Afecções uretrais	Afecções prostáticas	Afecções vesicais
▪ Estenose de uretra ▪ Uretrites ▪ Divertículo de uretra ▪ Litíase de uretra ▪ Disfunções do esfíncter externo	▪ Prostatites ▪ Câncer de próstata ▪ Infarto prostático	▪ Disfunções do colo vesical ▪ Cistites ▪ Litíase vesical ▪ Tumores vesicais ▪ Hiperatividade vesical ▪ Causas neurogênicas (AVC, Parkinson, esclerose múltipla) ▪ Não neurogênicas (instabilidades primária e secundária) ▪ Hiperatividade e déficit de contratilidade

Modificado do Guia Prático de Urologia – SBU, 2003.

Hematúria
Hematúria macroscópica ocorre em um pequeno número de casos e se deve à ruptura de vasos submucosos locais. Esses pacientes devem ser sempre investigados para a presença de neoplasias urogenitais, visto que a hematúria macroscópica é sintoma frequente nestas afecções.

Infecção Urinária e Prostatite
Ocorre em cerca de 5% dos pacientes com HPB e são resultantes de colonização prostática ou da presença de urina residual, podendo provocar quadros de bacteremia.

Litíase Vesical
Pode surgir por estase de urina na bexiga ou pela dificuldade de eliminar cálculos formados no trato urinário superior e que tenham chegado à bexiga.

Hipocontratilidade do Detrusor
Nos casos de obstrução infravesical de longa duração, inicialmente o músculo detrusor sofre um processo de hipertrofia, seguido de deposição local de colágeno, o que leva à falência da sua capacidade de contração. Durante este processo de deterioração muscular pode haver, também, o aparecimento de falsos divertículos vesicais. A hipocontratilidade poderá ser determinante para insucesso do tratamento cirúrgico desobstrutivo, por isso vale ressaltar a importância do exame urodinâmico quando indicado.

Insuficiência Renal
Insuficiência renal crônica é observada em cerca de 15% dos pacientes com HPB, mas estima-se que somente 3% dos casos sejam causados pela própria obstrução urinária.

CONDUTA TERAPÊUTICA
O quadro clínico de obstrução do trato urinário inferior é bastante complexo, e está relacionado com diversos fatores, como o aumento do volume prostático, alteração do tônus da musculatura lisa prostática, colo vesical e detrusor. Assim, a individualização do tratamento e a participação do paciente no plano terapêutico são fundamentais, uma vez que o impacto do quadro clínico na qualidade de vida é fator importante para a escolha do tratamento. Para isso, o questionário I-PSS deve ser considerado na decisão da conduta terapêutica.

A Figura 50-1 mostra o fluxograma para o manejo diagnóstico e terapêutico dos pacientes com HPB.

Observação
A conduta expectante está indicada em pacientes com sintomas urinários leves (0 a 7 pontos no escore I-PSS) ou naqueles com aumento prostático assintomático. Eventualmente, pacientes com sintomas moderados (8 a 19 pontos) ou graves (20 a 35 pontos), sem complicações, podem ser manejados de forma conservadora.

Na indicação de uma conduta observadora, é importante considerar que os sintomas urinários progridem com o tempo em uma parcela significativa de pacientes. A capacidade de aceitar os sintomas urinários é extremamente variada. O desconforto gerado pelos sintomas pode ser reduzido por meio de orientações comportamentais, como a redução da ingesta de líquidos à noite e redução no consumo de álcool, café e cigarros.

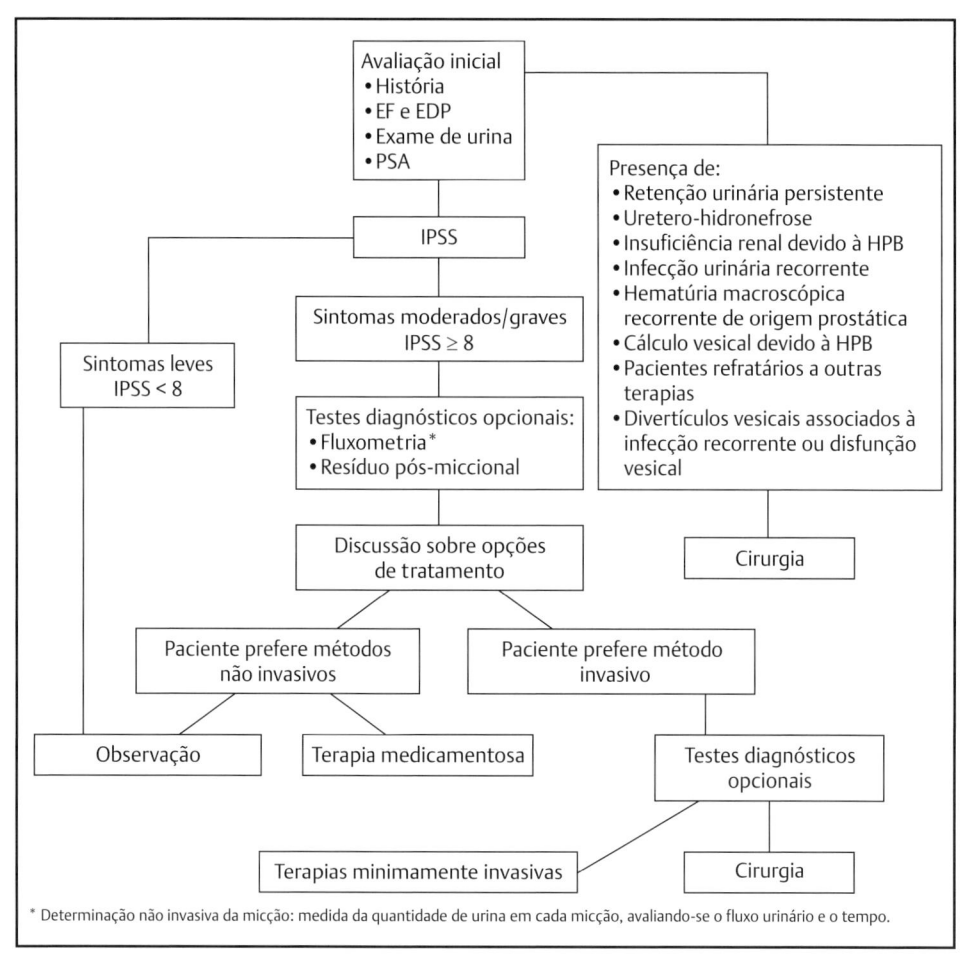

```
┌─────────────────────────────────────────────────────────────────────────┐
│                    Avaliação inicial                                    │
│                    • História                                           │
│                    • EF e EDP                                           │
│                    • Exame de urina                                     │
│                    • PSA                                                │
│                                    ┌──────────────────────────────────┐ │
│                                    │ Presença de:                     │ │
│                         IPSS       │ • Retenção urinária persistente  │ │
│                                    │ • Uretero-hidronefrose           │ │
│                                    │ • Insuficiência renal devido à HPB│ │
│                Sintomas moderados/graves│ • Infecção urinária recorrente│ │
│                       IPSS ≥ 8     │ • Hematúria macroscópica         │ │
│   Sintomas leves                   │   recorrente de origem prostática│ │
│     IPSS < 8                       │ • Cálculo vesical devido à HPB   │ │
│                                    │ • Pacientes refratários a outras │ │
│              Testes diagnósticos opcionais:│  terapias                 │ │
│              • Fluxometria*        │ • Divertículos vesicais associados│ │
│              • Resíduo pós-miccional│   à infecção recorrente ou      │ │
│                                    │   disfunção vesical              │ │
│                                    └──────────────────────────────────┘ │
│              Discussão sobre opções                                     │
│                 de tratamento              Cirurgia                     │
│                                                                         │
│    Paciente prefere métodos    Paciente prefere método                  │
│         não invasivos               invasivo                            │
│                                                                         │
│   Observação    Terapia medicamentosa    Testes diagnósticos            │
│                                               opcionais                 │
│                                                                         │
│              Terapias minimamente invasivas    Cirurgia                 │
│                                                                         │
│ * Determinação não invasiva da micção: medida da quantidade de urina em │
│ cada micção, avaliando-se o fluxo urinário e o tempo.                   │
└─────────────────────────────────────────────────────────────────────────┘
```

Fig. 50-1. Fluxograma para manejo diagnóstico e terapêutico de pacientes com HPB. EF = exame físico; EDP = exame digital da próstata; IPSS = International Prostatic Symptoms Score. Modificada de Projeto Diretrizes – AMB e CFM, 2006.

Caso essa conduta seja a preferida, uma reavaliação deverá ser realizada anualmente, ou na vigência de alguma mudança no quadro clínico.

Tratamento Medicamentoso

As opções mais utilizadas como terapia medicamentosa são: alfa1-bloqueadores, inibidores da 5-alfa-redutase, antagonistas de receptores muscarínicos, inibidores da fosfodiesterase-5 e terapia combinada.

O tratamento medicamentoso é eficiente no alívio dos sintomas, porém essa eficácia não é comparável aos resultados obtidos com a ressecção transuretral da próstata, considerada ainda o tratamento de excelência.

Alfa1-bloqueadores
A utilização dessas drogas no tratamento sintomático de pacientes com HPB reduziu consideravelmente o número de indicações para o tratamento cirúrgico no decorrer dos últimos anos. Todos os alfa1-bloqueadores apresentam uma eficácia comparável no controle dos sintomas urinários, levando a uma redução de 4 a 6 pontos no I-PSS.

Os alfa1-bloqueadores atualmente disponíveis no mercado são a alfuzosina, doxazosina, terazosina e tansulosina. O alívio dos sintomas é obtido logo na primeira semana de tratamento. A troca de um alfa1-bloqueador por outro na falha terapêutica não apresenta vantagens.

Os alfa1-bloqueadores são uma opção segura no manejo de pacientes com HPB e estão indicados nos pacientes sintomáticos, sem indicação formal de cirurgia. Também podem ser utilizados nos pacientes com indicação cirúrgica, mas que não desejam ser operados, naqueles que aguardam a cirurgia ou que tenham qualquer contraindicação ao tratamento cirúrgico (Quadro 50-4).

Inibidores da 5-alfa-redutase
A finasterida (inibidor da 5-alfa-redutase tipo 1) e, mais recentemente, a dutasterida (inibidor dos tipos 1 e 2) têm resultados comprovados no manejo dos sintomas em pacientes com HPB (Quadro 50-4).

Na dose usual, podem produzir uma redução de até 30% no volume da próstata em 6 meses de tratamento. Isso promove um alívio dos sintomas em 35-40% dos pacientes e essa melhora, em geral, torna-se aparente após 3 a 4 meses de tratamento.

A utilização de inibidores da 5-alfa-redutase no alívio dos sintomas em pacientes com HPB deve ser utilizada naqueles com peso prostático estimado superior a 40-50 g. Além disso, deve ser levado em consideração que, em 10 a 15% dos casos, ocorre disfunção sexual com o uso dessas medicações.

É importante lembrar que pacientes que utilizam essas drogas como tratamento, experimentam uma redução do PSA em cerca de 50% do valor real.

Terapia Combinada
A associação de alfa1-bloqueadores e inibidores da 5-alfa-redutase reduz os riscos de retenção urinária aguda e a necessidade de cirurgia em pacientes com HPB, quando comparada à utilização isolada dessas drogas. Portanto, a associação pode ser útil em pacientes com volumes prostáticos maiores de 40 gramas com alto risco de progressão para retenção urinária aguda (Quadro 50-4).

Antagonistas de Receptores Muscarínicos
Podem ser utilizados em pacientes com predominância de sintomas irritativos e com baixo volume prostático. Em razão da diminuição na força da bexiga, que pode estar associada a aumento do resíduo pós-miccional, o paciente deve ser reavaliado com periodicidade. Além disso, o uso de terapias combinadas de antagonistas muscarínicos com alfa1-bloqueadores pode apresentar bons resultados (Quadro 50-4).

Inibidores da fosfodiesterase-5
Fármacos utilizados inicialmente para tratamento de disfunção erétil apresentam boa resposta para o tratamento dos LUTS com diminuição dos valores de I-PSS compatíveis com os encontrados com o uso de alfa-bloqueadores. Porém, esta classe, utilizada isoladamente, não previne a progressão da doença (Quadro 50-4).

QUADRO 50-4 — Drogas Utilizadas no Tratamento da HPB

Droga	Dose inicial	Dose máxima	Efeitos colaterais	Contraindicações
Alfa1-bloqueadores				
Doxazosina	2 mg 1x ao dia ao deitar	8 mg 1x ao dia ao deitar	• Hipotensão postural • Tontura, fraqueza • Cefaleia • Disfunção ejaculatória • Congestão nasal	• Absolutas: história de hipotensão postural ou hipersensibilidade • Relativas: doença cerebrovascular, história de síncope
Tansulosina	0,4 mg ao deitar		Os mesmos, porém, com menos intensidade	As mesmas
Inibidores de 5-alfa-redutase				
Finasterida	5 mg 1 x ao dia		• Diminuição da libido • Disfunção ejaculatória • Impotência	
Dutasterida	0,5 mg 1 x ao dia		Os mesmos	
Antagonistas de receptores muscarínicos				
Solifenacina	5 mg	10 mg	• Boca seca, • Constipação, • Dificuldade de micção, • Nasofaringite e tontura	Glaucoma de ângulo estreito
Tolterodina	6 mg	10 mg	Os mesmos	As mesmas
Solifenacina + Tansulosina	6 mg + 0,4 mg		Os mesmos	As mesmas
Inibidores da fosfodiesterase-5				
Tadalafil	5 mg		• Cefaleia, • Rubor facial, • congestão nasal e • Mialgias	• Não utilizar em conjunto com nitratos
Terapia combinada				
Finasterida + Doxazosina	5 mg + 2 mg		• Tontura, • Fraqueza, cefaleia • Disfunção erétil	• Absolutas: história de hipotensão postural ou hipersensibilidade • Relativas: doença cerebrovascular, história de síncope
Dutasterida + Tansulosina	0,5 mg + 0,4 mg		Os mesmos	As mesmas

Tratamento Cirúrgico

A cirurgia está indicada como tratamento inicial em pacientes que apresentam sintomas mais graves (I-PSS > 20) ou complicações da HPB. Nesses casos, o paciente deve ser encaminhado ao urologista.

As indicações de cirurgia são expostas no Quadro 50-5.

QUADRO 50-5 Indicações do Tratamento Cirúrgico em Pacientes com Hiperplasia Prostática Benigna

- Retenção urinária persistente e refratária às tentativas de tratamento
- Uretero-hidronefrose, com ou sem alteração da função renal
- Insuficiência renal causada por HPB
- Infecções recorrentes do trato urinário
- Hematúria macroscópica recorrente de origem prostática
- Cálculo vesical provocado por HPB
- Pacientes refratários a outras terapias
- Divertículos vesicais associados à infecção recorrente ou disfunção vesical

Modificado de Projeto Diretrizes – AMB e CFM, 2006.

BIBLIOGRAFIA

Azeredo CRA. Ressecção transuretral da próstata. In: Milfont JCA, Fortes MAQR. *Urologia Minimamente Invasiva*. Rio de Janeiro: Revinter; 2008. p. 25-32.

Cavalcanti AGLC et al. Hiperplasia prostática benigna In: Associação Médica Brasileira e Conselho Federal de Medicina. *Projeto Diretrizes*, 2006. Disponível em: https://diretrizes.amb.org.br/_BibliotecaAntiga/hiperplasia-prostatica-benigna.pdf

Cordeiro P. Incisão transuretral da próstata. In: Milfton JCA, Fortes MAQR. *Urologia Minimamente Invasiva*. Rio de Janeiro: Revinter; 2008. p. 22-24.

Juliao AA, Plata M, Kazzaki A et al. American Urological Association and European Association of Urology guidelines in the management of benign prostatic hypertrophy: revisited. *Curr Opin Urol* 2012;22(1):34-9.

Karl E, Weins A. Pharmacologic management of lower urinary tract storage and emptying failure. In: Campbell W. *Urology*, 11th ed. Philadelphia: Elsevier; 2016. v. 3. p. 1836-74.

McConnell JD, Roehrborn CG, Bautista OM et al. The long-term effect of doxazosin, finasteride and combination therapy on clinical progression of benign prostatic hyperplasia. *N Engl J Med* 2003;349(25):2387-98.

Nardi AC. *Urologia Brasil*. São Paulo: Ed. Planmark; 2013.

Selman SH. The McNeal prostate: a review. *Urology* 2011;78(6):1224-8.

Sociedade Brasileira de Urologia. *Guia Prático de Urologia*. Segmento; 2003.

51 Hematúria e Proteinúria

Joana Lins Carioni Rodrigues ▪ *João Gouveia Lacerda Marinho*
Fabrício Guimarães Bino

HEMATÚRIA

Hematúria é a eliminação anormal de hemácias na urina. Considera-se anormal o achado de 5 ou mais hemácias por campo de grande aumento na microscopia ou 10^4 hemácias/mL de urina. Visto que não há limite inferior seguro para excluir condições patológicas, a Sociedade Americana de Urologia estabelece ponto de corte menor, acima de 2 hemácias por campo de grande aumento, tornando o exame mais sensível.

A hematúria pode também ser definida como percepção de tom avermelhado ou marrom na urina, o que ocorre na presença de 10^6 hemácias/mL de urina. A modificação da cor da urina não reflete, necessariamente, grande perda sanguínea, bastando 1 mL de sangue em 1 litro de urina para que ocorra. Outros fatores podem alterar sua coloração (Quadro 51-1).

QUADRO 51-1 Substâncias que Alteram a Cor da Urina

Pigmentos	Fármacos	Alimentos
▪ Hemoglobina ▪ Bilirrubina ▪ Urato ▪ Mioglobina ▪ Porfirina	▪ Cloroquina ▪ Rifampicina ▪ Nitrofurantoína ▪ Fenazopiridina	▪ Beterraba ▪ Corantes ▪ Amora

Em condições normais, aproximadamente um a dois milhões de eritrócitos são eliminados pela urina diariamente. Os eritrócitos podem chegar até a urina durante a filtração glomerular, por meio de descontinuidades estruturais da parede do capilar ou, ainda, pelo epitélio dos túbulos, ductos ou trato urinário.

Hematúria é um achado frequente e, por vezes, incidental. Pode ser considerada como um desafio diagnóstico ocasionado pela variedade de possíveis etiologias sejam elas benignas ou malignas. Não costuma impor riscos imediatos, mas, em alguns casos, pode levar à anemia ou obstrução do trato urinário.

Classificação

Existem múltiplas formas de classificar a hematúria, facilitando o raciocínio clínico e posterior condução diagnóstica.

Hematúria Macro x Microscópica

A hematúria macroscópica é a que leva à percepção visual de tom avermelhado ou amarronzado na urina. Já a hematúria microscópica só é percebida por um exame complementar, como o EAS.

Hematúria Glomerular x Não Glomerular

O sangramento na urina pode ter origem desde a filtração glomerular até o transporte pelo trato urinário. As características da hematúria podem ajudar a distinguir o local de sua origem (Quadro 51-2).

As hematúrias glomerulares, em razão do trauma na passagem dos eritrócitos pela membrana basal dos glomérulos, podem cursar com dismorfismo eritrocitário. Além disso, na luz tubular as hemácias entram em contato com as proteínas de Tamm-Horsfall, levando à formação dos cilindros hemáticos.

Por outro lado, as hematúrias extraglomerulares, que podem se originar desde os cálices renais até a uretra, cursam com hemácias isomórficas e, algumas vezes, coágulos.

O sangramento na fase inicial da micção pode indicar acometimento de uretra, enquanto a hematúria total (em todas as fases) costuma ter origem mais alta. Hematúria terminal pode indicar origem vesical ou prostática. Em geral, quando a hematúria tem origem no trato urinário inferior (bexiga, uretra ou próstata), pode ser acompanhada de sintomas prostáticos, como hesitação, prolongamento da micção, sensação de esvaziamento incompleto ou gotejamento terminal.

Hematúria Transitória x Persistente

A hematúria transitória é um achado comum em exames de rotina que, repetidos após seis semanas, encontram-se normais. Pode ser provocada por episódio de febre, infecção, trauma ou exercício extenuante, não se podendo excluir causas malignas.

Quando a hematúria permanece por período superior a três meses, é considerada como persistente. Por outro lado, quando há intervalos de remissão com duração de meses ou anos é denominada hematúria recorrente.

Etiologia

Diversas doenças, de menor a maior gravidade, podem levar à hematúria (Quadro 51-3).

As principais causas de hematúria são a infecção do trato urinário e a nefrolitíase. No sexo masculino, a hiperplasia prostática benigna pode ser um diagnóstico diferencial. Pode, ainda, ocorrer em pacientes com distúrbio da coagulação, quer por doença hemofílica, quer por uso de anticoagulantes, devendo, contudo, ser atribuída a esta etiologia apenas após exclusão de outras causas.

QUADRO 51-2 Origem Anatômica da Hematúria

Glomerular	Extraglomerular
▪ Dismorfismo positivo	▪ Dismorfismo negativo
▪ Cilindros hemáticos	▪ Coágulos
▪ Proteinúria no EAS 1+ a 4+	▪ Proteinúria no EAS com traços ou 1+
▪ Cor vermelha ou marrom	▪ Cor vermelha ou rosa

QUADRO 51-3 Causas de Hematúria

Glomerular	Trato urinário superior	Trato urinário inferior	Incertas
▪ Glomerulonefrite ▪ Nefrite lúpica ▪ Nefropatia por IgA ▪ Síndrome de Alport ▪ Doença da membrana fina ▪ Púrpura de Henoch-Schönlein ▪ Síndrome Hemolítico-urêmica	▪ Nefrolitíase ▪ Pielonefrite ▪ Hipercalciúria ▪ Hiperuricosúria ▪ Trauma renal ▪ Necrose de papila ▪ Estenose uretral ▪ Hidronefrose ▪ Traço falcêmico ▪ Anemia falciforme ▪ Infarto renal ▪ Tuberculose renal ▪ Doença renal policística ▪ Malformação arteriovenosa	▪ Cistite ▪ Uretrite ▪ Prostatite ▪ Câncer de bexiga ▪ Câncer de próstata ▪ Pólipos em bexiga ▪ Pólipos em ureter ▪ Constrição uretral ▪ *Schistosoma haematobium*	▪ Exercício físico ▪ Anticoagulação ▪ Hematúria benigna ▪ Factícia

O câncer de bexiga pode-se manifestar por hematúria mesmo em estágios iniciais. Portanto, sua suspeição se faz necessária defronte desta queixa, especialmente se existirem fatores de risco como idade > 35 anos, história de tabagismo, irradiação pélvica, exposição à ciclofosfamida, benzeno ou aminas aromáticas. Apesar de ser uma neoplasia frequente, estudos ainda não comprovam benefício em seu rastreio.

A hematúria pode, também, ser manifestação de doenças glomerulares primárias ou secundárias, como o lúpus eritematoso sistêmico, mieloma múltiplo, infecções pelo HIV, HBV, e HCV. Por isso é recomendada a investigação destas etiologias por meio de exames laboratoriais.

Abordagem Diagnóstica

Ao se defrontar com possível quadro de hematúria, o primeiro passo é confirmá-la por dois EAS seriados com intervalo mínimo semanal (Fig. 51-1). Deve-se lembrar que mioglobinúria, porfiria, uso de corantes e alguns fármacos podem levar a um resultado de hemoglobinúria falsamente positivo no EAS (Quadro 51-1).

Após confirmação, o próximo passo é definir a localização anatômica do sangramento. Na grande maioria dos casos, a história clínica do paciente conduzirá este raciocínio. Sintomas associados como dor lombar e disúria sugerem fortemente uma hematúria não glomerular, já a presença de proteinúria elevada e insuficiência renal são indicações da origem glomerular. O exame do dismorfismo eritrocitário deve ser solicitado quando houver dúvida sobre o local do sangramento, como em casos de hematúria isolada, quando não há manifestação clínica nefrológica ou urológica (Fig. 51-1).

A presença de dor supra-púbica ou em flancos, febre ou disúria, além de EAS com nitrito positivo e piúria sugerem infecção do trato urinário. Já a dor unilateral em flanco que irradia ou não para região inguinal fala a favor de nefrolitíase. Hematúria em indivíduos idosos com história de tabagismo, por outro lado, deve motivar a pesquisa de câncer de bexiga. Nesses casos, a investigação prosseguirá com exames complementares. As infecções urinárias devem ser afastadas com urinocultura, enquanto a suspeita de nefrolitíase indica tomo-

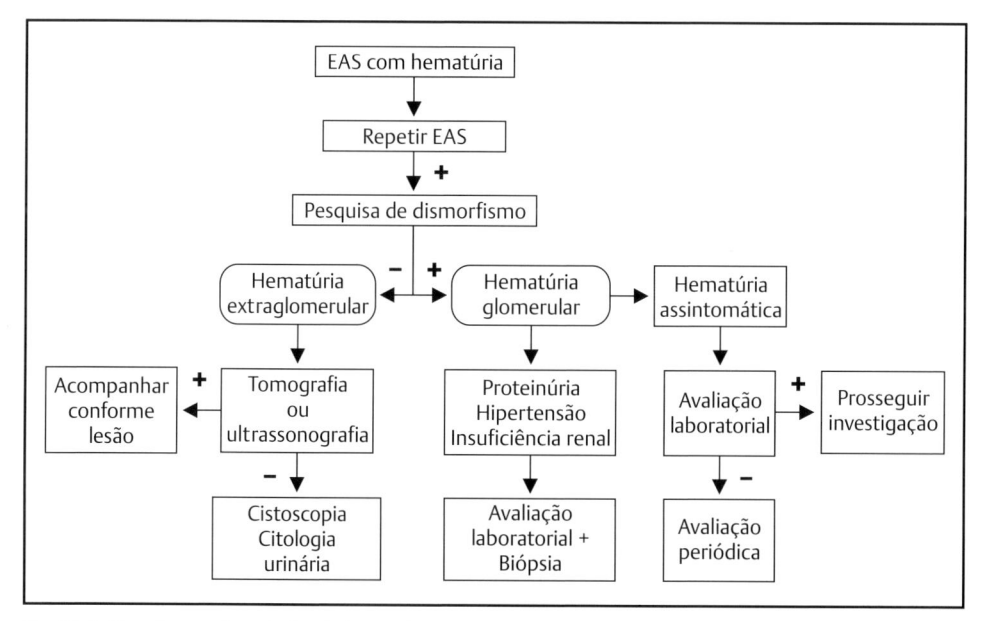

Fig. 51-1. Abordagem diagnóstica da hematúria.

grafia computadorizada ou ultrassonografia. A cistoscopia é pertinente quando houver suspeita de neoplasia de bexiga.

Paciente com hematúria extra-glomerular sem diagnóstico etiológico, cujas causas benignas e malignas principais já foram excluídas, deve ser encaminhado para o urologista. O mesmo é válido para hematúria com coágulos, pelo risco de obstrução do trato urinário.

Quando há suspeita de hematúria glomerular deve-se encaminhar o paciente para o nefrologista. Uma avaliação clínica e laboratorial será realizada em busca de doenças glomerulares primárias e secundárias (Quadro 51-4). Estará indicada biópsia renal quando houver hematúria glomerular associada a fatores que podem indicar doença em progressão, como insuficiência renal, proteinúria ou hipertensão de início recente.

Os pacientes com hematúria assintomática em que foram excluídos fatores de risco para progressão da doença devem ser acompanhados anualmente para monitorização da função renal, surgimento de proteinúria ou de hipertensão arterial. Caso alguma destas alterações se faça presente, cabe encaminhamento para o nefrologista.

QUADRO 51-4 Investigação de Hematúria Glomerular

- Bioquímica sérica: creatinina, proteínas totais e frações, glicemia, colesterol, triglicerídeos
- Elementos e sedimentos anormais da urina (EAS)
- Sorologia para HIV, HCV, HBV e estreptococos (ASLO)
- Teste falcêmico
- Pesquisa de crioglobulinas
- Dosagem de complemento
- USG renal
- Outros: investigação de mieloma múltiplo, amiloidose e neoplasias

PROTEINÚRIA

Normalmente, menos de 150 mg de proteína são excretados na urina em 24 horas. A maior parte das proteínas urinárias consiste em proteína de Tamm-Horsfall, com a albumina estando presente em pequenas quantidades, assim como mucopolissacarídeos, imunoglobulinas, hormônios e enzimas.

O termo proteinúria costuma ser empregado quando há uma eliminação anormal de proteínas na urina, tanto do ponto de vista quantitativo como qualitativo. Sendo assim, uma excreção urinária de proteínas maior do que 150 mg/dia ou uma albuminúria superior a 30 mg/dia são exemplos de proteinúria.

Para evitar a perda excessiva de proteínas, os néfrons contam com estruturas funcionais conhecidas como barreiras de carga e tamanho. A primeira dificulta a passagem de moléculas aniônicas, enquanto a segunda restringe a filtração de substâncias com tamanho superior a 20.000 dáltons. Um comprometimento na barreira de carga acarreta a chamada proteinúria seletiva, à custa de albumina. Quando há lesão na barreira de tamanho, ocorre proteinúria não seletiva, ou seja, observa-se eliminação de outras proteínas, além da albumina.

Albuminúria moderadamente aumentada (anteriormente denominada microalbuminúria) é a classificação dada quando os níveis de excreção de albumina se situam entre 30-300 mg/dia ou 20-200 mcg/min. Caso a eliminação seja maior do que 300 mg em 24 horas ou 200 mcg/min, o indivíduo é portador de albuminúria gravemente aumentada.

É importante ressaltar que a albuminúria moderadamente aumentada é considerada um fator de risco cardiovascular. O mecanismo para este fenômeno ainda não é bem conhecido, mas acredita-se que seja indicativo de disfunção endotelial sistêmica. Dessa forma, é aconselhado o rastreamento desta condição em pacientes com risco aumentado de desenvolver doença renal crônica (DRC) e naqueles com risco cardiovascular elevado, como hipertensos, diabéticos e portadores de síndrome metabólica. Vale ressaltar que a albuminúria que se mantém em níveis acima do normal por mais de três meses se encaixa na definição de DRC, segundo as diretrizes da Kidney Disease Improving Global Outcomes (KDIGO).

A eliminação de proteínas superior a 3,5 g/dia (ou 50 mg/kg/dia) é conhecida como proteinúria nefrótica; neste contexto, observa-se hipoalbuminemia (< 3 g/dL) e edema periférico. Estes achados, quando associados à dislipidemia, caracterizam a síndrome nefrótica.

Tipos de Proteinúria

Existem quatro tipos principais de proteinúria:

Glomerular

Ocorre em razão do aumento da passagem de grandes moléculas pelos capilares glomerulares. Este tipo de proteinúria é um marcador sensível de doenças que acometem os glomérulos. Todavia, algumas condições benignas também se encaixam aqui, como a proteinúria induzida por exercícios e a proteinúria ortostática.

Tubular

Proteínas de baixo peso molecular, como a proteína transportadora do retinol e a beta-2-microglobulina, conseguem ultrapassar a barreira de tamanho e chegam aos túbulos renais, onde são reabsorvidas. Doenças tubulointersticiais podem dificultar a reabsorção destas moléculas, permitindo que elas alcancem a urina em quantidades maiores do que o esperado.

Por Sobrecarga

A filtração exagerada de determinado tipo de proteína de baixo peso molecular, ocasionada por aumento expressivo de sua produção ou de sua liberação tecidual, sobrecarrega os túbulos, excedendo a capacidade de reabsorção tubular. O exemplo clássico é observado no mieloma múltiplo, onde um clone neoplásico de plasmócitos produz um excesso de cadeias leves de imunoglobulinas. A proteinúria por sobrecarga também é encontrada em outras condições, como leucemia mielomonocítica (produção aumentada de lisozima), rabdomiólise (liberação excessiva de mioglobina pelo músculo lesado) e hemólise intravascular (com grande quantidade de hemoglobina livre no plasma sendo filtrada).

Pós-renal

Processos inflamatórios no trato urinário, como infecções, tumores ou nefrolitíase, podem aumentar a excreção proteica por mecanismo ainda incerto. Nestes casos, a maior parte da proteína eliminada é composta por imunoglobulinas. A presença de sintomas urológicos somados a outras anormalidades, como hematúria e/ou piúria, nos fazem suspeitar desta condição.

Detecção e Quantificação da Proteinúria

Os exames disponíveis para avaliação de proteinúria incluem métodos semiquantitativos, com o EAS (elementos anormais e sedimento) sendo o principal representante deste grupo, métodos quantitativos, como a dosagem de proteínas em uma amostra urinária isolada ou na urina de 24 horas, e métodos qualitativos, representados pela eletroforese e imunofixação de proteínas urinárias.

EAS

Frequentemente, a proteinúria é detectada em exame urinário de rotina, sendo o mais utilizado o EAS (também conhecido como urinoanálise ou urina tipo I). Para a realização do exame, o jato médio da primeira urina matinal deve ser preferencialmente colhido. O EAS é composto de três partes: o exame físico da urina, a sedimentoscopia e a análise química.

Na análise química, as fitas reagentes são utilizadas para a identificação de proteinúria, possuindo elevada especificidade, porém baixa sensibilidade, uma vez que se tornam positivas apenas quando a excreção proteica exceder 300-500 mg/dia. Dessa forma, são ineficazes para a identificação da albuminúria moderadamente aumentada, situação em que os níveis excretados se encontram abaixo do limiar de sensibilidade do exame. As fitas são sensíveis na detecção de proteínas de carga negativa, como a albumina, e geralmente não detectam componentes da família das imunoglobulinas. Além disso, o resultado é fornecido em cruzes (+), o que não permite a quantificação exata das frações excretadas.

Resultados falso-positivos podem ocorrer quando a urina apresenta pH > 8, após higiene local com clorexidina e até 24 horas após uso de contrastes iodados.

Proteinúria de 24 horas

Apesar de ser considerado o método padrão ouro, a proteinúria de 24 horas é um exame de complexa execução em decorrência das dificuldades relacionadas com a coleta de urina. Uma sugestão para avaliar se a coleta foi realizada de forma correta é dosar a creatinina na amostra obtida; caso esta corresponda a 10-15 mg/kg de peso em mulheres e a 15-20 mg/kg em homens, a coleta é considerada adequada. Como já mencionado, a excreção normal de proteínas na urina não deve ultrapassar 150 mg/dia e a de albumina, 30 mg/dia.

Em algumas situações clínicas, podem ser utilizadas amostras em tempos reduzidos, como em 12 ou em 8 horas (coleta noturna), por exemplo. Nestes casos, consideramos como normais valores proporcionalmente menores do que os obtidos na urina de 24 horas. Os resultados também podem ser expressos em mcg/min, facilitando a interpretação do exame.

Relação Albumina/Creatinina e Proteína/Creatinina em Amostra Urinária

A amostra urinária é uma alternativa para contornar a dificuldade da coleta em 24 horas. Neste exame, divide-se a proteinúria e albuminúria, em mg/dL, pela creatinina urinária, em g/dL. Com isso é obtida a relação proteína/creatinina urinária (RPC) e albumina/creatinina urinária (RAC). Esses valores correspondem à estimativa da excreção proteica diária. Consideramos normais níveis de RPC < 200 mg/g e de RAC < 30 mg/g.

Embora seja um exame de fácil realização, é preciso estar atento a alguns dados que podem levar a interpretações incorretas. Em pacientes com grande massa muscular, por exemplo, há aumento na eliminação de creatinina. Logo, a RPC e a RAC serão subestimadas. O contrário ocorre em pacientes caquéticos; nestes casos, os valores são superestimadas. Fórmulas de ajuste que usam a excreção diária de creatinina estimada podem ser usadas nestas situações para corrigir os impactos de tais variações. Além disso, pelo fato de apenas uma amostra de urina ser coletada, o exame é mais sujeito a erros, uma vez que a proteinúria pode variar durante o dia.

Eletroforese e Imunofixação de Proteínas Urinárias

Estes métodos são etapas fundamentais da abordagem diagnóstica de algumas doenças hematológicas que podem cursar com proteinúria por sobrecarga e lesão renal, especialmente o mieloma múltiplo e a macroglobulinemia de Waldenström. A eletroforese de proteínas urinárias é análoga à eletroforese de proteínas séricas, sendo utilizada para detectar o componente M na urina.

Após a detecção do componente M, a imunofixação de proteínas urinárias deve ser realizada para determinar qual proteína é responsável pelo pico monoclonal. Esta técnica tem sido mais recomendada do que a imunoeletroforese, já que é considerada mais rápida e sensível.

Etiologias

A proteinúria é uma alteração urinária muito comum, podendo representar desde condições benignas e transitórias, que não requerem tratamento, até doenças graves com risco de evolução para insuficiência renal. Embora existam outras causas, a excreção aumentada de proteínas deve sempre chamar a atenção para um possível acometimento glomerular; nesse contexto, desordens como diabetes melito (DM), hipertensão arterial sistêmica (HAS), doenças sistêmicas graves (lúpus eritematoso sistêmico [LES], vasculites) e glomerulopatias primárias devem sempre ser consideradas. As principais causas de proteinúria estão descritas no Quadro 51-5.

Proteinúria e a Síndrome Nefrótica

Proteinúria, hipoalbuminemia, dislipidemia e edema constituem as manifestações clássicas da síndrome nefrótica. Além destas, pacientes com síndrome nefrótica apresentam um estado de hipercoagulabilidade (pela perda de antitrombina III na urina), favorecendo o surgimento de tromboses venosas. Também possuem risco cardiovascular mais elevado pelo aumento da síntese de lipoproteínas. Outras proteínas, como proteína fixadora de vitamina D,

QUADRO 51-5 Causas de Proteinúria

Glomerulopatias primárias	- Doença por lesão mínima - Glomerulosclerose segmentar e focal - Glomerulonefrite difusa aguda - Glomerulonefrite membranoproliferativa - Glomerulonefrite fibrilar - Glomerulonefrite mesangial
Glomerulopatias secundárias	- DM - HAS - Infecções virais (HIV, HCV, HBV) - LES - Amiloidose
Tubulointersticiais	- Nefrite tubulointersticial - Síndrome de Fanconi - Nefropatia por refluxo
Sobrecarga	- Mieloma múltiplo - Gamopatia monoclonal - Doenças de cadeia leve
Outras	- Renovascular - Insuficiência cardíaca congestiva
Benignas	- Febre - Exercício físico - Ortostase

transferrina e imunoglobulinas, são excretadas de maneira aumentada, ocasionando hipovitaminose D, anemia refratária à reposição de ferro e certo grau de imunodeficiência, principalmente contra germes encapsulados. O balanço nitrogenado negativo pode levar à desnutrição, complicação que eventualmente passa despercebida, uma vez que estes pacientes tendem a ganhar peso pelo acúmulo de líquido no espaço extravascular.

Doenças renais ou sistêmicas, como DM, LES e amiloidose, por exemplo, podem causar tamanha eliminação de proteínas. No Quadro 51-6, estão descritas as principais etiologias da síndrome nefrótica e suas respectivas causas secundárias.

QUADRO 51-6 Principais Etiologias da Síndrome Nefrótica e suas Causas Secundárias

Etiologias	Causas secundárias
Doença por lesão mínima	Linfoma de Hodgkin, uso de anti-inflamatórios não esteroidais (AINEs) e síndromes paraneoplásicas
Glomerulosclerose segmentar e focal	Infecção pelo HIV, nefropatia por refluxo
Glomerulopatia membranosa	Fármacos (inibidores da enzima conversora de angiotensina [IECA], D-penicilamina, sais de ouro), hepatite B, LES e neoplasias
Glomerulonefrite membranoproliferativa	Hepatite C, esquistossomose
Nefropatia diabética	Diabetes melito
Amiloidose renal	Mieloma múltiplo, linfomas

Abordagem Diagnóstica do Paciente com Proteinúria

Quando um exame detectar excreção urinária aumentada de proteínas, mesmo em indivíduos sem comorbidades e com exame físico normal, a avaliação deve ser repetida (de preferência com métodos quantitativos) para que a alteração seja ou não confirmada. Esta conduta é importante, já que existem condições transitórias e/ou benignas que levam à proteinúria sem que isso signifique uma doença renal.

A proteinúria transitória é um fenômeno relativamente comum, principalmente em crianças, adolescentes e adultos jovens. Infecções do trato geniturinário, febre, hiperlipidemia, prática de atividades físicas e ortostase também podem causar essa alteração. Caso a proteinúria seja confirmada em momentos distintos, é dito que o paciente possui proteinúria persistente.

A proteinúria ortostática ou postural é um evento caracterizado por valores de proteinúria normais em decúbito, mas elevados quando o paciente permanece em ortostase por longos períodos. Este fenômeno é benigno, ocorre mais comumente em indivíduos jovens e deve ser lembrado quando há proteinúria não nefrótica persistente, sem causa aparente, na urina de 24 horas. Para sua confirmação, uma coleta noturna da urina deverá ser realizada. Caso o valor de proteinúria seja inferior a 50 mg em um período de 8 horas, o diagnóstico é selado. Apesar de se resolver espontaneamente em muitos casos, recomenda-se seguimento anual para avaliar possível progressão dos valores de excreção proteica.

Nos casos de proteinúria persistente, a probabilidade de alguma doença renal ou sistêmica ser a responsável pela alteração aumenta, principalmente quando associada à outra anormalidade urinária ou a uma função renal prejudicada. Nesses casos, a taxa de filtração glomerular (TFG) deve ser calculada e outros exames devem ser realizados (Quadro 51-7 e Fig. 51-2).

Caso a proteinúria detectada seja superior a 500 mg/dia ou a albuminúria seja maior do que 300 mg/dia, o paciente pode ser encaminhado para um nefrologista para avaliação. A indicação de biópsia renal deve ser avaliada individualmente. Geralmente, é reservada a pacientes adultos assintomáticos com valores de proteinúria persistentemente maiores do que 1 g/dia ou menores do que 1 g/dia acompanhados de outras anormalidades urinárias (hematúria, cilindros celulares) ou na ausência de uma etiologia clara para estas alterações.

Manejo da Proteinúria

Como já mencionado, valores de albuminúria maiores do que 30 mg/dia acarretam maior risco cardiovascular ao paciente e estão associados a risco de progressão da nefropatia.

QUADRO 51-7 Exames Complementares para a Investigação de Proteinúria

- Ultrassonografia de rins e vias urinárias
- Eletroforese de proteínas
- Imunoeletroforese de proteínas urinárias
- FAN, anti-DNA, anti-Membrana basal (anti-MB) e ANCA
- Complemento (C3 e C4)
- Sorologias para HIV e hepatites B e C
- Ureia e creatinina
- Urina de 24 horas: proteínas totais, albumina, β2-microglobulina, eletrólitos, glicose
- Proteinúria noturna

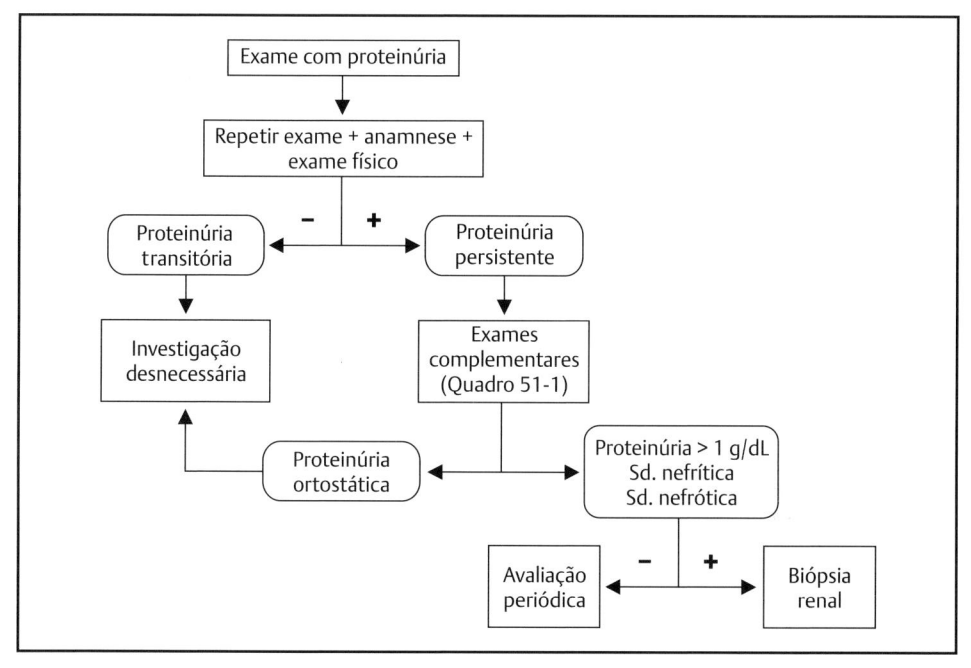

```
┌─────────────────────────────────────────────────────────────────┐
│                    ┌──────────────────────┐                     │
│                    │ Exame com proteinúria│                     │
│                    └──────────┬───────────┘                     │
│                               ▼                                 │
│                    ┌──────────────────────┐                     │
│                    │ Repetir exame +      │                     │
│                    │ anamnese +           │                     │
│                    │ exame físico         │                     │
│                    └──────────────────────┘                     │
│         ┌──────────────┐  − +  ┌──────────────┐                │
│         │ Proteinúria  │◄─────►│ Proteinúria  │                │
│         │ transitória  │       │ persistente  │                │
│         └──────┬───────┘       └──────┬───────┘                │
│                ▼                      ▼                         │
│         ┌──────────────┐       ┌──────────────┐                │
│         │ Investigação │       │ Exames       │                │
│         │ desnecessária│       │ complementares│               │
│         └──────┬───────┘       │ (Quadro 51-1)│                │
│                ▲               └──────┬───────┘                │
│                │                      │                         │
│         ┌──────┴───────┐       ┌──────▼──────────┐             │
│         │ Proteinúria  │◄─────►│ Proteinúria>1g/dL│            │
│         │ ortostática  │       │ Sd. nefrítica   │             │
│         └──────────────┘       │ Sd. nefrótica   │             │
│                                └──────┬──────────┘             │
│                          ┌────────────┴──┐                      │
│                    ┌─────▼──────┐ − + ┌──▼────────┐            │
│                    │ Avaliação  │◄───►│ Biópsia   │            │
│                    │ periódica  │     │ renal     │            │
│                    └────────────┘     └───────────┘            │
└─────────────────────────────────────────────────────────────────┘
```

Fig. 51-2. Investigação diagnóstica inicial de proteinúria.

Portanto, algumas estratégias devem ser elaboradas para diminuir a quantidade excretada e os impactos à saúde que este distúrbio causa. Medidas direcionadas ao controle da proteinúria e à doença de base devem ser tomadas com tal objetivo. Pressão arterial e glicemia não controladas, além do tabagismo, são fatores que favorecem a progressão da doença renal.

O controle da pressão arterial é uma medida de grande importância, uma vez que reduz o ritmo de progressão do processo degenerativo renal. Drogas anti-hipertensivas, tais como, inibidores da enzima conversora de angiotensina (IECA) e bloqueadores do receptor de angiotensina II (BRA), devem ser os fármacos de primeira escolha. Além do controle pressórico, estes medicamentos diminuem a proteinúria; sendo assim, devem ser prescritos na albuminúria moderadamente aumentada, mesmo em pacientes normotensos. A identificação da albuminúria moderadamente elevada indica uma redução do alvo terapêutico pressórico para < 130 x 80 mmHg.

Nos pacientes com nefropatia diabética, o controle da glicemia é outra medida fundamental para a redução da proteinúria. Valores de hemoglobina glicada (HbA1c) < 7% retardam a progressão da doença renal.

O uso de aspirina como profilaxia primária de eventos cardiovasculares é recomendado por alguns autores para pacientes com albuminúria > 30 mg/dia e outro fator de risco cardiovascular. A terapia com estatinas para controle dos níveis de colesterol também deve ser considerada, visando níveis de LDL < 100 mg/dL.

Em caso de edema, muito associado à síndrome nefrótica, pode-se indicar restrição de sódio da dieta (< 2 g/dia) e/ou terapia com diuréticos, sendo a furosemida a mais utilizada.

BIBLIOGRAFIA

Abreu PF, Requião-Moura LR, Sesso R. Avaliação diagnóstica da hematúria. *J Bras Nefrol* 2007;29:158-63.

Bakris GL. Moderately increased albuminuria (microalbuminuria) and cardiovascular disease. UpToDate®, April 2017.

Brenner BM. *Brenner & Rector's: The Kidney* 8th ed. Philadelphia: Saunders Elsevier, 2008.

Eknoyan G, Hostetter T, Bakris GL *et al.* Proteinuria and other markers of chronic kidney disease: a position statement of the National Kidney Foundation (NKF) and the National Institute of Diabetes and Digestive and Kidney Diseases (NIDDK). *Am J Kidney Diseases* 2003;42(4):617-22.

Kasper DL, Fauci AS, Hauser SL *et al. Harrison's Principles of Internal Medicine.* 19th ed. New York: McGraw-Hill; 2015.

Kelepouris E, Rovin BH. Overview of heavy proteinuria and the nephrotic syndrome. UpToDate®, June 2017.

Kurtz, M; Feldman, As; Cho, Kc. Etiology and evaluation of hematuria in adults. UpToDate®, June 2017.

Malachias MVB, Souza WKSB, Plavnik FL *et al.* 7a Diretriz Brasileira de Hipertensão Arterial. Sociedade Brasileira de Cardiologia. *Arq Bras Cardiol* 2016;107(Supl.3):1-83.

Mcculloch DK, Bakris GL. Moderately increased albuminuria (microalbuminuria) in type 2 diabetes mellitus. UpToDate®, June 2017.

Rovin BH. Assessment of urinary excretion and evaluation of isolated non-nephrotic proteinuria in adults. UpToDate®, April 2017.

Smith ER, Cai MM, Mcmahon LP *et al.* The value of simultaneous measurements of urinary albumin and total protein in proteinuric patients. *Nephrol Dial Transplant* 2012 Apr;27(4):1534-41.

Somers MJ. Orthostatic (postural) proteinuria. UpToDate®, June 2017.

Wald R. Urinalysis in the diagnosis of kidney disease. UpToDate®, April 2017.

52 Infecção do Trato Urinário

Bruno Segantine Fernandes ▪ *Daniel Sant'Anna da Silva*
Moisés Dias da Silva

INTRODUÇÃO

A infecção do trato urinário (ITU) é extremamente comum tanto na comunidade como em ambiente hospitalar. Geralmente, os sintomas são típicos e não há dificuldade no diagnóstico e tratamento. No entanto, situações especiais merecem abordagem diferenciada, como é o caso das gestantes e dos pacientes transplantados. Além disso, a emergência de bactérias resistentes aos antibióticos habitualmente utilizados pode dificultar a escolha do tratamento empírico.

EPIDEMIOLOGIA

A ITU apresenta uma predominância entre os gêneros que varia com a faixa etária. Antes de um ano, predomina nos homens em razão da maior prevalência de anomalias congênitas no trato urinário. Após os 50 anos, também é mais comum nos homens, porém, em decorrência de doenças da próstata. Entre 1 e 50 anos, as mulheres são as mais afetadas, chegando a acometer 50-80% da população feminina pelo menos uma vez durante a vida. Além disso, 20 a 30% das mulheres que apresentarem um episódio de ITU apresentarão episódios de repetição.

FATORES DE RISCO

Novo parceiro sexual, atividade sexual frequente, uso de espermicida, primeiro episódio de ITU antes dos 15 anos e história materna de ITU são considerados fatores de risco para ITU recorrente em mulheres na pré-menopausa. Já na pós-menopausa, o histórico de ITU e alterações anatômicas e funcionais (incontinência urinária, cistocele e urina residual) são fatores independentes para novos episódios.

Em relação aos homens, anormalidades anatômicas e funcionais explicam a grande maioria dos casos, incluindo a hiperplasia prostática benigna (HPB) na idade avançada, a ausência de circuncisão e a válvula de uretra posterior.

Diabetes é um fator de risco capaz de aumentar em duas a três vezes o risco de ITU ou bacteriúria assintomática. O uso de insulina e o tempo prolongado de doença também podem aumentar esse risco (Quadro 52-1).

CLASSIFICAÇÃO

A ITU é considerada complicada quando associada a alguma condição que aumente o risco de falha no tratamento, como obstruções do trato urinário (HPB, tumores, cálculos, estenose, corpo estranho), disfunção urológica (bexiga neurogênica e refluxo vesicoureteral), anormalidades anatômicas (rins policísticos, nefrocalcinose, rim único), gravidez, diabetes, infecção adquirida em hospital, insuficiência renal, transplante renal, imunossupressão, cateter vesical, nefrostomia ou derivações ileais.

QUADRO 52-1 Fatores de Risco para Infecção do Trato Urinário

	Fatores de risco				
Mulher na pré-menopausa	Novo parceiro sexual	Atividade sexual frequente	Uso de espermicida	Primeira ITU antes de 15 anos	História materna de ITU
Mulher na pós-menopausa	Histórico de ITU	Alterações anatômicas	Incontinência urinária	Cistocele	Urina residual
Homens	Hiperplasia prostática	Ausência de circuncisão	Válvula de uretra posterior		
Diabéticos	Uso de insulina	Tempo prolongado de doença			

QUADRO 52-2 Classificação de ITU

	Classificações
Recorrentes	≥ 2 infecções em 6 meses ou ≥ 3 em 12 meses
Recaída	Recorrência < 2 semanas após tratamento pelo mesmo germe
Reinfecção	Recorrência após 2 semanas

Dois episódios ou mais de ITU em 6 meses ou três episódios ou mais em 1 ano, são classificadas como **infecções recorrentes**. Recorrência da ITU pelo mesmo germe dentro de duas semanas após o tratamento da infecção original, será classificada como **recaída**. Qualquer recorrência após 2 semanas será classificada como **reinfecção** (Quadro 52-2).

ETIOLOGIA

Na infecção no trato urinário, o germe mais comum a causá-la é a *Escherichia coli*, responsável por até 75 a 95% dos episódios, tanto em estudos brasileiros como em estrangeiros. Essa bactéria é ainda mais comum na pielonefrite, sendo o sexo feminino e a idade abaixo de 65 anos os principais fatores de risco. Outras enterobactérias como *Proteus mirabilis* e *Klebsiella pneumoniae* (em torno de 7% cada), vêm logo em seguida.

ITUs complicadas devem levantar a suspeita de infecção por Pseudomonas, Serratia e espécies de Providencia, além de enterococos, estafilococos e fungos.

A candidúria é mais comum em pacientes hospitalizados e geralmente é benigna, sendo mais comum em pacientes com cateter urinário, tratados com antibióticos previamente, diabéticos e portadores de doenças no trato urinário.

PATOGENIA

A ITU dependerá da capacidade de ascensão das bactérias e de fatores que dificultem a limpeza fisiológica do trato urinário. Sendo assim, fatores extrínsecos às bactérias que facilitem sua ascensão (p. ex., cateteres) e fatores que dificultem o fluxo urinário (p. ex., cálculos) facilitarão as ITUs.

A adesão bacteriana às células uroteliais é fundamental à ascensão das mesmas pelo trato urinário, determinando sua virulência. A infecção dependerá da capacidade da bactéria aderir-se ao trato gastrointestinal, períneo e introito vaginal e ascender pelo trato urinário até os rins.

ESPECTROS CLÍNICOS

O espectro clínico das ITU é amplo, incluindo (Fig. 52-1):

- *Bacteriúria assintomática*: definida como isolamento de bactéria na urina na ausência de sintomas urinários. Nas mulheres, é necessário crescimento de $\geq 10^5$ UFC/mL do mesmo patógeno em duas amostras de urina por micção espontânea. Nos homens, é necessária uma amostra por micção espontânea com $\geq 10^5$ UFC/mL. Em pacientes com cateter vesical, o crescimento de $\geq 10^5$ UFC/mL em apenas uma amostra de urina já é suficiente, independente do gênero (Quadro 52-3).
- *Cistite (ITU baixa):* caracteriza-se por disúria, aumento na frequência urinária, urgência urinária, dor suprapúbica e/ou hematúria que, na ausência de outros sintomas genitais (corrimentos ou irritação), são altamente sugestivos de ITU baixa. Mulheres com mais de

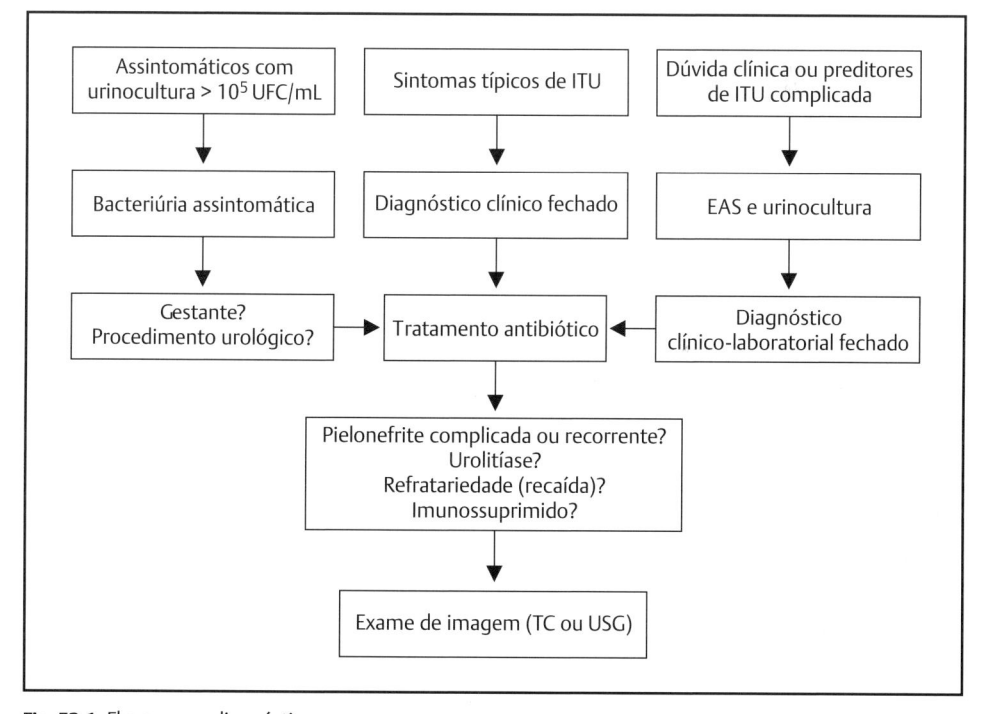

Fig. 52-1. Fluxograma diagnóstico.
Bacteriúria assintomática: urinocultura com 100 mil UFC/mL na ausência de sintomas em uma amostra (homens e cateterizados) ou duas amostras (mulheres); sintomas típicos de cistite: disúria, polaciúria, urgência, hematúria, enurese, dor suprapúbica; sintomas típicos de pielonefrite: febre (*picket fence*), náuseas e vômitos, calafrios, sensibilidade no ângulo costovertebral, dor em flanco (na presença ou ausência de sintomas de cistite).
EAS típico na ITU: esterase leucocitária, nitrito positivo, piúria, hematúria, cilindros leucocitários.
Urinocultura positiva: 100 mil UFC/mL na presença de sintomas.
ITU complicada: obstruções ou disfunções urológicas, gravidez, diabetes mal controlado, insuficiência renal aguda ou crônica, transplante/imunossupressão, infecção adquirida no hospital, presença de cateter ou *stent* uretral, nefrostomia ou derivação urinária.

| QUADRO 52-3 | Definição de Bacteriúria Assintomática nos Diferentes Indivíduos |

Bacteriúria assintomática	
Mulheres	$\geq 10^5$ em duas amostras
Homens	$\geq 10^5$ em uma amostra
Cateterizados	$\geq 10^5$ em uma amostra

65 anos podem apresentar fatores de confusão como disúria crônica e incontinência urinária. Sintomas, como, disúria aguda (menos de uma semana), urgência urinária nova ou pior evolutivamente, incontinência urinária nova, hematúria macroscópica e dor suprapúbica, são mais específicos para iniciar investigação de ITU em pacientes idosas.

- *Pielonefrite (ITU alta):* febre, calafrios, sensibilidade do ângulo costovertebral, dor em flanco, náuseas e/ou vômitos, devem levantar a suspeita de ITU alta, acompanhadas ou não de sintomas urinários baixos. Pielonefrites podem se apresentar com sepse, choque, disfunção múltipla de órgãos e/ou insuficiência renal aguda. Pode ainda ser antecedida por semanas a meses de mal-estar, fadiga, náuseas e dor abdominal. A febre é o principal diferencial entre a pielonefrite e a cistite e apresenta-se com picos febris altos e intermitentes (*picket-fence*).

DIAGNÓSTICO LABORATORIAL

A infecção do trato urinário, principalmente na mulher jovem, muitas vezes não requer nenhum exame adicional, podendo ser diagnosticada pela história clínica.

Entretanto, existem formas de confirmar ou afastar o diagnóstico quando a clínica não é clara o suficiente ou quando há preditores de ITU complicada.

A amostra urinária é o início de uma investigação laboratorial na suspeita de ITU e o mais valioso teste diagnóstico na investigação de infecção no trato urinário. Sabe-se que a punção suprapúbica é o padrão-ouro para o diagnóstico, entretanto, a micção espontânea é um método de mais fácil acesso e, por isso, o mais utilizado na prática clínica (Fig. 52-1).

O EAS (urina tipo 1) é feito em duas etapas: o exame químico (fita reagente) e a sedimentoscopia. A utilização da fita reagente no exame de urina é útil para triagem de casos duvidosos. Medindo a esterase leucocitária e o nitrito (entre outros), a fita é capaz de detectar indiretamente leucócitos e enterobactérias. Vale dizer que, quando os dois resultados são concordantes, a sensibilidade do exame pode chegar a 88%. Entretanto, vale ressaltar que o uso de fenazopiridina (medicação sintomática para disúria) e o consumo de beterraba podem gerar falsos-positivos para o nitrito.

A sedimentoscopia pode detectar piúria ($\geq$ 5 leucócitos por campo), sendo muito sugestiva de ITU quando acompanhada de sintomas típicos. Em casos de ausência de piúria/bacteriúria e clínica sugestiva, considerar outro diagnóstico.

Casos de bacteriúria sem piúria podem significar contaminação da amostra, principalmente quando o paciente for assintomático. Nos casos sintomáticos, deve-se repetir o exame. Se o resultado persistir, considerar síndrome uretral aguda e não iniciar antibiótico.

Existem situações que podem causar piúria sem bacteriúria ("piúria estéril"), como nefrite intersticial, tumores urológicos, nefrolitíase, infecção com germes atípicos (como tuberculose e clamídia) ou processos inflamatórios adjacentes à bexiga. Deve-se lembrar que a piúria estéril pode ocorrer quando se inicia antibioticoterapia antes da coleta de urina.

Outras alterações no EAS importantes são a hematúria e os cilindros leucocitários. A hematúria fala a favor de ITU, principalmente quando não é acompanhado de sintomas vaginais como corrimento ou irritação local. Já a presença de cilindros leucocitários pode ser indicativo de pielonefrite.

A urinocultura pode ser de grande valor para o diagnóstico e tratamento. Está indicada para elucidação de sintomas urinários recorrentes nos últimos 3 meses. Pode ser utilizada para confirmar bacteriúria ou guiar a antibioticoterapia. Quando se trata de mulheres jovens não grávidas, só está indicada em alguns casos, como infecções complicadas, sintomas atípicos, clínica de pielonefrite, falência no tratamento inicial e sintomas recorrentes em menos de 1 mês após tratamento prévio.

EXAMES DE IMAGEM

Há uma tendência de não solicitar exames de imagem na maioria dos casos de ITU não complicada. No entanto, este ainda é um tópico de muita controvérsia. Acreditamos que os grupos de pacientes apresentados no Quadro 52-4 devem ter avaliação radiológica do trato urinário.

O objetivo da realização de imagem, na maioria das vezes, é a detecção de complicações infecciosas (abscesso renal ou perinéfrico) ou situações que comprometeriam o tratamento (cálculos, malformações anatômicas, necrose de papila).

As modalidades radiológicas disponíveis para avaliação do trato urinário são a tomografia computadorizada (TC) e a ultrassonografia (USG). O primeiro método é dotado de maior acurácia diagnóstica, sendo por isso o método de escolha, porém implica em maiores custos e exposição à radiação ionizante. Já a USG é barata, amplamente disponível e possui boa acurácia; no entanto, é operador-dependente.

TRATAMENTO

O tratamento da ITU baseia-se no uso de antibióticos e no alívio sintomático. Para a escolha antimicrobiana correta, é necessário levar em conta diversos fatores: ITU não complicada × complicada? Comunitária × hospitalar? Fatores de risco para germes *multidrug-resistant* (MDR)? (Fig. 52-2)

Como visto anteriormente, a microbiologia desse tipo de infecção é composta principalmente por bactérias Gram-negativas entéricas (sendo a *E. coli* a principal representante). Devido ao uso indiscriminado de antibióticos, as taxas de resistência bacteriana vêm aumentando cada vez mais nos últimos anos. Preocupa a redução de sensibilidade às quinolonas e aos betalactâmicos. Por isso, é importante termos conhecimento prévio do perfil de sensibilidade bacteriana em nossa região e unidade hospitalar.

Outros fatores a serem levados em conta: gravidade da infecção, idade e uso prévio de antibióticos.

QUADRO 52-4 Indicação de Exames de Imagem

- Pielonefrites complicadas
- Suspeita de urolitíase
- Dúvida diagnóstica
- Ausência de melhora após 48-72 horas de terapia
- Após dois episódios de pielonefrite não complicada
- ITU recorrente em que haja suspeita de alteração anatômica
- Imunossuprimidos

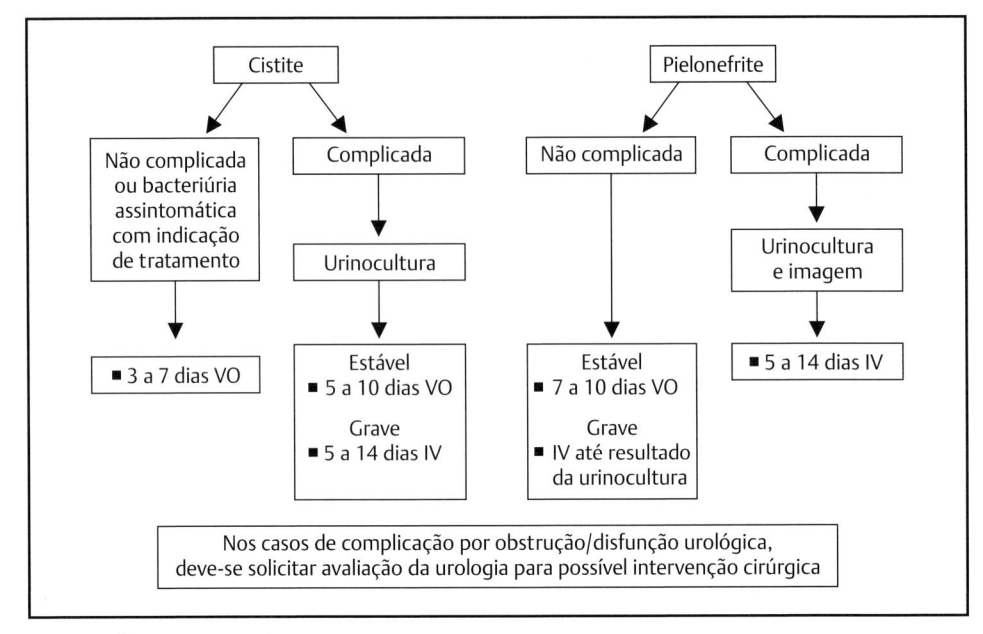

```
                    Cistite                                    Pielonefrite
           ┌───────────┴───────────┐                    ┌──────────┴──────────┐
    Não complicada            Complicada           Não complicada         Complicada
    ou bacteriúria
    assintomática
    com indicação                  │                                            │
    de tratamento              Urinocultura                              Urinocultura
           │                        │                                     e imagem
           │                        │                      │                   │
     ■ 3 a 7 dias VO           Estável                   Estável         ■ 5 a 14 dias IV
                             ■ 5 a 10 dias VO         ■ 7 a 10 dias VO
                               Grave                    Grave
                             ■ 5 a 14 dias IV         ■ IV até resultado
                                                        da urinocultura
```

Nos casos de complicação por obstrução/disfunção urológica,
deve-se solicitar avaliação da urologia para possível intervenção cirúrgica

Fig. 52-2. Fluxograma terapêutico.

Cistite Não Complicada

O manejo deste tipo de infecção costuma ser simples, consistindo de terapia oral de curta duração, com evolução benigna. É uma infecção com alta tendência à recorrência (27-40%), mesmo na ausência de alterações anatômicas do trato urinário. Estudos demonstram que metade das mulheres apresentará resolução espontânea dos sintomas e da bacteriúria em alguns dias ou semanas. No entanto, apesar da evolução favorável, a cistite causa desconforto significativo, que é abreviado pelo uso de antibióticos (Quadro 52-5).

O tratamento é empírico, com base no perfil de resistência das bactérias comunitárias. Leva-se em conta o acesso à medicação, custo, indução de resistência, eficiência, comodidade na posologia e o perfil de efeitos adversos.

QUADRO 52-5 Antibioticoterapia para Cistites Não Complicadas

Cistite Não Complicada	
Nitrofurantoina 100 mg	6/6 h por 5-7 dias
Sulfametoxazol-Trimetoprim 800/160 mg	12/12 h por 3 dias
Fosfomicina 3 g	Dose única
Norfloxacino 400 mg	12/12 h por 3 dias
Ciprofloxacino 250 mg	12/12 h por 3 dias
Levofloxacino 250 mg	1x/dia por 3 dias
Amoxicilina-Clavulanato 500/125 mg	12/12 h por 7-10 dias
Cefalexina 250-500 mg	6/6 h por 7-10 dias

O uso de sulfametoxazol-trimetoprim deve ser evitado se a prevalência de resistência comunitária for > 20% ou se tiver sido utilizado nos últimos 3 meses para tratamento de ITU.

O uso de betalactâmicos é permitido, porém deve-se ter em mente sua menor eficácia e é recomendado acompanhamento próximo desses pacientes, além de maior duração do tempo de tratamento.

O uso de quinolonas é mais cômodo (cursos de 3 dias), porém deve ser minimizado nas cistites não complicadas, já que a resistência vem aumentando e elas são boas opções para infecções altas.

Pielonefrite Não Complicada

As bactérias causadoras da pielonefrite não complicada são as mesmas da cistite. No entanto, por ser uma infecção potencialmente mais grave, devemos utilizar antibióticos com maiores níveis séricos e penetração urinária, evitando drogas como a nitrofurantoína e a fosfomicina (Quadro 52-6).

A via de administração terapêutica deve ser pautada pelas condições clínicas do paciente, grau de aceitação oral e adesão ao tratamento. No caso de pacientes estáveis e bem orientados quanto ao tratamento, podemos lançar mão de antibióticos orais domiciliares. A literatura ainda endossa a administração de uma dose de antibiótico parenteral (quinolona, ceftriaxone ou aminoglicosídeo) no pronto socorro. No caso de pacientes graves ou com preditores de germe resistente, a via parenteral deve ser mantida até os resultados da urinocultura para guiar o tratamento.

A tendência atual é tratar a pielonefrite não complicada com boa evolução durante 7 dias. A exceção é feita aos betalactâmicos, que necessitam de 10 a 14 dias para erradicação adequada da infecção. Caso não ocorra melhora clínica em 72 horas, deve-se considerar a realização de exame de imagem e a eventual troca do antibiótico de acordo com o antibiograma (preditores de resistência: uso de antimicrobianos nos últimos 3 meses e baixa susceptibilidade comunitária).

Não está indicada repetição da urinocultura em pacientes que apresentem melhora clínica; caso os sintomas persistam após 72 horas de antimicrobiano, repetir cultura.

ITU Recorrente

O tratamento das reinfecções é semelhante ao das ITU não complicadas, embora exista maior preocupação com relação à resistência antibiótica. O uso de sulfametoxazol-trimeto-

QUADRO 52-6 Antibioticoterapia para Pielonefrite Não Complicada

Pielonefrite não complicada	
Ciprofloxacino 500 mg	VO 12/12 h por 7 dias
Levofloxacino 750 mg	VO 1x/dia por 5 dias
Sulfametoxazol-Trimetoprim 800/160 mg	VO 12/12 h por 14 dias (caso o germe seja sensível)
Ciprofloxacino 400 mg	IV 12/12 h por 7 dias
Levofloxacino 750 mg	IV 1x/dia por 5-7 dias
Gentamicina 3-5 mg/kg	IV 1x/dia por 7 dias
Ampicilina-Sulbactam 1,5 g	IV 6/6 h por 10-14 dias
Ceftriaxona 1-2 g	IV 1x/dia por 7 dias

prim deve ser evitado com intervalo de uso menor do que 3 meses. Em caso de recorrências frequentes com sintomas típicos, a paciente pode ser orientada a iniciar o tratamento por curto prazo sem recorrer ao médico ou pode ser indicada profilaxia antibiótica.

Não há indicação de investigação de infecções recorrentes, exceto após ocorrência de dois episódios de pielonefrite ou em caso de recaída. As recidivas podem estar relacionadas com anormalidades estruturais como cálculos, infecção renal pouco sintomática e prostatite crônica.

ITU Complicada

É difícil padronizar a recomendação para uso de antibióticos, uma vez que o espectro clínico é muito amplo e o tratamento depende da condição associada e do germe isolado.

Neste grupo de pacientes é imperativa a coleta de urinocultura antes do início do tratamento antibiótico. Com isso, pode-se isolar o germe posteriormente e descalonar o esquema assim que possível. Além disso, devemos lançar mão de antibiogramas prévios, que nos guiarão para o tipo de germe infectante daquele paciente. Também se deve atentar para o uso prévio de antimicrobianos e principalmente ao perfil de resistência das bactérias isoladas naquela unidade hospitalar (no caso das ITU nosocomiais). O espectro deve sempre ser estendido em pacientes graves ou quando houver suspeita de resistência antibiótica.

Havendo fatores urológicos de complicação da ITU, tal qual urolitíase, abscessos etc., devemos solicitar avaliação urgente do urologista. Nesses casos, além da terapia antibiótica, faz-se necessária intervenção cirúrgica desobstrutiva do trato urinário.

A microbiota desse tipo de infecção, principalmente as adquiridas na comunidade, inclui os germes comunitários já descritos (com destaque para a *E. coli*). No entanto, em pacientes hospitalizados e/ou com uso de antibiótico recente, cresce a prevalência de germes multirresistentes, como as enterobactérias ESBL, *Pseudomonas aeruginosa* e enterococo resistente à vancomicina (VRE). Vale lembrar ainda a maior prevalência de espécies de *Candida*, principalmente em pacientes cateterizados e diabéticos.

Para cistites complicadas é preciso avaliar se paciente tolera terapia oral. Caso não seja possível administração oral ou haja suspeita de resistência antibiótica, as opções parenterais estão no Quadro 52-7 - sempre com duração de 5 a 14 dias, a depender da resposta clínica.

Pacientes com pielonefrite complicada devem sempre ser internados para início de antibioticoterapia parenteral. Posteriormente, no entanto, nada impede que o esquema seja passado para via oral, dependendo da resposta clínica. Os antibióticos geralmente são

QUADRO 52-7 Antibioticoterapia para Cistite Complicada

Cistite complicada (terapia oral)	
Ciprofloxacino 500 mg	VO 12/12 h por 5-10 dias
Levofloxacino 750 mg	VO 1x/dia por 5-10 dias
Cistite complicada (terapia parenteral)	
Levofloxacino 500 mg	IV 1x/dia
Ceftriaxona 1-2 g	IV 1x/dia
Ertapenem 1 g	IV 1x/dia (droga de escolha na suspeita de ESBL)
Gentamicina 3-5 mg/kg	IV 1x/dia

QUADRO 52-8 Antibioticoterapia para Pielonefrite Complicada

Pielonefrite complicada leve a moderada	
Ceftriaxona 1 g	1x/dia
Ciprofloxacino 400 mg	12/12 h
Levofloxacino 750 mg	1x/dia
Pielonefrite complicada grave	
Cefepime	2 g 12/12 h ou 1 g 8/8 h
Piperacilina-Tazobactam	4,5 g 6/6 h
Meropenem 500 mg-1 g	8/8 h
Imipenem 500 mg	6/6 h

administrados por 5 a 14 dias. As opções mais usadas para pielonefrite leve à moderada estão no Quadro 52-8.

Alguns autores defendem ainda a associação de ampicilina à cobertura adequada de enterococo em pacientes idosos prostáticos ou mulheres acima de 50 anos (grupos de risco). Nos casos de pielonefrite complicada grave, o tratamento sempre deve durar 14 dias (Quadro 52-8).

Em certos grupos de pacientes (p. ex., grávidas e transplantados renais) podemos repetir a urinocultura em 5 a 14 dias após o fim do tratamento para controle de cura.

SITUAÇÕES ESPECIAIS

Bacteriúria Assintomática

O tratamento dessa condição é consensual em gestantes e no pré-operatório de procedimentos urológicos em que se espere hemorragia mucosa. Nesses casos, deve ser feito *screening* e controle de cura com cultura de urina.

Há controvérsia na literatura, mas alguns grupos (incluindo o HUCFF) admitem o *screening* e o tratamento da bacteriúria nos seis primeiros meses pós-transplante renal (período de maior imunossupressão).

A terapia é sempre feita com drogas via oral, geralmente por 3-7 dias.

Cateter Vesical

A bacteriúria em pacientes assintomáticos cateterizados não deve ser tratada, em decorrência do risco de desenvolvimento de germes resistentes. Além disso, presença de grumos, urina turva e odor urinário fétido não são sinônimos de ITU, muito menos piúria (que pode estar presente pela colonização, outra doença ou pela simples presença do cateter). Nestes casos, o contexto clínico do paciente deve ser levado em conta. Havendo suspeita diagnóstica, o cateter deve ser imediatamente retirado (ou trocado em caso de impossibilidade). Caso haja possibilidade de permanecer sem o dispositivo, coletar a urinocultura do jato médio urinário. Caso contrário, obter urina do novo cateter (preferencialmente do óstio, nunca da bolsa coletora).

Nos casos de infecção associada ao cateter, pode haver sinais e sintomas específicos (dor suprapúbica, lombalgia) e/ou inespecíficos (febre sem outro foco aparente, hipotensão, acidose metabólica, alcalose respiratória, mal-estar, *delirium* ou leucocitose). É um diagnóstico complexo e outros focos infecciosos devem ser excluídos antes de se atribuir à bacteriúria no cateter, a etiologia do quadro.

O tratamento deste tipo de infecção assemelha-se aos protocolos para ITU complicada. Em pacientes estáveis, devemos guiar a escolha da droga pelo antibiograma. Já nos graves, é necessária cobertura empírica com base em exames prévios, uso recente de antibióticos e perfil de resistência comunitário e/ou da unidade hospitalar.

A melhor medida para evitar a ITU relacionada com cateter é a prevenção, que inclui a inserção do mesmo com técnica estéril, remoção precoce e uso de sistema coletor fechado. A retirada do cateter é suficiente para resolução da bacteriúria em um terço à metade dos casos. Não há intervalo ideal definido para as trocas desse tipo de dispositivo, devendo ser realizadas antes que obstruam.

Gestação

Bacteriúria assintomática ocorre em 2 a 10% das gestações e pode evoluir para pielonefrite em até 30% dos casos. ITU na gestação associa-se a complicações como parto prematuro, baixo peso ao nascer, infecção materna e neonatal. Segundo o Ministério da Saúde, o *screening* de bacteriúria assintomática deve ser realizado no primeiro e terceiro trimestres do pré-natal.

O tratamento da cistite e bacteriúria pode ser mantido por 3 dias. A urinocultura de controle pode ser colhida de 7 a 14 dias após o término do tratamento. Se houver crescimento, o tratamento deve ser repetido por 7 a 10 dias. Podem ser utilizados: nitrofurantoína (somente no segundo trimestre), amoxicilina+clavulanato e cefalexina, dependendo do grau de resistência bacteriana.

Em caso de pielonefrite, a terapia é, preferencialmente, intra-hospitalar, com medicações parenterais: cefalosporina de terceira geração ou ampicilina em associação ao aminoglicosídeo. Após a remissão da febre, o tratamento pode ser continuado por via oral até completar 14 dias. O término do tratamento deve ser seguido por profilaxia e monitorização de urinoculturas até o parto, pelo risco de nova infecção.

Transplante Renal

A ITU é a infecção bacteriana mais comum no transplantado renal. Pacientes com esta infecção têm maior risco de rejeição celular e perda do enxerto, redução de função renal e morte; as infecções precoces (primeiros 3 meses) são mais devastadoras do que as tardias.

Os germes mais comumente isolados são os bacilos Gram-negativos entéricos e o enterococo, sendo também achados *Pseudomonas aeruginosa*, estafilococos e *Corynebacterium urealyticum*, além de espécies de *Candida*.

Podemos subdividir as ITU nos transplantados em não complicadas (sintomas urinários como disúria, polaciúria e urgência urinária, porém sem sintomas sistêmicos ou dor no enxerto) e complicadas (presença de sintomas sistêmicos e/ou dor no enxerto). Urino e hemoculturas são mandatórias.

Para pacientes com infecção não complicada, podemos realizar tratamento com agentes orais, dependendo dos fatores de risco para germes MDR do paciente e resultados de culturas prévias.

Nas infecções complicadas, devemos realizar terapia parenteral, cobrindo germes Gram-negativos e positivos. No nosso serviço, a terapia empírica se faz com ceftriaxona como primeira opção. Sempre guiar a terapia definitiva pelos resultados do antibiograma. O tempo de tratamento varia de 14 a 21 dias.

Quando há infecções recorrentes nesta população (três ou mais episódios por ano), devemos administrar cursos de antibióticos mais prolongados do que os 14 a 21 dias usuais. Além disso, nestes casos devemos realizar exames de imagem para pesquisa de anormalidades anatômicas.

Geralmente, é realizada profilaxia antibiótica nos primeiros 6 meses pós-transplante com sulfametoxazol-trimetoprim 800+160 mg 1x/dia; há autores que prolongam essa recomendação indefinidamente.

Infecção por HIV

A incidência de ITU em pacientes com infecção por HIV é de 17%. O risco é maior quando a contagem de CD4 cai abaixo de 500/mm^3. Também nesse grupo, as bactérias Gram-negativas são os principais agentes isolados. Além disso, pode haver um aumento na incidência de prostatite. Pacientes com sintomas urinários e urinocultura negativa podem apresentar infecções por fungos (*Candida, Aspergillus, Cryptococcus* e *Histoplasma*) e micobactérias com eventual envolvimento do trato urinário.

Homens

A incidência de ITU no homem entre 2 e 50 anos é muito menor do que em mulheres (pelo maior comprimento uretral, fluido prostático antibacteriano e menor colonização periuretral por uropatógenos); geralmente é considerada complicada, sendo indicada a pesquisa de fatores subjacentes que facilitem a infecção. No entanto, homens com sintomas de cistite e sem fatores predisponentes conhecidos podem apresentar ITU não complicada, em sua maioria relacionadas com práticas sexuais (intercurso anal) ou ausência de circuncisão. No caso de episódio único e leve, em homem jovem, sem fator predisponente óbvio, com boa resposta ao tratamento, não há necessidade de investigação.

O tratamento antibiótico da cistite em homens deve ser realizado com fluoroquinolona ou sulfa e mantido por 7 dias. Evitam-se nitrofurantoína e betalactâmicos, já que possuem baixa penetração prostática e não favorecem o tratamento de uma possível prostatite oculta; no que se refere à pielonefrite, o tratamento é igual aos casos femininos.

Como já dito, é vital considerarmos diagnósticos diferenciais e/ou associados. Nos casos em que os sintomas de ITU são associados à febre, astenia, retenção urinária, dor pélvica/perineal e hematúria, deve-se considerar o diagnóstico de prostatite bacteriana aguda; naqueles com ITU recorrente pelo mesmo micro-organismo, a presença de prostatite crônica deve ser investigada. O diagnóstico de prostatite crônica é feito por culturas seriadas do jato urinário antes e após massagem prostática. Esse procedimento deve ser evitado em caso de prostatite aguda pelo risco de bacteremia. O tratamento deve ser estendido por 4 semanas. Ciprofloxacino é a droga de escolha, embora a emergência de bactérias resistentes seja uma preocupação. Sulfametoxazol-trimetoprim também pode ser utilizado. Infecções por *Chlamydia trachomatis* devem ser consideradas em caso de prostatite crônica e culturas negativas. Nesses casos, doxiciclina, eritromicina ou azitromicina podem ser utilizadas.

Em pacientes jovens e sexualmente ativos com sintomas de uretrite, a hipótese de DST deve sempre ser lembrada. Nesses casos, o tratamento para Gonococo e *Chlamydia* deve ser realizado.

PROFILAXIA

As ITU recorrentes são aquelas que ocorrem duas ou mais vezes em 6 meses ou três vezes ou mais em um ano. São mais comuns em mulheres jovens e saudáveis, mesmo sem anormalidades anatômicas no trato urinário.

Dentre as formas de prevenção, temos duas opções: comportamentais e antimicrobiana. Dentre as opções comportamentais, podemos citar: troca de método contraceptivo (evitar uso de espermicidas), ingestão de suco de cranberry e ingestão hídrica aumentada com micção pós-coito. Nenhuma dessas intervenções possui comprovação científica sólida, no entanto, por não causarem efeitos adversos, podem ser tentadas.

O uso de antimicrobianos de forma profilática é motivo de preocupação no que tange o aumento da resistência bacteriana na comunidade. No entanto, o método está indicado para indivíduos com ITU recorrente, com boa eficácia. Há basicamente três estratégias: antibioticoterapia pós-coito, antibioticoterapia contínua e autotratamento por período curto (que não é, de fato, um método profilático) (Quadros 52-9 e 52-10).

Esses esquemas geralmente são realizados por 6 meses. Há relatos de terapia contínua por até 2 anos na literatura.

QUADRO 52-9 Esquemas Contínuos

Profilaxia contínua	
SMX-TMP 200+40 mg	1x/dia ou 3x/semana
Nitrofurantoína	50 mg ou 100 mg/dia
Cefalexina	250 mg/dia
Norfloxacino	200 mg/dia
Ciprofloxacino	125 mg/dia

QUADRO 52-10 Esquemas Pós-Coito

Profilaxia pós-coito	
SMX-TMP	200+40 mg ou 400+80 mg
Nitrofurantoína	50 mg ou 100 mg
Cefalexina	250 mg
Norfloxacino	200 mg
Ciprofloxacino	125 mg

BIBLIOGRAFIA

Fekete T. Catheter-associated urinary tract infection in adults. UpToDate 2017. (Acesso em 2017 jul 24). Disponível em: http://www.uptodate.com.

Fekete T, Hooton TM. Approach to the adult with asymptomatic bacteriuria. (Acesso em 2017 jul 24). Disponível em: http://www.uptodate.com.

Gupta K et al. International Clinical Practice Guidelines for the Treatment of Acute Uncomplicated Cystitis and Pyelonephritis in Women: A 2010 Update by the Infectious Diseases Society of America and the European Society for Microbiology and Infectious Diseases. (Acesso em 2017 jul 24). Disponível em: https://academic.oup.com/cid/article/52/5/e103/388285.

Hooton TM. Acute complicated cystitis and pyelonephritis. UpToDate 2017. (Acesso em 2017 jul 24). Disponível em: http://www.uptodate.com.

Hooton TM. Acute uncomplicated cystitis and pyelonephritis in men. UpToDate 2017. (Acesso em 2017 jul 24). Disponível em: https://academic.oup.com/cid/article/50/5/625/324341.

Hooton TM. Diagnosis, Prevention, and Treatment of Catheter Associated Urinary Tract Infection in Adults: 2009 International Clinical Practice Guidelines from the Infectious Diseases Society of America. (Acesso em 2017 jul 24). Disponível em: https://academic.oup.com/cid/article/50/5/625/324241

Hooton TM, Gupta K. Acute uncomplicated cystitis and pyelonephritis in women. UpToDate 2017. (Acesso em 2017 jul 24). Disponível em: http://www.uptodate.com.

Hooton TM, Gupta K. Recurrent urinary tract infection in women. UpToDate 2017. (Acesso em 2017 jul 24). Disponível em: http://www.uptodate.com.

Nicolle LE et al. Infectious Diseases Society of America Guidelines for the Diagnosis and Treatment of Asymptomatic Bacteriuria in Adults. (Acesso em 2017 jul 24). Disponível em: https://academic.oup.com/cid/article/40/5/643/363229.

Santos CAQ, Brennan DC. Urinary tract infection in renal transplant recipients. UpToDate 2017. (Acesso em 2017 jul 24). Disponível em: http://www.uptodate.com.

53 Nefrolitíase

Mariana Cerqueira de Salles Soares ▪ *Carlos Perez Gomes*

INTRODUÇÃO

Litíase renal (nefrolitíase), também denominada litíase urinária (urolitíase), é definida pela presença de cálculos no interior do sistema urinário. Cálculos são estruturas formadas pela supersaturação de cristais com tamanho suficiente para serem detectadas por métodos de imagem e/ou causar sintomas. É importante ressaltar que a nefrolitíase deve ser entendida não apenas como um fenômeno isolado, mas como sinal de uma doença sistêmica, pois muitas vezes a fisiopatogenia da formação do cálculo envolve algum desequilíbrio metabólico genético ou adquirido de excreção/absorção de determinado soluto.

A nefrolitíase é um problema muito comum na prática clínica, com grande relevância para a saúde pública em razão de sua alta prevalência e recorrência. Tradicionalmente, a nefrolitíase é vista como uma doença aguda e benigna, porém, estudos mostram aumento significativo do risco cardiovascular em portadores de cálculos renais. Estipula-se, por exemplo, que mecanismos sistêmicos que inibem o crescimento de cristais urinários, caso hipofuncionantes, causem aumento da calcificação intravascular, desenvolvimento de anormalidades metabólicas relacionadas com desenvolvimento de diabetes melito e síndrome metabólica, assim como maior risco de hipertensão arterial. Alguns estudos também evidenciam que a nefrolitíase está associada a maior risco de evolução para doença renal crônica (DRC), seja pelos distúrbios já citados, seja por complicações associadas, como uropatia obstrutiva, infecções do trato urinário recorrentes, dentre outras.

Desta forma, a nefrolitíase deve ser vista, atualmente, como sinal de desregulação metabólica, necessitando de investigação diagnóstica mais ampla para intervenção precoce, como modificações dos hábitos de vida e mesmo farmacológica, no sentido de diminuir sua recorrência e morbidade.

EPIDEMIOLOGIA

A nefrolitíase acomete 10-15% de toda a população, com maior incidência na faixa etária de 30 a 50 anos, sendo mais comum em homens, em obesos e em caucasianos. A história natural mostra que após aparecimento do primeiro cálculo, as taxas de recorrência são de 15% em 1 ano, 35-40% em 5 anos e de até 50% em 10 anos.

Existem variações geográficas em termos de prevalência dos cálculos em decorrência, principalmente, de fatores genéticos e ambientais (clima e dieta). A elevação da temperatura média mundial ocasionada pelo aquecimento global parece estar impactando na incidência de litíase renal, com projeções de 1,6 a 2,2 milhões de novos casos até o ano de 2050.

FISIOPATOGENIA

A formação de cálculos urinários ocorre habitualmente pelo desequilíbrio entre substâncias promotoras (cálcio, fósforo, ácido úrico, oxalato etc.) ou inibidoras de cristalização (citrato, magnésio, pirofosfato, glicosaminoglicanos etc.). Para haver formação de cálculos, resumidamente são necessários: (1) desequilíbrio de modificadores (promotores e inibidores) de cristalização ou mesmo do pH urinário; e (2) anormalidades epiteliais que permitam a fixação e subsequente desenvolvimento destes cristais em cálculos.

A concentração excessiva de solutos promotores e supersaturados na urina pode ser causada por diferentes anormalidades sistêmicas ou tubulares renais e serão abordadas adiante. Estas anormalidades podem estar combinadas em um mesmo paciente. Em relação aos inibidores de cristalização, o mais estudado é o citrato. O citrato quela o cálcio com alta afinidade em um complexo solúvel, prevenindo a ligação do cálcio ao oxalato e fosfato para formação de complexos insolúveis. Além disso, o citrato inibe a aglomeração e o desenvolvimento dos cristais. Já em relação às possíveis anormalidades na região tubulointersticial renal que permitem nucleação e desenvolvimento dos cálculos, apenas a fisiopatogenia da formação dos cálculos de oxalato e fosfato de cálcio é mais conhecida. Nestes casos, o evento primário parece ser a deposição de fosfato de cálcio no interstício medular renal, que, eventualmente, sofre disseminação, erosão e se projeta para dentro do lúmen do ducto coletor, junto às papilas, atuando como uma placa que serve de âncora e plataforma de adesão para aglomeração e crescimento. Essas placas, denominadas placas de Randall, proporcionam uma superfície propícia para a nucleação heterogênea dos sais de oxalato de cálcio. Se o urotélio sofrer algum dano, esta placa ficará exposta à urina favorecendo cristalização do oxalato de cálcio e formação de um cálculo.

TIPOS DE CÁLCULOS

Os principais tipos de cálculo renal são de oxalato de cálcio, associados principalmente a distúrbios como hipercalciúria renal, hiperoxalúria e hipocitratúria, sem muita influência do pH urinário. Depois temos os cálculos de fosfato amônio magnesiano (estruvita), associados à infecção urinária de repetição e influenciados pelo pH urinário alcalino, seguidos dos cálculos de ácido úrico, relacionados com hiperuricosúria e/ou estados de hiperuricemia e influenciados pelo pH urinário ácido. Mais raramente observamos cálculos de fosfato de cálcio, relacionados com acidose tubular renal distal ou hiperparatireoidismo primário e influenciados pelo pH urinário alcalino; e, finalmente, os cálculos de cistina, relacionados com a cistinúria e influenciados pelo pH urinário ácido. No Quadro 53-1 apresentamos as prevalências e principais características clínicas dos principais tipos de cálculos renais.

Se possível, todo cálculo eliminado deve ser encaminhado para análise laboratorial no sentido de definir sua constituição química, porém, o diagnóstico do distúrbio metabólico responsável pela sua formação deve ser realizado por avaliação metabólica por meio de exames de sangue e urina detalhados mais adiante.

FATORES DE RISCO

O risco para desenvolvimento de nefrolitíase depende diretamente da composição de solutos promotores ou inibidores na urina que, por sua vez, estão relacionados com determinadas doenças ou hábitos do paciente. A formação de cálculos renais requer a presença de um ou mais destes fatores de risco, descritos a seguir e resumidos no Quadro 53-2.

- *Baixo volume urinário:* quanto menor o volume urinário, maior será a chance de precipitação de solutos, facilitando sua supersaturação e todo o processo de formação de cálculo. Em um adulto médio, uma diurese menor que 1.000 mL/24 h pode ser considerada baixo volume urinário.
- *Hipercalciúria:* é definida como excreção urinária de cálcio maior que 4 mg/kg/dia ou maior que 300 mg/dia no homem e 250 mg/dia na mulher, mas níveis mais baixos podem ser usa-

QUADRO 53-1	Composição e Aspectos Clínicos dos Principais Tipos de Cálculos Renais		
Composição	Prevalência	Radioimagem	Associações
Oxalato de cálcio $CaC_2O_4H_2O$ = vevelita $CaC_2O_4(H_2O)_2$ = vedelita	70-75%	Ovais Densidade +++	Hipercalciúria Hiperoxalúria Hipocitratúria
Fosfato de cálcio $Ca_{10}(PO_4)_6(OH)_2$ = hidroxiapatita $CaHPO_4 2H_2O$ = bruchita $Ca_{10}(PO4)_6 CO_3$ = carbonatoapatita	< 5%	Ovais Densidade +++	HPT primário ATRd
Fosfato amônio magnesiano $MgNH_4PO_4 6H_2O$ = estruvita	15%	Coraliformes Densidade +	ITU de repetição
Ácido úrico $NaHC_5H_2O_3N_4H_2O$ $NaHC_5H_2O_3N_4(H_2O)_2$	10%	Transparentes	Hiperuricemia/Gota Obesidade Diabetes melito
Cistina $SCH2CH(NH)_2COOH$	1%	Ovais/dendríticos Densidade ++	Cistinúria

HPT = Hiperparatiroidismo primário; ATRd = acidose tubular renal distal; ITU = infecção do trato urinário.

QUADRO 53-2	Principais Fatores de Risco para Nefrolitíase	
Genéticos/Ambientais	Dietéticos	Alterações anatômicas
▪ Gênero masculino ▪ Idade entre 30-50 anos ▪ História familiar ▪ Exposição ao calor ▪ Sedentarismo ▪ Imobilização prolongada	▪ Dieta rica em sal ▪ Dieta rica em proteína animal ▪ Dieta rica em oxalato ▪ Dieta rica em frutose ▪ Dieta rica em vitamina C ▪ Dieta pobre em cálcio	▪ Duplicidade pielocalicial ▪ Rim em ferradura ▪ Rim esponjoso medular ▪ Doença renal policística ▪ Refluxo vesicoureteral ▪ Bexiga neurogênica
Doenças sistêmicas	Distúrbios metabólicos	Drogas litogênicas
▪ Hiperparatireoidismo primário ▪ Acidose tubular renal ▪ Síndrome metabólica ▪ Obesidade ▪ Cirurgia bariátrica ▪ Síndromes disabsortivas ▪ Diabetes melito ▪ Gota ▪ Infecção urinária de repetição	▪ Hipercalciúria ▪ Hiperuricosúria ▪ Hiperoxalúria ▪ Hipocitratúria ▪ Hipomagnesiúria ▪ Cistinúria ▪ Baixo volume urinário ▪ pHu baixo: ácido úrico ▪ pHu alto: fosfato de cálcio	▪ Inibidores de protease ▪ Vitamina C ▪ Acetazolamida ▪ Topiramato ▪ Sulfadiazina ▪ Triantereno ▪ Vitamina A e D (em excesso) ▪ Laxativos ▪ Ceftriaxone

dos como diagnóstico dependendo de cada caso. A hipercalciúria acomete até 50% dos pacientes litiásicos e pode ser classificada como hipercalcêmica (menos de 5% dos casos, como o hiperparatireoidismo primário) ou normocalcêmica (sendo a grande maioria idiopática, por diminuição de reabsorção tubular de cálcio e provável herança genética).

▪ *Hiperoxalúria:* é definida como excreção urinária de oxalato maior que 45 mg/dia. As causas de hiperoxalúria podem ser divididas de acordo com seu nível de excreção: tipo dietética, de 40-60 mg/dia (por aumento da ingesta de alimentos ricos em oxalato como espinafre, brócolis, aveia etc.); tipo entérica, de 60-120 mg/dia (pós-ressecção intestinal, Doença

de Chron ou síndromes disabsortivas); tipo primária, valores maiores que 120 mg/dia (doenças autossômicas recessivas raras).
- *Hiperuricosúria:* é definida como excreção urinária maior que 800 mg/dia (homens) e 750 mg/dia (mulheres). Interessante salientar que o pH urinário muito ácido pode levar à formação de cristalúria e cálculos renais mesmo com excreção urinária normal. A hiperuricosúria também aumenta o risco de desenvolvimento de cálculo de oxalato de cálcio. Obesidade e síndrome metabólica aumentam o risco de cálculos de ácido úrico.
- *Hipocitratúria:* é definida como excreção de citrato menor que 320 mg/dia. A hipocitratúria essencial ou idiopática pode ser encontrada em até 40% dos portadores de nefrolitíase, principalmente em situações como acidose tubular renal distal e hipopotassemia.
- *Infecção urinária:* os cálculos relacionados com infecção urinária são formados por fosfato de amônio de magnésio (estruvita), ou mais raramente por fosfato de cálcio. Bactérias Gram-negativas produtoras de urease (gêneros *Proteus*, *Klebsiella* etc.) desdobram ureia em amônia, tornando o pH urinário alcalino e favorecendo a cristalização. Estes cálculos podem, inclusive, crescer rapidamente e ocupar todo o sistema coletor (aspecto coraliforme). Caso não sejam removidos, os cálculos de estruvita podem causar infecções urinárias de repetição, abscessos, sepse e DRC progressiva.
- *Cistinúria:* é uma doença hereditária autossômica recessiva rara (1:2.500 a 1:100.000 indivíduos). Cistinúria pode ser diagnosticada por teste qualitativo (nitroprussiato) ou quantitativo (acima de 75 mg/g creatinina em 24 h).
- *Deficiência de outras substâncias inibidoras da cristalização:* alterações quantitativas e qualitativas na excreção de nefrocalcina, proteína de Tamm-Horsfall (uromodulina), osteopontina, entre outras, favorecem precipitação de cálculos, porém estas avaliações ainda não estão disponíveis na prática clínica.
- *Medicações:* as principais drogas associadas à formação de cálculos renais estão descritas no Quadro 53-2. Interessante salientar que o uso farmacológico de vitamina C aumenta a excreção de oxalato e deve ser evitado em pacientes litiásicos.
- *História familiar:* estudos indicam que cerca de metade dos pacientes formadores de cálculo possuem história familiar positiva, reforçando a ideia de que os tipos mais comuns de cálculos renais encontrados na prática sofrem influência de traços complexos poligênicos associados a componentes ambientais.

O Quadro 53-3 mostra o perfil dos distúrbios metabólicos em 98 pacientes portadores de nefrolitíase acompanhados no ambulatório de Nefrologia/tubulopatias do HUCFF-UFRJ em 2016. Em 84% dos casos foi possível realizar o diagnóstico do distúrbio metabólico de base. As prevalências encontradas estão em acordo com a literatura mundial.

ABORDAGEM DIAGNÓSTICA

Os cálculos renais podem ser assintomáticos e diagnosticados incidentalmente em exames de imagem. Já a manifestação clínica mais comum é a cólica nefrética. Geralmente, a dor súbita e de forte intensidade começa em região lombar, flanco ou mesmo em fossa ilíaca, usualmente unilateral, e não é aliviada por repouso ou qualquer posição, podendo irradiar-se para o trajeto ureteral, bexiga ou genitália externa pelo deslocamento do cálculo renal na via urinária. Pode haver também disúria ou hematúria microscópica ou macroscópica associadas. Náuseas e vômitos são comuns, pois o trato gastrointestinal compartilha inervação aferente com o sistema geniturinário.

Ao exame físico podemos observar sudorese fria, palidez, taquicardia, distensão abdominal leve e dor à palpação do ângulo costovertebral. Apesar do quadro clínico muito suges-

QUADRO 53-3 Perfil Metabólico dos Pacientes com Litíase Renal Acompanhados no Ambulatório de Nefrologia/Tubulopatias do HUCFF-UFRJ

Distúrbio metabólico (N = 98)	%
Hipercalciúria	30,6
Cálculo de infecção	17,3
Hipocitratúria	11,2
Hiperuricosúria	7,1
Hiperoxalúria	5,1
Cistinúria	1
Acidose tubular renal distal	3,1
Raquitismo hipofosfatêmico	1
Síndrome de Fanconi	1
Baixo volume urinário	4,1
Cristalúria por drogas	2
Indeterminado	16,3
TOTAL	**100%**

tivo, diagnóstico diferencial deve ser feito com doenças osteomusculares (dor lombar por hérnia discal, fraturas etc.), gastrointestinais (apendicite aguda, diverticulite etc.), ginecológicas (anexite, gravidez ectópica etc.), urológicas (prostatite, orquite etc.), vasculares (dissecção de aorta, infarto enteromesentérico etc.), além de condições não cirúrgicas.

Exame de EAS (urina tipo 1) pode apresentar leucocitúria e hematúria. A presença de nitrito positivo sugere infecção por bactérias Gram-negativas, mas o diagnóstico de infecção deve ser feito pela clínica e urinocultura, se for o caso. Importante estar atento para presença de cristais. Cristais na forma de "tampa de caixão" e "hexagonais" são patognomônicos de cálculo de infecção (estruvita) e de cistina, respectivamente. Já os cristais de oxalato de cálcio, fosfato de cálcio e de ácido úrico são inespecíficos.

Exames de imagem como ultrassonografia (USG) ou tomografia computadorizada (TC) de abdome (sem contraste e com cortes finos) são essenciais para confirmar a presença do cálculo e auxiliar no diagnóstico diferencial (Fig. 53-1). A TC de abdome sem contraste é o exame de maior acurácia, sobretudo para cálculos ureterais, permitindo inclusive que seja feita a medida da densidade do cálculo para posterior conduta terapêutica. Porém, dose cumulativa de radiação tem sido descrita como deletéria em pacientes com nefrolitíase recorrente que necessitem realizar frequentemente métodos de imagem. A ultrassonografia de vias urinárias é menos sensível que a tomografia e pode não diagnosticar cálculos menores ou localizados em ureter distal, mas possui a vantagem de não ter radiação associada, sendo o método diagnóstico mais seguro para gestantes e crianças. A radiografia simples de abdome tem menor acurácia e a urografia excretora raramente é utilizada nos dias atuais. Uma dica clínica: cálculos renais puros de ácido úrico são radiotransparentes, só visíveis à USG ou TC!

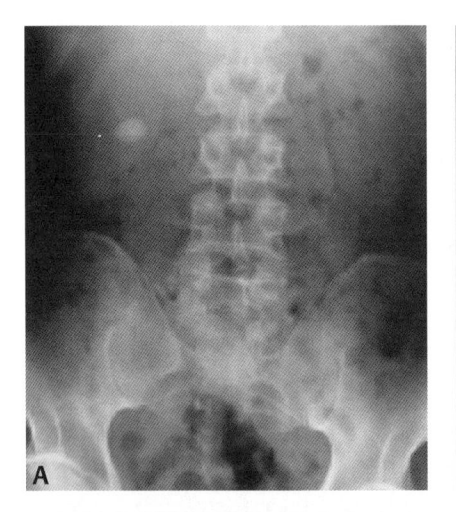

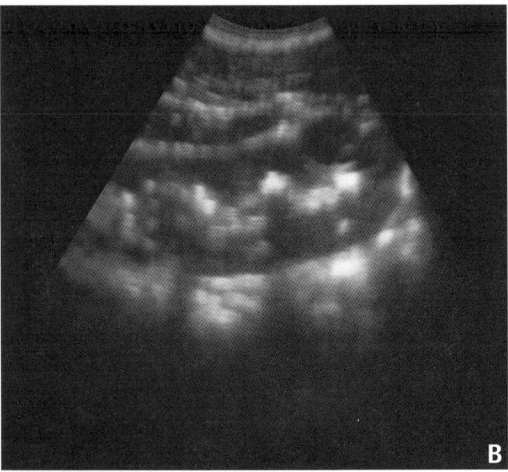

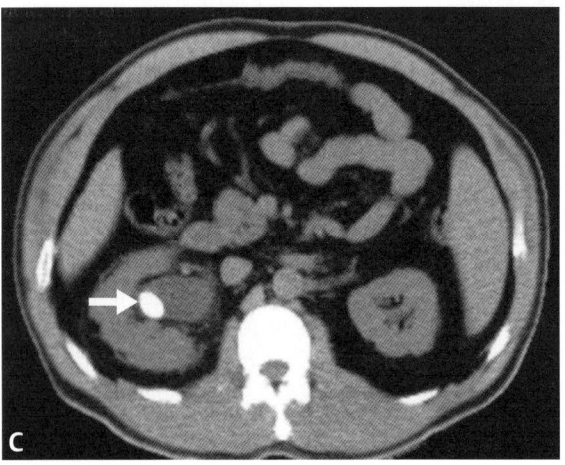

Fig. 53-1. Métodos de imagem mais utilizados para o diagnóstico de nefrolitíase. (**A**) Radiografia simples com cálculo renal radiopaco à direita; (**B**) ultrassonografia com três cálculos promovendo o efeito de sombra acústica posterior; (**C**) tomografia de abdome sem contraste com cálculo ureteral à direita. Fotos cedidas pelos autores.

ABORDAGEM TERAPÊUTICA
Tratamento da Cólica Nefrética

A maioria dos pacientes com cólica nefrética pode ser manejada conservadoramente com analgesia e hidratação. Tanto os anti-inflamatórios não esteroides (AINEs) quanto os opioides são tradicionalmente utilizados como medicação analgésica. Os AINEs (cetorolaco, diclofenaco etc.) têm, possivelmente, maior vantagem, pois diminuem o tônus do músculo liso ureteral, agindo diretamente no mecanismo de espasmo ureteral. Outro benefício relativo dos AINEs comparados aos opioides seria a menor incidência de náuseas e vômitos. Por outro lado, em pacientes com história de DRC ou hipovolemia grave, os AINEs podem interferir com a resposta autorregulatória à obstrução aguda e induzir à IRA, ou seja, AINEs não devem ser utilizados nestas situações. A hidratação parenteral, se necessária, deve ser equilibrada para evitar sobredistensão ureteral pelo aumento da diurese.

Para o tratamento da cólica nefrética em pacientes com cálculos < 10 mm, especialmente na junção ureterovesical, sem complicações como infecção e nos quais os sintomas estão controlados, também podemos usar agentes facilitadores da eliminação de cálculos (denominada terapia médico-expulsiva), incluindo alfabloqueadores (usualmente tansulosina), bloqueadores do canal de cálcio (usualmente nifedipina) e corticoides. Estudos de metanálise evidenciam taxas de eliminação de cálculos 65% maiores quando um desses medicamentos é utilizado, tendo o alfa-bloqueador aumentado a chance em 90% em relação ao controle e o bloqueador de canal de cálcio em 54%.

Em caso de complicações como infecção urinária associada, dor incontrolável, obstrução em rim único, dentre outras, o paciente deve ser internado para avaliação urológica de urgência (Fig. 53-2).

Tratamento Nefrológico

A natureza recorrente da nefrolitíase e a possibilidade de haver causas subjacentes potencialmente prejudiciais, porém tratáveis, exigem investigação metabólica mínima em todos os pacientes. Estudos mostram inclusive benefício a longo prazo desta investigação naqueles pacientes que apresentam o primeiro episódio de nefrolitíase. Uma investigação mais ampla deve ser realizada especialmente em pacientes de alto risco para recorrência, como história familiar positiva, obesidade, diabetes melito, síndromes disabsortivas etc.

A avaliação metabólica nefrológica deve ser realizada no mínimo após 30 a 60 dias do último episódio de cólica nefrética e/ou manipulação das vias urinárias, e o paciente deve manter seus hábitos alimentares e atividade física habitual, sem jejum. A avaliação consiste em: exame de sangue contendo creatinina, ureia, sódio, potássio, cálcio, fósforo, cloro, mag-

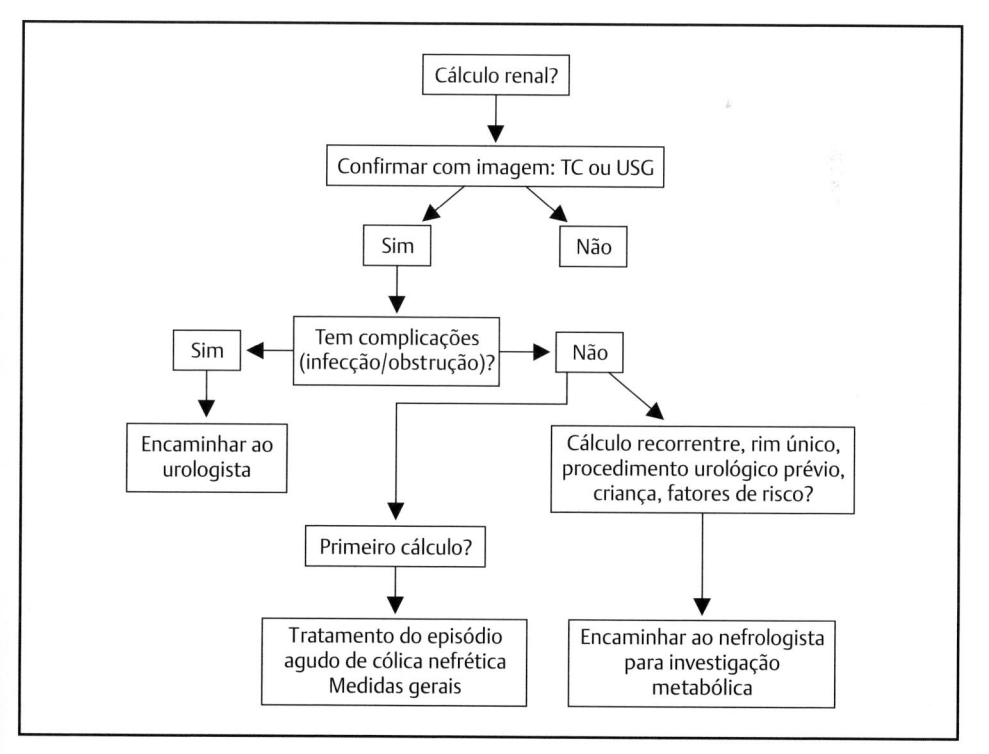

Fig. 53-2. Algoritmo de abordagem ao paciente com suspeita de cólica nefrética.

nésio, ácido úrico, PTH, TSH, reserva alcalina, 25OH-vitD; exame de amostra de urina contendo EAS e pH após jejum de 12 horas; e dois exames de urina de 24 horas contendo creatinina, ureia, sódio, potássio, cálcio, fósforo, cloro, magnésio, ácido úrico, albuminúria, proteinúria, citrato, oxalato, além da pesquisa de cistinúria.

As principais intervenções terapêuticas para prevenção de recorrência de cálculos renais podem ser divididas entre tratamento geral/dietético e tratamento farmacológico. O Quadro 53-4 resume os critérios diagnósticos e principais tratamentos dos diferentes distúrbios metabólicos.

Tratamento Geral/Dietético

Aumento da Ingestão Hídrica

Recomenda-se que a ingestão hídrica seja suficiente para a produção de pelo menos 2.000 mL de urina diariamente. Preferir água e sucos cítricos.

Diminuição da Ingestão de Sal e Outras Medidas Dietéticas

Dietas com alto teor de sódio diminuem a reabsorção tubular de cálcio e aumentam a calciúria. Da mesma forma, a ingestão excessiva de proteína animal resulta em maior produção de ácidos, estimulando a liberação de cálcio ósseo para tamponar o excesso de íons hidrogênio, o que aumenta a calciúria. Portanto, recomenda-se para todos os pacientes litiásicos uma dieta com 0,8 a 1 g/kg/dia de proteína e ingestão de sódio limitada a 100-150 mEq/dia. Interessante

QUADRO 53-4 Diagnóstico e Tratamento dos Principais Distúrbios Metabólicos

Distúrbio metabólico	Critérios diagnósticos	Tratamento
Hipercalciúria idiopática	▪ > 300 mg/urina de 24 h (H) ▪ > 250 mg/urina de 24 h (M) ▪ ou > 4 mg/kg/urina de 24 h	▪ Dieta normal em cálcio, pobre em sódio e proteínas ▪ Tiazídico
Hiperparatireoidismo primário	▪ PTHi sérico elevado ▪ Hipercalcemia, imagem cervical	▪ Cirúrgico
Acidose tubular renal (distal)	▪ pHu > 5,5 após 12 h de jejum ▪ Provas funcionais específicas	▪ Terapia alcalina (citrato de K) ▪ Tiazídico (se hipercalciúria)
Hiperuricosúria	▪ > 800 mg/urina de 24 h (H) ▪ > 750 mg/urina de 24 h (M)	▪ Dieta pobre em purina ▪ Alopurinol, citrato de potássio
Hiperoxalúria	▪ > 45 mg/urina de 24 h	▪ Dieta pobre em oxalato ▪ Dieta rica em cálcio ▪ Piridoxina, probióticos
Hipocitratúria	▪ < 320 mg/urina de 24 h	▪ Dieta rica em frutas/vegetais ▪ Citrato de potássio
Cistinúria	▪ EAS: cristais hexagonais ▪ Quantitativo: > 75 mg/g creat./urina de 24 h	▪ Dieta pobre em cistina ▪ Citrato de potássio, captopril ▪ D-penicilamina, tiopronina
Cálculo de infecção	▪ EAS: cristais ▪ Urinocultura ▪ Imagem de vias urinárias	▪ Cirúrgico + Antibióticos ▪ Ácido aceto-hidroxâmico?
Baixo volume urinário	▪ < 15 mL/kg/urina de 24 h	▪ Aumento da ingestão hídrica

H, homens; M, mulheres.

que não se pode reduzir a ingestão de cálcio pelo risco de maior absorção entérica de oxalato; portanto, recomenda-se dieta normocálcica (1.000 mg/dia) para todos os pacientes.

Em portadores de hiperuricosúria, recomenda-se restrição de alimentos com alto teor de purina, tais como caldo de carne, vísceras, peixes, medalhões, anchovas, bebidas alcoólicas, entre outros. Em portadores de hiperoxalúria, recomenda-se restrição de alimentos com alto teor de oxalato, tais como espinafre, beterraba, cacau, molho de tomate, nozes, entre outros, além de dieta rica em cálcio. Uma dica importante é que adoçantes à base de frutose devem ser evitados em todos os pacientes.

Outras Medidas
Em virtude dos fatores de risco já discutidos, deve-se estimular prática de exercícios para evitar sedentarismo e redução de peso em todos os pacientes.

Tratamento Farmacológico
Tiazídicos
Os tiazídicos estão indicados em situações de hipercalciúria renal, pois agem aumentando a reabsorção tubular de cálcio tanto em néfron proximal quanto em néfron distal. Estudos relatam diminuição de até 25% no risco de formação de novos cálculos após três anos de tratamento. Os principais efeitos colaterais são hipotensão arterial, fadiga, dislipidemia e intolerância à glicose.

Citrato de Potássio
O citrato de potássio está indicado nos casos de hipocitratúria primária ou secundária, pois diminui a saturação urinária em casos de hipercalciúria renal. Além disso, apresenta efeito alcalinizante, aumentando o pH urinário e ajudando a solubilizar cristais de ácido úrico, o que torna seu emprego recomendado na nefrolitíase úrica e na cistinúria. A monitorização pode ser feita pelo pH urinário no EAS, em dose suficiente para mantê-lo entre 6,5 e 7. Os principais efeitos colaterais são epigastralgia, pirose, diarreia e plenitude gástrica.

Alopurinol
O alopurinol possui eficácia comprovada na nefrolitíase por oxalato de cálcio associada à hiperuricosúria, e na hiperuricosúria com cálculos puros de ácido úrico. O alopurinol inibe a enzima xantinoxidase, responsável pela conversão de xantina em ácido úrico. Os efeitos colaterais incluem *rash* cutâneo, artralgias, e muito raramente, síndrome de Stevens-Johnson.

Outras Medicações Específicas
Em pacientes portadores de cistinúria, com concentração urinária de cistina geralmente superior a 500 mg/dia ou com formação de novos cálculos sob tratamento conservador, além da alcalinização urinária e uso de captopril (solubilização da cistina, através da formação de complexos cistina-captopril com elevada solubilidade em meio aquoso), recomenda-se o uso de agentes queladores como tiopronina. Pacientes com suspeita de acidose tubular renal distal devem ser referidos à nefrologia para diagnóstico com testes funcionais e tratamento específico. Pacientes com hiperoxalúria do tipo entérica podem se beneficiar de probióticos (como *Oxalobacter formigenes*).

Cálculos de infecção (estruvita) devem ser removidos cirurgicamente, sobretudo os de grande volume, pela chance de urossepse e recidivas precoces. O ácido aceto-hidroxâmico pode diminuir os cálculos de estruvita, porém é extremamente tóxico e raramente utilizado na prática clínica.

Tratamento Urológico

O tamanho do cálculo é o principal fator que determina sua chance de ser eliminado espontaneamente, embora sua localização também seja importante. A maioria dos cálculos menores que 5 mm são eliminados espontaneamente (entre 76 a 87% das vezes). Para aqueles maiores que 5 mm, existe progressiva diminuição na taxa de eliminação espontânea, praticamente improvável para aqueles maiores que 1 cm. O cálculo demora em média 8 a 14 dias para ser expelido. Porém, dependendo da localização, o tempo pode ser maior que 30 dias.

Avaliação urológica urgente é recomendada quando o paciente evolui com sepse urinária, obstrução bilateral ou de rim único, injúria renal aguda ou sintomas de dor/náuseas/vômitos incontroláveis. Em pacientes sépticos com cálculos obstrutivos, o tratamento urológico de urgência geralmente inclui drenagem (via percutânea ou via transureteroscópica) com colocação de cateter duplo J e antibioticoterapia parenteral. O tratamento definitivo, caso necessário, deve ser aguardado até que se resolva o quadro infeccioso.

Avaliação urológica eletiva é recomendada para pacientes com cálculos entre 5 e 10 mm que não responderam à terapia conservadora médica expulsiva descrita anteriormente e para pacientes com cálculos maiores que 10 mm.

O tratamento cirúrgico-urológico do cálculo renal evoluiu muito ao longo dos anos e hoje existem várias opções de procedimentos. De maneira geral, os métodos mais utilizados são:

- *Litotripsia extracorpórea (LECO):* método onde os cálculos são "quebrados" por meio de ondas de choque aplicadas através da pele. A LECO é o procedimento de escolha em 75% dos casos, principalmente se o cálculo estiver dentro do rim ou no ureter proximal. Nos casos de cálculos muito grandes, maiores que 2 cm, ou se estiver impactado na metade inferior do ureter, a LECO não consegue ser tão efetiva. Nestes casos, a ureterolitotripsia ou a nefrolitotomia percutânea apresentam melhores resultados.
- *Ureterolitotripsia:* as ondas de choque são aplicadas diretamente nos cálculos, através de endoscópio inserido pela uretra até o ureter. A ureterolitotripsia costuma ser indicada para a maioria dos cálculos em ureter médio e distal. Além disso, ureteroscopia é frequentemente utilizada para o manejo de cálculos ureterais que falharam em ser eliminados pela LECO.
- *Nefrolitotomia percutânea:* cirurgia onde o endoscópio é inserido através da pele até o local onde está localizado o cálculo. A nefrolitotomia percutânea costuma ser indicada para cálculos maiores que 2 cm, cálculos complexos (como coraliformes), cálculos resistentes à LECO (como de cistina) e presença de anormalidades anatômicas em vias urinárias.
- *Cirurgia convencional:* procedimento onde o rim necessita ser aberto para retirada dos cálculos. Ela é reservada para o manejo de cálculos que não puderam ser removidos pelos demais procedimentos, além de pacientes com anatomia renal/ureteral complexas e obesos mórbidos. A cirurgia aberta convencional é rara hoje em dia, com menos de 1% do total dos procedimentos invasivos.

Importante lembrar que após qualquer manipulação do ureter pode ocorrer edema secundário à reação inflamatória, o qual pode obstruir a passagem de urina e dos restos de cálculos. Por isso, costuma-se inserir um cateter chamado de duplo J, ou rabo de porco (*pig-tail* em inglês) para garantir a permeabilidade da via manipulada. O cateter de duplo J será retirado assim que houver resolução do quadro.

A Figura 53-3 representa as principais formas de tratamento urológico de acordo com o tamanho e a posição do cálculo renal.

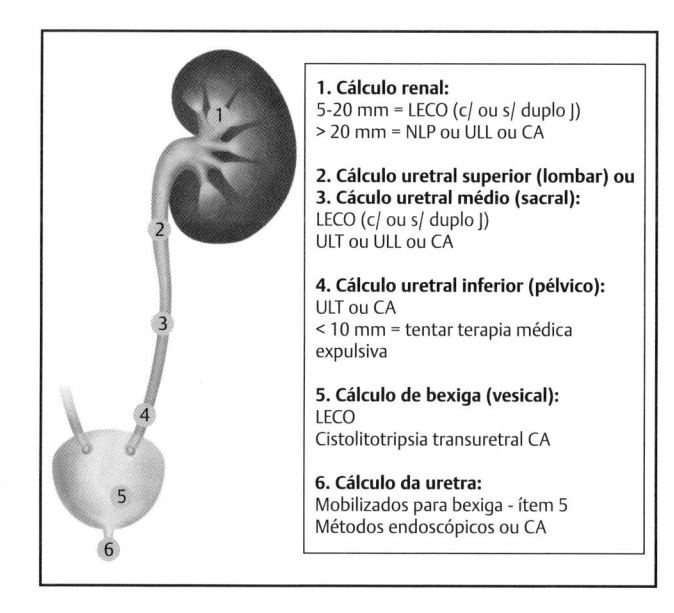

1. Cálculo renal:
5-20 mm = LECO (c/ ou s/ duplo J)
> 20 mm = NLP ou ULL ou CA

2. Cálculo uretral superior (lombar) ou
3. Cáculo uretral médio (sacral):
LECO (c/ ou s/ duplo J)
ULT ou ULL ou CA

4. Cálculo uretral inferior (pélvico):
ULT ou CA
< 10 mm = tentar terapia médica expulsiva

5. Cálculo de bexiga (vesical):
LECO
Cistolitotripsia transuretral CA

6. Cálculo da uretra:
Mobilizados para bexiga - ítem 5
Métodos endoscópicos ou CA

Fig. 53-3. Principais procedimentos cirúrgicos realizados pela urologia para remoção de cálculos nas vias urinárias.
LECO = Litotripsia extracorpórea por ondas de choque;
NLP = nefrolitotomia percutânea;
ULT = ureterolitotripsia transureteroscópica;
ULL = ureterolitotripsia laparoscópica; CA = cirurgia convencional aberta.

BIBLIOGRAFIA

Brenner DJ, Hall EJ. Computed tomography-an increasing source of radiation exposure. *N Engl J Med* 2007;357(22):2277-84.

Carvalho M. Nefrolitíase. In: Riella MC. *Princípios de Nefrologia e Distúrbios Hidroeletrolíticos*, 5.ed. Rio de Janeiro: Guanabara Koogan 2010;571-86.

Coe FL, Parks JH, Asplin JR. The pathogenesis and treatment of kidney stones. *N Engl J Med* 1992;327(16):1141-52.

Daudon M, Donsimoni R, Hennequin C et al. Sex- and age-related composition of 10617 calculi analyzed by infrared spectroscopy. *Urol Res* 1995;23(5):319-26.

Evan AP, Coe FL, Rittling SR et al. Apatite plaque particles in inner medulla of kidneys of calcium oxalate stone formers: osteopontin localization. *Kidney Int* 2005;68(1):145-54.

Goldfarb S, Martin KJ. NephSap® - Disorders of Divalent Ions, Renal Bone Disease and Nephrolithiasis 2012;11(4):275-89. (Favor rever esta bibliografia, pois não a encontrei).

Hollingsworth JM, Rogers MA, Kaufman SR et al. Medical therapy to facilitate urinary stone passage: a meta-analysis. *Lancet* 2006; 368(9542):1171-9.

Moe OW, Sakhaee K, Maalouf NM. Nephrolithiasis. *ACP Medicine* 2010;1-12.

Santos LS, Carvalho M. Litiase urinaria. In: Coelho J. *Manual de Clínica Cirúrgica – Cirurgia Geral e Especialidades*. São Paulo: Atheneu; 2009. p. 2331-41.

Sutherland JW, Parks JH, Coe FL. Recurrence after a single renal stone in a community practice. *Miner Electrolyte Metab* 1985;11(4):267-9.

Taylor EN, Stampfer MJ, Curhan GC. Dietary factors and the risk of incident kidney stones in men: new insights after 14 years of follow-up. *J Am Soc Nephrol* 2004;15(120):3225-32.

Uribarri J, Oh MS, Carroll HJ. The first kidney stone. *Ann Intern Med* 1989;111(12):1006-9.

54 Doença Renal Crônica

Nina Visconti ▪ *Alvimar Delgado*

INTRODUÇÃO

A doença renal crônica vem se tornando, cada vez mais, um problema de saúde pública mundial. Além de incidência e prevalência crescentes, estudos mostram uma relação inversa da taxa de filtração glomerular com a mortalidade por todas as causas, mortalidade e morbidade cardiovascular e número de hospitalizações, acarretando um alto custo para o sistema de saúde. A análise do NHANES (*National Health and Nutrition Examination Survey*) mostrou que cerca de 13% da população nos Estados Unidos já apresenta algum grau de perda da função renal. O Censo Brasileiro de Diálise da Sociedade Brasileira de Nefrologia (SBN) evidencia um total de 122.825 pacientes em tratamento dialítico em 2016, quase duas vezes maior que há 10 anos. Apesar dos avanços na terapia dialítica e transplante, o prognóstico da falência renal continua ruim: a mortalidade anual dos pacientes em programa de diálise no Brasil foi de 18,2% em 2016, com uma média de 5% de hospitalizações mensais.

Os principais desfechos adversos da doença renal crônica (DRC) são a perda progressiva da função renal evoluindo para doença renal crônica terminal (DRCT), quando é necessária a implementação de uma terapia renal substitutiva (TRS), e o aumento do risco cardiovascular. A diminuição da função renal é acompanhada de complicações em quase todos os sistemas, levando à hipertensão arterial, anemia, desnutrição, distúrbios no metabolismo ósseo, entre outros, contribuindo para a morbidade e mortalidade da doença. Além disso, pacientes com DRC devem ser considerados como grupo de alto risco para eventos cardiovasculares.

Apesar de tamanho impacto, estudos mostram que a DRC é subdiagnosticada em todo o mundo, principalmente em sua forma mais precoce. O diagnóstico precoce, que pode ser realizado por meio de exames laboratoriais simples, permite a implementação de medidas terapêuticas e preventivas que podem diminuir a progressão da doença e do risco cardiovascular, reduzindo os dois principais desfechos adversos nesta população.

DIAGNÓSTICO

Em razão dos fatos mencionados anteriormente, devemos buscar o diagnóstico de doença renal crônica em sua fase mais precoce para que possamos intervir de forma a reduzir desfechos desfavoráveis. Portanto, a solicitação de exames diagnósticos deve ser feita não só para pacientes com suspeita clínica de DRC como para aqueles em grupos de maior risco de lesão renal, uma vez que na maior parte dos casos a doença é assintomática.

O Ministério da Saúde não recomenda o rastreio laboratorial de forma rotineira para pessoas saudáveis. Todos os indivíduos devem ser avaliados, no entanto, quanto à presença de fatores de risco para desenvolver DRC e, caso presentes, o rastreio laboratorial está indicado. Os fatores de risco na DRC podem ser divididos em: fatores de susceptibilidade, que são aqueles que aumentam a susceptibilidade a dano renal; fatores de iniciação, que são

QUADRO 54-1 Fatores de Risco para DRC

Fatores de susceptibilidade e iniciação	Idade avançada, história familiar de DRC, DM, HAS, obesidade, tabagismo, doenças autoimunes, infecções sistêmicas, infecção urinária, litíase urinária, obstrução de vias urinárias, uso de agentes nefrotóxicos, neoplasia, insuficiência renal aguda prévia, diminuição da massa renal, baixo nível socioeconômico, etnia (negros e hispânicos), baixo peso ao nascer
Fatores de progressão	Níveis elevados de proteinúria/albuminúria, mau controle pressórico e glicêmico, tabagismo, uso de agentes nefrotóxicos

Adaptado de K/DOQI Clinical Practice Guidelines for Chronic Kidney Disease: Evaluation, Classification and Stratification. *Am J Kidney Dis* 2002;39(Suppl 2):S1-S246.

aqueles que podem iniciar diretamente o dano renal; fatores de progressão, que causam piora do dano e aceleram o declínio da função renal e fatores associados ao estágio terminal da doença, que causam complicações específicas em pacientes com falência renal (Quadro 54-1). Os dois principais fatores de risco para DRC são a HAS e o DM, que juntos constituem cerca de 64% das causas de DRCT no Brasil, segundo o Censo Brasileiro de Diálise da Sociedade Brasileira de Nefrologia de 2016.

De acordo com as Diretrizes Clínicas para o cuidado ao paciente com DRC do MS, o rastreio deve ser feito com a dosagem da creatinina sérica com estimativa da TFG e um exame simples de urina (EAS) anualmente para todos pacientes que apresentem fatores de risco para DRC. Exame de imagem, preferencialmente ultrassonografia de rins e vias urinárias, está indicado em caso de história de DRC familiar, infecções urinárias de repetição ou presença de sinais ou sintomas de doenças urológicas. Em pacientes hipertensos ou diabéticos, caso o EAS não evidencie proteinúria, está indicada a pesquisa de albuminúria em amostra de urina matinal, calculando-se a relação albumina-creatinina (RAC).

Taxa de Filtração Glomerular

Os rins têm diversas funções fisiológicas como a filtração e excreção de produtos metabólicos finais, produção de hormônios, controle do equilíbrio hidroeletrolítico e ácido-base e controle pressórico. Do ponto de vista clínico, usamos a função excretora para avaliar o grau de função renal pois estudos mostram uma boa correlação da taxa de filtração com os desfechos clínicos e considera-se que as outras funções renais declinem de forma paralela. O nível da TFG é um forte preditor do tempo para a falência renal, dos riscos de complicações da DRC e permite o ajuste de medicamentos a fim de evitar toxicidade.

É importante ressaltar que a TFG pode variar em indivíduos saudáveis em torno de 15-20% sem indicar perda da função renal. Mulheres apresentam TFG 8% menor em qualquer idade e espera-se uma queda fisiológica da TFG de 1 mL/min/1,73 m² ao ano após os 20-30 anos em toda população. Gravidez, dieta, uso de anti-hipertensivos e outros fatores também podem alterar a TFG.

O marcador ideal para se estimar a TFG seria uma substância inerte, com concentração estável no sangue, filtrada pelos glomérulos e não secretada, reabsorvida, sintetizada ou metabolizada pelos túbulos renais. Uma substância que se encaixa nesses critérios e é considerada o padrão-ouro para o cálculo de TFG é a inulina. No entanto, para o cálculo do *clearance* de inulina é necessária a infusão venosa da substância e coleta de urina em um período prolongado o que torna o exame custoso e trabalhoso, sendo inadequado para a prática clínica.

A medida da TFG pode ser realizada usando-se a depuração da creatinina com coleta de urina de 24 horas. A creatinina urinária é originada da filtração e secreção tubular não sendo, portanto, um índice acurado e tendendo a superestimar a TFG. Além disso, apresenta potenciais erros de coleta e inconveniência da coleta temporal e não mostra superioridade às equações para estimativa da TFG. O uso da urina de 24 horas ainda tem valor, no entanto, para estimar a TFG em algumas situações específicas como pacientes com dieta diferenciada (como vegetarianos ou suplementação de creatina) ou alteração importante da massa muscular (amputação, atrofia).

Ao longo do tempo, surgiram equações que estimam a TFG usando como marcador a creatinina sérica (sCr). A creatinina é derivada do metabolismo da creatina no tecido muscular e, portanto, sua formação depende da massa muscular total. Por isso, homens, jovens e negros tendem a ter uma sCr mais elevada. Além disso, também é afetada pela dieta, sendo menor em pacientes desnutridos e maior em paciente com suplementação proteica. As equações existentes combinam a sCr com os fatores que podem influenciar a estimativa da TFG. A fórmula de Cockroft-Gault é a mais simples e foi por muitos anos a mais utilizada para estimar a TFG. No entanto, precisa de correção para superfície corporal, não sendo mais recomendado seu uso pelo Ministério da Saúde. Duas novas equações vêm sendo cada vez mais utilizadas e apresentam elevada acurácia, sendo recomendadas para o cálculo da TFG: a MDRD e CKD-EPI. Estas não necessitam de correção para a superfície corporal. O MS recomenda a utilização preferencial da CKD-EPI (Quadro 54-2). Ressalte-se que todas essas equações podem ser facilmente acessadas por *sites* médicos ou aplicativos de celulares ou outros dispositivos eletrônicos conectados ou não à rede mundial de computadores (Internet).

Marcadores de Dano Renal

- *Proteinúria:* o diagnóstico de proteinúria ou albuminúria por *dipstick* (fitas) ou métodos quantitativos na urina indica dano renal parenquimatoso, sendo de extrema importância, pois além de ser um marcador precoce de lesão glomerular em algumas doenças, como na nefropatia diabética, seus níveis estão fortemente relacionados com o prognóstico. Estudos evidenciam que níveis maiores de albuminúria e proteinúria estão associados à progressão da DRC e risco cardiovascular. É demonstrado que níveis de proteinúria menores que 1 g apontam para um bom prognóstico enquanto níveis entre 1-3 g sugerem prognóstico moderado e acima de 3 g prognóstico reservado. A Figura 54-1 é um gráfico do estudo MDRD que mostra a correlação do nível de proteinúria e níveis pressóricos com a taxa de queda da TFG. Recentemente, a nomenclatura do grau de albuminúria sofreu alteração.

QUADRO 54-2 Equações para Estimar TFG

Cockroft-Gault	MDRD	CKD- Epi

$TFG = \dfrac{(140 - idade) \times Peso}{Cr\ sérica \times 72}$
Multiplicar por 0,85 se mulher
	$TFG = 175 \times (Cr^{-1,154}) \times (Idade^{-0,203}) \times A \times B$
	Onde:
	A: Negro = 1,21
	   Não negro = 1
	B: Mulher = 0,742
	   Homem = 1
		$TFG = A \times (Cr/B)^C \times Idade^{0,993}$
		Onde:
		A: Negros: M = 166 H = 163
		   Não negros: M = 144 H = 141
		B: M = 0,7 H = 0,9
		C: Cr > 0,7: − 1,209
		   Cr ≤ 0,7: M = − 0,329
		           H = − 0,411

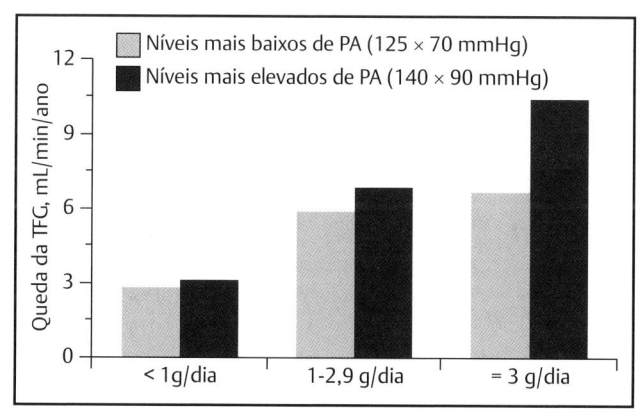

Fig. 54-1. Relação dos níveis de proteinúria e níveis pressóricos com a queda da TFG. Adaptada de National Kidney Foundation. KDOQI Clinical Practice Guideline for Diabetes and CKD: 2012 update. *Am J Kidney Dis* 2012;60(5):850-86.

Valores de 30-300 mg/24 h, antes denominados de microalbuminúria, passam a ser chamados de albuminúria moderadamente elevada, enquanto valores acima de 300 mg/24 h, antiga macroalbuminúria, passam a ser chamados de albuminúria acentuadamente aumentada (Quadro 54-3). A avaliação da proteinúria e hematúria será discutida em outro capítulo.

- *Sedimento ativo no EAS:* hematúria, leucocitúria e cilindrúria em EAS também podem denotar dano renal e sugerir diagnóstico etiológico.
- *Outros marcadores:* não há atualmente marcadores laboratoriais específicos para doenças tubulointersticiais ou vasculares, o que pode prejudicar seu diagnóstico precoce. Alterações eletrolíticas ou gasométricas podem sugerir o diagnóstico de síndromes tubulares, devendo ser avaliadas.
- *Cistatina C:* é um exame já incorporado nas diretrizes americanas para avaliação de DRC, no entanto não está amplamente disponível em nosso meio, não sendo recomendado pelo Ministério da Saúde.
- *Exames de imagem:* a ultrassonografia é o método de escolha na maior parte dos casos e achados podem indicar dano renal ou sugerir diagnóstico etiológico de doença renal ou urológica.

DEFINIÇÕES

De acordo com a NFK-KDOQI (*National Kidney Foundation - Kidney Disease Outcomes Quality Initiative*) a doença renal crônica pode ser definida como a diminuição da função renal, evi-

QUADRO 54-3 Interpretação dos Valores de Albuminúria

Categoria	Albuminúria 24 h (mg/24 h)/RAC (mg/g)
Normal ou ligeiramente aumentada	< 30 mg/24 h/< 30 mg/g de creatinina
Albuminúria moderadamente aumentada	30-300 mg/24 h/30-300 mg/g de creatinina
Albuminúria acentuadamente aumentada	> 300 mg/24 h/> 300 mg/g de creatinina

QUADRO 54-4	Critério diagnóstico (KDOQI): ≥ 3 meses

1) TFG < 60 mL/min/1,73 m²

Ou

2) TFG > 60 mL/min/1,73 m² + dano renal – anormalidade estrutural ou funcional dos rins, manifestada por:
- Anormalidade histopatológica ou
- Marcadores de dano renal parenquimatoso ou
- Alteração em exames de imagem

Adaptado de KDOQI Clinical Practice Guidelines for Chronic Kidney Disease: Evaluation, Classification and Stratification. *Am J Kidney Dis* 2002;39(Suppl 2):S1-S246.

denciada por uma taxa de filtração glomerular abaixo de 60 mL/min/1,73 m², ou a presença de dano renal por um período de 3 ou mais meses consecutivos, independente da etiologia e mesmo que a TFG seja superior a 60 mL/min/1,73 m² (Quadro 54-4).

São considerados marcadores de dano renal parenquimatoso:

- Albuminúria > 30 mg/24 h ou relação albumina-creatinina (RAC) > 30 mg/g (isto é, maior que 30 mg de albumina por grama de creatinina em amostra isolada matinal).
- Hematúria de origem glomerular: presença de cilindros hemáticos ou dismorfismo eritrocitário no EAS
- Alterações eletrolíticas ou outras anormalidades que sugiram síndromes tubulares (p. ex., acidose metabólica, alteração do potássio sérico ou eletrólitos urinários)
- São consideradas alterações nos exames de imagem: rins policísticos, hidronefrose, cicatrizes corticais ou alteração na textura cortical, sinais de doença infiltrativa ou estenose de artéria renal.

Outros dois termos que foram definidos pela NFK-KDOQI foram a falência renal e a doença renal em estágio terminal.

A falência renal é definida como:

- Taxa de filtração glomerular ≤ 15 mL/min/1,73 m², geralmente acompanhada de sinais e sintomas de uremia, ou;
- Necessidade de iniciar terapia renal substitutiva (diálise ou transplante) para tratar complicações.

A doença renal em estágio terminal (DRCT), por sua vez, inclui pacientes tratados com terapia substitutiva renal (diálise ou transplante) independentemente do nível da TFG.

CLASSIFICAÇÃO

A doença renal crônica pode ser classificada de acordo com a TFG, uma vez que há uma estreita relação entre o nível da TFG com o surgimento de complicações clínicas e com o prognóstico. Além disso, a classificação em estágios permite a estruturação do tratamento (Quadro 54-5).

Algumas fontes ainda utilizam a nomenclatura estágio 5D quando paciente está em programa de diálise e 5T se transplantado. A Figura 54-2 apresenta a proposta de nova classificação, usando a TFG e a albuminúria como marcadores de prognóstico. Por esse modelo de classificação, proposto pelo KDIGO em 2012, emprega-se o sistema CGA, onde "C" é a causa da DRC, "G" é o nível da TFG (agora dividido em G1, G2, G3a, G3b, G4 e G5) e "A" é o nível de albuminúria.

QUADRO 54-5 Classificação da DRC em Estágios

Estágio	Descrição	TFG	Clínica	Ação
	Risco aumentado de desenvolver DRC	≥ 90 mL/min/1,73 m² Com fatores de risco	Fatores de risco	Rastreamento Redução dos fatores de risco
1	Dano renal com TFG normal ou elevada	≥ 90 mL/min/1,73 m² Com marcadores de dano renal	Marcadores de dano renal: síndrome nefrítica, nefrótica, tubular, sintomas urológicos, alterações assintomáticas em EAS ou exames de imagem, hipertensão	Diagnóstico e tratamento. Tratamento de comorbidades, medidas para redução da progressão e dos fatores de risco
2	Dano renal com leve redução da TFG	60-89 mL/min/1,73 m²	Complicações leves	Estimar progressão
3 3a 3b	Redução moderada da TFG	30-59 mL/min/1,73 m² 45-59 mL/min/1,73 m² 30-44 mL/min/1,73 m²	Complicações moderadas	Avaliar e tratar complicações
4	Redução acentuada da TFG	15-29 mL/min/1,73 m²	Complicações acentuadas	Preparar para terapia renal substitutiva
5	Falência renal	< 15 mL/min/1,73 m²	Uremia, doenças cardiovasculares	Terapia substitutiva renal quando indicada

Adaptado de K/DOQI Clinical Practice Guidelines for Chronic Kidney Disease: Evaluation, Classification and Stratification. *Am J Kidney Dis* 2002;39(Suppl 2):S1-S246 e Kidney Disease: Improving Global Outcomes (KDIGO) CKD Work Group. KDIGO 2012 Clinical Practice Guideline for the Evaluation and Management of Chronic Kidney Disease. *Kidney Int Suppl* 2013;3:1-150.

Prognóstico da DRC por categorias deTFG e albuminúria: KDIGO 2012			Categoria de albuminúria persistente Descrição e faixa		
			A1 Normal a levemente elevada < 30 mg/g < 3 mg/mmol	A2 Moderadamente elevada 30-300 mg/g 3-30 mg/mmol	A3 Muito elevada > 300 mg/g > 30 mg/mmol
Categorias por TFG (mL/min/1,73m²) Descrição e faixa	G1	Normal e elevada	≥ 90		
	G2	Levemente reduzida	60-89		
	G3a	Redução leve a moderada	45-59		
	G3b	Redução moderada a acentuada	30-44		
	G4	Redução acentuada	15-29		
	G5	Falência renal	< 15		

☐ Baixo risco ▨ Risco moderadamente elevado ▨ Alto risco ■ Muito alto risco

Fig. 54-2. Prognóstico da DRC com base na TFG e nível de albuminúria. Adaptada de Kidney Disease: Improving Global Outcomes (KDIGO) CKD Work Group. KDIGO 2012 Clinical Practice Guideline for the Evaluation and Management of Chronic Kidney Disease. *Kidney Int Suppl* 2013;3:1-150.

CLÍNICA

A diminuição da função renal leva a alterações em quase todos os sistemas, incluindo hipertensão, distúrbios hidreletrolíticos e ácido-base, endocrinometabólicos, cardiovascular, pulmonar, hematológico, gastrointestinal, neurológico, entre outros. Neste capítulo, descreveremos as principais complicações esperadas e suas abordagens.

Hipertensão Arterial

A hipertensão arterial pode ser tanto causa como consequência da DRC. Na maior parte dos pacientes com DRC há uma diminuição da capacidade de excreção de sódio, o que leva à retenção de sódio e água com consequente hipervolemia. Esta pode se apresentar como edema e hipertensão, frequentemente de difícil controle. Em casos avançados, sem resposta a diuréticos, diálise pode ser necessária para controle da volemia. Além da expansão do volume extracelular e HAS preexistente, outros mecanismos podem estar associados ao surgimento da HAS no paciente com DRC: estimulação do sistema renina-angiotensina-aldosterona, aumento da atividade simpática, alteração em fatores derivados do endotélio (óxido nítrico, endotelina), doença vascular renal, medicamentos, entre outros. A hipertensão arterial pode surgir precocemente na evolução da DRC e está associada a desfechos adversos como perda mais rápida da função renal, doenças cardiovasculares e maior mortalidade. No estudo MDRD, mostrou-se que a prevalência de HAS é alta desde fases mais precoces da doença, sendo de 65-75% no estágio 2.

Distúrbios Hidreletrolíticos e Ácido-base

- *Hipercalemia:* a queda na TFG não necessariamente é acompanhada de redução da excreção de potássio uma vez que esta ocorre predominantemente pela secreção mediada pela aldosterona nos túbulos distais. A hipercalemia pode acontecer quando precipitada por certas situações como aumento da ingestão, catabolismo proteico, hemólise, hemorragia, acidose metabólica e uso de medicamentos que levam à retenção do K (p. ex., IECA, BRA, espironolactona). Algumas etiologias de DRC estão associadas à hipercalemia mais precoce e significativa, como é o caso de doenças que interferem na secreção de K nos túbulos distais: hipoaldosteronismo hiporreninêmico, comum em diabéticos, uropatia obstrutiva e nefropatia por doença falciforme.
- *Acidose metabólica:* pacientes com DRC produzem menos amônia e por isso não conseguem excretar a quantidade habitual de prótons. Isso, somado à hipercalemia, pode levar a uma acidose metabólica hiperclorêmica em estágios iniciais da doença em alguns casos. Com a piora da função renal, a excreção diária de ácidos é limitada, levando à acidose e retenção dos ácidos orgânicos que elevam o ânion-gap. A acidose metabólica por sua vez aumenta o catabolismo proteico, contribuindo para o estado catabólico da doença. Na maior parte dos casos, no entanto, a acidose metabólica é leve e responde bem à suplementação de bicarbonato oral.

Anemia

Anemia ocorre, frequentemente, no curso da DRC, sendo um achado quase universal na falência renal e está associada a desfechos adversos. Estudos mostram associação da queda da hemoglobina com aumento do número de hospitalizações, doença cardiovascular, déficit cognitivo e mortalidade nesses pacientes. É multifatorial, podendo ser causada pela diminuição da produção de eritropoietina pelos rins, deficiência de ferro absoluta ou funcional, perda de sangue, inibidores urêmicos da eritropoiese, diminuição da meia-vida das hemácias circulantes, deficiência de folato e vitamina B12, doença associada, ou uma combinação destes fatores. O aumento de sua prevalência ocorre em pacientes com TFG < 60 mL/min/1,73 m².

Doença Mineral Óssea (DMO)

Distúrbios no metabolismo do cálcio e fósforo e a doença mineral óssea se desenvolvem no decorrer da disfunção renal. Alterações radiológicas estão presentes em 40% e histológicas em 100% dos casos de doença renal em estágio terminal. No entanto, alterações iniciais já podem ser vistas em fases precoces da doença, devendo ser avaliada quando a TFG < 60 mL/min/1,73 m². As doenças ósseas que ocorrem na DRC podem ser classificadas de acordo com o nível de PTH:

- *Doenças com altos níveis de PTH (alto turnover):* osteíte fibrosa cística e lesão mista.
- *Doenças com níveis de PTH normais ou reduzidos (baixo turnover):* doença óssea adinâmica e osteomalacia.

Doenças com alto *turnover* frequentemente cursam com elevação da fosfatase alcalina, marcador de reabsorção óssea.

Independentemente do tipo, a doença mineral óssea leva à dor óssea, aumento da incidência de fraturas patológicas e deformidades ósseas, contribuindo para a morbidade da doença. O diagnóstico preciso do tipo da DMO é dado pela histopatologia, com base na taxa de formação óssea, área de osteoide e de fibrose. No entanto, a biópsia óssea é reservada para casos específicos, como pacientes sintomáticos ou que irão ser submetidos a intervenção invasiva como a paratireoidectomia. O KDIGO recomenda a biópsia óssea quando: há fratura patológica; hipercalcemia, hiperfosfatemia ou elevação de fosfatase alcalina inexplicadas; dor óssea persistente ou quando há suspeita de doença óssea por intoxicação por alumínio. Quanto aos tipos histológicos (Quadro 54-6):

- *Osteomalacia:* pode estar associada à deficiência de vitamina D, acúmulo de alumínio e acidose metabólica. Ocorre acúmulo de matriz óssea não mineralizada, ou aumento do osteoide.
- *Doença óssea adinâmica:* pode estar associada à supressão do PTH de forma iatrogênica pelo calcitriol ou acúmulo de alumínio. É caracterizada pela diminuição do volume ósseo.
- *Osteíte fibrosa cística:* a diminuição da função renal leva à redução da excreção e consequente acúmulo de fósforo. Este suprime diretamente a produção de calcitriol. Além disso, a diminuição da massa renal também provoca a diminuição da produção de calcitriol. A redução do calcitriol, por sua vez, diminui a absorção gastrointestinal de cálcio, causando hipocalcemia. A hipocalcemia, os baixos níveis de calcitriol e a hiperfosfatemia, todos estimulam a produção de PTH pela paratireoide e a proliferação de suas células desenvolvendo, desta forma, o hiperparatireodismo secundário. O PTH elevado age estimulando osteoblastos, o que aumenta o *turnover* ósseo, levando à formação de osteoide anormal, fibrose e cistos, o que diminui o osso cortical e a força óssea, elevando o risco de fraturas. Achados radiográficos característicos incluem a lesão em sal e pimenta, vista frequentemente na calota craniana, reabsorção óssea distal das falanges, coluna de *rugger-jersey* (como camisas de rúgbi) e tumor marrom (Fig. 54-3).

Além de alterar o metabolismo ósseo, os distúrbios do metabolismo Ca/P podem levar à calcifilaxia, ou calcificação extraóssea, presente em 1% dos pacientes dialíticos. Quando ocorre em tecidos moles, leva à formação de lesões cutâneas que podem evoluir à gangrena. Calcificação do músculo cardíaco e artérias coronárias podem causar arritmias, insuficiência cardíaca, isquemia e morte. A calcificação vascular contribui para a elevação do risco cardiovascular.

As alterações laboratoriais esperadas são a elevação do fósforo, PTH e fosfatase alcalina e redução do cálcio e 25-OH vitamina D. Os níveis séricos de PTH se alteram mais precocemente, sendo o exame indicado para rastreio, como será abordado mais adiante. Outros marcadores de doença óssea como a osteocalcina, beta-2-microglobulina, PICP (propeptídeo carboxiterminal do pró-colágeno tipo I) e ICTP (telopeptídeos carboxiterminal do colágeno tipo I) ainda estão em estudo e não são usados na prática clínica.

QUADRO 54-6 Tipos de Doença Óssea na DRC

Lesão	*Turnover*	Mineralização	Volume
Osteomalacia	Baixo	Anormal	Reduzido/Normal
Doença adinâmica	Baixo	Normal	Reduzido/Normal
Osteíte fibrosa	Alto	Anormal	Normal/Aumentado
Lesão mista	Alto	Anormal	Normal

Adaptado de Krol DG. Henry Ford Medical Group. Chronic Kidney Disease (CKD): Clinical Practice Recommendations for Primary Care Physicians and Healthcare Providers, 6th ed. Henry Ford Health System. A Collaborative approach; 2011; p. 2-10.

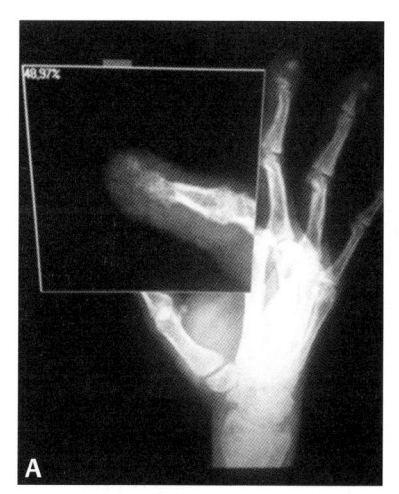

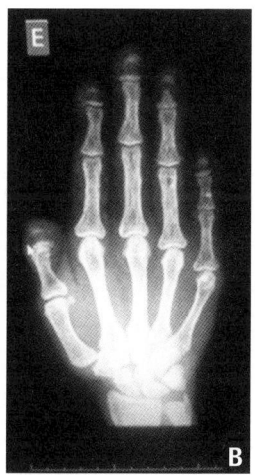

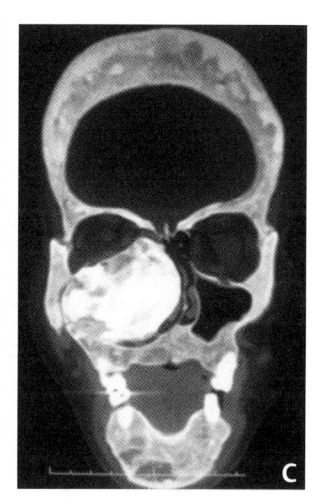

Fig. 54-3. (A e B) Reabsorção óssea distal das falanges; **(C)** aspecto de crânio em sal e pimenta e tumor marrom em face. Fotos concedidas pela Dra. Marise Godinho.

Desnutrição

Estima-se que 50-70% dos pacientes em diálise apresentem desnutrição proteico-calórica e esta é reconhecida como um dos preditores mais importantes de desfechos adversos nesta população. No entanto, alterações que levam à desnutrição se iniciam mais precocemente, sendo indicada a avaliação do estado nutricional e a orientação dietética a partir da TFG < 60 mL/min/1,73 m². As causas incluem: anorexia, restrição proteica na dieta, alteração do metabolismo da proteína e energia, alterações hormonais e náuseas e vômitos por toxicidade urêmica. Comorbidades como diabetes mellitus e estado inflamatório crônico também podem contribuir. A avaliação do estado nutricional dos pacientes deve ser feita com dosagem de albumina sérica, medidas antropométricas, avaliação global subjetiva e avaliação da ingestão diária proteica.

Neuropatia

Pacientes com DRC podem desenvolver síndromes neurológicas tanto centrais como periféricas, sendo mais comuns em estágios mais avançados da doença. Encefalopatia urêmica, polineuropatia periférica, disfunção autonômica, desordens do sono e, menos frequentemente, mononeuropatia periférica podem ser causados pela diminuição da função renal ou estar associados à causa da DRC. A fisiopatologia da neuropatia não é bem compreendida, sendo evidenciada alteração na velocidade da condução nervosa e dano histopatológico com degeneração axonal e desmielinização secundária de nervos periféricos em casos avançados. Sintomas de neuropatia periférica não aparecem geralmente até que a TFG caia abaixo de 12-20 mL/min/1,73 m². Sintomas de encefalopatia não se correlacionam bem com a TFG.

Doença Cardiovascular (DCV)

A DRC acarreta um risco cardiovascular elevado, independente da causa. É descrito que a passagem do estágio 4 para o estágio 5 equivale a um evento cardiovascular. Este risco elevado é causado pela maior prevalência de fatores de risco tradicionais na população com DRC (p. ex., DM, HAS) como também por fatores hemodinâmicos e metabólicos característicos da

QUADRO 54-7	Fatores de Risco para DCV - Tradicionais vs. Relacionados com DRC
Fatores de risco tradicionais	Idade avançada, sexo masculino, obesidade, hipertensão, LDL elevado, HDL baixo, DM, tabagismo, sedentarismo, menopausa, estresse psicossocial, história familiar de DCV
Fatores de risco relacionados com DRC	Etiologia da DRC, TFG reduzida, proteinúria, atividade do SRAA, sobrecarga de volume extracelular, alteração no metabolismo cálcio-fósforo, dislipidemia, anemia, desnutrição, inflamação, infecção, fatores trombogênicos, estresse oxidativo, homocisteína elevada, toxinas urêmicas

Adaptado de KDOQI Clinical Practice Guidelines for Chronic Kidney Disease: Evaluation, Classification and Stratification. *Am J Kidney Dis* 2002;39(Suppl 2):S1-S246.

doença renal em si (Quadro 54-7). DCV é responsável por 40-50% das mortes em pacientes com DRCT, sendo a principal causa de morte nesta população. Portanto, o paciente com DRC deve ser considerado no grupo de mais alto risco para DCV e ser tratado de acordo.

ABORDAGEM

O primeiro passo na abordagem da DRC é fazer o diagnóstico precocemente. Para isso, todos os indivíduos devem ser avaliados em suas consultas médicas quanto à presença de fatores de risco para DRC e caso estes estejam presentes, devemos solicitar EAS e creatinina sérica e calcular a estimativa da TFG. Para pacientes com HAS e DM devemos solicitar também a pesquisa de albuminúria em amostra de urina matinal e calcular a relação albumina-creatinina, uma vez que este é o marcador precoce de lesão renal nestas doenças. Exame de imagem está indicado em caso de história de DRC familiar, infecções urinárias de repetição ou presença de sinais ou sintomas de doenças urológicas.

Outra situação comum na prática clínica é a avaliação inicial de um paciente com creatinina elevada. Primeiramente, devemos repetir o exame para confirmar o resultado e depois excluir a possibilidade de insuficiência renal aguda pois nestes casos há, frequentemente, causas reversíveis em que se pode intervir, como a reposição hídrica em pacientes com depleção volêmica, imunossupressores em doenças autoimunes, suspensão de medicamentos nefrotóxicos e remoção de causa de obstrução das vias urinárias. A revisão de exames laboratoriais antigos pode indicar a cronicidade da alteração. Caso não haja exames prévios, exames de imagem, laboratório completo com hemograma, cálcio, fósforo, PTH e um exame de urina podem ser úteis. A presença de anemia e distúrbios no metabolismo cálcio-fósforo sugerem cronicidade. Em exame de imagem, rins diminuídos de tamanho bilateralmente também favorecem o diagnóstico de DRC.

Uma vez feito o diagnóstico de DRC, devemos buscar a etiologia da doença e tratar de forma específica quando possível; identificar comorbidades, fatores de risco de progressão da DRC e fatores de risco cardiovascular e implementar medidas para reduzi-los; classificar o estágio da doença, avaliar e tratar complicações da diminuição da função renal, ajustar doses de medicamentos quando indicado; preparar o paciente para terapia renal substitutiva e referenciar o paciente ao especialista quando necessário (Quadro 54-8).

Buscar a Etiologia da DRC

A história, exame físico, exames laboratoriais séricos e urinários, todos podem nos ajudar sugerindo o diagnóstico etiológico da DRC. No entanto, o diagnóstico definitivo é pautado no

QUADRO 54-8	Abordagem do Paciente com DRC

1. Buscar etiologia da DRC: tratar de forma específica, quando possível
2. Identificar e reduzir fatores de risco de progressão e de DCV
3. Classificar o estágio da DRC: avaliar e tratar complicações e ajuste medicamentoso
4. Preparar o paciente para TRS e referenciar ao especialista

exame histopatológico conseguido por meio de biópsia renal. Como este é um procedimento invasivo, com riscos de complicações, reservamos para casos em que o resultado mudaria o tratamento ou prognóstico da doença. As causas de DRC são inúmeras: o Quadro 54-9 demonstra múltiplos exemplos de etiologias classificadas por achado patológico. No Brasil, de acordo com o Censo de Diálise da SBN, a principal causa é a nefropatia hipertensiva seguida da nefropatia diabética, glomerulonefrites e doença renal policística.

Frequentemente, encontramos pacientes com DM e DRC. Na maioria dos pacientes, a nefropatia deve ser atribuída ao DM se apresentar: albuminúria acentuadamente aumentada, albuminúria moderadamente aumentada associada à retinopatia diabética ou história de DM tipo 1 há mais de 10 anos. Devemos suspeitar de outra causa para a doença renal se: não houver retinopatia diabética, se houver queda rápida da TFG, proteinúria rapidamente crescente ou síndrome nefrótica, hipertensão arterial resistente, sedimento ativo, sinais ou sintomas de doença sistêmica ou redução > 30% na TFG entre 2-3 meses após início de IECA ou BRA.

QUADRO 54-9 Classificação da DRC: Alteração Patológica e Etiologia

Causas de doença renal crônica	
Alteração patológica	**Exemplos de etiologias**
Glomerulosclerose diabética	DM1 e DM2

Doenças glomerulares
▪ Glomerulonefrite proliferativa
  • GN proliferativa mesangial
  • GN membranoproliferativa
  • GN proliferativa focal
  • GN proliferativa difusa
  • GN crescente
	Lúpus eritematoso sistêmico, vasculite, endocardite infecciosa, hepatite B ou C, HIV, infecção

▪ Doenças glomerulares não inflamatórias
  • Doença por lesão mínima
  • Glomerulosclerose focal
  • Nefropatia membranosa
  • Doenças glomerulares fibrilares
	Doença de Hodgkin
	HIV, toxicidade por heroína
	Toxicidade medicamentosa, tumores sólidos

▪ Nefrite hereditária • Síndrome de Alport	Amiloidose, doença por cadeias leves

Doenças vasculares
▪ Doenças de grandes vasos
▪ Doenças de médios vasos
  • Nefrosclerose
▪ Doenças de pequenos vasos
  • Microangiopatia
	Estenose de artérias renais
	Hipertensão
	
	Anemia falciforme, síndrome hemolítico-urêmica

(Continua)

QUADRO 54-9 Classificação da DRC: Alteração Patológica e Etiologia *(Continuação)*

Causas de doença renal crônica	
Alteração patológica	**Exemplos de etiologias**
Doenças tubulointersticiais ▪ Nefrite tubulointersticial 　• Pielonefrite 　• Nefropatia por analgésicos 　• Nefrite intersticial alérgica 　• Nefrite intersticial granulomatosa 　• Nefrite intersticial autoimune ▪ Doença tubulointersticial não inflamatória 　• Nefropatia por refluxo 　• Nefropatia obstrutiva 　• Rim do mieloma	 Infecção, cálculo AINEs Antibióticos Sarcoidose Uveíte Refluxo vesicoureteral Malignidade, prostatismo, cálculo Mieloma múltiplo
Doenças císticas ▪ Doença renal policística ▪ Esclerose tuberosa ▪ Von Hippel Lindau ▪ Doença medular cística	Doença autossômica dominante ou recessiva
Doenças no transplante renal ▪ Rejeição crônica ▪ Toxicidade medicamentosa ▪ Doença recorrente ▪ Glomerulopatia do transplante	 Ciclosporina ou tacrolimus Doenças glomerulares

Modificado de KDOQI Clinical Practice Guidelines for Chronic Kidney Disease: Evaluation, Classification and Stratification. *Am J Kidney Dis* 2002;39(Suppl 2):S1-S246.

A causa medicamentosa pode ser sugerida pela história. Uma lista de medicamentos com potencial nefrotóxico e seus cuidados no paciente com DRC está disponível no Quadro 54-10.

QUADRO 54-10 Medicamentos: Cuidados Específicos na DRC

Medicamentos anti-hipertensivos	
IECA/BRA/antagonista da aldosterona/inibidores diretos da renina	▪ Evitar se houver suspeita de estenose de artérias renais ▪ TFG < 45: iniciar doses menores que as habituais ▪ Avaliar TFG e K sérico após início ▪ Suspender temporariamente em exames contrastados, grandes cirurgias, preparo de colonoscopia ▪ TFG > 30: não suspender rotineiramente
Betabloqueadores	▪ TFG < 30: reduzir dose em 50%
Analgésicos	
AINEs	▪ TFG < 30: evitar ▪ TFG < 60: terapia prolongada não recomendada ▪ Não usar em pacientes usando Lítio
Opioides	▪ TFG < 60: reduzir dose/TFG < 15: uso com cautela

QUADRO 54-10 Medicamentos: Cuidados Específicos na DRC *(Continuação)*

	Redutores de colesterol
Estatinas	▪ Sem ajuste necessário
Fenofibrato	▪ Pode aumentar nível de sCr após início ▪ TFG < 30: uso com cautela
	Anticoagulantes
Heparina de baixo peso molecular	▪ Ajuste de dose necessário ▪ TFG < 30: considerar heparina não fracionada
Varfarina	▪ TFG < 30: aumento do risco de sangramento: utilizar baixas doses e monitorizar mais frequentemente
	Radiocontraste

Se TFG < 60:
- Evitar agentes de alta osmolaridade
- Usar baixas doses, se possível
- Descontinuar agentes nefrotóxicos antes do exame contrastado, se possível
- Adequar hidratação antes e após exposição ao contraste
- Medir TFG após contraste

Identificar e Reduzir Fatores de Risco de Progressão e Fatores de Risco Cardiovascular

- *Fatores de risco de progressão:* fatores que estão associados a uma progressão mais acelerada da DRC podem ser divididos em: diagnóstico etiológico, fatores não modificáveis e fatores modificáveis.
  - *Diagnóstico etiológico:* nefropatia diabética (principalmente se associada a elevados níveis de proteinúria), doença glomerular, doença renal policística e doença renal em receptores de transplante têm progressão mais rápida.
  - *Fatores não modificáveis:* negros, função renal ao diagnóstico, sexo masculino e idade avançada também são indicadores de pior prognóstico.
  - *Fatores modificáveis:* níveis elevados de proteinúria, mau controle pressórico, mau controle glicêmico, uso de medicamentos nefrotóxicos e tabagismo estão associados a pior prognóstico.
- *Fatores de risco cardiovascular:* além da própria doença renal crônica, é frequente a associação a comorbidades que aumentem o risco cardiovascular como HAS, DM, obesidade, dislipidemia, entre outros.

A fim de evitar os dois principais desfechos desfavoráveis da DRC (progressão para DRCT e DCV), devemos implementar medidas para reduzir os fatores de risco de progressão modificáveis e fatores de risco cardiovascular. Recomenda-se:

- Cessação do tabagismo.
- Evitar o uso de medicamentos nefrotóxicos.
- Estimular modificações no estilo de vida.
- Manejo adequado do DM.
- Manejo adequado da HAS.

- Manejo da dislipidemia.
- Medidas para redução da proteinúria.

Modificações no Estilo de Vida

Recomenda-se a realização de atividade física compatível com a capacidade cardiovascular e tolerância por 30 minutos 5 vezes na semana e que se atinja um peso saudável (IMC entre 20-25).

Manejo do DM

A hiperglicemia leva a complicações vasculares em diversos órgãos-alvo incluindo os glomérulos renais. O tratamento intensivo da hiperglicemia previne a albuminúria e, consequentemente, atrasa a progressão da doença renal. No entanto, atingir alvos mais baixos de HbA1c pode estar associado a episódios mais frequentes de hipoglicemia nos pacientes com DRC. O que se recomenda pelo KDOQI 2012 é manter uma **HbA1c em torno de 7,0%,** aceitando-se alvos maiores em pacientes com múltiplas comorbidades, baixa expectativa de vida e risco maior de desenvolver hipoglicemia. Três grandes estudos, ADVANCE, ACCORD e VADT, mostraram que um controle intensivo da glicemia (HbA1c 6,4-6,9%) comparado ao padrão (HbA1c 7,3-8,4%), foi associado a uma redução da albuminúria a longo prazo. Os estudos não mostraram, no entanto, benefício na TFG e na progressão para DRCT, apesar de se presumir que reduzindo a apresentação da manifestação precoce da doença renal, reduza-se o evento final também. Além disso, os três estudos evidenciaram um aumento substancial (1,5-3 vezes) do número de hipoglicemias grave e não grave no grupo tratado de forma intensiva e não se mostrou redução do risco do desfecho primário neste grupo, definido como uma composição de eventos cardiovasculares adversos maiores. No estudo ACCORD, houve aumento da mortalidade por todas as causas no grupo tratado de forma intensiva, o que posteriormente foi analisado e mostrou-se que não foi atribuído diretamente à hipoglicemia. Além disso, anos de controle glicêmico intensivo são necessários para que se observe diminuição das complicações microvasculares. Logo, não se justifica aumentar o risco de hipoglicemia sem benefício provável em pacientes com baixa expectativa de vida.

Quanto ao tratamento farmacológico, devemos ter em mente que pacientes com redução da função renal apresentam risco elevado de hipoglicemia, tanto por diminuição da depuração da insulina e dos agentes hipoglicemiantes como pela diminuição da gliconeogênese renal, logo doses de hipoglicemiantes orais e de insulina devem ser ajustados, como demonstrado no Quadro 54-11.

QUADRO 54-11 Ajuste de Dose de Hipoglicemiantes Orais/Injetáveis para DM em DRC

Classe e agente hipoglicemiante	Ajuste
Sulfonilureias Clorpropamida (1ª geração) Glipizida (2ª geração) Glimepirida (2ª geração) Glicazida (2ª geração)	TFG 50-80: reduzir dose 50%/TFG < 50: evitar Sem ajuste necessário – é a sulfonilureia de escolha na DRC Começar 1 mg/dia Sem ajuste necessário
Meglitinidas Repaglinida Nateglinida	TFG < 30: começar 0,5 mg com refeições TFG < 30: começar 60 mg com refeições

QUADRO 54-11 Ajuste de Dose de Hipoglicemiantes Orais/Injetáveis para DM em DRC *(Continuação)*

Classe e agente hipoglicemiante	Ajuste
Biguanidas Metformina	Pelo FDA: não usar se Cr ≥ 1,5 mg/dL em homens ou ≥ 1,4 mg/dL em mulheres Recomendação mais aceita: interromper uso se TFG < 30 e reavaliar dose quando TFG < 45
Tiazolidinedionas Pioglitazona Rosiglitazona	Sem ajuste necessário. No entanto, apresentam risco de retenção hídrica e estão associados a maior risco de fratura e perda óssea, devendo ser usadas com cautela na DRC. Rosiglitazona foi associada a aumento de eventos cardiovasculares
Inibidores da alfaglucosidase Acarbose	TFG < 30: evitar
Inibidores do DPP-4 Sitagliptina Saxagliptina Linagliptina Vildagliptina	TFG > 50: 100 mg/d; TFG 30-50: 50 mg/d; TFG < 30: 25 mg/d TFG > 50: 5 mg/d; TFG ≤ 50: 2,5 mg/d Sem ajuste necessário TFG ≥ 50: 50 mg 2x/d; TFG < 50: 50 mg/d (não licenciado nos EUA)
Incretinomiméticos Exenatide Liraglutide	TFG < 30: não recomendado TFG < 60: não recomendado
Análogo da amilina Pramlintida	Sem ajuste necessário. Não recomendado para DRC estágio ≥ 4

Adaptado de National Kidney Foundation. KDOQI Clinical Practice Guideline for Diabetes and CKD: 2012 update. *Am J Kidney Dis* 2012;60(5):850-86.

Manejo da HAS

A medida da pressão arterial deverá ser realizada em todas as consultas. Deve-se orientar aos pacientes que façam restrição de sódio na dieta, limitando a < 2 g de sódio ou < 5 g de cloreto de sódio por dia, exceto se contraindicado. A dieta DASH recomendada para hipertensão, deverá ser modificada reduzindo-se a ingestão de potássio e fósforo. O alvo recomendado pelo KDIGO 2012 é ≤ 130x80 mmHg para pacientes com albuminúria ≥ 30 mg/24 h e ≤ 140x90 mmHg para pacientes com albuminúria < 30 mg/24 h. Os inibidores da enzima conversora de angiotensina (IECA) e bloqueadores do receptor de angiotensina (BRA) são considerados anti-hipertensivos de primeira linha em pacientes com DRC. Seu uso está indicado em todos pacientes diabéticos com albuminúria moderadamente aumentada ou pacientes com DRC, diabéticos ou não, com albuminúria acentuadamente aumentada. Não se recomenda a associação de IECA e BRA atualmente. Na maior parte dos casos será necessário o uso de mais de um anti-hipertensivo para o controle pressórico, podendo-se escolher entre os medicamentos de primeira-linha, frequentemente utilizando-se um diurético como associação inicial. Os diuréticos tiazídicos podem ser usados, porém, são efetivos apenas em pacientes com TFG > 30 mL/min/1,73 m². Em pacientes com TFG < 30 mL/min/1,73 m², recomenda-se o uso de diuréticos de alça. A pressão arterial, a TFG e o potássio sérico devem ser medidos antes e 12 semanas após início ou ajuste de dose de

IECA, BRA ou diurético. Um aumento de até 30% na creatinina sérica com a introdução de IECA/BRA é esperada. Pacientes com elevações acima deste valor devem ser avaliados quanto à possibilidade de estenose de artérias renais e a medicação deverá ser suspensa inicialmente. Deve-se usar com cautela e avaliar risco e benefício da medicação quando níveis de potássio ultrapassam 5,5 mEq/L, considerando o uso de medicações espoliadoras de potássio como diuréticos de alça em associação. Evitar o uso de IECA ou BRA em casos de K > 6 mEq/L.

Manejo da Dislipidemia
Devemos considerar o paciente como de alto risco para doenças cardiovasculares e tratar de acordo, usando estatina ou combinação de estatina + ezetimibe para reduzir o LDL. Recomenda-se não iniciar estatina para pacientes já em diálise.

Redução da Proteinúria
A principal medida terapêutica com eficácia para redução da proteinúria é o uso de inibidores da enzima conversora de angiotensina ou bloqueadores do receptor de angiotensina. Estudos mostram benefício do uso preferencial do IECA para DM1 e BRA para DM2. A dieta com restrição de sódio e o uso de diuréticos com ação espoliadora de sódio ampliam o efeito antiproteinúrico. Deve-se perseguir os menores níveis pressóricos tolerados. Os bloqueadores de canal de cálcio não di-hidropiridínicos, verapamil e diltiazem, são medicamentos de segunda linha com ação antiproteinúrica e podem ser associados ao IECA/BRA com este fim. Mais informações sobre proteinúria serão discutidas em capítulo próprio.

Classificar o Estágio da DRC, Avaliar e Tratar Complicações
Como mencionado anteriormente, na maioria dos pacientes com DRC, o nível da TFG tem boa correlação com o surgimento e com a gravidade de complicações. As diretrizes clínicas para o cuidado ao paciente com doença renal crônica do Ministério da Saúde recomenda abordagem de acordo com os estágios descritos no Quadro 54-12.

QUADRO 54-12 Manejo Clínico do Paciente com DRC de Acordo com o Estágio

	Controlar fatores de risco modificáveis, evitar medicamentos nefrotóxicos
Estágio 1	<ul><li>Acompanhamento na Unidade Básica de Saúde (UBS)</li><li>Tratamento de fatores de risco modificáveis de progressão e DCV</li><li>Dosagem de Cr sérica (e cálculo da TFG) e EAS anualmente</li><li>Atualização do calendário vacinal de acordo com o PNI</li><li>Restrição dietética de sódio</li></ul>
Estágio 2	<ul><li>Acompanhamento na UBS, todas as recomendações acima +:</li><li>Dosagem de Cr sérica (e cálculo da TFG), EAS e RAC anualmente</li></ul>
Estágio 3a	<ul><li>Acompanhamento na UBS, todas as recomendações acima +:</li><li>Dosagem de Cr sérica (e cálculo da TFG), EAS, RAC, K sérico anualmente</li><li>Dosagem de PTH intacto e P sérico anualmente</li><li>Se RAC > 30 mg/g – avaliação semestral</li><li>Sorologias para Hepatite B</li><li>Ajuste de doses de medicamentos de acordo com a TFG</li></ul>

QUADRO 54-12	Manejo Clínico do Paciente com DRC de Acordo com o Estágio *(Continuação)*
Estágio 3b	▪ Acompanhamento na UBS, todas as recomendações acima +: ▪ Dosagem de Cr sérica (e cálculo da TFG), EAS, RAC, K sérico semestralmente ▪ Dosagem de cálcio, PTH, P sérico, proteínas totais e frações anualmente ▪ Em pacientes com diagnóstico de anemia (Hb < 13 g/dL para homens e Hb < 12 g/dL para mulheres) dosar hematócrito e hemoglobina, ferritina e índice de saturação de transferrina (IST)

Estágio 4	▪ Acompanhamento com equipe multiprofissional em unidade de atenção especializada em DRC com no mínimo: um médico nefrologista, enfermeiro, nutricionista, psicólogo e assistente social
	▪ Avaliação nefrológica trimestralmente ou de acordo com indicação clínica
	▪ Esclarecimento sobre modalidades de TRS por equipe multiprofissional
	▪ Se optado por hemodiálise, encaminhamento para confecção de FAV em serviço de referência quando TFG < 20 mL/min/1,73 m²
	▪ Se optado por diálise peritoneal, encaminhamento para treinamento por equipe multidisciplinar e para serviço de referência de implantação de cateter em período suficiente para início programado de diálise
	▪ Solicitar dosagem:
	  • Trimestral: Cr, U, Ca, P, K, Ht, Hb, ferritina, IST nos pacientes com anemia
	  • Semestral: PTH, fosfatase alcalina, gasometria venosa ou reserva alcalina, proteínas totais e frações e RAC
	  • Anual: anti-Hbs
	▪ Restrição proteica dietética para 0,8 g/kg/dia e acompanhamento nutricional. Não ultrapassar 1,3 g/kg/dia
	▪ Reposição de bicarbonato via oral para pacientes com acidose metabólica (HCO_3 < 22 na gasometria venosa)

Estágio 5 em tratamento conservador	▪ Todas as recomendações acima +:
	▪ Solicitar dosagem:
	  • Mensal: Cr, U, Ca, P, K, Ht, Hb
	  • Trimestral: ferritina, IST, PTH, fosfatase alcalina, gasometria venosa ou reserva alcalina, proteínas totais e frações
	  • Semestral: 25-OH vitamina D
	  • Anual: anti-Hbs, anti-HCV, HbsAg, anti-HIV
	▪ Deve-se indicar TRS para pacientes com TFG < 10 mL/min/1,73 m² ou < 15 mL/min/1,73 m² se diabético < 18 anos, respeitando a condição clínica e alterações laboratoriais do paciente
	▪ Encaminhar paciente para serviços especializados em transplante

Estágio 5 em diálise	▪ Acompanhamento em unidade de atenção especializada

Adaptado de Brasil. Ministério da Saúde. Secretaria de Atenção à Saúde. Departamento de Atenção Especializada e Temática. Diretrizes Clínicas para o Cuidado ao paciente com Doença Renal Crônica – DRC no Sistema Único de Saúde. Secretaria de Atenção à Saúde. Departamento de Atenção Especializada e Temática. Brasília; 2014. p. 37.

Nos estágios 1-3, devem ser encaminhados à unidade de atenção especializada em DRC pacientes que se apresentem: RAC > 1 g/g se não diabético ou perda de > 30% da TFG após início de IECA ou BRA.

O tratamento das complicações requer frequentemente cuidados de uma equipe multidisciplinar. Suas principais características serão discutidas a seguir.

Orientações Nutricionais

O paciente com DRC deve ser acompanhado por equipe de nutrição e receber orientações dietéticas.

A restrição proteica de 0,8 g/kg/dia está indicada para pacientes com TFG < 30 mL/min/1,73 m². Em pacientes com TFG > 30 mL/min/1,73 m² com risco de progressão, evitar ingestão proteica maior que 1,3 g/kg/dia.

A restrição de sódio, < 2 g de sódio (correspondente a < 5 g de cloreto de sódio), está indicada para todos pacientes, exceto se contraindicado.

A restrição de fósforo na dieta, 800-1.000 mg/d, está recomendada no caso de hiperfosfatemia.

A restrição de potássio, 40-60 mEq/dia, é recomendada para pacientes com TFG < 30 mL/min/1,73 m².

O Quadro 54-13 fornece exemplos de alimentos ricos em potássio e fósforo.

Abordagem da Anemia

A dosagem de hemoglobina deverá ser realizada em todos pacientes com DRC rotineiramente. Em pacientes sem anemia prévia deverá ser dosada anualmente no estágio 3, semestralmente nos estágios 4-5 e trimestralmente se em diálise. Se o paciente já apresenta anemia, ainda sem tratamento com EPO, Hb deve ser dosada trimestralmente se estágios 3-5 e mensalmente se em diálise. A anemia é diagnosticada quando a hemoglobina for inferior a 13 g/dL em homens e 12 g/dL em mulheres. Após estabelecimento do diagnóstico deve-se buscar outros fatores, além da deficiência na produção de eritropoietina (EPO), que possam estar causando ou contribuindo para a anemia ou hiporresponsividade à EPO. A avaliação inicial da anemia deve incluir: hemograma com índices hematimétricos, contagem de reticulócitos, ferritina, índice de saturação da transferrina (IST), ácido fólico e vitamina B12. Em caso de deficiências, reposições deverão ser realizadas antes do tratamento com EPO. O alvo de hemoglobina recomendado para pacientes com DRC que estejam recebendo EPO é de 10-11,5 g/dL, não ultrapassando 13 g/dL. Estudos mostram aumento de mortalidade, aumento do número de eventos cerebrovasculares, aumento de hipertensão e trombose de acessos em pacientes tratados com alvo acima de 13 g/dL.

- **Suplementação de ferro:** o objetivo da reposição de ferro é evitar a depleção dos estoques e a eritropoiese deficiente. A deficiência absoluta de ferro é definida por IST < 20% e ferritina < 100 ng/mL em pacientes não dialíticos e < 200 ng/mL em pacientes em hemodiálise. Nestes casos está sempre recomendada a reposição dos estoques de ferro. Alguns pacientes terão níveis acima destes descritos, porém apresentam benefício da reposição de ferro com

QUADRO 54-13 Exemplos de Alimentos Ricos em Potássio e Fósforo

Alimentos ricos em potássio	Alimentos ricos em fósforo
Abacate, banana, coco, frutas secas, figo, kiwi, manga, laranja, passas, alcachofra, feijão, brócolis, repolho (cru), cenoura (crua), azeitona, batata, abóbora, tomate, carne moída, lagosta, salmão, sardinha, carne de vaca, chocolate, leite e seus derivados, granola, manteiga de amendoim, leite de soja, farelo de trigo	Alimentos processados (apresentam aditivos alimentares), refrigerante, fontes proteicas (carne animal, ovo), chocolate, leite e derivados, feijão, amendoim

aumento da hemoglobina e diminuição da dose de EPO. Pacientes com níveis de IST > 30% e ferritina > 500 ngm/mL, no entanto, provavelmente não terão resposta com a suplementação, não sendo recomendada. Em pacientes com IST < 20%, porém, com ferritina elevada (> 100-200 ng/mL), podemos realizar um teste terapêutico para diferenciar deficiência funcional (que responderá à suplementação) de estado inflamatório crônico (que não responderá). Deve-se monitorar a cinética de ferro trimestralmente quando em tratamento com EPO ou, mais frequentemente, quando se inicia ou altera a dose de EPO ou após reposição venosa de ferro.

A reposição de ferro pode ser feita via oral ou parenteral. Em pacientes que não estão em diálise, pode-se tentar, inicialmente, a reposição oral com sais de ferro, sendo o mais utilizado o sulfato ferroso. Em casos de intolerância gastrointestinal ou ausência de resposta com a suplementação oral, a via venosa passa a ser indicada. Em pacientes em diálise, estudos não mostram resposta com suplementação oral de ferro, estando sempre indicada a reposição venosa. O ferro parenteral mais utilizado em nosso meio é o sacarato de hidróxido férrico. As doses recomendadas estão descritas no Quadro 54-14.

A administração venosa de ferro deve ser feita sempre em locais onde haja equipe treinada e suporte necessário para ressuscitação, uma vez que há risco de reação de hipersensibilidade. É importante lembrar também que quelantes de fósforo à base de cálcio interferem na absorção oral de ferro. A reposição de ferro parenteral deve ser evitada em pacientes com infecções sistêmicas ativas.

- *Uso de medicamentos estimuladores da eritropoiese (MEE):* o tratamento com MEE não deve ser iniciado para pacientes não dialíticos se Hb ≥ 10 g/dL. Em pacientes com Hb < 10 g/dL o início do tratamento deverá ser individualizado. Antes e durante o tratamento com EPO deve-se atentar a níveis pressóricos e adequação do acesso vascular. A dose inicial e os ajustes da EPO dependerão do nível de hemoglobina do paciente, da taxa de aumento observada e circunstâncias clínicas. Deve-se solicitar, ao menos mensalmente, dosagem de Hb ao iniciar o tratamento com MEE e, posteriormente, trimestralmente nos pacientes não dialíticos e, mensalmente, nos dialíticos. A via de administração dependerá do estágio do paciente e classe de EPO usada: preferência para via subcutânea para pacientes não dialíticos e venosa para pacientes em hemodiálise pela conveniência. Durante a fase de correção da anemia, objetiva-se um aumento mensal de 1-2 g/dL na hemoglobina. Se < 1 g/dL aumentar dose em 25%; se > 2 g/dL reduzir dose em 25-50%. O KDIGO recomenda a redução da dose sem suspensão temporária da medicação. O Quadro 54-15 indica as doses utilizadas dos principais MEE utilizados em nosso meio.

QUADRO 54-14	Doses Indicadas para Suplementação de Ferro Oral e Venoso
Sulfato ferroso (VO)	- 65 mg de Fe elementar três vezes ao dia longe das refeições, com suco cítrico
Sacarato de hidróxido férrico (IV)	- Se IST < 20% e ferritina < 200 ng/mL – 1 g de ferro dividido em: 100 mg em 10 sessões ou 200 mg em 5 sessões - Se IST 20-40% e ferritina 200-500 ng/mL – 40-50 mg/semana ou 100 mg quinzenal ou 200 mg/mês - Se IST < 20% e ferritina > 500 ng/mL – 20-50 mg/semana

Adaptado de Diretriz para o Tratamento da Anemia no Paciente com Doença Renal Crônica. *J Bras Nefrol 2007*;29(4-Supl. 4).

QUADRO 54-15 Doses Recomendadas para MEE

Medicamento	Dose inicial	Dose de manutenção
Eritropoietina	50-100 U/kg/semana em três doses semanais	20-30% menor que a dose usada na fase de correção
Darbepoetina	0,45 µg/kg/semana ou 0,75 µg/kg a cada 2 semanas	20-30% menor que a dose usada na fase de correção

Adaptado de Diretriz para o Tratamento da Anemia no Paciente com Doença Renal Crônica. J Bras Nefrol 2007;29(4-Supl. 4).

Abordagem dos Distúrbios do Metabolismo Cálcio-Fósforo e DMO

Como descrito anteriormente, a partir do estágio 3 está recomendada a dosagem de fósforo e PTH ao menos anualmente. Os alvos recomendados dependem do estágio da doença (Quadro 54-16).

De acordo com o KDIGO e a Sociedade Brasileira de Nefrologia, nos estágios 3-5 não em diálise, recomenda-se manter os níveis séricos de fósforo, cálcio e PTH dentro dos valores da normalidade. No estágio 5D, recomenda-se tender o fósforo à normalidade e manter PTH de 2-9 vezes o limite superior da normalidade.

Caso o PTH esteja acima do alvo recomendado, está indicada a avaliação dos níveis de fósforo, cálcio e 25-OH-vitamina D. Em caso de hiperfosfatemia, está indicada a restrição dietética de fósforo e em caso de hipocalcemia a suplementação de cálcio. Quanto à 25-OH-vitamina D, caso normal, a dosagem deverá ser repetida anualmente. Caso insuficiente ou deficiente está recomendada a reposição com vitamina inativa (ergocalciferol D2 ou colecalciferol D3) (Quadro 54-17).

QUADRO 54-16 Níveis Séricos de PTH e P Recomendados de Acordo com Estágio da DRC.

Estágios	Níveis séricos de PTH	Níveis séricos de fósforo
3	35-70 pg/mL	3,0-4,6 mg/dL
4	70-110 pg/mL	3,0-4,6 mg/dL
5	150-300 pg/mL	3,5-5,5 mg/dL

Adaptado de Brasil. Ministério da Saúde. Secretaria de Atenção à Saúde. Departamento de Atenção Especializada e Temática. Diretrizes Clínicas para o Cuidado ao paciente com Doença Renal Crônica – DRC no Sistema Único de Saúde. Secretaria de Atenção à Saúde. Departamento de Atenção Especializada e Temática. Brasília; 2014. p. 37.

QUADRO 54-17 Suplementação de Vitamina D de Acordo com o Nível Sérico de 25-OH-vit D

Nível sérico (ng/mL)	Dose de ergocalciferol (D2) ou colecalciferol (D3)	Tempo de suplementação
<5	50.000 UI/semana por 12 semanas Depois, 50.000 U/mês	6 meses e repetir dosagem de 25-vit D
5-15	50.000 UI/semana por 4 semanas Depois, 50.000 U/mês	6 meses e repetir dosagem de 25-vit D
16-30	50.000 UI/mês	6 meses e repetir dosagem de 25-vit D

Adaptado de Diretrizes Brasileiras de Prática Clínica para o Distúrbio Mineral e Ósseo na Doença Renal Crônica. J Bras Nefrol 2011;33(Supl 1):S1-S6. Após completar estoque de vitamina D, manter suplementação com dose diária recomendada (800-1.000 U por dia).

Caso o PTH se mantenha elevado apesar da reposição dos estoques de 25-OH-vitamina D e da correção da calcemia e fosfatemia, está indicado o tratamento com vitamina D ativa: calcitriol ou análogos da vitamina D, sendo o paricalcitol o mais utilizado em nosso meio. Este tratamento só pode ser iniciado caso os níveis séricos de cálcio e fósforo não sejam elevados, pois por aumentar a absorção intestinal desses elementos, pode levar à elevação da calcemia e fosfatemia. A administração do calcitriol pode ser oral ou venosa e intermitente (3 vezes na semana) ou diariamente. Alguns estudos sugerem maior eficácia da administração venosa e intermitente. Em casos de hiperparatireoidismo leve a moderado qualquer forma de administração parece ser eficaz. Nas formas graves (PTH > 600 pg/mL), a via venosa e a administração intermitente são preferenciais.

Durante o tratamento com vitamina D ativa, níveis de cálcio e fósforo devem ser monitorizados mensalmente inicialmente por 3 meses e depois trimestralmente. O PTH sérico deve ser solicitado a cada 3 meses. Caso o PTH caia para abaixo do alvo recomendado, deve-se suspender o tratamento até o PTH voltar ao normal e depois reiniciar a vitamina D na metade da dose ou em dias alternados se já estiver na menor dose possível. Caso o cálcio sérico aumente para valores acima de 9,5 mg/dL, deve-se suspender a vitamina D e retomar quando os níveis de cálcio voltarem ao normal, em metade da dose ou em dias alternados. Caso ocorra hiperfosfatemia, também se deve suspender a vitamina D, iniciar medidas para redução do fósforo e retomar o tratamento com vitamina D quando o fósforo sérico voltar ao normal, com a mesma dose utilizada antes.

Em caso de hiperfosfatemia, está recomendada a restrição dietética de fósforo (800-1.000 mg/dia) e se insuficiente, início de quelantes de fósforo. Em paciente com DRC estágio 3-4, recomenda-se o uso de quelantes à base de cálcio como tratamento inicial. Em pacientes com DRC estágio 5, quelantes à base de cálcio ou quelantes isentos de cálcio, alumínio ou magnésio como o sevelamer podem ser usados como tratamento inicial. Quelantes isentos de cálcio são preferíveis em pacientes com hipercalcemia ou calcificação vascular ou de tecidos moles. Quando utilizados quelantes à base de cálcio, a dose total de cálcio elementar fornecido pelo quelante não deve exceder 1.500 mg/dia e a ingestão total de cálcio elementar não deve exceder 2.000 mg/dia (Quadro 54-18). No caso de hipercalcemia, deve-se reduzir a dosagem do quelante à base de cálcio ou substituí-lo por outro isento de cálcio e reduzir ou suspender temporariamente o tratamento com vitamina D.

Em pacientes estágio 5 em diálise em que o PTH se mantém elevado apesar do tratamento adequado ou quando há impossibilidade de usar vitamina D por hiperfosfatemia refratária, está indicado o uso de calcimiméticos. Esta classe de medicamento, representada pelo cloridrato de cinacalcete, suprime a secreção de PTH aumentando a sensibilidade de receptores de cálcio da paratireoide aos níveis de cálcio sérico. Seu uso está aprovado para o tratamento do hiperparatireoidismo secundário em pacientes em diálise.

QUADRO 54-18 Tipos e Dosagens de Quelantes de Fósforo

Acetato de cálcio (25% cálcio elementar)	1-1,5 g de cálcio elementar por dia
Carbonato de cálcio (40% cálcio elementar)	1-1,5 g de cálcio elementar por dia
Cloridrato de sevelamer	800-2.400 mg 3x/dia
Carbonato de sevelamer	800-2.400 mg 3x/dia
Carbonato de lantânio	500-1.000 mg 3x/dia

Adaptado de Krol DG. Henry Ford Medical Group. Chronic Kidney Disease (CKD): Clinical Practice Recommendations for Primary Care Physicians and Healthcare Providers. 6th ed. Henry Ford Health System. A Collaborative approach; 2011. p. 2-10.

A paratireoidectomia está indicada para pacientes com hiperparatireoidismo grave (PTH > 800 pg/mL) associado à hipercalcemia e/ou hiperfosfatemia refratárias ao tratamento medicamentoso. Nestes casos, faz-se uma paratireoidectomia subtotal ou total com autotransplante de tecido da paratireoide.

O tratamento da osteomalacia poderá ser com a reposição de vitamina D se a causa for deficiência desta vitamina ou deferoxamina em caso de intoxicação pelo alumínio. A doença óssea adinâmica, determinada por biópsia óssea ou PTH < 100 pg/mL no estágio 5, deve ser tratada permitindo-se o aumento do PTH, diminuindo a dose ou suspendendo quelantes de fósforo à base de cálcio e vitamina D.

Na Figura 54-4 resumimos a abordagem ao paciente com hiperparatireoidismo secundário.

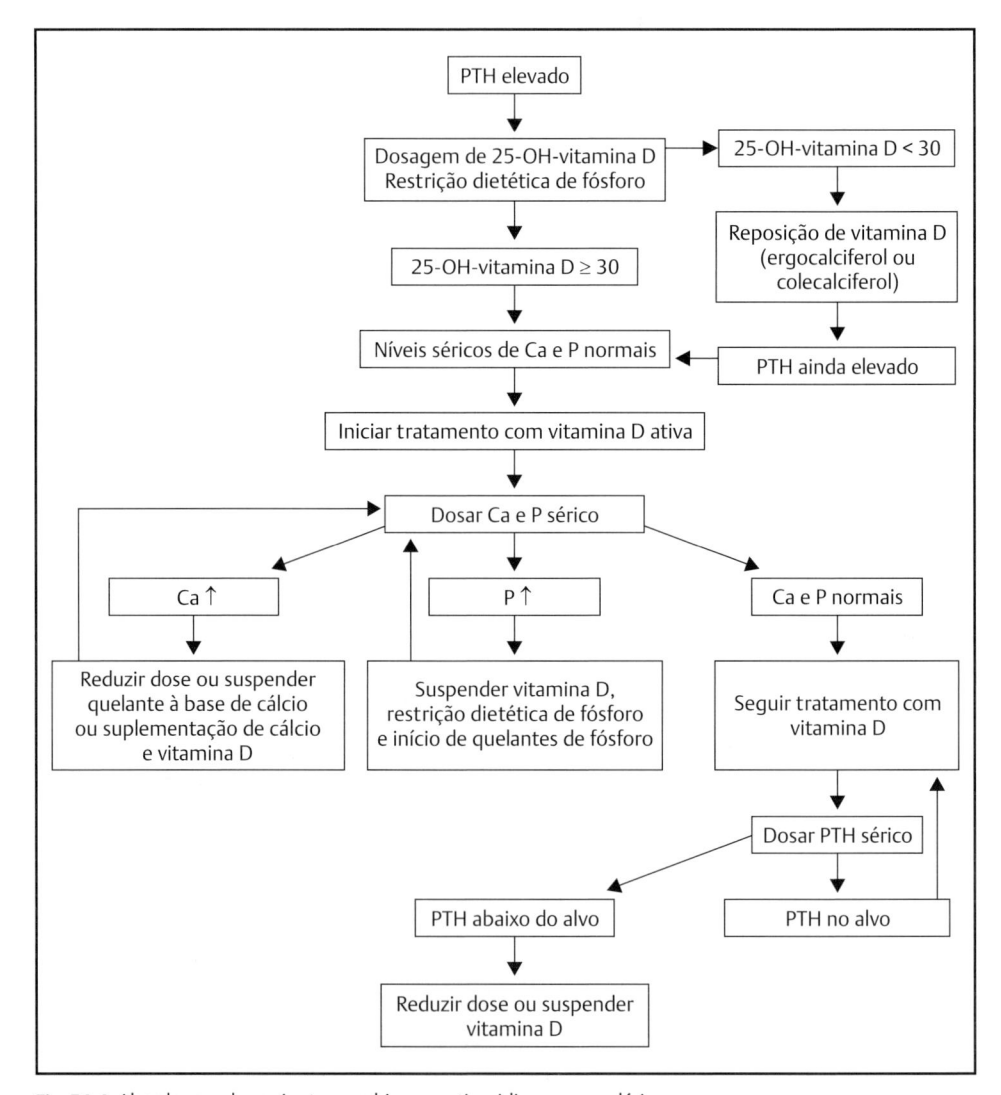

Fig. 54-4. Abordagem do paciente com hiperparatireoidismo secundário.

Abordagem da Acidose Metabólica

A administração de sais alcalinos está indicada para pacientes com acidose metabólica, objetivando um HCO_3 de 22-26 mEq/L. O sal mais usado em nosso meio é o bicarbonato de sódio oral em pó e a dose recomendada é de 0,5-2 mEq/kg/dia.

Ajuste Medicamentoso

Uma lista com potenciais agentes nefrotóxicos e ajustes medicamentosos necessários de acordo com a TFG está disponível no Quadro 54-10.

Preparação do Paciente para TRS e Quando Referenciar ao Especialista

De acordo com as recomendações do Ministério da Saúde, o paciente deverá ser encaminhado ao médico especialista se: DRC estágio 4, RAC > 1 g/g se não diabético ou se houver piora > 30% da TFG após início de IECA/BRA.

A partir do estágio 4, também deve-se iniciar o esclarecimento ao paciente quanto às modalidades de terapia renal substitutiva por equipe multidisciplinar, decidindo em conjunto com o paciente a modalidade mais indicada entre hemodiálise, diálise peritoneal ou transplante. Todos os pacientes deverão ser instruídos a preservar veias que possam ser usadas para acesso vascular no futuro, dando-se preferência para punção de veias mais periféricas possíveis para coleta de sangue e implantação de acesso periférico. Se optado por hemodiálise, o paciente deverá ser encaminhado para confecção da fístula arteriovenosa em serviço de referência quando TFG < 20 mL/min/1,73 m². Se optado por diálise peritoneal, deve-se encaminhar para treinamento por equipe multidisciplinar e para serviço de referência de implantação de cateter em período suficiente para início programado de diálise. Pacientes com DRC estágio 5 devem ser encaminhados para serviços especializados em transplante renal, caso esta seja uma opção.

AGRADECIMENTOS

Os autores agradecem a grande colaboração da Dra. Marise Godinho, MD, na discussão de inúmeros temas do presente texto.

BIBLIOGRAFIA

Brasil. Ministério da Saúde. Secretaria de Atenção à Saúde. Departamento de Atenção Especializada e Temática. Diretrizes Clínicas para o Cuidado ao paciente com Doença Renal Crônica – DRC no Sistema Único de Saúde. Secretaria de Atenção à Saúde. Departamento de Atenção Especializada e Temática. – Brasília; 2014. p. 37.

Censo da Sociedade Brasileira de Nefrologia (SBN) 2015. Disponível em: http://www.censo-sbn.org.br/inicio.

Diretriz para o Tratamento da Anemia no Paciente com Doença Renal Crônica. *J Bras Nefrol* 2007;29(4-Supl. 4).

Diretrizes Brasileiras de Prática Clínica para o Distúrbio Mineral e Ósseo na Doença Renal Crônica. *J Bras Nefrol* 2011;33(Supl 1):S1-S6.

K/DOQI Clinical Practice Guidelines and Clinical Practice Recommendations for Anemia in Chronic Kidney Disease. *Am J Kidney Dis* 2006;47:S28-32.

K/DOQI Clinical Practice Guidelines for Bone Metabolism and Disease in Chronic Kidney Disease. *Am J Kidney Dis* 2003;42(suppl 3):S1-S202.

K/DOQI Clinical Practice Guidelines for Chronic Kidney Disease: Evaluation, Classification and Stratification. *Am J Kidney Dis* 2002;39(Suppl 2):S1-S246.

Kidney Disease: Improving Global Outcomes (KDIGO) Anemia Work Group. KDIGO Clinical Practice Guideline for Anemia in Chronic Kidney Disease. *Kidney Int Suppl* 2012;2:279-335.

Kidney Disease: Improving Global Outcomes (KDIGO) CKD Work Group. KDIGO 2012 Clinical Practice Guideline for the Evaluation and Management of Chronic Kidney Disease. *Kidney Int Suppl* 2013;3:1-150.

Kidney Disease: Improving Global Outcomes (KDIGO) CKD-MBD Work Group. KDIGO clinical practice guideline for the diagnosis, evaluation, prevention, and treatment of chronic kidney disease-mineral and bone disorder (CKD-MBD). *Kidney Int* 2009;76(Suppl 113):S1-S130.

Krol DG. Henry Ford Medical Group. Chronic Kidney Disease (CKD): Clinical Practice Recommendations for Primary Care Physicians and Healthcare Providers, 6th ed. Henry Ford Health System. A Collaborative Approach; 2011. p. 2-10.

Klahr S, Levey AS, Beck GJ et al. The effects of dietary protein restriction and blood-pressure control on the progression of chronic renal disease. Modification of Diet in Renal Disease Study Group. *N Engl J Med* 1994 Mar 31;330(13):877-84.

National Kidney Foundation. KDOQI Clinical Practice Guideline for Diabetes and CKD: 2012 update. *Am J Kidney Dis* 2012;60(5):850-86.

55 Incontinência Urinária

Gustavo Gonçalves de Moura ▪ *Victor José Gonçalves de Moura*

INTRODUÇÃO E FISIOLOGIA DA MICÇÃO
Em linhas gerais, a bexiga tem a função de armazenar e eliminar a urina, periodicamente. Assim, para que estas funções ocorram de forma adequada, é necessária uma sincronia entre a musculatura lisa vesical (detrusor) e o tônus esfincteriano uretral. Durante o enchimento, haverá um relaxamento do detrusor, aliado a uma elevação do tônus do esfíncter e, durante o esvaziamento, ocorrerá um movimento oposto.

Mas como ocorre esta coordenação tão perfeita durante a micção de um indivíduo saudável? Embora não seja a intenção do capítulo, é mister que saibamos que esta coordenação envolve uma complexa interação entre os sistemas nervosos central e periférico, mediada pelo efeito de inúmeros neurotransmissores. Aprofundando-nos mais neste conhecimento, devemos lembrar que o trato urinário inferior é inervado por três fontes: os sistemas nervosos autônomos simpático e parassimpático e os neurônios do sistema nervoso somático.

Em resumo:

A) **Enchimento vesical:** controlado pelo sistema nervoso simpático e dependente de:
- *Contração esfincteriana:* graças à ação alfa-adrenérgica sobre os receptores do colo vesical e uretra.
- *Relaxamento do detrusor:* graças à ação beta-adrenérgica nos receptores (majoritariamente beta3) do corpo vesical.

B) **Esvaziamento vesical:** controlado pelo sistema nervoso parassimpático e dependente de:
- *Relaxamento esfincteriano:* graças ao fim do estímulo sobre os receptores alfa.
- *Contração do detrusor:* graças ao fim do estímulo sobre os receptores beta.

DEFINIÇÃO
A incontinência urinária era definida como qualquer perda **involuntária** de urina. Entretanto, esta definição foi ampliada, pois se excluem deste quadro as crianças. Além disso, esta perda tem de ser demonstrável e causar problemas ao paciente, sendo de cunho social ou higiênico, podendo se manifestar como um ou mais sintomas, sinais ou uma observação no exame de urodinâmica.

- *Sintoma:* É objetivamente dito pelo paciente ou por um cuidador do mesmo.
- *Sinal:* É observado durante o exame físico.
- *Observação urodinâmica:* Avaliado durante o exame, podendo levar a sintomas ou não.

EPIDEMIOLOGIA
Como se sabe, a prevalência de incontinência urinária é muito maior no sexo feminino, variando de acordo com a população e faixa etária, sendo mais frequente com o envelhecimento.

Quanto ao valor exato, os estudos variam. Todavia, podemos dizer que a prevalência fica entre 10-40% em pacientes jovens do sexo feminino, se elevando para 20-60% em pacientes pós-menopausa. Sabe-se também que cerca de 40-50% das mulheres apresentarão ao menos um episódio de incontinência urinária ao longo da vida.

Nos homens, a prevalência gira em torno de 10% em indivíduos com 60-70 anos, podendo chegar a 35% nas idades mais avançadas.

Sobre o gasto total em saúde, estima-se que na década de 2000, apenas nos EUA, 19,5 bilhões de dólares foram gastos (direta ou indiretamente) para tratar pacientes com essa afecção, dos quais 75% foram usados para o tratamento de pacientes do sexo feminino.

Mas por que a prevalência é tão "gritante" no sexo feminino? Em decorrência, principalmente, do menor comprimento uretral neste sexo (4-5 cm nas mulheres e 15-20 cm nos homens) e a maior probabilidade de injúrias musculofasciais durante a gestação e o parto.

CAUSAS/CLASSIFICAÇÃO

Neste tópico, temos que começar relembrando que um quadro de incontinência pode ser transitório ou crônico.

A incontinência transitória pode ocorrer pós-parto ou durante um quadro de infecção aguda do trato urinário. Nestes casos, a resolução costuma ocorrer de maneira espontânea.

Em contrapartida, a incontinência crônica pode resultar de muitas causas, sendo, com frequência, persistente e progressiva.

Uma forma extremamente didática de separarmos as causas da incontinência crônica é pela localização; sendo **extrauretral** ou **uretral**. Vamos lá...

A) Extrauretral:
- Fístulas urinárias:
  - Vesico (uretro) vaginal.
  - Ureterovaginal.
- Malformações congênitas:
  - Epispadias/extrofias/cloacas.
  - Ectopias uretrais.

B) Via uretral:
- Malformações congênitas:
  - Epispadia.
  - Ectopias ureterais.
- Causas neurológicas:
  - Bexiga neurogênica.
- Insuficiência esfincteriana:
  - Iatrogênica.
  - Cicatricial.
  - Tumores.
- Incontinência paradoxal:
  - Estenose uretral.
  - Distúrbio de esvaziamento.
- Bexiga hiperativa:
  - Idiopática.
  - Irritativa.
  - Senil.
- Incontinência urinária de esforço.
- Incontinência urinária de esforço mista.

DIAGNÓSTICO (ANAMNESE E EXAME FÍSICO)

De uma forma geral, o diagnóstico de incontinência urinária é feito, unicamente, com uma boa anamnese. Guardadas algumas exceções (como pacientes idosos, que, muitas vezes não relatam por esquecimento ou vergonha), o paciente chegará para você com esta queixa: "Doutor, estou perdendo urina de forma involuntária!". Está, portanto, dado o diagnóstico!

Mas calma... Como vimos acima, as causas são inúmeras e a sua anamnese agora será **dirigida** e pautada na queixa do paciente.

Serão importantes perguntas como:

- Quantas vezes por dia o paciente perde urina.
- Se usa absorvente – Quantos por dia.
- Em quais situações ocorre perda urinária.
- Fatores que melhoram ou pioram o sintoma de incontinência.
- Se há associação à disúria, hematúria, estrangúria, noctúria, urgência ou qualquer outro sintoma do trato urinário inferior.
- Se há algum momento do dia em que a perda é mais comum.
- Se se trata de uma puérpera.
- Se houve cirurgia prévia que possa justicar o quadro.

Porém, só a anamnese não é suficiente para "fecharmos" o diagnóstico. O exame físico minucioso (urológico e ginecológico) é, também, essencial. A identificação de uma fístula ou de uma epispadia pode ser feita.

EXAMES COMPLEMENTARES

Pois bem, agora que temos o diagnóstico etiológico **mais provável** em mãos, cabe sabermos os exames que complementam o nosso raciocínio clínico.

Como sabemos, alguns quadros apresentam sintomatologia extremamente similar e não é incomum lançarmos mão de alguns exames que podem (e no geral vão) nos levar ao diagnóstico definitivo.

Vamos, então, relembrar alguns exames que podem ser solicitados:

- *Diário miccional:* serve para quantificar a perda urinária.
- *EAS (urina tipo I); urinocultura e antibiograma:* servem para avaliar possível ITU.
- *Urina residual pós-miccional:* pode ser obtida por **ecografia** ou cateterização vesical, sendo considerado como limite superior normal o valor de 30 mL em ecografia transvaginal e 50-100 mL em cateterização.
- *Urodinâmica:* estudo funcional do trato urinário inferior que envolve um conjunto de testes clínicos. Serve bem para definir, precisamente, a função vesical e uretral.
- *Uretrocistoscopia; urotomografia; USG de vias urinárias:* exames de imagem e/ou mais invasivos estão recomendados para quando houver suspeita de origem no trato urinário superior, causas neoplásicas ou quando o paciente se queixar de hematúria associada.

TRATAMENTO

Uma das melhores referências em tratamento de incontinência (tanto masculina, como feminina) é o Comitê Científico da 5th *International Consultation on Incontinence*.

De início, esta respeitada referência recomenda um tratamento inicial e um algoritmo especializado de tratamento para todos os tipos de incontinência. Por isso, na avaliação inicial, o clínico deve identificar o grupo de incontinência complicada para manejo especializado. Isso inclui uma avaliação se a incontinência é recorrente ou total e se esta queixa está associada a outros sinais e/ou sintomas, como disúria, estrangúria, hematúria, infecção recorrente, irradiação prévia da próstata, história de cirurgia pélvica, suspeita de fístula e resíduo significativo pós-miccional.

Mas quais são os grupos em que o tratamento inicial deve ser indicado? Casos de incontinência de esforço, urge-incontinência e incontinência com sintomas mistos.

Revisando, a avaliação clínica inicial deve incluir escores de sintomas gerais, urinários, do assoalho pélvico, qualidade de vida, desejo de tratamento, exame físico, sumário de urina e urina residual pós-miccional.

Já o tratamento inicial deve, sempre, se iniciar por mudanças no estilo de vida; treinamento da musculatura vesical (detrusor); fisioterapia do assoalho pélvico, além de produtos e medicamentos para incontinência. A seguir, relembramos algumas classes de dosagens:

- *Antimuscarínicos (anticolinérgicos):* atuam bloqueando os receptores "M" no corpo da bexiga, relaxando a musculatura lisa e promovendo um efeito antiespasmódico. Exemplos: oxibutinina (5 mg – 3 vezes ao dia), solifenacina (5 mg – 1 vez ao dia), tolterodina (2 mg – 1 vez ao dia).
- *Agonistas beta-adrenérgicos:* agem sobre os receptores beta (principalmente beta 3) da bexiga, promovendo relaxamento vesical e inibindo contrações. Exemplo: mirabegrona (25 ou 50 mg – 1 vez ao dia).
- *Estrogênio tópico de curta duração:* com aplicação tópica (gel ou creme), atuam melhorando o tônus muscular da uretra e da bexiga. A aplicação deve ser descontínua.

Em contrapartida, o tratamento especializado é recomendado para os pacientes que tiveram falhas nos tratamentos supracitados ou para aqueles com condições mais complexas. Este tratamento inclui cirurgia, neuromodulação e próteses.

BIBLIOGRAFIA
Abrams P, Cardozo L, Khoury S, Wein A. *Incontinence*. 5th ed. Paris: European Urology, 2013.
MCaninch JW, Lue TF. *Urologia Geral de Smith e Tanagho*. 18a. ed. São Paulo:Lange; 2014.
Nardi AC, Nardozza Jr A, Bezerra CA et al. *Urologia Brasil*. São Paulo: Planmark editora; 2013.
Nardozza Jr A, Filho MZ, Borges R. *Urologia Fundamental*. São Paulo: Planmark editora; 2010.
Smith JR, Joseph A. *HINMAN Atlas de Cirurgia urológica*. 3a. ed. São Paulo: DiLivros; 2014.

56 Disfunção Erétil

Tarcísio Sandes Ronacher ▪ Luiz Carlos Duarte de Miranda

DEFINIÇÃO

A disfunção erétil (DE) pode ser definida como a incapacidade persistente de o homem atingir e/ou manter a ereção peniana o suficiente para o ato sexual satisfatório. Dessa forma, de maneira objetiva, a DE envolve dois aspectos: ereção peniana insatisfatória (seja pela falta de rigidez suficiente ou pelo exíguo tempo de permanência do estado de rigidez) e dificuldade para a realização do ato sexual (como dificuldade de penetração, principalmente). A DE e a ejaculação precoce são as disfunções sexuais masculinas mais comuns.

EPIDEMIOLOGIA

Apesar de ser uma desordem benigna, a DE é uma condição multifatorial, com alta prevalência e grande impacto na qualidade de vida.

Julga-se que 10 a 20% dos homens apresentem algum grau de DE, de 15% para os entre 40 e 49 anos, subindo para 30% nos homens entre 50 e 59 anos, chegando a 40% naqueles de 60 a 69 anos, e a 50 a 100% para os homens em seus 70 e 80 anos.

A DE compartilha fatores de risco comuns com as doenças cardiovasculares, que incluem o sedentarismo, a obesidade, o tabagismo, a hipercolesterolemia e a síndrome metabólica. O risco de DE pode ser reduzido pela modificação destes fatores de risco, particularmente com a realização de atividade física e a perda de peso.

No Brasil, em homens de 40 a 70 anos de idade, ocorrem aproximadamente 1 milhão de novos casos de DE a cada ano.

ANATOMIA, FISIOLOGIA E FISIOPATOLOGIA

Do ponto de vista funcional, o pênis é composto de três corpos cilíndricos de tecido erétil, recobertos por uma fáscia fibroelástica, a túnica albugínea. Há um par de corpos eréteis localizados dorsalmente, chamados corpos cavernosos, responsáveis pelo estado de rigidez ou flacidez do pênis. Localizado ventralmente, está o corpo esponjoso, responsável pela regulação do diâmetro uretral para a micção ou ejaculação, e que tem uma dilatação cônica distal, a glande peniana. O tecido erétil consiste em uma rede de sinusoides vasculares envolvidos por trabéculas de músculo liso.

O suprimento arterial principal é feito pelas artérias pudendas, ramos das artérias ilíacas internas; a drenagem venosa dos corpos cavernosos é feita pela veia dorsal profunda para o plexo das veias periprostáticas, enquanto o corpo esponjoso é drenado pelas veias circunflexas, que se comunicam com a veia dorsal profunda.

A inervação é feita por nervos autonômicos, com fibras do sistema parassimpático procedentes do centro sacral de ereção (S2-S4) e fibras do sistema simpático originárias da coluna toracolombar (T12-L2). A inervação somatossensória é feita por ramo do nervo pudendo.

A ereção é um evento neurovascular complexo com influências hormonais e interação psicogênica, dependente de controles centrais (ereção psicogênica) e periféricos (ereção reflexa). Os estímulos táteis (genitais ou cutâneos), visuais, olfatórios, auditivos e psíquicos, provenientes das diferentes áreas do cérebro são integrados no hipotálamo e transformados em mensagens pró e antiereção. Dentre os vários neurotransmissores envolvidos na ativação neuronal autonômica, os mais importantes são a dopamina e a ocitocina (pró-ereção), que mediam a atividade parassimpática, e a noradrenalina e a serotonina (antiereção), mediadoras de atividade simpática. A ativação e a integração para o relaxamento das células musculares lisas sinusoidais dos tecidos eréteis penianos são feitas por fatores liberados pelas terminações nervosas, como o óxido nítrico (NO), e outros liberados pelas células endoteliais, como a prostaglandina E1 (PGE1).

Quando a atividade parassimpática se sobrepõe à atividade simpática, ocorrem os fenômenos hemodinâmicos que propiciam a ereção peniana. Como a ereção peniana é um processo complexo, com a integração de diversos sistemas, a DE pode ser resultado de diferentes processos fisiopatológicos, como descrito na classificação abaixo.

DISFUNÇÃO ERÉTIL ORGÂNICA

Dentre as causas orgânicas, o diabetes e as doenças vasculares respondem por cerca de 70% dos casos. Existem preditores de risco bem definidos para a DE, como idade, diabetes, hipertensão, obesidade, dislipidemia, doença cardiovascular, tabagismo e uso de medicações. Podemos dividir as causas orgânicas de disfunção erétil em cinco grandes grupos.

1. Causas vasculares: doença cardiovascular, hipertensão arterial, diabetes, dislipidemia, tabagismo, grandes cirurgias com lesão arterial, radioterapia de pelve e retroperitônio.
2. Causas anatômicas/estruturais: doença de Peyronie, fratura peniana, curvatura congênita do pênis, micropênis, hipospadia e epispadia.
3. Causas farmacogênicas: diversos medicamentos podem estar envolvidos como causa de DE.
4. Causas neurológicas de origem central e periférica.
   - *Centrais:* esclerose múltipla, atrofia múltipla, doença de Parkinson, acidente vascular encefálico, desordens da medula espinal, tumores.
   - *Periféricas:* diabetes, alcoolismo, uremia, polineuropatia, cirurgias da pelve ou retroperitônio.
5. Causas hormonais: hipogonadismo, hiperprolactinemia, hiper/hipotireoidismo, doença de Cushing.

Origem Vasculogênica

A DE acontece pela insuficiência no aporte sanguíneo para os corpos cavernosos. A principal causa é a doença aterosclerótica, principalmente em indivíduos com mais de 50 anos. A insuficiência vascular pode surgir em decorrência de aterosclerose com obstrução das artérias principais, como a artéria ilíaca comum ou a artéria ilíaca interna, ou de pequenos vasos (arteríolas), sendo encontrada principalmente em diabéticos, para os quais o risco aumenta de acordo com a duração da doença e com os níveis de hemoglobina glicada. A presença de DE está relacionada com as lesões das artérias coronárias, sendo que mais de dois terços dos pacientes com doença coronariana estabelecida apresentam sintomas de disfunção erétil antes de apresentarem os sintomas da doença coronariana. Portanto, a DE pode ser um preditor de doença coronariana.

A DE causada por disfunção do mecanismo veno-oclusivo é rara e geralmente secundária à alteração arterial.

Origem Estrutural

A DE ocorre quando há alterações nas estruturas eréteis. Um exemplo é a doença de Peyronie, caracterizada pela formação de áreas de fibrose localizadas na túnica albugínea, que afetam a distensibilidade dos corpos cavernosos e causam desvio do eixo do pênis. Os traumatismos podem comprometer o mecanismo hemodinâmico responsável pela ereção, seja por causarem dificuldade na drenagem venosa ou aumento do aporte sanguíneo arterial. O priapismo pode levar à hipóxia pelo tempo prolongado de ereção e, com isso, levar à necrose e consequente fibrose dos corpos cavernosos.

A hipospadia e a epispadia podem ser causa de DE tanto estrutural quanto psicogênica. São malformações congênitas do pênis e uretra, nas quais o meato uretral é ectópico, localizado ao longo do corpo peniano, na face ventral ou dorsal, comumente acompanhadas de um cordão fibroso (*chordee*) que substitui a porção distal da uretra e que provoca curvatura peniana durante a ereção.

Origem Farmacogênica

Diversos medicamentos podem ocasionar disfunção erétil. De maneira geral, drogas de ação central ou que interferem no controle neurovascular dos corpos cavernosos podem causar DE. As principais classes de drogas relacionadas com a DE e seus exemplos estão listados no Quadro 56-1.

O álcool, como droga socialmente aceitável, às vezes é descartado como causa de DE, mas provoca sedação, diminuição da libido e o seu uso crônico pode acarretar diminuição dos níveis de testosterona e elevação dos níveis de estrógenos, por lesão hepática.

Origem Neurogênica

A disfunção erétil neurogênica é causada por lesões no sistema nervoso periférico ou central que comprometem a transmissão dos sinais reguladores da função erétil. As lesões centrais

QUADRO 56-1 Exemplos de Medicamentos Associados à DE

Diuréticos	Tiazídicos e espironolactona
Anti-hipertensivos	Bloqueadores de canal de cálcio, betabloqueadores, IECA, metildopa, clonidina
Digitálicos	Digoxina
Hipolipemiantes	Genfibrozila e clofibrato
Antidepressivos	Inibidores seletivos da recaptação de serotonina, antidepressivos tricíclicos, lítio e inibidor da monoaminoxidase
Tranquilizantes	Butirofenonas e fenotiazinas
Antagonistas H2	Ranitidina e cimetidina
Hormônios	Progesterona, estrogênio, corticoides, agonistas do GnRH, acetato de ciproterona e inibidor da 5α-redutase
Agentes citotóxicos	Metotrexato
Imunomoduladores	Interferon α
Agentes anticolinérgicos	Anticonvulsivantes
Drogas "recreativas"	Álcool, tabaco, cocaína, *marijuana* e heroína

podem levar à dificuldade em manter a ereção, como ocorre após acidente vascular encefálico ou após traumatismo cranioencefálico, em portadores de doença de Parkinson ou tumores do sistema nervoso.

A lesão dos nervos pélvicos, como acontece, por exemplo, na neuropatia autonômica do diabetes, ou decorrente de cirurgias pélvicas, pode levar a graus variáveis de disfunção erétil.

As lesões medulares sacrais, como as que advêm na esclerose múltipla, mielomeningocele, tumores ou traumatismo raquimedular, podem comprometer total ou parcialmente as ereções por lesão do sistema parassimpático. Lesões suprassacrais também ocasionam efeitos negativos sobre a qualidade das ereções. Alguns destes pacientes conseguem ereções reflexas, que são de curta duração e nem sempre suficientes para o ato sexual.

Origem Hormonal

A testosterona desempenha um papel importante na função sexual masculina natural. Ela é importante para a libido normal e é necessária para manter os níveis intrapenianos de óxido nítrico sintetase. O hipogonadismo é o principal responsável pela disfunção erétil de origem hormonal. Este pode ser provocado por alterações no eixo hipotálamo-hipofisário, que podem ser congênitas ou adquiridas (cirurgias ou tumores afetando hipotálamo, hipófise ou testículos).

A hiperprolactinemia, o hiper ou o hipotireoidismo são comumente associados à DE, que geralmente é revertida com o tratamento adequado da disfunção endócrina primária.

Um importante diagnóstico diferencial é a redução do desejo sexual em decorrência de quadros depressivos ou ansiosos, que podem cursar com redução parcial dos níveis de testosterona, e que dificilmente respondem somente à reposição hormonal.

DISFUNÇÃO ERÉTIL PSICOGÊNICA

A depressão, doença que compromete quase 30% da população mundial, e a ansiedade pelo bom desempenho são facilmente identificáveis como causas de disfunção erétil. A diminuição ou perda da libido e a falta de interesse em qualquer atividade sexual são componentes comuns de depressão, especialmente em homens.

A ansiedade frente às primeiras experiências sexuais, conflitos homossexuais e discórdias conjugais também são exemplos de causas frequentes de DE.

A presença de ereções noturnas em pacientes do sexo masculino sugere que os reflexos neurogênicos e o fluxo sanguíneo peniano estão intactos e deve alertar o clínico para possíveis problemas psicológicos ou sociais. Além disso, a DE com início abrupto, sem história de traumatismo ou início do uso de medicamentos, sugere a possibilidade de origem psicogênica.

ABORDAGEM INICIAL

Os objetivos são avaliar a participação de doenças subjacentes, diferenciar causas orgânicas de psicogênicas e identificar possíveis drogas responsáveis pelo quadro de DE.

A avaliação deve principiar pela história clínica acurada e exame físico cuidadoso.

A história cirúrgica e uma anamnese farmacológica criteriosa devem ser realizadas. O clínico deve pesquisar o início e a duração dos sintomas, a presença de ereções parciais, e a progressão da DE, bem como a presença concomitante de fatores médicos e psicossociais.

As causas orgânicas de DE geralmente caracterizam-se por alteração gradual e persistente das fases do ciclo sexual masculino. Por outro lado, a DE por causa psicogênica tende a ocorrer de forma circunstancial e apresenta início súbito. Apenas causas cirúrgicas (cirurgias pélvicas) ou traumáticas podem ser responsáveis pela DE orgânica de início súbito.

Importante indagar sobre a libido, pois o impulso sexual reduzido e a DE podem ser os primeiros sinais de anormalidades endócrinas. Os fatores de risco relevantes como diabetes, doença arterial coronariana ou distúrbios neurológicos devem ser identificados.

Na avaliação inicial, atenção especial deve ser dada a dois fatores:
- Expectativa do paciente.
- Cooperação da parceira.

História

A avaliação do paciente com disfunção erétil, assim como qualquer disfunção de ordem sexual, deve ser iniciada por meio de história médica detalhada do paciente e de sua(seu) parceira(o), incluindo aspectos clínicos e psicológicos. Sempre que possível, a(o) parceira(o) deve ser envolvida(o) nas consultas, criando-se um ambiente de confiança mútua, o que possibilita melhor avaliação do casal e facilita a compreensão do problema e as modalidades de tratamento a serem posteriormente discutidas.

Na história sexual são informações importantes: história das relações sexuais passadas e presentes, início e duração dos problemas relacionados com a ereção, assim como todos os tratamentos prévios, estado emocional atual e situação conjugal, detalhes sobre a qualidade da ereção, tanto a ereção matinal quanto durante o intercurso sexual, com relação à duração e grau de rigidez, queixas relacionadas com orgasmo e ejaculação. Sendo assim, para se obter uma ideia objetiva da dimensão da disfunção, pode-se lançar mão de questionários validados e utilizados mundialmente, como o Índice Internacional de Função Erétil (IIFE), que pode ser útil na escolha do tratamento (Quadro 56-2).

QUADRO 56-2 Índice Internacional de Função Erétil (IIFE)

Perguntas referentes aos últimos 6 meses	1 ponto	2 pontos	3 pontos	4 pontos	5 pontos
1. Como você avalia sua confiança de que você pode obter e manter uma ereção?	Muito baixa	Baixa	Moderada	Alta	Muito alta
2. Quando você apresenta ereções por estimulação sexual, com que frequência as ereções são firmes o suficiente para a penetração?	Quase nunca/Nunca	Menos da metade das vezes	Cerca de metade das vezes	Mais da metade das vezes	Quase sempre/Sempre
3. Durante o intercurso sexual, com que frequência você é capaz de manter a ereção depois da penetração?	Quase nunca/Nunca	Menos da metade das vezes	Cerca de metade das vezes	Mais da metade das vezes	Quase sempre/Sempre
4. Durante o intercurso sexual, qual o grau de dificuldade de manter a ereção até completar o intercurso?	Extremamente difícil	Muito difícil	Difícil	Ligeiramente difícil	Não é difícil
5. Com que frequência o intercurso sexual é satisfatório para você?	Quase nunca/Nunca	Menos da metade das vezes	Cerca de metade das vezes	Mais da metade das vezes	Quase sempre/Sempre

Função erétil normal: 22 a 25 pontos/DE leve: 17 a 21 pontos/DE leve a moderada: 12 a 16 pontos/DE moderada: 8 a 11 pontos/DE grave: ≤ 7 pontos

Uma condição que sempre deve ser pesquisada é a deficiência androgênica relacionada com o envelhecimento. Esta condição, popularmente conhecida como andropausa, porém, mais apropriadamente denominada disfunção androgênica do envelhecimento masculino (DAEM), deve receber uma atenção especial, pois cursa com sintomas que frequentemente passam despercebidos pelos homens, como perda de disposição para o trabalho, tendência a estados depressivos e irritabilidade, diminuição da libido, entre outros.

A terapia de reposição hormonal (TRH) deve ser instituída em casos de deficiência androgênica, uma vez que ocorre a melhora dos sintomas e prevenção de eventos relacionados com o déficit hormonal, como a osteoporose e eventos cardiovasculares. Obviamente, as contraindicações à TRH devem ser conhecidas e respeitadas.

Exame Físico

Em seguida, delineamos um roteiro prático para o exame físico do homem com queixa de DE:

- Avaliação da altura, peso e circunferência abdominal, pressão arterial, ausculta cardíaca e pulmonar, avaliação dos pulsos femorais e periféricos, exame da mama, tireoide e linfonodos, exame do abdome.
- Exame do pênis para placas, lesões e posição da uretra, exame dos testículos para tamanho, consistência, presença de nódulos, massas e posição.
- Exame do reto para tônus do esfíncter, tamanho de próstata, massas, lesões e reflexo bulbocavernoso (contração do músculo bulbocavernoso no períneo após compressão da glande do pênis).
- Exame neurológico sumário (pesquisar neuropatia periférica), reflexo cremastérico (contração ipsilateral do escroto após estímulo na parte interna da coxa), tônus do esfíncter anal e reflexo bulbocavernoso, que são parâmetros para avaliar a integridade do componente neural da ereção.

Exames Complementares

É fundamental salientar que não existe exame padrão-ouro, nem mesmo padronização universal para os testes de avaliação da disfunção erétil.

Os exames complementares laboratoriais iniciais devem avaliar o hemograma, a ureia e a creatinina, o lipidograma, a glicemia de jejum, a hemoglobina glicosilada (no paciente diabético), o perfil tireoidiano, a testosterona matinal (livre, se disponível), prolactina, o PSA (caso tenha indicação habitual ou antes de planejar terapia hormonal), o hormônio luteinizante (LH) e o hormônio foliculoestimulante (FSH).

A interpretação da dosagem sérica de testosterona deve ser feita com cuidado. Mais importante que o valor da testosterona total é o cálculo da testosterona biodisponível. A testosterona circula na corrente sanguínea sob três formas: testosterona ligada à SHBG, testosterona ligada à albumina e testosterona livre. A concentração desta última e a da fração associada à albumina – conhecidas, em conjunto, como testosterona biodisponível – são as que melhor representam o nível de testosterona que age perifericamente. A testosterona biodisponível pode ser calculada tendo como base a dosagem de SHBG (*sex hormone binding globulin*) e de testosterona total.

Caso seja detectada alguma anormalidade durante a avaliação inicial, será necessário o encaminhamento ao urologista para a realização de testes específicos.

TRATAMENTO

A etapa inicial do tratamento, independentemente da causa da disfunção erétil, envolve mudanças do estilo de vida, em razão da forte associação a doenças cardiovasculares. Assim, o início de atividades físicas, dieta adequada e a cessação do tabagismo e do uso de bebidas alcoólicas são os passos iniciais para maior sucesso do tratamento proposto. Na suspeita da presença de componente psicogênico, o paciente, bem como sua(seu) parceira(o) devem ser encaminhados à psicoterapia sexual.

Geralmente as terapias recomendadas são:

- *1ª linha:* inibidores da fosfodiesterase tipo 5 (PDE-5).
- *2ª linha:* drogas de uso intracavernoso/dispositivos a vácuo.
- *3ª linha:* terapia cirúrgica (prótese peniana, correção de alterações congênitas ou adquiridas).

Inibidores da Fosfodiesterase Tipo 5 (1ª Linha)

O mecanismo de ação dos medicamentos orais se baseia na fisiologia da ereção. Essencialmente, inibem as 5-fosfodiesterases (5-PDE), enzimas que catalisam a hidrólise do GMPc. O acúmulo intracelular dessa substância resulta em maior relaxamento muscular, promovendo a ereção.

As quatro principais drogas inibidoras da 5-PDE disponíveis no mercado são o sildenafil (Viagra®), tadalafil (Cialis®), vardenafil (Levitra®, Vivanza®) e lodenafil (Helleva®). Diversos estudos publicados demonstraram eficácia e efeitos colaterais muito semelhantes.

Semelhanças entre as Quatro Drogas

- *Sofrem metabolização hepática:* as doses devem ser ajustadas em caso de função hepática alterada, seja por doença ou por drogas.
- *Efeitos colaterais causados pela vasodilatação periférica:* congestão nasal, cefaleia, dispepsia, rubor facial.
- *Fatores que diminuem a biodisponibilidade/meia-vida:* rifampicina, fenitoína.
- *Nitratos orgânicos (nitroglicerina, mononitrato de isossorbida, dinitrato de isossorbida):* são contraindicações absolutas ao uso conjunto com inibidores da 5-PDE. Eles resultam em acúmulo de GMPc e quedas imprevisíveis na pressão arterial, levando a sintomas de hipotensão. Em uma situação na qual um usuário de inibidor da 5-PDE desenvolve dor precordial, o uso de nitrato deve ser postergado por, pelo menos, 24 horas caso o medicamento usado tenha sido o sildenafil, o vardenafil ou o lodenafil, e 48 horas no caso do tadalafil. Nesses casos, outros antianginosos devem ser usados até o fim deste intervalo de tempo.

Peculiaridades de Cada Droga

Sildenafil (Viagra®, Dejavú® e Suvvia®)

Lançado em 1998, o Viagra foi o primeiro medicamento oral de efeito sistêmico eficaz e bem tolerado no tratamento de pacientes com DE. Estudos farmacocinéticos demonstraram que a concentração plasmática máxima do sildenafil é atingida uma hora após a ingestão e que sua meia-vida é de aproximadamente quatro horas. É comprovadamente efetivo (ereção com rigidez suficiente para a penetração) após 30 a 60 minutos da administração. Sua eficácia é reduzida com ingestão simultânea de alimentos altamente gordurosos, por causa da lentificação de sua absorção.

Estudos demonstraram que a taxa de sucesso de sildenafil em população não selecionada foi de 68 a 71%. Um estudo dose-resposta mostrou, após 24 semanas de tratamento, ereções efetivas em 56, 77 e 84% em pacientes tratados com 25, 50 e 100 mg de sildenafil, respectivamente, comparado a 25% de resultado positivo em homens recebendo apenas placebo. Tais resultados são semelhantes aos encontrados em estudos clínicos controlados.

Estão disponíveis apresentações de 25, 50 e 100 mg. Recomenda-se uma dose inicial de 25 ou de 50 mg, que deve ser manejada de acordo com a resposta do paciente e efeitos colaterais. A eficácia é mantida por aproximadamente 12 horas. Os efeitos adversos são mínimos e geralmente autolimitados. Atualmente, temos também no mercado nacional o Dejavú® de 50 mg e o Suvvia® de 50 mg ou 100 mg, que foram lançados após a quebra da patente do Viagra®.

Tadalafil (Cialis®, Cialis® Diário)

O tadalafil também é um inibidor altamente seletivo da 5-PDE, que vem apresentando resultados consistentes em estudos clínicos. Pesquisas de farmacocinética demonstraram que o medicamento é efetivo a partir de 30 minutos de sua administração e seu pico de ação se dá com duas horas. Sua meia-vida é de 17,5 horas, mas sua eficácia se mantém por 36 horas.

Recomenda-se o início do tratamento com dose de 10 mg, ou meio comprimido, que deve ser manejada de acordo com a resposta do paciente e os efeitos colaterais. Em estudo recente, com 179 pacientes, observaram-se taxas de sucesso de 45,7, 61,7, 69,8 e 70,2%, com doses de 2, 5, 10 e 25 mg, respectivamente, resultado comparado com 35% em pacientes recebendo placebo. O tadalafil é sabidamente mais eficaz em facilitar a ereção em subgrupos de difícil tratamento (diabéticos, prostatectomizados).

Da mesma forma que o sildenafil, os efeitos adversos são mínimos e, geralmente, autolimitados com o uso contínuo. O tadalafil é 780 vezes mais seletivo para a 5-PDE do que em relação à PDE6 (localizada na retina). Nos estudos já realizados não foram relatadas alterações visuais decorrentes do uso dessa droga. O tadalafil sob posologia diária, que chegou ao mercado em 2011, de 2,5 mg ou 5 mg, é uma alternativa efetiva e bem tolerada.

Estudos randomizados, duplo-cegos, controlados com placebo e multicêntricos, avaliaram os escores de função erétil, indicando que tadalafil uma vez ao dia, em doses de 2,5, 5 e 10 mg, foi significativamente superior ao placebo, demonstrando eficácia acentuada mesmo após a falha da droga sob demanda. Em estudo comparando Cialis diário e sob demanda, demonstrou-se que 72% dos pacientes preferiram a administração uma vez ao dia, principalmente por causa da eficácia superior e pela possibilidade de uma vida sexual mais espontânea.

Alimentação e consumo de álcool não exercem efeito deletério sobre sua eficácia.

Vardenafil (Levitra®, Levitra® ODT, Vivanza®)

O cloridrato de vardenafil é outro inibidor seletivo da 5-PDE. Estudos clínicos multicêntricos internacionais já mostraram resultados satisfatórios. Pesquisas farmacológicas demonstraram resultados farmacocinéticos muito semelhantes aos obtidos com o sildenafil. É efetivo após 30 minutos da administração e sua absorção também é influenciada pela alimentação gordurosa.

O vardenafil está disponível nas apresentações de 5, 10 e 20 mg. Recomenda-se que o tratamento comece com 10 mg. Os efeitos adversos são leves e autolimitados com a continuação do tratamento. Atualmente, temos Levitra® orodispersível, sabor menta, que dispensa a necessidade de água para sua ingestão.

Um estudo dose-resposta mostrou que o vardenafil melhorou a ereção em 66, 76 e 80% de homens recebendo 5, 10 e 20 mg, respectivamente, após 12 semanas de administração.

Lodenafil (Helleva®)

O carbonato de lodenafil é uma pró-droga que no organismo libera seu metabólito ativo, o lodenafil, um inibidor seletivo da 5-PDE, que apresenta propriedades farmacocinéticas lineares nas doses de 40, 80 e 160 mg, indicando comportamento dose-dependente.

Lançado em 2007, durante o 31° Congresso Brasileiro de Urologia, possui uma molécula original desenvolvida inteiramente no Brasil. Dados fornecidos pelo laboratório detentor de sua patente mostram que seu início de ação se dá após 17 a 20 minutos e seu tempo de ação é de até 18 horas. Sua eficácia não é influenciada pela ingestão de alimentos ou álcool.

Interação Medicamentosa

- *Nitratos orgânicos (nitroglicerina, mononitrato de isossorbida, dinitrato de isossorbida):* são contraindicações absolutas ao uso conjunto com inibidores da 5-PDE. Eles resultam em acúmulo de GMPc e quedas imprevisíveis na pressão arterial, levando a sintomas de hipotensão.
- *Anti-hipertensivos:* não se observa interação medicamentosa significativa entre os anti-hipertensivos usuais e os inibidores da 5-PDE, mesmo em usuários de associações de múltiplas drogas.
- *Alfabloqueadores*: todos os inibidores de 5-PDE interagem em algum grau com drogas alfabloqueadoras, o que, em certas condições, pode resultar em hipotensão ortostática.

A monitorização dos pacientes que fazem uso contínuo de inibidores da PDE-5 compreende a revisão periódica da eficácia, dos efeitos colaterais, de possíveis alterações significativas no estado de saúde e das interações com outros medicamentos.

Os pacientes que referem falha terapêutica devem ser avaliados quanto à compreensão sobre a utilização da medicação e de sua posologia antes de serem conduzidos para outras formas de tratamento. O insucesso pode ser causado por vários fatores modificáveis, como: alterações hormonais; interações com drogas ou alimentação; tempo de administração e frequência das doses; falta de estímulo sexual; abuso de álcool.

Uma vez que todos esses fatores tenham sido avaliados e a dose máxima de qualquer dos fármacos tenha sido atingida, poderemos considerar a troca para outro inibidor da PDE-5 ou mesmo a adoção de terapias de segunda ou terceira linhas.

Drogas de Uso Intracavernoso/Dispositivos a Vácuo (2ª Linha)

Como opções terapêuticas de segunda linha, podemos lançar mão da injeção intracavernosa de drogas vasoativas. As principais drogas utilizadas são a prostaglandina E1 (PGE1), a papaverina, a fentolamina e a clorpromazina, que podem ser usadas isoladamente ou em combinação, visando ao sinergismo já comprovado. Atualmente, o alprostadil, um análogo de prostaglandina, é o único medicamento aprovado para injeção intracavernosa. O paciente apresenta ereção após cerca de 5 a 15 minutos. São contraindicações as coagulopatias severas, história de priapismo de repetição ou doenças cardiovasculares mal controladas. Dentre as principais complicações podemos citar o desconforto ou dor local após a aplicação, o aparecimento de hematomas, o priapismo (< 1%) e, tardiamente, a fibrose local com detecção de nódulos nos locais das injeções. Esse procedimento tem eficácia superior a 70%, com aprovação superior a 90% em alguns estudos. Entretanto, mostra alto índice de abandono (50%).

Ainda, como opção de segunda linha, existe a bomba de vácuo, um dispositivo não invasivo que origina pressão negativa no interior de sua câmara, estimulando o processo de ereção, que é mantido por um anel constritor aplicado à base do pênis. Trata-se de método seguro e sem contraindicações. A rigidez peniana pode ser mantida por até 30 minutos sem apresentar riscos aos pacientes. Apesar de possíveis complicações, como aparecimento de petéquias ou equimoses, ausência da ejaculação (consequência do anel constritor) e dor importante, 60% dos homens que fazem uso desse artefato referem bons resultados.

Terapia Cirúrgica (3ª Linha)

A terceira linha no tratamento da DE é o tratamento cirúrgico por meio de implante de prótese peniana. Existem, essencialmente, dois tipos de próteses: as próteses maleáveis, que conciliam ereção plena a um bom resultado estético, e os dispositivos infláveis.

O implante de prótese peniana deve ser considerado como última alternativa na escala de tratamento da disfunção erétil. É a opção disponível após falha e/ou contraindicações para outras modalidades terapêuticas, apresentando altos níveis de satisfação (70 a 87%).

É fundamental conscientizar o paciente sobre os seguintes aspectos:

- É procedimento cirúrgico e, portanto, sujeito a complicações.
- Como promove a destruição do tecido cavernoso, o implante de prótese é considerado procedimento irreversível. Desse modo, a remoção da prótese certamente resulta em piora da função erétil.
- A prótese resolve somente o problema da rigidez peniana, permitindo a penetração. Não está relacionada com a alteração da libido ou com a qualidade do orgasmo, bem como não provoca aumento das dimensões penianas.
- Está, eventualmente, associada à alteração da sensibilidade peniana.
- Existe uma tendência por parte dos pacientes de criarem excessivas expectativas quanto ao resultado. Por isso, recomenda-se evitar a indicação de implante de prótese em pacientes com alto nível de ansiedade, deprimidos ou com baixa autoestima, ainda não submetidos à avaliação psicoterápica. De modo geral, tanto homens como mulheres reclamam que o pênis fica frio e fino depois da cirurgia de inserção de prótese peniana.

Tipos de Prótese

Maleável

Trata-se de um dispositivo semirrígido que possibilita o posicionamento do pênis para o coito. Possui a vantagem do menor custo, baixo índice de falha mecânica e facilidade de uso. Entretanto, permanece em rigidez constante, dificulta alguns procedimentos endourológicos e apresenta risco aumentado de erosão e extrusão.

Dispositivos Infláveis

- *Dispositivo inflável de dois volumes:* constituído por dois cilindros infláveis conectados a uma pequena bomba escrotal com reservatório. Ao apertar a bomba, que pode ser acomodada em qualquer parte da bolsa testicular, transfere-se um pequeno volume de líquido para o interior dos cilindros, promovendo a ereção. Após o ato sexual a prótese é dobrada para baixo, promovendo o esvaziamento dos cilindros. Tem como vantagem a facilidade no manuseio, excelente rigidez e aspecto natural do pênis em repouso. As desvantagens são o custo elevado e maior risco de falha mecânica (perfuração do cilindro e mau funcionamento do sistema hidráulico).
- *Dispositivo inflável de três volumes:* possui dois cilindros conectados a um reservatório intra-abdominal e a uma pequena bomba escrotal. Em razão da maior capacidade de líquido no reservatório abdominal, atinge-se uma ereção com a maior rigidez entre todos os tipos

de próteses. Algumas das próteses de três volumes são revestidas com associação de antibióticos, diminuindo-se o risco de infecção.

A incidência de infecção pode ser reduzida por meio de técnica cirúrgica cuidadosa e realização de profilaxia antibiótica contra bactérias Gram-positivas e Gram-negativas. Sabe-se que a incidência de infecção e erosão da prótese são maiores em pacientes com lesões medulares. O diabetes, apesar de estar associado a risco aumentado de infecção, não mostrou incidência aumentada de infecção da prótese. Diante do quadro de infecção deve-se iniciar o antibiótico, remover a prótese e aguardar de 6 a 12 meses para novo implante. Tem sido descrito tratamento em tempo único, com remoção, lavagem copiosa do corpo cavernoso e reimplante simultâneo, com taxas de sucesso de até 82%. A decisão entre o tipo de implante a ser utilizado deve basear-se em fatores como doenças prévias, nível socioeconômico do paciente e na experiência do urologista.

BIBLIOGRAFIA

Bhasin S, Cunningham GR, Hayes FJ et al. Testosterone therapy in men with androgen deficiency syndromes: an Endocrine Society clinical practice guideline. *J Clin Endocrinol Metab* 2010;95(6):2536-59.
Buvat J, Maggi M, Gooren L et al. Endocrine aspects of male sexual dysfunctions. *J Sex Med* 2010;7(4Pt2):1627-56.
Chung E, Brock GB. A state of art review on vardenafil in men with erectile dysfunction and associated underlying diseases. *Expert Opin Pharmacother* 2011;12:1341-8.
Coombs PG, Heck M, Guhring P et al. A review of outcomes of an intracavernosal injection therapy programme. *BJU Int* 2012;110(11):1787-91.
Curran M, Keating GL. Tadalafil. *Drugs* 2003;63:2203-12.
Davis-Joseph B, Tiefer L, Melman A. Accuracy of the initial history and physical examination to establish the etiology of erectile dysfunction. *Urology* 1995;45:498-502.
Eardley I, Donatucci C, Corbin J et al. Pharmacotherapy for erectile dysfunction. *J Sex Med* 2010; 7(1Pt2):524-40.
Filho JM. Estudos farmacocinéticos e de segurança em humanos. In: 31º Congresso Brasileiro de Urologia. Simpósio: Carbonato de Iodenafila, uma nova opção para o tratamento da disfunção erétil. Salvador – BA; 2007.
Ghanem HM, Salonia A, Martin-Morales A et al. SOP: physical examination and laboratory testing for men with erectile dysfunction. *J Sex Med* 2013;10(1):108-10.
Goldstein I, Lue TF, Padma-Nathan H et al. Oral sildenafil in the treatment of erectile dysfunction. *J Urol* 2002;167:1197-203.
Gratzke C, Angulo J, Chitaley K et al. Anatomy, physiology, and pathophysiology of erectile dysfunction. *J Sex Med* 2010;7(1 Pt 2):445-75.
Gupta BP, Murad MH, Clifton MM et al. The effect of lifestyle modification and cardiovascular risk factor reduction on erectile dysfunction: a systematic review and meta-analysis. *Arch Intern Med* 2011;171(20):1797-803.
Hellstrom WJ, Montague DK, Moncada I et al. Implants, mechanical devices, and vascular surgery for erectile dysfunction. *J Sex Med* 2010;7(1Pt2):501-523.
Keating GM, Scott LJ. Vardenafil: a review of its use in erectile dysfunction. *Drugs* 2003;63:2673-703.
Levine LA, Dimitriou RJ. Vacuum constriction and external erection devices in erectile dysfunction. *Urol Clin North Am* 2001;28:335-41.
Lewis RW, Fugl-Meyer KS, Corona G et al. Definitions/epidemiology/risk factors for sexual dysfunction. *J Sex Med* 2010;7(4Pt2):1598-607.

Lue TF, Giuliano F, Montorsi F et al. Summary of the recommendations on sexual dysfunctions in men. *J Sex Med* 2004;1(1):6-23.

Lue TF. Erectile dysfunction. *N Engl J Med* 2000;342(20):1802-13.

Martinez-Salamanca JI, Mueller A, Moncada I et al. Penile prosthesis surgery in patients with corporal fibrosis: a state of the art review. *J Sex Med* 2011;8(7):1880-9.

Montague DK. Penile prosthesis implantation in the era of medical treatment for erectile dysfunction. *Urol Clin North Am* 2011;38:217-225.

Moreira Jr ED, Abdo CHN, Torres EB et al. Prevalence and correlates of erectile dysfunction: Results of the Brazilian Study of Sexual Behavior. *Urology* 2001;58:583-8.

Nehra A, Alterowitz R, Culkin DJ et al. Peyronie Disease: AUA Guideline. *J Urol* 2015;194(3):745-53.

O'Connor DB, Lee DM, Corona G et al. The relationships between sex hormones and sexual function in middle-aged and older European men. *J Clin Endocrinol Metab* 2011;96(10):E1577-87.

Peyton CC, Colaco MA, Kovell RC et al. Erectile dysfunction is predictive of endothelial dysfunction in a well visit population. *J Urol* 2016;195:1045-50.

Rosen RC, Riley A, Wagner G et al. The international index of erectile function (IIEF): a multidimensional scale for assessment of erectile dysfunction. *Urology* 1997;49(6):822-30.

Salonia A, Castagna G, Saccà A et al. Is erectile dysfunction a reliable proxy of general male health status? The case for the International Index of Erectile Function-Erectile Function domain. *J Sex Med* 2012;9(10):2708-15.

Shabsigh R, Padma-Nathan H, Gittleman M et al. Intracavernous alprostadil alfadex is more efficacious, better tolerated, and preferred over intraurethral alprostadil plus optional actis: a comparative, randomized, crossover, multicenter study. *Urology* 2000;55:109-13.

Swearingen D, Nehra A, Morelos S et al. Hemodynamic effect of avanafil and glyceryl trinitrate coadministration. *Drugs Context* 2013:212-248.

Toda N, Ayajiki K, Okamura T. Nitric oxide and penile erectile function. *Pharmacol Ther* 2005;106:233-66.

Wespes E, Amar E, Hatzichristou D et al. EAU Guidelines on erectile dysfunction. *Eur Urol* 2006;49(5):806-15.

Yuan J, Zhang R, Yang Z et al. Comparative effectiveness and safety of oral phosphodiesterase type 5 inhibitors for erectile dysfunction: a systematic review and network meta-analysis. *Eur Urol* 2013;63(5):902-12.

Parte VIII Alterações Hematológicas

57 Anemias

Sylvia Dalcolmo Moreira Ribeiro ▪ *Luiz Gustavo Pignataro*

INTRODUÇÃO

Anemia é uma das afecções mais encontradas no ambulatório, a prevalência mundial em 2010 foi estimada em 32,9%, acarretando mais de 68 milhões de anos vividos com incapacidade (8,8% de todas as condições). A OMS define anemia como uma condição em que o número de hemácias (e, consequentemente, sua capacidade de carregar oxigênio) é insuficiente para suprir as necessidades fisiológicas do corpo humano e laboratorialmente, como valores de hemoglobina < 12 g/dL para mulheres e < 13 g/dL para homens.

A anemia vista no ambulatório frequentemente é crônica, com apresentação diferente da forma aguda vista mais em um cenário de emergência. Os sinais e sintomas apresentados são de fraqueza, astenia, dispneia, cefaleia, taquicardia e até mesmo perversão alimentar.

ETIOLOGIA

Anemia é um sinal de uma condição preexistente e não um diagnóstico. Para descobrir a etiologia da anemia duas abordagens podem ser adotadas:

Abordagem Cinética

A anemia pode ocorrer por destruição precoce, perda das hemácias, por produção ineficaz das mesmas ou uma combinação de mais de um mecanismo. A abordagem cinética busca analisar cada um desses mecanismos:

- Produção ineficaz de células vermelhas: ocorre, principalmente, por deficiências nutricionais como deficiência de ferro, vitamina B12 ou ácido fólico, além de perda sanguínea ou má absorção. A baixa produção de células também pode ser secundária às desordens da medula óssea (doenças mieloproliferativas, imunossupressão por drogas, quimioterapia) e baixos níveis tróficos que estimulam a produção como eritropoietina, hormônio tireoidiano e androgênios. A anemia de doença crônica/inflamatória caracterizada pelo aproveitamento e disponibilidade reduzida de ferro é outra causa de redução da produção dos eritrócitos.
- Aumento da destruição das hemácias: a vida média de uma hemácia é de cerca de 120 dias. Quando a taxa de destruição ultrapassa a capacidade de produção da medula óssea, a anemia hemolítica está instalada. A destruição precoce pode ser hereditária (anemia falciforme, talassemia, esferocitose) ou adquirida (anemia autoimune, púrpura trombocitopênica trombótica, síndrome hemolítico urêmica, malária).
- Perda sanguínea crônica como sangramento gastrointestinal, hematúria, menstruação, no caso das mulheres, ou sangramento agudo como cirurgias ou lesões.

Abordagem Morfológica

Essa segunda abordagem busca analisar a morfologia da hemácia, dividindo as anemias em três principais categorias:

- *Anemia macrocítica:* caracterizadas pelo VCM (volume corpuscular médio) acima de 100 fL. Um VCM aumentado é característica normal de reticulócitos, mas também pode ser secundário ao metabolismo anormal nuclear dos precursores eritroides. As principais causas são deficiência de ácido fólico, vitamina B12, induzida por droga como hidroxiureia ou antirretrovirais, ou, ainda, maturação anormal das células eritroides (mielodisplasia, leucemia aguda, entre outras). Além dessas, devemos ter em mente alcoolismo, disfunção hepática e hipotireoidismo.
- *Anemia microcítica:* são caracterizadas pela presença de glóbulos vermelhos pequenos (VCM < 80 fL). Microcitose usualmente é acompanhada por uma redução do conteúdo de hemoglobina da célula, resultando na diminuição do VCM e do HCM (hemoglobina corpuscular média), com uma célula hipocrômica. As principais causas de microcitose na prática clínica são deficiência de ferro, alfa ou betatalassemia *minor* e anemia de doença crônica.
- *Anemia normocítica:* caracterizada por um VCM normal (entre 80 e 100 fL). Normalmente visto em perda sanguínea aguda e anemia de doença crônica.

PRINCIPAIS TIPOS DE ANEMIA

Anemia Ferropriva

Principal causa de anemia no mundo, o ferro é essencial para síntese de proteína e DNA das células, além de ser essencial para o grupamento heme. Na sua falta, não há hemoglobina suficiente nos eritroides, o que ocasiona uma célula menor que o usual (microcítica) e com menos pigmento (hipocrômica). O metabolismo do ferro é finamente regulado; nosso corpo evoluiu para reaproveitar o ferro, já que a absorção intestinal diária é pequena. O principal fator regulador desse mecanismo é a hepcidina, produzida pelo fígado, um hormônio considerado reagente de fase aguda que aumenta quando os estoques de ferro estão repletos ou quando há um estado crônico de inflamação. Em contrapartida, quando o ferro está baixo, a liberação de hepcidina é suprimida, o que, por sua vez, medeia a liberação de ferro dos estoques e facilita a absorção intestinal.

Para entender a causa da deficiência de ferro, podemos dividi-las em causas fisiológicas, ambientais, patológicas, medicamentosas e genéticas (Quadro 57-1).

Tratamento da Anemia Ferropriva

Além de iniciar a reposição de ferro, é recomendável pesquisar o agravo que ocasionou a deficiência. A reposição pode ser realizada de forma oral ou parenteral. De maneira geral, existe a preferência para a reposição oral pela facilidade.

Os suplementos de ferro orais geralmente encontrados no Brasil são na forma de sulfato ferroso, ferro quelato glicinato, ferripolimaltose e glucanato ferroso. A eficácia na reposição dos estoques de ferro é semelhante entre eles, porém, em relação aos efeitos colaterais (náuseas, constipação, epigastralgia) a forma de ferripolimaltose é mais bem tolerada. A dose recomendada é 100 a 200 mg de ferro elementar diário, devendo a posologia ser ajustada conforme a formulação escolhida. A resposta na forma de reticulocitose pode ser observada entre 3 a 5 dias; os níveis de hemoglobina começam a se elevar após 2 semanas de tratamento. A duração total deve ser individualizada até valores de ferritina normais, sendo usualmente a duração de 3 a 6 meses. Caso não haja melhora com a forma oral, deve-se pensar em erro de tomada, má adesão, infecção por *H. pylori*, doença celíaca, entre outras cau-

QUADRO 57-1	Causas da Deficiência de Ferro
Causas	**Exemplos**
Fisiológicas	▪ Perda menstrual, gravidez, doação sanguínea
Ambientais	▪ Desnutrição (pobreza, fome), verminoses, dietas restritivas (com base em cereais, veganas, vegetarianas)
Patológicas Má absorção	▪ Gastrectomia, *bypass* duodenal, infecção por *H. pylori*, doença celíaca, gastrite atrófica, doença inflamatória intestinal
Perda crônica de sangue	▪ Trato gastrointestinal: esofagite, gastrite erosiva, úlcera péptica, diverticulite, tumores benignos, câncer, doença inflamatória intestinal, angiodisplasia, doença hemorroidária, verminose, fonte obscura ▪ Trato geniturinário: menorragia, sangramento uterino anormal, hemólise intravascular (hemoglobinúria paroxística noturna, anemia hemolítica autoimune com anticorpos frios, doença valvar, hemólise microangiopática) ▪ Sangramentos sistêmicos: telangiectasia hemorrágica, esquistossomose, síndrome de Munchausen (sangramento autoinflingido)
Medicamentos	▪ Glicocorticoides, salicilatos, AINEs, inibidores da bomba de prótons
Genética	▪ Deficiência de ferro refratária à reposição

sas de má absorção intestinal. Pode ser necessário, então, utilizar a estratégia de reposição parenteral.

As indicações para tratamento parenteral são:

- *Indicações estabelecidas:* falha com a terapia oral, situações em que a absorção intestinal não é suficiente (após gastrectomia ou *bypass* duodenal, infecção por *H. pylori*, doença celíaca, atrofia gástrica, doença inflamatória intestinal ou mutação genética), necessidade de rápida recuperação (ferropenia severa no segundo ou terceiro trimestre de gravidez ou sangramento crônico que não pode ser manejado com a terapia oral como distúrbios de coagulação, por exemplo), substituição da hemotransfusão em casos de restrição religiosa, uso de agentes estimulantes de eritropoiese em doentes renais crônicos.
- *Indicações potenciais:* anemia de doença renal crônica sem o uso de agentes estimulantes da eritropoiese, persistência da anemia apesar do uso de eritropoietina em pacientes com câncer em quimioterapia, anemia de doença crônica sem resposta à eritropoietina.
- *Indicações potenciais sem o respaldo suficiente:* deficiência de ferro em insuficiência cardíaca, uso em situações para poupar transfusões em pacientes cirúrgicos.

A formulação encontrada no Brasil para uso parenteral é o sacarato de hidróxido férrico, com ampolas contendo 100 mg de ferro elementar para uso por via endovenosa. Existe a formulação para administração intramuscular, porém, essa forma é cada vez menos utilizada. Para calcular a dose necessária em mg de ferro, utiliza-se a seguinte formula:

$$\text{Peso corporal (kg)} \times 2,3 \times [\text{déficit de ferro (Hb desejada} - \text{Hb encontrada}) + 500 \text{ mg a } 1000 \text{ mg para reservas.}$$

Alguns cuidados devem ser tomados: o composto sempre deve ser diluído em soro fisiológico e para cada 100 mg utilizar pelo menos 100 mL, deve-se respeitar o limite da dose

QUADRO 57-2 Reposição de Ferro

Forma	Dose	Frequência
Oral	100-200 mg de Fe elementar	Diária
Parenteral	Máximo de 200 mg por infusão	Duas vezes por semana

máxima de 200 mg em pelo menos 30 minutos de infusão. É necessário respeitar o tempo de intervalo entre cada aplicação de pelo menos 24 horas e a dose máxima semanal deve ser de 500 mg (Quadro 57-2). O paciente deve estar em um ambiente hospitalar ou em clínicas especializadas sob supervisão médica já que existe o risco, apesar de, atualmente, ser de 0,5 a 1%, de reação anafilática grave.

Os efeitos a longo prazo da administração parenteral ainda estão sendo estudados, já que existe uma preocupação com efeitos da geração de radicais livres, aumento de susceptibilidade a infecções e o potencial de piorar desordens metabólicas como o diabetes melito tipo II. Por esses motivos, recomenda-se que o ferro intravenoso seja usado quando os benefícios superam os riscos.

Anemia de Doença Crônica

A anemia de doença crônica é a segunda forma mais comum de anemia. Também chamada de anemia de inflamação, está associada a diversas condições como infecções agudas e crônicas, malignidade e doenças autoimunes como artrite reumatoide, sarcoidose, lúpus eritematoso sistêmico, vasculites e outras condições que não são inicialmente consideradas inflamatórias como insuficiência cardíaca, cirrose hepática alcóolica, diabetes, entre outras.

A fisiopatologia está relacionada com uma homeostasia do ferro alterada, levando à deficiência funcional de ferro. Esse processo é mediado via hepcidina, já citada anteriormente, que é produzida pelos hepatócitos, e ao se ligar à ferroportina, principal canal de efluxo de ferro, bloqueia a liberação dos estoques de ferro resultando em acúmulo intracelular de ferro dentro dos macrófagos e hepatócitos. Em condições inflamatórias, a produção de hepcidina é estimulada e isso parece estar relacionado com mediadores inflamatórios como interleucina-6, interleucina-1 e outras citocinas. Além disso, acredita-se que ocorra a inibição parcial da produção de eritropoietina por citocinas inflamatórias como interleucina-1 e fator de necrose tumoral, agravando a anemia,

Outro mecanismo relacionado à gênese da anemia da doença crônica é o envolvimento dos precursores hematopoiéticos. A proliferação e diferenciação dos precursores é dificultada por citocinas como interferon α, β e γ, além do TNF α e interleucina-1. O interferon γ parece ser o principal inibidor, já que sua concentração é inversamente proporcional aos níveis de hemoglobina e reticulócitos. O mecanismo envolvido parece ser a indução de apoptose, a inibição da expressão de receptores de eritropoietina e a redução da expressão de fatores pró-hematopoiéticos como fator de célula-tronco. Além disso, essas citocinas induzem a formação de radicais livres tóxicos como ácido nítrico por células próximas com efeito tóxico direto sobre os precursores.

Usualmente, a anemia de doença crônica é uma anemia leve, mas seu tratamento pode ser necessário. Isso porque a anemia por si só pode ser um fator de prognóstico ruim para a doença subjacente, além disso, o tratamento pode melhorar a qualidade de vida do paciente. O tratamento da doença de base deve ser sempre a prioridade, como quimioterapia no caso de malignidades, antirretrovirais se infecção por HIV. Nesses casos há uma boa resposta da anemia. Porém, não são todas as afecções passíveis de tratamento.

Tratamento da Anemia de Doença Crônica

A transfusão sanguínea é uma opção nos casos de anemia severa ou ameaçadora à vida, geralmente associadas também a sangramentos. Porém, é um método de alto custo que pode ocasionar sobrecarga de ferro e aloimunização, devendo seu uso, então, ser racional.

Como a diferenciação entre a anemia de doença crônica e a ferropriva é difícil, recomenda-se avaliar a necessidade de reposição de ferro. A reposição oral por ser de baixo custo e acessível é recomendada, porém, deve-se ter em mente que a hepcidina dificulta a absorção intestinal de ferro, prejudicando a sua resposta. O uso de formulações parenterais é questionável, a experiência é baseada no uso na doença renal crônica, onde a superioridade da forma parenteral sobre a reposição oral está bem estabelecida. Alguns estudos estão sendo realizados e, a princípio, a reposição parenteral deve ser individualizada caso a caso. Acredita-se que a infusão de ferro pode-se ligar diretamente à transferrina impedindo que o ferro seja estocado no sistema reticuloendotelial. É importante considerar a segurança da terapia escolhida, já que ainda existe o risco de anafilaxia.

O uso de substâncias estimulantes eritropoiéticas é bastante debatido. Também se utiliza a experiência com a doença renal crônica. O efeito seria de contrarregular a inibição da produção e da ação da eritropoietina humana pelas citocinas inflamatórias. Os efeitos colaterais do uso de eritropoietina humana são o risco de trombose e de morte por evento cardiovascular. Além disso, alguns estudos demonstraram que tumores sólidos podem apresentar receptores para EPO e o uso dessas substâncias poderia estimular a produção tumoral. Atualmente, para o uso de EPO recomenda-se:

- Utilizar a menor dose de EPO para elevar os níveis de hemoglobina para que não sejam necessárias hemotransfusões.
- Não utilizar alvos de hemoglobina maiores que 12 g/dL, já que estudos indicaram o aumento do risco de evento cardiovascular e óbito relacionado com altas doses de EPO.
- Não se recomenda o uso em tipos específicos de tumor (mama, cabeça e pescoço e câncer de pulmão não pequenas células) ou em pacientes com malignidades ativas que não estejam recebendo tratamento quimio ou radioterápico.

Futuras terapias estão sendo pesquisadas como anticorpos anti-hepcidina, anticorpos antirreceptores de interleucina-6 (tocilizumabe) e até mesmo a suplementação com vitamina D, porém, ainda faltam substratos para seu uso.

Talassemia

A talassemia é uma doença hereditária que leva à malformação da hemoglobina. Cada molécula de hemoglobina é formada por duas cadeias alfa e duas cadeias beta. Caso o defeito seja no cromossomo 16, o erro será na produção da cadeia alfa, ocasionando a alfatalassemia. Por sua vez, se o defeito ocorrer no cromossomo 11, a produção da cadeia beta será alterada, ocasionando a betatalassemia. Apesar da divisão nesses dois grandes grupos, há diversas mutações conhecidas nesses dois genes, cada mutação afetando em graus diferentes a eritropoiese.

Na alfatalassemia, o paciente pode ser somente portador do gene defeituoso e não necessitar de tratamento. Se a mutação é leve e a produção de hemoglobina é pouco afetada, o resultado é uma anemia leve, necessitando de acompanhamento em situações como cirurgia e gravidez. Caso o defeito na produção seja mais grave, temos, então, a hemoglobina H, formada pelo excedente de cadeias beta na falta da cadeia alfa. Funcionalmente, a hemoglobina H é semelhante à hemoglobina normal, porém, é mais instável e tem meia-vida menor, o que resulta em uma anemia moderada a grave. Como manifestação, pode apresentar hepatomegalia e deformidades ósseas pelo aumento do *turnover* das hemácias. A forma mais grave é a total ausência da hemoglobina alfa, quadro conhecido como *Hydropsis fetalis*, que resulta em óbito do feto.

Já na betatalassemia, pelo grau de mutação dividimos em minor, intermediária e major. A betatalassemia minor é conhecida como traço talassêmico, sendo o paciente normalmente carreador do gene, podendo apresentar leve anemia. Apesar de causar pouco prejuízo ao carreador, há importância no diagnóstico para que haja o correto aconselhamento genético, pois caso o cônjuge seja igualmente carreador do gene existe a chance de 25% de o filho ser portador da forma grave de talassemia, a talassemia major, necessitando de tratamento nos primeiros meses de vida.

O termo betatalassemia intermediária é utilizado para o paciente que, na maioria das vezes, apresenta uma anemia discreta sendo rara a necessidade de terapia transfusional. Esses pacientes podem apresentar sinais e sintomas de hipoxemia crônica como insuficiência cardíaca de alto débito e hipertensão pulmonar, além de apresentarem hepatoesplenomegalia e deformidades ósseas pela hematopoiese extramedular. Paradoxalmente, apesar de necessitarem de menos transfusões, possuem a absorção aumentada de ferro, podendo apresentar sinais e sintomas de sobrecarga como cardiomiopatia, cirrose e endocrinopatias. Nesse sentido, é importante o acompanhamento com o especialista para avaliar a necessidade do uso de quelantes de ferro.

Em seu pior espectro está a betatalassemia major, também conhecida como anemia de Cooley, resultando em hemácias com pouca ou nenhuma cadeia beta que são mais frágeis, com vida média mais curta e menor capacidade de carrear o oxigênio; as cadeias alfa ainda se acumulam, depositando-se na hemoglobina circulante, causando hemólise. O diagnóstico é feito, em sua grande maioria, na infância e o acompanhamento é feito pelo especialista hematologista. As manifestações são variadas, resultantes da hematopoiese extramedular, hipoxemia crônica e da sobrecarga de ferro transfusional. As deformidades ósseas pela hematopoiese são pronunciadas, como hipertrofia do osso maxilar, adelgaçamento da cortical óssea no crânio com aspecto radiográfico de terminações em cabelo, além de osteopenia e osteoporose. A hipoxemia crônica ocasiona as já citadas insuficiência cardíaca de alto débito e hipertensão pulmonar. A sobrecarga de ferro crônica ocasiona, além de outras manifestações, desordens metabólicas como hipogonadismo, diabetes melito e falha no crescimento.

Anemia por Deficiência de Vitamina B12 e Ácido Fólico

A vitamina B12, também chamada de cobalamina, é uma vitamina hidrossolúvel produzida exclusivamente por microrganismos e encontrada em produtos de origem animal. Ela é cofator para a enzima metilmalonil CoA mutase e para a metionina sintase. O ácido fólico é encontrado na maioria dos alimentos, sendo as maiores concentrações encontradas no fígado, leveduras, espinafre, verduras e nozes. A deficiência de ambas ocasiona um erro na síntese do RNA/DNA celular resultando em uma anemia megaloblástica.

A deficiência de cobalamina pode ser ocasionada pela baixa ingestão como em dietas vegetarianas ou por defeito na absorção. A cobalamina é liberada a partir dos complexos proteicos por enzimas e se liga a uma glicoproteína salivar conhecida como haptocorrinas. No intestino, a haptocorrina é digerida pela tripsina pancreática e a cobalamina é transferida para o fator intrínseco (FI). O fator intrínseco é produzido nas células gástricas parietais do fundo e corpo do estômago. O Complexo FI-VB12 passa para o íleo terminal, ligando-se a um receptor específico, a cobalamina é, então, absorvida e o fator intrínseco eliminado sem degradação. Causas de deficiência de absorção podem ser ocasionadas por alterações nesse mecanismo, como gastrectomia subtotal ou total, cirurgia bariátrica, ressecção ileal, doença celíaca e como causa mais comum, anemia perniciosa.

A anemia perniciosa é uma doença autoimune caracterizada pela destruição das células parietais o que ocasiona deficiência de fator intrínseco. A ausência de fator intrínseco, por sua vez, leva à deficiência de vitamina B12. Além disso, está associada à hipocloridria, que também pode acarretar deficiência de ferro. Outras desordens autoimunes podem estar associadas, como vitiligo, diabetes melito tipo 1 e doenças da tireoide. Pode afetar qualquer faixa etária, porém, a incidência é maior a partir da sexta década de vida. O diagnóstico é realizado por meio de biópsia gástrica, por endoscopia digestiva alta e pela dosagem de anticorpos antifator intrínseco e anticélula parietal.

O tratamento pode ser realizado na forma parenteral ou por reposição oral em altas doses. Estudos realizados previamente não encontraram diferença significativa entre os dois métodos. A reposição parenteral tem início com a administração de 1.000 mcg por dose diversas vezes por 1 a 2 semanas; depois administra-se uma dose por semana por cerca de 4 semanas com manutenção de 1.000 mcg mensal. Para a reposição oral em altas doses são utilizadas doses de 1.000 a 2.000 mcg diárias, necessitando-se de grande adesão por parte do paciente. A resposta hematológica tem início após 1 semana com reticulocitose, e a resolução da anemia após cerca de 6 a 8 semanas. Caso a causa da deficiência seja a anemia perniciosa, o tratamento é vitalício.

A deficiência de ácido fólico é comum pela baixa ingestão dietética, principalmente, em grupos de risco como idosos, crianças, alcoolistas e a população mais pobre. A deficiência também pode ser secundária à baixa absorção como na doença celíaca e má absorção específica de folato. Além dessas, deve-se ter em mente causas secundárias como condições inflamatórias crônicas, hemodiálise e medicações, como anticonvulsivantes, sulfassalazina e metotrexato, em que o uso contínuo deve ser acompanhado da reposição.

O diagnóstico é realizado por dosagem sérica de ácido fólico e o tratamento com reposição em doses usuais de 1 a 5 mg diárias (Quadro 57-3).

Anemia Hemolítica Autoimune (AHAI)

São anemias causadas pela destruição imunomediada das hemácias por autoanticorpos. Pode ser primária (idiopática) ou secundária a outras afecções como infecções, doenças autoimunes, drogas e neoplasia. As manifestações dependerão do tipo de anticorpo envolvido.

A hemólise é iniciada quando autoanticorpos se ligam a receptores da membrana das hemácias e recrutam o sistema complemento. A destruição pode ocorrer diretamente na circulação (hemólise intravascular) ou por macrófagos no baço, fígado ou ambos (hemólise extravascular).

O conhecimento sobre a etiologia das anemias hemolíticas autoimune ainda é limitado. Sabe-se que é uma consequência da perda da tolerância imunológica contra antígenos

QUADRO 57-3 Reposição de Vitamina B12 e Ácido Fólico

Forma	Dose	Frequência
Vitamina B12 parenteral	No mínimo 1.000 mcg por dose	Diversas vezes por 2 semanas, depois semanal por 4 semanas
Vitamina B12 oral	1.000-2.000 mcg	Diária
Ácido Fólico	1 a 5 mg	Diário

expressados na superfície dos eritrócitos. A produção dos anticorpos contra as hemácias é resultante da interação de linfócitos T e B com seus fatores de regulação. Porém, ainda há dúvidas sobre o motivo de os títulos de anticorpos não serem proporcionais ao grau de severidade da anemia.

Anemia Hemolítica por Anticorpo Quente
Respondem por cerca de 70 a 80% dos casos. Os anticorpos são, usualmente, policlonais IgG, podendo também ter anticorpos IgA. São anticorpos direcionados a antígenos Rh, mas também contra outros tipos sanguíneos (anticorpos não Rh relacionados). Os anticorpos fixam o complemento e se ligam estritamente às hemácias a 37°, por isso não se consegue detectá-los facilmente no soro. A forma de hemólise principal é a extravascular. Os eritrócitos que não foram completamente fagocitados viram esferócitos, que são removidos pelo baço.

Algumas condições relacionadas com AHAI de anticorpos quentes são:

- *Doenças autoimunes como:* lúpus eritematoso sistêmico – normalmente se expressa no momento do diagnóstico; síndrome de Sjögren, síndrome do anticorpo antifosfolipídio, doença de Graves, dermatomiosite, esclerodermia, pancreatite autoimune, dermatomiosite.
- *Malignidades como:* leucemia linfocítica crônica, linfoma esplênico, linfoma de Hodgkin, teratoma de ovário, tumores sólidos.
- *Infecções virais:* Citomegalovírus, HIV.
- *Outras infecções:* Leishmaniose.
- *Secundárias a drogas:* metildopa, interferon α, procainamida, lenalidomida.

Anemia Hemolítica por Anticorpo Frio
Anticorpos frios usualmente são monoclonais IgM, que têm a capacidade de fixar facilmente o complemento. Os alvos são polissacarídeos. Os anticorpos frios se ligam aos eritrócitos em temperaturas em torno de 22° C. Quando presentes em altos títulos podem ativar o sistema de complemento diretamente com hemólise intravascular e hemoglobinúria. Usualmente os complexos complemento-eritrócitos são fagocitados pelo fígado.

Condições relacionadas com AHAI por anticorpos frios:

- Artrite reumatoide.
- Gamopatia monoclonal de significado indeterminado (MGUS).
- Tumores sólidos.
- Infecções do trato respiratório.
- Infecções virais: varicela, rubéola, HIV.
- Outras infecções: *Mycoplasma*, *Haemophilus Influenzae*, Brucelose.
- Secundárias a drogas: etanercept, eculizumabe.

O tratamento para anemia hemolítica é, preferencialmente, realizado pelo especialista hematologista. São utilizadas drogas imunossupressoras como corticoide em altas doses, rituximabe, azatioprina e, em alguns casos, é necessária a esplenectomia.

AVALIAÇÃO DO PACIENTE
A anemia pode ser uma desordem primária ou secundária e por isso a avaliação completa do paciente pode indicar sua etiologia.

História

Apesar de os sintomas de anemia serem inespecíficos como cansaço, desânimo, intolerância aos exercícios, a história pessoal do paciente pode ser muito significativa. O uso de medicações deve ser revisado para avaliar anemias hemolíticas secundárias ou drogas que alteram o metabolismo do folato ou ferro, por exemplo. A história pessoal pode indicar abuso de bebidas alcóolicas e uso de drogas intravenosas que podem estar associadas a uma infecção viral como HIV. Exposição ocupacional a agentes mielotóxicos, como os expostos ao benzeno, também deve ser questionada.

Hábitos dietéticos são de suma importância na avaliação da anemia, já que anemias carenciais são o principal diagnóstico. A presença de perversão alimentar, usualmente por gelo, fala a favor de ferropenia. Dietas restritivas vegetarianas e ou veganas podem levar à deficiência de vitamina B12. Alcoolistas podem ter deficiência multivitamínica.

Por sua vez, a história familiar de anemia pode indicar uma etiologia genética como talassemia e esferocitose hereditária.

Exame Físico

O exame físico do paciente com anemia também pode dar pistas de sua etiologia. O achado de palidez é recorrente, porém, pode não estar correlacionado à severidade da anemia e, apesar de comum, não é muito específico.

A presença de icterícia pode nos levar a pensar em anemias hemolíticas com aumento de bilirrubina indireta, assim como a presença de hepatoesplenomegalia. Achados como baixo peso, presença de coiloníquia ou queilite nos levam a pensar em causas carenciais como ferropenia e hipovitaminoses.

Além disso, a presença de alterações no exame neurológico como paresia de membros e alterações no equilíbrio devem levantar a suspeita de hipovitaminose de B12. Caso haja linfonodomegalias, petéquias e outros sinais de alarme, a presença de malignidade deve ser descartada.

Análise Laboratorial

A análise laboratorial deve começar pela análise do hemograma. Caso seja detectada a anemia, deve-se determinar sua morfologia, seja ela micro, macro ou normocítica. Essa análise já irá direcionar para outros exames necessários.

Três índices eritrocitários são frequentemente medidos pelo contador automático: volume corpuscular médio (VCM), hemoglobina corpuscular média (HCM) e concentração de hemoglobina corpuscular média (CHCM). Os valores da HCM e da CHCM geralmente seguem a mesma tendência da informação obtida pelo VCM (o aumento ou a diminuição do VCM tende a ter maiores ou menores valores de HCM, respectivamente).

Para análise inicial, então, devemos solicitar um hemograma e o índice de reticulocitose. Reticulocitose corrigida acima de 2% leva à investigação para causas hemolíticas. A Figura 57-1 pode auxiliar na investigação inicial.

A) **Anemias microcíticas:** anemia ferropriva, talassemia e anemia de doença crônica:
- Caso a suspeita seja anemia ferropriva, solicitar cinética de ferro que inclui ferro sérico, ferritina, capacidade total de ligação de ferro e índice de saturação de transferrina. A cinética de ferro também auxilia na investigação da anemia de doença crônica; a diferenciação entre ambas pode ser difícil e novos estudos sugerem dosar o receptor sérico de transferrina, porém, esse exame ainda não está difundindo até o momento. O Quadro 57-4 procura auxiliar nesse sentido.

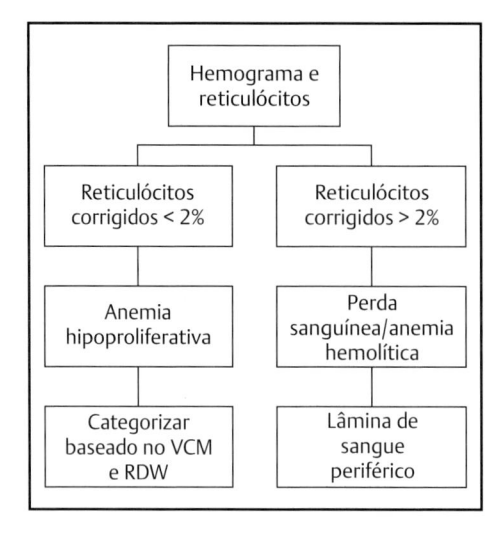

```
                  ┌──────────────────┐
                  │   Hemograma e    │
                  │   reticulócitos  │
                  └────────┬─────────┘
              ┌────────────┴────────────┐
    ┌─────────┴─────────┐    ┌──────────┴────────┐
    │   Reticulócitos   │    │   Reticulócitos   │
    │  corrigidos < 2%  │    │  corrigidos > 2%  │
    └─────────┬─────────┘    └──────────┬────────┘
    ┌─────────┴─────────┐    ┌──────────┴────────┐
    │      Anemia       │    │       Perda       │
    │  hipoproliferativa│    │ sanguínea/anemia  │
    │                   │    │     hemolítica    │
    └─────────┬─────────┘    └──────────┬────────┘
    ┌─────────┴─────────┐    ┌──────────┴────────┐
    │    Categorizar    │    │     Lâmina de     │
    │  baseado no VCM   │    │      sangue       │
    │       e RDW       │    │    periférico     │
    └───────────────────┘    └───────────────────┘
```

Fig. 57-1. Investigação inicial de anemia. RDW = *Red blood cell distribution width* (índice de anisocitose).

QUADRO 57-4 Diagnóstico Diferencial entre Anemia Ferropriva e Anemia de Doença Crônica

	Ferropriva	Doença crônica
Ferro	Baixo	Baixo
Índice de saturação de transferrina (IST)	< 16%	Baixo-Normal
Ferritina (mcg/L)	< 10	> 100

B) **Anemias macrocíticas:** deficiência de vitamina B12, ácido fólico e secundária a drogas:
- Para diagnosticar a deficiência de vitamina B12 inicialmente solicitamos o nível sérico, porém, a não ser que níveis abaixo de 100 pg/mL sejam identificados, o resultado pode não ser confiável. Isso ocorre porque apenas cerca de 20% da vitamina B12 total medida está ligada à transcobalamina, o restante está ligado à haptocorrina. Como o fator intrínseco é usado como ligante, anticorpos antifator intrínseco, comuns na anemia perniciosa, devem ser removidos da amostra, o que dificulta o processo.
- Como a dosagem de vitamina B12 carece de sensibilidade e especificidade, o diagnóstico pode ser melhorado pela dosagem de ácido metilmalônico e homocisteína. Ambos se encontram elevados na deficiência de vitamina B12, caso sejam dosados antes do tratamento.
- A dosagem sérica de ácido fólico, por sua vez, tem boa sensibilidade e especificidade, sendo suficiente para o diagnóstico.

Exames Complementares

A) **Lâmina de sangue periférico:** exame simples que quando bem feito auxilia a investigação. Ele confirma a contagem de células realizadas pelas máquinas automatizadas e consegue detectar alterações celulares que sugerem a etiologia:

- *Policromatofilia:* hemácias grandes com coloração azul – anemias hemolíticas.
- *Pontilhado basófilo:* presença de grânulos basófilos formados por agregados ribossomais – anemias hemolíticas.

- *Corpúsculos de Pappenheimer:* inclusões compostas por agregados ribossomais, ferritina e mitocôndrias que conferem uma coloração acinzentada ao eritrócito – anemia sideroblástica.
- *Corpúsculos de Heinz:* precipitados de hemoglobina – deficiência de G6PD.
- *Corpúsculos de Howell-Jolly:* fragmentos nucleares basófilos – hipoesplenismo, esplenectomia.
- *Esquizócitos:* eritrócitos fragmentados em diversos tamanhos e formas, indicando destruição intravascular – anemias hemolíticas microangiopáticas.
- *Esferócitos:* eritrócitos que perderam a palidez central e aparentam uma forma arredondada indicando a perda do citoesqueleto – esferocitose hereditária, anemia hemolítica autoimune.
- *Dacriócitos:* eritrócitos em forma de pérola, assemelhando-se a uma lágrima, indicando estresse mecânico da hemácia ao ser liberada pela medula óssea ou na passagem pelo baço – anemias congênitas como talassemia, mielofitíase.
- *Hemácias crenadas:* ondulações suaves presentes na superfície das hemácias – uremia.
- *Acantócitos:* hemácias com superfície irregular com projeções espiculadas, refletindo uma composição anormal da membrana – doenças hepáticas.
- *Células em foice:* hemácias com formato de foice ou meia-lua pela presença da hemoglobina S – anemia falciforme.
- *Neutrófilos hipersegmentados:* apresentam o núcleo com cinco ou mais lóbulos – anemia megaloblástica.

B) **Exame de medula óssea:** o aspirado e a biópsia de medula óssea são exames com grande especificidade para o diagnóstico; conseguem analisar a arquitetura e a morfologia celular. São exames invasivos com o grau de dificuldade e riscos intrínsecos ao procedimento, porém, extremamente úteis em situações onde suspeita-se de desordens da medula óssea como mielodisplasia, leucemia e linfoma. Nesse caso, a investigação será comandada pelo especialista hematologista.

BIBLIOGRAFIA

Camaschella C. Iron-deficiency anemia. *N Engl J Med* 2015 May 7;372(19):1832-43.
Cullis JO. Diagnosis and management of anaemia of chronic disease: current status. *Br J Haematol* 2011;154(3):289-300.
Deloughery TG. Microcytic anemia. *N Engl J Med* 2014;371(14):1324-31.
Hoffman R *et al.* Approach to anemia in the adult and child. In: *Hematology, basic principles and practice*, 6th ed. Philadelphia, PA: Saunders/Elsevier (Ed.); 2013. v. 1. c. 32.
Hoffman R *et al.* Autoimmune hemolytic anemia. In: *Hematology, basic principles and practice*, 6th ed. Philadelphia, PA: Saunders/Elsevier (Ed.); 2013. v. 1. p. 44.
Hussein M, Haddad RY. Approach to anemia. *Dis Mon* 2010 Aug;56(8):449-55.
Kaferle J, Strzoda CE. Evaluation of macrocytosis. *Am Fam Physician* USA 2009;79(3):203-8.
Kassebaum NJ, Jasrasaria R, Naghavi M *et al.* A systematic analysis of global anemia burden from 1990 to 2010. *Blood* 2014;123(5):615-24.
Longo D *et al.* Anemia megaloblástica. In: *Harrison Medicina Interna*, 17.ed. Porto Alegre: McGraw Hill; 2009. v. 1. c. 100.
Marks PW. Iron out for nontransfused thalassemia. *Blood* 2012;120(5):928.
Stabler SP. Vitamin B12 Deficiency. *New Engl J Med* 2013;368(2):149-60.
Weiss G, Goodnough LT. Anemia of chronic disease. *N Engl Med* 2005;352(10):1011-23.
WHO. *Haemoglobin concentrations for the diagnosis of anaemia and assessment of severity.* World Health Organization; 2011.

58 Outras Citopenias: Trombocitopenia e Leucopenia

Luciana Moreira Amaral ▪ Luiz Gustavo Pignataro

TROMBOCITOPENIA

Aspectos Gerais

O valor normal de contagem plaquetária varia de 150.000 a 450.000/mm³, portanto, trombocitopenia ou plaquetopenia é definida como a contagem de plaquetas inferior a 150.000/mm³. Pode ser classificada como: leve (100.000-150.000/mm³), moderada (50.000-99.000/mm³) e grave (< 50.000/mm³). Plaquetopenias acima de 50.000 mm³, em geral, não apresentam repercussão clínica, exceto nos casos de associação à disfunção plaquetária. Sangramento clinicamente significativo geralmente ocorre com contagens abaixo de 10.000/mm³.

A trombocitopenia decorre de três mecanismos principais: produção ineficaz pela medula óssea, destruição acelerada e sequestro esplênico. Determinar a causa é fundamental para estabelecer a terapia adequada e evitar intervenções desnecessárias.

Em 2009, um consenso internacional estabeleceu definições e uma nova terminologia sobre trombocitopenia em adultos e crianças.

- *Trombocitopenia imune primária ou idiopática (anteriormente conhecida como púrpura trombocitopênica idiopática ou púrpura trombocitopênica imune):* distúrbio decorrente da produção de autoanticorpos contra antígenos plaquetários caracterizado por trombocitopenia isolada na ausência de outras causas que possam estar associadas à plaquetopenia, sendo considerado um diagnóstico de exclusão. É uma das causas mais comuns de trombocitopenia em adultos assintomáticos.
O termo púrpura foi considerado inadequado em razão do fato de que os sangramentos estão ausentes ou são mínimos na maioria dos pacientes.
- *Trombocitopenia imune secundária:* todas as formas de plaquetopenia adquiridas autoimunes que não a primária.

Utilizando um critério temporal, os autores desse consenso determinaram a seguinte classificação:

- *Trombocitopenia imune recém-diagnosticada:* até 3 meses a partir do diagnóstico.
- *Trombocitopenia imune persistente:* 3 a 12 meses a partir do diagnóstico, incluindo pacientes que não alcançaram remissão espontânea ou não mantiveram resposta completa à terapia.
- *Trombocitopenia imune crônica:* duração superior a 12 meses.
- *Trombocitopenia imune grave:* presença de sangramento na apresentação demandando intervenção terapêutica ou ocorrência de novo sangramento com necessidade de terapêutica adicional (uso de uma droga diferente ou aumento da dose da droga em uso).

Investigação Diagnóstica

Ao avaliar um paciente com trombocitopenia é importante excluir a pseudotrombocitopenia, uma contagem falsamente baixa de plaquetas causada pela aglutinação dessas células quando o sangue é coletado em tubos com EDTA. Portanto, a primeira recomendação é a coleta em tubo com citrato. Uma vez confirmada a plaquetopenia, a investigação etiológica deve ser iniciada.

As principais causas de trombocitopenia estão listadas no Quadro 58-1.

A trombocitopenia induzida por heparina (TIH) pode ser classificada em tipos I e II. A TIH tipo I é uma condição benigna, transitória, não imune, que ocorre nos primeiros 2 dias após a exposição à heparina. Raramente a plaquetopenia é menor que $100.000/mm^3$ e reverte espontaneamente sem relação com a suspensão da droga. A TIH tipo II é uma condição imune (anticorpos contra o complexo fator plaquetário 4 – heparina), que geralmente ocorre de 5-15 dias após a exposição à droga, podendo estar associada a eventos trombóticos. Diferentemente da TIH tipo I, a TIH tipo II apresenta grande potencial de gravidade, sendo mandatória a suspensão da heparina. O estudo detalhado da TIH não se inclui no objetivo deste capítulo.

Anamnese

Vários aspectos devem ser investigados na história clínica:

- História familiar de trombocitopenia.
- Episódio recente de infecção viral ou bacteriana.
- História de epistaxe e outros tipos de sangramentos espontâneos.

QUADRO 58-1 Principais Causas de Trombocitopenia

Trombocitopenia imune primária	Idiopática (diagnóstico de exclusão)
Trombocitopenia imune secundária	Síndrome de anticorpo antifosfolipídio
	LES
	Síndrome de Evans
	Imunodeficiências como imunodeficiência comum variável
	Drogas: heparina (TIH), inibidores da glicoproteína IIb/IIIa (abciximab, eptifibatide, tirofiban), paracetamol, amiodarona, betalactâmicos, sulfametoxazol, trimetoprim, vancomicina, piperacilina, rifampicina, carbamazepina, fenitoína, ranitidina, quinina
	Infecções por CMV, HIV, HCV, varicela
	Transplante de medula óssea
	Distúrbios linfoproliferativos
	Vacinação (tríplice viral, pneumocócica, *Haemophylus*, hepatite B, varicela)
Outras causas	Drogas (por mecanismo não imune): quimioterápicos, cloranfenicol, linezolida, valproato, anti-hipertensivos
	Hepatopatia e hiperesplenismo
	Infecção

LES = Lúpus eritematoso sistêmico; THI = trombocitopenia induzida por heparina; CMV = citomegalovírus; HIV = vírus da imunodeficiência humana; HCV = vírus da hepatite C.

- Vacinações recentes (tríplice viral, pneumocócica, *Haemophylus*, hepatite B, varicela).
- História de câncer.
- Viagem recente (exposição à malária, riquetsiose, dengue).
- Transfusão sanguínea prévia.
- Fatores de risco para HIV e hepatites virais.
- Ingestão de álcool e hábitos dietéticos.
- Possibilidade de gestação (síndrome HELLP*).
- Uso de medicamentos iniciados especialmente 1 a 2 semanas antes do quadro (quimioterápicos, heparina, quinina, penicilina, tirofibam, sais de ouro).

Exame Físico

- *Sinais de sangramento*: alguns pacientes apresentam tendência a sangramento que independe da etiologia. Petéquias são o marco do sangramento relacionado com plaquetas. Os pacientes com plaquetopenia em torno de 20.000/mm³ podem apresentar petéquias, púrpura e equimoses.
- *Linfadenopatia:* pode ser encontrada nos linfomas, leucemias, infecções virais, tuberculose, sarcoidose e síndrome linfoproliferativa autoimune (ALPS).
- *Esplenomegalia:* cirrose, hipertensão portal, linfomas, leucemias, mielofibrose com hematopoiese extramedular, infecções como malária, leishmaniose e síndrome de mononucleose, doenças de depósito como doença de Gaucher.
- *Hepatomegalia:* hepatite crônica, linfoma.
- *Anormalidades esqueléticas:* baixa estatura, malformação de polegares e antebraços (anemia de Fanconi); ausência ou encurtamento bilateral do rádio e alterações dos polegares (síndrome TAR).
- *Alterações cutâneas:* alteração da pigmentação cutânea (anemia de Fanconi), lesões cutâneas necróticas (trombocitopenia induzida por heparina), eczema (síndrome de Wiskott-Aldrich).

Exames Complementares

Hemograma

Um aspecto importante a ser observado no hemograma é se a trombocitopenia é isolada ou associada a outras citopenias. Trombocitopenia isolada geralmente está associada a distúrbios imunomediados ou hereditários, sendo incomum nas neoplasias malignas que envolvem a medula óssea.

As causas de trombocitopenia isolada ou associada a outras citopenias estão listadas no Quadro 58-2.

Na presença concomitante de neutrofilia deve-se pensar em infecção e, mais raramente, na leucemia mieloide crônica (LMC). Nos pacientes que apresentam linfocitose concomitante, pensar nas neoplasias linfoides como leucemia linfocítica crônica (LLC) e infecções virais.

Esfregaço Sanguíneo

É de valor inestimável. O volume plaquetário pode dar pistas para o diagnóstico. Plaquetas gigantes podem ser encontradas em várias doenças hereditárias como a síndrome da pla-

---

*A síndrome HELLP é um transtorno específico da gravidez caracterizado por hemólise, elevação de enzimas hepáticas e baixa contagem de plaquetas. Ocorre, aproximadamente, em 1 ou 2 a cada 1.000 gestações.

QUADRO 58-2 Causas de Trombocitopenia Isolada ou Associada a Outras Citopenias

Trombocitopenia isolada	Trombocitopenia imune/Trombocitopenia induzida por drogas	
Trombocitopenias associadas a outras citopenias	Supressão da Medula Óssea por medicamentos	▪ Quimioterápicos ▪ Cloranfenicol ▪ Linezolida ▪ Valproato ▪ Anti-hipertensivos
	Infecções virais	HIV, HCV, Epstein-Barr, citomegalovírus, toxoplasmose
	Infecções bacterianas, parasitárias e por micobactérias	▪ Leishmaniose ▪ Tuberculose
	Deficiências metabólicas	Deficiência de vitamina B12 e folato
	Doenças do colágeno	LES
	Doenças hereditárias	▪ Disceratose congênita ▪ Anemia de Fanconi
	Neoplasias malignas	▪ Doença metastática ▪ Leucemia ▪ Linfoma ▪ Mieloma múltiplo
	Insuficiência da medula óssea	▪ Anemia aplásica ▪ Síndrome mielodisplásica

HIV = Vírus da imunodeficiência humana; HCV= vírus da hepatite C; LES= lupús eritematoso sistêmico.

queta cinzenta e a síndrome de Bernard-Soulier. Microplaquetas são vistas, geralmente, na síndrome de Wiskott-Aldrich ou na trombocitopenia ligada a X.

A presença de dacriócitos (hemácias em forma de lágrima) e eritrócitos nucleados indicam a necessidade de investigação da medula óssea, pois esses achados são indicativos de mielofibrose primária e síndrome mielodisplásica.

Investigação Adicional

1. Exames para pesquisa de hemólise associada: LDH, haptoglobina, bilirrubina indireta, contagem de reticulócitos, Coombs direto. Às vezes um teste de Coombs positivo é o único indício de envolvimento da linhagem eritrocítica. A associação concomitante ou sequencial de trombocitopenia e anemia hemolítica autoimune (AHAI) é denominada Síndrome de Evans. Alteração da função renal associada à hemólise pode indicar síndrome hemolítico-urêmica ou púrpura trombocitopênica trombótica que, entretanto, não constam do objetivo deste capítulo.
2. Dosagem de aminotransferases, LDH e fosfatase alcalina para investigação inicial de doença hepática.
3. Sorologia e PCR virais: HIV, HCV, citomegalovírus, Epstein-Barr, toxoplasmose, arboviroses, parvovírus.
4. Pesquisa de *Helicobacter pylori*: é apropriada nos pacientes com sintomas gastrointestinais em razão da associação entre trombocitopenia imune e infecção por *H. pylori*, mas não é utilizado como *screening* rotineiro.

5. Dosagem de imunoglobulinas: imunoglobulinas IgG, IgA, IgM também podem ser dosadas. Níveis reduzidos podem revelar imunodeficiências como a deficiência seletiva de IgA e a imunodeficiência comum variável.
6. Pesquisa de anticorpos antiplaquetários, antifosfolípidos, biópsia de medula óssea e outros testes diagnósticos devem ser solicitados de acordo com sinais de apresentação e curso clínico.
7. Hormônios tireoidianos: há relatos de raros casos de associação entre disfunção tireoidiana e plaquetopenia imune, entretanto, a dosagem hormonal não faz parte do *screening* de rotina e deve ser realizada somente no paciente com disfunção. A exceção é quando o paciente será submetido a um procedimento cirúrgico.

Tratamento

O primeiro passo para tratamento é efetuar o diagnóstico etiológico e estabelecer o tratamento direcionado à causa; por exemplo, descontinuação da droga potencialmente causadora da plaquetopenia, tratamento da infecção subjacente, uso de imunoglobulina G nos casos de imunodeficiência, quimioterapia nas leucemias. Infelizmente, somente em uma minoria de casos encontra-se a etiologia definida. Além disso, nem sempre a cura da condição médica subjacente altera a contagem de plaquetas.

Em caso de sangramento grave, se a etiologia da trombocitopenia é desconhecida, a transfusão de plaquetas pode ser necessária. Entretanto, se a causa é imune, o efeito da transfusão de plaquetas deve ser mínimo, sendo reservada somente para sangramento com risco de morte (idealmente transfundida seguida de imunoglobulina venosa para "proteger as plaquetas").

Tratamento da Trombocitopenia Imune

Muitos pacientes apresentam remissão espontânea, embora isso ocorra com menos frequência que nas crianças. O tratamento ainda é controverso e a decisão de tratar deve ser pautada na gravidade do sangramento, no risco de sangramento (p. ex., episódios prévios de sangramento associados a outros fatores de risco como faixa etária, hipertensão arterial), prática de esportes de contato, efeitos colaterais do tratamento, entre outros.

De acordo com as recomendações da Sociedade Americana de Hematologia e do *International Consensus Report*, o tratamento deve ser administrado a todos os pacientes recém-diagnosticados com contagem de plaquetas inferior a 30.000/mm^3 com manifestações de sangramento e inferior a 20.000/mm^3, independentemente de sangramento.

O tratamento de primeira linha consiste no uso de prednisona na dose de 0,5 a 2 mg/kg (geralmente 1 mg/kg) até que a contagem de plaquetas aumente para 30 a 50.000/mm^3. A dose deve ser reduzida e suspensa especialmente nos não responsivos em 4 semanas de tratamento. Pacientes em corticoterapia prolongada (geralmente superior a 3 meses) devem receber suplementação com cálcio e vitamina D para reduzir risco de osteoporose. Outra possibilidade é a pulsoterapia com dexametasona 40 mg/dia por 4 dias em 2 a 4 ciclos semanais.

A imunoglobulina intravenosa (IGIV) também é considerada tratamento de primeira linha. A IGIV pode aumentar rapidamente a plaquetometria na maioria dos pacientes, no entanto, o efeito geralmente é transitório. Assim, a IGIV tem sido usada para pacientes com necessidade de procedimentos invasivos urgentes ou com intolerância aos glicocorticoides e que aguardam o início de tratamento de segunda linha. A dose usual é de 1 g/kg/dia por 1 a 2 dias.

Terapia com esplenectomia, rituximab, agonistas dos receptores de trombopoietina ou outros imunossupressores são possibilidades para os pacientes não responsivos ao trata-

QUADRO 58-3 Indicação de Transfusão de Plaquetas em Procedimentos Invasivos

Tipo de procedimento	Plaquetometria indicativa de transfusão
Neurocirurgia ou cirurgia oftalmológica	< 100.000/mm³
Maioria das cirurgias de grande porte	< 50.000/mm³
Procedimentos endoscópicos	< 50.000 para procedimentos terapêuticos e < 20.000/mm³ para procedimentos diagnósticos de baixo risco
Broncoscopia ou lavado broncoalveolar	< 20.000-30.000/mm³
Punção de cateter profundo	< 20.000 mm/mm³
Punção lombar	10.000-20.000/mm³ para pacientes com neoplasias hematológicas e 40.000-50.000/mm³ sem neoplasia hematológica
Anestesia epidural	< 80.000/mm³
Biópsia/aspirado de medula óssea	< 20.000/mm³

mento de primeira linha. Entretanto, as terapias de segunda e terceira linha não se incluem no objetivo deste capítulo, sendo esses pacientes encaminhados ao hematologista.

A transfusão de plaquetas é recomendada apenas em casos específicos como sangramento agudo, ou antes de procedimentos invasivos, podendo ser feita em associação ao IGIV. Essa restrição ocorre em razão do fato de a transfusão de plaquetas na trombocitopenia imune ter baixo aproveitamento pela destruição autoimune das plaquetas transfundidas.

Pacientes com sangramento grave (p. ex., gastrointestinal, intracraniano) e uma plaquetometria < 30.000/mm³ devem ter transfusão imediata de plaquetas além da medicação de primeira linha. Em caso de procedimentos invasivos com trombocitopenia grave e alto risco de sangramento, a transfusão também deve ser realizada (Quadro 58-3).

NEUTROPENIA

Aspectos Gerais

Neutropenia é definida como uma contagem de neutrófilos abaixo de 1.500/mm³ englobando ampla variedade de diagnósticos. Pode ser classificada como transitória/aguda (duração < 3 meses) ou persistente/crônica (duração > 3 meses), extrínseca ou intrínseca, e de acordo com a gravidade da neutropenia em leve (1.000-1.500/mm³), moderada (500-999/mm³) e grave (< 500 mm³).

As consequências dependem, principalmente, mas não exclusivamente, da gravidade da neutropenia. Os pacientes com neutropenia leve, em geral, não apresentam prejuízo do mecanismo de defesa, mas requerem investigação diagnóstica da causa subjacente. Uma contagem de 200-500/mm³ está associada a risco aumentado de infecção na maioria dos pacientes. Uma contagem abaixo de 200/mm³ é referida como agranulocitose e aumenta o risco de infecções graves e a susceptibilidade a germes oportunistas.

Investigação Diagnóstica

Antes de iniciar a avaliação de uma neutropenia recém-diagnosticada, os clínicos devem considerar uma questão fundamental. Pacientes com febre e estigmas de doença aguda, especialmente aqueles com neutropenia grave (< 500/mm³), devem ser encarados como uma emergência médica, sendo internados para antibioticoterapia venosa.

Anamnese e Exame Físico

Aspectos importantes:

- *Idade e etnia:* pacientes com menos de 30 anos muitas vezes não têm hemograma anterior para comparação e podem ter um distúrbio hereditário leve que passou despercebido durante a infância, como a neutropenia familiar benigna e a neutropenia étnica benigna (ambas também chamadas de neutropenia constitucional). A neutropenia étnica consiste no fato de que negros e afrodescendentes podem ter uma contagem menor que 1.500 neutrófilos/mm³ e o limite inferior normal para essa população é de 1.200/mm³.
- *Classificação temporal:* causas agudas (< 3 meses) e crônicas (> 3 meses) estão relatadas no Quadro 58-4.
- *Uso de medicamentos:* qualquer neutropenia aguda grave em adultos deve ser considerada induzida por droga até que se prove o contrário. Nessa situação, qualquer medicamento suspeito deve ser descontinuado.
- *História de infecções recorrentes e achados sugestivos:* úlceras orais, gengivite e periodontite, perda dentária, sinusite, otite, faringite, pneumonia, sintomas gastrointestinais, infecções perirretais, sepse, evidência de infecções de tecidos profundos, linfonodomegalia e esplenomegalia.
- *História alimentar:* a deficiência de vitamina B12 e folato causam pancitopenia mais do que neutropenia isolada. A deficiência de cobre deve ser considerada em pacientes com história de cirurgia gástrica.
- *História familiar:* sintomas, achados laboratoriais semelhantes, neoplasias hematológicas malignas e óbitos por infecções graves. Óbitos infantis inexplicados também podem ser indício de uma forma hereditária de neutropenia. Existe uma condição autossômica dominante denominada neutropenia familiar benigna que é caracterizada por uma contagem de neutrófilos entre 800-1.400/mm³ e que assim como a neutropenia étnica tem uma reserva medular normal e não apresenta risco aumentado de infecções.

QUADRO 58-4 Principais Causas de Neutropenia Aguda e Crônica

Agudas (< 3 meses)		Crônicas (> 3 meses)
Infecções		- Deficiência de vitamina B12, folato, cobre, proteico-calórica - Doenças autoimunes sistêmicas: LES, síndrome de Sjögren, AR - Mielodisplasia - Neutropenia congênita grave - Neutropenia cíclica - Síndromes neutropênicas: Neutropenia congênita grave, neutropenia cíclica, anemia de Fanconi, síndrome de Chédiak-Higashi, síndrome de Shwachman-Diamond - Neutropenia étnica benigna/Neutropenia familiar benigna - Neutropenia crônica idiopática - Outras neutropenias crônicas imunomediadas
Vírus	CMV, EBV, HIV, HCV, HBV, *Influenza*, Parvovírus B19	
Bactéria	Brucelose, tuberculose, tularemia, febre tifoide, rickettsiose	
Protozoário	Malária	
Drogas	Quimioterápicos, carbamazepina, valproato, sulfonamidas, penicilinas, sulfametoxazol, trimetoprim, clozapina, olanzapina, sais de ouro, fenotiazínicos, levamisol, penicilamina, metimazol, propiltiouracil, rituximab, deferiprona	
Imune	- Isoimune neonatal - Autoimune	

CMV = Citomegalovírus; EBV: Vírus Epstein-Barr; HIV = vírus da imunodeficiência humana, HCV = vírus hepatite C, HBV = vírus hepatite B, LES: lúpus eritematoso sistêmico, AR = artrite reumatoide.

Exames Complementares

Hemograma e Esfregaço Sanguíneo

Todos os pacientes com neutropenia devem ter um hemograma e um esfregaço que deve ser revisto pelo hematologista ou hemopatologista. Em um paciente assintomático ou oligossintomático, um hemograma seriado por dias ou semanas permite avaliar a evolução da neutropenia.

Nos casos de neutropenia aguda, a associação a outras citopenias geralmente é observada com mais frequência nas neutropenias induzidas por infecção do que nos casos induzidos por drogas onde a neutropenia costuma ser isolada.

Na suspeita de neutropenia congênita, um hemograma realizado 2 vezes por semana durante 4 a 6 semanas pode estabelecer o diagnóstico de neutropenia cíclica, que é definida como períodos de neutropenia ($\leq 200/mm^3$) com duração de 3 a 5 dias ocorrendo em intervalos de aproximadamente 21 dias. Esses períodos são marcados por febre e infecções recorrentes.

Investigação Adicional

1. Bioquímica sanguínea para avaliação da função hepática e renal e *spot* urinário com fração proteína/creatinina urinária.
2. Dosagem de vitamina B12 e ácido fólico. Dosagem de cobre nos casos de história de *bypass* gástrico.
3. Sorologias virais para HIV, HBV, HCV, CMV, EBV.
4. *Screening* antinuclear, anti-DNA, fator reumatoide, C3, C4, anti-Ro, anti-La são exames importantes na investigação de doença reumatológica sistêmica como LES, AR, síndrome de Sjögren. Por outro lado, a pesquisa de anticorpos antineutrofílicos (p-ANCA e c-ANCA), que são úteis na avaliação da neutropenia neonatal, não auxiliam na investigação etiológica de adultos.
5. Citometria de fluxo de sangue periférico deve ser solicitada para todos os pacientes com neutropenia mesmo na ausência de linfocitose ou de doença autoimune. Vale lembrar que este exame é solicitado pelo hematologista para pesquisa de leucemia de grandes linfócitos granulares, e não faz parte do objetivo deste capítulo.
6. Aspirado e biópsia de medula óssea: devem ser considerados em todos os pacientes com neutropenia inexplicada para estabelecer se há sinais de displasia, anormalidades citogenéticas ou comprometimento da medula por processo neoplásico. Entretanto, nos casos de neutropenia isolada leve de longa duração a biópsia e o aspirado de medula óssea são frequentemente inconclusivos.

Referência ao Hematologista

- Neutropenia moderada a grave sem etiologia definida.
- Desenvolvimento de infecção ou citopenias que sugiram função diminuída da medula óssea excetuando as deficiências nutricionais ou as vasculites e colagenoses.
- Presença de esplenomegalia ou linfadenopatia que sugiram possível neoplasia hematológica.

Tratamento

Os pacientes com neutropenia constitucional, neutropenia familiar e a maior parte dos pacientes com neutropenia cíclica não necessita de tratamento. Nos demais casos o tratamento dependerá da etiologia. O uso de rituximab e fatores de crescimento para casos específicos ficarão a critério do especialista.

LINFOPENIA
Linfopenia é definida como uma contagem de linfócitos do sangue periférico abaixo de 1.500/mm^3. São causas de linfopenia:

- Infecções como HIV.
- Desnutrição proteico calórica.
- Doenças sistêmicas como doença inflamatória intestinal, edema de alça intestinal secundário à insuficiência cardíaca congestiva.
- Imunodeficiências congênitas como Wiskott-Aldrich.
- Linfopenia por deficiência de CD4 não associada ao HIV.
- Radioterapia, quimioterapia e terapia imunossupressora.
- Corticoterapia.

A avaliação é guiada por história e exame físico. Quando o diagnóstico não é obvio a partir dessa avaliação inicial, deve-se investigar infecção pelo HIV, realizar a dosagem de imunoglobulinas, subpopulação de linfócitos e testes cutâneos para detectar a deficiência de imunidade celular.

OUTRAS LEUCOPENIAS
Monocitopenia, eosinopenia podem ser vistas em síndrome de falência da medula óssea, resultantes de infecção aguda, neoplasias malignas e lesões graves. Acredita-se que se deve à elevação de glicocorticoides, prostaglandinas e epinefrina. O aumento desses fatores humorais tem maior impacto sobre os eosinófilos, de forma que ausência de eosinopenia nessas situações clínicas deve levar à suspeição imediata de insuficiência adrenal, de síndrome mieloproliferativa primária, infecção parasitária ou síndrome hipereosinofílica primária.

BIBLIOGRAFIA
Abrams CS. Thrombocytopenia. In: Goldman L, Schafer AI. *Goldman Cecil Medicine,* 24th ed. Philadelphia: Saunders; 2012. p. 175.
Autrel-Moignet A, Lamy T. Autoimmune neutropenia. *Presse Med* 2014;43(4Pt2):e105-18.
Berliner N. Approach to the adult with unexplained neutropenia. (Acesso em 2016 mar 7). Disponível em: http://www.uptodate.com.
Berliner N. Leukocytosis and leukopenia. In: Goldman L. *Goldman Cecil Medicine,* 25th ed. Philadelphia: Saunders; 2016. p. 1129-138-e2.
Berliner N, Davids MS. Approach to the adult with lymphocytosis or lymphocytopenia. (Acesso em 2016 mar 12). Disponível em: http://www.uptodate.com.
Coutre S. Clinical presentation and diagnosis of heparin-induced thrombocytopenia. (Acesso em 2016 fev 26). Disponível em: http://www.uptodate.com.
George JN, Arnold DM. Immune thrombocytopenia (ITP) in adults: Clinical manifestations and diagnosis. (Acesso em 2016 fev 20). Disponível em: http://www.uptodate.com.
Gibson C, Berliner N. How we evaluate and treat neutropenia in adults. *Blood* 2014;124:1251-8.
Gupta S, Tiruvoipati R, Green C et al. Heparin induced thrombocytopenia in critically ill: Diagnostic dilemmas and management conundrums. *World J Crit Care Med* 2015;4(3):202-12.
Hay D, Hill M, Littlewood T. Neutropenia in primary care. *BMJ* 2014;349:g5340.
Izak M, Bussel JB. Management of thrombocytopenia. *F1000Prime Rep* 2014 June;6:45.
Krzych TJ, Nowacka E, Knapik P. Heparin-induced thrombocytopenia. *Anesthesiol Int Therapy* 2015;47:63-76.
Kuhne T, Berchtold W, Michaels LA *et al.* Newly diagnosed immune thrombocytopenia in children and adults: a comparative prospective observational registry of the Intercontinental Cooperative Immune Thombocytopenia Study Group. *Haematologica* 2011;96(12):1831-5.

Mariotti J, Caberlon S, Bertinato E *et al.* Primary autoimmune neutropenia in adults: case report and review of the literature. *Transfusion* 2014;54(11):2906-10.

Miano M. How I manage Evans Syndrome and AIHA cases in children. *Br J Haematol* 2016;172:524-34.

Neunert C, Lim W, Crowther M *et al.* The American Society of Hematology 2011 evidence-based practice guideline for immune thrombocytopenia. *Blood* 2011;117(16):4190-207.

Newburger PE, Dale DC. Evaluation and management of Patients with Isolated Neutropenia. *Semin Hematol* 2013;50(3):198-206.

Provan D, Stasi R, Newland AC, Blanchette VS, Maggs PB, Bussel JB et al. International consensus report on the investigation and management of primary immune thrombocytopenia. *Blood* 2010;115(2):168-86.

Rodeghiero F, Ruggeri M. ITP and international guidelines: What do we know, what do we need? 2014;43(4Pt2):61-7.

Rodeghiero F, Ruggeri N, Gernsheimer T *et al.* Standardization of terminology, definitions and outcome criteria in immune thrombocytopenic purpura of adults and children: report from an international working group. *Blood* 2009;113(11):2386-93.

Yuan S, Golfinders D. Clinical and laboratory aspects of platelet transfusion therapy. (Acesso em 2016 fev 20). Disponível em: http://www.uptodate.com.

59 Linfadenopatia e Esplenomegalia

Thaís Lopes Bastos ▪ *Fernando Salles*

LINFADENOPATIAS

Linfadenopatia pode ser definida como uma condição em que os linfonodos se tornam anormais no tamanho, consistência e número. Por outro lado, o achado de um linfonodo palpável ao exame físico ambulatorial é frequente na rotina do clínico. A grande questão que se impõe então é: quando um linfonodo encontrado ao exame requer investigação?

Um linfonodo de tamanho normal geralmente tem menos que 1 cm de diâmetro. Porém, existem exceções principalmente relacionadas com a localização e com a idade do paciente. Portanto, de maneira sucinta, não requerem investigação adicional linfonodos inguinais menores que 1,5 a 2 cm, dependendo da referência, e linfonodos cervicais e axilares menores que 1 cm, desde que não haja outros dados suspeitos na história clínica ou exame físico. Com exceção destes, demais adenopatias encontradas são indicativas de investigação. Que aspectos devem ser levados em consideração, então, para corroborar ou não uma suspeição?

Abordagem Inicial

Anamnese

Na coleta da anamnese, deve-se atentar para detalhes que possam sugerir a etiologia da adenopatia em questão e a necessidade de prosseguir com a investigação. Importante questionar sobre:

- Idade do paciente: há maior prevalência de gânglios palpáveis sem significado clínico ou secundários a distúrbios benignos em crianças e adolescentes do que em adultos e idosos.
- Tempo de crescimento do linfonodo: foi percebida a nodulação antes da consulta? Há quanto tempo esta se iniciou e como ocorreu sua progressão? Falam contra malignidade: 1) linfadenopatias de surgimento e crescimento muito recente, com menos de duas semanas de duração; 2) adenopatias estáveis sem evolução, com mais de um ano e sem crescimento.
- Sintomas constitucionais associados: há história de febre, perda ponderal, sudorese noturna? Os chamados sintomas B descritos acima estão frequentemente associados aos casos de linfoma, podendo, estes mesmos sintomas, estarem presentes nos casos de tuberculose ou outras malignidades. Já a febre isolada está tipicamente associada a linfadenopatias de etiologia infecciosa.
- Outros sintomas ou diagnósticos associados:
  - Faringite e sintomas de infecção de vias aéreas altas podem justificar linfonodos cervicais.
  - Dor linfonodal após ingesta alcóolica é típica (porém, pouco frequente) de linfomas Hodgkin.

- Artrite, artralgia, astenia, fraqueza muscular, lesões de pele ou outros sintomas típicos podem estar presentes em um quadro inicial de lúpus eritematoso sistêmico ou demais doenças autoimunes.
- Febre, faringite, linfonodomegalia moderadamente dolorosa e esplenomegalia caracterizam a mononucleose clássica; citomegalovirose, toxoplasmose, HIV e herpes-vírus humano tipo 1 podem cursar com a chamada síndrome de mononucleose-*like*.
- Uso de medicações: a "doença do soro-*like*" – caracterizada por linfadenopatia associada à febre, *rash* e artralgia – pode estar associada às seguintes medicações: alopurinol, atenolol, captopril, carbamazepina, cefalosporinas, sais de ouro, hidralazina, penicilina, fenitoína, primidona, pirimetamina, quinidina, sulfonamidas. Fenitoína também pode causar adenomegalia sem outros sintomas associados.
- Exposição ambiental, história social e ocupacional: questionar sobre ingestão de carne malcozida, contato com gatos e outros felinos (toxoplasmose, bartonelose), comportamento sexual de risco (HIV, sífilis, herpes, CMV e hepatite), álcool e tabagismo (neoplasias), exposição a asbesto, sílica.

Exame Físico

Ao exame físico, alguns aspectos são importantes para traçar o raciocínio propedêutico como o padrão de distribuição, tamanho, consistência, aderência a planos profundos, sinais flogísticos.

- Linfonodomegalias localizadas: reúnem 75% das adenopatias e sugerem causas locais, devendo indicar exame minucioso de sua região anatômica de drenagem em busca de infecções e lesões de pele e mucosas, assim como tumores sólidos. Por outro lado, a linfadenopatia localizada não exclui doenças sistêmicas, podendo ser manifestação inicial de linfomas e tuberculose.
  - *Linfonodos cervicais:* é a região mais comumente envolvida.
    Causas infecciosas como faringite estreptocócica e infecção de partes por estafilococos, juntamente a infecções virais com destaque para EBV e CMV com adenopatia cervical bilateral são as causas mais frequentes.
    A tuberculose ganglionar tem no acometimento cervical seu sítio mais comum e, no geral, tendem a ser unilaterais.
    Devem ser citados ainda a doença por arranhadura do gato (doença causada pela *Bartonella henselae*), linfomas Hodgkin e não Hodgkin, carcinomas escamosos de cabeça e pescoço, de tireoide e malignidades metastáticas. A doença de Kikuchi ou Kikuchi-Fujimoto, que geralmente acomete a cadeia cervical posterior, também deve entrar no diagnóstico diferencial.
  - *Linfonodos supraclaviculares:* mediastino, pulmão e esôfago drenam para a região supraclavicular direita, ao passo que o linfonodo supraclavicular esquerdo recebe predomínio de drenagem do trato gastrointestinal e até mesmo geniturinário, permitindo o acometimento destes nas neoplasias correspondentes. O linfonodo supraclavicular esquerdo também é chamado de linfonodo de Virchow e, quando presente, representa o sinal de Troisier indicando neoplasia maligna abdominal, mais frequentemente gástrica.
    Podem ser citadas, adicionalmente, etiologias como os linfomas de Hodgkin e não Hodgkin, carcinomas de mamas além de micobacterioses e fungos. A adenopatia supraclavicular é a que tem o maior risco de malignidade, e esse risco é ainda maior para maiores de 40 anos.

- *Linfonodos axilares:* podem ser reacionais ou inespecíficos ou, ainda, corresponder a metástases linfáticas do carcinoma de mama, linfomas e à doença da arranhadura do gato. Atualmente é relevante citar a reação de corpo estranho à prótese mamária de silicone.
- *Linfonodos epitrocleares:* quando palpáveis são sempre patológicos. Seu diagnóstico diferencial inclui infecção local, linfoma, sarcoidose, tularemia e sífilis secundária.
- *Linfonodos inguinais:* são mais comumente associados a causas infecciosas dentre as quais destacam-se as DSTs.
  Um linfonodo neoplásico inguinal isolado é pouco frequente, podendo ocorrer nos linfomas, carcinomas de pênis, vulva ou ânus.
- Linfonodomegalias generalizadas: definidas como o comprometimento de três ou mais áreas de aumento linfonodal não contíguas, consistem em 25% das adenopatias, estando classicamente associadas a doenças sistêmicas.
  Causas de linfadenopatia generalizada incluem lúpus eritematoso sistêmico ou outras colagenoses, síndrome de mononucleose ou mononucleose-*like*. Podem ocorrer nas reações a drogas com clínica com febre, *rash* e artralgia, caracterizando a já mencionada doença soro-*like*. O acometimento generalizado raramente está associado à malignidade, sendo mais frequente nos cenários de linfoma.
- Tamanho: o tamanho linfonodal para o qual a suspeição de neoplasia aumenta varia de acordo com a referência. De forma geral, linfonodos com diâmetro < 1 cm são em sua grande maioria benignos. Sugere-se como melhor limite na distinção entre linfadenopatias malignas ou granulomatosas das outras causas uma área de 2,25 cm² (1,5 x 1,5 cm), podendo ser utilizado ainda um diâmetro de 2 cm. Conclui-se, então, que abaixo de 1 cm, causas benignas são quase a totalidade; entre 1-2,25 cm² já há um número pequeno de causas malignas e granulomatosas, porém, a prevalência destas tem sua relevância principalmente acima deste último limite.
- Consistência: linfonodos normais costumam ter consistência descrita como elástica, sendo compressíveis à palpação. Tornam-se mais consistentes ou fibroelásticos em processos inflamatórios – e mais fibrosos serão quanto mais crônica for a inflamação; em neoplasias malignas metastáticas, podem tornar-se mais endurecidos - pétreos ou "lenhosos", o que não costuma ocorrer no caso dos linfomas, nos quais costumam ser fibrosos, porém, não pétreos. Ainda, em casos de necrose ou abscedação, encontram-se amolecidos ou flutuantes.
- Aderência/mobilidade: linfadenopatias infecciosas ou autoimunes geralmente são móveis, enquanto os malignos costumam ser fixos à pele e tecidos adjacentes.
- Sinais inflamatórios: dor e hipersensibilidade à palpação são achados inespecíficos geralmente associados a quadros infecciosos. Porém, também podem ocorrer em um gânglio neoplásico, seja por hemorragia em região de necrose central ou por seu crescimento rápido.
- Outros achados no exame físico a serem pesquisados:
  - Esplenomegalia é comum nos quadros de mononucleose, linfoma e sarcoidose.
  - Artrite pode ser encontrada nas colagenoses.
  - Lesões de pele podem evidenciar porta de entrada de infecções ou ainda presença de lesão sugestiva de malignidade, principalmente melanoma.

Investigação Diagnóstica

Na maioria dos casos de adenopatia com relevância clínica, a etiologia se mostra óbvia na avaliação inicial, não sendo, portanto, necessário prosseguir com a investigação. Porém, em caso de dúvida diagnóstica, exames complementares se mostram necessários.

- *Exames laboratoriais:*
  - Hemograma é o primeiro exame a ser solicitado, que poderá ser útil na investigação de leucemia aguda e crônica, linfoma leucemizado, infecção bacteriana, colagenoses ou mononucleose.
  - Cultura de orofaringe e teste rápido para estreptococos: úteis nas adenopatias cervicais com sintomas de vias aéreas superiores associados, porém, pouco disponíveis em nosso meio.
  - Anti-HIV, anticorpos anti-CMV (IgM e IgG), anti-EBV (IgM anti-VCA, IgG anti-VCA, IgG EA-D, IgG EBNA e anticorpos heterófilos), nas síndromes de mononucleose/mononucleose-*like*.
  - FAN, anti-DNA dupla fita, complemento, FR, VHS nas suspeições de doenças autoimunes.
  - PPD ou IGRA (ensaio de detecção de interferon gama) na suspeita de tuberculose.
  - Aspirado e biópsia de medula óssea, quando demais exames corroborarem suspeição de doenças linfoproliferativas.
  - Eletroforese de proteínas séricas, principalmente na suspeição de síndrome de POEMS/doença de Castleman ou de macroglobulinemia de Waldeström.
- Exames de imagem:
  - Ultrassonografia (USG): permite a descrição do tamanho, número, margens, localização, formato e estrutura interna dos linfonodos periféricos. A relação entre os eixos maior e menor de um linfonodo na ultrassonografia aumentará a suspeição de malignidade quando menor que 2. A associação do Doppler permite, ainda, a avaliação da vascularização e dos índices de resistividade e de pulsatilidade, o que ajuda a aumentar ou diminuir a suspeita de malignidade.
  - Tomografia computadorizada: mais útil na avaliação de linfonodos torácicos, abdominais e pélvicos, tendo precisão comparável à USG em linfonodos cervicais. Também indicada na investigação de tumor primário metastático para linfonodo.
- Outros exames:
  - Endoscopia digestiva alta: indicada para investigação de neoplasia gástrica em paciente com linfonodomegalia endurecida em região supraclavicular esquerda.
- Biópsia do linfonodo:
  - As indicações de biópsia linfonodal são imprecisas. Apesar de diversos algoritmos de avaliação já terem sido propostos na literatura, estes não foram bem estabelecidos ou reproduzidos com sucesso. Sugere-se, então, uma decisão individualizada, pela análise de cada caso.
  - Se anamnese, exame físico e exames iniciais realizados indicarem alguma causa benigna, o paciente poderá ser acompanhado em 2 a 4 semanas, retornando em caso de piora ou crescimento do linfonodo.
  - Por outro lado, as variáveis já abordadas ao longo do texto como mais associados a doenças neoplásicas ou infecciosas por ventura ainda não diagnosticadas laboratorialmente (p. ex., tuberculose, toxoplasmose) devem ser levadas em conta na solicitação da biópsia. Estas variáveis seriam: linfonodos > 2 cm, localização supraclavicular, idade > 40 anos, textura endurecida, ausência de dor à palpação, presença de sintomas B, crescimento linfonodal rápido. Dentre os métodos para diagnóstico histológico, encontramos:
    - *Biópsia excisional:* destaca-se como o padrão-ouro na investigação, por sua vantagem em evidenciar a presença de células anormais e permitir a avaliação da estrutura nodal. Pode ser realizada, ambulatorialmente, com anestesia local em grande parte dos casos. No caso de mais de um linfonodo acometido, a prioridade é a escolha do que

tenha mais características malignas (p. ex., maior, mais endurecido). Se não houver algum predominante, prefere-se biopsiar, nesta ordem: supraclaviculares, cervicais, axilares e inguinais. É importante ainda solicitar, além do histopatológico, possíveis exames de acordo com a suspeita clínica, como exemplo: cultura para germes comuns e fungos e imuno-histoquímica.

- Core biopsy: permite mais informação sobre a arquitetura linfonodal, sendo uma opção nos pacientes nos quais uma biópsia excisional seria de difícil execução.
- *Punção aspirativa por agulha fina:* tem utilização limitada. Na maioria dos casos, o diagnóstico exige mais tecido que a aspiração pode fornecer e, com frequência, retarda o diagnóstico definitivo. Pode ser reservada para nódulos tireoidianos e confirmação de recidiva de doença neoplásica em pacientes cujo diagnóstico primário já é previamente conhecido e há suspeita de recidiva linfonodal da mesma doença.

O fluxograma da investigação diagnóstica das linfadenopatias encontra-se na Figura 59-1.

ESPLENOMEGALIA

A definição mais aceita de esplenomegalia baseia-se na massa esplênica, que varia no indivíduo adulto entre 50 e 250 gramas, tendendo à redução com o envelhecimento. O achado de um baço palpável, classicamente considerado como critério clínico de esplenomegalia, é pouco fidedigno comparado à mensuração radiológica do órgão, visto que pode ser constitucionalmente percebido ao exame de crianças, adolescentes e adultos magros, ao passo que quando pouco aumentado pode ser imperceptível em pacientes obesos.

Nota-se, então, que as técnicas semiológicas existentes são pouco sensíveis e específicas para percepção da esplenomegalia de pequena monta, assim como há grande variação interexaminador. Deste modo, os exames de imagem têm ganhado espaço no diagnóstico e confirmação de esplenomegalias. Tida como padrão-ouro, a ultrassonografia abdominal define esplenomegalia geralmente pelo diâmetro craniocaudal, estando aumentado quando acima de 11 a 14 cm, de acordo com a fonte. Outras referências anatômicas, como um diâmetro anteroposterior maior que 2 vezes a distância entre as paredes abdominais anterior e posterior, também podem ser utilizadas, assim como análise por tomografia computadorizada. Por fim, o julgamento subjetivo do radiologista também tem seu papel nesta definição.

No que diz respeito à etiopatogenia, compreende-se que os mecanismos de aumento esplênico são, em sua maioria, exacerbações das suas funções fisiológicas. De forma didática, pode-se dividir como etiologias primárias:

- Esplenomegalia inflamatória: aumento agudo do baço provocado por doenças inflamatórias ou infecções virais que estimulam produção de anticorpos, levando à hiperplasia.
- Esplenomegalia hiperplásica: ocasionada por hemólise acentuada, como nas talassemias e esferocitose, por exemplo, ou ainda nos casos de hematopoiese extramedular em doenças mieloproliferativas.
- Esplenomegalia congestiva ou por hiperfluxo: como nos casos de cirrose hepática com hipertensão portal, insuficiência cardíaca congestiva e trombose de veia esplênica.
- Doenças mieloproliferativas.
- Doenças infiltrativas como amiloidose, sarcoidose, Gaucher e neoplasias.

As principais causas de esplenomegalia maciça estão resumidas no Quadro 59-1.

Capítulo 59 ♦ Linfadenopatia e Esplenomegalia

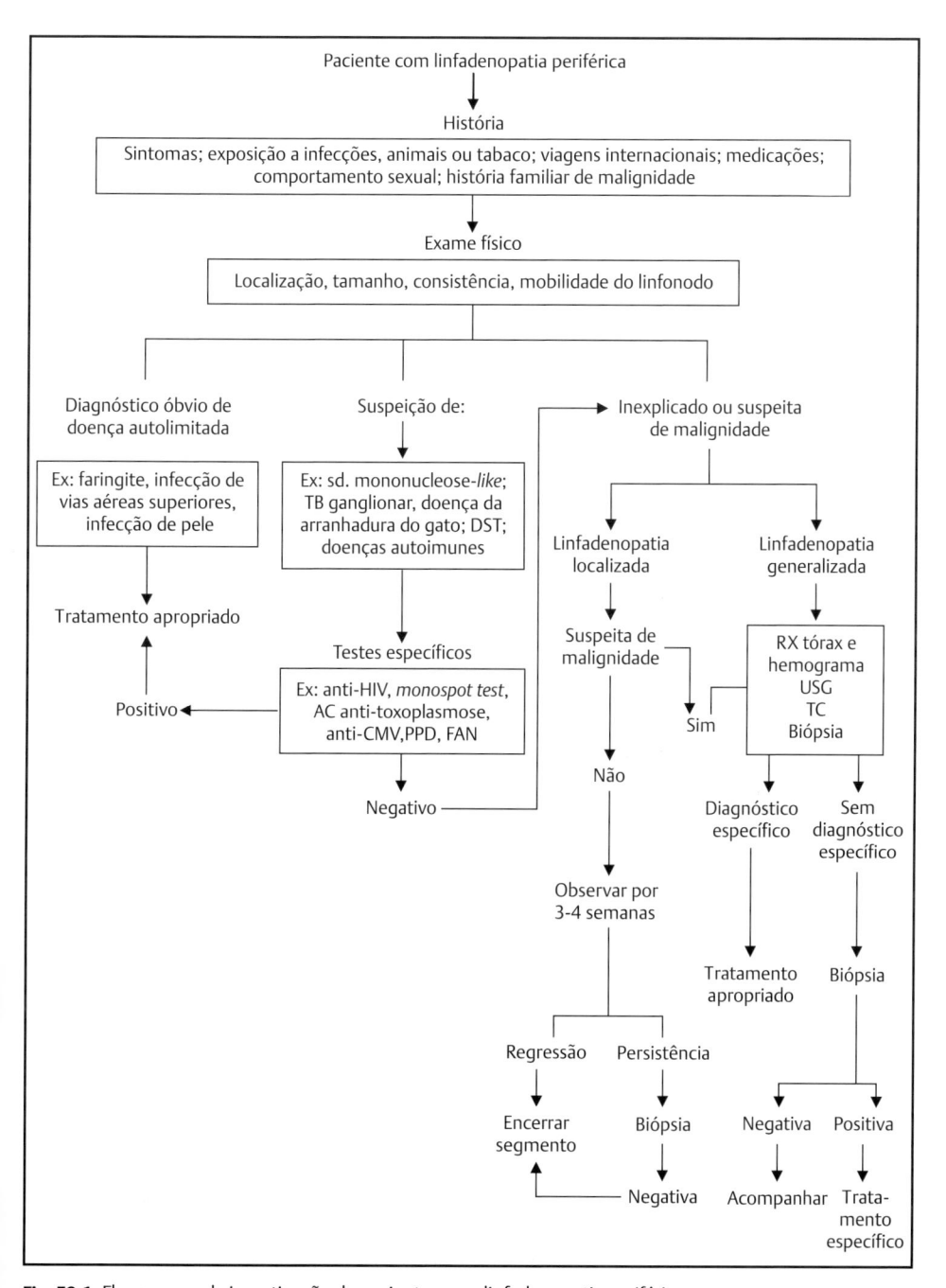

```
Paciente com linfadenopatia periférica
                │
            História
┌──────────────────────────────────────────────────────────────┐
│ Sintomas; exposição a infecções, animais ou tabaco; viagens  │
│ internacionais; medicações; comportamento sexual; história   │
│ familiar de malignidade                                      │
└──────────────────────────────────────────────────────────────┘
                │
          Exame físico
┌──────────────────────────────────────────────────────────────┐
│ Localização, tamanho, consistência, mobilidade do linfonodo  │
└──────────────────────────────────────────────────────────────┘
```

- Diagnóstico óbvio de doença autolimitada
  - Ex: faringite, infecção de vias aéreas superiores, infecção de pele
  - → Tratamento apropriado

- Suspeição de:
  - Ex: sd. mononucleose-*like*; TB ganglionar, doença da arranhadura do gato; DST; doenças autoimunes
  - Testes específicos
    - Ex: anti-HIV, *monospot test*, AC anti-toxoplasmose, anti-CMV, PPD, FAN
  - Positivo → Tratamento apropriado
  - Negativo

- Inexplicado ou suspeita de malignidade
  - Linfadenopatia localizada
    - Suspeita de malignidade
      - Sim → (Biópsia)
      - Não → Observar por 3-4 semanas
        - Regressão → Encerrar segmento
        - Persistência → Biópsia
          - Negativa → Encerrar segmento
  - Linfadenopatia generalizada
    - RX tórax e hemograma, USG, TC, Biópsia
    - Diagnóstico específico → Tratamento apropriado
    - Sem diagnóstico específico → Biópsia
      - Negativa → Acompanhar
      - Positiva → Tratamento específico

Fig. 59-1. Fluxograma de investigação de pacientes com linfadenopatia periférica.

QUADRO 59-1	Doenças Associadas à Esplenomegalia Maciça (Baço > 8 cm do Rebordo Costal Esquerdo ou com Massa Esplênica > 1 kg)

- Leucemia mieloide crônica
- Leucemia linfocítica crônica
- Linfoma
- Leucemia de células pilosas
- Mielofibrose com metaplasia mieloide
- Policitemia vera
- Doença de Gaucher
- Anemia hemolítica autoimune
- Hemangiomatose esplênica difusa
- Esquistossomose
- Leishmaniose visceral
- Malária

Quando Pensar?

O gatilho para investigação de uma esplenomegalia pode dar-se de algumas maneiras. Em parte dos casos, o paciente traz durante a anamnese queixas inespecíficas, porém sugestivas, sendo as mais comuns a dor, a sensação de peso e desconforto em quadrante superior esquerdo, podendo também ser encontrada saciedade precoce, dor referida em ombro esquerdo e dor pleurítica em base esquerda. A dor geralmente está relacionada com aumento do volume do baço, com distensão, infarto ou irritação da cápsula esplênica. Ruptura esplênica espontânea pode estar presente raramente como apresentação aguda de uma esplenomegalia de grande monta sem diagnóstico prévio.

Em outros casos, a suspeita de esplenomegalia pode-se iniciar pelo achado de alterações laboratoriais sugestivas. As principais manifestações laboratoriais encontradas são as citopenias de uma ou mais linhagens celulares. A trombocitopenia costuma ser a primeira a aparecer, seguida de anemia e leucopenia. O achado combinado de citopenia periférica e hiperplasia de precursores na medula óssea é o que se define como síndrome de hiperesplenismo. Importante ressaltar, porém, que mesmo nos casos de hiperesplenismo, a presença de trombocitopenia periférica pode dar-se pelo sequestro esplênico na ausência de consumo plaquetário, caso no qual a massa total de plaquetas e seu tempo de vida continuam estáveis.

Por fim, a suspeita de esplenomegalia pode surgir pelo achado de um baço palpável durante o exame físico de rotina, não necessariamente combinado a outros sintomas.

A esplenomegalia está associada a um extenso número de doenças, a maior parte delas primárias de outro órgão. Por este motivo, pacientes com esplenomegalia podem apresentar quadros clínicos com sinais, sintomas e achados de exames ricos e diversos. Cabe ao clínico interpretar estes dados e discernir dentre estes pacientes aqueles com afecções que requerem investigação, destacadamente doenças malignas subjacentes, e aqueles com doenças benignas, autolimitadas ou passíveis de tratamento.

Técnicas de Exame

- Inspeção e ausculta: pouco úteis.
- Percussão: percussão no espaço de Traube (delimitado pelo rebordo costal, linha axilar anterior e 6º espaço intercostal esquerdo) irá sugerir som maciço, em vez do timpanismo encontrado em indivíduos saudáveis. Porém, falso-positivo poderá ocorrer, por exem-

plo, no caso de ascite, *situs inversus* ou estômago cheio. Uma opção seria traçar uma linha imaginária da fúrcula esternal à extremidade distal da primeira costela flutuante esquerda. A percussão medial a esta linha, quando maciça, sugere crescimento esplênico verdadeiro.
- Palpação:
  - *Método bimanual:* com o paciente em decúbito dorsal, pelo lado direito do paciente, posiciona-se a mão esquerda sob o rebordo costal esquerdo, tracionando este e as partes moles anteriormente enquanto a mão direita aprofunda-se durante a expiração desde a cicatriz umbilical até o baço, indo em sua direção durante a inspiração. É importante iniciar a palpação pela região umbilical visto que o crescimento do baço ocorre em direção ao mesogastro, e podemos palpá-lo já nesta região em esplenomegalias de grande monta.
  - *Método em garra:* ainda em decúbito dorsal, examinador ao lado esquerdo do paciente, posiciona-se as mãos apoiadas no rebordo costal esquerdo, com os dedos tentando entrar abaixo do rebordo costal.
  - *Posição de Schuster:* paciente em semidecúbito lateral direito, com o braço esquerdo sobre a cabeça, com o membro inferior direito em posição neutra e o esquerdo fletido. Apoia-se a mão esquerda sobre o rebordo costal e com a direita palpa-se desde a cicatriz umbilical até abaixo do rebordo costal de encontro ao baço. Também pode-se usar a palpação em garra nesta posição.

Abordagem Inicial
História Clínica e Outros Achados ao Exame Físico
Além das queixas específicas em relação ao aumento esplênico, sintomas associados encontrados durante anamnese podem orientar a investigação, como por exemplo:

- Presença de faringite, linfadenopatia, febre, queda do estado geral em paciente jovem sugere síndrome de mononucleose.
- História de hepatite viral, etilismo crônico ou diagnóstico prévio de cirrose orientam para o achado de hipertensão portal, assim como síndrome metabólica grave nos casos de esteatoepatite não alcoólica (NASH). Corroboram a hipótese achados sugestivos de hipertensão portal (como circulação colateral abdominal e ascite) e de insuficiência hepática (eritema palmar, telangiectasias, flapping, ginecomastia, icterícia, atrofia testicular etc.).
- Linfadenopatia periférica difusa, febre, perda ponderal e sudorese noturna podem estar associada à doença linfoproliferativa. Especificamente, se associados a achados compatíveis com hiperviscosidade (cefaleia, borramento visual, ataxia) devem aventar a possibilidade de macroglobulinemia de Waldeström.
- História familiar pode indicar doenças genéticas, como doença de Gaucher.
- História social de viagens para áreas de transmissão de malária, esquistossomose ou leishmaniose; contato sexual desprotegido com risco de transmissão de hepatites; uso de drogas intravenosas (hepatites e endocardite infecciosa, esta última com suspeita aumentada caso haja exame físico compatível – febre, sopro cardíaco, estigmas periféricos).

Exames Laboratoriais
Um dos principais desafios na investigação da esplenomegalia encontra-se no fato de diversas doenças que cursam com este achado apresentarem sinais e sintomas em comum. Ou ainda, pode ser um achado isolado com história e exame físico pouco elucidativos. Portanto, investigação complementar torna-se necessária em grande parte dos casos.

- *Hemograma:*
  - Anemia pode estar presente nas síndromes talassêmicas, LES, hiperesplenismo.
  - Policitemia: policitemia vera é uma das causas de esplenomegalia de monta.
  - Pancitopenia nos casos de hiperesplenismo ou em doenças hematológicas.
  - Leucocitose com ou sem desvio à esquerda nos casos de infecção bacteriana, ou ainda leucocitose também nas leucemias e linfomas leucemizados.
- Hepatograma: elevação nas enzimas hepatocelulares e canaliculares, bilirrubinas e distúrbio nas provas de coagulação podem estar presentes nos casos de cirrose.
- Albumina: reduzida na cirrose avançada com disfunção hepática.
- PCR: marcador inespecífico de inflamação pode estar elevado em diversos quadros citados.
- Esfregaço de sangue periférico: A morfologia das células de sangue periférico pode sugerir doença hematológica subjacente, seja ela neoplásica ou não, como por exemplo, a presença de esferócitos na esferocitose hereditária. Pode evidenciar microrganismos causadores do quadro clínico, seja no plasma ou dentro das células, como na malária. A presença de células jovens e dacriócitos sugere ainda invasão medular associada à malignidade ou à tuberculose medular.
- Testes específicos: dependerão da suspeita clínica.
  - Anti-HIV, anticorpos anti-CMV IgM e IgG, anti-EBV nas síndromes de mononucleose/mononucleose-*like*.
  - FAN, anti-DNA dupla fita, complemento, FR, VHS nas suspeições de doenças autoimunes.
  - Eletroforese de proteínas séricas: deve ser solicitada na suspeita de macroglobulinemia de Waldeström (associado à avaliação da medula), assim como na suspeição de síndrome de POEMS/doença de Castleman.
  - Aspirado e biópsia de medula óssea, quando demais exames corroborarem suspeição de doenças linfoproliferativas, leishmaniose (pelo método Giemsa), doença de Gaucher.
  - Exame parasitológico de fezes com pesquisa de ovos de *Schistossoma sp* pelos métodos Lutz e Kato-Katz.

Exames de Imagem

Os exames de imagem podem ter quatro funções principais na investigação:

- *Confirmação da esplenomegalia:* necessária em grande parte dos casos, conforme já mencionado acima.
- *Avaliação da morfologia e da arquitetura do baço:* descrição do aspecto do parênquima e descrição da presença de possíveis lesões focais e suas características (sugestivas de neoplasias? abscessos? granulomas?).
- *Avaliação de órgãos adjacentes envolvidos no diagnóstico etiológico:* avaliação hepática e Doppler de veia porta no caso da cirrose com esplenomegalia congestiva (ou ainda Doppler de veia porta nos casos de hipertensão portal não cirrótica); avaliação de tumores ou linfonodos abdominais em TC ou RNM.
- *Punção guiada por radiologia:* em casos selecionados.

Dentre os exames disponíveis, a USG de abdome é de grande valor por ter alta sensibilidade, especificidade, baixo custo, fácil realização e ausência de radiação. Tem, contudo, a desvantagem de ser operador-dependente. Por outro lado, a TC avalia melhor outros órgãos no caso de doença sistêmica suspeita, além de ser mais facilmente reacessada e rediscutida em caso de dúvida diagnóstica.

Avaliações Adicionais

Na suspeita de doenças hematológicas, as biópsias linfonodal e de medula óssea são opções adequadas para prosseguimento da investigação. Além disso, mielograma e biópsia medular podem ser indicados ainda quando os exames iniciais descritos não tiverem elucidado o diagnóstico, visto seu papel na propedêutica de doenças de depósito, infecciosas (tuberculose disseminada, leishmaniose) e granulomatosas.

Biópsia hepática também pode ser indicada no caso de hepatoesplenomegalias sem diagnóstico após investigação inicial.

Análise Histológica vs. Conduta Expectante – Qual Adotar?

Orienta-se que uma conduta expectante – estratégia *watch and wait* – tenha indicação apenas em pacientes jovens com esplenomegalia leve, assintomáticos ou apresentando apenas sintomas agudos breves altamente compatíveis com infecção viral, com laboratório normal ou evidenciando apenas citopenia muito leve ou trombocitose, neutrofilia ou linfocitose policlonal leves. Nova avaliação clínica deve ser realizada em semanas ou poucos meses, com repetição da investigação inicial e prosseguimento desta no caso de surgimento de novos sintomas ou crescimento esplênico progressivo.

Biópsia Esplênica

Pode ser realizada por meio de punção aspirativa por agulha fina ou por *core biopsy*. Tem maior emprego em pacientes com lesões esplênicas focais do que na investigação de esplenomegalia difusa, em razão da alta porcentagem de erro diagnóstico nestes casos. Apesar de o risco de sangramento ter diminuído nas últimas décadas em decorrência do uso de agulhas de menor diâmetro, ainda há pouca utilização prática deste procedimento. Além disso, quando optado por este método, caso o resultado seja negativo, deverá ser complementado com investigação adicional. Sendo assim, há uma tendência a considerar este procedimento pouco útil na clínica.

Esplenectomia Diagnóstica

É um procedimento raramente utilizado atualmente com esta finalidade, devendo ser considerada se a investigação extensa anterior ainda não tiver levado à definição diagnóstica, nos casos onde a estratégia de observação clínica descrita anteriormente não possa ser empregada. Dentre os estudos histológicos de pacientes submetidos a este procedimento, há grande variação na literatura em relação à etiologia encontrada, onde a porcentagem de malignidade varia entre 0 e 80%.

BIBLIOGRAFIA

Al Kadah B, Popov HH, Schick B et al. Cervical lymphadenopathy: study of 251 patients. *Eur Arch Otorhinolaryngol* 2015;272(3):745-52.

Bennett JE et al. *Mandell, Douglas, and Bennett's Principles and Practice of Infectious Diseases*. 8th ed. Philadelphia: Elsevier; 2014. 3904p.

Boyer TD, Habib S. Big spleens and hypersplenism: fix it or forget it? *Liver Int* 2015;35(5):1492-8.

Brown NF, Marks DJ, Smith PJ et al. Splenomegaly. *Br J Hosp Med* 2011;72(11):M166-9.

Gupta A, Rahman K, Shahid M et al. Sonographic assessment of cervical lymphadenopathy: role of high-resolution and color Doppler imaging. *Head Neck* 2011;33(3):297-302.

Longo I et al. *Medicina interna de Harrison*. 18.ed. Porto Alegre: McGraw Hill; 2013. 3610p.

Mohseni S, Shojaiefard A, Khorgami Z et al. Peripheral lymphadenopathy: approach and diagnostic tools. *Iran J Med Sci* 2014;39(2 Suppl):158-70.

Motyckova G, Steensma DP. Why does my patient have lymphadenopathy or splenomegaly? *Hematol Oncol Clin North Am* 2012;26(2):395-408.

Porto CC et al. *Exame clínico*. 7.ed. Rio de Janeiro: Guanabara Koogan; 2011. 522p.

Pozo AL, Godfrey EM, Bowles KM. Splenomegaly: investigation, diagnosis and management. *Blood Rev* 2009;23(3):105-11.

Richner S, Laifer G. Peripheral lymphadenopathy in immunocompetent adults. *Swiss Med Wkly* 2010;140(7-8):98-104.

Tsuji T, Satoh K, Nakano H et al. Predictors of the necessity for lymph node biopsy of cervical lymphadenopathy. *J Craniomaxillofac Surg* 2015;43(10):2200-4.

Winter J, Peterson LC. Lymphocytosis, lymphadenopathy: benign or malignant? *Hematology Am Soc Hematol Educ Program* 2015;2015:106-10.

Zago MA et al. *Tratado de Hematologia*. São Paulo: Atheneu; 2013. 1064p.

Parte IX Doenças Reumatológicas

60 Lombalgia

Eduardo Florim Terra ▪ *Haim César Maleh*

INTRODUÇÃO

A dor lombar é uma das principais causas de atendimento médico no mundo. Estima-se que 84% dos adultos terão dor lombar em algum momento da vida. Segundo dados americanos, os gastos gerados pela dor lombar podem ultrapassar 100 bilhões de dólares por ano, sendo a maior parte desses custos causada pelo impacto negativo sobre a produtividade e perda de salário; a lombalgia é a segunda razão mais comum para a procura de atendimento médico nos EUA.

Muitos pacientes apresentam episódios autolimitados de lombalgia aguda que se resolvem dentro de duas semanas, sendo, muitas vezes, sem tratamento. Porém, a síndrome álgica evolui de maneira recorrente para muitos pacientes. Cerca de 1/3 refere dor persistente, de moderada a intensa, até 1 ano após o primeiro episódio.

Os principais fatores relacionados com a lombalgia são: tabagismo, obesidade, idade, sexo feminino, sedentarismo, trabalho físico e mental extenuante, trabalho insatisfatório, transtornos psicológicos somatizantes, ansiedade e depressão.

A causa mais frequente de dor lombar é a doença musculoesquelética ou disfunção da região lombar, porém, inúmeras são as causas, assim como o quadro clínico também é variado, dependendo da etiologia. Para investigação, necessita-se de anamnese e exame físico cuidadosos, além da correta indicação de exames complementares; na maioria das vezes, isso permite que apenas pacientes com dor refratária ao tratamento inicial necessitem de encaminhamento.

CLASSIFICAÇÃO

Existem diversas formas de classificar a dor lombar. De acordo com a duração, a lombalgia pode ser aguda (início súbito e duração inferior a 6 semanas), subaguda (duração de 6 a 12 semanas), crônica (duração maior que 12 semanas) e recorrente (reaparece após períodos de acalmia). Podem, também, ser classificadas como dor de origem mecânica, de origem não mecânica e dor associada a doenças viscerais (Quadros 60-1 a 60-3).

A AHCPR (*Agency for Health Care Policy and Research*) separa a lombalgia em três categorias:

- *Dor lombar inespecífica:* pacientes cujos sintomas não sugerem compressão radicular ou outra enfermidade de maior gravidade. As causas musculoesqueléticas se enquadram nesta categoria, e tais pacientes normalmente apresentam boa resposta ao tratamento conservador.
- *Dor lombar potencialmente associada à compressão radicular:* pacientes apresentam lombalgia associada à dor que irradia para o membro inferior, no trajeto da raiz afetada. Pode ser debilitante, mas, em muitos casos, há melhora com o tratamento conservador.

QUADRO 60-1 Tipos de Dor Lombar

Tipos de dor	Origem	Característica
Dor somática superficial	Pele, tecido subcutâneo	Aguda, queimação
Dor somática profunda	Músculo, fáscia, periósteo, ligamento, articulação, veia	Aguda, pontada, contínua
Dor radicular	Nervo espinal	Irradiação, queimação, formigamento
Dor neurogênica	Nervo misto sensoriomotor	Queimação
Dor visceral referida	Visceral abdominal ou pélvica	Rasgando, em cólica
Dor psicogênica	Cortical	Variável

- *Dor lombar potencialmente associada à outra afecção espinal específica:* esta categoria engloba condições de maior gravidade que podem afetar a coluna lombar. Em geral, a história e o exame físico podem fornecer dados que permitam suspeitar das causas secundárias de lombalgia. Estes são os "sinais de alerta" e a sua presença demanda investigação mais aprofundada e tratamento precoce.

QUADRO 60-2 Classificação de Dor Lombar

Dor de origem mecânica
- Distensão muscular
- Espondilólise
- Espondilolistese
- Hérnia de disco
- Estenose espinal
- Fratura associada a trauma e/ou osteoporose
- Doença de Paget
- Cifose e escoliose

Dor de origem não mecânica
- Neoplasia:
  - Carcinoma metastático
  - Mieloma múltiplo
  - Linfoma e leucemia
  - Tumores da medula espinal
  - Tumores retroperitoneais
- Infecção:
  - Osteomielite
  - Discite
  - Abscesso paraespinal ou peridural
- Artrites inflamatórias:
  - Espondilite anquilosante
  - Síndrome de Reiter
  - Espondilite psoriásica
  - Polimialgia reumática
- Condição não inflamatória:
  - Fibromialgia

QUADRO 60-2 Classificação de Dor Lombar *(Continuação)*

Dor associada a condições viscerais

- Orgãos pélvicos:
  - Prostatite
  - Endometriose
  - Doenças renais (nefrolitíase, pielonefrite, abscesso perinefrético)
- Doenças vasculares:
  - Aneurisma de aorta abdominal
  - Doença aortoilíaca
- Doenças gastrointestinais:
  - Doenças inflamatórias intestinais
  - Perfuração intestinal
  - Colecistite
  - Pancreatite

QUADRO 60-3 Causas de Dor Lombar

Diagnósticos	História clínica; sinais e sintomas
Anormalidades musculares	Em geral obesos; atividade de carregar peso; longa permanência em posição sentada ou em pé; insidiosa; piora ao final do dia; sinais de fraqueza muscular abdominal, posterior da coxa e coluna lombar
Hérnia de disco (locais mais comuns: L4-L5 e L5-S1)	Caráter agudo ou insidioso; piora com a tosse ou flexão da coluna; irradiação para membros inferiores; alteração na força e sensibilidade dos membros inferiores
Espondilólise (deslizamento do corpo vertebral sobre o outro; incidência maior: L5-S1)	Mais comum em idosos acima 70 anos; irradia para membros inferiores e pelve sem seguir um dermátomo; diminuição da lordose, parestesia, diminuição da flexibilidade da coluna
Estenose do canal vertebral (estreitamento do diâmetro anteroposterior e do recesso lateral do canal raquidiano com compressão de raiz)	Decorre de causas secundárias; claudicação com dor, parestesia e diminuição da força dos membros inferiores; melhora com flexão lombar e repouso, porém, somente após 20 a 30 minutos; dor lombar e rigidez que melhoram com atividade, mas pioram com deambulação prolongada
Síndrome miofascial (dor em músculo ou grupo muscular e presença de pontos-gatilho que são nódulos hiperirritáveis)	História de traumas repetidos; dor intensa à compressão do ponto-gatilho; contração muscular com resposta involuntária
Mal de Pott (mais comum na região torácica, mas pode ocorrer na região lombar)	Caráter insidioso; febre; perda de peso; imunossupressão
Infecção bacteriana (os germes mais comuns são estafilococos e estreptococos)	Uso de drogas venosas; caráter agudo; dor intensa e constante; alivia pouco com o repouso; exacerba ao movimento e à noite; pode apresentar dor à percussão do osso

(Continua)

QUADRO 60-3 Causas de Dor Lombar *(Continuação)*

Diagnósticos	História clínica; sinais e sintomas
Tumores (produzem achatamento da vértebra de forma progressiva)	Perda de peso inexplicável; idade > 50 anos; dor em repouso que piora ao movimento; caráter progressivo; pode haver alterações neurológicas e limitação do movimento
Metástases (ocorre por destruição de trabéculas ósseas, expansão do periósteo e estiramento da dura-máter)	História prévia de câncer, sendo os locais mais comuns: mama, próstata, pulmão, rins e tireoide
Espondilite anquilosante (doença inflamatória, crônica, que acomete todo aparelho motor e as articulações da raque e membros inferiores)	Paciente jovem; sexo masculino; rigidez matinal; melhora com atividade; limitações do movimento que progridem com a evolução da doença
Fratura óssea	Idoso; história de uso de corticoide; osteoporose; de caráter agudo, súbito e localizado
Nefrolitíase	Mais comum em homens; febre; náuseas e vômitos; dor lombar alta unilateral; caráter agudo; pode irradiar para flancos, pelve e genitais; posição e movimentos não influenciam na dor

AVALIAÇÃO DA LOMBALGIA

Anamnese

A história é fundamental para o diagnóstico, assim como o exame físico. O primeiro passo é identificar se os sintomas sugerem origem musculoesquelética ou se indicam que a dor seja secundária a outras doenças de maior gravidade.

- Devem-se considerar as seguintes questões na avaliação inicial da dor lombar:
  - Qual a idade e a ocupação do paciente?
  - Há quanto tempo o paciente apresenta tais sintomas e o que fazia quando apareceu a dor?
  - Qual a localização da dor e qual a sua irradiação (peça para que o paciente aponte para o local afetado)?
  - Qual a duração, frequência e a evolução da dor ao longo do tempo?
  - O que alivia e o que piora a dor?
  - De que maneira a dor alterou atividades como sono, trabalho, ocupação social e rotineira do paciente?
- Questionar sobre outras enfermidades:
  - Infecções (p. ex., AIDS, tuberculose, história de artrite séptica).
  - Tumores prévios.
  - Desordens do metabolismo (p. ex., doença de Paget).
  - Doenças congênitas (p. ex., displasia, artrite reumatoide juvenil).
  - Causas traumáticas prévias (p. ex., atividades militares e esportivas).
- Questionar sobre tratamentos atuais e prévios:
  - Cirurgias.
  - Medicações em uso.
  - Fisioterapia.

- Durante a anamnese não podemos esquecer de pesquisar os "sinais de alerta":
  - Idade > 50 anos.
  - Duração da dor > 3 meses.
  - Trauma maior.
  - Perda ponderal inexplicável.
  - Cirurgia espinal.
  - Febre persistente.
  - Uso de corticoide.
  - Uso de drogas injetáveis.
  - Infecção bacteriana recente.
  - História de câncer.
  - Fraqueza muscular grave.
  - Incontinência fecal.
  - Anestesia perineal.
  - Dor noturna.
  - Diminuição do tônus esfincteriano.
  - Rigidez matinal.

Exame Físico

O exame físico da dor lombar pode não apresentar tantos dados quanto a história para identificação de causas secundárias de lombalgia. No entanto, alguns aspectos podem ser considerados importantes, e o examinador deve proceder à seguinte avaliação (Quadro 60-4 e Quadro 60-5):

- Atentar à expressão facial, ao desenvolvimento físico e ao grau de nutrição.
- Inspecionar o dorso à procura de curvas fisiológicas, desvios posturais e atitudes antálgicas. Algumas observações poderão não servir ao diagnóstico, mas à programação terapêutica: isso inclui dados do exame dinâmico, identificando contraturas e encurtamentos musculares.
- À inspeção dinâmica, analisar a funcionalidade do paciente (capacidade de sentar na cadeira, subir na maca, tirar a roupa e vestir-se), sua marcha normal ao entrar no consultório, bem como solicitar deambulação sobre os calcanhares, testando a raiz de L5 e as provas

QUADRO 60-4 Características Clínicas segundo o Segmento Afetado pelo Prolapso Discal (Fig. 60-1)

Prolapso discal	Dor	Perda sensitiva	Avaliação motora	Teste funcional	Perda de reflexos
L3-L4	Região anterior da coxa	Região anterior da coxa e medial da perna	Extensão do quadríceps	Levantar em posição sentada	Patelar
L4-L5	Região posterolateral da coxa com irradiação para o dorso do pé	Dorso do pé e hálux	Dorsiflexão do pé e do hálux	Andar sobre os calcanhares	Nenhum
L5-S1	Região posterior da coxa com irradiação para o calcanhar	Região lateral do pé	Flexão plantar	Andar na ponta dos pés	Aquileu

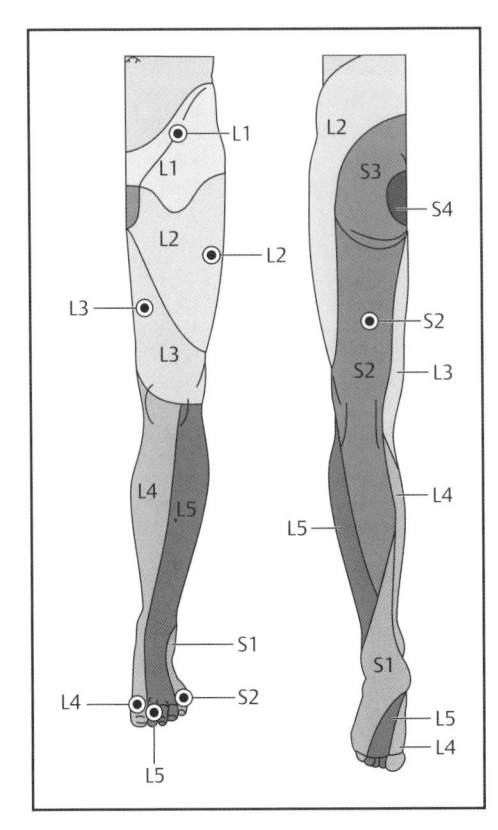

Fig. 60-1. Mapa dos dermátomos referentes às raízes nervosas da região lombar e sacra. (Ver *Prancha em Cores*.) Adaptado de Dogan D. (Acesso em 2017 jul 14). Disponível em: http://www.drdenizdogan.com/2014/11/ekstremite.html.

QUADRO 60-5	Manobras e Sinais do Exame do Acompanhamento Lombar
Manobra	**Descrição**
Schöber	Marca-se o nível das espinhas ilíacas posterossuperiores 10 cm acima, sobre a linha mediana, posteriormente. O indivíduo em pé realiza flexão e é medido o espaço entre as duas marcas, que deve ser no mínimo 15 cm
Lasègue	Com o paciente em decúbito dorsal, eleva-se um dos membros inferiores estendido segurando-o pelo tornozelo e apoiando-se a crista ilíaca ipsilateral. A partir de 30 graus começam os movimentos durais que evidenciam a irritação das raízes nervosas
Bragard	Com a perna elevada a um grau menor do que o necessário ao desencadeamento da dor, realiza-se a dorsiflexão brusca do tornozelo reproduzindo a dor irradiada
Fabere	Flexão, abdução e rotação externa de quadril
Kemp	Hiperextensão seguida de rotação lateral

das pontas de Sezé, onde a caminhada na ponta dos pés testa a raiz de S1. Realizar também a prova índex-chão, avaliando a mobilidade do segmento lombar.
- Realizar a palpação pedindo ao paciente que se deite sobre a maca em decúbito ventral. Percutir e palpar as apófises espinhosas, transversas e as proeminências ósseas não tem

muita especificidade, mas tem uma grande sensibilidade para alterações neoplásicas e infecciosas. Comprimir a musculatura paravertebral e palpar a bursa trocantérica à procura de dor.

- As atitudes do paciente em relação ao exame, as reações desproporcionais à dor e a excessiva dificuldade de realização de um movimento, além da presença de fraqueza muscular de longa data sem apresentar hipotrofia correspondente devem ser observados atentamente, pois podem revelar quadros conversivos ou de simulação, cuja detecção é importante. Diante dessas suspeitas, as manobras são realizadas mais cuidadosamente, e outras podem ser pesquisadas como os sinais de Waddell.
- Sinais de Waddell são importantes na avaliação da lombalgia funcional. A presença de 3 ou mais grupos de sinais correlaciona-se com grande possibilidade de dor lombar de etiologia não orgânica. Os sinais são:
  - *Hipersensibilidade não orgânica:*
    - *Superficial:* desconforto sensitivo à palpação leve da região lombar.
    - *Não anatômica:* hipersensibilidade sem respeitar o padrão anatômico.
  - *Teste de simulação:*
    - *Pressão axial:* desencadeamento da dor quando realizada a compressão no sentido caudal no vértice do crânio.
    - *Dor à rotação:* desencadeamento da dor quando utilizada a rotação passiva dos ombros e quadris em conjunto.
  - *Teste de distração:* elevação do membro do paciente com o próprio distraído; ausência de dor à elevação do membro.
  - *Alterações sensitivo-motoras não anatômicas:* fraqueza e hipoestesia que não respeitam limites anatômicos (em pacientes não diabéticos).
  - *Reações exageradas:* paciente apresenta resposta exacerbada aos estímulos durante o exame físico, muitas vezes não reproduzido quando os mesmos estímulos são realizados posteriormente.

Exames Complementares

Exames Laboratoriais

Testes laboratoriais não são necessários na avaliação inicial da lombalgia aguda. Se houver suspeita de infecção ou tumor, hemograma, fosfatase alcalina, cálcio e VHS devem ser solicitados. Outros exames, como dosagem do HLA-B27 (presente na espondilite anquilosante) e eletroforese de proteínas séricas (anormal no mieloma múltiplo), devem ser solicitados somente se tais diagnósticos forem sugeridos pela história e exame físico.

Avaliação Radiológica

Exames radiológicos não são indicados na avaliação inicial da dor lombar com duração menor que 1 mês. Entretanto, nos casos em que a presença dos sinais de alarme sugira causas secundárias, a aquisição de imagens se faz necessária. Na ausência de tais sinais de alerta, se a dor apresentar duração maior que 1 mês, deve-se realizar exames de imagem.

A radiografia simples de coluna é útil para examinar os corpos vertebrais e pesquisa de anormalidades ósseas, incluindo fraturas (muitas vezes também não vista na radiografia), neoplasia, deformidade congênita e doença reumática. As projeções oblíquas são indicadas para avaliação da espondilólise e espondilolistese.

Discos, raízes nervosas e medula óssea são mais bem avaliados por tomografia computadorizada (TC) e, principalmente, por Ressonância Nuclear Magnética (RNM). A TC é útil para imagens de detalhes ósseos e podem ser teste de triagem razoável para detectar estenose espinal e herniação de disco. RNM é superior à TC para avaliar todas as afecções da coluna, especialmente no que se refere às partes moles. As imagens podem ser vistas de vários planos, e a capacidade de sinal variável fornece melhores imagens do que a TC. A RNM é não invasiva, não usa radiação ionizante e é extremamente útil para detectar tumores e infecções. A RNM com gadolínio é valiosa para distinguir tecido cicatricial de protrusão recorrente do disco em paciente com cirurgia prévia de coluna.

A cintilografia óssea raramente tem indicação na avaliação da lombalgia em sua fase aguda. Deve-se considerar sua realização na investigação diagnóstica do paciente com suspeita de câncer, metástase ou infecção.

TRATAMENTO

Para a lombalgia aguda, a maioria dos pacientes requer apenas tratamento sintomático. De fato, cerca de 60% dos casos apresentam melhora 7 dias após a instituição do tratamento conservador e 85% após 4 semanas. Os pacientes devem ser orientados a atentar para piora do quadro álgico, déficit motor ou sensitivo ou alteração da função esfincteriana. Em qualquer um desses casos deve-se proceder à avaliação complementar imediata e ao acompanhamento semanal.

É importante citar que vários fatores interagem com o aparecimento e a perpetuação da doença: obesidade, tabagismo, condicionamento físico, sono não restaurador, ansiedade e depressão, trabalho excessivo, condições externas de estresse e inabilidade para lidar com a dor. Estes problemas sempre deverão ser identificados e então individualizados cada um para determinada terapêutica. Uma falha bem comum na abordagem do paciente com lombalgia é ignorar tais fatores enfatizando exames de imagem.

O principal objetivo da terapêutica da lombalgia mecânico-postural será a diminuição dos sintomas com melhora da qualidade de vida do paciente, sem causar toxicidade ou efeitos colaterais.

Já foi comprovado que o repouso absoluto nos casos de agudização da doença só será benéfico se for de curto prazo (em média 2 dias). Assim, deve-se indicar o retorno gradual às atividades habituais o quanto antes, pois à medida que se prolonga o tempo de repouso, os malefícios superam os benefícios, retardando a recuperação e favorecendo a cronificação da doença.

Tratamento Medicamentoso

O tipo de tratamento deve ser definido de acordo com a intensidade da dor (Quadro 60-6).

QUADRO 60-6 Escala de Analgesia

Intensidade da dor	Analgésicos
Dor fraca	Não opioides (AINEs, paracetamol, dipirona) + adjuvantes
Dor moderada	Opioides fracos (tramadol, codeína) ± não opioides + adjuvantes
Dor intensa	Opioides fortes (morfina, metadona, fentanil, oxicodona) ± não opioides + adjuvantes

Drogas de Primeira Linha

Dipirona e Paracetamol

São os analgésicos mais usados na forma aguda da doença, sendo, muitas vezes, a terapia de primeira escolha, principalmente para aqueles pacientes que estão susceptíveis aos efeitos colaterais dos AINEs (Quadro 60-7). A dipirona pode ser usada pelas vias intramuscular, intravenosa e oral; o paracetamol apenas por via oral. Atentar para hipersensibilidade causada pela dipirona e a hepatotoxicidade causada pelo uso excessivo do paracetamol (dose máxima diária de 4 g). Pacientes com fatores de risco para hepatotoxicidade devem ter o limite da dosagem ajustado para 2 g por dia.

AINEs

São medicações muito usadas na fase aguda da doença, sendo considerada de primeira linha, principalmente em pacientes mais jovens, com lombalgia leve a moderada, ou naqueles com dor intensa em associação a outras medicações (Quadro 60-8). Possuem, porém, efeitos colaterais para os quais devemos estar atentos, principalmente, na população que está mais susceptível, como os idosos, paciente com história de úlcera péptica, ICC e IRC.

Opioides

São medicações usadas para o tratamento da dor moderada a intensa (Quadro 60-9). Estudos mostram que estas medicações, no tratamento inicial, não promovem retorno às atividades

QUADRO 60-7 Posologia Recomendada para os Analgésicos Comuns

Fármaco	Dose (mg)	Intervalo
Dipirona	500 a 1.000 mg	4 a 6 horas
Paracetamol	325 a 650 mg	4 a 6 horas

QUADRO 60-8 Posologia Recomendada para os AINEs

Fármaco	Dose (mg)	Intervalo
Ibuprofeno	200 a 600 mg	6 horas
Diclofenaco	50 a 75 mg	8 horas
Nimesulida	50 a 100 mg	12 horas
Naproxeno	500 mg	6 a 8 horas
Indometacina	25 a 50 mg	8 a 12 horas

QUADRO 60-9 Posologia Recomendada para os Opioides

Fármaco	Dose (mg)	Via	Intervalo
Codeína	30 a 60	VO	4 a 6 horas
Tramadol	50 a 100	VO, SC, EV	4 a 6 horas
Morfina	10 a 60	VO	4 a 6 horas
	5 a 10	SC e EV	4 a 6 horas

rotineiras mais precocemente que quando se utiliza AINEs. A maioria dos estudos avalia a droga em tratamento para lombalgia crônica.

Drogas Adjuvantes

Relaxantes Musculares

Normalmente são usados em associação a outras medicações, principalmente naqueles pacientes que possuem contraindicações ao uso de AINEs (Quadro 60-10). Possuem como principais efeitos adversos vertigem e sonolência.

Antidepressivos

São medicações usadas mais nas lombalgias crônicas, pois possuem efeitos analgésicos e relaxante muscular. A amitriptilina, nortriptilina e imipramina são as que possuem maior efeito analgésico. Atentar para os efeitos colaterais anticolinérgicos, arritmias, sedação (Quadro 60-11). São contraindicados em paciente com glaucoma.

Anticonvulsivantes

São medicações usadas para dor de caráter neuropático. São usados: carbamazepina e gabapentina, principalmente (Quadro 60-12).

Corticoide Peridural

São indicados, principalmente, na lombalgia associada à: estenose do canal vertebral, osteoartrite de vértebra, hérnia discal. Estas medicações devem ser usadas associadas a um anestésico local. A injeção pode ser utilizada em intervalos de 2 a 4 semanas, não excedendo três injeções em 6 meses.

QUADRO 60-10 Posologia Recomendada para os Relaxantes Musculares

Fármaco	Dose (mg)	Intervalo
Ciclobenzaprina	5 a 30	4 a 6 horas
Baclofeno	5 a 50	4 a 8 horas
Tizanidina	2 a 8	6 horas

QUADRO 60-11 Posologia Recomendada para os Antidepressivos

Fármaco	Dose (mg)
Amitriptilina	12,5 a 150
Nortriptilina	25 a 150
Imipramina	25 a 100

QUADRO 60-12 Posologia Recomendada para os Anticonvulsivantes

Fármaco	Dose (mg)	Intervalo
Carbamazepina	100 a 400	8 horas
Gabapentina	300 a 400	8 horas

Injeções em Pontos-Gatilho

Diversas medicações podem ser usadas para injeção em pontos-gatilho: lidocaína, bupivacaína, fentanil, morfina, solução salina fisiológica e água destilada. Devem-se marcar todos os pontos-gatilho.

Pode ocorrer alívio da dor mesmo sem a injeção da solução, fazendo-se somente punção do local com agulha fina. Esse alívio seria decorrente da analgesia por hiperestimulação com liberação de endorfinas.

BIBLIOGRAFIA

Brazil AV, Ximenes AE, Radu AS *et al*. Projeto Diretrizes. Diagnóstico e tratamento das lombalgias e lombociatalgias. Associação Médica Brasileira e Conselho Federal de Medicina. Rev Bras Reumatol 2004;44(6):419-25.

Fauci AS *et al*. Harrison tratado de medicina interna. 18.ed. Porto Aleger: Mc Graw Hill. 2013.

Sakata RK. Guias de Medicina ambulatorial e Hospitalar da UNIFESP-EPM, Dor. 2.ed. São Paulo: Editora Manole;2008. p.51-61.

Sato E. *Guias de Medicina Ambulatorial e Hospitalar UNIFESP*. Escola Paulista de Medicina. *Reumatologia* 2004;31:307-17.

World Health Organization. Cancer pain relief, With a Guide to Opiod Avaliability; 1996. (Acesso em julho 2017). Disponível em: http://apps.who.int/iris/bitstream/10665/37896/1/9241544821.pdf

61 Osteoartrite

Helena de Almeida Tupinambá ▪ *Laura Maria Carvalho de Mendonça*

INTRODUÇÃO

A osteoartrite (OA), doença articular degenerativa, osteoartrose ou artrose, como é conhecida em nosso meio, é a doença reumatológica mais prevalente entre indivíduos com mais de 65 anos de idade. É uma das causas mais frequentes de dor do sistema musculoesquelético, e de incapacidade para o trabalho no Brasil e no mundo. É uma afecção dolorosa das articulações que ocorre por insuficiência da cartilagem, ocasionada por um desequilíbrio entre a formação e a destruição dos seus principais elementos, associada a uma variedade de condições como: sobrecarga mecânica, alterações bioquímicas da cartilagem e membrana sinovial e fatores genéticos.

Radiologicamente, trata-se de um achado em aproximadamente 80% das pessoas com mais de 60 anos, embora a sintomatologia só esteja presente em aproximadamente 30%. A avaliação clínica, complementada com as imagens, é que deve orientar o diagnóstico e a conduta. Outro aspecto relevante é a dissociação entre os sintomas clínicos e radiológicos, o que reforça novamente a importância da avaliação clínica. A osteoartrite pode ser encarada como uma síndrome que reúne manifestações clínicas e radiológicas comuns, mas apresenta diversidade fisiopatológica. Os conhecimentos adquiridos recentemente na fisiopatologia da doença levaram a progressos na condução dos seus problemas.

FATORES DE RISCO

Os fatores de risco podem estar relacionados com o próprio paciente, com sua atividade profissional, ou esportiva, principalmente quando excessiva. Atletas apresentam aumento do risco de desenvolver osteoartrite, entretanto, aqueles que praticam o mesmo esporte com fins recreativos não apresentam elevação de risco. A obesidade é considerada o fator de risco modificável mais importante para o desenvolvimento da osteoartrite (Fig. 61-1).

TIPOS DE OSTEOARTRITE

- *Primária ou idiopática:* é a mais frequente, possuindo padrões articulares clássicos, como será descrito a seguir.
- *Secundária:* em geral, deve ser suspeitada, principalmente, se houver leve elevação das provas de atividade inflamatória.

MANIFESTAÇÕES CLÍNICAS

O principal sintoma da osteoartrite é a dor, precipitada ou exacerbada pelo exercício e aliviada pelo repouso (Quadro 61-1). Com o avanço da doença, a dor pode surgir em repouso e acordar o paciente à noite, o que pode sugerir complicação periarticular, como tendinite ou bursite, ou mesmo doença por depósito de cristais de pirofosfato de cálcio. A rigidez matinal desencadeada pelo repouso é comum, entretanto, dura menos de 30 minutos, em contraste com as artropatias inflamatórias típicas, como a artrite reumatoide.

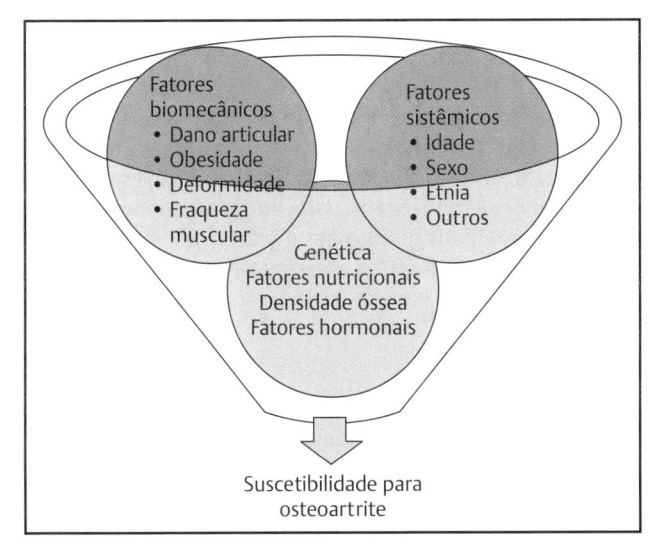

Fig. 61-1. Fatores de risco combinados que geram suscetibilidade à osteoartrite. Adaptada de Carvalho MAP. *Reumatologia. Diagnóstico e Tratamento*, 4.ed. AC Farmacêutica, 2013.

A instabilidade articular, com perda da amplitude de movimento, é outro sintoma frequentemente referido, e surge como consequência da fraqueza da musculatura periarticular (Quadro 61-1).

O exame físico da articulação acometida pode revelar edema e dor. A crepitação à movimentação é comum, causada pela irregularidade das superfícies condrais.

O derrame articular não é frequente; no entanto, pode estar presente quando há inflamação relacionada com o quadro.

À palpação, podem ser encontrados osteófitos na periferia de algumas articulações.

A deformidade em valgo ou varo está presente nas formas avançadas de OA de joelho como causa ou consequência. O cisto de Baker, herniação da membrana sinovial pela fossa poplítea, dissecando a fáscia dos músculos posteriores da perna, é uma complicação comum, de fácil diagnóstico clínico, quando não complicada por ruptura. A apresentação clínica da ruptura do cisto de Baker pode ser semelhante à trombose venosa profunda, sendo necessária a realização de exames complementares para afastá-la, já que muitas vezes

QUADRO 61-1 Sintomas e Sinais de Osteoartrite

Sinais articulares da osteoartrite	Sintomas articulares da osteoartrite
Aumento do volume e da consistência	Dor articular exacerbada pelo exercício
Mau alinhamento articular e defeitos posturais como causa ou consequência	Dor articular em repouso ou noturna
Crepitação	Rigidez articular < 30 minutos
Instabilidade articular	Sensação de instabilidade articular
Nódulos de Bouchard e Heberden	Limitação da amplitude de movimento
Derrame articular, comumente relacionado com trauma ou uso excessivo	Incapacidade funcional

Adaptado de Carvalho MAP. *Reumatologia. Diagnóstico e Tratamento*, 4.ed. AC Farmacêutica, 2013.

estes pacientes são idosos e muitos possuem fatores de risco para trombose. A diferenciação destas entidades pode ser feita pela ultrassonografia com Doppler do membro inferior acometido.

Dentre os diferentes espectros da doença, existe um quadro que se apresenta principalmente em mãos, com acometimento especial de interfalangianas, com sintomas inflamatórios muito exuberantes, que é a osteoartrite erosiva inflamatória. Na maioria dos casos evolui com melhora. A radiografia mostra erosões simétricas e a deformidade característica em asa de gaivota tanto nas interfalangianas proximais quanto nas distais. É mais comum em mulheres de meia-idade ou menopausa e apresenta forte componente familiar.

EXAMES COMPLEMENTARES

Sinais Radiológicos

As alterações radiológicas da OA não possuem correlação com a intensidade dos sintomas, podendo existir precocemente no curso da doença, nos pacientes ainda assintomáticos. Quando presentes, possuem alta especificidade diagnóstica, tornando desnecessários outros exames de imagem.

Os sinais radiológicos estão listados no Quadro 61-2.

A RNM está indicada na avaliação de pacientes com osteoartrite quando há suspeita de lesões como ruptura de ligamentos cruzados no joelho, lesão de manguito rotador no ombro, ruptura de menisco ou osteonecrose, ou associação a outras lesões periarticulares de partes moles. Além disso, pode mostrar edema medular precocemente, o que confere pior prognóstico em relação à doença.

Exames Laboratoriais

A OA não cursa com sintomas sistêmicos e, assim sendo, as provas de atividade inflamatória (hemograma, VHS, PCR) são caracteristicamente normais, assim como FAN e FR devem ser negativos.

DIAGNÓSTICO

O diagnóstico da osteoartrite idiopática é feito com base em critérios clínicos e radiológicos. As articulações comumente envolvidas são as mãos (IFDs, IFPs, raiz de primeiro quirodáctilo, MCF de segundo e terceiro dedos), os joelhos, o quadril e a coluna vertebral. As causas secundárias de osteoartrite devem ser aventadas quando há acometimento de articulações menos frequentemente envolvidas, como cotovelo, punho e tornozelo, na presença de sinais inflamatórios intensos ou sintomas sistêmicos. A apresentação de osteoartrite, especialmente as formas disseminadas, em pacientes jovens, chama a atenção para o diagnóstico de causas que justifiquem o quadro.

QUADRO 61-2 Principais Sinais Radiológicos da Osteoartrite

- Osteófitos
- Redução do espaço articular
- Esclerose do osso subcondral
- Cistos subcondrais
- Colapso do osso subcondral

Adaptado de Carvalho MAP. *Reumatologia. Diagnóstico e Tratamento*, 4.ed. AC Farmacêutica, 2013.

O *American College of Rheumatology* definiu critérios diagnósticos para a osteoartrite de mãos, joelhos e quadris. Em alguns casos, o critério é eminentemente clínico, enquanto em outros há combinação de dados clínicos, radiológicos e laboratoriais (Quadro 61-3).

Os critérios clinicolaboratoriais e clinicorradiológicos, publicados pelo *American College of Rheumatology*, conferem maior especificidade ao diagnóstico da osteoartrite de joelho, e encontram-se nos Quadros 61-4 e 61-5.

Coluna Vertebral

Na OA de coluna vertebral, os segmentos mais acometidos são cervical e lombar.

A espondilose nos segmentos de C1-C6 pode causar redução dos forames das artérias vertebrais, precipitando sintomas de insuficiência vertebrobasilar como diplopia ou vertigem.

QUADRO 61-3 Critérios para Diagnóstico de Osteoartrite de Mãos

Dor ou rigidez nas mãos, associada a 3 ou 4 dos critérios abaixo:
- Aumento de volume, com consistência firme de 2 ou mais entre 10 articulações selecionadas*
- Aumento do volume, com consistência firme, de 2 ou mais articulações interfalangianas distais
- Menos de 3 articulações metacarpofalangianas acometidas
- Deformidade em pelo menos 1 das 10 articulações selecionadas*

Sensibilidade: 94%
Especificidade: 87%

*As 10 articulações selecionadas são: a segunda e a terceira interfalangianas distais, a segunda e a terceira interfalangianas proximais, e a primeira articulação carpometacarpal de ambas as mãos.
Adaptado de Carvalho MAP. *Reumatologia. Diagnóstico e Tratamento*, 4.ed. AC Farmacêutica, 2013.

QUADRO 61-4 Critérios Clínico-Laboratoriais Diagnósticos da Osteoartrite Idiopática de Joelho

Dor no joelho associada a pelo menos cinco dos critérios a seguir:
- Idade > 50 anos
- Rigidez matinal < 30 minutos
- Crepitação
- Aumento articular com consistência firme
- Dor à palpação
- Ausência de aumento de temperatura
- VHS < 40 mm/hora
- Fator reumatoide < 1:40
- Líquido sinovial típico de osteoartrite

Sensibilidade: 92%
Especificidade: 75%

Adaptado de Carvalho MAP. *Reumatologia. Diagnóstico e Tratamento*, 4.ed. AC Farmacêutica, 2013.

QUADRO 61-5 Critérios para Diagnóstico de Osteoartrite de Quadril

Dor no quadril, associada a dois dos critérios abaixo:
- VHS < 20 mm/hora
- Osteófitos acetabulares ou femorais na radiografia
- Redução do espaço articular na radiografia

Sensibilidade: 94%
Especificidade: 87%

Adaptado de Carvalho MAP. *Reumatologia. Diagnóstico e Tratamento*, 4.ed. AC Farmacêutica, 2013.

A OA de coluna cervical pode levar à compressão radicular causando cervicobraquialgia e alterações de sensibilidade de membros superiores. A compressão do canal medular lombar causa lombalgia com irradiação para membros inferiores desencadeada pela deambulação, o que faz o diagnóstico diferencial com claudicação intermitente.

A espondilolistese ocorre por deslizamento de um corpo vertebral sobre outro. É mais comum entre L4-L5 e L5-S1, sendo característica da OA em fase avançada.

Os quadros de dor lombar são, na maior parte das vezes, musculares e posturais, e boa parte dos quadros clínicos descritos como radiculares são classificados, na realidade, como pseudorradiculares. A diferença é simples: quadros radiculares respeitam a distribuição anatômica da raiz nervosa, seguindo até os pés, enquanto os quadros musculares, bursites do quadril, síndromes das vértebras de transição e síndromes miofasciais regionais não passam do joelho.

DIAGNÓSTICOS DIFERENCIAIS

Na maioria dos casos, o diagnóstico de OA é simples. Entretanto, os pacientes com sintomas atípicos ou condições inflamatórias associadas possuem achados clínicos semelhantes a diversas outras artropatias, dificultando o diagnóstico. No caso de acometimento de articulações atípicas, deve-se pensar em outros diagnósticos (Quadro 61-6).

TRATAMENTO

Os objetivos do tratamento da OA incluem retardo da progressão, controle da dor, melhora funcional e da qualidade de vida do paciente. O tratamento deve ser feito de forma multidisciplinar.

Medidas Não Farmacológicas

Estudos epidemiológicos apontam a perda ponderal como uma das medidas mais eficazes. Demonstrou-se que a perda ponderal de 5 kg foi associada à redução de 50% do risco de desenvolver OA em 10 anos.

O repouso articular alivia a dor, sendo recomendado por curtos períodos do dia. Quando prolongado, pode levar à atrofia muscular e diminuição da amplitude de movimento.

QUADRO 61-6 Diagnóstico Diferencial

Diagnóstico	Características clínicas
Artropatia por depósito de cristais	Acometimento principal de joelho, seguido dos punhos, metacarpofalangianas, ombros e cotovelos. Para diferenciar, seria necessária punção da articulação
Artrite reumatoide	Padrão de acometimento comumente se faz nas interfalangianas proximais. Sinais inflamatórios acompanhados de rigidez matinal que, em geral, é superior a 1 h, enquanto a da OA dura menos que 30 minutos. Provas de atividade inflamatória elevadas e fator reumatoide ou anti-CCP em geral positivos
Monoartrite infecciosa	Sinais flogísticos e sistêmicos importantes, além de bloqueio articular
Bursite trocantérica	Dor em região lateral com irradiação para joelho, agravada ao se levantar e subir escadas. Pode haver dor noturna

Fontes: Adaptado de Carvalho MAP. *Reumatologia. Diagnóstico e Tratamento*, 4.ed. AC Farmacêutica, 2013.
Muxfeldt ESC, Hollanda A. *Livro - Ambulatório de Clínica Médica HUCFF e UFRJ - Cavalcanti*. Rio de Janeiro: Revinter; 2011.

A fisioterapia motora tem papel fundamental na melhora clínica da OA, ao melhorar a flexibilidade e a força da musculatura periarticular.

Exercícios físicos moderados também oferecem estes benefícios. A preferência é por atividades de baixo impacto, sem sobrecarga articular.

Dentre os principais benefícios descritos, a atividade física melhora a dor e mobilidade articular, reverte a atrofia muscular, diminui o risco de fraturas osteoporóticas, melhora o condicionamento cardiovascular e os sintomas depressivos, sendo relevante na saúde psicossocial.

Tratamento Farmacológico

O objetivo é o controle sintomático, uma vez que ainda não há estudos suficientes comprovando a eficácia das drogas modificadoras de doença, mesmo que essas venham se mostrando como grandes poupadoras de anti-inflamatórios. O tratamento é indicado nos casos de OA refratários às medidas não farmacológicas.

Analgésicos e Opioides

Os analgésicos simples geralmente são eficazes nos pacientes com OA não inflamatória. O **acetaminofeno** é a droga de escolha nestes casos. Possui eficácia sintomática equivalente aos AINEs, sem os efeitos colaterais indesejáveis. As principais limitações ao seu uso são a hepatotoxicidade, principalmente nos pacientes com ingesta alcoólica excessiva e nefrotoxicidade.

Os opioides são benéficos para uso a curto prazo, nos pacientes com crises agudas de exacerbação, mas devem ser evitados a todo custo em doenças crônicas. Raramente são indicados; utilizados principalmente nos pacientes sem proposta cirúrgica, com dor grave a despeito do uso de AINEs, ou nos que possuem contraindicações ao seu uso e que não têm melhora com qualquer medida terapêutica.

Devem ter seu uso prolongado evitado, particularmente na população geriátrica, já que esta é mais susceptível à sedação, confusão mental e constipação.

Anti-inflamatórios Não Esteroidais

São as drogas de escolha na OA inflamatória, que na verdade não é tão comum, sendo indicados também na OA não inflamatória sem resposta ao acetaminofen e nos casos de dor moderada a grave, além de serem muito utilizados nos momentos de exacerbação aguda.

Deve-se tentar sempre utilizar a dose máxima pelo menor tempo possível.

Com o uso prolongado, 100% dos pacientes acima de 70 anos terão lesões agudas de mucosa gástrica (notadamente no antro), o que sugere cuidado especial com o seu uso. Além disso, a hipertensão arterial é uma contraindicação relativa, enquanto a insuficiência cardíaca e a insuficiência renal são contraindicações formais para seu uso.

Embora muitos acreditem que os inibidores seletivos da COX-2 possuam a mesma eficácia dos não seletivos, isso é discutível. O que se pode afirmar, efetivamente, dos inibidores seletivos é que têm menor incidência de efeitos colaterais gastrointestinais. Porém, não devem ser descartados como causa de úlcera péptica. Mesmo nos pacientes com história de úlcera não relacionada com o uso de AINEs, a associação ao inibidor de bomba de prótons é necessária.

Os AINEs não seletivos devem ser evitados nos pacientes em uso de varfarina, não por interação direta em seu efeito, mas pela ação antiagregante plaquetária, aumentando o risco de hemorragias.

Os principais efeitos colaterais relatados são: reações de *rash* e hipersensibilidade, sangramento gastrointestinal, prejuízo à função renal e hepática, toxicidade medular, disfunção do SNC em idosos. Podem, ainda, interferir no controle da pressão arterial.

Estão contraindicados na doença ulcerosa péptica em atividade, nefropatias, hepatopatias e insuficiência cardíaca.

Os AINEs tópicos oferecem eficácia semelhante aos orais, com menor toxicidade renal e gastrointestinal e menor duração do efeito e devem ser usados concomitantemente com calor ou gelo para potencializar seu efeito.

Outra opção de uso tópico recomendada principalmente para OA de mãos é a capsaicina creme nas concentrações de 0,025% e 0,075%, com resultados a partir da 2ª a 4ª semanas de uso.

Corticosteroides Sistêmicos
Não costumam ser muito utilizados, mas podem trazer alívio sintomático quando há refratariedade a outras drogas, ou em pacientes com contraindicações absolutas ao uso de AINEs. A droga mais utilizada é a prednisona na dose de 20 mg/dia.

Drogas Intra-articulares
Corticoides Intra-articulares
Indicados na OA mono ou pauciarticular sintomáticas a despeito do uso de AINEs em doses otimizadas ou nos pacientes com contraindicações ao seu uso. A eficácia só está bem estabelecida na OA de joelho e quadril.

Se um derrame articular for encontrado, deve ser aspirado e enviado para análise. A aplicação deve ser adiada até que se exclua processo infeccioso.

O intervalo mínimo de 3 meses entre as aplicações deve ser respeitado para que haja recuperação adequada da cartilagem articular.

Ácido Hialurônico
É recomendado para OA sintomática de joelho com eficácia comprovada superior a placebo. São feitas 3 a 5 aplicações semanais.

Drogas de Ação Lenta
Glicosamina e Condroitina
Diversos estudos randomizados controlados vêm tentando mostrar o benefício do uso destes componentes tanto a nível de recuperação de cartilagem quanto para melhora clínica de dor e funcionalidade. No entanto, os resultados ainda são muito controversos, com os estudos mais recentes mostrando que pode haver algum benefício no uso destas para gonartrose moderada a severa. Não existem evidências que indiquem o uso na prática clínica. No entanto, especialistas têm visto sua prescrição como boa forma de poupar o uso de AINEs, com muitos pacientes referindo alguma melhora. Muitos são vendidos na forma combinada de glicosamina com condroitina em pó ou comprimidos (Quadro 61-7).

Colchicina
Utilizada em geral como tratamento coadjuvante, principalmente em crises episódicas.

Hidroxicloroquina
Ainda pouco estudada na OA humana, estudos *in vitro* mostraram papel positivo na cicatrização da cartilagem, dentre outros efeitos benéficos em modelos experimentais. Desta forma, apesar da falta de estudos comparando ainda sua eficácia na prática clínica, o consenso

QUADRO 61-7 Tratamento Medicamentoso

Droga	Posologia	Efeitos adversos/contraindicações
Paracetamol	1 g de 6/6 h	Hepatotoxicidade, nefrotoxicidade
Codeína	30 mg de 6/6 h	Sedação, constipação
Tramadol	50-100 mg de 6/6 h	Náuseas e sonolência
Ibuprofeno	200-800 mg de 12/12 h	Úlcera péptica
Naproxeno	250-500mg de 12/12 h	Úlcera péptica
Diclofenaco	50 mg de 8/8 h	Úlcera péptica, lesão renal, IRA, NIA
Cetoprofeno	25-50 mg de 6/6 h	Úlcera péptica, insuficiência hepática ou renal grave, porfiria
Meloxicam	7,5 mg 1x dia	Úlcera péptica, hemorragia digestiva, asma pós-aspirina, insuficiência hepática e renal grave
Celecoxib	100-200 mg 12/12 h	Insuficiência renal, úlcera péptica
Diacereína	50 mg 2x ao dia	Diarreia e alteração na cor da urina
Condroitina (500mg) + Glicosamina (400mg)	3 cápsulas 1 vez ao dia (1.500 + 1.200 mg) ou 1 sachê 1x ao dia	(Contraindicada na gravidez e lactação)
Hidroxicloroquina	400 mg 1x ao dia	Maculopatia e hiperpigmentação

Adaptado de Cavalcanti AH, Muxfeld ES. Ambulatótio de Clínica Médica – Experiência do Hospital Universitário Clementino Fraga Filho. Revinter: Rio de Janeiro, 1.ed. 2011.

brasileiro de osteoartrite publicado em 2002 estabeleceu a cloroquina como opção válida para o tratamento de artrose (Quadro 61-7).

Diacereína

A diacereína é metabolizada em reína, um agente com propriedades analgésicas e anti-inflamatórias. Estudos comparando sua eficácia ao placebo mostraram melhora da dor e da avaliação geral pelo questionário WOMAC (*Western Ontario and McMaster Universities*) em uma dose de 100 mg diárias, considerando a melhor relação eficácia-tolerância. Seu principal efeito colateral é diarreia, preconizando-se iniciar o tratamento com 50 mg diários e avaliar a tolerância. Seu uso vem sendo preconizado e vem mostrando melhores resultados nos casos de OA nodal (Quadro 61-7).

Tratamento Cirúrgico

Reservado para casos refratários às medidas não invasivas.

A artroplastia total está indicada nos pacientes gravemente sintomáticos, refratários, inclusive, às medidas clínicas com limitação importante das atividades diárias.

Os resultados desta modalidade terapêutica são satisfatórios e proporcionam importante melhora da qualidade de vida dos pacientes com OA grave.

BIBLIOGRAFIA

Arroll B, Goodyear-Smith F. Corticosteroid injections for osteoarthritis of the knee: meta-analysis. *BMJ* 2004;328:869-70.

Batchlor EE, Paulus HE. Principles of drug therapy. In: Moskowitz RW, Howell DS, Goldberg VM, Mankin HJ (eds.). *Osteoarthritis: Diagnosis and Medical/Surgical Management*. Philadelphia: WB Saunders Co; 1992. p. 465.

Bjordal JM, Ljunggren AE, Klovning A, Slordal L. Non-steroidal anti-inflammatory drugs, including cyclo-oxygenase-2 inhibitors, in osteoarthritic knee pain: meta-analysis of randomised placebo controlled trials. *BMJ* 2004;329:1317-23.

Brouwer GM, Tol AW, Berginik AP *et al*. Association between valgus and varus alignment and the development and progression of radiographic osteoarthritis of the knee. *Arthritis Rheum* 2007;56(4):1204-11.

Carvalho MAP. *Reumatologia. Diagnóstico e Tratamento*. 4.ed. Rio de Janeiro: AC Farmacêutica; 2013.

Cavalcanti AH, Muxfeldt ES. *Livro – Ambulatório de Clínica Médica*. Rio de Janeiro: Revinter; 2011.

Coimbra IB *et al*. Osteoartrite (Artrose) - Tratamento. In: Associação Médica Brasileira e Conselho Federal de Medicina, Projeto Diretrizes; 2003.

Das SK, Ramakrishnan S, Mishra K *et al*. A randomized controlled trial to evaluate the slow-acting symptom-modifying effects of colchicine in osteoarthritis of the knee: a preliminary report. *Arthritis Rheum* 2002;47(3):280-4.

Felson DT, Anderson JJ, Nelmark A *et al*. Obesity and knee osteoarthritis: The Framingham Study. *Ann Intern Med* 1988;109:18-24.

Felson DT, Zhang YO, Antony JM *et al*. Weight loss reduces the risk of symptomatic knee osteoarthritis in women. The Framingham Study. *Ann Intern Med* 1992;116:535-9.

Fransen M, Crosbie J, Edmonds. Physical therapy is effective for patients with osteoarthritis of the knee: a randomized controlled clinical trial. *J Rheumatol* 2001;28(1):156-64.

Fauci AS, Braunwald E, Kasper DL *et al*. Harrison. Principles of Internal Medicine, 17th ed. New York: McGraw Hill; 2008.

Jordan KM, Arden NK, Doherty M *et al*. EULAR Recommendations 2003; an evidence-based approach to the management of knee osteoarthritis: report of a task force of the standing committee for international clinical studies including therapeutic trials (ESCISIT). *Ann Rheum Dis* 2003;62(12):1145-55.

Kujala UM, Kettunen J, Paanannen H *et al*. Knee osteoarthritis in former runners, soccer players, weihgt lifters and shooters. *Arthritis Rheum* 1995;38(4):539-46.

Lambert RG, Hutchings EJ, Grace MG *et al*. Steroid injection for osteoarthritis of the hip: A randomized, double-blind, placebo-controlled trial. *Arthritis Rheum* 2007;56(7):2278-87.

Lopes Jr OV, Inácio EAM. Uso de glucosamina e condroitina no tratamento da osteoartrose: uma revisão da literatura. *Revista Brasileira de Ortopedia* 2013 July;48(4):300-6.

McPhee P. *Current Medical Diagnosis & Treatment*, 48th ed. New York: McGraw Hill; 2009.

Nevitt MC, Lane NE, Scott JC *et al*. Radiographic osteoarthritis of the hip and bone mineral density. *Arthritis Reum* 1995;38:907-16.

Solomon L. Clinical features of osteoarthritis. In: Kelley WN *et al*. *Textbook of Rheumatology*. Philadelphia: WB Saunders; 1996. p. 1383.

Towheed TE, Maxwell L, Judd MG *et al*. Acetaminophen for osteoarthritis. *Cochrane Database Syst Rev* 2006:CD004257.

Zhang Y, Jordan JM. Epidemiology of osteoarthritis. *Rheum Dis Clin North Am* 2008;34(3):515-29.

62 Gota e Hiperuricemia

Isabella Sued Leão ▪ *Camilo Tubino*

INTRODUÇÃO

Hiperuricemia é o termo utilizado para a situação em que os níveis sanguíneos de ácido úrico ultrapassam o valor máximo de sua solubilidade plasmática, isto é, encontram-se acima de 6,8-7 mg/dL.

A hiperuricemia pode ser dividida em primária, não relacionada com doenças coexistentes ou fármacos que alterem a produção ou excreção de ácido úrico, e secundária, que é resultado de outra doença, fármacos, abuso dietético ou toxinas.

Na hiperuricemia primária, 90% dos casos são decorrentes de alteração da eliminação renal de ácido úrico. O restante deve-se à hiperprodução endógena, detectada por uma excreção urinária superior a 800 mg/24 h.

Já na secundária, os principais fatores externos seriam o álcool, a obesidade, o uso de diuréticos tiazídicos e a hipertrigliceridemia.

O Quadro 62-1 mostra causas de hiperuricemia relacionadas tanto com a hiperprodução como com a redução da excreção renal.

QUADRO 62-1 Causas de Hiperuricemia

Aumento da biossíntese de purina ou produção de urato	Redução da excreção renal de ácido úrico
Defeitos enzimáticos	Insuficiência renal crônica
Doenças mielo e linfoproliferativas	Saturnismo
Malignidades e doenças hemolíticas	Etilismo
Psoríase	Hipovolemia e diuréticos tiazídicos e de alça
Obesidade	AAS
Hipóxia tecidual	Pirazinamida, etambutol, tracolimus, levodopa e ciclosporina
Síndrome de Down	Obesidade
Doenças do depósito de glicogênio	Cetoacidose diabética
Etilismo	Acidose lática
Dieta rica em purina	Hipotireoidismo
Uso de ácido nicotínico, varfarina, citotóxicos, entre outros fármacos	Hiperparatireoidismo
Deficiência de vitamina B12	Pré-eclâmpsia, sarcoidose, entre outras

A gota é uma doença bastante comum caracterizada por ataques agudos autolimitados de artrite, algumas vezes com progressão para artropatia crônica. O depósito intra-articular de urato pode desencadear, em algumas situações, uma reação inflamatória, caracterizada, de forma resumida, pela liberação de citocinas pró-inflamatórias, com o consequente influxo de neutrófilos para o interior da articulação, precipitando a crise. Outras manifestações clínicas associadas incluem tofos, danos articulares e doença renal.

Usamos a expressão hiperuricemia assintomática quando os níveis de ácido úrico se encontram elevados, porém, sem sinais ou sintomas decorrentes da deposição de urato. Embora possa haver progressão para as manifestações clínicas de gota, acredita-se que cerca de 2/3 dos pacientes com hiperuricemia isolada permanecerão assintomáticos, sendo que muitos com depósitos de urato nas articulações.

Há, ainda, possíveis associações do aumento do ácido úrico sérico com condições não relacionadas com o depósito de cristais, como: hipertensão, doença renal crônica e doença cardiovascular.

A gota normalmente surge após anos de hiperuricemia assintomática, afetando, principalmente, homens (hoje numa razão de 7:1), entre 40-50 anos, sendo rara antes dos 30 anos. Em mulheres, em geral, a manifestação é mais tardia, após a menopausa (entre 55-70 anos). Tal fato ocorre em razão de a hiperuricemia ter início, no homem, durante a puberdade. Nas mulheres, o desenvolvimento de hiperuricemia é tardio, provavelmente por um fator protetor do estrogênio, aumentando a excreção renal de ácido úrico.

AVALIAÇÃO E TRATAMENTO DA HIPERURICEMIA ASSINTOMÁTICA

Anamnese detalhada, exame físico completo e avaliação laboratorial são importantes para exclusão de causas potencialmente tratáveis de hiperuricemia persistente, como o uso de determinadas drogas, doenças mielo ou linfoproliferativas, psoríase, deficiência de vitamina B12, entre outras.

Um próximo passo seria a realização de uma urina de 24 horas, com o paciente em dieta, sem consumo de álcool e fármacos relacionados com hiperuricemia. É vital, tanto para nossa orientação na busca da causa quanto no tratamento, sabermos se o paciente tem uma excreção renal aumentada (> 800 mg/d) ou não de ácido úrico.

Não existe indicação para o tratamento medicamentoso dos pacientes com hiperuricemia assintomática, a não ser nas situações apresentadas no Quadro 62-2.

É importante frisar que não se deve tratar a hiperuricemia assintomática baseando-se apenas no valor do ácido úrico.

GOTA

Manifestações Clínicas

As manifestações clínicas da gota dividem-se em 4 estágios subsequentes, sendo que a nefrolitíase pode ocorrer em qualquer um deles, exceto na fase de hiperuricemia assintomática.

QUADRO 62-2 Indicação de Tratamento Medicamentoso para Hiperuricemia Assintomática

Hiperuricemia persistentemente elevada em pacientes com:
- Doença renal crônica estágio ≥ 2
- Excreção de ácido úrico urinário maior do que 1.100 mg/dL
- Situações em que uma superprodução de ácido úrico possa ser prevista, como em pacientes que serão submetidos a tratamento quimioterápico (risco de síndrome de lise tumoral)

Artrite Gotosa Aguda

Geralmente ocorre após anos de hiperuricemia assintomática. As manifestações mais típicas envolvem uma artrite extremamente dolorosa, com sinais inflamatórios típicos como rubor, edema e dor, com intensidade máxima sendo alcançada em poucas horas e durando alguns dias ou poucas semanas, mesmo na ausência de tratamento específico.

Em 80% dos casos, os ataques iniciais caracterizam-se por monoartrite, frequentemente nas extremidades inferiores, com o local mais clássico sendo a primeira metatarsofalangiana – podagra, e com poucos sintomas constitucionais. Com o avançar da doença tornam-se mais frequentes tanto a febre como o acometimento oligo ou poliarticular. Uma apresentação poliarticular inicial é mais frequente em pacientes com quadro secundário à desordem mielo ou linfoproliferativa ou em transplantados em uso de ciclosporina.

As crises costumam ser mais típicas quanto mais distais forem suas localizações. Outros locais frequentemente acometidos são os metatarsos, tornozelos, calcanhares, joelhos, punhos, dedos e cotovelos, em ordem decrescente de frequência. O acometimento de ombro, quadril, coluna, mandíbula, em geral, indica cronicidade.

Numerosos fatores predisponentes podem estar presentes como traumatismo, uso de determinados medicamentos (incluindo alopurinol, uricosúricos e diuréticos), abuso dietético (ex. carne vermelha e determinados peixes) e de consumo de álcool (especialmente os com leveduras, como cerveja). No Quadro 62-3 estão alguns exemplos de alimentos ricos em purina.

As grandes crises iniciam-se principalmente no período noturno. O quadro inflamatório é doloroso e lembra muito o de uma artrite piogênica, sendo o diagnóstico diferencial obrigatório.

Período Intercrítico

É o período após uma crise em que o paciente fica completamente assintomático, durando até a próxima crise. Sem tratamento, a taxa de recorrência é de aproximadamente 60% em 1 ano e 84% em 3 anos. Nessa fase, os depósitos de ácido úrico continuam a crescer silenciosamente.

Este período é fundamental para a caracterização do quadro, pois permite a exclusão de diagnósticos diferenciais importantes.

Com o avançar da doença, as crises são mais frequentes, tendem a assumir um caráter poliarticular, e o período intercrítico encurta-se progressivamente.

Gota Tofosa Crônica

Caracterizada por depósitos de cristais de urato nas cartilagens, articulações, tendões e partes moles. A sede clássica, embora não a mais frequente, para a instalação dos tofos é o pavilhão auricular externo. Tipicamente, não são dolorosos. Antes da instituição do tratamento,

QUADRO 62-3 Exemplos de Alimentos Ricos em Purina

- Miúdos (coração, fígado, rim...) e carnes vermelhas
- Grãos como feijão, grão de bico, ervilha e lentilha
- Embutidos (p. ex., salsicha)
- Peixes e frutos do mar (sardinha, anchova, truta, mexilhão, bacalhau, salmão, marisco)
- Tomate e extrato de tomate

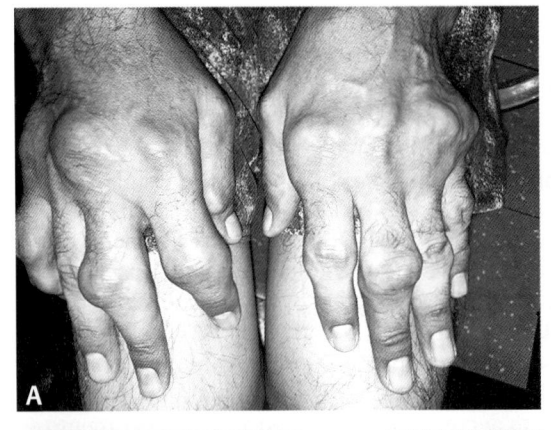

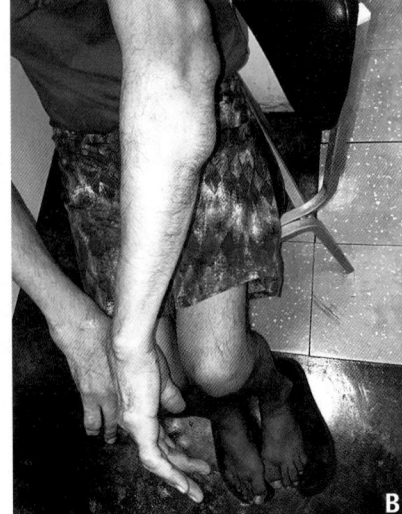

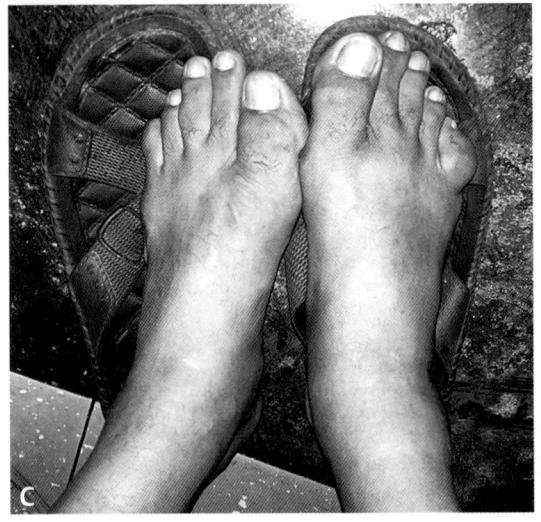

Fig. 62-1. (A-C) Tofo gotoso. Imagem fotografada pela Dra. Kelly Rodrigues da Silva (Residente de Reumatologia do HUCFF-UFRJ).

o intervalo entre o primeiro ataque gotoso e o aparecimento dos tofos era, em média, de 12 anos (Fig. 62-1).

O tratamento anti-hiperuricêmico reduziu significativamente a prevalência de artrite gotosa crônica.

Nefrolitíase por Ácido Úrico

A prevalência de cálculos de ácido úrico em pacientes com gota, antes do tratamento adequado, era de, aproximadamente, 20%. Mais de 80% dos cálculos em pacientes com gota são somente de ácido úrico.

São três os principais fatores para nefrolitíase por ácido úrico:

- pH urinário ácido (< 5,5).
- Redução do volume urinário.
- Aumento da excreção urinária de ácido úrico (> 800 mg/d).

Diagnóstico

Caso um paciente apresente um quadro de monoartrite súbita, localizada principalmente em uma articulação distal dos membros inferiores, devemos sempre atentar para a hipótese de gota.

O diagnóstico deve ser feito por meio da punção do líquido articular e posterior análise do líquido sinovial em microscópio de luz polarizada. O achado característico são os cristais típicos em forma de bastonete, com forte birrefringência negativa. Em especial, valoriza-se a observação de cristais fagocitados por neutrófilos como achado definitivo da doença. Em 5% dos casos não são encontrados esses cristais.

O principal diagnóstico diferencial da artrite gotosa aguda é a artrite séptica. Esta deve sempre ser afastada pela bacteriologia do líquido articular. A associação entre as duas condições, embora rara, pode ocorrer. Os sítios mais comuns são os joelhos. O diagnóstico dessa situação deve ser o mais precoce possível para evitar grandes danos articulares, o que requer forte suspeita clínica. A análise do líquido sinovial é imperativa, porque a visualização de bactérias e dos cristais fagocitados define o diagnóstico. O material deve ser mandado para cultura. Tal combinação pode ocorrer mesmo na ausência de febre (33% dos casos) e leucocitose (30%).

Outra forma de diagnóstico é a presença de cristais de urato no aspirado dos tofos.

Na impossibilidade de se puncionar o líquido sinovial, como ocorre no acometimento de pequenas articulações, o diagnóstico pode ser presumido clinicamente. Os critérios que levam à alta probabilidade são apresentados no Quadro 62-4.

Os achados radiológicos na gota tofosa crônica incluem:

- Erosões em saca-bocado.
- Ausência de diminuição do espaço articular e de osteopenia justa-articular.
- Erosões com seus limites escleróticos e com as bordas proeminentes.

Diagnóstico Diferencial

A) Artrite séptica.
B) Pseudogota: cristais com fraca birrefringência positiva e com formato romboide. Secundária aos depósitos de pirofosfato de cálcio.
C) Outras artropatias por cristais.
D) Artrite reumatoide: uma forma de apresentação da doença reumatoide, descrita como reumatismo palindrômico, é uma síndrome idêntica à apresentação mais comum de gota; além disso, a gota crônica também pode simular a artrite reumatoide, a ponto de apresentar uma histologia também semelhante à sinovite proliferativa. Deve-se ressaltar, no entanto, que essas situações são incomuns.

QUADRO 62-4 Critérios Clínicos para Diagnóstico de Artrite Gotosa

- História clássica de um ou mais episódios de artrite monoarticular seguida de períodos completamente livres de sintomas
- Inflamação máxima em 24 horas
- Resposta rápida à administração de colchicina
- Primeiro ataque na articulação metatarsofalangiana
- Hiperuricemia
- Cistos ósseos subcorticais na radiografia

Tratamento

O tratamento da gota ainda é feito com base na experiência acumulada ao longo dos anos. É surpreendente a ausência de trabalhos consistentes na literatura sobre o manejo, tanto agudo quanto de prevenção de recorrência, de uma condição tão frequente. A maioria dos estudos é de qualidade duvidosa, sendo poucos os controlados e randomizados.

Os regimes mais usados atualmente foram desenvolvidos e implantados há décadas. Sabemos que os fármacos utilizados têm reconhecidos efeitos adversos, principalmente em idosos, nos quais a incidência da doença é maior. O balanço entre o risco e o benefício para estes fármacos ainda é desconhecido.

Objetivos
- Resolver crise aguda rapidamente.
- Prevenir recidivas.
- Prevenir complicações dos depósitos de cristais e formação de cálculos renais.
- Combater as comorbidades associadas.

Manejo da Crise Gotosa Aguda
- Recomenda-se que a crise gotosa aguda seja manejada com terapia medicamentosa a ser iniciada em até 12-24 horas do início dos sintomas.
- O paciente deve ser instruído a evitar possíveis gatilhos para a crise gotosa aguda e a reconhecer os sintomas iniciais, a fim de começar prontamente o tratamento.
- As articulações devem permanecer em repouso e deve ser instituída terapia analgésica e anti-inflamatória imediatamente, sendo continuada por 1-2 semanas.
- A escolha da medicação para o tratamento da crise aguda deve-se basear no número de articulações acometidas e na intensidade da dor – escala visual de dor (EVD): leve < 4; moderada = 5-6; grave > 7) (Quadro 62-5).
- Em caso de dor de leve a moderada intensidade acometendo uma ou poucas e pequenas articulações, ou 1-2 grandes articulações, recomenda-se a monoterapia, seja com AINEs, corticosteroides ou colchicina oral (nível A de evidência para todas as terapêuticas). No entanto, se houver dor de forte intensidade, principalmente em envolvimento poliarticular ou em 1-2 grandes articulações, recomenda-se terapia combinada. Esta pode ser feita com o início simultâneo da dose plena desses fármacos.
- AINEs são os fármacos de escolha na ausência de contraindicação, como doença renal aguda ou crônica, insuficiência cardíaca e úlceras pépticas. Em pacientes com risco aumentado de úlcera péptica e suas complicações, agentes protetores gástricos devem ser prescritos conjuntamente. Com frequência, o portador de gota é hipertenso e/ou cardiopata e/ou nefropata. Os riscos de utilização de AINEs nesses pacientes são potencialmente maiores.

QUADRO 62-5 Extensão da Crise Gotosa Aguda com base no Número de Articulações Acometidas

- Uma ou poucas pequenas articulações
- 1-2 grandes articulações (tornozelo, joelho, punho, cotovelo, ombro e quadril)
- Poliarticular:
    - 4 ou mais articulações com o envolvimento de mais de uma região (metatarsofalangianas, articulações torsais, tornozelo, joelho, quadril, metacarpofalangianas, punho, ombro, outros)
    - Envolvimento de 3 grandes articulações separadamente

Com frequência são contraindicados nos pacientes com quadros mais graves de cardiopatia ou nefropatia.
- Posologia: Indometacina – 75 mg VO seguidos de 50 mg 6/6 h por 2 dias. Em sequência, passar para 3 x por dia, com posterior redução para 25 mg 8/8 h mantida por 2 dias após remissão completa.
- Colchicina é uma alternativa eficaz, porém, o tempo para ação pode ser mais prolongado. Deve ser iniciada até 36 horas do início dos sintomas para efeito garantido.
  - Posologia: 1 mg VO seguido por 0,5 mg 1 hora após, e depois 0,5 mg a cada 12 horas até melhora do quadro ou aparecimento de efeitos adversos gastrointestinais.
  - A ANVISA inclui a colchicina entre os medicamentos de baixo índice terapêutico, já que a dose usada no tratamento é muito próxima da letal. Assim sendo, a manipulação do fármaco encontra-se restrita a farmácias capazes de lidar com substâncias desse tipo. Algumas mortes foram atribuídas, recentemente, a um quadro de intoxicação pela colchicina, sendo o erro de manipulação a hipótese mais provável. O órgão determina, ainda, que o paciente assine um termo de consentimento informado, afirmando ter recebido do médico e farmacêutico todas as informações sobre as ações e efeitos adversos da medicação.
- Corticoide oral: usado quando há acometimento de 1-2 articulações ou quando não é possível utilizar corticoide intra-articular (articulações acometidas são muito pequenas).
  - Posologia: 0,5 mg/kg/dia por 5-10 dias, seguido de desmame.
- Corticoide intra-articular: eficaz na artrite gotosa aguda, podendo ser importante em pacientes que não toleram AINEs e colchicina. Recomendado no acometimento de 1-2 grandes articulações, geralmente em combinação com AINEs, colchicina ou corticoides sistêmicos.
  - Posologia: a dose varia conforme o tamanho da articulação.
- Alopurinol não deve ser iniciado durante o ataque agudo, pelo risco de exacerbação da artrite, já que a variação do urato tanto sérico como intra-articular pode agravar o quadro. Pelo mesmo motivo, não deve ser suspenso caso o paciente já esteja em uso deste fármaco.

Não se deve fazer AAS, pois este pode provocar variações abruptas dos níveis de urato sérico e articular, piorando a crise de gota.

Em caso de crises agudas refratárias à terapia inicial: as opções, nesses casos, incluem a troca da monoterapia, combinações entre as opções de monoterapia disponíveis (colchicina e corticoides, colchicina e AINEs ou corticosteroides intra-articular com qualquer modalidade de droga oral) ou ainda, em casos muito graves, o uso de biológico inibidor de IL-1 está recomendado (anankira 100 mg por 3 dias ou canakinumab 150 mg SC ou rilonacept). Também é preciso investigar possíveis diagnósticos diferenciais, já citados acima.

Manejo da Gota Recorrente, Intercrítica e Crônica
1. Níveis de ácido úrico devem ser mantidos baixos (menores que 6 mg/dL). Em pacientes com tofos gotosos, os níveis-alvo de ácido úrico podem chegar a < 5 mg/dL.
   - Terapia redutora da hiperuricemia deve ser oferecida, em casos não complicados, caso um segundo ataque ocorra em 1 ano. Também será realizada em pacientes com tofos, insuficiência renal, cálculos de ácido úrico e gota, e nos que necessitam de tratamento continuado com diuréticos.
2. O início da terapia redutora deverá ser postergado até que tenhamos 1 a 2 semanas do fim do quadro inflamatório.
3. Alopurinol deve ser iniciado em doses baixas:

- Dose inicial: 50-100 mg/d, com aumento a cada 2-5 semanas, até que o ácido úrico sérico atinja a meta < 6 mg/dL ou o desaparecimento dos sintomas (dose máxima de 600-900 mg/dia).
- A dose deve ser ajustada na insuficiência renal. Em pacientes com DRC estágio 4, a dose inicial deve ser de 50 mg/dia. A dose pode chegar a níveis acima de 300 mg/dia em pacientes renais crônicos, se esses forem educados a perceber os sinais de intoxicação (prurido, *rash*, aumento de transaminases). Interações com fármacos imunossupressores também requerem ajustes das dosagens.
- Preferencial para pacientes com comprometimento da função renal, com calculose renal por ácido úrico e intolerância ou ineficácia dos uricosúricos.
- Efeitos adversos: febre, exantemas, necrólise tóxica da epiderme, aplasia de medula, vasculite e síndrome da hipersensibilidade ao alopurinol.
  - Dose: 100-600 mg/d em 1 ou 2 tomadas.
4. Agentes uricosúricos podem ser usados como fármacos de segunda linha, em pacientes com excreção renal diminuída (< 800 mg/d) de ácido úrico e naqueles resistentes ou intolerantes ao alopurinol.
   - 10% dos pacientes desenvolvem cálculos renais e estes agentes são ineficazes se creatinina > 2 mg/dL.
   - Sempre começar com doses baixas e aumentar a ingestão de líquidos.
   - Candidato ideal: paciente mais jovem, com excreção renal de ácido úrico < 800 mg/d, com função renal normal e sem antecedentes pessoais ou familiares de nefrolitíase.
   - A probenecida é o uricosúrico de primeira escolha. Não está recomendada em monoterapia em pacientes com ClCr < 50 mL/minuto.
   - Probenecida 250 mg 12/12 h (inicial) e 2-3 g/d (dose máxima) e sulfimpirazona 100-200 mg 12/12 h (inicial) e 800 mg/dia (dose máxima).
   - Podem ser usados outros agentes com significativos efeitos uricosúricos, como losartana e fenofibrato, como componentes adicionais na terapia de redução do ácido úrico.
5. Colchicina: na dose de 0,5 mg 12/12 h, deve ser prescrita quando for iniciado o uso de agentes redutores da hiperuricemia e mantida por 6 meses. A terapia desejada pode ser encurtada para 3 meses após ser atingido o alvo do ácido úrico se não houver evidências de tofos gotosos ao exame físico. Em pacientes com intolerância à colchicina, podem ser usados AINEs, porém, o tempo de uso não deve ultrapassar 6 semanas e, nesse caso, sempre deve ser associado um inibidor de bomba de prótons para proteção gástrica.
6. Corticoide oral (prednisona): em casos graves de gota, sem resposta a AINEs e colchicina, e nos casos de efeitos colaterais inaceitáveis das medicações habitualmente utilizadas, torna-se uma opção. Porém, diante dos efeitos deletérios conhecidos do uso da corticoterapia, a prednisona deve ser usada apenas nessas situações pontuais, nas quais o arsenal terapêutico encontra-se esgotado.

Recomendações sobre Medidas Não Farmacológicas
- Medidas gerais como perda de peso, dieta saudável e balanceada, exercício físico regular, cessação do tabagismo e boa hidratação devem ser adotadas por todos os pacientes, com o objetivo de controle da hiperuricemia e dos outros fatores de risco cardiovascular.
- Devem ser evitados: carnes ricas em purinas (fígado, rim...), refrigerantes, excesso de bebidas alcoólicas (> 2 doses ao dia para o sexo masculino e > 1 dose ao dia para o sexo feminino) em todos os pacientes com gota e qualquer consumo de bebida alcoólica em momentos de crise de gota.

- Devem ser limitados: alimentos ricos em purinas (frutos do mar) e carne vermelha, sucos de frutas, açúcar, sobremesas, sal e álcool (principalmente cerveja).
- Devem ser encorajados: consumo de vegetais e produtos com pouca gordura ou sem gordura.
- Pacientes com gota e história de litíase por ácido úrico devem ingerir pelo menos 2 litros de água por dia e evitar desidratação. Para aqueles com urolitíase de repetição pode ser necessária a alcalinização da urina com citrato de potássio (60 mEq/d).
- As articulações acometidas podem ser mantidas em uma posição mais elevada e o uso de gelo local pode ser uma terapia conjunta.
- Trauma local e exercício intenso devem ser evitados. A atividade física moderada é aconselhável.

BIBLIOGRAFIA

Khanna D, Fitzgerald JD, Khanna PP, Bae S et al. American College of Rheumatology, Guidelines for Management of Gout. Part 1: Systematic Nonpharmacologic and Pharmacologic Therapeutic Approaches to Hiperuricemia. *Arthritis Care Res* 2012 Oct;64(10):1431–46

Khanna D, Fitzgerald JD, Khanna PP, Bae S et al. American College of Rheumatology, Guidelines for Management of Gout. Part 2: Therapy and Antiinflamatory Prophylaxis of Acute Gouty Arthritis. *Arthritis Care Res* 2012 Oct;64(10):1447–61

Manipulação de colchicina restrita após morte de usuários. Notícias da ANVISA (notícia de internet), 2005. (Acesso em junho 2016). Disponível em www.anvisa.gov.br/divulga/noticias/2005/180805_4.html.

Gliozzi M, Malara N, Muscoli S, Mollace V. The treatment of hyperuricemia. *Int J Cardiol* 2016 June;213:23-7. Disponível em: www.anvisa.gov.br/divulga/noticias/2005/180805_4.html

Jordan KM, Cameron JS, Snaith M et al. British Society for Rheumatology and British Health Professionals in Rheumatology Guideline for Management of Gout. *Rheumatology* 2007;46(8):1372-4.

Neogi T, Jansen TL, Dalbeth N et al. 2015 Gout Classification Criteria: an American College of Rheumatology/European League Against Rheumatism collaborative initiative. *Arthritis Rheumatol* 2015 Oct;67(10):2557-68.

Omoumi P, Zufferey P, Malghem J, So A. Imaging in Gout and Other Crystal-Related Arthropaties. *Rheum Dis Clin N Am* 2016 Nov;42(4):621-44.

Richette P, Doherty M, Pascual E et al. 2016 Updated EULAR evidence-based recommendations for the management of gout. *Ann Rheum Dis* 2017 Jan;76(1):29-42.

Yu KH, Luo SF, Liou LB et al. Concomitant septic and gouty arthritis - An analysis of 30 cases. *Rheumatology* 2003;42(9):1062-6.

63 Fibromialgia

Bernardo Velloso Bambirra • Breno Valdetaro Bianchi

INTRODUÇÃO – EPIDEMIOLOGIA E PATOGENIA

A fibromialgia (FM) é causa comum de dor crônica musculoesquelética difusa na população em geral, sendo mais comum em mulheres entre 20 e 55 anos. Nos Estados Unidos, sua prevalência está em torno de 6,4% e, no Brasil, 2,5%. Essa prevalência aumenta com a idade e predomina no sexo feminino, apesar da diferença entre sexos não ser tão marcante quando se consideram critérios diagnósticos que não se baseiam na identificação de pontos dolorosos.

Sua patogenia ainda é incerta, porém, há evidências que apontam para uma desordem do processamento da dor a nível do sistema nervoso central, em que pacientes percebem estímulos nóxicos como sendo dolorosos em limiares de estimulação inferiores aos de controles saudáveis. Análise de fatores genéticos provavelmente predisponentes à fibromialgia revela vias neurobiológicas comuns com transtornos de humor, explicando a comorbidade. Evidência da influência genética é sugerida pelo fato de parentes de primeiro grau de pacientes com FM terem 8,5 vezes mais chances de ter a doença do que parentes de primeiro grau de pacientes com artrite reumatoide.

MANIFESTAÇÕES CLÍNICAS

A manifestação clínica cardinal da fibromialgia é a dor musculoesquelética difusa ("dói tudo") acometendo ambos os dimídios corporais e presente tanto acima quanto abaixo do quadril. Os pacientes tendem a descrevê-la como uma dor predominantemente muscular, mas que acomete também as articulações, porém, sem presença de sinovite. Essa dor, contudo, pode manifestar-se, inicialmente, de forma localizada, geralmente em pescoço e ombros. Outro sintoma universal é a fadiga, mais marcante no despertar matinal, quando tende a se associar a uma sensação de enrijecimento corporal e sono não reparador. Tanto a inatividade quanto os esforços físicos aparentemente insignificantes podem agravar a fadiga e a dor.

Distúrbios cognitivos estão presentes na maior parte dos pacientes e podem ser descritos como *fibro fog*, isto é, comprometimento da atenção, lentificação do raciocínio e perda de memória recente. Depressão e/ou ansiedade podem estar presentes em 30 a 50% dos pacientes ao diagnóstico, correlacionando-se com maior gravidade dos sintomas fibromiálgicos.

Cefaleia está presente em mais da metade dos casos, podendo ser do tipo enxaquecosa ou tensional. Parestesia acometendo membros superiores e inferiores também é comum, com exame neurológico em geral insignificante, exceto na presença de outras neuropatias comórbidas (p. ex., radiculopatia cervical, síndrome do túnel do carpo).

Outros sintomas comuns incluem sensação de secura ocular, sintomas "alérgicos" e de sensibilidade a químicos, palpitações, dispneia, vulvodínea, dismenorreia, disfunção sexual, flutuações de peso, suores noturnos, disfagia, disgeusia e intolerância ortostática. Alguns pacientes podem relatar piora sintomática com a mudança de tempo.

A fibromialgia é, em geral, comórbida com outras condições musculoesqueléticas, infecciosas, metabólicas ou psiquiátricas. Pode ocorrer em até 20% ou mais dos pacientes com doenças reumatológicas degenerativas ou inflamatórias. Tais comorbidades, assim como situações de alto estresse emocional, podem deflagrar ou agravar os sintomas fibromiálgicos.

CRITÉRIOS DIAGNÓSTICOS

O diagnóstico da fibromialgia é clínico, com base na presença de dor musculoesquelética difusa crônica de duração superior a 3 meses, com múltiplos *tender points* detectáveis ao exame físico e ausência de sinais inflamatórios clinicolaboratoriais.

Em uma tentativa de dar certa homogeneidade aos estudos clínicos, vários critérios de classificação foram elaborados. Um dos mais conhecidos foi proposto em 1990 pelo Colégio Americano de Reumatologia (ACR), sendo válido até hoje. O diagnóstico está estabelecido quando há:

1. Dor musculoesquelética generalizada por mais de 3 meses (localizada nas porções superior e inferior do corpo bilateralmente).
2. Dor em pelo menos 11 dos 18 pontos dolorosos específicos ilustrados na Figura 63-1.

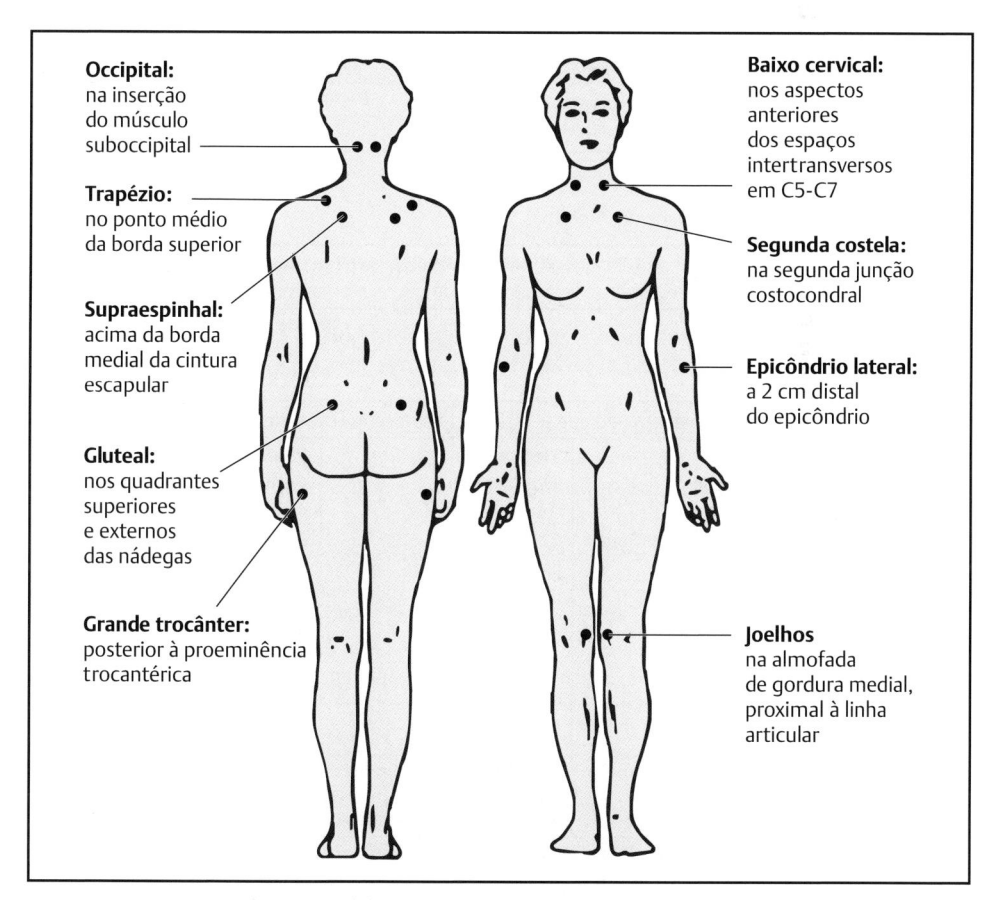

Occipital: na inserção do músculo suboccipital

Trapézio: no ponto médio da borda superior

Supraespinhal: acima da borda medial da cintura escapular

Gluteal: nos quadrantes superiores e externos das nádegas

Grande trocânter: posterior à proeminência trocantérica

Baixo cervical: nos aspectos anteriores dos espaços intertransversos em C5-C7

Segunda costela: na segunda junção costocondral

Epicôndrio lateral: a 2 cm distal do epicôndrio

Joelhos: na almofada de gordura medial, proximal à linha articular

Fig. 63-1. Representação dos pontos dolorosos específicos da fibromialgia. Imagem adaptada de http://www.kwfibromyalgia.webs.com/Tender%20Points.html em 26/07/2017.

Novos critérios foram propostos pelo ACR entre 2010 e 2011, que consideram outros sintomas além da dor difusa em detrimento da palpação de pontos dolorosos. Segundo os novos critérios, o diagnóstico é estabelecido com:

1. Um índice de dor difusa maior ou igual a sete pontos e uma escala de gravidade maior ou igual a cinco pontos ou um índice de dor difusa entre 3-6 pontos com uma escala de gravidade maior ou igual a 9 pontos (Quadros 63-1 e 63-2).
2. Os sintomas devem estar estáveis e presentes por pelo menos 3 meses.
3. Não deve haver outra condição clínica que possa explicar a sintomatologia.

QUADRO 63-1 Índice de Dor Difusa

Registre o número de áreas em que o paciente apresentou dor na última semana Cada área vale 1 ponto (máximo 19 pontos)		
Pescoço	Antebraço esquerdo	Quadril (glúteo, trocanter) esquerdo
Mandíbula esquerda	Antebraço direito	Quadril (glúteo, trocanter) direito
Mandíbula direita	Tórax	Coxa esquerda
Cintura escapular esquerda	Abdome	Coxa direita
Cintura escapular direita	Região dorsal	Perna esquerda
Braço esquerdo	Região lombar	Perna direita
Braço direito		

Adaptado de Goldenberg DL, Schur PH, Romain PL. Clinical manifestations and diagnosis of fibromyalgia in adults. UpToDate.

QUADRO 63-2 Escala de Severidade dos Sintomas

Para cada um dos três sintomas abaixo, indique o nível de severidade na última semana, usando a gradação: 0 = Sem sintomas; 1 = sintomas leves; 2= sintomas moderados; 3 = sintomas fortes		
Fadiga Sono não reparador Sintomas cognitivos		
Considerando os sintomas somáticos, indique se o paciente apresentou na última semana*		
Dor muscular	Nervosismo	Perda/mudança de paladar
Síndrome do intestino irritável	Dor no peito	Convulsões
Fadiga/cansaço	Turvação visual	Olho seco
Dificuldades de pensamento ou memória	Febre	Falta de ar
Fraqueza muscular	Diarreia	Perda de apetite
Formigamento/dormência	Boca seca	*Rash* cutâneo
Tontura	Prurido	Sensibilidade ao sol
Insônia	Sibilância	Dificuldades auditivas
Depressão	Urticária	Fragilidade capilar
Constipação	Zumbido	Perda de cabelo
Dor em abdome superior	Vômitos	Polaciúria
Náusea	Pirose	Disúria
	Úlceras orais	Espasmos vesicais
	Fenômeno de Raynaud	
A pontuação dos sintomas somáticos dependerá do número apresentado: 1 a 10 = **1**; 11 a 24 = **2**; ≥ 25 = **3**.		

*Como uma alternativa aos sintomas somáticos, um ponto pode ser acrescido se um dos seguintes ocorreram nos últimos 6 meses: cefaleia, dor ou cólicas em abdome inferior e depressão.
Adaptado de Goldenberg DL, Schur PH, Romain PL. Clinical manifestations and diagnosis of fibromyalgia in adults. UpToDate.

DIAGNÓSTICO DIFERENCIAL

O espectro de diagnóstico diferencial da fibromialgia é amplo, uma vez que dor musculoesquelética é uma queixa comum com a qual múltiplas entidades nosológicas podem cursar. Abaixo uma lista das principais condições que devem ser contempladas no diagnóstico diferencial:

- *Inflamatórias:* polimialgia reumática, artrite reumatoide, espondiloartropatias, doenças do tecido conjuntivo, lúpus eritematoso sistêmico, síndrome de Sjögren, polimiosite.
- *Infecciosas:* hepatite C, HIV, doença de Lyme, Parvorvírus B19, vírus Epstein-Barr.
- *Não inflamatórias:* doenças degenerativas articulares, discopatias, síndrome de dor miofascial, bursites, tendinites, lesões por esforço repetitivo.
- *Endócrinas:* hipo ou hipertireoidismo, hiperparatireoidismo.
- *Doenças neurológicas:* esclerose múltipla, síndrome de dor neuropática.
- *Psiquiátricas:* depressão.
- *Drogas:* estatinas, inibidores da aromatase.

A artrite reumatoide cursa com edema articular e elevação de PCR e VHS, embora o fator reumatoide possa ser positivo na fibromialgia. Já o lúpus eritematoso sistêmico pode cursar com alterações renais, cardíacas, pulmonares e neurológicas ausentes na fibromialgia, embora pacientes com sintomas importantes possam ter um FAN positivo.

Na polimialgia reumática há rigidez articular matinal e com a inatividade física, elevação de PCR e VHS, início em geral após os 60 anos e rápida resposta à corticoterapia; embora, tal como na fibromialgia, normalmente não haja alterações importantes ao exame físico.

EXAMES COMPLEMENTARES

A fibromialgia não cursa com anormalidades em exames rotineiros laboratoriais ou de imagem. Um subgrupo, contudo, dos pacientes fibromiálgicos podem apresentar biópsias cutâneas sugestivas de neuropatia de pequenas fibras, porém, o significado clínico disso ainda é incerto. A maior validade dos exames complementares está no diagnóstico diferencial.

- *Exames rotineiros recomendados:* PCR ou VHS, hemograma, TSH.
- *Solicitação conforme suspeição clínica:* painel metabólico completo; FAN; anti-SSA e anti-SSb; fator reumatoide e anti-CCP; CPK; sorologias virais e bacterianas; radiografias de coluna e articulações.

TRATAMENTO

O tratamento da fibromialgia visa à atenuação dos sintomas, devendo incluir abordagem multidisciplinar e integrada, com medidas farmacológicas e não farmacológicas. O manejo inicial inclui um tripé que consiste em medidas educativas associadas a um programa de exercícios físicos, com monoterapia farmacológica para aqueles sintomas ainda não aliviados por essas medidas não farmacológicas.

1. Medidas educativas: devem ser individualizadas para cada paciente. De modo geral é importante que os pacientes e suas famílias entendam seu diagnóstico, a incerteza quanto à patogenia da doença e seu papel no tratamento. Ponto chave desse processo inclui ressaltar que a fibromialgia é uma doença real, porém benigna, que não deforma nem ameaça a vida, e que está relacionada com neuro-hormônios da percepção da dor, sendo proveniente daí o uso de antidepressivos. Os pacientes devem ser assegurados de que essa doença não está associada a uma infecção persistente, apesar de que infecções

podem precipitar os sintomas. Simultaneamente, devem ser informados de sua relação com o estresse emocional e transtornos do humor, encorajando-os a utilizar técnicas de relaxamento.
2. A correta higiene do sono deve ser estimulada de modo a coibir maus hábitos que contribuam para desordens do sono e consequente piora sintomática. Com relação a material educativo, uma opção disponível é fornecer ao paciente e sua família a Cartilha de Fibromialgia da Sociedade Brasileira de Reumatologia.
3. Atividade física: pode trazer benefícios significativos para o manejo da dor e melhora da capacidade funcional, com benefício adicional para o sono. Deve-se dar preferência a um programa de treinamento para melhora do desempenho cardiovascular, com estímulo, principalmente, à prática de atividades aeróbicas de baixo impacto, tais como caminhada, ciclismo, natação ou hidroginástica. O tipo e a intensidade dos treinamentos devem ser individualizados para cada paciente, com base em sua preferência e comorbidades.
4. Farmacoterapia: indicada para aqueles pacientes que não respondem às duas medidas anteriores. Em geral, começa-se com um antidepressivo tricíclico, por exemplo, 10 mg de amitriptilina 1-3 horas antes de dormir, com incremento de 5 mg a cada 2 semanas até a dose mínima necessária (25-50 mg/dia). Em geral, para fibromialgia não se exceder a dose de 75 mg/dia. Tratam-se de doses mais baixas do que as necessárias para o tratamento da depressão. Não obstante, mesmo nessa dosagem, efeitos colaterais como xerostomia, retenção hídrica, ganho de peso, sonolência e dificuldade de concentração são comuns. Esses paraefeitos associados à cardiotoxicidade limitam seu uso em pacientes idosos. Naqueles pacientes com sintomas leves a moderados, a ciclobenzaprina pode ser uma opção, com dose inicial de 10 mg à noite que pode ser aumentada até 40 mg/dia (dividida em 2 a 3 tomadas diárias).

No subgrupo de pacientes que não respondem a um teste terapêutico com baixas doses de tricíclicos ou que têm paraefeitos intoleráveis, a escolha das medicações é guiada pela preferência dos pacientes, seus sintomas e comorbidades.

Em pacientes em que se predominam os sintomas de fadiga, um inibidor de recaptação dual é recomendado, tais como duloxetina (20 a 30 mg no café da manhã gradualmente aumentada para 60 mg/dia) ou milnacipram (12,5 mg cada manhã gradualmente aumentado conforme tolerado para 50 mg 2 vezes por dia – apesar de alguns pacientes poderem necessitar de até 100 mg de 12/12 h). Paraefeitos comuns incluem náuseas, cefaleia, xerostomia e constipação.

Já em pacientes com distúrbios mais proeminentes do sono, sugere-se tratar com pregabalina à noite, inicialmente em doses de 25 a 50 mg, que podem ser aumentadas conforme tolerância até 300-450 mg/dia, divididas em duas tomadas diárias. Gabapentina é uma alternativa menos onerosa à pregabalina, apesar de sua eficácia ter menor nível de evidência. A dose inicial é de 100 mg ao deitar, podendo ser aumentada gradualmente até 1.200-2.400 mg/dia em múltiplas tomadas diárias, conforme necessidade e tolerância.

Caso a monoterapia farmacológica em dose máxima tolerada não obtenha sucesso, recomenda-se uma terapia combinada, com associação de fármacos de classe diferentes (p. ex., um inibidor de recaptação dual em dose baixa pela manhã com um tricíclico ou anticonvulsivante em dose baixa à noite).

Paracetamol, dipirona, anti-inflamatórios não esteroidais e tramadol podem ser úteis como terapia adjunta para pacientes não respondedores à terapia de primeira linha ou com exacerbação aguda dos sintomas álgicos. Não há evidência de que relaxantes musculares ou outros opioides além do tramadol sejam eficazes ou seguros no tratamento.

Terapia cognitivo-comportamental também é recomendada para os casos inicialmente não respondedores. Evidências limitadas sugerem que terapias alternativas como *tai chi chuan*, ioga ou acupuntura possam ser benéficas nas fibromialgias, podendo ser interessantes, principalmente, em pacientes que preferem evitar o uso ou acréscimo de novas medicações.

BIBLIOGRAFIA

Crofford LJ. *Fibromyalgia. Harrison's Principles of Internal Medicine,* 19th ed. New York: McGraw Hill; 2015. p. 2238-40.

Goldenberg DL, Schur PH, Romain PL. *Clinical manifestations and diagnosis of fibromyalgia in adults.* UpToDate. (Acesso em 2017 jul 15).

Goldenberg DL, Schur PH, Romain PL. *Differential diagnosis of fibromyalgia in adults.* UpToDate. (Acesso em 2017 jul 15).

Goldenberg DL, Schur PH, Romain PL. *Initial treatment of fibromyalgia in adults.* UpToDate. (Acesso em 2017 jul 15).

Goldenberg DL, Schur PH, Romain PL. *Pathogenesis of fibromyalgia.* UpToDate. (Acesso em 2017 jul 15).

Goldenberg DL, Schur PH, Romain PL. *Treatment of fibromyalgia in adults not responsive to initial therapies.* UpToDate. (Acesso em 2017 jul 15).

Senna ER, De Barros AL, Silva Eo *et al.* Prevalence of rheumatic diseases in Brazil. *J Rheumatol* 2004 Mar;31(3):594-7.

Sociedade Brasileira de Reumatologia. Comissão de Dor, Fibromialgia e outras Síndromes Dolorosas de Partes Moles. *Fibromialgia – Cartilha para pacientes*; 2011.

Wolfe F, Dlauw DJ, Fitzcharles MA *et al.* The American College of Rheumatology preliminary diagnostic criteria for fibromyalgia and measurement of symptom severity. *Arthritis Care Res* (Hoboken) 2010;62(5):600-10.

Wolfe F, Smythe HA, Yunus MB *et al.* The American College of Rheumatology 1990 Criteria for the Classification of Fibromyalgia. Report of the Multicenter Criteria Committee. *Arthritis Rheum* 1990;33(2):160-72.

64 Osteoporose

Rafael Esteves Carriço ▪ *Laura Maria Carvalho de Mendonça*

INTRODUÇÃO

Osteoporose é a doença óssea mais comum em humanos, com expectativa de prevalência crescente nos próximos anos com o envelhecimento da população. Estima-se que mais de 9,9 milhões de pessoas sejam acometidas por osteoporose e 43 milhões por osteopenia apenas nos EUA. Como principal complicação, encontra-se a ocorrência de fraturas por baixo impacto gerando, portanto, grande repercussão na morbimortalidade da população geral. Cerca de 1 a cada 3 mulheres brancas apresentará fraturas relacionadas com osteoporose em sua vida, assim como 1 em cada 5 homens, sendo as mais comuns as fraturas vertebrais e de fêmur – essa última associada a até 36% de mortalidade em um ano. Assim sendo, faz-se indispensável ao clínico reconhecer a população em risco, diagnosticar e tratar precocemente essa doença, prevenindo maiores agravamentos.

FISIOPATOLOGIA E DEFINIÇÃO

A OMS define osteoporose como densidade mineral óssea (DMO) na bacia ou coluna lombar menor ou igual a 2,5 desvios-padrão abaixo da DMO média de um adulto jovem, caracterizando-se por redução da massa óssea, deterioração do tecido ósseo e comprometimento da microarquitetura óssea.

A massa óssea alcança seu pico de densidade em torno dos 18-21 anos de idade e é determinada por fatores genéticos, endócrinos, nutricionais e de estilo de vida durante a infância e a adolescência. A integridade óssea é garantida por meio de um fino balanço entre a reabsorção e a síntese de tecido ósseo – o remodelamento ósseo. Com o envelhecimento e o advento da menopausa, a taxa de remodelamento ósseo aumenta, desequilibrando essa balança a favor da reabsorção e culminando em redução da DMO e uma microarquitetura óssea fragilizada. Esse processo também pode ser acelerado por alguns fatores de risco (Quadro 64-1).

Diversas outras doenças são causas de osteoporose secundária, sendo as principais as doenças genéticas, endócrinas, reumatológicas, hematológicas e gastrointestinais (Quadro 64-2). Assim sendo, os pacientes que apresentarem outros sintomas e sinais clínicos ou laboratoriais que indiquem alguma dessas condições devem ser devidamente investigados.

QUADRO 64-1 Fatores de Risco para Osteoporose e Fraturas

Gênero feminino	Idade avançada	Deficiência de vitamina D	Baixa ingesta de cálcio
IMC < 19	Tabagismo	Sedentarismo	Etilismo
Excesso de vitamina A	Consumo em excesso de sódio	Imobilização	Quedas frequentes

QUADRO 64-2 Causas de Osteoporose Secundária

Doenças genéticas		
Fibrose cística	Ehlers-Danlos	Doença de Gaucher
Doenças do glicogênio	Hemocromatose	Homocistinúria
Hipofosfatasia	Síndrome de Marfan	*Osteogenesis imperfecta*
Porfiria	Síndrome de Riley-Day	Síndrome de Menkes
Doenças endócrinas e estados hipogonadais		
Insensibilidade a androgênios	Anorexia nervosa	Amenorreia atlética
Hiperprolactinemia	Pan-hipopituitarismo	Menopausa precoce (< 40 a)
Síndrome de Turner	Síndrome de Klinefelter	Obesidade central
Síndrome de Cushing	Diabetes melito	Hiperparatireoidismo
Hipertireoidismo		
Doenças gastrointestinais e causas de disabsorção		
Doença celíaca	Doença de Crohn	Retocolite ulcerativa
Bypass gástrico	Insuficiência pancreática	Cirrose biliar primária
Doenças hematológicas		
Hemofilias	Leucemias e linfomas	Gamopatias monoclonais
Mieloma múltiplo	Anemia falciforme	Mastocitose sistêmica
Talassemias		
Doenças reumatológicas e autoimunes		
Espondilite anquilosante	Artrite reumatoide	Lúpus eritematoso sistêmico
Outras doenças		
HIV/AIDS	Amiloidose	Acidose metabólica crônica
DPOC	ICC	Depressão
DRC final	Hipercalciúria	Escoliose idiopática
Sarcoidose		
Causas medicamentosas		
Tiazolidinedionas	Heparina	Anticonvulsivantes
Inibidores da aromatase	Barbitúricos	Quimioterápicos
Medroxiprogesterona	Alumínio	Agonistas de GnRH
Tacrolimus	Metotrexato	Nutrição parenteral
Inibidores de bomba de prótons	Inibidores seletivos da recaptação de serotonina	Tamoxifeno
Corticoides (≥ 5 mg/dia por 3 meses ou mais)		

DIAGNÓSTICO

O diagnóstico de osteoporose pode ser definido por meio da medida da DMO utilizando-se de absorciometria de raios X com energia dupla (DXA) em fêmur proximal, coluna lombar e antebraço ou pela ocorrência de fraturas em bacia ou vértebras sem história de trauma importante.

Avaliação da Densidade Mineral Óssea (DMO)

A avaliação da DMO por meio de DXA é expressa em duas resultantes:

- *T-score:* DMO do paciente em relação a uma população jovem padronizada.
- *Z-score:* DMO do paciente em relação a uma população de mesma idade, gênero e etnia.

Segundo a OMS, os critérios apresentados no Quadro 64-3 devem ser usados para a interpretação da DXA em mulheres pós-menopausa e homens com mais de 50 anos de idade.

No caso de mulheres na pré-menopausa ou homens com menos de 50 anos, recomenda-se utilizar o Z-*score*, sendo um Z-*score* ≤ -2 DP definido como "DMO reduzida para a idade".

A avaliação de DMO deve ser realizada preferencialmente em populações específicas que tenham a devida indicação de rastreio para osteoporose (Quadro 64-4).

Considerando que o diagnóstico de osteoporose também pode ser concluído a partir da ocorrência de fraturas e que a maior parte das fraturas vertebrais é assintomática, deve-se, também, lançar mão do uso de um exame de imagem de coluna torácica e lombar (em incidências AP e perfil) na avaliação inicial da osteoporose nos pacientes apresentados no Quadro 64-5.

Uma vez realizada a avaliação da coluna vertebral, ela só necessitará ser realizada novamente em caso de redução da altura do paciente ou outros sinais clínicos de fratura (nova dor em coluna ou alteração postural sugestiva).

QUADRO 64-3 Critérios para Interpretação da DXA em Homens com mais de 50 Anos e Mulheres Pós-Menopausa

T-*Score* (em DP)	Diagnóstico
≥ – 1,0	Normal
Entre – 1,1 e – 2,49	Osteopenia
≤ – 2,5	Osteoporose
≤ – 2,5 associado à fratura	Osteoporose grave

QUADRO 64-4 Indicações de Avaliação de DMO

- Mulheres com idade > 65 anos e homens com idade > 70 anos
- Mulheres pós-menopausa com idade < 65 e homens de idade entre 50 e 69 anos com fatores de risco para osteoporose
- Adultos com fraturas após 50 anos de idade
- Adultos com doenças (como artrite reumatoide) ou uso de medicamentos (como corticosteroides) associados à redução da DMO

QUADRO 64-5 — Indicações de Imagem Vertebral

- Mulheres acima de 70 anos e homens acima de 80 anos com T-*score* ≤ -1,0
- Mulheres acima de 65 anos e homens acima de 70 anos com T-*score* ≤ - 1,5
- Mulheres pós-menopausa e homens acima de 50 anos com os seguintes achados:
  - Fratura de baixo impacto aos 50 anos ou mais
  - Perda de 4 cm de altura ou mais em relação a altura máxima do paciente
  - Perda de 2 cm de altura ou mais entre as medidas ambulatoriais de altura
  - Uso prolongado de glicocorticoides

TRATAMENTO

Diversas estratégias podem ser utilizadas para o tratamento e prevenção de osteoporose, sendo algumas delas farmacológicas e outras não farmacológicas (Quadro 64-6).

Cálcio

Todos os indivíduos – doentes ou não – devem obter uma ingesta adequada de cálcio e nível sérico adequado de vitamina D, uma vez que reduzem o risco de fratura. Recomenda-se que a ingesta ideal de cálcio diária seja em torno de 1.200 mg/dia (Quadro 64-7). Quando esta quantidade não for alcançada por meio de alimentação, deve-se utilizar suplementação de cálcio, observando-se sempre que ingestas acima de 1.500 mg/dia não apresentam benefício e estão associadas ao aumento de risco de nefrolitíase, doença cardiovascular e cerebrovascular.

A suplementação de cálcio pode ser feita utilizando-se:

- *Carbonato de cálcio:* composto 40% de cálcio elementar, ou seja, 1.250 mg de carbonato de cálcio (dosagem comumente encontrada) equivalem a 500 mg de cálcio elementar. Mais bem absorvido junto com as refeições.
- *Citrato de cálcio:* composto 21% de cálcio elementar. Mais bem absorvido em jejum. Pacientes em uso de inibidor de bomba de prótons podem ter a absorção de carbonato de cálcio prejudicada, sendo o citrato a melhor escolha para esses casos, assim como em pacientes com história prévia de nefrolitíase.

Vitamina D

Recomenda-se uma ingesta diária de vitamina D de 800 a 1.000 U/dia para adultos, que pode ser alcançada tanto pela alimentação quanto pelo uso de suplementação. Uma vez que a deficiência e insuficiência de vitamina D são altamente prevalentes na população, recomenda-se que seja dosado o nível sérico de 25-OH-Vitamina D, que deve estar acima de 30 ng/mL.

Em adultos com dosagem sérica de 25-OH-Vitamina D < 30 ng/mL, deve-se prescrever reposição oral de vitamina D2 ou D3 na dose de 50.000 UI por semana por 8 semanas seguida de uma reposição basal de cerca de 800-1.000 UI semanais ou a dosagem que for neces-

QUADRO 64-6 — Tratamento e Prevenção de Osteoporose

- Ingesta adequada de cálcio e de vitamina D
- Realização de exercícios físicos para fortalecimento de musculatura
- Restrição de tabagismo e etilismo
- Identificação e tratamento dos riscos de queda

QUADRO 64-7 — Fonte de Cálcio nos Alimentos

Alimento	Cálcio elementar
Leite (300 mL)	300 mg
Iogurte (100 g)	110 mg
Queijo (30 g)	200 mg

Obs: estima-se uma obtenção de cerca de 250 mg de cálcio de outras fontes, diariamente.

sária para manutenção do nível sérico adequado de 25-OH-vitamina D, que deverá ser dosado a cada 6 meses.

Tratamento Farmacológico

O tratamento da osteoporose tem como objetivo final a prevenção de fraturas ósseas – ou de novas fraturas ósseas. Assim sendo, a decisão de iniciar tratamento farmacológico deve se basear no risco estimado de fratura do paciente. A OMS desenvolveu uma ferramenta para auxiliar a decisão de tratamento, calculando o risco de fratura em 10 anos em mulheres pós-menopausa e homens acima de 50 anos: o FRAX (*Fracture Risk Assessment*), disponível gratuitamente *on-line* em www.shef.ac.uk/FRAX. Tal ferramenta analisa os seguintes fatores de risco descritos no Quadro 64-8.

No entanto, ainda não dispomos de dados epidemiológicos que corroborem um *cut-off* da ferramenta FRAX para a população brasileira, portanto esta deve ser utilizada como um dado a mais na avaliação do paciente e não como fator decisivo para indicar tratamento ou não na nossa população. Importante salientar também que a ferramenta FRAX não avalia fatores de risco para queda, assim, deve-se considerar o paciente como um todo – e não apenas o resultado do algoritmo – quando da decisão de tratar ou não, farmacologicamente, a osteoporose.

Mulheres pós-menopausa e homens com mais de 50 anos com os seguintes critérios têm indicação de tratamento farmacológico:

- Pacientes com fraturas de bacia ou fêmur – sintomáticas ou não. Nesses pacientes, a fratura em si apresenta maior validade na previsão de novas fraturas do que a avaliação da DMO.
- T-*score* ≤ - 2,5 DP em cabeça de fêmur, bacia ou coluna lombar.

Opções Medicamentosas

Atualmente, conta-se com algumas opções de drogas aprovadas para o tratamento da osteoporose (Quadro 64-9).

Bisfosfonatos

São uma classe de medicamentos antirreabsortivos que atua inibindo a ação osteoclástica e, consequentemente, a reabsorção óssea. São consideradas drogas de primeira escolha e são a única classe com efeito prolongado na DMO após a suspensão do seu uso (Quadro 64-10).

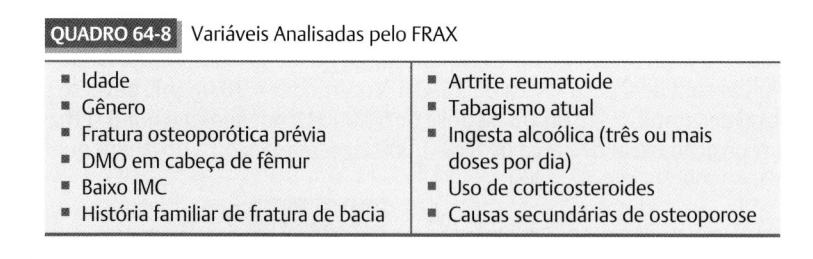

QUADRO 64-8 Variáveis Analisadas pelo FRAX

Idade	Artrite reumatoide
Gênero	Tabagismo atual
Fratura osteoporótica prévia	Ingesta alcoólica (três ou mais doses por dia)
DMO em cabeça de fêmur	
Baixo IMC	Uso de corticosteroides
História familiar de fratura de bacia	Causas secundárias de osteoporose

QUADRO 64-9 Medicamentos Utilizados no Tratamento Farmacológico da Osteoporose

Bisfosfonatos	Calcitonina
Teriparatide	Denosumabe
Terapia hormonal (estrógenos)	Raloxifeno

QUADRO 64-10 Posologia Recomendada dos Bisfosfonatos

Substância	Apresentação	Posologia
Alendronato de sódio	Comprimidos 70 mg	70 mg VO 1 vez por semana
Risendronato de sódio	Comprimidos 35 mg Comprimidos 150 mg	35 mg VO 1 vez por semana 150 mg VO 1 vez por mês
Ibandronato de sódio	Comprimidos 150 mg	150 g VO 1 vez por mês
Ácido zoledrônico	Solução intravenosa 5 mg	5 mg IV 1 vez por ano

As posologias orais devem ser ingeridas em jejum, com no mínimo 250 mL de água (nenhum outro líquido), e o paciente deve aguardar 30 minutos (60 minutos para o ibandronato) até a refeição e permanecer sentado ou em pé em razão do risco de esofagite associado à classe. Levando em conta esse risco, também se deve evitar o uso de bisfosfonatos orais em pacientes com doença do refluxo gastroesofágico grave ou anomalias esofagianas importantes.

O ácido zoledrônico deve ser infundido em ao menos 15 minutos. Durante e após a infusão, podem ocorrer febre, cefaleia, artralgia e mialgia, podendo ser administrado paracetamol ou dipirona profilaticamente para evitar tais efeitos adversos.

Todos os bisfosfonatos são contraindicados em pacientes com doença renal crônica com TFG < 30 mL/min, gestantes e lactantes. O uso de bisfosfonatos por mais de 5 anos parece estar ligado – embora muito raramente – à ocorrência de fraturas atípicas de fêmur e osteonecrose de mandíbula.

Raloxifeno

Raloxifeno é um medicamento da classe dos moduladores do receptor de estrogênio, sendo aprovado para o tratamento e prevenção de osteoporose em mulheres na pós-menopausa e na redução do risco de neoplasia invasiva de mama. Apresenta o mesmo risco de trombose venosa profunda que o observado com uso de estrogênios e pode aumentar sintomas de fogachos e cólicas (Quadro 64-11).

Teriparatida

Teriparatida é uma molécula PTH recombinante (PTH 1-34) com ação anabólica, aprovada para o tratamento de osteoporose em homens e mulheres com alto risco de fratura e também em pacientes em uso prolongado de glicocorticoides (Quadro 64-12).

Em decorrência do aumento da incidência de osteossarcoma associado ao seu uso em estudos com animais, o tratamento com essa droga não deve exceder 24 meses (embora

QUADRO 64-11 Posologia Recomendada para o Raloxifeno

Substância	Apresentação	Posologia
Cloridrato de raloxifeno	Comprimidos 60 mg	60 mg VO 1 vez ao dia

QUADRO 64-12 Posologia Recomendada para Teriparatida

Substância	Apresentação	Posologia
Teriparatida	Solução injetável 250 mcg/mL	20 mcg SC 1 vez ao dia

esse achado não tenha sido encontrado em estudos clínicos com humanos). Após o tempo máximo, pode-se optar por continuar o tratamento com um antiabsortivo, como um bisfosfonato ou denosumabe.

Contraindicado em pacientes com risco aumentado de osteossarcoma (doença de Paget óssea e radioterapia óssea prévia), metástases ósseas, hipercalcemia ou história prévia de neoplasias ósseas.

Denosumabe

Denosumabe é anticorpo monoclonal com afinidade pelo RANKL, impedindo a ligação de RANKL ao RANK – receptor presente nos osteoclastos, que leva a sua ativação – inibindo a atividade osteoclástica. É aprovado para o tratamento de osteoporose, assim como para o tratamento de neoplasias ósseas.

Como o denosumabe pode levar à hipocalcemia por ser um antirreabsortivo importante, deve-se quantificar o nível sérico de cálcio e vitamina D e corrigir possíveis deficiências antes de sua aplicação (Quadro 64-13).

Calcitonina

A calcitonina é aprovada para o tratamento de osteoporose apenas em mulheres com pelo menos 5 anos de menopausa e que não possam utilizar outras opções terapêuticas. Reduz o risco de fraturas vertebrais em 30% em pacientes com fraturas prévias, porém, a redução de risco de outras fraturas não foi demonstrada em estudos clínicos.

Apesar de não se ter comprovadamente relação de causa e efeito, foi encontrada associação significativa entre o uso de calcitonina e surgimento de neoplasias, portanto, seu uso a longo prazo deve ser avaliado criteriosamente.

A calcitonina apresenta o benefício de importante analgesia sobre fraturas prévias em razão da liberação de endorfina causada pela sua administração (Quadro 64-14).

Terapia de Reposição Hormonal

A terapia de reposição hormonal com uso de estrógenos é aprovada para a redução de sintomas climatéricos vasomotores e vulvovaginais, além da prevenção (e não tratamento) de osteoporose na menopausa. Mulheres que não tenham sido submetidas à histerectomia total devem receber, além do estrógeno, uma progestina para proteção uterina.

Não é apropriado utilizar-se da terapia de reposição hormonal apenas com a finalidade de prevenção de osteoporose – ou seja, na ausência de sintomas de menopausa – por causa dos riscos inerentes a essa terapia.

QUADRO 64-13 Posologia Recomendada para Denosumabe

Substância	Apresentação	Posologia
Denosumabe	Solução injetável 60 mg/mL	60 mg SC 1 vez a cada 6 meses

QUADRO 64-14 Posologia Recomendada para Calcitonina

Substância	Apresentação	Posologia
Calcitonina	50 UI/dose intranasal 200 UI/ dose intranasal	200 UI intranasal 1 vez ao dia

Terapia Combinada e Sequencial

Em pacientes com osteoporose grave, geralmente é preferido realizar terapia sequencial com uso de terapia anabólica (como teriparatide) seguida por terapia antirreabsortiva (como bisfosfonato).

A terapia combinada com anabólicos e antirreabsortiva em geral não deve ser realizada, porém, pode ser considerada em pacientes com osteoporose muito grave e fraturas de coluna e quadril.

Duração do Tratamento

Dentre todos os medicamentos disponíveis para o tratamento da osteoporose, apenas os bisfosfonatos apresentam benefício contínuo após a sua suspensão; todas as outras opções levam à perda rápida de DMO após cessação do uso.

Na literatura, há poucas evidências de eficácia terapêutica com uso por mais do que 5 anos de bisfosfonato, além do risco das raras complicações do seu uso (osteonecrose de mandíbula e fraturas atípicas de fêmur). Assim, recomenda-se, que após 3 a 5 anos de uso de bisfosfonato, o paciente seja reavaliado com nova DXA, medição de altura e imagem de coluna se indicado. Em pacientes com risco de fratura moderado ou baixo, é razoável a suspensão do bisfosfonato. Por outro lado, em pacientes que ainda apresentem risco elevado de fraturas, também é razoável a manutenção do medicamento e o tempo de tratamento deve ser individualizado.

Monitorização do Tratamento

Até 1/6 das mulheres na pós-menopausa em uso de bisfosfonato continuam a perder massa óssea após o início do tratamento; assim, é importante monitorizar a eficácia do mesmo.

Não existe consenso na literatura quanto a quando realizar nova DXA para avaliar eficácia terapêutica, porém, é razoável que seja realizada nova avaliação da DMO em 1 a 2 anos, que deverá evidenciar ganho ou estabilização da massa óssea para sucesso do tratamento, e menos frequentemente após a estabilização do quadro.

Não é necessária a monitorização de marcadores bioquímicos de *turnover* ósseo, porém se constitui um dado a mais para a avaliação do sucesso do tratamento. É razoável coletar N-telopeptídeo (NTX) urinário ou C-telopeptídeo (CTX) sérico antes do início do tratamento e 3-6 meses após o seu início. Uma queda de mais de 50% de NTX urinário ou 30% de CTX sérico é marcador de sucesso terapêutico.

OSTEOPOROSE E DOENÇA RENAL CRÔNICA

Pela possibilidade de doença mineral óssea da doença renal crônica (DMO-DRC) avançada, a utilização da DXA para avaliação da DMO é limitada nesses pacientes. Além disso, a utilização de cálcio e vitamina D deve ser feita cautelosamente em pacientes com DRC e a maior parte dos medicamentos utilizados no tratamento da osteoporose são contraindicados (ou não tem segurança estudada) em pacientes com TFG < 30 mL/min.

Pacientes com DRC estágios 1 e 2 ou estágio 3 com PTH na faixa de normalidade devem ser avaliados como o restante da população, pois não é esperado o surgimento de doença mineral óssea nesses casos.

Nos pacientes com DRC estágio 3 com anormalidades bioquímicas sugestivas de DMO-DRC (hiperparatireoidismo secundário, hiperfosfatemia, hipovitaminose D ou acidose metabólica crônica), baixa DMO e/ou fraturas patológicas, deve-se levar em conta a reversibilidade das anormalidades bioquímicas e a possibilidade da progressão da DRC para a realização do tratamento.

Em pacientes com DRC estágios 4 ou 5 com anormalidades bioquímicas de DRC-DMO, baixa DMO e/ou fraturas patológicas, deve-se, primeiro, corrigir essas alterações. Em caso de persistência de baixa DMO, é necessária a realização de biópsia óssea para descartar a presença de osso adinâmico antes do início de terapia farmacológica.

Na Figura 64-1 encontramos o algoritmo proposto para o diagnóstico da osteoporose.

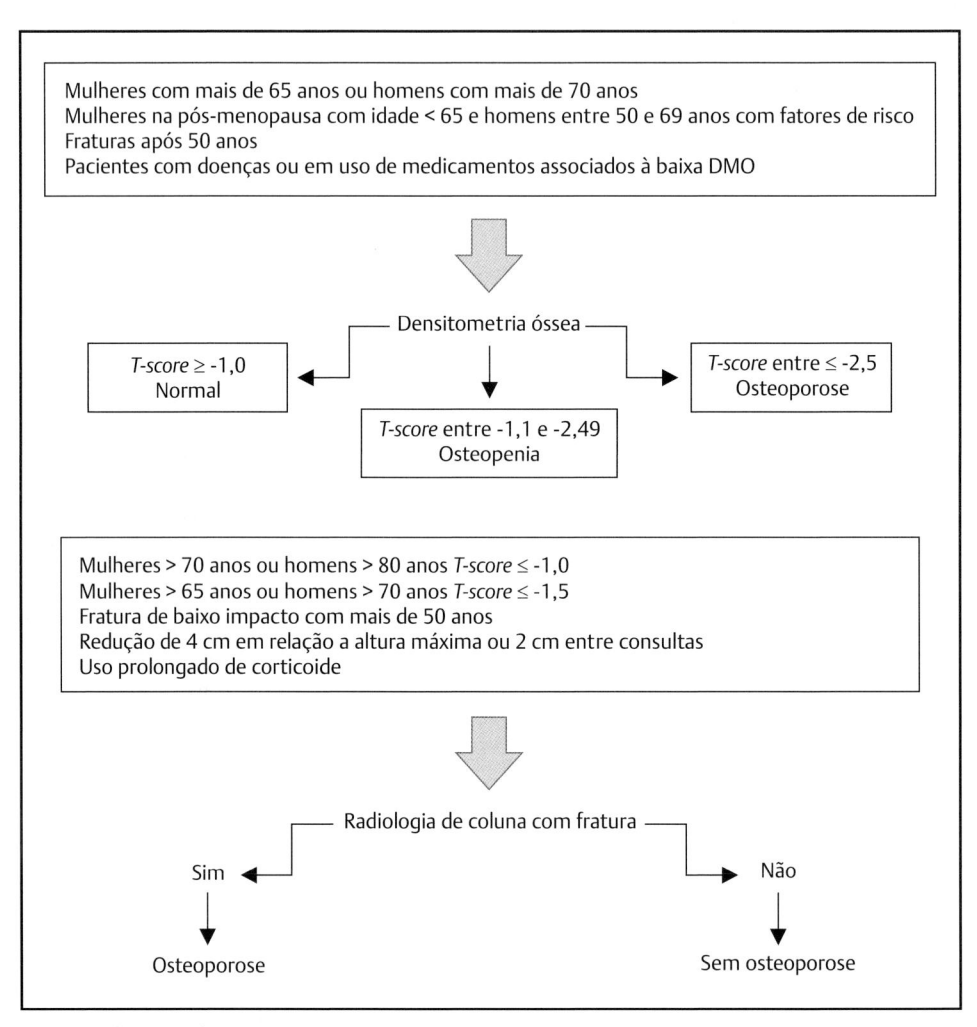

Fig. 64-1. Algoritmo diagnóstico.

BIBLIOGRAFIA

Cosman F et al. *Clinician's Guide to Prevention and Treatment of Osteoporosis.* Osteoporos Int. 2014; 25(10): 2359–81.

Kanis JA, McCloskey EV, Johansson H *et al.* European guidance for the diagnosis and management of osteoporosis in postmenopausal women. *Osteoporos Int* 2013 Jan;24(1):23-57.

Kidney Disease: Improving Global Outcomes (KDIGO) CKD-MBD Work Group. KDIGO clinical practice guideline for the diagnosis, evaluation, prevention, and treatment of chronic kidney disease–mineral and bone disorder (CKD–MBD). *Kidney Int Suppl.* 2009 Aug;(113):S1-130.

Lima GAC, Paranhos-Neto FP, Pereira GRM et al. Osteoporosis management in patient with renal function impairment. *Arq Bras Endocrinol Metabol* 2014;58(5):530-9.

McCloskey E. *Fracture Risk Assessment Tool.* (Acesso em 2016 out. 26). Disponível em: https://www.shef.ac.uk/FRAX/tool.jsp.

Schurman L, Bagur A, Claus-Hemberg H *et al.* Guías 2012 para el Diagnóstico, la Prevención y el Tratamiento de le Osteoporosis. *Medicina* (B Aires) 2013;73(1):55-74.

65 Artrite Reumatoide

Helena de Almeida Tupinambá ▪ *Alycia Coelho Cezar da Fonseca*

INTRODUÇÃO

A artrite reumatoide (AR) é uma doença sistêmica do tecido conjuntivo cujas alterações predominantes ocorrem em estruturas articulares, periarticulares e tendinosas, tendo seu substrato anatômico característico sediado na membrana sinovial. Geralmente se apresenta como uma poliartrite inflamatória e simétrica e ainda não possui etiologia definida, apesar de já terem sido identificados alguns fatores de risco para seu desencadeamento. O reconhecimento precoce do diagnóstico e o início do tratamento com drogas modificadoras de doença (DMCD) é essencial para evitar lesão articular, que leva a deformidades articulares características da doença e incapacidade funcional. Neste capítulo serão apresentadas as ferramentas diagnósticas e de avaliação da doença, manifestações clínicas e manejo ambulatorial voltado para o clínico.

AVALIAÇÃO INICIAL EM CASOS DE SUSPEITA DE ARTRITE REUMATOIDE

Manifestações Articulares

Deve-se suspeitar de AR em pacientes que se apresentam com um quadro de poliartrite inflamatória. Para isso é preciso realizar a anamnese das queixas articulares e o exame físico detalhado, buscando alterações características da doença ou de seus diagnósticos diferenciais.

Na anamnese, perguntar se houve edema, calor, rubor e/ou dor articular, além da presença de rigidez matinal e seu tempo de duração. A AR é uma das poucas doenças articulares que é capaz de gerar rigidez matinal maior que uma hora. Questionar sobre o tempo de duração dos sintomas, sendo que períodos maiores que 6 semanas são mais sugestivos de AR, enquanto períodos menores podem ser atribuídos apenas a quadros virais ou reativos. No exame físico procurar por sinais de sinovite e limitação articular, assim como manifestações extra articulares sugestivas da doença (p. ex., nódulos reumatoides). Procurar também por alterações sugestivas de outros diagnósticos, como lesões de pele relacionadas com psoríase ou lúpus eritematoso sistêmico.

Manifestações Extra-Articulares

As manifestações extra-articulares podem ocorrer em até 40% dos pacientes ao longo do curso de AR. Os principais fatores de risco para o desenvolvimento do quadro extra articular parecem ser a presença de altos títulos de fator reumatoide, FAN positivo, disfunção precoce e tabagismo. É importante lembrar que as manifestações sistêmicas são marcadoras de gravidade de doença, aumentando a morbimortalidade de pacientes com AR.

Nódulos Subcutâneos

Ocorre em até 20 a 40% dos pacientes, sendo a manifestação extra-articular mais frequente. São, em geral, indolores, se localizando, preferencialmente, em superfícies extensoras articulares que são submetidas à maior pressão como cotovelos, mas podendo estar presente em outras regiões corporais e até em vísceras como pulmão, olhos e pregas vocais. Seu surgimento parece corresponder a uma vasculite de pequenos vasos.

Acometimento Ocular
Acometimento em 15 a 20% dos casos tendo a ceratoconjuntivite seca como a manifestação mais comum, principalmente quando associada à síndrome de Sjögren secundária. Outras manifestações associadas são a esclerite e a episclerite, que ocorrem em menos de 5% dos pacientes.

Doença Pulmonar
Pleurite e derrame pleural podem ocorrer, sendo mais comuns em pacientes do sexo masculino. O derrame pleural assintomático pode estar presente em até 70% dos pacientes e se expressa por um exsudato com pH baixo, glicose baixa, LDH elevado e dosagem de FR elevado. Outras estruturas pulmonares também podem ser acometidas, podendo chegar à doença pulmonar intersticial fibrosante associada à doença.

Doença Cardiovascular
Uma série de evidências já demonstra que a artrite reumatoide se apresenta como um fator de risco independente de doença cardiovascular, postulando-se que o quadro de inflamação crônica poderia levar à aterosclerose subclínica e manifesta. Atualmente, doença cardiovascular é a principal causa de morte nestes pacientes.

AVALIAÇÃO DIAGNÓSTICA COMPLEMENTAR
- Dosagem de fator reumatoide e antipeptídeo citrulinado cítrico (Anti-CCP): valores de anti-CCP acima de 10 praticamente confirmam a doença já que se trata do exame diagnóstico mais específico. A dosagem de fator reumatoide também é importante para o diagnóstico, mas pode-se encontrar positiva em diversas outras condições autoimunes, sendo que altos títulos, principalmente acima de 80 são mais sugestivos da doença.
- VHS e PCR como marcadores inflamatórios.
- FAN: no intuito de exclusão de outros diagnósticos como LES. Até 1/3 dos pacientes com AR podem apresentar valores positivos de FAN, sendo então importante a solicitação de anticorpos específicos como anti-DNA e anti-Sm para tentar confirmar o diagnóstico de LES e excluir AR ou associação à doença de Sjögren.
- Hemograma: muitos se apresentam com anemia e trombocitose consequentes à doença inflamatória crônica.
- Testes de função hepática e renal: se alterados, buscar diagnósticos alternativos ou avaliar se podem estar associados a comorbidades prévias. Além disso, é importante sua avaliação inicial para guiar a terapêutica posteriormente se o diagnóstico for confirmado.
- Dosagem de ácido úrico: se aumentado, avaliar necessidade de artrocentese para exclusão de gota como diagnóstico diferencial.
- Radiografias de mãos, punhos e pés: realizar como exame de base para análise de alterações evolutivas ao longo do curso da doença.
- USG com Power Doppler: importante tanto para o diagnóstico de casos com doença precoce e poucos achados ao exame físico, como para avaliação de atividade de doença. A presença de fluxo ao Doppler na sinóvia examinada é indicativa de inflamação e atividade de

doença e a complementação com o grau de escala de cinza auxiliam a avaliar o nível em que a mesma se encontra.

- Alguns outros exames podem ser realizados em casos mais seletos como:
  - *Análise do líquido sinovial:* exclusão de gota, pseudogota ou artrite infecciosa, principalmente em casos de mono ou oligoartrites e acometimento de padrão assimétrico.

CRITÉRIOS DIAGNÓSTICOS

Em 2010 foram publicados novos critérios diagnósticos da artrite reumatoide, revisando a última classificação de 1987, no intuito de aumentar a sensibilidade e diagnosticar a doença em formas mais precoces. Segundo a ACR (*American College of Rheumatology*), os pacientes que devem ser testados para AR são aqueles que apresentam pelo menos uma articulação com sinais clínicos de sinovite e nos quais esta não pode ser explicada por outro diagnóstico (Quadro 65-1).

Uma pontuação ≥ 6 é necessária para a classificação definitiva de AR. Se o paciente apresentar uma história compatível com AR, mesmo que não documentada, e erosões radiográficas típicas é possível classificar a doença, mesmo sem preenchimento dos critérios.

QUADRO 65-1 Critérios ACR/EULAR (2010) para Classificação de Artrite Reumatoide

Critérios	Pontos
Acometimento articular	
1 grande articulação	0
2-10 grandes articulações	1
1-3 pequenas articulações (com ou sem envolvimento de grandes articulações)	2
4-10 pequenas articulações (com ou sem envolvimento de grandes articulações)	3
> 10 articulações, sendo pelo menos 1 pequena articulação	5
Sorologia	
FR e anti-CCP negativos	0
FR e/ou anti-CCP positivos em baixos títulos (≤ 3x o limite superior da normalidade)	2
FR e/ou anti-CCP positivos em altos títulos (> 3x o limite superior da normalidade)	3
Duração da sinovite	
< 6 semanas	0
≥ 6 semanas	1
Provas de atividade inflamatória	
VHS e PCR normais	0
VHS e/ou PCR elevados	1

ACR = Colégio Americano de Reumatologia; EULAR = Liga Europeia contra o Reumatismo; FR = fator reumatoide; anti-CCP = anticorpo antiproteína citrulinada; VHS = velocidade de hemossedimentação; PCR = proteína C reativa. Pequenas articulações = articulações metacarpofalangianas, interfalangianas proximais, 2ª a 5ª metatarsofalangianas, 1ª interfalangiana e punhos; grandes articulações = ombros, cotovelos, joelhos e tornozelos. (Aletaha *et al.*, 2010.)

MANEJO CLÍNICO E TRATAMENTO

Nas últimas décadas, encontros internacionais vêm sendo realizados para estabelecer o melhor método de avaliação e guia de tratamento para a artrite reumatoide, os quais resultaram por fim na estratégia *treat-to-target*. Essa diretriz estabelece que a doença tem que ser tratada visando o que é chamado de remissão completa, principalmente para as doenças em estágio inicial, ou de forma alternativa, atingir baixa atividade de doença para aquelas já em curso. Para este fim, é necessário traçar metas com base na avaliação da atividade de doença, que deve idealmente ser calculada em todas as consultas por meio de escores combinados (clínicos + laboratoriais), que são capazes de quantificar o quanto a doença vem trazendo de prejuízo para a vida do indivíduo e, então, realizar o ajuste da terapêutica.

Para quantificar o grau de atividade de doença, foram criados escores que se baseiam na avaliação clínica do número de articulações dolorosas e do número de articulações edemaciadas, marcadores inflamatórios como PCR e VHS e avaliação da doença pelo próprio paciente em geral por escala visual analógica. Todos eles podem ser calculados em programas disponíveis na internet. O Quadro 65-2 mostra três dos escores mais utilizados, com sua classificação quanto à atividade de doença.

O último consenso em tratamento de AR divulgado pela *American College of Rheumatology (ACR)* divide a doença em sua forma precoce, com pacientes que apresentam menos de 6 meses de sintomas, e AR estabelecida, que seriam aqueles com > 6 meses de sintomas ou com critérios estabelecidos da doença. O tratamento difere pouco entre ambas e iremos aqui estabelecer uma forma genérica do manejo inicial de AR que muitas vezes pode caber ao clínico, deixando os quadros mais avançados e de difícil controle para o especialista em reumatologia.

Existe uma gama de medicamentos que podem ser usados para o tratamento hoje em dia que se dividem em algumas categorias, sendo os mais importantes aqueles considerados Drogas Modificadoras do Curso de Doença (DMCD), sintéticas ou biológicas, que devem ser introduzidas o mais precocemente possível no intuito de atingir a remissão e evitar os danos. Para controle de sintomas existem medidas gerais que devem ser tomadas desde o início para conforto dos pacientes, que incluem:

A) Repouso: as articulações inflamadas devem ser deixadas em repouso com o uso de órteses para reduzir a mobilização e atuar na redução do espasmo muscular.
B) Estímulo a mudanças do estilo de vida que reduzam fatores de risco cardiovascular e de exacerbação de doença, como cessação do tabagismo e complementação dietética para combate da osteoporose.
C) Uso de analgésicos e anti-inflamatórios não esteroidais (AINEs): independente da classe, todos devem ser utilizados na menor dose possível e pelo menor tempo necessário.

QUADRO 65-2 Escores para Avaliação de Atividade de Doença na Artrite Reumatoide

Atividade de doença	DAS 28	SDAI	CDAI
Remissão	< 2,6	≤ 3,3	≤ 2,8
Atividade leve	≥ 2,6 a < 3,2	> 3,3 a ≤ 11	> 2,8 a 10
Atividade moderada	≥ 3,2 a ≤ 5,1	> 11 a ≤ 26	> 10 a 22
Atividade alta	> 5,1	> 26	> 22

DAS 28 = *Disease activity score*; SDAI = *Simplified disease activity index*; CDAI = *Clinical disease activity index*. (Anderson *et al.*, 2012).

É necessário atentar sempre para presença de alteração de função renal ou quadros de dispepsia associados que podem ser piorados pelo uso destas drogas. Devem ser usados com cuidado também em pacientes hipertensos e portadores de insuficiência cardíaca, uma vez que podem exacerbar estes quadros. Alguns exemplos são:
- Diclofenaco: 100 a 150 mg/dia em 2 a 3 tomadas inicialmente, podendo ser reduzida para 50 mg/dia como manutenção.
- Naproxeno: 1.000 mg/dia inicialmente, em 2 a 3 tomadas, passando posteriormente para 500 mg/dia.
- Ibuprofeno: 2.400 mg/dia inicialmente em 3 a 4 tomadas, reduzidas após para 1.200 mg/dia.
- Cetoprofeno: 100 a 150 mg/dia em 2 a 3 tomadas, reduzidos para 50 mg/dia como manutenção.
- Nimesulida: 200 mg/dia em 2 a 3 tomadas, com doses de 100 mg/dia de manutenção.
- Celecoxibe: 200 mg/dia em 2 tomadas diárias, passando para 100 mg, posteriormente, como dose de manutenção.

D) Corticosteroides: usado geralmente como "terapia-ponte" entre o início dos sintomas e o tempo de efeito terapêutico das DMCD. Além disso, podem ser usados quando estão presentes manifestações extra-articulares como vasculites, que costumam apresentar boa resposta aos corticosteroides. Usar, preferencialmente, doses até 15 mg/dia de prednisona, sendo que a dose deve ser sempre reavaliada segundo a atividade de doença em todas as consultas, aventando a possibilidade de desmame gradual de acordo com a tolerância. Os pacientes em que se pretende usar doses > 5 mg por mais de 3 meses devem fazer reposição de cálcio e vitamina D e avaliados quanto à possibilidade de desenvolvimento de osteoporose.

Em relação às DMCD, existem duas classes, aquelas chamadas sintéticas e as mais recentemente desenvolvidas, conhecidas como biológicas. Entre os sintéticos destacam-se:

1. **Metotrexate:** inibidor seletivo da di-hidrofolato redutase, atua interferindo na síntese de citocinas, principalmente interleucina-6 e TNF-α. É a DMCD de primeira escolha, sendo usada em casos até moderados a graves e como base para a associação de outras DMCD, sejam sintéticas ou biológicas. A dose inicial é de 7,5 mg a 10 mg por semana, que pode ser feita VO ou subcutânea e pode ser aumentada em 2,5 mg a cada 4 semanas, com dose máxima de 20 a 30 mg por semana. Preferir a via subcutânea se houver intolerância gastrointestinal ou pouca resposta à medicação VO. Apresenta toxicidade hepática, hematológica e renal, devendo ser usado com cautela em pacientes que já apresentem alterações de base. O medicamento é teratogênico e, se administrado a mulheres em idade fértil, deve ser recomendada contracepção contínua. Muitos especialistas recomendam o uso concomitante de ácido fólico na dose de 5 mg/semana para reduzir o grau de toxicidade hepática e hematológica que deve ser tomado 24 a 48 horas após o uso do metotrexato.

2. **Hidroxicloroquina:** pode ser usada como DMCD em monoterapia, associada a AINEs ou corticosteroides, principalmente nas fases iniciais da doença, em pacientes que apresentem baixa atividade. Também pode ser usada em combinação com outras DMCD que falharam em monoterapia. Não altera a fertilidade e tem uso relativamente seguro na gestação, devendo ser a droga de escolha para pacientes em idade fértil que desejam engravidar. A dose não deve exceder > 6 mg/kg com dose máxima de 400 mg/dia, em

geral em dose única noturna. É obrigatória a avaliação ocular antes do início da medicação e a avaliação periódica anual durante todo seu tempo de uso.
3. **Sulfassalazina:** pode ser usada como droga inicial nos casos de doença leve sem fatores de mau prognóstico ou em associação a outras DMCD, tendo especial benefício quando em terapia tripla com metotrexato e hidroxicloroquina. A dose usada varia de 1 a 3 g/dia, habitualmente em duas tomadas diárias, nas principais refeições. É contraindicada em pacientes com história de alergia à sulfa ou salicilatos.
4. **Leflunomida:** pode ser usada na AR moderada a grave e naqueles que não respondem ao MTX, sendo uma droga útil como combinação. Pode ser usada na dose de 10 mg/dia nos primeiros 3 dias, sendo mantida em dose manutenção com 20 mg/dia após. Em combinação com MTX pode potencializar a toxicidade hematológica e é totalmente contraindicada na gravidez.
5. **Azatioprina e ciclofosfamida:** para pacientes com falha aos tratamentos anteriores ou que apresentam quadros extra-articulares, principalmente como vasculites e doença pulmonar.
6. **Ciclosporina:** alternativa eficaz para retardar o dano articular, mas inferior às outras drogas. Deve ser usada preferencialmente em combinação com outras DMCD. O mecanismo proposto é de ação imunomoduladora de linfócitos T. É prescrita por VO com doses de 3-5 mg/kg/dia. É uma droga com maior grau de toxicidade e é mais usada na presença de manifestações extra-articulares, como vasculites. Atentar para a presença de hipertensão arterial concomitante e alteração da função renal.

Dentre as DMCD biológicas, destacam-se as seguintes classes com seus respectivos representantes:

A) ***Bloqueadores de TNF-α:*** infliximabe, adalimumabe, certulizumabe, etanercept e golimumab.
B) ***Depletor de linfócito B (CD-20):*** rituximabe.
C) ***Bloqueador de coestimulação do linfócito T:*** abatacept.
D) ***Anti-interleucina-6:*** tocilizumabe.

Estes agentes são considerados de segunda linha e devem ser usados após falha terapêutica ou resposta incompleta de pelo menos dois esquemas já propostos. No Brasil, a primeira opção são os agentes anti-TNF. Estes agentes são contraindicados a mulheres grávidas ou em amamentação, pacientes com insuficiência cardíaca congestiva e na vigência de infecção ativa ou já com algum grau de imunossupressão por outros motivos.

Os procedimentos de segurança prévios ao primeiro tratamento com qualquer fármaco biológico incluem:

1. Pesquisa de tuberculose latente e ativa: antes de se iniciar a medicação é necessário fazer a pesquisa para tuberculose latente ou ativa de acordo com os seguintes passos apresentados na Figura 65-1.
2. Sorologias para HIV, HBV, HCV.
3. Avaliação da existência de infecções ativas e/ou recorrentes, nomeadamente das peças dentárias, vias urinárias, vias respiratórias e seios perinasais.
4. Atualização do Plano Nacional de Vacinação (PNV), vacina pneumocócica e antigripal.
5. Exclusão de gravidez.

A droga deve ser usada por um período de 3 a 6 meses antes de se definir falha terapêutica e troca da classe ou associação a outro anti-TNF. Após a obtenção do objetivo terapêutico,

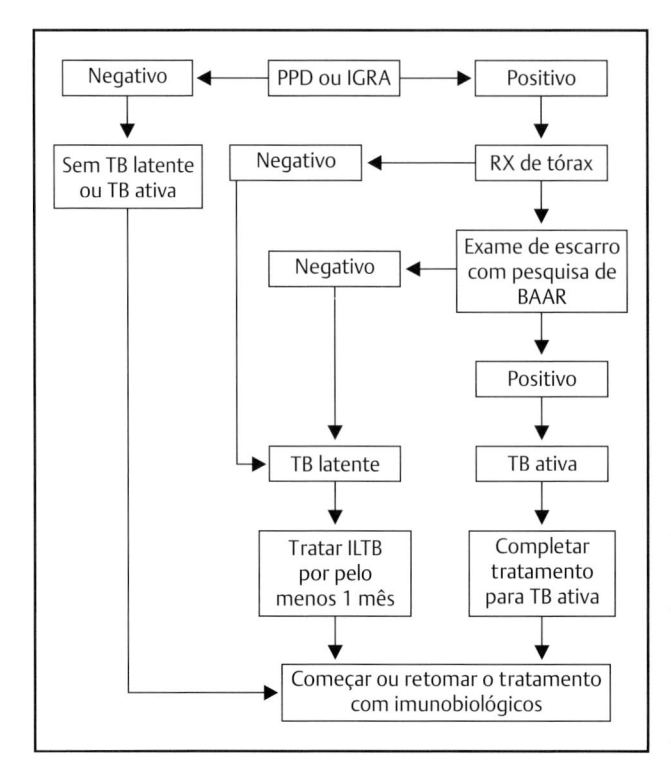

Fig. 65-1. Pesquisa de infecção latente ou ativa por tuberculose antes do início de drogas modificadoras de doença da classe dos biológicos. PPD = Prova tuberculínica (positiva quando ≥ 5 mm); IGRA = *Interferon gama release assay*, que no Brasil é feito pelo teste Quantiferon-TB-Gold; ILTB = infecção latente por tuberculose (SINGH *et al.*, 2016).

todo o esquema deve ser repensado e deve-se iniciar a retirada das medicações uma por uma, com reavaliação frequente da atividade de doença, sempre focando na estratégia *treat-to-target*. A Figura 65-2 ilustra como dever ser montada a progressão do tratamento e sua reavaliação.

É necessário acrescentar uma observação de que na última edição do *Guideline* para manejo de AR do ACR já foi incluída como segunda opção após falha com 3 meses de tratamento a introdução de uma DMCD biológica, seja ela anti-TNF ou não. Isto é uma novidade, uma vez que o mais comum era a tentativa de associação de uma segunda droga sintética como combinação em caso de falha ou intolerância. É necessário pesar individualmente em relação ao perfil da doença de cada um e os custos do tratamento. Se for optado pela introdução de um medicamento biológico, a preferência é pela associação à droga sintética, especialmente o metotrexato.

Em resumo, cabe ao clínico ao menos suspeitar do diagnóstico e solicitar os exames necessários, assim como iniciar o tratamento com as drogas modificadoras de doença o mais precocemente possível para evitar o prejuízo articular e funcional que as fases avançadas da doença trazem. Em relação ao tratamento com as DMCD biológicas, estas costumam estar mais no escopo do especialista em reumatologia, uma vez que são utilizadas em casos de doença mais avançada ou de difícil controle. O Quadro 65-3 mostra os fármacos que podem ser utilizados para o tratamento, assim como o acompanhamento que deve ser feito como acompanhamento.

Capítulo 65 ♦ Artrite Reumatoide

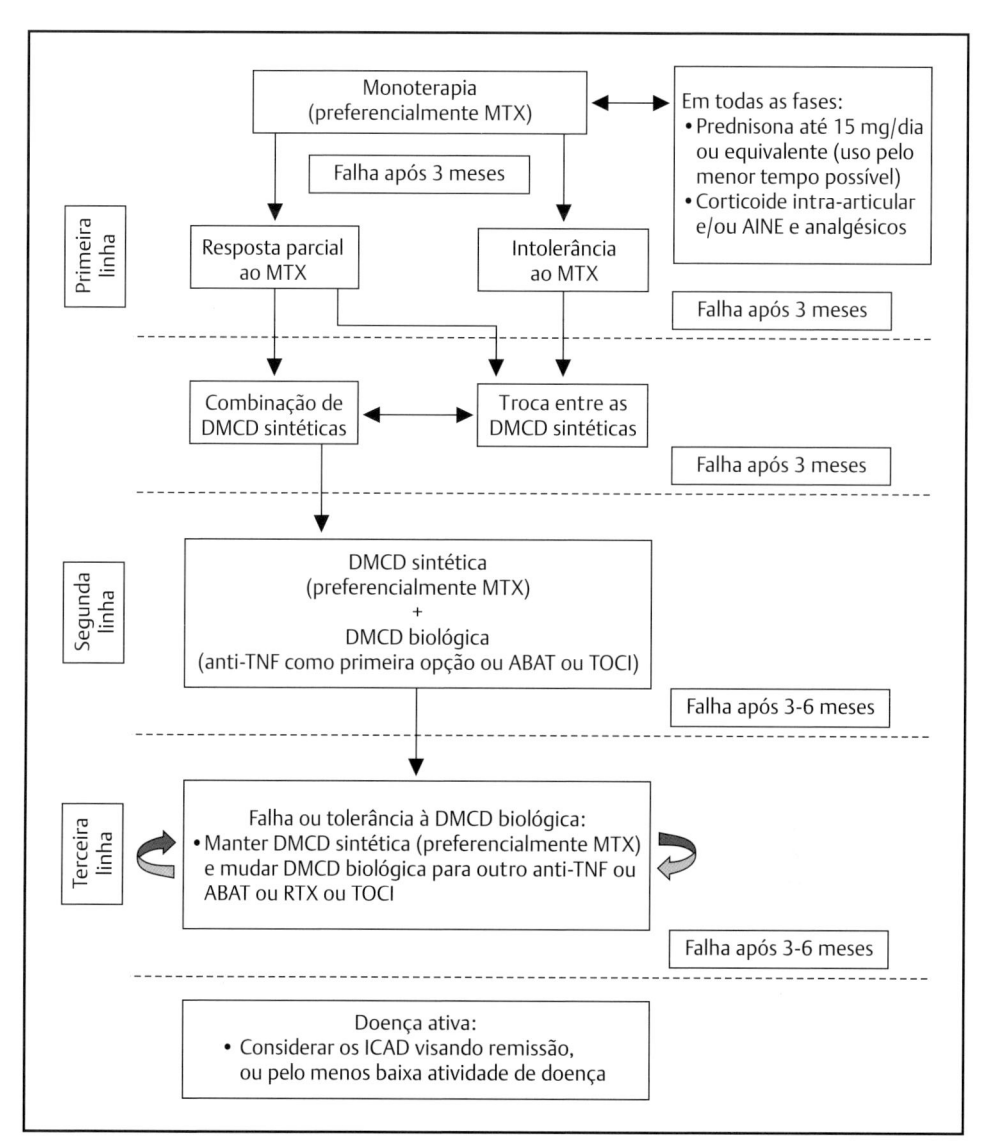

```
                    ┌─────────────────────────────┐        ┌──────────────────────────────┐
                    │      Monoterapia            │◄──────►│ Em todas as fases:           │
                    │ (preferencialmente MTX)     │        │ • Prednisona até 15 mg/dia   │
                    └─────────────┬───────────────┘        │   ou equivalente (uso pelo   │
                                  │                        │   menor tempo possível)      │
                         Falha após 3 meses                │ • Corticoide intra-articular │
          ┌───────────────────────┴──────────────┐         │   e/ou AINE e analgésicos    │
 Primeira │                                      │         └──────────────────────────────┘
 linha    ▼                                      ▼
   ┌──────────────────┐                ┌──────────────────┐
   │ Resposta parcial │                │   Intolerância   │
   │     ao MTX       │                │     ao MTX       │            Falha após 3 meses
   └────────┬─────────┘                └────────┬─────────┘
            │                                   │
            │        ┌──────────────────────────┘
            ▼        ▼                           ▼
   ┌──────────────────┐                 ┌──────────────────┐
   │  Combinação de   │◄───────────────►│  Troca entre as  │
   │ DMCD sintéticas  │                 │ DMCD sintéticas  │
   └────────┬─────────┘                 └──────────────────┘        Falha após 3 meses
            │
            ▼
 Segunda  ┌────────────────────────────────────────────────┐
 linha    │              DMCD sintética                    │
          │         (preferencialmente MTX)                │
          │                    +                           │
          │              DMCD biológica                    │
          │ (anti-TNF como primeira opção ou ABAT ou TOCI) │
          └────────────────────┬───────────────────────────┘         Falha após 3-6 meses
                               │
                               ▼
 Terceira ┌────────────────────────────────────────────────┐
 linha    │ Falha ou tolerância à DMCD biológica:          │
     ↻    │ • Manter DMCD sintética (preferencialmente MTX)│  ↻
          │   e mudar DMCD biológica para outro anti-TNF ou│
          │   ABAT ou RTX ou TOCI                          │
          └────────────────────────────────────────────────┘         Falha após 3-6 meses

          ┌────────────────────────────────────────────────┐
          │ Doença ativa:                                  │
          │ • Considerar os ICAD visando remissão,         │
          │   ou pelo menos baixa atividade de doença      │
          └────────────────────────────────────────────────┘
```

Fig. 65-2. Tratamento medicamentoso da artrite reumatoide. ABAT = Abatacepte; AINE = anti-inflamatórios não esteroidais; DMCD = droga modificadora do curso da doença; ICAD = índices compostos de atividade da doença; MTX = metotrexate; RTX = rituximabe; TOCI = tocilizumabe (Mota et al., 2012).

QUADRO 65-3 Drogas Usadas no Tratamento de AR de acordo com sua Dose Usual e como seu Uso Deve ser Monitorizado

Droga	Dose usual	Exames iniciais necessários	Exames de monitorização	Intervalo de monitorização (com base no tempo de tratamento)
Hidroxicloroquina	3 a 6 mg/kg/dia, geralmente comprimidos de 400 mg	Hemograma, hepatograma, função renal, exame oftalmológico	Exame oftalmológico anualmente ou a cada 6 meses em pacientes selecionados, hemograma, função renal e hepática	Nada além do exame inicial, independentemente do tempo de uso da droga
Sulfassalazina	1 a 3 g/dia, 2 a 3 vezes ao dia, comprimidos de 500 e 800 mg. Aumento da dose deve ser feito em 0,5 g por semana	Hemograma, hepatograma, função renal	Hemograma, transaminases, função renal	Tratamento há menos de: 3 m = 2 a 4 semanas, 3 a 6 meses = 8 a 12 semanas, > 6 m = 12 semanas
Metotrexato	7,5 a 25 mg/semana, comprimidos de 2,5 mg	Hemograma, hepatograma, função renal, sorologia para hepatite B e C	Hemograma, transaminases, função renal	Tratamento há menos de: 3 m = 2 a 4 semanas, 3 a 6 meses = 8 a 12 semanas, > 6 m = 12 semanas
Leflunomida	10 mg/dia e 3 dias após 10-20 mg/dia, comprimidos de 20 mg	Hemograma, hepatograma, função renal, sorologia para hepatite B e C	Hemograma, transaminases, função renal	Tratamento há menos de: 3 m = 2 a 4 semanas, 3 a 6 meses = 8 a 12 semanas, > 6 m = 12 semanas
Azatioprina	1 a 2 mg/kg/dia Comprimidos de 50 mg	Hemograma e hepatograma	Hemograma, transaminases, função renal	Tratamento há menos de: 3 m = 2 a 4 semanas, 3 a 6 meses = 8 a 12 semanas, > 6 m = 12 semanas

Ciclosporina	3 a 5 mg/kg/dia VO Comprimidos de 100 mg, dose deve ser dividida em 2 tomadas/dia	Hemograma, função renal, função hepática, lipidograma	Pressão arterial, avaliação odontológica (hiperplasia gengival), lipidograma, enzimas hepática
Infliximabe	3 mg/kg/dose IV, nas semanas 0, 2 e 6 e, a seguir, a cada 8 semanas. Frascos de 100 mg	Hemograma, pesquisa para tuberculose, hepatograma e função renal	Hemograma, transaminases, função renal
Etanercepte	50 mg SC 1x por semana Frasco/ampola de 25 mg	Hemograma, pesquisa para tuberculose, hepatograma, função renal	Hemograma, transaminases, função renal
Adalimumabe	40 mg por via subcutânea 1 vez a cada 2 semanas, seringas preenchidas de 40 mg	Hemograma, pesquisa para tuberculose, hepatograma, função renal	Hemograma, transaminases, função renal
Rituximabe	500 mg a 1 g (IV) nos dias 0 e 14 (1-2 g/ciclo). Ciclos podem ser repetidos a cada 6 meses. Frasco de 500 mg	Hemograma, pesquisa para tuberculose, função renal	Hemograma, enzimas hepáticas

Todas as linhas da última coluna: Tratamento há menos de: 3 m = 2 a 4 semanas, 3 a 6 meses = 8 a 12 semanas, > 6 m = 12 semanas

Fonte: Muxfeld; Cavalcanti, 2011.

BIBLIOGRAFIA

Aletaha D, Neogi T, Silman AJ et al. Rheumatoid arthritis classification criteria: An American College of Rheumatology/European League Against Rheumatism collaborative initiative. *Arthritis Rheum* 2010;62(9):2569-81.

Anderson J, Caplan L, Yazdany J et al. Rheumatoid arthritis disease activity measures: American College of Rheumatology recommendations for use in clinical practice: ACR RA Disease Activity Measures Recommendations. *Arthritis Care Res* 2012;64(5):640-7.

Carvalho MAP. *Reumatologia. Diagnóstico e Tratamento.* 4.ed. Rio de Janeiro: AC Farmacêutica; 2013.

da Mota LM, Cruz BA, Brenol CV et al. 2012 Brazilian Society of Rheumatology Consensus for the treatment of rheumatoid arthritis. *Revista Brasileira de Reumatologia* 2012;52(2):152-74.

Diagnosis and differential diagnosis of rheumatoid arthritis. (Acesso em 2016 jan. 20). Disponível em: http://www.uptodate.com/contents/diagnosis-and-differential-diagnosis-of-rheumatoid-arthritis?source=search_result&search=artrite+reumat%C3%B3ide+diagn%C3%B3stico&selectedTitle=1%7E150.

Giles JT. Cardiovascular disease in rheumatoid arthritis: current perspectives on assessing and mitigating risk in clinical practice. *Best Pract Res Clin Rheumatol* 2015;29(4-5):597-613.

Muxfeldt ES, Cavalcanti AH. *Ambulatório de Clínica Médica. Experiência do Hospital Universitário Clementino Fraga Filho.* Rio de Janeiro: Revinter; 2011.

Ringold S, Weiss PF, Beukelman T et al. 2013 Update of the 2011 American College of Rheumatology recommendations for the treatment of juvenile idiopathic arthritis: recommendations for the medical therapy of children with systemic juvenile idiopathic arthritis and tuberculosis screening among children receiving biologic medications. *Arthritis Rheum* 2013;65(10):2499-512.

Singh JA, Saag KG, Bridges SL Jr et al. 2015 American College of Rheumatology Guideline for the Treatment of Rheumatoid Arthritis: ACR RA Treatment Recommendations. *Arthritis Care Res* 2016;68(1):1-25.

Smolen JS, Aletaha D, Bijlsma JW et al. Treating rheumatoid arthritis to target: recommendations of an international task force. *Ann Rheum Dis* 2010;69(4):631-7.

66 Lúpus Eritematoso Sistêmico

Matheus Vieira Gonçalves ▪ *Maria Isabel Dutra Souto*

INTRODUÇÃO
O lúpus eritematoso sistêmico (LES) é uma doença autoimune cujas manifestações são decorrentes de lesão inflamatória de diversos órgãos e sistemas. Predomina em mulheres entre 15 e 45 anos de idade.

ETIOPATOGENIA
A etiopatogenia do LES tem três pilares: herança genética, fatores ambientais e gatilhos imunológicos. É fundamental que os pacientes não se exponham à radiação ultravioleta, pois ela é um estímulo à atividade de doença. Algumas drogas são capazes de induzir lúpus, como a procainamida, hidralazina, fenitoína, carbamazepina, isoniazida, metildopa, hidroclorotiazida, clortalidona, captopril, enalapril, clorpromazina, d-penicilamina e propiltiouracil.

MANIFESTAÇÕES CLÍNICAS DO LÚPUS ERITEMATOSO SISTÊMICO
As manifestações clínicas serão descritas separadamente.

Sintomas Gerais e Inespecíficos
Os sintomas mais frequentemente presentes são fadiga, febre sem padrão característico, emagrecimento e cefaleia, em geral acompanhados por dores articulares difusas, mialgias e queda do estado geral.

Manifestações Musculoesqueléticas
Estas manifestações ocorrem em 95% dos casos. Predominam artralgias (95%), artrite (60%) e mialgias (25%), raramente havendo elevação das enzimas musculares. O comportamento articular se caracteriza por uma poliartrite tipicamente não erosiva e assimétrica.

Manifestações Cutâneas e Acometimento de Mucosas
Manifestações cutâneas e mucosas ocorrem em 95% dos casos. A lesão cutânea clássica é o *rash* ou eritema malar em asa de borboleta (50%). A fotossensibilidade é uma forma de erupção eritematosa aguda, deflagrada também pela exposição à radiação ultravioleta, que ocorre em 70% dos casos. As lesões cutâneas discoides correspondem a placas de instalação crônica, eritematosas, hiperceratóticas com região central atrófica, que podem acometer principalmente o couro cabeludo e face e deixam cicatriz com frequência, acarretando formas irreversíveis de alopecia. A alopecia não relacionada com lesões discoides também é muito frequente no LES, mas nesse caso é reversível quando há controle da atividade da doença. Existe uma forma característica que corresponde ao lúpus cutâneo subagudo (15%), muito associado ao anticorpo anti-Ro, que se apresenta com placas eritematosas ou lesões psoria-

siformes relacionadas com a exposição ao sol. As manifestações em mucosas incluem, predominantemente, as úlceras orais e/ou nasais (25-45%).

Lesão Renal pelo LES

As manifestações renais podem gerar, em 30% dos casos, síndrome nefrótica ou síndrome nefrítica e evoluir para doença renal terminal em 10%. A investigação é feita com os seguintes exames: EAS, dosagem sérica de ureia e creatinina, spot urinário para cálculo da proteinúria (relação proteinúria/creatinina urinária na amostra) ou urina de 24 horas com medida da proteinúria, dosagem do complemento (C3, C4 e CH50), VHS, anti-DNA, proteínas totais e albumina séricas, além de lipidograma.

A classificação pela biópsia renal da nefrite lúpica pela *International Society of Nephrology/Renal Pathology Society* é apresentada no Quadro 66-1.

A classe IV é a forma mais comum e a de pior prognóstico. As de melhor prognóstico são as classes I e II. A classe V é a segunda mais frequente, sendo pior o prognóstico quanto maior a proteinúria, mas em geral tem melhor evolução do que a classe IV.

Manifestações Pulmonares

Ocorrem em 60% dos pacientes, sendo a pleurite (serosite) a manifestação pulmonar mais comum, ocorrendo em cerca de 1/3 dos pacientes durante o curso da doença. Geralmente o derrame é pequeno a moderado e bilateral. O comprometimento mais comum do parênquima pulmonar em pacientes com LES é a infecção respiratória, enquanto o acometimento pela própria doença é menos comum (10%), podendo haver pneumonite sem infecção e hemorragia alveolar. O diafragma pode ter seu funcionamento comprometido pela miopatia do LES, com formação de múltiplas áreas de atelectasia, resultando na *shrinking lung syndrome*, caracterizada pela redução do volume pulmonar por elevação do diafragma, sem lesão direta do parênquima pelo LES.

Manifestações Cardiovasculares

A pericardite é a manifestação mais observada (30-50%), caracteristicamente oligossintomática e, por isso, frequentemente subdiagnosticada. Mais raramente pode ocorrer tamponamento cardíaco. O aparelho valvar também é alvo do LES (10%). A endocardite de Libman-Sacks é caracterizada por lesões valvares verrucosas. Além disso, atualmente, sabemos que a doença cursa com aterosclerose prematura e acelerada, levando à doença coronariana (10%).

QUADRO 66-1	Classificação da Lesão Renal com base na Biópsia
Classe I	Nefrite lúpica mesangial mínima
Classe II	Nefrite lúpica proliferativa mesangial
Classe III	Nefrite lúpica proliferativa focal
Classe IV	Nefrite lúpica proliferativa difusa
Classe V	Nefrite lúpica membranosa
Classe VI	Nefrite lúpica esclerosante avançada

Modificado de Weaning JJ, D'Agati VD, Schwartz MM *et al*. The classification of glomerulonephritis in systemic lupus erythematosus revisited. *J Am Soc Nephrol* 2004;15:241.

Manifestações Gastrointestinais
Muitos pacientes apresentam náuseas, vômitos, dor abdominal leve, perda do apetite e diarreia (30%). A vasculite é incomum no trato gastrointestinal (5%), mas pode ser catastrófica, acarretando isquemia mesentérica e até necrose de alças intestinais. O acometimento de serosas pode cursar com peritonite e ascite exsudativa.

Manifestações Hematológicas
A anemia é uma manifestação comum no LES, sendo mais frequentemente de doença crônica (70% dos casos), mas também pode ser de origem hemolítica. Outras manifestações hematológicas são a trombocitopenia (15-20%) e a leucopenia (65%) (principalmente linfopenia), sendo que 10% cursam com esplenomegalia.

Manifestações Neurológicas e Psiquiátricas
Estas manifestações ocorrem em 60% dos casos. A disfunção cognitiva é a alteração neurológica mais frequente (50%). A psicose lúpica e a convulsão fazem parte dos critérios de classificação da doença. Os pacientes podem apresentar doença cerebrovascular por vasculite ou por doença aterosclerótica, além de crises convulsivas e cefaleia. Identificação de acidente vascular cerebral isquêmico no LES geralmente se deve à associação à síndrome do anticorpo antifosfolipídio ou é consequência de doença cerebrovascular aterosclerótica. Neuropatia periférica (15%), meningite asséptica e mielopatia (< 1%) são manifestações menos comuns. Os pacientes com sinais e sintomas neurológicos, principalmente aqueles em tratamento imunossupressor, devem ser investigados para infecções do sistema nervoso central.

Manifestações Oftalmológicas
As manifestações mais comuns são a ceratoconjuntivite e episclerite (10%), enquanto a mais temida é a vasculite da retina (5%), que cursa com perda da acuidade visual por insulto isquêmico ou hemorrágico.

Manifestações Trombóticas
Neste contexto, tem destaque a síndrome do antifosfolipídio (SAF), caracterizada pela presença de um dos anticorpos antifosfolipídios associados a tromboses venosas e/ou arteriais, além de eventos adversos durante a gestação. Apesar de estas manifestações não constituírem critérios classificatórios para o LES, seus autoanticorpos o são. Este assunto será mais detalhado no capítulo específico.

Manifestações Laboratoriais
Os achados laboratoriais refletem as manifestações clínicas supracitadas. No hemograma podemos encontrar anemia de doença crônica, anemia hemolítica autoimune, podendo ter o teste de Coombs direto positivo, leucopenia, linfopenia ou plaquetopenia. No sedimento urinário, pode haver a presença de proteinúria, hematúria ou cilindrúria, estando ou não acompanhado do aumento das escórias nitrogenadas séricas. As provas inflamatórias como o VHS frequentemente estão elevadas durante períodos de atividade de doença. A proteína C reativa, no entanto, classicamente não se eleva no LES, exceto em alguns casos de artrite e serosite. Seu aumento, portanto, deve chamar atenção para a possibilidade de infecção bacteriana subjacente.

A formação de imunocomplexos descrita na doença pode levar ao consumo das vias alternativa e clássica do sistema complemento, e, consequentemente, de seu nível total. Isso é refletido na queda dos valores séricos de C3, C4 e CH50, respectivamente.

A presença dos autoanticorpos contra antígenos nucleares e citoplasmáticos diversos é a grande marca laboratorial do LES, tendo o fator antinuclear (FAN) papel central nesse contexto, sendo, assim, o teste mais sensível para a doença. Nos raros casos que cursam com FAN negativo, costuma-se encontrar positividade para o anti-Ro/SSA.

No Quadro 66-2, encontram-se descritos alguns autoanticorpos importantes.

DIAGNÓSTICO DO LÚPUS ERITEMATOSO SISTÊMICO

Foram estabelecidos 17 critérios classificatórios do LES em 2012 (Quadro 66-3) pelo *Systemic Lupus International Collaborating Clinics* (SLICC), substituindo os critérios do *American College of Rheumatology* revisados em 1997. Em relação a este último, foram ampliados os critérios cutâneos e neuropsiquiátricos, o acometimento articular passou a englobar artral-

QUADRO 66-2 Anticorpos Importantes no LES

Autoanticorpos	Prevalência no LES	Observações
FAN	> 95%	Faz parte da investigação diagnóstica inicial. Reflete um conjunto de anticorpos antinucleares
Anti-dsDNA	70%	Associado à atividade de doença e presença de nefrite
Anti-Sm	25%	É o autoanticorpo mais específico do LES
Anti-Ro (SS-A)	40%	Relacionado com a síndrome *sicca*, lúpus cutâneo subagudo, fotossensibilidade e lúpus neonatal
Anti-RNP	40%	Associado à doença mista do tecido conjuntivo
Anti-histona	70%	Positivo com mais frequência no lúpus induzido por drogas
Anti-P	20%	Parece estar relacionado com psicose lúpica
Antifosfolipídios	15-30%	Pode haver concomitância com SAF

QUADRO 66-3 Critérios do SLICC para Classificação do LES – 2012

Critério	Descrição
Manifestações Clínicas	
1. Lúpus cutâneo agudo/subagudo	Agudo: eritema malar (não discoide), lúpus bolhoso, necrólise epidérmica tóxica – variante do lúpus, eritema maculopapular ou eritema fotossensível
	Subagudo: lesões psoriasiformes ou anulares
2. Lúpus cutâneo crônico	Lúpus discoide, lúpus hipertrófico (verrucoso), paniculite lúpica, lúpus túmido, lúpus mucoso, perniose lúpica, sobreposição de líquen plano com lúpus discoide
3. Úlcera mucosa	Cavidade oral, incluindo palato e língua, e cavidade nasal, na ausência de outras causas
4. Alopecia	Não cicatricial, na ausência de outras causas
5. Artrite/Artralgia	Sinovite em duas ou mais articulações, ou artralgia em duas ou mais articulações com rigidez matinal superior a 30 minutos

(Continua)

QUADRO 66-3	Critérios do SLICC para Classificação do LES – 2012 *(Continuação)*
Critério	**Descrição**
6. Serosite	Pleurite ou pericardite, na ausência de outras causas
7. Nefrite	A relação proteinúria/creatininúria (em amostra urinária) ou concentração de proteína urinária (em urina de 24 h) ≥ 0,5 g de proteína em 24 h ou presença de cilindros hemáticos
8. Neuropsiquiátrico	Convulsão, psicose, mononeurite múltipla, mielite, neuropatia periférica/craniana ou estado confusional agudo, na ausência de outras causas
9. Anemia hemolítica*	Origem autoimune
10. Leucopenia/Linfopenia	Contagem de leucócitos menor que 4.000/mm^3 ou de linfócitos < 1.000/mm^3, na ausência de outras causas
11. Plaquetopenia	Plaquetometria menor que 100.000/mm^3, na ausência de outras causas
Manifestações Imunológicas	
1. FAN	Acima do valor de referência do laboratório
2. Anti-DNAds	Acima do valor de referência do laboratório
3. Anti-Sm	Positivo
4. Anticorpo antifosfolipídio	Presença de pelo menos um dos seguintes: anticoagulante lúpico, anticardiolipina em título moderado a alto (IgA, IgM ou IgG), anti-β2-glicoproteína 1 (IgA, IgM ou IgG) ou VDRL falso-positivo
5. Hipocomplementemia	Baixos níveis de C3, C4 ou CH50
6. *Coombs* direto*	Na ausência de anemia hemolítica

*Na coexistência de anemia hemolítica e teste de *Coombs* direto positivo, estes dois critérios pontuarão apenas uma vez.

gias de padrão inflamatório, e não apenas artrites, os critérios hematológicos foram divididos e os laboratoriais foram expandidos. Essas mudanças ocorreram, principalmente, com o objetivo de aumentar a sensibilidade do método, com classificação mais precoce dos casos e instituição de um tratamento de maneira também mais precoce, diminuindo os danos e a mortalidade. A especificidade destes é de 92% e a sensibilidade de 94%, superior ao critério anterior.

Será classificado como LES aquele que preencher quatro critérios dos 17, sendo pelo menos um clínico e um imunológico. No entanto, também é possível classificá-lo como tal aquele paciente que possuir biópsia renal compatível com nefrite lúpica somada à positividade do anti-DNAds ou FAN. O paciente que apresentar três critérios será classificado como LES provável, e aquele com dois critérios como LES possível.

DIAGNÓSTICO DE ATIVIDADE DA DOENÇA

Para diagnosticarmos a atividade do LES, é preciso reunir dados oriundos de anamnese, exame físico e exames laboratoriais. Existem diversas ferramentas disponíveis no cotidiano clínico, sendo a de maior praticidade o SLEDAI *(Systemic Lupus Erythematosus Disease Activity Index)*, um índice global que inclui 24 dados clinicolaboratoriais objetivos, com diferentes pontuações para cada item, e mede a atividade de doença nos últimos 10 dias. É considerada como atividade de doença um escore superior a 3 ou 4.

Existe um grupo de pacientes que exibem atividade sorológica exclusiva, apresentando hipocomplementemia e anti-DNAds positivo, sem nenhuma outra repercussão clínica – SACQ (sorológico ativo e clínico quiescente). Nesses casos, é orientada a observação clínica, apenas, uma vez que uma parcela destes pacientes evolui com resolução espontânea e, portanto, não receberia corticoterapia além do necessário. Além disso, os pacientes que posteriormente entram em atividade não se beneficiam de um tratamento precoce.

TRATAMENTO DO LÚPUS ERITEMATOSO SISTÊMICO

Orientações Gerais

- Evitar a exposição ao sol e usar sempre bloqueador solar dermatologicamente aprovado, de preferência com fator de proteção 60 ou maior.
- Esclarecer sobre os riscos de uma gravidez e reforçar a necessidade de acompanhamento pré-natal regular e cuidadoso durante eventual gestação. De preferência só engravidar após 6 meses de doença inativa.
- No LES não há contraindicação absoluta ao uso de anticoncepcionais hormonais, mas preferencialmente prescrever os progestagênicos. Estrogênios estão absolutamente contraindicados para as pacientes que apresentaram eventos trombóticos ou que têm diagnóstico de síndrome do anticorpo antifosfolipídio.
- Todos os pacientes, exceto se contraindicado, deverão receber a prescrição de antimaláricos, pois estes reduzem a atividade da doença e poupam o uso de corticoides. Além disso, essa classe de medicamentos possui diversas outras vantagens, entre elas: redução da possibilidade de novo surto, melhora do perfil lipídico (particularmente com diminuição do colesterol LDL), e da glicemia, redução do risco de trombose, não aumenta o risco de infecções, e apresenta uso seguro na gestação.

Tratamento do LES de acordo com o Tipo de Manifestação

O Quadro 66-4 apresenta as drogas utilizadas nas diferentes formas de apresentação da doença, que serão empregadas de acordo com a gravidade do quadro, de forma escalonada ou simultânea.

QUADRO 66-4 Drogas Empregadas em cada Forma de Apresentação do LES

Manifestação/Forma de lesão	Drogas indicadas
Sintomas inespecíficos	- Analgésicos comuns
Manifestações articulares e musculares, sem acometimento visceral importante	- Analgésicos comuns - Anti-inflamatórios não esteroidais (AINEs) - Antimaláricos - Glicocorticoides orais em dose baixa nos casos refratários - Em casos refratários ou recorrentes, metotrexato, azatioprina e micofenolato mofetil
Manifestações cutâneas e mucosas, sem acometimento visceral importante	- Corticosteroides tópicos - Antimaláricos - Glicocorticoides orais - Talidomida, metotrexate, azatioprina e micofenolato mofetil em casos refratários ou recorrentes

QUADRO 66-4	Drogas Empregadas em cada Forma de Apresentação do LES *(Continuação)*
Manifestação/Forma de lesão	**Drogas indicadas**
▪ Acometimento não grave de serosas (pleurite, pericardite, peritonite)	▪ AINEs ▪ Glicocorticoides orais em dose baixa ▪ Azatioprina e micofenolato mofetil em casos refratários ou recorrentes
▪ Nefrites proliferativas com comprometimento da função renal ▪ Acometimento do sistema nervoso central (incluindo psicose lúpica) e periférico ▪ Pneumonite intersticial ou hemorragia alveolar ▪ Miocardite grave e pericardite com tamponamento ▪ Anemia hemolítica severa, neutropenia refratária e trombocitopenia grave ▪ Púrpura trombocitopênica trombótica *like* ▪ Vasculite sistêmica	▪ Glicocorticoides orais em doses altas ▪ Glicocorticoides em pulsoterapia intravenosa (metilprednisolona) nos casos mais graves ▪ Drogas citotóxicas imunossupressoras (azatioprina, ciclofosfamida e micofenolato mofetil)
▪ Refratariedade à terapia padrão descrita acima ▪ Intolerância à terapia padrão	▪ Rituximabe ▪ Belimumabe (exceto se houver acometimento renal ou neuropsiquiátrico)

É importante conhecer as doses, os efeitos colaterais de cada uma delas e os cuidados necessários durante o acompanhamento, incluindo a monitorização clínica e laboratorial. O Quadro 66-5 traz todas essas informações.

A gestação nas pacientes com LES é de alto risco, devendo, portanto, ser planejada em momento adequado, em período fora de atividade (idealmente após 6 meses de doença controlada) e com a prescrição de uma terapêutica voltada para a segurança do feto. A prescrição deve se basear em glicocorticoides e hidroxicloroquina, e, quando a intensificação do tratamento for necessária, as drogas recomendadas são azatioprina, ciclosporina ou gamaglobulina intravenosa, devendo ser suspensas drogas teratogênicas como ciclofosfamida, metotrexato, leflunomida e também o micofenolato mofetil, (cujos riscos não podem ser afastados). Em relação ao aleitamento materno, pode-se prosseguir com a hidroxicloroquina e é recomendado que pacientes em uso de prednisona > 20 mg/dia aguardem pelo menos um período de 4 horas entre o uso da droga e a amamentação. Não se recomenda aleitamento para aquelas em uso de azatioprina.

QUADRO 66-5	Medicamentos Empregados no Tratamento do LES
AINEs **(p. ex., cetoprofeno, ibuprofeno, diclofenaco, nimesulida, indometacina, naproxeno e celecoxib)**	
▪ **Precauções antes de iniciar:** avaliar risco de doença cardio e cerebrovascular e função renal ▪ **Efeitos adversos:** piora da função renal em nefropatas; reação alérgica; nefrite intersticial aguda; lesão de mucosa gastrointestinal leve a grave; maior frequência de meningite asséptica naqueles com LES; edema e hipertensão arterial ▪ **Contraindicações:** úlcera gastroduodenal em atividade ou com sangramento ativo; hipersensibilidade; insuficiência renal ou hepática avançadas	

QUADRO 66-5 Medicamentos Empregados no Tratamento do LES *(Continuação)*

Antimaláricos (hidroxicloroquina e cloroquina)

- **Apresentações:** a hidroxicloroquina (primeira escolha por causar menos toxicidade retiniana) está disponível em comprimidos de 400 mg. Nas regiões em que a hidroxicloroquina não está disponível, pode ser utilizado o difosfato de cloroquina em comprimidos de 150 mg, sendo necessário intensificar a avaliação oftalmológica
- **Doses e posologia:** hidroxicloroquina 6 mg/kg/dia; geralmente inicia-se seu uso com um comprimido ao dia. A diminuição da dose pode ser feita após 6 meses de uso do antimalárico e com a doença fora de atividade, com o objetivo de minimizar os efeitos colaterais
- **Precauções antes de iniciar:** solicitar exame de fundo de olho e campo visual, e dosagem da glicose-6-fosfato-desidrogenase (G6PD)
- **Efeitos adversos:** os principais são lesão de retina (mais comum com a cloroquina, rara com a hidroxicloroquina), náuseas e vômitos, e miopatia. Também pode haver hiperpigmentação cutânea, ototoxicidade, neuropatia periférica e miocardiopatia
- **Contraindicações:** psoríase, porfiria, doenças prévias da retina com alteração de campimetria
- **Monitorização:** pelo menos fundoscopia e campo visual no primeiro ano de uso e anualmente, após 5 anos de uso, se assintomático no período. A monitorização oftalmológica deve ser anual em pacientes com disfunção renal ou hepática, idade > 60 anos, retinopatia ou maculopatia prévias e dose acumulada > 1.000 g. Suspender a droga se surgir qualquer alteração, segundo orientação do oftalmologista

Talidomida

- **Apresentações:** Disponível em comprimidos de 100 mg
- **Doses e posologia:** 50-100 mg por dia, por via oral, 1 vez por dia
- **Precauções antes de iniciar:** PROIBIDA durante a menacme. Pode ser prescrita com segurança para mulheres na pós-menopausa ou com contracepção definitiva. Sua teratogenicidade já foi, inclusive, descrita em filhos de homens que fizeram uso da droga
- **Efeitos adversos:** teratogenicidade (focomielia), sonolência e neuropatia periférica
- **Contraindicações:** mulheres e homens em idade fértil com desejo reprodutivo

Ciclosporina

- **Apresentações:** Disponível em cápsulas de 50 e 100 mg
- **Dose e posologia:** iniciar com 2,5 mg/kg/dia, dividida em 2 tomadas diárias; prosseguir com aumentos graduais de 25% quinzenal ou mensalmente até um máximo de 5 mg/kg/dia
- **Monitorização:** o aumento > 30% na creatinina basal ou o surgimento de hipertensão arterial descontrolada obriga a redução em 25-50% na dosagem, com controle da creatinina quinzenalmente e ajuste de anti-hipertensivos. Se após duas correções de dose não houver melhora da função renal, a ciclosporina deve ser suspensa
- **Efeitos adversos:** hipertensão arterial, edema, piora da função renal, anemia, leucopenia, hipertricose e hirsutismo, hipertrigliceridemia, cefaleia, náuseas, diarreia, tremor, hiperplasia gengival e infecções. Ciclosporina tem sido usada na gestação, embora sua segurança não esteja estabelecida
- **Contraindicações:** neoplasia, hipertensão arterial de difícil controle, *clearance* de creatinina < 60 mL/min e infecções

Glicocorticoides tópicos

- **Doses e posologia:** aplicar corticosteroides de média potência na face e de alta potência nas demais áreas, preferencialmente não fluorados, cujo risco de atrofia cutânea é menor
- **Efeitos adversos:** atrofia cutânea; perda da pigmentação; foliculites; dermatites; fotossensibilidade; telangiectasias; equimoses; estrias cutâneas; acne; hipertricose; infecções

QUADRO 66-5	Medicamentos Empregados no Tratamento do LES *(Continuação)*

Glicocorticoides sistêmicos orais (prednisona ou prednisolona)

- **Apresentações:** a prednisona e a prednisolona estão disponíveis em comprimidos de 5 e 20 mg
- **Doses e posologia:**
  - Doses baixas: até 0,5 mg/kg/dia, por via oral, 1 vez por dia pela manhã
  - Doses altas: 0,5 a 1 mg/kg/dia, por via oral, 1 vez por dia pela manhã

Glicocorticoides sistêmicos intravenosos (metilprednisolona IV)

- **Apresentação:** disponível em frascos-ampola de 125 mg (2 mL, após diluição) e de 500 mg (8 mL, após diluição)
- **Doses e posologia:** pulsoterapia com 250 mg a 1 g por dia, por via intravenosa, durante 3 dias consecutivos. Diluir os frascos-ampola em 250 mL de soro glicosado a 5%, infundir em 2 a 3 horas, monitorizando a pressão arterial. Nos intervalos entre os dias de pulsoterapia, manter prednisona ≤ 0,5 mg/kg/dia
- **Precauções antes de iniciar:**
Reposição oral de potássio, indicada nas doses de glicocorticoides acima de 10 mg por dia, exceto naqueles com hiperpotassemia relacionada com insuficiência renal. Em caso de uso de doses ≥ 15 mg/dia, recomenda-se solicitar exame parasitológico de fezes com pesquisa de *Strongyloides stercoralis* ou tratar empiricamente com ivermectina. Está indicada quimioprofilaxia para tuberculose com isoniazida 300 mg/dia se: PPD reator (> 5 mm), sequela radiológica de tuberculose, passado de tuberculose e paciente com contactante ativo
Solicitar densitometria óssea, principalmente para mulheres após a menopausa. Caso o tratamento com glicocorticoides seja prolongado, também está indicada a reposição oral de carbonato de cálcio e vitamina D3 e uso de bifosfonados
- **Efeitos adversos:** infecções oportunistas (p. ex., candidíase, varicela-zóster) e não oportunistas; hipertensão arterial; hiperglicemia; dislipidemias; leucocitose com neutrofilia; ganho de peso e obesidade centrípeta; hipocalemia; acne; fragilidade capilar e cutânea; osteoporose; necrose óssea asséptica; estrias; hirsutismo; giba; fácies em lua cheia; miopatia; psicose, transtornos de humor, ansiedade e insônia, depressão; irregularidade menstrual; insuficiência adrenal em caso de suspensão abrupta do medicamento
- **Contraindicações:** infecções ainda não controladas (avaliar risco-benefício)
- **Monitorização:** glicemia de jejum, potássio, colesterol e pressão arterial

Metotrexate (MTX)

- **Apresentação:** disponível em comprimidos de 2,5 mg e em frascos-ampola de 50 mg (25 mg/mL)
- **Doses e posologia:** 7,5 a 25 mg por semana, por via oral, subcutânea ou intramuscular. Iniciar com 7,5 ou 10 mg e elevar a dose progressivamente até alvo entre 15-25 mg. Associar ácido fólico 5 mg 1 vez por semana, por via oral, não fazendo uso no dia do MTX
- **Precauções antes de iniciar:** radiografia de tórax, PPD, sorologias para hepatite B e C em pacientes com alto risco, TGO, TGP, GGT, FA, albumina e creatinina, β-HCG
- **Efeitos adversos:** hepatoxicidade; mielossupressão, dermatites; mucosite; pneumonite e fibrose pulmonar; nefrotoxicidade; infecções; crise convulsiva
- **Contraindicações:** gravidez é contra-indicação absoluta. Insuficiência renal e hepática
- **Monitorização:** hemograma, TGO, TGP, FA, GGT, albumina e creatinina mensalmente durante o primeiro trimestre e, depois, a cada 3 meses. Suspender quando os exames hepáticos forem persistentemente alterados

QUADRO 66-5 Medicamentos Empregados no Tratamento do LES *(Continuação)*

Leflunomida

- **Apresentação:** comprimidos de 20 mg
- **Doses e posologia:** 20 mg por dia ou em dias alternados
- **Efeitos adversos:** diarreia, náusea, vômitos, dor abdominal e dispepsia, úlceras orais, neuropatia periférica, doença pulmonar intersticial, erupção cutânea, hipertensão arterial, perda de peso e hepatotoxicidade (mais comum em associação ao MTX; acometimento grave é raro). O uso de colestiramina elimina mais rapidamente a droga do organismo, podendo ser utilizada em caso de intercorrências com a mesma ou para *washout* antes da gravidez. A leflunomida deve ser suspensa 2 anos antes da concepção planejada
- **Contraindicações:** mulheres em idade fértil sem contracepção, gravidez e lactação, homens com desejo reprodutivo, insuficiência renal moderada a grave e insuficiência hepática
- **Monitorização:** hemograma, creatinina e transaminases a cada 4 a 12 semanas; a elevação das enzimas hepáticas maior que 2 a 3 vezes o limite superior da normalidade implica na diminuição da dose ou suspensão da droga, com monitorização semanal subsequente. Monitorizar β-HCG

Azatioprina

- **Apresentação:** disponível em comprimidos de 50 mg
- **Doses e posologia:** 2 a 3 mg/kg/dia, por via oral, 1 vez por dia, de preferência junto a uma refeição
- **Precauções antes de iniciar:** hemograma com contagem de plaquetas, creatinina, TGO e TGP
- **Efeitos adversos:** infecções oportunistas (p. ex., varicela-zóster) e não oportunistas; mielossupressão (principalmente leucopenia); pancreatite aguda; hepatotoxicidade; febre e sintomas gripais; irritação gastrointestinal; doenças linfoproliferativas, como linfoma não Hodgkin
- **Contraindicações:** infecções ainda não controladas; deficiência da atividade da enzima TPMT (tiopurina metiltransferase, responsável pela metabolização da droga, que está presente em até 10% da população, apresentando risco maior de mielossupressão grave com doses habituais de azatioprina). Azatioprina pode ser usada na gravidez se os benefícios potenciais justificarem, como presença de doença grave e refratária a corticoide, entretanto, sua segurança não está totalmente comprovada
- **Monitorização:** hemograma, Cr, TGO e TGP mensalmente nos primeiros 2 ou 3 meses e, depois, a cada 3 meses. Se houver mudança na dose, repetir os exames em 2 semanas

Ciclofosfamida

- **Apresentações:** disponível em comprimidos com 50 mg e frascos-ampola de 200 mg e de 1 g
- **Doses e posologia:**
  - Dose oral: 1,5 a 2 mg/kg/dia, por via oral, 1 vez por dia no café da manhã. Não tem sido mais utilizado por esta via pelo risco de cistite hemorrágica
  - Dose intravenosa: 10-15 mg/kg em pulsos mensais, durante 6 a 8 meses. Iniciar com 10 mg/kg e aumentar até 15 mg/kg nos pulsos seguintes, até se observar leucopenia. Em caso de insuficiência renal, manter a dose em 10 mg/kg
- **Prevenção da cistite hemorrágica: ingerir** pelo menos 2 litros de líquidos por dia e avaliar prescrição de Mesna (2-**m**ercapto**e**tano **s**ulfonato de **Na**), na dose de 3 mg/kg/dia, principalmente se houver história de cistite hemorrágica ou na utilização de doses altas de ciclofosfamida.
- **Precauções antes de iniciar:** hemograma, Cr, EAS, TGO e TGP, β-HCG
- **Efeitos adversos:** infecções oportunistas (p. ex., varicela-zóster) e não oportunistas; cistite hemorrágica (mais frequente na posologia oral); infertilidade por falência ovariana; alopecia; mielossupressão (principalmente leucopenia); hepatotoxicidade; mal-estar; diarreia; malignidades: carcinoma de bexiga e doenças mieloproliferativas
- **Contraindicações:** gestação, infecções ainda não controladas
- **Monitorização:** hemograma, Cr, TGO, TGP e EAS duas semanas após cada pulso mensal; solicitar beta-HCG mensalmente. Manter a contagem de neutrófilos acima de 1.500/mm^3, ajustando a dose

QUADRO 66-5 Medicamentos Empregados no Tratamento do LES *(Continuação)*

Micofenolato de Mofetil

- **Apresentações:** disponível em comprimidos de 500 mg
- **Doses e posologia:** 1 a 3 g por dia, por via oral, em duas ou três tomadas. Iniciar com 1 comprimido por dia e aumentar a dose semanalmente até a dose-alvo para diminuir os efeitos colaterais gastrointestinais
- **Precauções antes de iniciar:** hemograma com plaquetas, creatinina, TGO e TGP, β-HCG
- **Efeitos adversos:** dor abdominal, náuseas e diarreia (principais, por vezes motivando a interrupção do tratamento pelo paciente); infecções oportunistas e não oportunistas; toxicidade medular; doenças linfoproliferativas e linfoma; hepatotoxicidade; queda de cabelos; febre e tosse; dores, cefaleia, insônia e tremores; dislipidemia; hipocalemia; erupção cutânea exantematosa
- **Micofenolato de sódio:** uma alternativa para quando os efeitos adversos gastrointestinais limitam a terapêutica é a troca do micofenolato de mofetil para este similar, que apresenta menos destes efeitos colaterais. Possui apresentação em comprimidos de 360 mg, sendo este equivalente a um comprimido de 500 mg do mofetil
- **Contraindicações:** gestação, infecções ainda não controladas
- **Monitorização:** hemograma, Cr, TGO e TGP a cada 2 ou 3 meses. Repetir hemograma 1 ou 2 semanas após cada mudança na dose

Belimumabe

- **Apresentações:** frasco-ampola de 120 e 400 mg
- **Doses e posologia:** 10 mg/kg em 120 minutos de infusão intravenosa 2 vezes no primeiro mês, seguida de dose mensal. A duração da terapia de manutenção ainda não foi determinada
- **Precauções antes de iniciar:** sorologia para HBV, HCV e HIV, pesquisa de contactante para tuberculose ou radiografia de tórax e PPD, vacinação de rotina
- **Efeitos adversos:** reações infusionais, cefaleias, artralgias, infecções do trato respiratório superior, do trato urinário e por influenza
- **Contraindicações:** infecções ainda não controladas. Suspender 4 meses antes da concepção e durante o aleitamento

Rituximabe

- **Apresentações:** frascos com 100 mg/10 mL ou 500 mg/50 mL
- **Doses e posologia:** 4 doses semanais de 375 mg/m² de superfície corpórea ou 2 doses quinzenais de 1.000 mg, ambas por um mês como terapia de indução, não havendo estudos comparando estes esquemas. Embora não haja consenso sobre o melhor esquema posológico de manutenção, estas doses (ou menores) também têm sido utilizadas 6 a 12 meses após a primeira dose
- **Precauções antes de iniciar:** sorologia para HBV, HCV e HIV, pesquisa de contactante para tuberculose ou radiografia de tórax e PPD, vacinação de rotina
- **Efeitos adversos:** reações infusionais leves a moderadas, neutropenia, infecções diversas (trato respiratório inferior, trato urinário) e especialmente por herpes, leucoencefalopatia multifocal progressiva (rara)
- **Contraindicações:** infecções ainda não controladas e hepatite B (risco de reativação)
- **Monitorização:** início da resposta em 4-8 semanas, avaliação da eficácia em 4 meses

BIBLIOGRAFIA

Bijlsma JW, Saag KG, Buttgereit F, da Silva JA. Developments in glucocorticoid therapy. *Rheum Dis Clin North Am* 2005;31:1-17.

Carvalho MAP, Lanna CCD, Bertolo MB, Ferreira GA. *Reumatologia: Diagnóstico e Tratamento*, 4.ed. Rio de Janeiro: AC Farmacêutica; 2014. 725 p.

Fauci AS et al. *Harrison's Principles of Internal Medicine*, 18.ed. New York: McGraw-Hill; 2011. 4016 p.

Firestein GS, Budd RC, Gabriel SE et al. *Kelley´s Textbook of Rheumatology*, 9.ed. Philadelphia: Elsevier; 2012. 2292 p.

Freire EAM, Souto LM, Ciconelli RM. Medidas de avaliação em Lúpus Eritematoso Sistêmico. *Rev Bras Reumatol* 2011;51(1):70-80.

Gladman DD, Ibanez D, Urowitz MB. Systemic Lupus Erythmatosus disease activity index 2000. *J Rhematol* 2002;29(2):288-91.

Hahn BH, McMahon MA, Wilkinson A et al. American College of Rheumatology guidelines for screening, treatment, and management of lupus nephritis. *Arthritis Care Res* 2012;64(6):797-808.

Jover JA, Leon L, Pato E et al. Long-term use of antimalarial drugs in rheumatic diseases. *Clinical and Exp Rheumatol* 2012;30(3):380-7.

Meggitt SJ, Anstey AV, Mohd Mustapa MF et al. British Association of Dermatologists' guidelines for the safe and effective prescribing of azathioprine. *British Journal of Dermatology* 2011 Oct;165(4):711-34.

Petri M, Orbai AM, Alarcón GS et al. Derivation and validation of the systemic lupus international collaborating clinics classification criteria of systemic lupus erythematosus. *Arthritis Rheum* 2012;64(8):2677-86.

Ramos-Casals M, Sanz I, Bosch X et al. B-cell-depleting Therapy in Systemic Lupus Erythematosus. *The American Journal of Medicine* 2012;125(4):327-36.

Sciascia S, Ceberio L, Garcia-Fernandez C et al. Systemic lupus erythematosus and infections: clinical importance of conventional and upcoming biomarkers. *Autoimmun Rev* 2012;12(2):157-63.

Van Vollenhoven RF, Mosca M, Bertasias G et al. Treat-to-target in systemic lupus erythematosus: recommendations from an international task force. *Ann Rheum Dis* 2014;73(6):958-67.

Weaning JJ, D´Agati VD, Schwartz MM et al. The classification of glomerulonephritis in systemic lupus erythematosus revisited. *J Am Soc Nephrol* 2004;15(2):241-50.

67 Síndrome Antifosfolipídica

Matheus Vieira Gonçalves ▪ *Flavio Victor Signorelli*

INTRODUÇÃO

Descrita pela primeira vez em 1983, a síndrome antifosfolipídica (SAF), ou síndrome de Hughes, representa um espectro de manifestações clínicas derivadas de eventos trombóticos arteriais, venosos ou obstétricos, associado à presença de autoanticorpos antifosfolipídios (aPL), sendo, atualmente, considerada a trombofilia adquirida mais comum.

Metade dos casos é classificada como primária, ocorrendo isoladamente. Os demais casos são classificados como secundários, quando a SAF cursa concomitantemente à outra desordem autoimune, sendo a mais comum delas o lúpus eritematoso sistêmico.

Os aPL podem ser encontrados em baixos títulos em 1-5% de indivíduos saudáveis sem repercussão sistêmica. Além disso, diversas infecções virais e bacterianas já demonstraram ser capazes de induzir o aparecimento transitório de aPL no soro de indivíduos, também sem maior impacto clínico.

MANIFESTAÇÕES CLÍNICAS

Os sinais e sintomas gerados pela SAF decorrem, primariamente, do sítio de trombose, do leito vascular acometido (arterial ou venoso), além da velocidade de instalação de todo o processo trombótico. Virtualmente, qualquer vaso do corpo, de qualquer calibre, pode ser acometido.

A trombose venosa profunda é a manifestação clínica mais comum, sendo mais frequente em membros inferiores, e pode ser acompanhada de tromboembolismo pulmonar. O acidente vascular encefálico e o ataque isquêmico transitório são as tromboses arteriais mais comuns, e o território mais acometido é o da artéria cerebral média. Outros sítios arteriais acometidos são coração (2º lugar) e rins (3º lugar).

A SAF é uma causa comum de morbidade gestacional. Nesta, incluem-se abortos de repetição, partos prematuros e perdas fetais, sendo que estas, quando ocorrem a partir da 10ª semana de idade gestacional, constituem a manifestação obstétrica mais específica desta síndrome.

Apesar de as manifestações trombóticas e obstétricas constituírem os critérios clínicos classificatórios da doença, outras manifestações clínicas são clássicas na SAF. Trombocitopenia, anemia hemolítica autoimune, enxaqueca, convulsões, livedo reticular e valvopatias cardíacas são exemplos destas, e não entram atualmente nos critérios classificatórios da doença, apesar de sugerirem esta etiologia. Os critérios são encontrados no Quadro 67-1.

A SAF catastrófica, ou síndrome de Asherson, é rara e muito grave, ocorrendo quando há tromboses em pelo menos três órgãos simultâneos, com intervalo máximo de 1 semana para o diagnóstico. O sítio mais acometido é o rim. Geralmente um fator precipitante pode ser identificado (infecções, procedimentos cirúrgicos, interrupção de terapia anticoagulante) e o quadro de múltiplas tromboses cursa com importante resposta inflamatória sistêmica.

| **QUADRO 67-1** | Critérios Classificatórios para SAF |

Critérios Clínicos

▪ Trombose vascular
  • Um ou mais episódios de trombose arterial, venosa ou de pequenos vasos em qualquer órgão ou tecido, confirmados por achados inequívocos de imagem ou exame histopatológico (excluindo-se vasculite). É importante notar que a trombose superficial não configura critério clínico
▪ Morbidade gestacional
  • Uma ou mais mortes de feto morfologicamente normal com mais de 10 semanas de idade gestacional, com morfologia fetal normal detectada por ultrassonografia ou exame direto do feto
  • Um ou mais nascimentos prematuros de feto morfologicamente normal com 34 semanas ou menos em virtude de eclâmpsia ou pré-eclâmpsia grave ou sinais reconhecidos de insuficiência placentária
  • Três ou mais abortamentos espontâneos antes de 10 semanas de idade gestacional com causas maternas anatômicas ou hormonais, ou causas cromossômicas paternas ou maternas excluídas

Critérios Imunológicos
▪ Anticoagulante lúpico presente ($\geq$ 1,2 pelo método RVVT) no plasma em duas ou mais ocasiões, com intervalo de no mínimo 12 semanas, detectado de acordo com as recomendações da Sociedade Internacional de Trombose e Hemostasia ▪ Anticardiolipina IgG e/ou IgM em títulos moderados a altos (> 40) em duas ou mais ocasiões, com intervalo de no mínimo 12 semanas; o teste deve ser ELISA padronizado ▪ Anti-b2 glicoproteína I IgG e/ou IgM presente no plasma em duas ou mais ocasiões, com intervalo de no mínimo 12 semanas; o teste deve ser ELISA padronizado e é considerado positivo quando maior que o percentil 99, de acordo com os valores de referência de cada laboratório

É necessária a soma de pelo menos um critério clínico e um imunológico.

DIAGNÓSTICO

Conforme visto no quadro 67-1 é necessária a presença de aPL no soro dos pacientes. Diante da suspeita da SAF, devem ser solicitados: anticoagulante lúpico (LAC), anticardiolipina (aCL) IgM (MPL) e IgG (GPL), e anti-2 glicoproteína I (anti-β2GPI) IgM ou IgG. Sabe-se que as manifestações trombóticas se correlacionam mais a altos títulos destes, especialmente aos isotipos IgG. Os anticorpos do tipo IgA, por ora, não fazem parte dos critérios classificatórios. Um resultado negativo logo após um evento trombótico não exclui a hipótese de SAF, sendo necessária a repetição deste exame pelo menos dois meses após o episódio agudo.

A sensibilidade deste critério classificatório é de 89%, e sua especificidade de 100%. Neste contexto, vale lembrar a descrição na literatura da SAF "soronegativa", na qual encontramos manifestações clínicas típicas da síndrome, porém com aPL negativos. Isto pode ser causado por resultados falso-negativos (síndrome nefrótica, amostra de plasma com plaquetas, fase aguda após evento trombótico, corticoterapia concomitante), ou pelo envolvimento de outros aPL ainda não descritos até então.

DIAGNÓSTICO DIFERENCIAL

As manifestações trombóticas da SAF podem estar presentes em outras trombofilias. Nesse contexto, é válida a realização de um painel de trombofilias, contendo:

- Pesquisa da mutação do fator V de Leiden.
- Pesquisa da mutação do gene G20210A da protrombina.
- Pesquisa da mutação 677T no gene da enzima MTHFR.

- Dosagem de proteína C.
- Dosagem de proteína S.
- Dosagem de antitrombina.
- Dosagem de fibrinogênio.
- Dosagem de homocisteína.

Além disso, é importante a identificação de outras causas de trombose, como síndrome nefrótica, insuficiência venosa, imobilização prolongada, obstrução vascular e tumores liberadores de tromboplastina; e de fatores de risco precipitantes como obesidade, tabagismo e uso de estrogênios exógenos.

TRATAMENTO E PROFILAXIA

A terapia de escolha para SAF com manifestação trombótica é a anticoagulação com cumarínicos ou heparinas, independente se sua etiologia é primária ou secundária. O papel dos novos anticoagulantes orais na SAF ainda aguarda resultados de estudos sobre sua segurança e indicação, existindo alguns relatos de eventos trombóticos em vigência destas novas medicações.

Após evento trombótico pela SAF, seja venoso ou arterial, o tratamento com inibidor da vitamina K a longo prazo não difere da terapia em pacientes com trombose por outro motivo. A anticoagulação, nesses casos, deverá ser por toda a vida, mantendo-se INR alvo entre 2-3 para eventos venosos. Eventos arteriais ou recorrência de trombose venosa com terapia adequada (INR no alvo) devem objetivar INR entre 3-4, ou 2-3 associados à aspirina em baixas doses. O ajuste ambulatorial da dose do cumarínico visando o INR desejado não difere do ajuste desta droga em outras condições (ver Anticoagulação Oral).

Nos casos de SAF obstétrica, apesar de haver muita divergência na literatura, podemos nos deparar com basicamente três tipos de situações:

- *Gestante assintomática aPL positivo:* pode-se observar apenas, ou iniciar o uso de AAS (idealmente antes da gestação).
- *Gestante com manifestações exclusivamente obstétricas prévias:* recomenda-se o uso de AAS combinado com heparina em doses profiláticas durante a nova gestação.
- *Gestante com manifestações trombóticas prévias ou com falha terapêutica na situação anterior:* recomenda-se o uso de AAS associado à heparina em dose plena.

É importante lembrar que o uso de varfarina no primeiro trimestre de gestação está absolutamente contraindicado, pela sua teratogenicidade (principalmente hipoplasia da ponte do osso nasal).

Ainda, vale ressaltar a importância do controle de fatores de risco cardiovasculares, que aumentam a chance de eventos trombóticos independentemente da SAF. Portanto, o controle da obesidade, dislipidemia, homocisteína sérica, hipertensão arterial, diabetes, além da interrupção do tabagismo e de anticoncepcionais orais à base de estrogênio, são medidas que devem constar na abordagem terapêutica dos pacientes portadores da síndrome. Para a contracepção destes pacientes, deve-se optar pelo uso contínuo de anticoncepcionais orais à base de progesterona, ou métodos de barreira como dispositivos intrauterinos de cobre ou progesterona (Mirena).

A profilaxia primária com AAS em baixas doses está indicada em pacientes que nunca manifestaram eventos trombóticos/obstétricos prévios, mas apresentam um perfil sorológico dito de alto risco, como:

- Presença do anticoagulante lúpico.
- Persistência isolada de GPL em médios a altos títulos.
- Tripla positividade – LAC, aCL e anti-β2GPI positivos.

Em casos de imobilização prolongada de membros inferiores, como em viagens de ônibus ou avião, está indicado o uso de heparina de baixo peso molecular em doses profiláticas.

BIBLIOGRAFIA

Bertolaccini ML, Amengual O, Andreoli L et al. 14th International Congress on Antiphospholipid Antibodies Task Force Report on antiphospholipid syndrome laboratory diagnostics and trends. *Autoimmun Rev* 2014;13(9):917-30.

Carvalho MAP, Lanna CCD, Bertolo MB, Ferreira GA. *Reumatologia: Diagnóstico e Tratamento*, 4.ed. Rio de Janeiro: AC Farmacêutica; 2014. 725 p.

Cervera R, Conti F, Doria A et al. Does seronegative antiphospholipid syndrome really exist? *Autoimmun Rev* 2012;11(8):581-4.

Clowse ME. Managing contraception and pregnancy in the rheumatologic diseases. *Best Pract Res Clin Rheumatol* 2010;24(3):373-85.

de Jesus GR, Agmon-Levin N, Andrade CA et al. 14th International Congress on Antiphospholipid Antibodies Task Force Report on Obstetric Antiphospholipid Syndrome. *Autoimmunity Reviews* 2014;13(8):795-813.

Erkan D, Aguiar CL, Andrade A et al. 14th International Congress on Antiphospholipid Antibodies Task Force Report on Antiphospholipid Syndrome Treatment Trends. *Autoimmunity Reviews* 2014;13(6):685-96.

Miyakis S, Lockshin MD, Atsumi T et al. International consensus statement on an update of the classification criteria for definite antipholid syndrome (APS). *J Thromb Haemostasis* 2006;4(2):295-306.

Petri M. Antiphospholipid syndrome. *In*: Klippel JH, Stone JH, Crofford JL, White PH. *Primer on rheumatic diseases*, 13.ed. Nova Iorque: Springer; 2008. p. 337-40.

Ruiz-Irastorza G, Cuadrado MUJ, Ruiz-Arruza I et al. Evidence-based recommendations for the prevention and long-term management of thrombosis in antiphospholipid antibody-positive patients: Report of a Task Force at the 13th International Congress on Antiphospholipid Antibodies. *Lupus* 2011;20(2):206-18.

Signorelli F, Nogueira F, Domingues V et al. Thrombotic events in patients with antiphospholipid syndrome treated with rivaroxaban: a series of eight cases. *Clin Rheumatol* 2015;35(3):801-5.

68 Vasculites

Ana Carolina Felippe Pacheco ▪ *Flavio Victor Signorelli*

As vasculites são um grupo de doenças inflamatórias, que podem ser primárias ou secundárias a doenças sistêmicas, cujo diagnóstico muitas vezes é dificultado pela natureza inespecífica e pela diversidade dos sintomas. Contudo, faz-se necessário um alto grau de suspeição diante deles, em razão da elevada morbimortalidade desse grupo de doenças.

FISIOPATOLOGIA

As vasculites são caracterizadas pela presença de leucócitos nas paredes dos vasos, que geram um processo inflamatório danoso às estruturas murais (vasculite leucocitoclástica). Neste cenário, correm em paralelo: **a perda da integridade da parede**, que propicia sangramentos e trombose, e o **comprometimento da luz do vaso**, gerando ativação do sistema de coagulação e de complemento, levando à isquemia e necrose.

A possibilidade de acometimento de vasos de qualquer calibre confere ao grupo das vasculites um vasto leque de sinais e sintomas, e é justamente o padrão da apresentação clínica que deverá nortear a investigação diagnóstica.

CLASSIFICAÇÃO

A Conferência de Chaper Hill definiu classificação largamente utilizada, que vem sofrendo mudanças ao longo das últimas décadas, à medida que o conhecimento sobre o tema vai-se ampliando (Quadro 68-1). As vasculites são classificadas de acordo com o calibre dos vasos acometidos, predominantemente, em cada doença, embora haja sobreposição entre esses grupos. Ao final do capítulo, abrangeremos, especificamente, as principais características das vasculites primárias quanto às manifestações clínicas, diagnóstico e tratamento (Quadro 68-2).

QUADRO 68-1 Classificação de Chaper Hill Atualizada (2012)

Grandes vasos	1. Arterite de Takayasu 2. Arterite de células gigantes
Vasos de médio calibre	1. Poliarterite nodosa 2. Doença de Kawasaki
Pequenos vasos	1. Vasculites associadas a anticorpos anticitoplasma de neutrófilos (ANCA): • Poliangeíte microscópica • Poliangeíte granulomatosa (antiga granulomatose de Wegener) • Granulomatose eosinofílica com poliangeíte (antiga Churg-Strauss) 2. Vasculite de pequenos vasos por complexos imunes: • Doença antimembrana basal glomerular • Vasculite crioglobulinêmica • Vasculite por IgA (antiga Henoch-Schonlein) • Vasculite urticariforme hipocomplementêmica (vasculite anti-C1q)
Vasos de tamanho variado	1. Doença de Behçet 2. Síndrome de Cogan
De um único órgão	1. Angeíte leucocitoclástica cutânea 2. Arterite cutânea 3. Vasculite primária do sistema nervoso central 4. Aortite isolada 5. Outras
Associada à doença sistêmica	1. Vasculite lúpica 2. Vasculite reumatoide 3. Vasculite sarcoide 4. Outras
Associada à etiologia provável	1. Vasculite crioglobulinêmica associada à hepatite por vírus C 2. Vasculite associada à hepatite por vírus B 3. Aortite associada a sífilis 4. Vasculite mediada por imunocomplexo relacionada com a droga 5. Vasculite ANCA-mediada relacionada com droga 6. Vasculite associada à neoplasia 7. Outras

QUADRO 68-2 Vasculites Primárias: Manifestações Clínicas, Diagnóstico e Tratamento

Classificação	Perfil do paciente	Manifestações Clínicas	Critérios diagnósticos	Observações	Tratamento
Arterite de Takayasu • Grandes vasos • Granulomatosa	Mulheres com menos de 40 anos	Febre; mal-estar; perda ponderal; mialgia; claudicação de membros; anormalidades de pulsos; cefaleia; HAS de difícil controle	Por imagem		Prednisona 45-60 mg/dia. Metade dos pacientes não remite com CTC: + AZA ou micofenolato ou MTX ou tocilizumab ou leflunomida. Ciclofosfamida para os ainda refratários. Angioplastias ou enxertos são considerados nos casos com estenose arterial irreversível e isquemia importante
Arterite de células gigantes • Grandes vasos • Granulomatosa	Idosos, principalmente mulheres	Cefaleia recente; febre de origem obscura; claudicação de mandíbula; anemia; distúrbios visuais	Por biópsia, porém nem todas são conclusivas; imagens têm importante papel, tanto por critérios diagnósticos e prognósticos, como para orientar a biópsia (US de artéria temporal, angiorressonância magnética e PET, a serem solicitados nessa ordem quando o anterior não for conclusivo)	Associação com polimialgia reumática – rigidez matinal de cintura pélvica e escapular, que poupa mãos e pés	Prednisona 40-60 mg/dia por 2 a 4 semanas, com redução progressiva. Eventualmente é possível ficar sem droga se houver longo período sem sintomas. Metotrexate pode ser usado em terapia adjuvante. Manutenção com tocilizumab

(Continua)

QUADRO 68-2 Vasculites Primárias: Manifestações Clínicas, Diagnóstico e Tratamento (Continuação)

Poliarterite nodosa	• Vasos de médio calibre • Imunocomplexo	Adultos a partir da meia-idade, incidência aumenta com a idade (pico na 6ª década), predomina em homens (1,5:1,0)	Dor articular, muscular e neuropática; mononeurite múltipla; hipertensão; angina intestinal; orquite; úlceras em extremidades; insuficiência renal sem glomerulonefrite	Biópsia de nervo periférico e arteriografia	Ausência de lesão alveolar e glomerular; HBsAg positivo em até 40% dos casos	Nos casos leves, monoterapia com CTC, caso haja resistência ou intolerância à dose do CTC, associa-se azatioprina ou metotrexate. Nos casos graves, deve-se fazer CTC associada à ciclofosfamida
Doença de Kawasaki	Vasos de médio calibre Imunocomplexo	Infância, sendo 90% dos pacientes com menos de 5 anos; preferência pelo sexo masculino	Febre, inflamação de pele e mucosa, conjuntivite bilateral não exsudativa, eritema de lábios e mucosa oral, *rash*, alterações de extremidades, adenomegalia cervical, pródromos gastrointestinais ou respiratórios; aneurismas cardíacos	Febre por pelo menos 5 dias sem outra causa aparente + pelo menos 4 dos seguintes: 1. Conjuntivite bilateral. 2. Alterações em membrana de mucosa oral. 3. Edema ou eritema de mãos e pés ou descamação. 4. *Rash* polimorfo. 5. Linfadenopatia cervical (pelo menos um linfonodo maior que 15 mm de diâmetro)		Imunoglobulina dose única com infusão por 8-12 horas (preferencialmente até o 10º dia de doença) + AAS em dose alta até 48h após resolução da febre, sendo então reduzido e mantido até normalização dos exames laboratoriais (na presença de doença cardíaca, manter). Pode-se associar CTC em casos de risco aumentado de resistência à imunoglobulina

Poliangeíte granulomatosa (antiga granulomatose de Wegener)	▪ Pequenos vasos ▪ Granulomatosos	Homens brancos na 5ª década	Acometimentos de vias aéreas superiores e inferiores com acometimento orbital e úlceras orais dolorosas; acometimento pulmonar e glomerular	Biópsia com granuloma inflamatório; p-ANCA positivo (antiproteinase-3) em até 95% dos casos	Alterações no RX tórax e EAS	Indução: CTC altas doses (1 mg/kg/dia) + ciclofosfamida 3-4 meses Manutenção: azatioprina ou metotrexate. Rituximab (+CTC) tem sido usado para indução e manutenção na doença moderada a grave, bem como o MTX (+ CTC) na doença leve a moderada
Poliangeíte microscópica	▪ Pequenos vasos ▪ Imunocomplexo (principalmente nos casos relacionados com a hepatite B)	Sétima década de vida	Síndrome pulmão-rim grave e aguda na maioria dos casos	p-ANCA em 75% dos casos (mieloperoxidase é o principal antígeno); biópsia com escassez de depósitos imunes		Veja tratamento da poliangeíte granulomatosa

(Continua)

QUADRO 68-2 Vasculites Primárias: Manifestações Clínicas, Diagnóstico e Tratamento *(Continuação)*

Granulomatose eosinofílica com poliangeíte (antiga Churg-Strauss)	▪ Pequenos vasos ▪ Granulomatosa	Idade média de aparecimento da doença 40 anos, sem preferência por sexo	História de asma de difícil controle; eosinofilia; marcadores inflamatórios elevados; podem estar presentes linfadenopatia e lesões cutâneas	Relacionada com p-ANCA positivo, porém menos frequente	Quadro clínico similar ao da poliangeíte microscópica, mas lesão renal não costuma ser grave	Veja tratamento da poliangeíte granulomatosa
Doença de anticorpos antimembrana basal glomerular	▪ Pequenos vasos ▪ Imunocomplexos	Crianças mais velhas e adultos em todas as fases, predomina em homens, com menos de 30 anos, e em mulheres, com mais de 50 anos	Hemorragia pulmonar; glomerulonefrite com necrose e crescentes	Pela biópsia na maioria dos casos: glomerulonefrite com crescente na microscopia óptica e depósitos lineares de IgG ao longo dos capilares glomerulares na eletrônica. Teste sorológico com anticorpo anti-MBG (ELISA) indisponível em nosso meio	Quando presentes quadro renal + pulmonar = síndrome de Goodpasture. Esta costuma ser mais presente nos jovens, enquanto idosos apresentam a doença mais limitada ao rim	CTC + ciclofosfamida + plasmaférese (de preferência diariamente, por 2 a 4 semanas)

Vasculite crioglobulinêmica	▪ Pequenos vasos ▪ Imunocomplexos	Neuropatia periférica, raramente SNC; glomerulonefrite; fenômeno de Raynaud; livedo reticular; púrpura palpável; telangiectasias; úlceras; artralgia; infartos digitais	Complemento baixo (C4); FR+; FAN+; crioglobulinas circulantes	Mais de 90% dos casos têm relação com HCV. Pode haver falsos-negativos (e a persistência no resultado pode dar o diagnóstico). A presença de crioglobulinas isoladamente não determina vasculite	Ideal: tratamento da causa base. Considerar: imunossupressão/imunomodulação
Vasculite por IgA (antiga Henoch-Schonlein)	▪ Pequenos vasos ▪ Imunocomplexos	Infância e adolescência	(Antecedida por síndrome viral; púrpura palpável em região extensora de MMII e em glúteos); artrite; dor abdominal; glomerulonefrite	Biópsia de pele com depósitos de IgA	Quando ocorre no adulto, a gravidade do quadro costuma ser maior	Hidratação + repouso. AINE na dor abdominal e artralgia leves e CTC quando mais intensas. Pulso com metilprednisona no adulto com nefrite crescente
Urticariforme hipocomplementêmica (vasculite anti-C1q)	▪ Pequenos vasos ▪ Imunocomplexos	Preferencialmente mulheres, com pico na 4ª década de vida	Glomerulonefrite; artrite; doença pulmonar obstrutiva; inflamação ocular	Anticorpos anti-C1q		Tratamento com base em relatos de casos, corticoterapia é o ponto principal. Podem ser necessários anti-histamínicos e AINEs

(Continua)

QUADRO 68-2 | Vasculites Primárias: Manifestações Clínicas, Diagnóstico e Tratamento (Continuação)

Doença de Behçet	Vasos de calibre variado	Homens jovens	Úlceras orais e genitais dolorosas; uveíte; patergia; foliculite disseminada; eritema nodoso; tromboses arteriais e venosas; aneurismas arteriais	Por critério, afta oral recorrente + pelo menos dois dos seguintes: 1. afta genital recorrente 2. lesões no olho (uveíte anterior ou posterior) presença de células no vítreo, ou vasculite de retina) 3. lesões de pele (eritema nodoso, pseudovasculite, lesões papulopustulares, nódulos acneiformes) 4. Teste de patergia positivo (pápula e pelo menos 2 mm, 24-48 h após inserção oblíqua de uma agulha de 5 mm, 20 gauge)	*Minor:* colchicina, se refratários: CTC. Considerar CTC ou outro imunossupressor já no início em caso com eritema nodoso e pioderma gangrenoso *Major* (disfunção de órgão nobre): CTC dose alta + segunda droga (azatioprina, anti-TNF, ciclosporina, interferon alfa, ciclofosfamida, metotrexate)

	Vasos de calibre variado	Adultos jovens	Ceratite intersticial e disfunção vestibuloauditiva	Com base na presença das alterações descritas no item anterior	Agentes tópicos para a doença limitada aos olhos e terapia imunossupressora para casos com doença ocular extensa, vasculite sistêmica ou acometimento de orelha interna. Nesses casos se faz CTC e pode ser necessária terapia adjuvante com segundo imunossupressor em casos mais graves
Síndrome de Cogan					
Vasculite leucocitoclástica cutânea	Vasculite de único órgão	Maiores de 16 anos	Hipersensibilidade aos antígenos (drogas, infecções, autoantígenos); eritema maculopapular, púrpura palpável, vesículas, bolhas, úlceras e nódulos subcutâneos. Predileção por membros inferiores	Em geral pela história clínica e achados da biópsia	Deve-se buscar fator causal (presente em até 70% dos casos). Drogas envolvidas: penicilina, sulfa, propiltiouracil, tiazídicos, AINEs, dipirona, alopurinol	Analgésicos e anti-histamínicos na doença leve. CTC 0,5 mg/kg/dia na doença complicada ou crônica idiopática + colchicina ou dapsona para os que não conseguem desmamar o CTC sem retorno dos sintomas. Casos refratários: azatioprina, metotrexate ou micofenolato

AZA, azatioprina; CTC, corticoide; MTX, metotrexate.

MANIFESTAÇÕES CLÍNICAS
É um grupo heterogêneo de doenças, porém, de maneira geral, estão presentes sintomas constitucionais e evidências de disfunção orgânica. Na história da doença podem ser encontrados: fadiga, febre, perda ponderal, dor articular e inflamação ocular (principalmente episclerite). A presença de exposição a drogas, hepatites virais e sintomas associados no último ano sempre deve ser pesquisada. São características muito sugestivas de vasculite: os marcadores inflamatórios elevados; a dor marcante seja ela articular, muscular ou neurológica; o início subagudo do quadro e o acometimento de vários sistemas. A presença de hemoptise está relacionada com a doença de pequenos vasos ANCA positivo, e sua associação à glomerulonefrite compõe a síndrome pulmão-rim (hematúria microscópica, hipertensão, dispneia, hemoptise e insuficiência renal) que, quando presente, deve levantar a hipótese de vasculite. Já a presença de glomerulonefrite isolada sugere vasculites associadas ao ANCA e na Doença Antimembrana Basal Glomerular.

No exame físico é importante atentar para neuropatias sensitivas e motoras, pois tanto os quadros de mononeurite múltipla como o de polineuropatia periférica podem estar presentes. A púrpura palpável pode compor o quadro clínico das vasculites de pequenos vasos, bem como da poliarterite nodosa. Já o achado de pulsos reduzidos ou ausentes, sopros e diferenças da pressão arterial entre os membros são sugestivos de doenças de grandes vasos.

DIAGNÓSTICO
Não existem critérios estabelecidos para o diagnóstico das vasculites; contudo, marcadores inflamatórios costumam estar elevados, e como já mencionados, alterações orgânicas compatíveis com cada doença.

Na suspeita de vasculite, a avaliação inicial deve ter:

- Hemograma.
- Creatinina sérica.
- Marcadores da função hepática.
- Proteína C reativa e velocidade de hemossedimentação.
- Enzimas musculares.
- Sorologia para as hepatites virais.
- Crioglobulinas séricas.
- Análise do sedimento urinário.
- Eletrocardiograma.
- Hemoculturas para afastar infecção.

Em alguns casos, devem ser solicitados exames mais específicos, com base no grau de suspeição:

- Fator antinuclear: suspeição de LES.
- Complemento: reduzido no LES e na crioglobulinemia mista, o que não é visto em outras vasculites.
- ANCA (IFI):
    - c-ANCA positivo (padrão citoplasmático): altamente específico para granulomatose com poliangeíte, e corresponde ao anticorpo contra protease-3 (pelo método ELISA).
    - p-ANCA positivo (padrão perinuclear): corresponde à presença de diversos antígenos como mieloperoxidase (presente na poliangeíte microscópica e na granulomatose eosinofílica com poliangeíte); catepsina G; lactoferrina; azurocidina e elastase huma-

na leucocitária – HLE (presente na vasculite associada à cocaína e vasculite por outras drogas). O p-ANCA pode ser visto em outras doenças como LES, doença de Crohn e endocardite.
- *a-ANCA (atípico):* sem característica específica de nenhuma doença.
É importante lembrar que o ANCA não tem valor no acompanhamento da doença.

Outros exames podem ser necessários:

- Radiografia simples ou tomografia computadorizada de tórax nos casos de sintomas respiratórios ou hemoptise.
- Eletroneuromiografia se houver suspeita de mononeurite múltipla.
- Punção lombar com análise de liquor na suspeita de vasculite primária do SNC.

Para se chegar ao diagnóstico da doença, portanto, devem ser analisados vários fatores, entre eles:

- Padrão da lesão dos órgãos.
- Tamanho do vaso acometido.
- Dados histopatológicos: na maioria das vezes a biópsia é essencial, contudo, em alguns casos, ela não é possível, como na arterite de Takayasu sem indicação de intervenção cirúrgica.
- Achados no exame de imagem: a tomografia computadorizada e a ressonância magnética costumam ser os primeiros exames solicitados quando há suspeita de arterite de Takayasu, de células gigantes, ou de poliarterite nodosa, na qual podem estar presentes aneurismas de artérias mesentéricas e renais.

DIAGNÓSTICO DIFERENCIAL

Em geral estão presentes outras doenças reumatológicas; reações a drogas; doença aterosclerótica, tromboembólica e por vasospasmo. De acordo com o tamanho do vaso podemos dividir as possibilidades de diagnóstico diferencial:

- *Grandes vasos:* coarctação congênita da aorta; doenças do tecido conjuntivo.
- *Médio calibre:* mixoma atrial e outras neoplasias; doença tromboembólica.
- *Pequenos vasos:* endocardite infecciosa; sepse.

Deve-se sempre excluir a possibilidade de infecção e neoplasia maligna, tanto pelo fato de poderem simular vasculites, como pela possibilidade de piora do quadro e retardo no diagnóstico após o início da terapia imunossupressora. A síndrome do anticorpo antifosfolipídio é uma trombofilia adquirida sem vasculite e pode acometer vasos de qualquer calibre, fazendo diagnóstico diferencial com todas as vasculites.

TRATAMENTO

Pode-se dizer que o tratamento das vasculites, de uma forma geral, se faz em duas fases: na primeira se induz a remissão com doses moderadas e altas de glicocorticoides, dependendo da gravidade da doença em curso, associada a algum imunossupressor, a depender de qual vasculite estamos tratando; posteriormente, se faz a manutenção com doses progressivamente menores de drogas, que podem até ser descontinuadas.

Nas vasculites associadas ao ANCA, durante a indução faz-se prednisona 1 mg/kg/dia ou equivalente e em casos mais graves opta-se por pulsoterapia com metilprednisolona 15 mg/kg/dia ou 0,5-1 g/dia por 1-3 dias (grau D de recomendação). O agente imunossupressor de escolha para os casos com doença generalizada, que ameace a vida ou com lesão de órgão vital é a ciclofosfamida. Não há diferença na eficácia do tratamento oral para o intravenoso, e a ciclofosfamida deve ser substituída por outra droga menos tóxica em até 6 meses. Nos outros casos, o imunossupressor a ser escolhido é o metotrexate. O papel do rituximab está nas formas graves de apresentação da doença onde se tenha contraindicações à ciclofosfamida (alta dose acumulada, desejo de constituir prole), e naqueles com recidiva em vigência da mesma. A plasmaférese está indicada em caso de glomerulonefrite rapidamente progressiva com creatinina sérica maior que 5,8 mg/dL. A terapia com imunoglobulina venosa fica reservada para os pacientes infectados com sinal de doença em atividade e para os refratários ao tratamento inicial com corticoide e ciclofosfamida.

O risco de toxicidade pelo tratamento é alto e, por isso, deve-se fazer vigilância atenta enquanto este estiver presente. A vigilância de atividade da doença, por sua vez, se mantém por toda vida, na grande maioria dos casos. O avanço nas pesquisas sobre fisiopatologia das vasculites e a chegada dos imunossupressores biológicos na última década têm revolucionado o tratamento dessas doenças. Contudo, há ainda muito a ser descoberto e diversas linhas de tratamento estão em fases de estudo. Faremos uma breve revisão sobre o atual papel desses agentes no tratamento das vasculites.

- Anti-CD20 (rituximab): indução e manutenção nas vasculites associadas ao ANCA (mostrou-se não inferior à ciclofosfamida na indução e superior à azatioprina na manutenção) e nas recidivas em pacientes usando ciclofosfamida (mostrou-se superior); vasculite crioglobulinêmica infecciosa e não infecciosa; vasculite secundária à artrite reumatoide.
- Anti-BLyS (belimumab): vem sendo estudado como droga de manutenção nas vasculites associadas ao ANCA (em fase II).
- Antagonista receptor IL6 (tocilizumab): nas vasculites de grande calibre – na arterite de células gigantes como poupador de corticoide ou como terapia de manutenção; na arterite de Takayasu há casos de sucesso relatados.
- Anticorpos anti-IL5 (mepolizumab): ainda sendo estudado na poliangeíte eosinofílica com granulomatose, refratária ou recidivante.
- Inibidores de TNF: doença de Behçet (infliximab, adalimumab nos refratários); doença de Cogan com manifestações sistêmicas ou oculares (associação do infliximab com corticoide é a primeira linha de tratamento); terapia de segunda linha nas formas graves da doença de Kawasaki.
- Antagonista do receptor de complemento C5a: ainda sendo estudados no tratamento das vasculites associadas ao ANCA.
- Como droga de manutenção nas vasculites associadas ao ANCA (em fase II).

BIBLIOGRAFIA

Amarante GBD, Papi JAS. Vasculites. *In*: Cavalcanti AH, Muxfeldt ES. *Ambulatório de Clínica Médica*. Experiência do Hospital Universitário Clementino Fraga Filho, UFRJ: Revinter, 2011.. Seção VI, Cap. 40, p. 485-496

Anwar S, Karim MY. Update on systemic vasculitides. *J Clin Pathol* 2017;70(6):476-82.

Baldwin C, Carette S, Pagnoux C. Linking classification and therapeutic management of vasculitides. *Arthritis Res Ther* 2015;17:138.

Bateman H, Rehman A, Valeriano-Marcet J. Vasculitis-like syndroms. *Curr Rheumatol Rep* 2009;11:422-9.

Craven A, Robson J, Ponte C et al. ACR/EULAR-endorsed study to develop Diagnosis and Classification Criteria for Vasculitis (DCVAS). *Clin Exp Nephrol* 2013;17:619-21.

Durel CA, Berthiller J, Caboni S *et al.* Long-Term Follow-up of a Multicenter Cohort of 101 Pacients with Eosinophilic Granulomatosis With Polyangiitis (Churg-Strauss). *Arthritis Care Res* 2016;68:374-87.

Janette JC. Overview of the 2012 review Internacional Chapel Hill Consensus Conference nomenclature of vasculitides. *Clin Exp Nephrol* 2013;17(5):603-6.

Rao JK, Allen NB, Pincus T. Limitations of the 1990 American College of Rheumatology classification criteria in the diagnoses of vasculitis. *Ann Intern Med* 1998;129(5):345-52.

Souza AWS, Calich AL, Mariz HA *et al.* Recommendations of the Brazilian Society of Rheumatology for the induction therapy of ANCA-associated vasculitis. *Rev Bras Reumatol* 2017;57 Suppl. 2:484-96.

Parte X Alterações Neurológicas e Psiquiátricas

69 Cefaleias e o Clínico Geral

Renan Vallier ▪ Livia de Almeida Afonso ▪ Maurice Borges Vincent

INTRODUÇÃO

O termo **cefaleia** tem origem grega – *kephalaía* e significa, simplesmente, **dor de cabeça**.

Embora popularmente utilizada para se referir a dores em qualquer região do crânio, *cefaleia* se restringe à dor craniana localizada na região que vai das sobrancelhas até a nuca. Dores no rosto são denominadas **algias faciais** e dores na região do pescoço são chamadas de **cervicalgias**. Exceções a esta regra são as hemicranias, algumas neuralgias e padrões de irradiação de enxaqueca.

De todas as dores, a cefaleia é, provavelmente, a mais comum no mundo, embora fique atrás das lombalgias quando se refere à principal causa de busca por atendimento médico e absenteísmo. Geralmente, uma parte considerável dos casos registrados de dores de cabeça se deve a condições patológicas não neurológicas, mas a dúvida acerca da existência de doença intracraniana é sempre um assunto delicado para o clínico. Portanto, é indispensável o conhecimento básico sobre os principais tipos de cefaleia e a avaliação neurológica inicial que deve ser feita pelo clínico.

A alta frequência de cefaleias pode ser atribuída ao fato de a cabeça estar mais propensa a sentir dor. A explicação para isto está na maior densidade de receptores para dor na face e no escalpo do que em outras partes do corpo, afinal muitas estruturas delicadas e de alta importância se encontram no crânio – não apenas as do sistema nervoso, mas também os olhos, orelhas e demais órgãos fundamentais à sobrevivência. Além disso, o acometimento direto destes elementos pode resultar em manifestação dolorosa irradiada para locais específicos da cabeça.

O conteúdo deste capítulo visa ao aprimoramento do médico generalista sobre os principais tipos de cefaleia e como abordá-los: quando considerar origem primária ou secundária, solicitar exame de imagem, internar o paciente para melhores cuidados e encaminhar ao neurologista.

EPIDEMIOLOGIA

As cefaleias acometem pessoas de todas as idades, mas possuem implicações clínicas distintas de acordo com a faixa etária. Além disso, vale mencionar que determinados tipos de cefaleia têm predileção por sexo e algumas etnias.

Em geral, ao se falar de dor de cabeça, a primeira doença a vir em mente é **enxaqueca** (ou **migrânea**), talvez pela sua alta frequência na população e por ser um importante motivo de procura por atendimento médico. Apesar desta impressão verdadeira, mas superficial, a enxaqueca não é a cefaleia mais comum. A dor de cabeça mais comum é **cefaleia do tipo tensão (ou cefaleia do tipo tensional – CTT), embora seja menos frequente nos atendimentos ambulatorial e emergencial.**

Estima-se que a prevalência das cefaleias em geral seja de, aproximadamente, 50% na população mundial, sendo de 41% na América do Sul, conforme dados levantados pelo *The Global Campaign Against Headache*. Esses dados demonstraram também a prevalência da CTT em 38%, mundialmente, e 46% na América do Sul, destacando-a da frequência da enxaqueca, estimada em 10% globalmente, 9% na América do Sul e, mais especificamente, 12-16% no Brasil.

As cefaleias são altamente prevalentes em departamentos de emergência e ambulatórios de clínica médica. Além disso, mais de 94% dos homens e 99% das mulheres apresentam algum tipo de dor de cabeça em certo momento de suas vidas. Para traçar uma perspectiva geral com outras doenças, o estudo *Global Burden of Diseases Study 2013* lista dois tipos de cefaleia dentre as 10 doenças mais prevalentes e as principais causas de incapacidade em todo o mundo. Neste estudo, cefaleia do tipo tensão e enxaqueca ocuparam as 4ª e 6ª posições mundialmente e 8ª e 9ª posições no Brasil, respectivamente.

Logo, é fundamental para o clínico ter conhecimento básico, para ser capaz de identificar o tipo de cefaleia – se primária ou secundária – e, assim, efetuar o diagnóstico correto e o manejo adequado.

PONTOS PRÁTICOS PERTINENTES (PARA O CLÍNICO)

Aqui serão abordados assuntos considerados importantes para a prática do clínico geral, envolvendo dúvidas relativamente frequentes no dia a dia em um serviço médico.

Cefaleias Secundárias Neurológicas *vs.* Não Neurológicas

Muitos casos de cefaleia (39%) decorrem de afecções não neurológicas, como crises hipertensivas, febres e sinusinopatias, mas apenas cerca de 5% das cefaleias são secundárias a etiologias especificamente neurológicas. Dentre as causas neurológicas mais comuns destacam-se: pós-traumatismo craniano (a mais comum neste grupo), lesões intracranianas e doenças da medula cervical (as raízes cervicais superiores são responsáveis pela sensibilidade da região posterior da cabeça e do pescoço).

Cefaleia e Hipertensão Arterial Sistêmica (HAS)

A crença popular cita cefaleia como um dos sintomas mais comuns de HAS. Desde 1913, estudos de associação entre estas duas condições foram realizados para verificar se há de fato alguma relação de causalidade entre eles. Dados objetivos sugerem que cefaleia NÃO é um sintoma de hipertensão arterial crônica.

Na verdade, existem dados suficientes comprovando que HAS leve (140-159/90-99 mmHg) ou moderada (160-179/100-109 mmHg) NÃO causam dores de cabeça. Ao contrário do que muitos poderiam pensar, um estudo de Hagner e Stovner envolvendo 22.685 adultos na Noruega revelou que aqueles hipertensos com pressão arterial sistólica (PAS) maior ou igual a 150 mmHg possuem risco 30% menor de manifestar cefaleias de padrão não enxaquecoso em relação àqueles com PAS menor ou igual a 140 mmHg. O mesmo padrão, proporcionalmente inverso, foi apresentado em relação aos valores de pressão arterial diastólica (PAD) e risco de cefaleia. Neste estudo não houve associação clara com migrânea. Contudo, vale ressaltar que boa parte dos pacientes hipertensos utiliza em sua terapia anti-hipertensiva propranolol ou outros betabloqueadores, com razoável efeito profilático contra migrânea, o que reduz o risco de manifestarem cefaleia de fenótipo enxaquecoso.

Embora a hipertensão arterial crônica não tenha relação com cefaleia, existem situações em que o aumento da pressão arterial é a causa da dor. Tais ocasiões são reconhecidas pela *International Headache Society* (IHS) e são mencionadas na terceira edição da *International Classification of Headache Disorders* (ICHD-3 Beta). Em suma, são condições que podem ocasionar crises hipertensivas agudas em pessoas anteriormente sem HAS ou complicações da HAS, conforme listado a seguir:

- Feocromocitoma.
- Crise hipertensiva (PA ≥ 180/120 mmHg) SEM encefalopatia.
- Encefalopatia hipertensiva.
- Eclâmpsia ou pré-eclâmpsia.
- Disreflexia autonômica (disautonomia potencialmente fatal em pacientes com lesão medular que geralmente se manifesta por meio de paroxismos de hipertensão e outros sinais disautonômicos desencadeados por irritação vesical ou intestinal, como infecção, distensão ou impacto).
- Resposta vasopressora aguda a agentes exógenos (p. ex., paciente em uso de inibidor da monoaminoxidase que ingere vinho e/ou queijos).

Portanto, é importante que diante de um paciente com cefaleia e hipertensão de longa data – e não incluso em nenhuma das situações acima –, o clínico direcione suas hipóteses para outras causas de cefaleia primária ou secundária.

Cefaleia e Erros de Refração Ocular

Outra convicção popular é a de cefaleias, comumente, decorrerem de problemas oculares de refração ("visão fraca") ou à tensão dos olhos (astenopia ou "forçar a vista"). Embora os erros de refração possam, realmente, causar dores de cabeça – como reconhecido pela IHS –, esse tipo de cefaleia secundária é menos comum do que se imagina. As evidências mais consistentes vêm de estudos com crianças e alguns casos relatados com adultos. Outra situação cuja associação com cefaleia é mais frequente do que se supõe é a chamada deficiência de convergência. Não há evidência sólida de que a convergência seja causa significativa de cefaleias em geral.

A manifestação é tipicamente de desconforto periocular, pressão retro ou supraorbital e sensação de pálpebras pesadas durante períodos de uso intenso dos olhos (fadiga da musculatura ocular extrínseca). Pode ainda haver associação de injeção conjuntival leve e lacrimejamento, mas o padrão é que os sintomas melhorem com repouso dos olhos.

No entanto, pode ser difícil distinguir esse tipo de dor da CTT. Somando isso à alta frequência de CTT e erros de refração na população geral, há uma grande probabilidade dessas duas doenças coexistirem, contribuindo para que essa cefaleia secundária seja superdiagnosticada.

Cefaleia e Disfunção Temporomandibular (DTM)

Estudos recentes demonstram alta prevalência de DTM nos EUA (46%) e cerca de 10% da população geral apresenta dor na junção temporomandibular. Ainda, estima-se que aproximadamente 75% da população desenvolva um sinal ou sintoma de DTM durante suas vidas, mas menos de 5% dessas pessoas têm necessidade de tratamento específico.

A partir desses dados, é possível inferir que a DTM é uma condição comum na população e, por isso, pode coexistir com outras afecções também comuns sem necessariamente ter relação de causa-efeito com elas. Além disso, faltam bons estudos que estabeleçam claramente o diagnóstico de cefaleia secundária à DTM, a não ser quando a apresentação clínica seja inequívoca e haja claros sinais de DTM. A presença de *clicks* de abertura e fechamento da boca, como um exemplo, não é suficiente para o diagnóstico.

Todavia, a relação da DTM com a piora do padrão de cefaleias primárias – principalmente migrânea – é bem estabelecida. Logo, a principal aplicação da DTM nas cefaleias é como fator de piora nas cefaleias primárias, apesar da DTM em si ser uma causa direta, mas pouco comum, de cefaleia secundária.

Outras Causas Não Neurológicas de Cefaleia Secundária

Conforme já mencionado anteriormente, a maior parte das cefaleias secundárias é decorrente de afecções não neurológicas. Aquelas de maior valor informativo para o clínico foram discutidas brevemente nos tópicos anteriores, porém dois grupos de cefaleia secundária não neurológica ainda devem ser mencionados.

O primeiro grupo é o das **cefaleias secundárias a infecções sistêmicas**, como gripe, dengue e demais arboviroses, rinossinusites infecciosas etc. Tais moléstias comumente provocam dores pelo corpo, em razão da cascata de ativação de células inflamatórias e marcadores pró-inflamatórios. Como as estruturas cranianas são densamente inervadas por nociceptores, a apresentação da dor na cabeça pode ser mais intensa. Apesar de cada agente etiológico ter alguma participação direta no mecanismo de dor, as cefaleias enquadradas neste setor não apresentam qualquer característica única ou específica para seu diagnóstico, ao contrário do observado nas cefaleias primárias (ver adiante).

Além disso, infecções sistêmicas – como já é bem conhecido pelos clínicos – cursam com uma série de sintomas mais característicos referentes a sua etiologia, como febre, astenia, artralgias, mialgias e mal-estar. Por vezes, sintomas mais específicos, como linfadenopatias restritas a uma determinada região, permitirão o diagnóstico com mais acurácia.

Por fim, o conhecimento das **cefaleias secundárias a desordens craniocervicais** (de olhos, nariz, seios paranasais, boca, dentes, orelhas e demais estruturas do crânio e do pescoço) possui um papel importante no ambulatório, sendo necessário saber distingui-las das cefaleias primárias. Além do que já foi abordado previamente, algumas dúvidas podem persistir acerca deste conteúdo, em especial no que se refere a duas situações: **cefaleias e alterações degenerativas da coluna cervical e cefaleias e rinossinusite crônica**. Como exemplo, na primeira condição, não é incomum que o impulso inicial do clínico seja atribuir a dor às alterações na coluna observadas no exame de imagem. Já que muitas cefaleias se originam da região occipital ou da nuca, não estaria correto justificar a dor a partir de lesões encontradas na coluna cervical?

A fim de esclarecer esta questão, foram realizados alguns estudos controlados e de larga escala para avaliar a presença de lesões degenerativas na coluna cervical em pacientes com e sem cefaleia. Alterações degenerativas da coluna cervical foram encontradas igualmente distribuídas tanto em pacientes com cefaleia quanto naqueles sem dor. Deve-se ressaltar ainda que tais lesões podem ser encontradas em qualquer pessoa acima de 40 anos. Portanto, espondiloses e osteocondrite não são conclusivas como causa de cefaleia.

De maneira semelhante, o mesmo raciocínio pode ser aplicado ao caso de cefaleias concomitantes à rinossinusite crônica ou recorrente, comorbidade relativamente prevalente na população geral.

Com esses dados assimilados, é natural formular uma nova dúvida: quando atribuir uma cefaleia a desordens de estruturas craniocervicais?

Para isso, é necessário que se estabeleçam critérios específicos, como já publicado pela IHS no ICHD-3 beta. É importante entender que sem uma classificação bem embasada em estudos controlados e objetivos, praticamente qualquer caso de cefaleia concomitante à rinossinusite ou à lesão na coluna cervical poderia ser englobado no espectro de **cefaleias secundárias a desordens craniocervicais**. Baseando-se no conhecimento atual, a causalidade entre essas afecções e dor de cabeça é pouco comum, tendo maior participação no agravo de uma cefaleia primária subjacente. Logo, a recomendação é a de, no caso de a cefaleia não preencher critérios clínicos para uma cefaleia mais comum e específica, ela sim pode ser justificada pela lesão (apenas se for estabelecida na literatura a relação de causa e efeito entre a lesão e cefaleia).

Observações Adicionais

- *Cefaleia psicogênica:* é fundamental que após a leitura deste capítulo, o termo **cefaleia psicogênica** seja descontinuado. O emprego dessa expressão sugere erroneamente que não há processo orgânico envolvido na fisiopatologia da dor, podendo confundir médico e paciente. Os fatores psicossociais têm participação na ocorrência da dor, mas como agravantes ou deflagradores de cefaleias preexistentes. Apesar disso, existe um espectro denominado **cefaleias atribuídas a desordens psiquiátricas**, que se subdivide em **cefaleias atribuídas a transtornos de somatização** (sem processo orgânico ainda conhecido) e **cefaleias atribuídas a transtorno psicótico** – cefaleia é a manifestação de um delírio psicótico (p. ex., um paciente em psicose diz, por exemplo, estar com dor porque extraterrestres implantaram um dispositivo no seu cérebro).

- *Cefaleia vascular e cefaleia muscular:* outra desconstrução a ser feita é a referência a enxaquecas ou cefaleia em salvas como sendo **cefaleias vasculares**. O conceito de envolvimento vascular como causa dessas cefaleias foi derrubado pela demonstração da depressão alastrante (de Aristides Leão) e seu correspondente vascular ("oligoemia alastrante") para a enxaqueca e do envolvimento hipotalâmico e de gânglios trigeminais na cefaleia em salvas. De fato, foi demonstrado no início da década de 1980 que as anormalidades vasculares na enxaqueca não correspondem à ocorrência de dor. **Cefaleia muscular** para designar cefaleia do tipo tensão também deve ser evitado, pois atualmente o papel da neuromodulação da dor é bem conhecido nesta doença.

DIAGNÓSTICO

O diagnóstico da cefaleia depende essencialmente da anamnese, particularmente da **história da doença atual**. Com ela, é possível discernir as cefaleias primárias das secundárias, além de ser a principal, quando não a única, forma de diferenciar os tipos de cefaleias primárias. Por isso, paciência é fundamental para o diagnóstico correto. Ainda, a **história familiar** é de suma importância na suspeita de uma cefaleia primária, sobretudo nas enxaquecas, bem como a **história patológica pregressa**.

Logo, a história é o mais importante na determinação do diagnóstico e do melhor tratamento, mas também no acompanhamento do caso. Além disso, os dados colhidos na anamnese direcionam o que será pesquisado no exame físico neurológico e ajudam a prevenir a realização de exames complementares desnecessários. Uma boa anamnese frente a um caso de cefaleia deve incluir os seguintes dados, resumidos em um mnemônico, **O-P-Q-R-S-T-U-V-X**:

- **O** *(Onset):* quando a dor apareceu e quais os fatores envolvidos nessa circunstância. É importante também determinar como era antes do início da dor atual. Havia dor? Se sim, era mais intensa ou mais branda?

- **P** *(Place):* onde a dor está localizada (origem) e se ela se encaixa em um dos três padrões a seguir:
    1. Bilateral.
    2. Unilateral fixa.
    3. Unilateral alternante.

    Também se deve pesquisar se há irradiação da dor desde sua origem. Em casos de cefaleia cervicogênica, a irradiação da dor occipital para a região frontal e/ou retro-orbitária ipsilateralmente é típica, como demonstrado por Vincent e Sjaastad.
- **Q** *(Quality):* a qualidade (ou o tipo) da dor. Existem, basicamente, quatro tipos, que podem ser descritos de maneira combinada pelo paciente em algumas ocasiões:
    1. Pulsátil/latejante: típica de enxaqueca ou de algumas cefaleias trigeminoautonômicas.
    2. Aperto: apesar de ser caracteristicamente relacionado com cefaleia de tipo tensão, pode também ser a qualidade da dor na enxaqueca.
    3. Pontada/facada: pode ser descrito em diversos tipos de cefaleia, contudo se de duração muito curta, é típico de *ice pick headache* ou **cefaleia em pontada primária**.
    4. Choque: dor neuropática. Dor em choque na face é marco característico de neuralgia do trigêmeo. Deve-se ter atenção e cautela, pois alguns pacientes com dor neuropática não a descrevem como em choque, mas sim como em pontadas.
- **R** *(Relations):* a relação da dor com alguns fatores. Este tópico visa à identificação de fatores deflagradores da dor, fatores agravantes e de fatores atenuantes. A partir disso, é possível identificar características específicas e não específicas de cefaleias primárias ou secundárias. Por exemplo, na cefaleia cervicogênica, a rotação da cabeça para um dos lados provoca ou piora a dor. Em casos de enxaqueca, é comum haver fatores que deflagrem ou piorem uma crise de dor. Privação de sono, estresse emocional e jejum prolongado são os mais comuns, porém existem outros, como alguns odores, determinados tipos de alimentos, libação alcoólica, dentre outros.
- **S** *(Severity):* o quanto a dor incomoda o paciente. É fundamental ter noção do impacto da cefaleia na rotina do paciente. A fim de tentar tornar a mensuração da dor algo mais objetivo, foram criados alguns métodos para essa avaliação. O primeiro, e provavelmente mais conhecido, é feito pedindo-se ao paciente que dê uma nota de 0 a 10, sendo 0 o equivalente a dor nenhuma e 10 o equivalente à pior dor que o paciente já sentiu (NRS – *numerical rating scale*). Infelizmente, esse método ainda é subjetivo e influenciado por diversas variáveis, como fatores culturais e psicossociais.

    Uma maneira objetiva e eficaz de se avaliar a intensidade da dor e o seu impacto na vida do paciente é utilizando uma escala de quatro níveis:
    1. Dor não interfere com atividades de rotina do paciente.
    2. Dor atrapalha as atividades de rotina, mas não impede o paciente de fazê-las.
    3. Dor impede as atividades do paciente, mas não o leva a procurar pronto atendimento.
    4. Dor faz o paciente se encaminhar a um serviço de emergência.
- **T** *(Timing):* refere-se tanto à duração dos episódios de dor quanto à frequência em que eles ocorrem dentro de um mês ou uma semana. É fundamental para distinguir dentre as principais cefaleias na população, mas também para determinar o subtipo de algumas cefaleias, como no caso de CTT episódica ou CTT contínua. Esta informação é essencial para a escolha do tratamento e para avaliar sua eficiência a partir da comparação da frequência dos episódios de dor antes e após implementação da medicação.
- **U** *(Understanding):* investigar os aspectos da vida do paciente que possam influenciar na sua dor. Na prática médica, não basta simplesmente diagnosticar uma doença e prescrever

os medicamentos. Este tópico separa o prescritor do médico, ressaltando a importância de pesquisar fatores agravantes ou desencadeantes da dor que possam estar dificultando o tratamento adequado. Fatores psicossociais, geralmente, são os principais responsáveis por entraves ao tratamento correto. Como exemplo, uma paciente adolescente com CTT, mas que tem um passado de abuso sexual por um familiar próximo não deverá ter sua dor aliviada apenas com medicação.

- **V** *(Verify):* verifique se o paciente preenche critérios para solicitação de exames de imagem ou demais investigações complementares. Os **sinais de alerta** (*red flags*) são:
  1. Idade: cefaleia iniciada em paciente com 50 anos ou mais (ou em crianças). Atentar para **arterite de células gigantes** nos casos de cefaleia unilateral fixa nas regiões frontal, temporal e/ou parietal em idosos.
  2. Cefaleia em trovoada (*thunderclap headache*): cefaleia de início súbito e que atinge sua intensidade máxima pouco tempo após o seu início (segundos a poucos minutos após o início da dor). É o protótipo da cefaleia causada por **hemorragia subaracnóidea (HSA)**. Além deste diagnóstico, é importante agrupar aqui as cefaleias de início súbito que surgem após esforço físico extenuante ou traumatismo craniano ou cervical, valendo mencionar as **dissecções de artérias cervicais (carótidas e vertebrais)**. A cefaleia em salvas tem padrão inicial semelhante a uma cefaleia em trovoada; porém, sua duração é curta.
  3. Doença sistêmica grave: algumas comorbidades vigentes obrigam o clínico a ser mais minucioso na sua conduta investigativa. Condições que promovem estado de imunossupressão são consideradas sinais de alerta e, por isso, fazem necessária realização de exame de imagem: neoplasias, AIDS, doenças autoimunes, transplantados e deficiências congênitas da imunidade.
  4. Sinais neurológicos: presença de sinais neurológicos focais, principalmente pupilares, sinais de irritação meníngea ou alterações do nível de consciência.
  5. Piora do padrão de cefaleia preexistente: pacientes com cefaleia prévia que apresentem piora importante ou progressiva do padrão da dor (intensidade, frequência, localização e qualidade da dor) merecem investigação com exame de imagem do crânio, principalmente, se não for possível identificar algum fator agravante que justifique o quadro. Nestes casos é importante afastar **lesões expansivas (abscessos cerebrais e tumores), trombose venosa intracraniana, pseudotumor cerebral (nos pacientes com sobrepeso principalmente) ou malformações arteriovenosas.**
- **X** *(X-tra symptoms):* sintomas extras devem sempre ser averiguados diante de um caso de cefaleia. Em alguns tipos de cefaleia, a dor vem acompanhada de outros sintomas ou sinais. A exemplo disso, é comum dentre os casos de enxaqueca a presença de foto ou fonofobia e náuseas, bem como congestão conjuntival e lacrimejamento excessivo uni e ipsilateralmente à dor são marcos das cefaleias trigeminoautonômicas, como na cefaleia em salvas.

EXAME FÍSICO

Ao fim da anamnese direcionada e detalhada, prossegue o exame clínico geral básico, com a devida aferição de sinais vitais, inspeção, ausculta, percussões e palpações, a fim de detectar quaisquer alterações que sugiram comorbidades, possivelmente relacionadas com uma cefaleia secundária. Além disso, os achados ao exame físico podem revelar comorbidades que restrinjam o uso de alguma medicação ou tornem outro fármaco uma escolha mais apropriada.

Em seguida, o exame físico continua com a avaliação neurológica. Neste caso, o exame neurológico visa à procura de sinais que indiquem etiologia secundária da cefaleia. Abaixo, segue um breve roteiro indicando os pontos fundamentais que um clínico deve saber realizar:

1. **Marcha e estática:** a inspeção da marcha é a etapa inicial do exame neurológico. Em casos de lesão na medula cervical ou intracranianas, os padrões mais comuns de marcha a serem encontrados são a **marcha espástica** (lesões das vias piramidais bilateralmente), **marcha hemiparética/hemiplégica e a marcha atáxica** (ataxia cerebelar, principalmente nos casos de lesões de fossa posterior, por exemplo).
2. **Nervos cranianos:** pesquisa fundamental. Alterações objetivas nos nervos cranianos fortalecem a hipótese de cefaleia secundária a uma lesão intracraniana. É importante avaliar a fundoscopia, para detecção de edema de papila e de pulso venoso.
3. **Sinais meníngeos:** a pesquisa de sinais meníngeos é rápida, simples e fundamental nestes casos, principalmente quando há febre ou algum sinal focal ou alteração do nível de consciência. Rigidez de nuca, sinais de Kerning, Lasègue e Brudzinski podem estar presentes em associação ou isoladamente. Vale lembrar também que a tríade clássica das meningites (febre, cefaleia e sinais meníngeos) está presente apenas em cerca de um terço dos casos de meningites.
4. **Força:** a avaliação de força deve ser feita comparando um lado com o outro. A detecção de assimetria objetiva na força indica lesão de vias longas. É importante também a pesquisa de sinais de déficit motor sutil.
5. **Reflexos:** a pesquisa dos reflexos biciptal, triciptal, braquiorradial e profundo dos dedos nos membros superiores, bem como avaliação do reflexo cutâneo abdominal e dos reflexos patelares e aquileus nos membros inferiores é o fundamental. Além disso, a busca por sinais piramidais é de alto valor: sinal de Babinski, sinal de Hoffmann, sinal de Trömner, assimetria de reflexos peitorais, reflexos adutores e aumento de áreas reflexógenas.
6. **Tônus muscular:** neste estágio, o examinador procura espasticidades nos membros, devendo pesquisar também a presença de clônus nos quatro membros.
7. **Coordenação motora:** a avaliação simples da diadococinesia e aplicação da prova dedo-nariz (ou dedo-nariz-dedo) em combinação com exame ocular e da marcha é sensível o suficiente para detecção de lesões das vias cerebelares.
8. **Sensibilidade:** tal como na avaliação da força, a testagem da sensibilidade superficial nestes casos visa à detecção de assimetrias mais objetivas possíveis.
9. **Exame da cabeça e do pescoço:** em relação às cefaleias, é importante ressaltar a palpação das artérias temporais e a ausculta das lojas temporais, das órbitas e das carótidas extracranianas, buscando sopros (malformações arteriovenosas ou estenoses vasculares inflamatórias ou não). A palpação da junção temporomandibular, de seus ligamentos e discos também é importante frente à suspeita de DTM. A palpação das massas musculares cervicais é outra etapa essencial, a fim de detectar pontos dolorosos. De maneira semelhante, é feita a palpação de nervos supraorbitário, infraorbitário, occipitais maior e menor e testagem da mobilização da cabeça (flexão-extensão, rotação e lateralização), para avaliação de restrição de movimento.

CLASSIFICAÇÃO

A primeira classificação das cefaleias foi realizada em 1962, mas era baseada na opinião de pequeno grupo de especialistas. Em 1988, a *International Headache Society* publicou a primeira classificação de consenso, com o intuito de ser a base para o diagnóstico, ensino e pesquisa das cefaleias, difundindo assim seus conceitos para as novas gerações de profissionais da saúde e facilitando o manejo terapêutico dos pacientes.

Em julho de 2013, foi divulgada a terceira edição da classificação das cefaleias durante o Congresso da IHS em Boston, nos EUA, designada por *ICHD-3 beta*. O termo "beta" foi utilizado pelo fato de ser uma versão que carece de treino prático para consolidação e ajustamentos necessários para a articulação em curso com a componente sobre cefaleias da **Classificação Internacional de Doenças (CID-11)** da OMS e posterior publicação de uma versão final, que deverá ser lançada em breve.

Todos os tipos de cefaleia estão listados em grandes grupos e cada um destes grupos é subdividido uma, duas ou três vezes, em tipo e subtipo de cefaleia. O clínico geral deverá conhecer a classificação até o primeiro ou segundo dígito para poder tratar uma crise de cefaleia ou propor medidas de prevenção. Quando houver problemas de diagnóstico, sua conduta deverá ser a de encaminhar o paciente para um especialista.

Como mencionado anteriormente, o principal passo na abordagem da cefaleia é dividi-la em primária e secundária. Os principais tipos de cefaleia que acometem os pacientes são as **primárias** e, dentre estas, as **cefaleias do tipo tensão e enxaqueca**.

Tendo como base esta classificação mais recente, teceremos informações importantes para o diagnóstico e posterior tratamento dos principais tipos de cefaleias.

Cefaleias Primárias

As cefaleias primárias são distúrbios nos quais a dor e manifestações associadas ocorrem na ausência de qualquer causa exógena. As mais comuns são **enxaqueca, cefaleia do tipo tensão (tensional) e cefaleia em salvas**.

Enxaqueca (Migrânea)

Este tipo de cefaleia não é o mais comum, acometendo em torno de 15% da população. Entretanto, causa grande impacto em razão de sua intensidade. No estudo *Global Burden of Disease Survey 2013*, foi classificada como uma das dez principais causas específicas de incapacidade no mundo. Deste modo, é o principal tipo de cefaleia no consultório médico, devendo ser de conhecimento do clínico.

A enxaqueca é descrita desde os tempos mais antigos. Trata-se de uma cefaleia de moderada a alta intensidade, normalmente unilateral, alternante e pulsátil. Pode vir acompanhada de náuseas e vômitos, foto ou fonofobia. Habitualmente atrapalha as atividades diárias, melhorando com o repouso em ambiente escuro e silencioso. Pode estar associada ou não à aura (alteração neurológica transitória que antecede a dor, usualmente visual) e a sintomas prodrômicos (sintomas que antecedem a crise, como irritabilidade e diminuição do apetite). O paciente pode ter aura sem dor, sendo as auras visuais mais comuns (escotomas - pontos escuros ou luzes cintilantes), mas podem ocorrer auras sensitivas, afásicas ou motoras, dentre outras.

A migrânea afeta, principalmente, mulheres (4:1) em idade jovem, geralmente a partir da adolescência, podendo estar relacionada ou não com o período menstrual. Pode ser episódica (duração de 4-72 horas) ou crônica, ocorrendo em 15 ou mais dias por mês, durante mais de 3 meses, com as características típicas de fenótipo enxaquecoso.

O diagnóstico é feito basicamente pela anamnese. Estes pacientes não apresentam alterações importantes ao exame físico e não é necessária a solicitação de exames complementares, exceto se o caso se enquadrar em algum sinal de alerta, conforme mencionado anteriormente.

Critérios Diagnósticos de Enxaqueca sem Aura (ICHD-3 Beta)
A) Pelo menos cinco episódios preenchendo os critérios de B a D.
B) Episódios de cefaleia com duração de 4 a 72 horas (não tratada ou tratada sem sucesso).
C) A cefaleia tem, pelo menos, duas das quatro características seguintes:
    1. Localização unilateral (tipicamente alternante).
    2. Pulsátil/latejante.
    3. Dor moderada a grave.
    4. Piora com atividades físicas de rotina (p. ex., deambular, subir ou descer escadas).
D) Durante a cefaleia, pelo menos um dos seguintes:
    1. Náuseas e/ou vômitos.
    2. Fotofobia e/ou fonofobia.
E) Cefaleia não é melhor explicada por outro diagnóstico da ICHD-3 beta.

Critérios Diagnósticos de Enxaqueca com Aura (ICHD-3 Beta)
A) Pelo menos dois episódios preenchem os critérios B e C.
B) Um ou mais dos seguintes sintomas de aura, totalmente reversíveis:
    1. Visual (escotomas ou em espectro de fortificação).
    2. Sensitivo.
    3. Fala e/ou linguagem.
    4. Motor.
    5. Sintomas de tronco cerebral (diplopia e vertigem, por exemplo).
    6. Retiniano.
C) Pelo menos duas das quatro características seguintes:
    1. Pelo menos um sintoma de aura se alastra gradualmente em 5 ou mais minutos, e/ou dois ou mais sintomas aparecem sucessivamente.
    2. Cada sintoma individual de aura dura de 5 a 60 minutos.
    3. Pelo menos um sintoma de aura é unilateral.
    4. Aura é acompanhada, ou seguida em 60 minutos, por cefaleia.
D) Não mais bem explicada por outro diagnóstico da ICHD-3 beta e foi excluído um acidente isquêmico transitório.

Cefaleia Tensional

Cefaleia do tipo tensão ou tensional é muito comum, com uma prevalência ao longo da vida na população geral entre 30 a 78%. Entretanto, como é menos incapacitante do que a enxaqueca, muitas vezes o paciente acaba postergando a sua ida ao médico, subestimando a sua prevalência. Também afeta mais mulheres e pode estar associada a outras comorbidades como depressão e fibromialgia. A dor, normalmente, é holocraniana, difusa, mais frontal, em peso, aperto ou pressão. Não piora com atividade física de rotina e não se associa a náuseas, mas pode haver fotofobia ou fonofobia.

É subdivida em episódica e crônica. **Cefaleia tipo tensão crônica** é uma doença importante, comprometendo bastante a qualidade de vida e causando grande incapacidade, com uma frequência ≥ 15 dias por mês em média, por > 3 meses (≥ 180 dias por ano).

A **cefaleia do tipo tensão episódica** tem ainda como subtipo as cefaleias episódicas frequente e pouco frequente. **Cefaleia do tipo tensão episódica frequente** pode estar associada à incapacidade considerável e, algumas vezes, requer tratamentos dispendiosos. Em contraste, **cefaleia do tipo tensão episódica pouco frequente**, que ocorre em quase toda a população, habitualmente, tem um impacto muito reduzido sobre o indivíduo e, na maioria dos casos, não requer atenção do profissional médico. Ocorre numa frequência aproximada de uma vez por mês apenas.

É válido ressaltar que todos os subtipos de cefaleia do tipo tensão podem estar ou não associados à contração dos músculos pericranianos ao exame físico ou eletromiográfico.

Critérios Diagnósticos – Cefaleia Tipo Tensão Episódica Pouco Frequente (ICHD-3 Beta)

A) Pelo menos 10 episódios de cefaleias ocorrendo em < 1 dia por mês em média (< 12 dias por ano) e preenchendo os critérios de B a D.
B) A cefaleia dura desde 30 minutos a 7 dias.
C) A cefaleia tem pelo menos duas das quatro seguintes características:
   1. Localização bilateral.
   2. Em pressão ou aperto (não pulsátil).
   3. Intensidade ligeira ou moderada.
   4. Não é agravada por atividade física de rotina como caminhar ou subir escadas.
D) Acompanha-se dos seguintes aspectos:
   1. Ausência de náuseas e/ou vômitos.
   2. Apenas um dos seguintes sintomas está presente: fotofobia ou fonofobia.
E) Não é mais bem explicada por outro diagnóstico da ICHD-3 beta.

Critérios Diagnósticos – Cefaleia Tipo Tensão Episódica Frequente (ICHD-3 Beta)

A) Pelo menos 10 episódios de cefaleias que ocorrem em 1 a 14 dias em média, por mais de 3 meses (≥ 12 dias e < 180 dias por ano) e preenchendo os critérios de B a D.
B) A cefaleia dura desde 30 minutos a 7 dias.
C) A cefaleia tem pelo menos duas das seguintes quatro características:
   1. Localização bilateral.
   2. Em pressão ou aperto (não pulsátil).
   3. Intensidade ligeira ou moderada.
   4. Não é agravada por atividade física de rotina como caminhar ou subir escadas.
D) Ambos os seguintes:
   1. Ausência de náuseas e/ou vómitos.
   2. Apenas um dos seguintes sintomas está presente: fotofobia e fonofobia.
E) Não mais bem explicada por outro diagnóstico da ICHD-3 beta.

Critérios Diagnósticos – Cefaleia Tipo Tensão Crônica (ICHD-3 Beta)

A) A cefaleia ocorre em ≥ 15 dias por mês em média, por mais de 3 meses (≥ 180 dias por ano), preenche os critérios de B a D.
B) A cefaleia dura horas ou dias, podendo ser contínua.
C) A cefaleia tem pelo menos duas das quatro características:
   1. Localização bilateral.
   2. Pressão ou aperto (não pulsátil).
   3. Intensidade ligeira ou moderada.
   4. Não é agravada por atividades físicas de rotina como caminhar ou subir escadas.
D) Acompanha-se dos seguintes aspectos:
   1. Apresenta apenas um dos seguintes sintomas: fotofobia, fonofobia ou náuseas ligeiras.
   2. Ausência de vômitos e de náuseas moderadas ou graves.
E) Não melhor explicada por outro diagnóstico da ICHD-3 beta.

Cefaleia em Salvas

É uma cefaleia menos comum, afetando 0,1% da população, mais homens do que mulheres (3:1), porém muito incapacitante. Caracterizada por uma dor extremamente forte, estritamente unilateral, frontotemporal-orbital, que dura entre 15-180 minutos e pode ocorrer desde uma frequência de 1 vez a cada 2 dias até 8 vezes por dia. Habitualmente, está associada a sinais autonômicos, como hiperemia conjuntival ipsilateral, lacrimejamento excessivo, congestão nasal, rinorreia, sudorese na região frontal e na face, miose, ptose e/ou edema palpebral. É comum que as crises ocorram de madrugada, duas horas após o adormecer, e recorram todos os dias em torno do mesmo horário durante os ciclos de crises. O paciente apresenta muita agitação e inquietude, diferentemente dos quadros enxaquecosos, quando o mesmo adota uma postura mais calma e de repouso. O uso de álcool, de vasodilatadores, histamínicos, o sono e o aumento da atividade física e mental podem desencadear as crises. As crises ocorrem mais na época do outono e da primavera.

Critérios Diagnósticos de Cefaleia em Salvas (ICHD-3 Beta)

A) Pelo menos cinco crises preenchendo os critérios de B a D.
B) Dor forte ou muito forte, unilateral, supraorbitária e/ou temporal com duração de 15-180 minutos (quando não tratada).
C) Pelo menos um dos seguintes:
   1. Pelo menos um dos seguintes sintomas ou sinais ipsilaterais à cefaleia: hiperemia conjuntival e/ou lacrimejamento, congestão nasal ou rinorreia, edema palpebral, sudorese facial e da região frontal, rubor facial e da região frontal, plenitude auricular, miose e/ou ptose.
   2. Sensação de inquietação (acatisia) ou agitação.
D) As crises têm uma frequência de 1 vez a cada dois dias a 8 vezes por dia, durante mais de metade do tempo em que a perturbação está ativa.
E) Não é mais bem explicada por outro diagnóstico da ICHD-3 beta.

Outros Tipos de Cefaleias Primárias

Existem vários tipos de cefaleias primárias, porém eles são mais difíceis de serem diagnosticados pelo clínico geral, logo não serão abordados nesse capítulo e, quando houver dúvida em relação ao diagnóstico, é imprescindível que o paciente seja encaminhado ao neurologista.

Algumas cefaleias que merecem comentários são as seguintes:

- *Cefaleia crônica diária:* é um termo frequentemente usado, mas não totalmente aceito pelos cefaliatras, pois não define nenhuma entidade nosológica, mas sim uma apresentação frequente de uma cefaleia preexistente. Este termo pode ser aplicado quando o paciente apresenta cefaleia que se cronifica a partir de uma cefaleia primária. A chamada enxaqueca crônica é a forma na qual o indivíduo sofre mais de 15 dias de cefaleia por mês, e pelos menos 8 dias dentre estes são do tipo enxaqueca. A cefaleia crônica diária, denominação meramente sindrômica, abrange várias doenças, como a cefaleia tensional crônica, a cefaleia secundária a traumatismos, inflamação, infecção, abuso de analgésicos e outras causas. Estima-se que 4% da população adulta apresente cefaleia diária. Esse tipo de cefaleia pode ser primário ou secundário, uma consideração importante para orientar o tratamento.
- *Cefaleia cervicogênica:* dor usualmente unilateral não alternante, paroxística de longa duração, e causada pela movimentação e postura da cabeça. Pode ser identificada ao exame quando o médico palpa o nervo occipital maior e a raiz C2. A compressão reproduz a

dor, que irradia da nuca à região anterior da cabeça (frontal e/ou retro-orbitária). Mais comum no sexo feminino, e pode ser identificado um trauma anterior, principalmente do *tipo chicote*.
- *Sunct (short-lasting unilateral neuralgiform headache attacks with conjuntival injection and tearing)*: é uma síndrome primária de cefaleia caracterizada por dor frontotemporal-orbital intensa, unilateral, em pontadas ou latejante, muito rápida (5-240 segundos), presença de até 100 ataques por dia, associada a fenômenos autonômicos-ipsilaterais: lacrimejamento, injeção conjuntival, edema periorbital e vasodilatação. Seu principal diagnóstico diferencial é a cefaleia em salvas. Os pacientes podem apresentar apenas um dos sintomas autonômicos (injeção conjuntival, lacrimejamento ou edema palpebral). Nestes casos, a dor será classificada como *SUNA (Short-lasting Unilateral Neuralgiform headache attacks with Autonomic symptoms)*.
- *Hemicrania contínua:* acomete mais mulheres do que homens, é leve, contínua ou flutuante e localizada na região frontotemporal-orbital. Pode ter sintomas autonômicos leves associados, como hiperemia conjuntival ipsilateral, lacrimejamento, congestão nasal, rinorreia, sudorese facial e da região frontal, miose, ptose, e/ou edema da pálpebra, inquietação ou agitação. Resposta dramática à indometacina.
- *Hemicrania paroxística:* dor com as mesmas características da cefaleia descrita anteriormente, porém de intensidade muito mais severa. Pode ocorrer de 1 a 40 vezes/dia, com duração de 2-30 minutos. Também acomete mais mulheres do que homens e responde bem à indometacina.

É importante frisar que para o diagnóstico das cefaleias primárias nenhum exame complementar é necessário, salvo em situações especiais como cefaleias unilaterais fixas, cefaleia cervicogênica, cefaleia sentinela, copulogênica ou do exercício. Nesses tipos pode haver alteração neurológica subjacente e um exame de imagem deve ser solicitado.

A priori não há indicação para realização de eletroencefalograma, mapeamento cerebral, radiografia de crânio e seios da face ou coluna cervical.

Cefaleias Secundárias

As cefaleias secundárias ganham um papel importante no ambulatório de clínica médica, principalmente em hospitais terciários e quaternários, como o HUCFF, uma vez que os pacientes apresentam diversas comorbidades. Além dessas instituições, as cefaleias secundárias são comuns nas emergências e raramente são vistas nos ambulatórios.

Nas cefaleias intensas e de início recente, a probabilidade de se encontrar uma etiologia potencialmente grave é bem maior do que na cefaleia recorrente. As causas graves a serem consideradas consistem em meningites, hemorragia subaracnóidea, hematomas extra ou subdurais, glaucoma, tumores e sinusite purulenta.

Portanto, é de importância fundamental que o clínico fique atento quando a cefaleia aparece nos seguintes contextos:

- Idade > 55 anos.
- Acompanhada de sinais e sintomas neurológicos focais.
- Na presença de uma doença sistêmica – AIDS, câncer.
- Início agudo e de intensidade nunca experimentada.
- História de trauma recente.
- Associada à febre.
- Precedida por vômitos.

- Dor induzida por encurvamento ou elevação do corpo ou por tosse.
- Dor que perturba o sono ou se apresenta logo após o despertar.
- Mudança de padrão anterior.
- Intensidade e frequência progressivas.

Um exame neurológico completo é o primeiro passo para a avaliação. Na maioria dos casos, pacientes com exame anormal ou história de cefaleia recente devem se submeter a uma TC ou RM de crânio. Em alguns casos será necessária a realização de punção lombar e encaminhamento para o neurologista ou a uma emergência.

TRATAMENTO

O tratamento será dividido em agudo (ou abortivo) e profilático (ou de manutenção). O primeiro é destinado a abortar a crise álgica no momento em que ela se insere enquanto o segundo é continuo para evitar que novas crises surjam. Essa diferenciação junto aos pacientes é muito importante para que o uso dos fármacos seja feito de forma correta. Não é incomum que os pacientes não melhorem do quadro de cefaleia por não entenderem a necessidade de fazer uso diário de alguma medicação, mesmo que não haja dor no momento estabelecido para a tomada do fármaco e, assim, não obtendo melhora com o tratamento proposto. Também é fundamental esclarecer ao paciente sobre o diagnóstico, o prognóstico e a importância do acompanhamento contínuo, para que o tratamento se dê de forma adequada e satisfatória.

Tratamento Agudo

As medicações utilizadas para esse tipo de tratamento são gerais e específicas. Dentre as drogas gerais podemos citar os analgésicos comuns e anti-inflamatórios não esteroidais (AINEs). Dentre eles, os mais usados são: dipirona, paracetamol, naproxeno (e outros AINEs), indometacina e aspirina.

Dentre as medicações usadas especificamente para cefaleias, podem ser listados os agonistas **não seletivos** do receptor $5\text{-}HT_1$ – **ergotaminas**: tartarato de ergotamina e outras formas – e os agonistas **seletivos com afinidade** $5\text{-}HT_{1B/1D}$ – **triptanos**: sumatriptano, naratriptano, zolmatriptano, rizatriptano, almotriptano, eletriptano, frovatriptano.

Para sua melhor eficácia, essas medicações devem ser administradas nas primeiras horas da dor e nos casos de enxaqueca com aura podem ser tomadas ainda no momento da aura.

É importante lembrar que esses medicamentos não são o principal tratamento e, por isso, não devem ser usados com alta frequência para não culminarem em uma complicação denominada **cefaleia por abuso medicamentoso**. O paciente que faz uso de medicação aguda mais de 15 dias por mês ou de triptanos mais de 10 dias por mês é considerado grupo de risco para o desenvolvimento desse tipo de cefaleia crônica diária. Desse modo, quando a frequência e a dose dessas drogas são muito elevadas, o tratamento de manutenção deve ser iniciado.

Tratamento de Manutenção

O tratamento de manutenção deve ser instituído para evitar novas crises, e isso deve ser muito bem explicado ao paciente já que, assim como outros tratamentos para doenças crônicas, o paciente deverá tomar as medicações por tempo indeterminado.

Normalmente se pensa em começar o tratamento crônico quando o número de crises é maior ou igual a 1 crise por mês durante 6 meses consecutivos. No entanto, dependendo da gravidade, da forma como a cefaleia prejudica as atividades diárias do paciente ele pode ser iniciado mesmo sem atingir esse critério. Outro ponto que deve ser considerado para iniciar o tratamento profilático é o fato de o paciente apresentar algum tipo de aura particularmente grave, como amaurose.

As medicações habitualmente usadas na prevenção das crises possuem outras funções e indicações, como, por exemplo, anti-hipertensivos; portanto, isso deve ser mencionado ao paciente, evitando conflitos de medicamentos e que o paciente troque as medicações ou não as utilize por achar que não há real motivo para usá-las.

A probabilidade de sucesso com qualquer um dos fármacos é variável, mas uma média de 50-75% pode ser estimada. Uma vez controlado o quadro, o fármaco é continuado por 5 a 6 meses e depois gradualmente reduzido para avaliar a necessidade de continuação.

As principais classes usadas são:

- *Anti-hipertensivos:* propranolol, atenolol, metoprolol (e alguns outros betabloqueadores) e bloqueadores de canais de cálcio, como o verapamil e a flunarizina.
- *Antidepressivos:* tricíclicos e inibidores seletivos de recaptação de serotonina (ISRS).
- *Anticonvulsivantes:* ácido valproico, topiramato e gabapentina.

A escolha adequada deverá levar em consideração o perfil de cada droga, além das comorbidades, posologia e desejo do paciente. Alguns exemplos são citados a seguir.

Efeitos colaterais:

- Aumento de peso: flunarizina e tricíclicos.
- Perda de peso: topiramato, metissergida.
- Constipação: tricíclicos, verapamil.
- Diminuição da pressão arterial: betabloqueadores e bloqueadores de canal de cálcio.
- Aumento do sono: tricíclicos.

Relação perfil de paciente/indicação de droga:
- Depressão e uso de antidepressivos. Não usar flunarizina.
- Doença cardíaca, crianças e idosos: não usar triptanos.
- Não usar inibidores da MAO com tricíclicos.
- Não usar triptanos com ergotamina.
- Gravidez: não usar divalproato de sódio e triptanos.
- Crianças: a flunarizina é uma boa opção, exceto se sinais de transtorno depressivo.

Uma breve demonstração dos medicamentos mais utilizados para as principais dores de cabeça será feita a seguir.

Cefaleia Tipo Tensão

A dor na cefaleia tensional pode ser tratada agudamente com analgésicos simples como paracetamol, AAS ou AINEs. Seu uso deve ser limitado a 2-3 vezes por semana, para evitar sua transformação em cefaleia por abuso de analgésicos.

As abordagens não farmacológicas como a regulação do sono, das refeições e do exercício geralmente são úteis. Técnicas de gerenciamento de estresse e outros passos para evitar o gatilho também podem ser benéficas. A manipulação física passiva e o alongamento ativo do músculo cervical ou programas de exercícios são frequentemente aconselhados. As terapias comportamentais adjuntas são úteis; as técnicas mais frequentemente recomendadas são a terapêutica de relaxamento e o *biofeedback* guiado por EMG. A terapia cognitivo-comportamental pode proporcionar benefício adicional em pacientes com depressão ou ansiedade significativa.

Tratamento Agudo da Cefaleia Tipo Tensão

- *Acetaminofeno:* 650 mg a cada 4-6 horas.
- *Aspirina:* 650 mg a cada 4-6 horas.

- *Diclofenaco:* 50-100 mg no máximo de 200 mg/d.
- *Ibuprofeno:* 400 mg a cada 3-4 horas.
- *Naproxeno:* 500 mg a cada 12 horas.
- **Todos os AINEs podem levar a aumento da pressão arterial, alteração renal e gástrica.**
- *Triptanos:* podem ser tentados, mas normalmente não são eficazes.

Tratamento Crônico

A amitriptilina é o único fármaco com **nível de evidência A** capaz de prevenir cefaleia tensional. Após a estabilização da dose seu uso se faz de forma contínua por 6-12 meses até se pensar em iniciar seu desmame.

- *Amitriptilina:* 25-75 mg à noite. Efeitos colaterais: sedação, boca seca, constipação, ganho de peso, visão borrada, edema, hipotensão, retenção urinária. Pode causa aumento do intervalo QT, sendo necessária a realização de eletrocardiograma (ECG) antes do início da droga.

Enxaquecas

Enxaquecas também podem ser tratadas com uma variedade de medidas não farmacológicas antes de se instituir uma terapia farmacológica. A maioria dos pacientes se beneficia da identificação e prevenção de gatilhos de cefaleia. Estilo de vida regular, dieta saudável, exercícios regulares, padrão regular de sono, exclusão de cafeína e álcool em excesso e prevenção de alterações agudas nos níveis de estresse são medidas que podem evitar o surgimento e a recorrência de cefaleia. Quando tais medidas falham na prevenção de uma crise, as abordagens farmacológicas são necessárias para abortá-la.

Tratamento Agudo das Enxaquecas

- *Sumatriptano:* 50-100 mg no início. Depois de 2 horas pode repetir. Máximo de 200 mg/dia. Em spray intranasal são 5-20 mg com 4 *puffs* de 5 mg ou um único de 20 mg. Pode repetir após 2 horas, mas nunca ultrapassar 40 mg/dia. Existe a formulação subcutânea de 6 mg com início de ação mais rápido.
- *Zolmitriptano:* dose inicial de 2,5 mg. Pode repetir depois de 2 horas. Máximo de 10 mg/dia.
- *Ergotamina:* dose inicial de 2 mg sublingual, depois 1 tablete a cada 30 minutos. Dose máxima de 3 por dia ou 5 por semana. Uma única dose de metoclopramida 20 mg ou prometazina 50 mg pode ser dada conjuntamente com a ergotamina.
- *Cafergot:* cafeína 100 mg + ergotamina 1 mg – 1 a 2 tabletes, seguidos de 1 tablete a cada 30 minutos caso não haja alívio com os dois primeiros. Existe também o supositório retal.
- *Acetaminofeno, aspirina e cafeína:* 2 tabletes a cada 6 horas até, no máximo, 8 por dia.
- *Paracetamol:* 500 mg a cada 6 horas.
- *Naproxeno:* 500 mg a cada 12 horas.

Quando o tratamento acima é ineficaz, sobretudo quando há náuseas e vômitos, deve-se considerar a introdução de um antagonista dopaminérgico, como a metoclopramida, 10 mg. Tais fármacos aumentam a absorção gástrica, potencializando o efeito dos AINEs e dos triptanos, além de reduzirem as náuseas/vômitos, presentes em 56 a 87% dos casos.

O principal efeito colateral dos agonistas serotoninérgicos é o risco aumentado de acidente vascular encefálico nos pacientes com aura. Apesar de alguns estudos mostrarem que o risco é pequeno, muitos neurologistas evitam o uso dessas medicações em pacientes com aura. Existem alguns casos de vasospasmo cerebral reversível e hemorragia cerebral.

Atenção particular do clínico deve ser dada aos pacientes idosos e àqueles com doença vascular, principalmente coronariana, hipertensão arterial não controlada, ou em uso de inibidores da MAO ou tricíclicos quando houver a intenção de iniciar ergotamina ou triptanos. É possível que haja piora da angina ou infarto agudo do miocárdio (IAM) com o uso dessas medicações.

Tratamento Crônico das Enxaquecas

- *Propranolol:* 80-240 mg/d. Efeitos colaterais: fadiga, depressão, insônia, náusea, vômito, constipação. Contraindicado na asma.
- *Atenolol:* 50-150 mg/d em caso de não resposta ao propranolol. O timolol (20-40 mg/d) e o metoprolol (100-200 mg/d) também podem ser usados.
- *Amitriptilina:* 25-150 mg/d. Efeitos colaterais: sedação, boca seca, constipação, ganho de peso, visão borrada, edema, hipotensão, retenção urinária.
- *Ácido valproico:* 250 mg 3-4x/dia. Efeitos colaterais: distúrbios hidroeletrolíticos e hepáticos, náuseas, vômitos, tremor, aumento de peso, astenia, queda de cabelos.
- *Topiramato:* 25-100 mg/d. Efeitos colaterais: disfunção cognitiva, parestesias (nas extremidades e calota craniana), sedação, náuseas, fadiga, perda de peso, diarreia e nefrolitíase.
- *Verapamil:* 320-480 mg/d. Efeitos colaterais: cefaleia, hipotensão, *flushing*, edema, constipação.
- *Imipramina:* 10-150 mg/d. Efeitos colaterais: iguais aos da amitriptilina.
- *Sertralina:* 50-200 mg/d. Efeitos colaterais: ansiedade, insônia, sudorese, distúrbios gastrointestinais.
- *Fluoxetina:* 20-60 mg/d. Efeitos colaterais: iguais aos da sertralina.
- *Flunarizina:* 20-40 mg/d. Efeitos colaterais: sonolência, ganho ponderal, depressão, parkinsonismo.

É importante diminuir ou abolir o uso de cafeína e dos alimentos que podem desencadear a crise.

Cefaleia em Salvas

Existem três categorias de tratamento para cefaleia em salvas: terapias agudas, preventivas e de transição. Todos os pacientes com este tipo de cefaleia necessitam de alguma forma de tratamento, e a maioria requer as três em algum momento. Grande parte dos medicamentos utilizados para tratar a cefaleia em salvas são usados *off-label*. Somente o sumatriptano subcutâneo e a di-hidroergotamina parenteral (DHE) têm indicação de uso pela US Food and Drug Administration (FDA).

Tratamento Agudo

Durante os ataques agudos, os pacientes necessitam de medicamentos que trabalhem rapidamente para acabar com a dor excruciante. Nestes casos, é necessária via de administração parenteral, que funciona mais rapidamente. Entretanto, os remédios administrados por via intranasal também podem terminar os ataques com bastante rapidez. Medicamentos orais devem ser evitados, pois, invariavelmente, levam muito tempo para fazer efeito.

- Sumatriptano: é o tratamento agudo de escolha. Pode ser feito com spray nasal ou subcutâneo na mesma dose usada para enxaqueca. Produz alívio em 15 minutos quando injetável e em 30 min quando em formulações intranasais. É contraindicado em cardiopatias

isquêmicas, IAM prévio, angina de Prinzmetal, HAS grave, insuficiência hepática grave, insuficiência renal grave e uso concomitante de ergotamina.
- Oxigênio úmido a 100% sob máscara 10-15 L/min por 20 minutos. Pode abortar a dor em 15 minutos e tem a vantagem de não ter dose limite por dia.

Tratamento de Transição
São tratamentos a curto prazo que são utilizados para tirar o paciente da crise até que o tratamento preventivo comece a surtir efeito. Estes agentes são prescritos juntamente com os preventivos diários, continuados por até 2 semanas, e depois descontinuados gradativamente. A maioria dos pacientes responde a um curto curso de corticoides.
- Prednisona oral 60-80 mg/d por 7 dias e após diminuir 10 mg a cada 2 dias.
- Dexametasona oral 4 mg 2x/dia por 14 dias e depois reduzir para 4 mg/d por uma semana.

Tratamento Crônico
Em geral, o tratamento deve começar com um agente empregado a uma dose baixa aumentando a dose gradualmente. Se doses máximas tiverem sido alcançadas e a condição persistir, pode ser adicionado outro medicamento ao primeiro, em vez de substituir um por outro. Deve-se notar que nenhum dos agentes rotineiramente utilizados na prática clínica tem uma indicação da FDA para a prevenção da cefaleia em salvas.
- *Verapamil:* 240-1.200 mg/d é o tratamento de primeira escolha. Inicia-se com uma dose de 240 mg/d aumentando 80 mg/d a cada 10 dias para evitar o bloqueio atrioventricular. Devem ser solicitados ECG e ecocardiograma antes de iniciar o tratamento e 10 dias após o início. Cerca de 20% dos pacientes tratados com verapamil desenvolvem anormalidades no ECG. Atenção especial deve ser dada aos pacientes com insuficiência cardíaca congestiva em uso de digitálicos. Também causa edema e constipação.
- *Carbonato de lítio:* 600-1.200 mg/d. Utilizado, principalmente, nos casos crônicos. Antes de se iniciar o tratamento devem ser avaliadas função tireoidiana e hepática.
- *Gabapentina:* 1.200-2.400 mg/d.
- *Topiramato:* 75-200 mg/d 12/12 h.
- *Ácido valproico:* 500-1.500 mg/d.

Infelizmente, cerca de 20% dos pacientes com quadro crônico não apresentam alívio, apesar das mais variadas formas de tentativa farmacológica de todos os medicamentos, isoladamente e em combinação. Até recentemente, as únicas opções disponíveis para estes pacientes envolviam procedimentos cirúrgicos que visavam às vias parassimpáticas ou ao nervo trigêmeo. Estas terapias proporcionam resultados inconsistentes e podem resultar em eventos adversos significativos. Hoje em dia, sabe-se que quando as terapias clínicas falham, podem-se empregar as estratégias de neuroestimulação.

Acompanhamento Clínico
O paciente com cefaleia deve ser acompanhado por um neurologista e, idealmente, deve ser encaminhado com a primeira avaliação já realizada pelo clínico e com tratamento já iniciado, principalmente das cefaleias aqui discutidas e que tanto incapacitam a vida diária. Deste modo, o paciente já fica estabilizado até a consulta com o especialista.

O acompanhamento deve incluir a pesquisa dos seguintes dados:
- Frequência das crises.
- Frequência do uso de tratamento agudo.

- Surgimento de efeitos colaterais.
- Mudança no padrão de cefaleia.

Com estes dados, o clínico pode identificar se o tratamento está sendo eficaz ou se precisa ser alterado em virtude de ineficácia e efeitos colaterais. Se a coleta de informações for difícil ou imprecisa, o paciente deve ser estimulado a preencher diários de cefaleia para o melhor entendimento dos sintomas, necessário ao diagnóstico.

No início, o acompanhamento pode ser feito a cada 3 meses e, posteriormente, a cada 6 meses. No entanto, no período de introdução das medicações profiláticas, o acompanhamento deve ser de 1 mês por causa dos efeitos colaterais, incluindo exames laboratoriais para aquelas drogas que causam alterações hepáticas (p. ex., ácido valproico), cardíacas, renais, hematológicas ou dermatológicas. Para muitas medicações e de acordo com as comodidades do doente, os exames devem ser solicitados antes da introdução das drogas, para que sejam evitadas complicações graves como as citadas anteriormente.

Assim, o médico generalista será capaz de fornecer uma atenção adequada ao paciente com cefaleia em seu ambulatório, de modo que o controle será satisfatório não havendo necessidade de encaminhamento ao especialista.

BIBLIOGRAFIA

Aminoff MJ, Boller F *et al.* Handbook of Clinical Neurology – III Series. Headache. Amsterdan, Netherlands: Elsevier; 2011. v. 97.
Cortelli P *et al.* Headache and hypertension. *Neurol Sci* 2004;25:S132-4.
Dafer RM, Jay WM. Headache and the eye. *Current Opinion in Ophtalmology* 2009,20:520-4.
Friedman DI, Gordon LK, Quiros PA. Headache Attributable to Disorders of the Eye. *Curr Pain Headache Rep* 2010;14:62-72.
Goadsby PJ, Lipton RB, Ferrari AMD *et al.* Migraine – current understanding and treatment. *N Engl J Med* 2002;346(4):257-70.
Goadsby PJ. The vascular theory of migraine - a great story wrecked by the facts. *Brain* 2009;132(Pt 1):6-7.
Hagen K, Stovner LJ, Vatten L *et al.* Blood pressure and risk of headache: a prospective study of 22685 adults in Norway. *J Neurol Neurosurg Psychiatry* 2002;72(4):463-6.
John S, Hajj-Ali RA. Headache in autoimmune diseases. *Headache* 2014;54(3):572-82.
Lauritzen M, Dreier JP, Fabricius M *et al.* Clinical relevance of cortical spreading depression in neurological disorders: migraine, malignant stroke, subarachnoid and intracranial hemorrhage, and traumatic brain injury. *J Cereb Blood Flow Metab* 2011;31(1):17-35.
Martelletti P, Steiner TJ. Handbook of headache: Practical Management. New York, NY: Springer; 2011.
Muiesan ML *et al.* Headache: Prevalence and relationship with office or ambulatory blood pressure in a general population sample (the Vobarno study). *Blood Pressure* 2006;15:14-9.
Ropper AH. Headache and other craniofacial pains. *In:* Ropper AH, Samuels MA. *Adams and Victor's Principles of Neurology,* 10th ed. Columbus, Ohio: McGraw Hill;2014. c.10.
Sacco S, Ricci S, Carolei A. Tension-type Headache and Systemic Disorders. *Curr Pain Headache Rep* 2011;15:438-43.
Scarupa MD, Economides A, White MV, Kaliner MA. Rhinitis and rhinologic headaches. *Allergy Asthma Proc* 2004;25(2):101-5.
Sjaastad O, Bakketeig LS. Prevalence of cervicogenic headache: Vågå study of headache epidemiology. *Acta Neurol Scand* 2008;117(3):173-80.
The International Classification of Headache Disorders, 3rd ed. (Beta version). (acesso em: 2017 Aug 29).Disponível em https://www.ichd-3.org/

Vincent MB. Cervicogenic headache: Clinical aspects. *Clin Exp Rheumatol* 2000;18 (Suppl. 19):S7-S10.

Vincent MB. Cervicogenic headache: the neck is a generator: con. *Headache* 2010;50(4):706-9.

Vincent MB. Is a de novo whiplash-associated pain most commonly cervicogenic headache? *Cephalalgia* 2008;28(Suppl. 1):32-4.

Vincent MB, Luna RA. Cervicogenic headache: a comparison with migraine and tension-type headache. *Cephalalgia* 1999 Dec;19 Suppl 25:11-6.

Waldman S, Waldman CW. Pain of ocular and periocular origin. In: Waldman SD (ed). *Pain Management*, 2nd ed. Philadelphia: Elsevier; 2011. c. 53. p. 482-93.

70 Acidente Vascular Encefálico

Thiago Bezerra Moraes Teixeira ▪ *Renan Amaral Coutinho*
Marco Antonio Sales Dantas de Lima

INTRODUÇÃO

O acidente vascular encefálico (AVE) é a segunda maior causa de óbito e a primeira maior causa de incapacidade no mundo. Apesar de a incidência estar aumentando em países subdesenvolvidos e diminuindo em países desenvolvidos, sabe-se que, atualmente, em decorrência das melhorias nas condições de tratamento, do diagnóstico mais precoce e das terapias de reabilitação, houve aumento da frequência de sobreviventes, o que, por sua vez, acarreta o aumento da prevalência de sequelas e complicações crônicas do AVE.

PROGNÓSTICO DO PACIENTE COM AVE

Apesar dos avanços no tratamento das doenças cerebrovasculares, estas ainda estão associadas à considerável morbimortalidade. Seguem abaixo dados de relevância:

- 10% dos sobreviventes recuperam-se quase integralmente.
- 25% dos sobreviventes apresentam déficits mínimos após o AVE.
- 40% dos pacientes apresentam déficits moderados a graves que requerem cuidados.
- 10% dos pacientes necessitam de institucionalização.
- 15% dos pacientes morrem.

Diversos fatores contribuem para a determinação do prognóstico pós-AVE:

1. **Gravidade do AVE:** pacientes com maior pontuação na escala NIHSS (do inglês, *National Institutes of Health Stroke Scale*) na admissão, possuem pior expectativa de recuperação. Cada ponto a mais no NIHSS dos pacientes diminui a chance de boa capacidade funcional em 17% em três meses. Pacientes com NIHSS < 6 possuem em geral excelente prognóstico, enquanto aqueles com NIHSS > 16 possuem prognóstico ruim.
2. **Idade:** pacientes idosos (> 65 anos), possuem maior risco de morte e sequelas em três meses decorrentes do AVE.
3. **Localização e tamanho:** pacientes com AVE decorrente de obstrução proximal de vaso de grande calibre (artéria cerebral média, artéria basilar, artéria carótida, artéria vertebral), possuem maior risco de sequela e morte por motivos óbvios. Em geral, esse AVE responde pouco ao tratamento trombolítico e os dispositivos de abordagem intravascular não estão amplamente disponíveis nos serviços hospitalares. Soma-se a isso, o fato de, na maioria das vezes, os pacientes chegarem ao setor de emergência com muitas horas de evento.
4. **Mecanismo do infarto:** infartos lacunares, por serem pequenos, comprometem menor superfície e, portanto, possuem melhor prognóstico. Infartos cardioembólicos, por obstruírem em geral artérias de grande calibre, possuem pior prognóstico. Infartos criptogênicos costumam ter bom prognóstico.
5. **Comorbidades:** entre elas, anemia, fibrilação atrial, câncer, doença arterial coronariana, demência, diabetes melito, insuficiência cardíaca, insuficiência renal.

DIAGNÓSTICO CLÍNICO

Para se identificar as consequências dessa enfermidade é necessário o conhecimento de seus sinais e sintomas (Quadro 70-1), os quais podem persistir ou desaparecer de acordo com a recuperação individual.

RECUPERAÇÃO E REABILITAÇÃO

A recuperação após o AVE ocorre pelas mudanças biológicas e neurológicas, bem como por medidas comportamentais que irão determinar a melhora funcional do indivíduo. De forma geral, se dá de três formas: adaptação, regeneração e neuroplasticidade. A adaptação é o aprendizado de novas habilidades físicas ou uso de dispositivos de forma a compensar o déficit neurológico. É importante frisar que, apesar de útil, ela também pode ser prejudicial na recuperação do paciente por meio do processo de desuso aprendido. A regeneração é o crescimento de novos neurônios e células da glia. Esse processo tem pouca participação no processo de recuperação pela capacidade limitada do tecido nervoso de restauração após dano; porém, é alvo de pesquisas com células-tronco e pode ter papel importante no futuro. A neuroplasticidade é o principal mecanismo de recuperação e consiste em rearranjo das conexões neurais, de forma que áreas adjacentes à zona infartada passam a ser ativadas na realização daquela função previamente perdida.

QUADRO 70-1 Manifestações Principais do AVE Segundo o Território Afetado

Artéria obstruída	Manifestações clínicas
Carótida interna	▪ Síndrome cerebral média ▪ Amaurose ou síndrome de Horner ipsilaterais
Cerebral média	▪ Hemiparesia e hipoestesia contralaterais (face/MS > MI) ▪ Afasia (hemisfério dominante) ▪ Desorientação espacial e anosognosia (não dominante) ▪ Hemianopsia homônima contralateral
Cerebral anterior	▪ Hemiparesia e hipoestesia (MI > face/MS)
Cerebral posterior	▪ Hemianopsia ou quadrantanopsia homônima superior contralateral
Coroidea anterior	▪ Combinações variadas: sensitivas, motoras e de campo visual, frequentemente temporárias – simula cerebral média
Basilar	▪ Hemiparesia contralateral ou quadriparesia ▪ Hipoestesia contralateral ou bilateral ▪ Alterações do olhar conjugado (vertical ou horizontal) ▪ Sinais bulbares ou cerebelares ipsilaterais ▪ Coma
Basilar (topo)	▪ Cegueira bilateral e amnésia
Vertebral ou cerebelar posteroinferior	▪ Hipoestesia facial e ataxia ipsilaterais ▪ Hemiparesia e hipoestesia contralaterais ▪ Alt. nervos cranianos ipsilaterais
Cerebelar superior	▪ Ataxia de marcha, náuseas, vertigem, cefaleia ▪ Ataxia apendicular ipsilateral, disartria, paresia do olhar

Fonte: André C. *Manual de AVC*. Rio de Janeiro: Revinter, 1999.
MS = Membro superior; MI = membro inferior.

A reabilitação do AVE é o conjunto de medidas que visam a reduzir a incapacidade e promover o retorno do paciente às atividades diárias. É importante para promover a neuroplasticidade e impedir a perda funcional por desuso, pelas intervenções individualizadas para cada paciente, direcionadas a objetivos específicos. A abordagem na reabilitação também pode ser resumida em três aspectos gerais: restauração, compensação e modificação. A restauração tem como objetivo retreinar partes do sistema nervoso central na realização de funções perdidas. A compensação visa à utilização de medidas comportamentais para se adaptar à sequela neurológica. A modificação se dá por meio de mudanças no meio ambiente para promover a realização de atividades de vida diária.

Nos primeiros 6 meses, ocorre a fase de resolução do dano no tecido nervoso e de adaptações funcionais ao déficit. É quando há maior taxa de recuperação, sendo, por isso, a reabilitação precoce nesse período preferível. Após estes primeiros meses, ocorre uma fase de platô, porém há evidências de que a recuperação de déficits funcionais é possível em uma taxa mais lenta em alguns pacientes muitos anos após o evento.

Apesar destes conhecimentos, ainda não há consenso sobre o tempo ideal para se iniciar a reabilitação nem sobre a intensidade da mesma. Em um estudo, mostrou-se que em paciente onde a reabilitação foi iniciada de forma precoce, em até 20 dias após o AVE, houve melhor eficácia terapêutica e desfecho funcional. Outro estudo, no entanto, resultou em pior desfecho em pacientes com mobilização precoce (dentro de 24 horas), porém quando analisado de forma dose-resposta pré-especificada, parece que mobilizações precoces mais curtas e frequentes resultaram numa maior chance de readquirir independência. Da mesma forma, a frequência e a intensidade ideais da terapia obtiveram resultados conflitantes em diferentes estudos, porém é aceito de uma forma geral que na fase aguda a terapia deve ser menos intensa, aumentando-se esta conforme o tolerado pelo paciente.

O programa de reabilitação é feito por equipe multidisciplinar que envolve, além do médico, profissionais de fisioterapia, terapia ocupacional, fonoaudiologia, nutrição, enfermagem, serviço social e psicologia. A terapia física visa a desenvolver exercícios para fortalecimento muscular que auxiliem na marcha e no equilíbrio. Já a terapia ocupacional, por sua vez, ajuda no desenvolvimento de estratégias para lidar com situações de vida diária tais como se alimentar e escrever. O profissional de fonoaudiologia na fase aguda detecta problemas na deglutição e elabora estratégias para a recuperação desta função e, posteriormente, o foco se dá, principalmente, na terapia para afasia e disartria.

A reabilitação dependerá do nível de cognição do indivíduo, capacidade de comunicação, condicionamento físico pré-morbidade, condições nosológicas associadas, e condições socioeconômicas. A meta é dar ao portador a maior independência possível. A gravidade do dano vai determinar a intensidade das limitações resultantes.

De forma a avaliar a eficácia da reabilitação é necessária a avaliação das limitações do paciente ao longo do tempo. Esta pode ser feita por meio de diversas escalas, como o escore de limitação de Oxford (Quadro 70-2).

QUADRO 70-2 Escore de Limitação de Oxford

Escore	Descrição
0	Nenhum sintoma
1	Sintomas mínimos que não interferem na vida da pessoa
2	Limitação leve: causa alguma restrição, mas não impede de cuidar de si próprio

(Continua)

QUADRO 70-2 Escore de Limitação de Oxford *(Continuação)*

Escore	Descrição
3	Limitação moderada: sintomas que permitem significativa restrição, mas ainda é capaz de cuidar de si próprio
4	Limitação moderadamente grave: sintomas que claramente impedem a independência do indivíduo, mas não necessitam de cuidados constantes
5	Limitação grave: paciente totalmente dependente, necessitando de atenção e cuidados contínuos

Fonte: *The Clinical Meaning of Rankin Handicap Grades After Stroke.*

ASPECTOS ESPECÍFICOS DA REABILITAÇÃO

Recuperação Motora

A reabilitação motora, usualmente, envolve os profissionais de fisioterapia e terapia ocupacional. Com base no princípio da neuroplasticidade, é de suma importância que sejam desenvolvidas atividades tarefa-específicas, repetitivas e desafiadoras e que tenham impacto sobre a funcionalidade do membro afetado, visando a recuperar habilidades do dia a dia, como abotoar botões, utilizar talheres e levantar objetos.

Há evidência de que uma estratégia mais intensiva de reabilitação mostre melhores resultados. Uma destas técnicas é a terapia por contensão induzida (TCI), em que o membro não afetado tem sua utilização restrita (p. ex., por uma luva de *baseball*), de forma que o paciente seja forçado a utilizar o membro parético em determinadas tarefas motoras. Esta técnica de constrição mostrou ser melhor que a terapia-padrão em um grupo de pacientes 3 a 9 meses após o AVE.

Outras técnicas que podem ser benéficas para alguns pacientes são o uso de dispositivos robóticos e a estimulação elétrica funcional.

Marcha

A maioria dos pacientes com AVE e hemiplegia pode ser ensinada a caminhar, ainda que necessite de apoio, como bengalas, andadores ou órteses. O controle esfincteriano e a reabilitação da marcha são determinantes no retorno do paciente ao domicílio.

Deve-se estimular o treino precocemente, inclusive no próprio leito, uma vez que isto evita a perda do condicionamento físico e melhora déficits de percepção, como por exemplo, a hemineligência e a alteração no conceito de verticalidade. O treinamento para marcha pode ser iniciado após o paciente readquirir o equilíbrio sentado.

Em pacientes gravemente afetados, o treinamento geralmente se inicia nas barras paralelas, progredindo para deambulação no solo com apoio. Deve-se incentivar que o paciente coloque o máximo de peso possível na perna parética de forma a prevenir complicações como o encurtamento coxofemoral e de ombro. À medida que o paciente melhora, um andador pode ser usado, progredindo posteriormente para uma bengala estreita de quatro apoios, após o paciente readquirir a habilidade de transferência e suportar o peso de cada lado.

Algumas estratégias por vezes utilizadas são andar em uma superfície irregular, subir escadas e o uso da técnica de suporte parcial do peso, em que o peso do paciente é parcialmente sustentado em um arreio, de forma a permitir um caminhar com padrão mais próximo do fisiológico; esta técnica pode ser feita com ou sem uma esteira. Também se pode considerar em alguns centros a estimulação rítmica auditória, dispositivos de realidade virtual, *biofeedback*, treinamento mental e acessórios robóticos.

A inversão do pé e sua queda em equinismo poderão exigir uso de órteses, que devem ser desenhadas de forma personalizada por profissionais especializados. Estas órteses melhoram a marcha por permitir a dorsiflexão plantar e estabilizar o tornozelo.

O equilíbrio, tanto voluntário quanto reflexo, pode apresentar recuperação com treinamentos apropriados para o tronco e postura sentada. A plataforma de força é um dispositivo que mede a reação de força de solo e oferece *biofeedback* para os pacientes com distúrbio de marcha e equilíbrio. Outros exercícios que podem ser recomendados incluem Tai Chi e terapia aquática.

Síndrome de Dor no Ombro

A dor no ombro hemiplégico ocorre em mais de 70% dos pacientes e pode ser causada pela própria hemiplegia ou por lesões ortopédicas secundárias (bursite subdeltóidea, tendinite do supraespinhoso, capsulite adesiva, plexopatia braquial e lesão do manguito rotador) que ocorrem comumente na fase inicial do AVE quando o membro está flácido. Pode haver até mesmo subluxação da cabeça do úmero em casos de fraqueza severa do manguito rotador.

O reconhecimento da síndrome é importante, porque a dor pode limitar a recuperação funcional durante a reabilitação.

Medidas de prevenção envolvem a proteção da articulação pelo seu correto posicionamento durante o repouso, transferência e, na cadeira de rodas, por meio da fixação distal do antebraço a partir do cotovelo, de forma a evitar estiramento, o que incluiu o uso de tipoias. Outras medidas envolvem evitar arcos de movimento maiores que 90° na flexão e abdução do ombro. O tratamento envolve analgésicos comuns, anti-inflamatórios não esteroidais (AINEs), alongamento gentil do ombro e técnicas de mobilização, injeção de toxina botulínica e injeção subacromial de corticosteroides. Cerca de 25% dos pacientes desenvolvem a chamada síndrome ombro-mão, uma forma de dor regional complexa, que se apresenta como dor no ombro, edema e alterações autonômicas na mão, sendo normalmente uma condição autolimitada e que responde bem a um curso curto de corticoide oral.

Espasticidade

A espasticidade, na maior parte dos pacientes, não é incapacitante. Porém, em alguns pacientes pode causar desconforto por espasmos musculares, clônus ou posturas anormais, como flexão plantar excessiva, inversão do pé e flexão do cotovelo, punho e dedos.

Quando incapacitante, o tratamento da espasticidade e da contratura muscular pode ser feito por exercícios de alongamento e mobilização articular, realizados várias vezes ao dia.

Na presença de grave espasticidade com risco de deformidade articular, podem ser aplicados vários tipos de órteses, entre as quais, barra para adutores dos dedos ou oponentes do polegar que geram inibição da postura flexora e permitem uma mão mais funcional.

As medicações orais (Quadro 70-3) para tratamento da espasticidade, no geral, têm seu uso limitado pelos efeitos colaterais excessivos como sedação, que podem interferir na recuperação do paciente.

No caso de espasticidade focal, a aplicação de toxina botulínica em determinados grupamentos musculares é efetiva e bem tolerada, conseguindo levar a aumento no arco de movimento e prevenir contraturas, tendo seu benefício bem demonstrado.

Outra medida farmacológica bem aceita é o uso de baclofeno por via intratecal que, por utilizar doses menores do que a via oral para alcançar o relaxamento muscular, leva à menor ocorrência de efeitos adversos sistêmicos e mostrou benefício na mobilidade, em atividades de vida diária e na qualidade de vida dos pacientes.

QUADRO 70-3 Medicações Orais Utilizadas no Tratamento da Espasticidade

Drogas	Indicações	Posologia	Efeitos colaterais
Dantrolone	Limitações de movimentos (sem contratura)	25 mg 1x até 50 mg 4x/dia	Sedação, fraqueza
Diazepam	Clono impedindo o sentar, a marcha ou o movimento no leito	1 mg 1x até 15 mg 4x/dia	Confusão
Baclofeno	Espasmos musculares dolorosos	5 mg 1x até 20 mg 4x/dia	Fraqueza, síncope
Meprobamato Carisoprodol	Padrão anormal da marcha	400 mg 1 a 4x/dia 350 mg 1 a 4x/dia	Convulsões, tonteira

Fonte: André C. *Manual de AVC*. Rio de Janeiro: Revinter, 1999.

Linguagem, Cognição, Fala e Deglutição

As alterações de linguagem, cognitivas e relacionadas com a articulação da fala e dos mecanismos de deglutição são prevalentes em pacientes que sofrem AVE e prejudicam a funcionalidade, o retorno ao ambiente social e causam frustração e embaraço aos pacientes. O tratamento destes déficits é influenciado pela localização e extensão da lesão encefálica, bem como por idade, nível educacional e habilidades presentes antes do evento, e baseia-se em três modalidades:

1. restaurativa, que visa a melhorar diretamente as habilidades afetadas;
2. compensatória, na qual técnicas específicas buscam se sobrepor ao déficit para melhorar a funcionalidade; e
3. de suporte, em que se propõe uma abordagem multimodal que envolve tanto o paciente quanto os cuidadores.

Afasia

A afasia é alteração de linguagem comum após o AVE, e trata-se de uma desordem de comunicação adquirida, na qual é afetado o processamento da linguagem, sem necessariamente afetar a inteligência do indivíduo. Diversas classificações para afasia existem, mas, de forma prática para o tratamento, costuma-se dividi-las entre fluentes e não fluentes.

Diversas formas de tratamento restaurativo existem e são aplicadas pelo profissional de linguagem. Classicamente, a terapia de entonação melódica utiliza elementos musicais como ritmo e melodia para melhorar a produção da linguagem e baseia-se no fato de que enquanto o processamento da linguagem é localizado no hemisfério cerebral dominante, as habilidades de canto e música estão relacionadas com o hemisfério oposto. Este método parece ser mais eficaz em pacientes com lesões envolvendo a área de Broca, aqueles com afasia não fluente e os com algum tipo de estereotipia linguística. Outras formas de terapia restaurativa incluem o uso de tarefas que visam a melhorar a compreensão de palavras, em que o paciente é estimulado a formar juízo sobre as relações entre sentenças e figuras, e uma forma de terapia cognitivo comportamental (TCC) em que os pacientes são forçados a utilizar a linguagem verbal, pela restrição da comunicação por gestos, desenhos e escrita feita de forma intensiva, com pelo menos 2 horas por dia em 4 dias da semana.

O uso de cartões de comunicação, desenhos e sistemas de gestos por si só constituem uma forma de compensação, bem como a utilização de descrições ou sinônimos.

A terapia de suporte é ensinada tanto ao paciente quanto para o seu comunicador e visa a reconhecer que o paciente ainda possui algumas habilidades de comunicação e buscar utilizá-las da melhor forma possível, procurando discutir assuntos relevantes e adequados à idade do paciente. Algumas técnicas incluem utilizar sentenças curtas, escrever palavras-chave, eliminar distrações, observar as expressões faciais do paciente de forma a verificar sua compreensão, utilizar perguntas de "sim ou não", fazer uma pergunta por vez e utilizar "pistas" para facilitar a comunicação. É importante, em cada conversação, verificar a compreensão da mensagem transmitida pelo paciente, buscando resumir o que foi comunicado.

Cognição

Cognição é o ato ou processo de conhecimento, incluindo compreensão, julgamento, memória, percepção e raciocínio. É comum em pacientes com AVE haver decréscimo destas funções, incluindo memória, atenção e função executiva, que é definida como "um conjunto de processos que fazemos para lidar conosco mesmos e com os recursos disponíveis para alcançar um determinado objetivo". É um termo que envolve os conjuntos de habilidades neurológicas envolvidas no controle mental e autorregulação. Pacientes com disfunção executiva se apresentam com dificuldade de planejamento, abstração, organização, resolução de problemas, velocidade de processamento e habilidade em fazer julgamentos.

A reabilitação visa à aplicação de técnicas, procedimentos e implementação de medidas de suporte para melhorar a funcionalidade e a independência nos indivíduos com disfunção cognitiva. Um método frequentemente usado é a chamada "aprendizagem sem erro", em que o indivíduo aprende novas informações, sem cometer erros e baseia-se no fato que respostas espontâneas são mais fáceis de serem lembradas, observando-se o fato de que a frustração experimentada pelo paciente, quando comete um erro, tende a reforçar a resposta errada. Um exemplo desta técnica é a utilização de perguntas ou tarefas que já contêm a resposta, como na frase "Hoje é domingo. Que dia é hoje?", ou fornecer ao paciente um calendário que marca claramente o dia correto.

O tratamento restaurativo envolve a realização de tarefas como repetição de uma lista de palavras, quebra-cabeças e jogos de *videogame*. Diversos *softwares* já foram desenvolvidos para utilização clínica.

O tratamento compensatório busca diminuir a interferência do déficit cognitivo na vida diária do paciente. Isto é feito por meio de estratégias ditas internas que envolvem a própria consciência do paciente (p. ex., pelos mnemônicos) e externas, em que dispositivos ou ferramentas são utilizados de forma que o paciente receba dicas do ambiente quando é necessário realizar uma tarefa (p. ex., um alarme para lembrar ao paciente de que deve tomar a medicação em um determinado horário). Uma série de aplicativos para celulares e *smartphones* vem sendo desenvolvida neste sentido e visam a contrabalancear problemas cognitivos e linguísticos, além de possuir melhor aceitação pelos pacientes por não terem que utilizar um dispositivo que os associem com alguma deficiência. Contudo, é importante notar que pacientes idosos ou que não estão acostumados com tal tecnologia terão maior dificuldade em utilizá-los.

O tratamento de suporte baseia-se em envolvimento, suporte e transição providos pela equipe de apoio ao paciente (profissionais de saúde, membros da família e cuidadores), e é parte integral do plano de tratamento. Novas tecnologias que permitem comunicação à distância, melhoram a interação do paciente com seu grupo de suporte e diminuem a sensação de isolamento.

Disartria

A disartria ocorre em diversas localizações de lesão encefálica por mecanismos que ocasionam fraqueza ou incoordenação dos mecanismos da fala. Sua terapia usualmente é coordenada pela equipe de fonoaudiologia e é voltada para os mecanismos de articulação, fonação, ressonância, prosódia e respiração.

Exercícios motores orais constituem a base para a terapia restaurativa. Quando o problema é do sistema de fonação, podem ser consideradas as terapias de *biofeedback*, exercícios de fechamento e relaxamento das pregas vocais, injeção de Teflon nas cordas vocais ou até mesmo tratamento cirúrgico.

Diversas medidas compensatórias existem, incluindo utilização de tabelas do alfabeto e aplicativos de comunicação. Terapias de suporte incluem ser um ouvinte ativo, manter contato visual e diminuir as distrações ambientais.

Disfagia

Pacientes com AVE comumente apresentam algum grau de disfagia, que deve ser avaliada por sinais como salivação ou derramamento de comida ou líquidos, resíduos na cavidade oral, atraso no gatilho para deglutição faríngea, tosse ou engasgo após engolir ou mudança na qualidade da voz após a alimentação. A avaliação por um profissional de fonoaudiologia é capaz de identificar 40 a 80% dos pacientes com aspiração na videofluoroscopia. Pacientes com aspiração clínica evidente não devem ser alimentados por via oral e as necessidades nutricionais devem ser atendidas por sonda nasoentérica até que haja melhora, ou caso se verifique necessidade, por via enteral permanente, usualmente uma gastrostomia. A terapia da disfagia é de enorme importância na redução da morbimortalidade não apenas para devolver ao paciente o prazer de comer, mas também para evitar a aspiração brônquica.

De forma análoga à terapia restaurativa da disartria, o fortalecimento da musculatura orofaríngea é a base para o tratamento da disfagia, de forma repetida e com consistência da comida aumentada progressivamente. Outras técnicas incluem a estimulação tátil termal, que usa uma sonda gelada para aumentar a sensibilidade dos pilares amigdalianos, a estimulação elétrica neuromuscular e a estimulação neuromuscular faríngea profunda, que se baseiam na utilização de estímulos elétricos e térmicos, respectivamente.

Técnicas compensatórias incluem melhorar o posicionamento do paciente, mudar a consistência alimentar e medidas comportamentais, como utilizar um canudo ou mastigar um maior número de vezes o alimento. A terapia de suporte é dada por medidas educativas ao paciente e ao cuidador a respeito da consistência alimentar, fatores de risco e sinais e sintomas de broncoaspiração.

Negligência

Negligência se refere à falta de atenção assimétrica a um estímulo ou atividade motora do lado do corpo oposto à lesão. Ocorre, usualmente, quando o hemisfério afetado é o não dominante. Pacientes com negligência tendem a não cuidar do lado do corpo afetado e por isso são mais propensos a traumas no membro parético. O tratamento dessa condição é complicado, pois muitas vezes os pacientes não têm percepção sobre o problema e algumas terapias foram tentadas, porém sem sucesso uniforme. Algumas técnicas utilizadas são o uso de dicas verbais para que o paciente preste atenção ao lado afetado, exploração visual, treinamento de consciência somatossensória e, mais recentemente, o uso de prismas que mudam a posição de objetos à esquerda para a direita. Outros métodos incluem o uso de tampões oculares, estimulação vestibular e ambiente de realidade virtual.

COMPLICAÇÕES MÉDICAS DURANTE A REABILITAÇÃO

É comum a existência de fatores de risco para doença aterosclerótica como hipertensão arterial, diabetes melito, bem como fibrilação atrial e a presença de insuficiência cardíaca e doença coronariana. Para o manejo de tais condições, o leitor é aconselhado a ler os capítulos específicos sobre os tópicos neste livro.

Outras complicações clínicas têm maior propensão a ocorrer nos pacientes com sequelas neurológicas decorrentes do AVE e são causas importantes de morbimortalidade para as quais o clínico deve estar atento, de forma a identificá-las precocemente e iniciar seu tratamento.

Úlceras de Pressão

São definidas como úlceras decorrentes de fricção ou pressão em qualquer parte do corpo, porém com maior propensão a se desenvolverem em áreas de protrusão óssea. Tendem a ocorrer em pacientes imobilizados, incluindo aqueles em reabilitação neurológica, podendo ocasionar dor, piora da funcionalidade, infecção sistêmica e morte.

Outros fatores de risco incluem duração das forças de pressão, frequência de mudança de posicionamento, menor peso corporal, diminuição da sensibilidade da pele, nutrição pobre e baixos índices de albumina sérica.

Entre as medidas de prevenção estão evitar a imobilização prolongada; inspeção diária da pele com atenção especial para o cóccix, ísquio, trocanteres e tornozelos; prevenir o acúmulo de umidade e promover o alívio de pressão. O uso de colchões pneumáticos e, mais recentemente, de sistemas computadorizados de colchões, podem ser usados para atenuar os pontos de pressão e mudar o paciente de uma posição para outra. Almofadas de gel ou espuma graduada distribuem o peso sobre uma superfície corporal maior e diminuem a pressão em pacientes que utilizam cadeiras de rodas.

Crises Epilépticas

Ocorrem em 2 a 23% dos pacientes com AVE isquêmico nas primeiras duas semanas e em 14% dos pacientes com hemorragia intracerebral. Não há evidência para o uso profilático de drogas antiepiléticas de forma a melhorar o prognóstico ou a sobrevivência, devendo ser iniciadas apenas na evidência de crises clínicas.

Tromboembolismo Venoso

A prevalência de trombose venosa profunda (TVP) é de 34 a 40,2% em até 21 dias após o início do AVE, sendo que maiores incidências são relacionadas com maior grau de fraqueza. O tromboembolismo pulmonar (TEP), possivelmente a complicação mais temida durante a reabilitação, é estimada entre 1 a 3%.

O uso de meias compressivas, apesar de bem estabelecido na prevenção de TVP em outras condições clínicas, não mostrou diminuição significativa de eventos tromboembólicos em pacientes com AVE. A profilaxia farmacológica com heparina não fracionada (HNF) mostrou redução de até 80% na ocorrência de TVP e o uso de heparina de baixo peso molecular (HBPM) mostrou ser tão eficaz quanto a citada anteriormente. No caso de hemorragia intracerebral, protocolos recentes estabelecem que após a documentação de que o sangramento cessou, baixas doses de HNF ou HBPM podem ser consideradas para prevenção de tromboembolismo venoso em pacientes imobilizados após 1 a 4 dias do início da hemorragia.

A profilaxia para TVP deve ser continuada até que o paciente possa andar uma distância de 150 pés (aproximadamente 45 metros), com ou sem assistência, ou até o retorno ao lar.

Quedas e Fraturas

O paciente em reabilitação neurológica é, particularmente, propenso a quedas. Indivíduos com disfunção cognitiva, apraxia, impulsividade e afasia podem não colaborar com as medidas de segurança. Algumas intervenções envolvem o uso de alarmes, tanto na cama quanto na cadeira de rodas, observação direta pelos cuidadores e equipe multiprofissional, e cintos na cadeira de rodas.

O uso de medidas adaptativas externas também é importante para alguns pacientes, particularmente no uso do banheiro, onde o risco de queda, usualmente, é maior. Estas medidas incluem a instalação de barras de apoio, aumento da largura das portas para permitir a passagem da cadeira de rodas, elevação do assento do vaso sanitário, forração do piso com borracha antiderrapante, uso de cadeiras higiênicas, instalação de rampas, reorganização dos móveis e retirada de tapetes e carpetes.

A fratura de colo de fêmur é uma importante causa de mortalidade e há evidências de que o uso de bifosfonatos e suplementação com cálcio e vitamina D podem ser considerados nestes pacientes.

Depressão

A depressão pós-AVE tem prevalência de 20 a 40% e, frequentemente, é subdiagnosticada. Seu reconhecimento deve ser enfatizado e deve haver um baixo limiar para seu tratamento, pois sua ocorrência leva a uma pior recuperação, bem como a maiores índices de mortalidade e declínio cognitivo em pacientes não tratados. Uma vez instituída a terapia, os pacientes apresentam maior motivação para colaborar com a reabilitação, maior adesão às medicações e melhor recuperação funcional.

As drogas mais utilizadas no tratamento desta condição são os inibidores seletivos da recaptação de serotonina. Os antidepressivos tricíclicos também podem ser usados, porém seu perfil de efeitos colaterais como sonolência, constipação e retenção urinária muitas vezes limitam seu uso.

Alterações Esfincterianas

Cerca de 50% dos pacientes com AVE têm incontinência na admissão e 20% desses permanecerão com este quadro nos próximos 6 meses.

Urinária

Após um evento vascular, é comum o aparecimento de incontinência ou retenção urinária. A forma mais comum de incontinência é a hiper-reflexia do detrusor, podendo ocorrer também hipotonia da bexiga com incontinência por transbordamento. É importante frisar que muitos pacientes são incontinentes pelo fato de não conseguirem comunicar sua necessidade de urinar.

Faz-se necessária, nesses casos, a investigação de outras causas, como hipertrofia prostática e infecção urinária, bem como a realização de estudo urodinâmico, que pode fornecer informações úteis para o tratamento.

Para pacientes com volume residual baixo, a melhor abordagem é uma agenda com micções programadas, enquanto que em pacientes com volume residual alto, o cateterismo vesical intermitente pode ser necessário. Deve-se evitar o uso de sonda de Foley pelo risco de infecção do trato urinário. Seu uso deve ser limitado à situação em que se deseja evitar quebra de barreira dérmica. Em pacientes selecionados, podem-se utilizar drogas orais conforme o Quadro 70-4.

QUADRO 70-4 Medicações Utilizadas no Tratamento de Disfunção Urinária

Indicações	Droga	Mecanismo de ação	Posologia	Efeitos colaterais
Volume residual: > 150 mL (retenção)	Betenecol	Aumenta tono detrussor	25 mg 2x/dia até 50 mg 4x/dia	HAS, disautonomia, cefaleia, xerostomia
	Fenoxibenzamida	Relaxa esfíncter interno	5 mg em dias alternados até 10 mg 2x/dia	Hipotensão, arritmias
	Baclofeno	Relaxa esfíncter externo	5 mg 2x/dia até 20 mg 4x/dia	Letargia, confusão, síncope, fraqueza, convulsão
Volume residual: < 100 mL (urgência, frequência)	Propanteline	Reduz espasticidade vesical	15 mg 2x/dia até 15 mg 4x/dia	Aumento do volume residual
	Oxibutina	Reduz espasticidade vesical	5 mg 2x/dia até 5 mg 3x/dia	HAS grave (dose alta)

Fonte: André C. *Manual de AVC*. Rio de Janeiro: Revinter, 1999.

Fecal

A constipação é esperada em pacientes imóveis e sua profilaxia consiste em deambulação precoce, dieta com alto teor de fibras, contendo 35 g de fibras mais um amaciador das fezes como docusato de sódio na dose de 100 mg 3 vezes ao dia. O supositório de bisacodil pode ser adicionado em doses diárias ou em dias alternados se não houver movimentos intestinais (Quadro 70-5).

ATIVIDADES DE VIDA DIÁRIA

Um dos principais objetivos da reabilitação é permitir ao paciente maior independência possível na realização de atividades de vida diária, o que melhora a autoestima e diminui as sobrecargas física e emocional dos cuidadores.

Adaptações como a utilização de pratos com borda elevada, talheres mais largos, superfícies antiderrapantes e, para se vestir, a troca de cadarços e botões por velcro são medidas simples que darão mais independência ao paciente.

QUADRO 70-5 Protocolo Escalonado de Constipação

1. Avaliar presença de fecaloma
   - Sem fecaloma: muciloide hidrófilo de *Psyllium*, um envelope duas a três vezes por dia, com bastante água; ou óleo mineral 15 mL duas a três vezes por dia. Se ineficaz, deve-se adicionar bisacodil; se ainda não obtiver êxito, pode-se adicionar leite de magnésia 30 mL ou fórmulas de cáscara sagrada 5 mL
   - Com fecaloma: extração manual
2. Manitol a 20%: 50 a 100 mL VO (não usar mais de duas vezes por semana)
3. Enema com fosfato de sódio uma a duas vezes por dia
4. Bisacodil supositório ou comprimido
5. Avaliação especializada por cirurgião. Enema com soro glicerinado em ambiente hospitalar

Fonte: André C. *Manual de AVC*. Rio de Janeiro: Revinter, 1999.

Sexualidade

A sexualidade do paciente pode ser afetada de maneira complexa após o AVE, com causas multifatoriais como diminuição da autoestima, dificuldade na realização de posições, depressão com redução da libido, e disfunção sexual por efeito adverso de determinadas medicações como anti-hipertensivos e até por alguns antidepressivos. O questionamento sobre a vida sexual é importante e deve ser feito por meio de perguntas abertas. Nos casos de depressão e redução da libido é preferível usar antidepressivos que não afetam comumente a função sexual como a bupropiona e a mirtazapina.

Retorno ao Trabalho

O retorno ao trabalho pode gerar benefícios aos pacientes que sobrevivem ao AVE como o aumento da autoestima. Pacientes mais jovens, com maior nível educacional, maior *status* profissional e habilidade prévios ao AVE, terão mais chances de retornar ao trabalho. Testes neuropsicológicos podem avaliar a capacidade cognitiva para o paciente retornar ao trabalho, bem como existem programas de reabilitação vocacional que podem ser úteis.

Condução de Veículos

A habilidade para conduzir veículos é crucial para a independência de alguns pacientes e, para muitos, simboliza o retorno à normalidade. Contudo, sequelas como hemiparesia, déficits campimétricos, negligência, disfunção cognitiva e a presença de epilepsia, frequentemente, limitam esta atividade. A utilização de simuladores de trânsito pode ser útil na avaliação das limitações e da capacidade de o paciente voltar a dirigir.

CONCLUSÃO

O principal objetivo da terapia de reabilitação após o AVE é permitir a máxima funcionalidade e independência do paciente, sendo, para isso, necessária a integração entre o clínico e a equipe multidisciplinar de forma a melhor programar e definir os objetivos do tratamento, bem como verificar limitações e a ocorrência de complicações que, frequentemente, desenvolvem-se nestes pacientes, com o objetivo de melhorar a qualidade de vida do paciente e de seus cuidadores.

BIBLIOGRAFIA

Adams HP Jr, del Zoppo G, Alberts MJ *et al.* Guidelines for the early management of adults with ischemic stroke: a guideline from the American Heart Association/ American Stroke Association Stroke Council, Clinical Cardiology Council, Cardiovascular Radiology and Intervention Council, and the Atherosclerotic Peripheral Vascular Disease and Quality of Care Outcomes in Research Interdisciplinary Working Groups. *Stroke* 2007;38(5):1655-711.

André C. *Manual de AVC*. Rio de Janeiro: Revinter; 1999. 159p.

Batchelor F, Hill K, Mackintosh S, Said C. What works in falls prevention after stroke: a systematic review and meta-analysis. *Stroke* 2010;41(8):1715-22.

Belagaje SR. Stroke rehabilitation. *Continuum* (Minneap Minn). 2017 Feb;23(1, Cerebrovascular Disease):238-53.

Bernhardt J, Churilov L, Ellery F *et al.* Prespecified dose-response analysis for A Very Early Rehabilitation Trial (AVERT). *Neurology* 2016;86(23):2138-45.

Beukelman DR, Garrett KL, Yorkston KM. *Augmentative communication strategies for adults with acute or chronic medical conditions*. Baltimore: Paul H. Brookes Publishing Co., 2007.

Brandstater ME, Roth EJ, Siebens HC. Venous thromboembolism in stroke: literature review and implications for clinical practice. *Arch Phys Med Rehabil* 1992;73(suppl 5):S379-S391.

Brasil. Ministério da Saúde. Secretaria de Atenção à Saúde. Departamento de Ações Programáticas Estratégicas. Diretrizes de atenção à reabilitação da pessoa com acidente vascular cerebral. Ministério da Saúde, Secretaria de Atenção à Saúde, Departamento de Ações Programáticas Estratégicas. Brasília; 2013. 72p. II.

Cumberland Consensus Working Group, Cheeran B, Cohen L et al. The future of restorative neurosciences in stroke: driving the translational research pipeline from basic science to rehabilitation of people after stroke. *Neurorehabil Neural Repair* 2009;23(2):97-107.

de Haan RN, Limburg M, Bossuyt P et al. The Clinical Meaning of Rankin 'Handicap' Grades After Stroke. *Stroke* 1989;20:828.

Duncan PW, Sullivan KJ, Behrman AL et al. Body-weight-supported treadmill rehabilitation after stroke. *N Engl J Med* 2011;364(21):2026-36.

Duncan PW, Zorowitz R, Bates B. Management of Adult Stroke Rehabilitation Care: A Clinical Practice Guideline. *Stroke* 2005;36(9):100-43.

Hackett ML, Yapa C, Parag V, Anderson CS. Frequency of depression after stroke: a systematic review of observational studies. *Stroke* 2005;36(6):1330-40.

Hardy E, Drolet C, Gilles-Brown C. *Swallowing disorders treatment manual*, 2nd ed. Bisbee, AZ: Imaginart; 1993.

Hebert D, Lindsay MP, McIntyre A et al. Canadian stroke best practice recommendations: stroke rehabilitation practice guidelines, update 2015. *Int J Stroke* 2016;11(4):459-84.

Hedge MN. *Hedge's pocketguide to treatment in speech-language pathology*, 2nd ed. Clifton Park, NY: Thomson Delmar Learning; 2001.

Kaitani T, Tokunaga K, Matsui N, Sanada H. Risk factors related to the development of pressure ulcers in the critical care setting. *J Clin Nurs* 2010;19(3-4):414-21.

Kalra L. Stroke rehabilitation 2009: old chestnuts and new insights. *Stroke* 2010;41:e88-e90.

Langhorne P, Duncan P. Does the organization of postacute stroke care really matter? *Stroke* 2001;32(1):268-74.

Lincoln NB, Majid MJ, Weyman N. Cognitive rehabilitation for attention deficits following stroke. *Cochrane Database Syst Rev* 2000;4:CD002842.

Morgenstern LB, Hemphill JC 3rd, Anderson C et al. Guidelines for the management of spontaneous intracerebral hemorrhage: a guideline for healthcare professionals from the American Heart Association/American Stroke Association. *Stroke* 2010;41(9):2108-129.

Paolucci S, Antonucci G, Grasso MG et al. Early versus delayed inpatient stroke rehabilitation: a matched comparison conducted in Italy. *Arch Phys Med Rehabil* 2000;81(6):695-700.

Poole KE, Reeve J, Warburton EA. Falls, fractures, and osteoporosis after stroke: time to think about protection? *Stroke* 2002;33(5):1432-6.

Schmitz MA, Finkelstein M. Perspectives on post stroke sexual issues and rehabilitation needs. *Top Stroke Rehabil* 2010;17(3):204-13.

van der Meulen I, van de Sandt-Koenderman ME, Ribbers GM. Melodic Intonation Therapy: present controversies and future opportunities. *Arch Phys Med Rehabil* 2012;93(1 suppl):S46-S52.

Vestling M, Tufvesson B, Iwarsson S. Indicators for return to work after stroke and the importance of work for subjective well-being and life satisfaction. *J Rehabil Med* 2003;35(3):127-31.

71 Depressão

Fernanda Miranda Rezende ▪ *Henrique Madeira Miranda*
Juliana Toledo Buarque ▪ *Marco Antonio Alves Brasil*

INTRODUÇÃO

Vários estudos e teorias vêm tentando estabelecer a etiologia dos transtornos depressivos. Até pouco tempo os neurotransmissores monoaminérgicos (norepinefrina, dopamina, serotonina e histamina) ocupavam o ponto central das pesquisas. Atualmente, sabe-se que a depressão é uma doença poligênica e multifatorial que envolve o distúrbio de múltiplos sistemas neurocomportamentais, circuitos neuronais e mecanismos neurorreguladores mais complexos. Alterações na regulação hormonal, na neurofisiologia do sono, distúrbios imunológicos e alterações neuroanatômicas fazem parte do complexo conjunto de fatores que compõem a fisiopatologia da doença.

Pesquisas têm tentado estabelecer as prevalências de transtornos depressivos em diferentes doenças clínicas. Sabe-se que pacientes com doença crônica apresentam duas e até três vezes mais chance de viverem um episódio depressivo do que a população geral. Os dados obtidos ao analisar algumas doenças diferem entre os estudos, refletindo os diferentes critérios e instrumentos diagnósticos adotados. Em pacientes com doenças crônicas como diabetes e doença arterial coronariana, a prevalência de depressão pode variar entre 15 a 23%.

Por conta da alta prevalência dos transtornos depressivos o clínico geral, em algum momento de sua atuação, irá se deparar com a dúvida diagnóstica a respeito de quando intervir. É de extrema importância saber quando prescrever drogas antidepressivas, uma vez que as medicações possuem uma ampla gama de efeitos colaterais indesejados e podem interagir com as demais medicações em uso pelos doentes. Diferenciar o paciente deprimido do doente fragilizado e triste pelas dificuldades e restrições que ocorrem no processo de adoecimento é essencial.

A diferenciação entre depressão maior e tristeza é geralmente difícil, ocasionando dúvida na maioria dos profissionais da área de saúde, quando se deparam com pacientes que apresentam múltiplas comorbidades e se encontram tristes. Alguns sintomas servem de orientação nesta tarefa. Na depressão, costuma haver sentimentos de culpa e autoacusação, indiferença generalizada pelo ambiente e, nos casos mais graves, ideação suicida. A tristeza como sintoma não é tão duradoura quanto a depressão, costuma ser inferior a 6 meses e os sintomas de culpa, autoacusação e ideação suicida em geral não estão presentes.

A reação normal às mudanças estressantes, chamada reação de ajustamento, costuma ocorrer com o aparecimento de uma doença grave e se manifestar por um breve período de sintomas ansiosos e depressão e em alguns casos associado à irritabilidade e pouca concentração.

Elisabeth Kübler-Ross, estudando pacientes que tinham recebido recentemente o diagnóstico de uma doença grave terminal, observou que, em geral, esses costumam manifestar comportamentos distintos de acordo com cinco estágios evolutivos até a aceitação de tal fatalidade. O reconhecimento desses comportamentos facilita a planejar estratégias para abordar o paciente. São eles:

1. **Choque ou negação:** é o primeiro estágio e ocorre quando o paciente toma conhecimento da situação. Nesse momento o paciente se recusa a acreditar, nega a realidade da doença e, algumas vezes, ignora tentativas de se abordar assuntos relacionados ao momento em que se encontra.
2. **Raiva:** ocorre quando os pacientes se sentem irritados com o fato de estarem doentes e então descarregam a frustração de sua condição em um ou mais membros da equipe médica.
3. **Barganha:** nesse estágio o paciente costuma "negociar" sua cura com a equipe, com parentes e até com forças divinas, por meio do cumprimento de promessas e sacrifícios.
4. **Depressão:** o paciente pode apresentar sinais típicos de depressão, como desesperança, retraimento social, retardo psicomotor e até ideação suicida frente às poucas possibilidades de cura e às debilidades físicas decorrentes da doença.
5. **Aceitação:** nessa fase o paciente entende a impermanência da vida e aceita que tanto a morte como o adoecer são etapas inevitáveis, passando a conviver de maneira razoável com o fato.

É importante procurar ajudar os pacientes na compreensão de seus sentimentos e sensações, sabendo quando e como intervir. Uma atitude fácil e eficiente que deve ser adotada por todos os médicos é a escuta ativa (Quadro 71-1). Ao aplicar essa técnica, o médico pode minimizar as angústias e diminuir o sofrimento do paciente. Através da escuta compreensiva ele possibilita ao indivíduo ouvir o que está proferindo, induzindo assim uma autorreflexão.

Um constructo importante que deve ser lembrado ao avaliar pacientes com múltiplas comorbidades é a desmoralização. Esse conceito introduzido por Jerome Frank (1970) é bastante útil no contexto de uma doença clínica incapacitante. É observado em diversas situações e vivenciado como desespero existencial, desesperança, desamparo e perda do significado e do propósito de vida que ocorre após sucessivas derrotas e uma subsequente sensação de desamparo. Embora compartilhe sintomas de tristeza, a desmoralização se distingue da depressão por incompetência subjetiva da primeira e anedonia na segunda. A desesperança é a marca da desmoralização e está associada a resultados precários em doenças físicas e psiquiátricas e, principalmente, com a ideação suicida ou desejo de morrer.

Pode ser difícil para o clínico não treinado diferenciar depressão de desmoralização dificultando em decidir a melhor conduta a adotar com esses pacientes. O Grupo de Psicossomática de Bolonha investigou a desmoralização e sua prevalência entre grupos com dife-

QUADRO 71-1	Colocando em Prática a Escuta Ativa

- O ambiente físico deve ser acolhedor, privado e confortável
- Mantenha a atitude de respeito e interesse, sem emitir julgamentos
- Estabeleça contato visual de forma frequente
- Inicie a conversa com perguntas gerais e menos invasivas, tais como: identificação e razão da consulta
- Opte por perguntas abertas: "como...?", "eu posso imaginar...", em vez de "por quê...?"
- Tente captar o verdadeiro conteúdo das mensagens emitidas pelo paciente por meio de sua linguagem corporal e tom de voz
- Atente-se às emoções do paciente, pontuando-as, quando necessário
- Resuma o que entendeu até determinado momento e solicite esclarecimentos
- Respeite os momentos de silêncio e de choro, mas ajude que o paciente saia deles

rentes doenças médicas visando ajudar na tomada de decisão. Esses pesquisadores definiram a desmoralização com três seguintes critérios diagnósticos:

1. O paciente sente não conseguir satisfazer as expectativas estabelecidas por si mesmo ou aqueles ao seu redor ou vivencia uma incapacidade geral para lidar com as demandas. Isso resulta em sentimentos de desamparo, desesperança e um desejo de desistir.
2. Os sentimentos são prolongados, generalizados e estão presentes por pelo menos 1 mês.
3. Os sentimentos precedem diretamente o desenvolvimento de um distúrbio médico ou reforçam seus sintomas.

Esses pesquisadores postulam que o desamparo, a desesperança e a tendência para desistir procedem do desenvolvimento da doença clínica.

No diagnóstico dos transtornos depressivos em pacientes com doença clínica, outros obstáculos estão presentes e podem fazer parte do quadro. É comum a essa população: atribuir os sintomas depressivos à doença clínica, uma vez que essa também causa sintomas neurovegetativos como sonolência, falta de apetite, retardo psicomotor, adinamia, ocorrendo assim negação da experiência da depressão por parte do paciente que alimenta a ideia de que seria normal ficar triste em decorrência de uma doença. Os pacientes podem manifestar ainda atitudes negativas em relação a um possível diagnóstico de depressão em virtude dos preconceitos quanto ao estigma que existe sobre o doente mental, se sentindo ofendido quando o médico sugere a procura de tratamento psiquiátrico.

Um transtorno depressivo pode passar despercebido pela impropriedade do ambiente clínico para discutir assuntos pessoais ou emocionais e a dificuldade do paciente em relatar sintomas relacionados à depressão com seu médico. O médico deve estar atento ao fato de que o paciente com uma doença clínica grave quase sempre tem uma explicação para a sua depressão, como uma forma de negá-la. O argumento de que qualquer pessoa nessas condições ficaria deprimida é comum e aparentemente justificável, no entanto, este tipo de explicação pode encobrir um transtorno depressivo que poderia responder ao tratamento com antidepressivos.

Algumas doenças clínicas podem apresentar sintomas semelhantes àqueles presentes em um quadro depressivo. No câncer, fadiga, anorexia e perda de peso fazem parte do quadro clínico e, portanto, não servem como indicativos de depressão. Da mesma forma, a fadiga costuma fazer parte do quadro sintomático de doenças como o diabetes não controlado, doença renal em estágio final, artrite reumatoide, hepatite e esclerose múltipla. Insônia pode ocorrer nos quadros renais graves e na artrite reumatoide. Dificuldade de concentração no diabetes e o retardo psicomotor na doença de Parkinson.

Nesses pacientes é importante ficar atento aos sintomas da depressão que nos ajudam a diferenciá-los dos sintomas específicos das doenças orgânicas. São eles: a anedonia e a Tríade de Beck que é a visão negativa de si mesmo, do mundo e do futuro.

Várias doenças clínicas têm sido associadas à depressão e, entre estas, estão as doenças endócrinas, como doença de Cushing, a doença de Addison, hipertireoidismo, hipotireoidismo, hipoparatireoidismo, acromegalia, hipopituitarismo e hiperprolactinemia. E, também, a doença pulmonar obstrutiva crônica, doença renal em estágio final, o câncer (sobretudo o câncer da cabeça de pâncreas) e a AIDS. Pacientes com dor crônica e doenças clínicas crônicas incapacitantes, independente da causa etiológica, podem desenvolver um quadro depressivo.

Demonstrando a importância do conhecimento da depressão pelo clínico geral, um estudo realizado na enfermaria de clínica médica do Hospital das Clínicas da Unicamp revelou que 39% dos pacientes internados apresentavam sintomas de depressão e ansiedade que requeriam atenção e cuidados específicos por parte da equipe.

DIAGNÓSTICO
Critérios Diagnósticos
Os transtornos depressivos incluem diversas apresentações clínicas cuja característica comum é a presença de humor triste, associado a alterações somáticas e cognitivas que perturbam significativamente o funcionamento do indivíduo. O transtorno depressivo maior representa a condição clássica desse grupo que se diferem pela duração, apresentação ou etiologia.

Para o diagnóstico de um episódio depressivo maior é necessário que o paciente preencha pelo menos cinco dos critérios listados abaixo, sendo que é mandatório que um dos critérios seja humor deprimido ou perda de interesse ou prazer. Os sintomas deverão estar presentes na maior parte do dia, por um período mínimo de 2 semanas, afetando significativamente a capacidade de funcionamento do indivíduo. São eles:

- Humor deprimido.
- Anedonia: diminuição importante do interesse ou prazer em todas ou quase todas as atividades.
- Alterações significativas no peso (ganhar ou perder mais de 5% do peso corporal em 1 mês), redução ou aumento do apetite.
- Insônia ou hipersonia.
- Agitação ou retardo psicomotor.
- Fadiga ou perda de energia.
- Sentimentos de inutilidade ou culpa excessiva ou inapropriada.
- Capacidade diminuída para pensar, concentrar-se ou indecisão.
- Pensamentos recorrentes de morte ou suicídio.

Ao se investigar a presença de tais sintomas é importante certificar que os mesmos não são mais bem explicados por outra condição psiquiátrica, tampouco devem ser atribuídos aos efeitos fisiológicos de uma substância ou a outra condição médica.

Um importante diagnóstico diferencial do transtorno depressivo maior é o transtorno depressivo persistente, também chamado de distimia, que é uma forma crônica de depressão que pode ser diagnosticada quando a perturbação do humor é acompanhada de pelo menos dois sintomas (alterações no apetite, sono, energia, autoestima, concentração ou esperança), durante um período de pelo menos 2 anos.

QUANDO DESCONFIAR DE DEPRESSÃO?
Não é comum na prática médica habitual o rastreio de critérios clínicos de depressão em pacientes que não expressem ativamente queixas relacionadas a essa doença. Entretanto, é interessante questionar aqueles que apresentem em sua história algo que sugira o risco maior de estar ou de vir a manifestar a doença, uma vez que os mesmos nem sempre irão se queixar espontaneamente a respeito de seu humor. Algumas características sugerem um rastreio mais acurado, são elas: fala monótona, excessivamente lenta ou respostas lacônicas; facies entristecida ou apática; fraco contato visual com o examinador; tendência ao choro durante entrevista, o que marca labilidade afetiva; cuidado reduzido com a aparência, cabelo despenteado, barba por fazer. Fatores de risco para um episódio depressivo são: história familiar positiva para depressão, episódios anteriores de depressão; ser do sexo feminino, estar no período puerperal, história de dependência química, inúmeros problemas de saúde, sintomas físicos não melhor explicados por uma doença clínica, dor crônica, e uso de serviços médicos com maior frequência do que o esperado.

O diagnóstico é clínico, mas deve-se fazer diagnóstico diferencial com algumas condições, como as já citadas, especialmente hipotireoidismo e demência.

RISCO DE SUICÍDIO

É fundamental que o médico pergunte diretamente ao paciente com depressão sobre ideação suicida ou tentativa de suicídio. Ao contrário do que muitos pensam, esse questionamento não aumenta a chance de uma paciente pensar em se ferir ou provocar o suicídio. O assunto abordado de forma direta é importante para classificar o nível de risco que o paciente está sujeito e direcioná-lo para a melhor terapêutica. São feitas perguntas de forma gradual, como por exemplo: você deseja estar morto e longe de tudo? Você já pensou em se ferir? Se sim, como? Você tem os materiais? O que te impede?

Caso seja identificado risco de autoagressão, autonegligência ou suicídio é necessário avaliar se a pessoa tem apoio social adequado para lhe dar suporte e se conhece as fontes que pode recorrer quando precisar de ajuda. Além disso, é preciso identificar o nível do risco para providenciar assistência adequada. Caso seja observado que uma pessoa com depressão apresenta risco imediato considerável para si própria ou para outrem, faz-se necessário encaminhá-la em caráter de urgência para o serviço de saúde mental especializado.

Nesse contexto, o médico precisa estar atento para os períodos de alto risco que demandam vigilância, como o início ou a mudança de um tratamento medicamentoso e em momentos de maior estresse pessoal. Deve-se procurar ativamente e aconselhar que o paciente e sua família ou cuidador tenham atenção com alterações de humor, negatividade, desesperança e ideação suicida. Caso apresente tais sintomas é preciso deixar claro sobre como procurar ajuda de maneira imediata.

A identificação de risco de suicídio é fundamental para escolha da medicação e monitoramento do paciente após início do tratamento. Nos pacientes que apresentam risco de suicídio é importante conhecer a toxicidade das medicações prescritas e, se necessário, limitar a quantidade de fármacos disponíveis evitando uma possível overdose proposital.

O monitoramento deve ser feito de forma cuidadosa nos pacientes com ideação suicida que tenham iniciado recentemente uso de antidepressivo. Nessa população a melhora inicial do retardo psicomotor e da apatia, antes que a tristeza seja amenizada, pode aumentar a chance dos pacientes cometerem uma tentativa de suicídio. Pacientes com menos de 30 anos apresentam maior incidência desse tipo de comportamento.

Fatores de risco para suicídio em pacientes com depressão maior:

- Idade maior que 65 anos.
- Sexo masculino.
- Cor branca.
- Solteiro, divorciado, separado, viúvo (principalmente se sem filhos).
- Desempregado.
- História de internação em hospital/clínica psiquiátrica.
- História passada (pessoal ou familiar) de tentativa de suicídio.
- Abuso de drogas ou álcool.
- Evento extremamente estressante recentemente.
- Ataque de pânico ou ansiedade severa.
- Doença física grave (especialmente se início recente).
- Anedonia ou falta de esperança graves.
- Plano específico para suicídio.
- Acesso a armas de fogo ou outros tipos de armas.

TRATAMENTO
Quando Decidir Iniciar o Tratamento?
Pacientes com depressão que apresentam sintomatologia leve podem ser observados por 2 a 4 semanas antes de iniciar o tratamento medicamentoso, pois há chance de melhora espontânea. Nesses pacientes, medidas como terapia cognitivo comportamental e a prática de atividade física regular deverá ser indicada. Os pacientes com depressão maior ou sintomas moderados a severos devem iniciar o tratamento medicamentoso o mais rápido possível.

A depressão é uma doença que afeta de forma significativa a qualidade de vida de uma pessoa. Mesmo após a melhora do humor e dos sintomas físicos, devemos sempre buscar a remissão completa também de sintomas como isolamento social, distorções cognitivas, padrão de ruminação de pensamentos pessimistas e interações sociais negativas ou dificuldades em lidar com estressores do quotidiano.

Estudos mostram que nos casos de depressão leve são obtidos melhores resultados com abordagens como terapia cognitivo comportamental e atividade física regular do que com uso isolado da medicação. Já nas depressões de moderada a grave intensidade a intervenção mais eficaz para induzir a remissão é o tratamento farmacológico combinado com psicoterapia.

O tratamento da depressão é compreendido por três fases:

- *Fase aguda:* as primeiras 4 a 8 semanas, onde é avaliada a resposta ao antidepressivo escolhido. É também o período em que é realizado o ajuste da dose da medicação visando a remissão completa dos sintomas.
- *Fase de continuação:* 4 a 9 meses após o início do tratamento, onde o paciente alcançou a remissão de grande parte dos sintomas. Em alguns casos, os pacientes após melhorarem significativamente retornam a apresentar humor triste e sintomas neurovegetativos não sustentando a melhora inicial, A esse acontecimento damos o nome de recidiva.
- *Fase de manutenção:* é período que se inicia a partir de 10 meses a 1 ano da instituição do tratamento medicamentoso e remissão dos sintomas. É quando o paciente mantém a remissão dos sintomas, voltando ao funcionamento anterior ao adoecimento, e assim dizemos que o paciente está recuperado.

Caso o paciente volte a apresentar sintomas após a recuperação damos o nome de recorrência, e será considerado como um novo episódio depressivo.

Pode ser necessário manter a medicação por mais de 6 meses após a remissão dos sintomas nos pacientes que apresentem fatores de risco para recaída, indivíduos com doenças crônicas e idosos, no intuito de evitar recorrências.

Existem fatores que parecem estar associados a um maior risco de recaídas e recorrências, são eles: número de episódios prévios, idade precoce de início da doença, permanência de sintomas residuais, gravidade dos sintomas depressivos, perturbações no ciclo sono-vigília, longa duração do episódio, presença de sintomas psicóticos, sexo feminino, condições de estresse social ou pouco ajustamento às condições de vida, cognições negativas e alto grau de neuroticismo.

Para avaliar a melhora ou piora dos quadros depressivos existem escalas baseadas em questionários estruturados: os exemplos mais usados são o inventário de depressão Beck, a escala de Hamilton para depressão (HAM-D) e a escala de Montgomery-Asberg (MADRS). É importante avaliar criteriosamente a evolução do tratamento; pacientes podem levar mais tempo para se recuperarem de sintomas neurovegetativos e da disfunção cognitiva da depressão.

A resposta ao tratamento medicamentoso é observada entre 2 a 4 semanas após o início do uso, mas algum resultado poderá ocorrer na primeira semana. Estudos mostram que existe uma melhora de 35% dos sintomas já na primeira semana do uso regular da medicação, melhora registrada em escalas de avaliação.

Em geral, os antidepressivos levam algum tempo para produzir uma resposta que seja notada pelo paciente, e o percentual de pacientes que abandonam a medicação no primeiro mês pode chegar a 40%. Por isso, é importante que os pacientes saibam quais as expectativas quanto à duração do tratamento, bem como o tempo de manutenção da terapêutica após a remissão dos sintomas, e também quais os principais efeitos colaterais poderá enfrentar, visando assim uma maior adesão.

Os resultados do tratamento em geral são melhores quando se aumenta a frequência das consultas nas 4 a 6 primeiras semanas, conduzindo o melhor manejo dos efeitos colaterais da medicação e associando intervenções breves em psicoterapia.

A porcentagem de pacientes que respondem a pelo menos um antidepressivo varia de 50 a 65%, porém é importante estar ciente de que apenas 33% dos pacientes respondem ao primeiro medicamento prescrito. Essa informação deve ser transmitida ao paciente, reiterando que existem muitas outras drogas disponíveis no mercado, caso não se tenha resposta com a primeira escolha. Não existindo nenhuma melhora em 3 a 4 semanas de tratamento, e os efeitos colaterais são toleráveis, a dose deve ser aumentada. Se nenhuma melhora é percebida após mais 3 a 4 semanas do reajuste ou há presença de efeitos colaterais intoleráveis, outra medicação deve ser considerada, de preferência de outra classe farmacológica.

É importante lembrar que efeitos máximos dos antidepressivos ocorrem apenas após 6 a 12 semanas de tratamento. Por isso, para aumento da dose ou troca de antidepressivo, deve-se aguardar o tempo mínimo para que seja considerada ausência de resposta. É justamente a ausência de resposta a três tratamentos com antidepressivos de classes diferentes, administrados por tempo suficiente e em dose adequada, que caracteriza a depressão resistente.

Antidepressivos

Ao escolher um medicamento para o tratamento da depressão devemos levar em conta o perfil dos efeitos colaterais que serão tolerados pelo paciente. A maioria das drogas disponíveis compartilham efeitos colaterais em comum com a classe a qual pertencem. Os inibidores da recaptação de serotonina (SSRIs) estão associados a dores de cabeça, sintomas gastrointestinais, disfunção sexual, hiponatremia, e um maior risco de hemorragias. Já os antidepressivos tricíclicos têm um maior número de efeitos adversos, e alguns potencialmente graves como: hipotensão, taquicardia e prolongamento do intervalo QTc, e outros não tão graves porém bastante incômodos para o paciente como prisão de ventre, sonolência e ganho de peso. Os inibidores da enzima MAO, raramente utilizados atualmente, têm a característica de interagir com alimentos ricos em tiramina, causando crises hipertensivas.

Além dessas características, vale lembrar que todos os medicamentos antidepressivos podem causar sintomas de descontinuação como transtornos do equilíbrio na forma de tonturas, vertigem, ataxia, sintomas gastrintestinais, cansaço, letargia, mialgia, alterações sensitivas como parestesias, sensação de choque elétrico, insônia, sonhos vívidos. Esses sintomas são mais proeminentes e intensos com o uso de drogas de meia-vida curta. Um antidepressivo que não costuma apresentar síndrome de descontinuação é a fluoxetina, a droga possui uma meia vida de 2 a 3 dias, evitando assim a manifestação dessa condição.

O Quadro 71-2 lista os antidepressivos disponíveis no Brasil.

QUADRO 71-2 Antidepressivos Disponíveis no Brasil

Classe	Nome
Antidepressivos tricíclicos	• Amitriptilina • Nortriptilina • Imipramina • Desipramina • Doxepina • Clomipramina
Inibidores seletivos da recaptação de serotonina (ISRS)	• Fluoxetina • Sertralina • Paroxetina • Fluvoxamina • Citalopram • Escitalopram
Inibidores mistos da recaptação	• Venlafaxina • Bupropiona • Duloxetina • Mirtazapina • Trazodona • Nefazodona • Vortioxetina
Inibidores da monoaminaoxidase (IMAO)	• Fenelzina • Tranilcipromina • Isocarboxazida • Selegelina

Antidepressivos Tricíclicos (ADTs)

Os antidepressivos tricíclicos efetuam sua ação através do bloqueio das bombas de recaptação de noradrenalina e serotonina, possuem ação também como antagonista dos receptores H1 histaminérgicos, alfa1 adrenérgicos, colinérgicos e muscarínicos.

Apresentam muitos efeitos colaterais, entre eles sedação, visão turva, constipação, retenção urinária, ganho de peso, boca seca, hipotensão postural, taquicardia, disfunção sexual, ginecomastia, galactorréia, aumento do apetite e ganho de peso. A maioria desses efeitos estão associados ao seu perfil anticolinérgico e anti-histamínico.

A cardiotoxicidade representa o maior perigo no uso dos ADTs, o aumento do risco de IAM, bloqueio de condução, arritmias e morte súbita torna esses medicamentos contraindicados nos pacientes cardiopatas, principalmente naqueles com arritmias ou coronariopatas. Isso se deve à inibição da ATPase e da bomba de Na/k que leva à estabilização da membrana celular. Pode haver aumento da frequência cardíaca, achatamento da onda T, prolongamento do intervalo PR e alargamento do complexo QRS. Por conta desses efeitos os ADTs podem ser fatais nos casos de intoxicação.

Distúrbios cognitivos e *delirium* podem ocorrer com os tricíclicos devido aos seus efeitos anticolinérgicos. Pacientes com demência, obstrução urinária, glaucoma de ângulo agudo e em uso de outras substâncias anticolinérgicas devem evitar o uso de ADTs.

A vantagem em utilizar esta classe de medicamentos é o seu baixo custo. Tem eficácia pouco superior aos ISRS em pacientes com dor crônica, cefaléia, desordens funcionais do trato gastrointestinal e incontinência urinária.

A nortriptilina é o tricíclico com o menor perfil de efeitos colaterais. É o mais indicado dentre os tricíclicos para a população idosa pela sua meia vida curta. Pode ser necessário um laxativo junto com a prescrição dos AD tricíclicos para prevenir constipação, especialmente nessa população.

Contraindicações quanto ao uso de ADT: história recente de IAM, defeitos de condução cardíaca, hipotensão ortostática, retenção urinária, hipertrofia prostática e glaucoma de ângulo agudo.

Esta classe de medicamentos deve ser preferencialmente prescrita para uso à noite pela importante sedação (Quadro 71-3).

Inibidores Seletivos da Recaptação de Serotonina (ISRS)

Em comparação com os antidepressivos tricíclicos, os ISRS causam menos efeitos anticolinérgicos, cardiovasculares e menor sedação, porém provocam uma incidência maior de efeitos gastrointestinais, prejuízo na qualidade do sono e disfunção sexual. A disfunção sexual é o principal efeito colateral que pode resultar em baixa adesão ao tratamento, e existem algumas maneiras de atenuar esse efeito indesejado: redução da dose, postergar as tomadas para após o horário em que o paciente costuma realizar suas relações sexuais, ou associar a bupropiona, com a intenção de melhorar tal efeito. Atualmente, são a primeira escolha no tratamento da depressão grave.

A síndrome serotoninérgica é uma complicação do uso dessas drogas. Ela é caracterizada por: agitação, cólica abdominal, hipertensão, hiperpirexia. E se não conduzida corretamente, pode levar à morte.

Obs: a ocorrência desta síndrome aumenta com o uso associado de ISRS e agonistas serotoninérgicos, como a sibutramina, que vem sendo muito utilizada em dietas com restrição alimentar.

Deve-se evitar o uso concomitante de ISRS com medicamentos para enxaqueca que contenham triptano e também com tramadol.

- *Fluoxetina:* é um dos poucos antidepressivos que tem seu uso recomendado na depressão bipolar (em conjunto com a olanzapina). Alguns pacientes experimentam com o uso do fármaco a sensação de aumento da energia e ânimo, outros se queixam de aumento da ansiedade, insônia e perda do apetite. A fluoxetina é utilizada também nos transtornos alimentares e no transtorno obsessivo compulsivo, porém nessas condições, diferente da depressão em que a dose inicial eficaz é de 20 mg, são necessárias doses mais altas para que se obtenha efeito terapêutico. É o ISRS com meia vida mais longa e por isso, pode ser utilizada apenas uma vez ao dia e, pelo mesmo motivo, deve ser evitada em idosos. A fluo-

QUADRO 71-3 Posologia Recomendada para os Antidepressivos Tricíclicos

Substância	Dose inicial	Dose máxima
Amitriptilina	25	300
Nortriptilina	25 10 para idoso	150
Imipramina	25	300
Desipramina	25	300
Clomipramina	25	250

xetina é um potente inibidor da enzima CYP450 2D6 e medicamentos metabolizados por essa enzima podem ter sua ação aumentada. Costuma interagir com tramadol diminuindo o limiar convulsivante, com varfarin e AINE aumentando o risco de sangramento, também reduz o *clearance* do diazepam e da trazodona aumentando seus níveis séricos. Pela CYP450 3A4 pode teoricamente aumentar a concentração de medicamentos anticolesterolemiantes como sinvastatina e atorvastatina aumentando assim o risco de rabdomiólise (Quadro 71-4).

A fluoxetina é contraindicada em pacientes que estejam fazendo uso de tamoxifeno, tioridazina e pimozida.

- *Citalopram, escitalopram e paroxetina:* são especialmente interessantes em casos de depressão associada à ansiedade (Quadro 71-4).

A paroxetina tem boa resposta nos casos de demência com características de hipersexualidade.

A síndrome de descontinuação serotoninérgica pode ocorrer com a suspensão abrupta dessa classe de AD, principalmente com os ISRS de meia vida curta, como paroxetina e sertralina. A fim de evitar essa síndrome, a descontinuação deve ser feita lentamente, com redução gradual, em várias semanas.

Inibidores Mistos da Recaptação

Venlafaxina

É um inibidor da recaptação de serotonina e norepinefrina.

Contraindicado em pacientes com insuficiência renal ou hepática, glaucoma de ângulo estreito e em pacientes hipertensos não controlados.

Tem meia-vida curta e mais de uma dose diária deve ser prescrita. Na apresentação de liberação lenta, a dose é uma vez ao dia. Tem menos efeitos gastrointestinais e pode ser utilizada para o tratamento da dor neuropática.

- *Dose inicial:* 37,5 mg (2x/dia).
- *Dose alvo:* 75 mg (2x/dia).
- *Dose máxima:* 150 mg (2x/dia).

Obs: a apresentação XR é utilizada apenas 1x ao dia, com dose terapêutica de 37,5 a 225 mg/dia.

QUADRO 71-4 Posologia Recomendada para os Inibidores Seletivos da Recaptação de Serotonina

Droga	Dose inicial	Dose usual	Dose máxima
Fluoxetina	10 mg/manhã	20-40 mg/dia	80 mg/dia em 2x
Sertralina	50 mg/manhã	50-100 mg/dia	200 mg/dia
Escitalopram	10 mg/dia	10-20 mg/dia	30 mg/dia
Citalopram	20 mg/dia	20-40 mg	60 mg/dia
Paroxetina	20 mg/dia	20-40 mg/dia	50 mg/dia

Em idosos, começar com metade da dose inicial descrita.
Geralmente, a medicação é utilizada pela manhã, após a primeira refeição do dia, mas se o paciente se queixar de sonolência diurna, a medicação poderá ser administrada à noite.

Bupropiona

Inibidor da recaptação de dopamina e noradrenalina.

Produz menos sedação, cardiotoxicidade e disfunção erétil, tendo, entretanto, como efeitos indesejáveis a agitação, cefaléia, tremor, insônia, anorexia e náuseas. Pode diminuir o limiar convulsivante. Deve ser evitada em transtornos de ansiedade e pânico. É uma boa opção para potencializar o tratamento de pacientes que não responderam completamente aos ISRS e pode ser associada também à venlafaxina. É uma droga frequentemente usada no tratamento do tabagismo.

Tem apresentação genérica na forma de cloridrato de bupropiona 150 mg.

- *Dose inicial:* 150 mg/dia divididos em 2 tomadas.
- *Dose máxima:* 300 mg/dia divididos em 2 tomadas.

Outros Antidepressivos

Mirtazapina

Trata-se de uma droga utilizada quando o paciente se queixa de falta de apetite e insônia. Possui baixo risco de interações medicamentosas, tornando-se bastante atrativa para uso em idosos. Em geral tem efeitos sedativos e pode gerar aumento do apetite com ganho de peso. Por conta de tal efeito pode ser interessante monitorar o índice de massa corpórea (IMC) durante o tratamento e avaliar fatores de risco para síndrome metabólica.

É comumente usada em associação com a venlafaxina no tratamento da depressão refratária; essa combinação potencializa a ação de ambas as drogas, porém deve ser administrada com cautela pelo risco de virada maníaca.

Em doses baixas (7,5 a 15 mg) é capaz de causar sedação importante, que é atenuada conforme se aumenta a dose (30 mg ou mais). Há descrição de casos de hipercolesterolemia e agranulocitose que foram revertidos com a suspensão da droga. Por esse motivo, os pacientes que estão sob uso da mirtazapina devem ser monitorizados com hemograma e lipidograma.

Também tem apresentação genérica, comprimidos de 30 e 45 mg.

Trazodona

A trazodona é especialmente utilizada como agente sedativo, no tratamento da insônia. Seus efeitos antidepressivos só aparecem se utilizada em doses muito altas, sendo, por essa razão mais usada como uma opção aos sedativos tradicionais e não como antidepressivo. Os pacientes devem ser avisados quanto aos efeitos de hipotensão postural e sedação excessiva.

- *Dose mínima:* 50 mg/dia.
- *Dose máxima:* 600 mg/dia.

Vortioxetina

Tem sua ação pelo aumento da liberação de vários neurotransmissores diferentes (serotonina, noradrenalina, glutamato, acetilcolina, dopamina e histamina) e diminuição da liberação de GABA. Essa atividade multimodal é responsável pelo seu efeito antidepressivo, ansiolítico e pela melhoria na função cognitiva, aprendizagem e memória em estudos observados com animais. É metabolizado pela enzima CPY450 2D6, antidepressivos como bupropiona, duloxetina, fluoxetina e paroxetina podem aumentar os níveis séricos de vortioxetina. Os efeitos colaterais mais comuns são náuseas, constipação intestinal e disfunção sexual. A dose inicial é de 10 mg uma vez ao dia podendo chegar em até 20 mg/dia. Não usar em pacientes que estejam utilizando IMAOs.

Inibidores da Monoaminoxidase
Os IMAOs não são mais considerados tratamento de 1ª linha devido a seus diversos efeitos colaterais, especialmente hipotensão ortostática, ganho ponderal, insônia e disfunção sexual, além das inúmeras interações medicamentosas e principalmente pelo risco de crise hipertensiva grave caso o paciente não siga uma dieta pobre em tiramina. Os IMAOs estariam indicados somente nos casos de depressão atípica que não respondem às outras classes de antidepressivos.

Interações Medicamentosas Importantes (Quadro 71-5)
Prolongamento do Intervalo QT
Fluoxetina, paroxetina, citalopram, escitalopram, sertralina, amitriptilina, nortriptilina, imipramina e venlafaxina são antidepressivos que podem provocar prolongamento do intervalo QT, levando ao risco de "Torsades de pointes", uma arritmia potencialmente fatal. Os pacientes que irão iniciar qualquer uma dessas drogas deverão fazer ECG antes e logo após o início do tratamento para o monitoramento do espaço QT.

Atenção maior deve ser dada aos pacientes que já possuem um QT prolongado (pela síndrome do QT longo congênito ou pelo uso de outras medicações que prolongam o QT). Além disso, é importante estar alerta para qualquer anormalidade que possa exacerbar o prolongamento do QT: hipocalemia, hipocalcemia, hipomagnesemia, hipotireoidismo, dentre outros.

Lítio
O lítio parece ser uma alternativa aos antidepressivos no tratamento de manutenção do episódio depressivo; pacientes que usam tal medicação apresentaram redução do risco de suicídio. Não é uma droga de primeira escolha no tratamento da depressão. Estudos mostraram superioridade do lítio quando comparado ao placebo no tratamento de manutenção de episódios depressivos, sendo que em um deles esta diferença não foi estatisticamente significativa.

Uma metanálise mostrou que pacientes que fazem uso de lítio tiveram uma redução de 85% no índice de suicídio comparado com um grupo de pacientes que usava antidepressivos.

QUADRO 71-5 Principais Interações Medicamentosas

Droga A	Droga B	Risco de
AD tricíclicos	Fluoxetina, ciprofloxacino	Toxicidade pelos ADTs
AD tricíclicos	Carbamazepina, ritonavir, tabagismo	Redução eficácia ADTs
• Paroxetina • Fluoxetina • Sertralina	• Risperidona • Metoprolol • Propranolol • Varfarina	Toxicidade pela droga B
Fluoxetina	• Diazepam • Fenitoína • Varfarina • Omeprazol	Toxicidade pela droga B

Como Escolher o Antidepressivo?

O processo de seleção de um antidepressivo deve envolver tanto os conhecimentos médicos como as preferências dos pacientes. Envolve uma avaliação individualizada das necessidades do paciente

Os inibidores seletivos da recaptação da serotonina, SNRIs, bupropiona e mirtazapina são as escolhas de primeira linha na farmacoterapia da depressão. Os agentes de segunda linha recomendados incluem os antidepressivos tricíclicos, quetiapina e trazodona (devido à maior carga de efeitos colaterais), moclobemida e selegilina (potenciais interações medicamentosas graves). As recomendações de terceira linha incluem inibidores da MAO (devido à maior carga de efeitos colaterais e potenciais interações medicamentosas e dietéticas).

Eletroconvulsoterapia (ECT)

Apesar do estigma ainda presente a respeito da indicação de ECT, dados mostram que ela é o tratamento agudo para depressão mais eficaz, superando a eficácia das medicações. As taxas de resposta com o uso de ECT podem chegar a 70% a 80%, com taxas de remissão 40% a 50% ou mais, dependendo da população de pacientes e do tipo de estímulo utilizado. Alguns pacientes parecem ter uma vantagem para responder ao método. São eles: pacientes que apresentam ideação suicida aguda, características psicóticas, depressão resistente ao tratamento, intolerância repetida à medicação, pacientes que apresentam sintomas de catatonia, durante a gravidez (pela teratogenicidade das medicações), e caso o paciente prefira.

Como alternativas existem também a estimulação magnética transcraniana e a estimulação do nervo vago (ENV), contudo, as evidências que sustentam o uso dessas técnicas são ainda preliminares.

Acompanhamento do Tratamento

Uma vez que os sintomas diminuam ou desapareçam, deve-se manter a medicação pelos prazos já citados. Toda descontinuação da medicação deve ser gradual, durante de 2 a 3 meses, no mínimo, para que haja a retirada completa da droga. Nesse período, a consulta deve ser mensal. Após a retirada das drogas, deve ser realizado acompanhamento com consultas a cada 3 meses. Se os sintomas retornarem, pode-se reiniciar a medicação, trocar o antidepressivo ou, preferencialmente, encaminhar a um psiquiatra.

PROGNÓSTICO

Depressão costuma ser crônica, com remissões e recaídas. Pelo menos 1/3 dos pacientes que tiveram um episódio de depressão maior terá outro episódio dentro de 1 ano após o término do tratamento e mais da metade terá episódios recorrentes durante toda a vida. Depressão grave, persistência dos sintomas e múltiplos episódios depressivos são os melhores preditores para recorrências.

Quando Encaminhar o Paciente ao Psiquiatra?
- No caso de ideação suicida.
- Na presença de sintomas psicóticos.
- Após duas ou mais tentativas de tratamento antidepressivo mal sucedidas ou com resposta parcial.
- No caso de história sugestiva de transtorno afetivo bipolar do paciente e/ou de familiar.
- E quando o médico se sentir incapaz de lidar com o quadro psiquiátrico do paciente.

BIBLIOGRAFIA

American Foundation for Suicide Prevention. [Accessed 2017 Jan]. *Facts and figures: Suicide deaths*. Disponível em: http://www.afsp.org/understanding-suicide/facts-and-figures

Baldessarini RJ, Tondo L, Hennen J. Lithium treatment and suicide risk in major affective disorders: update and new findings. *J Clin Psychiatry* 2003;64 Suppl 5:44-52.

Botega NJ. *Prática psiquiátrica no hospital geral, interconsulta e emergência,* 3.ed. Porto Alegre: Artmed, 2012.

Cheung K, Aarts N, Noordam R et al. Antidepressant use and the risk of suicide: a population-based cohort study. *J Affect Disord* 2015 Mar 15;174:479-84.

Cowen P, Harrison P, Burns T. Shorter Oxford Textbook of Psychiatry, 6th ed. United Kindom: Oxford University Press; 2012 .

DSM-5. *Diagnostic and Statistical Manual of Mental Disorders*, 5th ed. San Francisco: American Psychiatric Association; 2013.

Fleck MP et al. Revisão das diretrizes da Associação Médica Brasileira para o tratamento da depressão (Versão integral). *Rev. Bras. Psiquiatr* (São Paulo) 2009;31(sup l.1):S7-S17.

Jenkins R, Lewins G, Bebbington P et al. The National Psychiatric Morbidity surveys of Great Britain - initial findings from the household survey. *Psychol Med.* 1997;27(4):775-89.

Kennedy SH, Lam RW, McIntyre RS et al. Canadian Network for Mood and Anxiety Treatments (CANMAT) 2016 clinical guidelines for the management of adults with major depressive disorder: section 3. Pharmacological treatments. *Can J Psychiatry* 2016;61.9:540-60.

Lam RW, McIntosh D, Wang J et al. Canadian Network for Mood and Anxiety Treatments (CANMAT) 2016 clinical guidelines for the management of adults with major depressive disorder: Section 1. Disease burden and principles of care. *Can J Psychiatry* 2016;61(9):510-23.

Leon AC, Fiedorowicz JG, Solomon DA et al. Risk of suicidal behavior with antidepressants in bipolar and unipolar disorders. *J Clin Psychiatry* 2014 July;75(7):720-7.

McIntyre RS, Harrison J, Loft H et al. The effects of vortioxetine on cognitive function in patients with major depressive disorder: a meta-analysis of three randomized controlled trials. *Int J Neuropsychopharmacol* 2016;19(10):pyw055.

Mesquita AC, Carvalho EC de. A Escuta Terapêutica como estratégia de intervenção em saúde: uma revisão integrativa. *Rev Esc Enferm* (USP, São Paulo) 2014;48(6):1127-36.

Milev RV et al. Canadian Network for Mood and Anxiety Treatments (CANMAT) 2016 clinical guidelines for the management of adults with major depressive disorder: section 4. neurostimulation treatments. *Can J Psychiatry* 2016;61(9):561-75.

Patten SB. Updated CANMAT Guidelines for Treatment of Major Depressive Disorder. *Can J Psychiatry* 2016;61(9):504-5.

Rossi L, Santos MA. Repercussões psicológicas do adoecimento e tratamento em mulheres acometidas pelo câncer de mama. *Psicologia, Ciência e Profissão* (Brasília) 2003;23(4):32-41.

Sadock BJ, Sadock VA, Ruiz P. Compêndio de psiquiatria: ciência do comportamento e psiquiatria clínica [recurso eletrônico], 11.ed. Porto Alegre: Artmed; 2017.

Safarinejad MR. Reversal of SSRI-induced female sexual dysfunction by adjunctive bupropion in menstruating women: a double-blind, placebo-controlled and randomized study. *J Psychopharmacol* 2011;25(3):370-8.

Stahl S. *Stahl's Essencial Psychopharmacology Prescriber's Guide*. 5th ed. Cambridge University Press; 2014 .

72 Ansiedade

Daniel Mazza Levin ▪ Antônio Leandro Nascimento

Embora o termo "ansiedade" se refira a algo que todos conheçam, não é algo de definição simples. Para o contexto clínico, é útil a definição de ansiedade como um estado paralelo à resposta de luta, evitação ou fuga presente em outros mamíferos na suspeita da presença de animais predadores: **um estado de preparação para o perigo**.

Nos seres humanos, esse estado se torna um pouco mais complexo, e conta com elementos **psicológicos** (medo, inquietação, estreitamento da atenção, alerta, insônia, irritabilidade), **somáticos** (tensão muscular e aumento da frequência respiratória, podendo levar a tremor e tontura) e **autonômicos** (aumento da frequência cardíaca, sudorese, xerostomia, urgência miccional ou de defecação), e pode ter várias causas.

Na vida moderna, pode-se esperar com algum nível usual de ansiedade, e em muitas situações ela é adequada, podendo contribuir com o desempenho de atividades. Entretanto, por diversos motivos, e de vários modos, níveis extremos ou formas especiais de ansiedade podem merecer a atenção e o tratamento médicos.

A ansiedade pode estar presente em quase todas as afecções de saúde, e simular sintomas de muitas delas; assim, está constantemente presente no ambulatório de clínica médica. Entre suas causas estão diversas situações comuns no cuidado clínico-ambulatorial, desde causas **não patológicas** (p. ex., exposição à violência ou fragilidade social), **relacionadas com a doença** (como adaptação ou medo da limitação funcional ou morte), **intrínsecas à doença** (hipertireoidismo, feocromocitoma, hipoglicemia, entre outros), até **transtornos mentais**, sejam especificamente transtornos da ansiedade ou outros – assim, a compreensão e o manejo da ansiedade, embora ocasionalmente tornem necessária a referência a serviços de psiquiatria e psicologia, são tarefas do dia a dia de qualquer médico, especialmente do clínico.

ANSIEDADE NÃO PATOLÓGICA

É muito frequente que pacientes no ambulatório de clínica médica queixem-se ou mostrem sinais de ansiedade sem relação, ou com relação indireta, com seus problemas clínicos. Essa ansiedade pode-se dever a questões indiretas usuais, como o estresse do dia a dia ou uma maneira particular de se expressar ao médico; questões indiretas mais graves, como demissão ou falecimento de pessoas queridas; e a ansiedade indiretamente ligada à doença, como a experimentada antes do resultado de um exame importante.

Nesses casos, a sensibilidade do clínico é importante para a abordagem. Nem toda ansiedade não patológica terá relações claras com acontecimentos específicos de vida, como uma doença clínica; por outro lado, muitas vezes, eventos externos atuam como gatilho não para uma ansiedade patológica, e mesmo para doenças mentais mais graves, de maneira que esta não é uma relação simples. Entretanto, de maneira geral, no contexto ambulatorial clínico, a ansiedade não patológica está frequentemente presente, e uma explicação clara sobre as possíveis consequências de um diagnóstico e o tratamento sensível do paciente fragilizado geralmente têm efeito benéfico.

É importante lembrar que o paciente ansioso pode necessitar de mais explicações e reasseguramentos do que seria esperado – assim, afastar, quando for aplicável, as possibilidades da morte e perda importante de função, e, mesmo nesses casos, assegurar que o tratamento médico e o esforço pela qualidade de vida são atitudes que fazem parte do cuidado.

Em casos extremos, o clínico poderá optar, também, por um tratamento farmacológico, seguindo uma estratégia de tratamento curto e efetivo para um fim específico e claro (p. ex., facilitar o sono e o dia a dia de uma paciente por duas semanas após o falecimento de um ente querido, para a tomada das ações burocráticas necessárias e alívio imediato da ansiedade). Geralmente, esse tratamento se dará com benzodiazepínicos (ver adiante).

ANSIEDADE INTRÍNSECA À DOENÇA

Algumas vezes a ansiedade pode ser clinicamente contextualizada, até mesmo no quadro inicial; por exemplo, no paciente diabético dependente de insulina (que pode estar apresentando ansiedade associada à hipoglicemia), no paciente com hipertireoidismo; e no feocromocitoma. Porém, além dessas associações clássicas, muitas outras existem (Quadro 72-1).

Nos casos de ansiedade intrínseca à doença clínica, o tratamento da ansiedade é o próprio tratamento da doença. A impossibilidade ou expectativa de demora para a compensação clínica pode tornar necessário o tratamento medicamentoso (novamente, com objetivo específico e, sempre que possível, término programado).

TRANSTORNOS MENTAIS

Neste capítulo, abordaremos os transtornos mais frequentes em ambulatórios de clínica médica, e que geralmente são abordados pelo clínico: transtorno de ajustamento, transtorno misto de ansiedade e depressão e transtorno de ansiedade generalizada. É importante lembrar, entretanto, que não existe indicação definitiva para a referência à psiquiatria; assim, embora deva se seguir, geralmente, o princípio de referir à psiquiatria as suspeitas de transtornos mais graves ou de abordagem mais especializada, nada impede que o acompanhamento psiquiátrico seja necessário em alguns casos teoricamente mais simples (e mesmo sem diagnóstico de transtorno mental), e que o clínico generalista tenha contribuição importante mesmo no cuidado de aspectos psiquiátricos do paciente mais grave.

QUADRO 72-1 Doenças Associadas à Ansiedade

- **Doenças neurológicas:** tumores cerebrais, traumas, doença cerebrovascular, cefaleia, encefalite, neurossífilis, esclerose múltipla, doença de Wilson, doença de Huntington, epilepsia
- **Condições sistêmicas:** hipóxia, doença cardiovascular, arritmias, insuficiência respiratória, anemia
- **Doenças endócrinas:** desordens da hipófise, desordens da tireoide e das paratireoides, disfunção adrenal, feocromocitoma, doenças virilizantes
- **Doenças inflamatórias:** lúpus eritematoso sistêmico, artrite reumatoide, poliarterite nodosa, arterite temporal
- **Deficiência vitamínica:** carência de vitamina B12, pelagra
- **Miscelânea:** hipoglicemia, síndrome carcinoide, malignidade, síndrome pré e pós-menstrual, porfiria, mononucleose, uremia, doenças crônicas
- **Toxicidade:** álcool e síndrome de abstinência, anfetaminas, agentes vasopressores, cafeína, penicilina, sulfonamidas, *cannabis*, organofosforados, intolerância à aspirina

Adaptado de Sadock BJ, Sadock VA, Ruiz P. Kaplan and Sadock's Comprehensive Textbook of Psychiatry. 9th ed. EUA: Ed Lippincott Williams & Wilkins; 2009.

Transtorno de Ajustamento

Refere-se às reações psicológicas ao ajuste a novas circunstâncias, quando atingem um nível de transtorno. Portanto, pode ser diferenciado da ansiedade e ajustamento não patológicos por causar uma disfunção social e ocupacional, além de ser mais grave, mais longo e menos limitado às circunstâncias.

Naturalmente, a doença clínica pode trazer diversas mudanças às circunstâncias de vida do paciente – ajuste à doença crônica, ao início de uma afecção grave, à doença terminal e o luto são considerados formas especiais de ajustamento – e por isso a doença clínica está intimamente ligada a esse transtorno.

A ansiedade é apenas uma das formas possíveis de transtorno de ajustamento (divididas didaticamente pela CID-10 em reações depressivas, reações mistas de ansiedade e depressão, reações com perturbação predominante de outras emoções e reações com perturbação predominante de conduta). Além da circunstância estressora, infere-se uma vulnerabilidade individual na etiologia do transtorno de ajustamento, já que nem todas as pessoas expostas ao mesmo estressor o desenvolvem. Geralmente, o transtorno pode durar vários meses, ocasionalmente persistindo por anos. Na população, a prevalência gira em torno de 2%, mas estima-se que esse número seja muito superior entre os pacientes de um hospital geral.

Embora alguns pacientes com transtorno de ajustamento ligado à doença física precisem de tratamento medicamentoso, psicoterapia ou referência à psiquiatria, o **aconselhamento** é uma indicação mais adequada para a maioria. Esse tratamento não precisa ser complicado e geralmente pode ser dado efetivamente pelo clínico generalista, enfermeiros ou outros profissionais de saúde. É necessária uma relação especial de confiança com o profissional, por meio da qual deve ser oferecida uma explicação clara da natureza da doença e do tratamento, ajuda para modificar as circunstâncias possíveis e aceitar as impossíveis, e para abrir mão de comportamentos desadaptativos (como dependência excessiva ou negação ao tratamento clínico) – frequentemente é necessário um tempo de consulta maior e ambiente mais tranquilo do que os usuais.

Critérios diagnósticos – transtorno de ajustamento (*Diagnostic and Statistical Manual of Mental Disorders – DSM-5*):

A) Desenvolvimento de sintomas emocionais ou comportamentais em resposta a um ou mais estressores identificáveis, ocorrendo dentro do período de 3 meses após o início de ação do estressor.
B) Esses sintomas ou comportamentos são clinicamente significantes, como evidenciado por um ou mais dos seguintes:
   1. Sofrimento marcado, fora de proporção com a seriedade ou intensidade do estressor, levando em consideração o contexto externo e fatores culturais que possam influenciar a gravidade e apresentação dos sintomas.
   2. Há disfunção social, ocupacional ou outras em intensidade significativa.
C) Essa alteração relacionada com o estresse não preenche critérios para outro transtorno mental e não é meramente a exacerbação de um transtorno mental preexistente.
D) Os sintomas não se devem ao enlutamento normal.
E) Uma vez que o estressor ou suas consequências tenham cessado, os sintomas não persistem por mais de 6 meses.

Transtorno Misto de Ansiedade e Depressão

Embora o nome possa levar a pensar em uma afecção mais grave, pode-se descrever o transtorno misto de ansiedade e depressão como com características moderadas, tanto ansiosas como depressivas, mas que não preenche critérios completos para nenhum dos dois. De difícil definição diagnóstica, pode ser encaixado em mais de uma categoria (estado depressivo leve, transtorno menor do humor, transtorno misto de ansiedade e depressão etc.), sendo que há grande sobreposição entre elas e diferenças de classificação de acordo com a fonte estudada. A epidemiologia também não é clara, dadas as diferentes classificações, mas estima-se prevalência ao redor de 9% da população, com taxas maiores em mulheres e em lares de baixa renda.

Apesar dessa indefinição teórica, o quadro clínico é facilmente reconhecível na prática, e pode ser descrito como uma gama variável de sintomas de:

- Cansaço.
- Ansiedade.
- Depressão.
- Irritabilidade.
- Problemas de concentração.
- Insônia.
- Sintomas somáticos e preocupação com doença física.

É frequente a apresentação do transtorno misto de ansiedade e depressão para o clínico geral, como **um paciente que se queixa de sintomas somáticos variados e de difícil definição**. Especula-se, entre os motivos disso, a presença de sintomas autonômicos de ansiedade e a expectativa cultural de que sintomas somáticos serão mais valorizados pelo clínico do que problemas emocionais. Essa característica coloca o transtorno misto de ansiedade e depressão como importante diagnóstico diferencial de diversas doenças, sendo importante sublinhar problemas ortopédicos menores e crônicos e fibromialgia.

Não há tratamento claramente estabelecido. Frequentemente é feita uma abordagem com terapia cognitivo-comportamental ou inibidores seletivos de recaptação de serotonina, embora não haja ensaios clínicos dando base a essas indicações, e geralmente com pouco sucesso. No contexto ambulatorial de clínica médica, levando em conta a fragilidade clínica dos pacientes, a natureza dos sintomas (frequentemente relacionados com a doença) e a pouca efetividade das medicações, parece mais adequada a abordagem com referência a acompanhamento psicológico na própria unidade, seja hospitalar ou básica.

Transtorno de Ansiedade Generalizada (TAG)

A ansiedade que se manifesta associada à **preocupação e apreensão excessivas, amplas e sem foco em um assunto particular** é classificada como ansiedade generalizada. Diferencia-se, portanto, tanto dos outros transtornos tratados nesse capítulo como de outros transtornos da ansiedade, seja pela intensidade, ausência de foco relacionado com ansiedade e menor proeminência de sintomas somáticos indefinidos (embora o TAG também possa se apresentar com sintomas somáticos mais específicos).

Todas as características da ansiedade podem estar presentes: excitação psicológica (irritabilidade, má concentração), excitação autonômica (sudorese, palpitação, boca seca, desconforto epigástrico, tontura), tensão muscular (tremor, inquietação, cefaleia tensional), hiperventilação (formigamento de extremidades, falta de ar), insônia, entre outros. Ao exame, nota-se uma postura tensa, uma face preocupada, suor nas mãos, axilas e pés, e choro fácil (que a princípio poderia sugerir depressão). A prevalência na população geral varia entre 1 e 4,4%, e há associação a vários marcadores de desigualdade social, como menor renda e desemprego.

O tratamento pode ser feito com diversos tipos de psicoterapia (treinamento de relaxamento, terapia cognitivo-comportamental), e recomenda-se tratamento medicamentoso enquanto se espera os efeitos da psicoterapia, em casos em que a psicoterapia falhe ou em casos mais graves, embora seja considerado que as medicações são usadas, na prática, **cedo demais** e **por tempo demais**. Usa-se benzodiazepínicos para controle a curto prazo, e inibidores seletivos da recaptação de serotonina ou inibidores da recaptação de serotonina e noradrenalina para controle a longo prazo.

Critérios diagnóstico para transtorno de ansiedade generalizada (DSM-5):

A) Ansiedade e preocupação excessivas ocorrendo na maior parte dos dias por pelo menos seis meses determinados por eventos ou atividades comuns tais como escola ou trabalho.
B) O indivíduo considera muito difícil controlar a preocupação.
C) Ansiedade e preocupação associadas a três ou mais dos seguintes sintomas:
   1. Agitação ou inquietação.
   2. Sensação de cansaço fácil.
   3. Dificuldade de concentração ou "mente em branco".
   4. Irritabilidade.
   5. Tensão muscular.
   6. Perturbação do sono.
D) A ansiedade, a preocupação e/ou os sintomas físicos prejudicam, significativamente, as atividades sociais ou ocupacionais da pessoa.
E) As alterações não são causadas por desordens orgânicas ou uso de substâncias nem ocorrem exclusivamente junto com alterações do humor ou episódios psicóticos.
F) A ansiedade não está associada a outras doenças mentais como fobias, síndrome do pânico, anorexia, estresse pós-traumático etc.

OUTROS TRANSTORNOS MENTAIS

A ansiedade também está presente em outros transtornos mentais, menos frequentes ou de controle menos prático no ambulatório de clínica médica.

Duas apresentações são importantes: a **depressão** pode ter sintomas importantes de ansiedade – às vezes, rivalizando com os próprios sintomas depressivos em importância, à avaliação inicial. A avaliação é dificultada pelo fato de que os transtornos da ansiedade também frequentemente cursam com humor deprimido como um sintoma. A diferenciação entre depressão e os transtornos tratados neste capítulo é importante, sobretudo pelo maior risco de suicídio que apresenta.

De maneira geral, os transtornos depressivos apresentam as seguintes características, que permitem diferenciá-los dos transtornos de ansiedade:

- Tristeza incoercível (na ansiedade, geralmente a tristeza pode ser afastada por eventos mais alegres).
- Incapacidade de ter prazer (igualmente, na ansiedade, geralmente o paciente consegue preservar alguns hábitos mais prazerosos).
- Insônia terminal (em contraste com a insônia inicial na ansiedade).
- Lentidão psicomotora (a aceleração, embora leve, predomina na ansiedade).

O **transtorno do pânico** é definido por ataques de pânico (ansiedade paroxística, imotivada, súbita, durando de alguns minutos a poucas horas) inesperados, frequentes, e que gerem uma reação desadaptativa (por exemplo, evitar situações ou lugares por medo de ter um ataque) por, ao menos, um mês. É importante lembrar que outros transtornos podem cursar com ataques de pânico, sem que essa seja a característica principal. Frequentemente é de difícil abordagem no contexto da clínica médica.

Como dito no início do capítulo, muitas outras situações e transtornos mentais podem cursar com ansiedade e não serem abordáveis no ambulatório de clínica – nesse caso, mesmo sem diagnóstico claro, a referência à psiquiatria deve ser feita.

MEDICAMENTOS PARA TRATAMENTO DE TRANSTORNOS DA ANSIEDADE

É importante sublinhar, em qualquer situação em que aconteça tratamento medicamentoso da ansiedade, a diferença diagnóstica entre uma ansiedade de curta duração e uma situação crônica. Isso se dá pela relativa facilidade de tratamento, por curto prazo, com benzodiazepínicos, e pela **inadequação do tratamento com benzodiazepínicos a longo prazo**, na quase totalidade de situações (sobretudo no contexto da clínica médica) – assim, são medicamentos de indicações muito específicas, e com ampla gama de contraindicações (ver adiante). Os **antidepressivos**, de maneira geral, são um tratamento mais adequado para a ansiedade a longo prazo, mas exigem um tempo mais longo para que se notem os efeitos terapêuticos.

Habitualmente, o tratamento farmacológico é feito com a combinação de um antidepressivo, que leva de 2 a 3 semanas para apresentar efeito terapêutico, e de um benzodiazepínico, que oferece efeito ansiolítico desde o início do uso. O benzodiazepínico deve ser retirado gradualmente após o início da ação do antidepressivo.

Também é importante lembrar que as medicações não são a única opção do clínico contra a ansiedade – a explicação calma e compreensiva da doença, o aconselhamento, o encaminhamento à psicoterapia, seja na unidade de saúde ou específica para transtornos mentais, são adequadas na maioria das vezes, e o tratamento medicamentoso deve-se encaixar nessas outras modalidades de tratamento, e não o contrário.

Benzodiazepínicos

Os benzodiazepínicos (BZD) são depressores do sistema nervoso central por ativação dos neurônios gabaérgicos e possuem propriedades sedativas, anticonvulsivantes, miorrelaxantes e ansiolíticas, sendo eficazes contra a ansiedade desde a primeira dose. Como existe o risco de abuso e dependência de benzodiazepínicos, deve ser respeitado seu papel específico: alívio rápido de sintomas. Entretanto, no contexto clínico, frequentemente são encontrados pacientes em uso inadequado de BZDs, seja pela cronicidade, dose inadequada, objetivo pouco claro ou ausência de outras medicações. Seu uso é adequado nos seguintes cenários:

- Prescrição por período limitado e com fim planejado (p. ex., na vigência de eventos estressores de curta duração e com fim próximo).
- Prescrição concomitante com medicação sem potencial de abuso, mas com efeito terapêutico de início mais demorado (p. ex., enquanto se aguarda o início de efeito de um inibidor seletivo de recaptação de serotonina).
- O uso de benzodiazepínicos **deve ser evitado no paciente com história de abuso de álcool e drogas** em razão do potencial de abuso e dependência.
- Deve-se **evitar o uso concomitante de dois ou mais benzodiazepínicos.**

O fator mais importante para a escolha de um BZD é a sua farmacocinética, sendo fatores importantes o tempo de início, a duração total e a velocidade do término do efeito terapêutico. De maneira geral, pode-se dividir os BZDs em dois grupos de acordo com sua meia-vida: curta (hipnóticos, facilitadores do sono, tratamento de curtíssima duração) e longa (ansiolíticos). Também é importante considerar a potência relativa, no início da dose e nas mudanças entre BZDs. (Quadro 72-2).

QUADRO 72-2 Benzodiazepínicos de Uso Comum

BZD	Equivalência (mg)	Apresentação oral (mg)	Início de ação	Meia-vida Distribuição /Eliminação	Dose Habitual (mg) na ansiedade
Alprazolam	0,5	0,25 – 0,5 – 1 – 2 (Liberação lenta [XR]: 0,5 – 1 – 2)	Intermediário (I)	I/6-20 h	0,25-0,5 x 1-3/d Máx: 4,5/d
Bromazepam	1,5	**3–6**			1,5-3 x 1-3/d
Clobazam	10	10–20			10-40/d Máx: 80/d
Clonazepam	0,25	0,5–1–2 (Sublingual: 0,25; gotas **0,1 mg/gota**)	I	I/18-50 h	0,5-4 x 1-2/d
Clordiazepóxido	10	10–25	I	Lento (L)/30-100 h	10-100/d em 3-4 x Máx: 300/d
Cloxazolam	1	**1 – 2 – 4**			1-6/d em 2-3x Máx: 12/d
Diazepam	5	**2 – 5 – 10**	R (rápida)	R/30-100 h	2-5 x 1-2/d Máx: 40/d
Flunitrazepam		1			0,5-1/d Máx: 2/d
Flurazepam	30	30	R - I	R/50-160 h	15-30/d
Lorazepam	1	0,5 – 1 – 2	I	I/10 – 20 h	1-2 x 2-3/d

Adaptado de Labbate LA, Fava M, Rosenbaum JF, Arana GW. Handbook of Psychiatric Drug Therapy. 6th ed. EUA: Ed. Lippincott Williams & Wilkins; 2010.
Em **negrito,** a apresentação dos Genéricos.

Para o tratamento adequado da ansiedade, é importante uma cobertura a longo prazo com um esquema que possa ser descontinuado sem dificuldades; assim, geralmente é feito com um BDZ de baixa potência e ação longa, com duração limitada, como por exemplo, 5 mg de Diazepam ou 0,25 mg de Clonazepam, uma vez por dia. BDZs potentes e de ação curta devem ser reservados, a princípio, para outras situações, como alívio imediato de ansiedade momentânea ou facilitação do sono na insônia inicial. Em outras situações, com BDZs de ação curta, pode haver efeito de rebote causado pela diminuição brusca dos níveis séricos (como o despertar na madrugada, no uso inadequado da facilitação do sono, ou o aumento de ansiedade à tarde no uso inadequado de duas doses diárias).

Os BZD são metabolizados por enzimas hepáticas, com exceção de oxazepam e lorazepam (sendo apenas o último facilmente disponível no Brasil), que são metabolizados por conjugação, via menos afetada por idade avançada e doença hepática; portanto, o lorazepam é preferível em pacientes hepatopatas e idosos. São bem absorvidos por via oral (preferencialmente com o estômago vazio e evitando-se o uso de antiácidos), sublingual (alternativa útil para pacientes que não conseguem deglutir), intramuscular (para apenas alguns BZD – lorazepam, midazolam e diazepam - que devem ser aplicados no músculo deltoide) e intravenoso.

Os efeitos colaterais incluem cefaleia, confusão, ataxia, disartria e excitação paradoxal. É importante citar o risco aumentado de quedas e fraturas com o uso em idosos e a possível incapacidade para dirigir e manejar máquinas pesadas até que se conheça e maneje os efeitos colaterais em cada caso. Quando ocorre sedação, embora geralmente se desenvolva tolerância ao longo do tempo, é adequado fracionar e diminuir a dose. Para iniciar o tratamento com BZD não é necessário nenhum exame laboratorial prévio, exceto quando se suspeita de hepatopatias.

A descontinuação dos BZDs pode levar a retorno dos sintomas, em intensidade semelhante (recorrência) ou superior (rebote) à inicial, e à abstinência, que conta com sintomas ausentes à síndrome original, como *delirium* ou convulsões. A retirada, portanto, deve ser feita gradualmente, especialmente para as drogas de maior potência. No contexto clínico, levando em conta a relação psicológica que muitos pacientes desenvolvem com os BZDs, frequentemente é útil a substituição da droga usada por uma apresentação de longa duração e de potência equivalente em gotas, que permite uma redução gradual mais lenta e a atuação da relação médico-paciente para a confiança em não usar a medicação.

Os BZDs não são indutores de enzimas de metabolização, não interferindo nos níveis de outras medicações. O principal cuidado a ser tomado é o uso concomitante com outros depressores do SNC, como anti-histamínicos, barbitúricos, etanol e antidepressivos cíclicos.

Antidepressivos

Os antidepressivos têm lugar no tratamento da ansiedade a longo prazo, em razão do tempo mais longo para efeitos terapêuticos plenos (6 semanas, com início de ação na segunda semana), ao risco menor de sedação e quedas e pela menor relação com o desenvolvimento de síndromes demenciais, em relação aos benzodiazepínicos.

Diversas classes de antidepressivos têm efeito sobre a ansiedade, como os inibidores seletivos da recaptação da serotonina (ISRS), os antidepressivos tricíclicos (ADT) e os inibidores duplos de recaptação de serotonina e noradrenalina (IRSN). Não há diferenças, entre essas classes e as drogas individuais, de eficácia contra a ansiedade, e por isso a escolha deve ser feita pela tolerabilidade do paciente ao padrão de efeitos colaterais, impedimentos clínicos ao uso e história prévia de sucesso ou insucesso terapêutico com determinada droga.

Este capítulo cobrirá o uso de ISRS e IRSN, mais comuns na prática clínica ambulatorial. Os ADTs, embora de uso ambulatorial frequente para dor crônica e insônia, têm efeito sobre a ansiedade e a depressão apenas em doses maiores do que as geralmente praticadas; além disso, tem um padrão de efeitos colaterais mais amplo, o que geralmente não é bem tolerado por pacientes ansiosos e nem aplicável em contexto de doença clínica, e diversas interações medicamentosas – o estudo de seu uso para ansiedade, portanto, excede as intenções deste capítulo.

Inibidores Seletivos de Recaptação da Serotonina

Geralmente são as drogas inicialmente escolhidas, por apresentarem menos efeitos colaterais do que as outras opções. Não há evidências de diferenças de eficácia das diferentes medicações, e a escolha deve ser feita com base na capacidade do paciente para tolerar os efeitos colaterais mais prováveis com cada substância, listados a seguir – deve-se lembrar que, embora esses sejam os efeitos mais observados na prática, todos os ISRS podem causar, como classe, aumento da ansiedade no início do tratamento, náusea, disfunção sexual, ganho de peso, dispepsia, insônia ou hipersonia (Quadro 72-3).

O início do efeito terapêutico de determinada dose de ISRS se dá com uma a duas semanas de uso, e esse efeito aumenta até a sexta semana – por isso, é importante considerar o tempo decorrido desde o início do uso ou aumento de dose para avaliar se a medicação foi eficaz. É importante lembrar que nem todos os pacientes têm recursos subjetivos para descrever efeitos mais discretos, observados nas primeiras semanas de tratamento, e frequentemente reavaliações espaçadas são necessárias para se considerar uma dose como ineficaz.

Geralmente os ISRS têm meia-vida longa e podem ser administrados em uma única tomada diária. Embora o uso pela manhã seja mais comum, o efeito particular sobre o sono do paciente pode modificar esse horário (tomar a noite se sentir sono após o uso, pela manhã se tiver insônia após o uso).

A estratégia mais comum para lidar com efeitos colaterais é a associação de benzodiazepínicos no início do tratamento, o que, além de promover um alívio mais rápido dos sintomas, contrabalança uma possível ansiedade ligada ao ISRS – nesse caso, aconselha-se planejamento, com participação do paciente desde o início, para retirada precoce do benzodiazepínico, visando facilitar a retirada posteriormente. Outras medidas, como a promoção da higiene do sono e dieta adequada (frequentemente já necessários no ambulatório de clínica médica por outras razões) também podem ajudar na tolerância a esses efeitos colaterais.

A náusea ou dispepsia frequentemente pode ser aliviada com duas tomadas diárias da mesma dose. A disfunção sexual, se reportada, deve ser investigada – é frequente que os pacientes já tenham algum grau de disfunção antes do ISRS, usem outros medicamentos que causem esse efeito colateral, tenham motivos psicológicos ou casos apenas isolados de disfunção. Caso a relação com o ISRS seja comprovada e a disfunção cause prejuízo significativo, a medicação deve ser trocada, seja dentro da classe dos ISRS ou para um IRSN, e a evolução do sintoma acompanhada.

Entre as interações medicamentosas, é importante mencionar o risco aumentado de sangramento associado aos ISRS, que se torna particularmente importante em **pacientes em uso de drogas que afetem a coagulação, como aspirina, anti-inflamatórios não esteroides ou anticoagulantes.**

QUADRO 72-3 Inibidores Seletivos de Recaptação de Serotonina

Substância (apresentações)	Dose inicial	Dose usual	Observações
Fluoxetina (10-20 mg)	20	20-40 mg/d	Insônia, agitação (associar BZD)
Paroxetina (10-20-30-40 mg)	20	20-40	▪ Sedação ▪ Disfunção sexual ▪ Aumento do apetite ▪ Retirada lenta
Sertralina (25-50-100 mg)	50	50-150	Risco menor de interação medicamentosa
Citalopram (20-40 mg)	20	20-80 mg/d	
Escitalopram (10-20 mg; 10-20 mg/mL)	10	10-15	
Fluvoxamina (100 mg)	50	50-150	Alto risco de interação medicamentosa

Adaptado de Labbate LA, Fava M, Rosenbaum JF, Arana GW. Handbook of Psychiatric Drug Therapy. 6th ed. EUA: Ed. Lippincott Williams & Wilkins; 2010.

Inibidores de Recaptação de Serotonina e Noradrenalina

Serão discutidos nesse capítulo a **venlafaxina** e a **duloxetina**, também de uso frequente em ambulatórios de clínica médica. Têm como características comuns a eficácia em casos de depressão e ansiedade, bem como alguma evidência contra a dor crônica. Além disso, têm alto potencial de desenvolvimento de síndrome de retirada, caso haja interrupção súbita de seu uso, o que torna necessária a **interrupção gradual**, bem como evitar o uso caso se desconfie que o tratamento não poderá ser mantido pelo paciente (sobretudo considerando-se o preço elevado dessa classe).

Venlafaxina

Eficaz como antidepressivo e ansiolítico, passa a atuar sobre a noradrenalina apenas em doses altas ($\geq$ 150 mg/d), sendo que em doses menores atua apenas como um ISRS com meia-vida mais curta. Está disponível em doses de 37,5, 75 e 150 mg, de liberação normal ou lenta, e a dose usual é de 75 a 225 mg/d, que devem ser divididas em três tomadas diárias na formulação normal ou em uma única dose na formulação de liberação lenta.

Efeitos colaterais, além daqueles relatados para os ISRS, incluem sudorese excessiva, taquicardia e palpitação. Há também o risco, particularmente com doses maiores, de **aumento da pressão arterial**.

Duloxetina

Ao contrário da venlafaxina, a duloxetina age como inibidor duplo já em doses menores. Está disponível em preparações de 30 e 60 mg, e a dose diária efetiva está entre 60 e 120 mg, em doses únicas ou divididas. Os efeitos colaterais também são semelhantes aos dos ISRS, e não há o mesmo risco de aumento da pressão arterial associado à venlafaxina.

A Figura 72-1 resume a abordagem diagnóstica e terapêutica da ansiedade.

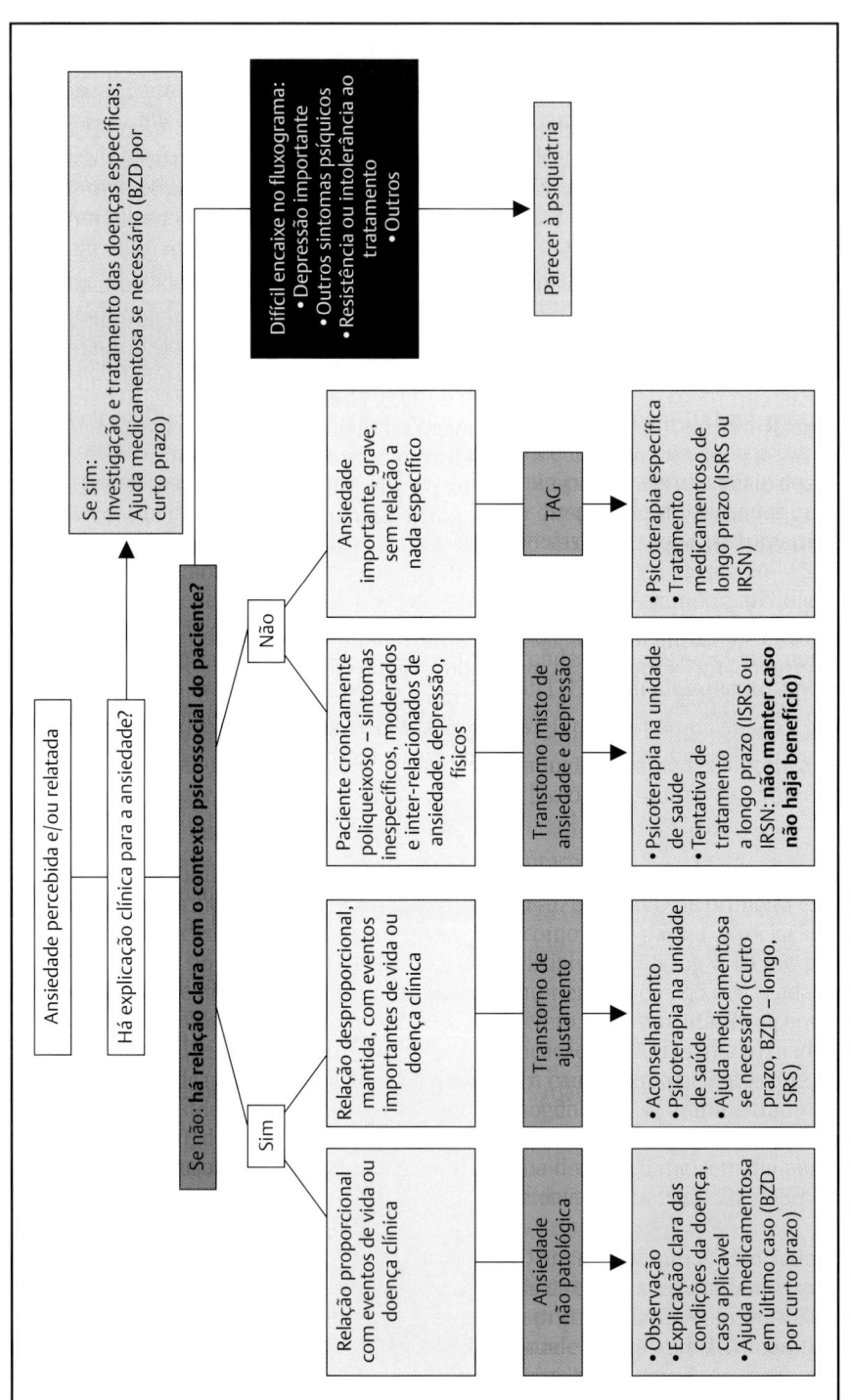

```
                    Ansiedade percebida e/ou relatada
                                    │
                                    ▼
                    Há explicação clínica para a ansiedade?
                    ┌───────────────┴───────────────┐
                   Se sim:                        Se não: há relação clara com o contexto psicossocial do paciente?
         Investigação e tratamento                 ┌──────────────┴──────────────┐
         das doenças específicas;                 Sim                           Não
         Ajuda medicamentosa se         ┌──────────┴──────────┐      ┌───────────┴───────────┐
         necessário (BZD por            │                     │      │                       │
         curto prazo)         Relação proporcional   Relação desproporcional,  Paciente cronicamente   Ansiedade
                              com eventos de vida    mantida, com eventos      poliqueixoso – sintomas  importante, grave,
         Difícil encaixe no   ou doença clínica      importantes de vida ou    inespecíficos, moderados sem relação a
         fluxograma:                                 doença clínica            e inter-relacionados de  nada específico
         • Depressão importante                                                ansiedade, depressão,
         • Outros sintomas psíquicos                                           físicos
         • Resistência ou
           intolerância ao
           tratamento
         • Outros
              │
              ▼
         Parecer à psiquiatria
```

- Ansiedade não patológica
  - Observação
  - Explicação clara das condições da doença, caso aplicável
  - Ajuda medicamentosa em último caso (BZD por curto prazo)

- Transtorno de ajustamento
  - Aconselhamento
  - Psicoterapia na unidade de saúde
  - Ajuda medicamentosa se necessário (curto prazo, BZD – longo, ISRS)

- Transtorno misto de ansiedade e depressão
  - Psicoterapia na unidade de saúde
  - Tentativa de tratamento a longo prazo (ISRS ou IRSN: **não manter caso não haja benefício**)

- TAG
  - Psicoterapia específica
  - Tratamento medicamentoso de longo prazo (ISRS ou IRSN)

Fig. 72-1. Abordagem diagnóstica e terapêutica da ansiedade.

BIBLIOGRAFIA

Cordioli AV. *Psicofármacos*, 4.ed. Rio de Janeiro: Artmed; 2010.
Cowen P, Harrison P, Burns T. Shorter Oxford Textbook of Psychiatry, 6th ed. Inglaterra: Oxford University Press; 2012.
Labbate LA, Fava M, Rosenbaum JF, Arana GW. *Handbook of Psychiatric Drug Therapy*. 6th ed. EUA: Ed. Lippincott Williams & Wilkins; 2010.
Sadock BJ, Sadock VA, Ruiz P. *Kaplan and Sadock's Comprehensive Textbook of Psychiatry*. 9th ed. EUA: Ed Lippincott Williams & Wilkins; 2009.
Taylor D, Paton C, Kapur S. *The Maudsley Prescribing Guidelines in Psychiatry*. 11th ed. Inglaterra: Ed. Wiley-Blackwell; 2012.

73 Demências

Amanda de Moura Germano da Silva ▪ *Aline Saraiva da Silva Correia*
Vinicius Jara Casco de Carvalho ▪ *Daniel Lima Azevedo*

DEFINIÇÃO

Demência é uma síndrome caracterizada por declínio progressivo das habilidades cognitivas levando à interferência nas atividades sociais e ocupacionais do indivíduo.

Atualmente, pelo Manual Diagnóstico e Estatístico de Transtornos Mentais (DSM-5, 2013), o termo **Transtorno Neurocognitivo (TNC) Maior** pode substituir a nomenclatura de demência.

EPIDEMIOLOGIA

Demência é uma questão urgente de saúde pública: a prevalência dobra a cada 5 anos a partir dos 60 anos de idade. A prevalência é de 1 a 2% aos 65 anos, aumenta para 10 a 15% aos 80 anos e atinge uma taxa superior a 40% acima de 90 anos. No Brasil, a avaliação da prevalência é prejudicada pela aplicação inadequada dos critérios diagnósticos nos estudos. Pela análise crítica desses estudos, é possível estimar uma prevalência em torno de 16% nos idosos brasileiros.

ETIOLOGIA

Existem diversas causas de demência e uma ampla gama de classificações. A fim de facilitar a identificação da causa pelo clínico, costuma ser útil uma primeira distinção que se baseia na possibilidade de reversão (Quadro 73-1).

A **doença de Alzheimer** (DA) é a causa mais prevalente de demência (60% dos casos), seguida da demência vascular, demência com corpos de Lewy e frontotemporal.

O termo demência mista é aplicado na coexistência de DA e demência vascular. A apresentação clínica típica é de um paciente com progressão sugestiva de DA, que abruptamente piora e apresenta sinais clínicos de acidente vascular encefálico. Estudos de necropsia evidenciam que a doença vascular coexiste em 24 a 28% dos pacientes com DA. As evidências mais recentes reconhecem a implicação de fatores de risco cardiovasculares na etiolo-

QUADRO 73-1 Causas de Demência

Causas irreversíveis	Degenerativas	Demência de Alzheimer, demência com corpos de Lewy, frontotemporal, demência na doença de Parkinson, paralisia supranuclear progressiva, atrofia de múltiplos sistemas, degeneração corticobasal, Doença de Huntington, Doença por príons
	Vasculares	Isquemia ou hemorragia cerebral, doença difusa de substância branca, lesão por hipóxia

QUADRO 73-1 Causas de Demência *(Continuação)*

Causas potencialmente reversíveis	Infecciosas	HIV, tuberculose, neurossífilis, leucoencefalopatia multifocal progressiva
	Autoimunes	Vasculite, esclerose múltipla e sarcoidose
	Endocrinopatias	Hipo/hipertireoidismo, insuficiência adrenal, hipercortisolismo, hipo/hiperparatireoidismo
	Metabólicas	Nefropatias, hepatopatias, encefalopatia de Wernicke, deficiência de vitamina B12
	Traumáticas	Lesão axônico-difusa, demência pugilística, hematoma subdural crônico
	Tóxicas	Alcoolismo, drogas e medicamentos, metais pesados
	Outras	Hidrocefalia normobárica, induzida por radiação

Adaptado de Speranza ACC, Mosci T. Diagnóstico Diferencial das Demências. *In:* Freitas VE, Py L. *Tratado de Geriatria e Gerontologia.* 4.ed. Rio de Janeiro: Editora Guanabara Koogan; 2016. p. 223-39.

gia da DA e da demência vascular, o que justifica o controle intensivo de tais fatores como uma estratégia de prevenção primária.

DIAGNÓSTICO

O diagnóstico da síndrome demencial é clínico. Os exames complementares podem ser úteis para confirmar ou afastar as hipóteses diagnósticas e sugerir a etiologia. De acordo com o Consenso do Departamento Científico de Neurologia Cognitiva e do Envelhecimento da Academia Brasileira de Neurologia, para estabelecer o diagnóstico de demência, é necessário que o paciente apresente evidência de declínio em dois ou mais domínios da cognição (Quadro 73-2). Além disso, esse declínio deve:

A) Interferir com a habilidade no trabalho ou em atividades usuais.
B) Representar uma queda em comparação com níveis prévios de desempenho.
C) Não ser decorrente de *delirium* ou doença psiquiátrica.

QUADRO 73-2 Domínios Cognitivos

Domínios cognitivos	Definição do déficit	Exemplo
Atenção complexa	Maior dificuldade em manter a atenção em ambientes com múltiplos estímulos, sendo facilmente distraído	Ambientes com rádio, TV e conversas simultâneas
Função executiva	Prejuízo no planejamento e tomada de decisões. Apresenta dificuldade em concluir projetos complexos, abandona a tarefa ou recorre à ajuda	Dificuldade em planejar um evento, lidar com finanças, executar tarefas em série. Não consegue completar um labirinto
Aprendizagem e memória	▪ Dificuldade de lembrar eventos e datas recentes, recorre a calendário e listas ▪ Não consegue registrar informações novas	Repete a mesma pergunta várias vezes, atrapalha-se com o uso de medicações habituais, esquece onde guardou objetos

(Continua)

QUADRO 73-2 Domínios Cognitivos *(Continuação)*

Domínios cognitivos	Definição do déficit	Exemplo
Linguagem	▪ Dificuldade para nomeação e compreensão ▪ Dificuldade de encontrar as palavras. Utiliza termos ou palavras genéricas. Utiliza a mesma resposta para perguntas diferentes	▪ Descreve caneta como "aquilo que se escreve" ▪ "Qual o seu nome? Maria" ▪ "Que dia é hoje? Maria"
Função Visuoespacial	Dificuldades em realizar tarefas espaciais e de reconhecer faces ou objetos comuns	Dificuldade de estacionar um veículo, costurar, encontrar objetos no campo visual, manusear utensílios
Cognição Social (personalidade e comportamento)	Mudanças no comportamento e atitudes fora dos padrões sociais aceitáveis. Labilidade e flutuações incaracterísticas do humor	Alteração do humor, agitação, agressividade, apatia, desinteresse, isolamento social, perda de empatia, desinibição, comportamentos obsessivos ou compulsivos

Adaptado de American Psychiatry Association. Diagnostic and Statistical Manual of Mental disorders - DSM-5. 5th ed. Washington: American Psychiatric Association, 2013.

A presença de um cuidador ou familiar que conheça a história do paciente e conviva com ele no dia a dia é fundamental para a realização de uma anamnese voltada à identificação de um déficit cognitivo. Alguns pacientes com demência apresentam, desde a fase inicial, incapacidade de reconhecer a própria doença (anosognosia), o que reforça a necessidade de um acompanhante durante a consulta.

DIAGNÓSTICOS DIFERENCIAIS

Diante das complexas implicações sociais e de saúde após um diagnóstico de demência, recomenda-se avaliar de forma minuciosa os diagnósticos diferenciais possíveis (Fig. 73-1). Depressão e *delirium* são os mais importantes (Quadro 73-3).

Um paciente com depressão pode apresentar sintomas como déficit de memória, perda da concentração e atenção, redução na capacidade intelectual e alterações no padrão do sono. Nesse contexto, existe uma superposição com sintomas típicos de um quadro demencial – o que dificulta o diagnóstico diferencial. No caso da depressão, os sintomas têm início mais preciso, as queixas de esquecimento são enfatizadas e ocorre um desinteresse precoce em atividades sociais. Se persistir dúvida entre os diagnósticos de depressão e demência, um curso terapêutico com antidepressivos deve ser utilizado por 3 a 6 meses como uma tentativa de reverter a alteração do humor e, por consequência, o prejuízo cognitivo.

Uma condição clínica que merece destaque é o Transtorno Neurocognitivo Leve, também conhecido como Comprometimento Cognitivo Leve. Trata-se de uma situação em que um déficit cognitivo é informado pelo próprio paciente ou pelo acompanhante e a avaliação cognitiva apresenta alteração; porém, não há qualquer prejuízo na funcionalidade, ou seja, o paciente continua totalmente independente para as atividades que costumava realizar. O paciente com TNC leve requer acompanhamento clínico e cognitivo regular, em razão do risco de progressão para demência estimado em 10 a 15% ao ano.

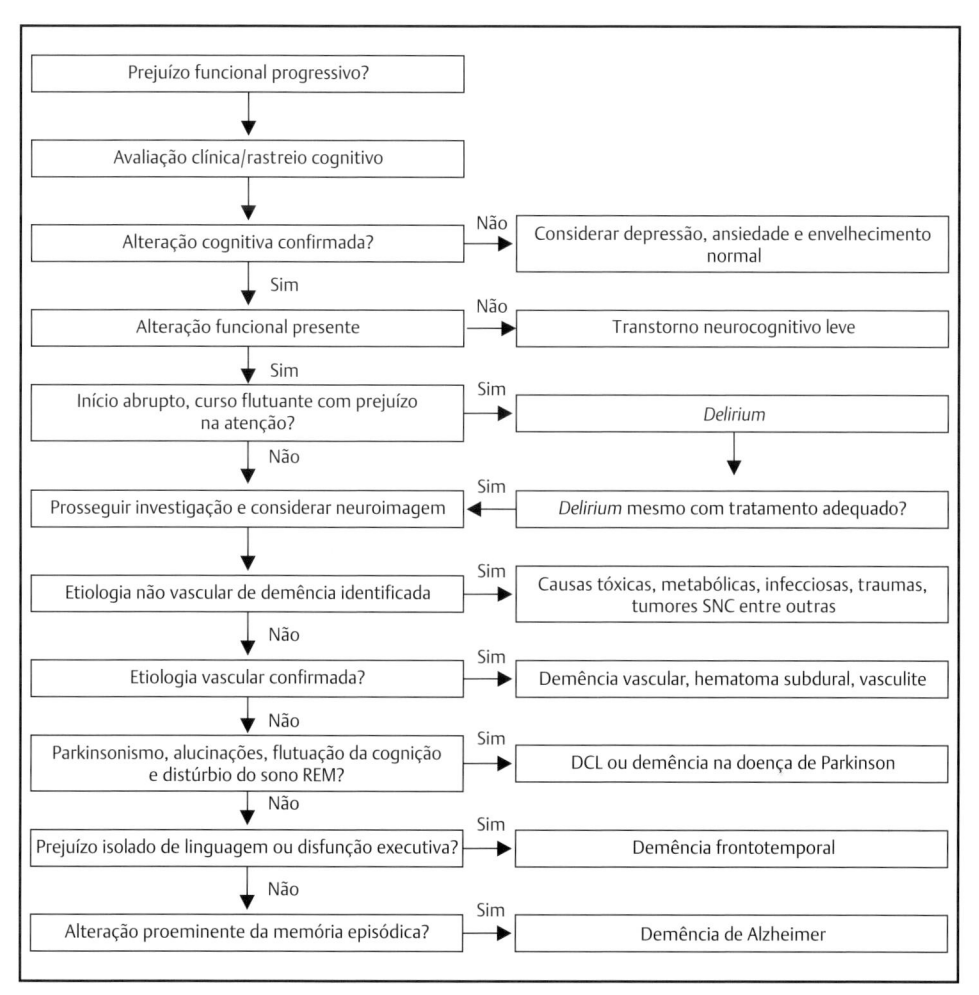

```
Prejuízo funcional progressivo?
        ↓
Avaliação clínica/rastreio cognitivo
        ↓
Alteração cognitiva confirmada? ──Não──→ Considerar depressão, ansiedade e envelhecimento normal
        ↓ Sim
Alteração funcional presente? ──Não──→ Transtorno neurocognitivo leve
        ↓ Sim
Início abrupto, curso flutuante com prejuízo na atenção? ──Sim──→ Delirium
        ↓ Não                                                       ↓
Prosseguir investigação e considerar neuroimagem ←──Sim── Delirium mesmo com tratamento adequado?
        ↓
Etiologia não vascular de demência identificada ──Sim──→ Causas tóxicas, metabólicas, infecciosas, traumas, tumores SNC entre outras
        ↓ Não
Etiologia vascular confirmada? ──Sim──→ Demência vascular, hematoma subdural, vasculite
        ↓ Não
Parkinsonismo, alucinações, flutuação da cognição e distúrbio do sono REM? ──Sim──→ DCL ou demência na doença de Parkinson
        ↓ Não
Prejuízo isolado de linguagem ou disfunção executiva? ──Sim──→ Demência frontotemporal
        ↓ Não
Alteração proeminente da memória episódica? ──Sim──→ Demência de Alzheimer
```

Fig. 73-1. Algoritmo para o diagnóstico diferencial das demências. Adaptada de Freitas VE, Py L. *Tratado de Geriatria e Gerontologia*. 4.ed. Guanabara Koogan, 2016. Pág 229-Fillit *et al.*, 2010

QUADRO 73-3 Diagnóstico Diferencial entre Demência, *Delirium* e Depressão

	Demência	*Delirium*	Depressão
Início	Insidioso	Agudo	Agudo ou subagudo
Curso	Progressivo	Flutuante e limitado	Variável
Ciclo sono-vigília	Inversão (fase avançada)	Oscilações constantes	Insônia ou hipersonia
Atenção	Normal (fase inicial)	Prejudicada	Normal ou prejudicada
Evento agudo deflagrador	▪ Ausente (DA) ▪ Presente (demência vascular)	Presente	Ausente

Adaptado Machado JCB. Doença de Alzheimer. *In:* Freitas VE, Py L. *Tratado de Geriatria e Gerontologia*. 4.ed. Rio de Janeiro: Editora Guanabara Koogan; 2016. p. 240-68.

INVESTIGAÇÃO DIAGNÓSTICA

A abordagem inicial de um paciente com suspeita de demência deve focar na história clínica e no exame físico. O histórico de uso de medicações precisa ser analisado em detalhes, em busca de possíveis substâncias responsáveis por alterações cognitivas. Dentre as mais comuns, cabe destacar analgésicos opioides, anticolinérgicos (hioscina, oxibutinina, antidepressivos tricíclicos) e benzodiazepínicos.

O exame neurológico pode evidenciar importantes pistas sobre a etiologia da demência, sobretudo para os diagnósticos menos comuns. Achados neurológicos como diminuição ou ausência do reflexo aquileu, postura levemente encurvada para frente e alteração de marcha devem ser interpretados com cautela, pois podem fazer parte do envelhecimento fisiológico. O exame neurológico de pacientes com *Doença de Alzheimer* (DA) costuma ser normal. Sinais de liberação frontal ou reflexos primitivos (glabelar, sucção, palmomentoniano e aperto) sugerem o diagnóstico de demência frontotemporal ou DA. Já a presença de sinais neurológicos focais indica a doença cerebrovascular como provável causa da demência. Por outro lado, sinais extrapiramidais (como bradicinesia, rigidez, marcha de pequenos passos, instabilidade postural e tremor) suscitam a suspeita de demências que cursam com parkinsonismo, a exemplo da demência com corpos de Lewy e da demência na própria doença de Parkinson. Em casos avançados de demência, o exame físico é pouco específico como um indicador da etiologia.

Outros achados de exame físico podem ser úteis para sugerir o diagnóstico de doenças menos comuns. A hidrocefalia normobárica se caracteriza pela marcha magnética, na qual o paciente parece estar com os pés colados ao chão, associada à incontinência urinária. O diagnóstico de *Paralisia Supranuclear Progressiva* (PSP) cursa com anormalidade nos movimentos oculares (sacadas lentificadas, paralisia do olhar vertical e horizontal), assim como disartria, aumento do tônus (especialmente rigidez axial) e lentificação da marcha com retropulsão. Na síndrome corticobasal, os achados típicos são acinesia, rigidez, distonia, mioclonias focais, apraxia ideomotora e o fenômeno do membro fantasma. Demências subagudas ou de progressão rápida, associadas a quadros confusionais, ataxia e sintomas extrapiramidais, sugerem doenças priônicas.

Exames laboratoriais e de imagem são indicados como complemento da investigação diagnóstica, para evitar que possíveis causas reversíveis de demências deixem de ser identificadas e tratadas (Quadro 73-4). A realização desses exames também se justifica pela ele-

QUADRO 73-4 Exames Laboratoriais

Hemograma	Vitamina B12
Ureia e creatinina	Ácido fólico
Proteínas totais e frações	Cálcio sérico
Enzimas hepáticas	Sorologia para sífilis
T4 livre e TSH	Sorologia para HIV (em pacientes com idade inferior a 60 anos ou com sintomas atípicos)

Adaptado de Caramelli P. Avaliação Clínica e Complementar para o Estabelecimento do Diagnóstico de Demência. *In:* Freitas VE, Py L. *Tratado de Geriatria e Gerontologia.* 4.ed. Rio de Janeiro: Editora Guanabara Koogan; 2016. p. 218.

vada frequência de comorbidades na população idosa que podem interferir com a função cognitiva.

Os exames de neuroimagem (tomografia computadorizada ou ressonância magnética) podem apresentar alterações sugestivas de determinadas doenças, como atrofia do hipocampo na DA, infartos lacunares na demência vascular, dilatação ventricular na hidrocefalia e atrofia do mesencéfalo e "sinal do beija-flor" na PSP.

O exame do liquor cefalorraquidiano e o eletroencefalograma não são solicitados como rotina, mas podem ser considerados em suspeitas clínicas específicas (p. ex., neurossífilis, HIV, doença de Creutzfeldt-Jakob). Da mesma forma, testes de neuroimagem funcional restringem-se, até a presente data, a ensaios experimentais, e não encontram respaldo para uso na prática clínica.

O comprometimento cognitivo e funcional é avaliado por testes objetivos de fácil utilização que devem ser aplicados durante a consulta. Em caso de dúvida diagnóstica, a avaliação neuropsicológica pode ser indicada. Os testes para triagem de pacientes com queixas cognitivas mais utilizados no serviço de Geriatria do Hospital Universitário Clementino Fraga Filho encontram-se no Quadro 73-5.

QUADRO 73-5 Testes de Triagem Comumente Utilizados em Pacientes com Queixas Cognitivas

Teste	Descrição	O que avalia?	Pontuação	Tempo médio de realização	Sensibilidade (S)/ Especificidade (E)	Vantagem	Limitação
Miniexame do estado mental	Perguntas e tarefas	▪ Orientação temporoespacial ▪ Atenção e registro ▪ Cálculo ▪ Memória de evocação ▪ Linguagem e praxia	▪ 0-30 ▪ Ponto de corte para indivíduos analfabetos: normal > 18 ▪ Para aqueles com instrução escolar: normal > 24	5 a 7 minutos	▪ Para analfabetos • S: 73,5% • E: 73,9% ▪ Para indivíduos com instrução escolar • S: 75% • E: 69,7%	▪ Muito conhecido ▪ Não exige treinamento prévio para sua aplicação	Influenciado pela escolaridade. Pouco sensível para estágios precoces de demência
Teste de fluência verbal	Falar o maior número possível de animais em 1 minuto	Memória semântica, linguagem	▪ Pontuação não tem limite superior ▪ Normal se > 13 (para alfabetizado) ou > 8 (para analfabeto)	1 minuto	S: 73,8% E: 83,1%	Rápido. Não exige treinamento prévio para sua aplicação	Influenciado pela escolaridade
Teste do desenho do relógio*	Desenhar relógio de ponteiros marcando 11h10	Função visuoespacial e executiva (práxis)	▪ Posicionamento correto dos números: 1, 2, 4, 5, 7, 8, 10 e 11 (8 pts) ▪ Ponteiros (1 ponto cada). Total: 10 pontos	5 minutos	S: 78% E: 96%	Rápido. Não exige treinamento prévio para sua aplicação	▪ Influenciado pela escolaridade. ▪ Pode ser difícil de interpretar os resultados com o advento dos relógios digitais
Clinical dementia rating (CDR)**		Memória, orientação, julgamento e resolução de problemas, sociabilidade, atividades domésticas, atividades de lazer e passatempos	▪ Zero: normal ▪ 0,5: demência questionável ▪ 1: demência inicial ▪ 2: demência moderada ▪ 3: demência avançada	–	S: 80-86% E: 100%	Pode ser usado como instrumento diagnóstico e de classificação da gravidade da demência, bem como detecção de comprometimento cognitivo leve	Exige treinamento prévio

AD-8 (entrevista com informante com oito itens para diferenciar envelhecimento e demência)	Perguntas para acompanhante ou paciente	Graus de mudança nas habilidades para cada item questionado	■ 0-1: cognição Normal ■ 2 ou mais: comprometimento cognitivo	–	S: > 84% E: > 80%	Detecta alterações cognitivas precoces	Insuficiente para diagnóstico de demência
Lawton	Perguntas para o paciente e/ou acompanhante	Avalia o grau de dificuldade em realizar atividades instrumentais de vida diária (usar o telefone, organizar finanças, cozinhar etc.)	■ Máximo de 27 pontos ■ Mínimo de 9 pontos ■ Não existe ponto de corte. A pontuação tem significado evolutivo			■ Fácil aplicação ■ Não exige treinamento prévio	Não é específico para identificar declínio cognitivo; porém, auxilia na identificação do comprometimento funcional. Influenciado pelo gênero
Katz	Perguntas para o paciente e/ou acompanhante	Avalia o grau de independência em atividades básicas de vida diária (vestir-se, tomar banho, transferência, continência, alimentação, uso do vaso sanitário)	■ 1 ponto por atividade com dependência ■ 0: independente em todas as 6 atividades ■ 6: dependente em todas as 6 atividades			■ Fácil aplicação ■ Não exige treinamento prévio	Não é específico para identificar declínio cognitivo; porém, auxilia na identificação do comprometimento funcional

* Manos P, Wu R. The ten point clock test: a quick screen and grading method for cognitive impairment in medical and surgical patients. *International Journal of Psychiatry in Medicine* 1994;24:229-44.
** Montaño MB, Ramos LR. Validade da versão em português do Clinical Dementia Rating. *Rev Saúde Pública* 2005;39:912-7.

TRATAMENTO

Uma pessoa com diagnóstico de demência requer muito mais do que medicamentos: exige cuidado e atenção em tempo integral, com o intuito de maximizar suas capacidades e protegê-la. Estratégias de segurança ambiental e de promoção da independência são fundamentais para o sucesso da intervenção. Medidas simples, como uma boa iluminação e a remoção de obstáculos (p. ex., tapetes, mesas de centro, desníveis no piso), reduzem o risco de quedas. O uso de óculos e de aparelho auditivo proporciona à pessoa com demência a oportunidade de interagir melhor com o meio que a cerca.

Existem particularidades para estabelecer uma comunicação mais eficaz com um paciente dementado. Algumas regras são essenciais para promover a comunicação:

- Não faça perguntas a ele.
- Ouça o que ele lhe diz: ele é o especialista em qualquer assunto.
- Não o contrarie.

O diagnóstico de demência configura um prejuízo da autonomia e permite antever a dependência progressiva do paciente. Desde o momento do diagnóstico, é importante considerar a introdução de um cuidador, responsável por garantir sua integridade física e promover o seu bem-estar. As demandas do paciente com demência são complexas e requerem intervenção profissional multidisciplinar. Além disso, pessoas que cuidam de pacientes com demência apresentam maior risco de adoecimento, depressão e suicídio, e estão sujeitas ao que se denomina "sobrecarga do cuidador". Portanto, o cuidado da equipe destina-se não apenas ao paciente, mas também àqueles que o acompanham.

A literatura contemporânea reconhece os benefícios da estimulação cognitiva para pacientes com demência, sobretudo na fase inicial. Essa modalidade de intervenção não é genérica, do tipo "fazer palavras cruzadas ou jogo da memória". Uma estimulação cognitiva de qualidade baseia-se na biografia do paciente e em seus interesses, com o intuito de explorar ao máximo as capacidades que lhe restam e reforçar a sua autoestima. Além disso, convém recomendar a prática regular de alguma atividade física que traga prazer ao paciente.

O tratamento farmacológico das demências contribui para o controle das alterações comportamentais e melhora o funcionamento global. Com relação à manutenção da capacidade cognitiva, os benefícios dos medicamentos são questionáveis. As opções farmacológicas disponíveis são os anticolinesterásicos (donepezila, rivastigmina e galantamina) e a memantina (Quadro 73-6).

Os anticolinesterásicos foram estudados, inicialmente, para a DA. Seu efeito deriva da teoria de que o déficit colinérgico observado nas fendas sinápticas seria o responsável pelas alterações cognitivas e comportamentais da doença. Assim, o uso dessas medicações levaria ao aumento desse neurotransmissor, com possível melhora na função cognitiva. Atualmente, os anticolinesterásicos também encontram aplicação no tratamento de outras demências (vascular, com corpos de Lewy, demência associada à doença de Parkinson).

Os efeitos colaterais mais comuns dos anticolinesterásicos são: náuseas, diarreia, vômitos, anorexia e perda de peso. Para atenuá-los, sugere-se a titulação lenta e gradual (Quadro 73-6). Em caso de intolerância, é recomendável o uso de uma dose inicial menor com aumento progressivo mais lento. Outros efeitos colaterais que devem ser considerados são bradicardia sinusal, risco de bloqueio atrioventricular, aumento da secreção gástrica, com risco de sangramento intestinal, exacerbação de doença pulmonar obstrutiva crônica e asma, obstrução do fluxo urinário e risco de convulsões. Em fases avançadas de demência, o benefício dos anticolinesterásicos é menos evidente, devendo ser considerada a sua suspensão.

QUADRO 73-6 Posologia Recomendada dos Anticolinesterásicos

Medicação/Tempo	Dose inicial	Após 2 semanas	Após 4 semanas	Após 8 semanas
Donepezila – via oral	5 mg – 1x/dia	–	10 mg/dia – 1x/dia	–
Rivastigmina – via oral	1,5 mg – 2x/dia (junto com as refeições)	3 mg – 2x/dia	4,5 a 6 mg – 2x/dia	6 mg – 2x/dia
Rivastigmina – via transdérmica (Adesivo – *patch*)	5 cm^2 (4,6 mg) – 1x/dia	–	10 cm^2 (9,5 mg) – 1x/dia	15 cm^2 (13,3 mg) – 1x/dia
Galantamina – via oral	8 mg – 1x/dia	–	16 mg – 1x/dia	24 mg – 1x/dia

A memantina, um antagonista do receptor N-Metil-D-aspartato, atua na proteção contra a hiperestimulação desse neurotransmissor que ocorre na doença de Alzheimer. Seu uso é aprovado para casos moderados e avançados da doença, sendo os efeitos adversos mais comuns: cefaleia, tontura, confusão mental, sonolência e alucinações (raras). A dose inicial deve ser de 5 mg/dia durante uma semana, com aumento gradual de 5 mg/dia por semana até alcançar a dose plena de 10 mg 2x/dia.

Outras classes de medicamentos empregadas com frequência no tratamento são os antipsicóticos e os antidepressivos, que podem auxiliar no controle das alterações de comportamento e de humor. Recomenda-se iniciar sempre com a menor dose possível e fazer uma titulação progressiva.

CONSIDERAÇÕES FINAIS

O número de pessoas com demência tende a aumentar nas próximas décadas e os profissionais da saúde precisam desenvolver novas competências para reconhecer a síndrome demencial, identificar suas causas e oferecer o tratamento correto – que envolve a valorização da história de vida da pessoa e o acolhimento de seus familiares. A demência não afeta somente o paciente; tem implicações psicológicas, sociais e legais, que demandam o envolvimento de uma equipe multidisciplinar sensível e treinada para efetuar uma comunicação empática.

Todo paciente com demência irreversível tem indicação de abordagem paliativa desde o momento do diagnóstico. A demência é uma doença de curso previsível, em que os profissionais são capazes de antever as complicações habituais de cada fase da doença, embora não consigam predizer o momento em que elas vão se instalar. A adequação terapêutica precisa ser proposta com regularidade, por meio do uso criterioso de medicamentos e da suspensão daqueles que não trazem mais benefício ao paciente. Na fase final da demência, que pode durar anos, o paciente apresenta total dependência, com síndrome de imobilidade e as complicações características dessa condição: dor, broncoaspiração, infecção urinária e maior risco de lesões de pele. Todas as medidas paliativas para proporcionar seu conforto devem ser empregadas, desde o uso de opioides até uma alimentação fracionada, sob supervisão de fonoaudióloga, e cuidados intensivos com a pele e com a cavidade oral. A demência proporciona, aos profissionais, oportunidades infinitas de cuidado e a chance valiosa de conjugar uma disposição humanista à competência técnica.

BIBLIOGRAFIA

2016 Alzheimer's Association. Alzheimer's disease facts and figures. *Alzheimers Dement* 2016;12(4):459-509.

American Psychiatry Association. Diagnostic and statistical manual of mental disorders - DSM-5, 5th ed. Washington: American Psychiatric Association; 2013.

Camarano AA. Políticas de Cuidados para a População Idosa/Necessidades, Contradições e Resistências. *In:* Freitas VE, Py L. *Tratado de Geriatria e Gerontologia,* 4.ed. Rio de Janeiro: Editora Guanabara Koogan; 2016. p. 1237-45.

Caramelli P. Avaliação Clínica e Complementar para o Estabelecimento do Diagnóstico de Demência. *In:* Freitas VE, Py L. *Tratado de Geriatria e Gerontologia.* 4.ed. Rio de Janeiro: Editora Guanabara Koogan; 2016. p. 218.

Frota NAF, Nitrini R, Damasceno BP *et al. Critérios para o diagnóstico da Doença de Alzheimer. Dement Neuropsychol* 2011 June;5(Suppl 1):5-10.

Galaski D. The Diagnostic Evaluation of a patient with Dementia. *Continuum AAN* 2013 April;19(2):397-410.

James O. *Contented Dementia.* London: Ebury Publishing; 2008.

Lawton MP, Brody EM. Assessment of older people: self-maintaining and instrumental activities of daily living. *Gerontologist* 1969;9:179-86.

Lino VTS, Pereira SRM, Camacho LAB *et al.* Adaptação Transcultural da Escala de Independência em Atividades de Vida Diária (Escala de Katz). *Cad de Saúde Púb* 2008;24(1):103-12.

Lourenço RA, Veras RP. Mini-Exame do Estado Mental: características psicométricas em idosos ambulatoriais. *Rev Saúde Pública* 2006;40(4):712-9.

Machado JCB. Doença de Alzheimer. *In:* Freitas VE, Py L. *Tratado de Geriatria e Gerontologia.* 4.ed. Rio de Janeiro: Editora Guanabara Koogan; 2016. p. 240-68.

Manos PJ, Wu R. The ten point clock test: a quick screen and grading method for cognitive impairment in medical and surgical patients. *Int J Psychiatry Med* 1994;24(3):229-44.

Montaño MB, Ramos LR. Validade da versão em português da Clinical Dementia Rating. Rev Saúde Pública 2005;39(6):912-7.

Schneider, LS. Alzheimer Disease Pharmacologic Treatment and Treatment Research. Continuum AAN. 2013 April;19(2):339-357.

Spector A, Thorgrimsen L, Woods B *et al.* Efficacy of an evidence-based cognitive stimulation therapy programme for people with dementia: randomized controlled trial. *Br J Psychiatry* 2003 Aug;183:248-54.

Speranza ACC, Mosci T. Diagnóstico diferencial das demências. *In:* Freitas VE, Py L. *Tratado de Geriatria e Gerontologia.* 4.ed. Rio de Janeiro: Editora Guanabara Koogan; 2016. p. 223-39.

World Health Organization. *First WHO Ministerial Conference on Global Action Against Dementia.* Geneva; 2015.

Parte XI   Alterações Dermatológicas

74 Semiologia Dermatológica

Flávia Almeida ▪ Maria Gabriela Otero Belerique
Marcus Vinícius Silva ▪ Thales Azevedo ▪ Celso Tavares Sodré

INTRODUÇÃO

"O que para você é 'atípico' pode ser 'muito típico' para os olhos de quem já viu." A dermatologia é uma arte visual. A pele corresponde ao maior órgão do corpo humano e o mais pesado, representando 15% do peso corporal. Além de sede de doenças que lhe são exclusivas, apresenta inúmeras manifestações de doenças sistêmicas. Por estas características peculiares, o exame dermatológico básico não é uma exclusividade do médico especialista e, quando bem realizado, somado à anamnese e ao exame físico completo, pode permitir o diagnóstico de comorbidades sem a necessidade de referenciação ou realização de exames complementares.

Na realização de um bom exame dermatológico são necessárias a inspeção completa e a palpação do tegumento do paciente, o que inclui a pele, mucosas, unhas e cabelos. Para isso é necessário que o mesmo se encontre completamente despido e sinta-se confortável para isto. Uma boa relação médico-paciente e um ambiente tranquilo podem facilitar este quesito. A iluminação também deve ser lembrada. Como se buscam alterações de diferentes dimensões, uma boa iluminação pode destacar lesões que anteriormente passariam facilmente despercebidas.

Todas as lesões encontradas devem ser descritas com riqueza de detalhes e para que seja possível um raciocínio dermatológico básico é importante observar não somente as características intrínsecas de uma lesão, mas também a relação da lesão com o tegumento próximo, a localização, a presença de outras lesões sincrônicas ou metacrônicas e a presença de sinais ou sintomas sistêmicos.

Antes de descrevermos as lesões elementares dermatológicas, faremos uma breve revisão histológica e fisiológica da pele.

NOÇÕES BÁSICAS DE HISTOLOGIA E FISIOLOGIA

A pele corresponde à interface do homem com o ambiente apresentando diversas funções, dentre as quais destacam-se: proteção, termorregulação, metabolismo, imunológica/antimicrobiana e estética.

É composta de três camadas distintas – epiderme, derme e hipoderme – que variam de espessura conforme a região do corpo, sendo mais espessas nas regiões palmoplantares e mais finas na região da face. Apesar de serem contínuas, as camadas da pele apresentam origem embriológica distinta, sendo a epiderme de origem ectodérmica e a derme e hipoderme de origem mesodérmica.

A epiderme é um epitélio escamoso pluriestratificado cujo principal componente é a queratina. Apresenta quatro camadas distintas em virtude de graus variados de maturação e diferenciação dos queratinócitos:

1. **Camada basal:** composta por células multipotentes, que a partir de mitoses sucessivas são responsáveis por promover o povoamento e regeneração da epiderme. Por ser uma camada de alto *turnover*, é a única das quatro que recebe suprimento vascular da derme papilar. Vale lembrar que nessa camada também encontramos os melanócitos que protegem contra a radiação UV e as células de Merkel com atividades neurossensoriais táteis.
2. **Camada espinhosa:** local onde se encontram a maioria dos queratinócitos. Recebe esse nome em razão da grande adesão entre os queratinócitos por meio de pontes de desmossomos que se assemelham a espinhos. Nessa camada ainda residem as células de Langerhans, que são monócitos modificados com papel na imunidade local.
3. **Camada granulosa:** presença de queratinócitos com grânulos de queratina citoplasmáticos.
4. **Camada córnea:** composta por queratinócitos mortos e corneificados pela liberação dos grânulos de queratina no meio externo.

A epiderme encontra-se em um processo constante de renovação, e um ciclo médio completo de um queratinócito é de cerca de 52 a 75 dias desde o seu surgimento na camada basal até sua descamação para o meio externo (19 dias de diferenciação celular, 26 a 42 dias de trânsito na camada de Malpighi e 19 dias no extrato córneo).

A derme é um tecido conjuntivo composto, em sua maior parte, por colágeno, elastina e glicosaminoglicanos organizados em fibras. Essa disposição, além de promover volume e elasticidade à pele, serve de sustentação para a epiderme.

Na derme encontramos os anexos cutâneos:

1. Folículos pilosos.
2. Glândulas sebáceas: produção de *sebum* que além de hidratar a pele tem ação antibacteriana.
3. Glândulas sudoríparas: produção de suor auxiliando na termorregulação.

A derme é dividida, histologicamente, em derme papilar ou superficial com maior riqueza celular (mastócitos, macrófagos e fibroblastos) e derme reticular ou profunda com maior pobreza celular e riqueza de tecido conjuntivo.

A hipoderme é composta pelo plexo vascular nutridor da pele e por adipócitos que promovem proteção mecânica e isolamento térmico.

LESÕES ELEMENTARES

Definem-se lesões elementares como padrões de alteração no tegumento cujo reconhecimento possibilita a construção de hipóteses diagnósticas. As causas desencadeantes podem ser físicas, químicas, biológicas, imunológicas, psíquicas e mesmo desconhecidas. Existem diversas formas de se agrupar as lesões elementares, nesse capítulo utilizaremos como base a classificação de Azulay.

Lesões por Modificação da Cor

Mancha ou mácula

Toda e qualquer alteração da cor da pele, sem relevo, independente da sua natureza, causa ou mecanismo.

- Manchas pigmentares: devem-se, principalmente, à alteração na concentração da melanina.
  - Mancha acrômica – ausência de melanina. Por exemplo: vitiligo.

- Mancha hipocrômica – diminuição de melanina. Por exemplo: pitiríase versicolor.
- Mancha hipercrômica – excesso de melanina. Por exemplo: nevomelanocítico.

Outros pigmentos endógenos ou exógenos também podem modificar a cor da pele. Dentre os endógenos podemos citar a bilirrubina na icterícia e a alcaptona na ocronose. Dentre os exógenos temos os de natureza alimentar, como o caroteno, que pode dar à pele uma tonalidade amarelada, os de natureza medicamentosa como a clofazimina (cor escura), os antimaláricos (cor amarelada) e amiodarona (cor azul-acinzentada). As tatuagens também merecem ser citadas.

Púrpuras

Ocorrem nos casos de hemorragias, em geral dérmicas e, menos frequentemente, hipodérmicas. As hemácias infiltradas no interstício tecidual são fagocitadas e metabolizadas pelos macrófagos transformando a hemoglobina em hemossiderina. Dessa forma as lesões podem possuir colorações variáveis dependendo do tempo de evolução. Como ocorreu extravasamento de hemoglobina do interior dos vasos essas lesões não desaparecem à digitopressão. Excepcionalmente as púrpuras podem ser palpáveis (p. ex., vasculites leucocitoclásticas).

Podem ser classificadas em quatro tipos:

- *Petéquia:* lesão purpúrica puntiforme e em geral múltipla.
- *Víbice:* lesão purpúrica linear; sempre de natureza traumática.
- *Equimose:* lesão purpúrica em lençol e de maiores dimensões.
- *Hematoma:* representa uma coleção de sangue, podendo ocorrer abaulamento local.

Lesões por Alterações Vasculares

Transitórias

São de ordem funcional, por isso seu aparecimento e duração variam de acordo com o elemento causal e a natureza do processo.

- *Eritema (pele) e enantema (mucosas):* apresentam coloração avermelhada em decorrência de um maior afluxo de sangue arterial pela dilatação de arteríolas.
- *Cianose (pele) e cianema (mucosas):* apresentam coloração azulada pelo aumento nas concentrações de hemoglobina reduzida (> 5 g%), sendo mais bem observado nas extremidades digitais, leito ungueal, pavilhão auricular e conjuntivas.

Permanentes

- *Relacionadas com a proliferação vascular:* caracterizam-se pelo aumento no número de vasos, podem ser planas ou elevadas, dependendo do aspecto ou da cor ganham sua especificação. Exemplos: angioma vinho do porto, hemangioma, angioma rubi.
- *Relacionadas com a dilatação vascular:* as telangiectasias são dilatações permanentes do calibre de pequenos vasos, em formato de aranha e que desaparecem quando comprimidas. Podem ser sinal de insuficiência hepática, ocorrem por dano solar ou na síndrome CREST.

Lesões Elementares Sólidas

Existe grande divergência na descrição das lesões elevadas sólidas, no que diz respeito à diferenciação principalmente pelo tamanho, das placas, pápulas, nódulos e tumores. Mais do que decorar se for maior ou menor do que 1 cm, devemos saber que as classificações variam de uma fonte para a outra, e que o importante é descrever com detalhe o que estamos vendo para que seja possível uma comunicação clara.

Por Acúmulo de Células

- *Pápula:* lesão elevada de consistência dura, superficial, que mede, geralmente, menos de 5 mm; à palpação não tem representação dérmica significativa, pois as alterações estão limitadas à derme papilar, ao contrário do tubérculo; ao involuir não deixa cicatriz. Pode ter a ponta arredondada, achatada ou pontiaguda. Em relação à cor, pode ser eritematosa, cor da pele, violácea, azulada, acastanhada ou enegrecida. Exemplos: nevos, molusco contagioso.
A placa é uma lesão elevada em platô, com maior extensão horizontal do que vertical; geralmente formadas por confluência de numerosas pápulas.
- *Tubérculos:* lesões de consistência dura, medindo, em geral, mais de 5 mm; resultam da infiltração de células mesenquimais ao nível de toda a derme podendo isso ser bem delimitado pela palpação. Por exemplo: hanseníase virchowiana.
- *Nódulos:* lesões globulares, com mais de 1 cm, por vezes visíveis à simples inspeção, outras vezes reconhecidos exclusivamente pela palpação. Decorrem do aumento no número de células na derme profunda e/ou hipoderme. Para sua descrição completa deve ser dado seu tamanho, consistência, mobilidade e se é ou não doloroso.
Nodosidade ou tumoração são empregados como sinônimos e servem para descrever lesões maiores do que 3 cm.
- *Vegetação:* eflorescência que cresce para o exterior em função da hipertrofia de algumas papilas dérmicas e também dos cones interpapilares. Existem dois tipos de lesões vegetantes:
  - Verrucosa: é seca, pois a epiderme que a recobre está íntegra, inclusive com grande aumento da camada córnea.
  - Condilomatosa: é úmida, pois a epiderme apresenta-se com camada córnea normal ou diminuída. Ocorre nas mucosas e dobras.

Por Espessamento Cutâneo

- *Ceratose:* trata-se de um espessamento superficial da epiderme decorrente da proliferação exclusiva da camada córnea; a superfície das ceratose costuma ser áspera e esbranquiçada.
- *Esclerose:* é o endurecimento da pele consequente à proliferação de tecido colágeno, o que dificulta o pregueamento.
- *Liquenificação:* é uma lesão em geral circunscrita, produzida por espessamento da pele, que passa a evidenciar com maior nitidez todos os seus sulcos. É consequente ao ato de coçar prolongado e frequente.

Lesões Elementares de Conteúdo Líquido

As lesões de conteúdo líquido podem ser decorrentes de acúmulo circunscrito ou não circunscrito.

Lesões Formadas pelo Acúmulo Circunscrito de Líquido

- *Vesícula:* apresenta pequenas dimensões (alguns milímetros), com conteúdo seroso citrino, fazendo pequena saliência cônica ao nível da pele. Ocorrem classicamente agrupadas com base eritematosa nas lesões de herpes simples ou seguindo trajeto de um dermátomo no herpes-zóster. Também podem ocorrer no impetigo, eczema agudo, escabiose, entre outros.

- *Bolha:* lesão de conteúdo líquido de dimensões maiores (centímetros) que faz saliência em abóbada. Pode ocorrer em locais de trauma, queimadura, nas buloses, como nos pênfigos e penfigoides, dentre outras dermatoses.
- *Pústula:* corresponde a um elemento de conteúdo líquido purulento de dimensões variáveis. Em geral, o pus é causado por bactérias (foliculite, por exemplo), mas também pode ser absolutamente estéril (como na psoríase pustulosa), sendo decorrente, sobretudo, do acúmulo de neutrófilos. O abscesso é a coleção de pus na profundidade dos tecidos. Geralmente, manifesta-se como uma tumoração eritematosa, quente e muito dolorosa.

Lesões Formadas por Acúmulo Não Circunscrito de Líquido
- *Úrtica:* tem na urticária a sua melhor expressão. É de tamanho variável, fazendo saliência na pele, com coloração que varia do eritematoso ao anêmico. A fisiopatogenia dessa lesão é decorrente da liberação de histamina e das demais aminas vasoativas que promovem vasodilatação e aumento da permeabilidade do endotélio vascular, viabilizando, essencialmente, a saída de plasma. Quando a urticária está na derme profunda e hipoderme, recebe o nome de angioedema.
- *Edema (quando não mediado por aminas vasoativas):* pode ser decorrente de inflamação. Nesse caso, além do edema haverá outros sinais flogísticos. Ocorre também na insuficiência na rede linfática (linfedema). O edema será duro (não deixa fóvea). Quando crônico, a pele pode ter aspecto verrucoso ou musgoso. Também presente nos distúrbios onco-hidrostáticos. Nesse tipo, a pele apresenta-se lisa, normotérmica, indolor, deixando fóvea.

Lesão por Solução de Continuidade
- *Erosão:* causada por mecanismo patológico superficial que compromete apenas a epiderme. A escoriação é a ruptura da continuidade por mecanismo traumático (corte com objetos, arranhão etc.).
- *Exulceração:* corresponde a uma erosão mais profunda, acometendo a derme papilar.
- *Úlcera:* de maior profundidade, pois pode atingir toda a derme, até mesmo a hipoderme, o músculo e o osso.
- *Fissura ou rágade:* é uma solução de continuidade linear e estreita.
- *Fístula:* apresenta-se como um trajeto linear, em geral sinuoso, que muitas vezes se inicia a partir de estruturas profundas ou mesmo a hipoderme, pela qual há eliminação de material necrótico e de outros elementos.

Lesão Elementar Caduca
- *Escama:* corresponde a lamínulas epidérmicas, de dimensões variáveis, desprendendo-se fácil e continuadamente. O processo patológico que conduz à formação das escamas é um distúrbio de queratinização. Podem ser furfuráceas (como farinha) como na dermatite seborreica, lamelares, grandes e amarelo-prateadas, como na psoríase, ou como "escama de peixes" nas ictioses.
- *Crosta:* decorre do ressecamento de exsudato, seja seroso, purulento ou hemático, facilmente descartável, dependendo do tempo de evolução. Podem estar presentes em eczemas, feridas e no impetigo. Quando a crosta é muito grossa e aderente, ocupando toda a espessura da epiderme, temos o ectima.
- *Escara:* trata-se de uma lesão por necrose do tecido. A escara de decúbito geralmente se localiza sobre uma proeminência óssea, resultante de pressão isolada ou de pressão combinada com fricção e/ou cisalhamento.

Sequelas
- *Atrofia:* redução da espessura da pele em decorrência da diminuição do número ou do tamanho das células, ao nível de qualquer camada da pele. Processos que cursam com proeminente atrofia são o lúpus eritematoso discoide, esclerodermia, dermatomiosite, carcinoma basocelular morfeiforme e paniculites. As estrias são cicatrizes atróficas lineares.
- *Cicatriz:* é uma sequela de dimensões variadas decorrente da proliferação de tecido fibroso, e não deve ser confundida com reparação, pois nessa a pele volta a apresentar suas características originais. As cicatrizes podem ser atróficas, hipertróficas ou queloidianas. A diferenciação entre cicatriz hipertrófica e queloide é que nesta última a proliferação fibroblástica ultrapassa os limites do trauma desencadeante e, portanto, atinge maior dimensão.

ARRANJO DAS LESÕES
Após identificarmos os tipos de lesões elementares, devemos observar seu arranjo (Fig. 74-1).

- *Lineares:* quase sempre sugerem causa exógena. Por exemplo: uma estria eritematosa nos membros pode lembrar linfangite. Nódulos neste arranjo podem lembrar tromboflebite ou arterite temporal. Micoses profundas, como a esporotricose, pode se apresentar com gomas e linfangite em trajetos lineares.
- *Anulares:* lesão que cresce perifericamente, permanecendo a borda mais ativa e o centro predominantemente poupado. Por exemplo: eritema multiforme, eritemas figurados, farmacodermia, sífilis secundária. Se houver descamação: pitiríase rósea, tínea, dermatite seborreica.
- *Arciformes:* lúpus vulgar (forma de tuberculose cutânea), sarcoidose, sífilis terciária (nestas os anéis não se fecham), granuloma anular, micose fungoide.
- *Numulares:* como uma moeda, centro acometido. Por exemplo: eczema.
- *Discoides:* como um disco. Por exemplo: Lúpus eritematoso discoide.
- *Serpiginosas:* em forma de serpente. Por exemplo: *larva migrans*, lúpus vulgar, sífilis.
- *Agrupadas:* têm significado quando seguem um padrão, como nas lesões herpetiformes (vesículas/bolhas agrupadas) ou zosteriformes (seguem dermátomo, geralmente respeitam a linha média).
- *Reticulares:* em forma de rede. Por exemplo: livedo reticular.

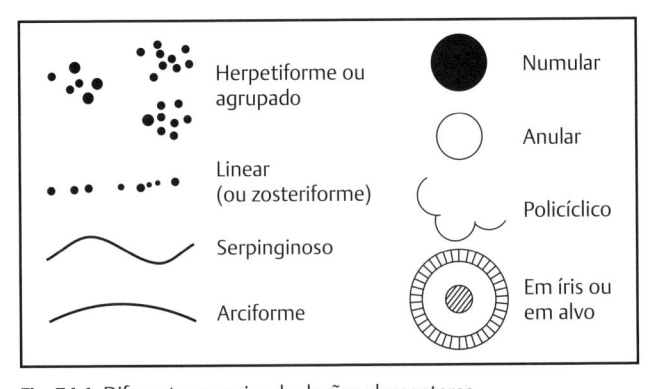

Fig. 74-1. Diferentes arranjos das lesões elementares.

TIPO DE ERUPÇÃO
As erupções podem ser classificadas em:
- *Monomorfas:* constituída por um único elemento eruptivo.
- *Polimorfa:* constituída por vários elementos eruptivos. Por exemplo, o lúpus eritematoso sistêmico pode ser erupção polimórfica, pois eritema, púrpura, bolhas, atrofia, escara, úlcera etc. podem estar presentes ao mesmo tempo.

DISTRIBUIÇÃO CORPORAL
Pode ser simétrica, regional, folicular, segmentar, localizada, universal (toda a pele está comprometida), generalizada (lesões extensas, porém, intercaladas por pele sã), em áreas expostas, confluentes ou seguindo as linhas de Blaschko.

Algumas localizações especiais devem nos lembrar imediatamente de determinadas doenças:

- *Couro cabeludo:* dermatite seborreica (também no T da face, pré-esternal, interescapular), psoríase, tínea, LED.
- *Face:* na área malar: rosácea, LE, sarcoidose.
- *Barba, nádegas:* foliculite.
- *Axilas, região inguinal, mamilos:* hidradenite.
- *Em dobras:* candidíase, tínea, eczema seborreico.
- *Dermátomo:* herpes-zóster.
- *Áreas de trauma (mãos, pés):* vitiligo, psoríase, epidermólise bolhosa, porfiria cutânea tarde.
- Áreas fotoexpostas (face, face dorsal MMSS): fotoeczema, LE.

SINAIS CLÍNICOS SEMIÓTICOS MAIS COMUNS
- *Sinal de Nikolsky:* presente em buloses. É positivo quando exercemos uma delicada tração da pele sã perilesional e temos como resultado o destacamento da epiderme com a formação de uma bolha.
- *Sinal de Darier:* presente em mastocitose. Ao atritar mácula ou pápula forma-se uma lesão ponfosa por liberação de histamina.
- *Sinal da vela:* presente em psoríase. Ao raspar uma lesão eritrematodescamativa com uma cureta ocorre o descolamento de escamas micáceas.
- *Sinal de Auspitz:* presente em psoríase. Ao se curetar as escamas da lesão surgem pontos de sangramento por lesão de capilares ectasiados da derme papilar (curetagem metódica de Brocq).
- *Sinal de Zileri:* presente em pitiríase versicolor. Ao estirar a lesão hipocrômica ocorre descamação fina da lesão.
- *Sinal de Besnier:* presente na pitiríase versicolor. Após atritar a lesão com a unha ocorre descamação furfurácea.
- *Sinal de Hutchinson:* presente em melanoma subungueal. Ocorre quando há expansão da mancha e atinge a dobra proximal da unha.
- *Fenômeno isotópico de Wolf:* reprodução de lesões típicas de uma nova doença no local que já foi acometido por outra doença.
- *Fenômeno isomórfico de Koebner:* reprodução de lesões típicas de uma determinada doença no local de um traumatismo.

BIBLIOGRAFIA
Azulay L, Hanalier L, Leal F et al. *Atlas de Dermatologia: da Semiologia ao Diagnóstico*, 2.ed. Rio de Janeiro: Elsevier; 2014.

75 Piodermites

Marcelo Brollo ▪ *Carolina Alves Ribeiro*

Piodermites são infecções bacterianas da pele e anexos.

São extremamente comuns, correspondendo a cerca de 9% das infecções encontradas na prática médica.

Na maioria das vezes, os agentes etiológicos são bactérias comuns da flora, sobretudo *Staphylococcus aureus* e *Streptococcus pyogenes*.

Sendo a pele o maior órgão do corpo, e suscetível a diversos microrganismos, as apresentações clínicas são variadas.

CELULITE E ERISIPELA

Definição
- *Celulite*: é a infecção aguda da derme profunda e do subcutâneo.
- *Erisipela*: é a infecção aguda mais superficial, acometendo a derme e parte superior da hipoderme, com evidente comprometimento linfático.

Etiologia
- *Celulite*: S. aureus e estreptococos do grupo A são os principais agentes. Ocasionalmente, encontramos outros agentes como *Haemophilus influenzae*, bacilos Gram-negativos e até fungos como *Cryptococcus neoformans*.
- *Erisipela*: o principal agente etiológico é o estreptococo beta-hemolítico do grupo A. Mais raramente, encontramos *Staphylococcus aureus* e estreptococos beta-hemolíticos dos grupos B, C e G.

Epidemiologia
- *Celulite*: parece não haver predileção quanto ao sexo, sendo mais comum em pacientes com mais de 50 anos.
- *Erisipela*: pode acometer indivíduos em qualquer faixa etária, sendo mais comuns em extremos de idade, principalmente mulheres.

Clínica
Na celulite, surgem edema e eritema mal delimitados, associados a dor e calor. Afeta principalmente os membros inferiores, unilateralmente. Podem ocorrer, menos frequentemente, linfangite, adenomegalia e abscessos.

Celulite grave pode cursar com bolhas e necrose epidérmica. Também é considerada grave quando ocorre nas regiões orbital e periorbital.

Quando há presença de pústulas, abscessos e drenagem de material purulento deve-se considerar o *S. aureus* como agente etiológico.

Na erisipela, classicamente, o quadro se inicia com febre (38,5-40°C) e calafrios.

Em seguida surge a lesão cutânea dolorosa edemaciada, dura, quente, com eritema exuberante. Os bordos são bem delimitados, o que ajuda na diferenciação da celulite. Pode ocorrer linfonodomegalia regional dolorosa.

Outras manifestações sistêmicas como mal-estar, náuseas e vômitos podem estar associadas.

Bolhas, ulcerações e acometimento facial indicam maior gravidade.

Com o tratamento, a lesão involui com descamação e hipercromia pós-inflamatória.

Casos inadequadamente tratados podem cursar com graus variados de obstrução linfática, evoluindo com edema crônico, duro, com aspecto de casca de laranja (linfedema crônico), o que facilita a recorrência do quadro.

Diagnóstico

O diagnóstico é clínico. Cultura do aspirado, de *swab* e de biópsias são frequentemente negativos, devendo ser realizada apenas na suspeita de germes incomuns (p. ex., em imunossuprimidos, na insuficiência renal e hepática, nos acidentes aquáticos, nas mordidas de animais etc.). Ocorre leucocitose com desvio para a esquerda no hemograma, e aumento do VHS e da proteína C reativa. Dosagem das enzimas anti-DNAse e ASLO podem ser positivas.

- *Diagnóstico diferencial:* trombose venosa profunda, tromboflebite superficial, dermatite de estase, picada de inseto, herpes-zóster, eritema nodoso, calcifilaxia, hematoma, fascite necrotizante.

Tratamento

Medidas Gerais

- Repouso, elevação do membro acometido, compressas locais frias e desbridamento, se necessário.
- Combate aos fatores de risco: tratamento de *tinea pedis*, intertrigo interpododáctilo, onicomicose, pé diabético.

Tratamento Medicamentoso

Celulite

- Quadros leves: cefalexina 1 a 2 g dia de 6/6 h por 10 dias.
- Quadros mais graves, já descritos acima: oxacilina 100-150 mg/kg/dia EV de 4/4 h ou Cefalotina 100-150 mg/kg/dia EV de 4/4 ou 6/6 h.
- Vancomicina 1-2 g/dia, se houver suspeita de MRSA.

Erisipela

A amoxicilina (3g/dia, VO, podendo chegar a 4,5g) é a droga de escolha. Ocasionalmente, pode-se utilizar penicilina procaína (400.000 a 600.000 U, IM, de 12/12h) no(s) primeiro(s) dia(s) de tratamento. Nos pacientes alérgicos à penicilina, a eritromicina é uma opção (20 a 50 mg/Kg/dia, VO, em 2 a 4 tomadas por dia, por 10 a 14 dias). Devido aos efeitos colaterais principalmente gástricos da eritromicina nos adultos, a azitromicina é uma boa droga de segunda escolha (1g de dose de ataque no 1o dia, seguido de 500 mg dia VO por 5 dias).

Casos mais graves que necessitem de internação (idosos, acometimento da face, instabilidade hemodinâmica, gravidade clínica, imunossuprimidos, insuficiência cardíaca ou renal, bolhas e necroses): penicilina cristalina, 300.000 U, IV, de 4/4 horas.

Observação: Ocorre recorrência em cerca de 20% dos casos. A partir do segundo episódio, está indicada profilaxia com penicilina benzatina IM 1.200.000 de 3/3 semanas durante 1 a 2 anos, ou de forma contínua nos casos de recorrência frequente.

FOLICULITE
- Definição: infecção do folículo pilossebáceo. Pode ser superficial ou profunda.
- Etiologia: é causada na maioria das vezes por *Staphylococcus aureus*; porém, outros agentes etiológicos como *Pseudomonas* aeruginosa, *Klebsiella*, *Proteus* e *Enterobacter* podem ser encontrados, sobretudo em pacientes em uso prolongado de antibioticoterapia para acne. Em pacientes imunodeprimidos, considerar também infecção por fungos ou vírus.
- Fatores de risco específicos: colonização por *Staphylococcus aureus*, hiper-hidrose, uso prolongado de corticoide tópico e de antibioticoterapia para acne (favorece crescimento de bactérias Gram-negativas), depilação de pelos, banhos em águas contaminadas, uso de roupas apertadas.
- Clínica:
  - *Superficiais:* pápulas ou pústulas pruriginosas e/ou dolorosas, cujo centro é o óstio do folículo. Afeta, sobretudo, as coxas e as nádegas. Não deixam cicatrizes nem provocam perda de pelo no local (alopecia).
  - *Profundas:* caráter crônico, com lesões nodulares, além de lesões papulopustulosoas, já com algum grau de fibrose. Acarretam alopecia definitiva cicatricial.
- Diagnóstico diferencial: acne, farmacodermia, pseudofoliculite, escabiose.
- Tratamento:
  - As medidas gerais incluem o combate aos fatores de risco e a lavagem da área acometida com sabonete neutro duas a três vezes ao dia.
  - Antibioticoterapia tópica geralmente controla a foliculite superficial. Mupirocina e clindamicina são as primeiras escolhas.
  - Antibioticoterapia em foliculites profundas. A gravidade do caso define a via de administração: cefalexina 500 mg-1 g VO de 6/6 horas ou oxacilina 6-12 g IV de 4/4 horas. Se houver suspeita de infecção por Gram-negativos, utilizar ciprofloxacino 500 mg VO 12/12 horas ou ofloxacina 400 mg VO 12/12 horas. A duração do tratamento é de 7 a 10 dias.

FURÚNCULO
- Definição: infecção necrotizante do folículo pilossebáceo que se estende para derme e subcutâneo, formando abscesso.
- Etiologia: a maioria dos casos é causada por *Staphylococcus aureus*.
- Epidemiologia: mais comum em adultos jovens.
- Fatores de risco: colonização bacteriana, diabetes melito, imunodeprimidos, traumas, uso de drogas intravenosas, foliculite, alcoólatras, desnutridos.
- Clínica: lesão aguda eritematosa inflamatória, dolorosa, cujo centro é o óstio do folículo, com necrose central que dentro de 10 a 14 dias drena espontaneamente. Pode ocorrer celulite perilesional. Geralmente ocorrem em áreas com mais pelos e sujeitas à fricção (nuca, axila, nádegas).
- Furunculose é o nome dado à presença de várias lesões ou à sua recorrência.

- Quando ocorre confluência de vários furúnculos em um mesmo ponto denomina-se carbúnculo.
- O diagnóstico é eminentemente clínico.
- Diagnóstico diferencial: foliculite, hidradenite supurativa, miíase (nódulo com menos inflamação, refratário ao tratamento com antibióticos), esporotricose.
- Tratamento:
  - Medidas gerais incluem o combate aos fatores de risco, compressas mornas para facilitar a drenagem espontânea. Lesões grandes, muito dolorosas e flutuantes devem ser drenadas ambulatorialmente.
  - Antibiótico sistêmico está indicado se a furunculose se apresentar como lesão única maior ou igual a 2 cm, com área extensa de celulite, a presença de comorbidades, imunossupressão e sinais de infecção sistêmica.
  - Tratamento via oral: cefalexina 500 mg 6/6 horas, sulfametoxazol-trimetoprim 800+160 mg/cp 1-2 cp de 12/12 horas ou doxiciclina 100 mg de 12/12 horas por 5 a 10 dias.
  - Tratamento endovenoso: oxacilina 1 g de 4/4 horas ou cefazolina 500 g 6/6 horas.
  - Se houver risco de MRSA, vancomicina 15-20 mg/kg de 12/12 ou 8/8 horas ou linezolida 600 mg 12/12 horas. Duração de 5 a 10 dias.

Profilaxia nos casos de recorrência:
  - Está indicada profilaxia nos casos de recorrência, realizando-se a descolonização com a utilização de mupirocina nas fossas nasais, de manhã e à noite por 5 dias, ou doxiciclina 100 mg VO de 12/12 horas ou sulfametoxazol - trimetoprim 800+160 mg/cp 1 cp VO de 12/12 horas, associado à rifampicina 300 mg de 12/12 horas VO também por 5 dias.

HIDRADENITE
- Definição: oclusão crônica do folículo pilossebáceo por queratina, com infecção secundária estafilocócica. Pode haver ruptura do epitélio, com mais inflamação e extensão do processo às glândulas apócrinas.
- Etiologia: *Staphylococcus aureus*.
- Epidemiologia: adulto jovem, mulher.
- Fatores de risco: história familiar positiva, tabagismo, dieta rica em carboidrato e gordura, obesidade, fatores hormonais, uso de desodorante *roll on*, depilação, uso de roupas muito justas.
- Clínica: nódulos dolorosos, inflamatórios, com exsudato purulento, que podem fistulizar e formar bridas cicatriciais. Alto índice de recorrência. Mais frequentemente ocorrem na região axilar, dos glúteos e paragenital.
- Diagnóstico: clínico e anatomopatológico.
- Diagnósticos diferenciais: furúnculo, cisto epidérmico inflamado, doença de Crohn com fístulas.
- Tratamento:
  - Uso de roupas leves e largas, para evitar calor e fricção. Evitar uso de perfumes, desodorantes no local, pois podem irritar ainda mais a lesão. Cessar tabagismo. Perder peso. Lavagem diária da área afetada com sabão neutro e antisséptico.
  - Medicação tópica no caso de lesão única e recente: clindamicina gel, de 12/12 horas. Resorcinol 15% 1x/dia, com ação anti-inflamatória e ceratolítica. Corticoide intralesional (triancinolona).

- Antibioticoterapia sistêmica nos quadros extensos: doxiciclina 100 mg de 12/12 horas VO por 2-3 meses, ou clindamicina 300 mg 12/12 horas VO mais rifampicina 600 mg 1x/dia VO.
- Avaliar drenagem, em caso de abscessos muito dolorosos e grandes.
- Cirurgia é o tratamento de escolha no caso de lesões crônicas ou recorrentes.
- Casos graves refratários à cirurgia: rodízio de antibióticos; infliximab (100 mg/ampola) 5 mg/kg/dose IV a cada duas semanas, durante 6 semanas.
- A duração do tratamento depende da gravidade da lesão e da resposta individual de cada um ao tratamento.

FASCITE NECROTIZANTE

- Definição: infecção aguda profunda de subcutâneo, com destruição de tecido adiposo e fáscia, com necrose de pele.
- Etiologia: os principais agentes são estreptococos beta-hemolítico do grupo A, *Staphylococcus aureus*, isolados ou em sinergismo. Mais raramente, podem ser isolados em cultura *Clostridium*, *Pseudomonas*, Gram-negativos entéricos. No mesmo quadro infeccioso, podem coexistir.
- Epidemiologia: acomete principalmente o paciente idoso com história de trauma na pele.
- Fatores de risco: diabetes melito, tabagismo, desnutrição, imunossupressão, obesidade.
- Clínica: o quadro tem evolução rápida, iniciando-se com eritema, edema e dor, que evoluem em horas ou poucos dias para lesão com coloração violácea, formação de bolhas de conteúdo amarelado ou vermelho escuro, ulceração da pele e gangrena. Pode haver crepitação e anestesia dos locais.
  - Ocorrem manifestações sistêmicas de toxemia (febre, calafrios, náuseas, vômitos), hipotensão, comprometimento neurológico.
  - A gangrena de Fournier é uma variante que afeta a bolsa escrotal e o pênis. Ocorre, sobretudo, em diabéticos.
- Diagnóstico:
  - É importante o reconhecimento precoce em razão da elevada mortalidade do quadro.
  - Após a suspeita clínica, são realizados exames de imagem e testes bacteriológicos. Ressonância magnética deve ser solicitada em toda infecção rapidamente progressiva.
  - A cultura do exsudado da ferida, fluido das bolhas, tecido excisado, material aspirado do subcutâneo e hemoculturas são essenciais para o diagnóstico.
  - O diagnóstico definitivo é feito à exploração cirúrgica, com presença de necrose da fáscia, tecido subcutâneo acinzentado e secreção purulenta.
- Tratamento:
  - Desbridamento e antibióticos de largo espectro iniciados de forma empírica como meropenem 1 g IV 8/8 horas ou imipenem 500 mg IV 6/6 horas ou piperacilina + tazobactam 3,375-4,5 G IV de 6/6 horas + vancomicina 1 g IV 12/12 horas ou linezolida 600 mg IV 12/12 horas + clindamicina 600-900 mg IV 8/8 horas.

IMPETIGO

- Infecção aguda, altamente contagiosa, das camadas mais superficiais da epiderme. A transmissão se dá pelo contato direto ou por meio de fômites. É mais prevalente no verão e em condições de falta de higiene.
- Etiologia: o *Staphylococcus aureus* responde por 60% dos casos, isoladamente. Em 35% das vezes, o estreptococo é a causa, e em 5% há coinfecção.
  - A forma bolhosa do impetigo é sempre provocada pelo *Staphylococcus aureus*.

- Epidemiologia: afeta, sobretudo, crianças. Representa 60% das infecções bacterianas cutâneas.
- Clínica:
  - O impetigo não bolhoso ocorre em face e extremidades e geralmente surge em pele traumatizada (impetiginização). Inicia-se com vesículas e pústulas de paredes finas e por isso efêmeras, quase nunca visualizadas. As lesões se rompem e o exsudato forma lesões crostosas milelicélicas (cor de mel). Podem ocorrer febre, prurido, adenopatia e leucocitose.
  - A nefrite aguda ocorre em 2 a 25% das vezes. Surge a despeito do tratamento, e geralmente tem evolução benigna.
  - O impetigo bolhoso surge em pele sã, no qual vesículas se agrupam formando bolhas de 1 a 5 cm de conteúdo turvo. As bolhas se rompem formando lesões crostosas finas circinadas.
  - O ectima é uma variante do impetigo não bolhoso, no qual o agente principal é o *Streptococcus pyogenes*. Está associado à imunossupressão, má nutrição e falta de higiene.
  - As lesões iniciam-se com bolhas ou pústulas que evoluem para úlceras profundas com crostas espessas sobrepostas. Afetam, sobretudo, os membros inferiores e o glúteo. Involuem com cicatriz. O diagnóstico diferencial se dá com o carbúnculo, provocado pelo *Bacillus anthracis*, e o ectima gangrenoso é provocado por *Pseudomonas* aeruginosa.
- Diagnóstico: com base na avaliação clínica.
- Diagnósticos diferenciais: tínea, eczemas (seborreico, asteatósico, numular), pênfigo foliáceo.
- Tratamento: limpeza e remoção das crostas com sabonete neutro. Nas formas localizadas, indica-se antibiótico tópico (gentamicina, mupirocina ou neomicina) 2 vezes ao dia. Nas formas disseminadas, utiliza-se cefalexina 2 g/dia por 7 a 10 dias.
  - Para se evitar infecções recidivantes, deve-se proceder a descolonização dos focos infecciosos no próprio paciente e em seus contactantes íntimos. Para isso utiliza-se mupirocina 2x ao dia por 5 dias nas fossas nasais.

ABSCESSO E FLEIMÃO
- Quadro agudo decorrente de erisipela ou celulite e, principalmente, como evolução de traumas locais.
- Etiologia: estreptococos do Grupo A (quando decorrente de erisipela ou celulite) ou estafilocócica.
- Clínica: nódulo ou massa tensa, dolorosa, com flogose que evolui com flutuação e drenagem de pus. No abscesso, há circunscrição e supuração, enquanto no fleimão há tendência à difusão.
- O quadro pode complicar com acometimento de osso e articulações, além de bacteriemia.
- Tratamento:
  - Calor local, se não houver insuficiência arterial associada.
  - Drenagem, se houver flutuação.
  - Antibioticoterapia com cobertura para estafilococos e estreptococos.
  - Inicialmente sistêmica nos casos graves com posterior complemento *per os*.
  - Cefalotina (0,5-2 g/4-6 h) ou cefazolina EV (0,5-1,5 g/6-8 h).
  - Cefalexina (500 mg 6/6 h) ou cefadroxila (1-2 g dia 12/12 h).
  - O tempo de tratamento varia de 5 a 10 dias.

LINFANGITE
É a infecção dos vasos linfáticos subcutâneos, geralmente por estreptococos do grupo A e ocasionalmente por *S. aureus*. Forma-se cordão linfático doloroso e eritematoso, que parte

da lesão cutânea até o linfonodo correspondente. Este se encontra eritematoso e doloroso. O tratamento é semelhante ao utilizado para erisipela.

BIBLIOGRAFIA

Azulay RD, Azulay DR, Abulafya LA. *Dermatologia Azulay*, 6.ed. Rio de Janeiro: Guanabara Koogan; 2013.

Empinotti JC, Uyeda H, Bonatto DC *et al.* Piodermites. *Anais Brasileiros de Dermatologia* 2012;87(2):281-8.

Ingram JR. Hidradenitis supurattiva: Pathogenesis, clinical feature, and diagnosis. (acesso em 11 de março 2017). Disponível em: www.uptodate.com.

Jackson JD, Rosen T, Ofori AO. Infectious folliculitis. (acesso em 10 de março 2017). Disponível em: www.uptodate.com.

Spelman D, Baddour LM. Cellulitis and skin abscess in adults. (acesso em 10 de março 2017). Disponível em: www.uptodate.com.

Stevens DL, Baddour LM. Necrotizing soft tissue infections. (acesso em 11 de março 2017). Disponível em: www.uptodate.com.

76 Infecção de Pele e Partes Moles

Marcelo Brollo ▪ *Claudio Querido Fortes*

INTRODUÇÃO

Infecções de pele e partes moles (IPPM) são frequentes na rotina ambulatorial, hospitalar e também nas unidades de emergência.

O foco deste capítulo é o tratamento empírico das infecções de pele e tecidos moles. Mais detalhes sobre epidemiologia, manifestações clínicas, diagnóstico laboratorial e tratamento específico, além de necessidade de desbridamento cirúrgico são expostos no Capítulo 75.

As manifestações clínicas das IPPM dependem, basicamente, de dois processos: da invasão da bactéria e de sua interação com as defesas do hospedeiro.

Os sinais clínicos principais são típicos de um quadro inflamatório: edema, eritema, calor e dor. Por isso, a distinção com outras condições inflamatórias ou infecciosas que simulem sinais flogísticos pode ser difícil.

Porém, é de suma importância o rápido reconhecimento dos casos que requerem internação e intervenção cirúrgica.

FATORES DE RISCO

Os fatores de risco para desenvolvimento de IPPM se dividem em dois grupos.

1. Fatores de risco e prognósticos, sendo os principais:
   - Insuficiência linfática ou venosa.
   - Diabetes melito.
   - Insuficiência renal.
   - Insuficiência hepática.
   - Obesidade.
   - Alcoolismo.
   - Desnutrição proteico-calórica.
   - Síndrome de deficiência imunológica adquirida.
   - Idade avançada.
   - Pós-operatório.
2. Fatores de risco relacionados com o mecanismo de lesão ou com a exposição:
   - Soluções de continuidade na pele como escoriações, fissuras, perfurações, queimaduras, uso de cateteres venosos, mordidas de animais.
   - Ambientais e comportamentais como higiene deficiente, clima quente e úmido, banhos de banheira (Jacuzi/Ofurô) e sauna.
   - Doenças concomitantes de pele e anexos – varicela, úlcera venosa, *Tinea Pedis*, onicomicose.
   - Mais raramente, a infecção ocorre por contiguidade ou por via hematogênica.

Em diversas situações, os fatores de risco indicam etiologias específicas, como demonstrado no Quadro 76-1.

QUADRO 76-1 Fatores Etiológicos de Risco para Infecções da Pele e Tecidos Moles e Agente Etiológico Associado

Fator de risco	Patógeno etiológico associado
Diabetes melito	*Staphylococcus aureus*, *Streptococcus* do grupo B, anaeróbios, bacilos Gram-negativos
Cirrose	*Campylobacter fetus*, *Klebsiella pneumoniae*, *Escherichia coli*, *Capnocytophaga canimorsus*, outros bacilos Gram-negativos, *Vibrio vulnificus*
Neutropenia	*Pseudomonas aeruginosa*
Mordedura humana	Microbiota oral (*Eikenella corrodens*)
Mordedura de gato	*Pasteurella multocida*
Mordedura de cães	*Capnocytophaga canimorsus*, *Pasteurella multocida*
Mordedura de rato	*Streptobacillus moniliformis*
Contato com animais	*Campylobacter fetus*
Contato com réptil	*Salmonella* spp
Banheiras, ofurô, sauna	*Pseudomonas aeruginosa*
Exposição à água doce	*Aeromonas hydrophila*
Exposição à água do mar (aquário)	*Vibrio vulnificus*, *Mycobacterium marinum*
Abuso de drogas intravenosas	MSSA e MRSA (Methicillin-resistant *Staphylococcus aureus*)

Fonte: Eron LJ, Lipsky BA, Low DE et al. Expert panel on managing skin and soft tissue infections. Managing skin and soft tissue infections: Expert panel recommendations on key decision points. *J Antimicrob Chemother* 2003.

DIAGNÓSTICO

O diagnóstico é basicamente clínico, com ênfase na história e no exame físico. Os principais achados no exame clínico são edema, calor, eritema e dor, com ou sem presença de exsudato purulento.

Em algumas situações, devem ser solicitados exames complementares para avaliar a extensão da infecção ou a presença de complicações, que ocorrem mais frequentemente nas infecções na cabeça e nas mãos.

Cultura do conteúdo de vesículas, bolhas e abscessos apresentam boa acurácia. O material para cultura do *swab* da lesão com rompimento da barreira (ulcerações, lacerações etc.) só deve ser coletado após a limpeza e/ou o desbridamento da lesão.

Exame radiológico deve ser solicitado se houver suspeita de enfisema subcutâneo ou lesão óssea, sendo a ressonância magnética o exame mais sensível.

A ultrassonografia pode ser útil na detecção de abscessos e de inflamação da fáscia, podendo ser utilizada para guiar a aspiração por agulha.

Hemoculturas apresentam baixo rendimento, sendo positivas em menos de 5% dos casos. Na presença de sinais sistêmicos como febre e hipotensão, a hemocultura pode detectar bacteremia.

Tomografia computadorizada e ressonância magnética devem ser solicitadas na presença de infecção rapidamente progressiva pela possibilidade de ser decorrente de fascite necrotizante.

ALGORITIMO DE SEVERIDADE

É fundamental frente a uma IPPM, reconhecer os casos que requerem drenagem ou desbridamento, exames complementares para avaliação da gravidade e tratamento hospitalar.

Presença de sinais de toxemia, bolhas, hemorragia, necrose, enfisema cutâneo e infecção rapidamente progressiva são sinais de gravidade.

Infecções leves podem evoluir para quadros graves na presença de comorbidades (Fig. 76-1).

A "Regra dos Nove", utilizada para avaliação do acometimento corporal em queimados, pode ser utilizada também para avaliar a extensão da infecção (Fig. 76-2):

- Cabeça 9%.
- Tórax, cada lado 18%.
- Pernas, 18% (as duas).
- Braços, 9% (os dois).
- Órgão genital, 1%.

DIAGNÓSTICOS DIFERENCIAIS

Dentre os principais diagnósticos diferenciais, os mais importantes estão listados a seguir: tromboflebite, dermatite de contato, síndrome de Sweet, eritema nodoso, gota e pseudogota, celulite eosinofílica, reação de corpo estranho, artrite séptica, reações medicamentosas, dermatite de contato, policondrite recidivante, psoríase, artrite séptica, herpes-zóster, carcinoma erisipeloide.

TRATAMENTO

Após a identificação dos casos que requerem internação e intervenção cirúrgica imediata, deve-se proceder à escolha da antibioticoterapia empírica.

A escolha do antibiótico se baseia na suspeita da provável etiologia, na possibilidade de resistência bacteriana, na possível via de contaminação, na localização, na presença de comorbidades e na severidade do quadro, conforme demonstrado nos Quadros 76-2.

Nos casos de infecções recorrentes, deve-se suspeitar de colonização (p. ex., colonização nasal por *Staphylococcus aureus*), cepas bacterianas resistentes, controle irregular de diabetes ou outras razões que acarretem em imunossupressão.

A descolonização é feita com mupirocina 2 vezes ao dia por 5 dias, aplicada nas narinas, além de banho com clorexidina durante o mesmo período.

Infecções rapidamente progressivas ou infecções necrotizantes requerem intervenção imediata, que, no entanto, muitas vezes não apresentam sinais e sintomas específicos, e alguns dos exames de imagem utilizados nesta situação apresentam baixo rendimento, o que atrasa o diagnóstico, aumentando a morbidade do quadro. A conduta inicial inclui avaliação cirúrgica, suporte hemodinâmico, além da antibioticoterapia. O tratamento deve cobrir estreptococos dos grupos A e B, *S. aureus* e *Clostridium* spp. (Quadro 76-2). Considerar imunoglobulina venosa em pacientes sépticos graves.

Em razão do aumento da incidência de infecções por *Staphylococcus aureus* resistentes à meticilina adquiridas na comunidade (CA-MRSA), deve-se sempre atentar para a possibilidade de a infecção ser causada por este microrganismo em várias regiões do Brasil. Os quadros podem variar de leves a graves. Os principais fatores de risco para CA-MRSA são: idade jovem, militares, atletas, usuários de drogas injetáveis, residência em locais de alta densidade populacional, uso recente ou recorrente de antibióticos e ser carreador assintomático; porém, infecções pelo CA-MRSA podem ocorrer na ausência destes fatores de risco,

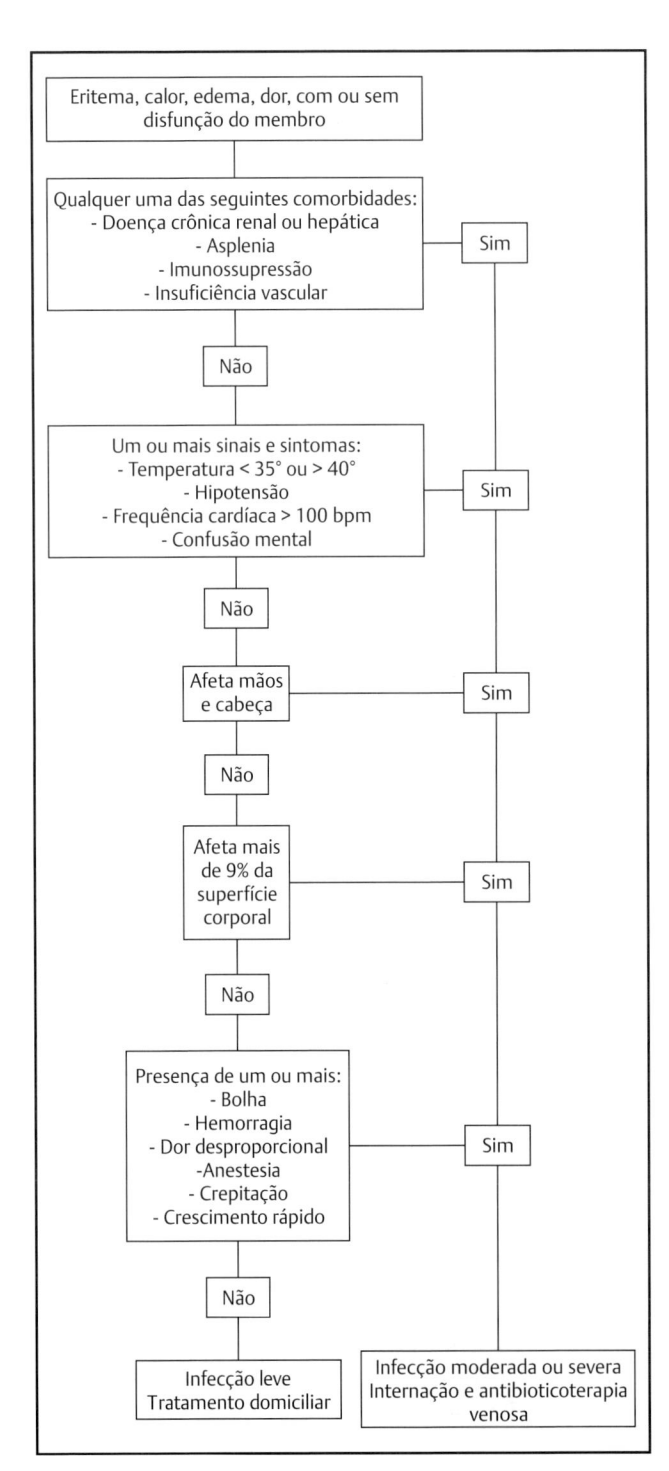

```
┌─────────────────────────────────────────────────────────┐
│  Eritema, calor, edema, dor, com ou sem                 │
│            disfunção do membro                          │
└─────────────────────────┬───────────────────────────────┘
                          │
┌─────────────────────────┴─────────┐
│ Qualquer uma das seguintes         │
│ comorbidades:                      │──── Sim ────┐
│  - Doença crônica renal ou hepática│             │
│  - Asplenia                        │             │
│  - Imunossupressão                 │             │
│  - Insuficiência vascular          │             │
└─────────────────┬──────────────────┘             │
                  Não                              │
                  │                                │
┌─────────────────┴──────────────────┐             │
│ Um ou mais sinais e sintomas:      │             │
│  - Temperatura < 35° ou > 40°      │──── Sim ────┤
│  - Hipotensão                      │             │
│  - Frequência cardíaca > 100 bpm   │             │
│  - Confusão mental                 │             │
└─────────────────┬──────────────────┘             │
                  Não                              │
                  │                                │
        ┌─────────┴────────┐                       │
        │ Afeta mãos       │──── Sim ──────────────┤
        │ e cabeça         │                       │
        └─────────┬────────┘                       │
                  Não                              │
                  │                                │
        ┌─────────┴────────┐                       │
        │ Afeta mais       │                       │
        │ de 9% da         │──── Sim ──────────────┤
        │ superfície       │                       │
        │ corporal         │                       │
        └─────────┬────────┘                       │
                  Não                              │
                  │                                │
        ┌─────────┴────────┐                       │
        │ Presença de um   │                       │
        │ ou mais:         │                       │
        │  - Bolha         │                       │
        │  - Hemorragia    │──── Sim ──────────────┤
        │  - Dor despro-   │                       │
        │    porcional     │                       │
        │  - Anestesia     │                       │
        │  - Crepitação    │                       │
        │  - Crescimento   │                       │
        │    rápido        │                       │
        └─────────┬────────┘                       │
                  Não                              │
                  │                                │
        ┌─────────┴────────┐      ┌────────────────┴──────────┐
        │ Infecção leve    │      │ Infecção moderada ou severa│
        │ Tratamento       │      │ Internação e              │
        │ domiciliar       │      │ antibioticoterapia venosa │
        └──────────────────┘      └───────────────────────────┘
```

Fig. 76-1. Algoritmo de severidade. Fonte: Eron LJ, Lipsky BA, Low DE *et al.* Expert panel on managing skin and soft tissue infections. Managing skin and soft tissue infections: Expert panel recommendations on key decision points. *J Antimicrob Chemother* 2003.

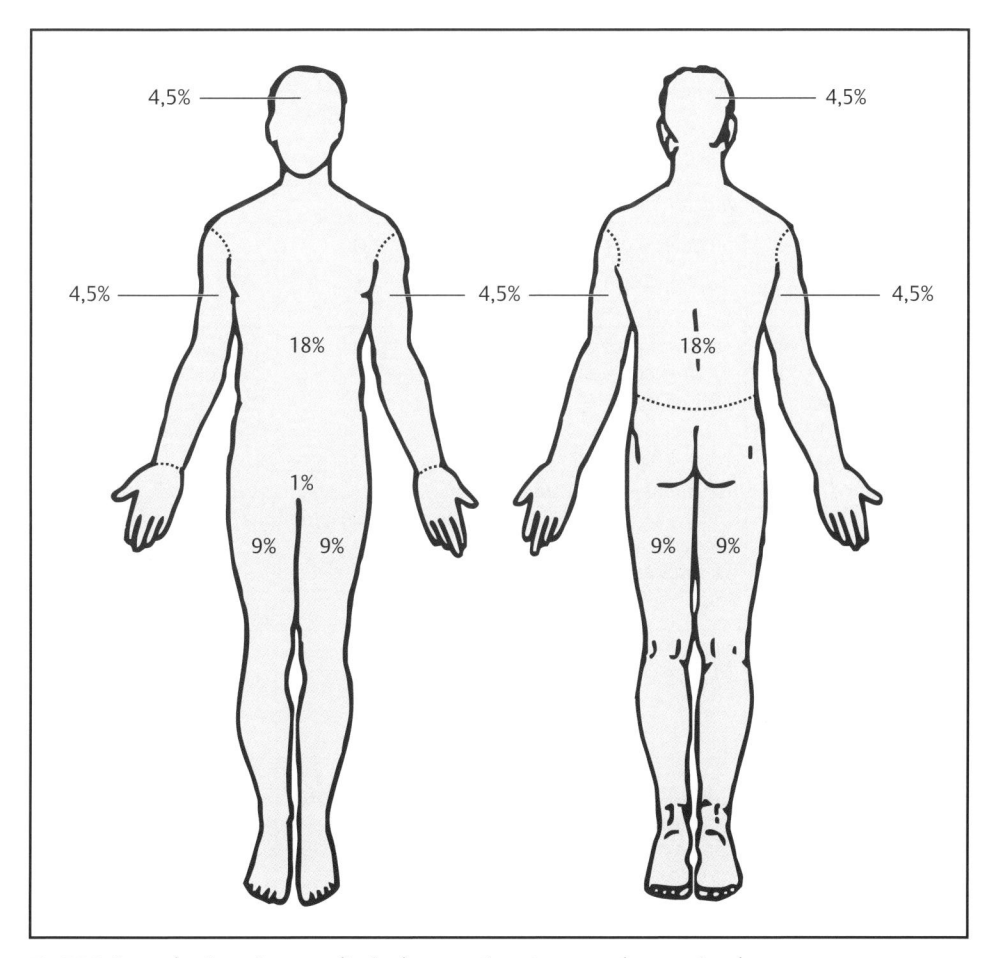

Fig. 76-2. Regra dos "nove" para avaliação de acometimento corporal em queimados.

QUADRO 76-2	Terapia antimicrobiana para diferentes infecções comunitárias da pele e tecidos moles		
Entidades clínicas ou Fatores de risco	Etiologia comum	Tratamento empírico onde CA-MRSA é desprezível	Tratamento empírico onde CA-MRSA é considerado
Entidade clínica			
Impetigo crostoso[1]	Staphylococcus aureus e/ou Streptococcus pyogenes	Cefalexina VO	Cefalexina VO[2] associada ou não à SMZ/TMP VO
Impetigo bolhoso[1]	Staphylococcus aureus	Cefalexina VO	SMZ/TMP VO[3]
Furúnculo[1]	Staphylococcus aureus	Cefalexina VO ou cefazolina IV[4]	SMZ/TMP VO ou IV[3,4,6,11]

(Continua)

QUADRO 76-2 Terapia antimicrobiana para diferentes infecções comunitárias da pele e tecidos moles *(Continuação)*

Entidades clínicas ou Fatores de risco	Etiologia comum	Tratamento empírico onde CA-MRSA é desprezível	Tratamento empírico onde CA-MRSA é considerado
Carbúnculo	*Staphylococcus aureus*	Cefazolina IV	SMZ/TMP IV[6,11]
Erisipela	*Streptococcus pyogenes*	Amoxicilina VO[5]	
Celulite purulenta	*Staphylococcus aureus*	Cefalexina VO ou cefazolina IV[4]	SMZ/TMP VO ou IV[3,4,6,11]
Celulite não purulenta	*Staphylococcus aureus* ou *Streptococcus pyogenes*	Cefalexina VO ou cefazolina IV[4]	Cefalexina VO ou cefazolina IV[2,3,4] associada à SMZ/TMP VO ou IV[3,4,6,11]
Celulite e Fascite necrotizante	Polimicrobiana (anaeróbios e aeróbios) ou Monomicrobiana (*S. pyogenes*)[7]	Meropenem ou imipenem ou piperacilina/tazobactam associado à vancomicina ou linezolida ou daptomicina	
Fator de risco			
Infecção superficial ou em úlcera recém-formada em "pé diabético" virgem de antibiótico	*Staphylococcus aureus* e/ou *Streptococcus pyogenes*	Cefalexina VO e/ou cefazolina IV[4]	Cefalexina VO ou cefazolina IV[4] associada à SMZ/TMP VO ou IV[4,6]
Infecção em úlcera crônica em "pé diabético" não virgem de antibiótico de leve a moderada gravidade	Infecção polimicrobiana (*Staphylococcus aureus*, *Streptococcus pyogenes*, Enterobactérias, anaeróbios, inclusive *Bacteroides* spp[8])	Amoxicilina/clavulanato VO ou IV[4]	Amoxicilina/clavulanato VO ou IV[4] associado à SMZ/TMP VO ou IV[3,4]
Infecção em úlcera crônica em "pé diabético" virgem de antibiótico com infecções graves ou com manifestações sistêmicas importantes	Infecção polimicrobiana (*Staphylococcus aureus*, *Streptococcus pyogenes*, Enterobactérias, anaeróbios, inclusive *Bacteroides* spp[8] e *Pseudomonas aeruginosa*[9])	Piperacilina/tazobactam ou imipenem ou meropenem ou cefepime mais metronidazol (tigeciclina ou ertapenem podem ser utilizados quando não se suspeita da participação da Pseudomonas aeruginosa)	Vancomicina ou linezolida ou daptomicina associada à piperacilina/tazobactam ou imipenem ou meropenem ou cefepime mais metronidazol

QUADRO 76-2 Terapia antimicrobiana para diferentes infecções comunitárias da pele e tecidos moles (Continuação)

Entidades clínicas ou Fatores de risco	Etiologia comum	Tratamento empírico onde CA-MRSA é desprezível	Tratamento empírico onde CA-MRSA é considerado
Infecção em úlcera crônica em "pé diabético" não virgem de antibiótico com infecções graves ou com manifestações sistêmicas importantes	Infecção polimicrobiana (*Staphylococcus aureus*, *Streptococcus pyogenes*, Enterobactérias, anaeróbios, inclusive *Bacteroides* spp[7] e *Pseudomonas aeruginosa*[8])	Vancomicina ou linezolida ou daptomicina associada à piperacilina/tazobactam[10] ou imipenem ou meropenem ou cefepime mais metronidazol[10]	
Mordedura de animal	Ver Quadro 76-1	Amoxicilina/clavulanato VO ou IV[4]	Amoxicilina/clavulanato VO ou IV[4] associado à SMZ/TMP VO ou IV[3,4]
Exposição à agua doce	*Aeromonas hydrophila*	Doxiciclina VO associada à ciprofloxacino VO ou IV ou Doxiciclina VO associada à ceftriaxone IV	
Exposição à agua do mar	*Vibrio vulnificus*	Doxiciclina VO associada à ceftriaxone IV	

1. Quando indicado o tratamento sistêmico, pois, dependendo do caso, o tratamento pode ser apenas medidas locais associadas ou não ao uso tópico de antimicrobianos.
2. A associação da cefalexina com o intuito de fazer cobertura adequada para o *S. pyogenes* vem sendo questionada, pois estudos recentes sugerem que o SMZ/TMP poderia ser eficaz no tratamento de infecções cutâneas causadas pelo *S. Pyogenes*.
3. No caso de hipersensibilidade à SMZ/TMP, poderia ser utilizada doxiciclina (disponível apenas para uso oral) ou linezolida (disponível para uso oral ou intravenoso), sendo que esta última droga tem um custo muito alto.
4. Na dependência da gravidade, deve-se optar pela administração oral ou venosa. No caso de erisipela, celulite e furúnculo na face, o tratamento deve ser sempre feito por via intravenosa.
5. Nos casos com repercussões sistêmicas importantes ou em pacientes com comorbidades graves ou em face, o tratamento deve ser iniciado com penicilina cristalina, passando para amoxicilina VO logo ocorra a melhora do quadro.
6. Nos casos em que a infecção de pele e partes moles é acompanhada de sepse e existe risco de CA-MRSA, o SMZ/TMP deve ser substituído por vancomicina ou teicoplanina, ou linezolida, ou daptomicina, ou tigeciclina, ou ceftaroline, lembrando que estas drogas agem adequadamente sobre *S. pyogenes*, não sendo necessário o acréscimo do betalactâmico.
7. Nos casos em que a etiologia monomicrobiana (*S. pyogenes*) seja evidente, é preferível fazer penicilina G cristalina associada à clindamicina
8. A presença de anaeróbios e, portanto, o uso de antimicrobianos com atividade antianaeróbica, é sugerida pela presença de necrose e odor fétido.
9. A cobertura para *Pseudomonas aeruginosa* é sugerida sempre que o paciente apresente manifestações sistêmicas graves, ou quando a lesão for muito macerada, úmida ou ainda quando existe história de exposição à água por períodos prolongados.
10. Nos casos onde exista risco de infecções por enterobactérias produtoras de ESBL, o esquema que utiliza cefepime e piperacilila com tazobactam deve ser evitado, dando-se preferência para a utilização dos carbapenemas com atividade antipseudomonas (imipenem ou meropenem).
11. Nos casos onde a infecção pode estar sendo causada por MSSA ou CA-MRSA, a associação de vancomicina com oxacilina ou daptomicina com oxacilina tem sido recomendada para pacientes que estejam com manifestações sistêmicas graves ou se há suspeita de envolvimento endocárdico.

Nas infecções leves causadas por CA-MRSA, compressas, drenagem e aplicação de mupirocina tópica são suficientes.

Nas IPPM moderadas, sem risco de vida, opta-se pelo tratamento por via oral com Sulfametoxazol-Trimetoprim ou doxiciclina. A clindamicina, que seria outra opção recomendada na literatura, não está recomendada em nosso meio, em razão do elevado percentual de resistência no Brasil. Outra medicação oral eficaz, porém, de custo muito elevado é a Linezolida. Nas IPPM graves recomenda-se tratamento intravenoso com Vancomicina, Teicoplamina, Daptomicina, Linezolida e a Tigeciclina, sendo o uso do Sulfametoxazol-Trimetropim EV, nestas situações mais graves, ainda bastante controverso.

Não há consenso quanto à duração do tratamento. Em média, deve ser realizado por 10 a 14 dias ou mais dependendo da resposta clínica. O ajuste do antibiótico deve ser realizado após resultado das culturas, se necessário. Caso não haja resposta após 5 dias do início da antibioticoterapia, deve-se rever o esquema antibiótico ou o diagnóstico inicial.

Infecções leves devem ser tratadas por via oral. Infecções moderadas podem ser tratadas por via oral, após 1 ou 2 doses de antibioticoterapia venosa. Infecções graves são tratadas por via venosa, e quando possível, substituir por via oral.

Quando existe a possibilidade de infecção por CA-MRSA deve fazer parte do tratamento dos casos leves, medicações por via oral como SMZ+TMP ou doxiciclina ou linezolida, e dos casos graves vancomicina ou teicoplanina ou linezolida ou daptomicina ou tigeciclina.

Doses habituais de antibióticos utilizados em pacientes adultos com infecções de pele e partes moles:

A) Sem sinais de gravidade:
- Cefalexina 500 mg.
  - 500 mg a 1.000 g VO de 6/6 h.
- Sulfametoxazol + Trimetoprim 400 mg/80 mg.
  - 800 mg a 160 mg VO de 8/8 h a de 12/12 h.
- Amoxicilina + Clavulanato 500 mg/125 mg.
  - 500 a 125 mg a 1.000/250 mg VO de 8/8 h.
- Amoxicilina + Clavulanato 875 mg/125 mg.
  - 875 mg a 125 mg VO de 12/12 h.
- Doxicilina 100 mg.
  - 100 mg/dia VO de 12/12 h.
- Linezolida 600 mg.
  - 600 mg VO de 12/12 h.
- Clindamicina 300 mg.
  - 300 a 600 mg VO de 6/6 h a de 8/8 h.

B) Com sinais de gravidade:
- Oxacilina: 1,5 g a 2 g IV de 4/4 h. Dose máxima de 12 g/dia.
- Cefazolina: 500 mg a 1 g IV, de 6/6 h. Dose máxima de 9 ou 12 g/dia.
- Clindamicina: 600 mg a 900 mg IV de 6/6 h a de 8/8 h. Dose máxima diária 4.800 mg.
- Vancomicina: 1,5 g de dose de ataque seguido de 1,0 g a 1,5 g de 12/12 h. Doses maiores que 4 g/dia aumentam a nefrotoxicidade.
- Teicoplanina: dose de ataque: 400 mg a cada 12 horas via EV para as 3 a 4 primeiras doses seguido de 400 mg EV ou IM uma vez ao dia.
- Linezolida: 600 mg EV de 12/12 h.
- Daptomicina 500 mg.
- 250 mg a 500 mg IV de 24/24 h.

- Ciprofloxacino: 400 mg IV de 8/8 h.
- Piperacilina + Tazobactam: 4,5 g de 6/6 h ou preferivelmente em infusão prolongada de 4,5 g durante 4 horas a cada 6 horas.
- Meropenem: 1 a 2 g de 8/8 h ou preferivelmente em infusão prolongada de 1 a 2 g durante 3 h a cada 8 horas.
- Imipenem: 1 g IV de 6/6 h ou preferivelmente em infusão prolongada de 1 g durante 2 h a cada 6 horas.

BIBLIOGRAFIA

Blumberg G, Long B, M Koyfman. Clinical Mimics: An Emergency Medicine-Focused Review of Cellulitis Mimics. The Journal of Emergency Medicine 2017;53(4):475–84.

Bowen AC, Carapetis JR, Currie BJ et al. Sulfamethoxazole-Trimethoprim (Cotrimoxazole) for Skin and Soft Tissue Infections Including Impetigo, Cellulitis, and Absces. Open Forum Infectious Diseases 2017;4(4):1-7

Eron LJ, Lipsky BA, Low DE et al. Expert panel on managing skin and soft tissue infections. Managing skin and soft tissue infections: Expert panel recommendations on key decision points. *J Antimicrob Chemother* 2003;52(suppl 1):i3-17.

Falagas ME, Vergidis PI. Narrative review: Diseases that masquerade as infectious cellulitis. *Ann Intern Med* 2005;142(1):47-55.

Kwak YG, Choi SH, Kim T et al. Clinical Guidelines for the Antibiotic Treatment for Community-Acquired Skin and Soft Tissue Infection. Infect Chemother 2017;49(4):301-25.

McAdam AJ, Sharpe AH. Infectious diseases – bacterial infections. In: Kumar V, Abbas AK, Fausto N (eds.). *Robbins & Cotran Pathologic Basis of Disease.* Philadelphia: Elsevier Inc.; 2005. p.371-96.

Nauta RJ. A radical approach to bacterial panniculitis of the abdominal wall in the morbidly obese. *Surgery* 1990;107:134-9.

Oliver JD. Wound infections caused by Vibrio vulnificus and other marine bacteria. *Epidemiol Infect* 2005;133(3):383-91.

Otto M. Community-associated MRSA: what makes them special? *Int J Med Microbiol.* 2013 Aug;303(6-7):324-30.

Said-Salim B, Mathema B, Kreiswirth BN. Communit-Acquired Methicillin- Resistant Staphylococcus aureus: An Emerging Pathogen. *Infect Control Hosp Epidemiol* 2003;24(6):451-5.

Stevens DL, Bisno AL, Chambers HF et al. Infectious Diseases Society of America. Practice guidelines for the diagnosis and management of skin and soft-tissue infections. *Clin Infect Dis* 2014 July 15;59(2):e10-52.

Vasconcellos Lopes H. CA-MRSA: um novo problema para o infectologista. *Rev Panam Infectol.* 2005;7(3):34-6.

77 Hanseníase

Flávio Mileo Bacelar Guerreiro ▪ *Lorena Brandão Pavan*
Paula Meneghel Guglielmi ▪ *Maria Leide Wand Del Rey de Oliveira*

INTRODUÇÃO

Este capítulo aborda, de forma objetiva, o conhecimento atual sobre os conceitos relativos à doença, seu agente etiológico, vigilância epidemiológica, respostas do hospedeiro e consequente espectro de manifestações clínicas cutâneo-neurológicas, incluindo aspectos reacionais e achados laboratoriais correspondentes (baciloscopia, sorologia, histopatologia). A classificação e a confirmação diagnóstica, bem como os principais diagnósticos diferenciais, o tratamento quimioterápico, a prevenção e reabilitação das incapacidades físicas, além da vigilância epidemiológica dos contatos serão temas abordados. O principal objetivo é chamar a atenção das especialidades clínicas para inserir a hanseníase entre as possibilidades diagnósticas em casos de neuropatia periférica e resposta inflamatória aguda, já que o Brasil está entre os países mais endêmicos do mundo.

DEFINIÇÃO

A hanseníase é uma doença infecciosa de evolução crônica, causada pelo *Mycobacterium leprae*, que afeta a pele e os nervos periféricos. No entanto, a variedade de manifestações clínicas, principalmente durante os estados reacionais, e o potencial incapacitante torna a hanseníase uma doença de interesse do clínico e de qualquer especialidade médica. Além da neuropatia periférica, os sinais e sintomas da resposta inflamatória aguda da hanseníase multibacilar podem assemelhar-se a diversas doenças sistêmicas.

CARACTERÍSTICAS DO AGENTE ETIOLÓGICO

O *M. leprae* é um bacilo Gram-positivo, álcool-acidorresistente (BAAR) com tropismo pela pele, anexos cutâneos e nervos periféricos. Caracteriza-se por ser um parasita intracelular obrigatório e com tempo de replicação de 10 a 16 dias. Possui longo período de incubação, com média de 2 a 7 anos, podendo variar de 6 meses a 21 anos.

Microscopicamente, pode se apresentar de forma isolada, agrupado ou em arranjos, chamados globias, disposição exclusiva dessa bactéria. O *M. leprae* apresenta alguns constituintes específicos, como uma camada lipídica espessa formada por glicolipídios fenólicos (PGL I, II e III). Estes são importantes na fisiopatogenia da doença, além de serem constituintes de testes sorológicos para detecção da infecção e apoio diagnóstico das formas multibacilares (MB), uma vez que podem ser detectados anticorpos IgM e IgG contra o antígeno PGL-1 no sangue periférico. É considerada uma bactéria em decadência evolutiva com muitos genes inativos e, apesar de secular, tem baixa variabilidade, sendo identificada recentemente uma espécie denominada *M. lepromatosis*, ao que parece mais frequente no México.

A hanseníase é uma doença de alta infectividade e baixa patogenicidade, pois muitos indivíduos são infectados, porém poucos adoecem. Atribui-se ao homem doente de formas MB a transmissão da doença, mas em alguns animais silvestres, como tatus e macacos, foi identificada a micobactéria e, portanto, tidos como reservatórios em regiões específicas (África, USA).

A transmissão ocorre por meio dos bacilos eliminados pelas vias aéreas superiores dos doentes multibacilares (MB) virgens de tratamento, e indivíduos (especialmente consanguíneos) que mantêm contato domiciliar com doentes MB apresentam risco de adoecer 5 a 30 vezes maior em relação aos não contactantes. Não há predileção quanto ao sexo, raça e idade, embora os dados epidemiológicos apresentem maior frequência da forma virchowiana no sexo masculino. Há controvérsias quanto a fatores operacionais influenciando o diagnóstico tardio no homem ou se haveria uma proteção hormonal feminina.

EPIDEMIOLOGIA

Anualmente são detectados cerca 200.000 novos casos mundialmente, demonstrando que a transmissão da infecção ainda persiste. A doença é endêmica nas Américas, África, sudeste da Ásia e países do mediterrâneo e de ocorrência em imigrantes na Europa. Mais de 80% dos casos novos de hanseníase no mundo são provenientes principalmente da Índia, seguido do Brasil e da Indonésia. Caracteriza-se como endemia focal, relacionada com a pobreza e hoje inserida entre as doenças negligenciadas.

A partir da introdução dos esquemas de poliquimioterapia (PQT) pela OMS em 1982, houve uma redução drástica da prevalência mundial de hanseníase devido ao encurtamento do período de tratamento e alta, sendo o indicador de prevalência utilizado para mensurar a meta de eliminação como problema de saúde pública pela OMS (alcance de menos de 1 doente em 10.000 habitantes). Segundo dados de 2015, o Brasil se aproxima desta meta com 1,05/10.000 habitantes, mas a taxa de detecção geral de casos novos de 14,07 e de 4,36 em menores de 15 anos/100.000 habitantes, no mesmo período, configura relevância ao agravo.

Todos os estados brasileiros detectaram casos de hanseníase, sendo os mais prevalentes nas regiões Norte, Centro-Oeste e Nordeste. Muitos desses casos foram diagnosticados tardiamente, já portando deformidades visíveis, conhecidos pelo percentual de casos novos apresentando grau II de incapacidade física entre os casos novos avaliados (7,5% em 2015). Ressalta-se a meta da Organização Mundial da Saúde (OMS) de zero caso de incapacidade física em < de 15 anos, para 2020.

INVESTIGAÇÃO E VIGILÂNCIA EPIDEMIOLÓGICA

A hanseníase é doença de notificação obrigatória e requer investigação epidemiológica dos conviventes próximos e familiares, que também devem receber uma dose de BCG para estimular a imunidade celular. Além da vigilância dos contatos, especialmente antes do diagnóstico, recomenda-se a vigilância da incapacidade física e prevenção pelo monitoramento das reações. Se tais medidas forem executadas com qualidade nos serviços de Atenção Primária à Saúde (APS), o diagnóstico precoce, tratamento imediato e disseminação da informação sobre os sinais e sintomas iniciais irão sustentar o controle da doença.

MANIFESTAÇÕES CLÍNICAS

Após a infecção, o *M. leprae* é fagocitado pelo macrófago e é desencadeada uma resposta imunológica que, na maioria das vezes, resulta na eliminação do bacilo sem provocar doença. Estima-se que 90% da população possui defesas naturais contra o *M. leprae*, associadas a fatores genéticos.

Dependendo da resposta imunológica, os indivíduos podem desenvolver diferentes formas clínicas dentro do espectro de doença: pacientes imunocompetentes com capacidade de desenvolver resposta Th1 evoluem para forma polar tuberculoide (HT), enquanto que indivíduos com ausência de resposta Th1 evoluirão para o polo virchowiano (HV), com multiplicação do *M. leprae*, caracterizado pelo padrão de resposta Th2.

MANIFESTAÇÕES CUTÂNEAS

Por ser uma doença espectral, é possível identificar a polaridade do paciente apenas com o exame de pele e nervos periféricos, dando ao médico a possibilidade de estabelecer parâmetros da doença sistêmica (MB) ou cutâneo-neurológica, paucibacilar (PB), apenas com o exame clínico (Quadro 77-1).

Quanto mais eficaz for a resposta celular (Th1) do paciente, mais delimitada será a doença com tendência a menor quantidade de lesões cutâneas, neurais, menor número de bacilos e distribuição corporal de forma assimétrica. O comprometimento de nervos (um ou dois) é mais precoce, em geral mononeurite, porém mais intenso, devido a maior capacidade de destruição da imunidade mediada por células.

O quadro clínico com infiltração difusa do tegumento, múltiplos nervos acometidos, maior quantidade e simetria de lesões cutâneas, e comprometimento sistêmico caracteriza a resposta imune supressora e humoral (Th2). O acometimento de troncos nervosos é mais tardio, insidioso e extenso, ocorre pela invasão bacilar e menos pela reação imunológica.

Geralmente a forma clínica mais precoce da hanseníase é a forma indeterminada (HI), caracterizada por lesões sem relevo, planas e hipocrômicas que pode ser única, pouco numerosas em qualquer parte do corpo, sem envolvimento de nervos periféricos. O comprometimento do sistema nervoso autônomo (SNA) pode levar à rarefação de pelos e hipo-hidrose, o que aumenta a suspeita de hanseníase. Pode haver alteração discreta da sensibilidade térmica e dolorosa, mesmo sem lesão cutânea. A baciloscopia é negativa, não há risco de transmissão e o teste da histamina é incompleto. O diagnóstico diferencial nessa fase deve ocorrer com outras doenças que causam lesões hipocrômicas como nevo acrômico, pitiríase versicolor, pitiríase alba e até o vitiligo; na fase inicial, nenhuma delas com alteração de sensibilidade.

A hanseníase tuberculoide (HT) geralmente se apresenta com lesão única ou pouco numerosas com característica de bordas bem delimitadas, distribuição assimétrica, forma anular ou em placas de crescimento centrífugo e lento, com alteração de sensibilidade significativa na maioria das vezes até com anestesia, podendo comprometer nervos periféricos. Crianças até cinco anos que tiveram contato com pacientes bacilíferos e apresentarem boa resposta imune, podem desenvolver lesões papulotuberoides ou em placas únicas e confluentes principalmente em face e membros superiores chamada hanseníase tuberculoide ou nodular infantil. A história epidemiológica (parente próximo MB) deve sempre ser investigada. Na HT a baciloscopia é negativa, não constituindo uma fonte significativa de transmissão. Na histopatologia observa-se formação de granulomas epitelioides envolvidos por células linfocitárias, perianexiais e principalmente perineurais. O diagnóstico diferencial desta forma de hanseníase é amplo devido a sua característica de placa, como esclerodermia, sarcoidose, tuberculose cutânea, farmacodermia, granuloma anular, dermatofitose, sífilis secundária e lúpus eritematoso discoide.

QUADRO 77-1 Espectro da Hanseníase de Acordo com as Classificações, Segundo Aspectos Clínicos, Baciloscópicos e Imunológicos (Ver *Prancha em Cores*)

Polar	Polo T	Grupo Intermediário (D)	Polo V	Formas D e V
Ridley e Jopling	TT, Ts	BT; BB; BV	Vs, V	Formas BV e V
Operacional (MS)	PB ≤ 5 lesões	MB > 5 lesões		MB
Aspectos Clínicos Cutâneos				
Descrições Clínicas	Paucibacilar(HI/T) (1) Mácula hipocrômica com leve diminuição da sensibilidade (2) Placa hipocrômica, bordas com discreta elevação e eritema; hipoestésica	Multibacilar (Dimorfo Borderline) (3) Lesões difusas em placas, apresentando limites internos nítidos e limites externos mal delimitados (aspecto foveolar). Diminuição da sudorese (4) Lesão em placa na face e nervo auricular direito espessado	Multibacilar polar (HV) Infiltração discreta de face e pavilhões auriculares (a paciente apresentava ulcerações nos MIIs, emagrecimento, adenomagalias e obstrução nasal). Pela história a sua doença evoluiu cerca de 10 anos sem diagnóstico	Multibacilar (reação tipo 2) Lesões eritemato-nodulares dolorosas, em geral acompanhadas de quadro sindrômico de resposta inflamatória aguda simulando colagenoses. Pode ocorrer no diagnóstico, durante e após o tratamento das formas multibacilares (BV/VV)
Presença de BAAR (Zhiel-Nielsen)	(1) Negativo: PB Positivo: MB (evolução) (2) Negativo	Positivo	Positivo	Positivo
Sorologia anti-PGL-1	(1 e 2) Negativa (se positiva, rever classificação)	Positiva	Positivo	Fortemente positivo

Quando a imunidade celular é deprimida, a forma de hanseníase virchowiana (HV) pode evoluir a partir da forma indeterminada, clinicamente mostrando uma forma infiltrada e difusa de acometimento na pele, olhos, mucosas, testículos, nervos, vias aéreas superiores. Podem ocorrer pápulas, placas, edemas e nódulos infiltrados mais importante em face e membros, além de xerodermia, com perda de cílios e supercílios principalmente na parte lateral. A infiltração difusa da face e pavilhões auriculares caracteriza a chamada face leonina nesses pacientes às vezes com lesões tuberoides (hansenomas) características dessa forma. A infiltração e também edema podem ocorrer em pés e mãos, levando ao aspecto de pele seca, túmida, brilhosa (mãos suculentas, pés reacionais), além de aspecto arroxeado e cianótico, pelo comprometimento do SNA. A baciloscopia é fortemente positiva e as manifestações se estendem além da pele e nervos podendo acometer boca, língua, faringe, laringe, nariz (obstrução nasal, rinorreia e epistaxe), olhos e órgãos internos.

Lesões nódulo-tuberoides, por vezes com úlcera central corresponde a hansenomas vistos na variante da HV histoide, que possui histopatologia de agrupamento de histiócitos carregados de bacilos.

A histopatologia da HV mostra epiderme fina, com achatamento de papilas dérmicas e infiltrado inflamatório histiocitário na derme e subcutâneo. Muitos desses histiócitos estão cheios de bacilos (células de Virchow). O diagnóstico diferencial se dá com doenças que promovem quadros infiltrativos como sífilis secundária, leishmaniose anérgica, farmacodermias, lúpus eritematoso sistêmico e linfomas cutâneos. As apresentações com hansenomas fazem diagnóstico diferencial com xantomas e neurofibromatose.

A resposta espectral ao *M. leprae* pode não ser estritamente polar (T ou V). Um grupo responde de forma limítrofe ou interpolar, denominada forma dimorfa (HD) ou *borderline* (HB) com manifestações clínicas polimórficas. O comprometimento de nervos e sistêmico também ocorrem, além de maior chance de desenvolver estados reacionais e dano neural. O paciente dimorfo que desenvolve lesões delimitadas, por vezes com lesões satélites, é chamado dimorfo-tuberculoide (HDT). A histopatologia pode mostrar granulomas com linfócitos e células epitelioides e baciloscopia negativa na maioria dos casos. É importante ressaltar que pela classificação operacional da OMS, alguns casos de HDT devem ser tratados como forma multibacilar.

Conforme o paciente se afasta do polo TH1 as lesões passam a perder demarcação e tornam-se moderadamente infiltradas, por vezes guardando alguma lembrança de lesão em placa conforme espectro tuberculoide, ora refletindo lesões papuloinfiltrativas lembrando espectro virchowiano sendo que a baciloscopia é positiva, em geral. A esse meio termo clínico classificamos com hanseníase dimorfa-dimorfa (HDD) ou borderline (BB). A maior carga bacilar nos tecidos e positivação franca da baciloscopia em geral é acompanhada de achados clínicos também polimorfos: lesões papulonodulares mais infiltradas de limites internos precisos e externos poucos precisos ou áreas infiltradas, podendo até apresentar raros hansenomas.

A histopatologia demonstra granulomas incompletamente circunscritos e reunião de macrófagos espumosos repletos de bacilos agrupados de forma compacta chamados de globias. A hanseníase dimorfa que chega ao seu espectro mais próximo do polo virchowiano é chamada de hanseníase dimorfa virchowiana (HDV) e costuma ser a forma com maior exuberância de resposta inflamatória aguda.

A classificação dos subgrupos HDT, HDD e HDV nem sempre é fácil, devido ao polimorfismo das lesões e não infrequente a coexistência de lesões que abrangem todo o espectro dimorfo em um mesmo paciente. Na prática, classifica-se como hanseníase dimorfa HD ou HB e o paciente é tratado com o esquema operacional indicado para MB.

MANIFESTAÇÕES NEUROLÓGICAS

Além do acometimento do SNA e consequente alteração da inervação ramuscular cutânea levando ao comprometimento dos anexos (receptores sensitivos, vasos, glândulas sudoríparas e pelos), a preferência do *M. leprae* pelos nervos periféricos, pode ser explicada pela afinidade molecular entre proteínas do bacilo e o receptor da célula de Schwann. A hanseníase é uma doença neurológica de alto potencial incapacitante. O dano neural ocorre em razão do aumento da pressão intraneural desenvolvida pelo edema e, portanto, leva ao processo isquêmico do nervo. O bacilo vivo ou seus antígenos presentes na bainha do nervo estimulam o sistema imunológico a gerar o processo inflamatório e suas consequências patológicas locais.

Os nervos mais superficiais e sujeitos a traumas são com frequência mais acometidos na doença (Fig. 77-1) e a oclusão do *vasa nervorum* leva a processo de isquemia do nervo levando à perda de sensibilidade térmica, dolorosa e tátil de forma progressiva e inexorável, se não tratada. Conforme o processo inflamatório se torna mais crônico, a fibrose neural, perineural e perda de função ocorrem progressivamente. O espessamento ocorre em todas as camadas dos nervos, principalmente no endoneuro e dependendo do grau da resposta imune do hospedeiro, a perda de função neural de forma completa pode ocorrer em anos ou dias.

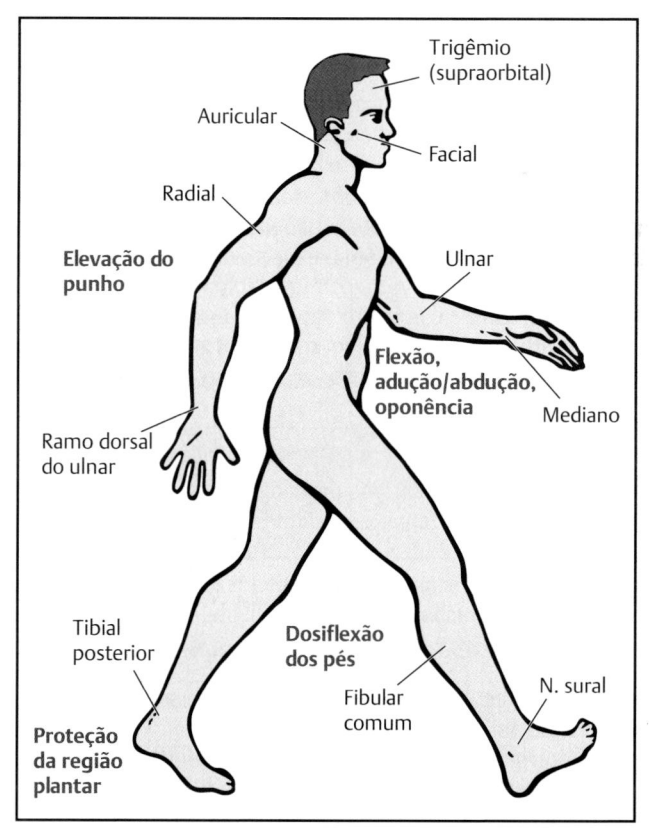

Fig. 77-1. Acometimento de nervos em hanseníase.

O mais comum é que o paciente se queixe de dor e/ou parestesias nos trajetos dos nervos afetados, entretanto há casos indolores conhecidos como "neurite silenciosa". É importante lembrar que o dano neural pode ocorrer antes, durante e após o término do tratamento da hanseníase. Por isso, a importância do acompanhamento do paciente no pós-tratamento e exame criterioso dos principais nervos (Quadro 77-2).

A avaliação dos nervos periféricos deve conter a palpação em busca de espessamento e de sensibilidade. A pesquisa da sensibilidade tátil deve ser realizada com os monofilamentos de Semmes-Weinstein. A sensibilidade térmica, alternando tubos de ensaio com água a 45°C e com água em temperatura ambiente, que podem ser substituídos pelo uso do algodão seco e molhado em éter ou álcool. A sensibilidade dolorosa, com a ponta de alfinete ou uma agulha estéril (alternando cabo e ponta). A força muscular deve ser avaliada nos grupos de músculos inervados pelo nervo em avaliação. O diagnóstico diferencial das lesões nervosas deve incluir camptodactilia, doença de Dupuytren, meralgia parestésica, artrite reumatoide, lesões nervosas de origem traumática, defeitos estruturais do pé, diabetes melito, alcoolismo crônico e variadas neuropatias periféricos de origem genética, doenças de depósito, paraneoplásicas e autoimunes. O exame neurológico como a definição do grau de incapacidade física do paciente, de acordo com o Quadro 77-3, deve ser efetuado no diagnóstico (indicador de diagnóstico precoce ou tardio) e na alta. Também no monitoramento da função neural durante o tratamento e após a alta, especialmente naqueles pacientes que apresentarem episódios reacionais.

REAÇÕES HANSÊNICAS

As reações hansênicas são caracterizadas por episódios inflamatórios agudos ou subagudos cutâneos, neurais ou sistêmicos, que acometem cerca de 30% dos pacientes em geral. Ocorrem antes, durante ou após o tratamento e são mais frequentes nos casos de MB, resultantes da

QUADRO 77-2 Principais Alterações Correspondentes aos Nervos e Amiotrofia de Músculos Envolvidos

Nervo	Sítio de palpação	Alterações encontradas
Ulnar	Cotovelo: acima do túnel epitroclear	Garra de 5º dedo da mão e amiotrofia hipotenar, com perda de sensibilidade na área
Mediano	Túnel do carpo	Garra de 4º dedo da mão e amiotrofia de região tenar e interósseos. Perda de sensibilidade na área
Fibular comum	Cabeça da fíbula	Perda da dorsiflexão do pé e perda de sensibilidade da face anterior de perna e pé
Tibial posterior	Região posterior de maléolo medial	Perda de sensibilidade da região plantar, garra de artelhos e ulcerações (mal perfurante plantar)

QUADRO 77-3 Avaliação do Grau de Incapacidade Física

Grau	Características
0	▪ **Olhos**: força muscular das pálpebras e sensibilidade da córnea preservadas e conta dedos a 6 metros ou acuidade visual ≥ 0,1 ou 6:60 ▪ **Mãos**: força muscular das mãos preservada e sensibilidade palmar: sente o monofilamento 2 g (lilás) ou o toque da ponta de caneta esferográfica ▪ **Pés**: força muscular dos pés preservada e sensibilidade plantar: sente o monofilamento 2 g (lilás) ou o toque da ponta de caneta esferográfica

QUADRO 77-3	Avaliação do Grau de Incapacidade Física *(Continuação)*
Grau	Características
1	▪ **Olhos**: diminuição da força muscular das pálpebras sem deficiências visíveis e/ou diminuição ou perda da sensibilidade da córnea: resposta demorada ou ausente ao toque do fio dental ou diminuição/ausência do piscar ▪ **Mãos**: diminuição da força muscular das mãos sem deficiências visíveis e/ou alteração da sensibilidade palmar: não sente o monofilamento 2 g (lilás) ou o toque da ponta da caneta esferográfica ▪ **Pés**: diminuição da força muscular dos pés sem deficiências visíveis e/ou alteração da sensibilidade plantar: não sente o monofilamento 2 g (lilás) ou o toque da ponta da caneta esferográfica
2	▪ **Olhos**: deficiência(s) visível(eis) causadas pela hanseníase, como: lagoftalmo, ectrópio, entrópio, triquíase, opacidade corneana central, iridociclite e/ou não conta dedos a 6 metros ou acuidade visual < 0,1 ou 6:60, excluídas outras causas ▪ **Mãos**: deficiência(s) visível(eis) causadas pela hanseníase, como: garras, reabsorção óssea, atrofia muscular, mão caída, contratura, feridas ▪ **Pés**: deficiência(s) visível(eis) causadas pela hanseníase, como garras, reabsorção óssea, atrofia muscular, pé caído, contratura, feridas

Fonte: Coordenação-Geral de Hanseníase e Doenças em Eliminação – CGHDE/DEVIT/SVS/MS

imunomodulação em resposta ao parasitismo celular. Em geral, são considerados eventos de urgência, que requerem intervenção precoce. É importante que os pacientes sejam bem esclarecidos sobre a possibilidade de ocorrência dos quadros reacionais no início do tratamento, para evitar que ocorra o abandono das medicações. Também, no período pós-alta, podem ser mantidas por quadros infecciosos, gravidez, parto, alcoolismo, estresse físico ou psicológico, medicamentos à base de iodeto de potássio e brometos, vacinas, entre outros fatores.

Podem ser classificadas em:

- *Reação tipo 1 ou reação reversa (RR):* pode ocorrer em qualquer paciente, mas incide principalmente no subgrupo Dimorfo ou Borderline, e está associada à hipersensibilidade celular tipos III e IV. Cursa com o surgimento de novas lesões e/ou a piora ("reação de degradação") ou melhora ("reação reversa") das lesões preexistentes. O acometimento neural pode ser grave, levando ao surgimento abrupto de mão em garra, pé caído, mal perfurante plantar, entre outras manifestações. Quando a lesão neural é assintomática, denomina-se o quadro de neurite silenciosa ou paralisia neural silenciosa.
- *Reação tipo 2 ou eritema nodoso hansênico (ENH):* mediada principalmente por imunocomplexos, ocorre nas formas MB, sobretudo HBV e HV. Caracteriza-se por pápulas, placas e nódulos eritematovioláceos, dolorosos, de distribuição simétrica predominante em membros inferiores, mas também em face, tronco e membros superiores. Pode-se acompanhar de manifestações sistêmicas, como: febre, mal-estar, adenopatia dolorosa, mialgia, artralgia, neurite, iridociclite, uveíte, dactilite e orquite. Ao contrário da reação tipo 1, as lesões preexistentes não são alteradas.
- *Fenômeno de Lúcio:* conforme divergências na literatura, pode ser considerado reação hansênica tipo 2 ou manifestação clínica específica, e corresponde à vasculite de pequeno e médio calibres, com necrose arteriolar por invasão de grande quantidade de bacilos no tecido endotelial. Está, principalmente relacionado com uma variedade de HV difusa descrita no México e que cursa com lesões eritematocianóticas e bolhas, que necrosam e ulceram, podendo deixar cicatrizes. Embora pouco frequente também ocorre no Brasil.

MANIFESTAÇÕES SISTÊMICAS

Além do acometimento da pele e nervos periféricos, as formas clínicas de MB (VV e DV) promovem a multiplicação e invasão da micobactéria para outras estruturas como medula óssea, baço, linfonodos, mucosas, trato respiratório superior, olhos, testículos, ossos e músculos. Em decorrência do acometimento específico dos órgãos, pode ocorrer o aumento de seus tamanhos na fase ativa da doença sem normalmente comprometer sua função de forma grave. Os granulomas formados por células mononucleares também podem-se formar e possuir grande quantidade de bacilos; entretanto, regridem com relativa facilidade após introdução da poliquimioterapia sem deixar sequelas fibróticas importantes. O acometimento da medula óssea é uma das explicações para a anemia normocrômica e normocítica que acompanha pacientes com hanseníase no polo MB, por afetar diretamente a hematopoiese. Alterações ósseas das mãos, pés e nariz em casos avançados; osteoporose, muitas vezes intensificada pelo uso de corticoides para tratar estados reacionais, e formação de cistos ósseos podem ocorrer.

A laringe pode sofrer alterações cicatriciais, promovendo espessamento e perda de sua arquitetura levando até a modificação da fonação e respiração. A investigação para hipogonadismo deve ser avaliada em homens, pois o acometimento testicular da doença pode alterar funcionalmente e estruturalmente o órgão, levando à esterilidade, ginecomastia, mudança na distribuição de pelos e atrofia testicular.

A mucosa nasal, de forma inicial, torna-se espessada, infiltrada e seca devido à alteração da inervação parassimpática das glândulas mucosas. Com a progressão da infiltração, se não houver tratamento, ocorre obstrução nasal que não é responsiva ao uso de fármacos à base de vasoconstritores. Erosões e ulcerações do septo nasal advindos de traumas, na tentativa de desobstrução e pelo próprio processo inflamatório pode chegar ao ponto de promover infecção secundária com descarga purulenta, diminuição da irrigação do pericôndrio e posterior perfuração de septo nasal, reabsorção de ossos nasais e desabamento do dorso nasal, dando a característica de "nariz em sela". Epistaxes são encontradas nestes casos.

A lesão de nervos motores e sensitivos da face oferece a possibilidade de lesões oculares graves. Ramos do nervo motor facial (temporal e zigomático) inervam as fibras do músculo orbicular dos olhos e o nervo oculomotor inerva o músculo levantador da pálpebra. A perda do tônus desses músculos leva ao lagoftalmo e a deficiência do fechamento da pálpebra leva à exposição da córnea a fatores físicos e a infecções secundárias. Se ramos do nervo trigêmeo, que dão inervação sensitiva da córnea também estiverem comprometidos, a ulceração da córnea com subsequente cegueira se tornam muito prováveis. Nas formas MB ocorre invasão do globo ocular pelos bacilos e evidente multiplicação dos mesmos no corpo ciliar. Respostas reacionais importantes levam à iridociclite, até uveíte, que também são causa de cegueira em pacientes com hanseníase.

Durante processos inflamatórios crônicos, a elevada produção de proteínas inflamatórias presentes no soro, produzidas pelo fígado, e o depósito dessas proteínas em órgãos poderá levar ao desenvolvimento de uma doença de depósito como amiloidose secundária (AA). Por ser uma condição sistêmica, a deposição de substância amiloide ocorre em diversos órgãos como glândulas salivares, fígado, linfonodos, baço, glândulas mucosas, glândulas endócrinas e rins. Os órgãos acometidos podem ter aumento de tamanho e de consistência, sem, contudo, afetar sua funcionalidade, com exceção dos rins nos quais, com a deposição de substância amiloide nas alças glomerulares, pode haver atrofia parenquimatosa e evolução para doença renal crônica.

O conjunto de manifestações sistêmicas da hanseníase, na maioria das vezes, não ocorrem juntas, dando espaço para um diagnóstico diferencial extenso conforme o órgão acometido, desde mononucleose infecciosa levando a visceromegalias ou leishmaniose cutâneo mucosa levando à destruição de septo nasal. Por isso, o diagnóstico de hanseníase sempre deve ser lembrado.

Lembrar que o quadro sindrômico de reação tipo 2 apresenta alterações em diversos marcadores de reação inflamatória de fase aguda, tais como: leucocitose, neutrofilia, aumento na velocidade de hemossedimentação, elevação dos níveis séricos de proteína C reativa e α-1 glicoproteína ácida, redução dos níveis séricos de albumina e lipoproteínas.

O Quadro 77-1 sumariza o espectro de manifestações clínicas e laboratoriais da hanseníase.

TRATAMENTO

Apesar da complexidade das manifestações clínicas, um caso de hanseníase é definido se apresentar um ou mais dos seguintes sinais clínicos segundo o Ministério da Saúde:

1. Lesão(ões) e/ou área(s) da pele com alteração da sensibilidade térmica e/ou dolorosa e/ou tátil; ou
2. Espessamento de nervo periférico, associado a alterações sensitivas e/ou motoras e/ou autonômicas; ou
3. Presença de bacilos *M. leprae*, confirmada na baciloscopia de esfregaço intradérmico ou na biópsia de pele.

Para a decisão terapêutica o paciente é classificado em PB ou MB pela clínica e exames laboratoriais. Na APS, observam-se os sinais clínicos cardinais da definição de caso das normas oficiais vigentes e utiliza-se a contagem de lesões (Portaria Nº 149, de 3 de Fevereiro de 2016):

Classificação operacional da hanseníase

- *Paucibacilar (PB):* até cinco lesões cutâneas.
- *Multibacilar (MB):* mais de cinco lesões cutâneas.
  - Baciloscopia positiva classifica o caso como MB, independentemente do número de lesões. O resultado negativo da baciloscopia não exclui o diagnóstico de hanseníase.
  - Os casos que apresentarem mais de um nervo comprometido, desde que devidamente documentado pela perda ou diminuição de sensibilidade nas respectivas áreas de inervação, deverão ser tratados como MB, independentemente da situação de envolvimento cutâneo.

O tratamento específico da hanseníase ocorre em nível ambulatorial, utilizando-se esquema implantado pela Organização Mundial de Saúde (OMS), denominado de poliquimioterapia (PQT) e composto por dapsona, rifampicina e clofazimina, que são as medicações de primeira linha. A PQT tem como principais objetivos evitar a resistência medicamentosa, reduzir a duração e o custo do tratamento, aumentar a adesão do paciente e a motivação das equipes de saúde e prevenir incapacidades.

Esquemas padrão:

- *Paucibacilares:* dapsona 100 mg/dia (dose autoadministrada) + rifampicina 600 mg/mês (dose supervisionada); o tratamento estará concluído após 6 doses supervisionadas, feitas em até 9 meses consecutivos (Quadro 77-4).
- *Multibacilares:* dapsona 100 mg/dia e clofazimina 50 mg/dia (doses autoadministradas) + rifampicina 600 mg/mês e clofazimina 300 mg/mês (doses supervisionadas); torna-se completo após 12 doses supervisionadas, em até 18 meses consecutivos (Quadro 77-5).

QUADRO 77-4 Adultos Paucibacilares

Dose mensal supervisionada	Dose diária autoadministrada
Rifampicina 600 mg	–
Dapsona 100 mg	Dapsona 100 mg

QUADRO 77-5 Adultos Multibacilares

Dose mensal supervisionada	Dose diária autoadministrada
Rifampicina 600 mg	–
Dapsona 100 mg	Dapsona 100 mg
Clofazimina 300 mg	Clofazimina 50 mg

Caso o tratamento ultrapasse a duração máxima aceita, em geral, será necessário reiniciá-lo. A gravidez e o aleitamento não contraindicam a PQT, porém mulheres que desejem engravidar devem ser aconselhadas a planejar a gestação após o término do tratamento.

Os possíveis efeitos colaterais das medicações são:

- *Dapsona:* sintomas gastrointestinais, como náusea, vômito e dor epigástrica, cefaleia, fadiga, tontura, psicose reversível com a suspensão da droga, hemólise, metemoglobinemia, leucopenia, agranulocitose, síndrome da sulfona, neuropatia periférica, icterícia e alterações cutâneas, como fotodermatite, eritema pigmentar fixo, eritema polimorfo e urticária.
- *Rifampicina:* hepatotoxicidade, manifestações gastrointestinais, hipersensibilidade, lesões cutâneas acneiformes, eosinofilia, leucopenia, hemólise, anemia, trombocitopenia e síndrome pseudogripal. A rifampicina pode reduzir o efeito dos anticoncepcionais, corticosteroides, cumarínicos e da dapsona.
- *Clofazimina:* pigmentação cutânea e conjuntival, reversíveis após a suspensão da droga, xerodermia, fotossensibilidade, manifestações gastrointestinais e edema de membros inferiores.

Outras drogas que podem ser utilizadas na terapêutica da doença são a ofloxacina, a claritromicina e a minociclina, em esquemas alternativos, que devem ser restritos a casos de contraindicação a alguma das medicações de primeira linha.

Apesar do esquema PQT ser considerado eficaz, as recidivas da doença podem ocorrer e são explicadas pela persistência bacilar, irregularidade de tratamento e reinfecção. Em geral ocorrem anos após a alta terapêutica e, quando mais precoce, podem indicar resistência medicamentosa, que ainda é baixa, mas deve sempre deve ser investigada.

Tratamento das Reações

Na reação tipo I, o tratamento de primeira linha consiste em corticoterapia, na dose de 1 a 2 mg/kg/dia de prednisona. O desmame se faz de forma lenta, a partir da melhora clínica, até atingir 20 mg/dia, que é mantida até a recuperação da função neural e, em seguida, é retirada lenta e progressivamente. Se o paciente for portador de hipertensão arterial sistêmica ou insuficiência cardíaca com contraindicação da prednisona, pode-se optar pelo uso da dexametasona na dosagem equivalente.

Na reação tipo II, a droga de primeira escolha para o tratamento é a talidomida, na dose de 100 a 400 mg/dia, de acordo com a gravidade e, pelo seu efeito teratogênico, deve-se excluir gravidez e proceder com a administração de anticoncepcional em mulheres em idade fértil, seguindo as normas da ANVISA. A droga de substituição é a pentoxifilina e em casos graves e refratários, pode ser necessária a associação de clofazimina e corticosteroide. Após melhora completa do quadro, reduz-se a talidomida de forma lenta e progressiva. É imprescindível associar o corticosteroide à talidomida na presença de eritema nodoso necrotizante, orquiepididimite, irite, iridociclite, mãos e pés reacionais, fenômeno de Lúcio e comprometimento de troncos nervosos. Se houver associação de talidomida e corticosteroide, deve-se iniciar AAS 100 mg/dia como profilaxia para tromboembolismo. Como poupadores de corticoide podem ser utilizados imunossupressores (ciclofosfamida, azatioprina).

Os casos de neurite crônica devem ser submetidos aos protocolos de dor crônica, lembrando que a hanseníase pode levar à fibromialgia. Cirurgias descompressivas também são indicadas e a cirurgia de reabilitação deve ser considerada nos casos com deformidades instaladas. Os pacientes que apresentarem grau I de incapacidade física (olhos, mãos e ou pés dormentes) devem ser orientados quanto à adoção de autocuidados e exercícios passivos visando prevenir as incapacidades físicas. É fundamental orientar o paciente e família quanto aos sinais e sintomas iniciais da doença, alertando para o risco maior de adoecer naqueles que conviveram com o mesmo antes do início do tratamento, explicando o longo período de incubação.

Lembrar sempre da importância do diagnóstico precoce e o papel do médico nesta intervenção, impedindo a progressão para sequelas e manutenção da cadeia de transmissão e do estigma. Também é importante considerar que a hanseníase é uma doença infecciosa, mas com características de condição crônica, exigindo a atenção multidisciplinar em todos os pontos de apoio da rede de atenção do Sistema Único Saúde (SUS).

BIBLIOGRAFIA

Abreu MAMM, Michalany NS, Weckx LLM et al. A mucosa oral na hanseníase: um estudo clínico e histopatológico. *Rev Bras Otorrinolaringol* 2006;(3):312-6.

Alves HGS, Gomes MK. Hanseníase. *In*: Cavalcanti AH, Muxfeldt ES. *Ambulatório de clínica médica: experiência do Hospital Clementino Fraga Filho*. Rio de Janeiro: Revinter; 2011.

Barreto JA, Belone AFF, Fleury RN et al. Manifestações de padrão tuberculóide reacional na hanseníase dimorfa: estudo histoquímico e imuno-histoquímico comparativo, em biópsias cutâneas, entre reações tipo 1 ocorridas antes e durante a poliquimioterapia. *An Bras Dermatol* 2005;80(supl.3):S268-74.

Brasil. Ministério da Saúde. Secretaria de Vigilância em Saúde. Portal da Saúde [homepage na internet]. *Situação Epidemiológica – Dados*. [Acesso em 2016 out 10]. Disponível em: http://portalsaude.saude.gov.br/index.php/o-ministerio/principal/leia-maiso-ministerio/705-secretaria-svs/vigilancia-de-a-a-z/hanseniase/11298-situacaoepidemiologica-dados.

Brasil. Ministério da Saúde. Secretaria de Vigilância em Saúde. *Tratamento das reações hansênicas*. *In:* Guia de Vigilância em Saúde; 2014. p. 359-62.

Brasil. Ministério da Saúde. Secretaria de Vigilância em Saúde, Departamento de Vigilância das Doenças Transmissíveis. *Diretrizes para vigilância, atenção e eliminação da hanseníase como problema de saúde pública*. [Internet]. Brasília-DF. [Acesso em 2016 Dez 15]. Disponível em: http://portalsaude.saude.gov.br/images/pdf/2016/fevereiro/04/diretrizes-eliminacaohanseniase-4fev16-web.pdf.

Cole ST, Eiglmeier K, Parkhill J *et al*. Massive gene decay in the leprosy bacillus. *Nature* 2001 Feb 22;409(6823):1007-11.

Daxbacher ELR, Ferreira IN. Epidemiologia da hanseníase. *In*: Alves ED, Ferreira TL, Nery I. *Hanseníase: avanços e desafios.* Brasília: Nesprom, 2014. p. 45-65.
Han XY, Mistry NA, Thompson EJ *et al.* Draft Genome Sequence of New Leprosy Agent Mycobacterium lepromatosis. *Genome Announc* 2015 May 21;3(3):e00513-15.
Jambeiro JES, Barbosa Júnior AA, Reis MG *et al.* Avaliação da neurólise ulnar na neuropatia hansênica. *Acta Ortop Bras* 2008;16(4):207-13.
Job CK. Pathology of leprosy. *In*: Hastings RC (ed.). *Leprosy*, 2nd ed. New York: Churchill Livingstone; 1994. p. 193-224.
Margarido LC. Hanseníase. *In*: Belda Júnior W, Di Chiacchio N, Criado PR. *Tratado de Dermatologia*, 2.ed. São Paulo: Ed. Atheneu; 2014. p. 1269-304.
Martelli CMT, Penna GO, Penna MLF. Epidemiologia e vigilância da hanseníase. *In*: Talhari S, Penha GO, Gonçalves HS, Oliveira MLW. *Hanseníase*, 5.ed. Rio de Janeiro: Di Livros; 2015. p. 7-15.
Morato-Conceição YT, Alves-Junior ER, Arruda TA *et al.* Serum uric acid levels during leprosy reaction episodes. *PeerJ* 2016;4:e1799.
Nascimento OJM. Leprosy neuropathy: clinical presentations. *Arq Neuro-Psiquiatr* 2013;71(9B):661-6.
Nobre ML, Illarramendi X, Dupnik KM *et al.* Multibacillary leprosy by population groups in Brazil: Lessons from an observational study. *PLoS Negl Trop Dis* 2017;11(2):e0005364.
Oliveira MLW, Cavaliére FA, Maceira JM, Bührer-Sékula S. O uso da sorologia como ferramenta adicional no apoio ao diagnóstico de casos difíceis de hanseníase multibacilar: lições de uma unidade de referência. *Rev Soc Bras Med Trop* 2008;41:27-33.
Oliveira MLW. Infecções por micobacterias. *In*: Ramos-e-Silva M, Castro MCR. *Fundamentos de Dermatologia*. Rio de Janeiro: Atheneu; 2009. p. 907-37.
Penaa GO, Gonçalves HS, Lastória JC *et al.* Reações hansênicas. *In*: Talhari S, Penha GO, Oliveira MLW. *Hanseníase*, 5.ed. Rio de Janeiro: Di Livros; 2015. p. 45-60.
Penaa GO, Talhari S, Pontes MAA *et al.* Tratamento. *In*: Talhari S, Penha GO, Gonçalves HS, Oliveira MLW. *Hanseníase*. 5.ed. Rio de Janeiro: Di Livros; 2015. p. 173-85.
Ribeiro SLE, Guedes EL, Pereira HLA, Souza LS. Manifestações sistêmicas e ulcerações cutâneas da hanseníase: diagnóstico diferencial com outras doenças reumáticas. *Rev Bras Reumato* 2009;49(5):623-9.
Ribeiro SLE, Guedes EL, Pereira HLA, Souza LS. Vasculite na hanseníase mimetizando doenças reumáticas. *Rev Bras Reumatol* 2007;47(2):140-4.
Rocha ADS, Cunha MDG, Diniz LM *et al.* Drug and Multidrug Resistance among Mycobacterium leprae Isolates from Brazilian Relapsed Leprosy Patients. *J Clin Microbiol* 2012;50(6):1912-7.
Silva Júnior GB, Barbosa OA, Barros RM *et al.* Amiloidose e insuficiência renal crônica terminal associada à hanseníase. *Rev Soc Bras Med Trop* 2010;43(4):474-6.
Talhari C, Penaa GO, Braga B *et al.* Aspectos gerais da hanseníase. *In*: Talhari S, Penha GO, Gonçalves HS, Oliveira MLW. *Hanseníase*, 5·ed. Rio de Janeiro: Di Livros; 2015. p. 1-6.
Talhari C, Penaa GO, Braga B *et al.* Aspectos gerais da hanseníase. In: Talhari S, Penha GO, Gonçalves HS, Oliveira MLW. *Hanseníase*. 5.ed. Rio de Janeiro: Di Livros; 2015. p. 17-43.
Veiga A, Costa A, Taipa R *et al. Acta Med Port* 2015;28(3):329-32.
World Health Organization. Estratégia global para hanseníase (2016-2020). (Acesso em 2017 Jul 12). Aceleração rumo a um mundo sem hanseníase. Nova Delhi. Disponível em: htp://www.who.int.

78 Tumores Malignos da Pele

Gabriella Mazzarone Gomes de Sá ▪ *Juliana Suprani Aguiar*
Mariana Couto Monteiro ▪ *Cleide Eiko Ishida*

INTRODUÇÃO

O câncer da pele é a neoplasia maligna mais comum entre todas as formas de cânceres e a sua incidência vem aumentando nas últimas décadas. Apresenta três tipos, divididos em dois grupos distintos: o câncer da pele do tipo melanoma e o do tipo não melanoma. O grupo do câncer da pele do tipo não melanoma está representado pelo carcinoma basocelular (CBC) e pelo carcinoma espinocelular (CEC).

O principal carcinógeno da pele é a Radiação Ultravioleta (RUV). Os raios ultravioletas (UV) são divididos em A (UVA), B (UVB) e C (UVC), de acordo com o seu comprimento de onda. Somente o UVA e o UVB atingem a pele do homem, sendo o UVB (290-320 nm) o mais carcinogênico. As alterações causadas pela RUV dependem da intensidade da radiação solar e da cor da pele (fototipo). A intensidade da radiação varia de acordo com a latitude e com os hábitos de exposição do corpo. Latitudes mais baixas e hábitos pessoais e profissionais, em que há frequente exposição da pele, tornam-na mais susceptível aos efeitos nocivos da radiação. O fototipo é determinado pela capacidade de pigmentação da pele ao se expor à radiação. Quanto mais a pele se torna eritematosa e menos se bronzeia após a exposição à luz, menor o fototipo, e consequentemente menor proteção aos RUV. Assim, as lesões pré-cancerosas, como as ceratoses actínicas e os tumores malignos, têm localização preferencial nas áreas fotoexpostas. O efeito da radiação é cumulativo, justificando a maior incidência de tumores cutâneos em pacientes de idade mais avançada. A gênese do CBC e do melanoma está relacionada com a exposição à RUV de forma intermitente.

Além da RUV, existem outros fatores que podem estar implicados na gênese dos tumores malignos de pele. Dentre eles, citamos:

- Vírus: DNA e retrovírus. Exercem papel mutagênico de forma isolada ou em sinergia com a RUV e a agentes químicos. Sabe-se que algumas cepas de HPV (5, 16, 18, 31, 33) podem estar implicadas na gênese do CEC.
- Doenças de caráter genético, como o xeroderma pigmentoso, e história familiar de câncer de pele.
- Exposição prévia aos raios X, com radiodermite crônica, predispondo ao aparecimento de CEC.
- Traumas e queimaduras, com predisposição ao CEC.
- Exposição a produtos químicos, como alcatrão e arsênico.

Assim, os tumores malignos da pele são passíveis de prevenção, com medidas que incluem a diminuição da exposição solar, principalmente na infância e adolescência, a recomendação de evitar o bronzeamento e exposições solares excessivas que levam à queimadura da pele. O hábito de usar fotoprotetores e roupas adequadas deve ser estimulado.

Mecanismos genéticos também podem estar envolvidos da carcinogênese, com perda das funções de diferenciação. Alguns deles hoje são bem identificados e, atualmente, esse conhecimento pode ser aplicado a novas modalidades terapêuticas.

Algumas lesões benignas comuns fazem parte do diagnóstico diferencial, sendo importante seu conhecimento pelo médico clínico. Grande parte destas lesões é encontrada em indivíduos idosos com pele fotoenvelhecida. Podem ter crescimento progressivo, porém lento, geralmente não ulceram e a hemorragia ocorre apenas em caso de trauma. Há enorme quantidade de tumores de anexos e lesões decorrentes de infecção por vírus, bactérias e outros microrganismos que podem, eventualmente, assemelhar-se clinicamente aos tumores malignos. Em razão da vastidão do tema nos ateremos às lesões mais prevalentes.

CERATOSE SEBORREICA

Pápula ou mácula, única ou múltipla, de coloração que varia do castanho claro até tonalidades mais escuras. Apresenta bordas bem definidas e superfície áspera, graxenta ou verrucosa. Podem variar de milímetros até poucos centímetros. Encontram-se, principalmente, na face, dorso superior e membros superiores, mas podem ser encontradas em qualquer local exceto em mucosas e região palmoplantar. Ocorre, em geral, após a 4ª década, com incidência semelhante em negros e caucasianos, sem preferência por sexo. O sinal de Leser-Trélat, onde múltiplas ceratoses seborreicas surgem abruptamente associadas à neoplasia interna, é raríssimo e discutível na opinião de alguns autores. Fazem diagnósticos diferenciais com carcinoma espinocelular, carcinoma basocelular pigmentado, nevos melanocíticos e melanoma, entre outros.

CERATOSE ACTÍNICA

É considerada lesão pré-maligna frequente, que acomete idosos ou adultos de meia-idade de pele clara, com história de exposição cumulativa ao sol. Caracteriza-se por lesões maculosas ou papulosas, eritematosas, acastanhadas ou pardo-amareladas, de superfície áspera, recoberta por escamas finas e claras, podendo evoluir para lesões hipertróficas, com escamas mais espessas, firmes e aderidas. Traumas nas lesões podem destacar as escamas aderentes e ocasionar pequenas hemorragias. Pode ser única ou múltipla, surgindo em áreas acometidas pelo sol, principalmente face, pavilhões auriculares, couro cabeludo de indivíduos calvos, tronco superior e extremidade dorsal dos membros. Quando há uma exagerada produção de camada córnea, o espessamento da lesão é considerável, formando um verdadeiro corno cutâneo que representa uma manifestação essencialmente clínica, que pode expressar diversas entidades, incluindo ceratose actínica, ceratose seborreica, verruga vulgar, e carcinoma espinocelular, entre outras. É indispensável o exame histopatológico da base da lesão para estabelecer o diagnóstico definitivo. A ceratose actínica tem um curso crônico e o aparecimento de halo eritematoso e infiltração na base da lesão, podem indicar transformação carcinomatosa. Nestes casos é importante o diagnóstico diferencial com o carcinoma espinocelular, estando indicada a biópsia.

NEVOS MELANOCÍTICOS

Podem ser adquiridos ou congênitos. Apresentam-se como máculas e pápulas cupuliformes (em forma de cúpula) ou pólipos sésseis. São lesões pequenas, em sua maioria, menores que quatro mm. Sua pigmentação varia da cor da pele ao castanho escuro, mas sempre de aspecto homogêneo, podendo ocorrer um esmaecimento das cores no sentido da periferia. Suas bordas são bem definidas e regulares. Geralmente iniciam-se como máculas na infância, e com o decorrer dos anos tornam-se papulosas, podendo surgir pelos sobre a lesão.

Quando encaminhar:

- Os nevos melanocíticos congênitos devem ser sempre acompanhados por dermatologistas por causa da semelhança com os nevos displásicos, quando pequenos, e pela possibilidade de surgimento de melanoma sobre a lesão, principalmente em lesões maiores.
- História pessoal ou familiar de melanoma, na presença de múltiplos nevos melanocíticos.
- Nevos com borda assimétrica e coloração distribuída irregularmente dentro da lesão, podendo apresentar tons róseos. Estas lesões, designadas de nevos atípicos ou displásicos, frequentemente se confundem, de forma clínica, com melanoma. A presença destas lesões, por si só, indica um maior risco de melanoma.
- Presença de um halo despigmentado ao redor da lesão.
- Lesões de crescimento progressivo rápido, com alteração da forma, do padrão de cores, presença de hemorragia, crostas, sintomas locais como prurido ou dor sugerem fortemente melanoma.
- Na presença de múltiplas lesões pigmentadas semelhantes, quando uma ou poucas lesões apresentam-se com padrão totalmente diferente das demais (sinal do patinho feio).

CARCINOMA BASOCELULAR

O Carcinoma Basocelular (CBC) é a neoplasia mais frequente (50%), responsável por cerca de 75% dos casos de tumores malignos da pele. É mais comum em indivíduos mais velhos, caucasianos e distribui-se igualmente entre os sexos.

Trata-se de uma neoplasia de crescimento geralmente lento, com capacidade invasiva local e grande poder destrutivo. O CBC não ocorre em superfícies mucosas, sendo que esse comprometimento pode ocorrer somente por contiguidade.

Tem sua origem provável nas células que compõem a bainha externa do folículo piloso. Seu principal fator de risco é a exposição solar intensa e intermitente, porém outras fontes de radiação ionizante, bem como exposição química a arsênicos e outras substâncias também predispõem ao surgimento do CBC. Outros fatores relacionados com aumento de incidência do CBC incluem estados de imunossupressão crônica, como os pacientes transplantados e os portadores de AIDS, alguns métodos de tratamento como PUVA (psoraleno + ultravioleta A) e o uso de mostarda nitrogenada tópica (mecloretamina). Síndromes genéticas também predispõem ao desenvolvimento de CBC, como a síndrome do nevo basocelular, o xeroderma pigmentoso, o albinismo oculocutâneo, a síndrome de Muir-Torre e a síndrome de atrofodermia folicular e carcinoma basocelular, entre outras. Além de ocorrer como parte de síndromes, o CBC pode surgir dentro ou próximo a outros tumores cutâneos como nevos epidérmicos e o nevo sebáceo de Jadassohn.

Em estudos genéticos do tumor, foi detectado que mutações na via de sinalização do gene *Sonic Hedgehog* estão relacionadas com a carcinogênese. Este gene é responsável pela síntese de proteínas necessárias para o desenvolvimento embrionário.

O CBC é classificado de acordo com seu aspecto clínico e histopatológico, o que altera o comportamento do tumor e, consequentemente, a abordagem terapêutica. A variante nodular é a mais comum, representando 50% dos casos. Os outros subtipos clínicos são o superficial, o esclerodermiforme (menos comum) e o pigmentado. Existem também outras variantes histológicas, como o carcinoma basoescamoso e o micronodular.

Alguns fatores relacionados com pior prognóstico e que, consequentemente, influenciam na escolha da abordagem terapêutica são: o tamanho do tumor superior a 2 cm; a localização (porção central da face – periocular, nariz, lábios, orelhas); margens mal definidas no exame histopatológico; subtipo histológico (micronodular, infiltrativa, basoescamosa, esclerodermiforme) e localização perineural ou perivascular; falência de tratamento prévio; imunossupressão.

A ocorrência de metástases é rara, e os casos relatados geralmente resultam de lesões recorrentes e extensas localizadas na cabeça ou pescoço. O intervalo estimado entre o aparecimento da lesão e a metástase é de 9 anos. Os sítios de metástase mais comuns são os linfonodos regionais, seguidos por ossos, pulmões e fígado. A sobrevida média quando há metástase é de 8 meses.

Quando Suspeitar?

A principal queixa que leva o paciente portador de CBC ao médico é a presença de uma lesão de difícil cicatrização com duração muito variável, eventualmente com relato de sangramento após pequenos traumas, localizada em área fotoexposta. Em geral, os pacientes possuem pele clara e história de exposição solar crônica por recreação ou ocupacional. O CBC ocorre em áreas pilosas, estando localizadas na cabeça e pescoço em 80 a 90% dos casos, e mais de 65% na face.

As características clínicas dependem das suas variantes. O CBC nodular ou nódulo-ulcerativo, variante mais comum, ocorre preferencialmente na face, pescoço e região superior do tronco. A lesão inicial apresenta-se como uma pápula translúcida, de cor neutra a rosada, com brilho perolado, com telangiectasias, de crescimento lento. Com seu crescimento progressivo, evolui para nódulo que pode ulcerar centralmente ficando recoberto por crostas, cuja retirada provoca o sangramento, e as bordas cilíndricas mostram coloração perolada e, às vezes, finas telangiectasias. Eventualmente, o CBC nódulo-ulcerativo pode assumir grandes proporções, causando destruição extensa de nariz, pálpebras ou orelhas.

O CBC superficial ocorre preferencialmente no tronco, apresentando-se como lesões eritematoescamosas, discretamente infiltradas, emolduradas por bordas irregulares, finas, discretamente elevadas.

A variante esclerodermiforme caracteriza-se por placa branco-amarelada, escleroatrófica, de consistência endurecida, lisa, às vezes com telangiectasias, com bordas mal definidas. Sua evolução é muito lenta e não ulcera, sendo mais comum na face e pescoço.

O CBC pigmentado apresenta as mesmas características do CBC nodular, com variável pigmentação melânica, muito observada em indivíduos da etnia negra. A presença desta pigmentação, mais frequente nas formas nodulares e superficiais, não influencia o comportamento biológico do tumor.

Como Diagnosticar?

O diagnóstico em geral é clínico, com possibilidade de maior suspeita com o uso da dermatoscopia, embora essa não substitua a biópsia da lesão. Ela tem-se mostrado útil para o diagnóstico não invasivo, com critérios bem definidos, principalmente nos tumores pigmentados, como ninhos ovoides, vasos arboriformes, estruturas em "raio-de-roda" e em "folha do xarope de bordo" (*mapple leaf*).

O procedimento padrão para o diagnóstico de qualquer variante do CBC é a biópsia de pele, para a confirmação histológica, além da avaliação do tipo histológico, do padrão de crescimento e do nível de invasão do tumor. São descritos vários tipos histológicos de CBC(s), sendo comum a todas as formas a proliferação de células basaloides em maciços ou cordões com áreas de arranjo em paliçada na periferia e retração do estroma adjacente, além de pontos de conexão com a camada basal da epiderme.

Exames de imagem, como tomografia computadorizada e ressonância nuclear magnética, são necessários somente na suspeita de acometimento ósseo, nervoso, orbital e de glândulas parótidas.

Diagnóstico Diferencial

O CBC deve ser clinicamente diferenciado de acordo com as suas variantes de apresentação. A variante nodular ou nódulo-ulcerativa deve ser diferenciada da hiperplasia sebácea, nevo intradérmico, ceratoacantoma, CEC, melanoma amelanótico, e tumores de anexos como o adenoma sebáceo, tricoepitelioma e cilindroma. A variante superficial faz diagnóstico diferencial com ceratose actínica, doença de Bowen e eczema; a variante pigmentada com ceratose seborreica, melanoma e nevo melanocítico composto, e a esclerodermiforme com esclerodermia em placa e cicatrizes.

Tratamento

O objetivo do tratamento é a destruição ou remoção completa do tumor com preservação máxima de tecido normal, com manutenção da função e com o melhor resultado cosmético possível.

Na escolha do método terapêutico alguns aspectos devem ser considerados como a idade e a expectativa do resultado estético, o número de lesões, o tamanho e a duração da lesão, a borda do tumor, se o tumor é primário ou recidivado, a localização anatômica, o padrão histológico do CBC e as comorbidades que possam impedir ou prejudicar a realização de determinado procedimento.

Dentre as técnicas que podem ser empregadas destacam-se curetagem com eletrocoagulação, cirurgia excisional, cirurgia micrográfica de Mohs, criocirurgia, radioterapia e terapia fotodinâmica. A criocirurgia, a curetagem, a radioterapia e a terapia fotodinâmica não permitem confirmar a resolução histológica da lesão, e são utilizadas em tumores de baixo risco. A cirurgia excisional permite o controle histológico de cura podendo ser indicada para todos os tipos de CBC, de baixo ou alto risco. Esta abordagem geralmente apresenta menores taxas de recidivas.

Na cirurgia excisional, o tumor é retirado juntamente com margem de segurança de tecido adjacente não acometido. A análise histopatológica das margens laterais e profundas pode ser feita no intraoperatório, por técnica de congelação, ou no pós-operatório. É um tratamento com boa taxa de resposta para tumores primários e geralmente cursa com bons resultados estéticos. A determinação das margens varia de acordo com os fatores prognósticos citados anteriormente, e é recomendada a excisão com profundidade até tecido subcutâneo. Para tumores menores de 2 cm com margens clínicas bem definidas, uma margem de 3 mm é eficaz. CBCs grandes ou esclerodermiformes necessitam de margens cirúrgicas maiores, de pelo menos 5 mm. Lesões recorrentes são mais difíceis de abordar, e requerem margens maiores, de pelo menos 5 mm. A cirurgia micrográfica de Mohs, em que as margens são ampliadas de acordo com a análise histopatológica realizada no intraoperatório, é reservada para lesões da face de alto risco. Dentre as indicações, podemos citar lesões maiores de 2 cm; localizadas em áreas como zona central da face, periocular, nariz, lábios ou orelhas; com subtipo histopatológico de mau prognóstico (esclerodermiforme, infiltrativo, micronodular, basoescamoso); com má definição clínica das margens; lesões recorrentes; ou envolvimento perivascular ou perineural.

A técnica de eletrocoagulação e curetagem pode ser utilizada em tumores de baixo risco, menores de 2 cm, nodulares ou superficiais. Geralmente lesões na face têm maior recorrência com esse método. A criocirurgia é a técnica que utiliza o nitrogênio líquido para destruição térmica das células tumorais. É utilizada para CBC de baixo risco e também pode tratar lesões na face, inclusive perioculares. Tem bons resultados cosméticos.

O imiquimod tópico é utilizado 5 vezes por semana, durante 6 semanas. Gera uma reação inflamatória local intensa e pode ser indicado para lesões primárias superficiais de pequeno diâmetro. A terapia fotodinâmica utiliza o aminolevulinato de metila no tratamento de lesões de baixo risco (CBC superficial e primário), com bons resultados de cura e estético. Seu uso no CBC nodular e nos tumores recorrentes são no mínimo controversos, e é um tratamento intensamente doloroso.

A radioterapia é um método eficaz para CBC primário ou recorrente e pode ser usada em lesões de alto risco em pacientes com contraindicações cirúrgicas.

Recentemente, o vismodegib, um inibidor da via Hedgehog, foi introduzido para o tratamento de CBCs localmente avançados ou metastáticos. Sua utilização resulta em melhora clínica importante; porém, esta não é preditora de cura histológica, sendo utilizada como uma terapia neoadjuvante seguida de cirurgia micrográfica de Mohs para análise das margens e excisão completa do tumor. Pode ser utilizado em lesões localmente avançadas, de grandes dimensões, em áreas nobres, ou em lesões recorrentes. É utilizada por via oral, na dose de 150 mg/dia, por 6 meses.

O paciente com diagnóstico de CBC deve ser acompanhado após o tratamento pelo risco de recorrência e de desenvolvimento de outro CBC primário. Após 5 anos, a recorrência ocorre em 9% das lesões primárias tratadas convencionalmente e em 1% das lesões primárias tratadas com a cirurgia micrográfica de Mohs. O risco anual para o desenvolvimento de outro CBC primário é de 5 a 8% e dentro de um período de 5 anos é de 45%.

CARCINOMA ESPINOCELULAR

O Carcinoma Espinocelular (CEC), também denominado carcinoma escamoso ou epidermoide, é uma neoplasia cutânea originária dos ceratinócitos da epiderme e das mucosas. É um tumor maligno, de caráter agressivo e crescimento rápido, com grande capacidade de invasão local. Pode se disseminar por via linfática e, mais raramente, pode gerar metástases à distância por via hematogênica.

É o segundo tumor maligno de pele mais comum, representando 20% deles. Acomete todas as etnias, porém, com maior predisposição nos indivíduos de pele clara (fototipos I e II), e tem discreto predomínio no sexo masculino.

Fatores de Risco

Sua etiologia é multifatorial. Para ocorrer a carcinogênese, é necessário um fator causal, cujo principal mecanismo seja a mutação no gene supressor tumoral p53, a qual é encontrada em mais de 90% dos casos de CEC. Este gene é responsável pelo reparo de danos celulares, causados pelos diversos fatores predisponentes, como a radiação ultravioleta.

O principal fator de risco é a exposição crônica aos RUV, principalmente os UVB (290-320 nm). Dessa forma, predomina em pacientes com idade avançada (6ª década de vida, sendo mais tardio que o CBC) e em locais de baixa latitude. A fotoquimioterapia (PUVA), nesse sentido, também é um fator de risco.

As radiações ionizantes e a substâncias químicas, como hidrocarbonetos policíclicos aromáticos, o arsênico e os derivados de alcatrão, também desempenham papel na gênese desse tumor.

É o tumor maligno mais relacionado com estados de imunodepressão, como em pacientes transplantados, que apresentam maior frequência de CEC e seus tumores têm pior prognóstico com maior agressividade e maior tendência à recidiva. Infecção pelo papilomavírus humano (HPV), principalmente dos subtipos 6, 11 e 16, também é um fator de risco importante, principalmente para CEC genital.

O CEC pode evoluir a partir de uma lesão pré-maligna, como as ceratoses actínicas, porém não é possível determinar qual lesão irá evoluir para a lesão tumoral. Outras lesões precursoras podem ser a queilite actínica e as leucoplasias. Também pode-se desenvolver sobre úlceras crônicas ou cicatrizes, como as de queimadura, quando recebe a denominação de úlcera de Marjolin. O tabagismo também é fator predisponente.

Por último, pode encontrar-se associado a algumas síndromes genéticas, como o xeroderma pigmentoso, o albinismo oculocutâneo, a epidermólise bolhosa, a epidermodisplasia verruciforme, entre outras.

Apresentações Clínicas

Esta neoplasia é classificada de acordo com o grau de diferenciação celular, o número de mitoses e a profundidade da invasão dérmica.

O CEC *in situ* fica limitado à epiderme. Pode ser classificado em doença de Bowen, eritroplasia de Queyrat, papulose bowenoide ou neoplasia intraepitelial. A doença de Bowen é uma lesão em placa, eritematosa, bem delimitada, recoberta com crosta, em área fotoexposta, e pode evoluir para CEC invasivo em 5% dos casos. A eritroplasia de Queyrat corresponde ao CEC in situ na mucosa peniana, sendo mais comum em homem não circuncidado. É caracterizada por uma lesão eritematosa, aveludada, levemente infiltrada e indolor. A papulose Bowenoide é identificada por lesões papulosas múltiplas acastanhadas na genitália, podendo estar relacionada com infecção por HPV. A neoplasia intraepitelial corresponde às lesões com atipia citológica no colo uterino.

O CEC invasivo ultrapassa a membrana basal. Apresenta-se, inicialmente, como uma placa eritematosa que pode ulcerar. O CEC de mucosa pode surgir sobre mucosa normal ou sobre lesões prévias, como leucoplasia, infecção pelo HPV, líquen escleroso.

O CEC verrucoso é uma variante incomum, localmente agressiva, porém raramente causa metástase. Tem evolução lenta e apresenta padrão histológico relativamente benigno. Esta variante de CEC apresenta denominações que variam com a localização anatômica: quando acomete a região plantar, sendo este o seu local de predileção, é denominado epitelioma *cuniculatum*; na região anogenital, mais comumente no pênis, constitui o condiloma gigante de Buschke-Löwenstein, sob a forma clínica de condiloma acuminado gigante; e na cavidade bucal é denominada papilomatose oral florida, relacionada, na maioria dos casos, com o HPV e com o tabagismo.

O CEC inicialmente apresenta uma invasão local com espessamento da pele, formando uma placa endurecida. Evolui com crescimento lateral e vertical, tornando-se nodular e a sua superfície pode se ulcerar, tornar-se ceratósica ou vegetante. Ao atingir os planos profundos, a neoplasia dissemina-se lateralmente ao longo das vias de menor resistência, com extensão perivascular ou perineural das células tumorais; podendo desenvolver doença metastática, em geral através dos linfáticos, aos linfonodos locais. A disseminação hematogênica é raramente observada. A frequência de metástases em CEC de pele cronicamente exposta ao sol é de aproximadamente 5%, já a de CEC de mucosa e de semimucosas pode chegar a mais de 30% dos casos. As metástases também são mais frequentes e mais precoces em lesões no dorso da mão e em cicatrizes de queimaduras.

Quando Suspeitar?

São mais frequentes no lábio inferior, orelhas, face, dorso das mãos, mucosa bucal e genitália externa.

Na pele, observamos como lesão elementar inicial, uma pápula ou pequena placa eritematosa, geralmente ceratósica, em região exposta ao sol ou em áreas com sofrimento crônico, como úlceras, cicatrizes, radiodermites ou fístulas. Também devemos ficar atentos às ceratoses actínicas que apresentaram dificuldade de cura após tratamento e às que mudaram clinicamente, de alguma forma. A evolução do CEC é rápida, de meses a poucos anos, com crescimento considerável, podendo produzir vegetação e infiltração, assumindo aspecto de lesões ulceradas ou úlcero-vegetantes, úmidas ou secas, geralmente muito friáveis.

Nas mucosas e semimucosas, devemos estar atentos quando as lesões preexistentes, como a queilite actínica e a leucoplasia oral, apresentam mudanças clínicas como espessamento com infiltração, nódulo, erosão, ulceração ou sangramento.

Como Diagnosticar?
Após suspeição clínica, deve-se proceder ao exame histopatológico de material colhido por meio de biópsia. Podem ser observadas hiperceratose e/ou ulceração, hiperplasia de queratinócitos atípicos (com vários graus de pleomorfismo nuclear, figuras de mitose e apoptose). A formação de pérolas córneas é muito característica e denota diferenciação tumoral. Pode haver comprometimento anexial e invasão da derme e do subcutâneo.

Para a definição das margens do tumor e do acometimento de estruturas profundas ou para detecção de metástases locorregionais ou sistêmicas, radiografia, ultrassonografia, tomografia computadorizada ou ressonância magnética podem ser necessárias.

Na suspeita de comprometimento dos linfonodos a biópsia está indicada.

Diagnóstico Diferencial
Ceratose actínica, ceratoacantoma, carcinoma basocelular, melanoma amelanótico, ceratose seborreica, tumores de células de Merkel, granuloma piogênico e lesões de etiologia infecciosa pertencentes ao grupo **PLECT** (**P**aracoccidioidomicose, **L**eishmaniose tegumentar, **E**sporotricose, **C**romomicose, **T**uberculose cutânea).

Tratamento
A escolha terapêutica é pautada em parâmetros clínicos e histológicos. Consideramos como parâmetros clínicos a idade do paciente, o seu estado de saúde, a localização anatômica do tumor, se o tumor é primário ou recorrente e o tamanho da lesão; e como parâmetros histológicos consideramos o grau de diferenciação das células tumorais, o grau de invasão e a presença de disseminação perineural ou envolvimento linfático.

O tratamento do CEC é realizado por remoção cirúrgica ou pela destruição do tumor. Inúmeros métodos terapêuticos poderão ser utilizados, dependendo da avaliação prévia dos parâmetros clínicos e histológicos. A terapia padrão do CEC é a ressecção cirúrgica com exame histopatológico para controle de margem cirúrgica. Nos tumores bem diferenciados, com menos de 2 cm de diâmetro, que não acometem a área H da face (locais com maior risco de recidiva), está indicada a exérese simples com margem de 4 mm. Nos tumores maiores que 2 cm, acometendo até o tecido subcutâneo em profundidade, ou localizados nas áreas de maior risco de recidiva (área H da face, como orelhas, lábios, couro cabeludo, pálpebras e nariz), recomenda-se a exérese com margens de 6 mm ou a cirurgia micrográfica de Mohs. Para atingir cura completa, a margem profunda também deve ser adequada, no plano anatômico de invasão tumoral aparente.

Nos tumores primários, bem delimitados, de pequenas dimensões (menores que 2 cm) e fora das áreas de risco de recidiva, a curetagem com eletrocoagulação apresenta taxa de cura semelhante à exérese simples.

A quimioterapia pode ser usada junto à radioterapia pós-operatória em CECs de alto risco e em pacientes com CEC metastático. São utilizadas drogas como cisplatina, 5-fluoracil, metotrexate, bleomicina, interferon e doxorrubicina. A radioterapia pode ser indicada para tumores de difícil excisão cirúrgica ou com risco de danos funcional ou estético importantes. O CEC com comprometimento de linfonodos deve ser tratado com radioterapia e esvaziamento ganglionar, e as metástases com quimioterapia.

O seguimento para detecção e tratamento precoce de recidivas, metástases ou novos tumores é fundamental. Sugere-se acompanhamento trimestral no primeiro ano, semestral até completar 5 anos e depois anual. O risco de desenvolver um novo CEC é de 30% em cinco anos, e o de desenvolver outro tumor de pele é de 52%. Nos tumores detectados precocemente e tratados adequadamente, o prognóstico é excelente, com índices de cura acima de 95%. No CEC recorrente, histologicamente agressivo e com metástases, o prognóstico é limitado, com sobrevida de 5 anos menor que 25%.

MELANOMA

O melanoma cutâneo é uma neoplasia maligna ocasionada pela transformação atípica dos melanócitos, na maioria de origem cutânea, podendo também ter origem nas mucosas (oral, conjuntival, vaginal), no trato uveal ocular ou nas leptomeninges.

Ele representa 3-4% dos tumores malignos da pele; porém, seu reconhecimento é de maior importância, pois apresenta elevadas morbidade e mortalidade. Sua incidência mundial vem aumentando nos últimos anos; porém, a mortalidade diminuiu. Atribui-se a esses fatos o diagnóstico precoce por meio do avanço de técnicas e de conhecimento para a sua identificação. É uma das formas mais comuns de câncer em adultos jovens. Apresenta grande potencial metastático, em mais de 20% dos casos, quase sempre associado à morte.

Classificação Clínica

O melanoma cutâneo apresenta quatro formas clínicas predominantes, que variam de acordo com seu padrão de crescimento:

- *Melanoma expansivo superficial:* é a forma mais comum, chegando a 70% dos casos. É diagnosticada com maior frequência entre os 40 e 60 anos e não tem predileção por sexo. Pode ocorrer em qualquer lugar do corpo, porém é mais frequente no tronco, mais comum nos homens, e nos membros inferiores, mais comum nas mulheres. Aproximadamente, metade dos casos surge a partir de um nevo preexistente. Clinicamente, apresenta-se no início como mácula de coloração variada, marrom a preta, podendo também ser eritematoviolácea ou castanho-acinzentada, assintomática, com bordas irregulares. Esta forma de melanoma pode surgir de um nevo melanocítico ou nevo displásico precursor ou pode surgir *de novo*, ou seja, sobre pele sã sem lesões precursoras. Quando *in situ*, apresenta-se como lesão maculosa, de contorno irregular e coloração castanha. Após, inicia crescimento radial lento, ainda limitado à epiderme, podendo infiltrar focalmente a derme papilar, seguido de crescimento vertical, representado clinicamente pelo desenvolvimento de pápula ou nódulo. Dessa forma, tem padrão de crescimento radial ou horizontal prolongado de 1 a 7 anos, e depois apresenta uma fase de invasão da derme ou de crescimento vertical, quando podem surgir metástases, tanto linfática quanto hematogênica. Tem prognóstico moderado.
- *Melanoma nodular:* é a segunda forma em frequência, compreendendo 15 a 30% dos casos. Acomete pacientes na 6ª década de vida. Pode ocorrer em qualquer parte do corpo; porém, é mais comum no tronco, na cabeça e no pescoço. É mais comum em homens do que em mulheres. Clinicamente, apresenta-se como um nódulo preto ou preto-azulado, podendo ser róseo ou eritematoso nas formas amelanóticas. Tem fase de crescimento vertical pre-

coce, sem crescimento radial, o que o caracteriza como forma mais agressiva, de evolução mais rápida (meses), com ulceração e sangramentos quase sempre presentes precocemente. Geralmente desenvolve-se **de novo**.

- *Melanoma acral:* representa 5% dos melanomas, sendo um tipo histológico geneticamente distinto dos outros. É a forma mais frequente dos asiáticos, compreendendo 35 a 45% dos melanomas nessa população, e nos negros representa 60 a 70% dos casos. Não tem predileção por sexo e geralmente acomete indivíduos na 7ª década. Localiza-se nas regiões palmoplantares e nas extremidades digitais, próximo ao aparelho ungueal. Clinicamente, apresenta-se como mácula com coloração variando do marrom ao preto, com bordas assimétricas. Relaciona-se com traumatismos repetidos. Pode desenvolver-se tanto rapidamente como de forma indolente. Ao acometer a matriz e o leito ungueal, apresenta-se como uma melanoníquia estriada longitudinal, irregular, com hiperpigmentação que ultrapassa o leito ungueal em direção ao hiponíquio ou às pregas ungueais (sinal de *Hutchinson*). Possui prognóstico ruim, sendo comumente diagnosticado em fases tardias pela dificuldade de diferenciação das lesões benignas.
- *Lentigo maligno melanoma*: é a forma menos frequente, compreendendo 5 a 10% dos melanomas. Acomete indivíduos na 7ª década de vida, do sexo feminino, e geralmente localiza-se na face ou áreas cronicamente expostas ao sol, sendo mais frequente no nariz e região malar. Enquanto permanece na fase radial de crescimento, é denominada lentigo maligno, apresentando-se como uma mácula de coloração variável e bordas irregulares, com crescimento gradual podendo alcançar vários centímetros de diâmetro. Pode evoluir com as células atípicas invadindo a derme e originando o lentigo maligno melanoma. Cerca de 5% dos lentigos malignos progridem para melanoma invasivo. O prognóstico é bom.

Outras formas clínicas menos frequentes incluem o melanoma amelanótico, de diagnóstico clínico difícil; o melanoma "spitzoide"; o melanoma de pequenas células; o nevo azul maligno; o melanoma desmoplásico; o ocular; e o de mucosas.

Fatores de Risco

Fatores genéticos e ambientais são descritos como fatores de risco para o desenvolvimento de um melanoma e, às vezes, podem sobrepor-se.

Entre os fatores genéticos, o gene de maior susceptibilidade associado a melanoma familiar é o CDKN2A, que exerce efeitos regulatórios no ciclo de progressão celular. Sua mutação está relacionada com 2% dos melanomas cutâneos. Carreadores dessa mutação também têm maior predisposição ao desenvolvimento de câncer de pâncreas. Indicações para consulta genética incluem indivíduos com três ou mais melanomas invasivos primários ou famílias com pelo menos um melanoma invasivo e diagnóstico de dois ou mais melanomas invasivos ou câncer de pâncreas em parentes de primeiro e segundo graus. O gene do receptor melanocortina 1 (MC1R) também pode-se relacionar com aumento do risco de melanoma. Mutações no gene BRAF ocorrem com frequência em indivíduos com história de exposição solar intermitente. Conhecer os locais de disfunção dos genes relacionados com o desenvolvimento do melanoma, permite a instituição de terapias específicas.

A maior parte dos melanomas tem sua origem *de novo*, em pele sã, porém um número aumentado de nevos melanocíticos comuns e a presença de nevos melanocíticos atípicos são fatores de risco independentes para melanoma. Nevos melanocíticos adquiridos são indicadores de exposição à RUV e podem ser precursores de melanomas. O aumento de nevos melanocíticos pode estar associado ao risco de desenvolver melanoma nodular e melanoma extensivo superficial, enquanto o lentigo maligno melanoma está fortemente relacionado com o fototipo baixo.

Entre os fatores ambientais, destaca-se a exposição solar precoce e excessiva à radiação ultravioleta. Aproximadamente 80% dos melanomas cutâneos se desenvolvem em áreas de exposição solar intermitente. Indivíduos de pele clara que moram próximo à linha do Equador apresentam maior risco. Entretanto, ao contrário dos outros cânceres de pele que têm sua patogênese ligada a doses cumulativas de radiação UV (como os carcinomas basocelular e espinocelular), o tipo de exposição solar que apresenta maior risco para o desenvolvimento de melanoma é aquela intermitente e de alta intensidade. Assim, o melanoma tem sua maior incidência em adultos jovens, e seu desenvolvimento está relacionado com a exposição solar intermitente e intensa durante a infância e a adolescência.

Quando Suspeitar?

Deve-se suspeitar de melanoma quando o indivíduo apresentar lesão com as características descritas anteriormente, história pessoal ou familiar de melanoma ou apresentar lesão névica ou efélide preexistente que apresente qualquer um dos sinais e sintomas seguintes: alterações de cor, tamanho, forma ou superfície, prurido, dor, descamação, sangramento, ulceração ou crescimento rápido.

Como Diagnosticar?

O diagnóstico de melanoma deve-se basear em critérios clínicos (história e exame físico), dermatoscópicos e histopatológicos.

Os dados de história e exame físico já foram discutidos, embora não se deva esquecer do algoritmo **ABCDE**, muito utilizado por não-especialistas e como forma de triagem em campanhas (**A**ssimetria, **B**ordas irregulares, **C**ores variadas, **D**iâmetro superior a 6 mm e **E**volução). A suspeita diagnóstica de uma lesão deve ser fundamentada de forma comparativa ao padrão clínico de outros nevos existentes no mesmo paciente. O "sinal do patinho feio" se baseia na diferença entre os padrões clínico e dermatoscópico da lesão suspeita e os mesmos padrões das outras lesões melanocíticas benignas do paciente.

A dermatoscopia é técnica que se tem mostrado bastante útil na análise de lesões pigmentadas, destacando-se o diagnóstico precoce de melanoma e o seguimento de nevos melanocíticos atípicos. Apresenta padrões bem definidos para classificar a lesão em diferentes graus de suspeição, entre eles múltiplas cores, rede melanocítica atípica, estrias, pontos ou glóbulos atípicos, vasos sanguíneos irregulares, véu azul-acinzentado, estruturas de regressão, entre outros. Para regiões palmoplantares, o padrão de cristas paralelas é altamente suspeito. A face constitui sítio anatômico especial e tem seus próprios padrões. Assim, a observação de aberturas foliculares assimétricas e/ou estruturas romboides ou pseudorrede alargada classifica a lesão como suspeita.

Após exame clínico e dermatoscopia, deve-se proceder à biópsia, que sempre deve ser excisional com margem de 2 a 3 mm, para que toda a lesão possa ser avaliada. Nos casos onde a biópsia excisional não for possível (p. ex., nevo melanocítico congênito gigante), deve-se biopsiar a porção mais elevada e/ou mais escura. Poderão ser observados ninhos de melanócitos irregularmente distribuídos, variando em forma e tamanho, comprometimento arquitetural da epiderme/derme, destruição de anexos, melanócitos atípicos, com pleomorfismo nuclear, figuras de mitoses e necrose, além de sinais de regressão. A histopatologia também fornece dois parâmetros que são muito importantes para estadiamento e estabelecimento de conduta terapêutica adequada. São eles o índice de Breslow e os níveis de Clark.

O índice de Breslow (IB) fornece objetivamente a espessura do tumor e é o parâmetro de maior impacto na sobrevida global do paciente em 5 anos. É obtido medindo-se em milímetros desde o topo da camada granulosa (ou base da úlcera, se for o caso) até o ponto mais profundo da invasão.

Os níveis de Clark correspondem à profundidade da invasão tumoral relacionada com as camadas da pele: I – restrito à epiderme e no epitélio anexial (melanoma *in situ*); II – ocupação focal da derme papilar, com poucas células na interface entre as dermes papilar e reticular; III – ocupação de toda a derme papilar, até a junção com a derme reticular, porém, sem invadi-la; IV – penetra na derme reticular; V – invade a hipoderme.

A imuno-histoquímica é utilizada nos casos onde houver dúvida no diagnóstico histopatológico de melanoma. São comumente utilizados a proteína S100 (elevada sensibilidade, com baixa especificidade, pois cora também células de Langherans e outras células dendríticas) e o HMB-45 (que reconhece a glicoproteína específica do melanossomo, sendo muito específica, mas com sensibilidade limitada).

Diagnóstico Diferencial

Nevo melanocítico, lentigo, melanose solar, ceratose seborreica, ceratose actínica pigmentada, granuloma piogênico, carcinoma basocelular pigmentado, doença de *Bowen* pigmentada, doença de *Paget*, tumores mesenquimais e de anexos pigmentados (entre eles pilomatricoma, poroma e porocarcinoma), angioqueratoma, entre outros.

Para lesões ungueais, deve-se fazer o diagnóstico diferencial com melanoníquia constitucional e por drogas, como a zidovudina e hematoma subungueal, principalmente.

Estadiamento

Para o estadiamento do melanoma, leva-se em consideração a espessura tumoral em milímetros (índice de Breslow), o índice mitótico, o nível de invasão anatômico (nível de Clark, essencial para o estadiamento de tumores com espessura menor que 1 mm, quando o índice mitótico não pode ser avaliado), a presença de ulceração microscópica e o número de linfonodos acometidos. Outros fatores importantes para determinação de prognóstico são: a ocorrência de micro e/ou macrometástases, a presença de satelitoses ou metástases em trânsito, bem como o acometimento visceral.

O estadiamento do melanoma é feito com base no sistema TNM. Os fatores que determinam o T (tumor) são o índice de Breslow, taxa de mitose e a evidência histopatológica de ulceração. O prognóstico piora com o aumento da espessura do tumor (pior quando maior de 4 mm), com a presença de ulceração e/ou com índice mitótico maior ou igual a 1 mitose/mm². O N (nódulos) é determinado pela extensão do tumor com base no acometimento micro ou macroscópico de linfonodos regionais e na presença de metástases satélites ou em trânsito. A presença de acometimento macroscópico de linfonodos, o número de linfonodos acometidos (quatro ou mais), o achado de linfonodos coalescentes, ou a presença de metástases satélites ou em trânsito conferem pior prognóstico. O M (metástase) se baseia na localização de metástase à distância e no LDH sérico. O prognóstico é progressivamente pior com a presença de metástases distantes na pele, subcutâneo ou linfonodos não regionais, metástase no pulmão ou em outros locais.

As lesões satélites são definidas como lesões tumorais num raio de até 5 cm do tumor primário e as metástases em trânsito como o envolvimento tumorais com uma distância superior a 5cm do tumor primário, mas não além dos linfonodos.

Atualmente, o índice mitótico é considerado como o segundo fator prognóstico, sendo este pior quando há mais do que 6 mitoses/mm².

O estágio 0 representa o melanoma *in situ*. Os estágios I e II representam as doenças localizadas, sem evidências de metástases, com Breslow menor que 1 mm, no estágio I e maior que 2 mm ou ulcerada, no estágio II. No estágio III há acometimento nodal (metástase regional) e no estágio IV há metástase a distância.

Após o diagnóstico de melanoma, devem-se pesquisar sinais ou sintomas de doença metastática, entre eles emagrecimento, astenia, mialgia, febre, cefaleia ou outro sinal/sintoma de comprometimento neurológico, entre outros.

Exames laboratoriais (hemograma, VHS, LDH, ureia, creatinina, glicemia, hepatograma) e de imagem (radiografia de tórax, ultrassonografia abdominal) devem ser realizados em pacientes sintomáticos ou em melanoma não localizado. A ultrassonografia de linfonodos consiste no exame da cicatriz da excisão do melanoma primário, das áreas de drenagem e dos linfonodos regionais. Ela permite a detecção precoce da metástase, antes que se torne palpável e é recomendada no estadiamento e no seguimento de lesões mais espessas que 1 mm. Nos casos onde houver evidência clínica de metástase linfática ou a distância (estágios III e IV), além dos exames anteriores, deve-se realizar: tomografia computadorizada de tórax, abdome e pelve, tomografia computadorizada ou ressonância nuclear magnética de crânio, tomografia por emissão de pósitrons/tomografia computadorizada (PET-CT), além de cintilografia óssea.

A técnica do linfonodo sentinela permite a detecção de micrometástases nos linfonodos de drenagem do melanoma primário, que são os primeiros locais de deposição de células metastáticas. Esta técnica permite completar o estadiamento e ajuda a determinar o prognóstico de sobrevida e risco de recidiva da doença, fazendo parte da avaliação para terapia adjuvante. Caso seja positivo, deve ser realizada linfadenectomia completa. Sua realização está indicada para pacientes com lesões com espessura de Breslow entre 1 e 4 mm. Para lesões entre 0,76 e 1 mm de espessura de Breslow, a indicação da realização de linfonodo sentinela é controversa, podendo ser discutida com base em outros fatores prognósticos da lesão, como localização e índice mitótico. Neste caso, pode ser indicada para lesões com índice mitótico igual ou maior que 1/mm², e/ou na presença de ulceração e/ou na presença de regressão. O procedimento não está indicado para lesões com 0,75 mm de espessura de Breslow ou menos.

Tratamento

A exérese cirúrgica é a principal opção no tratamento do melanoma cutâneo, tanto em relação à doença primária, quanto às metástases locais e à distância.

A biópsia deve ser sempre excisional, com margens de 1 a 2 mm, sendo realizada biópsia incisional somente em lesões grandes. Após o estabelecimento do índice de *Breslow*, deve-se proceder à ampliação das margens cirúrgicas (Quadro 78-1).

QUADRO 78-1 Índice de *Breslow*

	Margens
In situ	0,5 a 1 cm
Menor que 1 mm	1 cm
Maior que 1 mm	2 cm

Para sítios anatômicos peculiares, temos:

- *Cabeça e pescoço:* margem de 1 cm para Breslow maior que 1 mm.
- *Região subungueal:* amputação geralmente é feita, tentando-se sempre preservar a função, mas sem comprometer o resultado cirúrgico (p. ex., no polegar, resseca-se no nível da articulação interfalangeana distal).

Doenças localmente recorrentes e doença em trânsito devem ser excisadas com margens de 2 centímetros. Melanomas desmoplásicos, que são localmente mais agressivos, requerem uma margem de 3 a 5 cm.

Para o tratamento locorregional, a linfadenectomia regional deve ser completa, podendo estender a sobrevida global a 10 anos em mais de 20% dos casos. A terapia adjuvante com IFN-alfa é indicada para eliminação de micrometástases inaparentes, em pacientes com melanoma estágios II e III de alto risco.

As metástases extrarregionais e viscerais devem ser retiradas cirurgicamente, desde que o paciente esteja em bom estado geral, clinicamente estável. A radioterapia pode ser indicada para pacientes com doença irressecável para melhora dos sintomas, como nos casos de compressão medular, metástase cerebral ou controle local da doença cutânea. A quimioterapia e a imunoterapia são modalidades de terapia sistêmica para doenças metastáticas. Atualmente, foram introduzidas as terapias moleculares direcionadas. Estas têm como alvo as vias de sinalização envolvidas na progressão do melanoma. Em pacientes com melanoma metastático com mutação V600E, o vemurafenib pode ser administrado na dose de 960 mg duas vezes por dia.

Acompanhamento

O acompanhamento dependerá do estadiamento clínico do paciente, com intervalos semestrais ou anuais, quando deverá ser feito exame físico, com ênfase na palpação das cadeias linfonodais e do abdome, bem como no exame minucioso da cicatriz e da pele do corpo como um todo. Hemograma, LDH e radiografia simples de tórax serão analisados a cada consulta.

BIBLIOGRAFIA

Alcalay J, Tauber G, Fenig E, Hodak E. Vismodegib as a neoadjuvant treatment to mohs surgery for aggressive basal cell carcinoma. *J Drugs Dermatol* 2015 Mar;14(3):219-23.

Amaral ACN, Azulay DR, Azulay RD. Neoplasias epiteliais. *In:* Azulay & Azulay. *Dermatologia*. Rio de Janeiro: Guanabara-Koogan; 2006. p. 510-48.

Azulay DR, Azulay RD. Carcinogênese e dermatoses pré-cancerosas. *In:* Azulay RD, Azulay DR, Azulay-Abulafia L. *Dermatologia*, 6.ed. Rio de Janeiro: Guanabara-Koogan; 2013. p. 578-86.

Barnhill RL, Rabinovitz H. Benign melanocytic neoplasms. *In:* Bolognia JL *et al. Dermatology.* Spain: Elsevier; 2008. p. 1713-44.

Brito AC, Tumores e proliferações epiteliais. *In:* Ramos-e-Silva C. *Fundamentos de Dermatologia.*. Rio de Janeiro: Atheneu; 2009. p. 1519-47, 1709-48.

Campos-do-Carmo G, Ramos-e-Silva M. Dermoscopy: basic concepts. *International Journal of Dermatology* 2008;47(7):712-9.

Cuzzi-Maya T, Piñeiro-Maceira J. Tumores e cistos da Epiderme in Dermatopatologia: Bases para o Diagnóstico Morfológico. São Paulo: Roca; 2001. p. 130-44.

Elder D, Elenitsas R. Benign pigmented lesions and malignant melanoma. *In:* Elder D *et al. Lever's Histopathology of the Skin*. Philadelphia, PA: Lippincot-Raven; 1997. p. 625-79.

Fernandes NC, Calmon R, Maceira J *et al.* Melanoma cutâneo: estudo prospectivo de 65 casos. *Anais Bras Dermatol* 2005;80:25-34.

Fernandes NC. *Melanoma Cutâneo in Rotinas da Enfermaria de Dermatologia*. Rio de Janeiro: Atheneu; 2001. p. 33-6.

Garbe C, Bauer J. Melanoma. *In*: Bolognia JL, Jorizzo JL, Schaffer JV. *Dermatology*, 3rd ed. Philadelphia: Elsevier; 2012. p. 1885-914.

Kozlow JH, Rees R. Surgical Management of Primary Disease. *Clin Plastic Surgery* 2010;37(1):65-71.

Langley RGB, Mihm Jr MC, Sober AJ. Clinical Presentation: Melanoma. *In*: Sober AJ, Haluska FG. *American Cancer Society. Atlas of Clinical Oncology. Skin Cancer*. Ontario: BC Decker Inc; 2001. p. 49-59.

Michalany NS. Exame anatopatológico da lesão primária. *In*: *Melanoma: prevenção, diagnóstico, tratamento, acompanhamento*, 2ª ed. Rio de Janeiro: Atheneu; 2014. p. 161-70.

Motley R, Kersey P, Lawrence C. Multiprofessional guidelines for the management of the patient with primary cutaneous squamous cell carcinoma. *Brit J Dermatol* 2002;146(1):18-25.

Moy RL, Taheri DP, Ostad A. Basal Cell Carcinoma. *In: Practical Management of Skin Cancer*. Philadelphia: Lippincott-Raven Publishers; 1999. p. 41-72.

Moy RL, Taheri DP, Ostad A. Squamous Cell Carcinoma. *In: Practical Management of Skin Cancer*. Philadelphia: Lippincott-Raven Publishers; 1999. p. 73-105.

Nestle FO, Halpern AC. Melanoma. *In:* Bolognia JL *et al. Dermatology*. Spain: Elsevier. 2008; p. 1745-69.

Pimentel ERA. Conduta no Carcinoma Basocelular e no Carcinoma Espinocelular. *In*: Gadelha AR, Costa IM. (eds.). *Cirurgia Dermatológica em Consultório*. São Paulo: Atheneu; 2002. p. 321-30.

Reis B, Azulay DR, Azulau RD. Neoplasias epiteliais. *In*: Azulay RD, Azulay DR, Azulay-Abulafia L. *Dermatologia*, 6.ed. Rio de Janeiro: Guanabara-Koogan; 2013; p. 587-609.

Rigel DN, Cockerell CJ *et al*. Actinic keratosis, basal cell carcinoma and squamous cell carcinoma. *In:* Bolognia JL *et al. Dermatology*. Spain: Elsevier; 2008. p. 1641-59.

Rubin AI, Chen EH, Ratner D. Basal-Cell Carcinoma. *N Engl J Med* 2005;353(21):2262-9.

Rutowitsch MS, Zechmeister. Carcinoma espinocelular. *In*: Ramos-e-Silva M, Castro M. *Fundamentos em Dermatologia*, 2.ed. Rio de Janeiro: Atheneu, revisada e atualizada; 2012. p. 1735-43.

Scottish Intercollegiate Guidelines Network (SIGN). *Management of Primary Cutaneous Squamous Cell Carcinoma*. Edinburgh: SIGN; 2014. (SIGN publication no. 140). [Access in 2014 June]. Available from URL: http://www.sign.ac.uk/sign-140-management-of-primary-cutaneous-squamous-cell-carcinoma.html

Sober AJ. Cutaneous melanoma: practical usefulness of the American Joint Committee on Cancer staging system. *Dermatologic Therapy* 2005;18:401-11.

Soyer HP, Rigel DS, Wurm EMT. Actinic keratosis, basal cell carcinoma and squamous cell carcinoma. *In*: Bolognia JL, Jorizzo JL, Schaffer JV. *Dermatology*, 3rd ed. Spain: Elsevier; 2012. p. 587-609.

Stolz W *et al. Atlas colorido de dermatoscopia*. Rio de Janeiro: Di-Livros; 2002.

Telfer NR, Colver GB, Morton CA. Guidelines for the management of basal cell carcinoma. *Br J Dermatol* 2008;159:35-48.

Índice Remissivo

Números acompanhados pela letra *q* indicam quadros.

A

Ablação
 com laser, 232
 com radiofrequência, 232
Abscesso, 919
Acantócitos, 723
Aceitação, 869
Acetaminofeno, 34, 763
Acidente vascular encefálico, 855
 diagnóstico clínico, 856
 prognóstico, 855
 reabilitação, 856
 recuperação, 856
Ácido(s)
 acetilsalicílico, 102, 263
  mecanismos de ação e efeitos adversos, 263
  profilaxia primária, 263
  profilaxia secundária, 264
  vs. abordagem perioperatória, 265
 fólico, 718
 graxos ômega-3, 316
 hialurônico, 764
 nicotínico, 313, 316
Acidose metabólica, 677, 693
Adenoma tóxico, 327q
Adesivo de nicotina, 500
Adoçantes, 274
Afasia, 860
Agentes osmóticos, 559
Agonistas
 beta-adrenérgicos, 698
 do receptor de GLP-1, 276, 282
 do receptor de prostaciclina, 486
AINEs, 35, 755
Álcool, 66, 274
Alfabloqueadores, 633, 707
Alfatalassemia, 717
Algias faciais, 835
Alopurinol, 143, 667
Ambrisentana, 486
Amebíase, 567
Amitriptilina, 31
Analgesia, 24
Analgésicos, 763
 não opioides, 33
Análogos de prostaciclina, 486
Ancilostomíase, 561
Anemia(s), 677, 688, 713
 de doença crônica, 716, 717
 ferropriva, 714
 hemolítica
  autoimune, 719
  por anticorpo frio, 720
  por anticorpo quente, 720
 macrocítica, 714, 722
 microcítica, 714, 721
 normocítica, 714
 por deficiência de vitamina B_{12}, 718
Angina
 de peito, 133q
 de Plaut-Vincent, 380
 em repouso 133q
 instável, 133q
Angiotomografia, 221
Anorexia, 19q
Ansiedade, 882
 intrínseca à doença, 883
 não patológica, 882
Antagonistas
 da aldosterona, 156
 de receptor(es)
  da angiotensina II (BRA), 156
  muscarínicos, 633
Anti-hipertensivos, 707, 849
Anti-inflamatórios não esteroidais, 34, 763

Antibioticoprofilaxia, 104
Antibióticos, 432
Anticoagulação, 173
   oral, 246
Anticoagulantes, 241
   complicações da terapia com, 242
   escolha, 242
   novos, 243, 256
Anticolinérgicos, 426, 698
   inalatórios, 417
Anticonvulsivantes, 30, 756, 849
Antidepressivos, 30, 756, 849, 874, 880, 887, 889
   tricíclicos, 31, 875
Antimaláricos, 810q
Antimuscarínicos, 698
Antitussígenos, 404
Apixaban, 102, 244, 257
Apneia obstrutiva do sono, 507
Arritmias, 181
   manejo, 196
Arteriografia, 221
Arterite
   de células gigantes, 821, 841
   de Takayasu, 821
Artrite
   gotosa aguda, 769
   reumatoide, 792
      avaliação inicial, 792
Ascaridíase, 563
Ascaris lumbricoides, 563
Ascite, 603
Asma brônquica, 403, 408
   avaliação diagnóstica inicial, 408
   classificação, 412
   definição, 408
   epidemiologia, 408
   história clínica, 408
   tratamento, 413, 417
Aspirina, 224
Asplenia, 60
Astenia, 111
Aterosclerose
   coronariana, 218
   de vasos cranianos, 218
Atividade
   de vida diária, 865
   física, 65, 353
Atrofia, 912
   branca, 229

Automedida da pressão arterial (AMPA), 121
Automonitorização da glicose sanguínea, 287
Autonomia, 76
Azatioprina, 797, 812q

B

Bacillus cereus, 545q
Baciloscopia direta, 457
Bacteriúria assintomática, 655
Balantidíase, 569
Balantidium coli, 569
Balão de expulsão, 558
Barganha, 869
Belimumabe, 813q
Benzodiazepínicos, 35, 887
Beta-agonistas, 425
   de ação prolongada, 416, 420
   inalatórios de curta duração, 416
Betabloqueadores, 141, 156, 334
Betatalassemia, 718
Biguanidas, 275
Biofeedback, 559
Bioimpedância, 347
Biopsia
   aspirativa, 373
   do linfonodo, 737
   esplênica, 743
   excisional, 737
   transtorácica por agulha fina, 476
Bisfosfonatos, 786
Bloqueadores do canal de cálcio, 142, 485
Boca seca, 19q
Bócio multinodular tóxico, 328
Bolha, 911
Bosentana, 486
Broncodilatadores, 425
   de curta duração, 432
Broncoscopia, 476
Bronquite eosinofílica não asmática, 403
Bruxismo, 512
Bupropiona, 356, 878

C

Cálcio, 785
Calcitonina, 788
Calendário vacinal, 46
   do adulto/idoso, 47
Câncer
   atividade física, 66

colorretal, 70
da pele, 943
de colo de útero, 70
de cólon, 575
de esôfago, 572
de mama, 69
de pâncreas, 576
de próstata, 71
de pulmão, 71
do aparelho digestório, 572
epidemiologia, 62
fatores de risco, 64
gástrico, 574
prevenção
primária, 64
secundária, 69
Cápsula de motilidade sem fio, 557
Carbamazepina, 30
Carboidratos, 274
Carbonato
de cálcio, 785
de lodenafil, 707
Carcinoma
adrenal, 368
basocelular, 945
espinocelular, 948
hepatocelular, 611
Cateter vesical, 655
Cateterismo cardíaco direito, 482
Cefaleia(s), 776, 835
cervicogênica, 846
crônica diária, 846
e alterações degenerativas da coluna cervical, 838
e disfunção temporomandibular, 837
e erros de refração ocular, 837
e hipertensão arterial sistêmica, 836
e rinossinusite crônica, 838
em pontada primária, 840
em salvas, 846, 850
epidemiologia, 835
muscular, 839
por abuso medicamentoso, 848
primárias, 843, 846
psicogênica, 839
secundárias, 847
a desordens craniocervicais, 838, 839
a infecções sistêmicas, 838
neurológicas vs. não neurológicas, 836

tensional, 835, 843, 844, 849
crônica, 844, 845
episódica, 844
frequente, 844, 845
pouco frequente, 844, 845
vascular, 839
Celecoxibe, 796
Células em foice, 723
Celulite, 914, 915
Centros de Referência de Imunobiológicos Especiais (CRIES), 60
Ceratose, 910
actínica, 944
seborreica, 944
Cervicalgias, 835
Cetoprofeno, 796
Choque, 869
Cianema, 909
Cianose, 909
Cicatriz, 912
Ciclofosfamida, 797, 812q
Ciclosporíase, 570
Ciclosporina, 797, 810q
Cintilografia
de tireoide, 344
pulmonar, 482
Ciprofloxacino, 543q
Cirrose hepática, 597
classificação, 598
complicações, 599
diagnóstico, 598
etiologias, 597
manifestações clínicas, 597
Cirurgia de redução pulmonar, 430
Cistatina C, 673
Cisticercose, 566
Cistinúria, 662
Cistite, 649
não complicada, 652
Cistoisosporíase, 569
Citalopram, 877
Citrato
de cálcio, 785
de potássio, 667
Claudicação intermitente, 217
Clofazimina, 940
Clonidina, 502, 546q
Clopidogrel, 102, 144, 224

Cloridrato
    de bupropiona, 500
    de vardenafil, 706
Cloroquina, 810q
Clostridium difícile, 551q
Cognição, 860, 861
Colchicina, 764
Colectomia, 560
Cólica nefrética, 664
Colite isquêmica, 551q
Colonoscopia, 521
Coluna vertebral, 761
Comorbidades múltiplas, 76
Composto (LCZ696), 157
Condroitina, 764
Condução de veículos, 866
Constipação intestinal, 110, 554, 865
    crônica, 555
    definição, 554
    epidemiologia, 554
    etiologia, 554
    exame físico, 557
    fisiopatologia, 554
    funcional, 555
    grave, 559
    história, 557
    idiopática, 555
    métodos
        endoscópicos, 557
        radiológicos, 557
Controle glicêmico, 287
    em diabéticos, 224
    intensivo, 289
Convulsão, 183q
Coordenação motora, 842
Cor pulmonale, 422
Core biopsy, 738
Corpúsculos
    de Heinz, 723
    de Howell-Jolly, 723
    de Pappenheimer, 723
Corticoide peridural, 756
Corticoides, 35, 417
Corticoides inalatórios, 420
    intra-articulares, 764
Corticosteroides, 426, 432, 764, 796
    inalatórios, 415, 426
    orais, 427

Creme de capsaicina, 35
Criptosporidíase, 570
Crise(s)
    adrenal, 364
    gotosa aguda, 772
    epilépticas, 863
Cromoglicatos, 416
Crosta, 911
Cryptosporidium parvum, 570
Cuidado
    com feridas, 114
    com os pés, 223
    paliativos, 106
        procedimentos em, 114
Cumarínicos, 102
Cyclospora cayetanensis, 570
Cystoisospora belli, 569

D

D-dímero, 237
Dabigatran, 102, 243, 257
    para heparina de baixo peso, 244
    para varfarina, 244
Dacriócitos, 723
Dalteparina, 242
Dapsona, 940
Deambulação, 244
Débito cardíaco, 151
Defecografia, 558
    por RM dinâmica, 558
Deglutição, 860
Delirium, 113
Demência, 80, 894
Denosumabe, 788
Densidade mineral óssea (DMO), 784
Densitometria por dupla emissão de raios X (DEXA), 347
Depressão, 113, 864, 868, 869, 871, 886
Dermatite, 228
Desimpactação, 559
Desnutrição, 111, 679
Desvenlafaxina, 31
Diabetes melito, 217, 271
    classificação, 271
    diagnóstico, 272
    epidemiologia, 271
    gestacional, 271
    pré-diabetes, 272
    tipo 1, 271
    tipo 2, 271, 357

Diacereína, 765
Diarreia(s), 540
  aguda, 540
  crônica, 547
    altas, 547
    baixas, 547
    factícia, 549
    funcional, 549
    gordurosa, 547
    inflamatória, 549
    osmótica, 547
    secretória, 547
Diclofenaco, 796
Dieta, 65
Dietilpropiona, 353
Difenoxilato + atropina, 544q
Difteria, 380
Digoxina, 158
Dilatação do arco aórtico, 197
Dinitrato de isossorbida, 707
Diosmina, 231
Dipirona, 33, 755
Disartria, 862
Disfagia, 19q, 862
Disfunção
  de glândulas salivares, 111
  erétil, 699
    anatomia, 699
    definição, 699
    epidemiologia, 699
    fisiologia, 699
    fisiopatologia, 699
    orgânica, 700
    psicogênica, 702
Disgeusia, 19q
Dislipidemia, 285, 302, 686
  avaliação diagnóstica, 303
  classificação, 304
    não farmacológica, 305
    hipercolesterolemia, 305
Disosmia, 19q
Dispepsia, 527
  funcional, 527
Dispneia, 112, 421, 430
Dispositivo inflável
  de dois volumes, 708
  de três volumes, 708
Dissacarídeos sintéticos, 559
Dissecções de artérias cervicais, 841

Distúrbios da hemostasia, 60
Diuréticos, 102, 159
Doença(s)
  arterial
    coronariana, 131, 284
    obstrutiva periférica, 216
  aterosclerótica obliterante, 216
  cardíaca valvar e estrutural, 247
  cardiovascular, 679
  celíaca, 551q
  coronariana estável, 131
    avaliação diagnóstica e prognóstica, 134
    fisiopatologia e fatores de risco, 132
    quadro clínico, 132
    tratamento, 139
  crônicas, 59
  da tireoide com alteração de função, 319
  de Alzheimer, 894, 898
  de anticorpos antimembrana basal
    glomerular, 824
  de Behçet, 826q
  de Graves, 327q
  de Kawasaki, 822
  de Plummer, 327q
  do refluxo gastroesofágico, 527, 532
    erosiva, 534
  do sono, 507
  estrutural, 181
  hepática gordurosa não alcoólica, 614
    definição, 614
    diagnóstico, 616
    epidemiologia, 614
    manifestações clínicas, 615
    patogênese, 615
    prognóstico, 621
    tratamento, 620
  infectocontagiosas, 67
  inflamatória intestinal, 551q
  isquêmica do coração, 131
  manifestações atípicas, 76
  mineral óssea, 677
  orovalvares, 193
    exames complementares, 193
    determinação do risco cirúrgico, 195
  óssea adinâmica, 678
  pulmonar obstrutiva crônica, 421
    definição, 421
    diagnóstico, 421
    epidemiologia, 421

fatores de risco, 421
quadro clínico, 421
renal crônica, 670
classificação, 674
definições, 673
diagnóstico, 670
osteoporose e, 789
venosa crônica, 225
Dor, 108
abdominal, 517
em cirróticos, 525
em idosos, 524
em imunossuprimidos, 524
em mulheres, 525
exame físico, 519
exames complementares, 520
parietal, 517
referida, 517
semiologia, 517
visceral, 517
abordagem farmacológica, 28
aguda, 24, 25
classificação, 24, 25q
crônica, 24, 25
avaliação, 25
tratamento, 27
de cabeça, 835
em repouso, 218
escalas de intensidade, 26
escolha da analgesia com base no tipo, 28
lombar, 747
inespecífica, 747
potencialmente associada à compressão radicular, 747
potencialmente associada à outra afecção espinal específica, 748
tipos de 748q
musculoesquelética generalizada, 777
neuropática, 25, 28
nociceptiva, 25, 32
referência a especialista em, 39
torácica, 134q
Doxiciclina, 544q
Drogas
antitireoidianas, 332
intra-articulares, 764
off-label, 357
Duloxetina, 31, 891

E

Ecocardiograma, 124, 153, 185
transtorácico, 155, 481
Edema, 229, 911
Edoxaban, 102, 244
Elastocompressão, 231
Elastografia
de tireoide, 344
transitória, 617
Eletroconvulsoterapia, 880
Eletroforese, 642
Empiema pleural tuberculoso, 456
Enantema, 909
Encefalopatia hepática, 609
Encephalitozoon intestinalis, 570
Enchimento vesical, 695
Endoscopia digestiva alta, 521
Enoxaparina, 242
Ensaio para detecção de gama interferon (IGRA), 459
Entamoeba histolytica, 567
Enterobíase, 564
Enterobius vermicularis, 564
Enterocytozoon bieneusi, 570
Enteroprotozooses, 567
Envelhecimento, 76
alterações fisiológicas, 77q
Enxaqueca, 835, 843, 850
com aura, 844
sem aura, 844
Enzimas pancreáticas, 545q
Eosinopenia, 732
Equimose, 909
Erisipela, 914, 915
Eritema, 909
nodoso hansênico, 937
Erosão, 911
Erros de refração ocular, 837
Erupção(ões), 913
monomorfas, 913
polimorfa, 913
Escala
de sonolência de Epworth, 509
EVA, 109q
Escama, 911
Escara, 911
Escitalopram, 877
Esclerose, 910
Escleroterapia, 232

Esferócitos, 723
Esfregaço sanguíneo, 726, 731
Esôfago de Barrett, 537
Espasticidade, 859
Espirometria, 410, 422, 425
Esplenectomia diagnóstica, 743
Esplenomegalia, 726, 738
   congestiva ou por hiperfluxo, 738
   hiperplásica, 738
   inflamatória, 738
Esquistossomose, 564
Esquizócitos, 723
Estatinas, 223, 310
Estenose(s)
   aórtica, 200
   de artérias
      mesentéricas, 218
      renais, 218
   mitral, 205, 207q
   péptica do esôfago, 537
   pulmonar, 214
      congênita, 214
   tricúspide, 211
Estrogênios, 102, 698
Estrongiloidíase, 565
Estudo eletrofisiológico, 186
Esvaziamento vesical, 695
Exame(s)
   complementares, 124
   da cabeça e do pescoço, 842
   de medula óssea, 723
   físico, 123
   microscópico direto, 457
Exercícios físicos, 274
Exposição
   ocupacional, 68
   solar, 67
Exulceração, 911
Ezetimibe, 312

F

Fadiga, 111
Fala, 860
Faringite
   gonocócica, 380
   herpética, 380
Faringotonsilite(s), 377
   complicações, 379
   específicas, 379

   etiologia, 377
   exame
      clínico, 377
      complementares, 378
   tratamento
      cirúrgico, 378
      clínico, 378
Fascite necrotizante, 918
Febre, 9
   abordagem ao paciente febril, 12
   alta, 9
   causas de 11q
   contínua, 9
   de origem indeterminada, 12
   definição, 9
   elevada, 9
   etiologia, 10
   febrícula, 9
   intermitente, 10
   irregular, 9
   leve, 9
   moderada, 9
   no idoso, 13
   no imunossuprimido, 14
   patogênese, 10
   recorrente, 10
   remitente, 9
   reumática, 196
   tratamento, 15
Fenômeno(s)
   de Lúcio, 937
   isomórfico de Koebner, 913
   isotópico de Wolf, 913
   tromboembólicos, 167
Fentermine, 353, 356
Feocromocitoma, 369
Fibras, 273
Fibratos, 315
Fibrilação atrial, 165, 248
   classificação, 165
   complicações, 167
   definição, 165
   diagnóstico, 165
   etiologia, 166
   fatores de risco, 166
   investigação inicial, 168
   manifestações clínicas, 167
   mecanismo, 166

Fibromialgia, 776
  diagnóstico diferencial, 779
  epidemiologia, 776
  exames complementares, 779
  manifestações clínicas, 776
  patogenia, 776
  tratamento, 779
Filtro de veia cava inferior, 245
Fissura, 911
Fístula, 911
Fitoesteróis, 314
Flebografia
  do membro inferior, 230
  venosa, 238
Flegmasia
  alba dolens, 235
  cerulea dolens, 235
Fleimão, 919
Fluoxetina, 876
Foliculite, 916
Força, 842
Fraturas, 864
Furúnculo, 916

G

Gabapentina, 30
Gangrena, 218
Gasometria arterial, 422
Giardia lamblia, 569
Giardíase, 551q, 569
Glicocorticoides, 365, 810q, 811q
Glicosamina, 764
Gliptinas, 277
Glitazonas, 276
Goma de mascar, 499
Gota, 767, 768
  crônica, 773
  intercrítica, 773
  recorrente, 773
  tofosa crônica, 769

H

H. diminuta, 565
Hanseníase, 930
  características do agente etiológico, 930
  definição, 930
  epidemiologia, 931
  investigação, 931
  manifestações
    clínicas, 931
    cutâneas, 932
    neurológicas, 935
    sistêmicas, 938
  reações hansênicas, 936
  tratamento, 939
  vigilância epidemiológica, 931
Head impulse test, 391
Helmintíases, 561
Hemácias crenadas, 723
Hematoma, 909
Hematúria, 631, 635
  glomerular x não glomerular, 637
  macro x microscópica, 637
  transitória x persistente, 637
Hemicrania
  contínua, 847
  paroxística, 847
Hemoglobina glicada, 288
Hemograma, 726, 731, 742
Hemorragia
  digestiva alta, 601
  subaracnóidea, 841
Heparina
  de baixo peso molecular, 102, 242
  não fracionada, 102
  para varfarina, 244
Hepatite(s)
  A, 578, 579, 581
  agudas, 584
  B, 578, 580, 581
    crônica, 590
  C, 579, 580, 583
    aguda, 584
    crônica, 585
  virais, 578
Hepatomegalia, 726
Hepatotoxicidade induzida por metimazol, 333
Herpangina, 380
Hesperidina, 231
Hidradenite, 917
Hidralazina com nitrato, 158
Hidroxicloroquina, 764, 796, 810q
Himenolepíase, 565
Hiperaldosteronismo primário, 368
Hipercalciúria, 660
Hipercalemia, 677

Hipercolesterolemia, 305, 310
Hiperlipidemia mista, 316
Hiperoxalúria, 661
Hiperpigmentação, 229
Hiperpirexia, 10
Hipersecreção respiratória, 112
Hipertensão
  arterial
    pulmonar, 422, 478, 676
      avaliação da gravidade, 484
      classificação, 478
      definição, 478
      diagnóstico, 480
      exames iniciais, 480
      mecanismo da doença, 479
      quadro clínico, 480
      tratamento, 484
    resistente, 128
    sistêmica, 119, 216
Hipertermia, 10
Hipertireoidismo, 319, 326
  subclínico, 335
Hipertrigliceridemia, 286, 314, 315
Hiperuricemia, 767
  assintomática, 768
  causas de 767q
Hiperuricosúria, 662
Hipocitratúria, 662
Hipocontratilidade do detrusor, 631
Hipoesplenismo, 60
Hipoglicemia, 276, 282
Hipoglicemiantes, 102
Hipotireoidismo, 319
  causas de 320q
  central, 320, 321
  primário, 320
    adquirido, 321
  subclínico, 326
Holter de 24h, 186
HPV (vacina papilomavírus humano), 57
Hymenolepis nana, 565

I

Ibuprofeno, 796
Idoso(s)
  abordagem inicial do paciente, 75
  acompanhamento ambulatorial, 89
  avaliação
    cardiovascular, 97
    clínica, 95
    funcional, 86
    neurossensorial, 86
    quanto ao tipo de cirurgia e exames, 97
  depressão no, 85
  desafios no atendimento ao, 76
  exames para acompanhamento, 91q
  frágil, 78
  medicações inapropriadas para, 82
  prevenção primária, 89
  risco cirúrgico, 95
  solicitação de exames complementares, 96
Impetigo, 918
Imunidade
  ativa, 42
  e vacinação, 42
  passiva, 42
Imunodeficiências, 59
Imunofixação de proteínas urinárias, 642
Incidentalomas, 367
  etiologia, 367
  investigação, 369
Incontinência urinária, 695, 864
  anamnese, 697
  causas, 696
  classificação, 696
  definição, 695
  diagnóstico, 697
  epidemiologia, 695
  exame(s)
    complementares, 697
    físico, 697
  fisiologia da micção, 695
  tratamento, 697
Independência, 76
Índice
  de Breslow, 954
  tornozelo-braquial, 299q
Infarto agudo do miocárdio (IAM), 131
Infecção
  de pele e partes moles, 921
    algoritimo de severidade, 923
    diagnóstico, 922
    diagnósticos diferenciais, 923
    fatores de risco, 921
    tratamento, 923
  do trato urinário, 631, 647, 662
    classificação, 647
    complicada, 654

diagnóstico laboratorial, 650
epidemiologia, 647
etiologia, 648
exames de imagem, 651
fatores de risco, 647
gestação, 656
infecção por HIV, 657
patogenia, 648
profilaxia, 657
recorrente, 653
transplante renal, 656
tratamento, 651
Inibidores
  da 5-alfa-redutase, 633
  da alfa-glicosidase, 276
  da DPP-IV, 277, 282
  da enzima conversora de angiotensina (IECA), 144, 156
  da fosfodiesterase-4, 427
  da fosfodiesterase-5, 633, 705
  da monoaminoxidase, 879
  de leucotrienos, 416
  de recaptação de serotonina e noradrenalina, 31, 876, 889, 891
  de SGLT2, 277, 282
  do PCSK9, 313
  mistos da recaptação, 877
  seletivos de COX2, 34
Injeção(ões)
  de espuma de polidocanol, 232
  intravítrea de anti-VEGF, 291
  em pontos-gatilho, 757
Insônia, 113, 510
  aguda, 510
  associada a entidades clínicas, 510
  associada à má higiene do sono, 510
  associada a transtornos mentais, 510
  associada ao uso de medicamentos ou substâncias, 510
  comportamental da infância, 511
  idiopática, 511
  paradoxal, 511
  psicofisiológica, 510
Insuficiência
  adrenal, 360
    crônica, 365
  adrenocortical, 360
    etiologia, 360
    diagnóstico, 362
    educação do paciente, 366

aórtica, 196
biventricular, 151
cardíaca, 149
  acompanhamento clínico, 161
  com fração de ejeção limítrofe (ICFEL), 151
  com fração de ejeção preservada (ICFEP), 151
  com fração de ejeção reduzida (ICFER), 151
  de alto débito, 151
  de baixo débito, 151
  diagnóstico clínico, 151
  etiologia, 149
  prognóstico, 160
do pâncreas exócrino, 551q
mitral, 209
pulmonar, 213
renal, 631
tricúspide, 212
ventricular
  direita (IVD), 149
  esquerda (IVE), 149
Insulina, 101, 280, 282
Intolerância à lactose, 551q
Ivabradina, 143, 158

L

Lactobacillus acidophilus, 545q
Lâmina de sangue periférico, 722
Laxantes
  estimulantes, 559
  formadores de massa, 558
  salinos, 559
Leflunomida, 797, 812q
Lentigo maligno melanoma, 952
Lesão(ões), 912
  agrupadas, 912
  anulares, 912
  aórticas, 196
  arciformes, 912
  discoides, 912
  elementar(es), 908
    caduca, 911
    de conteúdo líquido, 910
    sólidas, 909
  expansivas, 841
  formadas pelo acúmulo
    circunscrito de líquido, 910
    não circunscrito de líquido, 911
  lineares, 912

mitrais, 205
numulares, 912
por alterações vasculares, 909
por modificação da cor, 908
por solução de continuidade, 911
pulmonares, 213
renal pelo LES, 804
reticulares, 912
serpiginosas, 912
tricúspides, 211
Levotiroxina sódica, 323
Lidocaína tópica, 34
Linfadenopatia, 726, 734
Linfangite, 919
Linfonodomegalias
   generalizadas, 736
   localizadas, 735
Linfonodos
   axilares, 736
   cervicais, 735
   epitrocleares, 736
   inguinais, 736
   supraclaviculares, 735
Linfopenia, 732
Linguagem, 860
Lipídios, 274
Lipodermatoesclerose, 228
Liquenificação, 910
Liraglutida, 356
Litíase
   renal, 659
      abordagem diagnóstica, 662
      epidemiologia, 659
      fatores de risco, 660
      fisiopatogenia, 659
      tipos de cálculos, 660
   vesical, 631
Lítio, 879
Litotripsia extracorpórea, 668
Lodenafil, 707
Lombalgia, 747, 750
Lomitapide, 314
Loperamida, 544q
Lúpus eritematoso sistêmico, 803
   diagnóstico, 806
   etiopatogenia, 803
   manifestações clínicas, 803
   tratamento, 808

M

Macitentana, 486
Mácula, 908
Mancha(s), 908
   acrômica, 908
   hipercrômica, 909
   hipocrômica, 909
   pigmentares, 908
Manobras posicionais, 390
Manometria
   anorretal, 558
   colônica, 558
MAPA, 124
Marcadores
   de dano renal, 672
   não invasivos de inflamação das vias
      aéreas, 411
Marcha, 858
   atáxica, 842
   espástica, 842
   estática, 842
   hemiparética/hemiplégica, 842
Medicações
   que devem ser mantidas inclusive no dia da
      cirurgia, 101
   que devem ser suspensas no dia da
      cirurgia, 102
   que necessitam de suspensão prévia, 102
Medicamentos
   adjuvantes, 34
   anti-IgE, 416
Medicina paliativa, 106
   abordagem dos sintomas, 108
   avaliação
      da funcionalidade, 106
      de sintomas, 107
Medidas comportamentais, 125
Meglitinidas, 276
Meias compressivas, 245
Melanoma, 951
   acral, 952
   expansivo superficial, 951
   nodular, 951
Melatonina, 511
Metástases, 368
Metilprednisolona, 811q
Metilxantinas, 416, 426
Método em garra, 741
Metotrexate, 796, 811q

Metronidazol, 544q
Micofenolato de mofetil, 813q
Microsporidíases, 570
Mielolipomas, 369
Migrânea, 835
Milnacipram, 31
Mini Nutritional Assessment, 20
Mipomersen, 314
Mirtazapina, 878
Monitor de evento, 186
Monitorização
    ambulatorial da pressão arterial (MAPA), 120
    contínua da glicose (MCG), 287
    do pico de fluxo expiratório, 411
    residencial da pressão arterial (MRPA), 121
Monocitopenia, 732
Mononitrato de isossorbida, 707
Mononucleose infecciosa, 379
Movimento periódico das pernas, 512
MRPA, 124
Mycobacterium tuberculosis, 452

N

Naltrexon, 356
Naproxeno, 796
Náuseas, 19q, 109
Nefrolitíase, 659
    por ácido úrico, 770
Nefrolitotomia percutânea, 668
Nefropatia, 291
    diabética, 292
Negação, 869
Negligência, 862
Neoplasias prevenção, 62
Nervos cranianos, 842
Neuropatia, 293, 679
    autonômica, 275, 294
    exame físico, 295
    periférica grave, 275
    rastreamento, 295
    sensitivo-motora, 294
    tratamento, 295
Neutropenia, 729
Nevos melanocíticos, 944
Nimesulida, 796
Nistagmo, 390, 391
Nitratos, 140
    orgânicos, 707

Nitroglicerina, 707
Nódulo(s), 910
    pulmonar solitário, 471
    tireoidianos, 337
        abordagem clínica, 337
        avaliação laboratorial, 338
        benignos, causas de 337q
        etiologia, 337
        exames complementares, 339
Norfloxacino, 543q
Nortriptilina, 502
Notificação compulsória imediata, 45
Nutrition screening initiative, 20

O

Obesidade, 345
    classificação, 345
    diagnóstico, 345
    epidemiologia, 345
    etiologia, 349
    tratamento, 350
Obstrução do trato urinário inferior, 627
    conduta terapêutica, 631
    diagnóstico, 628
    diagnóstico diferencial, 630
    etiologia, 627
    fisiopatogenia, 627
Octreotide, 546q
Ofloxacino, 543q
Omalizumab, 416
Opioides, 755, 763
    uso a longo prazo, 36
Orlistat, 356
Osteíte fibrosa cística, 678
Osteoartrite, 758
    diagnóstico(s), 760
        diferenciais, 762
    exames complementares, 760
    manifestações clínicas, 758
    tipos, 758
    tratamento, 762
Osteomalacia, 678
Osteoporose, 782
    definição, 782
    diagnóstico, 784
    e doença renal crônica, 789
    fisiopatologia, 782
    tratamento, 785

Otites, 382
　conceitos anatômicos, 382
　externa, 383
　média aguda, 383
Oximetria de pulso, 422
Oxiuríase, 564
Oxyurus vermicularis, 564

P

Pápula, 910
Paracetamol, 34, 755
Paralisia supranuclear progressiva, 898
Parasitoses intestinais, 561
Paroxetina, 877
Pastilha, 499
Pé diabético, 297
Pentoxifilina, 231
Peptídeo natriurético tipo b (BNP), 155
Perda ponderal involuntária, 17
　avaliação da 20q
　causas de 18q
　diagnóstico, 19
　etiologia, 17
　tratamento, 21
Peritonite bacteriana, 605
Peso corporal, 65
　redução, 275
Petéquia, 909
Pielonefrite, 650
　não complicada, 653
Piodermites, 914
Pioglitazona, 282
Pistol shot, 198
Pneumonia adquirida na comunidade, 435
　diagnóstico, 437
　epidemiologia, 435
　escores de gravidade, 441
　etiologia, 436
　prevenção, 447
　prognóstico, 441
Poliangeíte
　granulomatosa, 823
　microscópica, 823
Poliarterite nodosa, 822
Policromatofilia, 722
Polifarmácia, 82
Polineuropatia diabética periférica, 297
Polissonografia, 481
Poluição ambiental, 68

Pontilhado basófilo, 722
Posição de Schuster, 741
Pré-diabetes, 272, 286
Prednisolona, 365, 811q
Prednisona, 365, 811q
Pregabalina, 30
Prevenção primária, 63
Primoinfecção pelo *M. tuberculosis*, 453
Procedimentos invasivos, 115
Produção de muco, 421
Programa de caminhadas, 223
Prolongamento do intervalo QT, 879
Propiltiouracil, 332
Prostatite, 631
Proteinúria, 635, 640, 672
　de 24 horas, 641
　detecção e quantificação, 641
　e síndrome nefrótica, 642
　glomerular, 640
　manejo, 644
　por sobrecarga, 641
　pós-renal, 641
　redução, 686
　tubular, 640
Protocolo Hints, 391
Prova(s)
　de função pulmonar, 481
　tuberculínica, 459
Pseudotumor cerebral, 841
Psylium, 546q
Punção aspirativa por agulha fina
　(PAAF), 342, 738
Púrpuras, 909
Pústula, 911

Q

Quantificação coronariana de cálcio, 124
Quedas, 79, 864
Questionário
　de Berlim (QB), 508
　de qualidade de vida (CAT), 425
　STOP-BANG, 509
Quinolonas, 547q, 606

R

Racecadotrila, 544q
Radiografia(s)
　contrastadas (com bário), 557
　de abdome, 557
　de tórax, 153, 422, 458

Radioiodoterapia, 333
Rágade, 911
Raiva, 869
Raloxifeno, 787
Reação reversa, 937
Recuperação motora, 858
Reflexos, 842
Regurgitação
  aórtica, 196
    progressiva, 197
    secundária ao acometimento do arco aórtico, 197
  pulmonar, 213
Relaxantes musculares, 35, 756
Reposição
  de desidroepiandrosterona (DHEA), 365
  de glicocorticoide, 365
  de mineralocorticoide, 365
  rápida de nicotina, 499
Resposta imune
  adquirida, 42
  inata, 42
Ressonância
  magnética, 347, 482, 521
    com elastografia, 618
  nuclear magnética (RNM), 222
Retenção urinária aguda, 630
Retinopatia, 290
  diabética não proliferativa, 290
  não proliferativa severa, 275
  proliferativa, 275
Retorno ao trabalho, 866
Revascularização, 144
Rifampicina, 940
Rinossinusites agudas, 386
  complicações, 388
  conduta terapêutica, 387
  diagnóstico, 386
  etiologia, 386
  exame clínico, 387
  exames complementares, 387
Riociguate, 486
Risco cardiovascular, 122
Ritmo sinusal
  manutenção, 169
  reversão ao, 169
Rituximabe, 813q
Rivaroxaban, 102, 243, 256
Rivaroxaban/apixaban para varfarina, 244
Rivaroxaban/edoxaban para heparina de baixo peso, 244
Rutina, 231

S

Saccharomyces
  boulardii, 545q
  cervisiae, 545q
Sangramento, 114
Schistosoma mansoni, 564
Semiologia dermatológica, 907
Sensibilidade, 842
Sequelas, 912
Sexualidade, 866
Sibilos, 422
Sildenafila, 486, 705
Sinal(is)
  da bandeira, 235
  da vela, 913
  de Auspitz, 913
  de Besnier, 913
  de Darier, 913
  de Duque, 235
  de Homans, 235
  de Hutchinson, 913
  de Müeller, 198
  de Musset, 198
  de Neuhoff, 235
  de Nikolsky, 913
  de Olow, 235
  de Quincke, 198
  de Traube, 198
  de Waddell, 753
  de Zileri, 913
  meníngeos, 842
Síncope, 178, 183q
  cardiogênica, 179, 181
  causas de 179q
  classificação, 178
  diagnóstico, 182
  etiologia, 178
  neuromediada, 179
  por doença cerebrovascular, 182
  por hipotensão postural, 179, 180
  reflexa, 179
  tratamento, 188
Síndrome
  antifosfolipídica, 815
    diagnóstico, 816

diagnóstico diferencial, 816
manifestações clínicas, 815
profilaxia, 817
tratamento, 817
coronariana aguda, 264
da dor epigástrica, 527
da febre periódica, estomatite aftosa, faringite e adenite cervical (FPAFA), 381
das pernas inquietas, 512
de abstinência à nicotina, 497
de Cogan, 827q
de Cushing subclínica, 367
de descontinuação serotoninérgica, 877
de dor no ombro, 859
de falência da medula óssea, 732
de fragilidade, 77, 78
de hiperinfecção, 565
de Löffler, 567
do desconforto pós-prandial, 527
do intestino irritável, 549, 551q
do supercrescimento bacteriano, 551q
geriátrica, conceito, 77
hepatopulmonar, 610
hepatorrenal, 607
Münchausen, 549
Skew deviation, 392
Sopro de Duroziez, 198
Strongyloides stercoralis, 565
Subsalicilato de bismuto, 545q
Suicídio, 872
Sulfametoxazol-trimetoprim, 543q
Sulfassalazina, 797
Sulfonilureias, 276, 282
Supositórios, 559
Surfactantes, 559

T

Tabagismo, 65, 217, 283, 425, 488
  abordagem do fumante, 492
  cessação, 223
  e doenças relacionadas, 490
  efeitos da cessação, 492
  em recaída, 503
  epidemiologia, 489
  método PAAPA, 493
  métodos de cessação, 496
  terapia cognitivo-comportamental, 497
Tadalafil, 706
Tadalafila, 486

Taenia
  saginata, 566
  solium, 566
Talassemia, 717
Talidomida, 810q
Tamoxifeno, 102
Taquicardiomiopatia, 167
Tartarato de vareniclina, 501
Taxa de filtração glomerular, 671
Telangiectasia, 229
Telerradiografia de tórax, 481
Temperatura normal, 9
Teníase, 566
Teofilina, 416
Terapia
  cognitiva comportamental, 39
  de reposição
    de nicotina, 499
    hormonal, 788
  hipolipemiante, 144
  não nicotínica (TNN), 500
  subcutânea, 115
Teriparatida, 787
Teste(s)
  da hipoglicemia induzida pela insulina, 362
  da tolerância à insulina (ITT), 362
  de ácido nucleicos amplificação de ácidos nucleicos (AAN), 460
  de estímulo
    com ACTH, 362
    com glucagon, 363
    do cortisol, 362
  de inclinação, 187
  diagnósticos, 27
  do monofilamento Semmes-Weinstein, 298q
  do sussurro, 89
  ergométrico, 186
  imunológico, 459
  para trombofilias, 239
  pulmonares, 410
  rápido molecular, 456
Tetralogia de fallot, 214
Tiazídicos, 667
Tiazolidinedionas, 276
Tilt test, 187
Tinnitus, 395
Tintura de ópio, 544q
Tionamidas, 332

Tireoidite(s), 328
　aguda, 328
　autoimune, 319
　de De Quervain, 328
　indolor, 329
　pós-parto, 329
Tireotoxicose
　associada à amiodarona, 335
　associada a hipertireoidismo, 327q
　não associada a hipertireoidismo, 327q
Tomografia computadorizada, 347, 521
　de alta resolução, 459
　do tórax, 422, 482
Tônus muscular, 842
Topiramato, 356
Tosse, 112, 399
　aguda, 400
　classificação, 399
　crônica, 401, 421
　　causada pela DRGE, 403
　　inexplicada, 404
　definição, 399
　epidemiologia, 399
　pós-infecciosa, 400
　subaguda, 400
　variante da asma, 403
Transfusão sanguínea, 717
Transplante pulmonar, 430
Transportador tubular de sódio e glicose tipo 2, 277
Transtorno(s)
　de ajustamento, 113, 884
　de ansiedade
　　generalizada, 885
　　medicamentos para, 887
　do pânico, 886
　mentais, 883
　misto de ansiedade e depressão, 884
　neurocognitivo maior, 894
Tratamento anti-hipertensivo, 124
Trazodona, 878
Trichuris trichiura, 566
Tricuríase, 566
Trimetazidina, 143
Trombectomia, 245
Trombocitopenia, 724
　imune, 728
　　primária, 724
　　idiopática, 724
　　secundária, 724

Tromboembolismo
　profilaxia, 102
　pulmonar, 234, 247
　venoso, 234, 863
Trombólise, 245
Trombose venosa
　intracraniana, 841
　profunda, 234, 247
Tubérculos, 910
Tuberculose, 452
　etiopatogenia, 452
　extrapulmonar, 465
　ganglionar periférica, 456
　miliar, 455
　pleural, 455
　pulmonar, 460
　　pós-primária, 454
　　primária, 454
Tumores malignos da pele, 943

U

Úlcera(s), 911
　de esôfago, 537
　de pressão, 863
　isquêmica, 218
Ultrassonografia
　abdominal, 521
　com Doppler colorido, 230
　de carótidas, 124
　venosa de membros inferiores, 238
Ureterolitotripsia, 668
Úrtica, 911
Urticariforme hipocomplementêmica, 825q

V

Vacina(s), 41
　anti-hepatite B, 286
　anti-influenza, 286
　antipneumococo, 286
　aplicação simultânea, 44
　combinadas, 44
　contra febre amarela, 49, 58
　contra hepatite A, 58
　contra herpes-zóster, 56
　contra varicela, 55
　contraindicações, 45
　difteria e tétano (DT, dupla tipo adulto), 49

difteria, tétano e pertussis acelular do adulto (dTpa), 49
do calendário do adulto e do idoso, 49
dose subsequente de uma, 44
em adultos e idosos, 41
eventos adversos, 44
falsas contraindicações à 45q
gestantes, 58
Haemophilus influenzae tipo B
   Hib conjugada, 56
hepatite A, 53
hepatite B, 50
hepatite B, tríplice viral (SCR), varicela, 58
indivíduos imunodeficientes, 60
influenza (gripe), 51
meningocócica B (*Neisseria meningitidis* do sorogrupo B), 55
meningocócica B conjugada (*Neisseria meningitidis* do sorogrupo C), 54
meningocócica quadrivalente conjugada (*Neisseria meningitidis* dos sorogrupos A, C, W e Y), 55
meningocócicas, 54
MMR (*measles, mumps and rubeolla*), 51
para meningite, 58
Pneumo 13, 53
Pneumo 23, 53
pneumocócicas (*Streptococcus pneumoniae*), 52
por microrganismo
   inativado, 43
   vivo e atenuado, 43
princípios gerais do uso, 43
profissionais de saúde, 58
situações especiais, 57
tipos, 43, 43q
tríplice viral (sarampo, caxumba e rubéola), 51
Valeriana, 511
Vardenafila, 486, 706
Varfarina, 242, 246
   para heparina de baixo peso/dabigatran/apixaban, 244
   para rivaroxaban, 244

Varizes esofágicas, 599, 601
Vasculite(s), 819
   ANCA, 333
   crioglobulinêmica, 825q
   leucocitoclástica cutânea, 827q
   por IgA, 825q
   fisiopatologia, 819
   classificação, 819
   manifestações clínicas, 828
   diagnóstico, 828
      diferencial, 829
   tratamento, 829
Vasculopatia(s), 297
   periféricas, 216
Vasodilatadores arteriais, 224
Vegetação, 910
Veias
   reticulares, 229
   varicosas, 229
Velocidade de onda de pulso (VOP), 124
Venlafaxina, 31, 877, 891
Venografia, 238
Vertigem, 389
   anamnese, 389
   exame físico, 389
Vesícula, 910
Víbice, 909
Vírus da hepatite
   A (HAV), 578
   B (HBV), 578
   C (HCV), 579
Vitamina D, 785
Vitrectomia, 291
Vômitos, 19q
Vortioxetina, 878

X
Xerostomia, 111

Z
Zumbido, 395
   gerado pelo sistema auditivo, 395
   gerado pelo sistema para-auditivo, 395